ALLGEMEINE UND SPEZIELLE CHIRURGISCHE OPERATIONSLEHRE

VON

DR. MARTIN KIRSCHNER
O. PROFESSOR · DIREKTOR DER CHIRURGISCHEN KLINIK
DER UNIVERSITÄT HEIDELBERG

DRITTER BAND / DRITTER TEIL

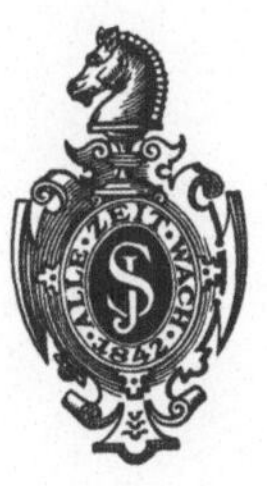

BERLIN
VERLAG VON JULIUS SPRINGER
1940

DIE EINGRIFFE AN DER BRUST UND IN DER BRUSTHÖHLE

VON

DR. OTTO KLEINSCHMIDT
A. O. PROFESSOR · DIREKTOR DER CHIRURGISCHEN KLINIK
DER STÄDT. KRANKENANSTALTEN WIESBADEN

MIT 636 ZUM GRÖSSTEN TEIL FARBIGEN ABBILDUNGEN

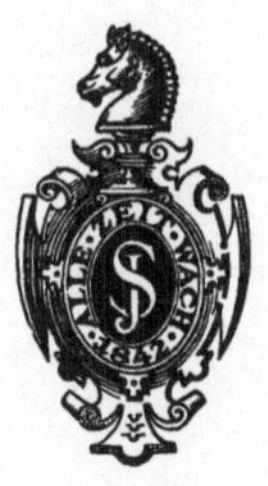

BERLIN
VERLAG VON JULIUS SPRINGER
1940

ISBN-13:978-3-642-89058-1 e-ISBN-13:978-3-642-90914-6
DOI: 10.1007/978-3-642-90914-6

SOFTCOVER REPRINT OF THE HARDCOVER 1ST EDITION 1940

Inhaltsverzeichnis.

A. Zur Geschichte der Brustchirurgie.

Die Chirurgie der Brustwand und des Mittelfellraumes entwickelte sich gleichzeitig und gleichsinnig mit der Chirurgie anderer Körperabschnitte. Auch Entzündungsprozesse und Geschwülste, die von in der Brusthöhle gelegenen Organen ihren Ausgang genommen hatten und mit der Brustwand in feste Verbindung getreten waren, konnten auf dieselbe Weise chirurgisch angegriffen werden, wie das an anderen Körperabschnitten geschah. Für die Brustchirurgie mußten erst dann besondere Voraussetzungen geschaffen werden, als sie sich mit Eingriffen in den freien Brustfellraum beschäftigte. Diese Voraussetzungen bestanden in der Ausschaltung der Folgeerscheinungen des breit offenen Pneumothorax. Nach aus der Not geborenen und unzulänglichen Versuchen (s. S. 10 und 80) wurde von SAUERBRUCH (1904) und fast gleichzeitig mit ihm von BRAUER das Druckdifferenzverfahren geschaffen, mit dem jeder endothorakale Eingriff, ohne die bekannten Folgeerscheinungen für Atmung und Kreislauf befürchten zu müssen, durchgeführt werden konnte. Von diesem Zeitpunkt ab sind die größten Fortschritte der Brust- und Lungenchirurgie, die sich auch aus anderen Gründen, wie wir sehen werden, etwas zögernd entwickelt hatten, zu verzeichnen.

Der bedeutende Aufschwung, den die Chirurgie durch die Einführung der Asepsis genommen hat, und der insbesondere der Bauchchirurgie zugute gekommen war, übte keinen sehr starken Einfluß auf die Chirurgie der Brust aus. Die Ursachen für die zögernde Ausbreitung dieses Zweiges der Chirurgie sind mannigfacher Art. Zunächst war schon die Diagnosestellung im Bereiche der Brustorgane besonders schwierig. Wenn auch schon etwa im ersten Drittel des 19. Jahrhunderts die Perkussion, die 1761 von AUENBRUGGER beschrieben war, allgemein angewandt wurde, und die Auskultation durch LAËNNEC (1819) ein weitverbreitetes Hilfsmittel geworden war, wenn auch schon das Sputum mikroskopisch untersucht wurde und zur Zeit der Einführung der Asepsis auch schon der bakteriologischen Untersuchung zugängig war, so blieb doch, besonders für die örtliche und die Differentialdiagnose, vieles zu wünschen übrig. Die Brustchirurgie der damaligen Zeit war daher ungefähr auf dem Standpunkt, den sie schon im Anfang des 19. Jahrhunderts eingenommen hatte, der sich auch nicht wesentlich von der Chirurgie des Mittelalters und des Altertums unterschied, stehen geblieben. Die Chirurgie der Alten und die des Mittelalters beschränkte sich wohl vollkommen auf die Eröffnung von Brustfelleiterungen, sei es, daß es sich um postpneumonische Empyeme oder um Empyeme nach Lungenabszeß und Gangrän handelte. Die Brustchirurgie war also lediglich eine Chirurgie der Brustwand. Ende des 16. Jahrhunderts wurde wohl (PURMANN) die Eröffnung von Lungenabszessen in Erwägung gezogen. Nach W. KOCHs Zusammenstellung hat nun zuerst BARRY (London, 1763) in die Brusthöhle eingeschnitten, um eine Abszeßhöhle der Lunge zu eröffnen. Da ihm aber die Möglichkeit einer genauen Ortsbestimmung fehlte, hatte er außerordentlich schlechte Erfolge. Daher wurde von anderen zur selben Zeit (SHARPE 1769 und FAYE 1797) gefordert, daß ein in der Lunge liegender Abszeß nur eröffnet werden solle, wenn Verwachsungen der Brustfellblätter vorhanden waren, also wenn der Abszeß wandständig war.

RICHERAND (1812) sprach sich für die Notwendigkeit der Eröffnung von Abszessen aus, wenn sie oberflächlich lägen und an der betreffenden Stelle Verwachsungen der Pleurablätter bestünden. An solchen Stellen dürfte man probeweise bis 1 Zoll tief in das Lungengewebe eindringen. Dieser Standpunkt blieb zunächst im wesentlichen derselbe (HEBENSTREIT 1805, CALLISEN 1815). Letzterer schlug allerdings schon vor, den Finger in die eröffnete Höhle einzuführen und wenn möglich Fluktuation in der Lunge festzustellen und an dieser Stelle einzudringen. Wie aus der Arbeit von ZANG (1818) hervorgeht, unterschied man damals den Lungenabszeß (Absc. pulm. int.) vom Empyem (Absc. pulm. ext.). Beide sollten eröffnet werden, der erstere verlangt den Zugang seinem Sitz gegenüber. KRIMER (1830) versuchte schon Verwachsungen durch das Auflegen von Ätzpasten zu erzeugen. Aus der Zusammenstellung KOCHs geht hervor, daß wohl die meisten bekannteren Chirurgen der ersten Hälfte des 19. Jahrhunderts auch die Eröffnung wandständiger Abszesse oder Kavernen ausgeführt haben. Die Eröffnung geschah entweder mit dem Messer oder mit dem Glüheisen, wenn Verwachsungen bestanden. Wenn keine bestanden wurde der Versuch gemacht, durch Ätzpasten solche zu erzielen. Aus den Beobachtungen der vorbakteriologischen Zeit geht hervor, daß die Differentialdiagnose zwischen einem Lungenabszeß durch die häufigsten Eitererreger und einer tuberkulösen Kaverne oft nicht sicher gestellt wurde, obwohl das Krankheitsbild genau bekannt war. Der Unterschied zwischen den verschiedenen unspezifischen und den tuberkulösen Höhlenbildungen konnte genau erst nach ROBERT KOCHs Entdeckung des Tuberkelbazillus (1881) erkannt werden. Auch dann wurden zunächst erreichbare tuberkulöse Höhlen noch gelegentlich, wie andere Abszesse, wenn sie wandständig waren, eröffnet. Die Erfolge waren allerdings meist schlecht. MOSLER hat schon im Jahre 1873 und dann später auf dem 2. Internistenkongreß 1883 über Lungenchirurgie berichtet und dabei auch über die örtliche Behandlung von Kavernen gesprochen. Die Kranken, bei denen er bzw. HÜTER (1875) tuberkulöse Kavernen eröffnet und dräniert hatten, waren nach verhältnismäßig kurzer Zeit der allgemeinen Tuberkulose zum Opfer gefallen, obwohl besonders der Fall HÜTERs zunächst einen günstigen Verlauf nahm. MOSLER kam zu dem Schluß, daß die tuberkulösen Kavernen nicht eröffnet werden dürften, solange nicht besondere antiseptische Mittel gegen den Tuberkelbazillus gefunden seien. Die Kaverneneröffnung bei der Tuberkulose wurde mehr und mehr abgelehnt (W. KOCH und MOSLER).

Sie hatte nach WILH. KOCH nur noch Berechtigung unter der Voraussetzung, daß die beiden Brustfellblätter verklebt waren. Der Sitz der Kaverne mußte außerdem genau bestimmt werden können, dagegen war es nicht so sehr von Bedeutung, ob sie oberflächlich oder tief saß. Von Erfolg erschien ihm die Kaverneneröffnung nur bei starker Sekretion, die quälenden Husten und Fieber verursachte oder aus denen es gelegentlich blutete. Alle anderen wenig sezernierenden Höhlen, die mitten in tuberkulös erkranktem Lungengewebe liegen, können nur durch Injektion von reizenden, desinfizierenden Mitteln, die das erkrankte umgebende Parenchym durchdringen, geheilt werden. Am besten ist die allmähliche Zerstörung des Parenchyms auf galvanokaustischem Wege.

Dieser Ablehnung der Eröffnung von Lungenkavernen schloß sich der Vorsitzende des inneren Kongresses 1883 (RÜHLE) in verstärktem Maße an, indem er die Lungenchirurgie „als Therapie der eigentlichen Lungenkrankheiten speziell der Phthise“ verwarf und sich dagegen verwahrte, daß sie in Aussicht gestellt werde.

Trotz dieser scharfen Ablehnung haben sich doch immer wieder Ärzte gefunden die Versuche unternahmen, auch chirurgisch der Volksseuche beizukommen.

ED. BULL (Oslo) hat 1881 und 1884 über die Eröffnung von Lungenabszessen berichtet. Im wesentlichen sind seine Ausführungen der Eröffnung von unspezifischen Abszessen gewidmet. Er glaubt aber auch, daß gelegentlich einmal bei einer Tuberkulose die

Kaverne im Vordergrund der Krankheitserscheinungen stehen kann, und daß man dann auch gezwungen sein kann, eine solche Kaverne zu eröffnen. Einen guten Erfolg von Kaverneneröffnung bei Tuberkulose hat er erzielt und erwähnt gleichzeitig einen glücklich verlaufenen Fall von FENGER (Chikago). Die Punktion soll vermieden werden, da sie unsicher und gefährlich ist. Verwachsungen der Brustfellblätter an der Eröffnungsstelle der Kaverne sind wünschenswert, aber kein unbedingtes Erfordernis. Es kann besser sein die Brusthöhle zu eröffnen, als die Perforation eines Abszesses oder einer Gangrän abzuwarten, die viel gefährlicher ist.

In den Jahren 1886, 1887 und 1888 sind mehrfach Arbeiten über das Eröffnen von Eiterhöhlen in den Lungen erschienen. HERRLICH (1886) sprach über die Eröffnung jauchiger Lungenhöhlen. An der Aussprache beteiligten sich BARDELEBEN, LEYDEN und SENATOR, der die Frage der Lungenresektion anstatt der Kaverneneröffnung aufwarf. RUNEBERG (1887) hat eine Reihe von Fällen zusammengestellt und einen eigenen hinzugefügt. Er glaubt, daß, falls Verklebungen oder Verwachsungen der Pleurablätter nicht bestehen, solche künstlich herbeigeführt werden müßten.

QUINCKE hat 1887 und 1888 über die Behandlung von Lungenabszessen berichtet und auch die tuberkulösen berücksichtigt. Wir kommen eingehender darauf zurück (s. S. 5). Mit dieser Arbeit beginnt die Geschichte der operativen Behandlung der Lungentuberkulose.

SONNENBURG hat 1891 über seine Erfahrungen in der chirurgischen Behandlung von Lungenkavernen berichtet. Er kommt zu der Überzeugung, daß es sehr selten möglich ist „die Erkrankung einer tuberkulösen Lunge ihrem Umfang nach genau zu bestimmen". Das wirkt sich am unangenehmsten aus, wenn man den Versuch macht einen Hohlraum zu eröffnen, von dem man angenommen hat, daß er nach Ausbreitung und Lage genau feststellbar war. Nur bei ganz oberflächlich gelegenen Kavernen ist das möglich. Alles, was tief liegt ist durch Verdickung des Lungengewebes und Schwartenbildung so verändert, daß die auf die Schallunterschiede angewiesene Diagnose unter Fehlbestimmungen zu leiden hat. Zur operativen Behandlung kommen nur einzelne Herde mit Kavernenbildung bei sonst möglichst gesunder Lunge in Frage. Hier kann die Operation wirklichen Nutzen schaffen. Solche Fälle sind aber selten, und werden bei der Operation mehrere Höhlen gefunden, so ist die Aussicht nicht gut. Als weitere Anzeige sind solche Fälle in Aussicht zu nehmen, bei denen die Erkrankung zwar im Fortschreiten ist, der örtliche und Allgemeinzustand sich aber nur ganz allmählich verschlechtert. Solche Kranke, die zwar eine Kaverne tragen und ansteckungsfähig sind, bei denen aber ein Stillstand eingetreten ist, sollen nicht operiert werden. Bei der käsigen Pneumonie kann die Heilung nur durch Abkapselung oder, wenn die Herde groß sind, durch Einschmelzung zur Heilung kommen. Die letzteren Fälle wären vielleicht zur chirurgischen Behandlung geeignet, man könnte den verkästen Herd vor der Höhlenbildung entfernen. Die Einschmelzung wird durch Tuberkulininjektionen beschleunigt. Schließlich kommt es darauf an, nicht nur den Kaverneninhalt zu beseitigen, sondern auch die in der Wand sitzenden Eiterungsprozesse.

SONNENBURG weist zum Schluß noch darauf hin, wie wichtig die Pleuraverwachsungen sind und wie vorsichtig man bei Eröffnung von Höhlen sein muß, um keinen Pneumothorax zu erzielen, der immer eine ernste Gefahr bedeutet. Verwachsungen sind über Kavernen an der Spitze die Regel, über Kavernen in anderen Lungenabschnitten aber seltener. In solchen Fällen empfiehlt er Kauterisation und Auflegen von Tampons mit Chlorzinklösung 1:10 getränkt. Solche Verwachsungen treten schnell ein und werden fest.

Die Technik der Kaverneneröffnung war von SONNENBURG sehr genau ausgearbeitet. Er konnte auf dem Chirurgenkongreß 1891 über 3 Fälle berichten und 2 davon vorzeigen. Bei dem ersten Kranken war eine in der rechten Lunge gelegene Kaverne vor etwa einem Vierteljahr eröffnet. Sie war völlig ausgeheilt. Bazillen im Sputum waren nicht mehr nachweisbar, der Allgemeinzustand hatte sich wesentlich gehoben. Bei dem zweiten Kranken, der etwa zur selben Zeit operiert worden war, bestand noch eine mit der Höhle in Verbindung stehende Bronchialfistel und eine nachweisbare Höhle mit zähschleimigem Belag. Die Reinigung der Höhle geht langsam vor sich, wahrscheinlich beschleunigt durch Tuberkulinbehandlung.

HAHN hat ebenfalls 1891 über einen Fall von Kaverneneröffnung berichtet. Auch er schränkt die Anzeigestellung sehr stark ein. Selbst wenn die Kaverne regelrecht eröffnet werden kann, kommt der Prozeß oft nicht zur Ausheilung. Nur bei ganz oberflächlich gelegener, vereinzelter Höhle sind die Aussichten günstig. Über einen solchen zunächst günstig verlaufenen Fall konnte HAHN berichten. Zunächst waren die Bazillen geschwunden, Patientin hatte an Gewicht zugenommen und das Allgemeinbefinden sich erheblich gebessert. Als sich aber die Wunde trotz Tamponade schloß, machte die Krankheit wieder

Fortschritte, so daß die Wunde wieder eröffnet werden mußte. Auch diese Patientin wurde mit Tuberkulin behandelt. Ob in diesem Falle eine Heilung eingetreten ist, ist nicht bekannt geworden, erscheint aber fraglich.

TUFFIER hat 1897 auf dem internationalen Kongreß in Moskau über Lungenchirurgie berichtet und dabei auch die Kaverneneröffnung erwähnt. Von 26 Operierten sind 13 gestorben. Auch die Überlebenden wurden nicht geheilt. Wie schon MOSLER und SONNENBURG, hat er die Beobachtung gemacht, daß die Kavernen nur selten ausgranulieren und vernarben. Die Erfahrungen, die bei der operativen Kaverneneröffnung gesammelt worden waren, hatten gezeigt, daß nicht nur der operative Befund der Diagnose häufig nicht entsprach, da die Kavernen oft nicht in der Einzahl, sondern in der Mehrzahl vorhanden waren, und daß auch ihr Sitz, besonders wenn sie tiefer im Gewebe lagen, nicht genau bestimmt werden konnten. Selbst wenn es gelungen war sie zu eröffnen und zu dränieren, zeigten sie oft nicht die Neigung sich zu verkleinern, wie die gewöhnlichen Lungenabszesse, sondern wurden zunächst größer. Es bildete sich auch kein gutes Granulationsgewebe, das die Höhle ausfüllte, oder wenn es sich bildete dauerte es sehr lange, so daß es auch selten oder sehr spät zur Vernarbung kam. Daher hat man wohl auch im Anschluß an die Zusammenstellung von TUFFIER, der noch feststellte, daß von den 13 überlebenden Kranken (s. oben) nur 1—2 gebessert wurden, die Kaverneneröffnung bei der Lungentuberkulose wieder aufgegeben.

Anstatt der breiten Kaverneneröffnung versuchte man auf einfachere Art sie zum Verschwinden zu bringen. Der Inhalt wurde durch Punktion herausgesogen und Desinfektionsmittel in die Höhle eingespritzt.

Solche Versuche sind von MOSLER (1873), PEPPER (1874), SCHILL (1874) ausgeführt worden. Man verwendete scheinbar meist Jodjodkalilösungen. Die Erfolge waren ebenfalls mäßig, insbesondere macht PEPPER darauf aufmerksam, daß die Behandlung nur für die nichttuberkulösen Kavernen zur Anwendung kommen sollten, da nur solche Höhlen durch diese Punktions- und Spülbehandlung zur Heilung kämen.

Noch abenteuerlicher und unchirurgischer muß uns heute die dritte Art der Kavernenbehandlung erscheinen, nämlich die Injektion von Reiz- und Desinfektionsmitteln in das tuberkulöse Gewebe um den Herd herum. Die Vorstellung, die dieser Behandlungsmethode zugrunde lag, war, das tuberkulöse Gewebe zu zerstören und zur Vernarbung zu bringen, während gleichzeitig durch die Desinfektionsmittel die Bazillen abgetötet werden sollten. HILLER und KOCH (LEYDEN) erzielten keine Erfolge. TUFFIER hat diese Operationsmethode abgelehnt, da sie in keiner Weise zum Ziele führte.

Den chirurgischen Gedankengängen entspricht es, einen einzelnen Erkrankungsherd eines Organs herauszuschneiden. Solche Versuche sind auch unternommen worden. Es dürfte sich aber wohl nur außerordentlich selten ein geeigneter Fall finden. In der Zeit, in der diese Versuche gemacht wurden, fehlte die Röntgenuntersuchung, die es uns heute ermöglicht, die tatsächlichen Grenzen des Erkrankungsherdes mit größerer Sicherheit zu erkennen. Meist wird man sich davon überzeugen müssen, daß die scheinbar scharf begrenzten Erkrankungen tatsächlich diese Grenze weit überschritten haben.

RUGGI hat wohl als Erster den Versuch der Lungenresektion bei Lungentuberkulose unternommen (zit. nach BULL).

TUFFIER (1897) erwähnt 3 Fälle von Lungenresektion wegen Tuberkulose, einen eigenen und je einen von DOYEN und LOWSON. In diesen 3 Fällen wurde nach Resektion des erkrankten Lungenabschnittes Heilung erzielt.

An der Wurzel des Übels wollte W. A. FREUND angreifen, als er vorschlug im Bereiche der 1. Rippe eine Pseudarthrose anzulegen, um die verengte obere Thoraxöffnung, die die günstigen Voraussetzungen für eine Tuberkuloseerkrankung schaffen sollte, zu erweitern. Infolge der angeborenen

Verengerung und die dadurch bedingte schlechte Durchlüftung der Lungenspitzen sollten gewisse Lungentuberkulosen entstehen. Die Erweiterung der oberen Thoraxöffnung wurde durch Durchschneidung des 1. Rippenknorpels erzielt. FREUND betont aber, daß nicht alle Lungentuberkulosen einer derartigen Verengerung des oberen Brustkorbeinganges ihre Entstehung verdanken. Dieser ursprünglich von FREUND (1859) ausgesprochenen Ansicht wurde zunächst kaum Beachtung geschenkt. Erst von Beginn des 20. Jahrhunderts ab beschäftigten sich sowohl Pathologen als Kliniker eingehender mit den angedeuteten Zusammenhängen. Es stellte sich dabei heraus, daß es zahlreiche Fälle von angeborener Verengerung der oberen Brustkorböffnung gibt, ohne daß jemals eine Spitzentuberkulose eingetreten ist, und daß es andererseits, was ja allerdings FREUND nicht bestritten hat, viele Spitzentuberkulosen ohne Verengerung der oberen Brustkorböffnung gibt. Aus diesen Tatsachen muß aber wohl geschlossen werden, daß die Fälle, bei denen die angeborene Verengerung der oberen Brustkorböffnung ursächlich für die Lungenspitzentuberkulose herangezogen werden kann, außerordentlich selten sind. Dementsprechend sind auch, abgesehen von wenigen Versuchen im FREUNDschen Sinne einzugreifen, seine Vorschläge wieder in Vergessenheit geraten.

Eine neue Zeit in der chirurgischen Behandlung der Lungentuberkulose begann mit den Vorschlägen QUINCKEs (1888).

QUINCKE hat im Jahre 1887 und 1888 in der Berliner klinischen Wochenschrift über die Behandlung von Lungenabszessen berichtet. Es handelte sich zunächst auch bei QUINCKE im wesentlichen um nichtspezifische Erkrankungen. Er spricht die Überzeugung aus, daß nur bei Verwachsungen der Pleurablätter in die Lunge eingedrungen werden darf und empfiehlt das Chlorzinkverfahren. Die Chlorzinkpaste wird jeden Tag erneuert, und zwar am besten nach Rippenresektion. Er empfand zunächst als zweckmäßig 4—5 Wochen zwischen der ersten Chlorzinkätzung und der Punktion des Abszesses vergehen zu lassen, glaubte aber dann, daß auch 14 Tage ausreichten, wenn man gleich 2 oder 3 Zwischenrippenräume nach Spaltung der äußeren Zwischenrippenmuskulatur ätzt.

QUINCKE kommt dann auf die Verhältnisse bei den bronchiektatischen und tuberkulösen Höhlen zu sprechen. Er führt die schlechten Erfolge der bisherigen Operationsversuche auf die besonderen Veränderungen in der Nähe und der weiteren Umgebung der Kavernen zurück. Da die Kaverne gar nicht unter Druck steht, nützt die einfache Eröffnung nichts. Sie bleibt vielmehr deshalb zurück, weil ihre Wand ausgespannt gehalten wird. Am ungünstigsten liegen die Verhältnisse in der Lungenspitze, da hier weniger Lungengewebe zum Ausgleich der Höhle bei der Vernarbung herangezogen werden kann. Um die Kaverne zum Schluß zu bringen muß daher die äußere Spannung aufgehoben werden und in der Umgebung eine „plastische Entzündung“ erzeugt werden. Dadurch wird das starre Gewebe gelockert und schließlich in Narbengewebe verwandelt. Zu diesem Zwecke glaubt er, daß Chlorzinkätzung mit Rippenresektion, und zwar unter Zerstörung des Rippenperiostes, dienen können, um für die Dauer eine eingesunkene Narbe zu erzielen. So kann also, selbst wenn nur ein teilweiser Ersatz des tuberkulösen Gewebes durch Narben gelingt, die „Brutstätte neuen gefährlichen Infektionsmateriales vernichtet, verkleinert und abgekapselt“ werden. Dieser Vernarbungsprozeß hat auch dann einen günstigen Einfluß, wenn er auch mit dem tuberkulösen gesundes Gewebe verödet. Die Anzeige zum Eingreifen bei Tuberkulose ist nur dann gegeben, wenn der tuberkulöse Herd umschrieben und die übrige Lunge gesund oder fast gesund ist. Besonders geeignet für chirurgisches Eingreifen sind die Fälle, die jahrelang bei sonstigem Wohlbefinden eine oder mehrere Kavernen in einer Lungenspitze beherbergen.

CARL SPENGLER hat auf der Naturforscherversammlung 1890 zuerst über die Behandlung starrwandiger Höhlen bei Lungentuberkulose berichtet, ohne

Kenntnis von den Vorschlägen Quinckes zu haben. Durch Rippenresektion wird der Brustkorb verkleinert und die Kaverne kann sich schließen (s. unten).

Turban hat 1899 über seine Beobachtungen berichtet.

Nachdem die Versuche tuberkulöse Kavernen zu eröffnen, zur Schrumpfung und Heilung zu bringen fehlgeschlagen waren und von den vielen Fällen (Tuffier 27 Fälle) nur ein Fall (Sonnenburg) geheilt worden war, mußte dieses Verfahren endgültig aufgegeben werden. Dagegen schien die Rippenresektion mit Chlorzinkätzung und die ersten Versuche der Thorakoplastik (Quincke 1888, Karl Spengler 1890) aussichtsreicher. Ein Fall von Quincke war 1894 von Bier zunächst mit gutem Erfolge operiert worden, es trat aber nach $^3/_4$ Jahren eine Blutung ein, und bei der zweiten Rippenresektion ist die Kaverne eröffnet worden und der Kranke zum Exitus gekommen.

Turban war aber nach den bisher gemachten Beobachtungen bei den Rippenresektionen über der kavernösen Lungenspitze von der Berechtigung dieses Vorgehens nicht überzeugt, da solche Herde unter guter konservativer Behandlung von selbst auszuheilen vermögen. Dagegen besteht eine Heilungsaussicht nicht bei ausgedehnten Erkrankungen, die sich über eine ganze Seite erstrecken, und bei starrem Brustkorb. Hier sind ausgedehntere Rippenresektionen am Platze. Sie sollen sich aber nicht unmittelbar gegen die Kaverne zu richten, sondern sie können am Orte der Wahl durchgeführt werden, d. h. es soll nur eine allgemeine Einengung durch Verkleinerung der Brustwand erzielt werden. So kann man aus der 4.—9. Rippe einen Keil mit unterer Basis und oberer Spitze entfernen und dadurch den Querdurchmesser des Brustkorbes verkleinern, oder aber durch Entfernung aus der 8.—10. Rippe eine Verkürzung des Längsdurchmessers erzielen. Turban hat 1896 den ersten derartigen Eingriff ausgeführt und im selben Jahre durch Entfernung weiterer Rippenstücke, da der Erfolg nicht genügend war, die Einengung erhöht. Karl Spengler hat dann 1903 schon über größere Erfahrungen mit seinem Vorgehen berichten können.

Die Kaverne soll dabei nicht eröffnet oder gar dräniert werden. Die Höhlen sind ja durch die Bronchien dräniert und entleeren sich bei Sitz im Oberlappen ohne Husten. Im Unterlappen ist allerdings beim Vorhandensein von Verwachsungen die Entleerung schwieriger. Die Eröffnung der Kavernen ist nicht gut. Es ist schon schwer die Hauptkaverne zu treffen, da sie oft tief im Gewebe liegt. Schließlich besteht immerhin die Möglichkeit eines operativen Pneumothorax, der zu vermeiden ist, obwohl die Gefahr seines Eintrittes infolge der vielseitigen Brustfellverwachsungen oft nicht allzuhoch anzuschlagen ist. Indessen hatte in der Zwischenzeit (der Bericht stammt aus dem Jahre 1903) der künstliche Pneumothorax und die sekundäre Pleuritis bei Lungentuberkulose mit Kavernen, und zwar besonders bei jungen Menschen mit nachgiebigen Rippen, gute Wirkungen gezeitigt. Die Eröffnung der Kavernen ist, abgesehen von den mangelhaften Heilungsaussichten, die durch die weitgehende Beteiligung der Kavernenumgebung an der Tuberkulose bedingt ist, selbst wenn es gelingt sie zu eröffnen und zu entleeren, kein zweckmäßiger Eingriff. Die Kavernenwände bleiben unnachgiebig und durch die knöcherne Brustwand ausgespannt. Selbst wenn also die Tuberkulose an sich nicht weiterschreitet, widersteht die Kavernenwand der heilenden Schrumpfung. Spengler hat daher zunächst für Fälle, die nicht operiert werden können oder sollen, eine Inhalationsbehandlung vorgeschlagen, die die Gefahren des langdauernden Säfteverlustes durch die Dauersekretion einschränken soll.

Gelingt diese Inhalationsbehandlung nicht oder führt sie nicht zum gewünschten Ziel, so kommt die plastische Einengung, und zwar unter Entfernung mehrerer größerer Rippenabschnitte, in Frage. Geeignet sind für einen solchen Eingriff Kranke mit nicht zu weitgehender Lungenzerstörung, die sich auf einen Lappen beschränkt. Eine beginnende Tuberkulose eines der andersseitigen Lappen muß nicht als Gegenanzeige dienen. Der Allgemeinzustand muß aber gut sein. Bei vorhandenem Pleuraexsudat wird dieses einige Tage vor dem Eingriff durch Punktion entleert, um nicht während der Narkose des eigentlichen Eingriffes einen Durchbruch in eine Kaverne und damit in den Bronchialbaum befürchten zu müssen. Spengler empfiehlt Äthernarkose, die von Phthisikern gut vertragen wird. Spenglers Eingriff im einzelnen bestand darin, daß er einen verkürzten SCHEDEschen Resektionsschnitt anlegte. Je nach dem Grade der in Aussicht genommenen Brustkorbverkleinerung wurden größere oder kleinere Stücke der 9., 8., 7. und vielleicht der 6. Rippe entfernt. Als Mindestmaß werden 25 cm Rippe angegeben. Die Resektion der Rippen beginnt hinten dicht vor dem Tuberkulum hinter dem Angulus. Die vordere Grenze wird je nach der gewünschten Ausdehnung bestimmt. Die Brusthöhle darf zunächst nicht eröffnet werden, sie wird vielmehr erst eröffnet nach Erreichung des tiefsten Punktes. Man läßt dann einen Teil des Inhaltes abfließen. Durch diese Öffnung wird dann das Dränrohr eingefügt.

SPENGLER hatte damals (1903) 8 Fälle operiert. Es handelte sich um ausgesprochen schwere Fälle mit doppelseitiger Erkrankung. 4 sind kurz nach dem Eingriff an Tuberkulose gestorben, die 5. Patientin ging nachträglich an einer Kavernenblutung zugrunde. Von den 3 überlebenden Kranken ist eine seit 7 Jahren völlig geheilt, ohne Bazillen und Auswurf. Die zweite erholte sich, heilte aber nicht, die dritte starb an einer Empyemperforation in die Lunge. SPENGLER schließt mit dem Vorschlag, der Thorakoplastik eine Inhalationsbehandlung mit einem Formalin-Äthergemisch vorauszuschicken.

Eine der in der eben angegebenen Weise operierten Kranken SPENGLERs, die sich zwar besserte, aber nicht heilte, kam 3 Jahre nach der ersten Operation erneut mit Kavernensymptomen und hohem Fieber, nachdem sie inzwischen einer Tuberkulinbehandlung unterzogen worden war, zur Aufnahme. An dieser Kranken wurde 4 Jahre nach dem ersten Eingriff eine extrapleurale Thorakoplastik ausgeführt. Sie konnte wegen schlechten Zustandes der Kranken nicht ganz planmäßig durchgeführt werden. Die Kranke ist auch damit nicht völlig geheilt worden. SPENGLER hat die extrapleurale Thorakoplastik beibehalten. Er bezeichnet als Ort der Wahl die Rippen, die neben und unter dem Schulterblatt gelegen sind, und gebraucht auch schon den Ausdruck „subskapulare Plastik“. Er zieht diese höheren Rippen den früher gewählten unteren vor, da sich die Einsenkung des Brustkorbes in der Subskapulargegend besser auf den häufigsten Sitz der Tuberkulose im Oberlappen und in den oberen Abschnitten des Unterlappens bzw. Mittellappens ausbilden kann. Es ist kein dringendes Erfordernis, wie SPENGLER schon 1891 hervorhob, unmittelbar über den Höhlen zu operieren. Wenn es nicht geht, so genügt auch die Verkleinerung der Brusthöhle im allgemeinen.

Die subskapulare extrapleurale Plastik nach C. SPENGLER verläuft folgendermaßen:

Der Hautschnitt beginnt zwischen Brustwarze und vorderer Achsellinie in der Höhe der 5.—6. Rippe und verläuft von da im flachen Bogen nach unten und hinten um das Schulterblatt herum in den Raum zwischen den beiden Schulterblättern. Das Schulterblatt wird vom Brustkorb abgelöst und mit dem Arm in die Höhe gehoben. So liegt ein weites Operationsfeld vor. Die Rippen werden hinter dem Rippenwinkel und dicht neben dem Querfortsatz des entsprechenden Wirbels abgetragen. Dadurch wird eine seitliche Wirbelsäulenverkrümmung vermieden. Es werden Teile der 7., 6., 5., 4. und 3. Rippe, oder auch weniger, entfernt. Der Umfang der Plastik richtet sich nach der Größe und Zahl der Kavernen. Der Flächeninhalt des Brustwandabschnittes, der beweglich gemacht werden soll, muß etwa dem der halbkugelig gedachten Höhlen gleichkommen. Nach Entfernung der Rippen wird die Wunde geschlossen und ein Dränrohr unter das Schulterblatt geschoben. Der Kranke soll hauptsächlich auf der gesunden Seite liegen.

Ist die Wunde geheilt, so wird so bald wie möglich mit vorsichtigen passiven Bewegungen und Massage der Schulterblattmuskulatur begonnen. Die seitliche Plastik (Lücke) ist zu vermeiden, da sie sehr häufig von einer seitlichen Wirbelsäulenverkrümmung gefolgt ist, wie schon SCHEDE bei seinen ausgedehnten Thorakoplastiken festgestellt hat, da nur bei Abtragung der Rippen möglichst nahe an der Wirbelsäule die Skoliose ausbleibt. Zur Vorbereitung verwendete SPENGLER damals die Inhalation eines 5%igen Formalinalkoholäthers. Was die Beurteilung der Ausdehnung des Lungenherdes betrifft, so war er im wesentlichen auf die Feststellung der 24stündigen Sputummenge angewiesen.

Mit diesen Arbeiten QUINCKEs und SPENGLERs waren die ersten Vorschläge zur Behandlung der Lungentuberkulose in bestimmten Stadien durch Einengung des Brustkorbes über der erkrankten Lunge gemacht. Besonders SPENGLERs Verfahren der extrapleuralen subskapularen Thorakoplastik (1907) hatte Erfolge zu verzeichnen, wenn sie auch zu einer Heilung der Tuberkulose meist nicht ausreichten.

Schon bevor Ende der 80er und Anfang der 90er Jahre des 19. Jahrhunderts auf diese Weise versucht wurde, auf chirurgischem Wege durch Beweglichmachung der starren Brustwand mit folgender Einengung die ausgespannten Kavernenwände zum Zusammenfallen zu bringen, hatte FORLANINI bereits 1882 in einer italienischen Zeitschrift den theoretischen Vorschlag gemacht, die Lungentuberkulose durch einen künstlichen Pneumothorax zu behandeln.

Durch diesen Pneumothorax sollte eine Ruhigstellung der erkrankten Lunge erzielt und dadurch die Heilungsaussichten gebessert werden. Der Vorschlag gründete sich auf die Beobachtungen einzelner Kliniker (STOKES 1838, BACH 1843, TRAUBE 1878, TOUSSAINT 1880, ADAMS 1887, SPÄTH 1888 u. v. a.), die in manchen Fällen einen günstigen Einfluß des Spontanpneumothorax oder Seropneumothorax auf den Verlauf der Lungentuberkulose beobachtet hatten (s. S. 423ff. und 433). Zwar wandte FORLANINI selbst ein, daß sein Vorschlag nicht ohne weiteres gerechtfertigt war, weil der günstige Finfluß des Spontanpneumothorax nicht immer eintrat, und zum mindesten fast immer ein vorübergehender war, daß aber der künstliche Pneumothorax, den man stets und ohne zeitliche Einschränkung erzielen kann, wirksamer sein muß als der spontane. Schon im 18. Jahrhundert ist scheinbar der Gedanke, die Lunge durch Eröffnung des Brustkorbes zusammenfallen zu lassen und ruhig zu stellen, ausgesprochen worden. Später wurde dann die Behauptung aufgestellt, daß der schottische Arzt CARSON (1822) mit seinen Tierversuchen, bei denen er die Brustwand einschnitt und die Lunge zum Zusammenfallen brachte, denselben Gedanken verfolgt habe wie FORLANINI, und mithin als dessen Vorläufer zu gelten habe. FORLANINI machte schon selbst mit Recht darauf aufmerksam, daß die Herstellung eines offenen Pneumothorax heute ebensowenig wie zur Zeit CARSONs als Behandlungsmethode der Lungentuberkulose durchführbar sei.

FORLANINI konnte seinen Vorschlag erst 1888 in die Tat umsetzen. Die Ausführung war zunächst an technischen Fragen gescheitert. Auch die Gefahr der Pleurainfektion ließ FORLANINI den praktischen Versuch hinausschieben. Seine ersten Erfahrungen über einzelne Fälle gab er auf dem internationalen Kongreß für innere Medizin im Jahre 1894 in Rom bekannt. Im selben Jahre erschien auch die erste Veröffentlichung des Verfahrens in Deutschland (Münch. med. Wschr.). Hier berichtete er auch über seine Technik. Auch diese und die im folgenden Jahre veröffentlichte Mitteilung blieb im wesentlichen im Verborgenen. Jedenfalls stützt sich eine der ersten deutschen Arbeiten (MOSHEIM-BRAUER 1905) über die Heilungsaussichten der Lungentuberkulose bei Spontan- und künstlichem Pneumothorax, soweit der künstliche Pneumothorax in Frage kommt, auf die Arbeiten von MURPHY (1898). Dieser hat ohne Kenntnis der Arbeiten FORLANINIs den Pneumothorax in die Behandlung der Lungentuberkulose eingeführt. Seine Ansicht über die Wirkungsweise des Pneumothorax und sein technisches Vorgehen (Freilegung der Pleura mit dem Messer und Einstich in die Pleura mit einem stumpfen Instrument) war anders. FORLANINI vertritt die Meinung, daß die tuberkulöse Nekrose, die im Lungenparenchym und in den mit festem Material ausgefüllten Alveolen gebildet wird, ihre Entstehung den Atmungsbewegungen und der dadurch bedingten Verarmung an Nährmaterial bis zur völligen Blutleere, verdankt. Vielleicht wirken auch Bakterienprodukte mit, aber die mechanische Wirkung spielt die Hauptrolle. Wird die Lunge ruhiggestellt, vielleicht durch einen Pleuraerguß oder durch eine Gasansammlung im Brustraum, so wird die Blutleere verhütet und die Entstehung der Nekrose bleibt aus, während der eigentliche Krankheitsprozeß durch Zusammenfallen der Hohlräume in einen solchen Zustand gebracht wird, daß Bindegewebsneubildung und Vernarbung eintreten kann. Künstlich kann man diesen Zustand am besten durch einen vollständigen Pneumothorax erzielen. Die letzte Folgerung aus der Ansicht FORLANINIs war die, daß die Lunge, wenn „sie ein unbewegliches Organ wäre", nicht an Schwindsucht erkranken könnte. Dafür sprechen die Beobachtungen verschiedener Kliniker und Pathologen, aus denen hervorgeht, daß eine Lungentuberkulose, wenn sie sich in einer durch einen teilweisen Pleuraerguß eingeengten und ruhiggestellten Lunge entwickelt, nur die freien und beweglichen Teile befällt.

FORLANINI benutzte eine einfache Hohlnadel zur Ausführung des Pneumothorax. War bereits ein Erguß vorhanden, so verwendete er die Thorakozentese zur gleichzeitigen Einführung von filtrierter Luft (1890).

MURPHY, SAUGMAN, TUFFIER, MARTIN u. a. gingen nach FORLANINI von der Überzeugung aus, daß der Pneumothorax die Lunge ruhigstelle, daß es sich also um einen ähnlichen Vorgang handele, wie bei der Ruhigstellung eines tuberkulösen Gelenkes.

Andere Autoren glaubten, daß die Wirkung des Pneumothorax in einer Veränderung der Blutzirkulation bestünde (TOUSSAINT 1880, CZERNIKI).

Die zuletzt genannten Eingriffe bahnten eine wirksame Chirurgie der Lungentuberkulose an. Von allergrößter Bedeutung für die Erweiterung der Lungenchirurgie war die Röntgendiagnostik, die seit RÖNTGENs genialer Entdeckung seit dem Jahre 1895 zunehmend in den Dienst aller Zweige der Medizin gestellt worden war. Während in der Lunge zuerst nur grobe Veränderungen im Sinne einer Schrumpfung oder Höhlenbildung nachgewiesen werden konnten, wurde im Laufe der Jahre die Röntgendiagnostik immer mehr verfeinert unter Zuhilfenahme aller auf diesem Gebiete gemachten Fortschritte, so daß sie heute als wirksamstes Erkennungsmittel schon für die beginnende Tuberkulose ausschlaggebend ist. Auf Grund dieser verfeinerten Diagnostik kann auch die Anzeigestellung zu chirurgischen Eingriffen genauer festgelegt werden. Auch die Art und Ausdehnung des Eingriffes wurde dadurch wesentlich beeinflußt.

Merkwürdigerweise fiel der Gedanke FORLALINIs (1882), durch einen künstlichen Pneumothorax bei der Lungentuberkulose die Lunge durch Kollaps ruhigzustellen (s. S. 423ff.) und ihr dadurch die Möglichkeit zur Besserung der natürlichen Heilkräfte zu geben, zunächst nicht auf fruchtbaren Boden. Auch als MURPHY (1898) diesen therapeutischen Weg von neuem selbständig vorschlug, fand er keine besondere Anerkennung. Zwar konnte über kleine Serien von Beobachtungen (LEMKE 1899) berichtet werden, aber zu allgemeiner Anwendung kam es erst als LUDOLPH BRAUER (1905) mit großer Energie für die Anwendung des Verfahrens die Anzeigestellung ausarbeitete. Wesentlichen Anteil an der Verbreitung hatte außer ihm v. MURALT und SAUGMAN (1907).

Fast zur selben Zeit wurde auch die operative Behandlung der Lungentuberkulose im Sinne der Einengungsbehandlung, der Wirkungsweise des künstlichen Pneumothorax gewissermaßen nachgebildet, geboren. Auch hier war es LUDOLPH BRAUER (1907), der zunächst von FRIEDRICH die ausgedehnte Rippenresektion, dem Vorgehen bei der SCHEDEschen Plastik etwa entsprechend, zur Anwendung bringen ließ. Von FRIEDRICH hat FERDINAND SAUERBRUCH (1908) die operative Behandlung der Lungentuberkulose übernommen und seine ganze Tatkraft für die Ausarbeitung eines weniger gefährlichen und dabei ebenso erfolgreichen Verfahrens, der paravertebralen extrapleuralen Thorakoplastik, eingesetzt; 1912 und 1913 konnte er bereits über 43 Fälle eingehend berichten. Auch BRAUER hat auf demselben Gebiet weitergearbeitet. Erst durch die erfolgreiche Tätigkeit dieser beiden Männer ist die operative Behandlung der Lungentuberkulose zu einer in der ganzen Welt anerkannten Behandlungsmethode geworden. Nebenher lief die Entwicklung der Behandlung mit dem künstlichen Pneumothorax. Zur weiteren Verbreitung der operativen Behandlung trug die Entdeckung einer Reihe weiterer Verfahren bei, die alle im Sinne der Einengungsbehandlung entweder selbständig oder zur Ergänzung oder Unterstützung gedacht waren. Zu den ergänzenden gehört die Strangdurchtrennung, d. h. die operative Lösung von Verwachsungen zwischen Lungenfell und Brustfell zur Ermöglichung eines ausgedehnten Lungenkollapses (ROVSING 1909, SAUERBRUCH 1911, JAKOBAEUS 1913). Die beiden ersten Chirurgen hatten die Verwachsungen durch Thorakotomie freigelegt und unter Leitung des Auges durchtrennt. Demgegenüber war von JAKOBAEUS die Strangdurchtrennung mit Hilfe eines zystoskopartigen Instrumentes im geschlossenen Pneumothorax ausgearbeitet worden (s. S. 438). Als weiteres wichtiges Verfahren, das zunächst und auch später noch zeitweise als selbständiges gedacht war, ist die Phrenikotomie zu nennen (STÜRTZ 1911, SAUERBRUCH 1913). Dasselbe gilt für die Plombierung mit lebender oder toter Plombe (TUFFIER 1911, BAER 1913) (s. S. 610).

Der Ausbau der rein chirurgischen Kollapsbehandlung, der sich aus den kleinen Anfängen der Teilplastiken (QUINCKE 1888, C. SPENGLER 1890, 1903) entwickelt hatte, fand so unter Zuhilfenahme der verschiedenen, oben genannten Ergänzungseingriffe unter dem Einfluß von SAUERBRUCH und BRAUER in den ersten zwei Jahrzehnten des 20. Jahrhunderts einen vollkommenen Ausbau. Erst in neuester Zeit sind Bestrebungen im Gang, die extrapleurale totale Thorakoplastik wieder durch Teilplastik zu ersetzen. Die Tatsache, daß durch die Totalplastik in vielen Fällen umschriebener Herderkrankungen die ganze zugehörige Lunge für alle Zeit außer Funktion gesetzt wurde, forderte, besonders bei den Tuberkulosefachärzten, zum Widerspruch heraus. So wurden (s. S. 489 ff.) die zahlreichen Verfahren der Spitzenplastik, der Oberlappenplastik, der oberen Entrippung, der gezielten Teilplastik, und wie sie alle heißen, ausgearbeitet. Auf diesem Gebiet hat sich besonders GRAF gegen große Widerstände mit seinen Gedanken durchgesetzt. Heute werden mit vielen dieser Teilplastiken, die ursprünglich nicht genügend ausgearbeitet, oder nicht zum richtigen Zeitpunkt, oder nicht im richtigen Erkrankungsstadium zur Anwendung kamen, ausgezeichnete Erfolge erzielt, wenn sie mit richtiger Anzeigestellung angewendet werden.

In gemeinsamer Arbeit mit den Röntgenologen und den Fachärzten für Tuberkulose entwickelte sich die Chirurgie der Lungentuberkulose immer mehr zu einem Spezialgebiet, das bedauerlicherweise aus den chirurgischen Kliniken allmählich in die Lungenheilstätten abwanderte, nachdem diese die chirurgische Behandlung in ihr früher mehr konservatives Behandlungsgebiet aufgenommen hatten.

In der Chirurgie der Lungentuberkulose ist eine breite Eröffnung der Brusthöhle (operativer Pneumothorax) nicht nötig. Die chirurgischen Eingriffe, außer dem intrapleuralen Pneumothorax, werden fast alle extrapleural durchgeführt. Im Gegensatz dazu muß bei vielen Eingriffen an den Lungen selbst (bei Fremdkörperentfernung, bei manchen Lungeneiterungen, bei Lungengeschwülsten, Lungenlappenentfernungen s. S. 345 ff.) und auch bei manchen Eingriffen am Herzen (Verletzungen) und am Brustteil der Speiseröhre (Karzinom) ein operativer Pneumothorax angelegt werden. Die schweren Folgeerscheinungen der plötzlichen weiten Eröffnung der Brusthöhle waren ein Stein des Anstoßes für die Fortschritte der Lungenchirurgie. Wenn man auch Hilfsmittel kannte, um z. B. bei ausgedehnten Verletzungen und auch bei operativen Eingriffen, die besonders im Anfang sehr schwere Erscheinungen des breit offenen Pneumothorax (Mediastinalflattern usw.) durch Herstellung einer Berührung der beiden

Pleurablätter (Kompression des Brustkorbes, Pressenlassen bei geschlossener Glottis, Hinaufdrängen des Zwerchfelles vom Bauch aus, Bedecken der Lungenpleura mit feuchten Tüchern) (MACEWEN 1906), durch das Herausziehen der Lungen in die Wunde (MÜLLERscher Handgriff) oder durch das Fassen der Lunge mit feinen Hakenzangen und Vorziehen in die Brustwunde (PAYR) oder schließlich durch die Pneumopexie nach BAYER, wobei die Lunge an die Brustwandränder angeheftet wird, für den Augenblick beseitigen konnte, so war das z. B. bei Brustwandverletzungen unter Umständen lebensrettend, behinderte aber jeden Handgriff bei Operationen in der Brusthöhle dadurch sehr wesentlich, daß die Zugänglichkeit eingeschränkt wurde. DOLLINGER (1902) hat, auf Grund von Beobachtungen von DELAGENIÈRE (1901), der die Ungefährlichkeit eines langsam eintretenden Pneumothorax erkannt hatte, vorgeschlagen etwa 24 Stunden vor dem Eingriff die Brustwand mit kleinem Schnitt zu eröffnen und ein Rohr einzulegen. Der so langsam eintretende Pneumothorax erlaubte nach 24 Stunden die breite Eröffnung des Brustkorbes ohne Gefahr. Ein anderes Hilfsmittel kam gelegentlich in Vorschlag, das von den Physiologen bei ihren Versuchen Verwendung fand, in Gestalt von rhythmisch arbeitenden Saug- und Druckpumpen (O'DWYER, MATAS 1899). Nach GARRÈ haben TUFFIER und HALLION (1895) schon die Beobachtung gemacht, daß die Lunge nach Eröffnung des Brustkorbes nicht zusammenfällt, wenn der Druck in der Luftröhre um 10 ccm Wasserdruck erhöht wird. QUÉNU und LONGUET (1896) haben schon geplant, mit Hilfe einer Druckerhöhung in der Luftröhre, oder Erniedrigung des Druckes über der Brustwand nach Eröffnung des Brustkorbes das Zusammenfallen der Lunge zu verhüten. Wir sehen hier die ersten Vorläufer des Druckdifferenz- (SAUERBRUCH 1904, BRAUER 1904) und des intratrachealen Insufflationsverfahren (KUHN 1908, AUER und MELTZER 1909) vor uns (s. S. 60ff.).

Den eigentlichen Anstoß für die Ausarbeitung einer wirksamen Pneumothoraxbekämpfung gab aber nicht die Lungenchirurgie, sondern die Versuche zur radikalen Entfernung des Speiseröhrenkrebses im Brustabschnitt. v. MIKULICZ wählte den transthorakalen Weg und glaubte, wenn er ein wirksames Mittel zur Verhütung der Pneumothoraxfolgen hätte, auf diesem Wege in der Chirurgie der Brustspeiseröhre Erfolge erzielen zu können. So veranlaßte er SAUERBRUCH (1904) zur Ausarbeitung des Verfahrens (s. S. 53ff.), das dann in zweifacher Gestalt, als Unterdruck- und Überdruckverfahren, große praktische Bedeutung gewann. Von jetzt ab konnte man den Brustkorb weit eröffnen und bei verminderter Druckdifferenz in alle Ruhe die notwendigen Eingriffe ausführen. Am Schluß des Eingriffes wird die Lunge wieder aufgebläht und der Brustkorb ohne Bestehen eines Restpneumothorax geschlossen. Man setzt dadurch eine zweite wesentliche Gefahr des Pneumothorax wesentlich herab, nämlich die der Infektion der Brusthöhle.

Während das Druckdifferenzverfahren als wirksamstes Hilfsmittel in der Lungenchirurgie allmählich Boden gewann, kam von Amerika ein anderer Vorschlag, der auf Grund von Beobachtungen, die der Physiologie der Atmung dienten, aufgebaut war. VOLHARD hatte schon 1908 die Beobachtung gemacht, daß man ein Tier für 2 Stunden am Leben erhalten kann, trotz völliger Lähmung der Atmungsmuskulatur, wenn man ihm Sauerstoff in den obersten Luftröhrenabschnitt einbläst. KUHN (1908) hat über Versuche berichtet, die mit Hilfe seines Intubationsverfahrens intratracheale Überdrucknarkosen zum Ziele hatten. Bei ähnlichen Versuchen haben MELTZER und AUER (1910) festgestellt, daß man bei gelähmter Atmung ein Tier viele Stunden am Leben erhalten kann, wenn ihm durch ein in die Luftröhre bis in die Nähe der Bifurkation eingeführtes Rohr ein gleichmäßiger Luftstrom unter einem gewissen Druck eingeblasen wird. Diese Einblasung atmosphärischer Luft reicht also zum Gasaustausch für viele

Stunden aus. Auf Grund dieser Versuche haben dann zunächst ELSBERG und CARRELL (1910) die ersten Eingriffe beim Menschen mit dieser sog. Insufflation gemacht (s. S. 61). Das Verfahren hat in Europa, abgesehen von England, wenig Anhänger gefunden.

Der bedeutende Fortschritt, den das Druckdifferenzverfahren (SAUERBRUCH 1904, BRAUER 1904) brachte, ist der gesamten Brustchirurgie sehr wesentlich zugute gekommen, so daß sie sich seit dem Jahre 1904 rasch entwickelte und viele Eingriffe in der Brusthöhle, die früher nicht oder nur unter Lebensgefahr ausgeführt werden konnten, jetzt ohne Gefahr und in aller Ruhe durchgeführt werden können.

B. Anatomische, physiologische und klinische Vorbemerkungen.

Die lebenswichtigen Organe, die in der Brusthöhle eingeschlossen liegen, sind mehrfach vor schädlichen Einwirkungen von außen geschützt. Zuinnerst sind sie umgeben von der Pleura bzw. dem Herzbeutel, dann von der die ganze Brusthöhle auskleidenden Fascia endothoracica. Den stärksten Schutz bildet der knöcherne Brustkorb, dessen Lücken durch Muskeln ausgefüllt sind, zwischen denen die Gefäße und Nerven verlaufen. Darüber kommt als elastische Bekleidung die äußere, zum Teil mehrfache Muskellage, die nur ganz geringe Teile des Brustkorbes freiläßt. An diesen Stellen (Brustbein, Schlüsselbein, Schulterblattgräte, Dornfortsatzreihe) befindet sich ein besonders starker knöcherner Schutz. Da der obere Teil des Brustkorbes am meisten den Schädlichkeiten des täglichen Lebens und Verletzungen ausgesetzt ist, hat die Natur ihn unter dem knöchernen Gerüst des Schultergürtels verborgen. Zu dem Schultergürtel gehört in diesem Falle auch der Oberarmknochen, da er die obere und seitliche Brustwand schützt und durch die verbindenden Muskeln mit dem Schultergürtel und dem Brustkorb eine Einheit bildet. Wenn auch die knöchernen Teile des Brustkorbes einschließlich des Schultergürtels von starken Muskeln umgeben sind, so sind doch einzelne Abschnitte nur von Subkutangewebe und Haut bedeckt oder von wenigen starken Muskellagen bekleidet, so daß sie durchfühlbar sind und so wichtige Anhaltspunkte für das Auge und die untersuchende Hand bilden. Zu diesen Teilen gehört das Schlüsselbein, dessen Verlauf selbst bei stark entwickeltem Fettpolster meist in ganzer Ausdehnung zu sehen, immer aber deutlich durchzufühlen ist (Abb. 1). Am deutlichsten ist am Schlüsselbein das mediale Drittel zu fühlen, während das laterale sich so an das Akromion anfügt, daß unter regelrechten Verhältnissen eine sichere Grenze nicht bestimmt werden kann. Ebenso kann man nur gewisse Teile des Schulterblattes fühlen. Wenn auch seine mittlere und seitliche Kante mehr oder weniger verdeckt liegen, so ist die Schulterblattgräte mit ihrem oberen Ende dem Akromion ebenfalls sowohl dem Auge, als der untersuchenden Hand deutlich zugänglich. Die Sichtbarkeit des Schulterblattes wird ebenso wie die des Schlüsselbeines verstärkt, wenn es bewegt wird, da die Muskelansätze der Mm. trapezius und des deltoideus und der tieferen Schultermuskulatur den Verlauf der Schulterblattgräte völlig freilassen. Am deutlichsten ist am Akromion seine seitliche und äußere laterale scharfe Kante zu fühlen. Der Proc. coracoideus ist unmittelbar medial vom Kopf des Humerus unter dem M. deltoideus zu tasten.

Von den knöchernen Anhaltspunkten zur Lagebestimmung der Brustorgane sind die Dornfortsätze der Wirbelsäule von Bedeutung, da sie ebenfalls auch bei stark entwickeltem Fettpolster teilweise sichtbar, meist alle fühlbar sind

(Abb. 3). Der wichtigste Dornfortsatz ist der des 7. Halswirbels, da er am stärksten vorspringt und als Anfangspunkt für die Abzählung der Dornfortsätze der Brustwirbelsäule bis zum 12. gelten muß. Die Rippen und das Brustbein sind bei gut entwickelter Muskulatur und starkem Fettpolster weniger leicht durchzufühlen. Immer gelingt es den oberen Rand des Brustbeines (Jugulum) zwischen den medialen Köpfchen der Schlüsselbeine zu sehen und zu fühlen,

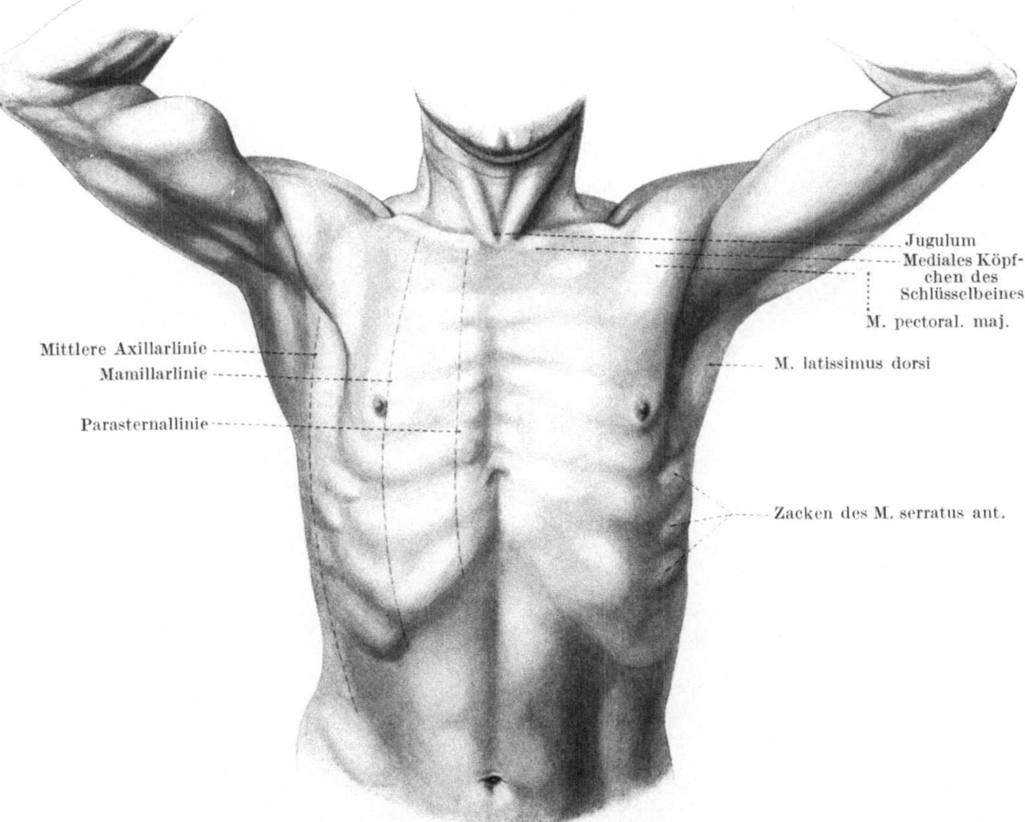

Abb. 1. Ansicht der Brust von vorne mit Kenntlichmachung der sichtbaren und fühlbaren topographisch-anatomischen Anhaltspunkte. Die Hauptmeridiane sind eingezeichnet.

während das Schwertfortsatzende des Brustbeines häufig zurückspringt und meist nur sicht- und fühlbar ist, wenn es, was allerdings ziemlich häufig vorkommt, gespalten ist (Abb. 1 und 2). Der Winkel zwischen Handgriff und Körper des Brustbeines ist verschieden groß. Bei stärkerer Entwicklung ist er deutlich sichtbar (Angulus Ludovici). Vom Brustbein aus können die Räume zwischen den Rippenknorpeln fast immer durchgefühlt werden (Abb. 1). Das ist von Bedeutung für die Feststellung der vorderen Rippen und Zwischenrippenräume, da nach ihnen sowohl die Herz- als die Lungengrenzen bestimmt werden. Bei mageren Menschen können die Rippen in großer Ausdehnung, etwa von der Skapularlinie ab, unterhalb des Schulterblattes gefühlt werden. Sehr deutlich ist meistens der untere Rand des Brustkorbes bei der Atmung zu sehen, aber auch der untersuchenden Hand zugänglich (Abb. 1 und 2). Der Rand wird gebildet hinten von der 12. Rippe, seitlich von der 11. und 10. und von der vorderen Axillarlinie ab von der 9., 8., 7. und 6. Rippe bzw. ihren knorpeligen Anteilen. Da bei stark entwickeltem Fettpolster der Dornfortsatz des 12. Brustwirbels schwer zu fühlen ist, hat man empfohlen, den Verlauf der 12. Rippe beiderseits festzustellen. An ihrem medialen Kreuzungspunkt sollte der 12. Brustwirbeldorn zu finden sein. Diese Angabe ist falsch. In Höhe der 12. Rippe liegt der 11. Brustwirbeldornfortsatz und der 12. dementsprechend tiefer. Aber auch sonst ist diese

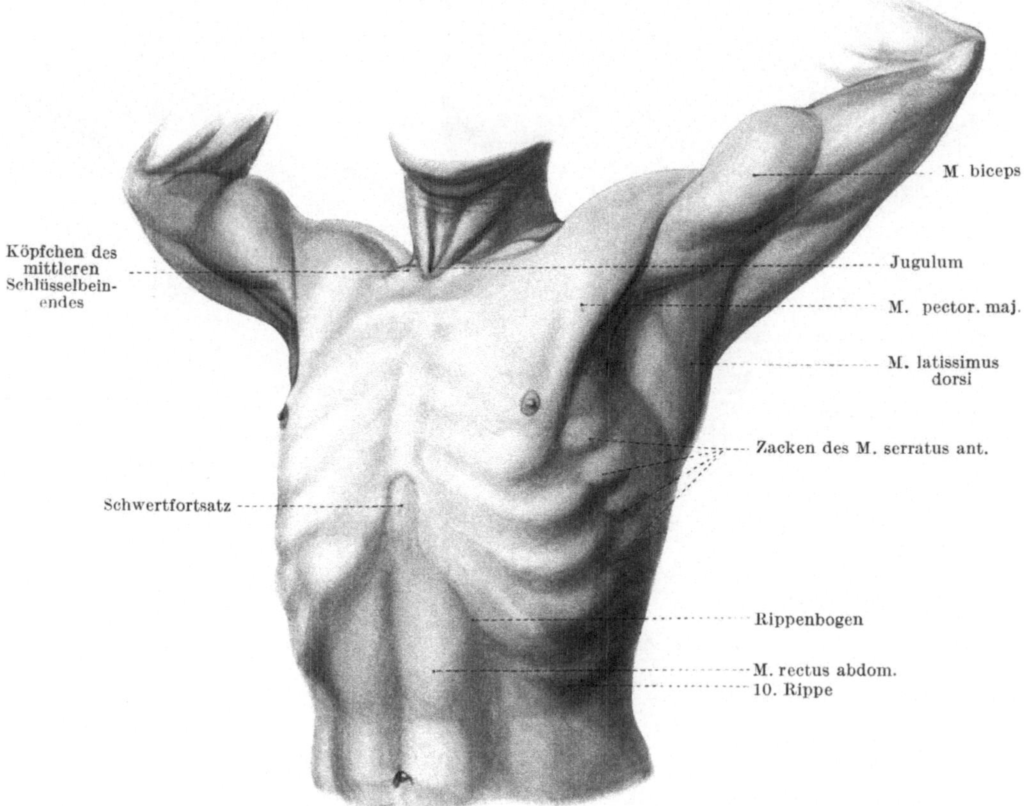

Abb. 2. Ansicht der Brust von vorne seitlich. Die sicht- und fühlbaren topographisch-anatomischen Anhaltspunkte sind kenntlich gemacht.

Feststellung unzureichend, da die 12. Rippe gelegentlich so kurz ist, daß sie nicht durchfühlbar ist, daher die 11. gefühlt und der dadurch festgestellte Dornfortsatz dem 10. oder gar dem 9. entspricht. Die 8. oder 9. Rippe verläuft unterhalb des unteren Winkels des Schulterblattes. Dieser Winkel ist durch Bewegung des Schultergürtels leicht festzustellen (Abb. 3).

Außer den knöchernen Anhaltspunkten gibt es an der Brust noch solche in den Weichteilen. Bekannt ist die Lage der Brustwarzen im 4. Zwischenrippenraum.

Der Brustkorb wird durch mehrere meridianartige Linien in Sektoren eingeteilt (Abb. 1). Der Verlauf der Linien ist durch bestimmte knöcherne und Weichteilanhaltspunkte festgelegt. So ziehen zwei Meridiane durch die oben erwähnten Brustwarzen, je einer in der Mitte des Brustbeines und über die

Dornfortsatzlinie. Zwischen der vorderen Mittellinie und der Brustwarzenlinie verläuft eine Parasternallinie. Seitlich haben wir die mittlere Axillarlinie, die senkrecht aus der Mitte der Achselhöhle am Brustkorb herunterzieht. Am Rande des M. pectoralis maj. verläuft eine vordere, am Rande des M. latissimus dorsi eine hintere Axillarlinie. Entlang der hinteren Schulterblattkante verläuft die Skapularlinie. Durch die Kreuzungspunkte dieser Linien mit den einzelnen Rippen oder Muskelgrenzen sind genaue Raumbezeichnungen im Bereiche des äußeren Brustkorbes möglich. Ebenso lassen sich von hier

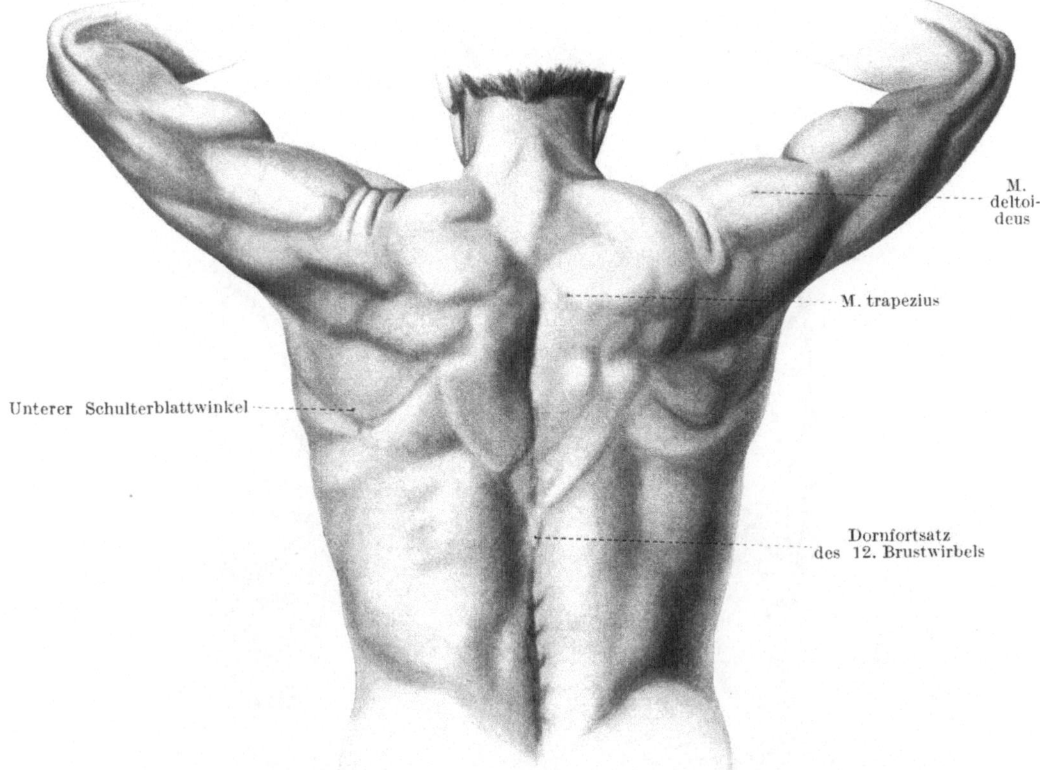

Abb. 3. Ansicht des Rückens. Einzelne sicht- und fühlbare topographisch-anatomische Anhaltspunkte sind kenntlich gemacht.

aus Ortsbestimmungen bei Herderkrankungen im Innern der Brusthöhle festlegen.

Bei der Erwähnung dieser Meridiane ist schon darauf hingewiesen worden, daß auch die Begrenzungen einzelner Muskeln als Anhaltspunkte für die Bezeichnung bestimmter Stellen gelten können. So schneidet der M. pectoralis maj. mit einer deutlichen Grenze, etwa in der Höhe der 6. Rippe, vorne beginnend, nach schräg außen oben verlaufend, ab. Der obere Rand des M. pectoralis maj. stößt mit dem inneren Rande des M. deltoideus ohne scharfe Grenze zusammen, nur da, wo beide Muskeln, etwa in der Mitte des Schlüsselbeines zusammentreffen, findet sich eine sichtbare Einsenkung, die Fossa infraclavicularis (Mohrenheimsche Grube) (Abb. 1). Sie ist von Bedeutung für die Aufsuchung der A. subclavia unterhalb des Schlüsselbeines (s. S. 70). In der Furche zwischen den beiden genannten Muskeln verläuft die V. cephalica, die ebenfalls in die

MOHRENHEIMsche Grube eindringt (Abb. 34). Seitlich fallen an der Brustwand die Zacken des M. serratus ant. auf, sobald der Arm über den rechten Winkel erhoben wird. Von den vielen Zacken sieht man nur die unteren, so weit sie vom M. pectoralis maj. nicht bedeckt sind (Abb. 1 und 2). Ihre Feststellung ist wichtig für die Ausführung des gefäß- und muskelschonenden Brustschnittes nach BAYER

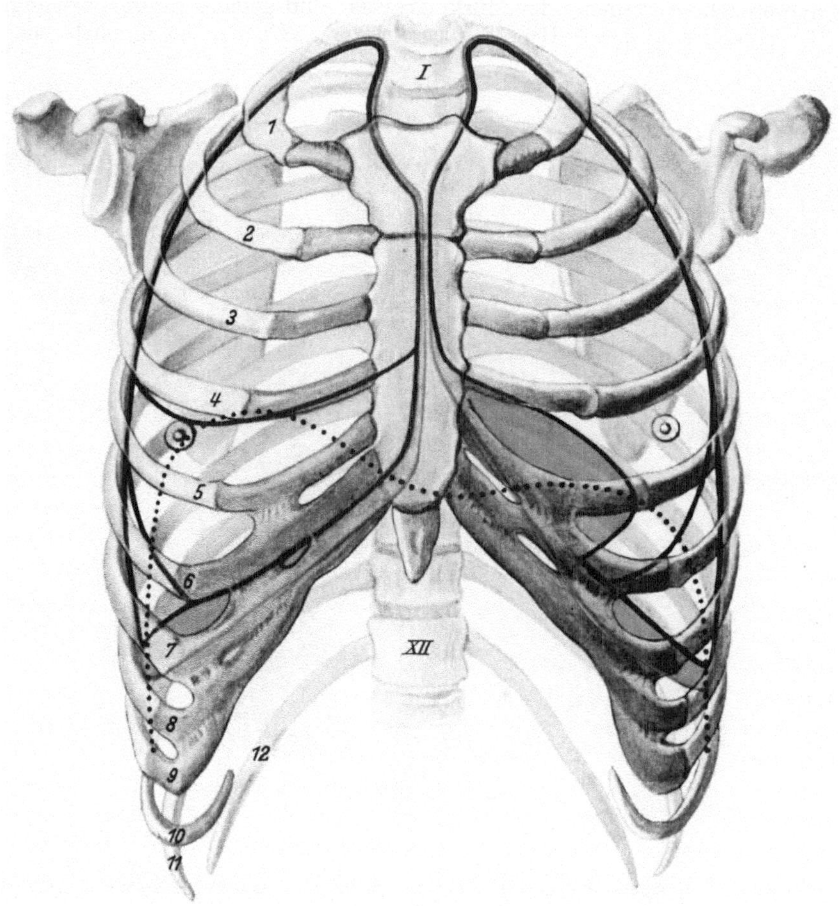

Abb. 4. Darstellung des Brustskeletes von vorne mit Projektion der Lungenlappen und Pleuragrenzen. Die Grenzen des Brustfelles sind blau gefärbt, die Lungengrenzen schwarz. Der lungenfreie Herzabschnitt ist dunkler blau gezeichnet. Die punktierte Linie entspricht der Zwerchfellprojektion.

(s. S. 303). Unterhalb des Ansatzes des M. pectoralis maj. fallen in der Mittellinie oft die beiden Wülste des M. rectus abdominis auf, die durch die Linie alba getrennt werden (Abb. 2). Oberhalb des Schlüsselbeines sind fast immer die Halsmuskeln deutlich erkennbar, da sie mit ihren unteren Abschnitten die Fossa supraclavicularis begrenzen und so einen Teil des Brustkorbes bilden, deshalb seien sie hier noch einmal erwähnt. Manchmal sichtbar, immer aber bei gewissen Kopfhaltungen fühlbar, bleibt der innere untere Rand der beiden Köpfe des Kopfnickers, der vom Handgriff des Brustbeines, dem Brustbeinschlüsselbeingelenk und vom inneren Abschnitt des Schlüsselbeines entspringt (Abb. 1). Zwischen den beiden Köpfen findet sich die Fossa supraclavicularis minor.

Die äußere Begrenzung der Fossa supraclavicularis maj. bildet der M. trapezius, der mit dem darunterliegenden M. levator scapulae der Schulternackenlinie die Form gibt (Abb. 3). Der M. trapezius kennzeichnet mit anderen Muskeln das äußere Bild des Rückens. Da er in der Mittellinie von der Protuberantia occipitalis ext. und den Verbindungsbändern der Wirbeldornfortsätze bis zum

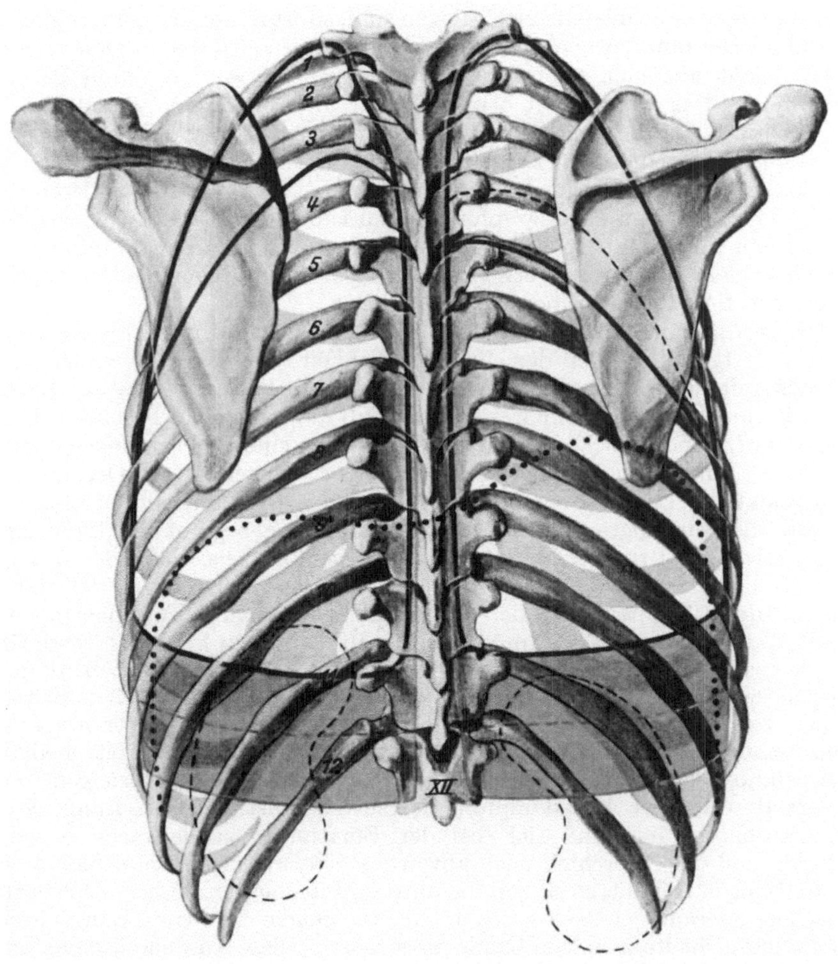

Abb. 5. Darstellung des Brustskeletes von hinten mit Projektion der Lungenlappen- und Pleuragrenzen. Die letzteren sind blau gezeichnet. Die punktierten Linien zeigen die Projektion des Zwerchfelles und der Nieren an.

12. Brustwirbel herab entspringt und in der Gegend des 7. Halswirbels ein breites rhombisches Feld bildet, das als deutliche Einsenkung zwischen den Muskelwülsten kenntlich ist, so ist er für die charakteristische Oberflächenform des Rückens im wesentlichen verantwortlich (Abb. 3). Dazu kommt, daß er durch den Ansatz am oberen Rande der Spina scapulae diese hervorhebt. Am unteren Rande der Spina scapulae setzt in ganzer Breite der M. deltoideus an, wodurch dieser Knochenfortsatz in seiner Form noch deutlicher betont wird. Über dem unteren Drittel des Schulterblattes erscheinen bei erhobenem Arm

die Wülste des M. teres maj., die kaudal ohne scharfe Grenze in den schräg von innen unten (Beckenschaufel, Fascia lumbodorsalis, 10., 11., 12. Rippe), nach außen oben (Crista tuberculi min. hum.) verlaufenden, am Oberarmkopf ansetzenden M. latissimus dorsi übergehen (Abb. 1). Die Mm. pectoralis maj. und latissimus dorsi mit M. teres maj. begrenzen von vorn und von rückwärts die Achselhöhle.

Da die Rippenknorpel der 1. Rippe unmittelbar kaudal von den sternalen Abschnitten der des Schlüsselbeines gelegen sind, so ist der erste fühlbare Zwischenrippenknorpelraum der erste, und von da aus lassen sich die übrigen verhältnismäßig leicht abzählen (Abb. 1). Die Herzgrenzen werden durch Perkussion festgestellt. Das Herz reicht etwa von der unteren Grenze der 3. Rippe bis zur 6. Rippe. Da die Lage der Brustwarze etwa dem 4. Zwischenrippenraum entspricht, so ist der Spitzenstoß fingerbreit unterhalb und innerhalb der Mamilla im 5. Zwischenrippenraum zu fühlen (Abb. 2). Der äußeren linken Grenze der relativen Herzdämpfung entspricht auch etwa der Übergang der knöchernen in die knorpeligen Rippen. Die absolute Herzdämpfung ist bekanntlich kleiner, sie reicht etwa von der 4. bis zur 5. Rippe und ist nach links außen gut fingerbreit kleiner als die relative.

Die Lungengrenzen werden ebenfalls an den Rippen und Zwischenrippenräumen festgestellt. Bei der Verschieblichkeit der Lungen wechseln diese Grenzen mit der Ein- und Ausatmung recht erheblich. Da sie am Lebenden durch Perkussion festgestellt werden, so kann man von einer absoluten Lungengrenze am Lebenden nicht sprechen. Die Grenzen sind gegeben durch den Übergang des Lungenschalls in den Schall der benachbarten Organe. Nach oben reicht die Lungengrenze 3—4 cm über das Schlüsselbein. Unten hinten verläuft die Lungengrenze fast waagerecht. Vorne beginnt die Lungengrenze rechts etwa am Brustbeinansatz des 6. Rippenknorpels, links des 5. Rippenknorpels, dann senkt sie sich leicht nach lateral bis zur Kreuzung der Mamillarlinie mit der 6. Rippe, um in der Axillarlinie, etwa dem 8. Zwischenrippenraum zu schneiden, und in der Skapularlinie die 10. Rippe zu kreuzen. Diese Grenze ist, wie gesagt, auf der rechten Seite durch den Übergang in die Leberdämpfung gegeben, während sie auf der linken Seite in den tympanitischen Schall des Magens bzw. Darmes übergeht. Auf der linken Seite hat die vordere Lungengrenze zunächst vom 4. Zwischenrippenraum bis zweifingerbreit medial der Knorpelknochengrenze der 6. Rippe einen nach lateral bogenförmigen Verlauf, in dem die absolute Herzdämpfung festzustellen ist. Da die Lungengrenzen keine absoluten sind und sich bei der Einatmung kaudalwärts verschieben dadurch, daß das Zwerchfell nach abwärts steigt, und die Komplementärräume für die Lungen freigibt, so sinken die unteren Lungengrenzen bei der Einatmung je nach dem Grade von 2—8—10 cm. Ebenso steigen die oberen Lungengrenzen, wenn auch nicht in so hohem Grade. nach oben. Diese Ausdehnung der Lungen ist nur dadurch möglich, daß die Pleurahöhlen wesentlich weiter nach abwärts reichen als die Lungengrenzen. Das ist von Bedeutung sowohl für die Eröffnung der Pleurahöhlen, als für die Eröffnung subphrenischer Abszesse und für die Eingriffe an der Niere (Abb. 5). Im Gegensatz zur unteren Lungengrenze ist die Grenze der Pleura vorn seitlich wesentlich höher als hinten. In der Mitte vorn entspricht sie der Lungengrenze, um dann stark nach seitlich außen abzusinken, so daß sie in der Mamillarlinie bereits etwa den 7. Zwischenrippenraum erreicht, in der Axillarlinie etwa die 10. kreuzt und in der Mittellinie hinten etwa dem oberen Ende des 12. Dornfortsatzes entspricht. Die Lungen- und Pleuragrenzen schwanken nicht nur bei der Atmung, sondern auch mit dem Lebensalter insofern, als sie beim Säugling entsprechend der größeren Ausdehnung der Leber wesentlich höher stehen als beim Erwachsenen. Beim Greise stehen sie am tiefsten.

Der Brustkorb ist im Inneren vollkommen durch die Fascia endothoracica ausgekleidet, soweit Rippen und Wirbelsäule in Frage kommen. Da wo sie Knochenlücken überbrückt, ist sie besonders fest gefügt. Nach dem Brustkorbinneren zu ist die F. endothoracica von der Pleura parietalis überzogen. Die Zwischenräume zwischen den Rippen sind außerhalb der F. endothoracica

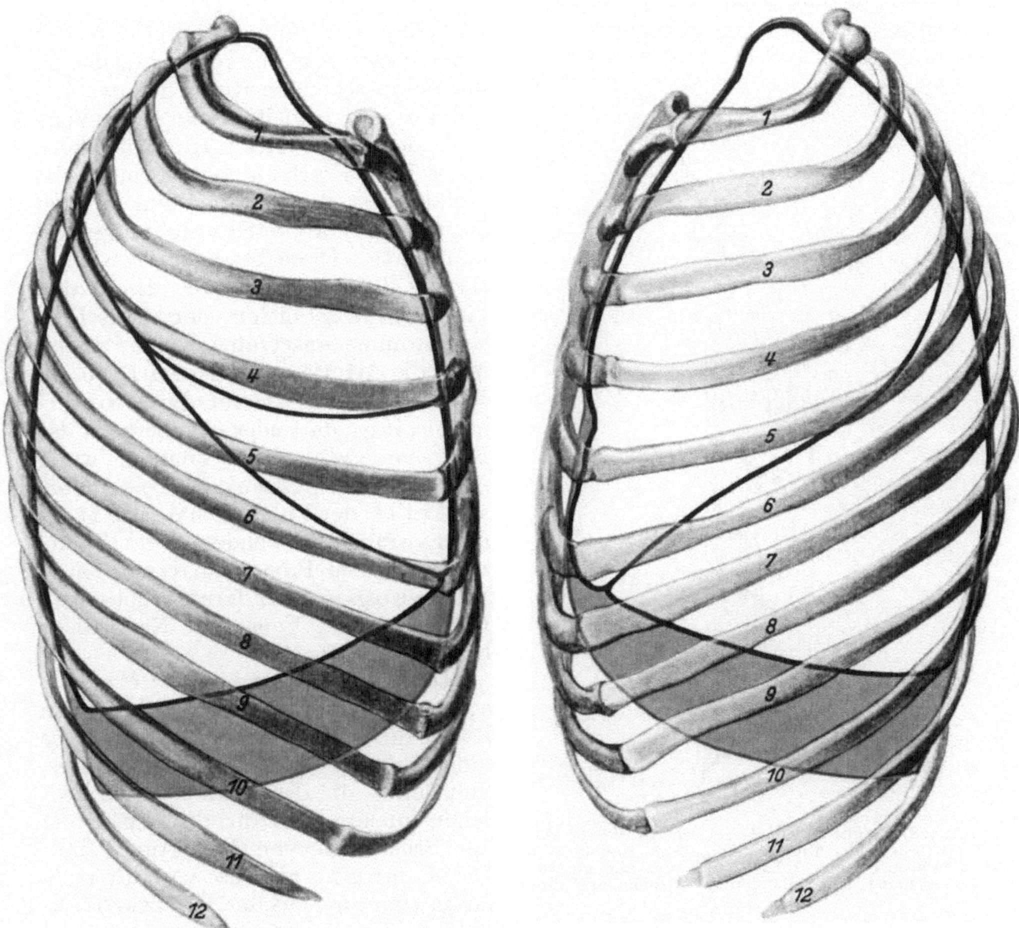

Abb. 6. Darstellung des rechtsseitigen Brustskeletes mit Einzeichnung der Lunge, Lungenlappen und Brustfellgrenzen.

Abb. 7. Darstellung des linksseitigen Brustskeletes mit Einzeichnung der Lunge, Lungenlappen und Brustfellgrenzen.

durch die Zwischenrippenmuskeln ausgefüllt. Die äußeren verlaufen schräg von hinten oben nach vorn unten. Sie füllen die Zwischenrippenräume von den hintersten Abschnitten beginnend bis in die Gegend der Knorpelknochengrenze aus. Die inneren Zwischenrippenmuskeln verhalten sich umgekehrt. Sie verlaufen von ventral oben nach dorsal unten, beginnen zwischen den Rippenknorpeln und erstrecken sich bis in die Gegend der Rippenwinkel. Die äußeren Muskeln dienen hauptsächlich der Einatmung, da sie immer die untere Rippe an die nächst höhere heranziehen. Im Brustkorb befindet sich der M. transversus thoracis, der in Gestalt einer flachen Platte sich zwischen

Brustbein und den vorderen Rippen (2—6) ausbreitet. Zieht sich dieser Muskel zusammen, so verkleinert sich der Brustkorb.

Zwischen diesen beiden Muskelschichten sind die Zwischenrippenmuskelgefäße und Nerven eingelagert. Die Zwischenrippengefäße entspringen zum Teil aus der Aorta und A. subclavia, zum Teil aus der A. mammaria int., einem Seitenast der A. subclavia. Die vorderen und hinteren Zwischenrippengefäße stehen in unmittelbarer Verbindung miteinander. Die hinteren Zwischenrippenarterien durchbohren die F. endothoracica immer unterhalb des Proc. transversus eines Wirbels, der zu der entsprechenden Rippe gehört. Die Arterie wird begleitet von einer Vene und dem Zwischenrippennerven. Im weiteren Verlaufe verschwinden die Gefäße fast völlig unter dem unteren Rippenrand der nächst höher gelegenen Rippe. Diese Tatsache ist wichtig für die Pleurapunktion, die in den hinteren Abschnitten der Zwischenrippenräume ausgeführt werden kann, ohne die Arterie zu verletzen (Abb. 8). Sie ist auch wichtig für die Rippenresektion, da weder Gefäße noch der Nerv verletzt werden können, wenn man völlig subperiostal arbeitet. Vorsicht ist bei der Punktion des Mittelfellraumes anzuwenden, da im Winkel zwischen dem Proc. transversus eines Brustwirbels und der darunter gelegenen Rippe Arterie, Vene und Nerv dicht beieinander liegen.

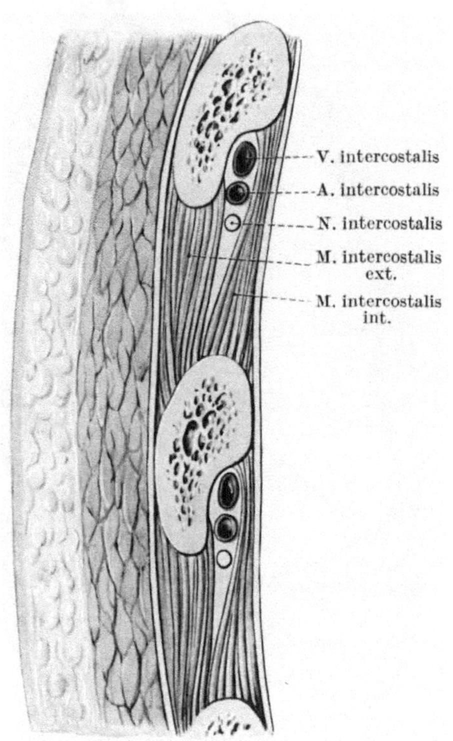

Abb. 8. Schnitt durch die seitliche Brustwand mit Darstellung der Rippen, der äußeren und inneren Zwischenrippenmuskulatur und der am unteren Rippenrand, zum Teil dahinter verlaufenden Gefäße und Nerven.

Die vorderen Zwischenrippenarterien verlaufen auch am unteren Rande der entsprechenden Rippen. Aus ihnen entspringen die Rami perforantes, von denen die des 2. und des 3. Zwischenrippenraumes für die Ernährung der Brustdrüse von Bedeutung sind. Die A. mammaria int. verläuft nach ihrem Ursprung aus der A. subclavia zunächst hinter dem Schlüsselbein und dann hinter dem Schlüsselbeinbrustbeingelenk abwärts annähernd parallel zum Brustbein. Sie ist in den breiten oberen Zwischenrippenräumen, besonders im 2.—4., am leichtesten freizulegen. Man muß bei der Aufsuchung daran denken, daß die Arterie in den Zwischenrippenräumen etwa 1—$1^1/_2$ cm vom Rande des Brustbeines entfernt ist. Seltener liegt sie weiter lateral oder auch unter dem Brustbein verborgen. Manchmal nähert sie sich in ihrem Verlaufe von kranial nach kaudal dem Brustbein, manchmal bleibt sie dem Brustbein parallel. In den obersten 3 Zwischenrippenräumen findet man sie unmittelbar unterhalb der durchtrennten Brustmuskulatur auf der F. endothoracica und Pleura. Unterhalb des 4. Zwischenrippenraumes trennt der M. transversus thoracis die Arterie von der F. endothoracica und Pleura. Daher muß man bei der Freilegung in den oberen Zwischenrippenräumen ganz besonders vorsichtig sein, um die Faszie und die Pleura nicht zu verletzen (s. S. 74). Sie teilt sich zum Schluß in der Gegend des 6. Rippenknorpels in ihre beiden Endäste, von denen der eine einen Ast für das Zwerchfell abgibt, der andere mit der A. epigastrica inf. die Verbindung aufnimmt (Abb. 9).

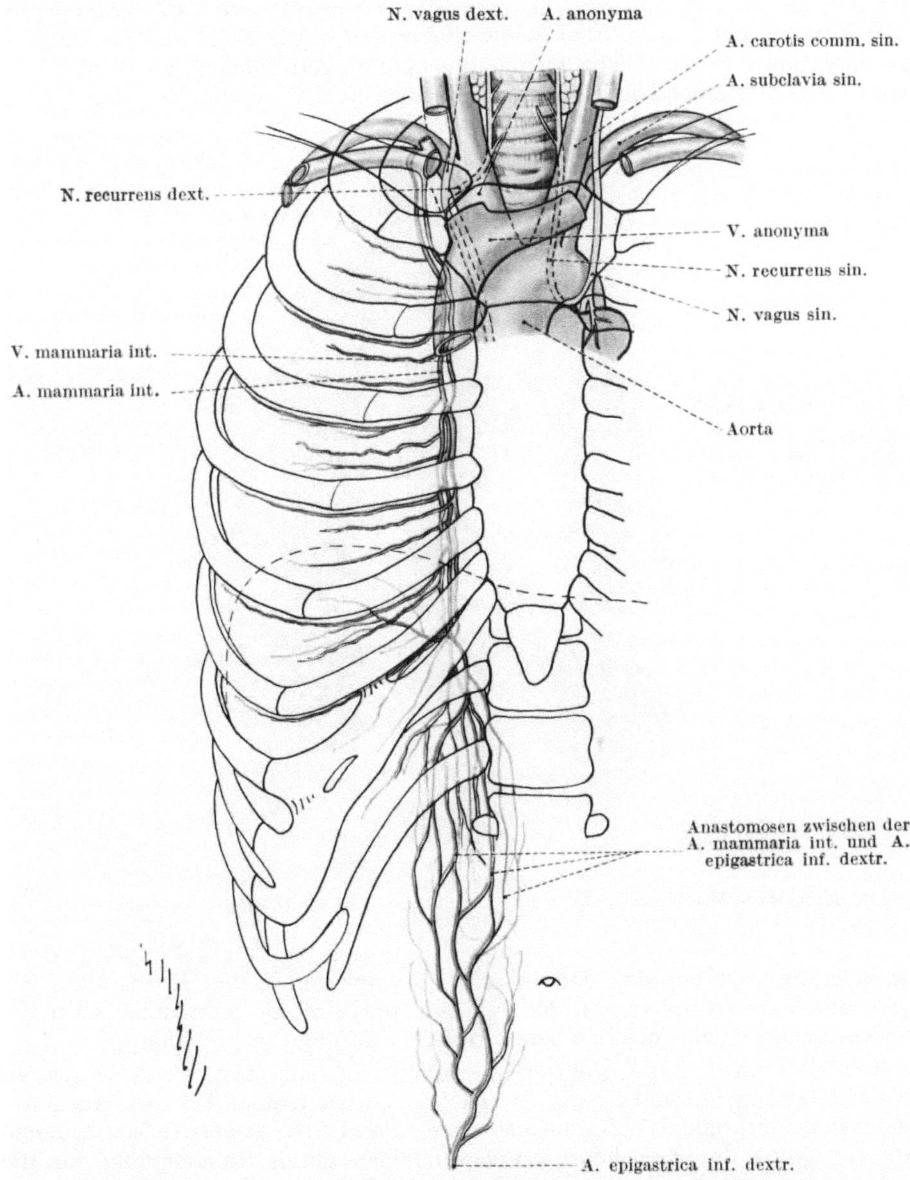

Abb. 9. Darstellung der großen Gefäße des oberen Mittelfellraumes, der Oberschlüsselbeingruben und der A. und Vv. mammariae int. und ihrer Verbindungen mit den epigastrischen Gefäßen.

Die Zwischenrippenvenen begleiten die Arterien. Die V. mammaria int. ist in den Zwischenrippenräumen doppelt vorhanden, in den oberen zwei zu einer vereinigt (Abb. 9).

Mit den Venen verlaufen auch die Lymphbahnen. (Über die Lymphbahnen der Brustwand s. S. 139.) Die Ausbreitung der Lymphbahnen im Inneren der Brustwand entspricht ebenfalls den Zwischenrippengefäßen und dem Verlauf der A. mammaria int. Dementsprechend fließt ein Teil der Lymphe mit den Zwischenrippenvenen der Wirbelsäule zu. Die zugehörigen Lymphknoten befinden sich zu beiden Seiten der Wirbelsäule und im hinteren Mittelfellraum. Von da fließt die Lymphe zum großen Teile in den Duct. thoracicus. Die Lymphgefäße, die dem Verlaufe der V. mammaria int. folgen,

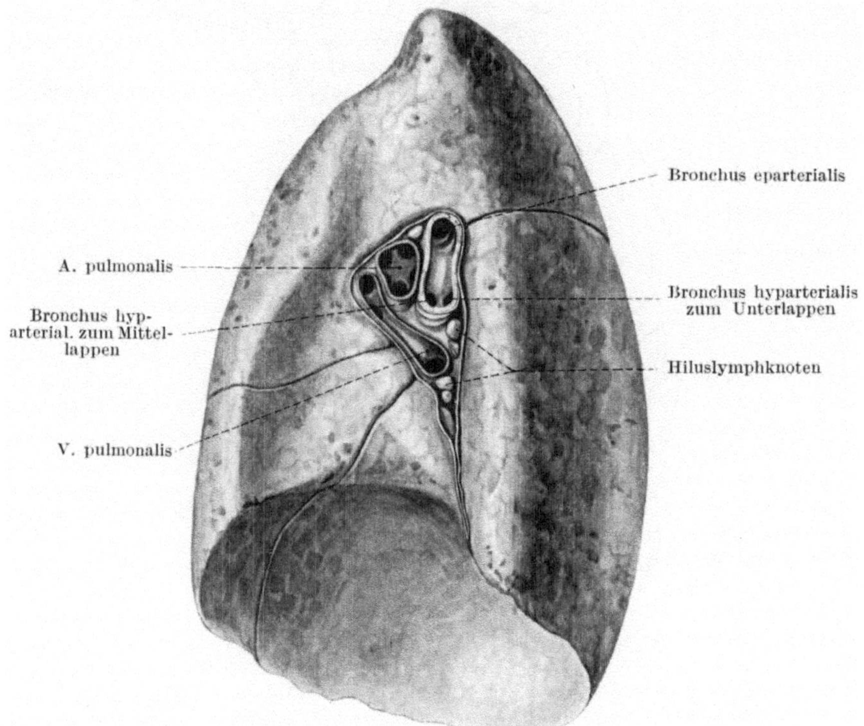

Abb. 10. Mediastinale Ansicht der rechten Lunge mit Darstellung des Hilus, der Bronchien, Gefäße und Lymphknoten.

sammeln die Lymphe aus den innersten Lymphbahnen der Brustwand. Sie fließt durch die Lymphknoten der Zwischenknorpelräume, um schließlich in die großen Lymphströme in der oberen Brustkorböffnung zu münden.

Die Zwischenrippennerven verlaufen ebenfalls fast in ihrer ganzen Ausdehnung am unteren Rande der nächsthöheren Rippe (Abb. 8). Auch das ist für den Chirurgen von Bedeutung, da er für die so oft notwendig werdende Unterbrechung der Zwischenrippennerven einen guten Anhaltspunkt für die perineurale Einspritzung des Betäubungsmittels hat.

Die Lungen sind in dem Brustfellraum so eingefügt, daß sie den größten Teil der Brusthöhle einnehmen. Sie erreichen die äußere Brustkorbwand, annähernd so weit die Rippen reichen. Im Bereiche der 1. Rippe gehen sie in Form einer Kuppel über die Rippenebene hinaus (Abb. 6 und 7). Ihre Unterflächen ruhen breit auf dem Zwerchfell. Da sie mit demselben serösen Gewebe überkleidet sind, wie das ganze Innere der Brusthöhle, und da sie trotzdem bei der Atmungsbewegung des Brustkorbes auf- und abzugleiten vermögen, kann ihre Befestigung im Brustkorb nur eine räumlich beschränkte sein. Sie liegt in der Gegend des Ein- und Austritts der Gefäße und des Eintritts der großen Luftwege in die Lungen (Hilus). In dieser Gegend treffen auch das Lungenfell, das die großen Lappen einzeln bekleidet, und das Brustfell, das die äußere Brustwand, das Zwerchfell und das Mittelfell überzieht, zusammen. Am Lungenhilus umgibt die Umschlagsfalte die eiförmig den Eintritt der vorhergenannten Gebilde und setzt sich kaudalwärts in eine Art Lungenband fort (Abb. 10). Zwischen

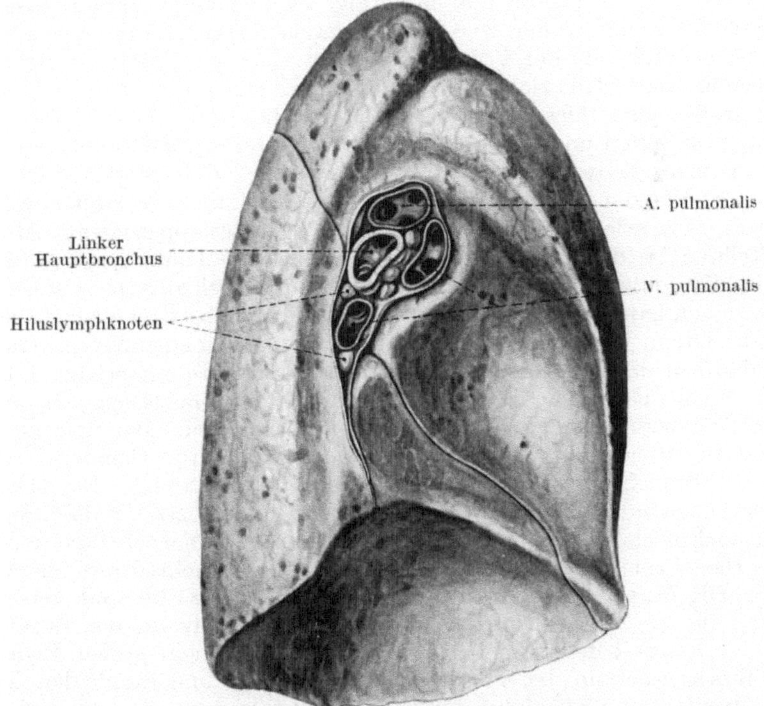

Abb. 11. Mediastinale Ansicht der linken Lunge mit Darstellung des Hilus (Bronchus, Gefäße und Lymphknoten).

Brustfell und Lungenfell findet sich eine geringe Menge fein verteilter Flüssigkeit, aber keine Luft. Dadurch kommt die Adhäsion zustande, die die Lungenoberflächen mit allen Teilen der Brustkorbinnenfläche so fest verbindet, daß sie gezwungen ist, die Bewegungen des Brustkorbes bei der Atmung mitzumachen und gleichzeitig parallel zur Fläche gleiten zu können (s. unten). Diese zwangsläufige Bewegung der Lungenoberfläche erstreckt sich auch auf den Zwerchfellabschnitt.

Da das Lungenfell die einzelnen Lappen vollkommen überkleidet, so besteht auch die Möglichkeit, daß bei verschiedener Ausdehnung der oberen oder der unteren Brustkorbabschnitte bei der Atmung die Lappenberührungsflächen sich gleitend gegeneinander bewegen. Die von der Oberfläche der Lungen bis zum Hilus reichenden Spalten, auf der rechten Seite zwei — die eine zwischen Ober- und Mittellappen, die andere zwischen Mittel- und Unterlappen —, auf der linken Seite nur eine zwischen Ober- und Unterlappen, haben einen festgelegten Verlauf (Abb. 6 und 7). Über Einzelheiten dieses Verlaufes und die operative

Freilegung der Spalten siehe: Interlobäre Empyeme S. 274. In jeden Lungenlappen tritt ein großer Bronchus ein. Dementsprechend teilt sich der rechte Hauptbronchus in drei Bronchi und der linke in zwei (Abb. 10 und 11). Die Teilungsstelle der Luftröhre in die beiden Hauptbronchien liegt, auf die vordere Brustwand übertragen, meist etwa in Höhe des 2. Zwischenrippenraumes, manchmal im 1., selten im 3. Die Ansätze der 2. Rippenknorpel am Brustbein entsprechen dem Übergang des Handgriffes in den Körper des Brustbeines (Angulus LUDOVICI) (Abb. 9). Danach ist der 2. Zwischenrippenraum leicht festzustellen. Der rechte Hauptbronchus verläuft beinahe in Fortsetzung der Luftröhre steil nach abwärts. Von dem rechten Hauptbronchus entspringt nach kurzem Verlauf fast senkrecht zu seiner Richtung der Bronchus eparterialis, dessen Äste oberhalb oder in gleicher Höhe mit der A. pulmonalis dextra gelegen sind (Abb. 10 und 12). Der Bronchus eparterialis zieht in den rechten Oberlappen, während von den anderen großen Bronchien einer in den Mittellappen, die anderen in den Unterlappen gehen und sich dort rasch in mehrere große Bronchien teilen.

Auf der linken Seite ist der Hauptbronchus länger, d. h. er gibt später einen Seitenast ab. Von den zwei Hauptästen geht der eine zum Oberlappen, während der andere, sich wieder rasch teilend, in den Unterlappen zieht (Abb. 12). Die Aufteilung in der Lunge ist dann verschieden. Unter immer stärkerer Teilung in kleine und kleinere Äste verteilt sich der Bronchialbaum vom Hilus aus in den einzelnen Lappen bis gegen die Nähe der Lungenoberfläche, um schließlich als kleinste Äste in je eines der zahllosen Lungenläppchen einzutreten. Während der Wandaufbau der Bronchien zuerst dem der Luftröhre entspricht, d. h. also aus Schleimhaut, elastischer Haut, Muskelmantel und Knorpelspangen besteht, schwindet bei zunehmender Verkleinerung der Knorpel. Bei den kleineren Bronchien ist er noch in Form von einzelnen Stützen vorhanden. Endlich fehlt er bei Bronchiolen von 1 mm Durchmesser vollständig. Die Muskeln umkleiden zuerst in mehr oder weniger dichten Bündeln streifig die Bronchien und sind auch noch an den kleinen Bronchiolen ohne Knorpelstütze noch vorhanden. Die elastischen Fasern bekleiden den Bronchialbaum bis zu den Alveolen. Die Muskulatur und das elastische Gewebe sind von großer Bedeutung für die Ausatmung, da sie aktiv und passiv an der Zusammenziehung der Lunge beteiligt sind. Sie sind aber auch von großer Bedeutung für den Blutkreislauf in den Haargefäßen der Lunge und durch den Einfluß auf den Mittelfellraum, auf das darin gelegene Herz und besonders dessen dünnwandige Teile.

Die Blutversorgung der Lungen, die man früher in zwei große arterielle Gefäßabschnitte teilte, von denen die Aa. pulmonales der Atmung, die Aa. bronchiales der Ernährung dienen sollten, ist jetzt als einheitlich festgestellt. Nach W. FELIX[1], dessen Angaben wir für die Gefäßversorgung der Lungen folgen, versorgen die Kapillaren der Aa. bronchiales den Bronchialbaum bis zu den Bronchioli respiratorii, während die Ernährung der weiter oberflächenwärts gelegenen Abschnitte der Ductuli und Sacculi alveolares dem Kapillargebiet der A. pulmonalis angehören, so daß also ein Teil des respiratorischen Gefäßabschnittes auch der Ernährung dient.

Die A. pulmonalis comm., die in ihrem ganzen Verlauf links neben dem Sternum liegt und aus dem rechten Ventrikel unter geringem Ansteigen unmittelbar nach rückwärts verläuft, teilt sich nach etwa 4 cm langem Verlauf in ihre beiden Hauptäste. Der Stamm beschreibt einen schwachen Bogen nach rechts und schließt in diesem Bogen die aufsteigende Aorta ein. Der rechte Hauptast setzt die Richtung des Stammes fort, während der linke Hauptast unter

[1] FELIX, W.: Handbuch der normalen und pathologischen Physiologie, Bd. 2. Berlin: Julius Springer 1925.

einem annähernd rechten Winkel aus dem Stamm entspringt. Die Teilungsstelle der A. pulmonalis comm. liegt unterhalb und am hinteren Umfang des Aortenbogens. Auf die vordere Brustwand aufgezeichnet findet sie sich etwa in der Mitte des 2. Zwischenrippenraumes. Diese Gefäßverhältnisse der A. pulmonalis sind von Bedeutung für die Embolie in die A. pulmonalis, da der rechte Hauptast in Fortsetzung des Stammes verläuft und gleichzeitig weiter ist als der linke, entsprechend den größeren Raumverhältnissen der rechten Lunge im Gegensatz zur linken, so gelangt der Embolus leichter in die rechte Lunge als in die linke (s. Lungenembolie). Die Hauptäste der A. pulmonalis verlaufen fast waagerecht. Der linke Hauptast zieht nach Überkreuzung des linken Vorhofes nach hinten und erreicht den linken Hauptbronchus an seinem oberen Umfange, zerteilt sich hier in seine Hauptäste, die dann der Richtung des Hauptbronchus nach unten lateral verlaufen. Mit dem Hauptbronchus und den ventral davon verlaufenden Lungenvenen bildet die Arterie die Lungenwurzel. Der rechte Hauptast ist länger als der linke, da er links der Mittellinie aus dem Hauptstamm entspringt. Beim Eintreten in die Lungenwurzel sind die Hauptäste bereits in mehrere Äste geteilt, die kranial vom rechten Hauptbronchus liegen, während die Venen in einer oberen (ventral) und unteren (kaudal) Gruppe an der Bildung der Lungenwurzel teilnehmen und dadurch den Aufbau der Lungenwurzel gestalten. Auf der rechten Seite ist die Lungenwurzel weiter auseinandergezogen als links durch die Einschaltung des am weitesten kranial liegenden Bronchus eparterialis, durch einen besonderen Gefäßstamm für den Mittellappen und zahlreich eingestreute Lymphknoten (Abb. 12).

Von den Bronchialarterien sind die hinteren wichtig. Sie entspringen entweder aus der Aorta oder einem Zwischenrippengefäß, seltener aus einem Speiseröhrengefäß oder der A. mammaria int. oder A. subclavia. Sie kommen teils von rechts, teil von links und verlaufen zunächst im hinteren Mediastinum an die Rückseite des Hauptbronchien und verzweigen sich hier, den einzelnen Bronchien folgend, während sie Anastomosen miteinander bilden. Sie erreichen ihr Ende, wie schon oben erwähnt, an den Bronchioli respiratorii. Vor dem Eintritt in die Lunge geben die hinteren Bronchialarterien Zweige für die Pleura ab. Die im subpleuralen Gewebe der ganzen Lunge sich ausbreitenden Äste treten mit den Ästen der A. pulmonalis in Verbindung.

Die topographischen Beziehungen von Lungenarterien, Venen und Hauptbronchus zueinander sind auf beiden Seiten etwas verschieden. Dringt man von vorn her gegen die Lungenwurzel vor, was von praktischer Bedeutung sein kann bei Verletzungen in der Gegend, so muß man sich nach W. Felix intrapleural halten, und zwar der lateralen Fläche der Pleura par. mediastinalis folgend. Bei diesem Vorgehen trifft man zunächst sowohl rechts als links auf Äste der Vena pulmonalis, dann folgen nach rückwärts die Äste der Arteria pulmonalis und schließlich der Hauptbronchus. Betrachtet man die Lageverhältnisse der Gebilde von oben nach unten, so ist zwischen rechts und links ein Unterschied insofern, als auf der rechten Seite häufig ein Bronchus eparterialis vorhanden ist, auf den man zuerst stößt, dann folgen die Arterienäste, dann der Hauptbronchus und schließlich die Venen, die zum Teil in derselben Höhe mit dem Hauptbronchus, zum Teil darunter liegen. Die beiden ventral vor dem Bronchus eparterialis liegenden Arterienstämme ziehen zum Oberlappen. Auf der linken Seite liegen zu oberst die Arterien, dann folgt der Bronchus und schließlich die Venen. Von den arteriellen Ästen der linken Seite sind die drei vorderen für den Oberlappen, der hintere große Stamm für den Unterlappen. Die Venen verlaufen gleichfalls getrennt in einer oberen und einer unteren Gruppe.

Der ganze Lungenhilus wird umschlossen von der Pleura pulmonalis, die oberhalb, vor und hinter dem Hilus umschlägt auf die Pleura mediastinalis. Nach unten vom Hilus bildet das vordere und das hintere Blatt der Pleura pulmonalis zusammen das Lig. pulmonale, das bis zum Zwerchfell herunterreicht, um dann ebenfalls in die Pleura mediastinalis und diaphragmatica überzugehen (Abb. 10 und 11). Nach W. Felix ist es möglich, auch durch das

Mediastinum selbst an die A. pulmonalis heranzugehen, aber nur, wenn der Hauptstamm bzw. die Hauptäste erreicht werden sollen. Da in jeden Lungenlappen ein großer Bronchus und ein großer Stamm der Lungenarterie eindringen, und eine Hauptvene das venöse Blut zum linken Vorhof sammelt, so ist es wichtig, den Beziehungen dieser drei Hauptgebilde zueinander nachzugehen. Nach dem von W. FELIX aufgestellten Schema verlaufen die drei zusammengehörigen Gebilde so, daß bei der Betrachtung der nach den Lungenspitzen ziehenden Gebilde sowohl rechts wie links am weitesten medial die

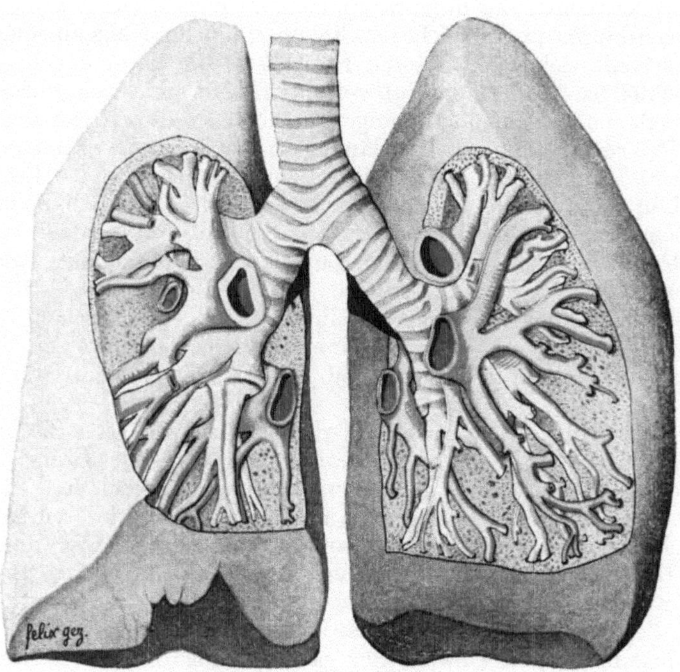

Abb. 12. Verteilung von Bronchien und Blutgefäßen im Lungenkern. Beide Lungen sind von vorn her so weit abpräpariert, daß der Lungenkern mit den eingelagerten Bronchien und Gefäßen aufgedeckt ist. (Aus SAUERBRUCH, Chirurgie der Brustorgane I, 1, 1928.)

Arterie verläuft, dann lateral davon der Bronchus folgt und schließlich noch weiter lateral die Vene (Abb. 12). Hält man diese gegenseitige Beziehung fest und dreht den beschriebenen Sektor rechts entgegengesetzt und links mit dem Uhrzeiger, so verlaufen in den mittleren und unteren Sektoren für Mittel- und Unterlappen die drei zusammengehörigen Gebilde in demselben gegenseitigen Lageverhältnis, so daß in den unteren Sektoren am weitesten medial jetzt die Vene, lateral davon der Bronchus und noch weiter lateral die Arterie liegt (Abb. 13). Der Eintritt der drei Gebilde in die einzelnen Lungenlappen verläuft auf eine kurze Strecke ohne Umkleidung von Lungengewebe. Daraus geht hervor, daß die einzelnen Lungenlappen, soweit das Lungengewebe in Frage kommt, nicht miteinander in Verbindung stehen. Arterie, Bronchus und Vene sind vielmehr nur von lockerem Bindegewebe umgeben, über das die Pleura visceralis, sich tief in die interlobären Spalten einsenkend, hinüberzieht. Will man also einen Lungenlappen abtragen, was nur nach vorheriger Unterbindung der großen Gefäße und Durchtrennung des Bronchus möglich ist, so muß man nach Entfernung einiger vorderer Rippen und breiter Eröffnung der

Pleura entweder, wie schon oben erwähnt, von vorn entlang der lateralen Wand der Pleura mediastinalis vordringen und hier beim Erreichen der Lungenwurzel die Pleura wiederum spalten, um an die Gebilde der Wurzel heranzukommen, oder man muß nach seitlicher Rippenresektion (s. S. 93ff.) und Eröffnung der Pleurahöhle in eine der interlobären Spalten vordringen. Hat man hier die Umschlagsstelle der Pleura von einem auf den anderen Lappen erreicht, so wird sie von neuem durchtrennt und hier bei vorsichtigem Vordringen gegen die Gebilde des Stieles eine Trennung von Arterie, Bronchus und Vene möglich sein (Abb. 49—51). Der letztere Weg ist von SAUERBRUCH und seinen Schülern als der zweckmäßigere zur Methode der Wahl ausgearbeitet worden, wenn es sich darum handelt, vor der Entfernung eines Lungenlappens die Blutzufuhr zu dem Lappen zu drosseln und den Lappen zur Schrumpfung zu bringen. Leider ist der ursprüngliche Plan SAUERBRUCHs, durch Unterbindung der Gefäße eines Lappens eine solche Lappenschrumpfung zu erzielen, daß eine Entfernung nicht mehr notwendig ist, daran gescheitert, daß öfter mehrere Gefäßverbindungen zwischen den einzelnen Lappen und Verbindungen mit den Aa. bronchiales bestehen, so daß eine völlige Blutleere nicht zu erreichen ist. Die praktische Ausführung der Unterbindung einzelner Lungenlappengefäße findet sich S. 94.

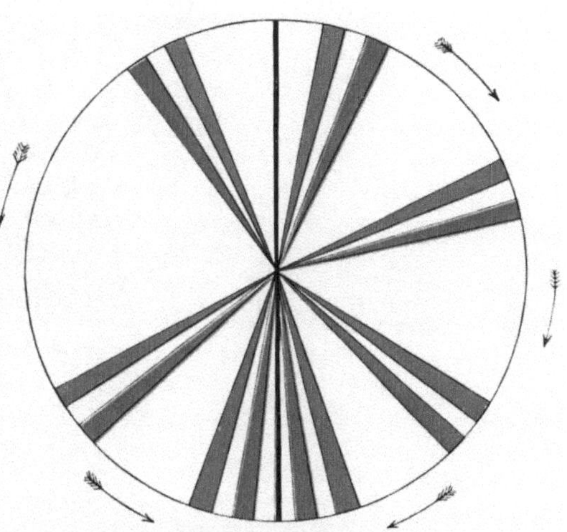

Abb. 13. Schema zur Anordnung der Bronchien und der Äste der A. und V. pulmonalis im Lungenkern. In jedem Sektor bedeutet das blaue Feld die Vene, das weiße den Bronchus und das rote die Arterie. Rechte Kreishälfte entspricht dem Situs in der linken, linke Kreishälfte dem in der rechten Lunge. (Aus SAUERBRUCH, Chirurgie der Brustorgane I, 1, 1928.)

Zwischen die beiden Lungen ist der Mittelfellraum eingeschaltet. Darin eingeschlossen sind der Thymus (Abb. 14), das Herz mit den großen Gefäßen, die Luftröhre, die Speiseröhre und die zu- und abführenden Nervenbahnen. Wie schon erwähnt, ist der Mittelfellraum nach beiden Seiten durch Brustfellüberzüge, die am Hilus der Lunge in das Lungenfell übergehen, bedeckt, und die mit den Rippen und Zwerchfellabschnitten des Brustfelles im Zusammenhang stehen. Durch das Herz und besonders die großen Gefäße wird der Mittelfellraum in einen vorderen und hinteren eingeteilt. In dem hinteren springt die Wirbelkörperreihe so weit vor, daß sie von der Sagittallinie über $^1/_3$ einnimmt. Hinten kaudal und vorne oben treten die beiderseitigen Brustfellräume nahe aneinander, so daß bei Drucksteigerung in dem einen Raum eine Ausdehnung desselben über die Mittellinie auf Kosten der anderen beobachtet werden kann (s. S. 656).

Der Mittelfellraum ist ausgefüllt von einer großen Zahl von Organen, die fortwährend in ihrer Größenausdehnung wechseln (s. S. 654ff.). Daher sind sie in ein lockeres Bindegewebe eingehüllt. Nach beiden Seiten wird der Mittelfellraum durch die Pleura mediastinalis abgeschlossen. Nach unten bildet das Zwerchfell den Abschluß, nach oben ist ein Abschluß durch eine seröse Haut nicht vorhanden, so daß man nach Durchtrennung der Haut und der oberflächlichen und mittleren Faszie vom Jugulum aus ohne weiteres in den vorderen Mittelfellraum eindringen kann (Abb. 473 und 474). Den Hauptteil des Mittelfellraumes nehmen, wie schon erwähnt, das von seinem Herzbeutel umschlossene Herz und die großen abgehenden und einmündenden Gefäße ein. Alle diese Gebilde liegen im vorderen Mittelfellraum (Abb. 15). Dazu kommt noch die Luftröhre und der Thymus. Im hinteren Mittelfellraum liegen im wesentlichen die Speiseröhre, der Duct. thoracicus und die Vv. azygos und hemiazygos (Abb. 18). Die Lage des Herzens im Mittelfellraum ist für den Chirurgen in mehrfacher Beziehung von großer Bedeutung. Da die großen

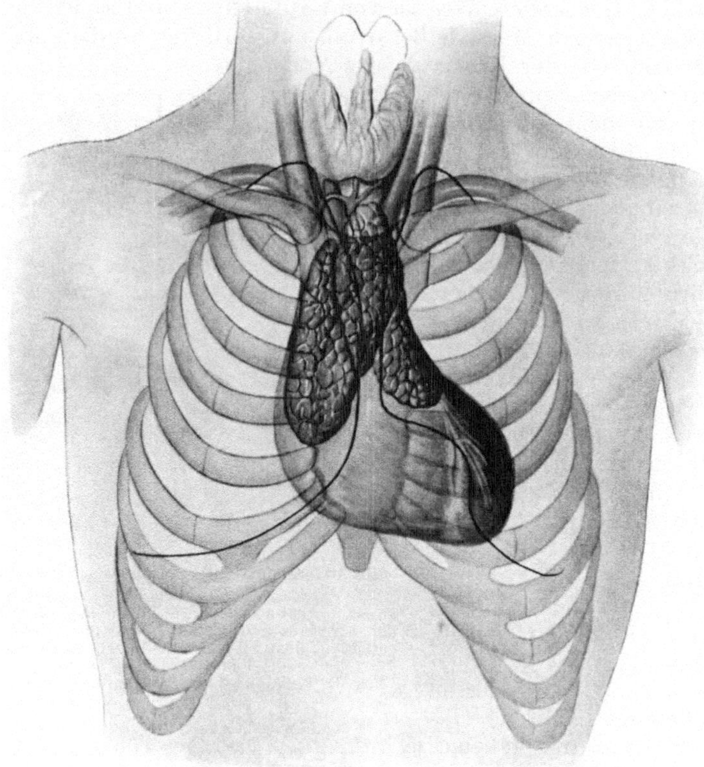

Abb. 14. Projektion des Herzens, der großen Gefäße, der Schilddrüse auf die vordere Hals- und Brustwand und ihre Beziehungen zur Lage des Thymus.

abgehenden und einmündenden Gefäße des Herzens mit Ausnahme der Aorta und der Vv. cavae in den Hilus der Lunge ein- und austreten, so stehen die Einmündung der Vv. pulmonales in den linken Vorhof und der Abgang der A. pulmonalis in nächster Beziehung zu den großen Bronchien. Dagegen liegt die Herzbasis (Ventilebene) auf die vordere Brustwand übertragen, auf einer Linie die den linken 3. und den rechten 6. Rippenknorpel an ihrem Ansatz am Brustbein verbindet (Abb. 15). Die Längsachse des Herzens ist in sagittaler und in frontaler Richtung um etwa 40° von der Mittellinie abgewichen, und außerdem um ihre Längsachse gedreht.

Infolge der schrägen Lage der Längsachse des Herzens in sagittaler Richtung nähern sich die Kammerteile der vorderen Brustwand, während die Vorhöfe von der vorderen Brustwand entfernt bleiben. Dazu kommt die Schräglage in frontaler Richtung. Durch diese wird die Herzspitze aus der Mittellinie in die Nähe der linken Brustwarzenlinie gedrängt (Abb. 15). Da nun noch eine Drehung des Herzens um seine Längsachse gegen den Uhrzeiger erfolgt, so kommt die rechte Kammer der Brustwand am nächsten, während die rechte

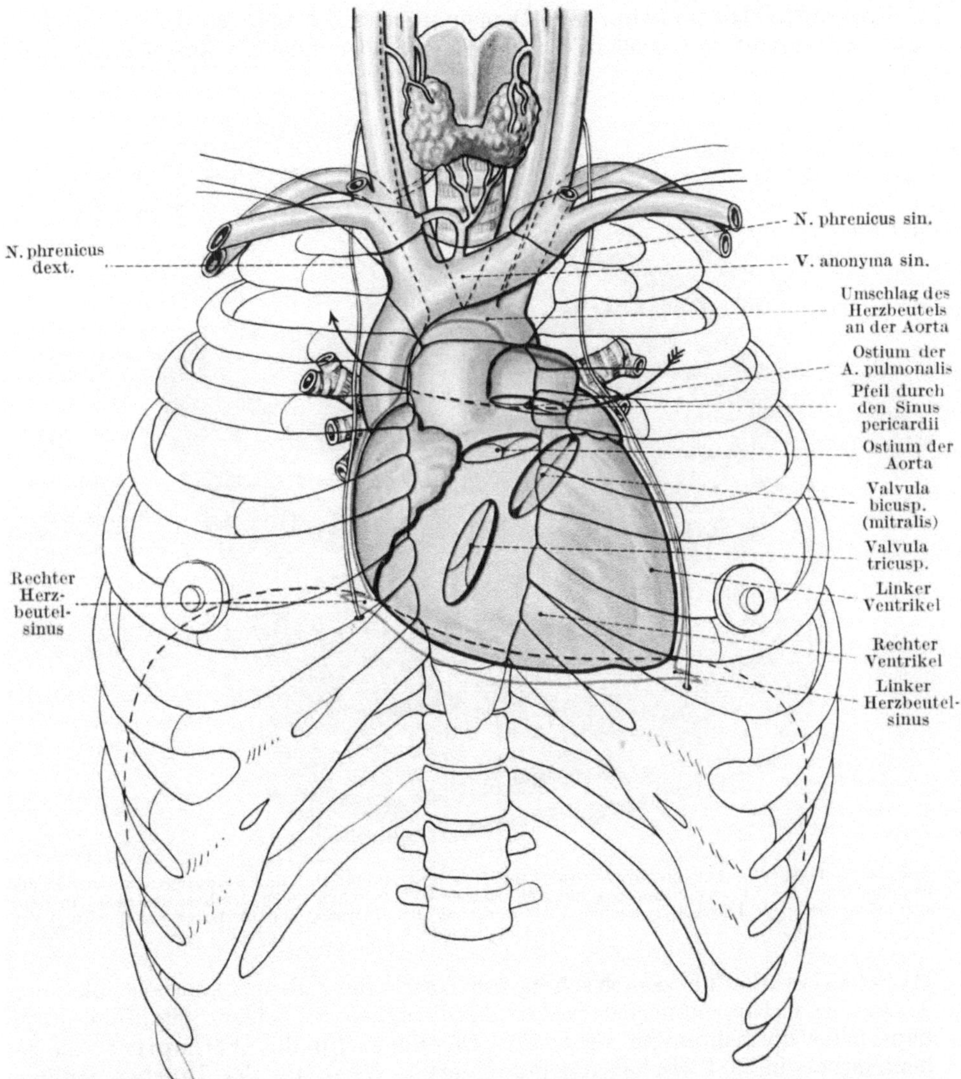

Abb. 15. Darstellung des Brustkorbes mit Einzeichnung des Herzens, der großen Gefäße und der großen Bronchien. Der Pfeil zeigt den Weg durch den Sinus pericardii. Der punktierte Abschnitt liegt hinter der A. pulmonalis und Aorta. Die Herzostien sind entsprechend ihrer Lage auf der vorderen Brustwand projiziert. Der Herzbeutel ist mit seinem Rezessus angedeutet. Die Nn. phrenici sind in ihrer Lage bis zum Eintritt in das Zwerchfell gekennzeichnet.

Vorkammer dieser folgt und die linke Kammer und der linke Vorhof noch mehr nach rückwärts und gegen das Zwerchfell zugewendet werden. Die Folge dieser verschiedenen Lageveränderungen des Herzens ist die, daß die Vorhof-Kammeröffnungen, besonders die rechte, eine fast senkrechte Stellung einnehmen. Zeichnet man die Lage der verschiedenen Ein- und Ausgänge des

Herzens auf die vordere Brustwand ein, so liegen sie fast vollständig hinter dem Brustbein. In der Höhe der 3. Rippe links der Pulmonalisausgang, etwas darunter nach rechts der Aortenausgang. Auf einer leicht kranialwärts bogenförmigen Verbindungslinie des Brustbeinendes des 3. Rippenknorpels mit dem Brustbeinende des 6. Rippenknorpels die Mitral- und Trikuspidalklappe (Abb. 15). Dementsprechend lassen sich die Herzgrenzen und der Verlauf der großen Gefäße ohne Schwierigkeiten aufzeichnen. Die

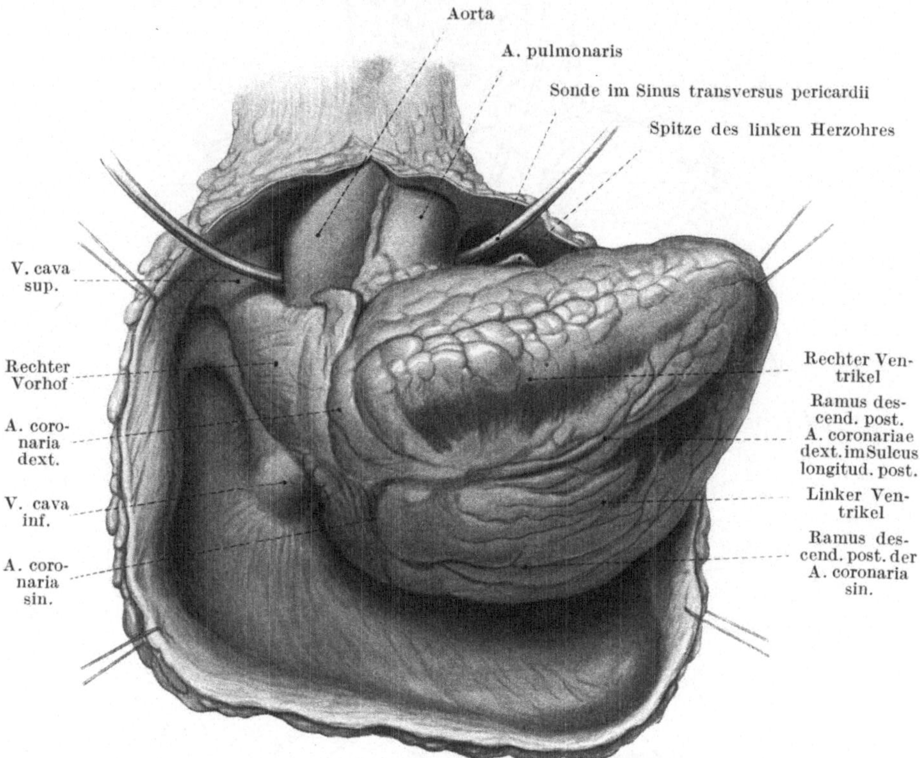

Abb. 16. Der Herzbeutel ist aufgeschnitten. Das Herz ist nach links umgelegt. So werden die Einmündungen des Vv. cavae sup. und inf. frei sichtbar und zwischen ihnen der Recessus dext., in dem sich bei Ergüssen die Flüssigkeit sammelt. Man erkennt den Übergang des Herzfettes auf die Wand der A. pulmonalis.

Herzbasis verläuft also auch schräg vom Ansatz des 3. Rippenknorpels links zum Ansatz des 6. Rippenknorpels rechts, das Brustbein zu beiden Seiten um einige Zentimeter überschreitend (Abb. 15). Der Punkt für die Herzspitze, die ja bekanntlich im 5. Zwischenrippenraum etwas innerhalb der Brustwarzenlinie fühlbar ist, wird hier eingetragen. Von da geht die untere Herzgrenze über die Basis des Schwertfortsatzes leicht fußwärts bogenförmig bis zum 6. Rippenknorpel, und zwar etwa 2 cm von seinem Brustbeinansatz entfernt, bis zu dem vorher festgelegten Punkt der Herzbasis. Die infolge des stark nach hinten gerichteten Verlaufes sehr kurz erscheinende A. pulmonalis erscheint von der eingezeichneten Klappe, d. h. von der Mitte des 3. Rippenknorpels, senkrecht nach oben bis zum unteren Rand der 2. Rippe auf die vordere Brustwand übertragen. Medial von der A. pulmonalis bis über den äußeren Brustkorbrand hinaus reichend wird die aufsteigende Aorta eingetragen. Der Aortenbogen erreicht, an das Brustbein gemessen, etwa die Mitte des Brustbeinhandgriffes, um dann nach rechts hinten umzubiegen (Abb. 15). Die Abgänge der großen Hauptstämme aus dem Aortabogen liegen ebenfalls hinter dem Brustbeinhandgriff. Noch weiter lateral, also rechts von der Aorta, tritt die V. cava sup. in den linken Vorhof ein. Sie überschreitet in der Einzeichnung auf die vordere Brustwand vollkommen die rechte Brustbeingrenze. Der Stamm teilt sich in die beiden Vv. anonymae etwa hinter dem Ansatz der 1. Rippenknorpel am Brustbein. Die rechte geht aufsteigend in der Richtung der V. cava sup. weiter, während die linke schräg über den Aortenbogen nach links zieht. Sie kann dabei mit ihrem oberen Rande die Grenze des Jugulums erreichen. Die Teilung der Vv. anonymae in ihre Hauptäste findet hinter den Schlüsselbeinbrustbeingelenken statt (Abb. 15).

Das Herz ist eingehüllt in den Herzbeutel. Von Bedeutung ist, daß der Herzbeutel auch die großen Gefäße, zum wenigsten auf ihrer vorderen Seite, vollkommen einschließt, so daß man nur nach Eröffnung des Herzbeutels an die Abgänge und Einmündungen der großen Gefäße aus bzw. in das Herz herankommen kann (s. S. 845). Der Herzbeutel überzieht mit seinem inneren Blatt einer serösen Haut den Herzmuskel und bildet ein Epikard. Das äußere Blatt (Perikard) besteht aus starkem Bindegewebe, das innen ebenfalls mit einer serösen Haut ausgekleidet ist. Die Umschlagsfalten vom äußeren zum inneren Blatt liegen auf der Vorderseite im Bereich der großen Gefäße, die teilweise in den Herzbeutel eingeschlossen sind. Die obere Grenze geht vom rechten Herzohr schräg über den Eintritt der V. cava auf die aufsteigende Aorta über, die bis nahe an den Abgang der A. anonyma im Herzbeutel liegt (Abb. 15 und 16). Dann geht die Grenze schräg nach hinten, entsprechend dem Duct. Botalli, auf die A. pulmonalis über, deren erster Teil bis zur Teilungsstelle in ihre beiden Hauptäste, ebenfalls im Herzbeutel liegt. Diese Tatsache ist für die Ausführung der Trendelenburgschen Embolektomie von großer Bedeutung (s. S. 837ff.). Hinten schließt der Herzbeutel die Abgänge und Eintritte aller großen Gefäße auf eine kurze Strecke ein. Im Herzbeutel sind einige Tropfen Flüssigkeit. Die untere Fläche des Herzbeutels ruht auf der Sehne des Zwerchfelles. Da die Zwerchfellfläche steil nach der vorderen Brustwand abfällt, so hat der Herzbeutel hier einen Spaltraum, ähnlich wie die Sinus phrenicocostales der Brustfellhöhle (Abb. 16 und 17). Dieser Spaltraum reicht bis zum Ansatz der Zwerchfellmuskeln nach abwärts, d. h. also in der Mittellinie bis etwa zur Basis des Schwertfortsatzes, seitlich bis zu dem Ansatz an die 7. Rippenknorpel. Das linke und rechte Ende des Herzbeutels entsprechen den Grenzen des Herzens mit geringen seitlichen Ausbuchtungsmöglichkeiten.

Die Ausdehnung des Herzbeutels in Form eines Rezessus zwischen dem Zwerchfell und der Brustwand und die beiden Ausstülpungen nach den Seiten sind wichtig, da sie eine gewisse Raumerweiterung des Herzbeutels beim Auftreten von Ergüssen erlauben (Abb. 15 und 16). Praktisch sind diese Erweiterungsmöglichkeiten deshalb von Bedeutung, weil sie die Gefahr einer Herzverletzung durch Punktion oder auch bei der Eröffnung des Herzbeutels herabsetzen. Der für die Punktion des Herzbeutels wichtigste Punkt liegt in dem Winkel zwischen dem Proc. xiphoideus und dem Rippenknorpel der linken 6. Rippe (Larrey-Rehn). Sticht man an dieser Stelle ein und führt die Nadel hinter das Knochenknorpelgerüst der Brustwand und fast parallel zur vorderen Brustwand kranialwärts, so kommt man ohne Zwerchfell- und Pleuraverletzung in den Herzbeutel. Dieser Punkt hat noch den weiteren Vorteil, daß der Herzbeutel an der tiefsten Stelle getroffen wird. Dementsprechend wird die operative Eröffnung des Herzbeutels nach Rehn in derselben Gegend ausgeführt (s. S. 794). Die Beziehung der Herzkammern, besonders der linken, zur Zwerchfellsehne, auf der der untere

Herzbeutelabschnitt breitbasig ruht, sind von Wichtigkeit für die sog. Herzmassage. Bei offener Bauchhöhle kann der Herzmuskel durch das Zwerchfell hindurch rhythmisch gestoßen und ausgedrückt werden. Im äußersten Notfalle kann nach Einschneiden des Zwerchfelles und des entsprechenden Herzbeutelabschnittes eine unmittelbare Herzmassage nach Einführen der Hand in den Herzbeutel durchgeführt werden (s. S. 820).

Im vorderen Mittelfellraum liegen, wie schon oben bemerkt, außer dem Herzen, die aus dem Herzen ein- und austretenden großen Gefäße,

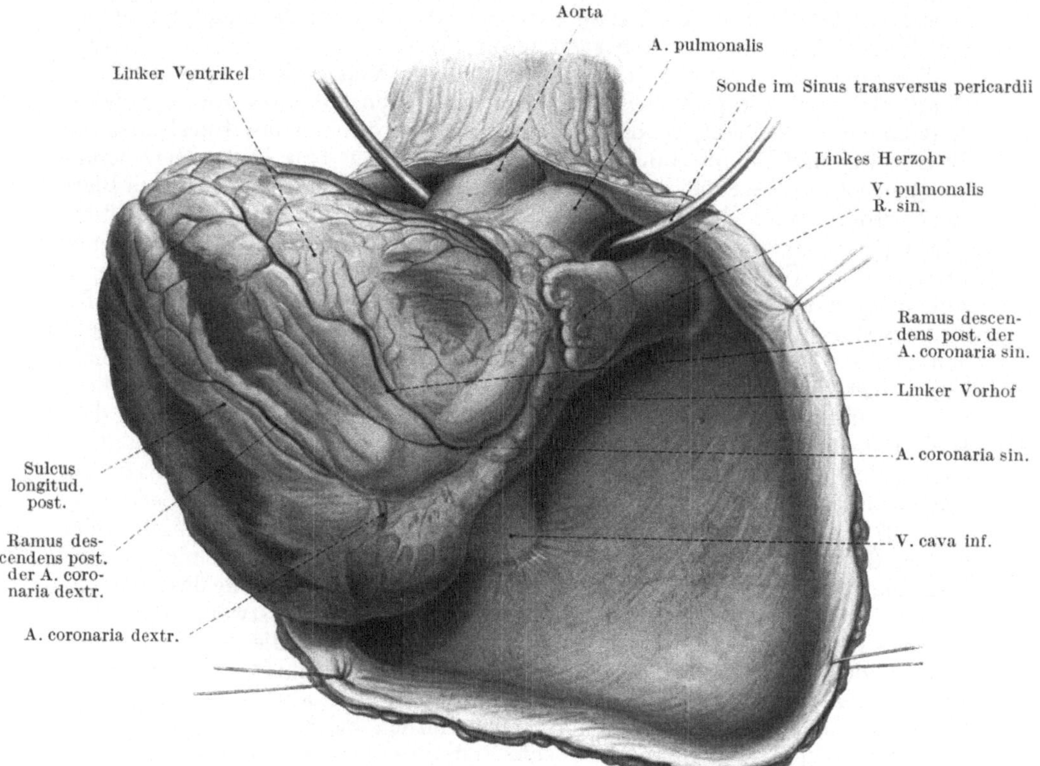

Abb. 17. Der Herzbeutel ist aufgeschnitten und das Herz ist nach rechts umgelegt. So wird die Hinterwand frei und die Einmündungen der V. cava inf. und des linken Hauptastes der V. pulmonalis. Zwischen beiden findet sich der Recessus sin.

die Luftröhre und die großen Bronchien. Im obersten Abschnitt findet sich der Thymus oder beim Erwachsenen der an dessen Stelle getretene Fettkörper. Zu beiden Seiten des Herzbeutels zieht der N. phrenicus nach dem Zwerchfell (Abb. 15). Die hintere Grenze des vorderen Mittelfellraumes wird von der Speiseröhre gebildet. Hinter dieser verlaufen die absteigende Aorta, die Vv. azygos und hemiazygos und der Duct. thoracicus. Diese Organlagerung finden wir etwa von der Teilungsstelle der Luftröhre in ihre beiden Stammbronchien kaudalwärts, da erst von da ab, d. h. nach dem Überkreuzen des Aortenbogens über den linken Stammbronchus, die absteigende Aorta hinter die Speiseröhre tritt. Oberhalb der Teilungsstelle liegt im hinteren Mittelfellraum am weitesten dorsal die Speiseröhre und links davon der Duct. thoracicus. Die Luftröhre liegt davor. Die V. azygos hat bereits ihre Einmündung in die V. cava sup. gefunden, während die V. hemiazygos noch weiter kranialwärts verläuft und in die V. jugularis int. einmündet. Da die Speiseröhre das vordere Mediastinum nach hinten begrenzt, liegt sie dem Teil des Herzens am nächsten, der am weitesten dorsal gelegen ist. Dieser Teil ist der linke Vorhof.

Die Gebilde des hinteren Mittelfellraumes einschließlich der Speiseröhre liegen unmittelbar vor der Wirbelsäule zwischen den beiden Brustfellsäcken. Die Zugänglichkeit zum hinteren Mittelfellraum ist daher sowohl für die Punktionsnadel als auch für das Messer des Chirurgen schwierig. Die Entfernung des hinteren Mittelfellraumes von der Oberfläche ist groß (s. S. 716ff. und Abb. 18). Abgesehen

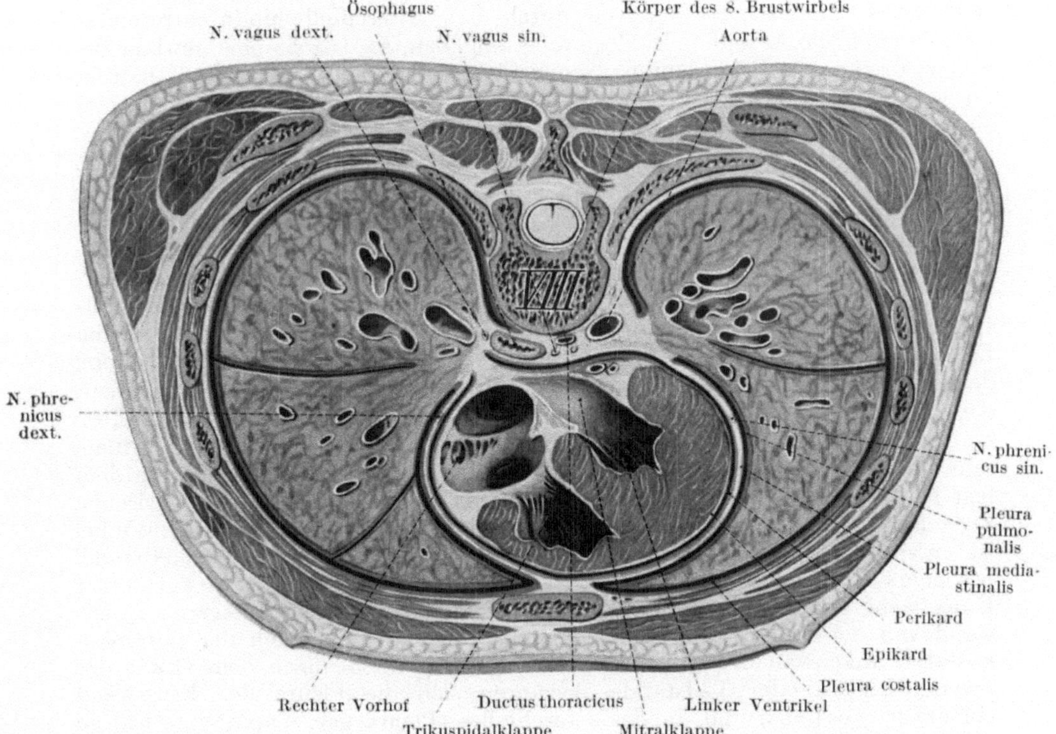

Abb. 18. Querschnitt durch die Brustwand nach BRAUNE in Höhe des 8. Brustwirbels mit Darstellung der Lungen- und Brustfellgrenzen, des Herzens und des Herzbeutels mit ihren Umschlagsfalten.

von den Weichteilen, die, was Haut und Subkutangewebe und besonders Muskulatur betrifft, stark entwickelt sind, liegt das Knochengerüst der Rippen und der Querfortsätze der Wirbelsäule im Wege. Aber selbst, wenn eine Bresche in die Weichteile und das Knochengerüst gelegt ist, ist die Zugänglichkeit noch schwer, da Gefäße und Nerven der Zwischenrippenräume hinderlich, und dicht unterhalb des Knochengerüstes die F. endothoracica und das Brustfell ausgespannt sind. Nur ungefähr in der Breite der Wirbelkörper ist Platz für die lebenswichtigen Organe des hinteren Mittelfellraumes vorhanden. Der Winkel zwischen der Pleura mediastinalis und der Pleura costalis ist in der Gegend der obersten Brustwirbel nach FELIX ein spitzer, in der Höhe des 4. Brustwirbels etwa ein rechter, vom 5. Brustwirbel abwärts ein stumpfer (bis zu 120°). Das ist eine Folge der sich nach vorn zuspitzenden Form der mittleren und unteren Brustwirbelkörper. Der Brustfellsack erstreckt sich rechts hinten unterhalb des 5. Brustwirbels in Form des Recessus retrooesophageus oft bis zur Mittellinie (Abb. 18) (BRAUNE, QUÉNU und HARTMANN, POTARCA (s. S. 720). Manchmal liegt dieser Rezessus auch vor der Speiseröhre. Er kann sich so weit nach links ausdehnen, daß er sich dem selten gleichfalls aber nach rechts ausgestülpten linken Brustfellsack nähert. Diese Tatsache muß auch bei Punktion und bei Versuchen der Freilegung des hinteren Mediastinums berücksichtigt werden (s. S. 718ff.).

Zwischen Brust- und Bauchhöhle bildet das Zwerchfell einen luftdichten Abschluß. Es hat zwar verschiedene Öffnungen, durch die die großen Gefäße (Aorta und V. cava inf.), die Speiseröhre, aber auch kleinere Gefäße und Nerven und die Lymphgefäße, die sich von der Bauchhöhle nach der Brusthöhle öffnen (KÜTTNER), hindurchtreten. Alle durch das Zwerchfell hindurchtretenden Gebilde sind von lockerem Bindegewebe umgeben, so daß sie eine gewisse Bewegungsfreiheit und Ausdehnungsmöglichkeit haben. Das Zwerchfell besteht im wesentlichen aus Muskelgewebe in Form von langen Bündeln mit einer eingeschalteten flächenhaften Zwischensehne (Centrum tendineum). Die hinteren Bündel entspringen von der hinteren Bauchwand (lumbale), die seitlichen von den Rippen (kostale) und die vorderen vom Brustbein (sternale). Die Bündel sind im wesentlichen so angeordnet, daß sie einen sagittalen Verlauf haben, soweit sie von den vorderen Rippen und von der hinteren Bauchwand entspringen. Auch die vorderen und hinteren seitlichen Bündel verlaufen noch annähernd sagittal. Nur die vor der 10. Rippe rein seitlich entspringenden Bündel strahlen in mehr fontaler Richtung in die sagittalen ein. Dieser Verlauf der Muskulatur ist wichtig bei der operativen Durchtrennung des Zwerchfelles, die man möglichst dem Faserverlauf anpassen soll, um nicht ein zu breites Klaffen der auseinanderweichenden Muskelbündel befürchten zu müssen. Dadurch, daß die Muskelbündel vorn, hinten und seitlich in einem sehr spitzen Winkel zur Brustwand nach oben steigen, um dann erst nach dem fast waagerecht liegenden Centrum tendineum zu ziehen, bildet sich zwischen Zwerchfell und Brustwand der phreniko-kostale Winkel aus. Dieser Winkel ist entsprechend der besonderen Länge der hinteren Zwerchfellmuskelbündel besonders tief und überspringt 2—3 Rippen. Da das Zwerchfell auf seiner Unterfläche von Peritoneum, auf seiner Oberfläche ebenso wie die ganze Brustwand von der Pleura par. bekleidet ist, so ist natürlich auch der phreniko-kostale Winkel von dieser serösen Haut überzogen. Je nach dem Grade des Zwerchfellhoch- oder Tiefstandes berühren sich die Pleura der Brustwand (Pleura par. costalis) und die des Zwerchfelles (Pleura par. diaphragmatica) in mehr oder weniger großen Flächen (Abb. 6 und 7). Auch diese Tatsache ist von Bedeutung für die Chirurgie, da nur in dem Augenblick des Aneinanderliegens der beiden Pleuraflächen ein künstliches Aneinanderlagern (durch Hinterstichnaht, s. S. 333) herbeigeführt werden kann, falls die Punktion oder transpleurale Eröffnung eines subphrenischen Abszesses durchgeführt werden muß.

Der phreniko-kostale Winkel wird beim gesunden Menschen selbst bei angestrengtester Einatmung durch die sich ausdehnenden Lungen nur teilweise eröffnet und ausgefüllt. Der atmosphärische Druck der Außenwelt, der auch in der Bauchhöhle herrscht, wölbt das Zwerchfell in den Brustraum vor und drängt es gegen die Lungenunterflächen, denen es bei der Einatmung und Ausatmung folgt. In demselben Sinne wirkt der gefüllte (Gas) Darm. Die Zwerchfellmuskulatur selbst wirkt der Wölbung entgegen ebenso wie die Schwere der Bauchorgane, die sich allerdings nur im Stehen deutlich bemerkbar macht. Ebenfalls abflachend wirkt auf das Zwerchfell die Erweiterung der unteren Brustkorböffnung bei der Einatmung. Alle diese Einflüsse auf das Zwerchfell sind zu berücksichtigen, wenn es sich um Verletzungen in den unteren Brustabschnitten handelt, bei denen eine gleichzeitige Zwerchfellverletzung in Betracht gezogen werden muß. Dasselbe gilt für operative Eingriffe in dieser Gegend.

Die Lage der Zwerchfellkuppeln beim lebenden Menschen ist leicht durch ein Röntgenbild festzustellen. Die rechte Zwerchfellkuppe steht gewöhnlich etwa 2—3 cm höher als die linke (Abb. 4). Auch die Beweglichkeit des Zwerchfelles bei der Atmung und die Größe des phreniko-kostalen Winkels kann bei der Röntgendurchleuchtung ohne weiteres festgestellt werden. Vielfach ist es auch möglich, Verletzungen des Zwerchfelles bei der Röntgendurchleuchtung zu erkennen. Der Eintritt von Organen der Bauchhöhle durch einen Zwerchfellschlitz ist oft auch ohne Kontrastfüllung sichtbar.

Das Zwerchfell ist von allen Seiten durch Arterien gut ernährt. Der Hauptnerv des Zwerchfelles, der aus dem 4. Zervikalsegment entspringende N. phrenicus verläuft bekanntlich am Halse schräg über dem M. scalenus ant. und ist an dieser Stelle sowohl dem Fingerdruck, als einer unterbrechenden Einspritzung, als auch der Durchtrennung und Ausreißung zugänglich (Bd. III/2 und S. 478). Er tritt dann in die obere Brustkorböffnung hinter der V. subclavia ein und verläuft in einer Falte des Brustfellüberzuges des Mediastinums nach abwärts, nachdem er die Lungenspitze medial überkreuzt hat. Im Brustkorb zieht er in der Herzbeutelwand im vorderen Mediastinum bis zum Zwerchfell (Abb. 15). Er teilt sich dabei in einen hinteren und einen seitlichen Ast. Der hintere hilft den Plexus diaphragmaticus mit Sympathikusästen zusammen zu bilden.

Bei Verletzung oder bei operativer Durchtrennung des N. phrenicus wird das Zwerchfell der entsprechenden Seite gelähmt. Man benutzt diese Tatsache bekanntlich zur Ausschaltung des Zwerchfellanteiles an der Atmung. Da die einfache Durchtrennung infolge des Vorhandenseins eines Nebenphrenikus (WALTER FELIX, GÖTZE) oft nicht zu einem Dauerzustand führt, hat WILLY FELIX die Exhairese des N. phrenicus, und GÖTZE die gleichzeitige Durchtrennung des Nebenphrenikus empfohlen. (Über Phrenikus-Exairese siehe Bd. III/2, S. 338 und diesen Band S. 478ff.). Soll das Zwerchfell nur zeitweise ausgeschaltet werden, so kann man den Nerven in der üblichen Weise freilegen und ihn nach TRENDELENBURG-PERTHES vereisen (s. S. 486).

Nach der Lähmung steigt das Zwerchfell nach oben und bleibt in dieser Stellung stehen bzw. wird es nur passiv bewegt, da es beim Stehen durch den Zug des Bauchhöhleninhaltes nach abwärts gezogen und durch die Bauchmuskulatur in derselben Richtung bewegt wird. Abgeflacht wird es bei der Einatmung, also gegen die Regel durch die Erweiterung der unteren Brustkorböffnung infolge der Rippenhebung und durch das Erschlaffen der Bauchmuskulatur (paradoxe Bewegung).

Im Gegensatz zu früher wird heute der Zwerchfellatmung auch bei Männern kein so großes Gewicht mehr beigelegt. Man hat den geringen Einfluß der Zwerchfellatmung daraus geschlossen, daß ihr Ausfall infolge von Lähmung bei gewöhnlicher Atmung kaum Erscheinungen verursacht. ROHRER[1] weist darauf hin, daß über den Grad des Einflusses nur bei der Notwendigkeit verstärkter Atmung zu entscheiden ist.

Der Atmungsvorgang besteht aus Ein- und Ausatmung, die fast ohne Pause ineinander übergehen. Der Atmungsvorgang ist selbstgesteuert und paßt sich dem augenblicklichen Zustande des Körpers an, d. h. bei körperlicher Ruhe ist die Atmung langsamer und der Luftaustausch geringer als bei körperlicher Bewegung. Abgesehen davon kann die Atmung willkürlich gehemmt und gesteigert werden. Die Einatmung kommt zustande durch die Erweiterung des Brustkorbes in sagittaler und frontaler Richtung, die mit

[1] ROHRER: Handbuch der normalen und pathologischen Physiologie. Bd. 2. S. 89. 1925.

einer Erhöhung des Rauminhaltes verbunden ist. Im einzelnen wird die Einatmung im wesentlichen besorgt durch die Zwischenrippenmuskeln, die die Rippen heben und mit den Rippen zugleich das Brustbein nach vorne drängen, infolge des anatomischen Aufbaues und der Art der Gelenkverbindung der Rippen mit der Wirbelsäule. Nur bei verstärkter Atmung, und besonders bei willkürlich verstärker Atmung, helfen auch noch andere Muskeln, die Hals-, die Bauch- und die Rückenmuskeln mit. Sie wirken alle in demselben Sinne der Erweiterung des Brustkorbes. Auch das Zwerchfell trägt zur Erweiterung der Brusthöhle durch Abplattung der Wölbung und Eröffnung der Sinus costo-diaphragmatici bei, teils passiv (durch Erweiterung der unteren Brustkorböffnung, durch Verminderung des Widerstandes des Bauchhöhleninhaltes und durch Erschlaffen der Bauchmuskeln), teils aktiv (durch Zusammenziehen der bogenförmig vom unteren Brustwandumfang nach der Zwerchfellsehne hinziehenden Muskulatur). Die Folge dieser Raumvergrößerung des Brustkorbes nach vorn (in den oberen Abschnitten am stärksten), nach den Seiten (in den kaudalen Abschnitten stärker) und nach unten, am wenigsten nach oben, da die obersten Rippen nur geringe Ausschläge machen, ist die gleichsinnige Erweiterung der beiden eingeschlossenen adhärenten Lungen. Durch die Ausdehnung der Lungen, besonders in ihren peripheren Abschnitten, wird die atmosphärische Luft in den Brustkorb hineingesogen. Nach W. Felix findet eine Füllung der Luft durch Druck nur in den unteren Randabschnitten der Lungen dadurch statt, daß die Sinus costo-diaphragmatici sich bei der Einatmungsbewegung öffnen und die Lungen durch die Luft in diese Spalträume, soweit sie offen sind, hineingedrängt werden. Die Vergrößerung des Brustraumes und die damit notwendig verbundene Ausdehnung der Lungen findet einen gewissen Widerstand in den Lungen selbst. Die Anordnung der elastischen Fasern, die zunächst den großen Bronchien, dann aber auch den kleinen Bronchien folgen, und ebenso, wie die ähnlich angeordneten Muskeln gegen die Lungenoberfläche gerichtet sind, läßt die Ursache dieses Widerstandes erkennen. Der Widerstand genügt aber nicht, um die Adhäsionskräfte zu überwinden. In dem Augenblick aber, in dem die zur Erweiterung des Brustkorbes dienende Muskulatur ihre Tätigkeit einstellt, tritt die Wirkung dieser die Lungenoberfläche und damit den Lungenumfang verkleinernden Kräfte in Erscheinung und bewirkt damit die Ausatmung. Es kommt dazu, daß Rippen und Brustbein, nachdem sie den Höhepunkt der Einatmungsstellung erreicht haben, durch ihr Eigengewicht absinken und daher im selben Sinne wirken. Durch die Wirkung verschiedener Muskeln wird diese Bewegung noch unterstützt, während das Zwerchfell erschlafft seine Wölbung wieder einnimmt und nach oben steigt. Durch die Verkleinerung des Lungenraumes wird nun selbstverständlich ein großer Teil der eingeatmeten Luft wieder aus den Lungen herausgedrängt. Es bleibt aber bekanntlich ein Teil der Atmungsluft dauernd in den Lungen erhalten, da ein vollkommenes Zusammenfallen aller lufthaltigen Räume aus den verschiedensten Gründen nicht möglich ist. Dadurch, daß die Lungen nicht völlig ihren elastischen Einflüssen folgen können, infolge der Befestigung ihrer Oberfläche an der inneren Brustwand durch Adhäsion, befinden sich die Lungen in einem dauernden Spannungszustand, der dem Zug des Brustkorbes entgegenwirkt. Dadurch entstehen die besonderen Druckverhältnisse im Brustfellraum. Je stärker die Ausdehnung des Brustkorbes, desto größer ist die Spannung des Lungengewebes. Schon während der Ruhe ist der Druck im Brustfellraum infolgedessen niedriger als in der Außenwelt (minus 6—8 cm Wasser) und er steigt bei der Einatmung bei der größeren Erweiterung des Brustfellraumes (Vermehrung der elastischen Spannung des Lungengewebes) auf das Doppelte und darüber in negativer Richtung und sinkt bei der Ausatmung (Verkleinerung des Brustkorbraumes, Verminderung der elastischen Lungenspannung) etwa auf die Hälfte.

Die Selbststeuerung der Atmung wird durch das vegetative Nervensystem reflektorisch geführt, besonders soweit die Einatmung in Frage kommt. Die Zusammensetzung des Blutes spielt bei der Regelung der Atmung ebenfalls eine Rolle.

Die eben erwähnten Druckverhältnisse gelten nicht nur in dem Brustfellraum der einen oder der anderen Lunge, sondern für den ganzen Raum des Brustkorbes, also auch für das Herz und die übrigen im Mittelfellraum eingeschlossenen Organe. Der Einfluß der Ein- und Ausatmung und der dadurch bedingten Druckschwankungen macht sich dadurch selbstverständlich auch auf diese Organe bemerkbar und es ist nur natürlich, daß der Einfluß auf die schwachwandigen, mit Flüssigkeit gefüllten Hohlräume ein stärkerer ist als auf starkwandige Organe oder Organabschnitte. Wir sehen daher den deutlichsten Einfluß der Atmung auf die Vorhöfe und die großen venösen Gefäße. Der Einfluß der Lungenelastizität wirkt sich durch die gegen das Mittelfell gerichteten Muskeln und elastischen Fasern dadurch aus, daß bei stärkerer Spannung dieser Fasern das Mittelfell stärker nach lateral gezogen wird. Diese Wirkung pflanzt sich unmittelbar auf die im Mittelfellraum gelegenen Gebilde fort. So kommt es zu Druckschwankungen in den großen Gefäßen und in gewissen Teilen des Herzens, die man als respiratorische Druckschwankungen bezeichnet. Sie haben zweifellos einen Einfluß auf das Einströmen des venösen Blutes in den linken und rechten Vorhof. Dieser Einfluß macht sich klinisch am deutlichsten bemerkbar als Saugwirkung auf den Inhalt der großen intrathorakal gelegenen Venen. Diese Wirkung setzt sich auf die großen extrathorakalen Venen fort. Sie wird gefährlich bei Verletzung der großen Venenstämme in der Nähe der oberen Brustkorböffnung. Gefährlich ist sie deswegen, weil eine große Menge Luft in das rechte Herz eingesaugt werden kann. Es ist eine Luftembolie eingetreten. Am gefährlichsten ist die Saugwirkung, wenn der Körper aufgerichtet ist oder sich in sitzender Stellung befindet. Dann ist ein Teil des Venenblutes infolge der Schwerkraft aus den oberen Körperabschnitten abgeflossen, die Gefäße sind schwach mit Blut gefüllt, laufen im Augenblick der Eröffnung leer und saugen viel Luft an. An der unteren Körperhälfte liegen die Verhältnisse insofern anders, als die Saugwirkung bei der Einatmung durch das gleichzeitige Herabtreten des Zwerchfelles aufgehoben wird, wenigstens geschieht das sicher in Rückenlage. Die Tatsache kann man ohne weiteres bei stark ausgebildeten Varizen der unteren Extremitäten beobachten (Trendelenburg). Hebt man das Bein in Rückenlage gerade so weit an, daß das Blut aus den Varizen abfließt, und fordert den Kranken auf tief einzuatmen, so stößt dabei das venöse Blut sichtbar in die varikös erweiterten Venen hinein, während es bei der Ausatmung nach der V. cava abfließt (Kleinschmidt). Es besteht hier augenscheinlich ein gewisser Wechsel des Zuströmens des venösen Blutes zum Herzen bei der Ein- und Ausatmung insofern, als das venöse Blut nach der V. cava sup., bei der Einatmung angesogen, aus der V. cava inf. unterhalb des Zwerchfelles, zum wenigsten bei der Ausatmung, dem Herzen zugetrieben wird. Die Herabsetzung des Luftdruckes in der Brusthöhle auf minus 6—8 cm Wasser ist zusammen mit der Adhäsion der beiden Pleurablätter aneinander die Grundbedingung für die Atmungsbewegung. Diese Verhältnisse lassen sich nur aufrechterhalten bei völliger Unversehrtheit des Brustfellraumes. In dem Augenblick, in dem der Brustfellraum von außen durch die Brustwand vom Zwerchfell her oder von der Lunge her mit der Außenwelt in Verbindung tritt, strömt die atmosphärische Luft in den Brustraum hinein (Pneumothorax). Geht der Umweg von der Außenwelt durch die Bauchhöhle, so werden meist sofort Teile des Bauchhöhleninhaltes in die Zwerchfellöffnung hineingetrieben und verschließen sie mehr oder weniger dicht. Steht aber die Brustfellhöhle durch die Brustwand oder durch den Bronchialbaum mit der Außenwelt in Verbindung, so hört die Adhäsion zwischen den beiden Pleurablättern zunächst örtlich an der Verletzungsstelle und bei weiterem Nachströmen der Luft zunehmend auf, die Lunge zieht sich infolge ihrer Elastizität nach dem Hilus zurück. Die Folge dieses Aufhörens der Adhäsion und des Zurücksinkens der Lunge ist die unausbleibliche Störung der Atmung insofern, als nun die Elastizität der Lunge überwiegt und nicht mehr dem Zug des Brustkorbes folgt. Selbstverständlich erstrecken sich die Folgeerscheinungen nicht nur auf den eröffneten Brustkorbabschnitt, sondern auch auf den unversehrten, da, wie schon früher bemerkt, der gesamte Brustkorbraum unter der Wirkung der Druckverminderung steht. Aus demselben Grunde wird auch die Wirkung der Atmung auf die Gebilde des Mittelfellraumes entweder aufgehoben oder doch zum mindesten eingeschränkt.

Durch klinische Beobachtungen ist schon lange festgestellt worden, daß die Folgeerscheinungen des Lufteintrittes in die Brusthöhle sehr verschieden sind, je nachdem der Lufteintritt plötzlich in größerer Menge oder allmählich, wenn auch stetig, erfolgt. Im ersteren Falle sind die klinischen Erscheinungen (reflektorischer Atmungs-, manchmal auch Herzstillstand) unter Umständen bedrohlich. Erfolgt der plötzliche massenhafte Eintritt von Luft doppelseitig, so tritt der Tod ein. QUINCKE und GARRÈ haben bereits die Ursachen dieser Erscheinung festgestellt. Der Ausfall der einen Lunge aus dem Atmungsgeschäft konnte es nicht sein, ebensowenig konnte in allen Fällen die Knickung der großen Gefäße und die dadurch hervorgerufene Verminderung des Blutzustromes zum Herzen die Ursache sein. Dagegen stellte sich heraus, daß das Verhalten des Mittelfelles, wie schon MURPHY angenommen hatte, ausschlaggebend für die Atmungsstörung sein mußte. Eine im Brustkorb angelegte Öffnung, deren Querschnitt kleiner als der der normalen Luftwege ist, läßt bei jeder Einatmungsbewegung nur eine beschränkte Menge von Luft in die verletzte Brusthöhle eintreten, so daß die Lunge ganz allmählich zusammensinkt und der Ausgleich mit der atmosphärischen Luft erst allmählich erfolgt. Daher bleibt auch das Mittelfell bei der Ein- und Ausatmung fast unverändert stehen, d. h. es verschiebt sich bei der Einatmung nur mäßig nach der gesunden Seite, bei der Ausatmung etwas nach der kranken. Bei der Ausatmung wird außerdem noch ein Teil der aus der gesunden Lunge ausströmenden Luft in die zusammengesunkene hineingedrückt, so daß sie sich etwas ausdehnen kann. In dem Augenblick aber, wo durch eine breite Brustkorböffnung die Luft unter atmosphärischem Druck massenhaft in den Brustkorb einströmt, löst sich die Lunge sofort in ganzer Ausdehnung von der Brustwand ab und fällt zusammen. Es herrscht in dem Brustkorbraum derselbe Druck wie außen. Dadurch wird zunächst das Mittelfell bei der Einatmung nach der gesunden Seite zu verschoben, d. h. der Atmungsraum der unverletzten Seite noch stärker eingeschränkt. Bei der Einatmung wird die Verdrängung des Mittelfelles nach der gesunden Seite noch vermehrt. Bei der Ausatmung, besonders aber bei verstärkter Ausatmung, beim Husten und Pressen, entleert sich die Luft aus der gesunden Lunge nicht aus der Luftröhre, sondern bläht die Lunge auf und drängt das Mittelfell in die eröffnete Brusthöhle hinein. Durch diese Verschiebung des Mittelfelles nach der kranken Seite bleibt die notwendige Verkleinerung der noch atmenden Lunge aus und der Gasaustausch wird dadurch schwer geschädigt. Ein Teil der Ausatmungsluft geht in solchen Fällen durch den Hauptbronchus der zusammengefallenen Lunge in diese, dehnt sie aus, um dann bei der nächsten Einatmung wieder in die gesunde Lunge zurückzukehren. Diese beiden Schädigungen Mediastinalflattern (GARRÈ) und Pendelluft (BRAUER) sind die Ursachen für die schweren, den akut einsetzenden Pneumothorax begleitenden Atmungsstörungen.

Im Verhalten des Mittelfelles, dessen Festigkeit und Halt durch den offenen Pneumothorax verloren geht, liegt nach den Untersuchungen von NISSEN (1928) (auch WEISS, LAUX) auch der Grund dafür, daß in der Pneumothoraxlunge eine starke Blutstauung und Verlangsamung der Blutströmung entsteht. Beim geschlossenen Pneumothorax treten Änderungen der Blutfülle der Lunge und der Strömung nur dann in Erscheinung, wenn der Pneumothoraxdruck auf positive Werte steigt. Erst dann tritt eine Blutverarmung der Lunge und Verminderung der Durchströmungsgeschwindigkeit ein. NISSEN und SULGER haben durch ihre Untersuchungen festgestellt, daß die Folgen der exspiratorischen Preßatmung nicht eine Zusammenpressung der Lunge und infolgedessen eine Stauung im rechten Herzen sind. Auch hier findet der intrathorakale Druck seine Auswirkung auf die Gebilde des Mittelfellraumes, insonderheit auf die Hohlvenen. So wird das rechte Herz schlechter mit Blut gespeist. Diese sog. Einflußstauung findet man auch bei anderen Krankheiten, z. B. bei der Mediastinoperikarditis (L. REHN, BRAUER, VOLHARD, SCHMIEDEN) und beim Blut- oder Flüssigkeitserguß in die Perikardhöhle nach Verletzung oder exsudativer Entzündung (s. S. 802 ff.). Die schweren, durch das Mediastinalemphysem (s. S. 665) hervorgerufenen Folgeerscheinungen äußern sich ebenfalls als Druckerscheinung auf die Hohlvenen (extraperikardiale Herztamponade, NISSEN). Im Gegensatz zur exspiratorischen Preßatmung wirkt die inspiratorische Dyspnoe. Verminderung des Druckes in der Brustfellhöhle oder im Bronchialbaum bewirken eine vermehrte Ansaugung des Blutes in die großen Hohlvenen. Die Folge ist eine rasche Erweiterung des rechten Herzens, z. B. bei Kropfstenose (NISSEN).

Diese Tatsachen sind von großer Bedeutung für alle operativen Eingriffe in der Brusthöhle, also für die gesamte Brustfell-, Lungen- und Mediastinalchirurgie. Jede operative Eröffnung des Brustkorbes muß von einer augenblicklich einsetzenden Änderung der Atmungs- und Zirkulationsverhältnisse begleitet sein. Selbstverständlich gilt dies auch für die Verletzungen der Brust, soweit sie mit einer Eröffnung der Brusthöhle einhergehen. Bei der Eröffnung des Brustkorbes kann es auch zu plötzlich einsetzenden schweren Störungen kommen. Reflektorischer Atmungsstillstand, ja auch Herzstillstand, sind beobachtet worden. Meist verschwinden diese Erscheinungen wieder rasch und nun kommt es darauf an, ob die Brustwanderöffnung groß oder klein ist, d. h. ob die atmosphärische Luft rasch oder langsam in den Brustkorb eindringt. Im ersteren Falle löst sich die Lunge rasch von der Brustwand ab, um nach dem Hilus zusammenzufallen, im letzteren Falle geht die Ablösung langsam vor sich und die Lunge wird durch ihre elastischen Kräfte langsam nach dem Hilus zusammengezogen. Beim langsamen Eindringen von Luft sind die Erscheinungen, da die Lunge in dem eröffneten Brustkorb sich noch weitgehend an der Atmung beteiligen kann, verhältnismäßig gering oder bleiben sogar vollkommen unbemerkt. Diese Tatsache ist vielfach beobachtet worden bei versehentlicher Eröffnung der Brusthöhle, z. B. bei Eingriffen an der 12. und 11. Rippe. Bei der Anlegung eines künstlichen Pneumothorax liegen die Verhältnisse anders. Hier handelt es sich um einen geschlossenen Pneumothorax. Beim offenen Pneumothorax füllt sich schließlich der ganze Brustkorbraum mit atmosphärischer Luft, auch wenn die Öffnung nur klein ist, und die Folgen für die betreffende Lunge müssen dieselben sein. Für den praktischen Chirurgen ist es von Bedeutung, daß jede Brustwandverletzung zu schweren Atmungs- und Zirkulationsstörungen führen kann, und daß diese

Erscheinungen stürmischer und gefährlicher sind, je größer die Öffnung ist und je rascher der vollständige Pneumothorax eintritt. Daraus müssen die notwendigen Schlüsse gezogen werden. Die schweren Erscheinungen des weit offenen Pneumothorax, sei es, daß er operativ oder als Verletzungsfolge beobachtet wird, lassen sich schnell dadurch beseitigen, daß der offene Pneumothorax in einen geschlossenen verwandelt wird (s. S. 80). Aus den oben angeführten Tatsachen müssen wir des weiteren den Schluß ziehen, daß wir die Gefahr des offenen Pneumothorax, wenn wir ihn nicht umgehen können, also bei operativen Eingriffen, dadurch auszuschalten imstande sind, daß wir eines der bekannten Druckdifferenzverfahren zur Anwendung bringen (s. S. 52).

Erst in neuester Zeit hat man wieder beobachtet, daß die augenblicklichen Gefahren eines einseitigen Pneumothorax, z. B. während eines operativen Eingriffes an der Lunge, nicht so groß sind (s. S. 47). Besonders durch die Erfahrungen der amerikanischen, französischen und englischen Chirurgen bei der Entfernung von Lungenlappen und Lungen (s. S. 345ff.) hat es sich gezeigt, daß schwerere Störungen der Atmung und des Kreislaufes während des Eingriffes nicht beobachtet wurden, und daß üble Folgeerscheinungen durch einen wasserdichten Verschluß des Brustkorbes nach Abschluß der Operation an der Lunge und die folgende Anwendung von Unterdruck ausbleiben. Das Ausbleiben schwerer Erscheinungen als Folge des Pneumothorax erscheint nicht erstaunlich, wenn der Brustkorb, wie das manche Chirurgen tun, schon einige Tage vor dem Lungeneingriff eröffnet und ein langsames Entstehen des Pneumothorax gewährleistet wird (s. S. 11). Vielfach wird auch ein künstlicher geschlossener Pneumothorax als Vorbereitung der breiten Eröffnung vorausgeschickt (s. S. 346 und 367).

C. Die allgemeinen Regeln für die Brustchirurgie.

1. Die allgemeinen Regeln der operativen Chirurgie gelten selbstverständlich auch für die Chirurgie der Brust. Sie erstrecken sich 1. auf die allgemeine und besondere Vorbereitung, 2. auf die besonders ausgewählte Lagerung für jeden einzelnen Fall, 3. auf die Schmerzbetäubung, 4. auf den operativen Eingriff selbst. Dieser muß nach einem vorher ausgearbeiteten Plane unter strengster Asepsis ablaufen, unter größter Gewebsschonung und guter Blutstillung. Der Operateur muß jederzeit imstande sein, wenn die Lage des Falles es erfordert, von dem Plane abweichen zu können. Er muß jeder Möglichkeit, die sich aus fehlerhafter Diagnose oder während des Verlaufes des Eingriffes aus unvorhergesehen eintretenden Ereignissen ergibt, gewachsen sein. Er muß mit anderen Worten ein voll ausgebildeter Chirurg sein. 5. Zum Abschluß des Eingriffes ist die möglichste Wiederherstellung der anatomischen und funktionellen Verhältnisse zu erstreben. 6. Die Nachbehandlung hat sich nicht nur um eine gute örtliche Wundheilung zu kümmern, sondern auch dafür zu sorgen, daß etwa gestörte Organfunktionen und nachträglich auftretende Störungen (Komplikationen) beseitigt werden und die Pflege des ganzen Körpers nicht vernachlässigt wird.

Diese allgemeinen Regeln werden genau so wie bei allen anderen operativen Eingriffen, bei den äußeren Erkrankungen der Brustwand, der Mamma usw. durchgeführt werden können. Für die Eingriffe an der Brust, die mit der Eröffnung der Pleurahöhlen, des Mittelfellraumes und des Herzbeutels einhergehen, werden besondere Maßnahmen notwendig.

Der folgende Abschnitt soll sich im wesentlichen mit den Eingriffen, die gleichzeitig eine der Brusthöhlen eröffnen, beschäftigen. Die Vorbereitungen zum Eingriff können bei den Erkrankungen der Brust, insbesondere auch der Lunge, meist in aller Ruhe getroffen werden, da es sich nur selten um dringliche Eingriffe handelt. Als solche sind unter Umständen die akuten Infektionen anzusehen. Aber selbst das Empyem, der Lungenabszeß und die Perikarditis verlaufen meist nicht so stürmisch, daß nicht eine gewisse Vorbereitungszeit eingeschaltet werden könnte. Um die Vorbereitungszeit in solchen Fällen verlängern zu können, kann sie durch Hilfsmaßnahmen, in der die oft notwendige innere Behandlung der ursächlich verantwortlichen, aber noch nicht abgeschlossenen Erkrankung (z. B. Grippepneumonie, Herzinfarkt) durchgeführt werden muß, wie z. B. Punktionen, unterbrochen werden. Dringlich kann der Eingriff bei akuten phlegmonösen und gangränösen Erkrankungen sowohl der Brustwand und Pleura, als auch der Lunge werden. In solch akuten Fällen stehen die Gefahren durch die Infektion und Intoxikation so im Vordergrunde, daß ihre Beseitigung durch einen operativen Eingriff sobald wie möglich durchgeführt werden muß. Eine längere Vorbereitung der Atmungs- und Kreislauforgane hätte in einem solchen Falle keinen Sinn. Zu einem dringlichen Eingriff kann auch das Auftreten eines Spontanpneumothorax Veranlassung geben.

Die letzteren Erkrankungen leiten zu den Folgeerscheinungen der Verletzungen der Brustwand und Brustorgane über. Sie erfordern häufiger ein sofortiges Eingreifen. Schon der einseitige Pneumothorax durch Verletzung, noch vielmehr aber der doppelseitige, falls er nicht sofort zum Tode führt, müssen möglichst bald zum Verschluß gebracht oder durch andere Maßnahmen in ihrer Wirkung aufgehoben werden. Dasselbe gilt für andere Verletzungsfolgen, wie z. B. die schwere Blutung nach außen oder in eine der Brusthöhlen (s. S. 70 und 89) und ausgedehnte Gewebsverluste. Während aber z. B. bei der Blutung in den Herzbeutel die Gefahr der Herztamponade (s. S. 735) besteht, die einen sofortigen Eingriff erfordert, muß selbst ein sehr ausgedehnter Hämothorax meist unter Beobachtung des Arztes abwartend behandelt werden. Hier besteht also die Möglichkeit einer genügenden Vorbereitung. Nach allen Verletzungen, die die Lunge und die Brustwand betreffen, kann nicht nur ein Pneumothorax, sondern auch ein Spannungspneumothorax entstehen, dessen Auftreten unter keinen Umständen übersehen werden darf (s. S. 96). Auch hier können vorbereitende Punktionen notwendig werden.

Abgesehen von diesen, wie schon gesagt, meist im Anschluß an Verletzungen auftretenden dringlichen Eingriffen ist eine genügend lange Vorbereitungszeit einzuschalten und auszunutzen. In dieser Zeit ist alles zu berücksichtigen, was die Schmerzbetäubung, den Eingriff selbst und die Nachbehandlung ihrer drohenden Gefahren entheben kann. Erweisen sich alle Organe außer dem, das den Eingriff notwendig macht, als gesund und leistungsfähig, so kann die Vorbereitungszeit sehr wesentlich abgekürzt werden. Da aber sehr häufig durch die Erkrankung eines Organes andere in Mitleidenschaft gezogen werden, so ist in vielen Fällen eine genaue Prüfung der Leistungsfähigkeit aller durchzuführen. Finden sich Mängel, so ist die Vorbereitungszeit eben dazu da, sie zu beseitigen oder wenigstens so weit wie möglich zu bessern. Die große Schwierigkeit gerade in der Brustchirurgie liegt in vielen Fällen, wie z. B. bei der Lungentuberkulose, bei der Bronchiektasiekrankheit, und selbst beim einfachen Empyem, besonders aber auch bei den chronisch verlaufenden Herz-, Herzbeutel- und Mediastinalerkrankungen, im Erkennen des richtigen Zeitpunktes, in dem die Vorbereitungen den Höhepunkt ihrer Wirksamkeit erreicht haben. Die Vorbereitungszeit vieler derartiger Eingriffe erfordert die Mithilfe eines Facharztes (Tuberkulosefacharzt, Herzfacharzt, Hals- und Nasenfacharzt). Bei der Feststellung der Operationsfähigkeit sind besonders auch konstitutionelle Blut- und Stoffwechselkrankheiten zu berücksichtigen. Auch diese Erkrankungen müssen in der Vorbereitungszeit, am besten mit Unterstützung des inneren Klinikers, so weit wie möglich unschädlich gemacht werden. Nebenher geht die Sorge für ausreichende Ernährung und geregelte Darm- und Nierentätigkeit. Auf Einzelheiten der allgemeinen Vorbereitung kann hier nicht näher eingegangen werden, ebensowenig auf die notwendigen Maßnahmen bei der Erkrankung einzelner Organe, da diese Maßnahmen den allgemeinen Regeln der inneren Medizin entsprechen.

Zu den allgemeinen Vorbereitungen, die jedem Eingriffe an den Brustorganen vorausgeschickt werden sollten, gehört auch das Instandsetzen der Zähne und der ganzen Mundhöhle. Hier bestehen oft schwere Schäden, deren Weiterbestehen den Kranken, besonders wenn er unter allgemeiner Schmerzbetäubung operiert werden muß, auf das schwerste gefährden kann. Auch Tonsilleneiterungen müssen vorbehandelt werden.

Sind die in Mitleidenschaft gezogenen Organe in der Vorbereitungszeit auf das erreichbare Maß ihrer funktionellen Tüchtigkeit gebracht, so daß bei einem Eingriff von dieser Seite keine Gefahr droht, so muß das Organ, das den Eingriff nötig macht, oft auch noch besonders behandelt werden. Auch hier kann unter Umständen eine längere Vorbereitungszeit notwendig werden, wie z. B. bei den mit starker Eitersekretion einhergehenden Bronchial- und Lungenerkrankungen. Durch geeignete Lagerung, durch Arzneimittel und durch bronchoskopische Behandlung kann die Sekretion manchmal in erstaunlicher Weise erleichtert und herabgesetzt werden. Das gilt besonders für Bronchiektasien, aber auch für Lungenabszesse. Mediastinal-, Herzbeutel- und Herzerkrankungen verlangen ebenso häufig eine längere besondere Vorbereitungszeit.

Dazu kommen weitere Vorbereitungen die unmittelbar vor dem Eingriff durchgeführt werden sollen. So wird von amerikanischer Seite vor allen Eingriffen an den Brustorganen die Verabreichung von großen Flüssigkeitsmengen, insbesondere Traubenzuckerlösungen, Infusionen mit Blutsalzlösungen, unter Umständen auch Bluttransfusionen, zum mindesten aber die Bestimmung der Blutgruppe kurz vor dem Eingriff empfohlen. Der Kranke soll einige Tage Bettruhe halten, zum mindesten für einige Stunden am Tage. Für guten Schlaf muß gesorgt werden. Dabei ist die Verabreichung von großen Morphiumdosen bei reichlicher Eitersekretion wegen des mangelhaften Abhustens bedenklich. Verlangt der Kranke Aufklärung über den in Aussicht genommenen Eingriff, so soll man sie ihm so weit wie möglich geben, überhaupt sein Vertrauen zu erwerben suchen. Das trifft besonders für die Kranken zu, die unter örtlicher Betäubung operiert werden sollen. Sehr zweckmäßig ist es, dem Kranken schon vor dem Eingriff eine gute Atmungstechnik beizubringen, da die Erklärungen nach Ausführung des Eingriffes sicher in den ersten Tagen meist nicht richtig aufgefaßt werden. Zu den Vorbereitungsmaßnahmen der letzten Tage gehört auch unter Umständen die Phrenikusausschaltung und der künstliche Pneumothorax.

Ist der Kranke durch diese allgemeinen und besonderen Vorbereitungen auf das Maß von Widerstandsfähigkeit gebracht, das zu erreichen ist, so kann der Eingriff stattfinden. Auch jetzt sind noch vorbereitende Maßnahmen notwendig. Je nach der seelischen Einstellung des Kranken, die der Arzt durch die vorausgeschickten Unterhaltungen genau kennen muß, ist das Erlebnis des Eingriffes dem Kranken mehr oder weniger vorzuenthalten oder zu Bewußtsein zu bringen. Die Kranken verhalten sich oft grundverschieden. Die einen fordern vom Arzt absolute Bewußtlosigkeit schon vor dem Betreten des Operationsraumes, während andere geradezu das Gegenteil verlangen, nämlich den Wunsch haben, sich schon vorher die Operationsräume usw. anzusehen, um dann auch

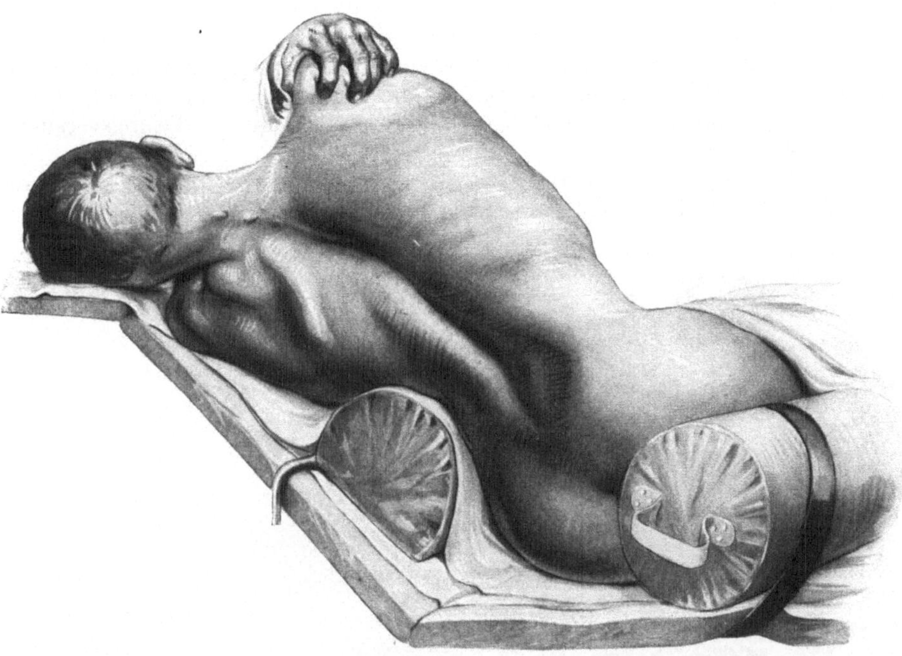

Abb. 19. Lagerung mit erhöhtem Oberkörper zur Ausführung von Operationen am Brustkorb, insbesondere an den Rippen. Durch ein untergeschobenes Kissen wird die kranke Brustseite vorgeschoben, so daß die Rippen möglichst weit auseinandergehen. Die Schulter der kranken Seite wird aus demselben Grunde nach vorn gezogen (s. Bd. I dieser Operationslehre).

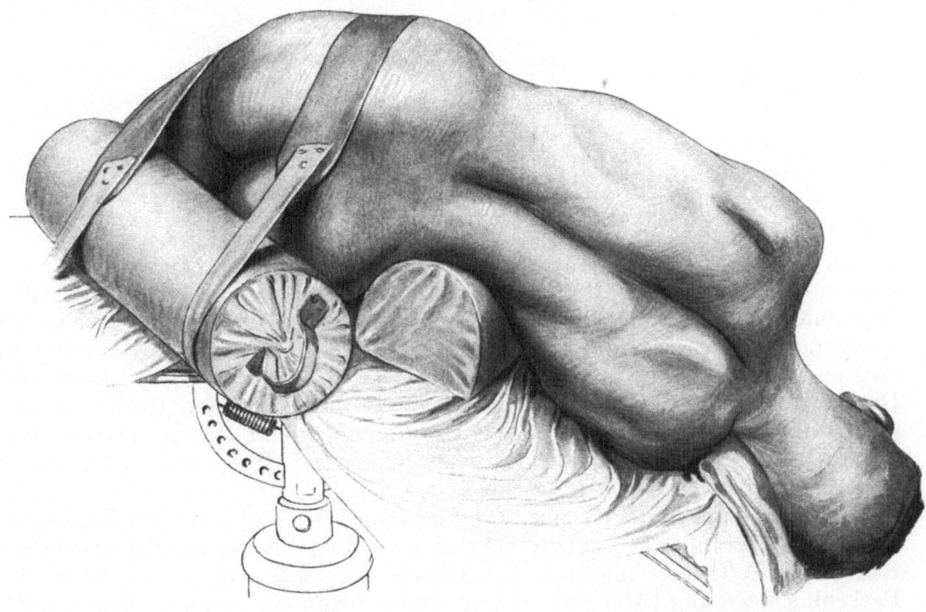

Abb. 20. Kopftieflage mit gleichzeitiger Vordrängung der zu operierenden Seite durch ein unter die Lendengegend der anderen Seite geschobenes Kissen. Diese Lagerung empfiehlt sich zur Eröffnung des hinteren Mittelfellraumes links und zur Lungenlappenentfernung. Sie kann auch bei der transpleuralen Freilegung der Speiseröhre zweckmäßig sein (s. Bd. I dieser Operationslehre).

den ganzen Eingriff mitzuerleben. Zwischen diesen beiden äußersten Einstellungen gibt es alle Übergänge. Selbstverständlich kann sich der Chirurg nicht nach allen einzelnen Wünschen richten, und er soll besonders dem zweiten Extrem nicht zu weit entgegenkommen, da der Kranke oft seine seelische Kraft überschätzt. In allen Fällen sind aber gutes Zureden und Erklärungsversuche wünschenswert.

Operiert man in Allgemeinbetäubung, so ist es zweckmäßig, sie schon außerhalb des Operationssaales zu beginnen, besonders bei ängstlichen Kranken.

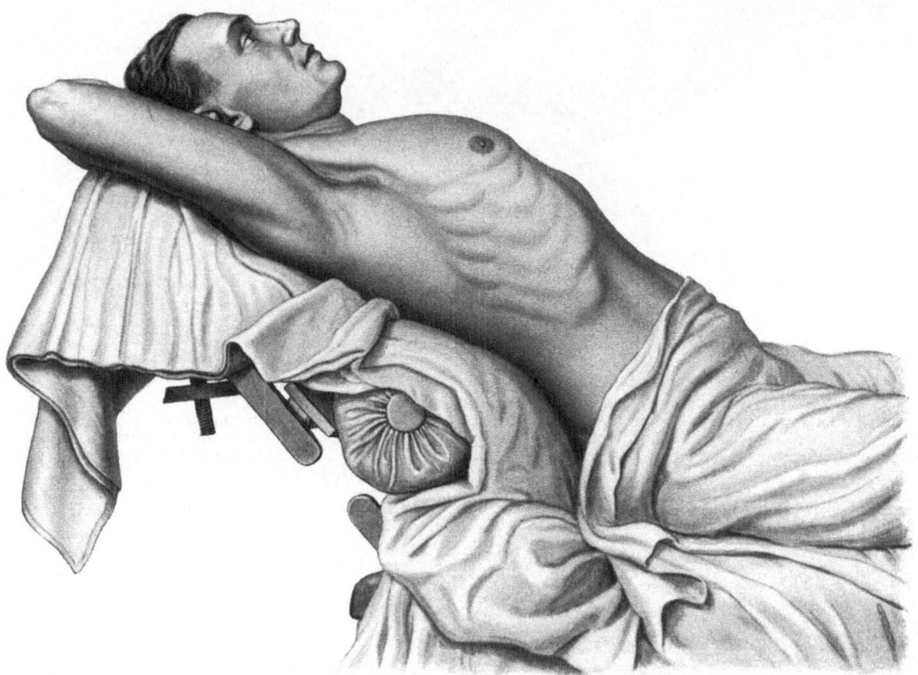

Abb. 21. Rückenlage mit Erhöhung des Brustabschnittes und Vordrängen der Brust durch eine in die Lendengegend untergeschobene Rolle. Die Zugänglichkeit zu der oberen und seitlichen Brustwand wird durch die starke Hebung des Armes erhöht.

Es soll ihnen das Lagern auf dem Operationstisch und das Anschnallen erspart werden. Wird der Eingriff in örtlicher Betäubung ausgeführt, so ist es zweckmäßig, die Empfänglichkeit der Sinne durch die vorbereitenden Einspritzungen ebenfalls schon außerhalb der Operationsräume und so rechtzeitig vorzunehmen, daß sie beim Betreten des Operationssaales voll wirksam sind. Die Abstumpfung des Gehöres kann noch durch das Verstopfen des Gehörganges mit Watte erhöht werden. Auf Wunsch können, wenn die Einrichtung dazu besteht, wie z. B. in der KIRSCHNERschen Klinik, Kopfhörer aufgesetzt und die Gedanken durch gute Musik abgelenkt werden.

2. Die Lagerung des Kranken muß in erster Linie durch die gute Zugänglichkeit an das erkrankte Organ vorgeschrieben werden. Demnach kann Rückenlage, Bauchlage, Seitenlage mit erhöhtem Oberkörper (Abb. 19), steiles Sitzen und Beckenhochlagerung (Abb. 20), Hängelage notwendig werden. Durch untergeschobene Kissen und Rollen, durch Kopfkissen, durch besonderes Erheben der Arme oder durch Anlegen derselben usw. muß das betreffende Operationsgebiet dem Operateur bequem zugänglich gemacht werden (Abb. 21). Die

meisten Chirurgen legen Wert darauf, die Kranken in der gut ausgewählten Lage auf dem Operationstisch durch Gurte und Riemen zu befestigen. Andere, z. B. GRAF, lassen die Kranken völlig frei, aber durch besonders angeordnete

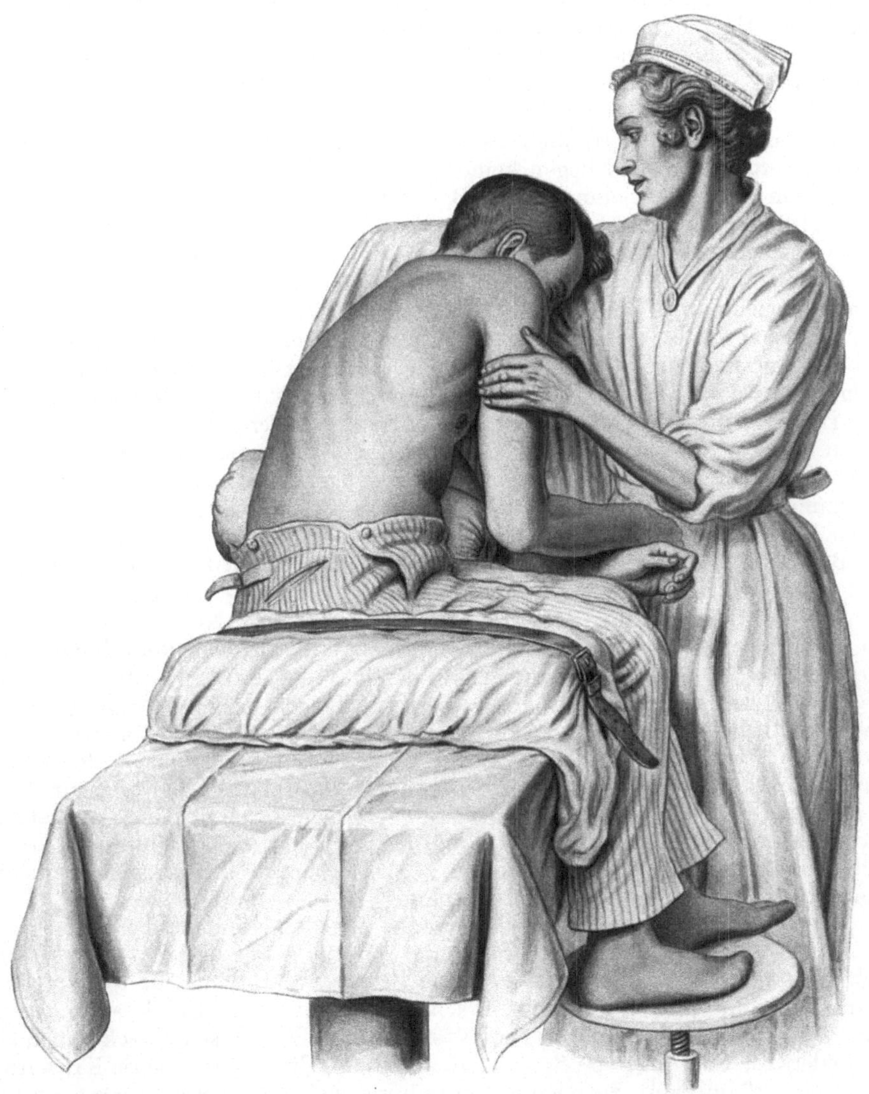

Abb. 22. Haltung und Stützung eines sehr elenden Kranken zur Ausführung einer Thorakotomie in örtlicher Betäubung.

Kissen bequem sitzen (s. S. 626). Bei vielen Eingriffen gerade an der Brust, z. B. beim Empyem, empfiehlt es sich den Kranken durch einen Wärter oder eine Schwester stützen zu lassen (Abb. 22). Das gilt für die meisten Eingriffe, die in örtlicher Betäubung ausgeführt werden. Die betreffende Hilfsperson hat die Pflicht nicht nur den Kranken durch Unterhaltung abzulenken und gelegentlich zu trösten, sondern auch dem Operateur über das Aussehen, auftretende Schmerzempfindungen, Pulsverhältnisse usw. bei der geringsten Veränderung Nachricht zu geben. Man hat diese Art der Tätigkeit auch als „psychische Narkose" bezeichnet. Diese Hilfsperson hat außerdem noch die Pflicht vom Operateur geforderte Veränderungen in der Haltung des Kranken in schonender Weise einzuleiten und durchzuführen. Ist der Kranke gelagert, so soll in der Umgebung weitgehendste Ruhe herrschen.

3. Von großer Bedeutung ist die Schmerzbetäubung bei allen Brustoperationen. Bei den äußeren Erkrankungen und Verletzungen ohne Eröffnung einer der Brusthöhlen können alle bekannten Schmerzbetäubungsverfahren zur Anwendung kommen. Handelt es sich um große Flächen, wie z. B. bei der Mammaamputation, und liegen keine besonderen Gründe dagegen vor, so empfiehlt sich die Allgemeinnarkose. Bei der Mammaamputation hat sich das Avertin, das Frauen sehr gut vertragen, in Form der Basisnarkose, in welcher Form es wohl jetzt ausschließlich verabreicht wird, bewährt. Meist sind nur geringe Zugaben von Äther nötig, auch wenn man nur 0,08—0,1 pro Kilogramm Körpergewicht gibt. Für kleinere Eingriffe, die eine Allgemeinbetäubung notwendig machen, ist sowohl das Evipannatrium als auch das Eunarkon gut zu gebrauchen. Die meisten äußeren Eingriffe werden aber in Leitungs- und örtlicher Betäubung durchgeführt werden können. Mit der Leitungsbetäubung der leicht erreichbaren Zwischenrippennerven können durch wenige Einstiche große Gebiete der Brustwand unempfindlich gemacht werden, so daß sich bei genügend langem Warten eine örtliche Umspritzung erübrigt, was besonders bei entzündlichen Erkrankungen doch von Bedeutung ist.

Bei allen Eingriffen mit Eröffnung der Brusthöhle können ebenfalls alle Narkoseverfahren zur Anwendung kommen. Auch hier wird von vielen die Leitungs- und örtliche Betäubung bevorzugt. Nur für die Eingriffe, die im Lungengewebe selbst vordringen, genügt die örtliche Betäubung häufig nicht, und zwar deshalb, weil die Gefahr der Reflexauslösung bei Berührung und Verletzung des Bronchialbaumes besteht. Solche Reflexe können unmittelbar zum Tode führen. Dagegen werden die Pleurareflexe bei guter örtlicher Betäubung ausgeschaltet. Man kann daher auch bei Eingriffen an der Pleura, zum mindesten der Pleura costalis, in weitestem Maße die Leitungs- und örtliche Betäubung zur Ausführung bringen. Selbst ausgedehnte Thorakoplastiken, die Herzbeuteleröffnung, die Eröffnung des vorderen und des hinteren Mittelfellraumes und auch die intrathorakale Speiseröhrenfreilegung sind bei guter Leitungs- und örtlicher Betäubung zugänglich.

Wie schon oben erwähnt, ist der Kranke vor dem Eingriff, besonders wenn er es wünscht, über das Wesen der Schmerzbetäubung aufzuklären. Sehr wesentlich ist eine vorausgeschickte allgemeine Schmerzbetäubung, die aber nicht so stark sein soll, daß das Bewußtsein schwer getrübt wird. Der Kranke soll ansprechbar, und der Hustenreflex erhalten bleiben. Für diesen Zweck haben sich besonders die Gemische von Scopolamin-Eukodal, Ephetonin, wie sie KIRSCHNER gibt, oder Pantopon, Scopolamin, Nembutal (Barbitursäurepräparat, das zu Basisnarkosezwecken in Amerika viel gebraucht wird) (MAGILL 1936), gut bewährt. Die eigentliche Schmerzbetäubung muß mit der höchst vorsichtigen, unter Verwendung dünnster Nadeln ausgeführten Anlage von Hautquaddeln beginnen. Auf diese Einspritzung ist der Kranke noch einmal besonders vorzubereiten. Es sind nicht mehr Quaddeln anzulegen, als unbedingt erforderlich ist. Bei ausgedehntem Operationsgebiet verwendet man am besten den KIRSCHNERschen Hochdrucklokalanästhesieapparat (Abb. 23 und Bd. V/2, S. 8). Von den perineuralen Einspritzungen soll der Kranke nicht mehr viel merken. Die Einspritzungen müssen so gewissenhaft vorgenommen werden, daß der Arzt selbst vertrauensvoll seinen ersten Schnitt machen kann, dann wird er auch das Vertrauen des Kranken ohne weiteres für die Dauer des Eingriffes für sich haben. In diesem Sinne ist es besonders wichtig mit dem Eingriff nicht zu früh zu beginnen. Daher müssen besonders die perineuralen Einspritzungen immer mindestens $^1/_4$ oder $^1/_2$ Stunde vor dem Eingriff durchgeführt werden. Muß man früher einschneiden, so ist es unerläßlich, die Schmerzbetäubung durch örtliche Umspritzung zu unterstützen. Bei vielen Eingriffen, insbesondere bei den Brustfelleiterungen und gewissen Formen des Lungenabszesses, auch bei den Bronchiektasien, kann auf die Einleitung eines Druckdifferenzverfahrens verzichtet werden. In neuerer Zeit ist besonders von englischen, französischen und amerikanischen Chirurgen die Notwendigkeit, Druckdifferenzapparate zu verwenden, bestritten. Delagenière, Duval, Aurousseau, Paitr, H. Brunn, Roberts, Edwards u. a. haben die Erfahrung gemacht, daß ein langsam eintretender Pneumothorax keine wesentlichen Störungen von Atmung und Kreislauf herbeiführt, insbesondere dann nicht, wenn man durch einen vorausgeschickten künstlichen Pneumothorax die Kreislauf- und Atmungsänderung gewissermaßen vorbereitet hat. In allen diesen Fällen kann selbst ein breit offener Pneumothorax, wie er bei Lungenlappenentfernung oder Eingriffen an der Brustspeiseröhre nötig ist, keinen wesentlichen Schaden mehr stiften. Auch Kirschner hat während einer Lungenlappenentfernung ohne Überdruckapparat operiert, hat den Pneumothorax aber im

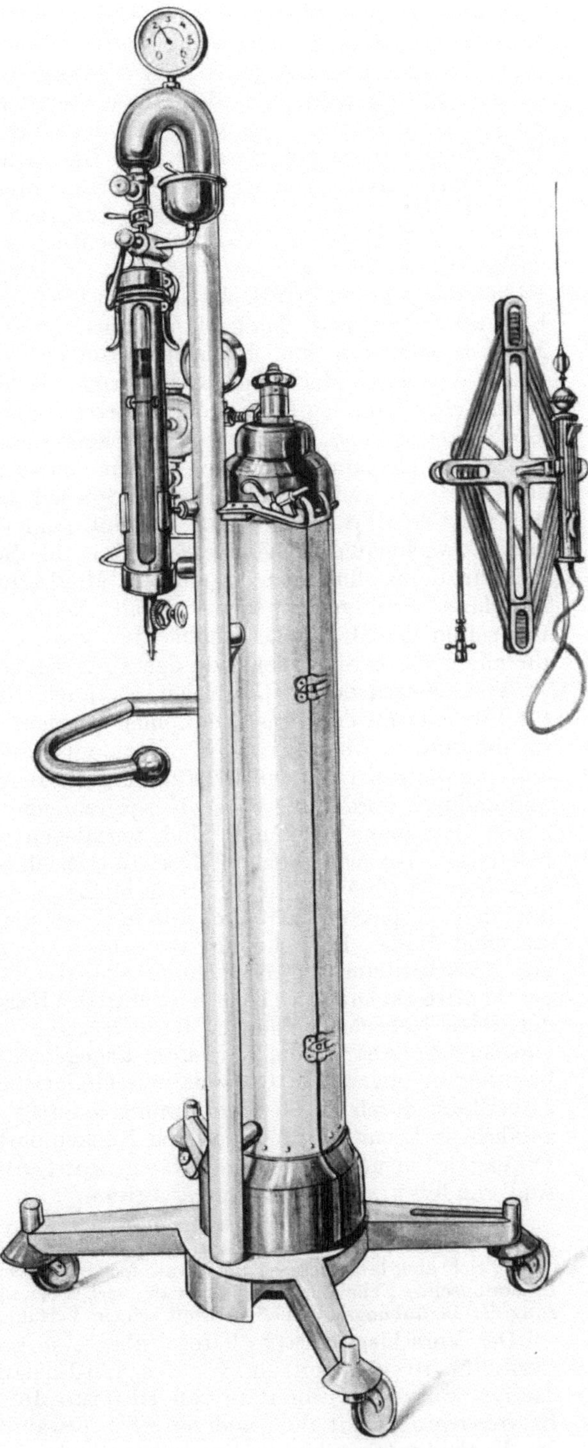

Abb. 23. Apparat zur Ausführung der Hochdrucklokalanästhesie nach Kirschner. Großes Modell. Rechts der auswechselbare, auskochbare Schlauchträger. Aus Bd. V/2, S. 8, dieser Operationslehre.

Anschluß an den Eingriff durch Absaugen, wie das z. B. ein Teil der amerikanischen Chirurgen, und auch HOLST empfohlen haben, mit dem Pneumothoraxapparat beseitigt (s. S. 385). SAUERBRUCH hat wohl mit Recht darauf aufmerksam gemacht, daß der offene Pneumothorax nicht selten gefährliche Zufälle herbeiführen kann und daß der Tod nicht immer ein Lungen- oder Reflextod, sondern ein Herztod ist. Das trifft allerdings wohl hauptsächlich für Brustwandverletzungen mit plötzlicher breiter Eröffnung des Brustraumes zu, z. B. für die Kriegsverletzungen, während die Gefahr beim operativ eingeleiteten Pneumothorax dadurch wesentlich geringer ist, da man die Luft zunächst durch einen kleinen Einschnitt eindringen läßt. Aber auch in solchen Fällen, das geht aus den Beobachtungen besonders auch der englischen Chirurgen bei der einzeitigen Lungenlappenentfernung hervor, können bedrohliches Mediastinalflattern und Kreislaufstörungen beobachtet werden. Wenn man auch dieses durch Hervorziehen der Lunge bis zu einem gewissen Grade unschädlich machen kann, so ist diese und die vielen zu demselben Zweck angegebenen Möglichkeiten (s. S. 11 und 80) doch kein ausreichendes Hilfsmittel im Gegensatz zu der gleichmäßigen Wirksamkeit eines Druckdifferenzapparates. Da wir auch heute noch nicht in der Lage sind in jedem einzelnen Falle die Festigkeit des Mittelfelles zu erkennen, so muß man wohl SAUERBRUCH Recht geben, daß es zweckmäßig ist bei der Eröffnung der Brusthöhle Überdruck einzuleiten und ihn dann allmählich bis auf ein Mindestmaß einzuschränken. Man kann ihn dann auch ganz weglassen, falls keine gefahrdrohenden Erscheinungen von seiten des Mittelfelles beobachtet werden. Zum mindesten muß man ihn für alle Fälle bereitstellen, wie das auch KILLIAN (1932) fordert.

Von verschiedenen Chirurgen ist auch die Rückenmarksbetäubung für Eingriffe an der Brust empfohlen worden, von den meisten allerdings nur für die unteren Abschnitte. Es gelingt mit diesem Verfahren von einem Punkte aus eine weitgehende Schmerzbetäubung im Bereich des Rumpfes durchzuführen und dadurch werden die vielen Einspritzungen, die bei einer Leitungs- und örtlichen Betäubung notwendig sind, vermieden. Andererseits drohen außer den bekannten, bei jeder höheren Dosierung beobachteten Störungen der Lumbalanästhesie (Erbrechen, die oft bedrohliche Blutdrucksenkung und heftige langdauernde Kopfschmerzen) im Anschluß an die hohe Spinalanästhesie in verstärktem Maße. Dazu kommt auch noch die größere Gefahr des Aufsteigens des Anästhetikums im Rückenmarkskanal und die dadurch bedingte Gefahr der Atmungslähmung beim Erreichen des Halswirbelkanales. Zur Vermeidung der üblen Nebenerscheinungen und Gefahren der hohen Spinalanästhesie sind verschiedene Abänderungsverfahren angegeben worden, die entweder die Ausbreitung in ungewollte Gegenden verhindern und beschränken, oder das Anästhetikum durch starke Verdünnung ungiftig machen sollen, so daß nur ungefährliche Lösungen in den oberen Rückenmarkskanal hineingelangen können. Die ersten Versuche dieser Art der sog. kontrollierbaren Spinalanästhesie sind von PITKIN (1928) gemacht worden.

Er verwendete ein von ihm zusammengestelltes, Novocain enthaltendes Präparat (Spinocain), das mit bestimmter Technik in den Lumbalkanal eingespritzt wurde, hier nicht diffundierte, sich aber besonders bei der fraktionierten Einverleibung an Ort und Stelle mit dem Liquor mischte. Er hat seine Technik später verbessert, aber eine einigermaßen sichere Begrenzung der Betäubungszone ließ sich mit seinem Verfahren nicht durchführen (KIRSCHNER).

Der Vorschlag PITKINs leitete aber eine größere Zahl ähnlicher Versuche (ETHERINGTON-WILSON) ein, von denen in England und Amerika augenscheinlich das am weitesten verbreitete von HOWARD JONES (1930) ausgearbeitet wurde. Er versuchte es mit dem anderen oben erwähnten Grundsatz und verwendete das Perkain (ein Chinolinderivat) in starker Verdünnung 1:2000—1:1000 in hypotonischer Kochsalzlösung.

Die Wirkung des Perkain ist 20mal so stark, als die des Novocains. Da die Lösung spezifisch leichter als der Liquor und bei der starken Verdünnung wenig giftig ist, andererseits aber besondere Neigung zur Ausschaltung der motorischen Nerven besitzen soll, so kann sie in größeren Dosen eingespritzt werden. Nach JONES ist der Rückenmarkskanal kein mit freier Flüssigkeit gefüllter Raum, sondern entspricht in seinem Bau mehr sehr aufgelockertem Gewebe, in dem sich die Flüssigkeit, ähnlich wie im Unterhautzellgewebe, langsam ausbreitet. Die Menge der Flüssigkeit schwankt je nach der jedesmal festgestellten Länge der Wirbelsäule zwischen 15 und 20 ccm. Die Einspritzung erfolgt zunächst in Seitenlage fraktioniert. Für die Ausschaltung der Dorsalwurzeln wird sie zwischen dem 1. und 2. Lendenwirbel vorgenommen. Nach 5—10 Minuten Bauchlage wird der Patient auf den Rücken gelegt, dann tritt erst Schmerzbetäubung der vorderen Wurzeln ein infolge des Aufsteigens der spezifisch leichteren Lösung. Je länger die Operation dauern wird, desto höher muß die Konzentration sein. Die höchste Menge, die in Frage kommt, sind 18 mg. Das Verfahren hat sich als zweckmäßig erwiesen und weite Verbreitung gefunden, besonders in England und Amerika, aber auch in Belgien und Skandinavien. Die meisten Narkotiseure und Chirurgen haben Gutes berichtet (SEBRECHTS 1935, MAGILL 1936, LAGERGREN 1937, HARRIS und RINK 1937, LAKE 1938, JENSEN 1938, FINLEY 1938 u. a.).

MAGILL und HARRIS und RINK haben das JONESsche Verfahren auch für ausgedehnte Brustoperationen erfolgreich zur Anwendung gebracht, die letzteren z. B. bei einer vollständigen Lungenflügelentfernung. Nach MAGILL ist es zweckmäßig, die Spinalanästhesie nach JONES durch Vorinjektionen von Omnopon-Scopolamin und intravenös so viel Nembutal, daß gerade Ruhe und Bewußtseinsverlust eintreten, zu unterstützen. Reicht die Schmerzbetäubung nach oben nicht aus, so soll man die Novocaindosis nicht erhöhen, sondern durch Hinzufügen einer örtlichen Betäubung oder einer leichten Inhalationsnarkose, meist durch Lachgas, die notwendige Schmerzlosigkeit zu erreichen versuchen. Die Art der Verabreichung nach JONES hat nach übereinstimmender Ansicht der Autoren den Vorteil, daß der Abfall des Blutdruckes geringer ist als bei anderem Vorgehen. Daher ist die vorherige Verabreichung von Ephetonin nicht unbedingt nötig. Nach der Operation sollen die Kranken noch eine Zeitlang in leichter Beckenhochlagerung bleiben. Erst allmählich wird die Brust gehoben, da für Besserung der Atmung eine sitzende Lage erreicht werden muß.

Werden andere Mittel verwendet, insbesondere in größeren Dosen, so muß Ephedrin oder Ephetonin zugegeben werden. PITKIN hat die Ephedrindosis je nach der Höhe der Anästhesie im Rückenmarksraum festgelegt.

Die älteren Verfahren der Spinalanästhesie sind auch neuerdings zur Schmerzbetäubung in der Brustchirurgie zur Anwendung gekommen. NEWTON (1935) hat ausgedehnte Thorakoplastiken mit stark verdünnter Neocainlösung vorgenommen.

Nach vorheriger Injektion von 0,03 Pantopon und 0,05 Ephedrin intramuskulär wird der Kranke in Beckenhochlagerung gebracht und auf die kranke Seite gelagert. Zwischen dem 2. und 3. Lendenwirbeldorn werden, mit Liquor vermischt, 250 mg Neocain eingespritzt. Bei kleineren Dosen muß Lachgasnarkose zu Hilfe genommen werden. Während des Eingriffes befindet sich der Kranke in leichter Beckenhochlagerung und Bauchlage, die auch im Bett zuerst beibehalten werden soll.

NORRLIN (1937) hat bei vielen Thorakoplastiken fast ausschließlich Tropakokain verwendet. Bei vielen reichte die Anästhesie aus, bei anderen mußten zur Resektion der 1. und 2. Rippe manchmal örtliche Umspritzung des Operationsgebietes, oder auch einige Tropfen Chloräthyl, zu Hilfe genommen werden.

1931 hat KIRSCHNER seine gürtelförmige Spinalanästhesie empfohlen. Sein Verfahren ist in Bd. V/2, S. 20 dieser Operationslehre ausführlich beschrieben. Es unterscheidet sich von den vorher genannten Verfahren dadurch, daß die anästhesierende Plombe in eine genau bestimmte Höhe des Wirbelkanales gebracht wird und so eine genauer begrenzte Anzahl von Wurzeln ausschaltet. Infolgedessen führt sie am sichersten den gewünschten Grad von Schmerzbetäubung herbei mit einem Mindestmaß von Nebenerscheinungen, insbesondere von gefährlicher Blutdrucksenkung. Die Zusammensetzung der

Plombe ist folgende: Perkain 0,25 g, Dextrin 0,90 g, Alkohol (100%ig) 11,60 g, Mononatriumphosphat 0,2126 g, Aqua dest. ad 100 ccm. Das spezifische Gewicht beträgt 0,9869, ihre Viskosität bei $25^0 = 1{,}39$. Die Ausführung der KIRSCHNERschen gürtelförmigen Spinalanästhesie ist gegenüber den ersten Veröffentlichungen wesentlich vereinfacht worden (s. Bd. V/2, S. 22). Die obere Grenze der gürtelförmigen Betäubungszone liegt bei der hohen Spinalanästhesie oberhalb des Schwertfortsatzes, darf aber die Brustwarzenhöhe nicht überschreiten. Sie ist daher auch im wesentlichen für die Eingriffe an den Nieren und den oberen Harnleiterabschnitten gedacht. Eingriffe an den unteren Rippen könnten damit auch zur Ausführung kommen.

Die Spinalanästhesie wurde, wie wir sehen, bisher nur selten für Eingriffe im Bereich der Brustorgane zur Anwendung gebracht. Treibt man sie zu hoch, so besteht die Gefahr der Atmungslähmung und bei Versuchen die Anästhesie hochzutreiben, sind mehrfach Todesfälle beobachtet worden. Wir halten es daher nicht für richtig, die Spinalanästhesie bei Operationen im Bereiche der Brustorgane zu verwenden, da sie gefährlich ist, wenn sie für alle Eingriffe ausreichen soll. Nimmt man ihr die Gefahr, so ist ihre Wirkung räumlich zu weit eingeschränkt.

Zu erwähnen ist in diesem Zusammenhang auch noch die symmetrische Epiduralanästhesie (PAGÉS 1921), ausgearbeitet von DOGLIOTTI (1931). Dieses Verfahren hat eine Reihe von Anhängern gefunden, die sich sehr zufrieden über seine Anwendung äußerten (GUTIÉRREZ 1932, LOMPA und BECK 1933, RIZZI 1935, v. LICHTENBERG 1935, KRAAS 1935, 1937, PIERI 1937). Die Schwierigkeit des Verfahrens beruht in der Technik der Einspritzung einer immerhin größeren Menge von Novocain (DOGLIOTTI), Pantocain (KRAAS 1937) in den Epiduralraum. Wenn auch die Technik von den verschiedenen Autoren heute so ausgearbeitet ist, daß ein versehentliches Eindringen in den Duralsack vermieden werden kann (DOGLIOTTI 1931, GUTIÉRREZ 1932), so besteht trotzdem keine unbedingte Sicherheit. Das Verfahren ist im wesentlichen bei urologischen und Bauchoperationen zur Anwendung gekommen. Von einer Anwendung bei Brustoperationen ist bisher nur wenig bekannt geworden (PIERI 1937, SEMB 1937 s. S. 578).

Abgesehen von der Leitungs- und örtlichen Betäubung findet bei Eingriffen im Brustraum die Allgemeinnarkose die weiteste Verwendung. Bei Eingriffen, die sich auf das Lungengewebe selbst erstrecken, ist, wie schon oben bemerkt, die Allgemeinnarkose allen übrigen, d. h. auch der örtlichen Betäubung, vorzuziehen, da die Gefahr der Reflexauslösung wegfällt, und da sie sich sehr gut und in einfachster Weise mit dem Überdruckverfahren vereinigen läßt. Die übrigen, heute in der Chirurgie vielfach zur Anwendung kommenden allgemeinen Schmerzbetäubungsmittel, die durch den Darm oder das Venensystem verabreicht werden, spielen bei Eingriffen in der Brusthöhle insofern eine verhältnismäßig geringe Rolle, als sie entweder die Atmung beeinträchtigen und gleichzeitig eine zu lange Nachwirkung haben, wie das Avertin, oder ihre Wirkung zu flüchtig ist, so daß sie nur für kurze Eingriffe ausreichen. Beispiele dafür sind das Evipannatrium und das Eunarkon. Mit diesen Mitteln kann man unter Umständen die Narkose einleiten. In England und Amerika wird zu diesem Zwecke das Nembutal auch als Basisnarkosemittel empfohlen.

Zur Allgemeinnarkose stehen daher in der Lungenchirurgie die Inhalationsnarkotika noch immer an erster Stelle. Sie können alle zur Anwendung kommen. Es hat sich als zweckmäßig erwiesen, durch vorherige Einspritzung von Morphium-Atropin oder besser Dilaudid-Atropin oder auch Scopolamin-Eukodal-Ephetonin (KIRSCHNER), die Unannehmlichkeiten des ersten Beginnes, und besonders auch die Reizerscheinungen der Schleimhäute herabzusetzen. Als ungefährlichstes Mittel gilt auch heute noch die Äthernarkose, deren Durchführung besonders im Beginn für den Kranken wenig angenehm ist. Der Äther läßt sich gut in einem Narkoseapparat mit Sauerstoff und auch im Überdruckapparat verwenden. Die früher vielfach gefürchteten Lungenkomplikationen sind nach vorheriger Verabreichung von Morphium-Atropin usw. nur selten zu beobachten. Eine weitere Verbesserung bringt die Verwendung der vorgewärmten Ätherdämpfe, wie sie heute durch verschiedene Apparate (TIEGEL), auch am neuesten Modell des Überdruckapparates HENLE-HAERTEL ermöglicht wird (s. S. 59). Das Chloroform bietet die bekannten Vorteile, ist aber in der Lungenchirurgie, wie auch

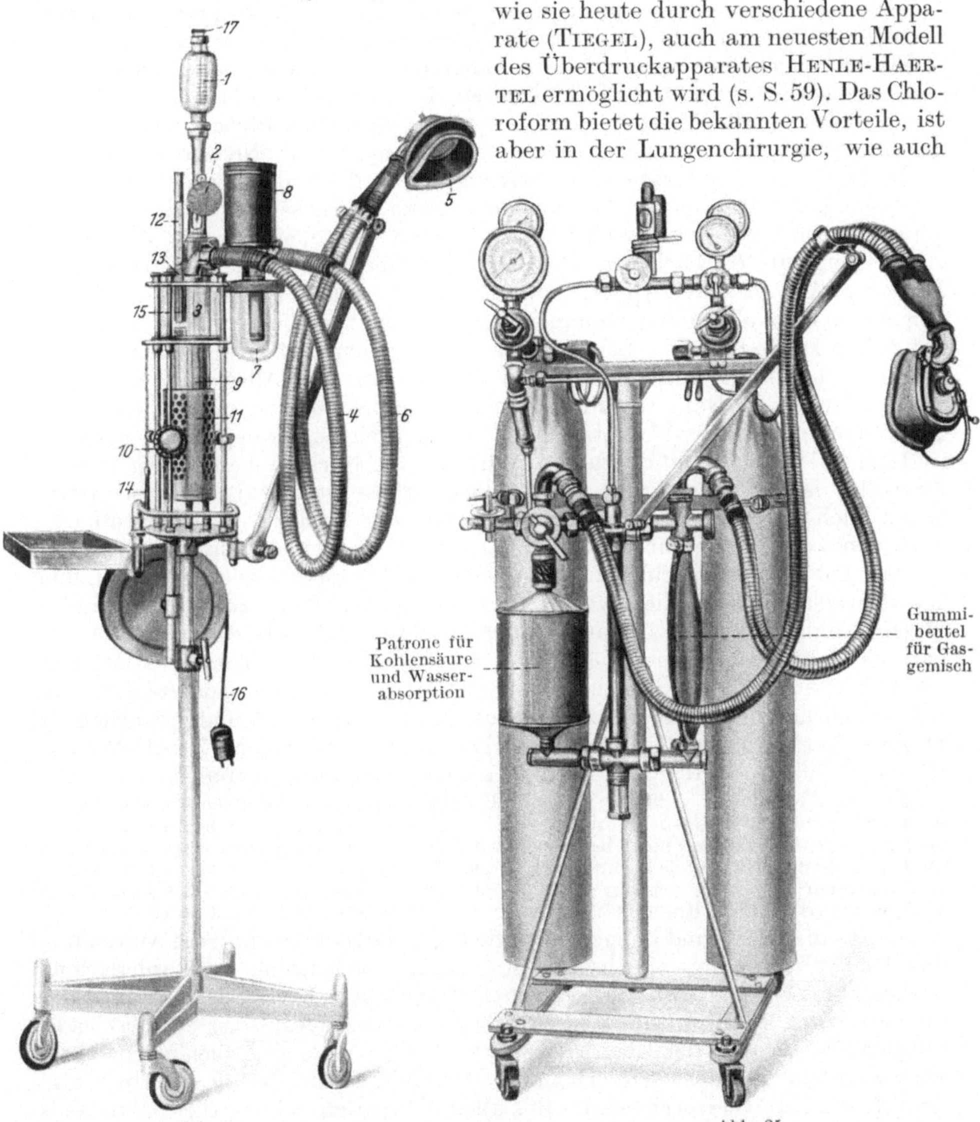

Abb. 24. Abb. 25.

Abb. 24. Apparat für Narkose mit überhitztem Ätherdampf nach TIEGEL. *1* Ätherglas. *2* Regelventil für Ätherzufuhr. *3* Verdampfkammer. *4* Schlauch zur Maske. *5* Maske. *6* Ausatmungsschlauch. *7* Wasserventil. *8* Adsorptionsfilter. *9* Wasserbehälter der Heizvorrichtung. *10* Stellschraube für die Heizung. *11* Elektrische Heizvorrichtung. *12* Thermometer. *13* Lochmutter für Thermometer. *14* Stift zum Drehen der Lochmutter. *15* Glasstutzen zur Füllung des Wasserbehälters (*9*). *16* Kabel für die Heizvorrichtung. *17* Verschlußschraube des Ätherglases (Drägerwerk Lübeck).

Abb. 25. Apparat zur Lachgas-Äther-Sauerstoffnarkose nach SUDECK-SCHMIDT. Links: Sauerstoffbombe. Rechts: Lachgasbombe. Das Modell (Drägerwerk Lübeck), mit Kreisatmung zur Gasersparnis, erlaubt genaue Dosierung der Gase. Die Ausatmungsluft wird in einer Patrone von Kohlensäure und Wasserdampf befreit. Der Apparat wird auch mit Zusatzgerät für Kohlensäure und mit Überdruckvorrichtung geliefert.

sonst, nur dann zur Anwendung zu bringen, wenn keinerlei Herz-, Leber- oder Nierenschädigungen bestehen. Auch das Chloroform läßt sich gut im

Sauerstoffnarkose- und Überdruckapparat verwenden. Besondere Bedeutung hat die Lachgasnarkose in der Lungenchirurgie gewonnen. Sie hat zweifellos viele Vorteile insofern, als das Gas nicht explosibel, also die Anwendung eines Diathermieapparates erlaubt, und der Narkotisierte sehr leicht erweckt und zum Aushusten angehalten werden kann. Andererseits wird von vielen, auch angelsächsischen Chirurgen und Narkotiseuren, hervorgehoben, daß gerade in der Lungenchirurgie die dauernde leichte Zyanose, die große Blutungsneigung und die oft spastische Atmung (Preßatmung) unangenehme Nebenerscheinungen sind. Auch eine verstärkte Shockneigung durch die ungenügende Sauerstoffversorgung, die fast immer bei genügend tiefer Narkose beobachtet wird, ist eine unangenehme Nebenerscheinung. Es gibt heute eine große Zahl guter Narkoseapparate für Lachgasnarkose auch mit Überdruckeinrichtung (HAERTEL, DRÄGER) (Abb. 25), der Apparat von FRANKEN (s. Bd. V/2, S. 3). Mit diesem Apparat können alle in Frage kommenden Gasarten zugeführt werden. Trotzdem hat sich in Deutschland die Lachgasnarkose nie in dem Maße eingebürgert, wie in den angelsächsischen Ländern. Es liegt das wohl im wesentlichen daran, daß in diesen Ländern die Narkose von Berufsnarkotiseuren ausgeführt wird, die naturgemäß eine größere Sachkenntnis und Übung besitzen als der junge Arzt, der in Deutschland gewöhnlich zur Ausführung der Narkose herangezogen wird. Zweifellos ist die Ausführung der Lachgasnarkose verhältnismäßig schwierig. Wenn auch durch die neuzeitlichen Apparate der Zusatz von Sauerstoff oder auch von weiteren Betäubungsmitteln technisch viel leichter durchzuführen ist als mit früheren Konstruktionen, so bleibt die Schwierigkeit der Erkennung des richtigen Einsatzes dem vorbehalten, der große Übung in der Ausführung dieses Verfahrens besitzt. Da auch in den angelsächsischen Ländern die Lachgasnarkose vielfach als unzureichend bzw. auch gerade für Lungenoperationen als nicht zweckmäßig betrachtet wird, hat man andere Gasarten ausprobiert. Das Narcylen hat sich nicht bewährt, da es oft nicht ausreicht und gefährlich ist. Dagegen hat das 1929 von LUCAS und HENDERSON ausprobierte Zyklopropan (FREUND 1882) scheinbar das Lachgas an vielen Stellen verdrängt.

In Deutschland hat es bisher keine praktische Bedeutung gewonnen, obwohl es von KILLIAN schon 1936 untersucht und in vieler Beziehung für gut befunden wurde. Es ist aber bisher in Deutschland nicht hergestellt worden und der Bezug aus Amerika war durch die hohen Kosten des Mittels beeinträchtigt. Das Zyklopropan hat aber bei geringer Giftigkeit scheinbar große Vorzüge vor allen übrigen zur Narkose verwendeten Gasen (AMIOT 1937, ROWBOTHAM 1937, ROBBINS 1937, GEBAUER und COLEMAN 1938, GHIRON, GOSSET 1938).

4. Für die Brust- und Lungenchirurgie ist, wie schon erwähnt, die Anwendung des Druckdifferenzverfahrens von großer Bedeutung. Die Inhalationsnarkosen lassen sich fast alle ohne Schwierigkeiten mit Überdruckapparaten in Verbindung bringen. Sie sind so gekuppelt, daß sowohl das Schmerzbetäubungsmittel als auch der Überdruck für sich allein, aber auch beide gemeinsam zur Anwendung gebracht werden können. Dasselbe gilt auch für die Intubations- und Insufflationsnarkosen. Bei allen Eingriffen mit starker Sekretionsansammlung im Bronchialbaum sind die Überdrucknarkosen gefährlich, da die Gefahr der Aspiration in gesunde Lungenabschnitte bei Aufhebung des Bewußtseins und des Hustenreflexes mehr als bei einfacher Inhalationsnarkose besteht. Dasselbe gilt in noch höherem Grade für die Insufflationsnarkose, besonders dann, wenn die Atmungstätigkeit durch die Insufflation ausgeschaltet wird. Daher soll bei starker Sekretstauung im Bronchialbaum die Anwendung von Überdruck jeder Art vermieden werden, es sei denn unter den besonderen Bedingungen, wie sie durch die Einführung der Sekretabsaugvorrichtung von MAGILL (1936) u. a. geschaffen worden sind (s. S. 363). Bei seinen experimentellen Versuchen der transthorakalen Speiseröhrenfreilegung zur Entfernung des Karzinomes der Brustspeiseröhre glaubte v. MIKULICZ (1896, 1898, 1902), daß

die Fehlschläge, die er dabei erlitt, auf die schweren Erscheinungen, die durch den breit offenen Pneumothorax bedingt waren, zurückgeführt werden müßten (s. unten). Um die Pneumothoraxfolgen auszuschalten, mußte er unwirksam gemacht werden, ohne daß dadurch die Zugänglichkeit zum Operationsgebiet beeinträchtigt wurde. Dies war die Aufgabe, die v. MIKULICZ seinem Schüler SAUERBRUCH stellte.

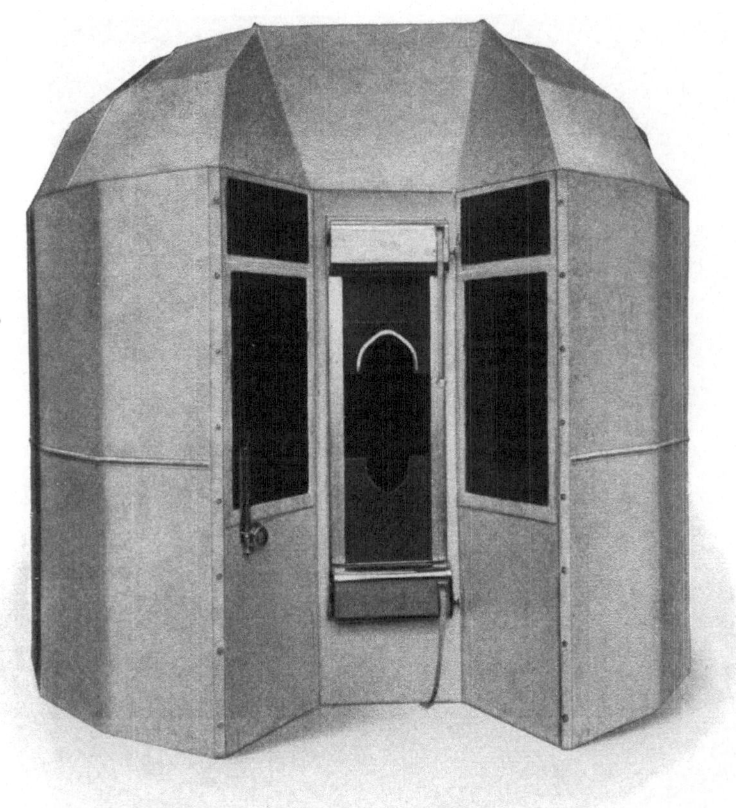

Abb. 26. Transportable Unterdruckkammer nach SAUERBRUCH. (Aus SAUERBRUCH, Chirurgie der Brustorgane I/1, 1928.)

1904 erschien die große Arbeit SAUERBRUCHs „Zur Pathologie des offenen Pneumothorax und die Grundlagen meines Verfahrens zu seiner Ausschaltung". Die schweren Atmungs- und Zirkulationsstörungen, die sich unmittelbar an das Auftreten eines breit offenen Pneumothorax anschließen, sind bedingt zunächst durch das sog. Mediastinalflattern (GARRÈ). Dadurch wird der Gasaustausch beeinträchtigt, und es stellt sich durch Reiz des Atmungs- und Herzzentrums eine Verlangsamung und Vertiefung der Atmung, eine Herabsetzung der Schlagfolge und Vergrößerung des Schlagvolumens des Herzens ein. Dazu kommt die von L. BRAUER als Pendelluft bezeichnete Störung, durch die ein gewisses Luftquantum zwischen der Pneumothoraxlunge und der gesunden Lunge, ohne daß die Luft nach außen treten könnte, während der Atmung hin und her geschoben wird. SAUERBRUCH hat auf Grund seiner Untersuchungen die Ursache für die

Atmungsstörungen in einer besonderen Kreislaufveränderung beim Pneumothorax zu finden geglaubt. Diese Begründung ist nicht von allen Seiten anerkannt worden.

SAUERBRUCH hatte zuerst angenommen, daß die bedrohlichen Erscheinungen bei Pneumothorax die Folge einer Blutüberfüllung der Pneumothoraxlunge sei. Die Blutmenge, die der gesunden Lunge zugeführt wird, wird dadurch vermindert. So kommt es zu der

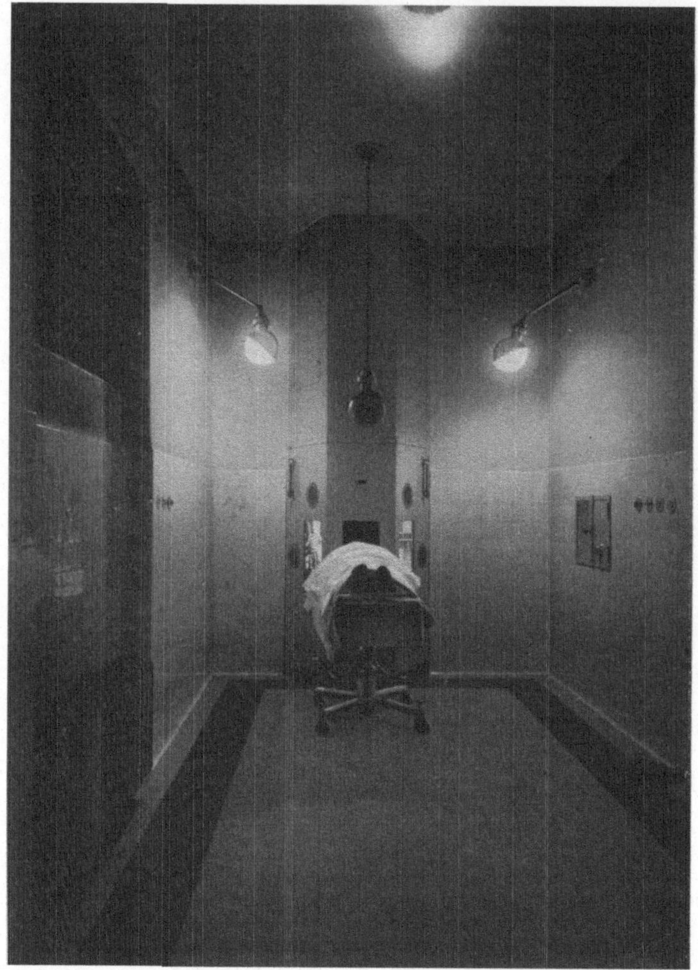

Abb. 27. Innenansicht der Unterdruckkammer in der Chirurgischen Klinik zu München. (Aus SAUERBRUCH, Chirurgie der Brustorgane I/1, 1928.)

Atmungsstörung, trotz der ausgleichenden Mehrarbeit der gesunden Lunge. Wenn auch diese Tatsache nicht bestätigt werden konnte, mußte BRUNS zugeben, daß die gesamte Blutmenge in beiden Lungen geringer war als bei einem Tier ohne Pneumothorax. Infolgedessen wird eben doch der Gesamtgaswechsel herabgesetzt.

Wenn auch die Begründung für die Atmungsstörungen, wie sie SAUERBRUCH gegeben hatte, nicht voll anerkannt werden konnte, so muß doch ohne weiteres zugegeben werden, daß beim offenen Pneumothorax durch die Erzeugung eines sinngemäß angebrachten Druckunterschiedes zwischen Bronchialbaum und Lungenoberfläche alle Erscheinungen des Pneumothorax praktisch aufgehoben werden konnten. Diese Einrichtung konnte entweder unter Anwendung eines Unterdruck- oder des Überdruckapparates in die Tat umgesetzt werden.

Beim ersteren wird der Körper des Tieres in eine Kammer gebracht, die allseitig, auch am Halse des Tieres, luftdicht abgeschlossen ist. In dieser Kammer wird der Luft-

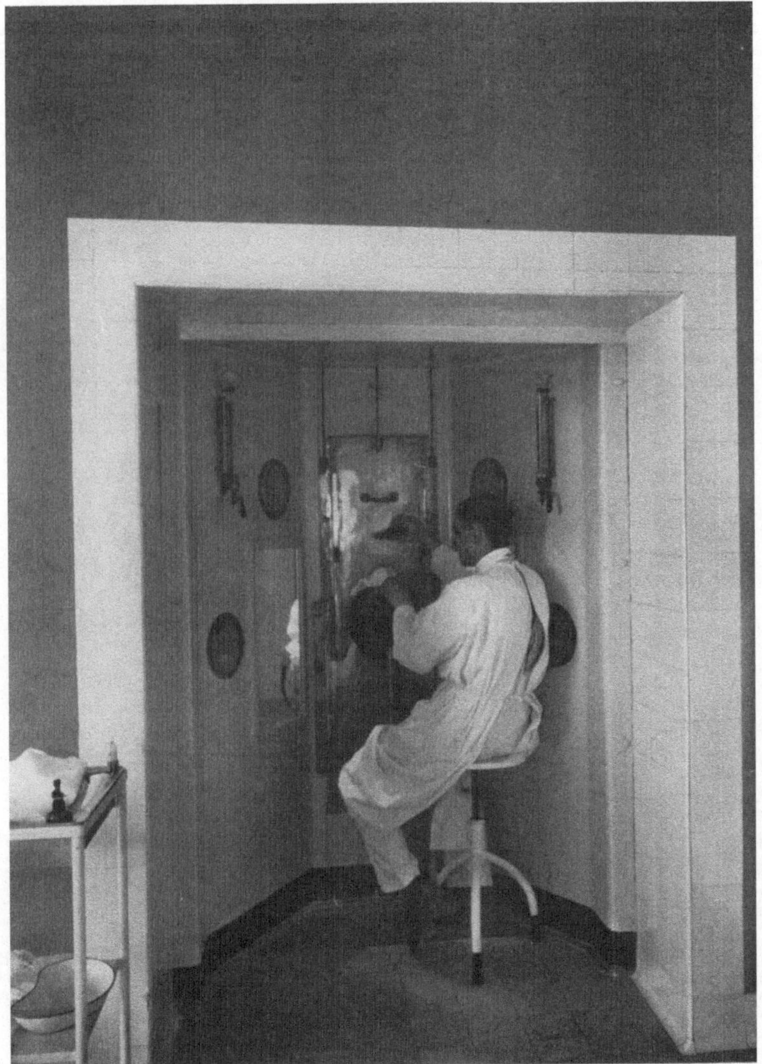

Abb. 28. Narkosenische der Münchener Unterdruckkammer. (Aus SAUERBRUCH, Chirurgie der Brustorgane I/1, 1928.)

druck durch gleichmäßiges Absaugen der Luft auf eine gleichbleibende Höhe um 6—8 mm Quecksilber erniedrigt. In dieser sog. Unterdruckkammer kann dann die Brusthöhle breit eröffnet werden, ohne daß Atmungs- und Kreislaufstörungen entstehen. Der Grundsatz des Überdruckapparates besteht darin, daß der Kopf des Tieres in eine luftdicht abgeschlossene Kammer gebracht wird und daß der Druck in dieser Kammer um 6—8 mm Quecksilber erhöht wird. Nach Einsetzen des Überdruckes kann der Brustkorb des Tieres ebenfalls, ohne Kreislauf- und Atmungsstörungen zu befürchten, eröffnet werden.

Sauerbruch hat diese beiden Verfahren experimentell durchgeprüft und hat sich schließlich für das Unterdruckverfahren entschlossen, da es ihm aus den verschiedensten Gründen den physiologischen Verhältnissen näherzukommen schien als das Überdruckverfahren. Zur gleichen Zeit hat sich L. Brauer für den Überdruckapparat entschieden, und es erhob sich nun zunächst ein Streit über die Wertigkeit der beiden Verfahren.

Brauer hat die theoretischen Einwände gegen das Überdruckverfahren nicht anerkannt und verschiedene Nachuntersucher (Seidel 1907, de Mayer, Dreyer und Spannaus 1909) haben ihm im wesentlichen Recht gegeben. Sauerbruch konnte allerdings auf

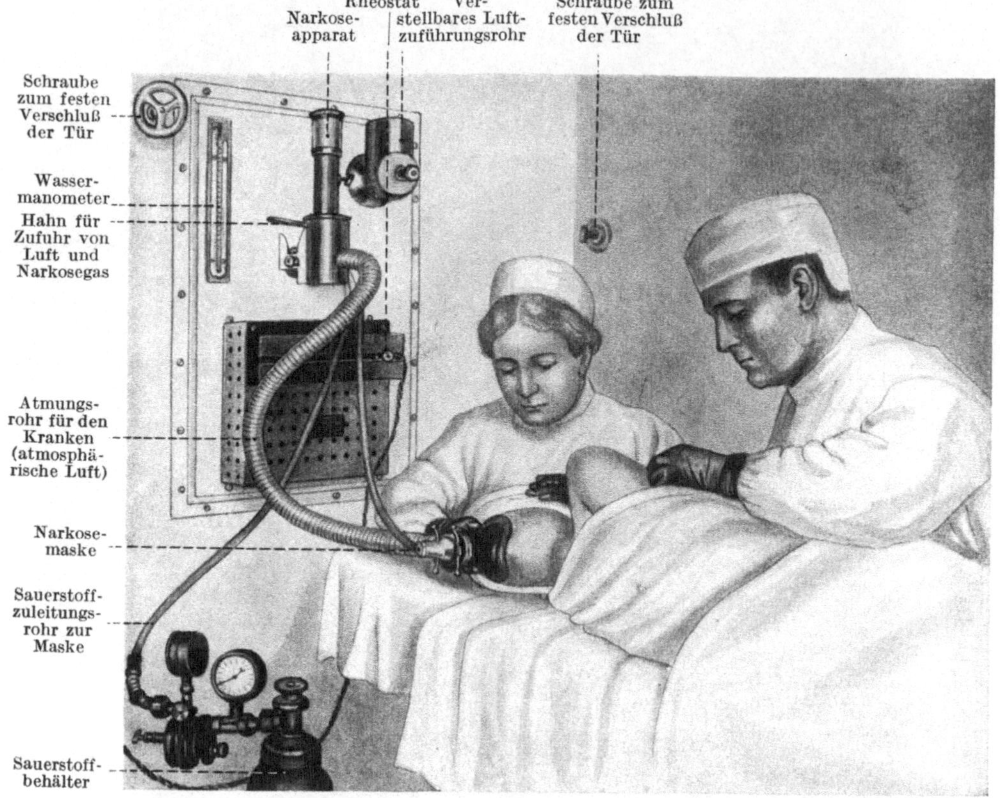

Abb. 29. Inneres der Unterdruckkammer nach Giertz. Durch den Atmungsschlauch mit der luftdicht aufgesetzten Maske wird dem Kranken außer atmosphärischer Luft auch das Betäubungsmittel zugeführt. Der Apparat hat den Vorteil, daß sich der Kopf des Kranken nicht außerhalb der Kammer befindet. (Aus Dtsch. Z. Chir. **126**, 1914.)

Grund der Beobachtungen von Schenck und Graf Spee nachweisen, daß doch gewisse Unterschiede auch in der Druckwirkung auf die Lungenkapillaren zugunsten des Unterdruckverfahrens sprachen. Auch Tiegel (1911 und 1912) vertrat auf Grund zahlreicher Tierversuche diesen Standpunkt. Diese Unterschiede sind allerdings für die Praxis ohne Bedeutung, so daß man schon 1910 zu der Überzeugung kam, daß ein grundsätzlicher Unterschied zwischen den beiden Verfahren nicht bestehe, daß zum wenigsten keine Bedenken gegen das Überdruckverfahren angebracht erscheinen (Sauerbruch 1910).

Die ersten Jahre nach den grundlegenden Feststellungen Sauerbruchs waren der Konstruktion von Apparaten für die praktische Anwendung des Verfahrens in der Chirurgie gewidmet. Es setzte sich verhältnismäßig langsam durch. Daran war zum Teil die Schwierigkeit, eine gute Sauerbruchsche Kammer zu beschaffen, schuld. Nachdem zunächst behelfsmäßige Räume aufgebaut worden waren (SAUERBRUCH 1904, WILMS 1904), wurde dann eine Reihe von Kammern konstruiert, die in zweckmäßiger Form und Größe das Operieren mit 1—2 Assistenten gestatteten.

Eine der großen Schwierigkeiten bestand zunächst darin, daß das Abdichten des Kopfes, der ja außerhalb der Kammer liegen mußte, mit einer Gummimanschette auf Schwierigkeiten stieß. Sobald der Unterdruck in der Kammer hergestellt war, wurde die Manschette in den Raum hineingesaugt und behinderte das Operieren noch mehr als es schon durch die ganze Anordnung bedingt war. Schließlich gab es aber doch etwa um das Jahr 1910 verschiedene bequeme, zum Teil zusammensetzbare Kammern, die allen Anforderungen an einen kleinen Operationssaal entsprachen (Abb. 26). Von anderen war die Kammer einem festen Operationsraum eingerichtet worden (SAUERBRUCH, W. MEYER, HENLE, GIERTZ 1914). Letzterer operierte zwar unter Unterdruck, ließ aber die atmosphärische Luft dem Kranken durch einen Maskenapparat im selben Raum zuführen (Abb. 29).

Die großen Schwierigkeiten der Konstruktion einer brauchbaren Unterdruckkammer haben dazu geführt, daß die Einrichtung eine sehr kostspielige war, zu der sich wenige große Kliniken entschließen konnten. Außerdem bestanden doch immerhin einige Unbequemlichkeiten auch bei bester Einrichtung durch das Operieren in einem engen Raum, der durch die Wand, die den Kopf abschloß, noch vermehrt wurde. Die Trennung vom Narkotiseur, der sich außerhalb der Kammer befindet, führt gelegentlich zu Unzuträglichkeiten, ebenso die Beschaffung frischer Instrumente.

Alle diese Schwierigkeiten kamen der Entwicklung des Überdruckverfahrens zugute. Die geringe theoretische Überlegenheit des Unterdruckverfahrens konnte die großen praktischen Vorteile, die das Überdruckverfahren aufwies, nicht ausgleichen.

Die ursprüngliche Konstruktion BRAUERS mit dem Glaskasten, in dem der Druck um 6—8 mm Quecksilber erhöht und der Kopf des Kranken luftdicht eingeschlossen war, am Halse mit einer Gummimanschette abgedichtet, hat sich auf die Dauer auch nicht bewährt. Zwar war es nicht nötig, daß der Narkotiseur gleichzeitig in dem Kasten eingeschlossen war. Er konnte durch ein Glasfenster den Kranken beobachten und seine durch Gummiärmel abgedichteten Hände in den Glaskasten einführen, um damit die Narkose zu leiten. Der Narkotiseur war also ebenso wie der Operateur und seine Gehilfen von keinem Druckunterschied und von keiner Narkose belästigt. Aber das Leiten der Narkose besonders beim Eintreten von Störungen, z. B. bei einsetzendem Erbrechen, ist schwierig und gefahrvoll, so daß der Kasten unter Umständen während des Eingriffes geöffnet werden muß. Abgesehen davon ist auch die BRAUERsche Einrichtung sehr kostspielig gewesen.

Alle diese Gründe haben dazu geführt, daß eine Einrichtung, die zunächst mit Widerstreben aufgenommen wurde, den kostspieligen und umständlichen Kastenapparat BRAUERS verdrängt hat. Man hat an Stelle des Kastens eine Gesichtsmaske gesetzt. Diese Maske mußte sich freilich dem Gesicht so gut anpassen lassen, daß der zugeleitete Überdruck aufrechterhalten wird.

Solche Gesichtsmasken waren schon bei den Apparaten für künstliche Atmung zur Anwendung gekommen und brauchten nur übernommen zu werden. Der Gebrauch von Gesichtsmasken brachte den großen Vorteil, daß der Kopf, und damit der ganze Kranke, während des Eingriffes nicht mehr fast unbeweglich am Operationstisch befestigt war wie bei den Kastenapparaten. Die ersten Apparate, die zur Anwendung kamen, stammen von ROBINSON (1908), BRAT-SCHMIEDEN (1908) und besonders von TIEGEL (1908), SCHOEMAKER (1910). Sein Apparat, leicht fahrbar, mit einer elektrisch betriebenen Windmaschine, die den Überdruck liefert und auch mit Narkoseeinrichtung versehen ist, hat viele Anerkennung gefunden. Bei den meisten anderen Apparaten war gleichzeitig ein zweiter Fortschritt vor dem BRAUERschen dadurch erzielt worden, daß die Luftdruck erzeugende Maschine wegfiel und der Druck mit Hilfe einer Sauerstoff- oder mit komprimierter Luft gefüllten Bombe besorgt wurde. Sie waren außerdem mit einem verstellbaren Manometer, meist Wassermanometer, versehen, das eine Erhöhung oder Erniedrigung des Luftdruckes ermöglichte. So kamen verhältnismäßig kleine, billige, dazu noch fahrbare Apparate zustande, die allerdings einen Nachteil hatten, daß nämlich die Maske fest an dem Gesicht angepreßt werden mußte, wenn starke Druckschwankungen vermieden

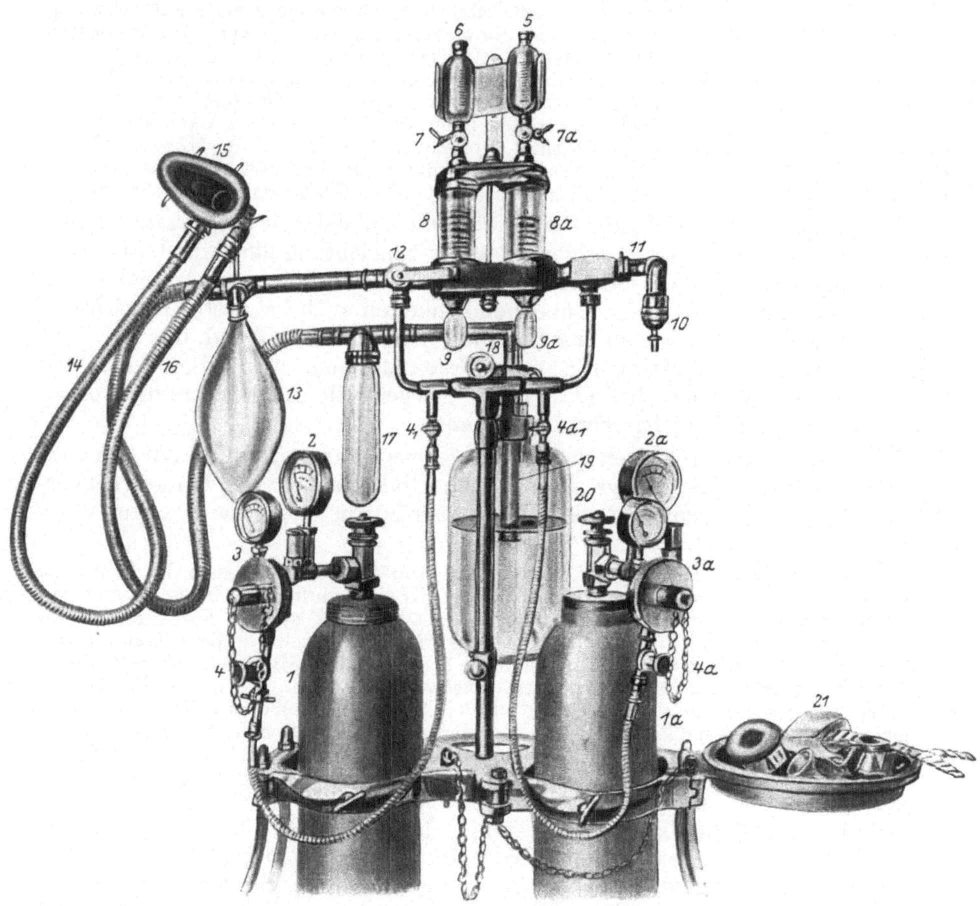

Abb. 30. TIEGEL-HENLEscher Betäubungsapparat, der gleichzeitig als Überdruckapparat verwendbar ist. Durch entsprechende Einstellung der Hähne kann dem Kranken atmosphärische Luft oder Sauerstoff, mit oder ohne Äther oder Chloroform oder beide Mittel ohne oder mit Überdruck zugeführt werden; auch kann mit dem Apparat künstliche Atmung gemacht werden. *1*, *1a* Sauerstoffbombe mit Finimeter (*2*, *2a*). *3*, *3a* Reduzierventile mit Manometer und mit Schutzkappe versehener Regulierschraube. *4*, 4_1, *4a*, $4a_1$ Absperrhähne *5* Chloroform-Behälter. *6* Äther-Behälter. *7*, *7a* Stellscheibe für den Tropfapparat. *8*, *8a* Verdunstungszylinder. *9*, *9a* Auffangglas für überschüssiges Betäubungsmittel. *10* Lufteintrittsventil. *11* Drehschieber. *12* Dreiwegehahn mit Hebel. *13* Atmungsbeutel. *14* Schlauch für Einatmungsluft. *15* luftdichtschließende Narkosemaske. *16* Schlauch für Ausatmungsluft. *17* Sicherungsglas. *18* Überdruckregulierung. *19* Ausatmungsrohr. *20* Wassergefäß. *21* Instrumentenschale. Aus KIRSCHNER, Chirurgische Operationslehre I, 126, 1927.

werden sollten. Infolgedessen war die Ausführung der Narkose, besonders wenn Atmungsstörungen eintraten, nicht einfach. Die Gefahr der Aspiration von Schleim, Speichel und Erbrochenem war immerhin vorhanden. In der Praxis hat sich allerdings gezeigt, daß während tiefer Narkose das Erbrechen selten ist (TIEGEL) und daß es, falls Erbrechen eintritt, gestattet werden kann die Maske für kurze Zeit vorsichtig und langsam abzunehmen, so daß kein zu plötzliches Zusammenfallen der Lunge eintritt. Was die Zuführung von Druckluft betrifft, so muß gefordert werden, daß die Rohre weit genug sind, so daß eine ungestörte Atmung gewährleistet ist. TIEGEL hat an seinem Apparat auch eine Vorrichtung zur gleichzeitigen Narkose angebracht, und seine Apparatur im Laufe der Jahre weitgehend verbessert. Seine Konstruktion hat zweifellos große Vorteile insofern, als sie einfach und billig und leicht zu bedienen ist. Der Druck ist durch das einfache Wassermanometer sehr leicht zu regeln. Dadurch, daß der Apparat entfernt vom Operationsfeld aufgestellt werden kann, und die Narkosedämpfe mit der Ausatmungsluft somit auch weit vom Kranken an die Außenwelt treten, fällt die Belästigung des Operateurs fast vollkommen weg. Der Apparat ist im Laufe der Jahre immer weiter verbessert worden, besonders auch durch den Hersteller GEORG HÄRTEL. Als sehr vorteilhaft hat sich eine Vorwärmungseinrichtung für den Äther ergeben (HENLE) (Abb. 31). Der Sauerstoffstrom wird vorgewärmt dadurch, daß er durch eine mit einer Glühlampe erwärmte Kammer geführt wird. Man kann sowohl Äther als auch Chloroform, ähnlich wie bei dem ROTH-DRÄGERschen Apparat, verwenden. Ein zweiter, auf denselben Grundsätzen wie der TIEGEL-HENLE-HÄRTELsche Apparat, ist in neuerer Zeit von JEHN und BRUNNER (1927) angegeben und empfohlen. Auch dieses Modell hat eine Vorrichtung zur Erwärmung des Sauerstoff-Äthergemisches. Sie wird so erzielt, daß das Narkosemittel auf einen erwärmten, bienenkorbartig gebauten Metallkörper aufgetropft und dadurch das Gasgemisch erwärmt wird (Abb. 32). Sowohl die TIEGEL-HENLE-HÄRTELschen Apparate als auch der JEHN-BRUNNERsche können auch zur Narkose ohne Überdruck verwendet werden. Der Apparat von JEHN und BRUNNER wird aber zur Wiederbelebung durch Einblasen eines ununterbrochen einströmenden Sauerstoffstromes empfohlen. Dabei wird durch eine Verschlußvorrichtung an der Maske bei dem Ausatmungsvorgang das Ausströmen des Sauerstoffes geregelt (Abb. 33).

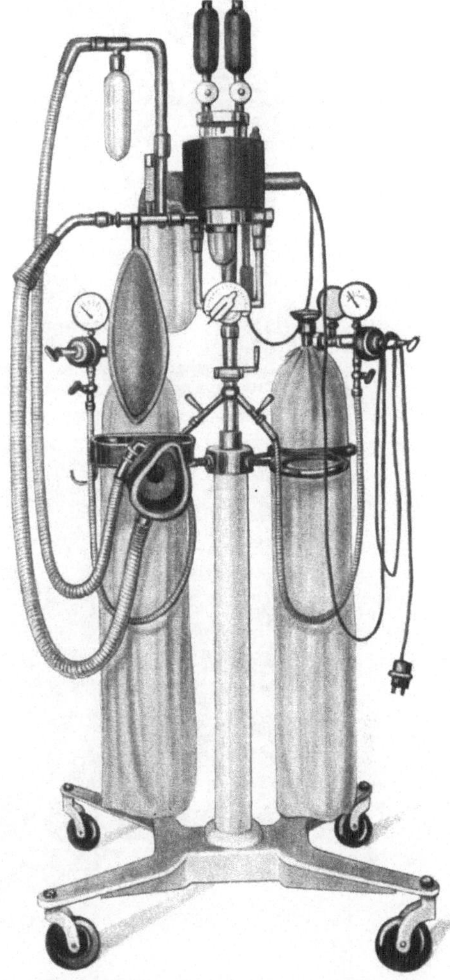

Abb. 31. Neues Modell des TIEGEL-HENLE-HAERTELschen Apparates für einfache und Überdruck-Äthernarkose-Mischnarkose mit Einrichtung zur Vorwärmung des Äther-Gasgemisches. Die Einrichtung entspricht im wesentlichen der des älteren Modelles (s. Abb. 33).

Das Druckdifferenzverfahren wurde in beiden Formen im ersten Jahrzehnt des 20. Jahrhunderts immer mehr verbessert und fand allmählich weitere Verbreitung. Eine Erweiterung des Verfahrens schlug KUHN (1908) vor dadurch, daß er mit seiner peroralen Intubation eine Überdruckeinrichtung verband. Die Technik war einfach. Nachdem das Intubationsrohr in den Kehlkopf eingelegt ist, wird durch die Lichtung dieses Rohres ein dünnes Rohr eingeführt und durch dieses Rohr, das die Lichtung des Intubationsrohres nicht abschließt,

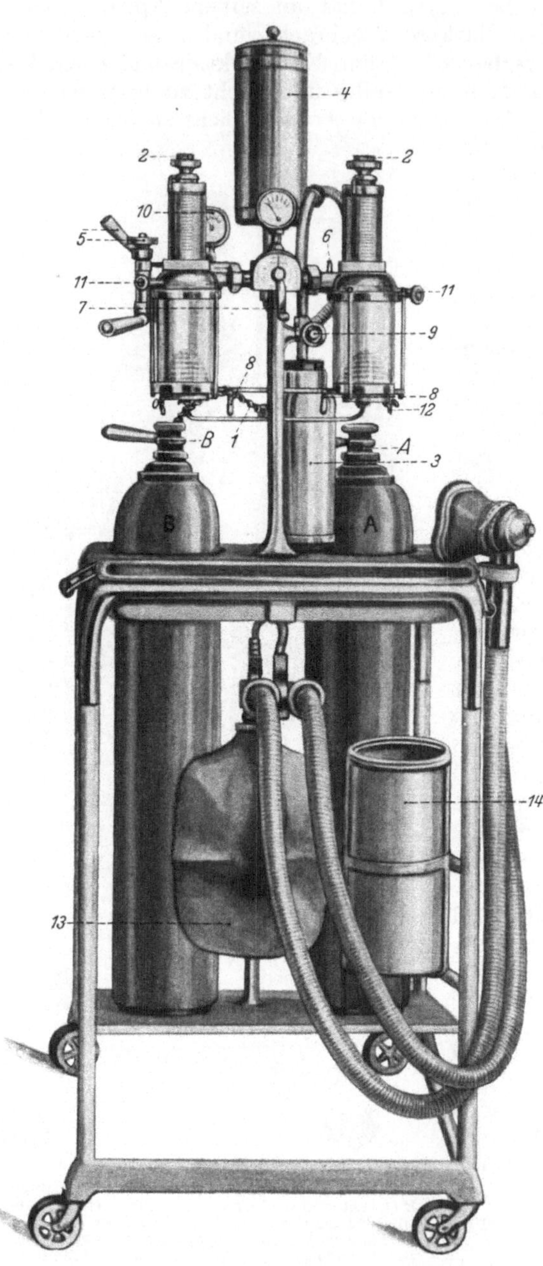

Abb. 32. Apparat zur Sauerstoff-Überdruck-Mischnarkose mit Vorwärmung des Atmungsgemisches nach JEHN und BRUNNER. *A* und *B* Sauerstoffbombenventile. *1* Spiralhochdruckschläuche. *2* Tropfschrauben. *3* Überdruckglas. *4* Warmwasserbehälter. *5* Sauerstoffhahn. *6* Reduzierventil. *7* Verteilungshahn für Narkose oder Narkose und Überdruck. *8* Warmwasserhahn. *9* Schraube zur Regelung des Überdruckes. *10* Sauerstoffdruckmesser. *11* Entleerungshähne für das Narkotikum. *12* Entleerungshähne für das warme Wasser. *13* Gummibeutel für das Atmungsgemisch. Der Apparat kann mit Hilfe des Ventils an der Maske auch zur Wiederbelebung verwendet werden (s. Abb. 33).

mit Hilfe einer Sauerstoffbombe oder einer Luftdruckmaschine der Überdruck erzielt. KUHN pries die Einfachheit der ganzen Einrichtung, die ohne jedes Ventil durch Einblasen eines Luftstromes unter dem Druck von 2—400 mm Quecksilber einen ausreichenden Überdruck gestattet. LOTSCH hat mit diesem Apparat gute Erfolge erzielt. SCHMIEDEN hat die KUHNsche Tubage mit dem BRAT-SCHMIEDENschen Überdruckapparat zusammen verwendet. Bei Versuchen über die Durchführung einer neuen Art der künstlichen Atmung, aber ohne an eine praktische Anwendung im Sinne eines Druckdifferenzverfahrens zu denken, hat VOLHARD (1908) folgende Versuche bekanntgegeben. Wird bei einem Tier die Atmungsmuskulatur durch Curare ausgeschaltet, so gelingt es, den Gasaustausch bei diesem Tier dadurch für 2 Stunden ausreichend im Gang zu halten, daß ihm durch ein in die Trachea eingeführtes Rohr ein ununterbrochener Sauerstoffstrom eingeleitet wird.

AUER und MELTZER (1909) haben auf Grund einer anderen Versuchsanordnung beobachtet, daß man Tiere viele Stunden am Leben erhalten kann. Sie hatten bei ihren Tierexperimenten, die der Physiologie des Gasaustausches zwischen Lungenluft und Außenluft dienten, diese Feststellung gemacht. Es ist möglich, ein Tier viele Stunden am Leben zu erhalten, wenn man ihm Luft in die unteren Abschnitte der Trachea unter einem geringen Druck von 8—12 mm Quecksilber einbläst. Dazu wird ein dünnes, etwa $^{2}/_{3}$ der Lichtung der Luftröhre entsprechendes Rohr (Gummikatheter mit Öffnung am Ende) zunächst bis es auf Widerstand stößt, d. h. bis es die Bifurkation erreicht hat, in tiefer Narkose eingeführt. Dann wird das Rohr 5—8 cm zurückgezogen und die Verbindung mit dem Druckluftstrom hergestellt. Die Eigenatmung des Tieres wird schwächer und der Puls langsamer. Die überschüssige Luft mit der Ausatmungsluft geht neben dem Katheter durch die geöffnete Glottis wieder nach außen. Während dieser Luftzufuhr kann die Brusthöhle, ohne daß die Erscheinungen eines weit eröffneten Pneumothorax eintreten, geöffnet werden. Diese Beobachtungen haben AUER und MELTZER auf den Gedanken gebracht, diese sog. intratracheale Insufflation auch beim Menschen an Stelle des Druckdifferenzverfahrens anzuwenden.

Nach HABERLAND[1] hat die Einblasung von Luft in die Luftröhre zur Wiedererwekkung eine lange Geschichte, die bis in das vorgeschichtliche Altertum zurückgeht. Die Lufteinblasung wurde in den Experimenten, wie sie später VESALIUS (1555), ROB. HOOK (1667) und JOHN HUNTER (1755) machten, von vielen anderen, deren Aufzählung zu weit führen würde, im Laufe der Jahrhunderte zur Bekämpfung der Asphyxie vorgenommen. Später wurden dann Apparate, wie z. B. von O'DWYER (1894), zur künstlichen Atmung auf diesen Grundsätzen aufgebaut. MAYDL (1893) war der erste, der mit der Insufflation eine Narkose durch Aufsetzen des TRENDELENBURGschen Narkosetrichters verband. Ein großer Vorteil war die Möglichkeit, um das in den Kehlkopf eingeführte Rohr den Kehlkopfeingang auszustopfen, wie das später besonders KUHN bei seiner intraoralen Intubation durchführte.

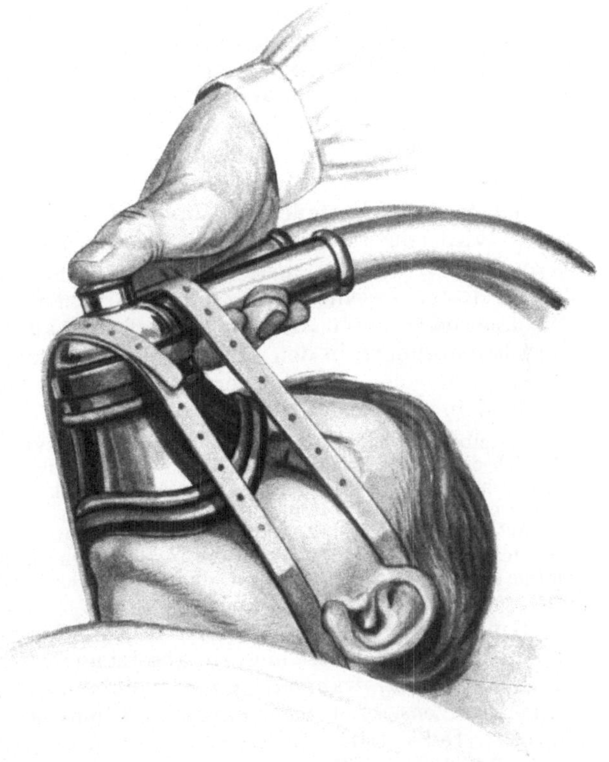

Abb. 33. Narkosemaske zum Apparat von JEHN und BRUNNER. Soll er zur Wiederbelebung verwendet werden, so wird der eingeleitete Überdruck durch rhythmischen Druck auf das Ventil aufgehoben und so die Ausatmungsphase ermöglicht.

Die ersten Versuche mit dem Verfahren von AUER und MELTZER am Menschen wurden von ELSBERG (1910) und CARELL (1910) gemacht. Die Versuche fielen zur Zufriedenheit aus und in den folgenden Jahren wurde besonders in Amerika und England in zahlreichen Fällen an Stelle des Druckdifferenzverfahrens die intratracheale Insufflation nach AUER und MELTZER durchgeführt. Schon im Jahre 1915 konnte MELTZER über 6—8000 nach seinem Verfahren ausgeführte Narkosenberichten.

Zweifellos hat die AUER-MELTZERsche Insufflation große Vorzüge vor dem Intubations-Druckdifferenzverfahren. Das Einblasen der Luft geschieht unter geringem Druck. Die Atmungsbewegungen werden herabgesetzt und schwinden

[1] HABERLAND: Erg. Chir. **10**, 443 (1918).

bei der Zuführung von Äther immer weiter. Das Gesicht des Narkotisierten bleibt frei. Eine Ansammlung von Schleim und Speichel oder Erbrochenem in der Luftröhre wird durch den starken nach außen tretenden Luftstrom verhindert. Aus demselben Grunde wird auch eine stärkere Anhäufung von Kohlensäure in den oberen Luftwegen oder ein Überschuß von Äther in der Atemluft nicht zustande kommen. Bei Brustoperationen fallen nach Eröffnung des Brustkorbes die Lungen nicht stärker zusammen und können bei Erhöhung des Druckes auf 30—40 mm Quecksilber so aufgebläht werden, daß der Brustkorb nach dem Eingriff ohne einen Restpneumothorax geschlossen werden kann. Während des Eingriffes kann durch Verminderung des Druckes eine mäßige den Operateur nicht hindernde Lungenblähung aufrechterhalten werden. Behindert man den rückfließenden Luftstrom, so wird eine stärkere Aufblähung der Lungen möglich. Ist der Eingriff beendet, so kann das Aufwachen durch Einblasen von reiner Luft, unter Umständen auch noch durch Sauerstoffbeifügung, beschleunigt werden.

Neben diesen Vorteilen hat das Verfahren aber doch auch erhebliche Nachteile. Wird längere Zeit Luft eingeblasen, so tritt allmählich vom Rande her, besonders bei Zufügen eines Narkotikums zum Luftstrom, wie das schon AUER und MELTZER beschrieben haben, eine zunehmende Zyanose der Lungen ein. Die dauernd gefüllten Alveolen sind zu stark ausgedehnt und rufen infolgedessen Kreislaufstörungen in den Lungenkapillaren hervor, wodurch der Gasaustausch zwischen Alveolen und Blut herabgesetzt wird. Es ist daher nötig die Insufflation 2—3mal in der Minute für einige Sekunden zu unterbrechen.

Dieselben Beobachtungen hat auch DU BOIS-REYMOND gemacht und führt dies hauptsächlich darauf zurück, daß nach Füllung der Lungen, besonders der Alveolen, der Luftstrom einen nicht mehr genügenden Gasaustausch verschuldet, da die Luft unmittelbar vom Ende des eingeführten Katheters wieder zurückströmt, so daß der sog. „schädliche Raum“ (AUER und MELTZER), d. h. die Kohlensäureansammlung unterhalb des Katheters in den großen Bronchien nicht beseitigt wird. Durch das mehrfache Aussetzen der Insufflation entleeren sich die Alveolen, die Kompression der Gefäße hört auf und der Kreislauf wird gebessert.

HIRSCHMANN (1926) hat durch exakte Versuche festgestellt, daß während der Insufflationsnarkose eine Herabsetzung des Sauerstoffgehaltes im arteriellen Blut stattfindet, während, wenn vollkommene Apnoe eintritt, das Blut des linken Herzens schon nach kurzer Zeit dem sauerstoffarmen venösen Blut entspricht. Dabei tritt eine stärkere Anhäufung von Kohlensäure auf. Er stellt fest, daß der Insufflationsstrom den „schädlichen Bronchialraum“ nicht überwindet, also nicht blutlüftend wirkt, und daß aus dem Verhalten der Blutgase darauf geschlossen werden muß, daß die dauernde Insufflation die natürlichen mechanischen Verhältnisse der Atmung auf die Dauer nicht ersetzen kann. Nur die eigene Atmung bekämpft die Sauerstoffverarmung und die Kohlensäureanhäufung. Auch die von MELTZER eingelegten Insufflationspausen genügen nicht.

Weitere Nachteile bestehen darin, daß das Einführen des Katheters gelegentlich auf erhebliche Schwierigkeiten stößt. Selbst bei größter Vorsicht scheinen gelegentlich doch Verletzungen von Zunge, Gaumen und Zähnen, des Kehldeckels und der Stimmbänder vorzukommen. Es ist wohl nicht immer einfach den Katheter ohne Sicht des Auges in die Luftröhre einzuführen (s. unten). Gelegentlich sind bei scheinbar ungestörter Einblasung plötzliche Todesfälle beobachtet worden. Der Narkotiseur muß sehr aufmerksam sein, damit keine vollständige Apnoe eintritt, es sollen immer leichte Atmungsbewegungen beobachtet werden. Von verschiedenen Seiten wurde auf die Gefahr eines plötzlichen Stimmritzenkrampfes hingewiesen, so daß der Rückstrom der kohlensäure- und ätherhaltigen Luft verhindert wird. Dadurch kann es zu Erstickungserscheinungen kommen, wenn nicht augenblicklich durch Aufheben des Druckes der Krampf gelöst werden kann.

Die Ausführung der Insufflationsnarkose ist nicht einfach. Die Einführung des Rohres wird am besten von einem Fachmann ausgeführt. Zunächst wird der Kehlkopfeingang mit einer 10%igen Kokainlösung anästhesiert, dann eine tiefe Narkose eingeleitet. LAUTENSCHLÄGER (1913) schlägt vor, die Einführung am hängenden Kopf vorzunehmen, mit Hilfe des KILLIANschen Röhrenspatels. Durch diesen wird die Stimmritze eingestellt und nun das Rohr tief eingeführt. Der Durchmesser des Rohres soll etwa die Hälfte bis ein Drittel der Glottisweite betragen. AUER und MELTZER und ELSBERG haben etwa zwei Drittel der Luftröhrenstärke empfohlen. Das eingeführte Rohr wird dann an einem besonderen Halter, der zwischen die Zähne gelegt wird, befestigt. Das Rohr soll etwa 25—35 cm lang sein. Es wird nach MELTZER so tief eingeführt, bis man in etwa 33 cm auf Widerstand, d. h. an die Luftröhrenteilung, stößt. Dann wird es 5—6 cm zurückgezogen. Später wurde von verschiedenen Chirurgen beobachtet, daß das Rohr erst im rechten Hauptbronchus Widerstand findet, aus dem es durch die Zurückziehung um 6—8 cm wieder entfernt wird. Der Druck beträgt 7—15 mm Quecksilber, der dann beim Schluß des Brustkorbes auf 30—40 mm erhöht werden kann. Zur Erzeugung des Druckes können alle Apparate verwendet werden, die auch zur Narkose dienen.

In Deutschland haben sich in den ersten Jahren NORDMANN (1910), UNGER und BETTMANN (1910), TIEGEL (1912), LAUTENSCHLÄGER (1913) u. a. mit dem Verfahren beschäftigt. Eine weite Verbreitung hat es in Deutschland wohl wegen der ihm anhaftenden Nachteile nicht gefunden. Dagegen ist es in angelsächsischen Ländern immer weiter ausgebaut worden und wird auch in der neuesten Zeit häufig verwendet (MAGILL 1936, NIXON 1937, FLAGG 1937, DAWKINS 1937). Es ist zweifellos, daß das Verfahren in der Hand der in diesen Ländern tätigen Berufsnarkotiseure sicher weniger gefährlich ist. FLAGG (1937) berichtet darüber, daß das Verfahren immer wieder empfohlen und immer wieder verlassen wurde, und sieht den Grund ebenfalls in den technischen Schwierigkeiten. Er hat sie durch Einführung eines besonderen Rohres zu verbessern gesucht. Es scheint, daß das Verfahren in Amerika sehr häufig auch bei allen möglichen anderen Eingriffen, nicht nur bei solchen in der Nähe des Kopfes, insbesondere des Mundes und der Brust, durchgeführt worden ist, also an Stelle einer einfachen Inhalationsnarkose und daß sich Stimmen dagegen erhoben haben, da das Verfahren keineswegs ungefährlich sei. Bei Eingriffen im Mund und Rachen kann das eingeführte Metallrohr hinderlich sein. In solchen Fällen haben MAGILL (1930), HILDMANN (1937) u. a. das Einführen des Rohres durch die Nase empfohlen. DAWKINS (1937) hat darauf aufmerksam gemacht, daß dabei ein großer Hundertsatz seiner Fälle (860) Lungenkomplikationen bekamen. Daher soll diese Abänderung nur bei Eingriffen im Oberbauchraum, am Kopf, Hals und Brust verwendet werden und bei Erstickungsgefahr. Das endonasale Verfahren wird auch von anderen abgelehnt oder auf bestimmte Eingriffe beschränkt. Es muß immer darauf geachtet werden, daß die Nasenschleimhaut völlig gesund ist, um keine Infektionen zu übertragen (MAGILL 1936, NOSWORTHY, MILL, HUMAN und MINNITT 1937).

MAGILL (1936) hat die Insufflationsnarkose insofern auch für schwierige Fälle brauchbar gemacht, als er für die Fälle, bei denen gleichzeitig Sekretstauung besteht, besondere Sicherheitsmaßregeln getroffen hat, um den Übertritt des gestauten Sekretes in einen anderen Lungenlappen oder in den anderen Lungenflügel während der Narkose zu verhüten (s. S. 363).

Man kann das auf verschiedene Weise erreichen, am einfachsten dadurch, daß vor Eintritt der Narkose unter örtlicher Betäubung ein Absaugerohr in den Hauptbronchus der erkrankten Seite eingeführt wird oder dadurch, daß in den gesunden Hauptbronchus das Insufflations- und Anästhesierungsrohr eingeführt und der Bronchus durch eine aufblasbare Manschette gegen die Bifurkation zu abgeschlossen wird. Dann besteht die Möglichkeit noch während des Eingriffes aus der kranken Seite abzusaugen. Schließlich hat MAGILL ein Instrument ausgebildet, das mit einem Tracheoskop verbunden ist (s. S. 363). Durch dieses wird nach Anästhesierung der oberen Luftwege ein Absaugerohr in den Hauptbronchus der kranken Seite eingeführt und durch Aufblasen einer kleinen Gummimanschette dort befestigt und der Bronchus abgedichtet. Durch dasselbe Tracheoskop geht das Insufflations- oder Anästhesierungsrohr. Die Anästhesie wird erst in Gang gesetzt, wenn der Bronchus der kranken Seite abgeschlossen ist. MELTZER (1916) hat auch eine pharyngeale Insufflation empfohlen, bei der ein starkes Rohr, in das der Luftstrom hineingeleitet wird, so in den Rachen eingeführt wird, daß es den Nasenrachenraum abschließt, den Kehlkopfeingang aber weit geöffnet hält. Eine Verbreitung scheint das Verfahren nicht gefunden zu haben.

5. Der operative Eingriff selbst muß nach einem vorher genau ausgearbeiteten Plan vor sich gehen. Gerade in der Brustchirurgie muß vor dem eigentlichen Eingriff häufig eine Voroperation ausgeführt werden, um den Haupteingriff leichter zu gestalten. So kann die Anlage eines künstlichen Pneumothorax einige Tage vor dem Eingriffe zweckmäßig sein. Diese Voroperation wird gelegentlich der Lungenlappen- und Lungenflügelentfernung vorausgeschickt (s. S. 361). Auch für die Behandlung der Lungengangrän ist er empfohlen worden (s. S. 344). Als Voroperation bei der Behandlung der Lungenabszesse und mancher Formen der Bronchiektasien, auch bei manchen Thorakoplastiken empfiehlt sich die vorhergehende Plombierung (s. S. 337). Bei der Behandlung ausgedehnter Restempyemhöhlen wird häufig, ehe die Höhle selbst eröffnet wird, die Brustwand ausgedehnt von den spannenden Rippen befreit. Bei der Lungenlappenentfernung kann es zweckmäßig sein durch die Erzeugung ausgedehnter pleuritischer Verklebungen das spätere Entstehen eines operativen Totalpneumothorax zu verhüten (s. S. 277 und 356). Der eigentliche Eingriff unterscheidet sich, abgesehen von den Besonderheiten, die durch die Druckverhältnisse im Brustraum bedingt sind, grundsätzlich nicht von den anderen Eingriffen der großen Chirurgie. Höchste Asepsis, sichere Blutstillung mit besonderer Rücksichtnahme der gerade im Brustbereich und seiner Umgebung drohenden Luftemboliegefahr. Besondere Schwierigkeiten, die nur in der Brustchirurgie eine Rolle spielen, beobachteten wir bei dem Verschluß größerer Äste des Bronchialbaumes. Während bei peripheren Lungenwunden Umstechungen, Unterbindungen und Übernähungen gleichzeitig auch die kleinen Bronchien mit verschließen, stößt ein sicherer Verschluß eines großen Bronchus (s. S. 348ff.) auf die allergrößten Schwierigkeiten. Das trifft besonders bei den Lungenlappenentfernungen usw. zu. Am besten hat sich in der Beziehung die zuerst von HAROLD BRUNN (1929) empfohlene Massenabklemmung der Hilusgebilde und mehrfache Übernähung des Stumpfes mit Lungengewebe bewährt. Sie ist sicherer als alle Verfahren mit Einzelversorgung der Gefäße und Bronchien durch Unterbindung und Einstülpung.

Den Schluß des Eingriffes bildet eine möglichst weitgehende Wiederherstellung der anatomischen und funktionellen Verhältnisse. Diese letzte Forderung ist oft nicht leicht zu erfüllen, insbesondere dann nicht, wenn größere Teile der Lunge entfernt werden müssen. Zwar haben die Erfahrungen bei der einzeitigen Lungenlappen- und Lungenflügelentfernung bewiesen, in welch erstaunlicher Weise die zurückbleibenden Lungenabschnitte sich auszudehnen und den Raum auszufüllen vermögen (s. S. 357). Ist aber die Lunge geschrumpft oder stark verwachsen, so kann man damit nicht rechnen und es sind häufig Nachoperationen im Sinne der Entknochung, deren höchstes Maß die SCHEDEsche Plastik darstellt, notwendig. Zum Schluß des Eingriffes ist bei intrathorakalen Eingriffen zur möglichsten Wiederherstellung guter Atmungs- und Kreislaufverhältnisse die Beseitigung des Pneumothorax durch Erhöhung des Überdruckes erforderlich. Auch die Infektionsgefahr wird dadurch vermindert. Man kann dasselbe Ziel auch durch Absaugen der Luft erreichen. Die Brusthöhle muß nach jedem aseptisch verlaufenen Eingriff möglichst luftdicht verschlossen werden. Dem widerstreben häufig die während des Eingriffes auseinandergedrängten Rippen. Es muß daher dafür gesorgt werden, daß durch eine peri- oder perkostale Naht (s. S. 348) das Klaffen der die Wunde begrenzenden Rippen so weit verhindert wird, daß die Weichteile sicher vernäht werden können. Bleiben Lücken in den inneren Abschnitten der Brustwand, Pleura, Rippen, Muskeln zurück, so müssen sie zum wasserdichten Abschluß durch einen Faszienlappen geschlossen werden (s. S. 85). Fehlt auch die Haut, so sind meist größere Plastiken notwendig (s. S. 134). Auch das Zwerchfell kann nach Ausschaltung des N. phrenicus zur Deckung von Brustwandlücken herangezogen werden (s. S. 81). Die Blutstillung ist bekanntlich häufig bei ausgedehnteren Eingriffen an der Lunge, aber auch am Herzen und Herzbeutel, nicht so unbedingt sicher, wie es zur Verhinderung von Sickerblutungen notwendig wäre. Daher empfiehlt es sich in allen solchen Fällen ein Gummirohr, am besten außerhalb der eigentlichen Operationswunde, und im Bereich des tiefsten Brusthöhlenabschnittes einzulegen und entweder eine Saugbehandlung oder zum mindesten eine BÜLAUsche Dränage anzuschließen.

6. In der Nachbehandlung sind nicht nur die Fortschritte einer guten Wundheilung zu beachten, sondern sie muß auch auf besondere in der Brustchirurgie drohende Gefahren achten, um sie zu verhüten. Die Nachblutung ist schon erwähnt. Ist die Brusthöhle vollkommen geschlossen worden, so kann sich ein Hämo- oder Hämopneumothorax entwickeln, trotz scheinbar vollendeter Blutstillung. Dieses Ereignis darf unter keinen Umständen übersehen werden, da es das Leben des oft schon an sich geschwächten Kranken auf das schwerste bedroht. Man darf sich freilich nicht dazu hinreißen lassen bei der ersten Feststellung eines Hämothorax die Wunde wieder zu eröffnen, da die Blutung glücklicherweise häufig nach einiger Zeit zum Stillstand kommt. Nur in den bedrohlichsten Fällen ist nach Eröffnung der Brusthöhle der Versuch zur Blutstillung unter Anwendung von Überdruck, der das Auffrischen einer blutenden Lungenwunde erleichtert, zu machen. Ist die Quelle nicht zu finden, so muß eine ausgiebige Tamponade den dann allerdings meist aussichtslosen Eingriff beschließen. Gefährlicher noch ist das Auftreten eines Spannungspneumothorax. Da diesem ja zunächst ein gewöhnlicher Pneumothorax vorauszugehen pflegt, der leicht festzustellen ist, so kann er kaum übersehen werden, wenn man nur daran denkt. Ist eine Dränage eingeleitet, wie wir sie ja schon wegen der Nachblutungsgefahr empfohlen haben, so wird damit auch die Gefahr des Spannungspneumothorax beseitigt. Sehr wesentlich ist in der Nachbehandlung eine ausreichende Schmerzstillung. Mit Schmerzbetäubungsmitteln darf nicht gespart werden. Sie dürfen aber niemals einen solchen Zustand herbeiführen, daß der Hustenreflex verschwindet. Die Bewußtseinstrübung darf auch nicht so weit gehen, daß der Kranke nicht ansprechbar ist und infolgedessen auch auf Aufforderung nicht aushustet. Man vermeide, wenn es geht, Morphinpräparate und ersetze sie durch Novalgin oder Dolantin. Die größte Vorsicht muß in der Beziehung nach allen Eingriffen walten, die mit starker Sekretion in den Bronchialbaum einhergehen.

Selbstverständlich muß auch das Herz und der gesamte Kreislauf in der Nachbehandlungszeit auf das genaueste überwacht werden, um nicht durch einen plötzlichen Kollaps überrascht zu werden.

7. Im Anschluß an Brust-, besonders Lungenoperationen, treten häufig Störungen auf. Die meisten können vermieden werden. Das gilt besonders

für die Störungen, die man mit einer gewissen Sicherheit nach dem Eingriff erwarten kann, z. B. die Atmungsstörungen nach ausgedehnten Rippenresektionen. Wird die entknochte Brustwand nicht durch einen guten Verband gestützt, so treten die Erscheinungen einer paradoxen Atmung auf. Nach allen Eingriffen ist es sehr zweckmäßig, die Kranken so bald wie möglich im Bett aufzurichten. In der Beziehung ist besondere Vorsicht anzuwenden, wenn eine Rückenmarksbetäubung vorausgegangen ist. Das Aufrichten des Oberkörpers genügt in vielen Fällen nicht, um die Atmungsbeschwerden zu beheben. Es ist daher dafür zu sorgen, daß durch gute Polsterung zu beiden Seiten des Kranken Stützpunkte für die Unterarme geschaffen werden, die die Anwendung der Atmungshilfsmuskulatur erleichtern können. Große Sorgen verursachen unter Umständen die Nachbehandlung nach Eingriffen bei den eitrigen Lungenerkrankungen. Sehr gut bewährt hat sich die zunächst tägliche Injektion von Transpulmin. Während sonst postoperativ mit Dilaudid oder einem anderen Morphiumpräparat in den ersten Tagen nicht gespart zu werden braucht, ist die Verabreichung dieser Mittel bei den eitrigen Erkrankungen gefährlich. Sie wird lebensgefährlich, wenn sich rasch große Mengen eitrigen Sekretes ansammeln und infolge des Einflusses solcher Mittel nicht rechtzeitig ausgehustet werden. Morphiumpräparate dürfen daher nur in kleinen Mengen gegeben werden, so daß unter keinen Umständen der Hustenreflex unterdrückt wird. Als Ersatz empfiehlt sich zur reinen Schmerzstillung das Novalgin in großen Dosen und neuerdings das Dolantin (EISLEB und SCHAUMANN 1939, DIETRICH 1939, ALTHOFF 1939), das mit den Schmerzen auch gleichzeitig spastische Zustände behebt.

Sehr wichtig ist, daß derartig gefährdete Kranke in den ersten Tagen nach dem Eingriffe dauernd durch eine besondere Pflegeperson überwacht, beim Husten unterstützt und gelegentlich aufgerüttelt und zum Husten angehalten werden. Bei allen einengenden Eingriffen soll der Operierte möglichst so gelagert werden, daß die gesunde Seite frei atmen kann.

Wie schon gesagt, ist auf die Herztätigkeit in der Nachbehandlungszeit ganz besonders zu achten. Es müssen fast immer Herzmittel gegeben werden. In der ersten Zeit gibt man täglich größere Kampferdepots (3—5 ccm), außerdem noch die üblichen Herzmittel, und zwar nach Bedarf sowohl für das Herz als auch für den peripheren Kreislauf.

Die Verbandwechsel müssen möglichst schmerzlos ausgeführt werden. Für gewisse Fälle, Empyem usw., empfiehlt SAUERBRUCH auch dafür die Anwendung des Überdruckapparates (s. S. 251). Je nach dem Grad der Wundsekretion ist der Verband häufiger oder seltener zu wechseln. Davon macht der Verband nach Rippenresektion wegen Empyem meist insofern eine Ausnahme, als man zunächst die Ventilwirkung eines durchtränkten Verbandes bei offener Pleurahöhle nicht zu oft unterbrechen soll (s. S. 266).

Abgesehen von den ganz aseptisch verlaufenen Eingriffen, die ohne Temperatursteigerung verlaufen, falls keine Störungen eintreten, findet man bei allen entzündlichen Grundkrankheiten häufig länger dauernde Fieberzeiten. Das kommt besonders nach Empyemoperationen vor, da die großen Resorptionsflächen der Brusthöhle Giftstoffe aufzunehmen pflegen. Das Fieber hat in solchen Fällen bei gutem Abfluß nicht viel zu bedeuten. Treten im Anschluß an aseptisch verlaufene Eingriffe zunehmende Temperaturen ein, so handelt es sich immer um sekundäre Pleura-, Lungen- oder auch Herzbeutelinfektionen. Nicht selten ist bei der Infektion auch die äußere Brustwand beteiligt. In der Mehrzahl der Fälle wird die Differentialdiagnose der einzelnen Erkrankungen keine Schwierigkeiten machen. Am leichtesten wird die Perikarditis übersehen, insbesondere dann, wenn gleichzeitig eine Pleuritis besteht, die unter Umständen die Ursache der Perikarditis ist.

Die sog. postoperativen Pneumonien, die sich im Anschluß an Brustoperationen nicht selten entwickeln, haben verschiedene Ursachen. SAUERBRUCH (1933) hat folgende Ursachen aufgezählt: 1. Aspiration. 2. Infarkt. 3. Narkose, deren Bedeutung bei richtiger Durchführung allerdings meist überschätzt wird. 4. Erkältung bzw. starke Abkühlung auf dem Boden einer dadurch bedingten kongestiven Hyperämie. 5. Primäre oder sekundäre Herzfunktionsstörungen. 6. Verschluß von Bronchialästen durch Schleimpfröpfe oder Blutgerinnsel mit folgender Atelektase (s. S. 67) und wenn sie bestehen bleibt Pneumonie. 7. Kommen echte lobäre oder Grippepneumonien in Epidemiezeiten vor und schließlich andere durch Atmungs- und Kreislauf-, Stoffwechsel- und Ausscheidungsstörungen bedingte entzündliche Lungenerkrankungen, wie bei der Niere im Anschluß an Gewebszertrümmerungen und Verbrennungen. Lungenreizungen werden nach Pankreas- und Schilddrüsenoperationen beobachtet. Außerdem treten Lungenstörungen reflektorisch über das vagosympathische System auf und Entzündungsvorgänge, die sich an motorische Atmungsstörungen, als Folge der Verminderung der Vitalkapazität nach Bauchoperationen einstellen können. Von besonderer Bedeutung scheint heute die von SAUERBRUCH unter 6. erwähnte Störung im Sinne des sog. massiven Lungenkollapses (LOUIS 1829, W. PASTEUR 1890). Diese meist sehr ausgedehnte Lungenatelektase hat die verschiedensten Ursachen.

Als Hauptursache für die ausgedehnte Lungenatelektase wird fast immer der mechanische Verschluß eines größeren Bronchus angenommen (LICHTHEIM 1878, PASTEUR 1890, E. HELLER 1911, CHURCHILL 1925, DIEZ 1927, TUCKER 1928, MOQUOT 1929, BROWN 1930, CORYLLOS und BIRNBAUM 1930, ADAMS und LIVINGSTONE 1931). Ein solcher Verschluß kann zustande kommen durch Fremdkörper (HELLER 1911), ist aber postoperativ fast immer durch die Anhäufung zäher Sekretmengen bedingt. Der zeitliche Ablauf einer durch Fremdkörper bedingten und wieder gelösten Lungenatelektase ist folgender:

Nach den Tierversuchen HELLERs, der von einer Tracheotomie aus Gummipfropfen in die Bronchien einführte, tritt bereits nach einer halben Stunde eine gewisse Verkleinerung der Lunge ein. Nach einer Stunde beginnt die Atelektase und nach eineinhalb Stunden ist sie fast vollendet. Nach zwei Stunden zeigt das Röntgenbild erst den dichten Schatten. Nach Lösung des Verschlusses bleibt die Atelektase zunächst bestehen. Der Beginn der Lösung scheint vom Zufall abhängig zu sein. Ist erst Luft eingetreten, so geht die Aufhellung verhältnismäßig schnell. Die Lösungszeit ist aber abhängig von der Dauer der Atelektase. Dauert sie nur bis zu einem halben Tag, so dauert die vollständige Aufhellung 60 Min. Nach einem Tag Atelektase kam eine wesentliche Aufhellung erst nach eineinhalb Stunden. Nach dreitägiger Atelektase war die Verschattung noch nach eineinhalb Stunden vollkommen, nach drei Stunden war völlige Aufhellung eingetreten.

ZUKSCHWERDT und LEZIUS (1938) nehmen an, daß die qualitative Änderung des Bronchialschleimes (Zäherwerden) die ersten Atelektasenerscheinungen bedingt. Durch den Verschluß mit Exsudat werden auch Spasmen ausgelöst.

Daß der mechanische Verschluß nicht allein eine Rolle spielt, glaubt MOQUOT (1929) aus den Temperatursteigerungen die auf Infektion hindeuten, schließen zu können. Die Atelektase verschwindet häufig unmittelbar an die Entleerung eines Fremdkörpers DIEZ (1927) oder Exsudatpfropfes. Auch das spricht für den ursächlichen Zusammenhang (LANDFRIED 1938). Im Falle ROSENBAUM und KLEIN (1935) ging die Atelektase nach der Entfernung eines Polypen aus dem Hauptbronchus sofort zurück.

Als zweite Ursache kommt nach PASTEUR eine Störung der Atmungstätigkeit, insbesondere durch Lähmung der Muskulatur oder Verminderung der respiratorischen Kräfte (CHURCHILL), oder kardiale Erschöpfung mit Störung des Zusammenarbeitens zwischen Atmung und Kreislauf (RAPPAPORT 1929) in Betracht. Als dritte Ursache werden vasomotorisch-reflektorische Verengerungen angegeben durch postoperative Bronchitis, venöse Stauung, Schleimhautschwellung und Produktion zähen Schleimes ausgelöst (SCOTT und CUTLER 1928). So erklärt sich der plötzliche Anfang und das plötzliche Aufhören (angioneurotisches Ödem), auch Vagusreiz durch Entzündung oder Trauma (SANTE 1927) wird als Ursache beschuldigt. Viertens wird als Ursache der postoperativen Atelektase die nachgewiesene Verminderung der Vitalkapazität (OVERHOLT 1930, DIEZ 1931, SNYDER 1935), die nach Oberbauchoperationen auf 64%, nach Brustoperationen auf 72% zurückgeht, angeschuldigt.

Das postoperative Auftreten des massiven Lungenkollapses erfolgt meist nach 24—48 Stunden nach dem Eingriffe. Am häufigsten stellt sie sich im Frühjahr und im Winter ein (BRUNN und BRILL 1930). Es wird am häufigsten nach Bauchoperationen beobachtet. Hier stehen an erster Stelle die Operationen im Oberbauch (MASON 1926, SANTE 1927, DIEZ 1931, LENORMANT 1938) und in Zwerchfellnähe (IRSIGLER 1938). Durch den Schmerz, der das Aushusten erschwert, durch den Meteorismus und Zwerchfellhochstand (IRSIGLER 1938) wird das Auftreten begünstigt. Abgesehen von den Operationen im Oberbauch, wie Gallenblasen und Magenoperationen (OVERHOLT, PENDERGAST und LEOPOLD 1930, ELIASON und MCLAUGHLIN 1934) tritt die Atelektase noch häufig nach Appendektomien (MOQUOT 1929, PERONI 1933, ELIASON und MCLAUGHLIN 1934, SAUER 1937) auf, aber auch nach Leistenbruchoperationen wird sie beobachtet. Von den Brustoperationen spielt scheinbar besonders die Thorakoplastik (BERRY 1929) eine größere Rolle. Hier wird sie, wie überhaupt oft, als Herzschwäche gedeutet, da bei der Atelektase auch paradoxe Atmung als Symptom auftreten kann. Auch Verletzungen des Rumpfes (Brustschüsse, BRADFORD 1930), des Zwerchfelles, Beckenbruch (VEACH 1929) können Atelektase verursachen. Es wird angenommen, daß abgesehen von der Erschwerung der Atmung und der Herabsetzung der Vitalkapazität, nach Bauchoperationen auch noch die Rücken- und Seitenlage die Atelektase begünstigen (DIEZ 1931).

Die Atelektase tritt in verschiedenen Formen auf: 1. Als vollständige, bei der sie einen ganzen Lungenflügel einnehmen kann. 2. Als unvollständige, bei der im wesentlichen der Unterlappen befallen ist, während von den anderen Lappen nur Teile betroffen sind. Schließlich ist bei der 3. Form nur der Unterlappen allein atelektatisch.

Das pathologisch-anatomische Bild ist bereits von LICHTHEIM ausführlich beschrieben worden. Die auffälligste Veränderung ist 1. die Verlagerung des Herzens und des Mittelfelles nach der betroffenen Seite. 2. Die Schrumpfung des atelektatischen Abschnittes in allen Richtungen, die sich klinisch durch Lungenverdichtung (MASON 1926) und Dämpfung (LICHTHEIM 1878, CHURCHILL 1925, LENORMANT 1928) auswirkt. 3. Der Zwerchfellhochstand (LICHTHEIM, SANTE 1927). Der intrapulmonale Druck sinkt von minus 7 auf minus 24 Wasser (TESCHENDORF 1936).

Die klinischen Zeichen sind meist verhältnismäßig gering. Die Schrumpfung und Verlagerung macht sich nur bei elastischem Thorax sofort bemerkbar. Die Dämpfung ist ohne weiteres nachweisbar. In der Gegend des Schulterblattwinkels findet sich infolge der Verziehung der Bronchien oft Bronchialatmen (CHURCHILL 1925). BRANDI (1938) hat auffällig scharfes Bronchialatmen (Kompressionsatmen), das erst während des Fieberabfalles auftritt, bei den teilweisen Atelektasen beobachtet.

Die ersten Erscheinungen treten, wie gesagt, 24—48 Stunden nach der Operation und ziemlich plötzlich auf. Das Sputum ist zuerst gering zähschleimig, seltener eitrig, enthält Pneumokokken, auch Influenzabazillen (SANTE 1927, LENORMANT 1928). Das Sputum ist aber nie blutig. Das zähe Sekret wird oft nicht ausgehustet, sondern nur hin und her geschoben (LEE, RAVDIN, TUCKER und PENDERGRASS 1928). Die Leukozytenzahl ist oft erhöht bis 20000 (SANTE). Temperatursteigerung ist nicht regelmäßig, aber doch sehr häufig vorhanden (LENORMANT 38,5—40, MOQUOT). Die Röntgenuntersuchung klärt das Krankheitsbild sofort. Entsprechende Schatten durch die luftleere und blutüberfüllte Lunge (LENORMANT 1928). Unter Umständen kann eine Darstellung durch Lipiodol (TESCHENDORF 1936) durchgeführt werden (LENORMANT 1928).

Von vielen Autoren wird angenommen, daß eine große Zahl der genannten postoperativen Pneumonien Atelektasen sind. Wenn auch die Zahl von MASTICS mit 70% sicher zu hoch angenommen ist, so werden auch von anderen größere Zahlen genannt (DIEZ 1931). Die Ansicht ist häufig vertreten, daß die Atelektase die Ursache für postoperative Pneumonien ist (LEE und TUCKER 1928, BERRY 1929, DIEZ 1930). Die Erkrankung, die besonders in Amerika außerordentlich häufig beobachtet wird, spielte in allen übrigen Kulturländern bisher keine sehr wesentliche Rolle, wohl zum Teil deswegen, weil die Diagnose häufig nicht gestellt wurde. Die ausgedehnten Atelektasen sind häufig mit lobären Pneumonien, die geringgradigen mit Bronchopneumonien oder ausgedehnten Bronchitiden verwechselt worden. Achtet man auf die postoperative Atelektase, so kann man sie öfters feststellen.

Zur Verhütung der Atelektase ist es von Bedeutung, daß postoperative Atmungsstörungen nach Bauchoperationen vermieden werden. Das geschieht am besten durch Lagerung. Die halbsitzende Lage empfiehlt sich dabei am meisten. Dazu kommen regelmäßige Atmungsübungen, außerdem soll man nach allen Oberbauchoperationen vorübergehend eine Hyperventilation durch Kohlensäure- oder Kohlensäure- und Sauerstoffatmung herbeiführen. Von Bedeutung ist auch die richtige Ausschaltung des postoperativen Schmerzes und die Beseitigung aller mechanischen Hindernisse, wie z. B. drückende Verbände, stärkere Verschleimung. Zur Beseitigung dieser letzten Operationsfolge wird hauptsächlich Jodkali aber auch Ipekakuanha verabreicht.

Ist die Atelektase erst eingetreten, so muß festgestellt werden, ob vielleicht ein Fremdkörper die Schuld trägt. Dann muß die bronchoskopische Entfernung versucht werden (HELLER 1911, LANDFRIED 1938). Ist aber eine Sekretverhaltung die Ursache, so sind alle Mittel zur Expektoration zur Anwendung zu bringen, z. B. Ipekakuanha in großen Dosen bis zur Brechneigung (MAMOU, PATTE und GALLOT 1936). Durch Lagerung auf die kranke Seite, durch Atmungsübungen, durch Kohlensäureatmung (SCOTT und CUTLER 1928, BRUNN und BRILL 1930, TESCHENDORF 1936, ZUKSCHWERDT und LEZIUS 1938) muß die Atmung erleichtert werden. ZUKSCHWERDT und LEZIUS (1938) empfehlen auch die Anlegung des künstlichen Pneumothorax. Durch das Lösen der geschrumpften Lunge von der Brustwand hört der Zug auf die Mittelfellorgane auf und es tritt eine schlagartige Besserung ein. Von englischer und amerikanischer Seite ist besonders das Absaugen des Sekretes durch Bronchoskopie empfohlen worden (LEE, RAVDIN, TUCKER und PENDERGAST 1928, BERRY 1929, PERONI 1933, CHEVALIER und JACKSON). Auch Versuche, die Lösung eines Bronchialpfropfes durch mechanische Einwirkung sind empfohlen worden. GIBSON (1928) hat durch Schlagen auf den Brustkorb zum Husten gereizt. SAUER (1937) hat dasselbe durch Pressen und Schlagen des Brustkorbes versucht und auch Erfolg gehabt.

D. Die Eingriffe bei den Verletzungen der Brust.

Während bei den Verletzungen der Schädel- und Bauchhöhle die Eröffnung an sich keinen schweren Schaden stiftet, die Gefahr aber in der Verletzung der in der Höhle eingeschlossenen Organe selbst beruht, ist am Brustkorb die Verletzung der Brustwand unter Umständen lebensbedrohlich. Wir kommen darauf bei der Besprechung der die Brustwand eröffnenden Verletzungen noch zurück. Bei der Besprechung ist es wegen der genannten Besonderheiten notwendig, die verhältnismäßig harmlosen Verletzungen der Brustwand sowohl der Weichteile als der Knochen von den die Brustwand durchdringenden Verletzungen abzutrennen.

1. Die Eingriffe bei den Verletzungen der Weichteile der Brust.

Man unterscheidet am besten scharfe und stumpfe Verletzungen. Die Schußverletzungen nehmen eine Sonderstellung ein. Die scharfen Verletzungen werden hauptsächlich durch spitze und scharfe Gegenstände hervorgerufen (Messer, Säbel, Dolche, aber auch scharfe und spitze Teile von Maschinen, Gefährten usw.). Soweit nur die Haut verletzt ist, ist die Behandlung solcher Verletzungen ebenso wie an allen übrigen Körperstellen. Sie werden mit Wundrandausschneidung bzw. Glättung und Naht versorgt, wenn sie in den ersten 6 Stunden in Behandlung kommen. Ist längere Zeit verstrichen, so empfiehlt sich die offene Wundbehandlung. Sind auch die Muskeln, z. B. die großen Brust- oder Rückenmuskeln oder die Zwischenrippenmuskeln verletzt, so werden auch hier die üblichen Regeln der frischen Wundbehandlung zur Anwendung gebracht. Klaffende Muskelwunden werden nach Wundrandglättung durch Katgut-Matratzennähte zusammengehalten. Die Faszien müssen sorgfältig vernäht werden. Will man gleichzeitig die Haut nähen, so werden große durchgreifende Nähte gelegt, bei deren Anlage und Knüpfung darauf zu achten ist, daß auch die Muskelränder aneinanderrücken. Zu den Muskeln der Brustwand gehört auch das Zwerchfell, über dessen Verletzungen bei den durchdringenden Brustwandverletzungen gesprochen wird (s. S. 82).

Bedeutungsvoll kann bei den Weichteilverletzungen der Brustwand die Beteiligung der großen Gefäße sein. Über die Verletzungen der A. subclavia und ihre Folgeerscheinungen, insbesondere die Aneurysmabildung, ist schon im Bd. III/2 dieses Werkes ausführlich berichtet worden, soweit dieses Gefäß oberhalb des Schlüsselbeines verläuft. Für den Verlauf des Gefäßes unterhalb des Schlüsselbeines ist nur wenig hinzuzufügen.

Die Nebenverletzungen sind sehr ähnlich. Sowohl der Brustkorb als auch der Plexus brachialis sind häufig beteiligt. Die Nervenverletzungen machen sich durch Ausfallserscheinungen bemerkbar, die Brustwandverletzungen durch Pneumo- und Hämothorax (s. weiter unten). Es sei hier schon darauf hingewiesen, daß gerade die mit der Brustwand in Verbindung stehenden Verletzungen der großen Gefäße besonders gefährlich sind, weil bei oft geringer Blutung nach außen eine Luftembolie oder eine schwere Blutung in den Brustkorb erfolgen kann. Selbstverständlich ist bei den Nebenverletzungen der A. subclavia unterhalb des Schlüsselbeines eine gleichzeitige Verletzung der V. subclavia möglich, sogar leichter als im Abschnitt oberhalb des Schlüsselbeines, in dem Arterie und Vene immerhin durch den sehnigen Abschnitt des Kopfnickers getrennt sind. Es gibt daher im unteren Abschnitt auch leichter als im oberen arterio-venöse Aneurysmen als Folgeerscheinung.

Zur vorläufigen Versorgung von Gefäßwunden und Aneurysmen genügt meist die vorläufige Blutstillung durch Andrücken des zentralen Gefäßstückes gegen die 1. Rippe oberhalb des Schlüsselbeines.

Die Unterbindungen der Gefäße.

α) Die Unterbindung der A. subclavia.

Dann wird die typische Freilegung des Gefäßes unterhalb des Schlüsselbeines in der Mohrenheimschen Grube ausgeführt. Der vorgebildete Raum kann ohne Verletzung von Muskeln so erweitert werden, daß man einen guten Überblick über den Gefäß- und Nervenverlauf gewinnt. Der

Raum ist rhombisch gestaltet und wird begrenzt nach lateral durch den M. deltoideus, nach medial durch den M. pectoralis maj., nach unten außen durch den M. pectoralis min. und nach oben durch den mittleren Teil des Schlüsselbeines. Den Zugang findet man am besten durch einen Schnitt, der etwa in der Mitte des Schlüsselbeines beginnt und bei herunterhängendem Arm nach der Achselfalte zieht, ohne diese vollständig zu erreichen. Nach Durchtrennung von Haut und Unterhautfettgewebe findet man die deutliche Furche zwischen

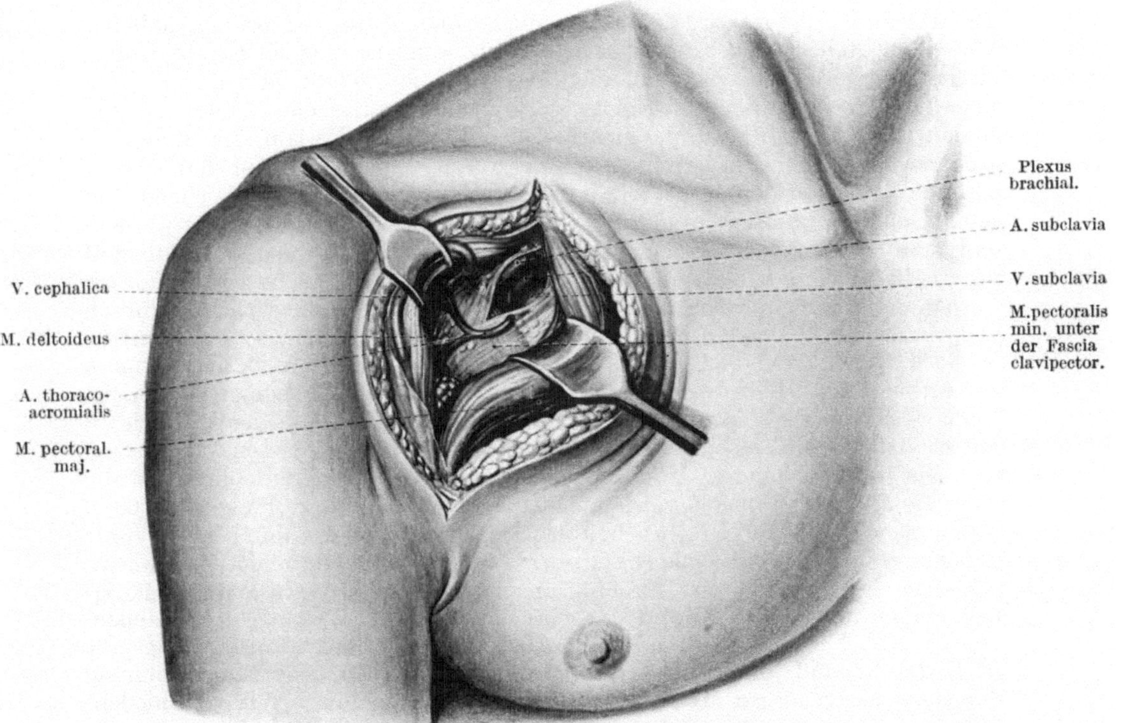

Abb. 34. Darstellung der Freilegung der A. subclavia unterhalb des Schlüsselbeines. Die Mm. pectoral. maj. und deltoideus sind auseinandergezogen. Man sieht die Fascia clavipectoralis, die am oberen Rande des M. pectoralis min. gespalten ist. Man sieht außerdem A. und V. subclavia, die A. thoraco-acromialis und die V. cephalica.

Mm. deltoideus und pectoralis maj. Sie ist mit etwas vermehrten Binde- und Fettgewebe ausgefüllt. In dieser Furche verläuft die V. cephalica, die in der Mohrenheimschen Grube in die V. subclavia einmündetund daher auch als Wegweiser dienen kann (Abb. 34). Man legt die Vene frei, unterbindet sie doppelt oder nimmt sie unter den stumpfen Haken, der den M. deltoideus nach lateral zieht. So dringt man vorsichtig in die Tiefe, die beiden Muskeln vollkommen voneinander trennend. In der Tiefe erscheint nun der M. pectoralis min., kenntlich an seinem schrägen Verlauf von unten innen nach außen oben. Es gilt seinen oberen Rand freizulegen. Dieser erscheint nicht sofort, da, abgesehen von Fett- und Bindegewebe, die Fascia clavipectoralis zu durchtrennen ist. Durch diese Faszie dringt auch die V. cephalica, während sie von innen durch die A. thoraco-acromialis nach außen durchbohrt wird (Abb. 34). Diese Arterie oder ihre Äste verlaufen zum Teil ebenfalls in der Furche zwischen Mm. deltoideus und pectoralis maj. Ist die Fascie clavipectoralis am oberen Rande des

M. pectoralis min. durchtrennt, so läßt sich dieser Muskel mit einem stumpfen Haken nach lateral und kaudal ziehen, während ebenfalls zwei stumpfe Haken die Mm. deltoideus und pectoralis maj. nach lateral bzw. medial zurückhalten. In das die nun geöffnete MOHRENHEIMsche Grube ausfüllende spärliche Fettgewebe dringt man nun zunächst vorsichtig ein. Meist sieht man jetzt die Stränge des Plexus brachialis und an dessen kaudalem und medialem Rand Arterie und Vene nebeneinander liegen.

Obwohl eine doppelte Unterbindung und Durchtrennung der A. subclavia unterhalb des Schlüsselbeines eine verhältnismäßig geringe Gefahr der Nekrose des Armes mit sich bringt, da die Umgehungsbahnen dieses Gefäßes oberhalb der Verletzungsstelle abgehen, so wird man doch, wenn es möglich ist, die Unterbindung zu vermeiden suchen. Allerdings wird eine Gefäßnaht bei der tiefen Lage der Arterie und bei der Enge des Zuganges auf große Schwierigkeiten stoßen. Man wird daher in einem solchen Falle den Verlauf der Arterie in größerer Ausdehnung freilegen, und zwar erweitert man zunächst den Zugang dadurch, daß man den M. pectoralis min. mehr oder weniger weitgehend von seinem oberen Rande aus einkerbt. Der Zugang muß stark erweitert werden, daß man weichfassende Klemmen zur vorläufigen Blutstillung oberhalb und unterhalb der Verletzungsstelle anlegen kann, falls es sich nicht gerade um die Vernähung einer einfachen seitlichen Wunde handelt, die natürlich technisch viel einfacher ist. Ist ein noch weiterer Zugang erforderlich, so kommen die im Bd. III/2, S. 315 und 321 geschilderten Zugangswege von LEXER und GULEKE zur Anwendung. Die Anwendung dieser Zugangswege ist unbedingt notwendig, wenn es sich um die Versorgung von Aneurysmen im Verlaufe der A. subclavia unterhalb des Schlüsselbeines, insbesondere auch die arterio-venösen Aneurysmen in dieser Gegend handelt. Für die medial gelegenen Abschnitte kommen die Eingriffe, die in den oberen vorderen Mittelfellraum führen, in Frage (s. S. 687).

Ist gleichzeitig der Plexus brachialis verletzt, so ist unter möglichster Schonung und Sorgfalt eine perineurale Naht der einzelnen zusammengehörigen Nervenkabel zur Durchführung zu bringen. Die Zusammengehörigkeit der einzelnen Kabel des Plexus brachialis ist nur so lange festzustellen, als die Kabel in ihrer gegenseitigen Anordnung im Plexus zusammengefaßt sind. Daher muß, bevor sie zur Naht getrennt werden, eine Kennzeichnung der zusammengehörigen Teile, am besten durch Anschlingen mit verschiedenfarbigen oder verschiedendicken, d. h. leicht unterscheidbaren Fäden durchgeführt werden. Je weiter die Verletzung der A. subclavia, die ja eigentlich hier schon den Namen A. axillaris führen müßte, nach der Achselhöhle zu stattgefunden hat, desto schwieriger ist der Zugang und desto eher muß die Freilegung, am besten nach dem Vorgehen von GULEKE, durchgeführt werden (s. Bd. III/2, S. 321).

Hat die Verletzung in der Achselhöhle selbst stattgefunden, so kann der Zugang von da aus gewählt werden. Auch hier muß eine vorläufige Blutstillung durch Zusammendrücken der A. subclavia oberhalb des Schlüsselbeines gegen die 1. Rippe stattfinden, die bei guter Entwicklung der Umgehungsarterien nicht sicher zum Ziele führt. Es kann daher unter Umständen nötig werden, die Arterie oberhalb oder unterhalb des Schlüsselbeines freizulegen, um sie zunächst mit einem Faden anzuschlingen und so die vorläufige Blutstillung durchzuführen, falls die Blutstillung durch Druck nicht ausreichen sollte.

β) Die Unterbindung der A. axillaris.

Die Freilegung der Arterie in der Achselhöhle macht keine Schwierigkeiten. Der Arm wird leicht vom Körper abgehalten und die Achselhöhle rasiert. Nach Keimfreimachung der Haut und Abdeckung wird der Hautschnitt am oberen Rande der Haargrenze angelegt, die etwa dem unteren Rande

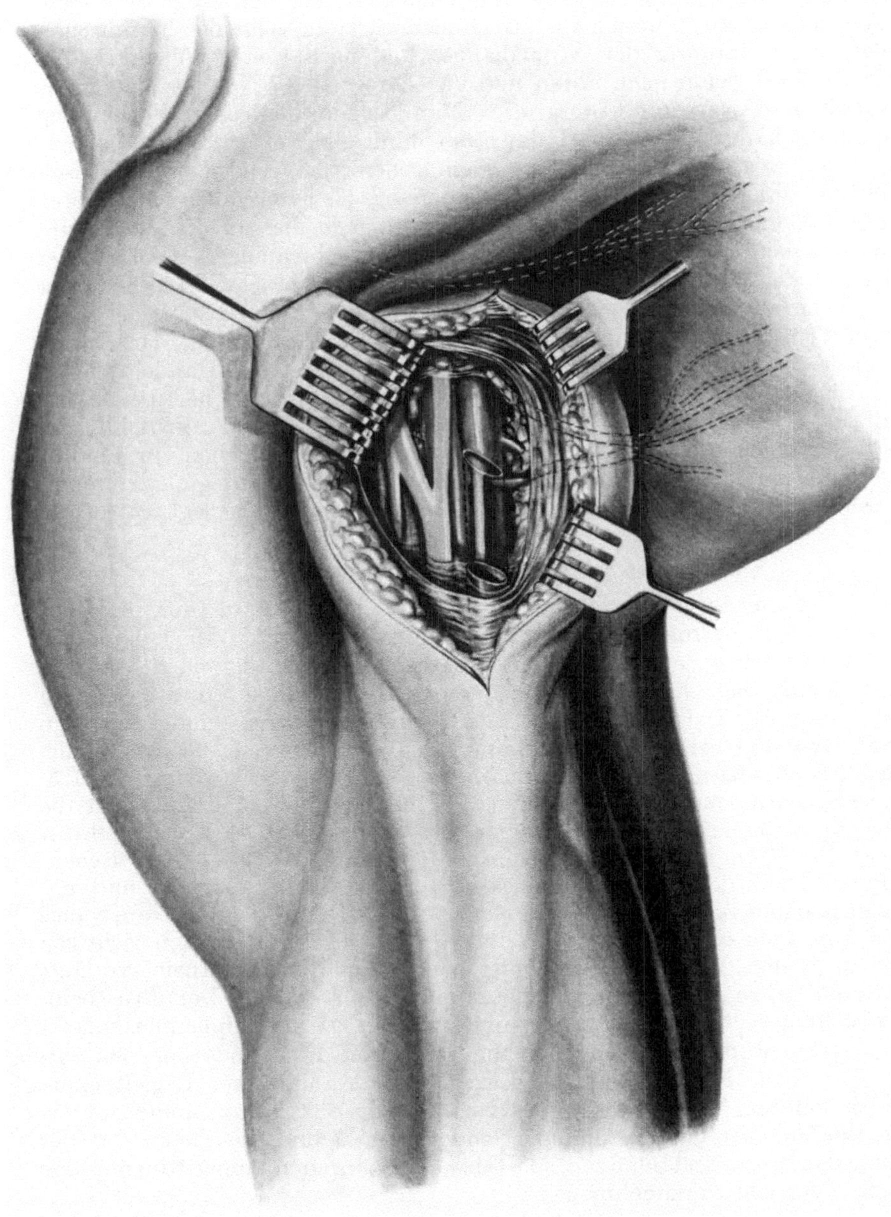

Abb. 35. Darstellung der Freilegung der A. axillaris. Die Haut und die oberflächliche Faszie sind gespalten. Der untere Rand des M. coracobrachialis ist freigelegt und unterhalb davon die Gabel des M. medianus, darunter die Arterie und am weitesten kaudal die V. axillaris, die durchtrennt gezeichnet ist, und der N. collateralis ulnaris. Der Verlauf der Aa. thoracalis lateralis und subscapularis sind punktiert angedeutet.

des M. coracobrachialis entspricht. Nach Durchtrennung von Haut und Unterhautzellgewebe stößt man auf die dünne Fascia axillaris, die in armwärts offenem Bogen verläuft und von Gefäßen und Nerven durchlöchert ist (Abb. 35). Sie wird in der Schnittrichtung durchtrennt. Dringt man nun in der Mitte durch das dünne Fettgewebe vor, so stößt man auf die einfach oder doppelt vorhandene V. axillaris (Abb. 35). An deren oberem Rande wird die Gefäßscheide etwas eingeschnitten, worauf sie mit dem lockeren Fettgewebe nach unten sinkt. Nun sieht man zunächst den Plexus brachialis vorliegen. Am weitesten nach oben, d. h. nach dem M. coracobrachialis zu, findet sich der schlanke N. musculocutaneus, dann darunter der N. medianus, und noch weiter ulnarwärts der N. ulnaris. Noch weiter nach unten und knochenwärts die Nn. cutanei für die mediale Seite des Armes und Unterarmes. Man löst nun die lockere Verbindung zwischen N. medianus und N. ulnaris und stößt unmittelbar unter dem N. medianus auf die A. axillaris. Trennt man die beiden großen Nerven noch weiter achselhöhlenwärts, so kann man die Arterie aus der sog. Medianusgabel hervortreten sehen (Abb. 35 und 175). Aus der Arterie entspringt in dieser Höhe die A. subscapularis, begleitet von den Nn. thoracodorsalis und subscapulares. Noch weiter nach der lateralen Thoraxwand zu tritt hinter dem Plexus brachialis der N. thoracalis longus hervor, um an der lateralen Thoraxwand mit der gleichnamigen Arterie und Vene abwärts zu ziehen (s. S. 35). Die Unterbindung der Arterie stößt bei der guten Zugänglichkeit nicht auf Schwierigkeiten. Handelt es sich um ein Aneurysma, so ist es in jedem Falle zweckmäßiger vorher die Arterie oberhalb oder unterhalb des Schlüsselbeines freizulegen und anzuschlingen, ehe man den Aneurysmensack freilegt. Da das weitere Vorgehen zur Beseitigung des Aneurysmensackes häufig eine gewissenhafte Überlegung verlangt, so ist es besser eine ausreichende vorläufige Blutstillung angelegt zu haben.

γ) Die Unterbindung der A. mammaria int.

Von Bedeutung ist auch die Verletzung der A. mammaria int., die allerdings selten allein betroffen wird. Da sie unter der gesamten Muskulatur auf der F. endothoracica, sehr nahe dem Brustbein und parallel dazu verläuft, wird sie häufig bei durchgehenden Brustwandverletzungen dieser Gegend zerstört (s. unten). Daher droht neben dem Pneumothorax immer auch ein Hämothorax und bei großer Gefäßwunde eine Verblutung in die Brusthöhle.

Die Unterbindung der A. mammaria int. läßt sich am leichtesten im 3. bis 4. Zwischenrippenraum ausführen (Abb. 36). Weiter kaudal werden die Zwischenrippenräume enger und der Zugang schwieriger (Abb. 9). Das Gefäß verläuft etwa 1—$1^1/_2$ cm weit vom Brustbeinrand entfernt in den 1—2—3 Zwischenrippenräumen auf der F. endothoracica unter den Rippenknorpeln und de Zwischenrippenmuskulatur. Weiter kaudal verläuft es auf dem M. transversus thoracis. Um auch bei stark entwickeltem Unterhautfettgewebe den richtigen Zugang zu finden, beginnt der Schnitt bereits auf dem Brustbein, verläuft genau in der Mitte des Zwischenrippenraumes nach außen. Der Brustbeinrand wird freigelegt, während man vorsichtig die Zwischenrippenmuskulatur in der Schnittrichtung durchtrennt, bis die Gefäße auf der F. endothoracica vorliegen. Gute Hilfe ist dabei erforderlich. Die Arterie hat zwei Begleitvenen, solange sie auf dem M. transv. thoracis verläuft, die mit ihr zusammen unterbunden werden. Da nur die dünne F. endothoracica und die Pleura vor der Eröffnung der Brustwand schützen, so ist das Unterfahren mit einer Rinnensonde mit großer Vorsicht vorzunehmen.

δ) Die Unterbindung der Aa. intercostales und der großen Venen am Brustkorbeingang.

Häufiger sind schon die Verletzungen der Interkostalgefäße ohne Eröffnung der Brusthöhle bei Tangentialstichen und -schüssen und bei Rippenbrüchen. Die Interkostalgefäße verlaufen in den hinteren Abschnitten fast völlig im Schutz der nächsthöheren Rippe. Angeschnitten werden sie bei durchgehenden Verletzungen der Zwischenrippenräume in der Nähe des unteren Rippenrandes und selten bei Punktionen. Eine Gefahr besteht nur bei gleichzeitiger Brustkorberöffnung. Sehr selten ist die Verletzung der Interkostalgefäße bei Rippenbrüchen ohne äußere Wunde mit Verletzung der Pleura. Ist eine Lungenverletzung auszuschließen oder unwahrscheinlich, so kann der Hämothorax bei Rippenbruch mit gleichzeitiger Verletzung der Pleura aus einem

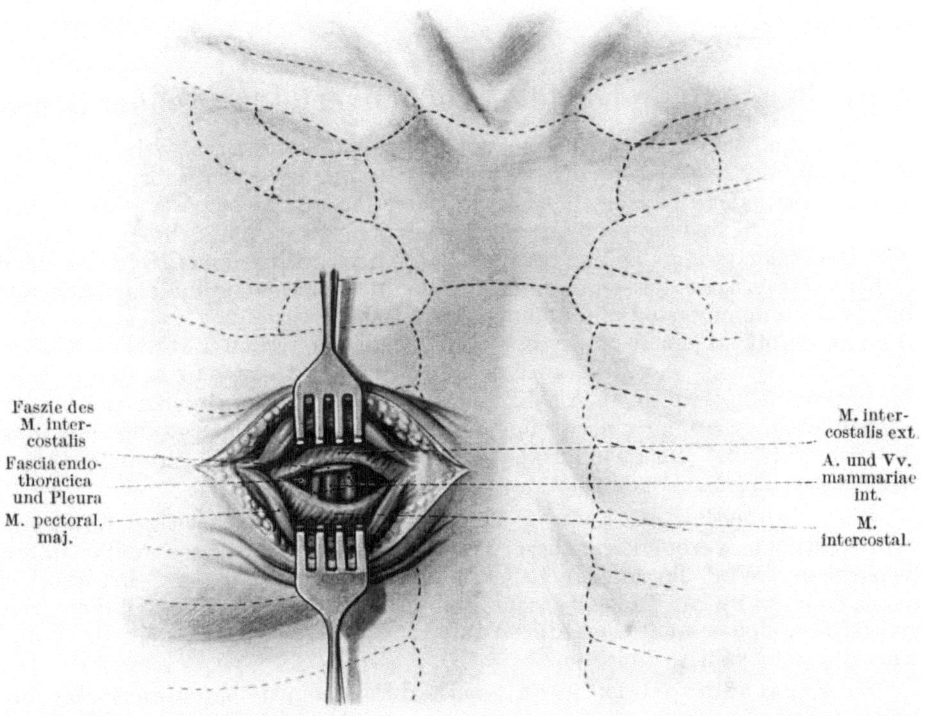

Abb. 36. Darstellung der Freilegung der A. mammaria interna. Freilegung der Gefäße im 3. Zwischenrippenraum rechts. Die oberflächliche und die Zwischenrippenmuskulatur sind gespalten. Weiter oberhalb im 2. und 1. Zwischenrippenraum findet sich nur eine V. mammaria.

Interkostalgefäß stammen. Daher muß in solchen Fällen eine operative Versorgung, am besten unter Überdruck, vorgenommen werden, d. h. das verletzte Interkostalgefäß muß aufgesucht und doppelt unterbunden werden.

Die Verletzungen der großen Venen kurz vor der Einmündung in den Thorax sind besonders gefährlich, da sie, abgesehen von dem schweren Blutverlust, sehr häufig von Luftembolie gefolgt sind (s. S. 70). Je näher die Verletzung am Thorax, desto größer ist die Gefahr. Durch die besondere Anordnung der Faszien und Muskeln am Hals, die ein Klaffen der in die obere Thoraxapertur eintretenden Venen bei der Inspiration hervorrufen, tritt die Luftembolie am häufigsten bei der Verletzung dieser Venen ein. Bei völliger Querschnittsdurchtrennung und sitzender oder aufrechter Körperhaltung wächst die Gefahr, da dann die Venen leerlaufen. Die Gefahr besteht selbstverständlich auch bei der Wundversorgung, daher muß das Auseinanderziehen der Wunden in dieser Gegend mit äußerster Vorsicht und bei angehaltenem Atem der Kranken erfolgen. Unter keinen Umständen darf bei sitzenden oder halbsitzenden Kranken die Wundversorgung vorgenommen werden. Auf die Verletzung von Gefäßen innerhalb des Brustkorbes kommen wir noch zurück (s. S. 734).

Stumpfe Verletzungen durch Quetschung oder große Fremdkörper rufen keine anderen Verletzungen hervor als an anderen Körperstellen. Ausgedehnte Blutergüsse durch Zerreißung meist venöser Gefäße finden sich in allen Teilen. Ihre Behandlung entspricht den üblichen Vorschriften. Schußverletzungen der Weichteile allein sind selten. Es handelt sich ausschließlich um Tangentialschüsse, für deren Behandlung auch keine besonderen Vorschriften notwendig sind.

2. Die Behandlung bei den Knochenverletzungen der Brust.

Sie treten auf in Form von einfachen Frakturen der Brustwirbelsäule, der Rippen und des Brustbeines, des Schulterblattes und des Schlüsselbeines. Auf die Behandlung der einfachen Knochenbrüche kann hier nicht näher eingegangen werden. Die Rippenbrüche verlangen wegen ihrer großen Schmerzhaftigkeit und Atembehinderung das Verabreichen von schmerzstillenden Mitteln und einen Heftpflasterverband, dessen einzelne Streifen dachziegelartig die entsprechende Brustwandseite umfassen und in äußerster Ausatmungsstellung angelegt werden. Böhler empfiehlt einen 10 cm breiten Heftpflasterstreifen während der Ausatmung um den ganzen Brustkorb herumzulegen, und zwar immer in der Höhe der unteren Rippen, d. h. auch bei Brüchen der oberen. Bei Brüchen der oberen Rippen wird außerdem ein Streifen über die Schulter angelegt, um den Zug der Schulter- und Oberarmmuskeln zu verhüten. (Über gleichzeitige Brustwandverletzungen s. weiter unten.)

Die offenen Rippenbrüche sind fast immer mit gleichzeitiger Eröffnung der Brusthöhle verbunden. Diese Verletzungen werden daher weiter unten besprochen. Wird ein offener Rippenbruch ohne Eröffnung des Brustkorbes beobachtet, z. B. bei Tangentialschuß, so wird die Wunde übersichtlich freigelegt, lose Splitter entfernt, die Wundränder ausgeschnitten und die Hautwunde durch Naht geschlossen.

Die Brustbeinverletzungen, meist durch unmittelbare direkte Einwirkung, öfters aber auch als Begleiterscheinung von Wirbelbrüchen beobachtet, gehen unter Umständen mit ziemlich erheblichen Verschiebungen der Bruchstücke einher. Meist schiebt sich das distale Bruchstück über das proximale. Ist das proximale Bruchstück tief in die Brustwand hineingetrieben, so können starke Druckerscheinungen auf das Herz oder die großen Gefäße zustande kommen. Meist läßt sich durch Lagerung, ähnlich wie bei den Wirbelbrüchen (nach Böhler, am besten unter Zuhilfenahme einer Glissonschen Schwebe), ein Ausgleich der verschobenen Bruchstücke herbeiführen. Bestehen bedrohliche Erscheinungen, so muß unter Umständen sofort operativ eingegriffen werden. Nach Freilegung der Bruchstücke werden bei gleichzeitiger Überstreckung der Wirbelsäule zwei einzinkige Knochenhaken in die Bruchstücke eingesetzt und unter vorsichtigem Zug eine Zurechtstellung der Bruchenden vorgenommen. Da man nicht mit Sicherheit wissen kann, ob nicht die Membrana sterni post. und vielleicht die eine oder andere Pleurahöhle oder gar beide verletzt sind, so nimmt man einen solchen Eingriff am besten unter Anwendung von Überdruck vor. Besteht keine Verletzung der hinteren Membran, so darf sie auch durch das Einsetzen der Haken nicht verletzt werden. In manchen Fällen ist allerdings die hintere Brustbeinmembran bereits eingerissen, ja es kann sogar, besonders bei Splitterbrüchen, zum Eindringen von Splittern in das Mediastinum oder die Pleurahöhlen kommen. Die Splitter müssen dann entfernt und die Membran genäht werden.

Bei offenen Brustbeinbrüchen mit einer derartig tiefgehenden Splitterverletzung oder einer breiten Öffnung des vorderen Mediastinums wird am besten die Wunde nicht vernäht, sondern unter Einlegung eines Gummidräns offengehalten.

Die Behandlung der Brüche der Brustwirbelsäule ist wie die Behandlung der Wirbelsäulenbrüche überhaupt im wesentlichen eine konservative. Die meisten begnügen sich mit einfacher Lagerungsbehandlung unter Aussicht auf frühzeitige Bewegungsbehandlung [nach 5—8 Wochen (MAGNUS)]. Andere (BÖHLER) befürworten die Reposition der Bruchstücke unter Überstreckung der Bruchstelle in örtlicher Betäubung und Anlegung eines Gipsmieders in dieser Stellung. Die Anlegung des Gipsmieders wird von ihm auch bei den Brüchen ohne wesentliche Verschiebung und ohne Lähmungserscheinungen durchgeführt. Bestehen Lähmungserscheinungen, so ist die Einrichtung der Bruchstücke nach seiner Ansicht von größter Bedeutung.

Die Schulterblattbrüche werden immer konservativ behandelt.

Bei den Schlüsselbeinbrüchen bedeutet die Anwendung des BÖHLERschen Keiles zweifellos einen großen Fortschritt. Er erlaubt bei ausreichender Ruhigstellung und Extension gleichzeitig die nötige Bewegungsfreiheit zur funktionellen Behandlung der benachbarten Gelenke. Eine operative Behandlung kommt in seltenen Fällen nach schlecht geheilten Schlüsselbeinbrüchen in Frage, wenn eines der Bruchstücke oder ein abgesprengtes Knochenstück zu Druckerscheinungen auf Gefäße oder Nerven in der Schlüsselbeingrube geführt haben. Die Knochennaht bei frischen Brüchen gibt keine besseren Erfolge als die genannten unblutigen Verfahren.

3. Die Eingriffe bei den Verletzungen der Brust mit Eröffnung der Brusthöhle.

Wie schon oben kurz angedeutet tritt allein durch die Eröffnung der Pleurahöhlen, ohne daß eine gleichzeitige Verletzung der Lungen vorzuliegen braucht, eine Störung des Atmungsablaufes ein. Je größer die Öffnung, desto stärker die Wirkung. Bei gleichzeitiger breiter Eröffnung beider Brusthöhlen tritt fast immer sofort der Tod ein. Die Ursache für die schwere Störung beim offenen Pneumothorax beruht zunächst im Zusammensinken der Lunge nach dem Einbruch der Luft in die Pleurahöhle unter Atmosphärendruck. Aber nicht das Ausfallen der einen Lunge bei der Atmung, sondern Veränderungen des Kreislaufes und der Einfluß auf die andere Lunge wird auch beim einseitigen Pneumothorax den Tod herbeiführen können (s. S. 52ff.). Daß das Ausfallen der einen Lunge bei der Atmung nicht allein die Ursache für die schweren Erscheinungen sein kann, geht daraus hervor, daß beim langsamen Eintritt von Luft durch eine kleine Öffnung der Pleurahöhle der Pneumothorax unter verhältnismäßig geringen Erscheinungen ertragen werden kann, und daß schließlich, falls das Mittelfell versteift ist, wie z. B. bei der Brustfelleiterung, auch bei großer Brustwandöffnung und plötzlichem Eindringen von atmosphärischer Luft in großen Mengen eine Veränderung der Atmung nicht eintritt (s. S. 259). Wenn also eine durchbohrende Brustkorbverletzung, auch ohne Beteiligung der inneren Organe, durch die plötzliche Änderung des Atmungsablaufes immer eine gefährliche Verletzung darstellt, so wächst die Gefahr in dem Augenblick, in dem gleichzeitig eines der eingeschlossenen Organe mitverletzt ist. Am gefährlichsten sind die Herzverletzungen und die Verletzungen der großen Gefäße, welche unter Umständen fast unmittelbar zur Verblutung Veranlassung geben (s. S. 729ff.). Weniger gefährlich sind die Lungenverletzungen, insbesondere wenn die Peripherie der Lungen betroffen ist. Die Verletzungen der Luft- und Speiseröhre im Brustraum sind wegen der Folgeerscheinungen gefährlich (s. S. 660).

a) Die Eingriffe bei gleichzeitiger Verletzung der Bauchhöhle.

Eine weitere Besonderheit der Brustkorbverletzungen wird dadurch bedingt, daß in den unteren Teil des Brustkorbes der obere Teil der Bauchhöhle gewissermaßen hineingestülpt ist. Da nun das Zwerchfell, das Bauchhöhle und Brusthöhle voneinander trennt, zu den Atmungsmuskeln gehört, und infolgedessen bei der Ein- und Ausatmung eine ganz verschiedene Höhenlage einnimmt, so ist der sich in den Brustraum vorstülpende Teil des Bauchraumes in den verschiedenen Atmungsphasen verschieden groß und daher kommt es, daß die im oberen Teile des Bauchraumes liegenden Organe, d. h. die subphrenisch liegenden Organe, ebenfalls in ihrer Lagebeziehung zum Brustraum mit Ein- und Ausatmung wechselnd beteiligt sind. Das gilt für Leber, Milz, Magen, Flexura coli sinistra manchmal auch dextra, für die oberen Nierenpole und unter Umständen auch für einzelne Dünndarmschlingen. Alle diese Organe werden bei starker Ausatmungsstellung weit in den Brustkorb hineingezogen. Durch Senkung der unteren Rippen und Einziehen der Bauchwand kann die Lageveränderung der Bauchorgane in den Brustkorb willkürlich noch wesentlich verstärkt werden. Es bestehen freilich auch bedeutungsvolle, den einzelnen Menschen betreffende Unterschiede der anatomischen Verhältnisse je nach Alter, nach Form des Brustkorbes, Wirbelsäulenkrümmungen, Befestigung der Bauchorgane, Entwicklung der Bauchmuskulatur, Fettpolsterentwicklung u. a. m.

Je jünger der Mensch, desto höher steht das Zwerchfell. Der Unterschied beträgt gegenüber alten Menschen einige Zwischenrippenräume. Bei Verkrümmung der Brustwirbelsäule, die so gut wie immer mit einer Drehung um die Längsachse verbunden ist, ändern sich auch die Raumverhältnisse des Brustkorbes. Es entsteht eine Verkleinerung häufig mit Zwerchfellsenkung auf der Seite der Konkavität. Ebenso wird der Brustraum eingeengt bei starker Lordose im Bereich der unteren Brustwirbelsäule, ohne daß dabei eine Veränderung der Zwerchfellhöhe zwischen rechts und links aufzutreten braucht, falls eine seitliche Verkrümmung fehlt. Es bestehen auch erhebliche konstitutionelle Unterschiede zwischen einem Astheniker mit seinem langen, schmalen Thorax und dem breiten und ausladenden Brustkorb des Athleten. In dem breiten Brustkorb des kräftig entwickelten Menschen finden größere Teile der Bauchorgane Platz als in dem engen des Asthenikers, mit den fast immer mangelhaft entwickelten Aufhängevorrichtungen der Organe.

Die Befestigung der Bauchorgane durch Bänder spielt bei den topographisch-anatomischen Verhältnissen ebenfalls eine Rolle, da nicht nur durch Konstitution, sondern auch durch Lebensverhältnisse (Abmagerung, schlechte Körperhaltung, Erschlaffung der Bänder) eine Senkung und regelwidrige Beweglichkeit gerade der die obere Bauchhöhle ausfüllenden Eingeweide nicht selten beobachtet wird. Der Entwicklungs- und Kräftezustand der Bauchmuskulatur übt auch einen Einfluß auf die Lage der im oberen Bauchraum eingeschlossenen Eingeweide aus, da die Muskulatur bei schlechter Entwicklung oder beim Auseinanderklaffen sich nicht in genügender Weise an der Stützung der Eingeweide beteiligen kann.

Alle diese Tatsachen sind zu berücksichtigen, falls es sich um die Entscheidung handelt, ob eine durchgehende Brustkorbverletzung etwa gleichzeitig die Bauchhöhle eröffnet und vielleicht Bauchorgane verletzt haben könnte. Diese Frage erhebt sich dann, wenn eine Verletzung unterhalb der 4. Rippe rechts stattgefunden hat. Auf der linken Seite steht allgemein die Zwerchfellkuppe etwas tiefer (5. Rippe), da das Zwerchfell im Bereiche der Kuppe, also etwa im Mittelpunkt jeder Brustkorbseite (Centrum tendineum), den höchsten Punkt erreicht, so sind Verletzungen, die diese Gegend betreffen, eher imstande die Bauchhöhle zu eröffnen, als Verletzungen, die in den Außenbezirken des Brustkorbes die Brusthöhle durchbohren.

Neben den topographisch-anatomischen und physiologischen Verhältnissen spielt selbstverständlich die Art der Verletzung und die Art des verletzenden Körpers eine Rolle. Am leichtesten sind die Verhältnisse bei durchgehenden Schußverletzungen zu beurteilen. Ist Ein- und Ausschuß bekannt, so kann man sich die Geschoßbahn darstellen und, falls ein Schuß in sagittaler Richtung oberhalb der 4. Rippe die Brustwand durchbohrt hat, mit großer Wahrscheinlichkeit damit rechnen, daß keine Verletzung des Zwerchfelles stattgefunden hat. Ist der Sagittalschuß seitlich der Mamillarlinie, so ist die Wahrscheinlichkeit, daß die Bauchhöhle nicht verletzt ist, auch im 5., ja sogar im 6. Zwischenrippenraum noch gegeben. Bei allen Schußkanälen, die innerhalb der Mamillarlinien, jedoch unterhalb der 4. Rippe in sagittaler oder frontaler oder schräger Richtung verlaufen, besteht die Möglichkeit oder Wahrscheinlichkeit einer gleichzeitigen Bauchhöhlenverletzung, im steigenden Maße, je weiter kaudal der Schußkanal verläuft.

Während wir also bei durchbohrenden Schußverletzungen mit einiger Sicherheit aus dem Verlauf des Schußkanales unsere Schlüsse ziehen können, sind wir bei Steckschüssen und bei Stichverletzungen nicht in der glücklichen Lage. Bei den Steckschüssen besteht immer noch die Möglichkeit aus der röntgenologischen Feststellung der Lage des Geschosses und seine Beziehungen zu der Einschußöffnung unsere Schlüsse zu ziehen. Dagegen ist die Frage wesentlich schwerer bei Stichverletzungen, da wir in den meisten Fällen nicht erfahren können, in welcher Richtung und in welche Tiefe die verletzende Klinge eingedrungen ist.

Da nun die gleichzeitige Eröffnung der Bauchhöhle bei Brustkorbverletzungen unter Umständen das Schicksal des Verletzten entscheiden kann (bei Leber- und Milzverletzungen schwere Blutungen, bei Verletzung des Magendarmkanales Bauchfellentzündung), so ist aus dem oben Gesagten der Schluß zu ziehen, daß die Anzeige zu einem chirurgischen Eingriff recht weit gesteckt werden soll.

Die Behandlung der Verletzungen der Brust mit Eröffnung der Bauchhöhle steht nach dem bisher Gesagten vollkommen unter dem Einfluß einer genauen Diagnose.

b) Die Verletzungen mit Eröffnung der Brusthöhle ohne Beteiligung der Brustorgane.

α) Die Bedeutung des offenen Pneumothorax.

Handelt es sich nur um eine Eröffnung des Brustraumes ohne Verletzung der darin befindlichen Organe, z. B. durch eine Stichverletzung oder durch einen Tangentialschuß, so droht dem Verletzten der unheilvolle Einfluß des plötzlichen offenen Pneumothorax als Hauptgefahr für die erste Zeit nach der Verletzung. Die Gefahr der Blutung aus der Brustwand ist geringer und leichter zu beherrschen. Schließlich bleibt als dritte Gefahr die Infektion, die aber erst im weiteren Verlauf eine Rolle spielen wird. Unsere chirurgische Hilfe muß sich danach richten.

Wie schon oben erwähnt, folgt auf den plötzlichen doppelseitigen Pneumothorax fast immer der Tod. Theoretisch besteht die Möglichkeit, daß bei dieser Verletzung auf der einen Seite ein breit offener vollständiger Pneumothorax besteht, auf der anderen aber nur eine kleine Wunde den Pneumothorax verursacht und nicht schlagartig zu einem vollständigen offenen Pneumothorax geführt hat, so daß nicht sofort der Tod eintrat, sondern daß der Verletzte noch in ärztliche Behandlung kommen konnte. Hat man keinen Überdruckapparat zur Verfügung, so wird man sofort den breitoffenen Pneumothorax durch Vorziehen der Lunge in die Thoraxwunde (s. unten) verschließen oder wenn es möglich ist, die Brustwandwunde durch Muskel- und Hautnähte unter Umständen mit perikostaler Naht zu vernähen, um dann die geringer verletzte Seite endgültig zu versorgen, d. h. die Wunde durch Naht zu verschließen, und die Luft aus dem Thorax absaugen, falls die Atmung noch schwer beeinträchtigt ist.

Wird ein einseitiger offener Pneumothorax festgestellt, so hat sofort nach der Blutstillung eine Wundversorgung in dem Sinne zu erfolgen, daß ein Nahtverschluß der Brusthöhle ausgeführt wird. Bei Stichverletzungen und bei Schutzverletzungen ohne Gewebsverlust gelingt es meistens, durch eine doppelreihige Katgutnaht der Muskulatur und der Faszien die Höhle zu schließen, ohne daß die Naht unter Spannung steht. Darüber wird eine Hautnaht gelegt. Steht ein Überdruckapparat zur Verfügung, so ist er selbstverständlich bis zum völligen Verschluß der Brustwunde in Tätigkeit zu setzen, so daß der Pneumothorax mit einem Schlage beseitigt wird.

Da nun solche Wundversorgungen gelegentlich als Noteingriff, fern einer Klinik, etwa im Privathaus, vorgenommen werden müssen, so muß man bis zur Möglichkeit eines sachgemäßen Brustwandverschlusses einen vorläufigen Verschluß durchführen können, wenn nämlich ein weit offener Pneumothorax das Leben unmittelbar bedroht. Bei solchen Gelegenheiten muß man sich der älteren Verfahren zur Beseitigung des Pneumothorax erinnern. Genügt der einfache Verschluß der Brustwand unter Zurücklassen der Luft im Brustraum nicht, um die bedrohlichen Erscheinungen zu beseitigen, so kann man versuchen die Luft mit einer in einen Zwischenrippenraum eingeführten Kanüle mit Hilfe einer Spritze teilweise abzusaugen, bis die bedrohlichen Erscheinungen verschwinden (s. S. 10). Witzel (1890) hat vorgeschlagen, den Brustraum vor der Naht mit einer schwach antiseptischen Lösung zu füllen, die dann nach wasserdichter Naht der Brustwand mit der Spritze wieder abgesaugt wird. Für den Augenblick wird der Pneumothorax durch das Vorziehen der Lunge in die Wunde (Müllerscher Handgriff) unwirksam gemacht. Bayer hat die Pneumopexie bei der Versorgung durchgehender Brustwandwunden empfohlen. Er versteht darunter die Nahtbefestigung der Lunge an der Thoraxwand, da man beobachtet hatte, daß ein Lungenprolaps die unangenehmen Erscheinungen des offenen Pneumothorax teilweise aufhob. Payr hat statt der Naht die Lunge mit feinen Hakenzangen gefaßt und sie so in die Wunde hineingezogen. Da auf diese Art der offene Pneumothorax wenigstens zeitweise unschädlich gemacht wird, so kann der Verletzte einem vielleicht vorher unmöglichen Transport ausgesetzt werden, um dann in einer Klinik die sachverständige Wundversorgung endgültig vorzunehmen. Zu erwähnen ist, daß Krause empfohlen hat, mit feuchten Kochsalzkompressen, die in der Umgebung der Verletzungsstelle in die Pleurahöhle eingeschoben wurden, einen vorläufigen Verschluß der Brusthöhle bis zur endgültigen Wundversorgung zu ermöglichen.

β) Die Eingriffe bei Lückenbildung in der Brustwand.

Ist eine größere Lücke in der Brustwand durch den verletzenden Gegenstand, am häufigsten Geschoß, Granatsplitter, eingetreten, so kann unter Umständen der Nahtverschluß auf Schwierigkeiten stoßen. Oft ist die Haut am besten erhalten, die übrige Brustwand aber durch Splitterung der Rippen in größerer Ausdehnung zerstoßen. In solchen Fällen besteht immerhin die Möglichkeit

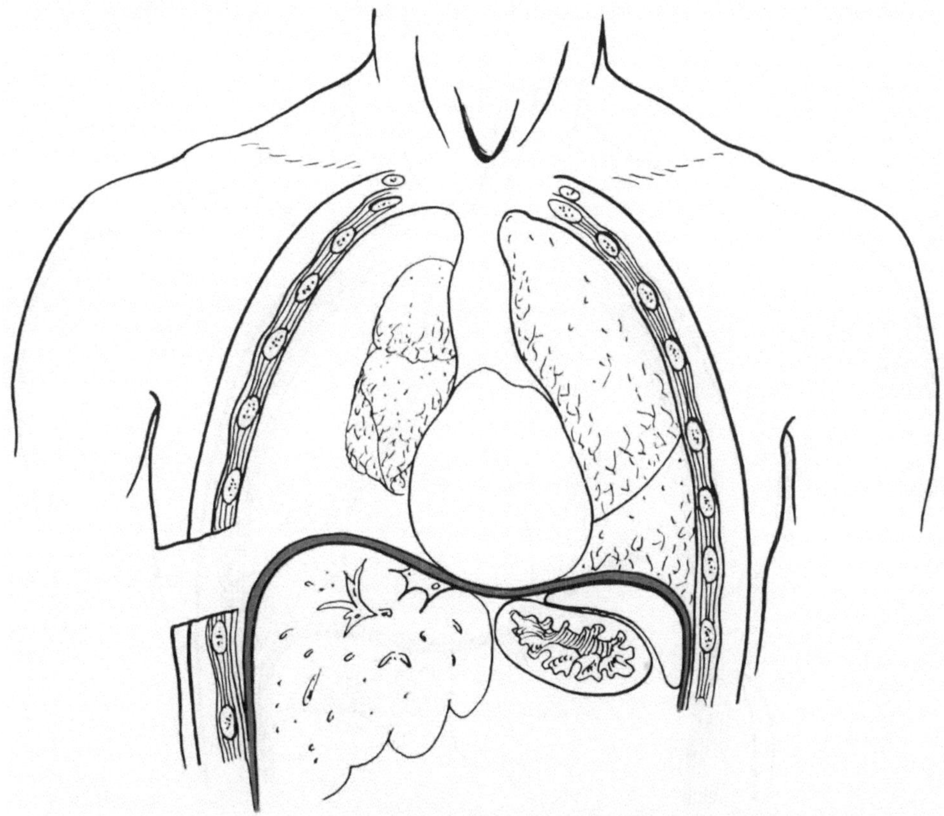

Abb. 37. Versorgung einer großen Brustwandwunde mit weit offenem Pneumothorax rechts mit Hilfe des Zwerchfelles nach SAUERBRUCH-JEHN. a Die Darstellung der Lücke mit Pneumothorax.

einen vorläufigen Verschluß durch eine wasserdichte Hautnaht herbeizuführen, um dann in der Klinik eine dauerhafte Wundversorgung vorzunehmen und die Lücke am besten unter Zuhilfenahme eines entsprechenden Stückes aus der Fascia lata und unter Anwendung von Überdruck zu verschließen. Fehlt auch die Haut, so bleibt als lebensrettender Eingriff das Fassen eines Zipfels der Lunge und das Vorziehen der Lunge in die Lücke der Brustwand nach PAYR und die Pneumopexie nach BAYER. Auf diesen vorläufigen Verschluß muß dann die endgültige Wundversorgung in der Klinik folgen, bei der die inneren Wandschichten des Brustkorbes durch Faszie, die Hautlücke durch Verschieben eines aus der Nähe gewonnenen gestielten Hautlappens zustande gebracht werden muß.

Für solche Fälle kommt der Vorschlag von JEHN (1921) dann in Frage, wenn der untere Brustkorbabschnitt in ausgedehnter Weise verletzt ist und die Lücke nicht mit den vorhandenen Weichteilen gedeckt werden kann

(Abb. 37). Nach Beiseiteziehen der Lunge wird der N. phrenicus auf dem Herzbeutel im untersten Abschnitt aufgesucht und durchtrennt. Das erschlaffte Zwerchfell läßt sich nun fassen und so in das Brustwandfenster hineinziehen, daß es zum Abschluß der Wunde ringsherum angenäht werden kann (Abb. 38). Meist wird es gelingen auch das Zwerchfell außen noch mit Weichteilresten bzw. mit einem gestielten Hautlappen zu decken.

In Fällen, in denen das Zwerchfell selbst durch die schwere Brustwandverletzung in seinen der Brustwand nahegelegenen Abschnitten zerrissen ist

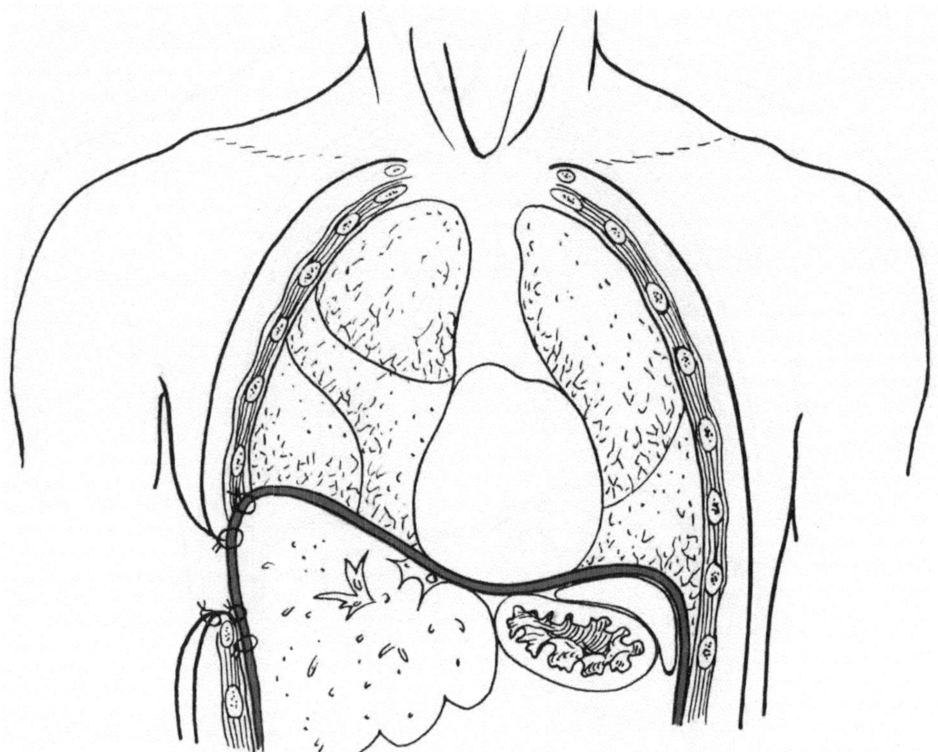

Abb. 38. Versorgung einer großen Brustwandwunde mit weit offenem Pneumothorax rechts mit Hilfe des Zwerchfelles nach SAUERBRUCH-JEHN. b Das nach Durchtrennung des N. phrenicus gelähmte Zwerchfell ist in die Brustwandwunde eingenäht.

(Abb. 39), verzichtet man auf die Naht der Zwerchfellwunde, lähmt das Zwerchfell wie eben beschrieben durch Phrenikusdurchtrennung und näht nun nach Glättung der Zwerchfellwunde den zentralen Rand des Muskels an den oberen Rand des Brustwandfensters ein. SAUERBRUCH (1911), JEHN (1921), BURCKHARDT und LANDOIS (1918) (Abb. 40). Die nach der Bauchhöhle gerichtete Fläche des Zwerchfells und die gesamte bestehende Wunde werden schließlich mit Verbandstoff ausgefüllt. Dann ist wenigstens die Pleurahöhle geschlossen. Ist die knöcherne Brustwand gleichzeitig weitgehend zerstört, so werden die gebrochenen Rippen aus den Weichteilen entfernt. Unter Umständen kann so ein größerer Weichteillappen in die Tiefe der noch bestehenden Wunde gelegt und durch Tamponade festgehalten werden.

Ist neben dem Pneumothorax auch noch ein Hämothorax gefunden worden, und besteht keine Lungenverletzung, so muß das Blut aus der Brustwandwunde stammen und ist, bevor ein Verschluß der Brusthöhle vorgenommen wird, sorgfältig auszutupfen, da es, falls eine Infektion eintritt, einen guten Nährboden für die Keime abzugeben pflegt. Eine Spülung der Brusthöhle mit antiseptischen Lösungen ist zu unterlassen. Eine gewisse antiseptische Behandlung der Brustwunde durch Einstreuen eines antiseptischen Pulvers empfiehlt sich bei zerfetzten und verschmutzten Wunden.

Die beste Aussicht für einen guten Verlauf der Wundheilung bieten die Fälle, bei denen es gelingt die Brustwand nach möglichst völliger Beseitigung des

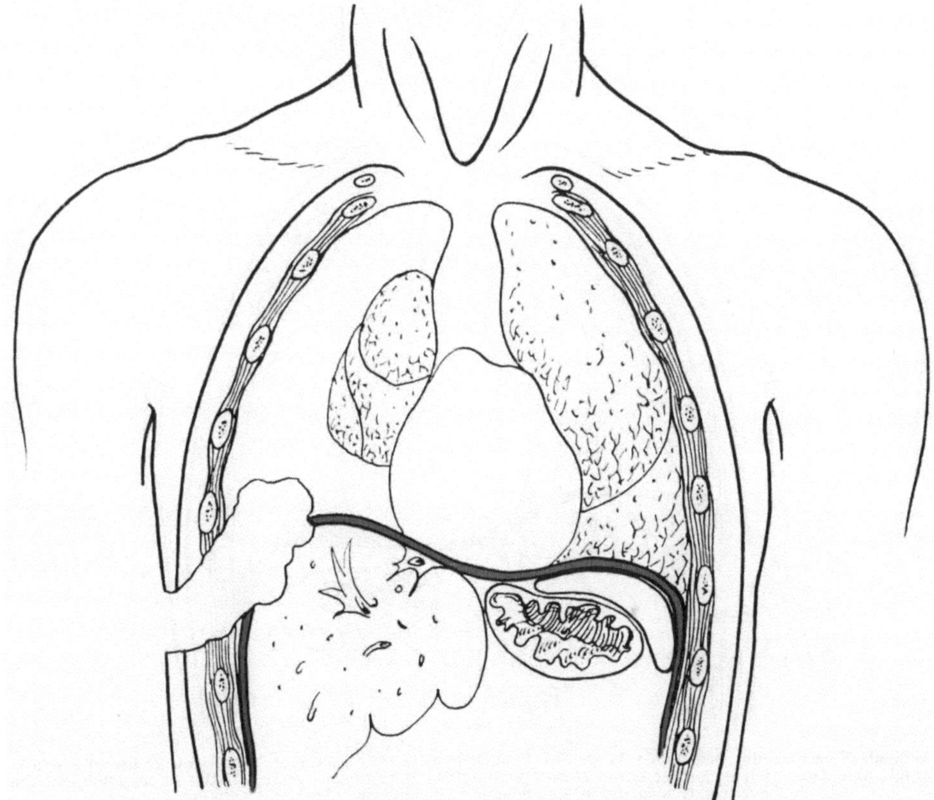

Abb. 39. Brustwandverletzung mit gleichzeitiger Zwerchfell- und Leberverletzung. (Nach SAUERBRUCH.)

Pneumothorax und nach Wundrandumschneidung, die auf Beseitigung aller verletzten Weichteile (FRIEDRICH) zu achten hat, wasser- und luftdicht zu verschließen, da auch das Zurückbleiben von atmosphärischer Luft die Neigung zu einer Pleurainfektion fördert (NOETZEL, TIEGEL, BURCKHARDT, LANDOIS). Ein solcher idealer Verschluß läßt sich fast nur bei glatten Stichwunden, die einen Zwischenrippenraum eröffnet haben, durchführen. Abgesehen von den Operationswunden muß die Gelegenheitswunde (Brustwand) als infiziert gelten.

Wenn derartige Brustwandwunden auch nach den Vorsichtsmaßregeln, die man sonst bei Gelegenheitswunden anwendet, verschlossen werden, d. h. nach physikalischer und chemischer Keimverminderung, so schließt sich doch sehr häufig ein Erguß in die Brusthöhle an den Eingriff an. Manchmal ist es nur ein Reizerguß, meist aber ein entzündliches Exsudat. In jedem Falle wäre es fehlerhaft die Wunde wieder sofort zu öffnen, selbst wenn sie als infiziert gelten muß.

Ist ein größerer Erguß festzustellen, so wird man ihn zunächst, falls nicht gerade sehr heftige Allgemeinerscheinungen auftreten, einige Tage beobachten und ihn dann vielleicht punktieren und seine Natur festzustellen versuchen (mikroskopische und bakteriologische Untersuchung). Geht der Erguß nicht zurück, bleibt Fieber bestehen oder steigt es an, so wird man zunächst auch mit Entleerung durch Absaugen, bei größeren Mengen mit einem POTAINschen Apparat auszukommen suchen. Auch eine Heberdrainage (BÜLAU) kann angewendet werden. Diese Behandlungsweise bleibt auch, wenn sich der Erguß langsam

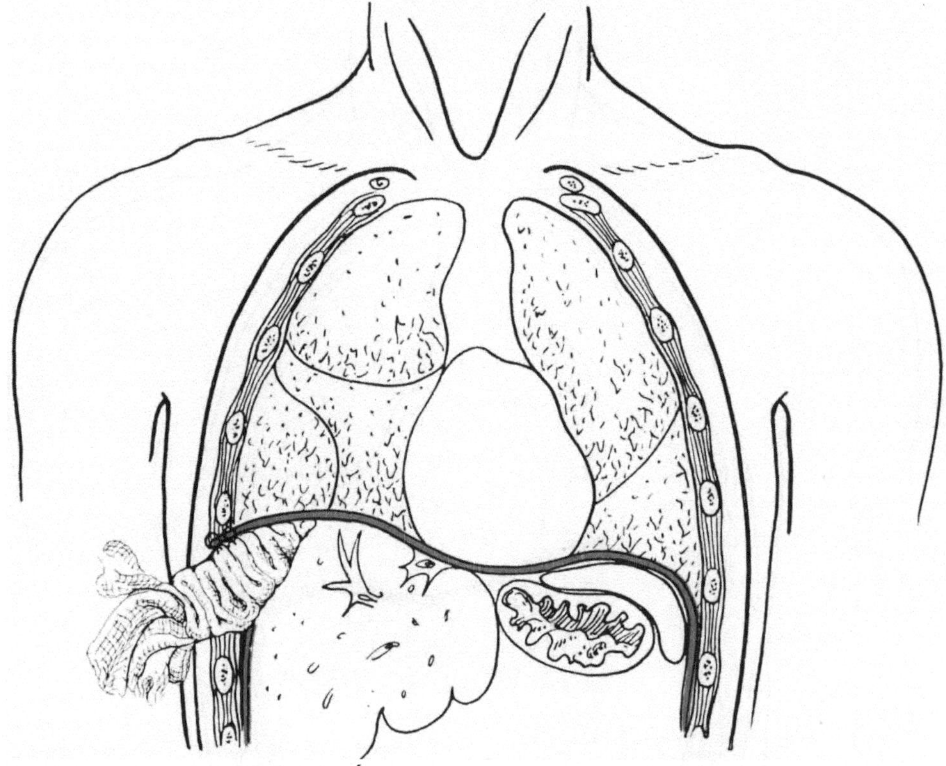

Abb. 40. Verschluß der Brusthöhle durch Nahtbefestigung des freien Zwerchfellrandes an Pleura und Brustwand. Das Zwerchfell ist vorher durch Durchtrennung des N. phrenicus gelähmt. Die Bauchhöhle und die Leberwunde sind durch Tamponade verschlossen. (Nach SAUERBRUCH.)

in ein Empyem verwandelt. Tritt aber im Anschluß an die Wundversorgung eine rasch verlaufende, schwere pleuritische Infektion ein, die jauchigen oder septischen Charakter trägt, so kommt man gewöhnlich nicht ohne breite Eröffnung der Brustwand unter Rippenresektion aus (s. S. 242ff.). Mittlerweile pflegen in der Brusthöhle einige Verklebungen zwischen Pleura costalis und pulmonalis stattgefunden zu haben, so daß ein vollständiges Zusammenfallen der Lunge nicht mehr eintritt und daher der Pneumothorax an sich keine lebensbedrohliche Erscheinung mehr darstellt. Wie der offene Pyopneumothorax weiter zu behandeln ist, muß sich nach den gegebenen Verhältnissen richten (s. Empyembehandlung S. 250ff.).

Weniger gut sind die Aussichten eines Brustwandverschlusses, wenn eine größere Lücke entstanden ist und besonders wenn die Wundränder zerfetzt und Rippen gebrochen sind. Selbst wenn es gelingt einen Verschluß der Weichteile, und sei es nur der Haut, herbeizuführen, so ist naturgemäß die Gefahr einer bereits eingetretenen Infektion der Brusthöhle wesentlich stärker und man muß mit einer großen Hundertzahl der Fälle mit der Entwicklung einer Brustfelleiterung rechnen. Die Behandlung eines solchen Empyems bietet keine Besonderheiten. Läßt sich ein Verschluß wegen der Größe der Lücke auch durch eine plastische Hautverschiebung nicht ausfüllen, so bleibt nur die Pneumopexie. Hat man einen Überdruckapparat zur Verfügung, so wird die

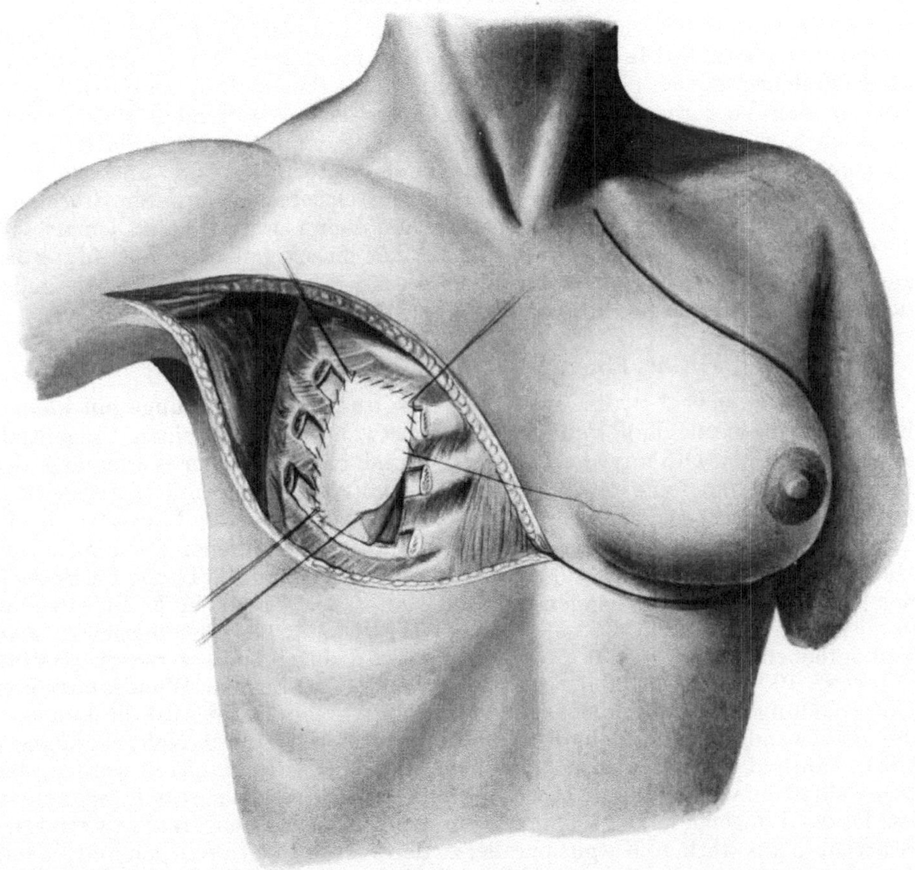

Abb. 41. Deckung einer Brustwandlücke, die nach Entfernung eines durchgebrochenen Mammakrebsrückfalles operativ gesetzt werden mußte. Die Pleura- und Muskellücke wird zunächst durch einen Faszienlappen möglichst wasser- und luftdicht geschlossen. Zur Deckung der äußeren Weichteillücke wird die gesunde Mamma mit medialem Stiel umschnitten, um sie in die Lücke einzupflanzen. [Nach VERNEUIL, PAYR, SAUERBRUCH (s. S. 231).]

Lunge so stark aufgeblasen, daß sie sich der Brustwandwunde nähert und nun durch eine fortlaufende Katgutnaht die Pleura pulmonalis möglichst mit der Pleura costalis wasserdicht vereinigt. Hat man keinen Überdruckapparat zur Verfügung, so ist das Heranbringen der zusammengefallenen Lungenoberfläche an die Brustwand, jedenfalls des der Brustwandwunde entsprechenden Teiles, wesentlich schwieriger. Dann bleibt nur wieder das Vorziehen der mit Hakenzangen gefaßten Lunge in die Brustwandlücke und das Einnähen in das Brustwandfenster unter Zurücklassung eines meist beträchtlichen Pneumothorax, den man allerdings dann durch Absaugen der Luft verkleinern kann. Schließlich bleibt der Verschluß einer Brustwandlücke durch Überbrücken mit einem aufgesteppten Stück der Fascia lata, das dann am besten mit einem gestielten Hautlappen aus der Umgebung gedeckt wird (KIRSCHNER) (Abb. 41 und s. S. 133).

c) Die Verletzungen mit Eröffnung der Brusthöhle unter Beteiligung der Lungen.

(Die Verletzungen des Herzens und der anderen Mittelfellorgane sind in besonderen Abschnitten besprochen.)

Ist, abgesehen von der Eröffnung des Brustraumes, auch eine Verletzung der in der Brusthöhle befindlichen Organe eingetreten, so tritt auch in diesen Fällen häufig der plötzlich eintretende offene Pneumothorax für den Augenblick in den Vordergrund bei der Beurteilung der zu treffenden Maßnahmen.

Auch hier bringt bei doppelseitiger Eröffnung der Pleurahöhle der doppelseitige, offene Pneumothorax meist den sofortigen Tod, und bei einseitiger breiter Öffnung treten die oben beschriebenen schweren Störungen auf. Während man im ersten Falle, wie schon oben erwähnt, kaum jemals eine ärztliche Hilfe wird leisten können, ist bei der einseitigen breiten Öffnung bei gleichzeitiger Verletzung eines der in der Brusthöhle befindlichen Organe möglichst rasch zu überlegen, von welcher Seite die größte Gefahr droht.

α) Die Eingriffe bei Verletzungen der Lunge.

Handelt es sich z. B. um einen Durchschuß durch die Lunge mit kleiner Ein- und großer Ausschußöffnung in der Brustwand, oder um einen Tangentialschuß mit breiter Öffnung der Brustwand und oberflächlicher Verletzung der Lunge, oder um eine Zwischenrippen-Schnittverletzung mit gleichzeitiger Lungenverletzung und ist keine stärkere Blutung aus der Lunge zu beobachten, so droht die Hauptgefahr von dem vollständigen offenen Pneumothorax. Hat man keinen Überdruck zur Verfügung, so wird man die Lunge im Bereich der Verletzung mit Kugelzangen oder mit Haltefäden fassen, in die Brustwunde vorziehen und dadurch die gefahrdrohende Wirkung des Pneumothorax zum Teil aufheben (s. S. 80). Die Lungenwunde wird durch Naht versorgt [GARRÈ (RICHTER 1904), TALKE 1905], wenn nötig nach Glättung der Wundränder und Unterbindung einiger Gefäße. An den lang gelassenen Fäden wird die Lunge in der Brustwandwunde festgehalten, die nun schrittweise durch Naht verkleinert wird, während die Haltefäden der Lunge allmählich abgeschnitten werden, bis zum Schluß ein vollständig dichter Verschluß der Brustwand zustande gekommen ist. Ist das Lungengewebe brüchig, so empfiehlt es sich, nach TIEGELs Verfahren Stütznähte aus starkem Katgut parallel zu den Wundrändern zu legen und sie mit den Knopfnähten zu umfassen (Abb. 42). Faßt man nur die Pleura pulmonalis (Abb. 42 und 43) und das oberflächliche Lungengewebe, so kann man wie am Darm seroseröse Berührungsflächen schaffen und die Wunde einstülpen. Die kleinen Bronchialöffnungen werden durch die Naht mitverschlossen.

Bei schweren Lungenverletzungen durch Granatsplitter, durch mitgerissene Rippenstücke und Ähnliches ist häufig eine einfache Naht der Lungenwunde, auch nach Wundrandausschneidung und Glättung nicht möglich. Zwar kann es gelingen die fast immer bestehende stärkere Blutung durch Umstechungen mit Katgut zum Stehen zu bringen und, wenn das nicht gelingen sollte, eine vorläufige Blutstillung dadurch zu machen, daß man einen Gummischlauch um den Lappenhilus herumlegt und fest anzieht (SAUERBRUCH, NISSEN). Die Gefahr der augenblicklichen Blutung kann dadurch verhütet werden. Aber es ist manchmal nicht möglich die zerfetzte Lungenwunde selbst nach Wundrandausschneidung und Glättung zu nähen. In solchen Fällen wird besser eine Teilresektion der Lunge vorgenommen, die auf keine wesentlichen Schwierigkeiten

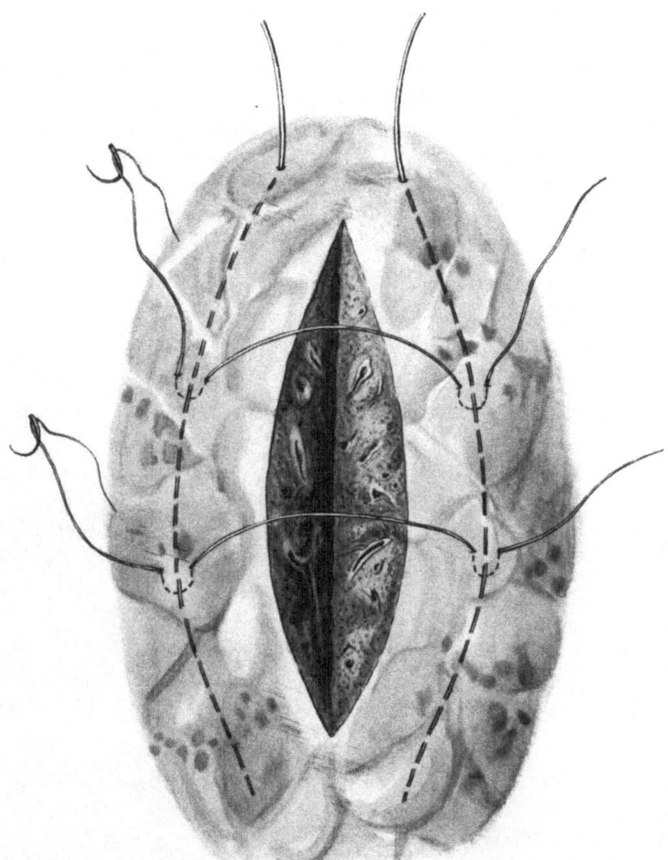

Abb. 42. Die Technik der Naht einer Lungenwunde nach TIEGEL. a In der Aufsicht. Zunächst sind beiderseits der Wunde Stütznähte gelegt, die dann bei den oberflächlich fassenden Knopfnähten mitgefaßt werden.

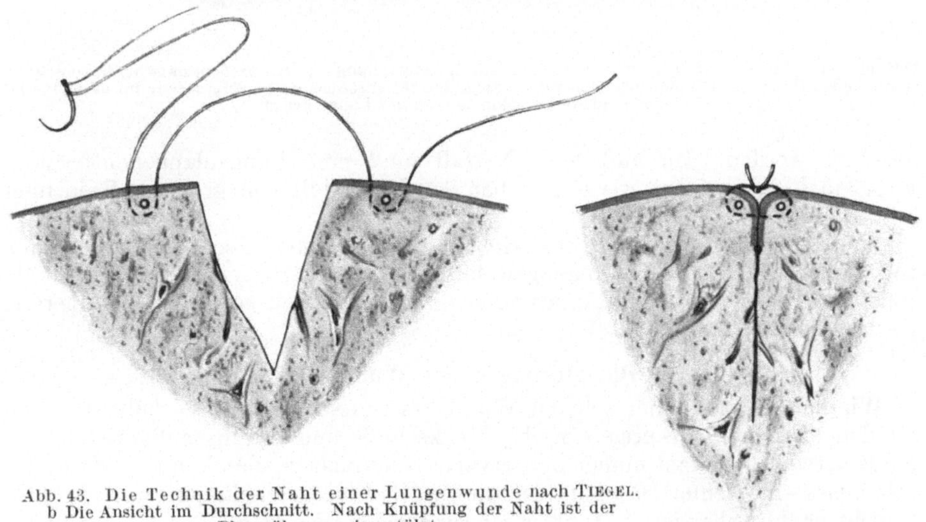

Abb. 43. Die Technik der Naht einer Lungenwunde nach TIEGEL. b Die Ansicht im Durchschnitt. Nach Knüpfung der Naht ist der Pleuraüberzug eingestülpt.

stößt. Nach SAUERBRUCH legt man, wie bei der Entfernung von Lungengeschwülsten, zentral in dem noch gut erhaltenen Lungenteil eine der Darmquetsche nachgebildete Lungenquetsche an und macht nun zunächst eine durchgreifende Matratzennaht hinter der Quetsche. Dann wird das vor der Quetsche liegende zerfetzte Gewebe abgeschnitten und die Zange abgenommen. Der ganze gequetschte Rand läßt sich nun überwendlich mit Katgut übernähen und diese Naht kann durch Knopfnähte, die entfernt vom Wandrand nur die Serosa und die oberflächlichen Lungenabschnitte durchstechen, noch einmal

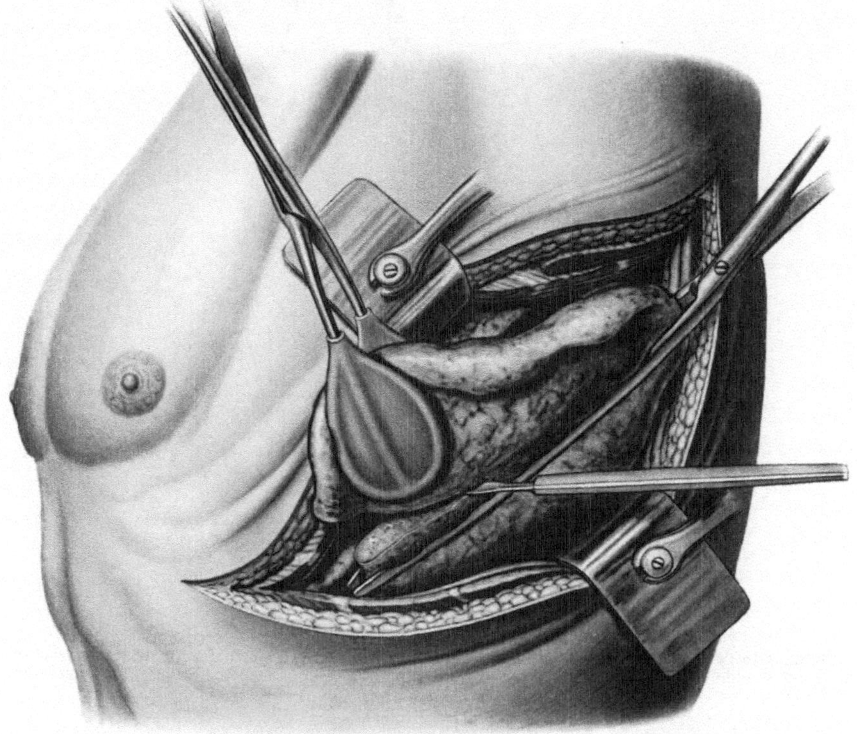

Abb. 44. Lungennaht nach Lungenresektion nach SAUERBRUCH. 1. Mit großem Zwischenrippenschnitt ist die Lunge freigelegt und mit einer Lungenfaßzange der zu entfernende Teil vorgezogen; im gesunden ist eine schmale Darmklemme an die Lunge gelegt.

gesichert werden. Im äußersten Notfall muß eine Lungenlappenentfernung (s. S. 345ff.) ausgeführt werden. Über den Verschluß von größeren Bronchien s. S. 348 und 353.

Zum Abschluß des Eingriffes wird die Lunge unter Überdruck aufgebläht und, wenn nicht zu viel Lungengewebe verloren gegangen ist, die Brusthöhle vollständig oder bis auf ein dünnes unter negativen Druck gesetztes Absaugerohr geschlossen (s. S. 379).

β) Die Störungen der Wundheilung.

Wir haben nach einer solchen Wundversorgung ähnliche Verhältnisse, wie bei den einfachen einseitigen Stich-, Steckschuß- und Durchschußverletzungen der Brustwand, die fast immer konservativ behandelt werden können. Es findet sich meist ein kleiner Hämopneumothorax als Folgeerscheinung. Selbst wenn er nicht nachweisbar ist, besteht er sehr wahrscheinlich. Unter allen Umständen muß sowohl nach der eben beschriebenen Wundversorgung, als auch nach den erwähnten einfachen Verletzungen mit kleiner Wunde der Verletzte einer sorgfältigen weiteren Beobachtung unterzogen werden, denn es kann keinem Zweifel unterliegen, daß ihm noch mannigfache Gefahren drohen.

1. Es besteht die Gefahr der Nachblutung, unter Umständen einer lebensbedrohlichen Nachblutung aus der Lungenwunde.

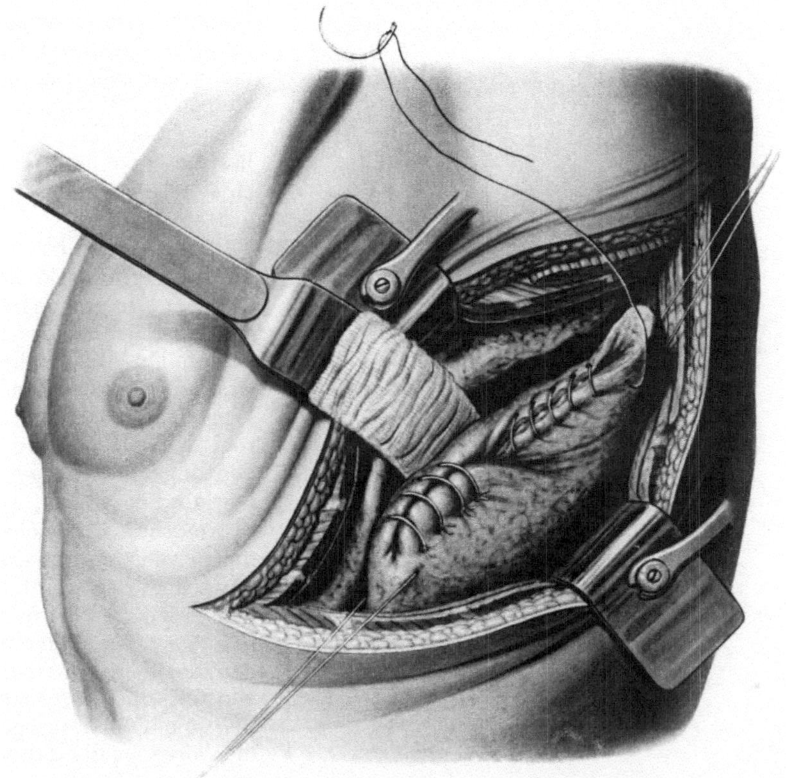

Abb. 45. Lungennaht nach Lungenresektion nach SAUERBRUCH. 2. Der zerstörte oder tumortragende Teil der Lunge ist abgetragen. Die Lungenwunde wird überwendlich zugenäht und diese Naht durch einstülpende seroseröse Knopfnähte gesichert.

2. Es ist eine allmähliche Vergrößerung des Pneumothorax von der Lungenwunde her möglich. Der Pneumothorax kann allmählich zu einem Spannungspneumothorax werden, wenn sich an der Lungenwunde ein Ventilverschluß herausbildet.

3. Man muß immer mit der Entstehung einer Brusthöhleninfektion rechnen, da die Keime in dem Hämothorax bei gleichzeitig bestehendem Pneumothorax einen guten Nährboden finden.

Zu 1. Die Nachblutung. Die Beobachtung des Verletzten muß daher, besonders in den ersten Stunden, in regelmäßigen kurzen Pausen durchgeführt werden. Da die Verletzten fast immer infolge der Schmerzen und Beschwerden bei der Atmung unter Morphium gehalten werden müssen, so sollen möglichst objektive Beobachtungsmerkmale gefunden werden. Zu diesen gehört die sichtbar zunehmende Erschwerung der Atmung mit Nasenflügelatmung unter gleichzeitiger Heranziehung der Atmungshilfsmuskulatur, rascher, schlecht gefüllter

Puls, zunehmende Blässe des Gesichtes und der Schleimhäute, zunehmende Unruhe und Krampfzustände. Außerordentlich wichtig ist die Feststellung eines zunehmenden Hämothorax durch Perkussion, wenn diese auch durch den bestehenden Pneumothorax erschwert sein kann. Selbstverständlich muß bei der Gefahr einer Nachblutung auf die Pulsverhältnisse, und durch mehrmalige Kontrolle des Hämoglobingehaltes, das allerdings, falls nicht ein sehr rasches Ansteigen des Blutspiegels, also eine sehr erhebliche Blutung besteht, erst nach Stunden eine Herabsetzung zeigt, geachtet werden.

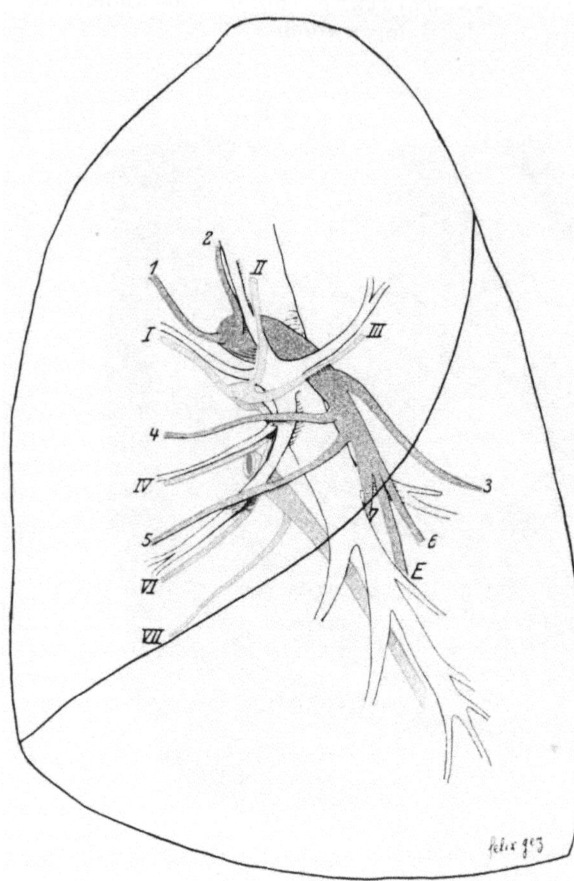

Abb. 46. Die Hauptverzweigung der linken Bronchien, der A. pulmonalis und der Vv. pulmonales auf die Außenfläche der linken Lunge projiziert.
Arabische Zahlen: die Arterien; römische Zahlen: die Venen. *1* A. ventral. lobi sup., *2* A. apicalis lobi sup., *3* zweiter hochentspringender Lappenast für den Unterlappen (er bildet im weiteren Verlauf den oberflächlich dorsal ansteigenden Ast des Unterlappens), *4* und *5* Aa. lingulae sup. und inf., *6* oberflächlicher mittlerer absteigender Ast, *E* tiefer mediastinaler Ast, *7* oberflächlicher ventraler absteigender Ast für den Unterlappen. *I* V. ventral. lobi sup., *II* V. apicalis, *III* V. dorsalis lobi sup., *IV* und *VI* Vv. lingulae. Die Venenäste *I* bis *III* und die entsprechenden Bronchen kreuzen den Stamm der A. pulm. auf seiner ventralen Seite. (Aus SAUERBRUCH: Chirurgie der Brustorgane, Bd. I/1, 1928.)

Schwieriger kann unter Umständen die Beseitigung der Blutungsquelle sein, die den Hämothorax verursacht hat. Das gilt am meisten für die Durchschüsse. Wegen dieser Schwierigkeiten, die dem Auffinden der Blutungsquelle entgegenstehen, und deswegen, weil der Hämothorax gleichzeitig durch seine Anwesenheit blutstillend auf die Lungenwunde wirkt, wird man sich nur aus dringenden Gründen dazu entschließen, die Blutungsquelle freizulegen. Selbst ein vollständiger Hämothorax soll daher zunächst eine Gegenanzeige gegen einen Eingriff darstellen. Die Behandlung besteht in Bettruhe und Morphiumgaben und erst, wenn nach 10—14 Tagen eine Resorption aus eigener Kraft nicht eingetreten ist, soll punktiert werden. Sehr häufig folgt auf eine gewisse Entlastung durch Entleerung von 200—300 ccm der zunächst meist dunkelroten, blutkörperchenreichen Flüssigkeit eine raschere Resorption. Tritt sie nicht ein, so muß die Punktion nach weiteren 8 Tagen wiederholt werden, bei der dann fast immer schon eine blutigseröse Flüssigkeit zum Vorschein kommt. Das Eindringen von Luft ist bei der Entleerung wenigstens zu vermeiden. Man verwendet dabei am besten die Saugpumpe nach POTAIN.

Nur wenn im unmittelbaren Anschluß an die Verletzung durch den Druck des Hämothorax lebensbedrohliche Erscheinungen oder auch später nach anfänglich gutem Befinden eine zunehmende Verschlechterung auftreten, muß der Versuch einer Blutstillung gemacht werden. Bei einfachen Brustwand- und Lungenverletzungen, deren Versorgung oben beschrieben ist, ist die Lungenwunde nach Erweiterung der Brustwandwunde leicht am Austreten von schaumigem Blut zu erkennen und kann auch leicht versorgt werden. Bei Durchschüssen ist die Schwierigkeit wesentlich größer, da man nicht mit Sicherheit sagen kann, ob es aus dem Ein- oder Ausschuß blutet und daher unter Umständen bei weitem Auseinanderliegen von Ein- und Ausschuß eine doppelte Thorakotomie benötigt wird. Man wird sie nur unter Anwendung eines *Überdruckapparates* und bei noch gutem Allgemeinzustand wagen dürfen. Jeder Eingriff an sich ist außerordentlich gefährlich, da große Mengen von Blut verloren gehen. Eine *Retransfusion* des aufgefangenen Blutes ist immer ein Wagnis, da eine Keimhaltigkeit nicht auszuschließen ist. Trotzdem würde man sie im Augenblick *drohender Verblutungsgefahr* vornehmen, bauend auf die bakterizide Kraft des im Gefäßsystem kreisenden Blutes. Wenn eine solche Blutung durch den Druck des Hämothorax nicht zum Stillstand gekommen ist, kann mit der Verletzung eines größeren Lungengefäßes gerechnet werden.

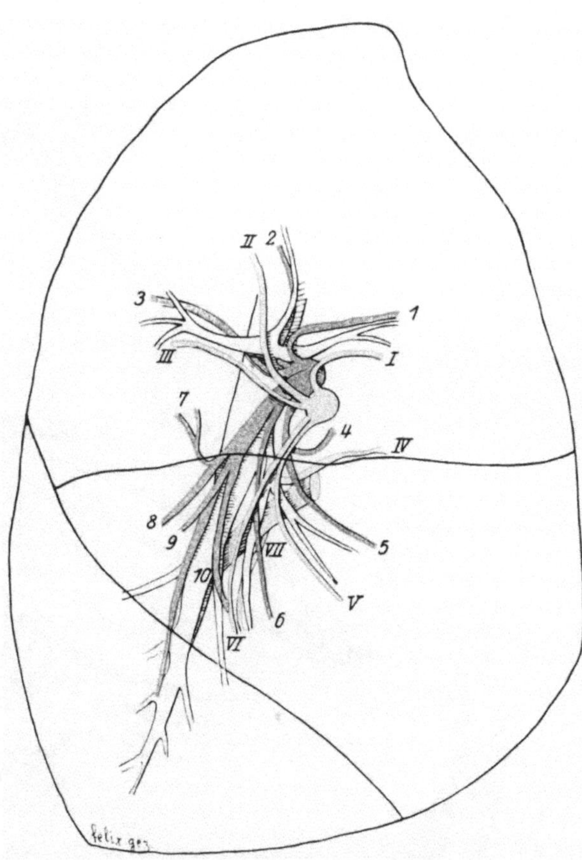

Abb. 47. Die Hauptverzweigung der rechten Bronchien, der A. pulmonalis und Vv. pulmonales auf die Außenfläche der rechten Lunge projiziert.
Arabische Zahlen: Arterien; römische Zahlen: Venen. Bronchien: weiß. *1* und *I* A. und V. ventralis lobi sup., *2* und *II* A. und V. apicalis, *3* und *III* A. und V. dorsalis lobi sup., *4* rücklaufende Arterie vom Astsystem des Mittellappens zum Oberlappen, *IV* Vene zwischen Ober- und Mittellappen, *5* und *V*, *6* und *VI* Aa. und Vv. lobii medii, *7* rücklaufende Arterie vom Astgebiet des Unterlappens zum Oberlappen. *8* oberflächlicher dorsaler aufsteigender Ast des Unterlappens, *9* oberflächlicher mittlerer absteigender Ast des Unterlappens, *10* oberflächlich ventraler absteigender Ast des Unterlappens. Nicht bezeichnet der tiefe mediastinale Ast des Unterlappens zwischen *9* und *10*.
(Aus SAUERBRUCH: Chirurgie der Brustorgane Bd. I/1, 1928.)

Handelt es sich bei der Lungenblutung um einen *Steckschuß*, so wird man selbstverständlich bei der Freilegung der Wunde zur Blutstillung auch das Geschoß zu entfernen versuchen, da es die Ursache der Blutung zu sein pflegt. Sonst werden Lungensteckschüsse nicht operiert, da die Geschosse in der großen Mehrzahl der Fälle einheilen und oft jahrelang reizungslos liegen bleiben. Andererseits bilden zerissene Gefäße in der Umgebung des Geschoßlagers auch häufig den Grund für eine Nachblutung und können sogar noch nach Jahren die Veranlassung für Blutungen, Aneurysmen- oder Abszeßbildung geben, so daß es wohl als selbstverständlich zu gelten hat, daß man sie, wenn man schon die Lungenwunde zur Blutstillung freilegen muß, gleichzeitig entfernt. Die in der Hilusgegend sitzenden Geschosse veranlassen ebenso wie die Durchschüsse

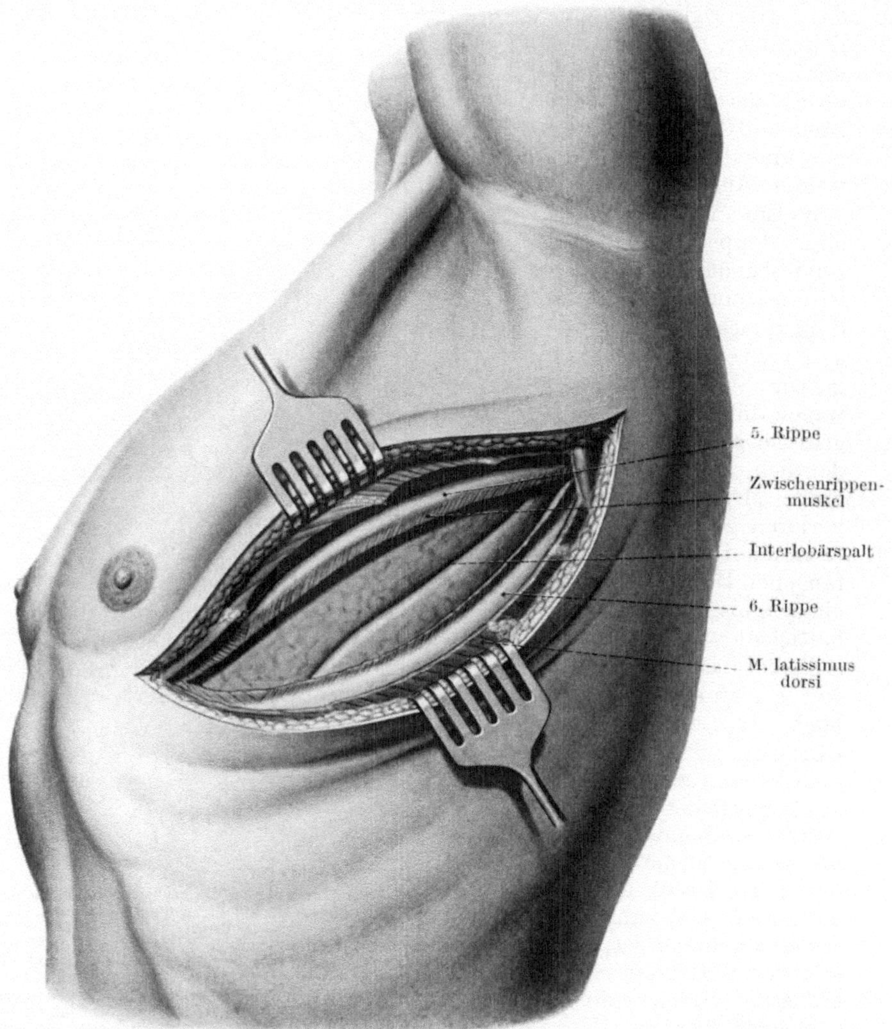

Abb. 48. Die Unterbindung der A. pulmonalis für den linken Unterlappen vom Interlobärspalt aus. (SAUERBRUCH.) 1. Von einem Schrägschnitt im 5. Zwischenrippenraum wird die Lunge und der Interlobärspalt unter Überdruck freigelegt.

in dieser Gegend die schwersten Blutungen. Da fast immer größere Bronchien verletzt sind, so wird auch regelmäßig Bluthusten beobachtet. Die Versorgung der großen Lungengefäße stößt auf erhebliche Schwierigkeiten. Sofortige breite Freilegung der Lunge unter Überdruck durch einen großen Zwischenrippenschnitt ermöglicht nach Einsetzen eines Rippensperrers ausreichende Zugänglichkeit. Sind mehrere Hilusgefäße verletzt, so kommt meist chirurgische Hilfe zu spät. Ist aber nur ein großer Ast verletzt, so kann es gelingen, ihn in typischer Weise am Hilus freizulegen und doppelt zu unterbinden. Dasselbe gilt für die großen Lungenvenen (s. S. 94).

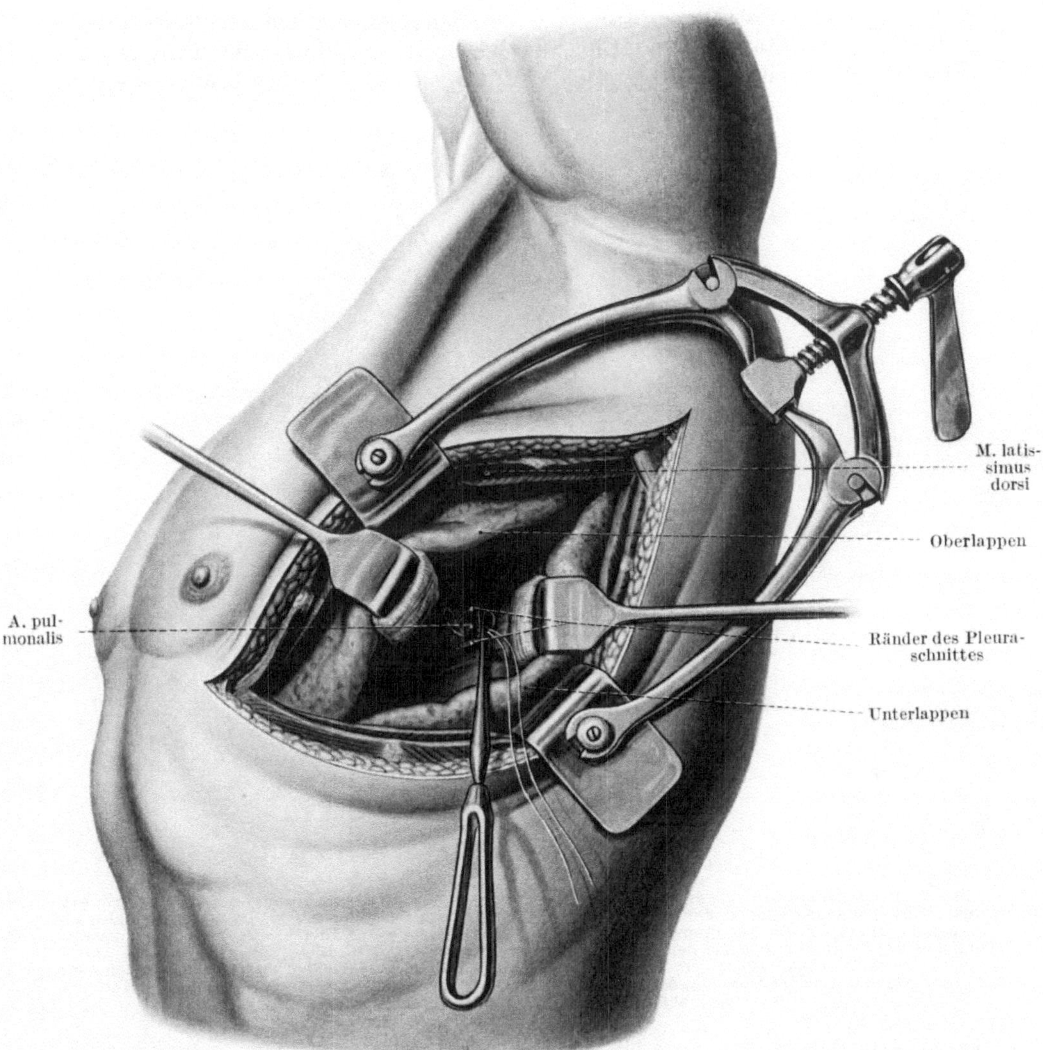

Abb. 49. Die Unterbindung der A. pulmonalis für den linken Unterlappen vom Interlobärspalt aus. (SAUERBRUCH.) 2. Der Rippensperrer ist eingesetzt. Mit 2 stumpfen, mit Gaze umwickelten LANGENBECK-Haken wird die geöffnete Interlobärspalte auseinandergezogen. Der Pleuraüberschlag vom Ober- auf den Unterlappen ist gespalten. In der Lücke sieht man die A. pulmonalis, die mit der DECHAMPSschen Nadel unterfahren wird.

SAUERBRUCH beschreibt einen Fall, in dem er die Arterie und Vene eines Lungenlappens unterbunden hat, ohne daß der zugehörige Lungenabschnitt in seiner Ernährung wesentlich gestört worden ist. Die Freilegung der Gefäße der oberen Abschnitte geschieht im 2. und 4. Zwischenrippenraum vorn, während die Gefäße im mittleren und unteren Lungenabschnitt im 5. Zwischenrippenraum aufgesucht werden.

Nach SAUERBRUCH (W. FELIX) ist das Aufsuchen der Äste der A. pulmonalis sowohl von vorn unter Eindringen in den Mittelfellraum als auch besonders von der Seite unter Eingehen in den Interlobärspalt möglich (s. FERRARI, S. 353). Die Lagebeziehungen der Bronchien und Gefäße auf die Brustwand projiziert (W. FELIX) erleichtern das Verständnis für die Technik der Aufsuchung (Abb. 46 und 47). Da immerhin die Möglichkeit besteht, daß bei einer schweren Lungenverletzung mit starker Blutung aus einem großen Ast der A. pulmonalis die rasche Aufsuchung des Stammes am Hilus, die bei breiter Eröffnung des Brustraumes keine Schwierigkeiten macht, nötig wird, so soll sie hier beschrieben werden.

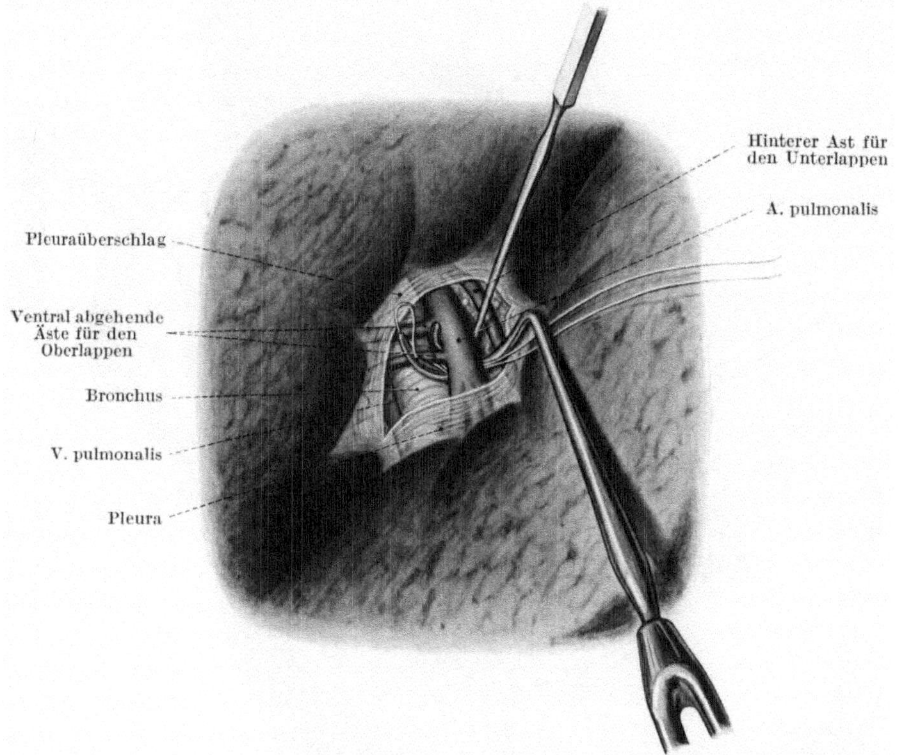

Abb. 50. Die Unterbindung der A. pulmonalis für den linken Unterlappen vom Interlobärspalt aus. 3. Die Abbildung zeigt vergrößert die auf Abb. 49 dargestellte Operationslage. Der Pleuraüberschlag ist gespalten. Man sieht die Anordnung der 3 großen Gebilde. Am weitesten lateral (vorne) die A. pulmonalis, dahinter der Hauptbronchus für den Unterlappen, darunter die V. pulmonalis. Sollen alle Gefäße unterbunden werden, so muß außer dem Stamm (unterhalb des Abganges der beiden nach vorn ziehenden Äste für den unteren Teil des Oberlappens) noch ein weiterer, höher oben nach hinten abgehender Ast für den Unterlappen aufgesucht und unterbunden werden (s. Abb. 46).

Die Aufsuchung des Hauptstammes für die Ober- und Mittellappen ist schwieriger, so daß man sich hier mit einer örtlichen Blutstillung wird begnügen müssen. Die Aufsuchung soll trotzdem der Vollständigkeit halber angeführt werden.

Die Unterbindung der A. lobaris für den linken Unterlappen durch den linken Interlobärspalt (Abb. 49 und 50). Die Auffindung dieses Spaltraumes ist die Voraussetzung für das Freilegen des Arterienstammes. Zwischen der vorderen und hinteren Axillarlinie wird sie meist aufgesucht. Man findet sie am besten im 5. Zwischenrippenraum (Abb. 49). Es ist daher wichtig, auch wenn die Wunde an anderer Stelle sitzt, den Schnitt zur breiten Eröffnung des Brustkorbes in diesen Zwischenrippenraum am besten unter Überdruck zu legen. Findet man den Interlobärspalt nicht, so muß der Schnitt unter Umständen nach beiden Seiten verlängert werden. Schwierigkeiten macht das Aufsuchen besonders, wenn pleuritische Verwachsungen und Verklebungen Unter- und Oberlappen miteinander verbunden haben. Diese Verklebungen und Verwachsungen müssen gelöst werden. Nun dringt man in die Tiefe der Spalte vor, bis man die nicht bis zum Hilus reichende Umschlagsfalte des Lungenfelles zwischen den beiden Lappen ausgespannt findet. Sie wird in der Richtung der Spalte durchtrennt und in dem nun vorliegenden mehr oder weniger stark entwickelten Fettgewebe stößt man in etwa 1 cm Tiefe auf den Gefäß-Bronchusstiel. Nach dem oben gebrachten Schema (s. S. 26 und 27) muß man zunächst auf die Arterie stoßen,

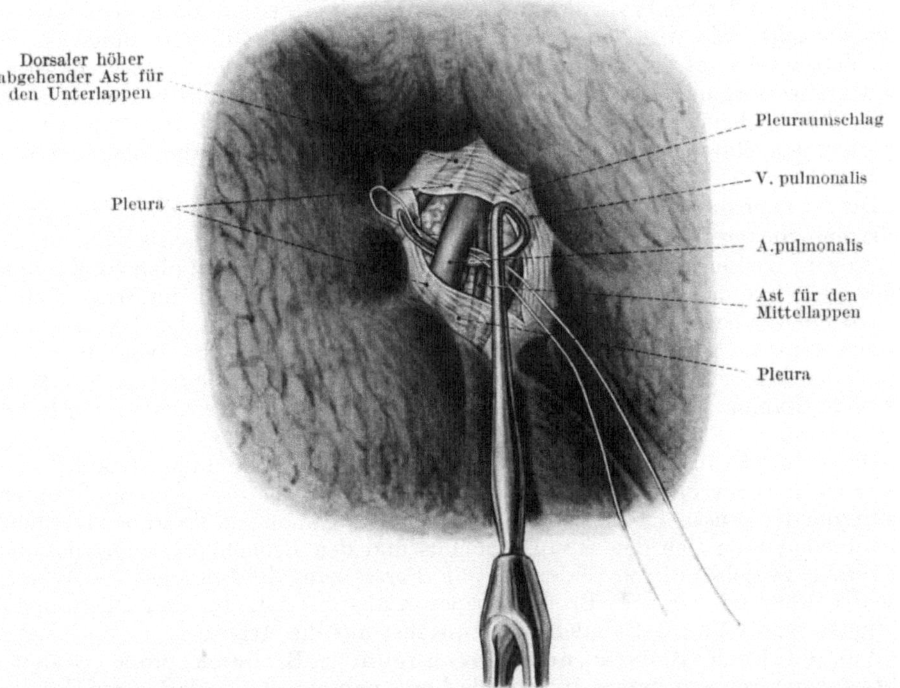

Abb. 51. Die Unterbindung der A. pulmonalis für den rechten Unterlappen vom Interlobärspalt aus. 4. Vergrößerte Darstellung der Gefäßverhältnisse bei der Unterbindung der A. pulmonalis für den rechten Unterlappen. Der Pleuraüberschlag vom Ober- auf den Unterlappen ist gespalten. Am weitesten lateral findet man den Stamm der A. pulmonalis. Um sie ist die DECHAMPSsche Nadel herumgeführt, unterhalb des Abganges eines Astes für den Mittellappen. Dorsal findet sich der höher abgehende Ast für den Unterlappen, der zur vollständigen Blutstillung des Unterlappens aufgesucht und unterbunden werden muß.

dann folgt der Bronchus und am weitesten medial die Vene. Hier kann der Stamm ohne weiteres mit einer Rinnensonde unterfahren und doppelt unterbunden werden (Abb. 49). Soll aber, worauf SAUERBRUCH besonders aufmerksam macht, der ganze Lappen von der arteriellen Gefäßversorgung ausgeschaltet werden, so muß man den Stamm weiter nach zentralwärts verfolgen, bis man an seiner lateralen und hinteren Seite vordringend, einen nach rückwärts verlaufenden Unterlappenast findet (Abb. 50). Vorher trifft man auf der ventralen Seite des Stammes auf zwei ventral in den Oberlappen ziehende Äste, die nicht unterbunden werden dürfen, während der dorsal abgehende zur Unterlappenversorgung gehört und daher unterbunden werden muß.

Die Unterbindung der A. pulmonalis für den linken Oberlappen kann nicht von einem Zugang aus durchgeführt werden, da die fünf ihn versorgenden Äste auf diese Weise nicht erreichbar sind. SAUERBRUCH gibt an, daß für die drei oberen Äste der Weg durch das Mediastinum eingeschlagen werden muß, da man sie vor dem Eintritt in den Lungenhilus erreichen kann, während die beiden unteren Äste auf dem Weg durch die Interlobärspalte (s. oben) aufgesucht werden müssen.

Die Unterbindung des Astes der A. pulmonalis für den rechten Unterlappen. Auch hier geht man am besten von der Seite aus vor, von einem Schnitt im 5. Zwischenrippenraum. Der Mittelpunkt des Schnittes soll nach SAUERBRUCH in die vordere Axillarlinie fallen, da hier die untere Grenze des Mittellappens mit der schrägen Interlobärspalte zusammentrifft. Das Eindringen in die Spalte geht zwischen den Ober- und Mittellappen einerseits und dem Unterlappen andererseits vor sich, bis man wieder die Umschlagsfalte des Lungenfelles erreicht. Sie wird eingeschnitten und auch hier muß man zunächst in dem Fettgewebe auf die Arterie stoßen. Auch hier ist zur völligen Auschaltung der Gefäßversorgung des Unterlappens die Unterbindung eines höher, d. h. in Höhe der beiden für den Mittellappen bestimmten, nach vorn ziehenden Arterien, den Stamm auf seiner dorsalen Seite verlassenden Arterienastes nötig (Abb. 51).

Die Unterbindung der Äste der A. pulmonalis für den Mittellappen. Geht man von der Seite vor, so müßte man in die Incisura interlobaris horizontalis eindringen. Dieser Weg ist aber nach SAUERBRUCH nicht zu empfehlen, da eine große Vene, die das Blut aus Ober- und Mittellappen sammelt, im Wege steht, so daß die Lappen nicht weit genug auseinander gezogen werden können, um bis zur Arterie vorzudringen. Man könnte aber doch wohl den Weg zur Freilegung der Gefäße für den rechten Unterlappen in der Incisura interlob. benützen und am Stamm zentralwärts weitergehen, bis man an die beiden vorderen Äste kommt.

Die Unterbindung der Arterie zum rechten Oberlappen kann nur von vorn her durchgeführt werden. Das Auffinden der drei Äste muß unter Eröffnung der Brusthöhle von vorn her geschehen. Am oberen Rand der Lungenwurzel sucht man sich den Hauptbronchus und den Bronchus eparterialis auf. Im Winkel zwischen diesen beiden liegt die Fortsetzung des Stammes der A. pulmonalis, während vor dem Bronchus eparterialis die Äste für den Oberlappen zu finden sind. Man trifft auch hier zunächst auf die Arterie.

Ausgedehnte Brustwandverletzungen, z. B. durch große Granatsplitter, zerstören fast immer auch große Lungenabschnitte, so daß ganze Stücke fehlen können. Solche Verletzte kommen wohl selten noch in ärztliche Behandlung. Bei den schwersten Fällen kann nur eine möglichst ausgedehnte Tamponade in Frage kommen. Fehlen nur kleinere Stücke, so besteht natürlich die Möglichkeit die Lungenwundränder zu glätten, Blutstillung zu machen und sie zu vernähen. Über gleichzeitige Zwerchfellverletzungen siehe weiter unten.

Zu 2. Der Hämopneumothorax. Ist eine Lungenwunde nicht oder nur oberflächlich versorgt worden, da sie nicht weiterblutete und hat man die Brustwand vollständig geschlossen, so bleibt selbst unter Überdruck meist ein kleiner Hämopneumothorax zurück. In der Nachbehandlung ist nicht nur der Nachblutung, wie eben ausgeführt, sondern auch dem Pneumothorax Aufmerksamkeit zu schenken. Bildet sich an der Lungenwunde im Bereich der Lungenoberfläche ein Ventil aus, so entsteht, wie oben ausgeführt, allmählich ein Spannungspneumothorax, der sowohl inspiratorischer als auch exspiratorischer Natur sein kann. Durch die zunehmende Druckerhöhung im Brustkorb kommt es oft nach kurzer Zeit zu den deutlich sichtbaren Erscheinungen schwerer Atemnot, die schließlich zur Verschiebung des Mediastinums und infolgedessen zu schweren Zirkulationsstörungen im gesamten Kreislauf führen kann. Am besten wird in solchen Fällen, falls eine oder mehrfache Punktionen und das Absaugen der Luft nicht zu einem

Dauererfolg führen sollte, die Brustwunde geöffnet, die Lunge freigelegt und die Lungenwunde versorgt. Handelt es sich um die Verletzung eines größeren Bronchus oder kann die Verletzung, die ja auch tief im Innern der Lunge im Bereich des Bronchialbaumes sitzen kann, nicht festgestellt werden, so hilft zur Beseitigung der drohenden Gefahren des Spannungspneumothorax zunächst

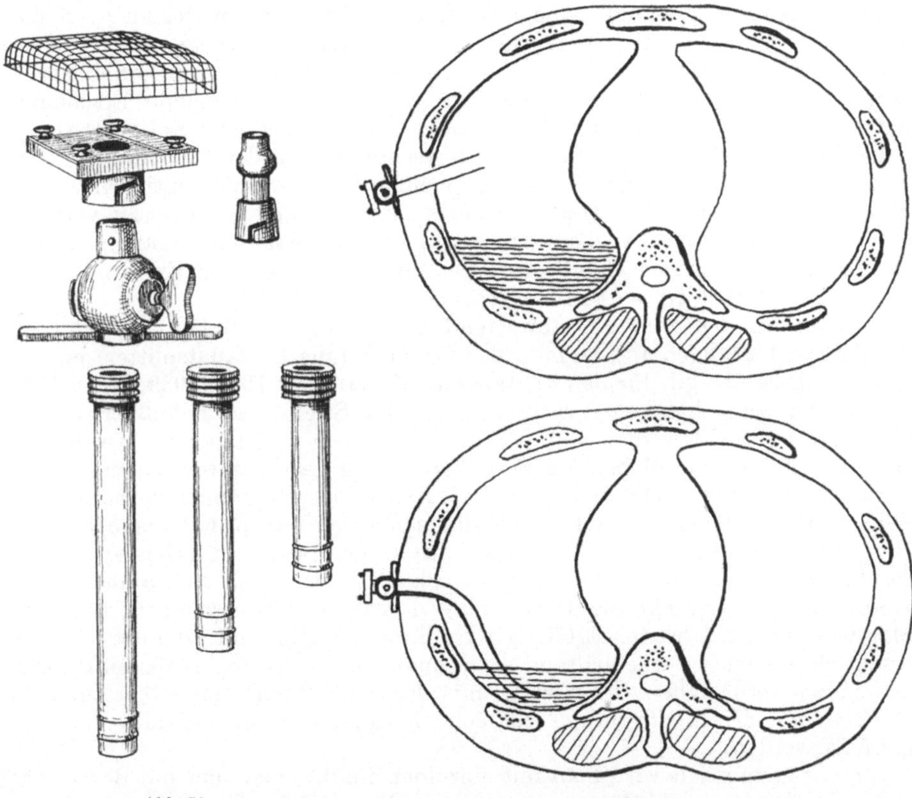

Abb. 52. Abb. 53.

Abb. 52. Ventil zur Dränage der Brusthöhle nach TIEGEL. Anschraubbare verschiedengroße Metallrohre am besten biegsam (Zinn), die der Form des Brustkorbes angepaßt und auf die Gummirohre aufgesetzt werden können. Darüber Ansatz mit Verschlußhahn und Querstück zur Befestigung an der Brustwand. Darüber das eigentliche Ventil, das mit einer Gummimembran bedeckt wird. Durch Metallklammern gehalten, öffnet es sich bei geringster Druckerhöhung im Brustkorb.

Abb. 53. Oben falsche Lage des Dränagerohres, dessen inneres Ende bei Rückenlage das Exsudat nicht erreicht. Daher besteht die Möglichkeit, daß sich in den abhängigen Abschnitten Verwachsungen und ein Restempyem bilden (unten). Durch richtige Biegung des Zinnrohres reicht der aufgesetzte Gummischlauch bis in das Exsudat.

nur die Punktion und dann für die Dauer die Einsetzung eines nach außen geöffneten Ventiles, wie es schon THIERSCH mit dem Gummifingerling auf dem Dränrohr angegeben hat (s. S. 670, Abb. 475). TIEGEL (1912) hat diese einfache Einrichtung verbessert (Abb. 52 und 53). MEYER, NATHER und OCHSNER (1924) haben einen Ventiltrokar für die Behandlung des Spannungspneumothorax empfohlen.

Bei sehr ausgedehnten schweren Lungenzerreißungen muß der Brustkorb offengehalten und die ganze Höhle tamponiert werden. Dadurch wird nicht nur der Spannungspneumothorax, sondern auch die Pneumothoraxerscheinungen an sich ausgeschaltet und die Gefahr einer schweren Infektion verhütet. Handelt es sich um eine sehr ausgedehnte Verletzung eines Lappens, so käme in einer späteren Sitzung, die S. 345ff. beschriebene Lungenlappenentfernung als letzte Auskunft in Frage. Zu den Erscheinungen des Spannungspneumothorax können sich die eines Mediastinalemphysems gesellen (SAUERBRUCH 1909). Das Mediastinalemphysem (s. S. 665) tritt am häufigsten im Anschluß an Verletzungen der Luft- und Speisewege im Mediastinalbereich selbst ein. Es kann sich aber auch als Folgeerscheinung von Verletzungen und Zerreißungen der kleineren Bronchien und der Alveolen entwickeln (s. S. 666). Tritt es im Verlaufe eines bestehenden Spannungspneumothorax auf, so erhöht es die Gefahr dieser an sich gefährlichen Verletzungsfolge ganz erheblich. Es darf daher nicht übersehen werden, da es eine kennzeichnende Erscheinung dafür gibt. Das ist das Auftreten einer luftkissenartigen Schwellung im Jugulum, die dann am Halse rasch fortschreitet. In der Mehrzahl der Fälle genügt die Beseitigung des Spannungspneumothorax durch Ventildränage, um gleichzeitig auch das Weiterschreiten des Mediastinalemphysems zu verhüten. Bestehen zunehmende Druckerscheinungen auf die Mediastinalorgane, besonders auf die großen venösen Gefäße und die Vorhöfe, so ist eine Eröffnung durch einen Einschnitt im Jugulum vorzunehmen (s. S. 669).

Treten bei den zunächst abwartend behandelten Steckschüssen der Lunge (S. 91) Spätblutungen auf, so muß das Geschoß (meist Granatsplitter) entfernt werden. Dasselbe gilt für den Spätabszeß (KONJETZNY 1919, 1939, JEHN 1920).

Bei den zunächst konservativ behandelten Stich- und Schußverletzungen muß daran gedacht werden, daß das Blut aus einem verletzten Brustwandgefäß stammen kann, worauf bei der Wundversorgung geachtet werden muß.

Zu 3. Die Wundinfektion. Die Infektion des Hämopneumothorax nach den oben geschilderten Verletzungen gibt sich durch Temperatursteigerung, Hyperleukozytose und Zunahme des Ergusses zu erkennen. Durch Punktion wird die Natur des Ergusses geklärt. Entwickelt sich allmählich ein Empyem, so entspricht die Behandlung der anderer Empyeme (s. S. 242ff.). Man wird mit einer breiten Eröffnung der Empyemhöhle mit oder ohne Rippenresektion zunächst zurückhaltend sein, um nicht wieder einen offenen Pneumothorax zu verursachen. Erst wenn mit der Entstehung von Adhäsionen und Verfestigung des Mediastinums zu rechnen ist, kann ein radikales Verfahren gewählt werden.

In der ersten Zeit wird man mit einzelnen Punktionen oder mit der BÜLAUschen Drainage auszukommen versuchen. Diese Behandlung darf man aber nicht zulange ausdehnen, d. h. nicht darauf bestehen, das Empyem ohne Thorakotomie heilen zu wollen. Der zur rechten Zeit angesetzte Eingriff kürzt oft die Behandlung um Wochen und Monate ab. Auch beim traumatischen Empyem wird also schließlich häufig die Rippenresektion mit vorübergehender breiter Eröffnung des Thorax notwendig werden, wenn sich viel Fibrin abgesetzt hat. Entfernt man diese Fibrinmassen nicht, die sich immer wieder auf der Pleura pulmonalis und costalis niederschlagen, so entwickeln sich außerordentlich dicke Schwarten. Es werden fast immer wieder erneute Punktionen notwendig, da der Erguß sich wieder bildet. Dadurch wird die Behandlung langwierig und man sieht keinen rechten Fortschritt. Eröffnet man aber die Pleura breit und räumt das Fibrin aus, drainiert am tiefsten Punkt, schließt die Höhle möglichst wasserdicht um das Drainrohr, so kann man sofort oder nach 1 bis 2 Tagen eine PERTHESsche Wasserstrahlpumpe oder den HARTERTschen Flaschensaugapparat anschließen und mit der schließlich auf 24 Stunden ausgedehnten Saugbehandlung eine stetige Verkleinerung der Höhle herbeiführen (s. S. 266). Die Saugwirkung braucht nur eine ganz geringe zu sein, sie muß aber dauernd einwirken und es ist erstaunlich zu beobachten, was auch schon die beiden Autoren beschrieben haben, wie rasch sich eine große, verhältnismäßig frische Höhle verkleinert, da keine Flüssigkeitsansammlung mehr die Aneinanderlagerung der Pleurablätter verhindert. Bekanntlich ist dieses Verfahren auch bei der Resthöhlenbehandlung empfohlen worden (s. S. 297 ff.). Wenn auch die Behandlungsdauer sich im Gegensatz zu der bei der Beseitigung frischer Höhlen, die 2—4 Wochen dauert, sich über ebensoviel und noch mehr Monate erstreckt, so ist sie doch von großem Vorteil gegenüber den operativen Verfahren, die auf eine Wiederausdehnung der Lungen verzichten. Das gilt im wesentlichen für die Plastiken (s. S. 301). Die Beseitigung der Schwarten nach DÉLORME erstrebt allerdings auch die Ausdehnung der Lungen, hat sich aber nie so bewährt, daß sie in größerem Maßstabe angewendet worden wäre. Der Eingriff ist meistens sehr blutig und liefert noch dazu häufig einen unvollkommenen Erfolg (s. S. 299).

Anders liegen die Verhältnisse bei der Eröffnung der Brusthöhle, wenn gleichzeitig das Herz oder die großen Gefäße betroffen sind (s. S. 729 ff.). Hier steht im Vordergrunde der Gefahren nicht mehr der Pneumothorax, sondern die Verblutung. Jede breite Herz- oder Gefäßverletzung sowohl durch Schuß oder Stich oder Abriß der Gefäße wird den unmittelbaren Tod zur Folge haben. Andererseits kann eine kleine Herzverletzung durch einen Stich oder ein mattes Geschoß verhältnismäßig geringe Erscheinungen verursachen, so daß der behandelnde Arzt zunächst geneigt ist, den Verletzten konservativ zu behandeln. Das gilt für die seltenen Fälle, bei denen die Brusthöhle nicht gleichzeitig eröffnet ist. Zwischen diesen beiden äußersten Möglichkeiten gibt es alle Übergänge. Das Herz kann selbstverständlich von allen Richtungen her getroffen werden und es ist eine Tatsache, daß häufig die Verletzungswunde oder der Einschuß nicht im Bereich der bekannten auf die vordere Brustwand übertragenen Herzgrenzen zu liegen braucht, sondern außerhalb dieser Grenzen gefunden wird. Das gilt am häufigsten für Schußwunden. Man kann daher bei jeder durchbohrenden Brustwunde, falls man nicht gerade Ein- und Ausschuß oder Einschuß und Sitz eines steckengebliebenen Geschosses durch eine Linie verbinden und so den Schußkanal in Gedanken darstellen kann, immer mit der Möglichkeit einer Herzverletzung rechnen.

4. Schwere Nebenverletzungen (Zwerchfell-Bauchhöhle). Auf die gleichzeitige Beteiligung des Zwerchfelles bei Verletzungen der Brust ist schon hingewiesen worden. Kleine Wunden des Zwerchfelles können am besten durch eine doppelreihige Naht versorgt werden, nachdem festgestellt wurde, daß weder eine größere Lungenwunde oder eine gleichzeitige Verletzung des Magendarmkanales stattgefunden hatte. Ist das aber der Fall, so müssen diese Wunden naturgemäß zuerst versorgt werden. Ist es nicht der Fall, oder ist die Wunde versorgt, so wird nach der Naht des Zwerchfelles die Brustwunde unter Anwendung von Überdruck durch Naht verschlossen. Größere Zwerchfellverletzungen mit Lückenbildung, die nach Verletzungen entstanden sind, verlangen dieselbe Behandlung wie die Lücken, die im Anschluß an die Entfernung von Geschwülsten des Zwerchfelles zurückgeblieben sind (s. S. 132 ff.). Oft handelt es sich um Geschwülste der Lunge oder Geschwülste der Brustwand, die auf das Zwerchfell übergegriffen haben. Lücken im Zwerchfell, die nicht die Größe eines Funfmarkstückes überschreiten, können durch Naht verschlossen werden. Auch hier wendet man zweckmäßigerweise eine doppelreihige Naht an. Größere Lücken, d. h. solche von über Handtellergröße, können, wenn sie längs gestellt sind, so daß die längere Achse der Muskelfaserrichtung entspricht, durch Naht von beiden Enden her zum wenigsten verkleinert werden. Sitzt der Riß weit seitlich im Komplementärraum, so kann die noch bestehende Restlücke unter Umständen durch Aufnähen eines Muskel- oder Hautlappens gedeckt werden. Dazu wird die benachbarte Brustwand am besten durch ausgedehnte Rippenresektion beweglich gemacht (GROSS). Bleibt aber eine größere Lücke übrig, die mehr dem Kuppelabschnitt des Zwerchfelles angehört, so muß man andere Möglichkeiten suchen. Man hat benachbarte Organe der Bauch- und Brusthöhle herangezogen. Anschütz (1912) hat in mehreren Fällen die Leber in den Zwerchfellschlitz eingenäht, unter Umständen nach Beweglichmachen dieses Organes durch Einschneiden der Aufhängebänder. Das gelingt in den Randabschnitten nur auf der rechten Seite. Borchard (1912) hat zu demselben Zweck die Lungenbasis erfolgreich benutzt. Nach den Angaben von Anschütz ist in der Albertschen Klinik die Magenwand in eine Zwerchfellwunde eingenäht worden. Auch die Milzkuppe könnte beweglich gemacht zur Deckung einer solchen Lücke benutzt werden.

Allgemeine Regeln für die Behandlung schwerer Verletzungen sind außerordentlich schwierig zu geben, da jeder Fall, insbesondere wenn es sich um Schußverletzungen handelt, anders liegen kann als ein den äußeren Erscheinungen nach ähnlicher. Infolge der außerordentlichen Beweglichkeit des Zwerchfelles und der Wirbelsäule, wodurch Beugungen, Streckungen und Drehungen des Körpers in ausgedehnter Weise gestattet sind, kann oft nicht mit Sicherheit, selbst wenn Ein- und Ausschuß vorhanden sind, der Verlauf des Schußkanales bestimmt werden, da im Moment des Durchdringens der Kugel die Körperlage eine ganz andere gewesen sein kann als auf dem Operationstisch. Noch schwieriger ist die Frage des Wundkanales aber bei Steckschüssen und bei Stichverletzungen klarzustellen. Nach Enderlen sollen deshalb alle unterhalb der 4. Rippe die Brustwand durchbohrende Stich- und Schußverletzungen operativ behandelt werden. Bei solchen Verletzungen ist daher, wenn überhaupt mit einer Durchdringung innerer Organe zu rechnen ist, die Anzeigestellung zum operativen Eingreifen sehr weit zu stecken. Bei breit offenen Wunden mit Aufreißen der Brustwand des Zwerchfelles usw. ist die Klärung des Falles viel leichter. Die durch die Untersuchung gegebenen Anhaltspunkte können unter Umständen durch Röntgendurchleuchtung und Röntgenbild eine Stütze erhalten, wenn die Lage des Falles eine solche Untersuchung gestattet. Das gilt besonders für Steckschüsse. Je nach dem Befund wird man die Behandlung einzurichten haben. Abwartend können am ehesten die Verletzungen behandelt werden, bei denen mit großer Wahrscheinlichkeit nur die Leber zugleich mit den unteren Lungenabschnitten verletzt ist. Dasselbe gilt für Verletzungen auf der linken Seite, die mit Wahrscheinlichkeit nur die Milz getroffen haben. Bei Nierenschüssen liegt im übrigen fast immer eine gleichzeitige Verletzung der Bauchorgane vor. Nur eine durchaus frontale Schußrichtung im hinteren Brustwandabschnitt könnte einmal eine Verletzung der Nieren und Lunge ohne Darmverletzung herbeiführen. Dann muß aber mit großer Wahrscheinlichkeit mit einer Wirbelsäulenverletzung gerechnet werden.

In allen diesen Fällen kann, wie gesagt, unter Umständen abwartend behandelt werden. Ein Lungendurchschuß in den unteren Abschnitten macht meist keine schweren Erscheinungen. Ein Leber- und Milzdurchschuß führt unter Umständen nur zu einer abgekapselten subphrenischen Blutung, so daß wir also mit einem Hämothorax und einer subphrenischen Blutansammlung rechnen müssen. Bei Milz- oder Nierenverletzung kommt es häufiger zum Bersten des Organes, so daß auch einmal eine starke, ja lebensbedrohliche Blutung in die Bauchhöhle stattfinden kann. Die Erscheinungen einer großen intraabdominellen Blutung können einer gespannten Aufmerksamkeit kaum entgehen. Wird sie festgestellt, so wäre selbstverständlich eine Laparotomie nötig. Alle Schußverletzungen, die sagittal die unteren Abschnitte des subphrenischen Raumes rechts oder in der Mittellinie und links den ganzen subphrenischen Raum durchbohrt haben, sind in hohem Grade verdächtig, den Magendarmkanal verletzt zu haben. Das gilt auch von allen frontalen und schrägen Durchschüssen durch den gesamten subphrenischen Raum. Besteht der begründete Verdacht einer Verletzung des Magendarmkanales, ohne daß mit Sicherheit eine schwerere Verletzung einer der beiden Brusthöhlen angenommen werden kann, so ist unter allen Umständen eine Laparotomie auszuführen. Man eröffnet am besten nach örtlicher Umspritzung des Operationsgebietes auf der entsprechenden Seite mit einem Rippenbogenrandschnitt die Bauchhöhle und unterrichtet sich so schnell wie möglich über den angerichteten Schaden. Dabei muß mit größter Vorsicht vorgegangen werden, d. h. mit langsamen Vorziehen der wahrscheinlich verletzten Organe, um ein sichtbar werdendes Loch sofort mit den Fingern verschließen zu können. Dabei muß man daran denken, daß mehrere Darmschlingen und der Magen, und daß eine Darmschlinge auch mehrmals und auch am Mesenterialansatz verletzt sein kann. (Wir sahen kürzlich einen Bauchschuß, bei dem eine Dünndarmschlinge von etwa 1,5 m Länge 26 Löcher aufwies.) Am besten legt man sofort weichfassende Darmklemmen an die verletzte Schlinge an, nachdem der Inhalt ausgestrichen ist. Sind alle Darmschlingen in der Gefahrenzone untersucht und die Öffnungen gesichert, so werden zunächst, ohne die Bauchhöhle weiter zu eröffnen, mit größter Sorgfalt alle Spuren von herausgetretenem Inhalt aus der Bauchhöhle entfernt. Der betreffende Teil der Bauchhöhle kann dann mit Presojodlösung (Pregl) ausgespült und dann sorgfältig ausgetupft werden. Handelt es sich um kleine Schußöffnungen, so werden sie nun sofort übernäht. Besteht die Notwendigkeit einer Darmresektion, so wird die Schlinge zunächst beiseite gelegt und im Zwerchfell nach Verletzungen gefahndet. Kleine Löcher können nach Wundrandausschneidung einfach übernäht werden. Ist das Zwerchfell in längerer Ausdehnung aufgeschlitzt, so kann man von hier aus in die Brusthöhle hineinsehen und dann, wenn keine ausgedehntere Lungenverletzung besteht, die Wunde ebenfalls vernähen. Sind 2 Schußöffnungen im Bereich der Zwerchfellkuppel in geringer Entfernung voneinander zu finden, so ist es zweckmäßig die beiden Öffnungen miteinander durch einen Schnitt zu verbinden, in die Brusthöhle hineinzusehen und wenn keine schwerere Verletzung vorhanden ist, auch diese Wunde durch Naht verschließen. Ist eine Darmresektion nötig, so wird sie nun ausgeführt und dann die Bauchhöhle, wenn nicht gerade sehr viel Inhalt ausgetreten war, die das Einlegen eines Rohres nötig macht, am besten vollständig geschlossen. Nicht selten schließt sich an eine solche durchgehende Verletzung eine Pleurainfektion an, da ja immer mit einem Pneumothorax gerechnet werden muß. Es ist daher zweckmäßig, vor der Naht des Zwerchfelles Überdruck einzuleiten, um den Pneumothorax möglichst auszuschließen.

Wird bei der Besichtigung der Brusthöhle eine ausgedehntere Lungenverletzung oder eine stärkere Blutung festgestellt, die mit Hilfe der klinischen Untersuchungsmittel nicht festzustellen war, so wird der Rippenbogenrandschnitt am besten durch einen Schnitt im 7. Zwischenrippenraum unter Durchtrennung des Rippenbogens am Ende dieses Rippenbogenrandschnittes zum sog. Kirschnerschen Angelhakenschnitt (s. S. 958) vervollständigt. Dieser Schnitt gibt eine ganz ausgezeichnete Übersicht und kann nach Bedarf bis in die hinteren Brustabschnitte erweitert werden. Zur Ausführung dieses Schnittes wird am zweckmäßigsten eine Leitungsbetäubung der entsprechenden Zwischenrippennerven, und eine örtliche Betäubung des Zwischenrippenraumes vorgenommen. Nach Versorgung der Lungenwunde kann dann unter Überdruck zunächst die Brusthöhle dann das Zwerchfell und schließlich die Bauchhöhle durch Naht verschlossen werden.

Ergibt die Untersuchung und Beobachtung, daß die Lunge in ausgedehnterer Weise verletzt ist, so ist es zweckmäßiger den Rat von Sauerbruch zu befolgen und die von ihm empfohlene transdiaphragmale Laparotomie vorzunehmen. Auch hier kann man in Leitungs- und örtlicher Betäubung vorgehen. Die Rippenzwischenräume 6—9 werden in großer Ausdehnung anästhesiert. Dann wird, am besten unter Überdruck, ein langer Schnitt im 7. oder 8. Zwischenrippenraum gemacht und die Brusthöhle nach Einsetzen eines Rippensperrers breit eröffnet. So hat man die beste Möglichkeit sich rasch über die Verletzungen im Brustkorb zu unterrichten und eine etwa notwendige, dringliche Blutstillung vorzunehmen. Die Lunge wird dann, in eine feuchte Kompresse gehüllt, zurückgedrängt und nun das Zwerchfell in seiner ganzen Fläche besichtigt. Besteht eine ausgedehnte Zwerchfellverletzung, so ist fast immer Netz oder andere Bauchhöhlenteile in die Brusthöhle eingedrungen. Das ist besonders auf der linken Seite der Fall (Netz, Magen, Milz), aber auch auf der rechten Seite kann die Leber bei einem großen Zwerchfellriß, an ihrer Kuppe meist verletzt, in die Brusthöhle hineinragen. Häufig ist durch flüssiges oder geronnenes Blut zunächst die Sicht versperrt. Es wird sorgfältig entfernt, bis die Verhältnisse ganz klar zu übersehen sind. Findet sich z. B. die Milz zerrissen in der Brusthöhle, so kann sie sofort nach Unterbindung ihres Stieles abgetragen werden, oder ein oder mehrere Löcher des in die Brusthöhle ragenden Magenabschnittes vernäht werden, ehe er in die Bauchhöhle zurückgeschoben wird. Um sich die nun notwendig werdende Übersicht in den oberen Teil der Bauchhöhle zu ermöglichen, insbesondere dann, wenn das Zwerchfell durch die vordrängenden Organe und eine subphrenische Blutung stark gespannt ist, wird eine Phrenikusdurchtrennung in seinem Verlauf im untersten Abschnitt des Mediastinums vorgenommen. Das nun schlaff gewordene Zwerchfell wird senkrecht zu seiner Faserrichtung eingeschnitten und klafft nun so weit, daß man den ganzen subphrenischen Raum nicht nur übersehen, sondern auch die im Subphrenikum gelegenen Organe vorziehen und besichtigen kann. Jegliche Art von notwendiger Wundversorgung oder Entfernung von zertrümmerten Organen kann von hier aus unter Leitung des Auges vorgenommen werden. Ist die Wunde sauber und bluttrocken, so wird der Zwerchfellschlitz mit Knopfnähten verschlossen. Dann wird auch die Brusthöhle verschlossen. Falls die Blutstillung nicht ganz sicher war, wird in die Brusthöhle ein Tampon eingelegt. Besonders ist das notwendig bei ausgedehnten Lungen- oder Leberverletzungen, die durch Naht nicht verschlossen werden können.

Die ausgedehnte Tamponade bleibt in Fällen schwerster Zertrümmerung der Brustwand und der darunter gelegenen Organe, wenn es nicht gelingt die Brust- oder Bauchhöhle aus Mangel an zur Verfügung stehenden Gewebe aus der Umgebung zunächst zu verschließen. Durch die Tamponade wird zum wenigsten die Blutung gestoppt und die Wirkung des breit eröffneten Pneumothorax ausgeschaltet. Vorher soll man allerdings darauf sehen, möglichst alle zertrümmerten Abschnitte und gestielten Gewebsfetzen abzutragen.

Ist das Zwerchfell in größerer Ausdehnung aufgerissen, etwa durch einen Tangentialschuß unter gleichzeitiger Zerstörung von Rippen und Brustwand, so stehen die Erscheinungen des weit offenen Pneumothorax im Vordergrund, d. h. sie bedrohen das Leben am stärksten, falls nicht gerade eine sehr schwere Blutung besteht. In solchen Fällen muß zunächst der Pneumothorax ausgeschaltet werden. Dazu besteht die schon oben S. 81 erwähnte Möglichkeit (SAUERBRUCH, JEHN) den äußeren Zwerchfellrand anzufrischen und mit dem oberen Rand der Pleurawunde nach Versorgung der Lungenwunden zu vernähen (Abb. 38). Auf diese Weise kann die Brusthöhle zunächst abgeschlossen und die Pneumothoraxwirkung ausgeschaltet werden. BURCKHARDT und LANDOIS haben in diese Naht auch den unteren Lungenrand mitgefaßt. Die Wundverhältnisse unterhalb des Zwerchfelles müssen nun einer genauen Untersuchung unterzogen werden. Alle notwendigen Maßnahmen zur Stillung der Blutung, zur Vermeidung einer Peritonitis werden durchgeführt, um dann die oft noch sehr ausgedehnte Wundhöhle durch einen mit Gase gefüllten MIKULICZ-Schleier zu verschließen.

E. Die Eingriffe im Bereiche der Brustwand.

1. Die Eingriffe bei den angeborenen Erkrankungen.

a) Die Eingriffe beim angeborenen Schulterblatthochstand.

Der Schulterblatthochstand (SPRENGEL 1891) ist in der Regel ein angeborenes Leiden und wird heute wohl allgemein wie viele andere Mißbildungen als Anlagefehler beurteilt. Das geht schon daraus hervor, daß er häufig mit anderen Mißbildungen verknüpft ist (KIRMISSON 1893, JÜNGER 1909, ALLENBACH 1923, MAU 1924, HAVRANEK 1924, NIEDERLE 1924, GOTTESLEBEN 1927, SKOTOKORENKO 1927, BARTÁ 1928, MEZZARI 1928, MIDDLETON 1934, SCRIBA und GMELIN 1937).

Nach KIRMISSON (1893) handelt es sich um den ausgebliebenen Deszensus des Schulterblattes. Von den oft gleichzeitig bestehenden Mißbildungen sind zu nennen der Schiefhals, die Gesichtsasymmetrie, Wirbel- und Rippen-, Schulter- und Schlüsselbeinveränderungen, Schaltwirbel, Lähmungen im Bereich der Schulter, Muskelatrophien, selten Abduzenslähmung. Meist ist das Leiden einseitig, oft doppelseitig (SCHWAHN 1924, NIEDERLE 1924, HEIDECKER 1928, LIVINGSTONE 1937, KARAGEORGIS 1937 u. a.). Es sind daher die ursächlichen Angaben z. B. Abschnürung durch Amnionstränge, Fruchtwassermangel, wie sie von SPRENGEL u. a. angegeben worden sind, abzulehnen. Auch die Verkürzung und Verdickung des Schlüsselbeines, die allerdings häufig auch gefunden wird (HUC), spielen in der Beziehung keine Rolle.

Als Einteilung legt man am besten die von BESSIN (1932) aufgestellte zugrunde. Er unterscheidet 5 Formen. Die erste weist eine Knochenbrücke zwischen Skapula und Wirbelsäule auf. Die zweite hat einen Fortsatz am oberen Schulterblattrand, der nach vorn übergebogen ist. Die dritte zeichnet sich durch Ausfall aller oder einzelner Muskeln des Schultergürtels aus. Die vierte zeigt meist Veränderungen in der Form und Größe des Schulterblattes und verkürzte oder geschädigte Muskeln. Schließlich sind fünftens Fälle zu erwähnen, bei denen die Brustkorbform unregelmäßig und die Schulterblattverhältnisse regelrecht sind. MALLET GUY (1926) trennt noch einen vorderen Schulterblatthochstand ab mit Verkürzung und Verdickung des Schlüsselbeines und Verkalkungen in der schlecht entwickelten Muskulatur (HUC). Die Mißbildung erstreckt sich äußerlich im wesentlichen auf die Stellung des Schulterblattes, wie schon gesagt, meist einseitig. Nebenbei finden sich gelegentlich Mißbildungen, die allerdings nicht immer äußerlich in Erscheinung treten, soweit es sich nicht um Schiefhals, Wirbelsäulenverkrümmung, Gesichtsveränderungen usw. handelt. Das Schulterblatt ist nach oben geschoben, und zwar besonders der mediale obere Winkel, der durch verkürzte und geschrumpfte Muskeln gefesselt ist. Nicht selten finden sich auch Knochenspangen zwischen dem oberen Schulterblattwinkel, und der Wirbelsäule. Infolgedessen nähert sich der untere Winkel häufig der Wirbelsäule. Die untere und mediale Schulterblattmuskulatur ist häufig atrophisch oder fehlt ganz so daß das Schulterblatt in seiner falschen Stellung fest liegt und dadurch die Hebung des Armes über die Waagerechte hinaus unmöglich gemacht wird. Bestehen Knochenspangen, so kann eine weitere Festlegung des Schulterblattes bestehen. Es handelt sich also nicht allein um eine kosmetische Schädigung, sondern auch um eine oft sehr erhebliche funktionelle für die entsprechende Extremität.

Die Diagnose ist meist leicht zu stellen. Schwieriger ist es schon die Ursache für den Hochstand zu finden, wenn nicht gerade ausgesprochene Knochenveränderungen vorhanden sind, wie sie in der Einteilung unter 1., 2. und 5. angegeben sind. Finden sich Knochenveränderungen, so müssen sie beseitigt werden. Es ist merkwürdig, daß sie bei der Freilegung dann vielfach nicht festgestellt werden können, trotz des röntgenologischen Nachweises.

Das Leiden wird schon im frühesten Kindesalter beobachtet und es ist wohl zweckmäßig, in diesem Falle frühzeitig mit der Behandlung zu beginnen. Durch orthopädische Maßnahmen, besonders Übungsbehandlung, kann man im jugendlichen Alter wohl verhältnismäßig viel erreichen. Da das Leiden eine recht erhebliche Entstellung, insbesondere bei jungen Mädchen bedeutet, so ist die operative Behandlung der Veränderung für Fälle, die der orthopädischen Behandlung widerstreben, vorgeschlagen worden (HOFFA, PITSCH 1892, JÜNGER 1909, PUTTI 1909 u. a.). Zunächst nahm man die Ablösung oder Durchtrennung der am oberen inneren Schulterblattwinkel ansetzenden geschrumpften

Muskulatur vor, in der Hoffnung, daß durch orthopädische Nachbehandlung eine bessere Stellung des Schulterblattes und Steigerung der Funktion zustande käme. Diese Hoffnung hat augenscheinlich getrügt insofern, als die funktionellen Verhältnisse zum wenigsten sich nicht wesentlich gebessert haben. PUTTI (1909) hat wohl als erster den inneren Schulterblattrand freigelegt, einen etwa vorhandenen Knochenfortsatz abgetragen und den unteren Schulterblattrand an die 5. oder 6. Rippe mit einem starken Seidenfaden angenäht. Mit diesem Verfahren ergeben sich infolge seiner Einfachheit bei Kindern und Jugendlichen gute Erfolge (FLOTOW, SCAGLIETTI 1935).

KENNARD (1911) ist nach einem vergeblichen Versuch, das Leiden nach Durchtrennung der genannten Muskeln zu beseitigen, dem Grund nachgegangen und hat dabei festgestellt, daß durch eine hakenartige Verkrümmung des medialen oberen Winkels nach vorn dem Herunterziehen des Schulterblattes ein Widerstand an der obersten Rippe geboten wurde. Er hat diese hakenartige Verkrümmung des Schulterblattes subperiostal abgetragen und nun gelang es tatsächlich das Schulterblatt in eine symmetrische Stellung zum anderen zu bringen und durch eine starke Katgutnaht an der 8. Rippe zu befestigen. Der Erfolg war, abgesehen von einer vorübergehenden Plexusschädigung, die auf ein zu starkes Abduzieren des Armes erfolgt war, funktionell und kosmetisch gut.

FRITZ KÖNIG hat 1914 (op. 1912) eine etwas kompliziertere Plastik zur Beseitigung des Schulterblatthochstandes erfolgreich zur Ausführung gebracht. Da der Zug hauptsächlich am inneren oberen Schulterblattwinkel ansetzt, so wird zunächst mit einem Längsschnitt der innere Schulterblattrand freigelegt und von dem oberen inneren Winkel oberhalb der Spina die Muskulatur abgeschoben. Eine schräge Durchtrennung dieses Schulterblattabschnittes, die sich dann entlang und parallel zum medialen Schulterblattrand bis an das untere Schulterblattende fortsetzt, trennt den durch die geschrumpften Muskeln festgelegten medialen von dem beweglichen lateralen Abschnitt. Bei der Freilegung hatte KÖNIG festgestellt, daß der untere Abschnitt des M. trapezius nicht oder kaum entwickelt war, ein Befund, der wohl schon früher KAUSCH veranlaßt hat, darin die Ursache des Schulterblatthochstandes zu suchen. Nach der Abtrennung des medialen Schulterblattabschnittes ließ sich nun der laterale Teil genügend weit herunterziehen. Eine Festlegung mit einer Naht an der 8. Rippe erschien KÖNIG mit Recht unzweckmäßig, da das Schulterblatt durch eine solche Naht, wenn auch in der Ruhe vielleicht in besserer Stellung, doch aber so festgelegt wird, daß es den Bewegungen des Armes, insbesondere der Hebung über den rechten Winkel hinaus, nicht zu folgen vermag. Die Befestigung muß den natürlichen Verhältnissen entsprechend, also eine muskuläre sein. KÖNIG hat zu diesem Zwecke aus dem unteren Rande des M. latissimus dorsi in der Gegend des unteren Schulterblattwinkels einen lateral gestielten Lappen abgelöst und diesen Lappen durch ein mit einer dicken Fräse gebohrtes Bohrloch im untersten Schulterblattabschnitt von hinten nach vorne hindurchgezogen und das freie Ende am oberen Rande des M. latissimus dorsi durch einige Katgutnähte befestigt. Es entsteht so eine muskuläre Schlinge, die das Schulterblatt zugleich festhält (in elastischer Weise), so daß der untere Schulterblattwinkel bei der Hebung des Armes nach außen verschoben werden kann. Zum Schluß hat er dann die beiden getrennten Schulterblattabschnitte in der berichtigten Stellung, d. h. das laterale gegen das mediale kaudalwärts verschoben, vernäht. Der Erfolg dieses Eingriffes war gut.

Neben diesen Verfahren sind die folgenden zur Anwendung empfohlen worden: TROJAN (1922) hat die Befestigung des Schulterblattes an der lumbodorsalen Faszie empfohlen. FISHER (1923) schlägt die Festlegung des unteren Schulterblattrandes am letzten Brustwirbeldorn vor und legt noch einen Lappen aus dem M. trapezius darüber. CHLUMSKY (1925) hat mit einem winkeligen Schnitt den oberen und hinteren Rand des Schulterblattes freigelegt, alle schrumpfenden Stränge reseziert, die Muskelansätze der breiten Rückenmuskeln vorsichtig von den Schulterblatträndern abgelöst und das Schulterblatt an den Rippen bei Jüngeren mit Katgut, bei Älteren mit Seidenfäden genäht, der seitliche Rand an der 5. und der untere Rand an der 8. Rippe. Die abgelöste Muskulatur wurde dann wieder befestigt. Die Verfahren von OMBRÉDANNE

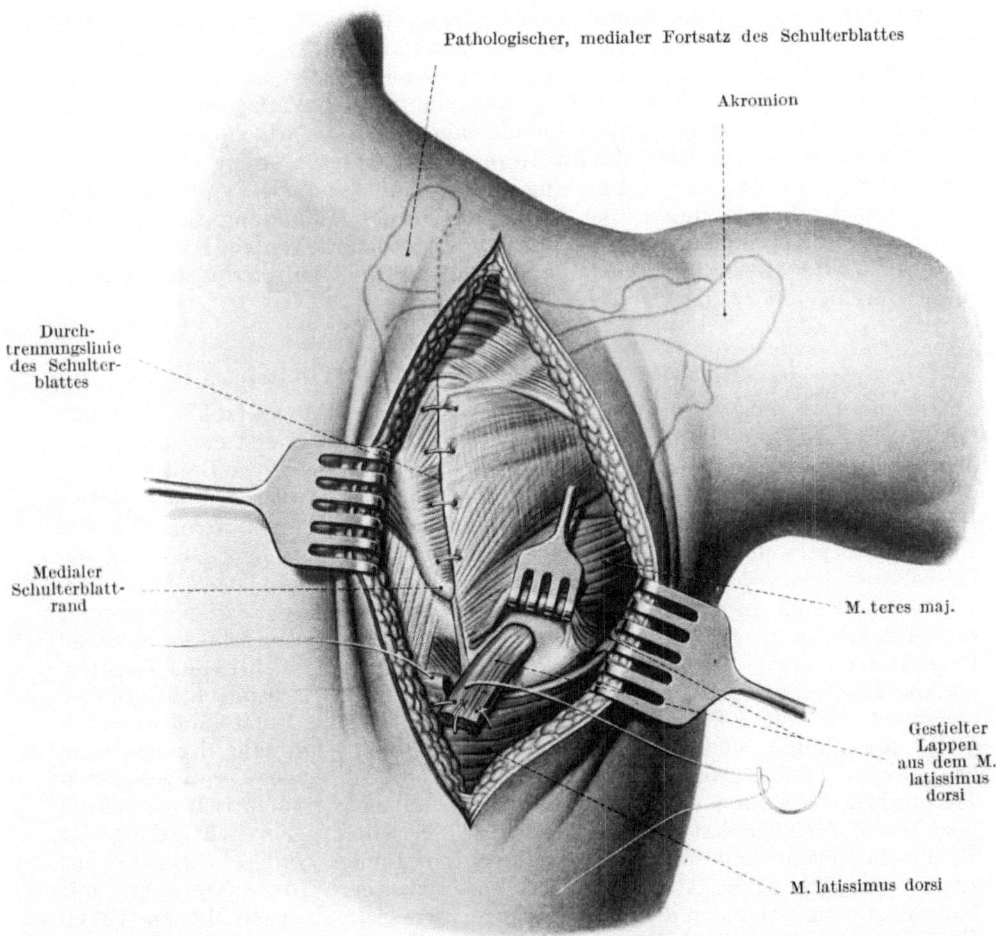

Abb. 54. Eingriff bei Schulterblatthochstand nach FRITZ KÖNIG. Das Schulterblatt ist, entsprechend der punktiert beginnenden Linie, in der Nähe seines medialen Randes durchtrennt und der laterale Teil kaudalwärts verschoben. Die beiden Teile sind durch einige Nähte in der neuen Stellung miteinander verbunden. Durch den unteren Teil des freigelegten Schulterblattwinkels ist ein Loch gebohrt, durch das ein distal gestielter Lappen aus dem oberen Rande des M. latissimus dorsi durchgezogen und am Muskel wieder festgenäht wurde.

und SCHROCK (1926), die in der Ablösung der Muskulatur noch weiter gehen, sind ähnlich. Er osteotomiert, wenn nötig, am Akromion. NOVÉ-JOSERAND und RENDU (1926) haben das Schulterblatt in der Höhe der Gräte durchbohrt und durch die Öffnung den Stumpf der weit nach außen durchtrennten 4. Rippe durchgesteckt. Es handelt sich allerdings mehr um ein tanzendes Schulterblatt. Der untere Schulterblattwinkel wurde noch an einer Rippe befestigt. Noch komplizierter ist das Verfahren von MATHIEU (1926). Nach Ablösung der Muskelansätze von der Spina wird der mediale Rand freigelegt. Dann wird die 3. bis

5. Rippe etwa 12 cm von der Dornfortsatzreihe durchtrennt und das Schulterblatt unter die zentralen Rippenenden hinuntergeschoben. Es wird mit einigen Bronzedrähten an den Rippen befestigt. Die Muskeln werden wieder aufgenäht. WHITMAN (1930) hat nach Freilegung des medialen Schulterblattrandes 4 Löcher in gleichem Abstand vom oberen bis zum unteren Schulterblattrand gebohrt und ebensoviele Löcher in den 4.—7. Dornfortsatz. Schmale Faszienbänder werden durch die beiderseitigen Löcher hindurchgezogen. Spätere Arbeiten bewegen sich in den bisher angegebenen Bahnen (GARIBDJANJAN 1932, HARRENSTEIN 1934). SCHULZEBEER (1939) hat eine Drahtschlinge zur Anheftung an die Rippe benutzt. Nach verschiedenen Verfahren der Verlagerung und Befestigung des beweglich gemachten Schulterblattes ist mehrfach das Auftreten von Plexusparesen oder Lähmungen beobachtet worden (HAVRANEK, CHLUMSKY, HARRENSTEIN). Der Zug muß dann vermindert werden durch Lockerung der Befestigung an der Rippe. Ist an der Mißbildung die verkürzte und verdickte Klavikula beteiligt, so muß sie osteotomiert werden (HUC, MALLET GUY 1926, BOCCHI 1934). Auch der geschrumpfte M. subclavius muß dabei meist durchtrennt werden.

b) Die Eingriffe bei der Trichterbrust.

Die meist als angeborene Erkrankung [v. RECKLINGHAUSEN (1857), WOILLEZ (1860), W. EPSTEIN (1882)] beobachtete Trichterbrust pflegt erst mit zunehmendem Wachstum Erscheinungen zu machen. Dem entspricht das Breiterwerden des Brustkorbes bei gleichzeitigem Tieferwerden des Trichters. Der tiefste Punkt des Trichters sitzt in schweren Fällen gewöhnlich im unteren Teil des Brustbeinkörpers und die tiefste Stelle kann bis auf einige Zentimeter an die Wirbelsäule heranrücken. Da infolgedessen das Herz meist nach links verschoben und auch in seiner Basislage verschoben und gedreht wird, so kommt es hauptsächlich zu Einflußstauungen mit ihren oft äußerlich schon sichtbaren Folgeerscheinungen. In leichten Fällen werden trotz der sichtbaren Trichterbildung Erscheinungen von seiten der inneren Organe nicht beobachtet. Solche Menschen sind oft vollkommen arbeitsfähig. Zahlreiche Entstehungstheorien dieser Mißbildung sind veröffentlicht worden, ohne daß eine irgendwelche besonderen Vorzüge großer Wahrscheinlichkeit besäße. Außer der angeborenen Trichterbrust kommen auch eine rachitische und eine traumatisch erworbene vor. Über 2 solche hat ALEXANDER (1931) berichtet. Zur Behandlung der Trichterbrust sind konservative Maßnahmen empfohlen worden. CHAPARD hat zuerst eine besondere Atemgymnastik ausgearbeitet. HOFFA versuchte mit Heftpflasterzugverbänden die Entstehung zu verbessern zit. nach MEYER (1911). Über Erfolge ist nichts bekannt geworden und es ist sehr unwahrscheinlich, daß in schweren Fällen auf die eine oder andere konservative Weise eine Besserung eintreten könnte. FRÖHLICH-Nancy (1934) empfiehlt das Reklinationsgipsbett und das Gipskorsett bei gleichzeitiger Atemgymnastik. In leichten Fällen ist sie unnötig. Selbst bei starker äußerlicher Entstellung steht aber auch dem Chirurgen nicht das Recht zu etwa aus kosmetischen Gründen einen Eingriff zu machen. Alle Eingriffe bringen auch gewisse Nachteile und es hat sich gezeigt, daß die Eingriffe, bei denen der Oberflächenausgleich der vorderen Brustwand zu rasch vor sich geht, sogar lebensbedrohliche Folgen haben können.

Man wird also die Anzeigestellung eng fassen und nur solche Fälle einem operativen Eingriff unterziehen, bei denen schwere Erscheinungen von seiten des Herzens und der Atmung im Vordergrund stehen und nur wenn sie unmittelbare Folgen des die Brustwand verengenden und seine Form verändernden

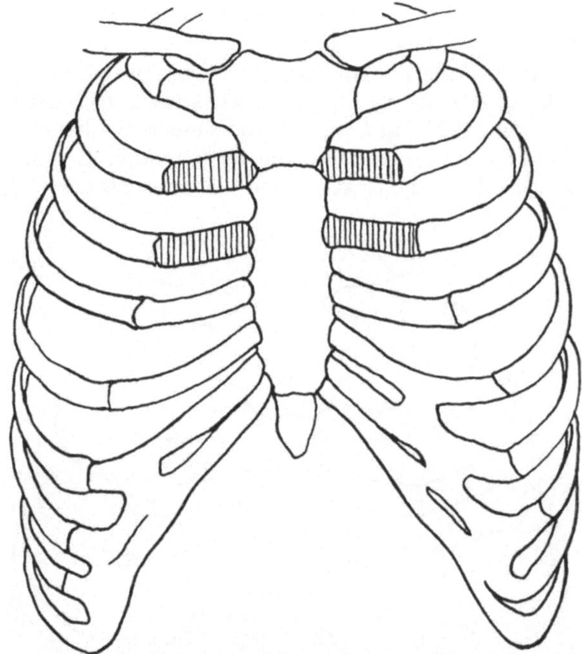

Abb. 55. Schematische Darstellung des Eingriffes zur Beseitigung der Trichterbrust nach L. MEYER. Die gestrichelten Rippenknorpel der 2. und 3. Rippe werden entfernt.

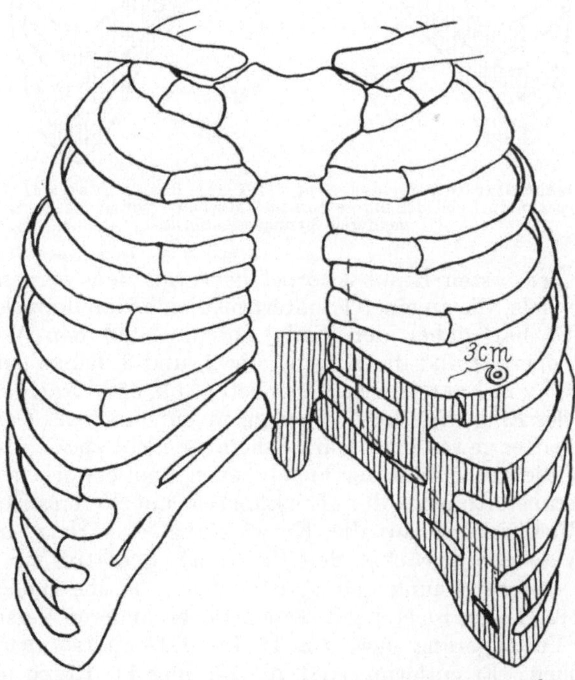

Abb. 56. Schematische Darstellung des Eingriffes zur Beseitigung der Trichterbrust nach SAUERBRUCH. 1. Verfahren: Entsprechend der gestrichelten Abschnitte werden Brustbein, Rippenknorpel und noch kleine Rippenabschnitte entfernt.

Trichters sind. Allerdings scheinen die Herzerscheinungen gelegentlich gleichzeitig mit der Trichterbrust angeboren (FRÖHLICH-Nancy). GARNIER (1934) hält das allerdings für selten.

Ein Fall mit starker Atemnot und Linksverschiebung des Herzens und einem 5 cm tiefen Trichter gab die erste Veranlassung für einen operativen Eingriff. L. MEYER (1911) hat auf Grund seiner Beobachtungen an diesem Falle die Überzeugung gewonnen, daß die bestehenden Erscheinungen sich bei dem jungen Mann ähnlich auswirkten, wie sie beim starren Thorax durch die

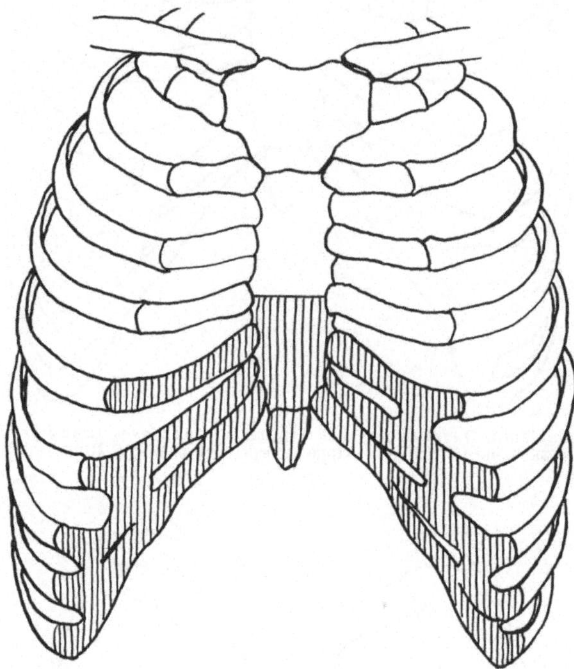

Abb. 57. Schematische Darstellung des Eingriffes zur Beseitigung der Trichterbrust nach CLAIRMONT. Die Rippenknorpel und der untere Brustbeinabschnitt, soweit sie gestrichelt sind, wurden in mehreren Sitzungen entfernt.

primäre Kürze der ersten Rippenknorpel hervorgerufen werden. Auch dieser Patient litt, wie viele, die an einer Trichterbrust leiden, an doppelseitiger Spitzentuberkulose. Er hat daher den Fall, entsprechend den Vorschriften von W. A. FREUND, operiert und die Knorpel der 2. und 3. Rippe entfernt, während der erste auf Rat von FREUND erhalten blieb (Abb. 55). Nach Ansicht MEYERs hat der Erfolg des Eingriffes den Erwartungen entsprochen. Der Erfolg scheint aber kein dauerhafter gewesen zu sein. Scheinbar nicht speziell für die Trichterbrust, aber für die große Zahl der angeborenen und erworbenen örtlichen und allgemeinen Verunstaltungen des Brustkorbes mit Verengerung des Innenraumes und Rückwirkung auf die Entwicklung von Herz und Lunge hat KLAPP (1912) Versuche gemacht, den Brustkorb operativ zu erweitern. Mit einer einfachen Durchtrennung gelingt das nicht, da die Knochen sich übereinanderschieben. Daher ist er nach verschiedenen anderen Versuchen mit Hilfe von Z-förmiger Verlängerung usw. zur freien Überpflanzung von Rippenstücken gekommen. Er entfernte z. B. die 10. oder 11. Rippe in ganzer Länge, teilte sie in 3—5 cm lange Stücke und pflanzte diese nach Durchtrennung in den

Raum, der durch das Auseinanderziehen von höher gelegenen, durchtrennten Rippen entstanden war. Er glaubt, daß es ohne weiteres gelingt, solche Eingriffe auch beim Menschen vorzunehmen, und daß dieser Eingriff am besten als prophylaktischer ausgeführt werden sollte, da er bei ausgebildeten Brustkorbverengerungen mit schon eingetretener Herz- und Lungenschädigung nicht aussichtsreich ist. Auf alle Fälle muß bei den Erweiterungsversuchen mit großer Sorgfalt die Wirkung auf das Herz beachtet werden.

SAUERBRUCH hat 1913 bei einem schweren Fall von Trichterbrust folgenden Eingriff vorgenommen (Abb. 56): Der Hautschnitt verläuft vom unteren Rande

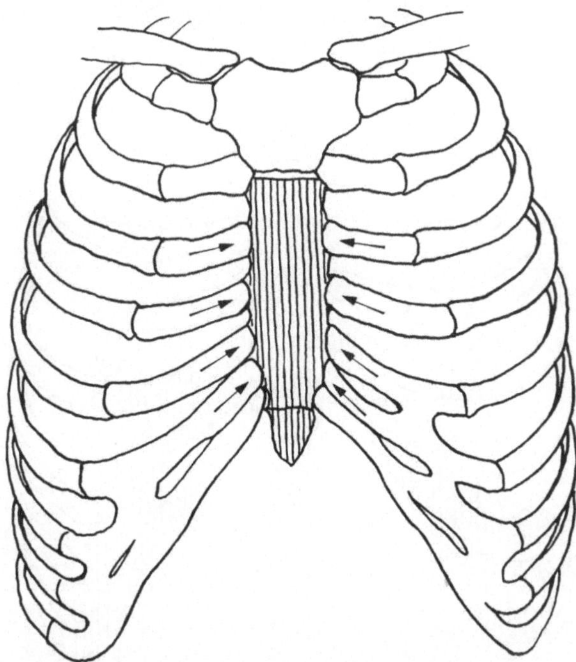

Abb. 58. Schematische Darstellung des Eingriffes zur Beseitigung der Trichterbrust nach RUGE. Der gestrichelte Abschnitt des Brustbeines ist nach Ablösung sämtlicher Rippenknorpel entfernt. Die Rippenknorpel werden durch Drahtschlingen miteinander verbunden.

des Knorpelansatzes der 3. Rippe parallel zum Brustbeinrand abwärts und biegt in der Brustwarzenhöhe nach außen ab, um am Ansatz der 8. Rippe zu enden. Nach Auseinanderziehen der Weichteile wird der 5. Rippenknorpel aus seinem Perichondrium vorsichtig ausgelöst und ein 2 cm langes Stück herausgeschnitten. Von dieser Öffnung aus löst man dann vorsichtig die F. endothoracica und Pleura von der hinteren Wand des Brustbeines und der nächstliegenden Rippenknorpel ab. Der 6.—9. Rippenknorpel werden vollständig, und noch ein Stück der betreffenden Rippen in einer Breite von 3 cm entfernt. Ebenso wird vom Brustbein ein Stück von 2 cm Breite, den Rippenknorpelansätzen 5—9 entsprechend abgetragen, so daß nur noch ein schmaler Saum für die Ansätze der rechten Rippenknorpel übrig bleibt. Das Periost aller entfernten Knochenteile wird ebenfalls weggenommen. Das freiliegende präperikardiale Fett wird mit dem Hautmuskellappen bedeckt und die Wunde vernäht. Nach etwas stürmischen Anfangserscheinungen besserte sich der Zustand, so, daß ein voller Erfolg erzielt wurde. In einem zweiten Fall wurden von einem halbkreisförmigen, links konvexen Bogenschnitt aus, der von der 3. Rippe über den linken Brustbeinrand nach abwärts verlief, die Knorpel der 4., 5., 6. Rippe in 3—5 cm Länge mit dem Perichondrium und die linke Hälfte des unteren Brustbeinabschnittes entfernt. Auch dieser Fall verlief erfolgreich. CLAIRMONT hat 1924 bei einem Fall von hochgradiger Trichterbrust die beiderseitigen Rippenknorpel und den entsprechenden Teil des Brustbeines mit gutem Erfolg in mehreren Sitzungen entfernt (Abb. 57). RUGE (1924) hat das ganze Brustbein bei einem 7jährigen Kinde mit schwerer Atemnot und schlechter Entwicklung mit Ausnahme des Manubriums entfernt und die durchschnittenen Knorpelenden

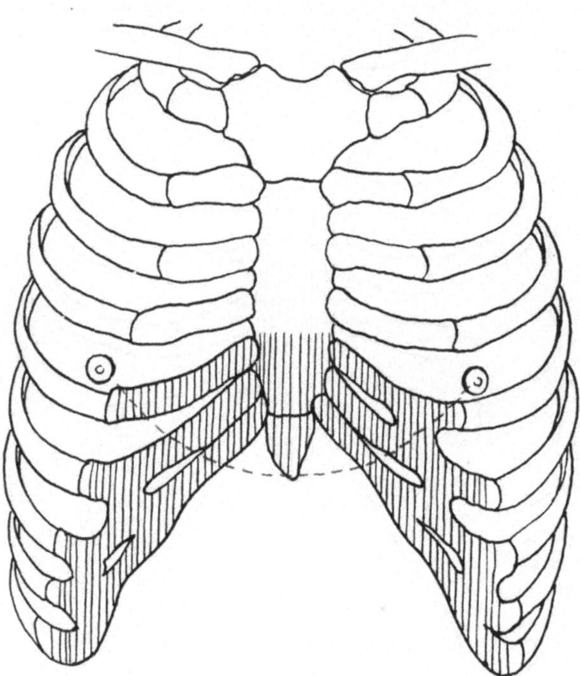

Abb. 59. Schematische Darstellung des Eingriffes zur Beseitigung der Trichterbrust nach LEXER. Die Rippenknorpel und der untere Brustbeinabschnitt werden in Ausdehnung der gestrichelten Teile entfernt. Die punktierte bogenförmige Linie deutet die Richtung des Hautschnittes an.

der 3.—6. Rippe miteinander vernäht (Abb. 58). Die Entlastung des verdrängten und erkrankten Herzens trat sofort ein. Auch die Atemnot verschwand sofort. Die zusammengenähten Rippenknorpelenden haben sich später im Lauf der Zeit um etwa $1^1/_4$ cm voneinander entfernt und zwischen ihnen hat sich aus Periostresten scheinbar ein neues Sternum entwickelt. Für Erwachsene möchte er den Eingriff nicht vorschlagen, da er eine Vereinigung der Rippenenden für unmöglich hält. Es mußte denn ein freier Knochenlappen überpflanzt werden.

LEXER (1927) hat ebenfalls in einem schweren Fall von Trichterbrust von einem queren, nach unten konvexen Bogenschnitt aus, der in der Gegend der beiden Brustwarzen endet und über die Spitze des Schwertfortsatzes läuft, die winkelig geknickten Rippenknorpel freilegt. Von der 5.—9. Rippe rechts konnten dann ohne Schwierigkeit an den Knickstellen die Rippenknorpel mit der LUERschen Zange durchtrennt werden (Abb. 59). Als nächste Handlung werden die Zwischenrippenmuskeln durchtrennt und die Pleura von der hinteren Seite der Rippen abgeschoben. Abgesehen von einem Einriß infolge des festen Haftens an einem rechtsseitigen Rippenknorpel, so daß Überdruck eingeschaltet werden mußte, gelingt die Resektion, nachdem auch auf der linken Seite die Rippen durchtrennt waren, ohne Schwierigkeit. Das Brustbein wird nun in der Höhe der 5. Rippe quer mit der LUERschen Zange durchtrennt und das gelöste Brustbein Rippenknorpelstück allmählich von unten nach oben ausgelöst. Der Schlitz in der Pleurahöhle wird durch Einnähen der Lunge in den Schlitz verschlossen, der Hautweichteillappen zurück verlagert und vernäht. Der Erfolg war nach 12 Wochen sehr gut (HOFFMEISTER 1927).

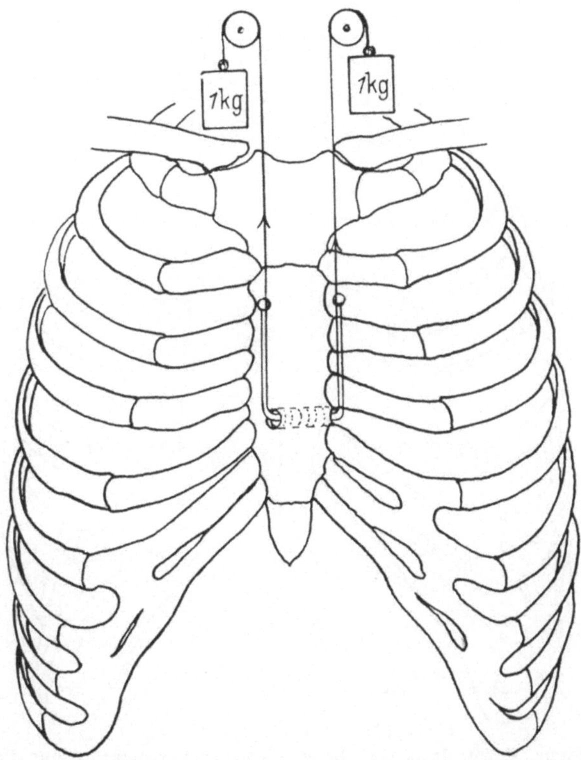

Abb. 60. Schematische Darstellung des Eingriffes zur Hebung der Trichterbrust nach ZAHRADNICEK. Das Brustbein ist schräg durchbohrt und ein Draht durch das Bohrloch geführt. Der Draht hebt mit Hilfe von Gewichten das Brustbein aus der Tiefe.

Auch beim LEXERschen Patienten bestand eine Hilusdrüsentuberkulose. LEXER hatte die Absicht, bei seinem Eingriff das entfernte Knochenstück um 180° zu wenden, d. h. mit seiner Rückfläche nach vorn wieder einzupflanzen. Die Rippenenden waren aber nach dem Eingriff schon so weit auseinandergewichen, daß dieser Plan nicht mehr ausgeführt werden konnte.

Zweifellos hat die völlige Entfernung des Brustbeines und der anschließenden Rippenknorpelabschnitte, d. h. genauer gesagt, die Entfernung des ganzen Trichters, einen guten Erfolg, wie die zuletzt erwähnten Fälle gezeigt haben. Andererseits wird dieser Erfolg dadurch getrübt, daß die Brustwand in ihren vorderen mittleren Abschnitten, da, wo sie zum Schutz des Herzens und des Zwerchfelles doch immerhin eine gewisse Rolle spielt, entfernt wird. Daher sind ungefähr gleichzeitig, d. h. im Jahre 1931, verschiedene Chirurgen auf den Gedanken gekommen den Eingriff ebenso radikal auszuführen, was die Aufhebung der Wirkung des Trichters betrifft, dabei aber dem Körper den knöchernen Schutz des Brustbeines und der zugehörigen Rippenknorpel zu belassen, was schon LEXER (s. oben) anstrebte und SAUERBRUCH (s. oben) durch Zurücklassen eines schmalen Brustbeinstückes und der rechtsseitigen Rippenknorpel erreichte. ZAHRADNICEK (1925) hat den Versuch gemacht, ohne weitere Eingriffe im Sinne einer Knochendurchtrennung den Trichter zu heben. Von einem mittleren Längsschnitt aus legte er das zurückgebogene Brustbein und die zugehörigen Rippenknorpel auf der Seite frei, die am tiefsten eingedrückt

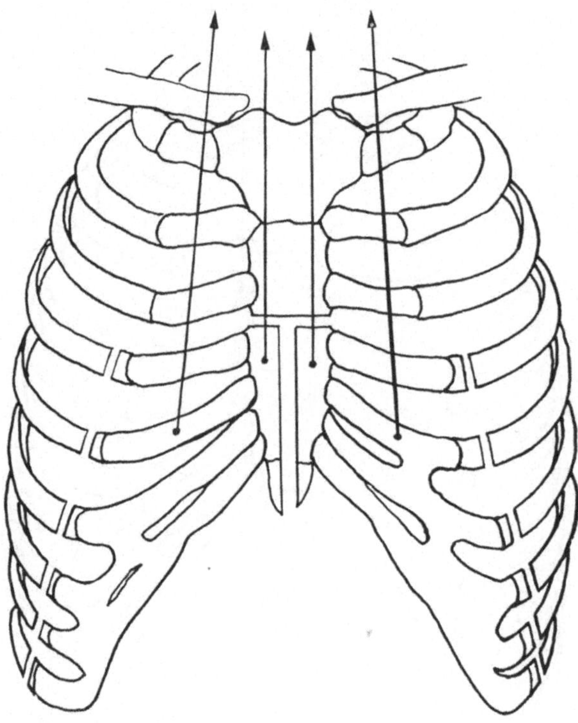

Abb. 61. Schematische Darstellung des Eingriffes zur Beseitigung der Trichterbrust nach ALEXANDER. Zunächst Resektion der 4., 5. und 6. Rippe etwas außerhalb der Knochenknorpelgrenze. Da das nicht genügte, Durchtrennung der 7., 8. und 9. Rippen beiderseits und Längsspaltung des unteren Brustbeinabschnittes. Das eingesunkene Mittelstück wird durch Draht und Heftpflasterverbände gehoben.

war. Auch die Hinterfläche des Brustbeins wird in derselben Ausdehnung von Weichteilen befreit. Dann wird ein Kanal gebohrt, der von vorn innen nach hinten außen das Brustbein quer durchdringt (Abb. 60). Durch diesen Kanal wird eine Drahtschlinge gezogen, die Enden des Drahtes an den entsprechenden Stellen durch die darüberliegende Haut hindurchgezogen und mit je einer Schnur verbunden. Die beiden Schnüre gehen über ein an dem Bett angebrachte Rolle und die Schnurenden werden mit je einem Kilogrammgewicht belastet. Diese Brustbeinextension blieb 4 Wochen liegen. In dieser Zeit hatte sich das eingesunkene Brustbein fast in die Ebene der vorderen Brustwand erhoben. Daher konnte der Verband entfernt werden. Die Nachuntersuchung nach einem Vierteljahr ergab ein mäßiges Rezidiv. Der Trichter war wieder festzustellen, aber etwa ein Drittel weniger tief als vor der Operation. Eine weitere Vertiefung ist nicht wieder eingetreten. Die vor der Operation bestehenden starken Beschwerden waren vollkommen verschwunden.

Hier ist also der Gedanke zur Hebung des Brustbeines zum erstenmal gedacht und in die Tat umgesetzt worden. Daß kein voller Erfolg eingetreten ist, liegt daran, daß der Extensionsverband nicht lange genug gelegen hat. Wie wir aus späteren Beobachtungen sehen, wird die Rückkehr des eingesunkenen Brustwandstückes in die Ebene der übrigen Brustwand wesentlich erleichtert durch die verschiedensten Formen der Osteotomie am Brustbein selbst und an den Rippenknorpeln.

ALEXANDER (1931) hat bei einem Knaben, der eine traumatische Trichterbrust mit schweren Atmungsbeschwerden erworben hatte, zunächst das

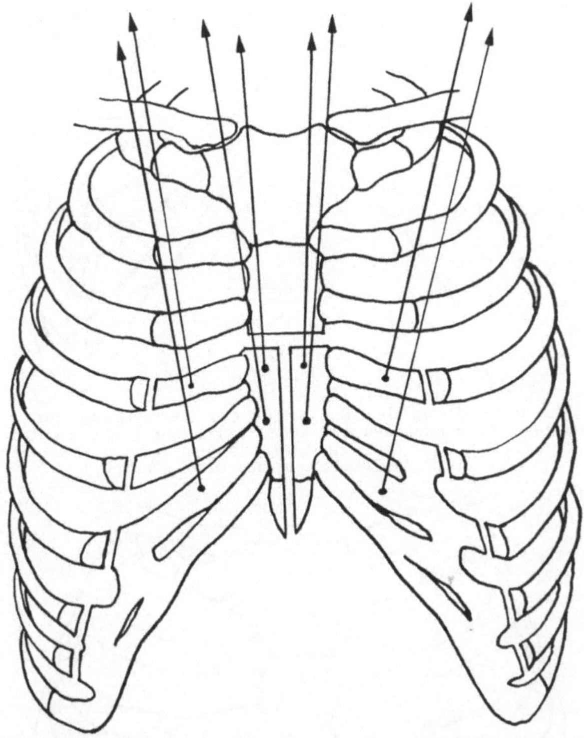

Abb. 62. Schematische Darstellung des Eingriffes zur Beseitigung der Trichterbrust nach OMBRÉDANNE. Die Rippenknorpel 4—8 sind durchtrennt, ebenso das Brustbein T-förmig. Zur Hebung sind Drahtschlingen angebracht, die in der Pfeilrichtung den eingesunkenen Abschnitt heben.

Brustbein, dann die 4., 5., 6. Rippe etwas außerhalb der Knochenknorpelgrenze durchtrennt, um dadurch das eingesunkene Mittelstück beweglich zu machen und es heben zu können. Da das aber nicht gelang, fügte er die Durchtrennung der 7., 8., 9. Rippe beiderseits und die Längsspaltung des unteren Brustbeinabschnittes dazu (Abb. 62). Nun konnte die Vertiefung ausgeglichen werden und das Mittelstück durch Draht- und Heftpflasterverbände so lange in der neuen Stellung befestigt werden, bis eine knöcherne Heilung eingetreten war.

OMBRÉDANNE (1931) hat 3 Fälle, 2 Kinder und 1 Knaben, operiert. Auch er hatte sich die Hebung des eingesunkenen Brustbeinrippentrichters zum Ziel gesetzt. Zu diesem Zwecke hat er den unteren Brustbeinabschnitt in der Mitte längs gespalten und das Brustbein am oberen Trichterende quer durchtrennt und die Rippenknorpel zu beiden Seiten, etwa dem Trichterrand

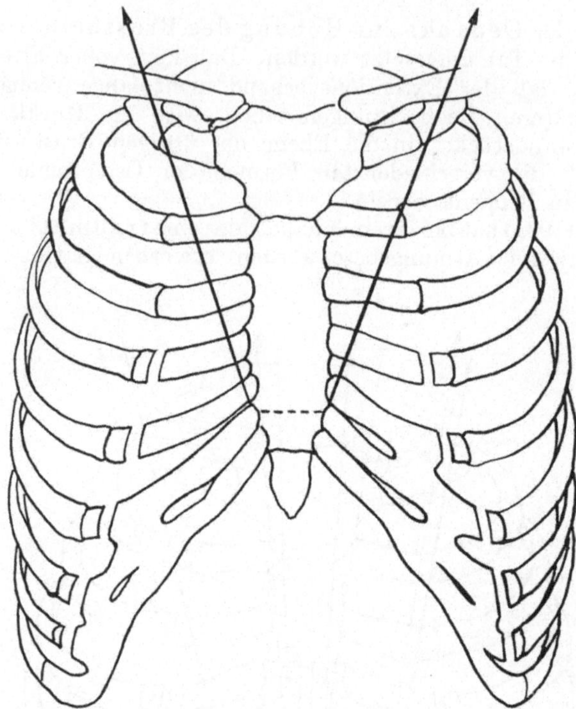

Abb. 63. Schematische Darstellung des Eingriffes zur Beseitigung der Trichterbrust nach SAUERBRUCH. 2. Verfahren: In 2 Sitzungen sind zuerst links, und in der zweiten Sitzung rechts die Rippenknorpel 4—8 durchtrennt. Das Brustbein wird mit dem Rippenknorpel durch einen unterhalb des Brustbeines durchgezogenen Draht angehoben.

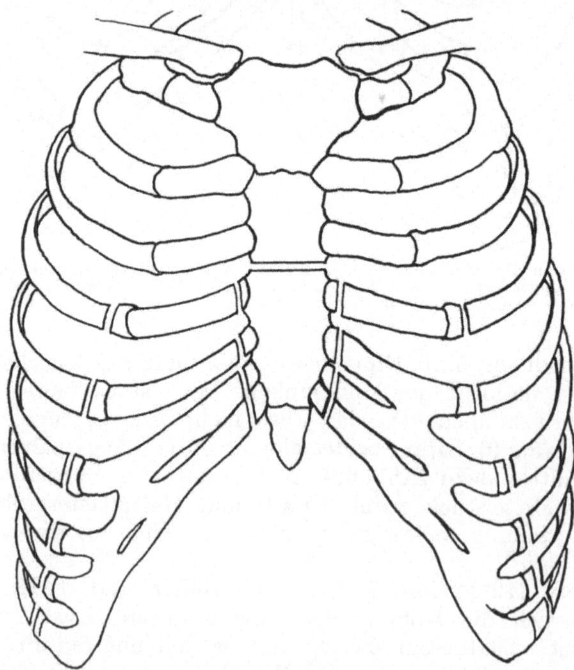

Abb. 64. Schematische Darstellung des Eingriffes zur Beseitigung der Trichterbrust nach HARTLEIB. 1. Verfahren: Die Rippenknorpel 4—7 sind nahe am Brustbein noch einmal durchtrennt, ebenso das Brustbein quer in Höhe des 3. Zwischenrippenraumes. Die ausgelösten Rippenknorpelrippenstücke werden, um 180° gedreht, jetzt mit der Konvexität nach außen wieder eingesetzt.

entsprechend, durchtrennt. Den Rippenbogen erhielt er, da er den 9. Rippenknorpel nicht durchtrennte. Die beiden Teile des Brustbeines faßte er mit je 2 Drahtnähten und diese wurden an einem Metallgerüst, das die Lücke in einem gefensterten Gipskorsett überbrückte, befestigt. So wurde das gelöste Mittelstück gehoben; ebenso wurden die entsprechenden Rippen an 2 Drahtschlingen angehoben. Dieser Extensionsverband blieb 35 Tage liegen. Ein

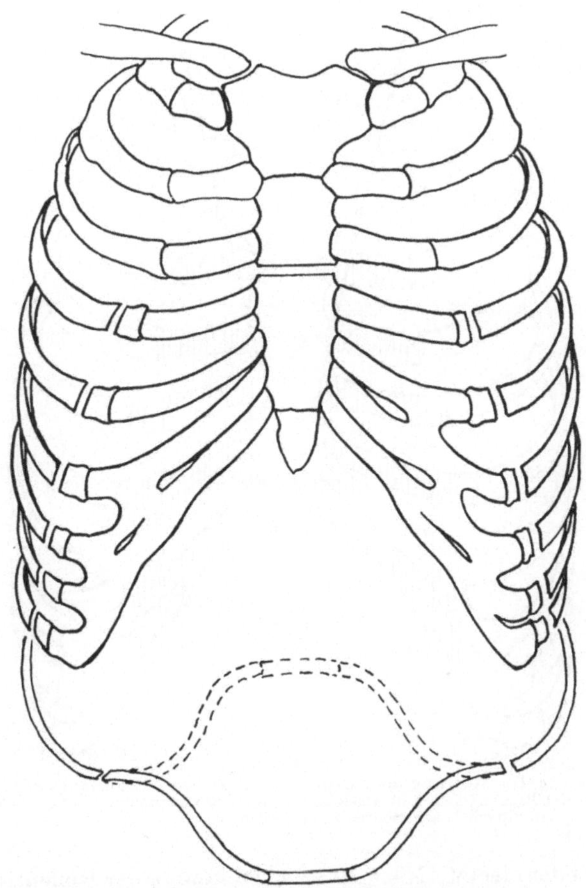

Abb. 65. Schematische Darstellung des Eingriffes zur Beseitigung der Trichterbrust nach HARTLEIB. Die Rippen 4—9 und das Brustbein sind durchtrennt. Die untere Skizze deutet an, daß das Mittelstück um 180° gedreht, also mit der Brustbeinhinterfläche nach vorn wieder eingesetzt wird.

vierter Fall bei einem Erwachsenen, der von GARNIER operiert wurde, der an starken Herzstörungen gelitten hatte, ging im Anschluß an den Eingriff zugrunde.

Ebenfalls im Jahre 1931 hat nach KRAUSS (1938) SAUERBRUCH, nachdem er im Laufe der Jahre 5 Teilresektionen bei der angeborenen Trichterbrust erfolgreich ausgeführt hatte, bei einem jungen Mädchen mit zunehmenden Beschwerden, seine operativen Ziele im oben angedeuteten Sinne geändert.

Das Mediastinum sollte zwar entlastet, aber die knöcherne Brustwand erhalten werden. SAUERBRUCHs Plan war eine einfache Hebung des Trichters, die dem Herzen die Rückkehr in seine richtige Lage erlaubt, und damit auch die Einflußstauung beseitigt. SAUERBRUCH hat mit NISSEN nach Resektion von kleinen

Stückchen aus den Rippenknorpeln 4—8 zuerst links und dann in einer zweiten Sitzung rechts das Brustbein mit Drahtschlingen unterfahren und den Draht unter Zugwirkung gesetzt (Abb. 63). Schon innerhalb 8 Tagen ist es in die Ebene der Brust eingerückt. Nach zu frühzeitiger Entfernung der Drähte ist noch keine feste Verbindung der Rippenstümpfe eingetreten. Daher wird eine erneute Drahtextension angelegt. Nach kurzer Zeit muß sie aber wieder entfernt werden, da die Drühte das Brustbein zu durchschneiden drohen. Sie werden dann

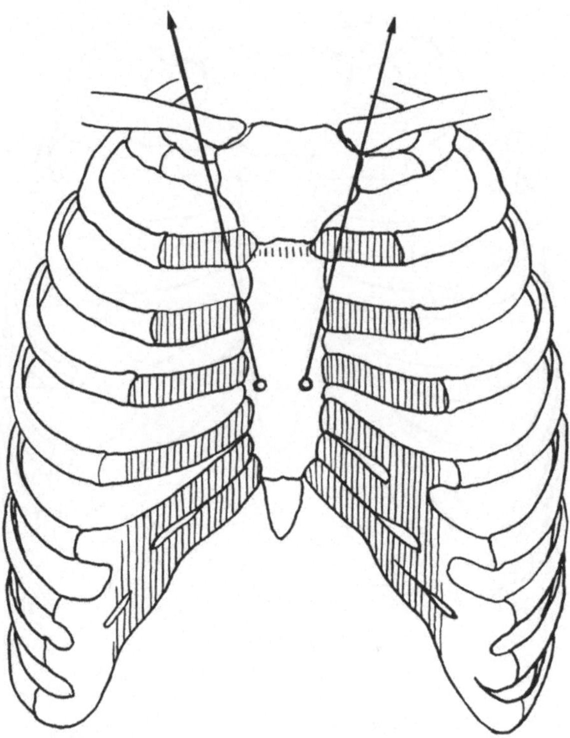

Abb. 66. Schematische Darstellung des Eingriffes zur Beseitigung der Trichterbrust nach Mathieu. Resektion der Rippenknorpel in Ausdehnung der beiden ersten. Das eingedrückte Brustbein wird an eingebohrten Schrauben durch elastischen Zug gehoben.

durch Leinenbänder ersetzt. Nach 10 Wochen konnte der Rollenzug entfernt und eine Festigkeit an der Durchtrennungsstelle der Rippenknorpel in verbesserter Stellung festgestellt werden. Dieser Erfolg war auch noch nach 7 Jahren voll erhalten. Hartleib (1932) operierte zwei Fälle. Im ersten resezierte er die Rippenknorpel 4—9 mit einem Rippenstück von 3 cm (Abb. 64). Er pflanzte die entnommenen Stücke jetzt mit der Konvexität nach außen wieder ein und befestigte sie durch je eine Katgutnaht an der Rippe und dem Brustbein; der Erfolg war gut. Im zweiten Falle resezierte er auch das Brustbein mit und pflanzte es dann mit der Konvexität nach vorne wieder ein (Abb. 65). Herz und Lungen legten sich aber nicht an; daher mußte das Replantat wieder entfernt werden. Der Versuch das Replantat durch 3 Tibiaspäne zu ersetzen, gelang nur teilweise; der funktionelle Erfolg war aber gut.

Mathieu (1933) hat bei einem 17jährigen Mädchen alle Rippenknorpel reseziert, mit Ausnahme der beiden ersten. In das Brustbein wurden 2 Ohrschrauben eingeschraubt und mit Hilfe eines senkrechten elastischen Zuges das Brustbein während 5 Monaten gehoben. Der Erfolg war eine wesentliche Erweiterung des Brustkorbes in sagittaler Richtung.

GARNIER hat 1934 auf dem französischen Orthopäden-Kongreß über die chirurgische Behandlung der Trichterbrust berichtet.

OMBRÉDANNE hat 9 Fälle operiert. Er operierte später zweizeitig mit 8 Tagen Pause. In der ersten Sitzung wird das Brustbein auf der linken Seite von den Rippenknorpelansätzen abgelöst. Mit einer für diesen Zweck besonders gebauten

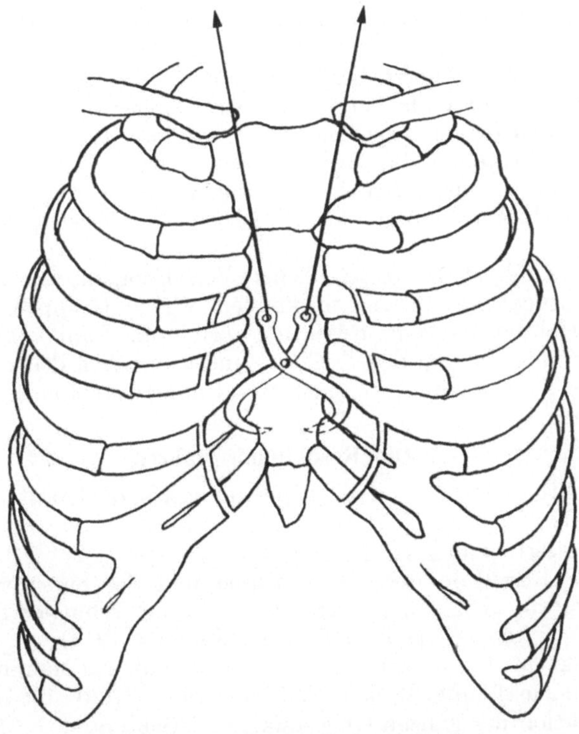

Abb. 67. Schematische Darstellung des Eingriffes zur Beseitigung der Trichterbrust nach OMBRÉDANNE-GARNIER. Die Rippenknorpel 3—7 sind etwa der Ausdehnung der Trichterbrust entsprechend durchtrennt. Mit Hilfe einer Zange, die hier nur schematisch angedeutet ist, und die das Brustbein seitlich faßt, wird der abgetrennte Teil gehoben.

Zange wird nach der zweiten Sitzung, in der auf der anderen Seite das Brustbein von den Rippenknorpeln gelöst ist, gefaßt, und mit Hilfe dieser Zange die Extension durchgeführt (Abb. 67). Dazu ist eine verschieden lange Zeit notwendig. In der Diskussion zu diesem Vortrage berichtete MATHIEU über 3 Eingriffe bei Trichterbrust. Wird das Brustbein nicht hoch durchtrennt, so tritt ein Rezidiv auf. Gleichzeitig mit Durchschneidung der Rippenknorpel muß also auch eine hohe Durchtrennung des Brustbeines vorgenommen werden. RICHARD und DUPUIS (1934) haben ebenfalls zwei Fälle operiert. Sie verwenden an Stelle der GARNIERschen Zange Klammern. Auch PERROT (1934) konnte über zwei nach OMBRÉDANNE-GARNIER operierte Fälle berichten. Er hat zunächst einzeitig operiert, hält aber die zweizeitige Operation für besser. Die meisten Autoren sind sich darüber einig, daß eine orthopädische und atmungstechnische Nachbehandlung durchgeführt werden muß. Die Erfolge der OMBRÉDANNEschen Operation waren bei einzeitiger Durchführung mit T-förimger Durchtrennung des Brustbeines nicht gut. GARNIER glaubt, daß die zu rasche

Erweiterung des vorderen Mittelfellraumes die Funktion von Herz und Gefäßen schädigt. Sie können durch den plötzlichen Wegfall der Einflußstauung überlastet werden. Auf plötzliche Funktionsstörung des Herzens sind 3 der 4 Todesfälle zurückzuführen.

Im letzten von SAUERBRUCH (KRAUSS 1938) operierten Falle sollte ebenfalls zweizeitig nach Durchtrennung der Rippenknorpel das Brustbein befreit und gehoben werden. Schon nach der ersten Sitzung, d. h. nach der Entfernung von je etwa 4 cm der 3.—5. Rippe, und unter Mitnahme des Brustbeinrandes, waren alle Beschwerden verschwunden, so daß auf die zweite Sitzung verzichtet werden konnte.

KRAUSS gibt eine Erfolgsstatistik. Von den 28 bekannten Trichterbrustoperationen sind 10 mit einfacher mehr oder weniger ausgedehnter Resektion von Brustbein und Rippenknorpel behandelt worden. 12 wurden osteoplastisch mit T-förmiger Osteotomie des Brustbeines operiert. Davon starben 4. Die übrigen zeigten einen guten Erfolg. 6 Fälle wurden osteoplastisch teils mit, teils ohne Querdurchtrennung des Brustbeines zweizeitig ohne Todesfall operiert.

Überblicken wir kurz die verschiedenen Verfahren, die zur Beseitigung der Trichterhaut angegeben wurden, so können wir 3 Gruppen unterscheiden. Die ältesten Verfahren sind reine Resektionsverfahren. Dann kommt die Gruppe der Resektionen mit Hebung des Trichters und schließlich drittens der Versuch zur Hebung des Trichters ohne Resektion und ohne Osteotomie. Es ergibt sich folgendes Schema.

α) Die Resektionsverfahren.

1. Die Resektion des 2. und 3. Rippenknorpels beiderseits nach FREUND (L. MEYER 1911).

2. Die Teilresektion des Trichters.

a) Einseitige Resektion der 5.—9. Rippe und des entsprechenden Teiles des Brustbeines, von dem auf der anderen Seite ein schmaler Saum mit dem Ansatz der Rippenknorpel übrigbleibt (SAUERBRUCH 1913).

b) Die Resektion des ganzen Brustbeines bis auf das Manubrium mit Vernähung der Rippenstümpfe 3—6 in der Mittellinie (RUGE 1924).

c) Die Resektion des ganzen eingesunkenen Trichters, d. h. des Brustbeines und der Rippen in verschiedener Ausdehnung und meist in einer oder mehreren Sitzungen (CLAIRMONT 1924, LEXER 1927, ALEXANDER 1931).

Die Resektion der Rippenknorpel oder des Brustbeines mit der Rippenknorpel und Zurückverpflanzen der resezierten Abschnitte mit der Konvexität nach außen, von LEXER (1927) vorgeschlagen, von HARTLEIB (1932) im Jahre 1928 ausgeführt.

β) Die Resektionen mit Hebung des eingesunkenen vorderen Brustabschnittes (Trichters).

1. Einzeitiges Verfahren. T-förmige Durchtrennung des Brustbeines und Durchtrennung der Rippenknorpel. Hebung der ausgelösten Abschnitte mit Hilfe von Drahtschlingen, einer Zange (GARNIER) oder von Klammern (PERROT). (OMBRÉDANNE 1931, GARNIER 1931, MATHIEU 1933, PERROT 1934.) Letzterer empfiehlt aber auch den zweizeitigen Eingriff.

2. Zweizeitiges Verfahren. Durchtrennung der Rippenknorpel erst auf der einen, in der zweiten Sitzung auf der anderen Seite. Hebung mit Drahtschlingen, Leinenbändchen, Zange oder Klammern (SAUERBRUCH 1931, OMBRÉDANNE-GARNIER 1934, MATHIEU 1933). Bei diesem Verfahren wird das Brustbein von

einzelnen quer durchtrennt (OMBRÉDANNE, MATHIEU, der eine hohe Durchtrennung empfiehlt, da es sonst leicht zu einem Rezidiv kommt). Von anderen wird die quere Durchtrennung des Brustbeines unterlassen (SAUERBRUCH).

γ) Die Hebung des Brustbeines ohne Osteotomie oder Resektion (ZAHRADNICEK 1925, s. oben).

Die Auswahl des im einzelnen Falle einzuschlagenden Verfahrens wird sich nach den gegebenen Verhältnissen richten müssen. Bei allen schweren, tief eingesunkenen Trichtern kommt zunächst die mehr oder weniger ausgedehnte vollständige Resektion sicher als bestes Hilfsmittel in Frage. Den Nachteil der Entblößung des unteren Mittelfellabschnittes von seinem Knochengerüst muß man dann in Kauf nehmen. Man wird dann am besten das Verfahren von LEXER (s. oben) wählen. Ein Zurückpflanzen des resezierten Brustbeines mit den zugehörigen Knorpeln und Rippen mit der Konvexität nach außen (s. S. 116) gelingt deshalb nicht, weil der unter dem Replantat entstehende Hohlraum nicht durch Herz und Lungen ausgefüllt wird (HARTLEIB 1932).

Als zweites Verfahren kommt bei stark verbogenem und eingesunkenem Brustbein die Auslösung des unteren Brustbeinabschnittes nach Durchtrennung der an der Trichterbildung beteiligten Rippenknorpel unter gleichzeitiger Durchtrennung des Brustbeines in der Längsrichtung und in der Querrichtung (T-förmige Durchtrennung) am oberen Ende des Trichters nach OMBRÉDANNE (s. oben) in Frage. Nur so gelingt mit Hilfe von je 3 Drahtschlingen, die jederseits am Brustbein und den Rippenstümpfen angreifen, die ausreichende Hebung des Trichters und die Ausgleichung der Vertiefung des Brustbeines. Es hat sich gezeigt, daß seine einzeitige Ausführung durch die rasche Veränderung der Lageverhältnisse im Mittelfellraum zu schwersten Störungen, ja zu Todesfällen Veranlassung gegeben hat und OMDRÉDANNE selbst ist später zum zweizeitigen Eingreifen übergegangen. SAUERBRUCH hat bereits 1931 zweizeitig erfolgreich operiert und auf die T-förmige Durchtrennung des Brustbeines verzichtet.

Bei im wesentlichen einseitigen Einsenkungen (häufig ist die linke Seite stärker eingezogen als die rechte) kommt sehr wohl das Verfahren von SAUERBRUCH, das er in seinem ersten und in seinem letzten Fall (1913 und 1938) zur Anwendung gebracht hat (s. oben), als bestes in Betracht. Dieses Verfahren hat 3 große Vorteile. 1. Ist der Eingriff in 2 Teile geteilt, infolgedessen weniger gefahrvoll. 2. Bleibt nach der Sitzung ein Teil des Brustbeines und der weniger stark eingesunkene Trichterabschnitt auf der anderen Seite zurück. Der untere Mittelfellraum verliert infolgedessen nicht allen Schutz. 3. Dieser einzeitige Eingriff bringt die Beschwerden von seiten des Herzens und der Atmung unter Umständen vollkommen zum Schwinden; dann genügt er. Sind die Beschwerden aber noch nicht vollkommen geschwunden, so kann man, und das ist der dritte Vorteil, in einer zweiten Sitzung nun auch auf der anderen Seite die Resektion vornehmen, oder auch vielleicht eine Hebung des eingesunkenen Abschnittes durch einen Drahtextensionsverband durchführen. Für Kinder und Jugendliche kommt die alleinige Resektion des Brustbeines (RUGE 1924, s. oben) in Frage oder auch die Hebung des von den Rippenknorpeln gelösten Brustbeines nach hoher Durchtrennung durch Extension nach MATHIEU (s. oben). Eine Hebung des Brustbeines, ohne es aus seiner Umgebung durch Osteotomie oder Resektion zu trennen (ZAHRADNICEK 1925, s. oben), wird wohl nur für ganz leichte Fälle in Frage kommen. Nur dann, wenn, wie bei Jugendlichen, Knochen und Knorpel noch plastisch beeinflußbar sind, wird ein solcher Extensionsverband zum Ziele führen.

c) Die Eingriffe zur Beseitigung des starr erweiterten Brustkorbeinganges.

Die von W. A. Freund (1858—1859) geäußerte Ansicht, daß das Lungenemphysem durch Veränderung der oberen Rippenknorpel zustande käme, eine Veränderung, die er als gelbe Zerfaserung bezeichnete, hat zunächst wenig Verbreitung gefunden.

Er hatte gefunden, daß diese Knorpelveränderung sich nicht gleichmäßig entwickelt, den Knorpel aber nach jeder Richtung hin vergrößert und auftreibt, so daß die befallenen oberen Rippenringe in eine dauernde Inspirationsstellung gezwängt werden. Gleichzeitig tritt eine Erweiterung der unteren Brustkorböffnung und eine Ausziehung, Atrophie und Abplattung des Zwerchfelles ein, und in dem erweiterten Brustkorb ist die ausgespannte Lunge in einem dauernden Blähungszustande, der zum Alveolaremphysem führt. Eine gewisse Gegenwirkung wird durch den M. transverus thoracis ausgeübt, der infolgedessen hypertrophiert. Freunds Behandlungsvorschlag bestand in einer keilförmigen Ausschneidung aus den degenerierten oberen Rippenknorpeln.

Die Ansicht Freunds fand zunächst kein Verständnis und keine Verbreitung. Erst das Jahr 1910 erweckte die Gedanken Freunds zu neuem Leben. Er hatte sich schon kurz nach dem Erscheinen seiner ersten Arbeit vergeblich Mühe gegeben einzelne Chirurgen zu praktischen Versuchen zu überreden. Da die von Freund in seiner ersten Arbeit gleichzeitig mit der Emphysemfrage angeschnittene Frage der Bedeutung der Enge des obersten Rippenringes für die Entstehung der Tuberkulose um das Jahr 1910 durch neue Forschungen und Arbeiten besprochen wurde, so wurde auch die Ansicht Freunds über die Entstehung des Emphysems wieder erwogen. Die pathologisch-anatomischen Fragen wurden von v. Hansemann, Oberndorfer, Hart, Harras u. a. mehr oder weniger bestätigt und das Interesse der Kliniker durch die Arbeiten von Pässler und v. d. Velden geweckt. v. Hansemann (1910) war auch der Ansicht, daß die Knorpelveränderung das Primäre ist, und daß nur diese Form des Emphysems, die durch die starre Dilatation des Brustkorbes zustande kommt, die v. Hansemann als Freundsches Emphysem bezeichnet haben wollte, für die Operation in Frage kommt. Mohr hat im selben Jahre die Anzeigestellung zur Operation zusammenfassend dargestellt. Er gründete seine Arbeit auf 30 operierte Fälle. Das, was durch die chirurgische Behandlung erreicht werden kann, ist eine Besserung der Lungenfunktion durch die Herbeiziehung der Thoraxarbeit bei der Atmung. Beim starr dilatierten Thorax, bei dem alle Versuche mit abwartender Behandlung im Sinne der Verbesserung der Atmungsmechanik nicht helfen können. Durch Resektion der Rippenknorpel ist es allein möglich, die mechanischen Behandlungsmethoden zur Verbesserung der Atmung und zur Auswirkung der natürlichen Hilfskräfte im Körper in Gang zu bringen. Sehr schwierig ist nach seiner Ansicht die richtige Auswahl der Fälle. In Frage kommen lediglich die Träger des sog. emphysematösen Habitus, dessen Kennzeichen Mohr in ausführlicher Weise bringt. Kann aus den Symptomen die Diagnose gestellt werden, so ist die Frage des operativen Eingriffes noch weiter abhängig von der Beschaffenheit des Kreislaufapparates. Bei Herzinsuffizienz ist der Eingriff natürlich abzulehnen, wenn sie nicht kompensiert werden kann. Ein Eingriff kommt auch erst dann in Frage, wenn eine schwere Funktionsstörung durch die starren Rippenknorpel erkennbar ist. Solche Veränderungen kommen bereits im kindlichen oder jugendlichen Alter vor.

Auch v. d. Velden (1910) hat seine Erfahrungen an 90 nichtoperierten und 10 operierten Fällen zusammengefaßt. Da die letzteren auch vor und nach der Operation von ihm genauestens untersucht worden sind, so sind seine Beobachtungen von großer Bedeutung. Es handelt sich allerdings in 9 von 10 Fällen nur um einseitige Resektion des 2.—4. Rippenknorpels. Die einseitige Resektion genügt nach seiner Ansicht. In allen Fällen hat sich ein Regenerat gebildet, wenn auch kein funktionstüchtiges, so daß an der Resektionsstelle eine verhältnismäßig große Beweglichkeit blieb. Um die Entstehung von perichondralen Knochen an der Resektionsstelle zu verhüten, ist es unbedingt notwendig das hintere Perichondrium bei der Operation auch zu entfernen oder zu zerstören (s. unten). Im großen ganzen waren die Erfolge gut. Die Vitalkapazität der Lunge stieg zunächst bis zu 100%, Bronchitiden kamen zur Ausheilung. Der Atmungstypus wurde geändert und näherte sich dem Kostalen. Auch der gesamte Kreislauf wurde gebessert. v. d. Velden hält es für gleichgültig, ob bei Kranken mit starr dilatiertem Thorax die Knorpelveränderung primär oder sekundär ist. Er hält diese Differentialdiagnose auch nicht für möglich. In beiden Fällen aber ist der Eingriff, falls nicht besondere Gegenanzeigen bestehen, berechtigt. Selbst bei lange bestehendem Emphysem hat sich die Elastizität der Lunge noch groß genug gezeigt, so daß ein Erfolg erwartet werden konnte. Sumita (1911) hat sehr eingehende Untersuchungen über die Frage der Emphysementstehung durch die fraglich primäre Knorpelveränderung angestellt. Er ist zu vollkommen ablehnenden Endschlüssen gekommen. Die von Freund gefundenen Veränderungen sind frühzeitig und auffällig stark auftretende Alterserscheinungen. Sie sind die Teilerscheinungen eines Präsenilismus und bedingt durch örtliche Ernährungs- und Wachstumsstörungen, die bei dieser Krankheit beobachtet werden.

Sie sind vielleicht bedingt durch das Emphysem selbst, das eine Verminderung des Wachstumsreizes herbeiführen kann und örtliche Stauungszustände infolge der veränderten Atmungsmechanik. Demnach wäre die Erweiterung des Brustkorbes und das Emphysem die Folge derselben Grundkrankheit und der Enderfolg der starr dilatierte Thorax. Nach Sumita ist die Wirkung des Eingriffes nach Freund zwar durch die Resektion der veränderten Rippenknorpel, aber nicht im Sinne Freunds, also nicht durch die Beseitigung der primären Ursache bedingt. Die günstige Wirkung, die besonders in der ersten Zeit von vielen Chirurgen beobachtet worden ist, ist vielleicht durch die Einengung des Lungenvolumens durch die Rippenverkürzung im Sinne des teilweisen extrapleuralen Pneumothorax verursacht (Friedrich 1910, s. unten). Sowohl die subjektiven Beschwerden als auch die Zirkulationsstörungen werden gebessert.

Der Eingriff selbst ist einfach und kann in örtlicher Betäubung ausgeführt werden. Je nach der Beteiligung der oberen oder sämtlicher Rippen muß die Ausdehnung des Eingriffes berechnet werden. Meist wird er in größerer Ausdehnung und doppelseitig ausgeführt. Sauerbruch beschreibt ihn in folgender Weise: Fingerbreit vom Brustbeinrand wird ein Längsschnitt von der 2.—6. Rippe bis auf den M. pectoralis maj. geführt. Die Fasern dieses Muskels werden über den zu entfernenden Rippenknorpeln in der Faserrichtung auseinandergedrängt und der Rippenknorpel freigelegt (Abb. 68). Das Perichondrium wird gespalten und nach oben und unten zurückgeschoben. Nun kann mit einer schmalen Luerschen Zange der Knorpel von vorn nach hinten schichtweise entfernt werden, bis die hintere Knorpelhaut in etwa 1 cm Breite freiliegt (Abb. 68). Bei so geringer Ausdehnung der Knorpelwegnahme ist das Entfernen des hinteren Perichondrium wegen mangelndem Zugang etwas schwierig. Sauerbruch schreibt daher vor, nur die oberen Schichten zu entfernen, um ja das Brustfell nicht zu verletzen. So verfährt man an allen freigelegten Rippen.

Nach der Resektion der Knorpel tritt eine paradoxe Atmung ein. Die Kranken empfinden sofort eine große Erleichterung. Seidel hat vorgeschlagen den medialen Knorpelstumpf mit einem kleinen medial gestielten Muskellappen aus dem M. pectoris maj. zu decken, um die Ausfüllung der Lücke mit einem Knorpel- oder Knochenregenerat zu verhüten (Abb. 69). Andere haben vorgeschlagen das Regenerat durch Betupfen des hinteren Perichondrium mit konzentrierter Karbolsäure also durch Vernichtung der knochenbildenden Schicht zu bewerkstelligen. AXHAUSEN (1910) hat zu demselben Zweck das Berühren der oberflächlichen Perichondriumschicht mit dem Paquelin empfohlen. GÉRRAD MARCHANT (1928) schlägt die Resektion der ganzen Rippenknorpel in großer Ausdehnung vor.

Die Erfolge des Eingriffes scheinen sehr wechselnd zu sein. Die Mehrzahl der Chirurgen beobachtete im sofortigen Anschluß an den Eingriff eine Besserung des subjektiven Zustandes (FRANGENHEIM 1910, SEIDEL, FRIEDRICH 1910)

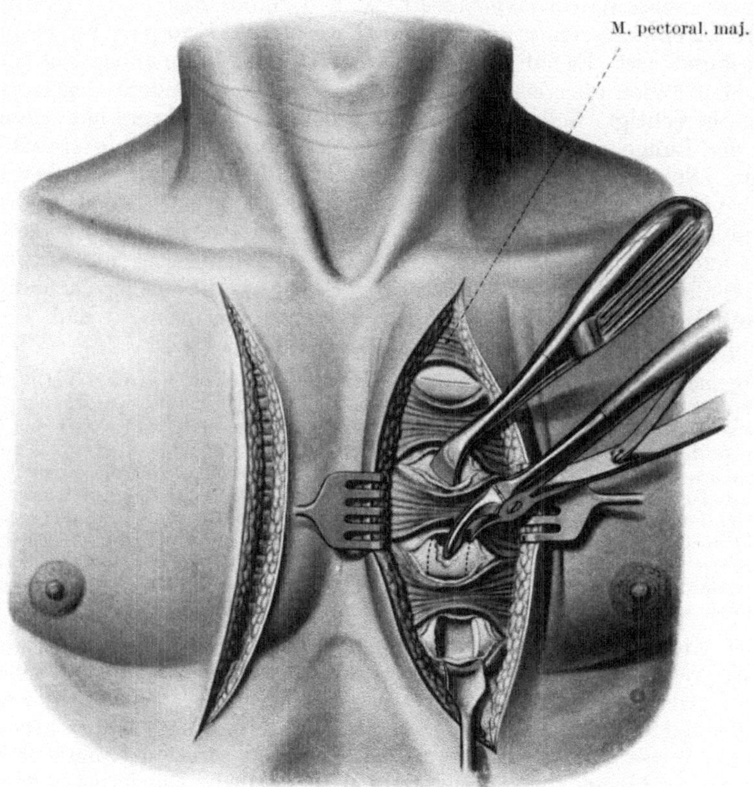

Abb. 68. Eingriff zur Behandlung des Lungenemphysems nach FREUND. 1. Auf der rechten Seite ist der Weichteilschnitt angedeutet, auf der linken Seite werden die verschiedenen Phasen (von oben nach unten) der Knorpelfreilegung und Entfernung dargestellt.

und auch eine scheinbare Besserung der Atmung, die nach SAUERBRUCH durch die paradoxen Atmungsbewegungen vorgetäuscht wird. Von vielen Seiten ist auch eine Dauerwirkung des Eingriffes gesehen worden (SEIDEL, FRIEDRICH, STIEDA 1910). Man hat angenommen, daß dann die Anzeigestellung falsch war.

In dieser Frage liegt wohl auch die größte Schwierigkeit. Während einerseits von den obengenannten Autoren und RUBASCHOW (1912) der Eingriff nur bei starr dilatiertem Brustkorb ohne Komplikationen von seiten des Herzens und der Lunge ausgeführt werden soll, sind andere, wie z. B. HIERTZ und BRAUN (1913) der Überzeugung, daß auch beim gewöhnlichen Emphysem ohne starr dilatierten Thorax, wenn die Herzveränderung sich auf konservativem Wege nicht bessern läßt, die FREUNDsche Operation zweckmäßig ist. Andere, wie GÉRARD

MARCHANT (1928), vertreten den Standpunkt, daß die Anzeigestellung schon deshalb schwer ist, weil es einen starr dilatierten Thorax ohne Knorpelveränderung, und andererseits einen faßförmigen Brustkorb ohne Emphysem gibt. FRIEDRICH (1910) glaubt, daß die Brustkorb- und Lungeneinengung und der geringe Grad von Beweglichkeit des Brustkorbes nach dem Eingriffe eine Änderung der Lungenatmung und der extrapleural einwirkende Atmosphärendruck damit einen günstigen Einfluß auf den Kreislauf der A. pulmonalis mit Rückwirkung auf den gesamten Kreislauf ausüben. TUFFIER (1914) hat trotz Wegnahme des Perichondriums und trotz Einlegen von Muskulatur in den Resektionsspalt bei einer Nachuntersuchung nach $3^1/_2$ Jahren völlige Verwachsung der Resektionsenden festgestellt. Trotzdem bestand ein gutes Dauerresultat. Das bedeutet einen weiteren Beweis dafür, daß die FREUNDsche Theorie falsch ist. Daß der Eingriff nicht harmlos ist, und daß eine möglichst strenge Anzeigestellung, die sich nur auf Fälle mit schwerem Emphysem bei starr dilatiertem Thorax erstrecken darf, muß aus den bisherigen Beobachtungen geschlossen werden. Es sind auch mehrere Todesfälle im Anschluß an den Eingriff beobachtet worden. So erwähnen SEIDEL (1910) und ARNOZAN (1913) einen Todesfall und DELBET (1914) zwei. Die Frage, ob einseitig oder doppelseitig vorgegangen werden soll, ist nach den bisherigen Erfahrungen nicht mit Sicherheit zu beantworten, da sowohl nach dem einen als auch nach dem anderen Verfahren gute Erfolge und Mißerfolge erzielt wurden. Es ist jedenfalls zweckmäßig zunächst einseitig zu operieren und den Erfolg des einseitigen Eingriffes abzuwarten. In den letzten Jahren ist im Schrifttum kam noch etwas über den Eingriff zu lesen.

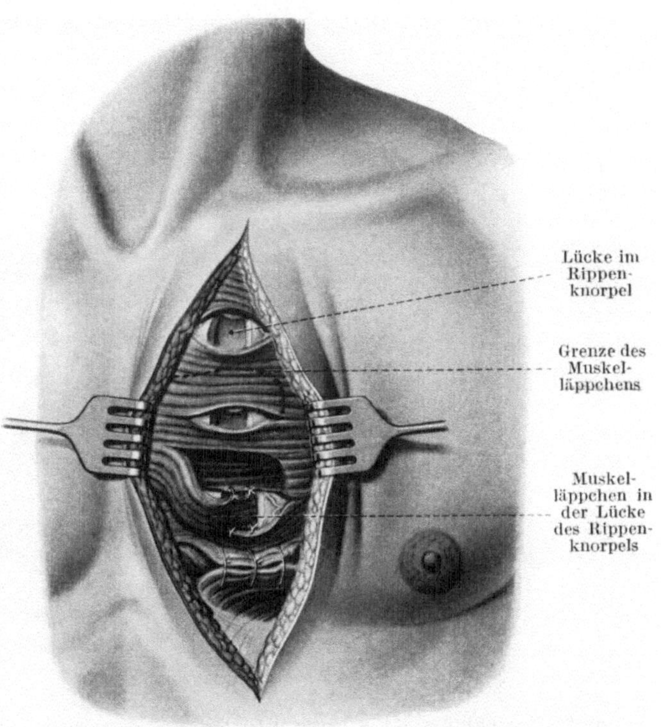

Abb. 69. Eingriff zur Behandlung des Lungenemphysems nach FREUND. 2. Hier sind von oben nach unten die verschiedenen Phasen der Zwischenlagerung eines gestielten Muskellappens zwischen die Knorpelenden und der Verschluß der Muskelwunde darüber zur Anschauung gebracht.

2. Die Eingriffe bei den Brustwandbrüchen.

Brustwandbrüche sind angeboren oder erworben. Die ersteren sind echt, die letzteren meist falsch, d. h. ohne Bruchsack. In beiden kann sich Lungengewebe befinden. Die erworbenen Brustwandbrüche verdanken ihre Entstehung meist einer Verletzung, und zwar in der Mehrzahl der Fälle einer stumpfen

Verletzung, bei der es aber subkutan zu einer Verletzung der Muskeln und Faszien, oft auch der Rippen gekommen ist. Vorgetäuscht kann eine Lungenhernie werden durch einen Muskelriß, dessen Ränder sich bei der Ausatmung, besonders aber bei Preßatmung, zwischen den Rippen vorgewölbt. Die Erscheinungen einer bei der Ausatmung zum Vorschein kommenden, meist flachen, weichen, oft etwa fünfmarkstück- bis hühnereigroßen Vorwölbung deuten, wenn ein Rippenbruch vorhanden ist, oder ein Hämatom auf eine Zerreißung der Brustmuskulatur hin, weist auf die Möglichkeit der Entwicklung einer Lungenhernie hin. Die Hernie entwickelt sich meist erst allmählich und in längerer Zeit nach der Verletzung. Auch Späthernien können noch beobachtet werden

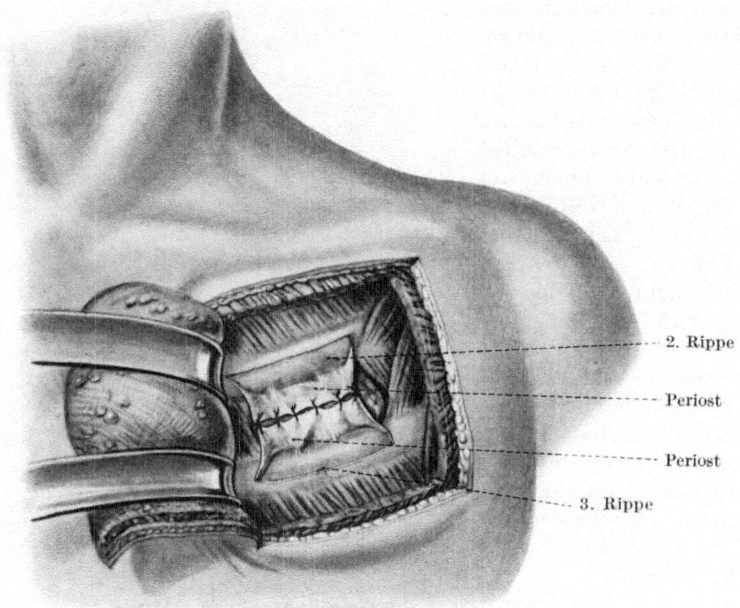

Abb. 70. Verschluß einer Brustwandhernie nach SAUERBRUCH. Zwischen der 2. und 3. Rippe befindet sich die Muskellücke. Von der 2. und der 3. Rippe sind zwei breite Periostlappen gebildet und nach unten bzw. nach oben geklappt und durch Naht über der Lücke vereinigt.

als typische Narbenbrüche beim Auseinanderweichen einer nicht fest geheilten Muskel- und Fasziennarbe, oder schließlich als sog. Spontanbrüche, die nach Gefäß- und Nervenverletzungen mit folgender Atrophie des Muskulatur zustande kommen. Man wird nicht sofort, wenn die Erscheinungen einer Lungenhernie vorliegen, eingreifen, da aus dem Gesagten hervorgeht, daß zunächst ein Muskelbruch oder ein Hämatom vorliegen kann. In diesen Fällen verschwinden die Erscheinungen nach Resorption des Hämatomes bzw. nach Heilung der Muskelwunde von selbst. Bei Rippenbrüchen wird unter Umständen die Diagnose durch das Röntgenbild gesichert werden können. Subjektiv kann eine Lungenhernie erhebliche Atmungsbeschwerden aber auch bei jeder Rumpfbewegung, besonders aber bei stärkerer Anstrengung, Schmerzen verursachen. Die Anzeigestellung zum Eingriff ist einfach und gründet sich auf dem unschweren Nachweis einer Lücke in der Brustwand mit mehr oder weniger scharfen Rändern, die besonders bei längerem Bestehen zu beachten sind. Bei der Ausatmung wird die Lücke durch das weiche Lungengewebe ausgefüllt.

Zum Verschluß der Brustwandhernien ausgearbeitete Eingriffe bewegen sich alle auf dem Gebiet des plastischen Verschlusses. Zunächst wird mit einem kleinen Lappenschnitt entsprechend der Größe der Bruchöffnung der Bruchsack durch Ablösen der meist damit verklebten Muskulatur freigelegt. Der Bruchsack wird so weit ausgelöst, bis man die Bruchpforte klar übersehen kann. Dann wird der Bruchsack eröffnet und der Inhalt zurückgeschoben. Falls Verwachsungen mit der Lunge bestehen, müssen diese gelöst und dann eine Verschlußnaht unter mehr oder weniger ausgedehnter

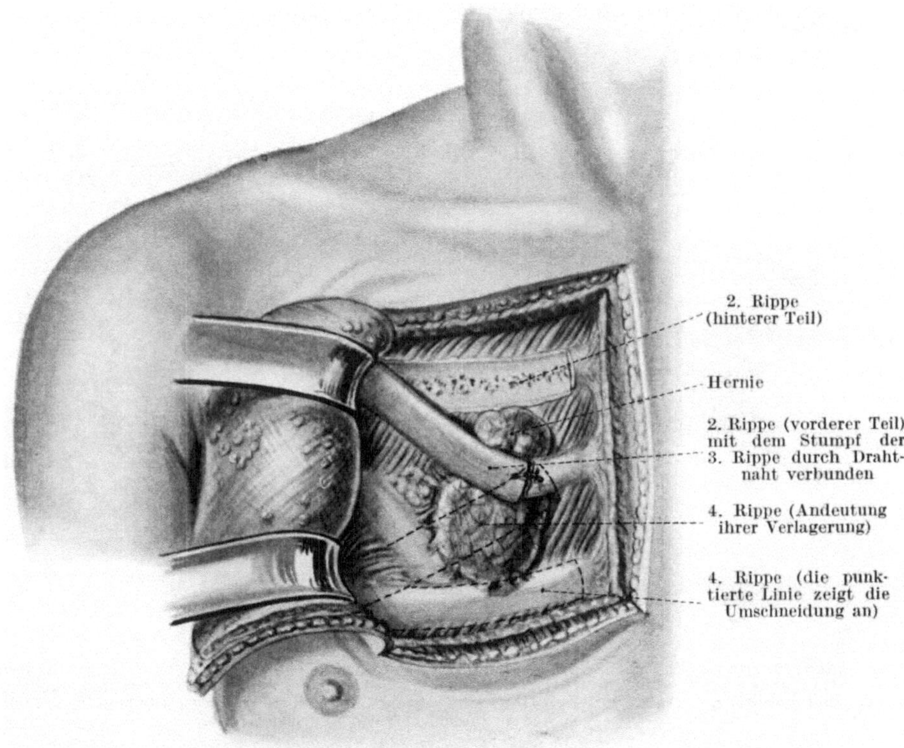

Abb. 71. Verschluß einer Brustwandhernie durch eine einfache Knochenplastik nach VULPIUS. Der 2. Rippenknorpel ist in der Nähe des Brustbeines zur Hälfte durchtrennt. Rippenknorpel und Rippe sind in der Längsrichtung so gespalten, daß ein vorderer und ein hinterer Teil entstanden ist. Der vordere Teil hat eine Verbindung mit seinem Periost behalten. Der vordere Teil ist nach unten gedreht und mit dem Stumpf der 3. Rippe durch eine Drahtnaht vereinigt. Die punktierten Linien im Bereich der 4. Rippe deuten die Möglichkeit an, auch diese Rippe zur weiteren Deckung des Brustwandbruches zu verwenden.

Resektion des Bruchsackes vorgenommen werden. Zur Sicherung dieses Bruchsackverschlusses dienen einfache Lappenverschiebungen. SAUERBRUCH hat von den benachbarten Rippen je einen, nach der Bruchpforte zu gestielten Periostlappen der beiden benachbarten Rippen gebildet und diese übereinander gedeckt vernäht (Abb. 70). GARRÈ nahm einen aus der Rippe oder aus dem Brustbein gestielt gelösten Periostknochenlappen. Sehr zweckmäßig ist der Verschluß mit freitransplantierter Faszie, die besonders bei größeren Lücken in beliebiger Ausdehnung aus der Fascia lata entnommen werden kann (KIRSCHNER-HENSCHEN 1913). Man schiebt das Faszienstück am besten nach vorsichtiger Ablösung des Periostes der benachbarten Rippen unter diese und befestigt es hier ringsherum mit feinen Katgutnähten. Darüber kann dann, wenn möglich, immer noch die Muskulatur vereinigt werden. Für größere Lücken mit Rippenverletzung und Verlust von Rippenstücken ist es zweckmäßig, auch die Knochenbresche zu schließen. Dazu bedient man sich am besten des Verfahrens nach VULPIUS (1900) (Abb. 71). Man kann aber auch sehr gut nach Freilegung der benachbarten Rippenstümpfe eine freie Transplantation (s. auch KLAPP) einer subperiostal, d. h. mit Erhaltung des vorderen Periostes, resezierten unteren Rippe zwischen die Stümpfe einpflanzen, wie wir das bei einer anderen Gelegenheit mit Erfolg getan haben. Wir haben Stücke bis zu 15 cm Länge zur Hebung einer nach ausgedehnter Rippenresektion wegen eines großen Dermoides eingesunkenen Brustwand erfolgreich frei verpflanzt.

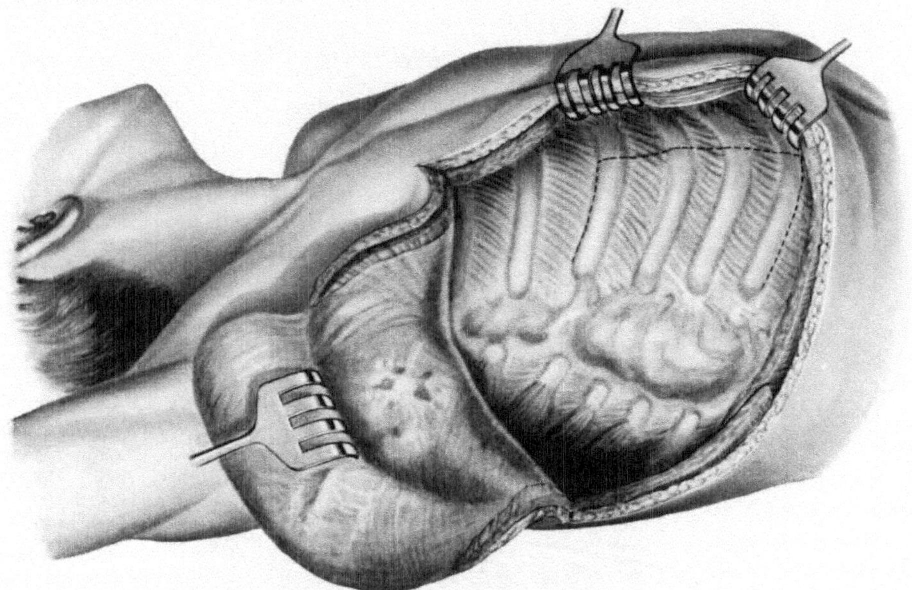

Abb. 72. Die Deckung einer knöchernen Brustwandlücke mit den Erscheinungen des Brustwandflatterns nach E. HELLER (GRAF). 1. Mit Hilfe eines großen Hautmuskellappens ist die knöcherne Lücke und gleichzeitig oberhalb derselben eine Reihe benachbarter Rippen freigelegt. Die punktierte Linie umgrenzt den zu bildenden Knochenmuskellappen.

Das Vorgehen von VULPIUS (1900) besteht darin, daß er die benachbarten Rippen und Rippenknorpel freilegt, sie in der Längsrichtung aufspaltet, so daß sie zentral möglichst mit dem Periost in Verbindung bleiben, und dann die so beweglich gemachten Stücke das obere nach unten, das untere nach oben über die Lücke schiebt, und die medialen Enden mit dem Rippenknorpelstumpf der fehlenden Rippe durch Naht vereinigt (Abb. 71).

HELLER (GRAF 1927) hat zur Deckung einer ausgedehnten Lücke der knöchernen Brustwand nach Thorakoplastik zur Beseitigung des Brustwandflatterns ebenfalls eine knöcherne Deckung aus der Nachbarschaft, und zwar auch durch Längsspaltung der der Lücke benachbarten Rippen, vorgenommen. Zu diesem Zwecke wurden auf der einen Seite der Lücke mehrere nebeneinander gelegene Rippen mit dem messerscharfen Meißel längs gespalten. Um die Lücke freizulegen, wurde zunächst in Allgemeinnarkose ein großer Bogenschnitt ausgeführt, der im hinteren Abschnitt in der Narbe von der früher ausgeführten SCHEDEschen Operation verlief (Abb. 72). Nach vorn lief er etwa mit dem Rippenbogen zusammen. Der ganze große Hautweichteillappen wurde zurückgeklappt und so die Lücke und die benachbarte Brustwand breit freigelegt.

Besonderer Wert wird auf die Freilegung der vorderen Abschnitte der knöchernen Brustwand gelegt. Dann werden die 5., 6., 7. und 8. Rippe, in der Mitte beginnend, zugleich mit der dazwischen liegenden Muskulatur in der Längsrichtung aufgespalten, so daß ein vorderer und hinterer Rippen- und Zwischenrippenmuskulaturabschnitt übrig bleibt. Der so entstandene, durch die äußere Zwischenrippenmuskulatur zusammengehaltene Türflügellappen enthält die äußere Hälfte der 4 Rippen mit ihrem vorderen Periost bzw. Perichondrium. Der Türflügellappen wird nun um seinen lateralen Rand um 180° nach außen geklappt und so über die Lücke gedeckt und an der angefrischten hinteren Umrandung der Brustwandlücke angenäht. Der Erfolg war ausgezeichnet. Die vorher bestehende

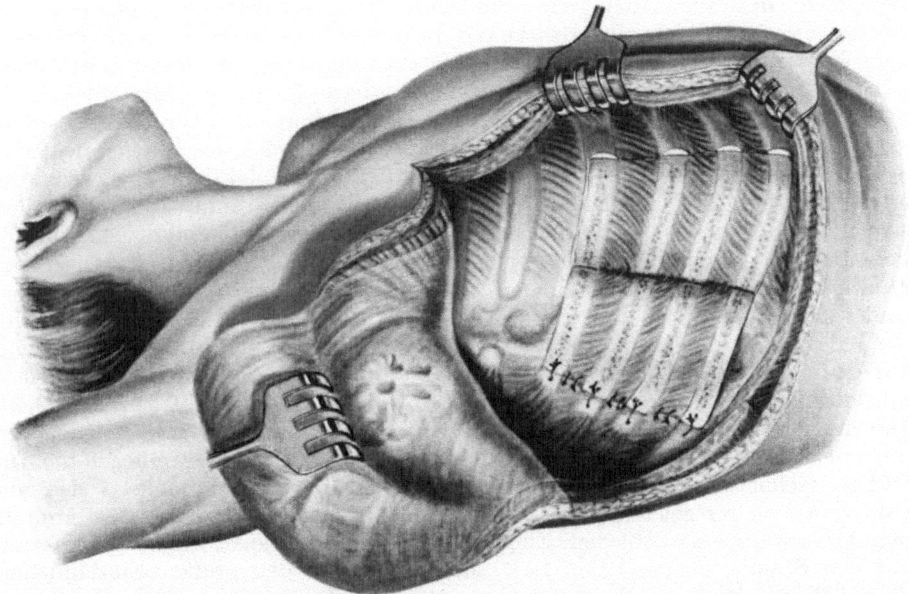

Abb. 73. Die Deckung einer knöchernen Brustwandlücke mit den Erscheinungen des Brustwandflatterns nach E. HELLER (GRAF). 2. Der Rippenzwischenrippenmuskellappen ist umschnitten und nach Anfrischung der hinteren Rippenstümpfe über die Lücke geklappt und mit einigen Nähten befestigt.

Preßatmung verschwand schlagartig. Trotz kleiner umschriebener Nekrosen heilte der ganze Lappen gut ein und die Brustwand ist immer fester geworden.

3. Die Eingriffe bei den Entzündungen der Brustwand.

a) Die Eingriffe bei den akuten Entzündungen.

Die Entzündungen der Brustweichteile treten im wesentlichen als Furunkel, Karbunkel, Phlegmonen und Abszesse in Erscheinung. Die Furunkel und Karbunkel finden sich am häufigsten im Bereiche der Schultern und des Rückens und wenn auch seltener in allen anderen Gegenden. Die Behandlung ist die übliche, wie an anderen Körperstellen. Kommt es zu einer Furunkulose, was bei Kindern verhältnismäßig häufig ist, so ist, abgesehen von der Allgemeinbehandlung, Höhensonnenbestrahlung und Autovakzinebehandlung am aussichtsreichsten. Der Karbunkel wird am besten in einer intravenösen Eunarconnarkose mit dem elektrischen Messer nach Anlegen eines Kreuzschnittes bis in gesunde Gewebelagen herausgeschnitten.

α) Die Brustwandphlegmone.

Die Brustwandphlegmone ist glücklicherweise verhältnismäßig selten. Sie entwickelt sich meist aus einer Lymphknoteninfektion, die ihrerseits ihre Entstehung einer häufig verhältnismäßig geringfügigen Extremitätenverletzung verdankt. Die Lymphknotengruppen, die als Ausgangspunkt in Frage kommen, sind in erster Linie die axillaren Lymphknoten und die benachbarten Lymphknotengruppen, die sowohl mit den infraklavikularen als auch mit den supraklavikularen Lymphknoten in Verbindung stehen (s. S. 139). Außer den Lymphknotengruppen kommen unmittelbare Brustwandverletzungen, Furunkel, Karbunkel, aber auch fortgeleitete phlegmonöse Prozesse von der oberen Extremität, insbesondere durch Staphylo-, Streptokokken und Gasbranderreger verursacht, in Frage. Auch an die Punktion eines Empyemes oder einer eiterigen Perikarditis kann sich eine Brustwandphlegmone anschließen. Wenn der Ausgangsherd in der Tiefe liegt, wird eine Brustwandphlegmone unter Umständen zunächst übersehen werden, da die Entwicklung unter der starken Muskulatur zwar mit Schmerzen und Atmungsbeschwerden einhergeht, aber zunächst ohne sichtbare Schwellung in Erscheinung tritt. Ein ausgedehntes Ödem pflegt das erste Zeichen zu sein. Die Ausbreitung der Infektion erfolgt dann aber, wenn die ersten Faszien- und Muskellagen einmal durchbrochen sind, außerordentlich schnell. Große ödematöse, blaß glänzende oder stark gerötete und druckempfindliche Flächen dehnen sich fast unter unseren Augen aus. Da der Hauptausgangspunkt, abgesehen von Verletzungen, die Achsel- und Subpektoralgegend ist, so findet sich meistens an der vorderen und seitlichen Brustwand die Ausbreitung der Phlegmone. Daher muß im Verdachtsfalle besonders die Subpektoralgegend auf das genaueste untersucht werden, um unter der stark entwickelten Brustmuskulatur oder auch retromammär den Infektionsherd nicht zu übersehen. Die möglichst rasche Stellung der Diagnose ist von größter Bedeutung, da nur sofortiges Eingreifen mit ausgedehnten Einschnitten imstande ist die Infektion vielleicht noch am Fortschreiten zu verhindern. Handelt es sich um eine vom Arm fortgeleitete Streptokokken- oder Gasbrandinfektion, so kommt man erfahrungsgemäß mit dem Eingreifen fast immer zu spät, wenn die Infektion auf den Stamm übergegriffen hat. Man findet bei den großen Einschnitten, die möglichst den Grundherd mit den äußersten Ausläufern verbinden müssen, wenn auch nicht ohne dazwischen Gewebsbrücken zu erhalten bei den schwersten Infektionen häufig keinen Eiter, sondern nur trübseröse Flüssigkeit, die aus allen Gewebsspalten quillt. Auch nach den Seiten muß durch Spaltungen die Grenze des entzündeten Gewebsabschnittes erreicht werden. Die Wunspalten werden breit offengehalten und lose mit antiseptischer Gaze tamponiert. Handelt es sich um Staphylokokken oder sonstige Eitererreger, so findet man häufig auf dem Schnitt allenthalben die in den Gewebsspalten eingelagerten Eitermassen, ohne daß es zu einer eigentlichen Abszeßbildung gekommen wäre. Zu gasbildenden Phlegmonen führt auch der Kolibazillus. Findet man oberflächlich keine Anzeichen der Infektion, so muß unter allen Umständen zunächst unter möglichster Schonung der Muskeln, zwischen die man durch das intermuskuläre Gewebe eindringt oder die höchstens in der Faserrichtung durchtrennt werden dürfen, in die Tiefe vorgedrungen werden, bis alle Spalträume zwischen den einzelnen Muskeln eröffnet sind. Ist die Zugänglichkeit mit solchen Schnitten nicht ausreichend zur breiten Freilegung, so muß man sich entschließen, die Muskeln wenigstens teilweise quer zu ihrer Verlaufsrichtung zu durchtrennen.

β) Die Subpektoralphlegmone.

Das gilt auch besonders für die Subpektoralphlegmone. Für gewöhnlich genügt die Freilegung des Subpektoralraumes durch Spaltung der Weichteile am unteren Rand des M. pectoralis maj. Von da aus gelangt man ohne besondere Schwierigkeiten unter dem M. pectoralis maj. oder in den Raum zwischen dem M. pectoralis maj. und min. Bei rasch fortschreitenden Phlegmonen, die sich durch eine unterhalb des M. pectoralis maj. gelegene Schwellung und Druckempfindlichkeit zu erkennen geben, kann es nötig werden den großen und kleinen Brustmuskel von der Infraklavikulargrube bis zur Achselhöhle quer zur Faserrichtung zu spalten und so die MOHRENHEIMsche Grube und die Lymphbahnen um die Subklavikular- und Subskapulargefäße freizulegen. Am Rücken muß bei tief unter der Muskulatur gelegenen Phlegmonen zum mindesten die oberflächliche Muskulatur gespalten und, wenn die Abflußbedingungen nicht ausreichend sind, muß sie auch quer zur Faserrichtung durchtrennt werden.

Die Prognose der ausgedehnten Brustwandphlegmone ist außerordentlich schlecht und man kann leider häufig auch mit der ausgedehnten chirurgischen Behandlung nichts erreichen. Schon die rasche Ausbreitung des Infektionsherdes aus häufig geringfügigen Quellen spricht dafür, daß sehr virulente Keime auf einen in seiner Abwehrkraft aus irgendeinem Grunde geschädigten Körper getroffen sind. Man wird selbstverständlich bei allen Fällen gleichzeitig mit der chirurgischen Behandlung alle inneren Mittel zur Anwendung bringen, die irgendwelche Aussicht auf Erfolg haben. In der Beziehung scheint uns vor allen anderen Mitteln das rote Prontosil oder das Albuzid in großen Dosen Hervorragendes zu leisten. Man gibt bis zu 10 Tabletten und 10 ccm intramuskulär p. die in Form eines sog. Prontosilstoß 2 Tage hintereinander mit einer folgenden Pause von 8 Tagen. Wir haben in einigen Fällen den Eindruck gehabt, mehr kann man bei dem eigentümlichen Verlauf der Phlegmonen nicht sagen, daß durch 1—2 Prontosilstöße die Infektion öfters zum Stillstand kam.

γ) Die Aktinomykose.

Eine besondere Stellung nimmt die Aktinomykose der Brustwand ein. Sie ist fast immer, der charakteristischen Ausbreitung der Aktinomykose entsprechend, eine über die Pleura pulmonalis und costalis fortgeleitete Lungenaktinomykose. Als einziges Krankheitszeichen kann zunächst eine Schwellung, die augenscheinlich einem Herd in großer Tiefe entspricht, in Erscheinung treten. Wird zunächst durch eine Punktion versucht in den Infektionsherd einzudringen, so verläuft dieser Versuch fast immer vollkommen negativ. Der äußerst chronische Verlauf der Erkrankung veranlaßt den Arzt sich durch Einschneiden in den Herd Klarheit über die Natur der Schwellung zu verschaffen. Auch dieser Versuch bleibt meist erfolglos. Es wird ein mit Granulationen ausgefüllter Erweichungsherd gefunden, und wenn nicht die mikroskopische Untersuchung den Fall klärt, so bleibt die Krankheit in ihrem Wesen unerkannt. Eine Röntgenaufnahme die als Ausgang der Erkrankung die Lunge erkennen läßt, deutet auf den richtigen Weg. Zunächst wird allerdings oft eine Lungentuberkulose angenommen. Nach längerem Bestehen kommt es meist zum allmählichen Durchbruch des mehr oder weniger typischen Granulationsgewebes durch die Rücken- oder Brustwand. Der Durchbruch kann an mehreren Stellen mit tumorartigem Wachstum vor sich gehen. Fistelbildungen scheinen selten zu sein. Erst der Probeschnitt und die histologische Untersuchung läßt die richtige Diagnose stellen.

Wesentlich ungefährlicher sind die Brustwandentzündungen, in denen von Anfang an die Neigung zur Begrenzung besteht. Diese Fälle bilden mehr oder weniger ausgedehnte Abszesse. Lieblingsstellen dieser Abszesse sind auch die Axillargegend und die Subpektoralgegend, seltener der Infraklavikularraum.

Auch die Abszesse entstehen häufig auf Grund von Lymphknoteninfektionen mit Periadenitis und Einschmelzung der Umgebung. Andererseits kann sich an jede Verletzung, besonders auch an Empyempunktion, ein umschriebener Abszeß an entsprechender Stelle entwickeln. Metastatische Abszesse der Brustwand können sich an alle Infektionskrankheiten, besonders aber an septische Allgemeininfektionen anschließen.

δ) Die Osteomyelitis.

Auch die Osteomyelitis des Brustbeines und der Rippen können zu Phlegmonen und Abszessen Veranlassung geben, ebenso wie der Durchbruch eines Empyems und eines subphrenischen Abszesses. Die Behandlung der Abszesse besteht in rechtzeitiger Spaltung, d. h. am besten erst dann, wenn sich sichere Fluktation nachweisen läßt. Der Heilungsverlauf pflegt dann viel rascher zu sein. Freilich darf man nicht warten, bis sich erst eine derbe Abszeßmembran gebildet hat. Der Subpektoralabszeß, der häufig aus Unkenntnis lange Zeit übersehen wird, wird von einem Schnitt am unteren Rande des M. pectoralis maj., der zunächst nur den Muskelrand freilegt und von dem aus man dann vorsichtig stumpf in die Tiefe dringt, mit der Kornzange eröffnet. Einlegen eines Gummirohres sorgt für rasche Entleerung.

b) Die Eingriffe bei den chronischen Entzündungen.

Die Operation der Rippenknorpelnekrose.

Während die Tuberkulose der Rippenknorpel meist ihren Ausgang an den Knorpelknochengrenzen nimmt und sich ganz langsam zu einem meist scharf begrenzten Abszeß entwickelt, der meist nach Eröffnung und Beseitigung des erkrankten Knorpelknochenstückes glatt ausheilt, entsteht die nichttuberkulöse Rippenknorpelnekrose im Anschluß an eine infizierte Verletzung und besonders auch nach Infektionskrankheiten ohne Verletzung. In erster Linie sind zu nennen der Typhus abd., die Influenza, aber auch Pneumonie, Gonorrhöe, Fleck- und Rückfallfieber. Nach Rückfallfieber ist die Rippenknorpelnekrose hauptsächlich nach den Epidemien 1919—23 in Rußland beobachtet worden (Linberg). Schon vor einigen Jahren ist die nichttuberkulöse Rippenknorpelnekrose besonders von Martina, Röpke und Lampe studiert worden. Während die Erkrankung zunächst rein herdförmig auftritt infolge eines Weichteilabszesses, meist über dem untersten Rippenknorpel, der nach Spaltung zur Ausheilung zu kommen scheint, macht sie in der Tiefe, im Bereich der Rippenknorpel selbst, Fortschritte. Die Ausheilung ist, wie gesagt, eine scheinbare, es entsteht eine Fistel, die nicht heilt. Wird eine solche Fistel verfolgt, so führt sie immer auf einen Knorpelherd der Granulationsgänge. Der Knorpel sieht wie angefressen aus und ist im übrigen in seiner Farbe und Konsistenz wesentlich verändert, er ist mehr gelblich oder bräunlich oder auch grünlich, vielfach spröde und sogar manchmal in einzelnen Stücken geborsten. Das Perichondrium ist um den nekrotischen Knorpel herum mit Granulationsgewebe ausgefüllt, das scheinbar zu nakunärer Resorption des Knorpels auch in weiterer Entfernung des Herdes geführt hat. Augenscheinlich handelt es sich um einen meist embolischen Prozeß, der auf dem Umweg über die perichondralen Gefäße in das zentrale Knorpelgefäß hinein gelangt.

Da nach den Untersuchungen von Lampe die Vaskularisation und Markraumbildung im 4.—5. Dezennium am stärksten ausgebildet ist, so finden wir die embolische Verschleppung und die anschließende Knorpelnekrose am häufigsten in diesem Lebensalter.

LINBERG hat festgestellt, daß schon während des ersten Dezenniums eine Vaskularisation beginnt, während sich im zweiten ein zentraler Gefäßkanal bildet, der im dritten mit spärlicher Markraumbildung beginnt. Sie ist am Ende des dritten Dezenniums vollendet und bleibt so bis zum 60. Lebensjahre bestehen, dann tritt Rückbildung der Markräume ein und die Blutgefäße verschwinden ebenfalls zum Teil wieder. Wie schon gesagt, ist meist der Ausgangsherd der ganzen Erkrankung bedingt durch einen septischen Embolus innerhalb des Knorpels mit folgender Abszedierung, übergreifend auf das Perichondrium mit Nekrose der Rippenknorpel durch weitergehenden Gefäßverschluß. Wenn es auch sicher ist, daß Knorpelherde mit Abszeßbildung durch einfache Spaltung bzw. nach Freilegung und Entfernung des erkrankten Knorpelstückes zur Ausheilung kommen kann, so ist der Verlauf in anderen Fällen ein anderer. Es kommt dann nicht zur Heilung, sondern zur Fistelbildung und häufig nach erneuter Freilegung und Entfernung des erkrankten Abschnittes wieder nicht zum Verschluß, sondern zur sog. fortschreitenden Rippenknorpelnekrose.

Das Kennzeichnende der fortschreitenden Rippenknorpelnekrose besteht aber darin, daß auch, wenn der erkrankte Knorpel bis in das Gesunde hinein reseziert wird, trotzdem die Erkrankung in der oben geschilderten Weise fortschreitet. AXHAUSEN (1912) hat darauf aufmerksam gemacht, daß die Ursache dieses Verhaltens in den Eigenschaften des Knorpelgewebes selbst liegt, daß keine rasch fortschreitende Nekrose des Knorpels besteht, sondern der Knorpel nur da örtlich zugrunde gegangen ist, wo er von Granulationsgewebe umgeben wird. Man kann daher die Erkrankung zum Stillstand bringen, wenn man den erkrankten Knorpel bis in das Gesunde entfernt und nun die Wunde nicht tamponiert, d. h. der Granulationsheilung überläßt, sondern den Knorpel sofort mit gesundem Gewebe, am besten Muskelgewebe, bedeckt.

Wird aber bei einer länger bestehenden Rippenknorpelnekrose das ganze Erkrankungsgebiet freigelegt, so finden sich Granulationsherde und mit Granulationsgewebe ausgekleidete Fistelgänge in verschieden großer Ausdehnung im Perichondrium und auch in der zum Teil schwielig veränderten Interkostalmuskulatur. Die Ausbreitung der Erkrankung erfolgt zweifellos zum Teil über die perichondralen, in die Knorpel eindringenden Gefäße von Knorpel zu Knorpel, dann aber auch wohl durch die Muskulatur zwischen den Rippenknorpeln.

Die operative Behandlung eines zunächst umschriebenen Falles muß daher immer von vornherein zum mindesten für eine ausgedehnte Freilegung des Herdes sorgen, und es ist, selbst wenn nur ein Nekroseherd in einem Rippenknorpel gefunden wird, zum wenigsten erforderlich, diesen Knorpel vollkommen freizulegen und zu entfernen. Besonders ist darauf zu achten, daß da, wo der Rippenknorpel mit den anderen Rippenknorpeln in Verbindung steht, ganz sicher bis weit im gesunden Knorpel reseziert wird. Es ist schon gesagt worden, daß auch dann gelegentlich das Fortschreiten des Prozesses beobachtet wird, selbst wenn man, wie es Pflicht ist, alles erreichbare Granulationsgewebe entfernt und auf alle Fistelgänge, besonders auch subkutane und intramuskuläre, die nach anderen Rippenknorpeln hinziehen, achtet, sie spaltet und ausräumt, so genügt das nicht immer, um das Fortschreiten zu verhüten. Es ist daher zweckmäßig, falls solche Verbindungsgänge nach anderen Rippenknorpeln beobachtet werden, selbst dann, wenn eine direkte Verbindung nicht zu bestehen scheint, auch die nächsten Rippenknorpel noch freizulegen und sie zu resezieren. Es ist daher zweckmäßig, ehe man mit dem Eingriff beginnt, eine Anästhesierung auch der nächst höher und nächst tiefer gelegenen Rippen durch Leitungsanästhesie der Interkostalnerven herbeizuführen, und den Hautschnitt so anzulegen, daß er in großem Bogen den eigentlichen Herd umgreift, um einen

Weichteillappen bilden zu können, der auch eine Übersicht über die nächstfolgenden Rippenknorpel gestattet. Das Vorgehen besteht im einzelnen darin, daß man zunächst den Herd freilegt, alles Granulationsgewebe entfernt, die Fistel bis zum Knorpel verfolgt, das Perichondrium über dem entsprechenden Knorpel spaltet bis zur Knorpelknochengrenze und bis zum Brustbein, um dann den ganzen Rippenknorpel subperiostal zu entfernen. Findet sich nun noch ein Fistelgang oder besteht eine Verbindung mit einem anderen Rippenknorpel, wie im Bereich der 6.—9. Rippe, so ist es zweckmäßig von vornherein die Resektion auf die anderen Rippenknorpel auszudehnen. Bestehende Fistelgänge werden verfolgt und wenn sie in die Nähe des Perichondriums der nächstgelegenen Rippe kommen, so ist auch dadurch Veranlassung zur Freilegung und Entfernung des entsprechenden Rippenknorpels gegeben.

Auf diese Weise kann man häufig von vornherein mit der Heilung der Erkrankung rechnen, während sonst mit dem Weiterschreiten der Erkrankung gerechnet werden muß, so daß schließlich sämtliche Rippenknorpel der einen, manchmal auch beider Seiten, wenigstens in den unteren Abschnitten, der Nekrose verfallen und entfernt werden müssen. Funktionelle Störungen pflegen sich selbst nach ausgedehnter und selbst nach doppelseitiger Rippenknorpelresektion nicht einzustellen, da nach verhältnismäßig kurzer Zeit das zurückgelassene Perichondrium knöcherne Spangen bildet.

4. Die Eingriffe bei den Geschwülsten der Brustwand (außer denen der Brustdrüse).

Sowohl an den Weichteilen als auch an den Knochen der Brustwand kommen ungefähr alle gutartigen und bösartigen Geschwülste vor. Die gutartigen lassen sich bis auf die infiltrierend wachsenden Lipome meist ohne jede Schwierigkeit freilegen und entfernen. Sie können ihren Sitz in allen Schichten der Brustwand haben. Abgesehen von Spannungen durch das Wachstum pflegen nur die mit den Nerven in Verbindung stehenden gutartigen Geschwülste Beschwerden zu verursachen und müssen aus diesem Grunde gelegentlich entfernt werden. Die *bösartigen* Geschwülste der Brustwand, die, wie gesagt, ebenfalls in allen bekannten Formen von primären Geschwülsten mit Metastasen beobachtet werden, bilden nicht selten die Veranlassung für chirurgische Eingriffe.

Am häufigsten sind wohl die *Karzinome der Mamma*, die in einem besonderen Abschnitt besprochen werden (s. S. 219 ff.). Mit ihnen im Zusammenhang stehen die Geschwülste, die als Rückfallgeschwülste auf Grund von zurückgebliebenen Resten oder Lymphknotenmetastasen in der Brustwand ihren Sitz haben. Außerdem gibt es aber sowohl in der Haut als auch in den tieferen Schichten primäre und sekundäre Karzinome. Zu den letzteren gehören die nicht selten auftretenden *Knochenmetastasen* des Prostata-, Magen- und Gebärmutterkrebses. Auch von der malignen Struma ausgehende Tochtergeschwülste werden beobachtet. Eine große Rolle spielen die *Chondrome* des Brustbeines und der Rippen. Sie sind häufig zunächst gutartig, kehren aber auch nach vollständiger Entfernung nicht selten zurück, unter allmählicher Umwandlung zu immer bösartigerer Natur. Besonders bösartig sind aber die *Sarkome* der Rippen und des Brustbeines.

Wie schon oben erwähnt, bestehen meist keine Schwierigkeiten, die gutartigen Geschwülste der Brustwand auf streng anatomischem Wege zu entfernen. Eine Ausnahme machen die oft außerordentlich großen, ähnlich den retroperitonealen, in die Nachbargewebe hineinwachsenden *Lipome*. Sie zeigen nicht den Typ der übrigen Lipome, setzen sich vielmehr aus kleinen begrenzten ödematösen Fettherdchen zusammen, die eine blaßgebliche Schnittfläche der Geschwulst veranlassen. In solchen Fällen muß mit äußerster Vorsicht und gewissenhaftester Blutstillung oft weit in die Tiefe und Breite vorgedrungen werden, um den Tumor möglichst restlos zu entfernen, da er nicht selten zur Wiederkehr neigt.

Die bösartigen Geschwülste verlangen wie auch sonst eine weitgehende Entfernung im Gesunden. Nur die Geschwülste, die ganz oberflächlich außerhalb der Faszien und Muskeln sitzen, also die oberflächlichen Hautkarzinome, können ohne Brustwandresektion entfernt werden. Bei der Natur der die Brustwand an vielen Stellen durchbohrenden und in den Zwischenrippenräumen verlaufenden Lymphbahnen ist die Gefahr der Entstehung von Rückfallgeschwülsten nur sehr schwer zu bannen. Eine Sonderstellung nehmen auch hier die Karzinome der Brustdrüse ein (s. S. 219 ff.). Bei allen Geschwülsten, die in die Muskulatur, insbesondere bis in die Zwischenrippenmuskeln vorgedrungen sind, oder die gar das Periost der Rippen oder das Brustfell ergriffen haben, muß ein alles kranke und verdächtige Gewebe umfassender Eingriff, der einen größeren Abschnitt der Brustwand entfernt, in Aussicht genommen werden.

Die Brustwand- und Brustbeinresektion ist, seitdem SAUERBRUCH das Druckdifferenzverfahren ausgearbeitet hat, keineswegs schwierig und verhältnismäßig ungefährlich. Der Eingriff selbst kann auf verschiedene Weise ausgeführt werden, immer aber muß die Brusthöhle breit eröffnet werden. Wenn ein Überdruckapparat nicht zur Verfügung steht, sollte der Eingriff nur im äußersten Notfalle, d. h. wenn erhebliche Beschwerden durch das Einwachsen der Geschwulst in Nerven bestehen und der Transport in eine größere Klinik wegen großer Schwäche der Kranken nicht mehr möglich ist, unter gewissen Vorsichtsmaßregeln gewagt werden. Sehr zweckmäßig erscheint es nach dem Vorschlage von DOLLINGER (1902) 1—2 Tage, bevor man den Eingriff ausführt, einen künstlichen Pneumothorax anzulegen, da es sich gezeigt hat, daß dann die lebensbedrohlichen Erscheinungen nach breiter Eröffnung des Brustkorbes nicht mehr so heftig aufzutreten pflegten. Man wird den Pneumothorax heute geschlossen nicht offen wie DOLLINGER anlegen. KEY (1922) empfiehlt ebenfalls die vorherige Pneumothoraxanlegung und die Thorakoskopie zur Feststellung der Operationsmöglichkeit.

Der Eingriff selbst kann in örtlicher Betäubung oder in Allgemeinnarkose vorgenommen werden. Hat die Voruntersuchung ergeben, daß die Lunge mit dem Tumor in keinem Zusammenhang steht, so kann die Leitungsanästhesie der entsprechenden Zwischenrippennerven und die Umspritzung des Operationsfeldes völlig ausreichen. Ist das nicht der Fall, so ist es am besten in Äthernarkose zu operieren.

Bei allen bösartigen Geschwülsten empfiehlt es sich, falls sie nicht gerade unmitetlbar von den Knochen ausgegangen sind, und die oberflächliche Muskulatur noch nicht erreicht haben, also in größter Tiefe sitzen, die Brusthaut über dem Tumor mitzunehmen. Man umschneidet die Brusthaut in Form eines Rechteckes oder Trapezes der Größe des Tumors entsprechend (Abb. 74), dringt gegen die zu resezierenden Rippen vor, legt sie subperiostal oberhalb und unterhalb der Geschwulst frei, durchtrennt sie am besten unter Resektion eines etwa 1—2 cm langen Stückes oberhalb und unterhalb der Geschwulst, durchtrennt die Zwischenrippennerven, unterbindet die Zwischenrippengefäße und eröffnet nun, wie gesagt, am besten unter Überdruck zunächst mit einem kleinen Schnitt die Brusthöhle. Der eindringende Finger stellt die Ausdehnung der Geschwulst auch im Inneren des Brustkorbes (die unter Umständen recht beträchtlich sein kann), einen etwa bestehenden Zusammenhang mit Lungenfell und Lunge fest, erweitert unter Umständen, wenn die Geschwulst weiter nach oben oder unten reicht, durch Resektion der nächsthöheren oder tieferen Rippe, den Schnitt und durchtrennt nun mit einigen raschen Zügen die Fascia endothoracica und Pleura, um damit die Geschwulst endgültig zu entfernen. Die Rippenstümpfe können mit der Fascia endothoracica und Pleura oder

Muskellappen gedeckt werden. Ist die Geschwulst in das Lungenfell oder die Lunge vorgedrungen, so wird der entsprechende Lungenabschnitt nach Herabminderung des Überdruckes in das Brustwandfenster hineingezogen, die Ausdehnung der Geschwulst festgestellt und, falls sie klein ist, eine Resektion des Lungenlappens nach Anlegung eines der Darmquetsche entsprechenden

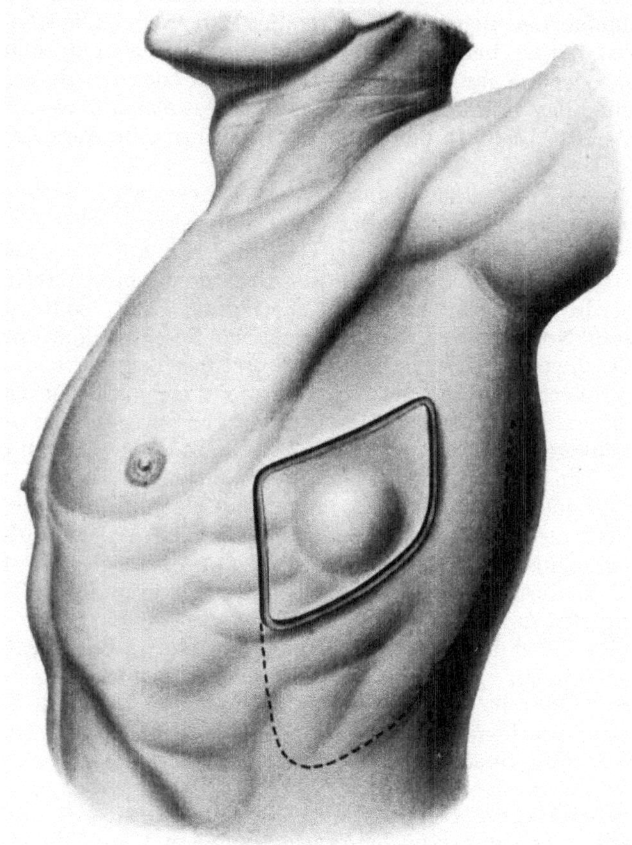

Abb. 74. Eingriff zur Beseitigung eines durchgehenden Brustwandtumors mit folgender Weichteildeckung der Lücke. 1. Die Brustwand ist weit im Gesunden um den Tumor umschnitten. Die punktierte Linie deutet den zur Deckung verwendeten Brustwandlappen an.

Instrumentes reseziert und in typischer Weise versorgt. Ist der Tumor sehr weit in die Lunge vorgedrungen, so muß unter Umständen eine Lungenlappenentfernung (s. S. 345 ff.) nach Erweiterung des Brustwandfensters vorgenommen werden.

Sauerbruch empfiehlt ein Vorgehen, das wesentlich rascher auszuführen ist (Rupp 1927). Er macht zunächst keine Freilegung der einzelnen Rippen und keine Unterbindung der Zwischenrippengefäße. Die Brusthöhle wird in der weiteren Umgebung der Geschwulst nach Einleitung des Überdruckes eröffnet, der Finger eingeführt und die Ausdehnung der Geschwulst festgestellt. Ist sie ohne Zusammenhang mit der Lunge, so wird eine große Rippenschere in die Brusthöhle eingeführt und nun Knochen und Weichteile zugleich durchtrennt, so daß die Geschwulst mit den zugehörigen Rippen und der Pleura in kürzester Frist ausgelöst ist. HELFERICH (GERULANOS 1898) verwendet zu demselben Zweck die Bogensäge. Die Wundränder werden sofort nach der Durchtrennung mit Verbandgaze bedeckt und die Gefäße in der Nähe der Rippen von Assistentenhand zusammengepreßt, bis sie mit Klemmen gefaßt und

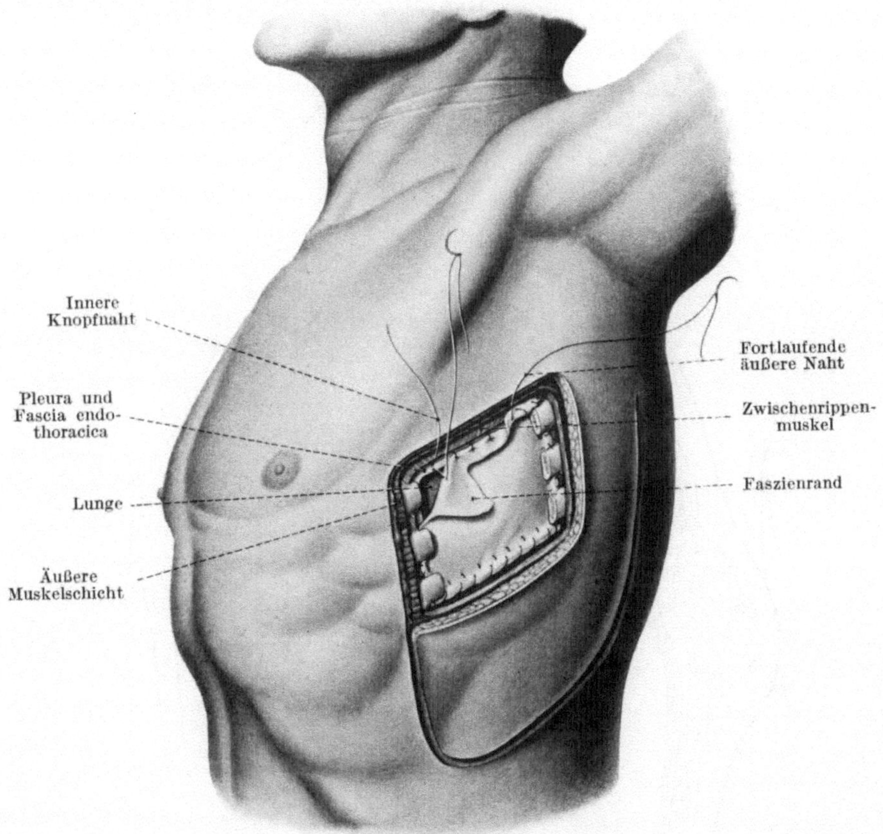

Abb. 75. Eingriff zur Beseitigung eines durchgehenden Brustwandtumors mit folgender Weichteildeckung der Lücke. 2. Der Brustwandtumor ist entfernt. Die Lücke wird nach KIRSCHNER mit Hilfe eines frei überpflanzten Faszienlappens gedeckt. Man sieht, daß der Faszienlappen zunächst mit Knopfnähten in das Pleura- bzw. Faszienmuskelfenster eingefügt wird. Im vorderen Abschnitt wird die innere Naht gerade vollendet und damit die Lücke endgültig geschlossen. Mit Hilfe einer zweiten Naht, die die Ränder der Faszie faßt, wird fortlaufend der Faszienlappenrand an die Zwischenrippenmuskulatur angenäht.

unterbunden sind. Sitzt der Tumor am oder in der Nähe des Brustbeines, so ist das Vorgehen ähnlich. Schwierigkeiten bestehen nur dann, wenn beiderseits die Brusthöhle eröffnet werden muß. Das darf selbstverständlich unter allen Umständen nur unter Anwendung von Druckdifferenz vorgenommen werden. Ist die Geschwulst entfernt und die Blutstillung durchgeführt, so muß ein wasserdichter Verschluß des Brustwandfensters vorgenommen werden.

Unter Erhöhung des Überdruckes bis die Lunge an das Brustwandfenster heranreicht ohne sich hineinzudrängen, wird der Verschluß vorgenommen. Ist nicht gerade ein Haut- oder Hautmuskellappen über dem Tumor zu erhalten gewesen, der dann das Brustwandfenster decken kann, so muß eine Lappenverschiebung stattfinden, oder das Fenster durch freie Transplantation eines passenden Gewebes verschlossen werden. Die einfache Deckung mit einem Haut- oder Hautmuskellappen hat so vor sich zu gehen, daß zunächst das Unterhautzellgewebe oder die erhaltene Muskelfaszie mit Muskulatur mit dem Lungenfell bzw. der Fascia endothoracica in Verbindung gesetzt wird. Diese innere Naht ist für die Herstellung eines wasserdichten Verschlusses unter allen Umständen zu fordern. Soll eine freie Gewebsverpflanzung

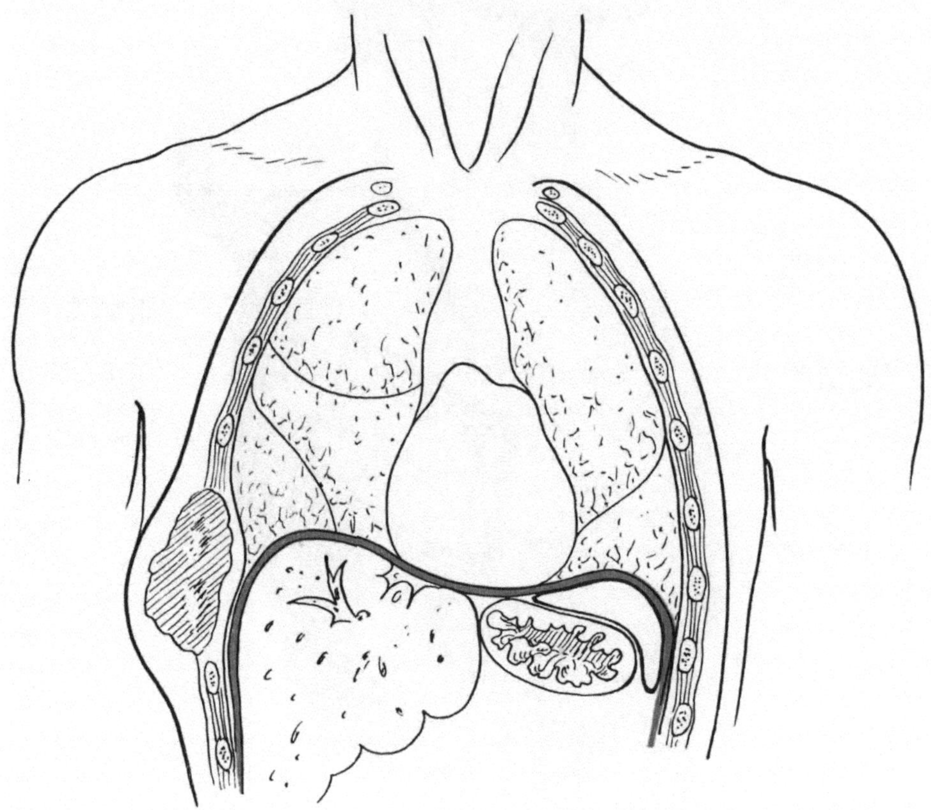

Abb. 76. Brustwandgeschwulst von großer Ausdehnung.

ausgeführt werden, so wird am besten ein Stück aus der Fascia lata des Oberschenkels in entsprechender Größe entnommen und zunächst mit Katgutnähten so in das Brustwandfenster eingenäht, daß sie allseitig den Fensterraum um etwa 1 cm überschreitet (Abb. 75). Die Fascia lata ist wesentlich besser als eine etwa erreichbare örtliche Muskelfascie. Über dieses Transplantat wird dann am besten ein größerer aus der Umgebung gewonnener Stiellappen ebenfalls gewissenhaft mit Unterhautzellgewebs- und Hautnähten in die Lücke eingefügt. Sauerbruch empfiehlt die alte Verschiebung der ganzen gesunden Mamma mit unterem Stiel. Dazu wird nach Bildung des Stieles die Mamma von der Faszie der M. pectoralis maj. stumpf abgelöst und dann in die Lücke hineingeschoben. Auch hier hat unter allen Umständen, ob die Pleuralücke bereits durch ein Faszienblatt verschlossen ist oder nicht, eine wasserdichte, d. h. mindestens doppelreihige Naht zu erfolgen.

Nach Entfernung durchgehender Brustwandgeschwülste, die in den untersten Abschnitten der Brustwand ihren Sitz hatten, kann es sich empfehlen, das Zwerchfell zur Deckung des Brustfells zu benutzen (SAUERBRUCH). Nach Entfernung des Tumors wird die Eintrittsstelle des N. phrenicus in das Zwerchfell freigelegt und der Nerv durchtrennt. Das gelähmte Zwerchfell läßt sich nun ohne Mühe in die Brustwandlücke einsetzen. Die äußere Deckung wird durch Hautlappenverschiebung bewerkstelligt.

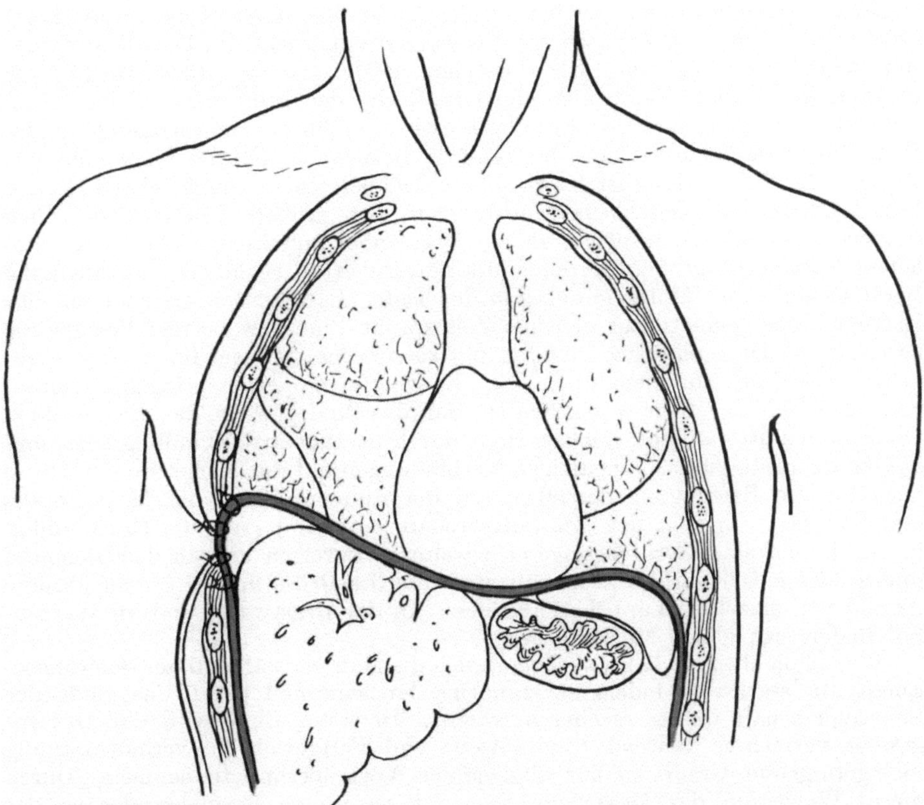

Abb. 77. Nach Entfernung eines großen Brustwandabschnittes einschließlich Haut und Brustfell wird die Lücke in der Brustwand mit Hilfe des operativ gelähmten Zwerchfelles verschlossen.

5. Die Eingriffe bei den Erkrankungen der Brustdrüse.

a) Anatomische, physiologische und klinische Vorbemerkungen.

Die Mammae gelten als modifizierte Schweißdrüsen. Sie setzen sich zusammen aus etwa 15—20 einzelnen Drüsen, die scheibenförmig angeordnet sind und ihre Ausführungsgänge in radiärem Verlauf nach der Brustwarze zusammentreten lassen. Die Scheibe ist meist nicht rund, sondern hat eher eine dreieckige Form. Sowohl nach der Achselhöhle, als auch nach der äußeren unteren Seite werden häufig längere Fortsätze des eigentlichen Drüsengewebes beobachtet. Zwischen dem Drüsengewebe findet sich reichlich Bindegewebe und die gesamte Drüse ist verschieden stark entwickelt, wird aber unter normalen Verhältnissen immer in reichlich vorhandenem subkutanem Fettgewebe eingebettet. Nach vollkommener Entwicklung stellt die Mamma ein Organ dar, das etwa von der 3.—6. oder 7. Rippe reicht. Die Ausführungsgänge der Drüse finden sich in der Papilla mammae oder Brustwarze, die über die Oberfläche hervorragt und von einem verschieden großen, meist 3—5 cm im Durchmesser messenden, mehr oder weniger stark pigmentierten Warzenhof umgeben ist. Am Außenrand des Warzenhofes sind häufig kleine Erhebungen zu finden, die durch Talgdrüsen gebildet werden und die sich während der Schwangerschaft vergrößern, wie auch der ganze Warzenhof. Die Papillenspitze ist immer frei von Pigment. Die Entwicklung der Brustdrüse beginnt im zweiten Embryonalmonat zunächst mit einer Wucherung der Epidermis, deren Keimgewebe Fortsätze in die Tiefe schicken. Diesen Fortsätzen entspricht die Entwicklung der einzelnen Drüsenläppchen. Sie entstehen beiderseits der Drüsenfelder, die zur Zeit der Geburt nicht über die Oberfläche der Haut hervorragen. Erst während des ersten Lebensjahres tritt eine allmähliche Hervorragung in der Mitte des Drüsenfeldes ein, aus der dann die Brustwarze und der Warzenhof entstehen. Die Entwicklung ist bis zu dieser Zeit bei beiden Geschlechtern gleich. Erst kurz vor der Geschlechtsreife machen sich größere Unterschiede, auch äußerlich, bemerkbar, insofern, als der Warzenhof und Brustwarze beim weiblichen Geschlecht größer werden. Mit der Pubertät beginnen aber auch die Veränderungen des Drüsengewebes in der Tiefe. Es wächst aber nicht nur das Drüsengewebe, sondern zur gleichen Zeit sproßt Bindegewebe und Fettgewebe zwischen die Drüsenläppchen ein, drängt sie auseinander und führt beim weiblichen Geschlecht zu einem stark über die Oberfläche hervorspringenden, halbkugeligen Gebilde. Sehr wesentlich ist, daß das Bindegewebe, das die einzelnen Drüsenabschnitte umgibt, mit der Haut durch Stränge in Verbindung tritt, und daß andererseits diese strangartigen Verbindungen auf der Rückseite der Drüse auch für die Befestigung derselben auf der dünnen Faszie des M. pectoralis major sorgen. Erst in der Schwangerschaft entwickelt sich die Drüse völlig, indem die einzelnen Drüsengänge sich weiter verzweigen und an den kleineren und größeren Gängen Alveolen auftreten, die die Drüse in eine immer größere Anzahl von einzelnen Läppchen aufteilen. In der Brustwarze und im Warzenhof finden sich glatte Muskelfasern.

Wie schon oben erwähnt, verändert sich die Mamma während der Schwangerschaft am stärksten, indem sie zunächst langsam und gegen das Ende der Schwangerschaft immer rascher anwächst. In erster Linie wird das Drüsengewebe vermehrt, während Bindegewebe und Fettgewebe in verhältnismäßig viel geringerem Grade an der allgemeinen Vergrößerung teilnehmen. Durch dieses Wachstum des Drüsengewebes tritt auch eine Formveränderung der Brust insofern ein, als die normale halbkugelige Form verschwindet und ein Überhängen der Brust durch die Schwere der wachsenden Drüse entsteht. Die Milchsekretion kommt erst durch das Saugen des Neugeborenen richtig in Gang. Durch das sog. Einschießen der Milch wird die Brust weiter vergrößert. Eine vollständige Wiederherstellung der ursprünglichen Form findet auch nach Beendigung des Stillgeschäftes nicht statt, es bleibt vielmehr fast regelmäßig eine gewisse Vergrößerung der Mammae und ein Überhängen auch dann bestehen, wenn die Brust ihre sezernierende Tätigkeit wieder vollkommen eingestellt hat. Es findet also nur eine unvollkommene Rückbildung des Drüsengewebes statt. Die sog. ruhende Brust macht aber außer den Veränderungen, die während der Schwangerschaft und der Saugperiode beobachtet werden, auch noch auf den sog. sexuellen Zyklus des Ovariums mit. Diese Tatsache ist durch Rosenburg festgestellt und auch von einer ganzen Reihe anderer Autoren bestätigt worden. Da neuerdings diese zyklischen Veränderungen bzw. Störungen, in deren Ablauf auch mit der Entstehung längst bekannter Veränderungen der Mamma, wie z. B. der sog. chronischen Mastitis, ja auch der

Geschwülste, in Verbindung gebracht werden, so soll auf diese Veränderungen hier kurz hingewiesen werden. Ausgelöst werden die zyklischen Veränderungen wahrscheinlich durch den hormonalen Einfluß des Corpus luteum. Dementsprechend sind sie im Prämenstruum am stärksten. Es handelt sich bei diesen Veränderungen, abgesehen von verstärktem Blutzufluß, um schärfere Abgrenzung der einzelnen Drüsenfelder vom Stützgewebe und Veränderungen im Sinne einer Sprossung an den Drüsenschläuchen. Alle diese Erscheinungen gehen nach Eintritt der Blutung im Postmenstruum und Intervall wieder zurück. Wenn auch durch Nachuntersuchungen verschiedener anderer Autoren die Beobachtungen ROSENBURGs nicht voll bestätigt werden konnten oder anders gedeutet wurden, so ist doch von keinem an der Tatsache der Beteiligung der Mamma am Ovarialzyklus gezweifelt. Auf die oben erwähnten Zusammenhänge mit der Entstehung bleibender Veränderungen der Mamma bzw. der Entstehung von Geschwülsten ist bei der Besprechung dieser Erkrankung kurz hingewiesen (s. S. 215).

Wichtig ist für die Chirurgie die Gefäßversorgung der Mamma. Drei verschiedene größere Gefäße sorgen hauptsächlich für die Blutzufuhr. Die gesamte innere Drüsenmasse erhält den arteriellen Zufluß aus Ästen der 3. bis 5. Interkostalarterien in der Gestalt der genannten Rami perforantes. Diese Gefäße durchbohren den M. pectoralis major und seine oberflächliche Faszie und teilen sich in den mittelsten Abschnitten der Drüse auf. Neben diesen von hinten an die Drüse herantretenden Gefäßen wird der laterale Teil der Drüse von einem verhältnismäßig starken Ast der Arteria axillaris, der A. thoracalis lateralis versorgt. Entsprechend finden sich auf der medialen Seite einige Äste der A. mammaria int. für die medialen Drüsenabschnitte. Diese Art der Blutversorgung ist insofern von besonderer Bedeutung, als man, wenn irgendmöglich, nicht alle drei Quellen der Blutzufuhr unterbrechen darf, um nicht von Ernährungsstörungen überrascht zu werden. Der Hauptteil des Mammagewebes und besonders auch des Warzenhofes und der Brustwarze erhält seine Blutzufuhr von den Interkostalgefäßen und von den Ästen der A. mammaria interna.

In der Hälfte aller Fälle besorgt von den 3 Gefäßgebieten nach MARCUS (1934), die Blutzufuhr die A. mammaria interna und eine der Zwischenrippenarterien. Bei etwa 20% ist die A. mammaria und die A. thoracalis lateralis, und in 18% sind alle 3 Gefäße beteiligt. Das mittlere und das seitliche Gefäß treten durch das Unterhautzellgewebe, etwa in Höhe des Warzenhofes in die Mamma ein, während die Zwischenrippengefäße senkrecht durch das Brustdrüsengewebe in den Warzenhof eindringen. In 19 von 26 untersuchten Fällen fand sich um die Brustwarze eine Gefäßringbildung, so daß eine genügende Versorgung unter allen Umständen vorhanden ist. Wenn aber die A. thoracalis lateralis stark entwickelt ist, so ist die Ringbildung im äußeren oberen Quadranten weniger gut ausgebildet. 7mal fehlte also die Ring- oder Schleifenbildung überhaupt, was natürlich bei ringförmiger Umschneidung des Warzenhofes sehr unangenehm werden kann. Die Gefäßversorgung ist dann nur noch durch die Zwischenrippenarterien gesichert. Da es keine klinische Anzeige für die bestehende oder fehlende Ringbildung gibt, so kann eine zirkuläre Umschneidung jederzeit, selbst bei großer Vorsicht, zur Teilnekrose des Warzenhofes führen, eine Tatsache, die ja den praktischen Erfahrungen bei der Mammaplastik entspricht.

Die venöse Blutabfuhr erfolgt durch die die Arterien begleitenden Venen. Über die Lymphgefäße der Mamma (Abb. 78 und s. S. 219). Es sei hier nur betont, daß der Hauptlymphstrom aus der Drüse selbst am lateralen Pektoralisrand nach der Achselhöhle zu zieht, daß aber auch durch den M. pectoralis major, den Venen der Rami communicantes folgend, ein Strom durch die Brustwand dem Interkostalgefäß folgt, und ebenso kleinere Ströme mit den Venae mammariae int. gleichfalls in das Innere des Thorax gelangen. Der Hauptlymphstrom aus der Mamma erreicht die Lgll. pectorales und infraclaviculares, überspringt aber die Lgll. subscapulares, brachiales und intermediae. Aus den beiden ersten Gruppen entsteht der Truncus subclavius, der sich in die V. subclavia ergießt. Nach BARTELS bestehen auch unmittelbare Verbindungen von den Lgll. infraclavicul., brachial., intermediae und dem Truncus cubclavicus zu den Lgll. supraclaviculares, was von anderen bestritten wird. Von Teilen, die nahe der Oberfläche gelegen sind, und zwar besonders den medialen Abschnitten, gibt es auch eine unmittelbare Verbindung zu den

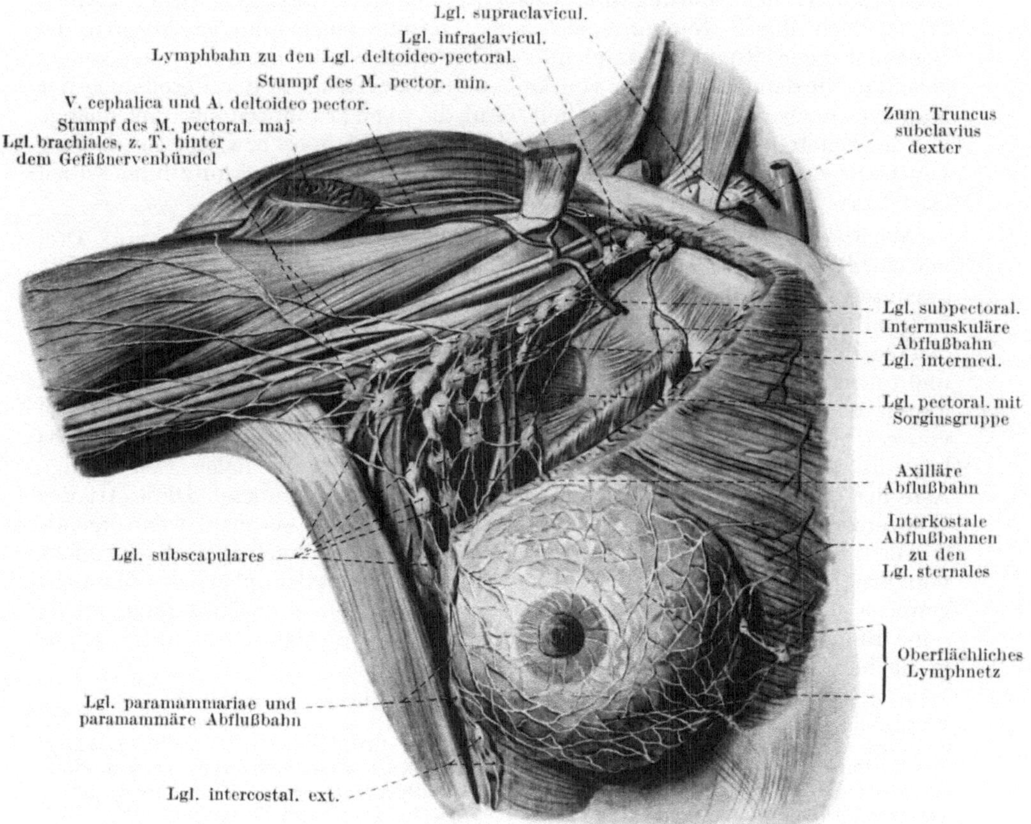

Abb. 78. Darstellung der Lymphbahnen und Lymphknoten der Brustdrüse und der Achselhöhle mit Bezeichnung der einzelnen Gruppen und Bahnen. (Nach POIRIER.)

supraklavikularen Lymphknoten, die sonst außerdem auf dem Umweg über Interkostal- bzw. Mammariagefäße erreicht werden.

Die zyklischen Veränderungen machen sich nicht nur mikroskopisch, sondern häufig auch klinisch bemerkbar, bei vielen Frauen schwillt die Brust während der Menses an und wird schmerzhaft. Unter Umständen treten in dieser Zeit sogar außerordentlich schmerzhafte Knoten in der Mamma auf, die, wie das SEBENING nachgewiesen hat, auf die obengenannten Veränderungen an den Drüsen zurückzuführen sind.

Die letzte ausgesprochene Veränderung macht die Brust im Klimakterium durch. Alle Teile, besonders aber die drüsigen Anteile, erfahren eine ausgesprochene Rückbildung. Das feinere Drüsengewebe schwindet allmählich vollkommen und es bleiben schließlich nur im Bindegewebe eingelagerte

Ausführungsgänge zurück. An Stelle des Drüsengewebes tritt Fettgewebe in mehr oder weniger großer Menge. Hier bestehen starke individuelle Unterschiede. Während bei manchen Frauen, trotz der Rückbildung, die Mamma im großen ganzen ihre Form behält, unter Umständen sogar fettreicher zu werden scheint, geht in anderen Fällen auch die Bindegewebs- und Fettbildung zurück, so daß schließlich ein schlaffer Hautsack übrig bleibt.

Die männliche Brustdrüse bleibt in der Regel während des ganzen Lebens in demselben Zustande, den sie schon vor der Pubertät erreicht hat. Sie bleibt klein und unscheinbar und unterscheidet sich auch sonst, was Blut- und Lymphgefäßversorgung betrifft, nicht grundsätzlich von der weiblichen. Selten kommt es einseitig oder doppelseitig in der Pubertätszeit zu einer stärkeren Entwicklung. Die Brustdrüse kann dann bis zu einem gewissen Grade ein ähnliches Wachstum zeigen wie die weibliche. Diese Veränderung wird als Gynäkomastie bezeichnet. An der männlichen Brustdrüse können trotz ihrer Kleinheit dieselben Krankheitserscheinungen beobachtet werden, wie an der weiblichen. Auch Karzinomentwicklung gehört nicht zu den allergrößten Seltenheiten.

b) Die plastischen Eingriffe an der weiblichen Brust.

Über die plastischen Operationen an der Mamma zur Deckung großer Lücken, wie sie im Anschluß an ausgedehnte Mammaamputationen wegen Karzinom gelegentlich zurückbleiben, wird im Abschnitt „Mammakarzinom" (s. S. 231) berichtet.

Eine zweite Anzeigestellung zu plastischen Eingriffen an der weiblichen Brust ist dann gegeben, wenn die Brust in Größe oder Form nicht den regelrechten Verhältnissen entspricht. Die Brust kann zu klein oder auch zu groß sein, sie kann aber auch zu tief herunterhängen (Hängebrust). Die Anzeigestellung für solche Eingriffe ist in der Mehrzahl der Fälle keine so eindeutige, wie sie durch die notwendige Deckung von Lücken in der Haut nach Operationen gegeben ist. Meist wird eine Verbesserung der Stellung mit gleichzeitiger Verkleinerung gewünscht, es handelt sich also meist um einen kosmetischen Eingriff. Doch auch unter die kosmetischen lassen sich diese Eingriffe nicht ohne weiteres zählen, besonders wenn es sich um die ausgedehnte gutartige Mammahypertrophie handelt oder um die Übergänge dazu, die hauptsächlich durch die schwere, durch Fettreichtum sich auszeichnende Hängebrust verkörpert wird. Dagegen kann man von einem kosmetischen Eingriff sprechen, wenn es sich um die Vergrößerung der zu kleinen Brust oder um die Beseitigung der schlaffen, fettlosen Hängebrust handelt. Auf Einzelheiten der Anzeigestellung kommen wir noch zu sprechen.

α) Die Eingriffe bei der hypertrophischen Hängebrust (stärksten Grades).

Es handelt sich um ein verhältnismäßig seltenes Krankheitsbild. Ohne jegliche Veranlassung beginnt meist in der Entwicklungszeit ein unverhältnismäßiges Wachstum der Brust, so daß manchmal nach einigen Monaten die Brüste als zwei unförmige Gebilde durch gleichzeitige starke Vermehrung von Drüsenkörper und Fettgewebe herangewachsen sind. Gewichte bis zu 6—8 Pfund für eine Brust sind häufiger beobachtet worden, seltener gibt es noch schwerere Formen (bis zu 30 Pfund). Durch die starke Gewichtsvermehrung, besonders des Drüsengewebes, verliert die Brust jeden Halt, die Haut wird gedehnt, und der Schwere folgend senkt sich die Brust immer mehr. Infolge des starken Heruntersinkens der häufig auch nicht ganz symmetrisch wachsenden Brüste zeigen sich Stauungserscheinungen und Veränderungen der Haut (Ekzeme, Dekubitus) infolge des Aneinanderliegens breiter Hautflächen. Die Mamilla bleibt in manchen Fällen klein, in anderen Fällen wird sie mit in die Länge gezogen, während die eigentliche Warze nicht mehr vorspringt, sondern in der Oberfläche der Haut verschwindet. Daß solche Brüste Anlaß zu mannigfachen Beschwerden geben, ist nur natürlich. Allein das Gewicht ruft unangenehme Spannungsgefühle hervor, die sich gelegentlich zu richtigen, ziehenden Schmerzen, die nach dem Schlüsselbein und nach den Schultern zu ausstrahlen, vermehren. Dazu kommen die Stauungserscheinungen, die das Gewicht vermehren und zu Ernährungsstörungen der Haut führen. Sehr unangenehm sind die Ekzeme und das Wundwerden unterhalb der Brust, besonders wenn durch schnürende Kleidungsstücke der Versuch gemacht wird die entstellte Brust zu verbergen.

Außer den körperlichen Beschwerden werden vielfach seelische geäußert, in erster Linie, wenn es sich um junge Mädchen handelt, deren Körper durch die rasch entwickelten Brüste entstellt wird. Sie leiden unter dieser Entstellung und versuchen sie auf alle Weise zu verbergen, wodurch die körperlichen Beschwerden erhöht werden. Dadurch werden sie oft gestört in der Ausübung ihres Berufes und müssen sich Sport und Gymnastik, auf die heute so großer Wert gelegt wird, versagen (AXHAUSEN 1926, A. NOËL).

Unter Berücksichtigung aller dieser Tatsachen wird wohl kein Chirurg von einem rein kosmetischen Eingriff sprechen. Es ist selbstverständlich, daß man in solchen Fällen zu Hilfe kommt. Die Wahl der für diese Fälle geeigneten Eingriffe ist nicht allzugroß, wenn es sich um die ausgesprochene Form handelt. Hier können nur das radikalste Mittel, die Amputation, oder zum wenigstens ausgedehnte Resektionen einen Erfolg bringen, während alle Aufhängemethoden von vornherein versagen müssen. Für die Form der gutartigen Hypertrophie, bei denen eine Mamma 20—30 Pfund wiegt, kommt wohl nur die Amputation in Frage. Der erste bekanntgewordene Eingriff wurde von LE DOUBLE (1875) ausgeführt.

Die Amputation der Brust wird so auszuführen sein, wie das bei der Behandlung des Brustkrebses (S. 221) geschildert ist, ohne daß jedoch die Achselhöhle ausgeräumt wird. Der spindelförmige Schnitt beginnt dabei am besten am oberen Rande des M. pectoralis und seine Längsachse verläuft schräg nach unten einwärts. Will man nach völliger Amputation ein brustähnliches Gebilde wiederherstellen, so kann man das Verfahren anwenden, das ursprünglich von CZERNY (1895) nach der Entfernung der Mamma angegeben wurde, nämlich die freie Fettverpflanzung (Lipom) (s. S. 142). LEXER (1912) und KLAPP (1913) haben die freie Fettverpflanzung auch empfohlen nach der Entfernung der Brustdrüse unter Erhaltung der Haut wegen Mastopathia cystica. WREDE (1916) hat einen Bauchhautfettlappen nach Entfernung eines großen Fibroadenoms erfolgreich verpflanzt. Dieses Verfahren kann man, wie gesagt, auch nach Amputation der Brust anwenden, wenn man genügend Haut erhält, um einen der Größe der Mamma entsprechenden Hautsack zu bilden. Nach völliger Wundheilung wird man unterhalb des Hautsackes einen quer verlaufenden bogenförmigen Schnitt machen und eine Hauttasche bilden, in die ein größerer Fettgewebslappen eingeschoben wird. Eine Mamilla fehlt allerdings.

Man kann aber auch ein mammaähnliches Gebilde nach dem Verfahren zur Anwendung bringen, welches wir nach der Mammaamputation bei Karzinom empfohlen haben (s. S. 231).

HOFFMANN (HÜBENER) hat 1921 die Brustdrüse unter Erhaltung der vorderen Brusthaut und der Brustwarze entfernt. Ein großer zungenförmiger Hautlappen der oberen Brusthaut wird so umschnitten, daß er 2 cm unterhalb der Mamilla herumläuft. Von dem Ende dieses zungenförmigen Schnittes geht ein zweiter bogenförmiger Schnitt aus, der auf der Unterfläche die Brust umzieht. Der letztere Bogenschnitt tritt bis dicht an den unteren Ansatz der Mamma heran. Die Hautlappen werden etwas abgelöst, dann die ganze Brustdrüse mit dem Fett- und Bindegewebe entfernt und die beiden Bogenschnitte miteinander vernäht. Später werden in einer zweiten Sitzung noch größere Hautstücke entfernt und mit dem erhaltenen Unterhautfettgewebe die Mamilla unterpolstert.

Lexer hat bereits 1912 bei einer Kranken, deren Brüste bis in Nabelhöhe reichten, mit zwei bogenförmigen Schnitten, die von der Mitte der Brust ausgingen und nach der submammären Falte zogen, große Teile der Haut und des Brustdrüsengewebes entfernt. Infolge der Naht der Wundflächen gegeneinander wurde der Mammarest aufgerichtet und erhielt so, abgesehen von dem Fehlen der Mamilla, normale Form und Größe. In der zweiten Sitzung bei der Verkleinerung der anderen Brust umschnitt Lexer aus dem Warzenhof zwei rundliche Hautstückchen und verwendete sie auf jeder Seite zum Aufbau eines brustwarzenähnlichen Gebildes. Lexer legte also 1912 bereits den Grund zu seiner Mammaplastik, die er später dadurch vervollkommnete, daß er die Brustwarze umschnitt und da wieder einpflanzte, wo ihr Platz den richtigen Größenverhältnissen entsprach.

β) Die Eingriffe bei der hypertrophischen Hängebrust (mittleren Grades), der Fetthängebrust und der atrophischen Hängebrust.

Während die ausgesprochene hypertrophische Hängebrust des jugendlichen Alters eine absolute Anzeige für einen operativen Eingriff bildet, liegen die Verhältnisse bei der Fetthängebrust, was die Anzeigestellung betrifft, schon etwas anders. Eine absolute Anzeige ist hier nicht gegeben, aber wenn man die Klagen über körperliche Beschwerden und seelische Nöte dieser Entstellten hört, so wird man sich, selbst wenn es sich um Frauen zwischen 30 und 50 Jahren handelt, der Stichhaltigkeit dieser Beschwerden nicht verschließen können. Man wird sich in solchen Fällen aber wohl kaum jemals zu einer Amputation bereit erklären, namentlich dann, wenn es sich um Frauen im geburtsfähigen Alter handelt. Ein solcher verstümmelnder Eingriff ist auch kaum nötig, es stehen uns heute eine Reihe von sehr wirksamen Resektionsverfahren zu Gebote, die zugleich in der Lage sind, einen kosmetisch guten Erfolg zu erzielen, und auch die weitere Funktion der Brustdrüse gewährleisten. Selbstverständlich werden die Resektionsverfahren auch bei der jugendlichen hypertrophischen Hängebrust, wie sie oben geschildert ist, in Frage kommen, wenn es sich nicht gerade um die alleräußerste Größe handelt. Der Grundsatz aller dieser Eingriffe muß darin gipfeln:

1. Die Brust muß ausgiebig verkleinert werden, und zwar muß sich die Verkleinerung sowohl auf das Drüsen- als auf das Fettgewebe erstrecken. Unter Umständen werden dabei mehrere Pfund Gewebe geopfert.

2. Die Mamilla muß erhalten bleiben, sie soll aber verpflanzt werden. Die neue Stellung muß der Stellung der Mamilla auf einer regelrecht großen und regelrecht gebildeten Brust entsprechen. Der Warzenhof kann dabei in eine neue Form gebracht werden, wenn er verzogen ist; er kann auch entsprechend verkleinert werden, wenn er zu groß ist. Trotz der Verpflanzung der Mamilla darf die spätere Funktion der Brustdrüse nicht gestört werden, daher dürfen die Milchgänge nicht in größerer Menge verletzt werden. Die Schnitte durch das Drüsengewebe sollen möglichst radiär verlaufen, entsprechend dem Verlauf der Milchgänge.

3. Die Hautschnitte müssen derart angelegt werden, daß die zurückbleibenden Narben möglichst unauffällig, am besten unsichtbar werden.

Diesen Anforderungen entsprechen, wie gesagt, eine Reihe von neueren Operationsverfahren, die weiter unten geschildert werden sollen. Geschichtlich ist zu bemerken, daß im Jahre 1897 POUSSON als erster eine plastische Verkleinerung der Brustdrüse ausgeführt hat. Er hat aus der Haut oberhalb der Brustwarze ein quergestelltes, halbmondförmiges Hautstück mit Subkutangewebe herausgeschnitten und durch die folgende Naht der Wunde die Brust gehoben. Dieses Verfahren mußte eine häßliche, quergestellte Narbe hinterlassen. Die Methode ist später in verbesserter Form von A. NOËL wieder aufgenommen worden. Sie legte die Narbe an die Grenze des Warzenhofes (s. S. 194). Auch die Methode von DEHNER, der als erster Deutscher (1908) einen die Brust hebenden Eingriff ausgeführt hat, ist ähnlich wie die POUSSONs. Auch DEHNER führte den Schnitt oberhalb der Brustwarze aus. Er entnahm eine breite Spindel von Haut und Unterhautzellgewebe, durchbohrte den M. pectoralis major in der Faserrichtung in Höhe der 3. Rippe, die auf diese Weise freigelegt wurde. Dann nähte er durch drei Katgutnähte, die tief durch das Drüsengewebe gingen, die Brustdrüse an das Periost der 3. Rippe an. Auch diese Operation hinterließ keinen guten kosmetischen Erfolg, da die lange Narbe auf der Oberfläche der Brustdrüse verlief.

VERCHÈRE (1898) hat den kosmetischen Erfolg dadurch etwas verbessert, daß er im äußeren oberen Quadranten der Brust, nach der Achselhöhle zu, ein dreieckiges Haut- und Unterhautzellgewebestück entfernte und die Lücke durch eine Y-förmige Naht verschloß. Die bisher genannten Verfahren kommen für ausgedehnte Formen der hypertrophischen Hängebrust nicht in Frage. Dasselbe gilt für die Methode von MORESTIN (1903 und 1907), der ähnlich wie VERCHÈRE die Hebung der Brust nach Lückenbildung in der Gegend der Achselhöhle vorgenommen hat. MORESTIN hat dann später, wie GIRARD (1909), den Schnitt unterhalb der Mamma in die submammäre Falte gelegt und dadurch die Narbe unsichtbar gemacht (s. unten).

Die Verfahren der ausgedehnten Resektionen wurden eingeleitet von FRIEDRICH (Kirchheim). Er schnitt ohne Rücksicht auf die entstehenden Narben offen große Teile aus der Brust heraus. Er amputierte im Jahre 1901 bei einem jungen Mädchen mit hypertrophischer Hängebrust die eine Brust, die andere verkleinerte er durch Herausschneiden von drei großen Sektoren soweit, daß der Rest ungefähr einer regelrechten Brust entsprach. Der Enderfolg war allerdings der, daß die Beschwerden der Patientin weiter bestanden und FRIEDRICH gezwungen war, auch diese Brust vollständig zu entfernen. Die Versuche, trotz ausgedehnter Resektion die Mamilla zu erhalten, führten zu mehr oder weniger guten Erfolgen. KAUSCH (1916) hat zwei konzentrische Kreise um die Brustwarze aufgezeichnet und zwischen diesen beiden Kreisen die Haut, das Fett- und das Drüsengewebe in größerer Menge entfernt, so daß die Brust sehr wesentlich verkleinert war. Er hat sie gleichzeitig durch Befestigung auf der Pektoralisfaszie gehoben. Der Erfolg war schlecht, da der mittlere Teil, zum Teil außer Ernährung gesetzt, abstarb. Er hat den Vorschlag gemacht, die Entfernung des Gewebes nicht kreisförmig, sondern zunächst die Hälfte des angezeichneten Gewebes, und in einer zweiten Sitzung die andere Hälfte, zu entfernen. Nachahmer hat die Methode KAUSCH' scheinbar nicht gefunden.

Die oben gestellte Forderung 3., nämlich die Schnitte derart anzulegen, daß die Narben möglichst unauffällig werden, hat zuerst GIRARD (1910) unter gleichzeitiger Verkleinerung der Brustdrüse zu erfüllen versucht. Sein Schnitt verlief bogenförmig im rückwärtigen Teil der Brust und in der Nähe der

Umschlagsfalte. Von diesem Schnitte aus wurde ein sichelförmiges Stück der Mamma entfernt, die Brust von der Pektoralisfaszie bis zur 2. Rippe stumpf abgelöst und mit einer Reihe durchgreifender Katgutnähte die Hebung der Brust vorgenommen. Diese Katgutnähte gehen einerseits breit durch dat Drüsengewebe, andererseits werden sie durch eine Fadenschlinge geführt, die am Rippenknorpel der 2. Rippe befestigt ist. Die Methode GIRARDs gab zunächst gute Erfolge. Allmählich lockerte sich aber die Befestigung und die Brust sank wieder herunter.

Aus dem GIRARDschen ist wohl das Verfahren von DE QUERVAIN (1925) hervorgegangen. Auch er legte die Brust von einem submammären Schnitt frei, löste sie ab, schlug sie nach oben um, bis die Rückseite vollständig frei lag und löste nun die Brustdrüse ringsherum von der sie bedeckenden Haut ab. Diese Ablösung wurde so weit vorgenommen, daß nur ein etwa 6—7 cm im Durchmesser messendes Stück der Drüse um die Mamilla herum mit der Haut im Zusammenhang blieb. Außer diesem Rest wurde alles Brustdrüsen- und Fettgewebe abgetragen. Der zurückbleibende Drüsenrest mit der Mamilla wurde dann auf der Pektoralisfaszie mit Katgutnähten an der richtigen Stelle festgenäht und die Hautwunde geschlossen. Die Operierte hat nach 5 Monaten ein Kind geboren und konnte normal stillen. Der gute Erfolg blieb erhalten.

Auf andere Weise hat HOLLÄNDER (1924) eine Verkleinerung der Brustdrüse mit gleichzeitiger Hebung vorgenommen (s. S. 162).

Eine wesentliche Verbesserung des kosmetischen Erfolges wurde durch die Verpflanzung der Mamilla an einen der verkleinerten Brust entsprechenden Platz herbeigeführt. Die Mamillenverpflanzung hat einen Prioritätsstreit hervorgerufen und es ist auch heute nicht mit absoluter Sicherheit zu sagen, wer von den Autoren die Methode zuerst angewendet hat. Als im Jahre 1925 DUFOURMENTEL das Verfahren bekanntgab, teilte in der Diskussion DARTIGUES mit, daß VILLANDRE (1912) diese Methode schon ausgeführt hätte (s. JOSEPH: Nasenplastik 1931, S. 751).

Ob tatsächlich MORESTIN, wie VILLANDRE bei dieser Gelegenheit geäußert hat, die Mamillaverpflanzung schon früher in derselben Weise ausgeführt hat, ist nicht festzustellen.

Die Mamillaverpflanzung allein kann nur bei ganz geringgradigen Hypertrophien zum Ziel führen. Sie wurde in solchen Fällen von verschiedenen Chirurgen mit mehr oder weniger Erfolg angewendet (ECKSTEIN 1912, LOTSCH, NOËL, WEINHOLD, GLÄSMER und AMERSBACH s. weiter unten). Die Festlegung des neuen Platzes für den Warzenhof wird nach verschiedenen Gesichtspunkten und Regeln bestimmt. Während die meisten Chirurgen den Punkt am stehenden oder sitzenden Kranken nach dem Augenmaß festlegen, haben GLÄSMER und AMERSBACH (1927), SCHWARZMANN (1930), EHRENFELD (1935) und CLAONÉ (1937) zum Teil sehr eingehende Hilfsmittel zur genauen, meßbaren Bestimmung des neuen Platzes gegeben (s. S. 158 und 167, und 171).

I. Die Resektionsverfahren mit Verpflanzung der Brustwarze. Liegt eine ausgedehntere Hypertrophie vor, so muß die Mamillaverpflanzung mit einer ausgedehnten Verkleinerung der Mamma vereinigt werden. Fast alle heute gebräuchlichen Verfahren beruhen auf diesem Grundsatz. Diese glückliche Vereinigung von ausgedehnter Resektion und Verpflanzung der Mamilla erlaubt dieses Verfahren auch bei sehr starker Hypertrophie zur Anwendung zu bringen, so daß die Amputation eigentlich nur noch für allerschwerste Fälle aufbewahrt bleibt. Bei richtiger Anwendung dieser Methode gelingt es nicht nur die Brust zu verkleinern unter Erhaltung ihrer Funktionstüchtigkeit, sondern auch bei Störung der Symmetrie diese wieder herzustellen und einen guten kosmetischen Erfolg zu erzielen. Die Verfahren unterscheiden sich grundsätzlich nur noch dadurch, daß sie teilweise einzeitig (LEXER, LOTSCH, PASSOT, AXHAUSEN, GLÄSMER und AMERSBACH, BIESENBERGER, SCHWARZMANN (s. unten)

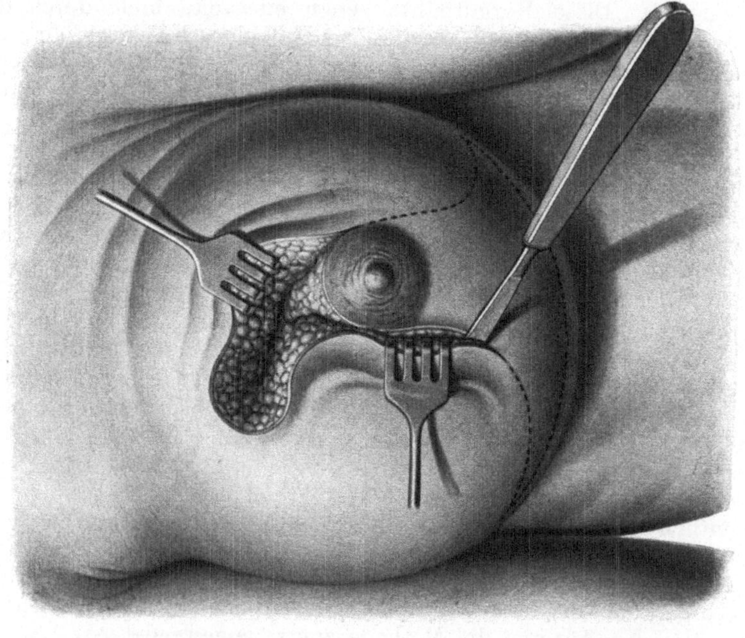

Abb. 80. Darstellung des Eingriffes bei der hypertrophischen Hängebrust mittleren Grades nach LEXER. 2. Während die Brust angehoben wird, werden die Torpfostenschnitte am Warzenhof vorbei auseinanderweichend fortgesetzt, bis sie in der submammären Falte enden. Hier werden sie durch einen bogenförmigen Schnitt verbunden.

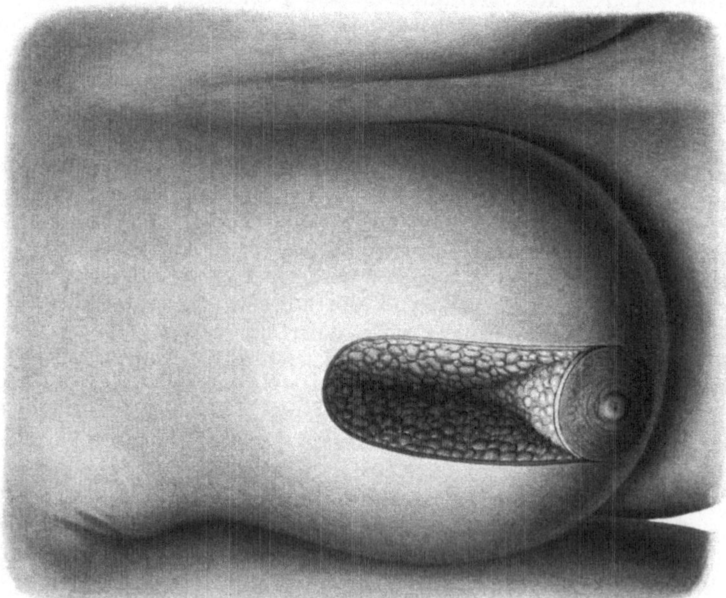

Abb. 79. Darstellung des Eingriffes bei der hypertrophischen Hängebrust mittleren Grades nach LEXER. 1. Ein hoher Torbogenschnitt oberhalb der Warze mit Entfernung des Unterhautfettgewebes ist angelegt.

und teilweise zweizeitig (SCHREIBER, JOSEPH, EITNER) zur Ausführung kommen. Die Einzeitigkeit hat naturgemäß den Vorzug, daß mit einem Eingriff die Plastik vollendet ist. Da aber bei dem einzeitigen Eingriff die ringförmige Umschneidung der Brustwarze notwendig ist und doch gelegentlich, scheinbar auch bei größter Vorsicht, Ernährungsstörungen der Brustwarze beobachtet werden, die den

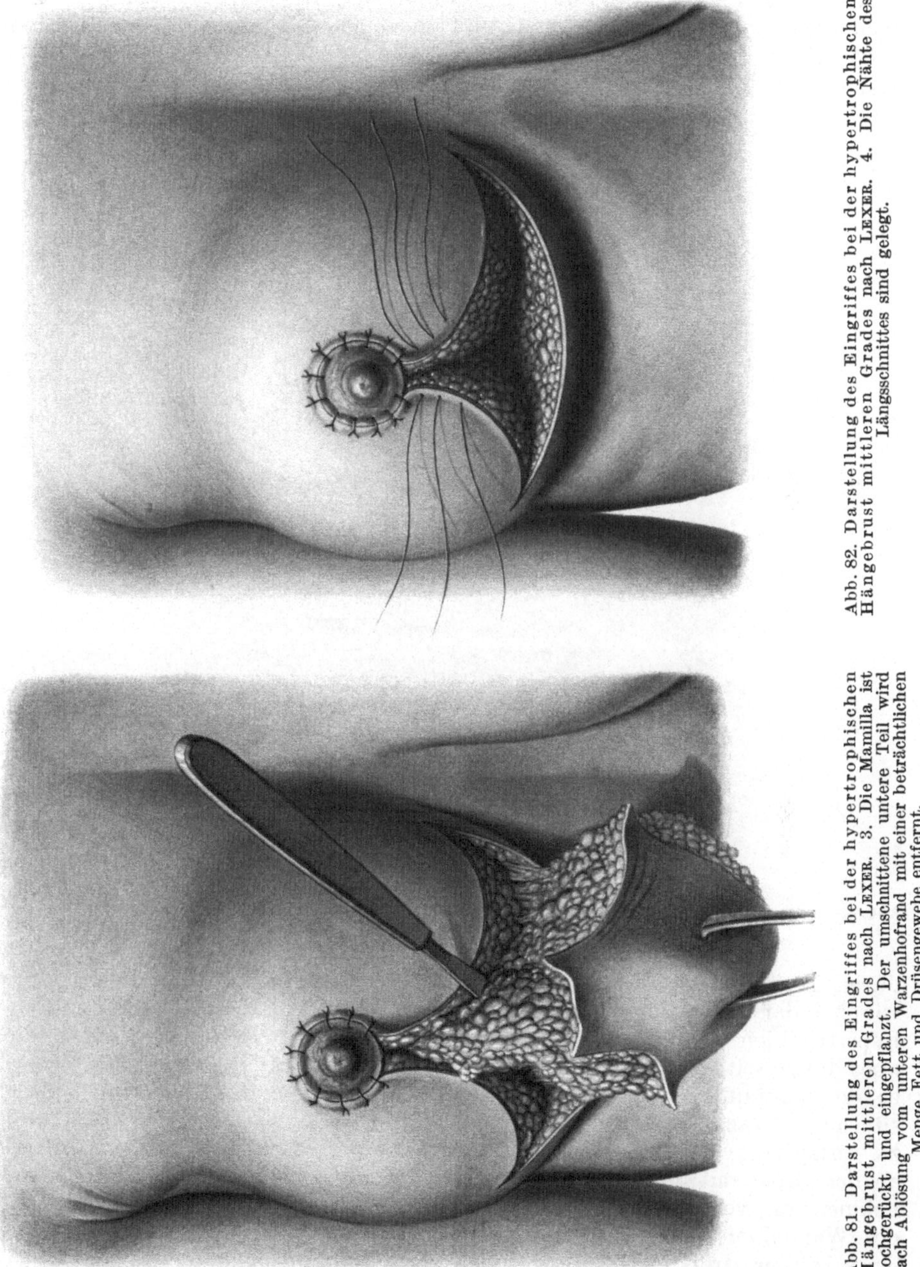

Abb. 81. Darstellung des Eingriffes bei der hypertrophischen Hängebrust mittleren Grades nach LEXER. 3. Die Mamilla ist hochgerückt und eingepflanzt. Der umschnittene untere Teil wird nach Ablösung vom unteren Warzenhofrand mit einer beträchtlichen Menge Fett und Drüsengewebe entfernt.

Abb. 82. Darstellung des Eingriffes bei der hypertrophischen Hängebrust mittleren Grades nach LEXER. 4. Die Nähte des Längsschnittes sind gelegt.

Erfolg sehr erheblich beeinträchtigen müssen, so haben verschiedene Autoren den einzeitigen Eingriff aufgegeben und die Verpflanzung der Brustwarze gewissermaßen gestielt in zwei Zeiten vorgenommen. Dieser Vorteil der größeren

Sicherheit muß allerdings erkauft werden mit einer längeren Pause zwischen den beiden Eingriffen (3—5 Wochen) und mit einer größeren Infektionsgefahr beim zweiten Eingriff.

II. Die einzeitige Resektion mit Verpflanzung des Warzenhofes. Wie schon oben erwähnt, hat LEXER den Grund zu seinem Verfahren bereits im Jahre 1912 gelegt. Er hat dann später (KRASKE 1923) sein Verfahren so umgewandelt, daß der Warzenhof erhalten bleibt. Sein Vorgehen zeichnet sich

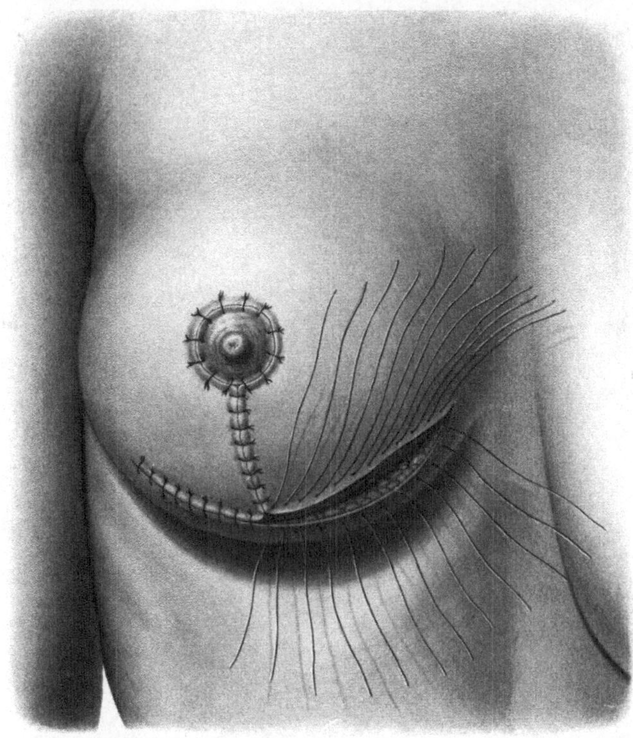

Abb. 83. Darstellung des Eingriffes bei der hypertrophischen Hängebrust mittleren Grades nach LEXER. 5. Der untere bogenförmige Schnitt wird ebenfalls vernäht.

durch große Einfachheit aus und es ist anwendbar bei der atrophischen, wie bei der hypertrophischen Hängebrust. Nur bei den schweren Mammahypertrophien operiert auch LEXER zwei- oder gar dreizeitig, in jeder Sitzung aber doppelseitig, zur Wahrung der Symmetrie. Operiert er einzeitig, so stellt er den zukünftigen Platz der Brustwarze durch Schätzung an der aufrecht sitzenden Kranken fest. Diesen Punkt, der nach oben und etwas nach außen zu verlagern ist, hält er durch eine eingespießte Stecknadel fest. Dann wird an der Brust mit dem Messer der Weg, den die zu verlagernde Brustwarze nehmen soll, vorgezeichnet. So entsteht ein hoher Torbogen aus Haut oberhalb des Warzenhofes, der bis zum oberen Rand des Warzenhofes ausgeschnitten wird, bei der atrophischen Hängebrust ohne, bei der hypertrophischen mit Fett (Abb. 79). Die Torpfostenschnitte werden nun dicht am Warzenhof vorbei nach unten fortgesetzt, und zwar im Bogen auseinanderweichend, so daß die Enden der Schnitte in waagerechter Richtung in der submammären Falte münden (Abb. 80). Diese beiden Schnittenden werden etwas oberhalb der

Umschlagsfalte, also noch auf der Brust durch einen Querschnitt miteinander verbunden. Schließlich wird der untere Rand der Mamilla umschnitten. Der Warzenhof selbst darf unter keinen Umständen von seiner Unterlage abgelöst werden, während die Ränder der Bogenschnitte etwas stärker vom Brustdrüsengewebe getrennt werden. LEXER bestreitet bei diesem Vorgehen die Möglichkeit einer Warzenhofnekrose. Die geringe seitliche Hautablösung genügt, um die Mamilla im Torbogen nach oben zu verschieben und sie dort

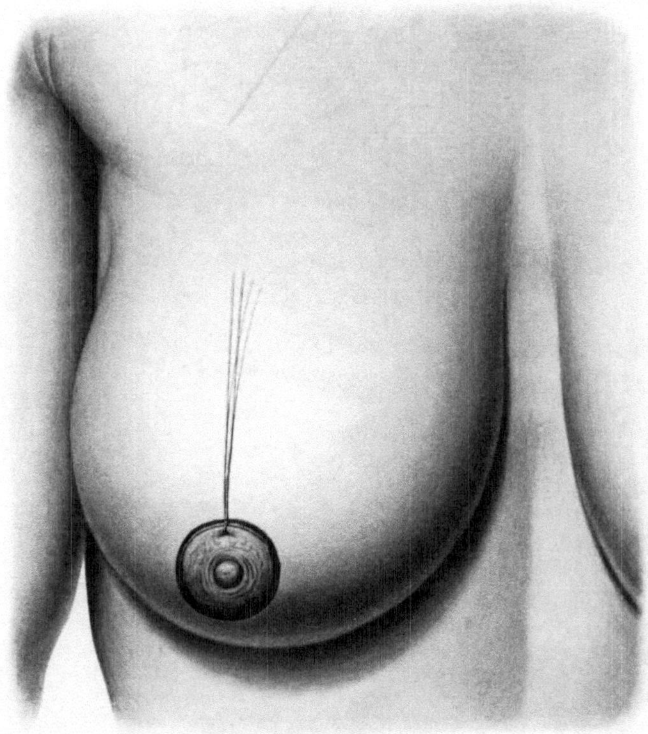

Abb. 84. Darstellung des Eingriffes bei der hypertrophischen Hängebrust mittleren Grades nach LOTSCH. 2. Verfahren. 1. Der Warzenhof ist umschnitten und der oberste Abschnitt durch eine Naht gekennzeichnet, um Drehungen zu vermeiden.

einzunähen. Die Einnähung wird fast ringförmig vorgenommen, so daß unterhalb aus der großen bogenförmigen Hautwunde das überschüssige Fett und Drüsengewebe hervorquillt (Abb. 81). Es wird mit einer Geschwulstzange gefaßt und hervorgezogen und nun ein keilförmiges Stück aus Fett und Drüsengewebe herausgeschnitten, entsprechend den Hautwundrändern, nach unten zu immer tiefergreifend, bis man im unteren Abschnitt der Brustdrüse die Fascia pectoralis erreicht (Abb. 82). Das ganze Gewebsstück wird entfernt. Nun wird der Rest stumpf von der Unterlage abgelöst und durch einige tiefgreifende Katgutnähte, möglichst hoch am M. pectoralis major befestigt. Infolge des bogenförmigen Verlaufes der Gewebeschnitte richtet sich die Brust nach der nun folgenden Verschlußnaht immer mehr auf. Das Wesentliche sind die Nähte durch den Brustdrüsenrest, weniger die durch die Haut, die an sich ja nur wenig Halt bieten kann. Ist die Haut unter der Brust genügend gespannt, so wird die querverlaufende Lücke ebenfalls durch Naht geschlossen (Abb. 83).

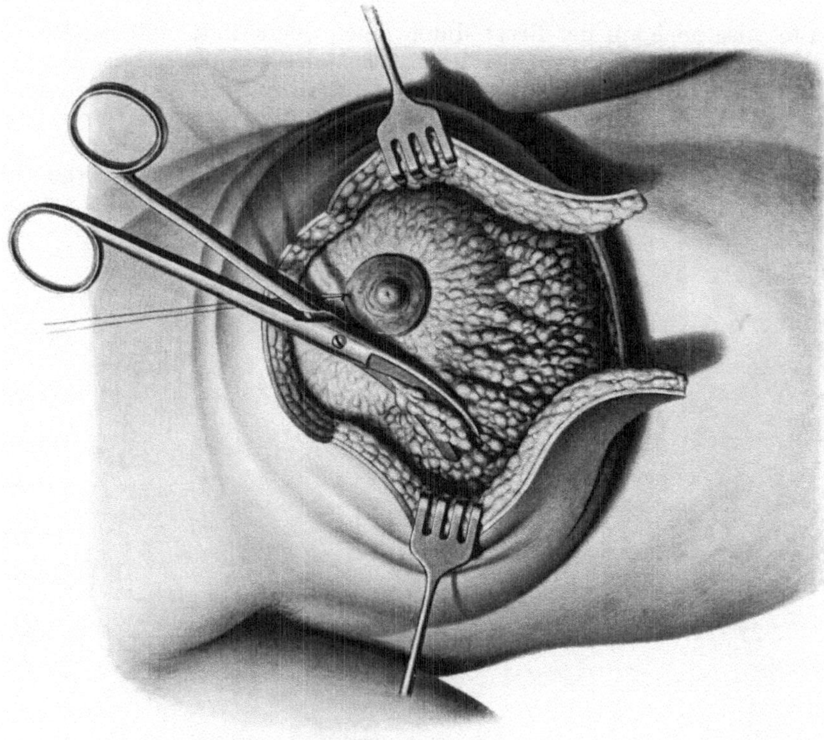

Abb. 86. Darstellung des Eingriffes bei der hypertrophischen Hängebrust mittleren Grades nach LOTSCH. 2. Verfahren. 3. Die Haut ist überall zurückgezogen. Mit der Schere werden große Teile des Unterhautfettgewebes entfernt.

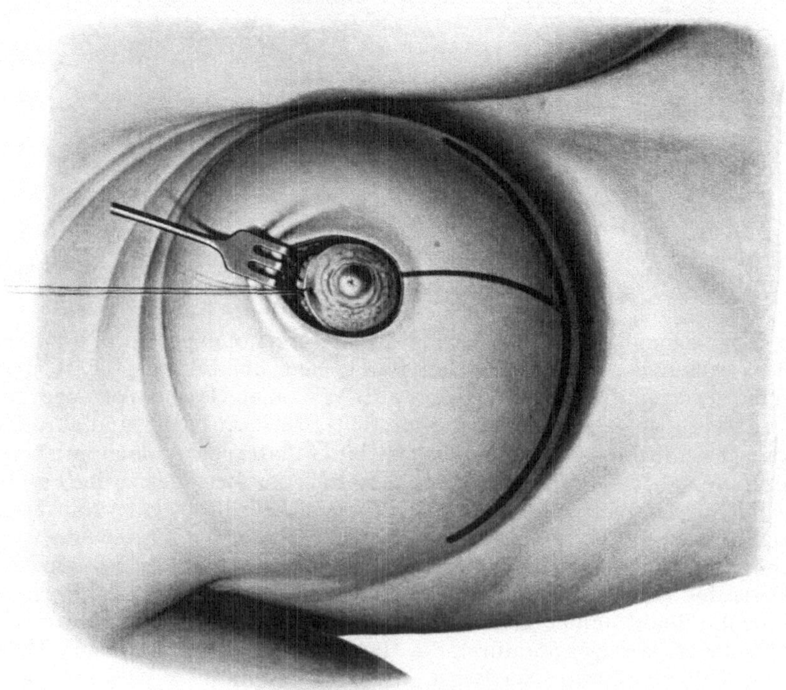

Abb. 85. Darstellung des Eingriffes bei der hypertrophischen Hängebrust mittleren Grades nach LOTSCH. 2. Verfahren. 2. Die Schnittführung zur Ablösung der Haut in großem Maßstabe.

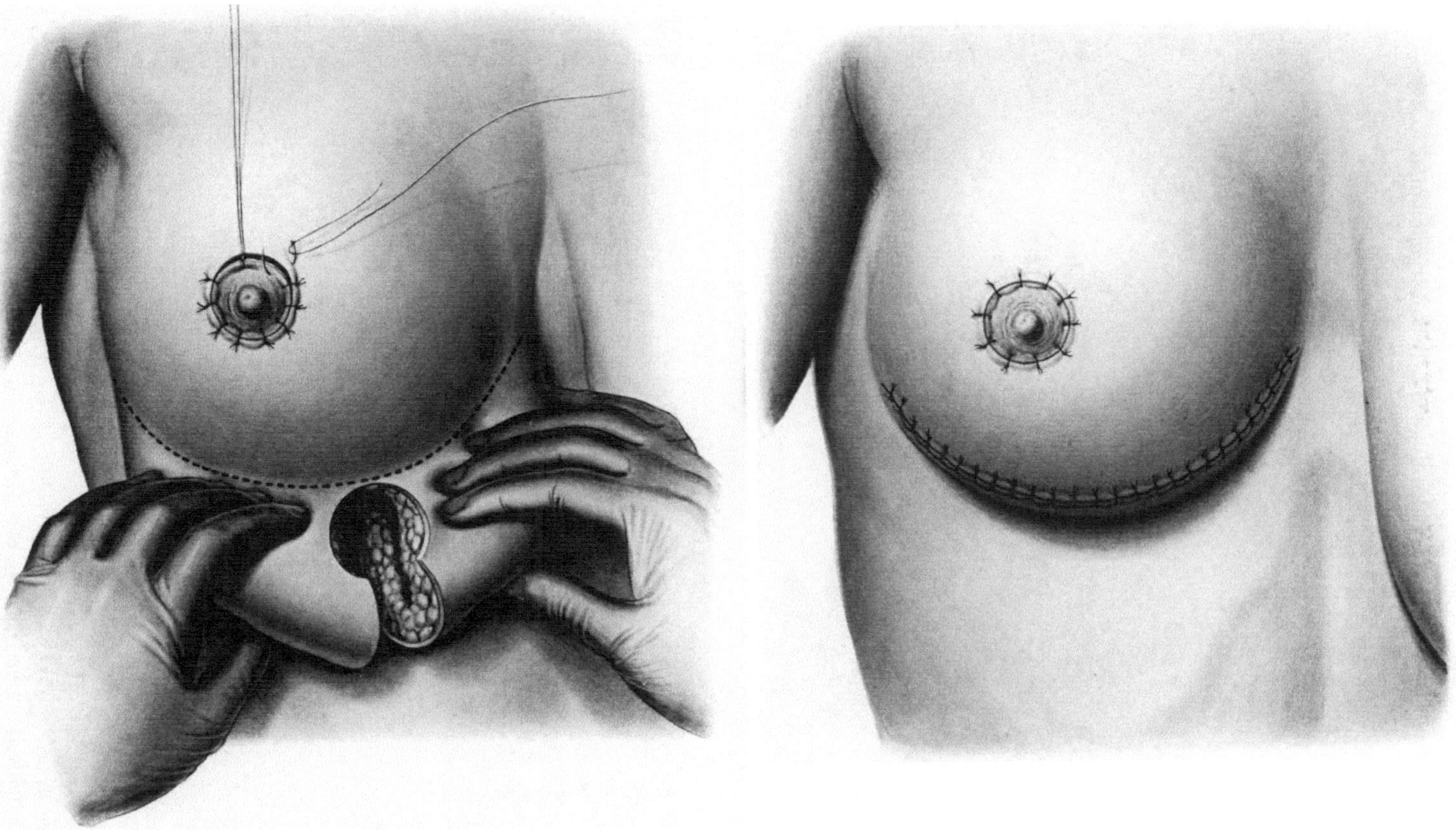

Abb. 87. Darstellung des Eingriffes bei der hypertrophischen Hängebrust mittleren Grades nach LOTSCH. 2. Verfahren. 4. Die Brustwarze ist in richtiger Stellung in das ausgeschnittene Fenster eingenäht. Der Überschuß an Haut wird zusammengefaßt und im Bereiche der gestrichelten Linie abgetragen.

Abb. 88. Darstellung des Eingriffes bei der hypertrophischen Hängebrust mittleren Grades nach LOTSCH. 2. Verfahren. 5. Nach Abschluß des Eingriffes findet sich eine Naht nur um den Warzenhof und in der Gegend der Umschlagsfalte.

Etwa zu gleicher Zeit mit KRASKE, der das LEXERsche Verfahren 1923 veröffentlichte, hat LOTSCH seine Methode bekanntgegeben (s. auch S. 189).

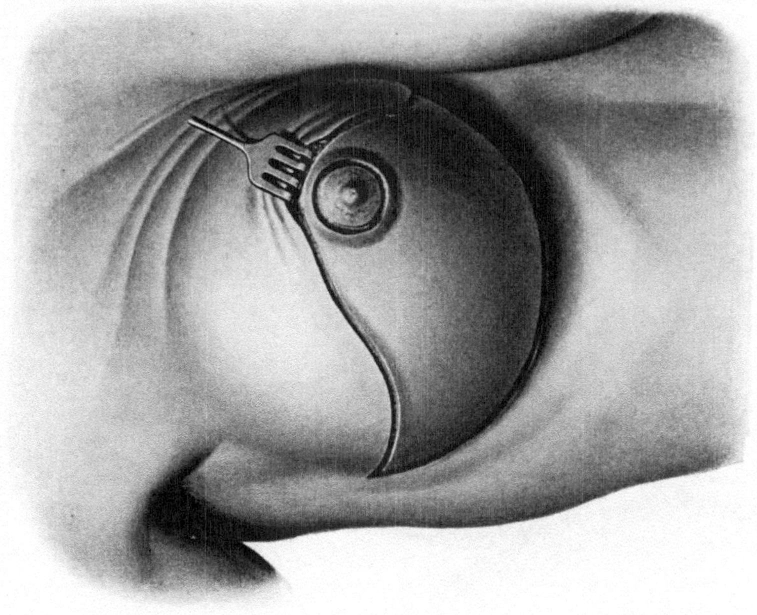

Abb. 90. Der Eingriff bei der hypertrophischen Hängebrust mittleren Grades nach AXHAUSEN. 2. Die Brust ist stark angehoben und zeigt den 2. Hautschnitt in der Gegend der Umschlagsfalte.

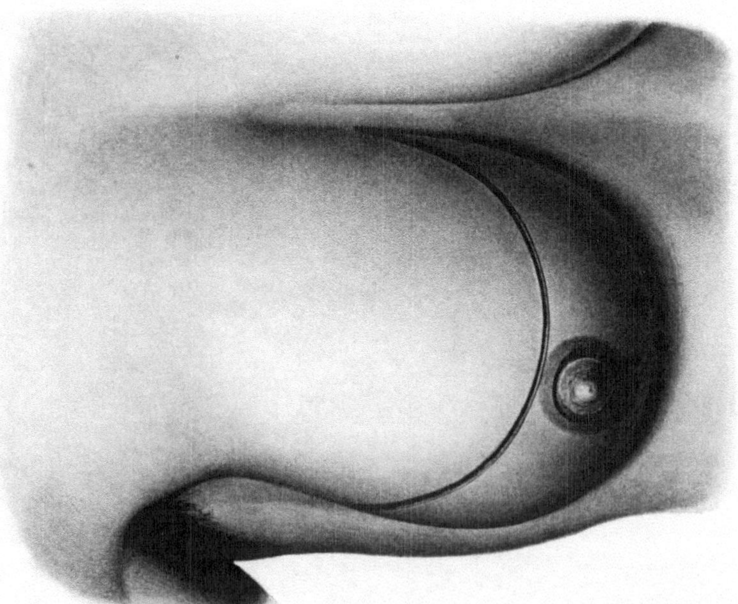

Abb. 89. Der Eingriff bei der hypertrophischen Hängebrust mittleren Grades nach AXHAUSEN. 1. Der Warzenhof ist umschnitten und verkleinert. Oberhalb des Warzenhofes zieht der vordere Hautschnitt bogenförmig vorbei.

Auch er operiert einzeitig nach ringförmiger Umschneidung der Brustwarze. Die Möglichkeit einer Nekrose der Brustwarze lehnt er in einem späteren Aufsatz (1928) ab. Nach seiner Ansicht sind technische Fehler die Ursache für

Ernährungsstörungen. Er selbst hat aber eine Randnekrose erlebt und führt dieses Mißgeschick auf eine Torsion der Mamilla bei der Einpflanzung in das

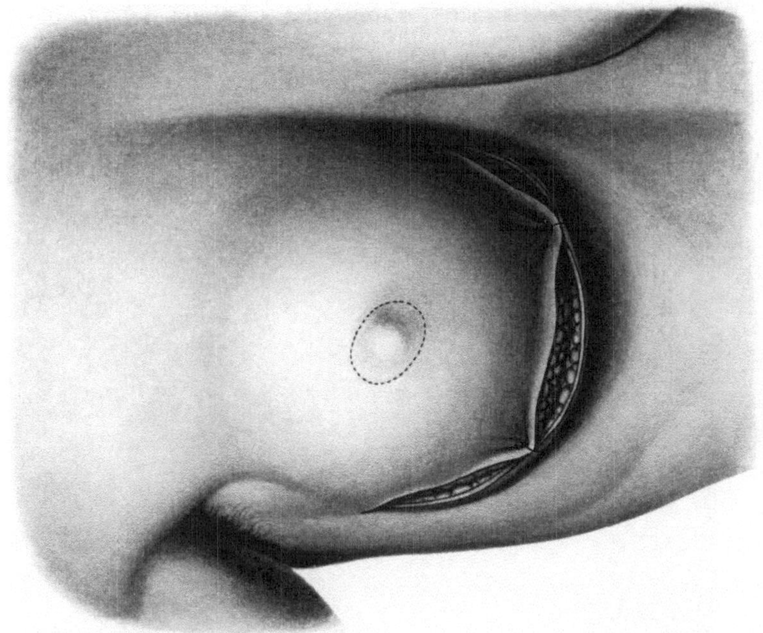

Abb. 92. Der Eingriff bei der hypertrophischen Hängebrust mittleren Grades nach AXHAUSEN. 4. Die verkleinerte Brustdrüse ist unter den Oberhautlappen heruntergeschoben, das Fenster für die Mamilla wird eiförmig, entsprechend der punktierten Linie umschnitten. Hautnaht in der Gegend der Umschlagsfalte.

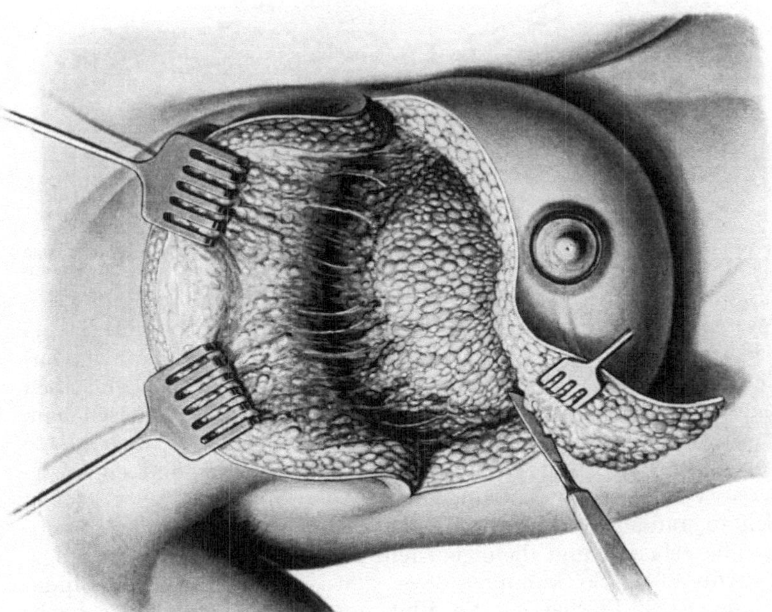

Abb. 91. Der Eingriff bei der hypertrophischen Hängebrust mittleren Grades nach AXHAUSEN. 3. Die Haut, die durch den ersten Bogenschnitt begrenzt ist, wird von der Brustdrüse abgelöst und nach oben gezogen. Der ganze zwischen den beiden Bogenschnitten befindliche Hautlappen wird mit dem Unterhautfettgewebe vollständig entfernt, so daß die Brust mit dem Warzenhof ohne jeden Hautüberzug ist. Es folgt, wenn nötig, die Entfernung von Fett- und Drüsengewebe mit der Schere, wie bei LOTSCH.

Knopfloch zurück. Er bezeichnet deshalb den oberen Pol des Warzenhofes vor der Umschneidung durch eine dünne Seidennaht.

Das Vorgehen von LOTSCH (1923) ist im einzelnen folgendes:

Der Eingriff wird in Vollnarkose ausgeführt (s. auch S. 189). Er umschneidet zunächst den Warzenhof, befestigt am oberen Pol einen Seidenfaden (Abb. 84), führt dann vom Warzenhof aus einen senkrechten oder schrägen Schnitt nach unten durch die Haut der unteren Mammahälfte bis in die submammäre Falte. Dann wird etwa $^1/_2$ cm von der submammären Falte entfernt auf der Brust ein Bogenschnitt parallel zum Mammaansatz geführt (Abb. 85), und die Brust-

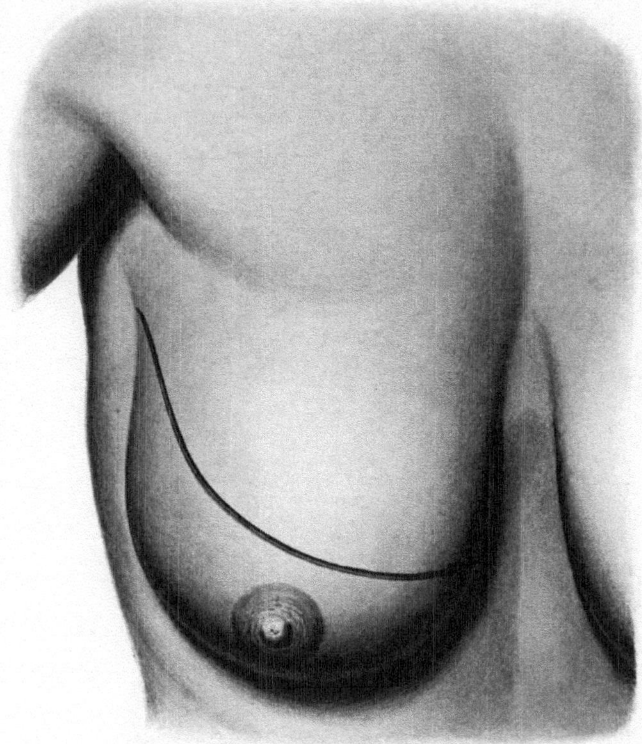

Abb. 93. Der Eingriff bei der hypertrophischen Hängebrust mittleren Grades nach GLÄSMER und AMERSBACH. 1. Die Andeutung des Hautschnittes, der schräg von außen oben nach innen unten verläuft.

drüsenoberfläche unter Schonung des Warzenhofes von der Haut befreit. Dabei soll eine etwa 1 cm starke Schicht Unterhautfettgewebe mit der Haut im Zusammenhang bleiben. Auch die obere Hälfte der Mamma wird von demselben Schnitt aus ausgeschält (Abb. 86). Die Blutung ist gering. Ist das geschehen, so wird die Brust verkleinert. Der Warzenhof hat sich durch seine glatte Muskulatur zusammengezogen und zeigt regelrechte Runzelung und eine vorspringende Warze. Von diesem Zentrum aus werden nun mit einer großen COOPERschen Schere radial verlaufende flache Schnitte geführt, die besonders das Fettgewebe erfassen und die eigentliche Milchdrüse und Ausführungsgänge schonen (Abb. 86). So kommen öfter 250—500 g Fett und Bindegewebe in Wegfall. Auch hierbei ist die Blutung gering. Infolge der hochgradigen Ausziehung der Drüse durch die Hypertrophie und das Herunterhängen der Brust sind die Ausführungsgänge stark verlängert. Um eine halbkugelige Brustform zu erzielen, muß daher, nachdem die Brust unter dem Hautlappen hochgeschoben ist, eine Verkürzung der Milchgänge durch Schlängelung zustande kommen. Dadurch kann eine Torsion der Mamilla und damit eine Ernährungsstörung nach der Einnähung in das Knopfloch verschuldet werden. Zur Vermeidung der Torsion wird am oberen Pol zur Kennzeichnung desselben die obenerwähnte Seidennaht angelegt. Ist die Resektion ausgiebig genug vorgenommen, so wird die Brust mit der Brustwarze in den Hautsack nach oben geschoben und man überzeugt sich unter Spannung der Haut, daß die Warze in die

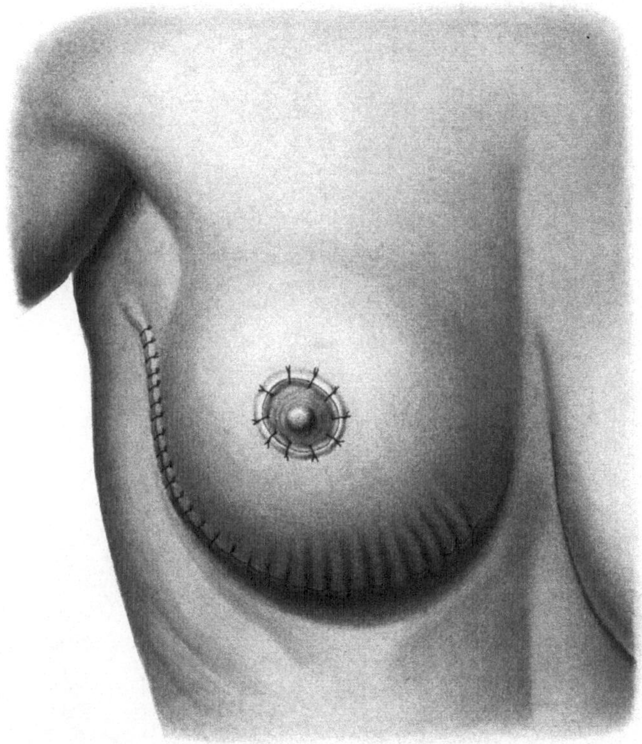

Abb. 94. Der Eingriff bei der hypertrophischen Hängebrust mittleren Grades nach GLÄSMER und AMERSBACH. 2. Die Mamilla ist in das vorher angelegte Fenster, das nicht senkrecht unter der Mitte des Schlüsselbeines, sondern etwas weiter lateral liegt, eingepflanzt. Die überschüssige Brusthaut ist, ähnlich wie bei dem Verfahren von AXHAUSEN, abgetragen und die Hautnaht in der beschriebenen Weise ausgeführt.

gewünschte Höhe gelangt ist. Bei sehr hochgradiger Hängebrust kann der obere Rand des kreisförmigen Schnittes nun bis an den unteren Schnittrand des zweiten bogenförmigen vorderen Resektionsschnittes reichen (Abb. 87). In solchen Fällen wird der ganze Hautabschnitt bis zu diesem Rande einfach abgetragen, wie das PASSOT (1923 und 1925) und AXHAUSEN (1926) später empfohlen haben. In nicht so hochgradigen Fällen wird nur ein Teil der Haut entsprechend dem senkrechten Schnitt bei elliptischer Form abgetragen (s. S. 189). Das Loch für die Brustwarze, das nun angelegt werden muß, darf nicht zu hoch und nicht zu weit medial angelegt werden. LOTSCH hebt an der Stelle, die er für geeignet erkannt hat, mit der Pinzette die Haut zipfelförmig auf und schneidet etwa $^3/_4$ cm unterhalb der Pinzette die Haut glatt ab. So entsteht ein kreisrundes Loch. Es darf unter keinen Umständen zu groß werden, da sonst die Brustwarze unter Spannung gerät (Abb. 191). Sie soll in ihrem kontrahierten

Zustand in das Loch hineinpassen. Der obere mit dem Faden gekennzeichnete Pol wird zuerst festgelegt. Ist die überschüssige Haut durch den bogenförmigen Schnitt entfernt, so werden die unteren Wundränder miteinander durch Naht vereinigt. Es bleibt, wenn der bogenförmige Schnitt mit dem oberen Rande des kreisförmigen Schnittes zusammenfällt, nach der Verschlußnaht nur eine ringförmige Naht um den Warzenhof und die Naht in der submammären Falte

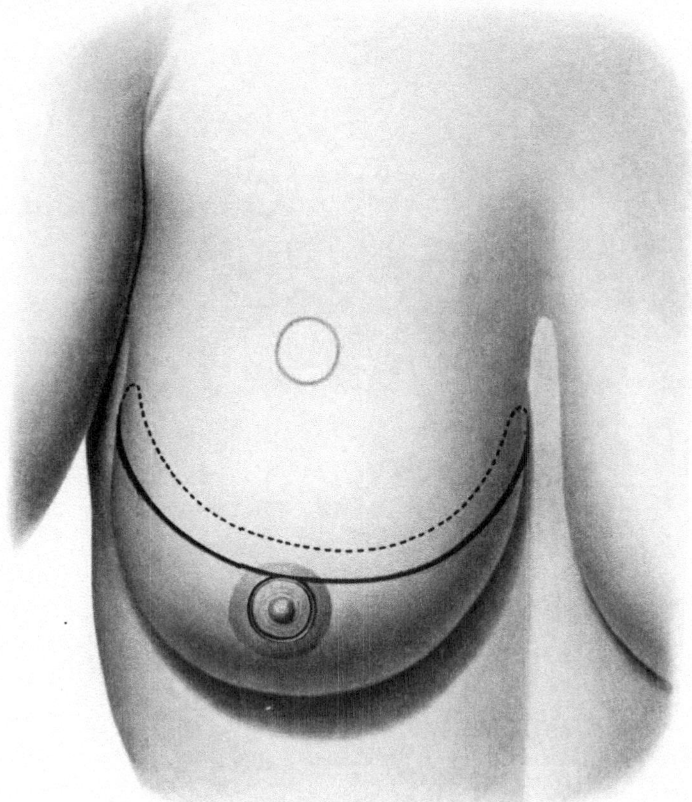

Abb. 95. Der Eingriff bei der hypertrophischen Hängebrust mittleren Grades nach PASSOT. 1. Der neue Platz für die Brustwarze ist angedeutet. Die Mamilla ist umschnitten und verkleinert. Die Resektionsschnitte vorn und hinten sind angezeichnet.

(Abb. 88). Das Vorgehen von LOTSCH hat sich in sehr vielen Fällen gut bewährt (AXHAUSEN, KÖHLER, NISSEN, A. W. MEYER).

AXHAUSEN (1926) hat die Methode im wesentlichen übernommen, legt aber die Schnitte durch die Haut zur Verpflanzung der Brustwarze und zur Entfernung der Haut und des Drüsengewebes so, daß die Narben ausschließlich in die submammäre Falte fallen und daher bis auf den ringförmigen Schnitt um den Warzenhof unsichtbar werden. AXHAUSEN vermeidet wie LOTSCH die Entfernung von Sektoren aus der Brust, da die Brust so leicht eine euterartige Form bekommt. Er entfernt das Gewebe von der Oberfläche unter Schonung des äußeren und inneren Randes wegen der hier eintretenden Gefäße. Das Knopfloch wird schräg eiförmig durch die Haut geführt, da es dann durch den Zug der Mamma kreisförmig wird, während es kreisförmig angelegt, später eine Eiform erhält. Er befestigt die Rückseite der Brust mit einigen Nähten an der Pektoralisfaszie. Sein Vorgehen im einzelnen ist folgendes:

Er schiebt die Brust nach oben, umschneidet den Warzenhof (Abb. 89) und führt dann einen bogenförmigen Schnitt am oberen Rande des Warzenhofes

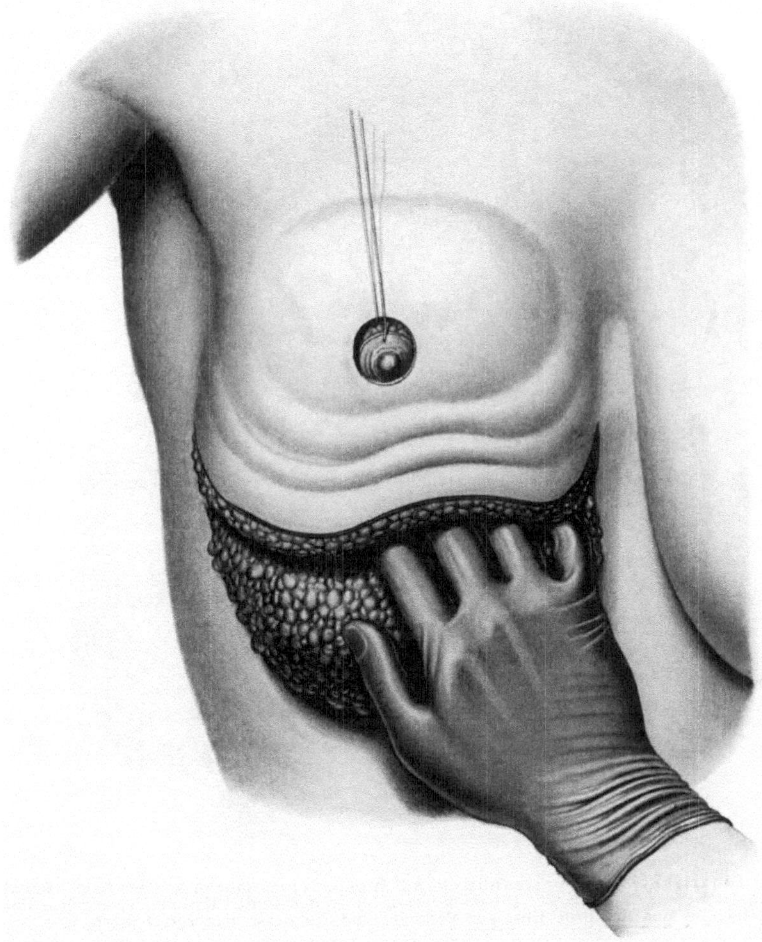

Abb. 96. Der Eingriff bei der hypertrophischen Hängebrust mittleren Grades nach PASSOT. 2. Das Fenster für die Mamilla ist eröffnet. Der vordere Brusthautlappen ist bis dahin abgelöst. Die zwischen den beiden Bogenschnitten gelegene Haut ist abgetragen. Die Mamilla wird mit einem Faden am oberen Rande gefaßt und in das Fenster hineingezogen. Die Drüse ist mit Hilfe der Hand unter den abgelösten Hautlappen hinaufgeschoben.

(Abb. 90). Nun wird die Haut von der Brustdrüse in der Umgebung des Warzenhofes und im Bereich des erwähnten Bogenschnittes ausgiebig abgelöst, so daß ein großer oberer Lappen entsteht (Abb. 91). Dann wird der zweite Hautschnitt in der submammären Falte geführt, der in den Enden des obenerwähnten Bogenschnittes beginnt (Abb. 90). So wird ein großer Haut-Subkutangewebelappen umschnitten, der dann vollständig entfernt wird. Damit ist die Brust von ihrem Hautüberzug befreit. Ist eine Verkleinerung der Brust nötig, so werden ähnlich wie bei LOTSCH, von der Oberfläche radiär Stücke entfernt. Ist das geschehen, so wird der Hautlappen heruntergeschlagen, der Brustrest mit dem Warzenhof unter dem Lappen nach oben geschoben, an der gewünschten Stelle das von oben außen nach innen unten schräg eiförmige Knopfloch in dem Hautlappen angelegt (Abb. 92) und schließlich der Rand des Hautlappens mit dem Wundrand in der submammären Falte vereinigt (Abb. 92).

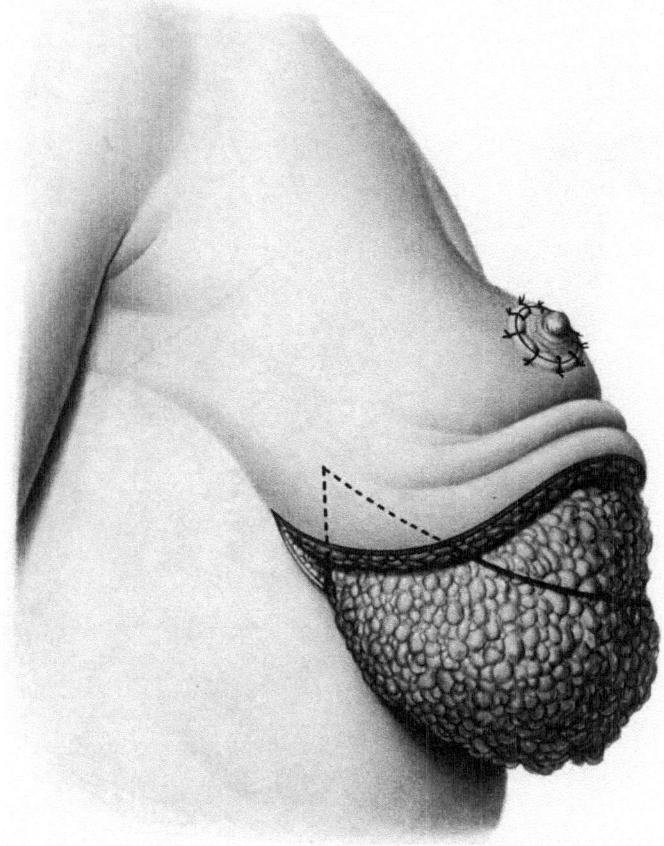

Abb. 97. Der Eingriff bei der hypertrophischen Hängebrust mittleren Grades nach PASSOT. 3. Die Mamilla ist in das Fenster eingepflanzt. Die punktierten Linien deuten den Keil an, der aus dem Unterhautfettgewebe und der Brustdrüse zur Verkleinerung der Brust herausgeschnitten wird.

GLÄSMER und AMERSBACH haben 1927 ihr Verfahren zuerst veröffentlicht, es entspricht in den wesentlichen Punkten dem von AXHAUSEN. Sie empfehlen ebenfalls einen längsovalen Ausschnitt am neuen Platz des Warzenhofes. Die Führungslinie, auf der der neue Platz für die Mamilla gefunden wird, entspricht nicht einer Senkrechten durch die Mitte des Schlüsselbeines, sondern dem Descensus mammae, da sie sonst zu weit nach medial gelangt. Der Bogenschnitt zur Abtragung der überschüssigen Brusthaut wird schräg von außen oben nach innen unten gelegt, beginnt also außen in der Nähe der Achselhöhle und verläuft medial weniger weit nach unten als gewöhnlich (Abb. 93). Dadurch fällt der mediale Teil der Narbe später nicht mehr ins Gesicht. Bei der Naht wird eine Kräuselung des medialen Wundabschnittes durch Einhalten des oberen Wundrandes zur Ausführung gebracht, um eine schöne gewölbte Brustform zu erzielen (Abb. 94). Eine Nahtbefestigung der verlagerten Brustdrüse am M. pectoralis major wird nicht vorgenommen.

GRÄFENBERG (1929) geht ähnlich vor wie LOTSCH. Er reseziert aber aus der Brust einen oder mehrere Sektoren und macht oberflächliche Abtragungen am Fettgewebe. Der Hautschnitt verläuft lateral daher auf die Narbe.

PASSOT operiert ebenfalls ähnlich, er hat seine Methode 1923 und 1925 veröffentlicht. Als wichtig betont er die Kennzeichnung bestimmter Punkte

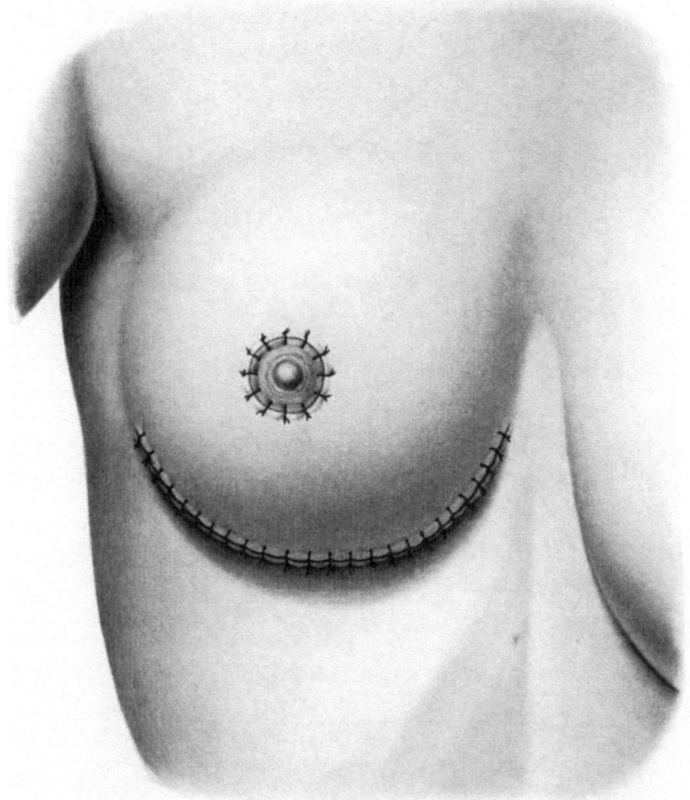

Abb. 98. Der Eingriff bei der hypertrophischen Hängebrust mittleren Grades nach PASSOT. 4. Nach der Entfernung dieses Keiles ist die Hautwunde in der Gegend der submammären Falte geschlossen.

für den neuen Platz der Mamillen vor dem Eingriff um die Symmetrie zu wahren, dann die Resektion des unteren Poles der Drüse und schließlich eine negative Vorbedingung, nämlich die Drüse nicht an den M. pectoralis major zu heften, da sie sonst dessen Bewegungen mitmacht. PASSOT betont außerdem den Vorzug der großen vorderen Hautlappenbildung und die Verschiebung der verkleinerten Brustdrüse unter diesen Hautlappen, im Gegensatz zu dem ersten Verfahren von LOTSCH, bei dem die Haut zwischen dem alten und neuen Platz der Mamilla gespalten wird, so daß nach dem Eingriff unterhalb des Warzenhofes eine senkrecht verlaufende Narbe bleibt, während bei der Hautlappenbildung, was ja auch AXHAUSEN betont und LOTSCH, falls genügend Haut vorhanden ist, auch anstrebt, diese Narbe wegfällt.

Das Vorgehen PASSOTs ist im einzelnen folgendes: Zunächst wird bei der aufrecht stehenden Kranken mit herunterhängenden Armen der zukünftige

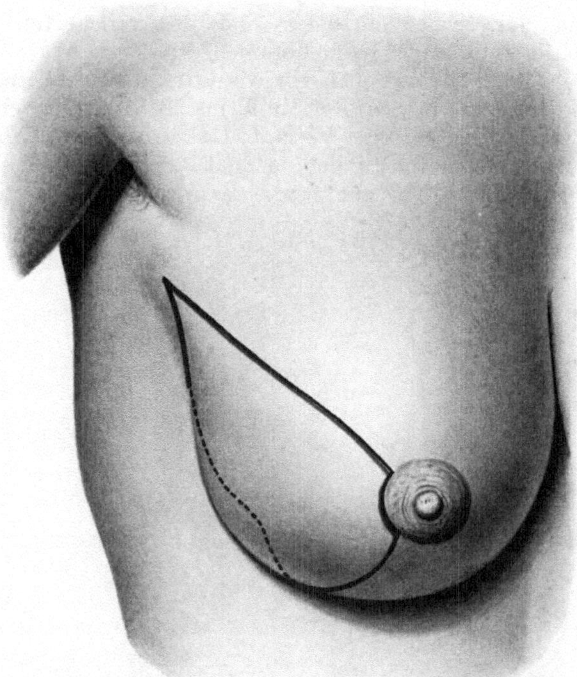

Abb. 99. Der Eingriff bei der hypertrophischen Hängebrust mittleren Grades nach HOLLÄNDER.
1. Andeutung der Schnittführung.

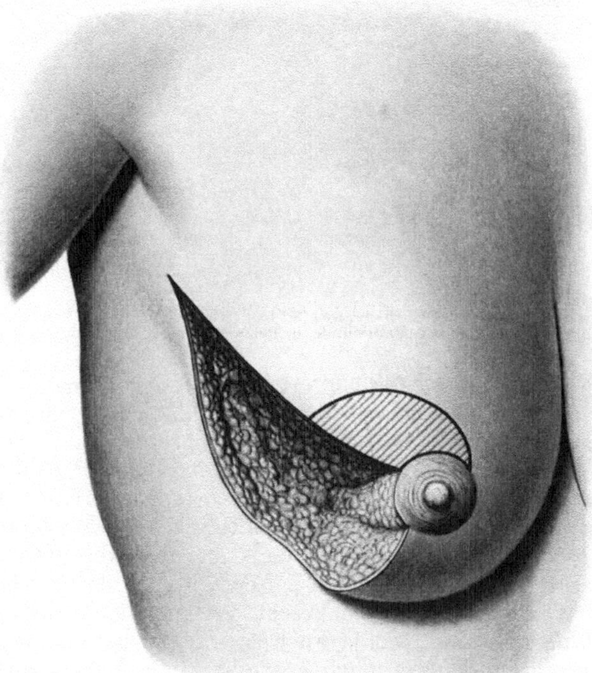

Abb. 100. Der Eingriff bei der hypertrophischen Hängebrust mittleren Grades nach HOLLÄNDER.
2. Der Schnitt ist ausgeführt. Im lateralen Abschnitt ist das Fett- und Drüsengewebe entfernt.
Oberhalb der Mamilla ist nur die Haut entfernt.

Platz für die Einpflanzung des Warzenhofes mit Höllensteinstift angezeichnet (Abb. 95). Er empfiehlt den Platz etwas höher als die Idealstellung ist, anzugeben, da nach der Einnähung durch den Zug der Drüse die Neigung bestehe, um 1—2 cm herabzusinken. Andere, z. B. LOTSCH, warnen davor, den Platz für die Mamilla zu hoch zu wählen, da bei zu hohem Sitz eine unschöne Wirkung eintritt. Liegt dann die Kranke auf dem Operationstisch, so muß man sich hüten von der angezeichneten Stelle abzuweichen, da beim Liegen eine Verschiebung der Brüste eintritt. Ist die Patientin gelagert und desinfiziert, so

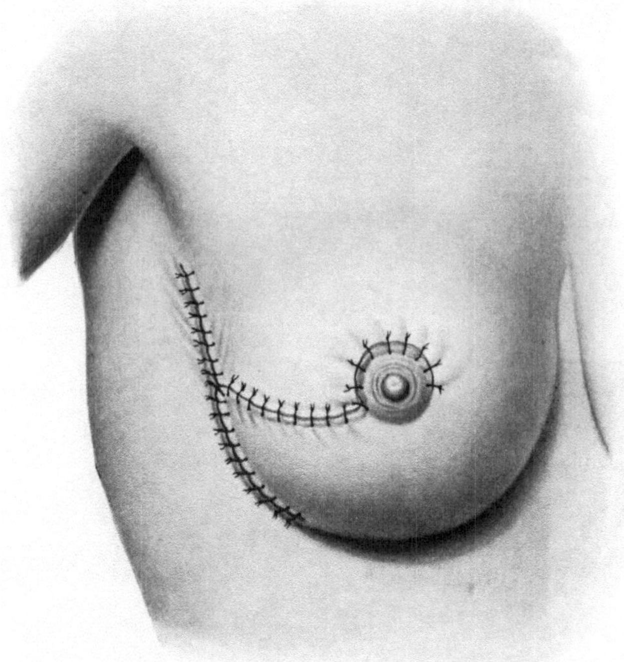

Abb. 101. Der Eingriff bei der hypertrophischen Hängebrust mittleren Grades nach HOLLÄNDER. 3. Die Mamilla ist nach oben in die Lücke hineingedreht und dadurch gehoben. Die Weichteil- und Hautwunden sind geschlossen.

wird kreisförmig der Warzenhof umschnitten. Er wird dabei auf die regelrechte Größe verkleinert. Dann legt man die Öffnung in Form eines ringförmigen Loches an der Stelle an, die man vorher als Sitz des neuen Warzenhofes bezeichnet hat (Abb. 95). PASSOT weist auf das Schema von GLÄSMER und AMERSBACH hin und gibt zu, daß es besser ist, die Öffnung eiförmig und nicht kreisrund zu schneiden. Ein bogenförmiger Schnitt durchtrennt dann die vordere Brusthaut am oberen Rande des Schnittes, der die Mamilla umschnitten hat (Abb. 95). Dieser Schnitt wird auf der Rückseite in der submammären Falte fortgesetzt. Die Haut zwischen dem oberen und dem submammären Schnitt wird entfernt. Jetzt wird von dem oberen Schnitt nach oben bis über die neue Öffnung für die Mamilla hinaus die Haut ausgedehnt von der Drüse abgelöst und der Warzenhof in die neue Öffnung hinaufgezogen und hier durch einen Kranz von Nähten befestigt (Abb. 96). Der noch aus dem Hautsack heraussehende untere Teil der Drüse wird nun schräg nach hinten oben abgetragen (Abb. 97). Es ist darauf zu achten, nicht zu nahe an die Brustwarze heranzukommen. Man darf auch nicht zu weit nach hinten oben vordringen, um die Ernährung der Drüse nicht zu gefährden. Schließlich wird die vordere Brusthaut in der submammären Falte befestigt (Abb. 98).

Während bei den bisher genannten einzeitigen Verfahren ohne Rücksicht auf Ernährungsstörungen der Warzenhof vollständig umschnitten wird, sind auch Verfahren angegeben, bei denen zwar ebenfalls einzeitig operiert

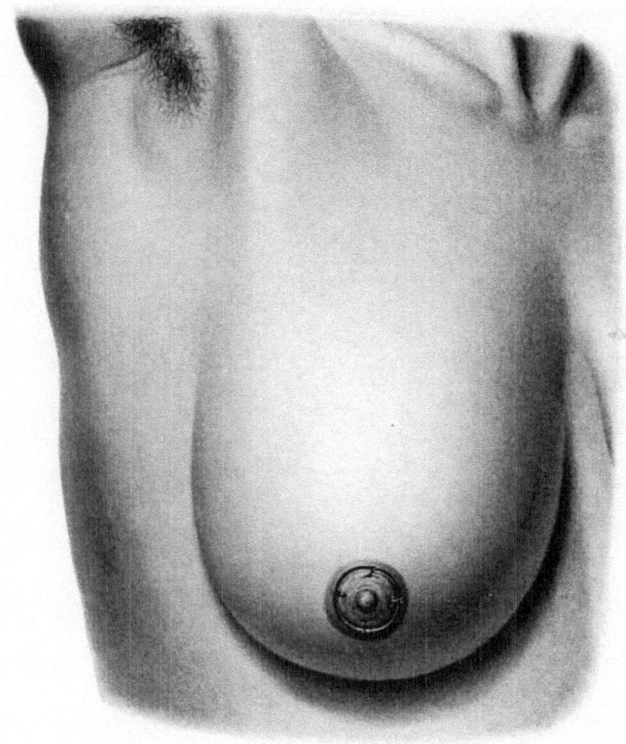

Abb. 102. Der Eingriff bei der hypertrophischen Hängebrust mittleren Grades nach BIESENBERGER. 1. Der Warzenhof ist umschnitten und verkleinert. Durch einige Nähte wird die Warzenhofhaut an der Unterlage befestigt.

wird, bei denen aber entweder nur eine teilweise Umschneidung des Warzenhofes stattfindet, oder bei denen besondere Vorsichtsmaßregeln gebraucht werden. Das älteste Verfahren stammt von HOLLÄNDER (1924). Es ist nicht geeignet für sehr ausgesprochene Mammahypertrophien, aber brauchbar für mäßigere Grade. Das Verfahren hat den zweifellosen Nachteil, daß eine Hautnarbe zurückbleibt, die vom Warzenhof ausgehend, nach lateral über die Brust zieht, während bei den bisher genannten Methoden überhaupt keine Narbe, abgesehen von der kreisförmigen um die Mamilla, oder nur eine senkrecht nach unten ziehende, zurückbleibt. Nach HOLLÄNDER wird aus dem seitlichen Teil der Brust, während sie angehoben wird, ein großes Segment von Haut, Drüse und Fettgewebe herausgeschnitten.

Das Verfahren HOLLÄNDERS (1924) ist im einzelnen folgendes: Etwa handbreit unterhalb der Achselhöhle beginnt auf der Außenseite der erste Schnitt, der durch Haut und Brustdrüse bis an den Warzenhof heranreicht (Abb. 99).

Der zweite Schnitt verläuft in der Gegend des seitlichen Ansatzes der Brust, biegt dann nach der Mamilla zu um, durchdringt ebenfalls Haut und Drüse und endet am Warzenhof (Abb. 99). Dadurch wird ein großer Sektor aus der Haut und Drüse herausgeschnitten. Werden nun die beiden Drüsenschnittwunden durch Naht miteinander vereinigt, so wird die Brust dadurch gleichzeitig verkleinert und gehoben. Um aber auch die Brustwarze zu heben, legt HOLLÄNDER zwei weitere Schnitte an, von denen der erste vom zuerst

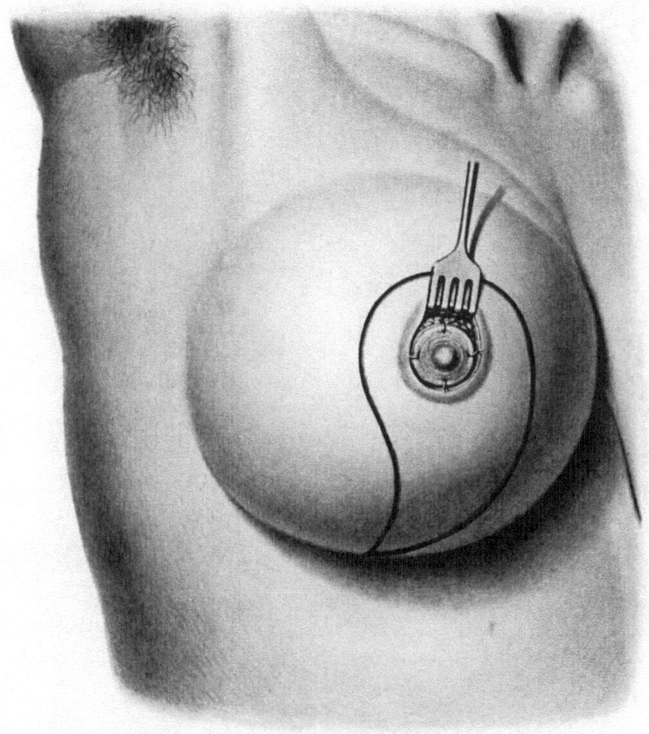

Abb. 103. Der Eingriff bei der hypertrophischen Hängebrust mittleren Grades nach BIESENBERGER. 2. Ein birnenförmiger Hautlappen, der nach unten bis zur submammären Falte reicht, ist umschnitten. Der umschnittene Hautlappen wird entfernt.

geführten Resektionsschnitt, etwa an der Grenze zwischen dem mittleren und unteren Drittel, zwischen Axilla und Brustwarze beginnt und bogenförmig oberhalb der Mamilla herumläuft, um dann nach der Mittellinie zu an die Mamilla heranzureichen (Abb. 100). Der vierte Schnitt umgrenzt die Mamilla bis zum Ende des eben genannten Schnittes. Der durch diese beiden letzten Schnitte begrenzte Hautabschnitt wird gleichfalls mit dem Unterhautfettgewebe zusammen entfernt. So bleibt der Warzenhof noch etwa zur Hälfte mit der Brusthaut in Verbindung und eine Ernährungsstörung ist nicht zu befürchten. Wird nun die durch die beiden letzten Schnitte gesetze Lücke durch feine Nähte verschlossen, so rückt die Mamilla an die richtige Stelle nach oben.

Die Resektion der Brustdrüse auf die laterale Seite zu verlegen und dadurch die Brust nach außen oben umzuschlagen und zu heben, ist auch der Grundsatz der Methode von BIESENBERGER (1928). Er operierte ebenfalls einzeitig. Sein Hauptbestreben besteht darin, trotz der ringförmigen Umschneidung der Mamilla eine Ernährungsstörung derselben zu vermeiden. Er versucht das dadurch zu erreichen, daß er die aus der Tiefe der Brustdrüse in die Mamilla eintretenden Gefäße in keiner Weise zerstört, indem er die Resektion in Form einer Halbseitenresektion vornimmt, die sich auf die Außenhälfte der Brust beschränkt. Durch die Anlage des Resektionsschnittes ermöglicht er eine Drehung des restlichen unteren und inneren Brustdrüsenpoles, die samt

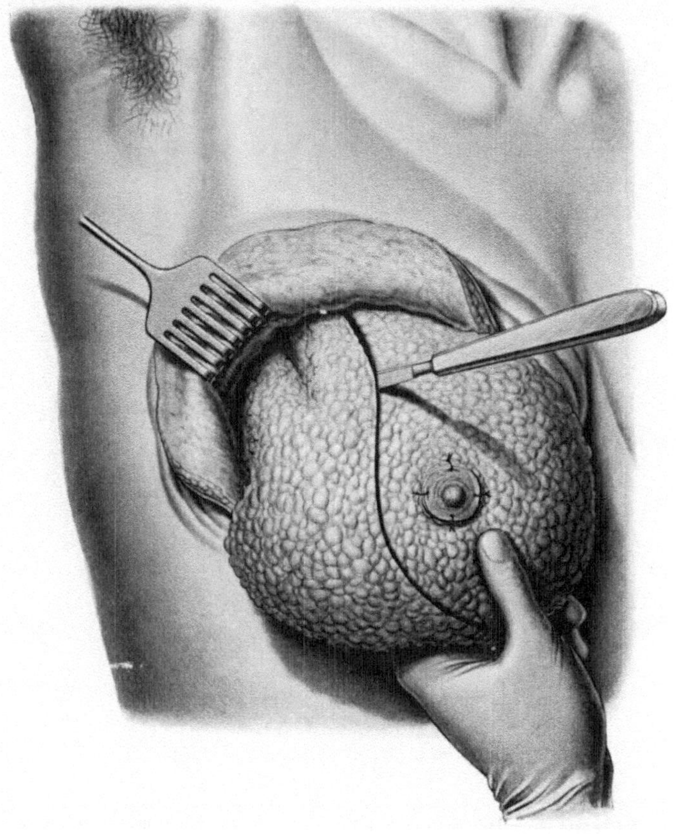

Abb. 104. Der Eingriff bei der hypertrophischen Hängebrust mittleren Grades nach BIESENBERGER. 3. Die Brusthaut wird mit einer dünnen Schicht von Unterhautfettgewebe nach allen Seiten von der Drüse abgelöst. Die Ablösung hat besonders auf der lateralen Seite bis zum Rand des M. pectoralis maj. zu erfolgen. Die ganze Brustdrüse muß frei beweglich sein, also auch von der Unterlage abgelöst werden. Ein umgekehrt S-förmiger Schnitt trennt den lateralen Abschnitt der Brust vom medialen, der die Mamilla trägt.

der Brustwarze nach außen und oben verlagert und hier befestigt wird. So wird eine schöne Halbkugelform der Brust erzielt.

BIESENBERGERs Verfahren verläuft in den folgenden acht Phasen: 1. Der Warzenhof wird kreisförmig umschnitten und, wenn nötig, gleichzeitig verkleinert. Die Ränder des Warzenhofes werden an der Unterlage durch einige feine Nähte befestigt, damit er sich nicht im weiteren Verlauf des Eingriffes von der Unterlage ablösen kann (Abb. 103). In der 2. Phase wird ein zweiter ringförmiger Schnitt mit 2 cm größerem Halbmesser angelegt. Der Kreis wird nach unten nicht völlig geschlossen, sondern läuft in zwei sich einander nähernde Schenkel bis zur submammären Falte (Abb. 103). Der so umschnittene Hautstreifen wird entfernt. In der 3. Phase wird die Brusthaut von ihrer

Unterlage nach allen Seiten abgelöst, bis die in das Fett eingehüllte Drüse völlig entblößt daliegt. An der unteren Fläche der Haut soll eine dünne Schicht von Fettgewebe stehenbleiben, um die Haut nicht in der Ernährung zu stören. Die Ablösung erfolgt besonders auf der lateralen Seite der Brust sehr ausgedehnt bis zum freien Rande des M. pectoralis maj. (Abb. 104). Der untere Pol der Brustdrüse muß von der Thoraxwand abgelöst werden, so daß

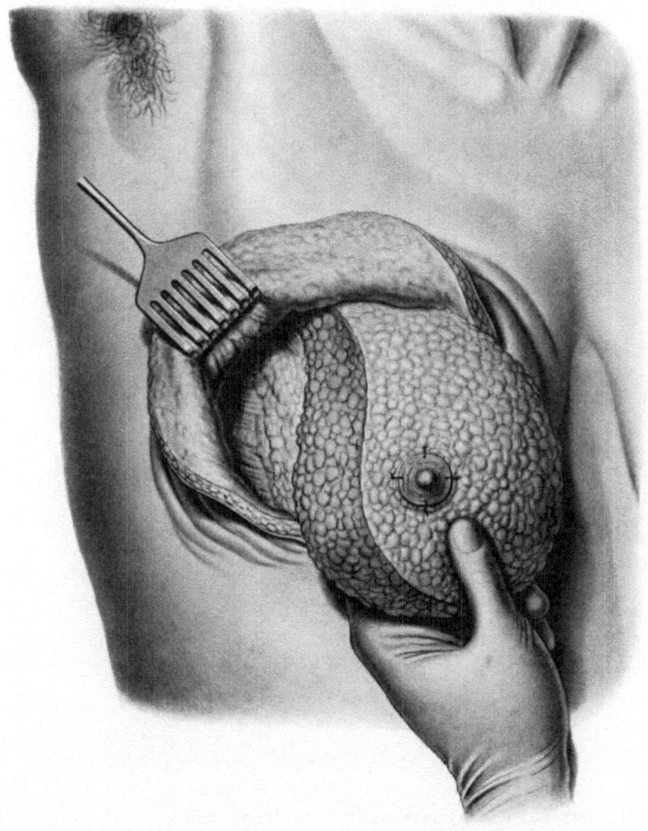

Abb. 105. Der Eingriff bei der hypertrophischen Hängebrust mittleren Grades nach BIESENBERGER. 4. Die Darstellung der so verkleinerten Brust und des Raumes, in dem sie untergebracht werden soll.

er frei beweglich wird (Abb. 104). Dabei ist auf die Gefäßversorgung von der Brustwand her Rücksicht zu nehmen. In der 4. Phase wird nun die Resektion durchgeführt. Ein S-förmiger Schnitt durchdringt die ganze Dicke der Brust (Abb. 104). Er beginnt in der Höhe der Achselhöhle und reicht bis zum unteren Pol der Brustdrüse, während er am Warzenhof in einiger Entfernung vorbeizieht. Der durch den S-förmigen Schnitt am unteren Pol entstandenen Ausladung entspricht im oberen Teil eine Aussparung, so daß bei der späteren Drehung nach oben beide Teile gut ineinander passen (Abb. 105). Die Anlagerichtung des S-förmigen Schnittes muß sich nach den gegebenen Verhältnissen richten. Je mehr er sich der Mitte der Brust mit seiner Längsachse nähert, desto ausgedehnter ist die Resektion. Die 5. Phase bringt die Formung der Brust aus dem zurückgebliebenen schmalen Bruststreifenrest. Es ist darauf zu achten, daß jetzt die Halbkugel gebildet werden muß, und daß die Brustwarze auf den Scheitelpunkt der Halbkugel zu liegen kommt (Abb. 106). Ist durch Nahtbefestigung die neue Drüsenform gesichert, so erfolgt in der 6. Phase die Zurückstreifung des Hautschlauches über die neugebildete Brust, wobei durch Zusammenfassen oben in senkrechter und unten in waagerechter Richtung die passendste Form ausgesucht wird (Abb. 107). BIESENBERGER verwendet zu diesem Zwecke Kugelzangen, mit denen die Haut so zusammengefaßt wird, daß sie leicht gespannt der Brust anliegt (Abb. 107). Ist das zunächst in senkrechter

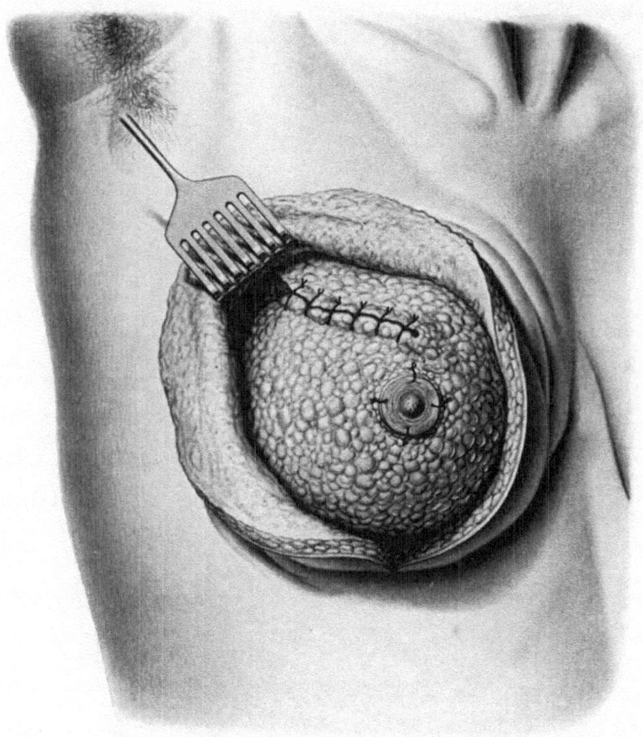

Abb. 106. Der Eingriff bei der hypertrophischen Hängebrust mittleren Grades nach BIESENBERGER. 5. Der untere Teil des Brustdrüsenrestes ist nach außen oben umgeschlagen und durch eine Reihe von Knopfnähten mit dem oberen Teil verbunden

Richtung erfolgt, so wird die überflüssige Haut abgetragen und statt der Kugelzange eine Naht angelegt. Schließlich wird in der 7. Phase in der Gegend der submammären Falte auch in waagerechter Richtung eine Zusammenfassung der Wundränder vorgenommen (Abb. 108). Ist eine befriedigende Form erzielt, so wird auch hier die überschüssige Haut nach vorherigem Einritzen zur Kennzeichnung der Grenzen entfernt. Der submammären Falte soll eine, dem natürlichen Brustansatz entsprechende, bogenförmige Richtung erhalten bleiben. Auch hier werden dann die Kugelzangen durch Nähte ersetzt. Zum Schluß wird in der 8. Phase auf der Kuppe der Halbkugel ein rundes Hautloch in der Größe des Warzenhofes umschnitten, die Warze hervorgeholt und ringförmig eingenäht, nachdem die Haltefäden entfernt wurden (Abb. 108).

Eine besondere Sicherung des Warzenhofes gegen Nekrose bei im übrigen einzeitig ausgeführter Resektion verwendet auch SCHWARZMANN (1930). SCHWARZMANN legt zunächst den zukünftigen Platz für die Mamilla durch folgende

Punkte fest (Abb. 109). Die Verbindungslinie zweier Punkte, die den Halbierungspunkten der Verbindung von Akromion bis Olekranon entsprechen, bezeichnet die Höhe des neuen Sitzes, während durch zwei senkrechte Linien, die durch die Mitte der Schlüsselbeine gehen, die richtige seitliche Entfernung von der Sagittallinie am Schnittpunkt mit der obengenannten Linie gekennzeichnet wird. Nach GLÄSMER und AMERSBACH liegt dieser Punkt zu weit nach medial. Die Abtragung der Haut wird durch einen ringförmigen Schnitt ausgeführt,

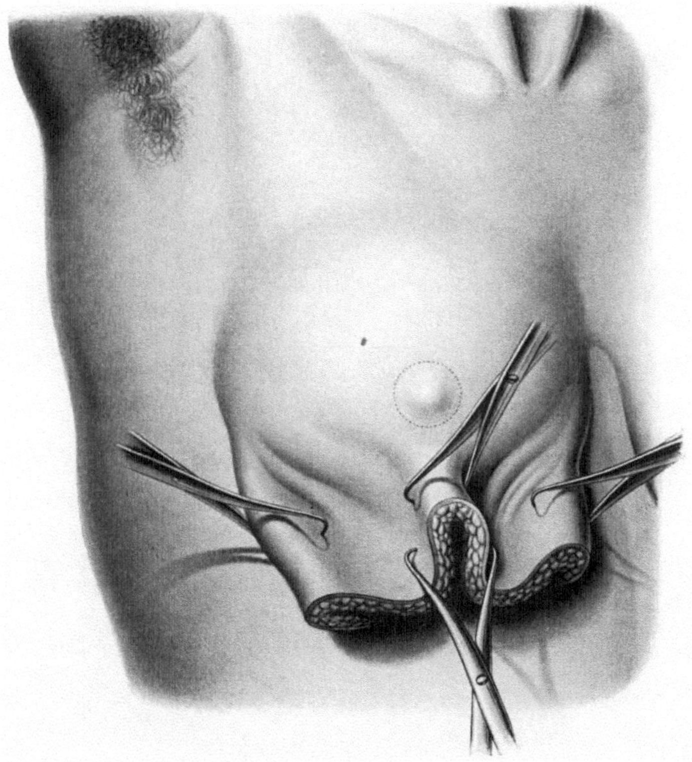

Abb. 107. Der Eingriff bei der hypertrophischen Hängebrust mittleren Grades nach BIESENBERGER. 6. Der Hautsack ist über die verlagerte Brustdrüse heruntergezogen. Man sieht den zukünftigen Platz für die Mamilla. Die überschüssige Haut wird mit Tuchklammern gefaßt und wird entsprechend abgetragen.

dessen medialer Grenzpunkt am medialen Ende der submammären Falte liegt, außen dem Kreuzungspunkt von zwei Linien entspricht, von denen die erste das laterale Ende der submammären Falte, die zweite die Axillarlinie darstellt. Diese beiden Punkte entsprechen dem Endpunkte der Hautnaht nach der Resektion.

Sind die sämtlichen Punkte angezeichnet, so wird die Kranke so gelagert, daß die Oberarme in einem Winkel von 70° vom Brustkorb abstehen. In Äthernarkose werden zunächst die Warzenhöfe beiderseits kreisförmig umschnitten, unter gleichzeitiger Verkleinerung (Grenze: die MONTGOMERYschen Drüsen). Das Vorgehen muß dabei so schonend wie möglich sein, um keinerlei Verletzung des Warzenhofes hervorzurufen. Die folgenden Schnitte werden am besten der Symmetrie halber hintereinander an jeder Brust ausgeführt. Zunächst wird in der submammären Falte bis auf die Faszie bogenförmig durchtrennt und nun oberhalb der Pigmentzone des Warzenhofes ein Hautschnitt geführt, der kranialwärts konkav, beiderseits an den oben angegebenen Punkten die Schnittenden der submammären Falte ohne Winkelbildung erreicht (Abb. 110). Am vorderen medialen Bogen dieses Schnittes wird die Kutis nicht durchtrennt, da hier eine Kutisbrücke zur Verhütung von Nekrosen des Warzenhofes erhalten bleiben soll (Abb. 111). Mit einem scharfen Messer wird daher die Epidermis an der medialen Seite von der Kutis abgelöst. Alle Oberflächenvenen bleiben dabei unverletzt (Abb. 111). Sollte doch eine verletzt werden, so wird sie nicht unterbunden, sondern die Blutstillung durch kurze Kompression besorgt. Die

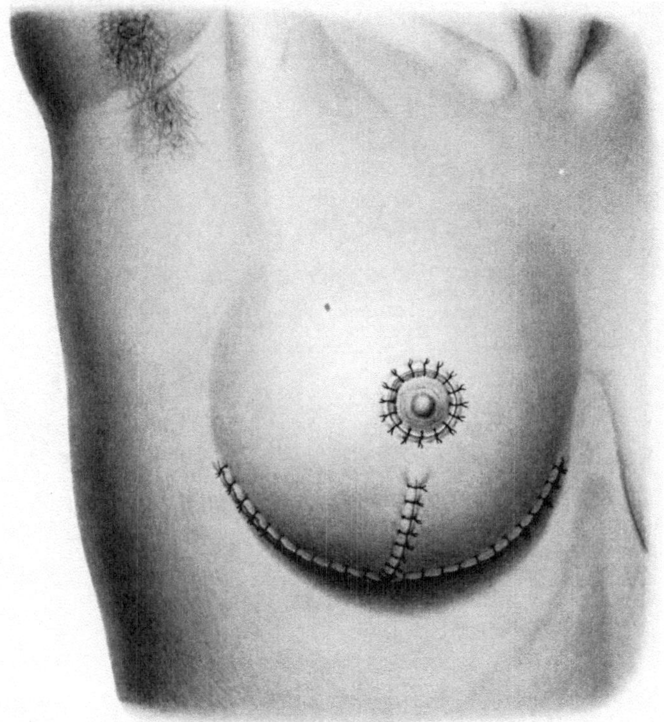

Abb. 108. Der Eingriff bei der hypertrophischen Hängebrust mittleren Grades nach BIESENBERGER. 7. Der Warzenhof ist an der neuen Stelle eingenäht, die Hautwunde nach Resektion der überschüssigen Haut vernäht.

Ablösung der Epidermis folgt nur in dem Ausmaße, das auf Abb. 111 angegeben ist. Darauf beginnt die Auslösung der Mamma aus ihren Verbindungen. Zunächst wird die Brustdrüse von der Pektoralfaszie lateral und unten abgelöst, besonders auch der axillare Zapfen (Abb. 112). Dabei muß das häufig außerordentlich stark entwickelte, nach dem Rücken zu ziehende subkutane Fettgewebe mit abgelöst werden. Alles bleibt aber zunächst mit der Mamma im Zusammenhang. Nach gewissenhafter Blutstillung wird nun auch die obere Brusthaut, die die Brustdrüse noch bedeckt, mit einer etwa $^1/_2$ cm dicken Fettschicht so weit abgelöst, daß später der Mammarest ohne Druck oder Spannung daruntergeschoben werden kann (Abb. 113). Die nun folgende Resektion läßt nur den brustwarzentragenden Teil zurück. Durch tiefgreifende, die ganze Gewebsdicke durchschneidende, bis auf die Pektoralfaszie dringende Schnitte wird das übrige Fett und Drüsengewebe abgetragen (Abb. 114). Zur Ausführung der Resektionsschnitte wird die Brustdrüse mit dem umgebenden

Fettgewebe auf die freie Hand geladen. Nachdem wieder gewissenhafte Blutstillung gemacht worden ist (kleiner Ast der A. subclavia), wird das resezierte Gewebe zum Vergleich mit dem der anderen Seite gewogen. Ist beiderseits gleiches Gewicht festgestellt, so werden beiderseits die an dem medialen Stiel hängenden Brustdrüsenanteile mit den Warzen nach oben lateral unter die vorher abgelöste vordere Brusthaut geschoben (Abb. 115). Die Hautwunde wird dann vorläufig mit Tuchklemmen geschlossen. Entsprechen die vorher angezeichneten Punkte jetzt der wirklichen Lage der Brustwarze, so werden eiförmige Einschnitte schief von oben außen nach innen unten für die Warzenhöfe angelegt. Die Öffnungen müssen etwas kleiner sein als der Durchmesser der umschnittenen Brustwarzen, da diese sonst bei der Naht unter Spannung geraten könnten. Sitzt die Warze richtig, so hält man sie zunächst mit einer Haltenaht vorläufig fest. Im lateralen Wundwinkel wird eine Gummiröhre eingelegt und zunächst die submammäre Wunde geschlossen. Die unter Umständen ungleichen Wundränder müssen durch entsprechende Nahtlegung in der richtigen Weise miteinander vereinigt werden. Die Naht wird zunächst bis auf eine 5 cm lange Strecke in der Mitte geschlossen. Nun drängt ein Assistent die laterale Brusthaut mit dem Mammarest medialwärts und zieht den ganzen Warzenhof vorsichtig in das für ihn gebildete Fenster hinein. Hat eine Rotation der Mamilla stattgefunden, dadurch, daß der Haltefaden sie auf ihrer Unterlage zum Teil gedreht hatte, so hat nun zunächst eine Rückdrehung unter Anlage von einzelnen Knopfnähten zu erfolgen. Der Warzenhof muß genau in das Fenster passen. Ist es zu klein, so muß es etwas vergrößert werden. Eine weitere Befestigung der Mamma an der Faszie des M. pectoralis maj. oder an der Haut ist nicht nötig. Zwei seitliche, die Brust hebende und nach der Mitte verschiebende Polster werden durch ein Suspensorium mammae duplex gehalten (Abb. 116). Die Entfernung der Gummiröhre erfolgt nach 24 Stunden, die der Nähte vom 8. Tage ab bis zum 14. Tage.

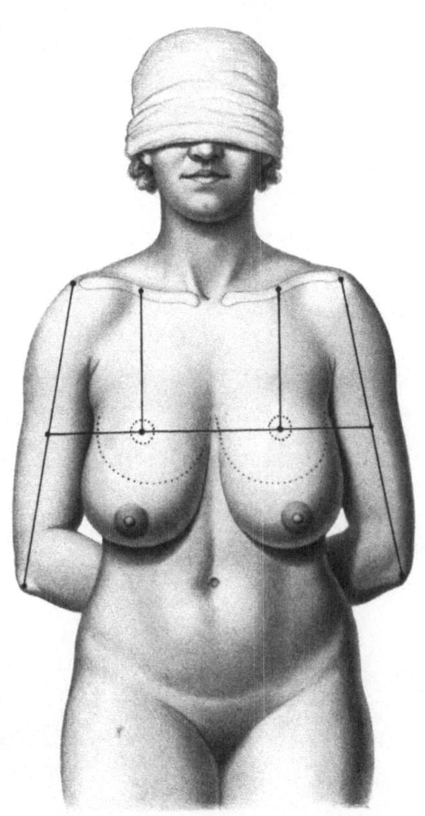

Abb. 109. Der Eingriff bei der hypertrophischen Hängebrust mittleren und starken Grades nach SCHWARZMANN. 1. Darstellung des Schemas, mit dem der neue Platz der Brustwarze bestimmt wird. Von der Mitte der Schlüsselbeine wird eine senkrechte Linie bei der stehenden Kranken nach abwärts gezogen. Die beiden Oberarme werden halbiert und die Halbierungspunkte miteinander verbunden. Da wo die senkrechten Linien vom Schlüsselbein diese Verbindungslinie treffen, wird das Fenster für den Warzenhof angelegt. Die Abtragungslinie auf der Rückseite entspricht in ihren Anfangspunkten (s. punktierte Linien) auch der Verbindungslinie der beiden Oberarmhalbierungspunkte.

Auf dem Deutschen Chirurgen-Kongreß hat CLAOUÉ sein Verfahren der Brustplastik bekanntgegeben (1937). Zur vorherigen Bestimmung des neuen Platzes für den Warzenhof hat er eine ziemlich umständliche Linienkonstruktion angegeben, die dem jweiligen Grade der Hängebrust entsprechend, den richtigen Punkt feststellen soll. Solche Konstruktionen haben zweifellos nur Wert für den Anfänger oder für den weniger Erfahrenen. Alle diese Konstruktionen können das natürliche Geschick, den rechten Platz zu bestimmen, nicht ersetzen,

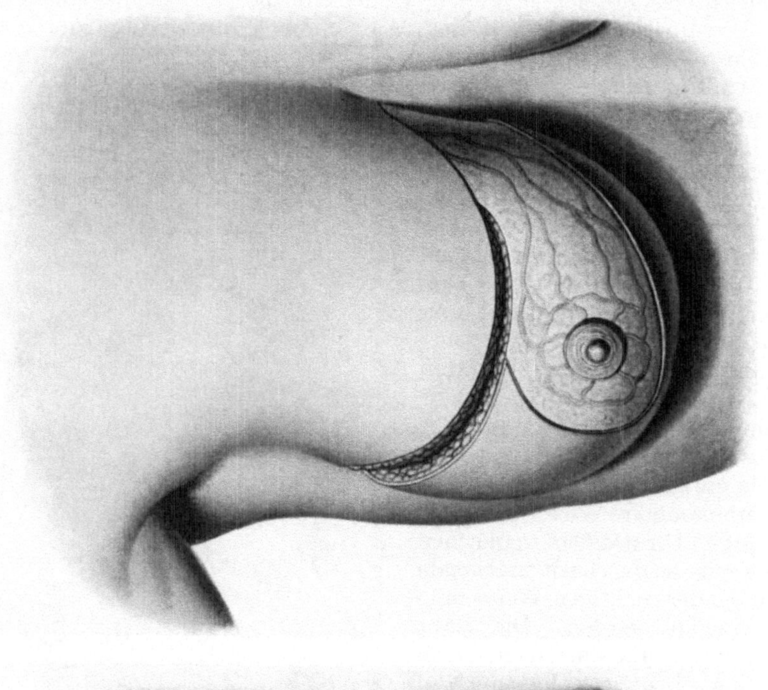

Abb. 111. Der Eingriff bei der hypertrophischen Hängebrust mittleren und starken Grades nach SCHWARZMANN. 3. Der Warzenhof ist umschnitten und gleichzeitig etwas verkleinert. Ein medial gestielter Hautlappen, der den Warzenhof einschließt, ist umschnitten und die Epidermis von diesem Lappen abgelöst, so daß alle überflächlichen Venen unverletzt bleiben.

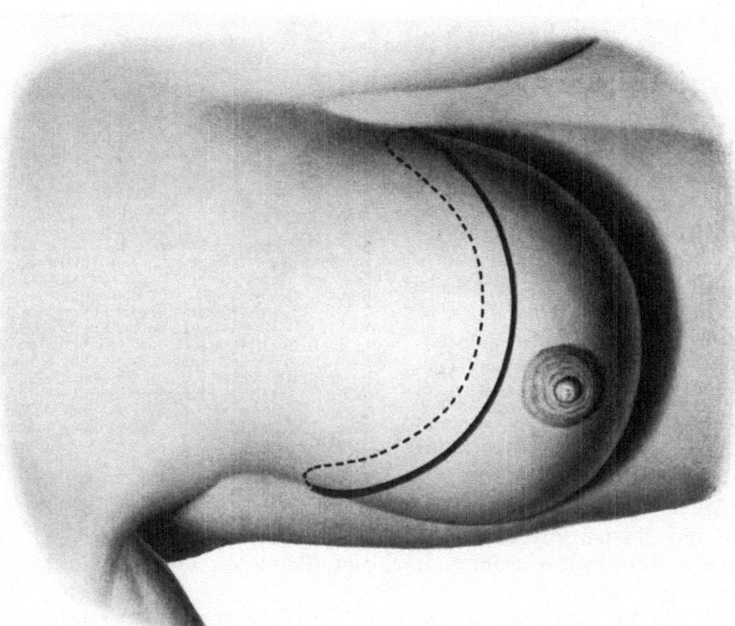

Abb. 110. Der Eingriff bei der hypertrophischen Hängebrust mittleren und starken Grades nach SCHWARZMANN. 2. Die Anlage des Hautschnittes, die auf der Rückseite durch die gestrichelte Linie gekennzeichnet ist. Die vordere und die hintere Schnittlinie gehen ohne Winkel ineinander über. Die mittlere Hälfte des vorderen Schnittes darf die Kutis nicht durchtrennen (s. 3.).

und dieses Geschick gehört unbedingt zur Ausführung derartiger Eingriffe. Wer es nicht hat, dem kann auch die Konstruktion nicht helfen. Uns scheinen die einfachen Anhaltspunkte, wie sie SCHWARZMANN gegeben hat (s. S. 169), vollauf zu genügen. Zunächst ist es immer am besten, wie das auch schon LEXER empfohlen hat, nach dem Augenmaß die neue Warzenhofstelle zu bestimmen. Selbstverständlich muß man sich an gewisse Maße halten. Nach SCHWARZMANN hat die normale Mamille ihren Platz in der Mitte der Oberarme und seitlich

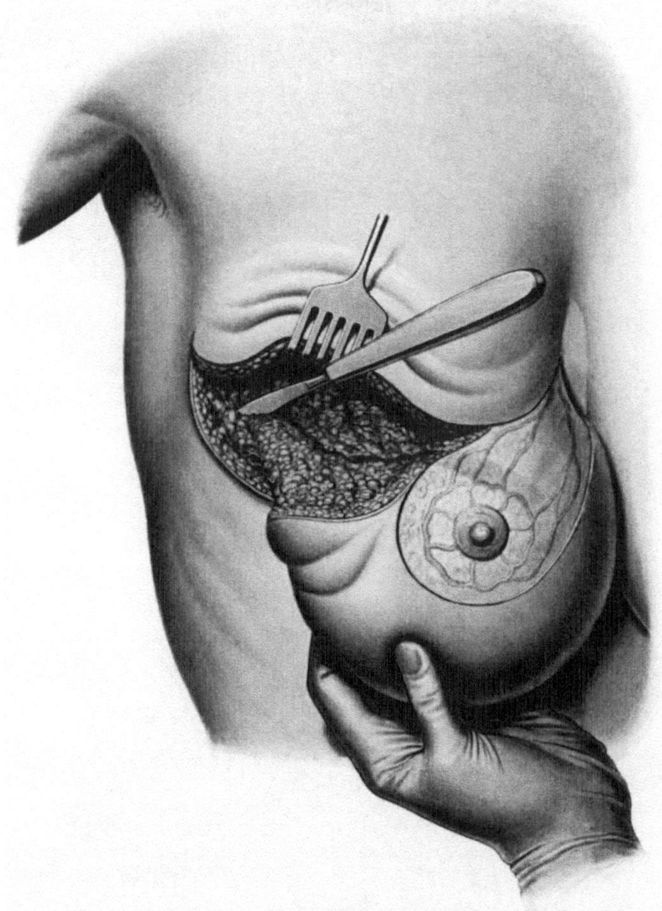

Abb. 112. Der Eingriff bei der hypertrophischen Hängebrust mittleren und starken Grades nach SCHWARZMANN. 4. Die Brustdrüse mit dem subkutanen Fett wird, lateral beginnend, ausgelöst.

auf einer Senkrechten, die etwa der Mitte der Schlüsselbeine entspricht. Je nach der eigenen Anschauung kann man dann den neuen Platz etwas weiter nach außen oder weiter nach unten als geeignet festlegen. So viel ist sicher, daß die Festlegung am stehenden oder frei und aufrecht sitzenden Menschen bestimmt und mit einer waschechten Farbe angezeichnet werden muß, da im Augenblick des Liegens auf dem Operationstisch und dem Heruntersinken der Brust nach der Seite das ganze Bild sich absolut ändert.

Das Verfahren von CLAOUÉ entspricht im übrigen grundsätzlich, d. h. was die Einengung der Masse der Brust betrifft, dem von SCHWARZMANN (s. S. 166). Auch er bildet einen medial gestielten, den Warzenhof enthaltenden Lappen.

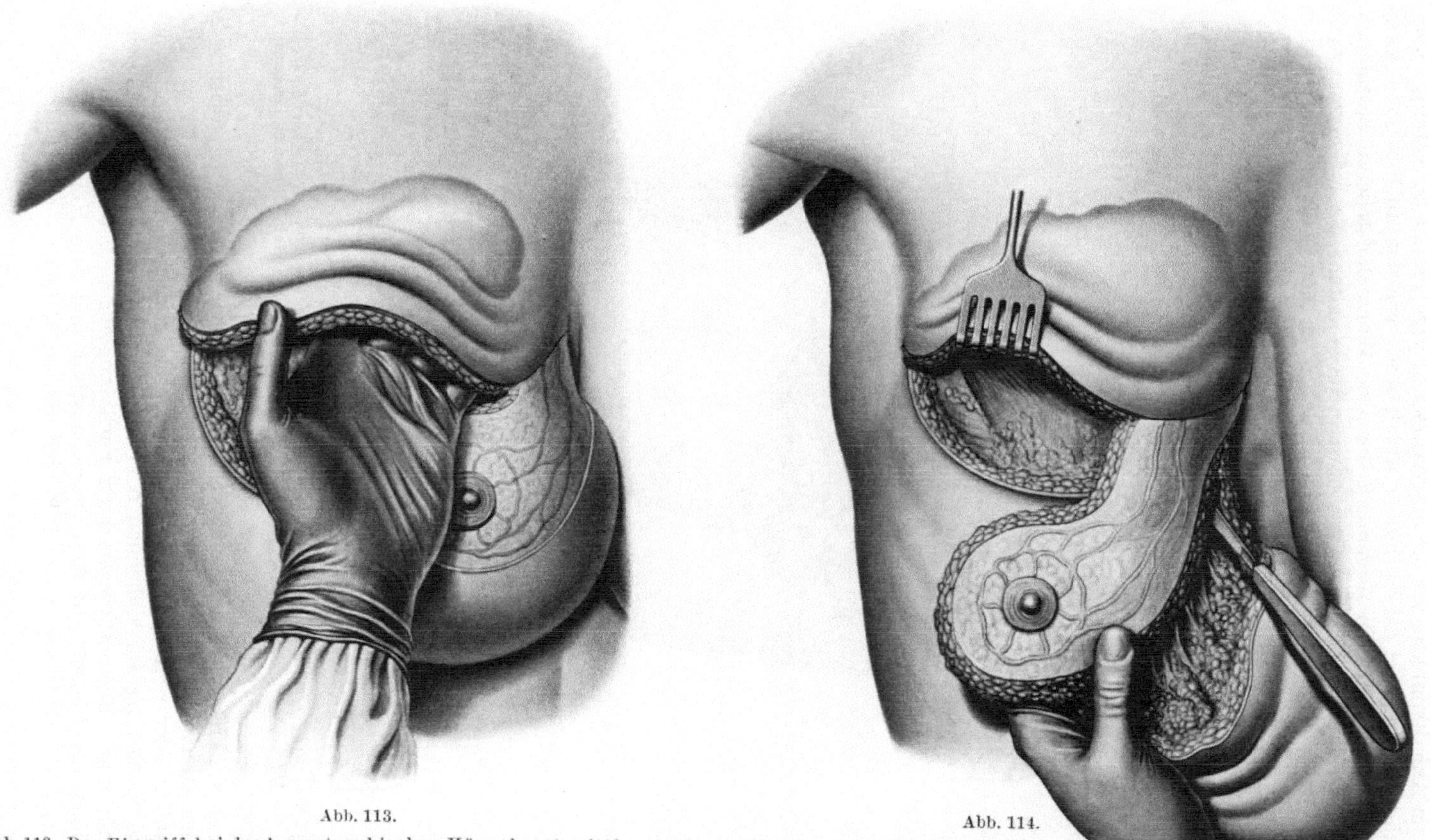

Abb. 113.

Abb. 114.

Abb. 113. Der Eingriff bei der hypertrophischen Hängebrust mittleren und starken Grades nach SCHWARZMANN. 5. Die obere Brusthaut, die die Brustdrüse noch bedeckt, wird nun ebenfalls weitgehend abgelöst.

Abb. 114. Der Eingriff bei der hypertrophischen Hängebrust mittleren und starken Grades nach SCHWARZMANN. 6. Unter Schonung des epidermislosen medial gestielten Lappens, der von der übrigen Brust getrennt wird, wird die Masse der Brust abgetragen. Gewissenhafte Blutstillung.

Dieser wird allerdings in anderer Weise hergestellt. Von einem medial gestielten Bogenschnitt, der gleichzeitig den neuen Platz für die Mamilla festlegt, wird die Brustdrüse mitsamt dem Warzenhof und dem umgebenden Fettgewebe in großer Ausdehnung freigelegt. Die ganze Masse wird schließlich aus der Hautöffnung herausgezogen, und zwar so weit, daß der M. pectoralis maj. in großer Ausdehnung freiliegt. Nur medial bleibt die Drüsenmasse mit den Weichteilen

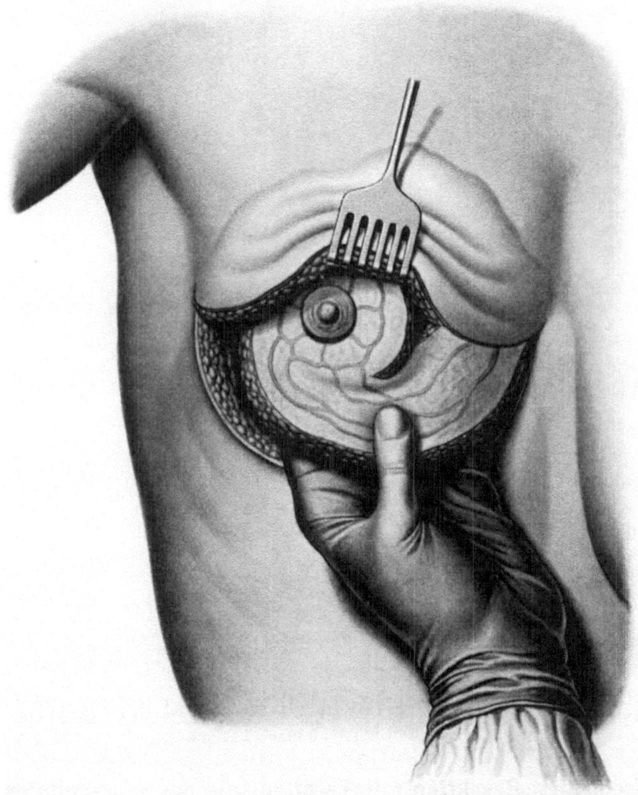

Abb. 115. **Der Eingriff bei der hypertrophischen Hängebrust mittleren und starken Grades nach SCHWARZMANN. 7. Die zurückgebliebenen, lateral gestielten, den Warzenhof tragenden Abschnitte werden nach lateral oben unter die überschüssige Brusthaut geschoben und die Wunde zunächst vorläufig mit Tuchklammern geschlossen. Der Warzenhof wird später durch eiförmigen Einschnitt an den gekennzeichneten Punkten in die Haut eingenäht.**

im Zusammenhang. Dann erfolgt die radikale Abtragung der ganzen lateralen Masse bis fast an die Mamilla heran. Ebenso wird auf der Rückseite ein großer Teil des Drüsen- und Fettgewebes abgetragen, so daß auch die Höhe des zurückbleibenden Gewebes wesentlich geringer wird. Auch am inneren Rande wird dann noch ein Teil abgetragen, und schließlich der Rest zu einer Art Kegel mit Hilfe einiger Nähte zusammengenäht. Er wird wie ein Horn aufgerollt. Da der Kegel auf diese Weise zu hoch wird, muß er noch abgestumpft werden durch Einstülpung seiner Spitze. Dann wird der Brustrand unten ungefähr bis zur Intermamillarlinie von der Unterlage abgelöst, unter die Haut geschoben und die Mamilla an den vorher bestimmten Platz mit einigen Nähten befestigt. Der viel zu weite Hautmantel muß nun entsprechend verkleinert werden. Mit Hilfe von Tuchklemmen werden Falten um den Warzenhof abgesteckt, die dann abgetragen werden, so daß schließlich, abgesehen von der Ringnaht um die Mamilla, je nach dem Umfang der Haut noch 3—4 radiäre Nähte übrigbleiben. Man kann wohl mit diesem Verfahren die Brust außerordentlich verkleinern, aber es scheint uns, als ob es einfachere Eingriffe gäbe, die ebenso zum Ziele führen, und die vor allen Dingen nicht so viel Narben auf der Brust hinterlassen.

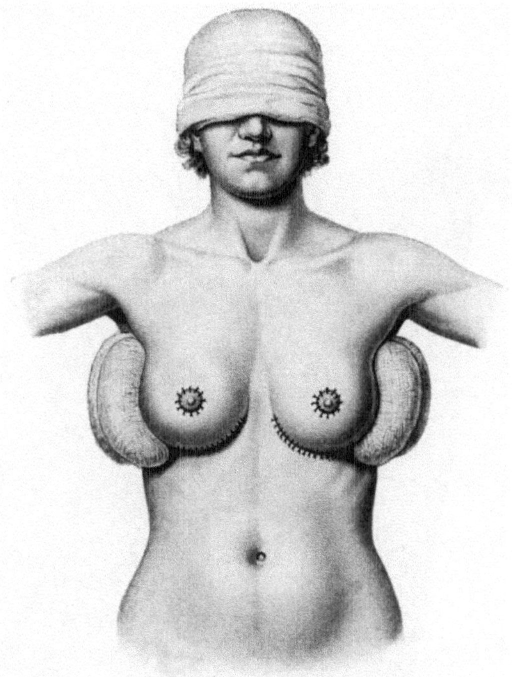

Abb. 116. Der Eingriff bei der hypertrophischen Hängebrust mittleren und starken Grades nach SCHWARZMANN. 8. Über zwei die Brust hebende und nach der Mitte zu verschiebende Polster wird ein Suspensorium mammae angelegt.

III. Die zweizeitige Resektion mit Verpflanzung des Warzenhofes. Wie schon erwähnt, kann bei der einzeitigen ringförmigen Umschneidung eine absolute Sicherheit dafür nicht gegeben werden, daß nicht Teile oder die ganze Mamilla Ernährungsstörungen erleidet. Daher haben verschiedene Autoren das einzeitige Verfahren aufgegeben und in einem zweizeitigen zunächst einen Teil des Warzenhofes mit der umgebenden Haut in Verbindung gelassen, um dann erst in einer zweiten Sitzung den Warzenhof völlig zu umschneiden.

Als erster hat JOSEPH (1924) zweizeitig operiert, später sind dann EITNER und SCHREIBER in etwas anderer Weise vorgegangen (s. unten). JOSEPH legt zuerst einen torbogenartigen Schnitt oberhalb der Mamilla an. Die Brustwarze wird nur in der oberen Hälfte umschnitten und die Haut mit Subkutangewebe im Bereiche des Torbogens völlig entfernt (Abb. 117). (Es handelte sich im ersten Falle um eine sehr ausgedehnte Hängebrust, bei der der Torbogen eine Höhe von etwa 15 cm hatte, d. h. also, daß die Verschiebung der Mamilla um etwa 15 cm stattfinden sollte.) Von den Torbogenpfeilern nach abwärts gehen zwei weitere Schnitte am Warzenhof vorbei, etwas auseinanderweichend, bis an die submammäre Falte (Abb. 117). Die Schnitte enden in der submammären Falte etwa 15 cm voneinander. Die Haut und das Drüsengewebe wird hier nicht entfernt, sondern der durch die Brustwarze oben begrenzte Hautdrüsenkegel wird in dem ersten Torbogen nach oben geschoben und hier durch Nähte befestigt (Abb. 118). Da durch das In-die-höhe-schieben unten beiderseits große Wülste entstehen, so werden rechts und links zwei große Hautdreiecke aus der seitlichen unteren Brust herausgeschnitten. Bei dem ersten Eingriff hatte JOSEPH zunächst nur die eine Brust und in der zweiten Sitzung die zweite

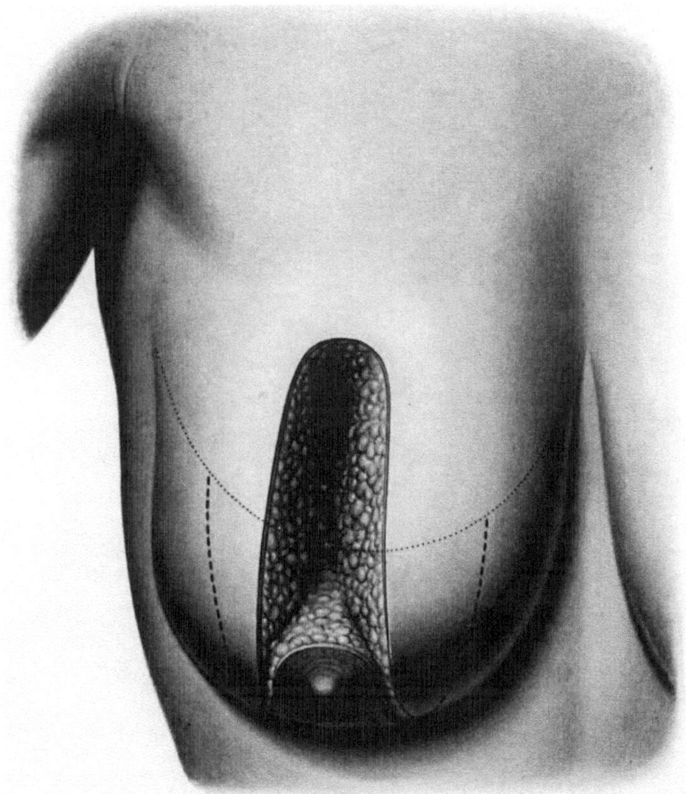

Abb. 117. **Der Eingriff bei der hypertrophischen Hängebrust mittleren und starken Grades. Erstes zweizeitiges Verfahren nach JOSEPH.** 1. Der Warzenhof ist nur in der oberen Hälfte umschnitten. Oberhalb ist ein torbogenartiger Schnitt angelegt, aus dem auch das Subkutan- und Drüsengewebe entfernt ist. Die punktierten Linien zeigen die weitere Hautschnittführung an.

so weit vorbereitet. In der dritten Sitzung, und zwar zwei Monate später, wurden dann, wenn nötig, durch submammäre Schnittführung (s. Abb. 118) die sackartigen unteren Brustabschnitte entfernt. Später hat JOSEPH die Operation zweizeitig ausgeführt. Es blieben bei diesem Verfahren, abgesehen von der Narbe um dem Warzenhof, zwei seitliche Narben vom Warzenhof nach der submammären Falte.

Zur Vermeidung dieser Narben hat JOSEPH (1927) seine zweite, als „zweizeitige semizirkuläre Methode mit Tunnelbildung" bezeichnet, ausgeführt. Zunächst wird der neue Platz für die Mamilla festgelegt. Dann wird beiderseits ein kreisförmiges Hautstück an dieser Stelle umschnitten (Abb. 120). Nun wird die Haut unterhalb dieses herausgeschnittenen Kreises von der Unterlage abgelöst (untertunnelt). Jetzt wird ähnlich wie bei dem ursprünglichen Verfahren ein torbogenartiger Schnitt oberhalb der Warze angelegt, der aber nicht bis an den zukünftigen Platz der Mamilla reicht, sondern nur so weit, als später die vordere Brusthaut bis zur submammären Falte reichen soll (Abb. 120). Die Begrenzung dieses Torbogens wird diesmal kranialwärts konkav, die Pfosten dieses Torbogens werden ebenfalls an der Mamilla vorbei, etwas auseinanderweichend, bis zur submammären Falte geführt (Abb. 120). Dieses Hautstück

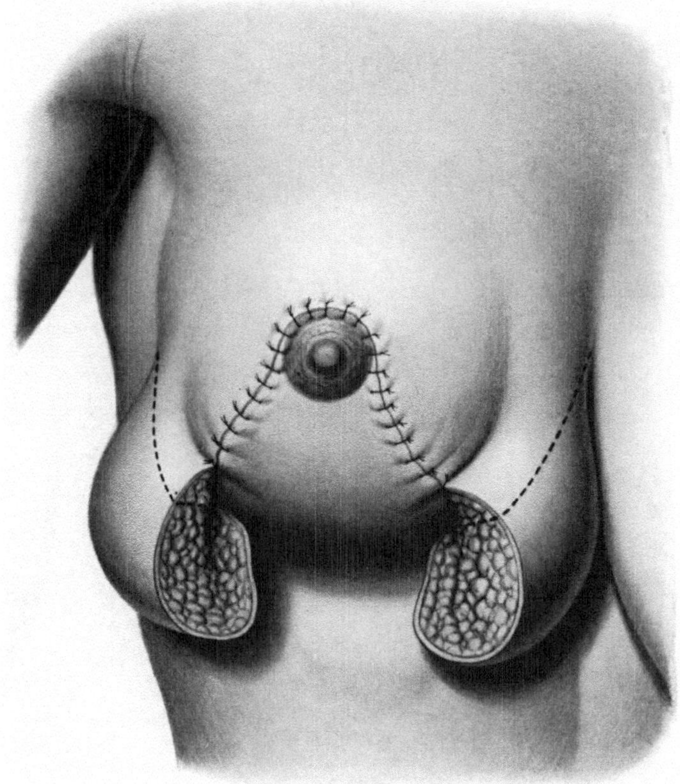

Abb. 118. Der Eingriff bei der hypertrophischen Hängebrust mittleren und starken Grades. Erstes zweizeitiges Verfahren nach JOSEPH. 2. Der Warzenhof ist nach Durchführung der an ihm vorbeiziehenden Weichteilschnitte, die bis zur Umschlagsfalte gehen, nach oben in ihren neuen Platz verschoben und hier eingenäht. Es bleiben zwei große seitliche überschüssige Gewebsfalten hängen.

oberhalb des Warzenhofes wird entfernt. Es entsteht ebenfalls ein Gewebskegel, der am oberen Ende die Warze trägt und auf der submammären Falte ruht. Dieser Kegel mit dem Warzenhof an der Spitze wird nun unter der abgelösten Hautbrücke hindurchgeführt (Abb. 121) und zunächst nur in der oberen Hälfte in der neuen Öffnung festgenäht (Abb. 124). Der Warzenhof ist schon vorher durch den oberen Bogenschnitt verkleinert worden. Um sicher eine Verletzung der Milchgänge zu verhüten, hat JOSEPH schon bei seinem ersten Eingriff die Haut des nach oben zu verschiebenden Kegels unterhalb der Warze in einer Zone von 5—6 cm von der Brustdrüse abgelöst und ein rechteckiges Stück BILLROTH-Batist unter diese Hautbrücke geschoben (Abb. 122) und mit einigen Nähten befestigt (Abb. 123). Der BILLROTH-Batist bleibt bis zur zweiten Operation liegen. Bei dieser, nach etwa 2—3 Wochen, wird dann nur der untere Rand des Warzenhofes umschnitten (Abb. 125) bis auf den BILLROTH-Batist, und das abgelöste Hautstück läßt sich nun ohne Schwierigkeiten unterhalb der zuerst angelegten Hautbrücke herausziehen und abschneiden (Abb. 126). Ist das geschehen, so wird entsprechend der neuen unteren Begrenzungslinie der gesamte Brustüberschuß von Haut und Brustgewebe mit einem Bogenschnitt herausgeschnitten. Es bleibt also nach diesem

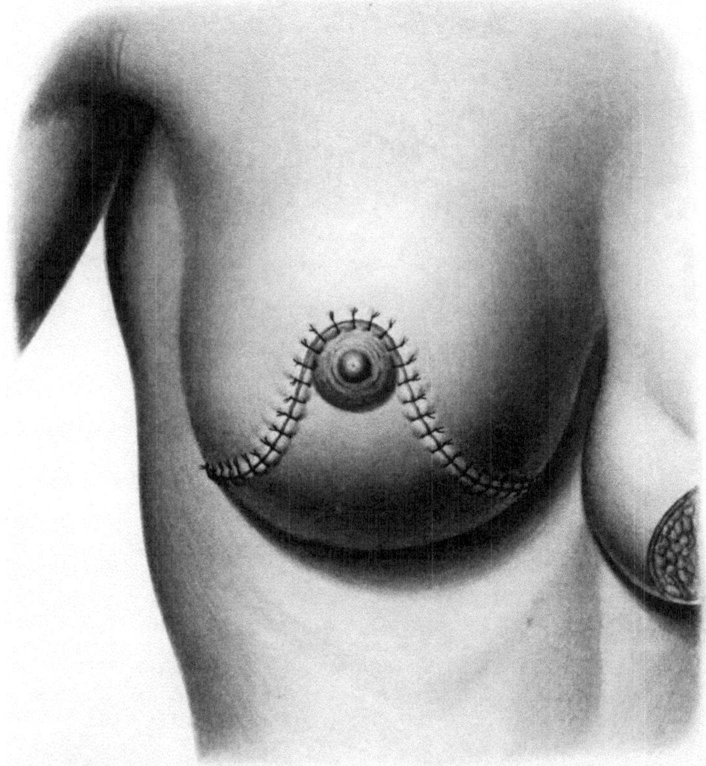

Abb. 119. Der Eingriff bei der hypertrophischen Hängebrust mittleren und starken Grades. Erstes zweizeitiges Verfahren nach JOSEPH. 3. In der zweiten Sitzung sind die beiden überschüssigen Gewebswülste abgetragen und die Weichteilwunden vernäht.

Eingriff nur die ringförmige Narbe um den Warzenhof, und eine fast unsichtbare in der submammären Falte (Abb. 127).

SCHREIBERS (1929) zweizeitiges Verfahren ist 1929 bekanntgegeben worden. Er umschneidet zunächst einen Torbogen oberhalb der Mamilla (Abb. 128). Der oberste Bogen entspricht dem oberen Rande des neuen Platzes für den Warzenhof. Nachdem Haut und Unterhautgewebe bis zum oberen Rande des Warzenhofes entfernt worden sind, wird die Haut beiderseits unter den Pfeilern des Torbogens abgelöst und ein querer Gewebskeil, bestehend aus Drüse und Fettgewebe bis weit seitlich unter die Haut nach oben reichend, herausgeschnitten (Abb. 129). Nun wird diese Lücke im Gewebe durch Hochschieben des Warzenhofes ausgefüllt und der umschnittene obere Warzenhofrand in dem Bogen festgenäht (Abb. 130). Die durch das Hochschieben des Warzenhofrandes

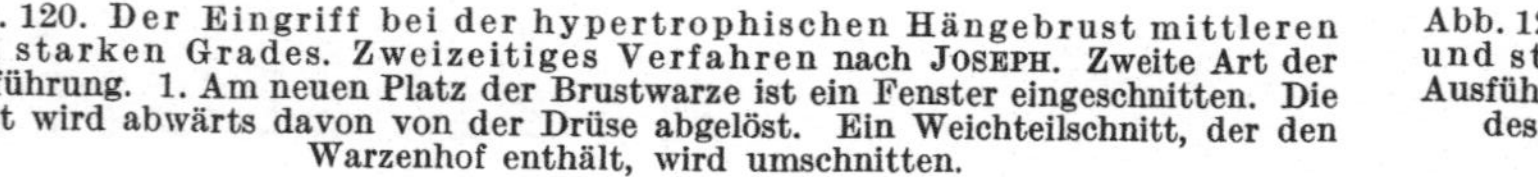

Abb. 120. Der Eingriff bei der hypertrophischen Hängebrust mittleren und starken Grades. Zweizeitiges Verfahren nach JOSEPH. Zweite Art der Ausführung. 1. Am neuen Platz der Brustwarze ist ein Fenster eingeschnitten. Die Haut wird abwärts davon von der Drüse abgelöst. Ein Weichteilschnitt, der den Warzenhof enthält, wird umschnitten.

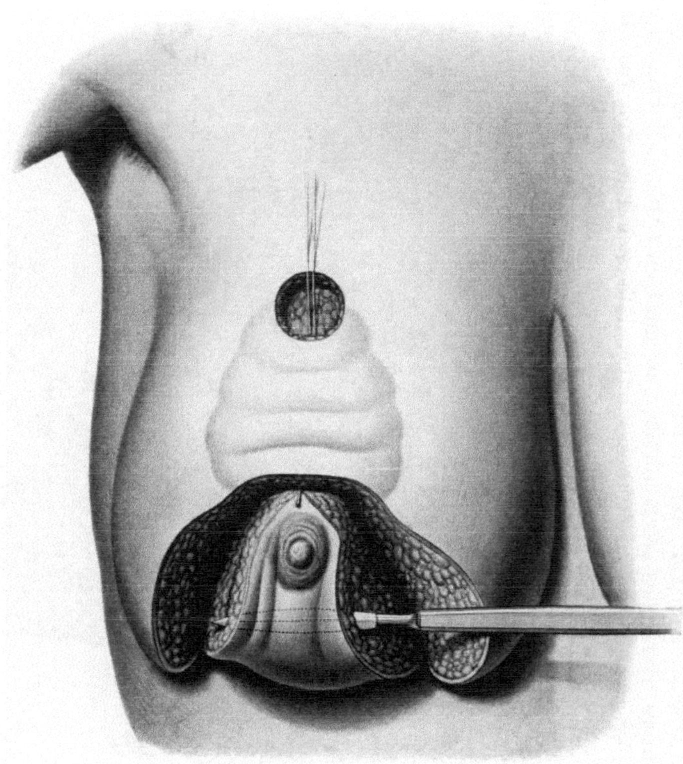

Abb. 121. Der Eingriff bei der hypertrophischen Hängebrust mittleren und starken Grades. Zweizeitiges Verfahren nach JOSEPH. Zweite Art der Ausführung. 2. Das Hautstück oberhalb des Warzenhofes ist entfernt. Unterhalb des Warzenhofes wird die Haut mit einem zweischneidigen Messer von der Unterlage abgetrennt. Der Warzenhof ist mit einem Faden gefaßt.

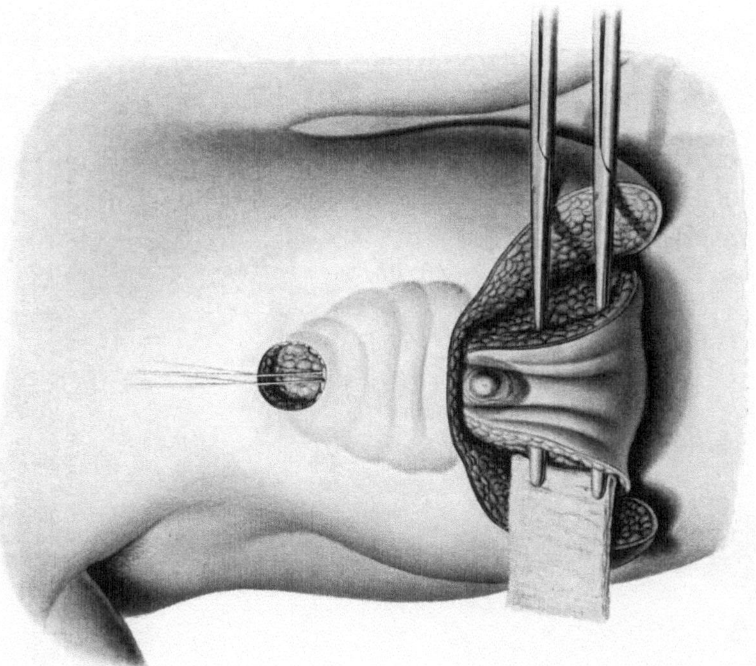

Abb. 122. Der Eingriff bei der hypertrophischen Hängebrust mittleren und starken Grades. Zweizeitiges Verfahren nach JOSEPH. Zweite Art der Ausführung. 3. Durch den unterhalb des Warzenhofes abgelösten Hautabschnitt wird ein Stück BILLROTH-Batist durchgezogen.

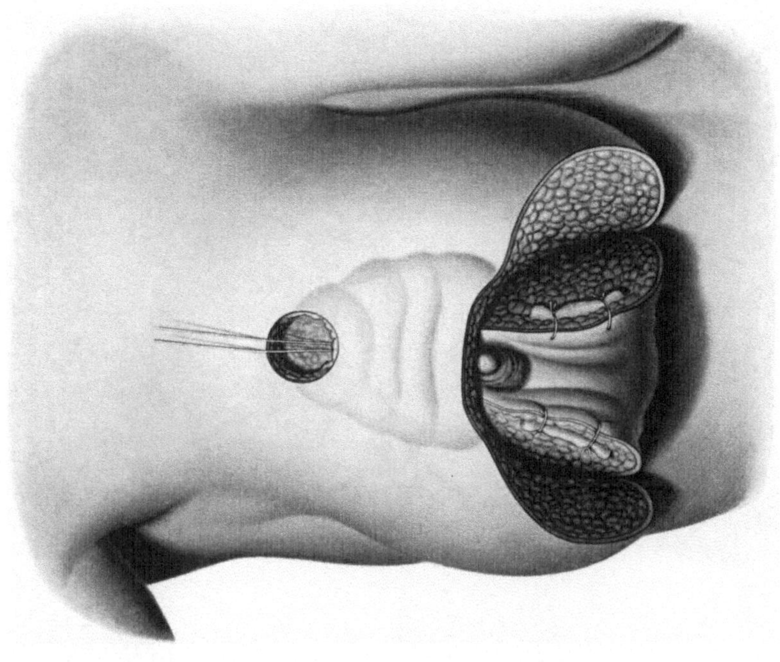

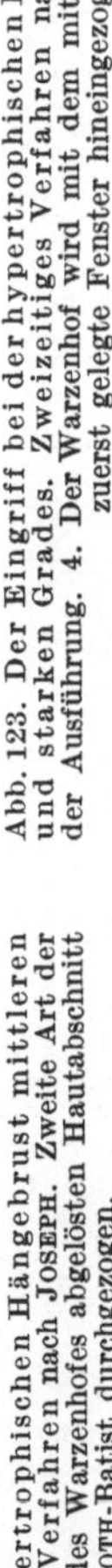

Abb. 123. Der Eingriff bei der hypertrophischen Hängebrust mittleren und starken Grades. Zweizeitiges Verfahren nach JOSEPH. Zweite Art der Ausführung. 4. Der Warzenhof wird mit dem mittleren Bruststück in das zuerst gelegte Fenster hineingezogen.

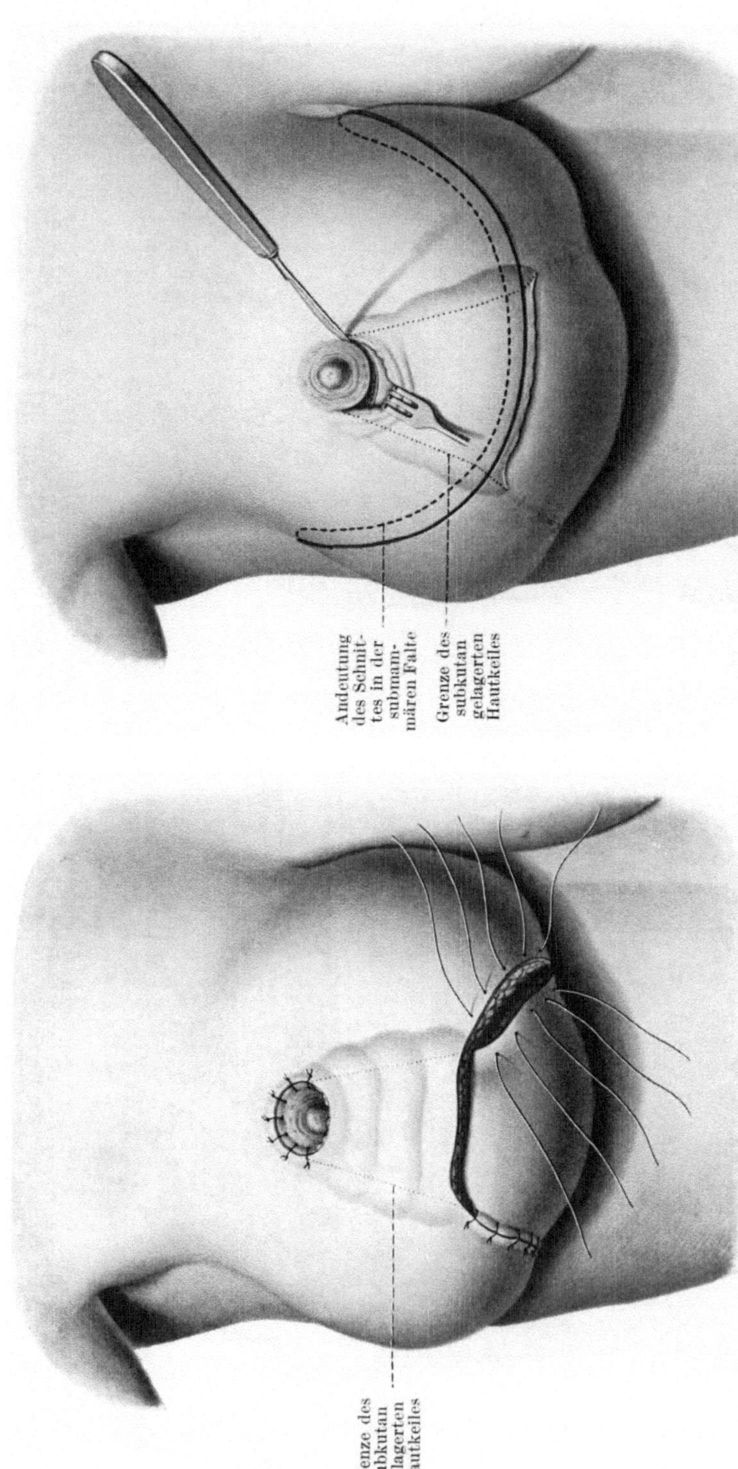

Abb. 124. Der Eingriff bei der hypertrophischen Hängebrust mittleren und starken Grades. Zweizeitiges Verfahren nach JOSEPH. Zweite Art der Ausführung. 5. Der Warzenhof ist am oberen Rande in dem Fenster festgenäht. Die seitlichen Wundabschnitte werden vorläufig geschlossen.

Abb. 125. Der Eingriff bei der hypertrophischen Hängebrust mittleren und starken Grades. Zweizeitiges Verfahren nach JOSEPH. Zweite Art der Ausführung. 6. Die Hautbrücke unterhalb des Warzenhofes, die durch den BILLROTH-Batist unterminiert ist, wird am unteren Warzenhofrande abgeschnitten. Andeutung der Weichteilschnitte zur endgültigen Verkleinerung der Brust (submammäre Resektion nach GIRARD, s. S. 144).

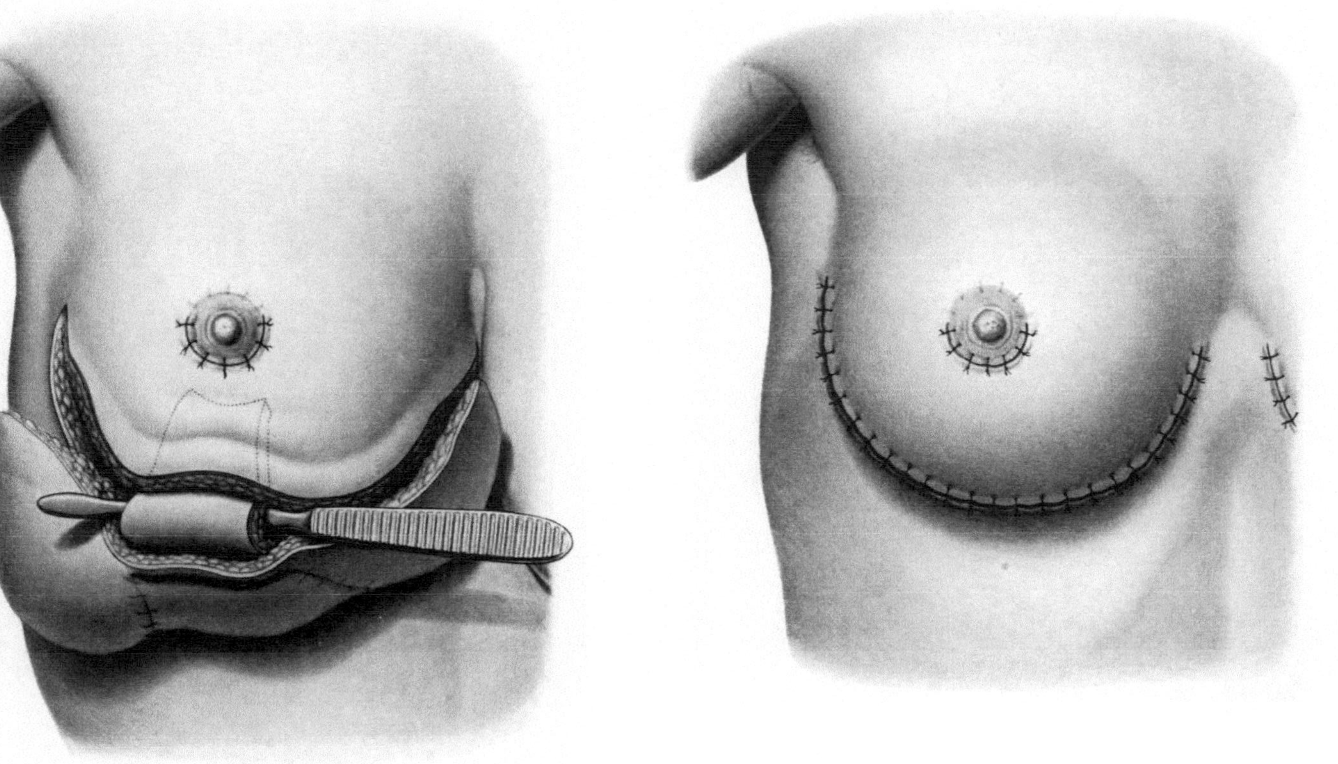

Abb. 126. Der Eingriff bei der hypertrophischen Hängebrust mittleren und starken Grades. Zweizeitiges Verfahren nach JOSEPH. Zweite Art der Ausführung. 7. Die Hautbrücke wird mit Hilfe des untergeschobenen Elevatoriums, nachdem der vordere Bogenschnitt gelegt ist, aus dem Unterhautzellgewebe herausgezogen und entfernt. Der Warzenhof ist auch in seiner unteren Hälfte in das Fenster eingenäht. Der Bogenschnitt in der submammären Falte ist ebenfalls zur Ausführung gekommen.

Abb. 127. Der Eingriff bei der hypertrophischen Hängebrust mittleren und starken Grades. Zweizeitiges Verfahren nach JOSEPH. Zweite Art der Ausführung. 8. Zustand nach Entfernung des zwischen den zwei Bogenschnitten gelegenen Gewebes und der abgeschlossenen Hautnaht.

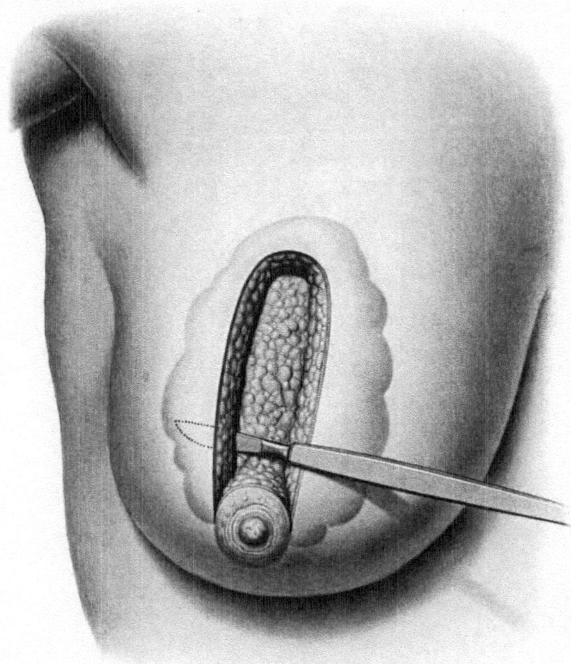

Abb. 128. Darstellung des Eingriffes bei der hypertrophischen Hängebrust mittleren Grades nach SCHREIBER. Zweizeitiges Verfahren. Erste Sitzung. 1. Aus dem oberen Teile der Brust ist ein torbogenartiges Stück entfernt. Die Haut wird unterminiert.

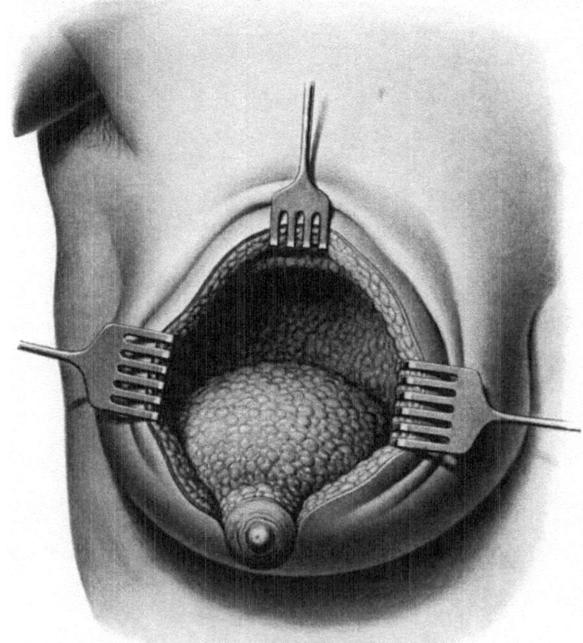

Abb. 129. Darstellung des Eingriffes bei der hypertrophischen Hängebrust mittleren Grades nach SCHREIBER. Zweizeitiges Verfahren. Erste Sitzung. 2. Die Hautwunde ist weit auseinandergezogen. Aus dem oberen Teil der Mamma ist entsprechend dem Hautschnitt je nach der Entwicklung eine entsprechende Menge des Unterhautfett- und Drüsengewebes entfernt worden.

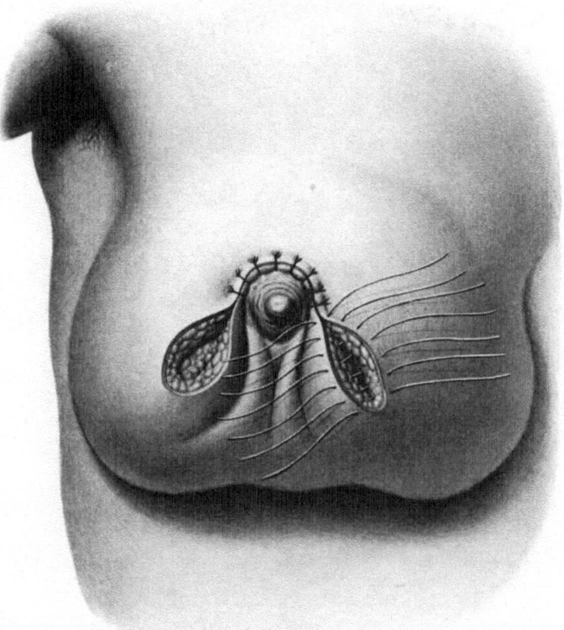

Abb. 130. Darstellung des Eingriffes bei der hypertrophischen Hängebrust mittleren Grades nach SCHREIBER. Zweizeitiges Verfahren. Erste Sitzung. 3. Zum Abschluß der ersten Sitzung ist der Warzenhof an seine neue Stelle eingenäht. Die seitlichen Hautwunden werden geschlossen. Es bleiben zwei ziemlich starke Falten zurück.

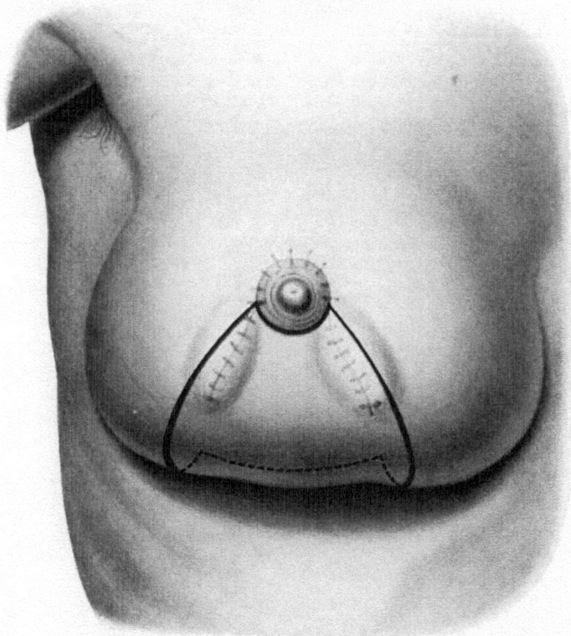

Abb. 131. Darstellung des Eingriffes bei der hypertrophischen Hängebrust mittleren Grades nach SCHREIBER. Zweizeitiges Verfahren. Zweite Sitzung. 1. Darstellung der Schnittführung. Mit der Haut werden gleichzeitig die beiden Falten, die von der ersten Operation zurückgeblieben sind, und die Narbe umschnitten. Entsprechend dem Hautschnitt wird ein großer Keil aus dem Unterhautfett- und Drüsengewebe entfernt.

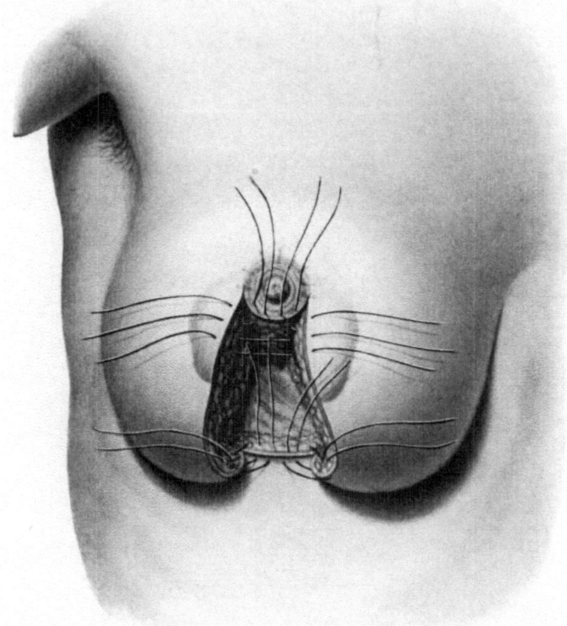

Abb. 132. Darstellung des Eingriffes bei der hypertrophischen Hängebrust mittleren Grades nach SCHREIBER. Zweizeitiges Verfahren. Zweite Sitzung. 2. Die Abbildung zeigt die Anlegung der Naht nach Entfernung des Hautdrüsenkeiles.

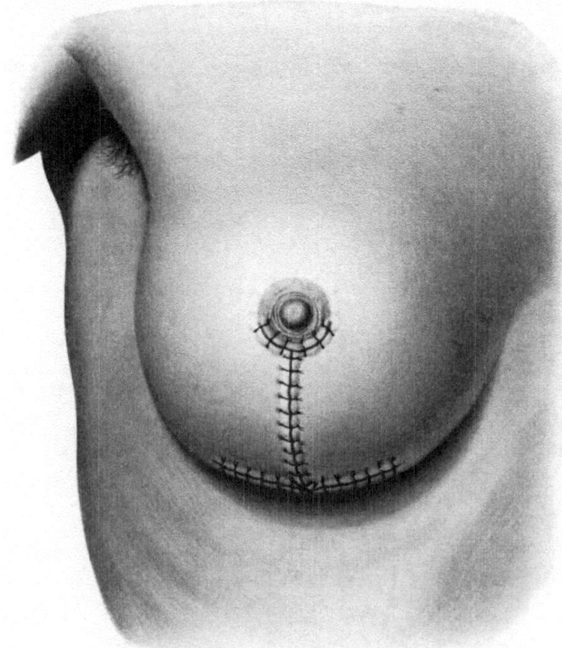

Abb. 133. Darstellung des Eingriffes bei der hpyertrophischen Hängebrust mittleren Grades nach SCHREIBER. Zweizeitiges Verfahren. Zweite Sitzung. 3. Die Darstellung der Naht nach Vollendung der Plastik.

und der Drüse entstehenden seitlichen Falten werden ebenfalls durch Nähte geschlossen. So entstehen zwei schräg nach außen unten verlaufende Nahtwülste, auf deren Beseitigung man später achten muß. In der zweiten Sitzung, etwa 4 Wochen nach der ersten, wird ein großer Haut- und Drüsenkeil unterhalb der Mamilla entfernt. Man umschneidet den Warzenhof zunächst unterhalb und verkleinert ihn dabei, wenn es nötig ist. Dann werden

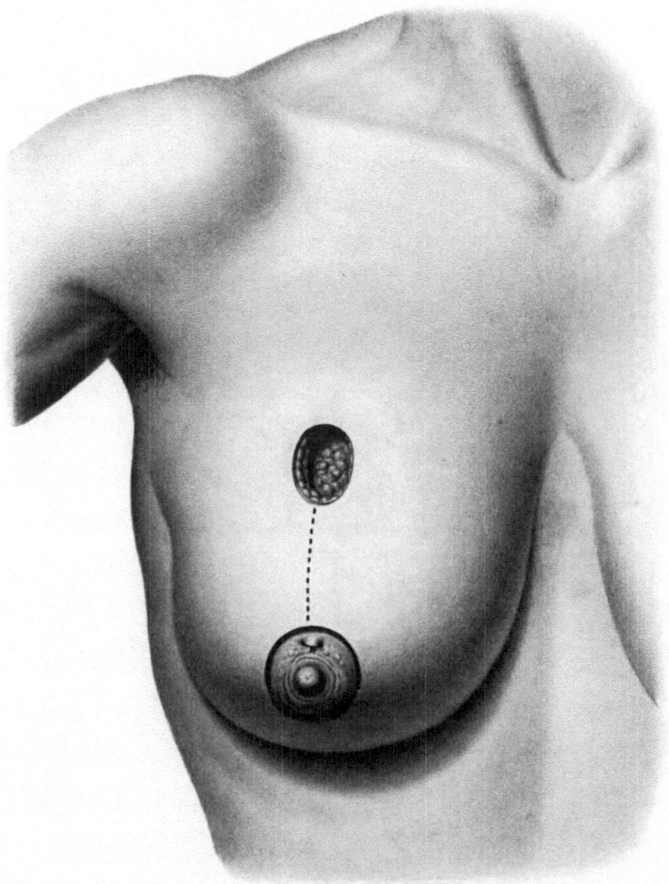

Abb. 134. Eingriff bei der hypertrophischen Hängebrust mittleren und starken Grades in 2 Zeiten nach EITNER. 1. Der Warzenhof ist in der oberen Hälfte umschnitten, die neue Öffnung für den Warzenhof ist längseiförmig ausgeschnitten. Zwischen den beiden Schnitten wird eine einfache Spaltung vorgenommen.

zwei seitliche, auseinanderweichende Schnitte durch die Haut bis in die Submammärfalte gemacht und in der Submammärfalte durch einen Bogenschnitt miteinander verbunden (Abb. 131). Das ganze zwischen diesen Hautschnitten gelegene Gewebe, d. h. Unterhaut, Fettgewebe und Drüse bis zur Faszie des M. pectoralis maj. wird entfernt. Wird nun die Gewebslücke durch Nähte verschlossen, so wird die Brust dadurch wesentlich verkleinert. Um die obenerwähnten, in der ersten Sitzung entstandenen Hautwülste zu beseitigen, muß man die Haut um den Warzenhof seitlich etwas ablösen und passend zurechtschneiden (Abb. 132). Nach der Hautnaht bleiben drei Narben, eine um den

Warzenhof, eine senkrecht nach unten verlaufende und eine bogenförmige, in der Submammärfalte liegende (Abb. 133).

Auch Eitner (1926, 1927, 1931, 1932) operiert bei größeren Hypertrophien zweizeitig. Er umschneidet zunächst die obere Hälfte des Warzenhofes, nachdem er sie durch eine Naht an ihrer Unterlage befestigt hat (Abb. 134). Nun

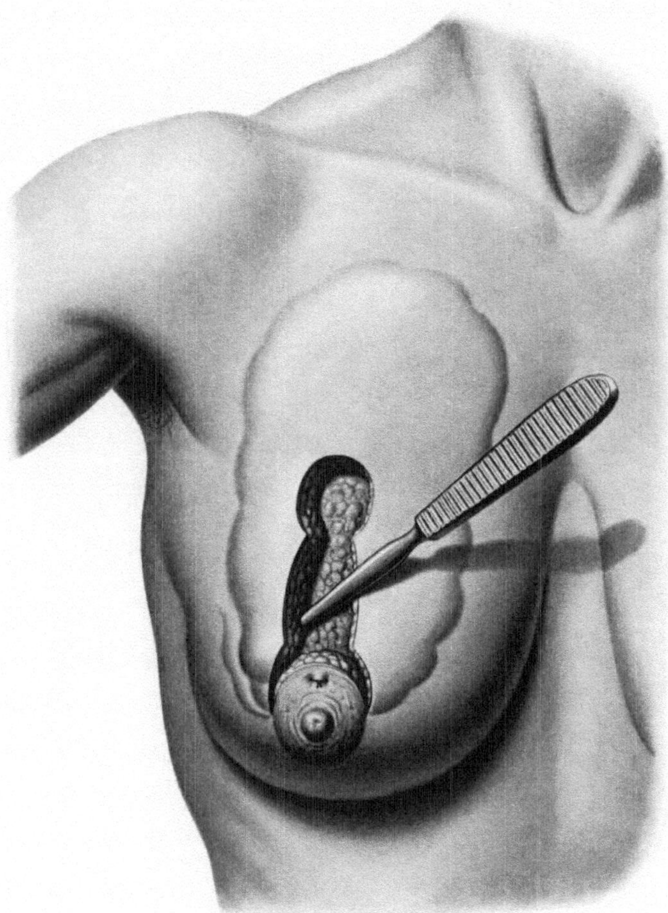

Abb. 135. Eingriff bei der hypertrophischen Hängebrust mittleren und starken Grades in 2 Zeiten nach Eitner. 2. In der Umgebung der ausgeführten Schnitte wird das Unterhautzellgewebe weitgehend von der Unterlage abgelöst.

wird die Haut oberhalb der Warze bis nahe an das Schlüsselbein von der Brust abgelöst. An der gewählten Stelle wird dann eine Hautöffnung für die Warze angelegt (Abb. 134), und zwar in Form einer senkrechten, eiförmigen Öffnung, weil in der zweiten Sitzung die Warzenöffnung im waagerechten Durchmesser verbreitert wird. Dann wird die Hautbrücke zwischen dem Warzenhof und der eiförmigen Hautöffnung gespalten (Abb. 135). Um die Brust mit der Mamilla nach oben schieben zu können, wird eine Gewebslücke oberhalb der Warze angelegt. Die Lücke ist keilförmig. Die Spitze des Keiles liegt oberhalb und hinter der Drüse. Der Keil umfaßt im wesentlichen das gedehnte Gewebe oberhalb der Drüse. Die Basis liegt ebenfalls oberhalb der Drüse. Sie wird so breit gewählt, als die Mamma gehoben werden soll (Abb. 136). Erscheint die Keilumschneidung ausgedehnt genug (unter Umständen müssen Teile der Drüse selbst mitentfernt werden, wodurch die Drüse gleichzeitig verkleinert wird), so wird durch Katgutnähte der gehobene Drüsenrest an der Faszie festgenäht. Zum Schluß erfolgt die Einnähung des oberen Warzenhofrandes in die dafür bestimmte Öffnung (Abb. 137). EITNER näht die Bindegewebsunterlage der Mamilla, auch wenn keine Spannung vorliegt, mit einigen Katgutnähten

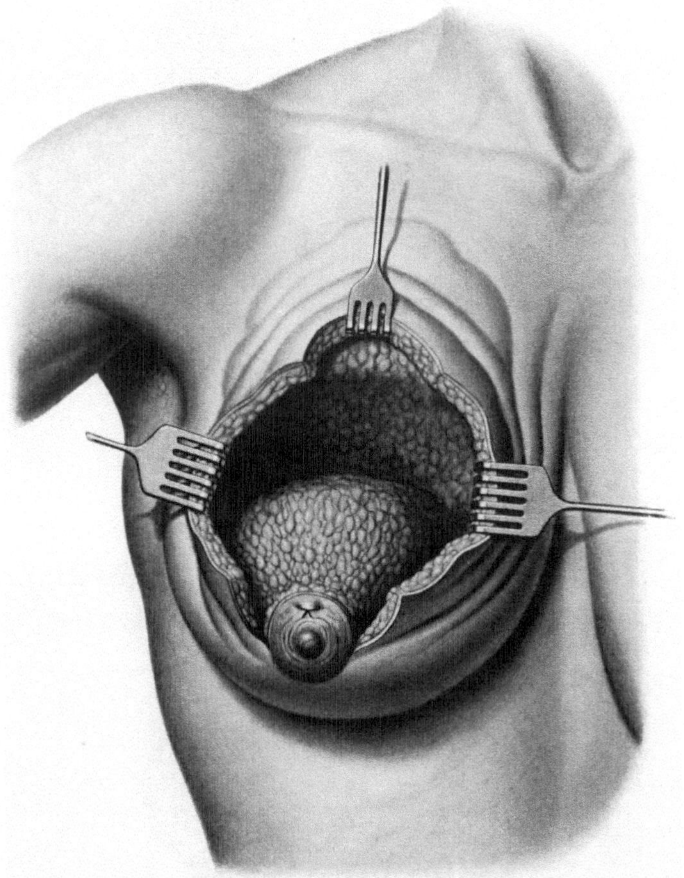

Abb. 136. Eingriff bei der hypertrophischen Hängebrust mittleren und starken Grades in 2 Zeiten nach EITNER. 3. Oberhalb der Mamma ist der Schnitt weit auseinandergezogen und je nach Bedarf kann eine kleinere oder größere Menge Unterhautfett- und Drüsengewebe entfernt werden.

an das Unterhautzellgewebe fest und dann erst die Haut selbst mit einigen wenigen Nähten. Die durch das Hochheben der Brust überschüssig gewordene Haut zu beiden Seiten der Mamilla wird nun so weit abgetragen, daß nur je einige Falten stehen bleiben (Abb. 137). Nun wird aus dem unteren Teil der Brust ein Keil herausgeschnitten, der am Warzenhof seine Spitze hat und an der Submammärfalte seine Basis (Abb. 138). Die dazu notwendigen Hautschnitte verlaufen aber nicht wie bei LEXER u. a. auseinanderweichend bis zur Submammärfalte, sondern gehen zunächst auseinander, um sich aber schließlich wieder in der Submammärfalte in einem Punkte zu treffen (Abb. 138).

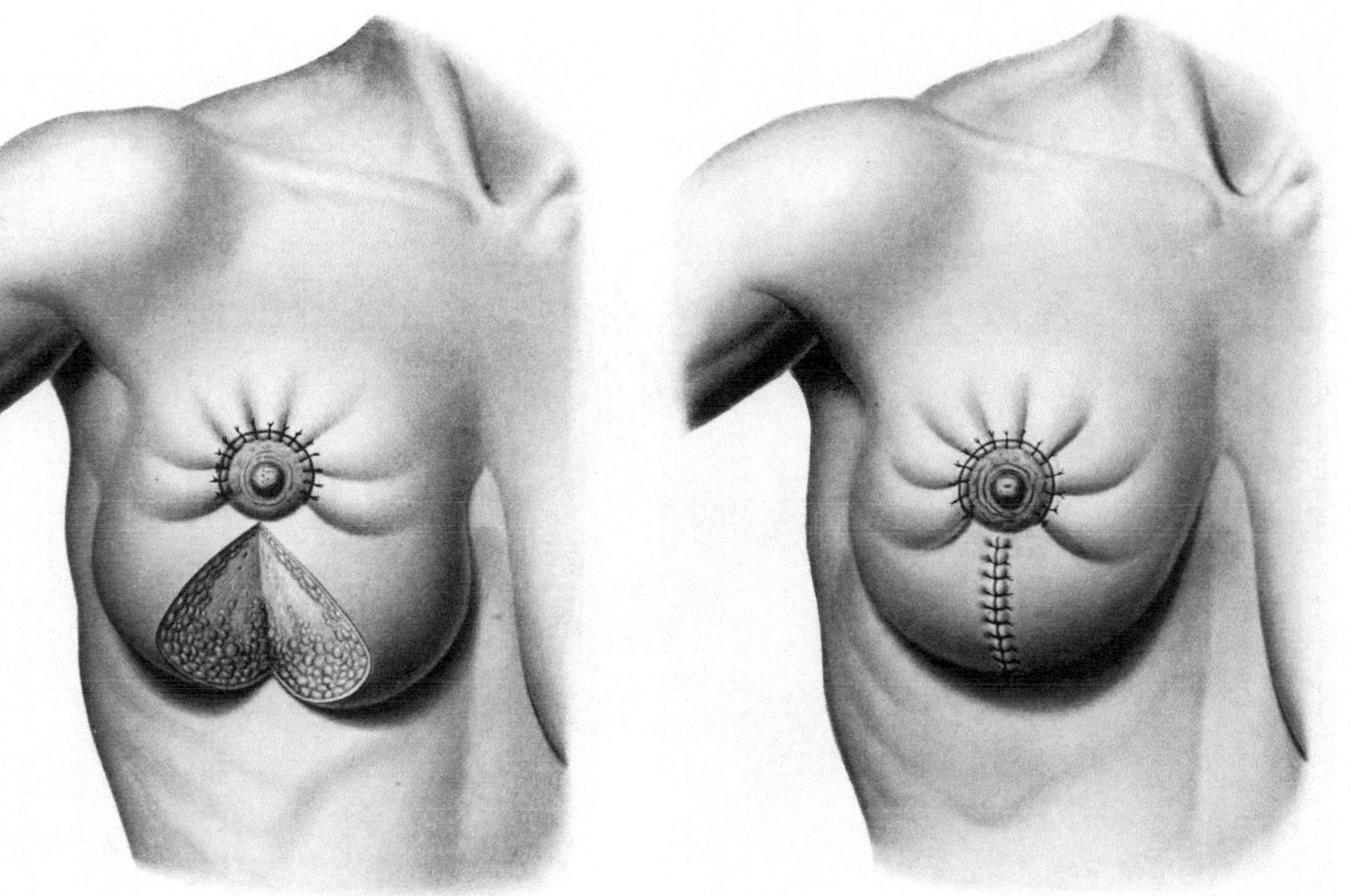

Abb. 137. Eingriff bei der hypertrophischen Hängebrust mittleren und starken Grades in 2 Zeiten nach EITNER. 4. Nach der Entfernung des Fettgewebes ist der Warzenhof in dem oberen Schnitt unter Faltenbildung eingenäht. Aus dem unteren Abschnitt der Brust wird ein großes Gewebsstück, ebenfalls aus Unterhautfettgewebe und Drüse, bestehend bis zum Warzenhof und nach hinten spindelförmig bis zur Umschlagsfalte reichend, entfernt.

Abb. 138. Eingriff bei der hypertrophischen Hängebrust mittleren und starken Grades in 2 Zeiten nach EITNER. 5. Nach Vereinigung der Wunde in der zweiten Sitzung wird dann, wenn nötig, eine Verbesserung durch Beseitigung der Falten vorgenommen.

Die Schnitte liegen etwas oberhalb der Submammärfalte am weitesten auseinander. Durch senkrechte Nähte der Gewebslücke und Hautnaht wird die untere Wunde geschlossen. In der zweiten Sitzung, die nach 14 Tagen oder auch später vorgenommen werden kann, werden einige kleine Verbesserungen durch Entfernung von Hautüberschüssen vorgenommen. Über das Verfahren von EHRENFELD (1935) fehlen uns eigene Erfahrungen.

γ) Die Eingriffe bei den geringen Graden von hypertrophischer und atrophischer Hängebrust.

Da es in diesen Fällen meist nicht auf eine wesentliche Verkleinerung der Brust und ebensowenig um eine starke Erhöhung des neuen Sitzes für den Warzenhof ankommt, so kann man sich mit den einfachsten Eingriffen begnügen, d. h. es wird entweder die Mamilla verpflanzt oder es werden gleichzeitig geringe Teile von Haut und Unterhautgewebe, und nur in selteneren Fällen Teile der Brustdrüse entfernt. Da eine stärkere Hebung der Brust nicht nötig ist, so wird auch auf die Nahtbefestigung der Brustdrüse am M. pectoralis maj. verzichtet. Daher kommen im wesentlichen die Methoden von ECKSTEIN, LOTSCH, WEINHOLD, NOËL, GLÄSMER und KURTZAHN zur Anwendung. Dagegen kommen die Verfahren von POUSSON, MORESTIN, VERCHÈRE, DARTIGUES, KAUSCH und KÜSTNER kaum noch in Frage, obwohl sie auch einfache Hebungen der Brustdrüse darstellen. Sie liefern aber schlechtere kosmetische Erfolge, weil sie alle die Eigenschaft haben eine Narbe oberhalb des Warzenhofes zurückzulassen, was unter allen Umständen ein so großer Fehler ist, daß man ihn vermeiden muß, auch dann, wenn die Narbe in die Gegend der Achselhöhle fällt. Gerade für die leichten Fälle war die Verpflanzung der Mamilla an einen dem regelrechten entsprechenden höheren Platz ein erlösender Vorschlag, der, in der verschiedensten Weise ausgenutzt, immer den großen Vorteil bringt, die Mamilla höher zu setzen, ohne daß eine andere Narbe als die um den Warzenhof herum zurückbleibt

Es ist schon oben erwähnt worden, daß die subkutane Mamillenverpflanzung schon im Jahre 1912 von VILLANDRE ausgeführt wurde. Später haben dann ECKSTEIN, HOLLÄNDER, JOSEPH, DUFOURMENTEL, PASSOT, A. NOËL und EITNER die Methode ausgebaut, so daß sie heute für sich allein nur für die geringfügigsten Fälle von Hängebrust zur Anwendung kommt, aber in Vereinigung mit anderen Verfahren fast bei allen kosmetischen Hebungen irgendwie Verwertung findet. Nach VILLANDRE hat ECKSTEIN den Versuch gemacht, nach Umschneidung des Warzenhofes und nach Ablösung der Haut der Mamma von der Drüse die Mamilla handbreit oberhalb in einem Hautschnitt festzunähen. Der Erfolg war mangelhaft, da die schwere Drüse die Mamilla trichterförmig einzog.

Erfolgreich scheint das Verfahren erst in späterer Zeit geworden zu sein, als es LOTSCH (1923), PASSOT und DUFOURMENTEL (1925) in abgeänderter Form brachten.

LOTSCHs Verfahren (1923) ist folgendes: Er umschneidet zunächst den Warzenhof ringförmig, dann führt er einen senkrechten Schnitt nach unten bis zur submammären Falte (Abb. 139). Die Brusthaut wird nach allen Seiten abgelöst (Abb. 140). Dann wird die Drüse mit dem umgebenden Fettgewebe unter der Haut so weit nach oben geschoben, daß die Mamilla in die Höhe ihres regelrechten Platzes kommt (Abb. 141). Die überschüssige Haut zu beiden Seiten des senkrechten Schnittes wird so abgetragen, daß eine spindelförmige Wunde bleibt, die durch Naht verschlossen wird (Abb. 142). Dann wird entsprechend der erhöhten Lage der noch subkutan liegenden Mamilla ein rundes Loch aus der bedeckenden Haut herausgeschnitten und der Warzenhof darin durch Naht

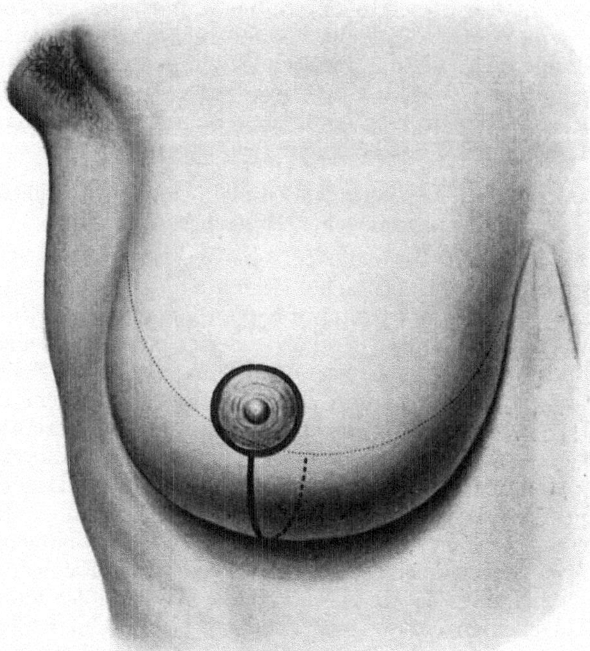

Abb. 139. Der Eingriff bei der hypertrophischen Hängebrust geringen Grades nach LOTSCH. Drittes Verfahren. 1. Der Warzenhof ist umschnitten. Ein senkrechter oder schräger Schnitt zieht von dem Warzenhof nach unten bis in die Umschlagsfalte. Die spätere Schnittlinie in der Umschlagsfalte ist durch Punkte angedeutet.

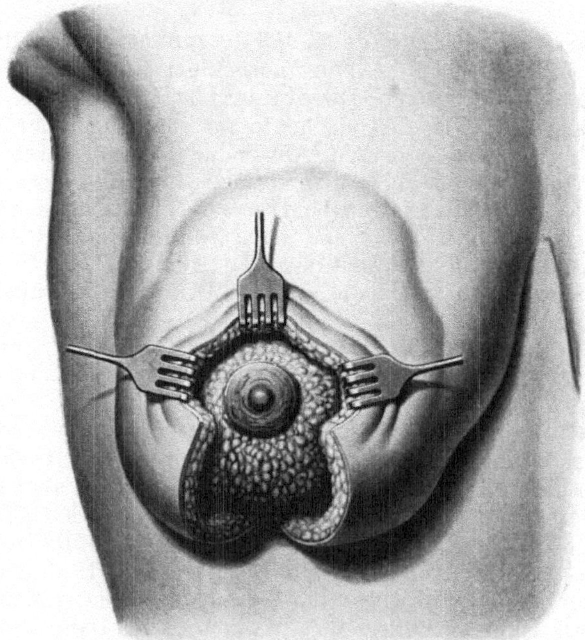

Abb. 140. Der Eingriff bei der hypertrophischen Hängebrust geringen Grades nach LOTSCH. Drittes Verfahren. 2. Die Haut ist rings um den Warzenhof herum abgelöst und wird mit Haken zurückgehalten.

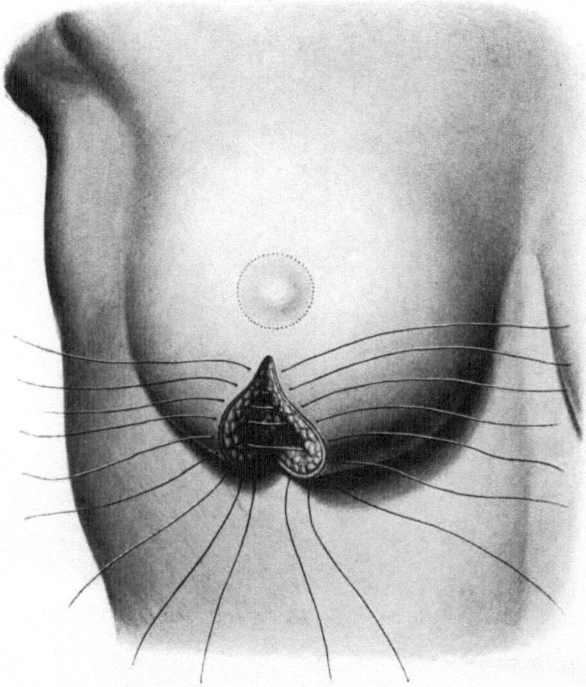

Abb. 141. Der Eingriff bei der hypertrophischen Hängebrust geringen Grades nach LOTSCH. Drittes Verfahren. 3. Der Warzenhof ist mit der Brustdrüse unter die oberhalb des Warzenhofes abgelöste Haut geschoben. Der neue Standort ist durch die punktierte Linie angedeutet. Die überschüssige Haut (s. unter 2.) zu beiden Seiten des Längsschnittes ist abgetragen, so daß eine spindelförmige Wunde bleibt, die durch Naht verschlossen wird

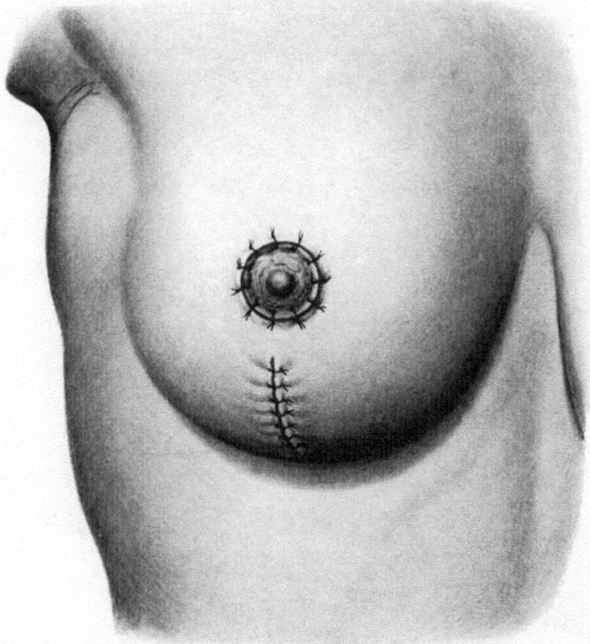

Abb. 142. Der Eingriff bei der hypertrophischen Hängebrust geringen Grades nach LOTSCH. Drittes Verfahren. 4. Die Brustwarze ist in das Fenster eingenäht und der spindelförmige Einschnitt durch Naht verschlossen.

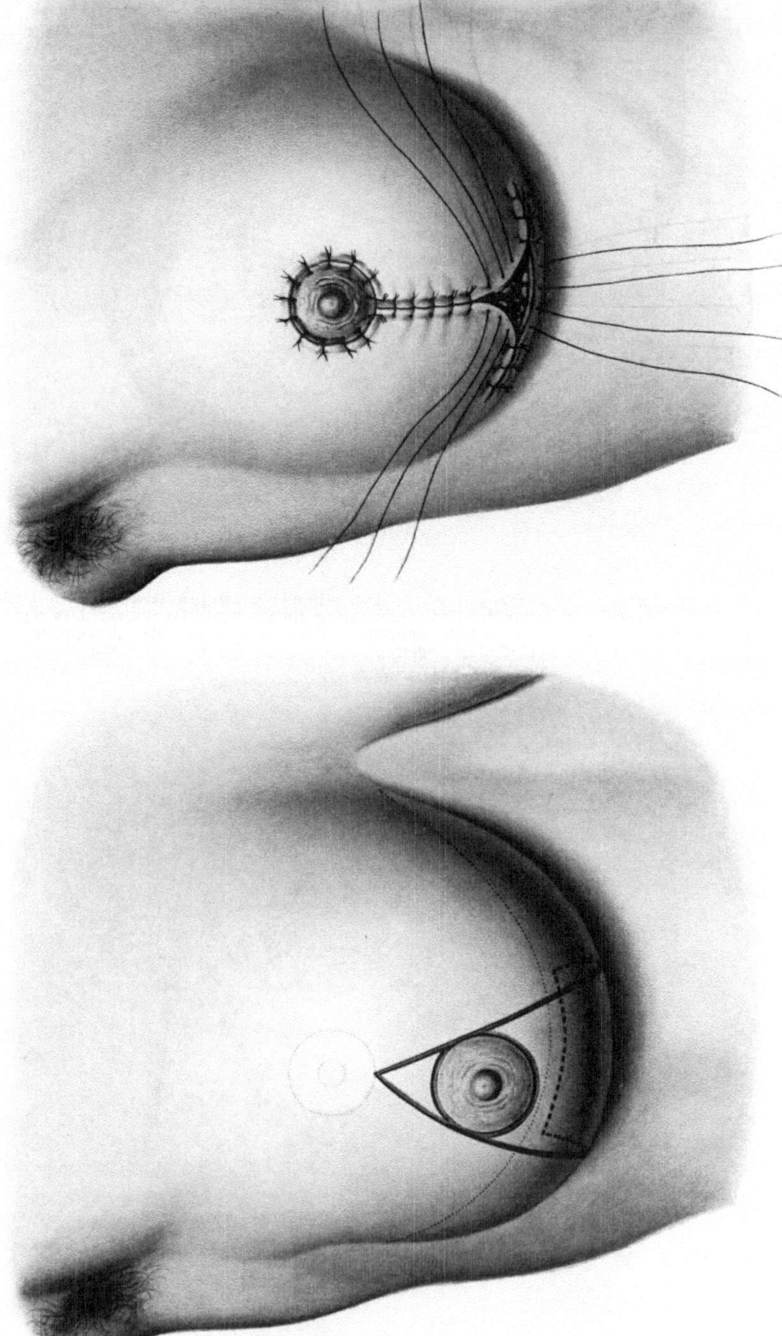

Abb. 143. Der Eingriff bei Hängebrust geringeren Grades nach LOTSCH. Verfahren Ia. 1. Darstellung der Schnittführung mit Umschneidung der Mamilla. Oberhalb ist die zukünftige Öffnung für die Einpflanzung der Brustwarze angedeutet.

Abb. 144. Der Eingriff bei Hängebrust geringeren Grades nach LOTSCH. Verfahren Ia. 2. Die Mamilla ist eingepflanzt, der Hautschnitt wird geschlossen.

befestigt. Wir sehen hier den ersten Versuch einer gleichzeitigen Hebung der ganzen Brust, wenn auch mit etwas unzureichenden Mitteln, durch Entfernung eines submammären Hautstückes und folgende Naht erreicht. Bei größeren Hängebrüsten entfernt LOTSCH beträchtliche Mengen des Unterhaut- und Drüsengewebes und legt auch den Resektionsschnitt anders (s. S. 152). Ein kosmetischer Mangel bleibt gelegentlich bei den nicht so hochgradigen Fällen von Hängebrust (siehe oben) insofern, als an den Seiten der unteren Brusthälfte keine genügende Spannung der Haut eintritt. LOTSCH hat 1923 empfohlen, statt der Ellipse ein Hautdreieck, dessen Spitze am unteren Rande der nach

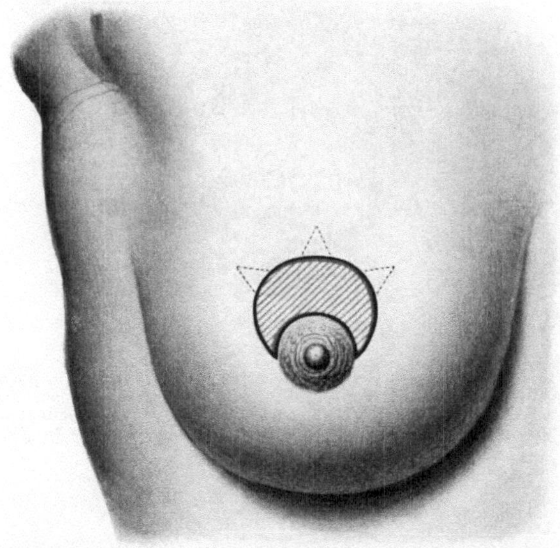

Abb. 145. Der Eingriff bei Hängebrust geringen Grades nach WEINHOLD. 1. Die Anlage des Schnittes und die Andeutung der zur Verhinderung starker Hautfaltenbildung nach der Naht zu entfernenden Dreiecke.

aufwärts verschobenen Mamilla gelegen ist, dessen Seiten die Ränder des früheren Mamillenzirkelschnittes in sich fassen und dessen Basis in der Nähe der submammären Falte liegt (Abb. 143 und 144).

WEINHOLD hat 1926 ähnlich wie später A. NOËL die Hebung der Mamilla nicht vermittels ringförmiger Umschneidung vorgenommen, sondern, um die öfters beobachteten Randnekrosen nach diesem Vorgehen zu vermeiden, den Warzenhof nur in seinem oberen Abschnitt umschnitten (Abb. 145). Um ihn höher rücken zu können, wird oberhalb dieses, den Warzenhof begrenzenden Schnittes ein Stück aus der Mammahaut herausgeschnitten, dessen obere Begrenzung etwa parallel zum Warzenhof, aber wesentlich breiter als der erste Schnitt ist. Nun wird der Warzenhof in der Lücke nach oben geschoben und durch Nähte befestigt. Da aber der obere Umfang der Hautwunde bedeutend länger ist als der des Warzenhofes, so müssen zum Ausgleich aus dem oberen Wundrande einige keilförmige Stücke herausgeschnitten und quer vernäht werden (Abb. 145). Dasselbe gilt für die an den seitlichen Enden entstehenden Wülste. Hier werden die Wundränder abgelöst und nach Entfernung der überschüssigen Haut durch Nähte verschlossen (Abb. 146). Schließlich schneidet man unterhalb des Warzenhofes ein halbmondförmiges Hautstück heraus (Abb. 146), ohne bis an den Warzenhof heranzukommen. Auch diese halbmondförmige Wunde wird durch Nähte verschlossen und wenn nötig unter Keilexzision diesmal am unteren Wundrande (Abb. 147).

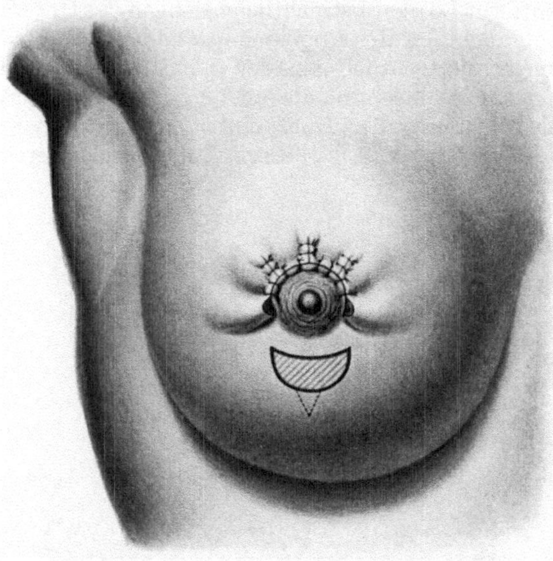

Abb. 146. Der Eingriff bei Hängebrust geringen Grades nach WEINHOLD. 2. Die obere Naht ist gelegt. Da an den beiden seitlichen Enden noch stärkere Hautüberschüsse sind, werden aus diesen Falten ebenfalls noch kleine Keile herausgeschnitten (s. 3.). Unterhalb des Warzenhofes wird ein halbmondförmiges Hautstück herausgeschnitten, ohne bis an den Warzenhof heranzugehen. Auch hier kann zur Glättung der Naht ein kleiner Keilausschnitt notwendig werden.

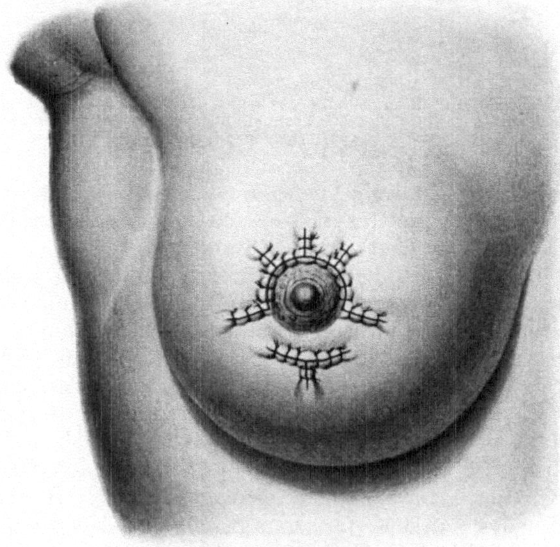

Abb. 147. Der Eingriff bei Hängebrust geringen Grades nach WEINHOLD. 3. Die Nähte sind gelegt, die Falten beseitigt.

Wie schon gesagt, hat A. NOËL (1928) durch ein ähnliches Verfahren die Brustwarze gehoben. Sie entfernte in örtlicher Betäubung halbmondförmige

Stücke oberhalb des Warzenhofes, und zwar je nach Bedarf in verschiedenen Sitzungen mehrere solcher Halbmonde hintereinander. Der erste Halbmond liegt so weit oberhalb des Warzenhofes, daß die obere Grenze des Schnittes etwa dem neuen Sitz der Mamilla entspricht (Abb. 148). Nach der Naht des Schnittes rückt die Warze um den queren Durchmesser des Halbmondes höher. Der zweite Halbmond in der nächsten Sitzung schließt die alte Narbe ein und reicht mit seiner unteren Begrenzung näher an den Warzenhof heran (Abb. 149). Der dritte Halbmond schließt die von der zweiten Sitzung herrührende Narbe

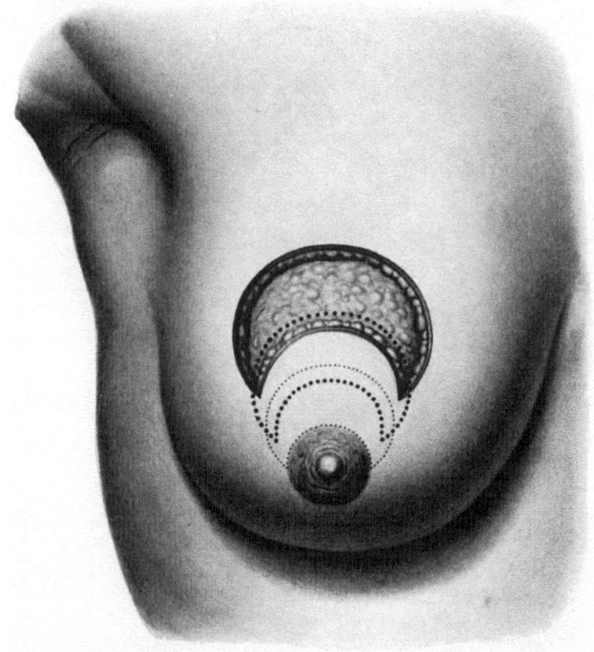

Abb. 148. Der Eingriff bei Hängebrust geringen Grades nach A. Noël. 1. Andeutung der verschiedenen Schnittführungen durch punktierte Linien. Der oberste Hauthalbmond ist bereits entfernt.

ein und die untere Begrenzung des Halbmondes verläuft am Rande des Warzenhofes (Abb. 150). Zwischen den einzelnen Sitzungen liegen etwa 14 Tage. Da bei der Nahtvereinigung ungleiche Wundränder miteinander verbunden werden müssen, so entstehen leicht Falten um die Mamilla (Abb. 151). Cäsari hat deshalb aus der längeren oberen Hautwunde Dreiecke herausgeschnitten, ähnlich wie das Weinhold empfohlen hatte (Abb. 152). Bei kleineren Hängebrüsten empfiehlt A. Noël einen Schnitt in Schmetterlingsform von Lopez-Martinez, der aber keinen besonderen Vorteil bietet, ebenso wie ein weiteres von ihr seit 1929 zweizeitig ausgeführtes Verfahren, bei dem zunächst ein herzförmiges Stück oberhalb des Warzenhofes, wenn nötig mit einem Teil des Warzenhofes, entfernt wird. Die Mamilla wird umschnitten, in die Lücke hochgeschoben und am oberen Wundrande vernäht.

Die überschüssige Haut kommt dabei in einige radiäre Falten. In der zweiten Sitzung wird der Warzenhof unten umschnitten und gleichzeitig verkleinert. Ähnlich wie bei Eitner verlaufen von dem Ende dieses Schnittes zwei bogenförmige Schnitte, die sich unterhalb der Mamilla treffen. Es entsteht so eine abgerundete Herzform, die auch alle Falten mitnimmt, die von der ersten

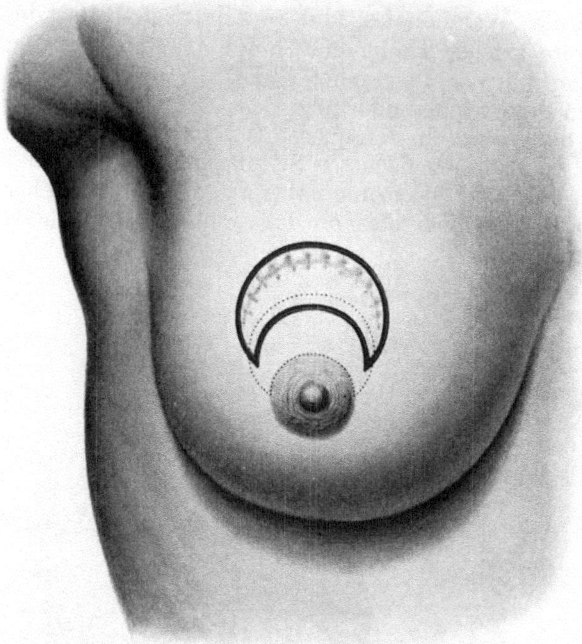

Abb. 149. Der Eingriff bei Hängebrust geringen Grades nach A. NOËL. 2. Die Narbe, die nach dem ersten Eingriff übriggeblieben, wird gleichzeitig mit dem 2. Halbmond herausgeschnitten.

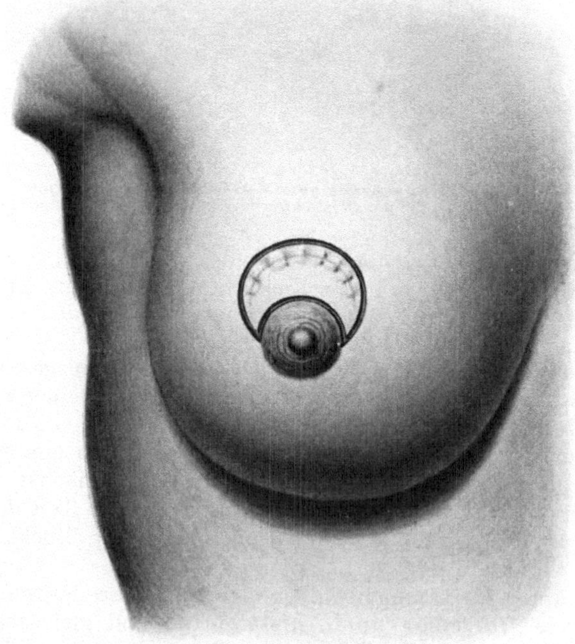

Abb. 150. Der Eingriff bei Hängebrust geringen Grades nach A. NOËL. 3. Die von der 2. Operation übriggebliebene Narbe wird gleichzeitig mit dem 3. Halbmond entfernt.

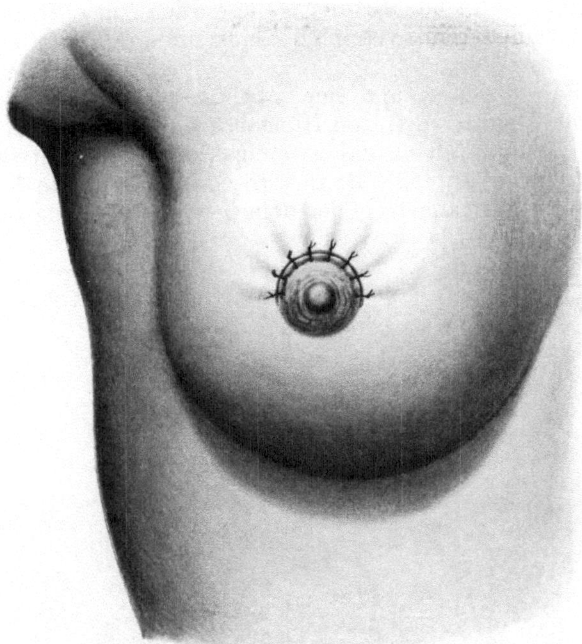

Abb. 151. **Der Eingriff bei Hängebrust geringen Grades** nach A. NOËL. 4. Naht nach dem vollendeten 3. Eingriff.

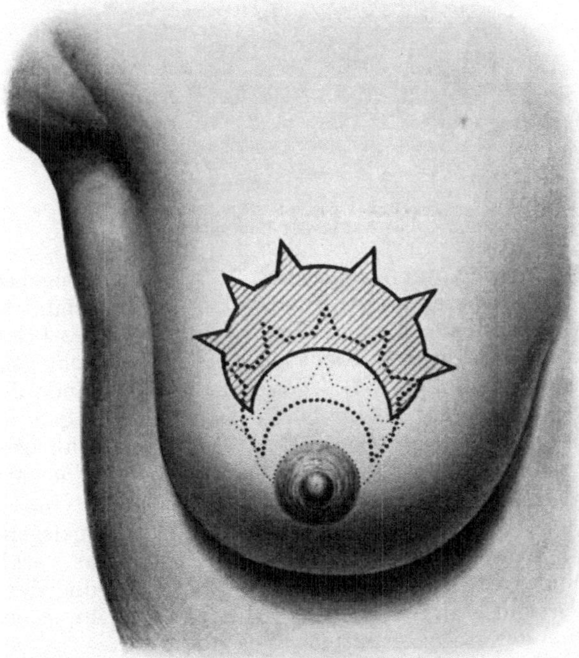

Abb. 152. **Der Eingriff bei Hängebrust geringen Grades** nach A. NOËL-CÄSARI. Andeutung der Hautschnittführung für die 3 Sitzungen. Die oberste Hautlücke ist bereits durchgeführt. Die weiteren Eingriffe entsprechen dem Vorgehen von A. NOËL (s. S. 194).

Operation übrig geblieben sind. Bei der Naht werden zunächst die Hautränder mit der neuen Warzenhofgrenze vereinigt. Einige radiäre Falten bleiben danach zurück.

Kurtzahn (1931) hat ebenfalls eine zweckmäßig erscheinende Plastik zur Beseitigung von mäßigen Graden von Hängebrust angegeben Er umschneidet die Mamilla teilweise und läßt medial etwa ein Drittel der Hautverbindung mit dem Warzenhof stehen (Abb. 153). Dann wird vom oberen Ende dieses Schnittes ein bogenförmiger Schnitt angelegt, der dem gewünschten Sitz der nach oben

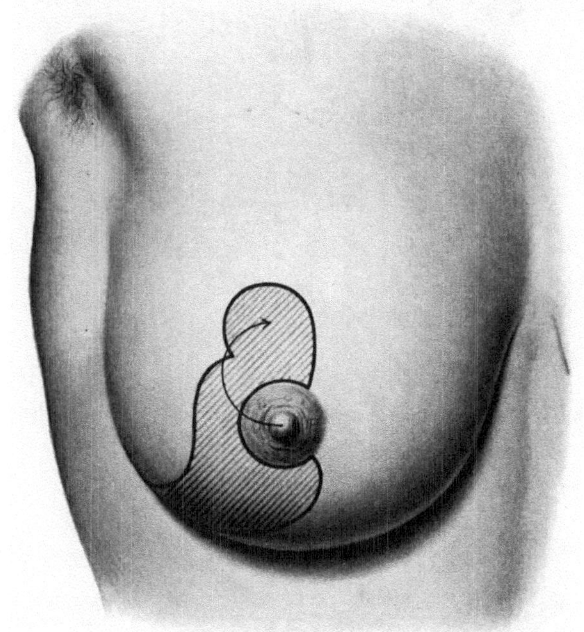

Abb. 153. Der Eingriff bei Hängebrust geringen Grades nach Kurtzahn. Erstes Verfahren. 1. Die Anlage des Hautschnittes.

zu verschiebenden Mamilla entspricht (Abb. 153). Dieser Bogenschnitt erreicht aber nicht wieder die Warzenhofgrenze lateral, sondern kommt nur bis in seine Nähe, um dann in Form eines neuen Bogenschnittes sich wieder zu entfernen und (rechte Brust) in S-förmiger Richtung nach der Umschlagsfalte unterhalb der Mamma hinzuziehen (Abb. 153). Von dem unteren Ende des die Mamilla umgrenzenden Schnittes geht ebenfalls ein bogenförmiger Schnitt aus, der das Ende des vorgenannten unterhalb der Mamma trifft, so daß nach Ausführung dieser Schnitte ein spindelförmiges Hautstück unterhalb der Mamilla herausgeschnitten werden kann (Abb. 153). Es entsteht dann eine teilweise oberhalb, teilweise lateral, teilweise unterhalb der Mamilla gelegene Lücke. Aus dem unteren Teil kann, falls die Brustdrüse selbst etwas verkleinert werden soll, ein keilförmiges Stück entfernt werden. Zur Hebung der Mamilla wird sie nun nach oben und einwärts gedreht (Abb. 154), an ihrem neuen Platz eingenäht und die spindelförmige Hautlücke geschlossen.

Auch die von Kurtzahn zur Beseitigung der Gynäkomastie angegebene Schnittführung kann in gewissen Fällen zur Verkleinerung der Brust herangezogen werden. Am geeignetsten erscheint sie wohl bei geringer Asymmetrie, ohne daß eine wesentliche Hängebrust vorliegt, um die stärker herunterhängende Brust etwas zu heben und zu verkleinern. In örtlicher Betäubung wird ein Bogenschnitt oberhalb der Mamilla angelegt, und zwar dem Rande des Warzenhofes entsprechend. Darüber wird ein zweiter Bogen umschnitten, dessen obere Begrenzung dem gewünschten neuen Sitz des Warzenhofes entspricht (Abb. 155). Vom lateralen Ende dieser Bogenschnitte geht ein medial verlaufender nach unten konvexer Bogenschnitt aus, der zunächst nur Haut durchtrennt, ein zweiter zieht nach lateral. Die beiden letzteren Schnitte

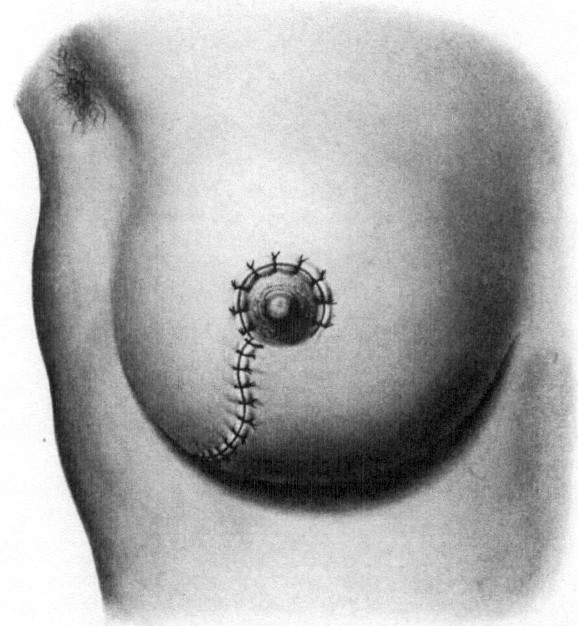

Abb. 154. Der Eingriff bei Hängebrust geringen Grades nach KURTZAHN. Erstes Verfahren. 2. Darstellung der Hebung und Verkleinerung der Brust nach der Naht.

werden durch einen dritten verbunden. Das dadurch umschnittene Hautdreieck wird mit dem Unterhautzellgewebe entfernt (Abb. 155). Nun wird ein medialer Lappen, der die Brustwarzen enthält, mit reichlich Unterhautzellgewebe von der Unterlage abgelöst, wenn es sich um eine Gynäkomastie handelt. In diesem Falle wird dann die Brustdrüse entfernt und der mediale Lappen mit der Mamilla an ihren neuen Platz gebracht und eingenäht, während die laterale Lücke sich leicht unter Hebung der Brusthaut schließen läßt (Abb. 156). Wird dieser Eingriff zur Hebung der Mamilla bei einer leichten Hängebrust oder Asymmetrie beider Brüste verwandt, so wird sinngemäß der Warzenhof nicht von der Drüse abgelöst, sondern im Zusammenhang damit nach oben an seinen neuen Platz verschoben.

Während nach Ausführung der bisher erwähnten Verfahren der kleinen Mammaplastik entweder keine Narben, außer der um den Warzenhof oder nach unten vom Warzenhof, sichtbar bleiben, bleibt bei dem nun folgenden von GLÄSMER (1930) eine kleine seitlich gelegene Narbe, ähnlich der nach dem HOLLÄNDERschen Verfahren, zurück. Zunächst wird der Warzenhof etwa zur

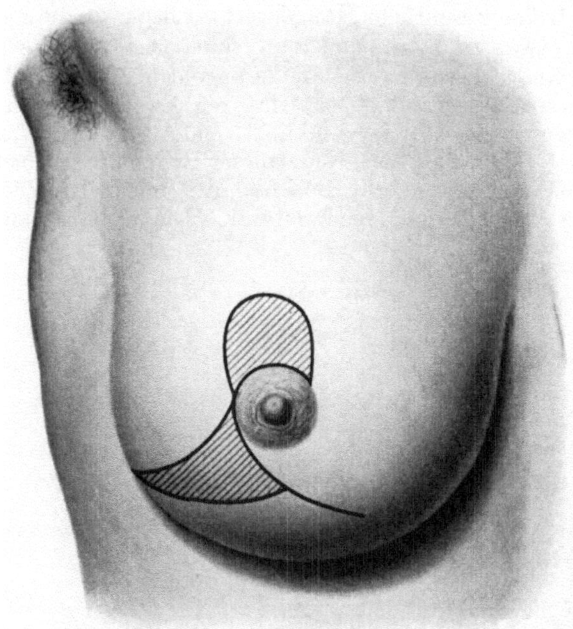

Abb. 155. Der Eingriff bei Hängebrust geringen Grades nach KURTZAHN. Zweites Verfahren. 1. Die Darstellung der Schnittführung und der dadurch gebildeten Hautlücke.

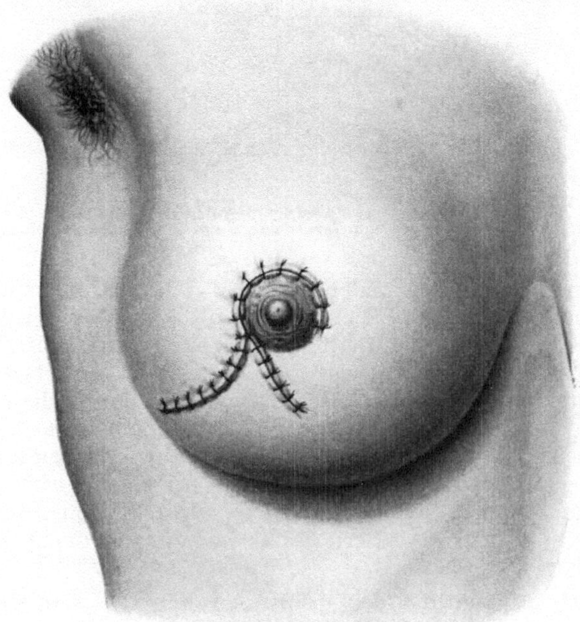

Abb. 156. Der Eingriff bei Hängebrust geringen Grades nach KURTZAHN. Zweites Verfahren. 2. Die Mamilla ist gehoben und eingenäht und die Hautwunden geschlossen.

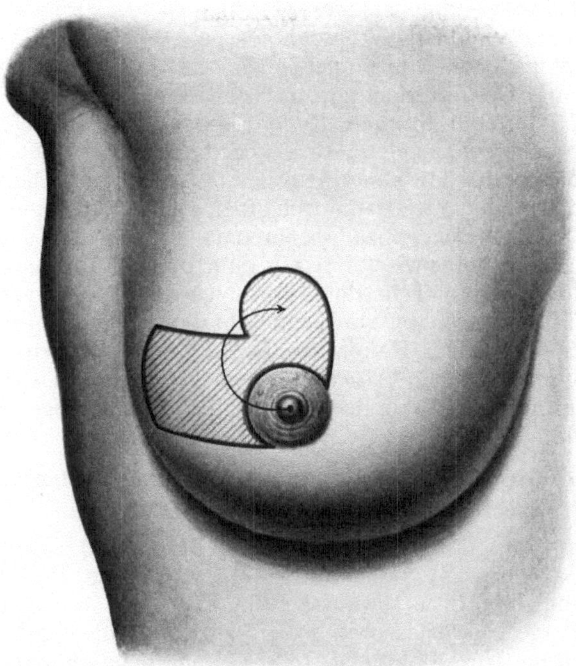

Abb. 157. Der Eingriff bei Hängebrust geringen Grades nach GLÄSMER.
1. Darstellung der Schnittführung und Hautlückenbildung.

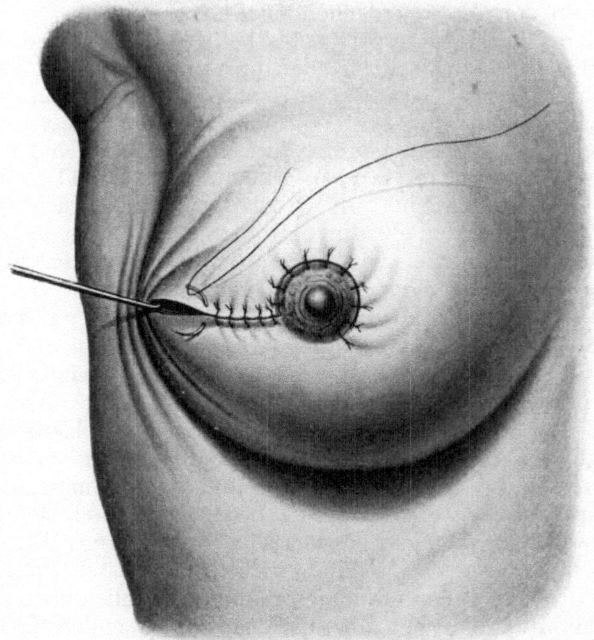

Abb. 158. Der Eingriff bei Hängebrust geringen Grades nach GLÄSMER.
2. Darstellung nach Hebung der Brustwarze und Hautnaht.

Hälfte oder auch bei notwendiger stärkerer Hebung zu zwei Dritteln umschnitten. Vom medialen Schnittende des Warzenhofes geht ein medial konvexer, fast senkrecht gerichteter Bogenschnitt nach oben und endet in einem Bogen, der dem Warzenhof an Größe und dem gewünschten neuen Platze des Warzenhofes entspricht (Abb. 157). Vom lateralen Ende des Schnittes am alten Warzenhof wird ein Schnitt waagerecht nach außen gezogen. Dasselbe geschieht vom lateralen Ende des Bogens, der den neuen Warzenhof bezeichnet. Die beiden Enden dieser waagerechten Schnitte werden durch einen lateral konvexen Bogenschnitt verbunden (Abb. 157). Der ganze abgegrenzte Hautabschnitt oberhalb und lateral des alten Warzenhofes wird nun mit dem Unterhautzellgewebe entfernt. Wenn nun der alte Warzenhof in der Hautlücke nach oben verschoben und in seinen neuen Platz eingenäht wird, entsteht ein waagerechter Wundschlitz dadurch, daß ein einzinkiger Haken in dem lateralen Wundrand eingesetzt wird. Meist wird im seitlichen Abschnitt noch ein Hautkeil entfernt werden müssen, um diesen lateralen Wundschlitz in eine linienförmige Narbe zu verwandeln (Abb. 158).

d) Die Beurteilung der einzelnen Operationsverfahren in ihrer praktischen Anwendung.

Schon aus der Einteilung geht hervor, daß bei den allerschwersten Formen von Hängebrust besonders dann, wenn die Heilungsaussichten durch Ekzeme und Dekubitus beeinträchtigt sind, nur die Amputation der ganzen Brust in Frage kommt. Durch geeignete Schnittführung kann besonders bei gut entwickeltem Unterhautzellgewebe ein mammaähnliches Gebilde geschaffen werden (s. S. 231). Es ist auch möglich durch Überpflanzung eines Fettlappens von einer anderen Körperstelle die Form zu verbessern, wie das Czerny, Lexer, Klapp und Wrede empfohlen haben (s. S. 142). Schließlich kann auch die Mamilla unter Umständen erhalten und gestielt oder auch frei (Lexer, Torek) an den ihr entsprechenden Platz kommen.

Für den zweiten Grad der hypertrophischen Hängebrust und die stärkeren Grade von atrophischer Hängebrust stehen uns eine Reihe von Verfahren zur Verfügung, die gute Erfolge zeitigen. Die Grundsätze, auf denen die Verfahren aufgebaut werden müssen, sind oben zusammengefaßt. Diesen Grundsätzen entsprechen verschiedene, früher geübte Verfahren nicht mehr, z. B. das von Pousson (s. S. 144), Dehner (s. S. 144), Verchère (s. S. 144), aber auch die von Morestin, Girard, Kausch, de Quervain erfüllen nicht alle die Bedingungen, die gefordert werden müssen, obwohl z. B. die Methode von de Quervain, wenn es sich mehr um Verkleinerung als um Hebung der Brust handelt, sicher gelegentlich gute Anwendung finden kann.

Von größtem Vorteil ist die einzeitige Durchführung des Eingriffes, wie sie von Lotsch, Lexer, Axhausen, Passot, Gläsmer und Amersbach, Biesenberger und Schwarzmann empfohlen worden sind. Ebenso hat Holländer, wenn auch in anderer Weise, einzeitig operiert. Wenn auch viele Chirurgen dem einzeitigen Verfahren den Vorzug geben, so bleibt doch bei der notwendigen ringförmigen Umschneidung der Mamilla, wie die meisten zugeben, trotz größter Vorsicht die Gefahr der Nekrose oder wenigstens der Wundrandnekrose. Das Eintreten einer Nekrose bedeutet je nach der Ausdehnung eine mehr oder weniger erhebliche kosmetische Schädigung. Das einzige einzeitige Verfahren, bei dem die Nekrosegefahr nicht besteht, ist das von Holländer empfohlene, dem aber ein anderer Nachteil anhängt, nämlich das Zurückbleiben einer seitlich der Mamilla gelegenen, über die Brust hinziehenden Narbe. Einzelne Chirurgen sind daher zur Ausführung der Resektion in zwei Zeiten übergegangen (Joseph, Schreiber, Eitner, Ehrenfeld. Lexer operiert in den schwersten

Fällen sogar dreizeitig, und zwar immer in jeder Sitzung auf beiden Seiten, um auf alle Fälle die Symmetrie zu wahren. Von den obenerwähnten einzeitigen Verfahren haben sich in der Praxis die von LEXER, LOTSCH und AXHAUSEN für ausgedehnte Fälle als beste gezeigt. Für weniger schwere Fälle kann das Verfahren von BIESENBERGER in der Abänderung von GROSSE (1933) empfohlen werden, und das Verfahren von SCHWARZMANN. GROSSE macht den Hautschnitt und die Freilegung der Brust nach AXHAUSEN, während er die Resektion der Drüse nach BIESENBERGER ausführt. Er glaubt dadurch die Vorzüge beider Verfahren auszunützen ohne ihre Nachteile in Kauf nehmen zu müssen.

Das Verfahren HOLLÄNDERs eignet sich außerdem nur für mittelschwere Fälle, da der Verschiebung des Warzenhofes nach oben doch gewisse Grenzen gesetzt sind. In der Praxis haben sich wohl die Verfahren von LEXER, LOTSCH und AXHAUSEN am besten eingeführt und die meisten Nachahmer gefunden. Die Unterschiede in der technischen Ausführung sind nicht sehr groß. Die Verfahren von LEXER und LOTSCH liefern wohl die einfachsten Wundverhältnisse. Sie haben den Nachteil, daß unterhalb der verpflanzten Mamilla eine Narbe nach der Umschlagsfalte zieht. LOTSCH hat später in hochgradigen Fällen eine etwas andere Schnittführung benutzt und dadurch einen großen vorderen Lappen gebildet, dessen unterer Rand mit dem Schnitt in der submammären Falte vereinigt wird, so daß keine senkrechte Narbe unter dem Warzenhof zurückbleibt. Denselben Gedanken hat AXHAUSEN in Abänderung des LOTSCHschen Verfahrens durchgeführt.

Auch PASSOT hat einen ähnlichen Schnitt gewählt, so daß, abgesehen von der ringförmigen Narbe, bei den Verfahren von LOTSCH (zweite Methode), AXHAUSEN und PASSOT nur die Narbe in der submammären Falte, die ja fast unsichtbar gemacht werden kann, zurückbleibt. Die Verkleinerung der Brustdrüse ist bei den Verfahren von LOTSCH und AXHAUSEN geeignet, eine schönere Rundung der Brust herbeizuführen. Beide entfernen nach Ablösung der Haut von der Oberfläche der Brust von der als Mittelpunkt dienenden Mamilla aus radiär das Gewebe durch Abtragung von der Oberfläche her. LOTSCH benutzt dazu eine COOPERsche Schere. Dabei soll die eigentliche Brustdrüse nicht verletzt werden und die Ränder müssen geschont werden (AXHAUSEN), um den Eintritt der Gefäße nicht zu stören. Allerdings kann man dabei nicht so große Mengen von Gewebe entfernen, wie das bei sehr großen Hypertrophien notwendig ist. Bei der LEXERschen Methode wird nur oberhalb und unterhalb des Warzenhofes ein mehr oder weniger großer Sektor aus der Brust herausgeschnitten, wodurch leicht einmal eine etwas euterartige Form der Brust zustande kommen kann. Wie schon erwähnt, operiert LEXER bei schweren Fällen zwei- bis dreizeitig.

Über die Verfahren von GLÄSMER und AMERSBACH und GRÄFENBERG ist nichts Besonderes zu sagen, da keine technischen Besonderheiten vorliegen.

Das Vorgehen von PASSOT ist, wie schon bemerkt, in der Anlage ähnlich wie das von AXHAUSEN, nach seinen Angaben auch etwas älter. Bei dem PASSOTschen Vorgehen besteht allerdings die Gefahr bei der Drüsenresektion, falls man mit dem Schnitt zu hoch hinaufgeht, Ernährungsstörungen zu verursachen, zumal die Drüse schon auf ihrer Vorderfläche fast vollständig von ernährenden Gefäßen abgetrennt wird. Über den Wert der Nahtbefestigung des Brustdrüsenrestes auf den M. pectoralis gehen die Meinungen auseinander. Manche verwerfen sie vollständig, andere betrachten die Mitbewegung des M. pectoralis als Vorzug (LEXER).

Von den einzeitigen Verfahren sind noch die zu nennen, die wesentlich aus dem allgemeinen Rahmen der Technik herausfallen. Über das Vorgehen

HOLLÄNDERS ist oben schon einiges gesagt worden. Es kann nur bei mäßig schweren Fällen Anwendung finden und hinterläßt eine seitlich der Mamilla verlaufende Narbe.

Ein weiteres einzeitiges Verfahren mit ähnlichen Zielen ist das von BIESENBERGER. Warum BIESENBERGER glaubt mit seiner Methode der einzeitigen Umschneidung der Mamilla eine Ernährungsstörung weniger befürchten zu müssen als andere Chirurgen vor ihm, ist nicht recht verständlich. Mit größter Schonung in der Schnittführung gehen alle anderen auch vor. Auch für sein Verfahren gilt, wie für das HOLLÄNDERS, die Annahme, daß für die schweren Fälle von Hängebrust die Hebung nach der Resektion des lateralen Brustabschnittes nicht ausreichen kann. Es bleibt außerdem eine senkrecht verlaufende Narbe unterhalb des Warzenhofes zurück.

Besser scheint, wenigstens theoretisch, der Vorschlag von GROSSE (1933), die Verfahren von AXHAUSEN und BIESENBERGER zu vereinigen. Praktisch haben wir noch keine Erfahrungen gesammelt.

Schließlich ist noch das Verfahren von SCHWARZMANN zu erwähnen, das ebenfalls einzeitig ist, das größte Rücksicht auf die Erhaltung des Warzenhofes nimmt und das außer der Narbe um den Warzenhof nur in der submammären Falte eine Narbe zurückläßt. Es scheint auch geeignet für die schweren Fälle von Hängebrust. Neben diesen zweifellos bedeutenden Vorteilen scheint zunächst die technische Ausführung ziemlich kompliziert. Abgesehen von den gemeldeten guten Erfolgen SCHWARZMANNS habe ich nichts über Erfahrungen mit dieser Operation finden können. Auch eigene Beobachtungen stehen uns nicht zur Verfügung.

Da alle die bisher genannten einzeitigen Verfahren immerhin einen recht bedeutenden und lang dauernden Eingriff darstellen, und da doch immerhin von den meisten Chirurgen die Gefahr der Wundnekrose oder der Totalnekrose der Mamilla nach ringförmiger Umschneidung aus eigener Erfahrung zugegeben wird, ist es nicht verwunderlich, daß die zweizeitigen Verfahren von manchem Chirurgen bevorzugt werden. Was den kosmetischen Erfolg betrifft, so scheint das von JOSEPH (1927) empfohlene zweite Verfahren am besten, da es nur eine ringförmige Narbe um den Warzenhof hinterläßt. Demgegenüber besteht aber, abgesehen von der Zweizeitigkeit, ein weiterer Nachteil. Die Ausführung verstößt gegen allgemeine chirurgische Regeln. Zwischen der ersten und zweiten Sitzung muß nämlich der mit der Mamilla im Zusammenhang stehende Hautzipfel unter eine Hautbrücke gelagert werden. Darin liegt eine Störung der Asepsis, die sich auch einmal unangenehm auswirken kann.

Die zweizeitigen Verfahren von SCHREIBER und EITNER sind nicht wesentlich verschieden, wir haben sie mehrmals erfolgreich zur Anwendung gebracht. Ein Vorteil ist die Sicherung der Mamilla vor Nekrosen, ein Nachteil, abgesehen von der Zweizeitigkeit, besteht manchmal darin, daß die Beseitigung der seitlichen Hautwülste, die nach der ersten Sitzung zurückbleiben, auf gewisse Schwierigkeiten stößt. Schließlich bleibt auch eine senkrechte Narbe unterhalb des Warzenhofes zurück. Das Verfahren von EITNER, das beinahe zu den einzeitigen gerechnet werden kann, da in der zweiten Sitzung eigentlich nur kleinere Verbesserungen auszuführen sind, bietet zweifellos die Vorteile des Mamillenschutzes und der ausreichenden Hebung der Brust auch bei schweren Fällen. Es hinterläßt aber leicht eine etwas spitze Brustform. Dieser Fehler ist, wie mir scheint, dadurch bedingt, daß der Keil, der aus der Brust unterhalb der Mamilla entfernt wird, mit seiner Basis nicht bis in die submammäre Falte reicht. Durch die Naht des breiten, spindelförmigen Schnittes entsteht eine lange, senkrecht unterhalb des Warzenhofes verlaufende Narbe, mit der viel Gewebe zusammengerafft wird.

ε) Die Eingriffe zur Wiederherstellung der eingezogenen Brustwarze (Hohlwarze).

Die sog. Hohlwarze erschwert das Saugen außerordentlich und kann es bei stärkerer Entwicklung der Einziehung unmöglich machen. F. A. KEHRER (1873) hat nach SELLHEIM die ersten Versuche gemacht, durch Operation die Funktionstüchtigkeit der Hohlwarze zu heben. SELLHEIM (1917) selbst hat einen Eingriff empfohlen, mit dem die Brustwarze plastisch gehoben, gewissermaßen gestielt wird. Zunächst werden die beiden großen Querschnitte, dann

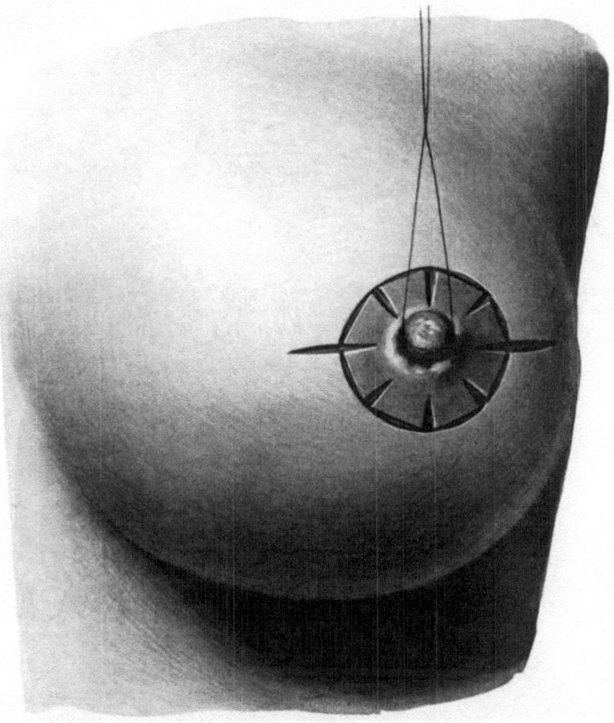

Abb. 159. Die Brustwarzenplastik nach SELLHEIM. Darstellung der Einschnitte. Die beiden waagerechten Schnitte werden zuerst ausgeführt. Mit einem tief durchgestochenen Haltefaden wird die Warze gehoben.

die radiären angelegt und schließlich der Warzenhof umschnitten (Abb. 159). Nach Anheben der Warze mit einem tief durchgestochenen Haltefaden kann eine allmähliche Stielung des unterhalb der Warze gelegenen Gewebes durch Anlegen oberflächlicher, kreisförmiger, senkrecht auf die Unterlage gerichteten Schnitte durchgeführt werden (Abb. 159). Man soll den Stiel lieber etwas höher bilden, als einem zunächst nötig erscheint. Durch keilförmige Ausschneidungen an den Rändern (Abb. 160, 2.) werden die Einschnitte erweitert und so gestaltet, daß nach der Naht die radiären Warzenhofstücke den Weichteilstiel decken (Abb. 161). Damit ist die eigentliche Verlängerung der Warze vollendet. Es bleibt nur noch die durch die Umschneidung und Stielung des Warzenhofes entstandene Lücke in der Brusthaut zu verschließen. Zu diesem Zwecke wird die Hautlücke zunächst in sich verkleinert und schließlich die verkleinerte Lücke mit den einzelnen Zipfeln des Brustwarzenstieles vernäht (Abb. 162).

Eine weitere Anzeigestellung zu einer Plastik an der Brustwarze ist durch den Verlust der Brustwarze nach Verletzung oder nach kreisförmiger Umschneidung

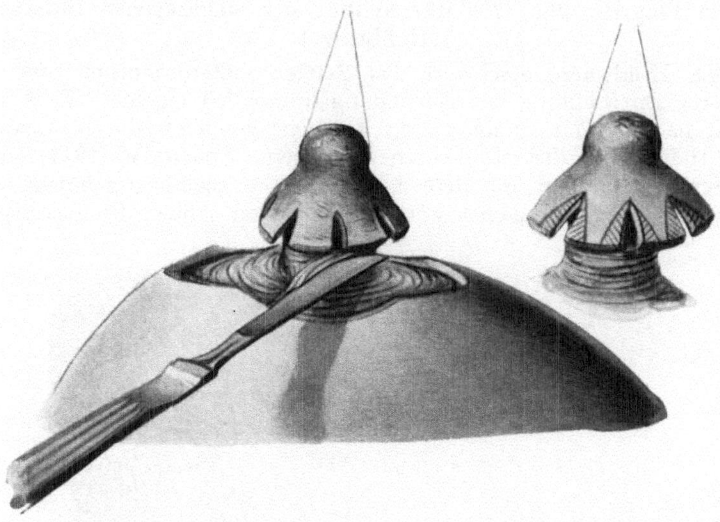

Abb. 160. Die Brustwarzenplastik nach SELLHEIM. 2. und 3. Mit dem Haltefaden ist die Brustwarze angehoben und mit ringförmigen Schnitten gestielt. Die radiären Einschnitte sind durch Entfernung kleiner Ecken erweitert.

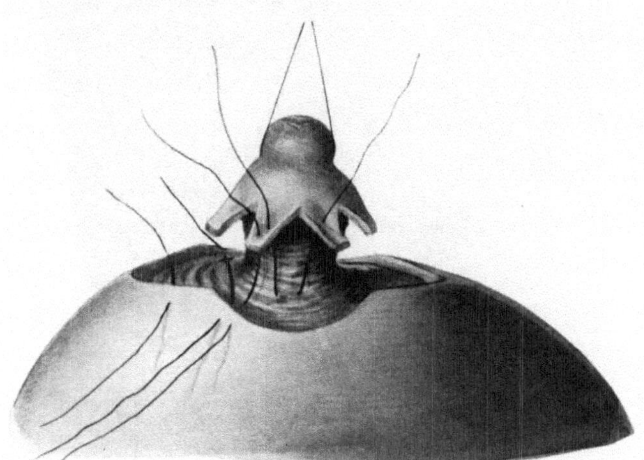

Abb. 161. Die Brustwarzenplastik nach SELLHEIM. 4. Die Anlage der Nähte.

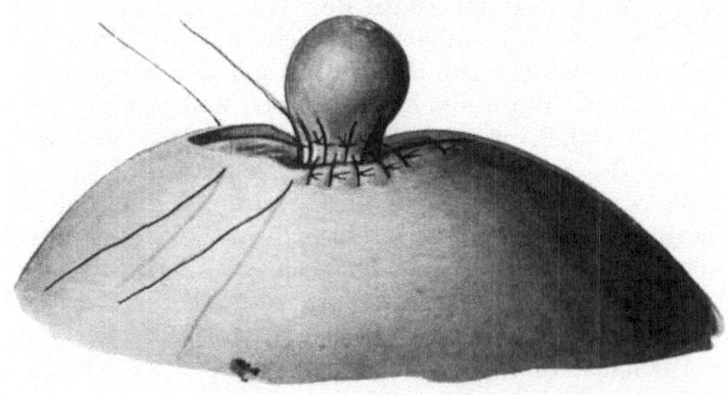

Abb. 162. Die Brustwarzenplastik nach SELLHEIM. 5. Die Naht ist fast vollendet.

bei der Hängebrustplastik (s. S. 152) gegeben. Um die oben geschilderte SELLHEIMsche Plastik auszuführen, muß genügend erhaltene Brustwarzen- und Warzenhofhaut vorhanden sein.

A. NOËL (1933) hat den Versuch gemacht, im Anschluß an eine bei einer plastischen Operation durch Infektion verlorengegangene Brustwarze diese zu ersetzen. Zunächst wurde das Narbengewebe der alten Mamille ausgeschnitten und nun ein halbmondförmiger Lappen aus der Nachbarschaft gebildet und damit die Lücke gedeckt. Die Form des Warzenhofes wurde durch kreisförmiges Umschneiden nachgeahmt und die Haut in der Mitte durch eine Kreuznaht zu einer Art Papille aufgerichtet. A. NOËL gibt an, schon früher den erfolgreichen Versuch gemacht zu haben, einen pigmentierten Naevus zu verpflanzen. Unter Umständen könnte ein solcher Eingriff einmal praktische Bedeutung gewinnen.

c) Die Eingriffe bei der Mastitis.

Nur selten kommt es in der Mamma zu einer Entzündung außerhalb der Stillperiode. Es können aber naturgemäß auch einmal Keime durch die Ausführungsgänge in die Drüsenkanälchen in die ruhende Mamma eindringen. Auch von der Haut ausgehende Entzündungsprozesse, wie Furunkel und Phlegmonen, sind an der Brust selten, am häufigsten findet man sie in der Umgebung des Warzenhofes. Während der Laktationsperiode ist besonders bei Erstgebärenden das Eindringen von Keimen durch die erweiterten Drüsenkanälchen von der Mamilla aus häufig. Kleine Verletzungen, die durch das Saugen hervorgerufen und nicht genügend beachtet werden, geben die Veranlassung zu sog. Schrunden, in denen sich die Hautkeime festsetzen und besonders dann, wenn die Sekretion behindert ist, dringen die Keime in die Milchgänge ein. Wesentlich seltener kommt es auf dem Blutwege bei allgemein septischen Erkrankungen zu einer metastatischen Brustdrüseneiterung. Da infolge der entzündlichen Schwellung der Milchgänge der Abfluß der Milch verhindert wird, und infolge der Schmerzen die Frau sich weigert das Kind anzulegen, wodurch ebenfalls eine Stauung des Sekretes in der Drüse zustande kommt, kann es unter Umständen rasch zu einer starken Keimvermehrung in der Drüse selbst und zur Abszedierung kommen. Je länger der Stauungszustand anhält, desto tiefer dringen die Keime ein, und desto allgemeiner kann die Beteiligung der Drüse an der Erkrankung werden. Je nachdem kommt es zur Entwicklung von Abszessen und phlegmonösen Prozessen in dem einen oder anderen oder in mehreren oberflächlichen oder tiefer gelegenen Teilen der Brustdrüse. Wird die Infektion sofort bemerkt, so gelingt es meist durch Hochbinden der Brust und Absaugen der gestauten Milch mit Hilfe einer Saugglocke den Entzündungsprozeß zum Rückgang zu bringen, ohne daß es zu einer Abszeßbildung gekommen ist. Werden diese Maßnahmen aber nicht sofort angewendet, so kommt es fast immer zu umschriebener Abszeßbildung zunächst im Mammagewebe selbst, dann zum Durchbruch in das umgebende Binde- und Fettgewebe. In solchen Fällen ist von einer konservativen Therapie nichts mehr zu erwarten. Erfolgt die Perforation des Mammaabszesses nach vorn, so nähert er sich gewöhnlich unter Größerwerden der Oberfläche und macht sich durch Spannung und Rötung der Haut bemerkbar. Bricht der Infektionsherd zwischen den einzelnen Drüsenläppchen in das lockere Binde- und Fettgewebe ein, so bilden sich ein oder mehrere durch Gänge verbundene Abszesse aus, die in der Tiefe der eigentlichen Drüse sich vergrößern. Erfolgt der Durchbruch nach hinten in das lockere retromammäre Gewebe, so ist die Begrenzung meist geringer und es entsteht oft eine ausgedehnte, die ganze Brustdrüse von der Unterlage abhebende Phlegmone. Am häufigsten werden die Abszesse in der Umgebung des Warzenhofes beobachtet; am seltensten kommt es glücklicherweise zu dem Auftreten der retromammären Phlegmone. Alle diese Erkrankungen erfordern baldige chirurgische Behandlung.

Neben den von den Milchgängen ausgehenden Brustdrüseninfektionen, die sich, wie gezeigt, über ein oder mehrere Läppchen und schließlich über die ganze Drüse bei starker Stauung ausdehnen können, kommt es gelegentlich auch, und zwar ebenfalls von den Schrunden aus, durch die Vermittlung der Lymphwege der Haut zu einer Infektion der Lymphbahn zwischen den Drüsen-

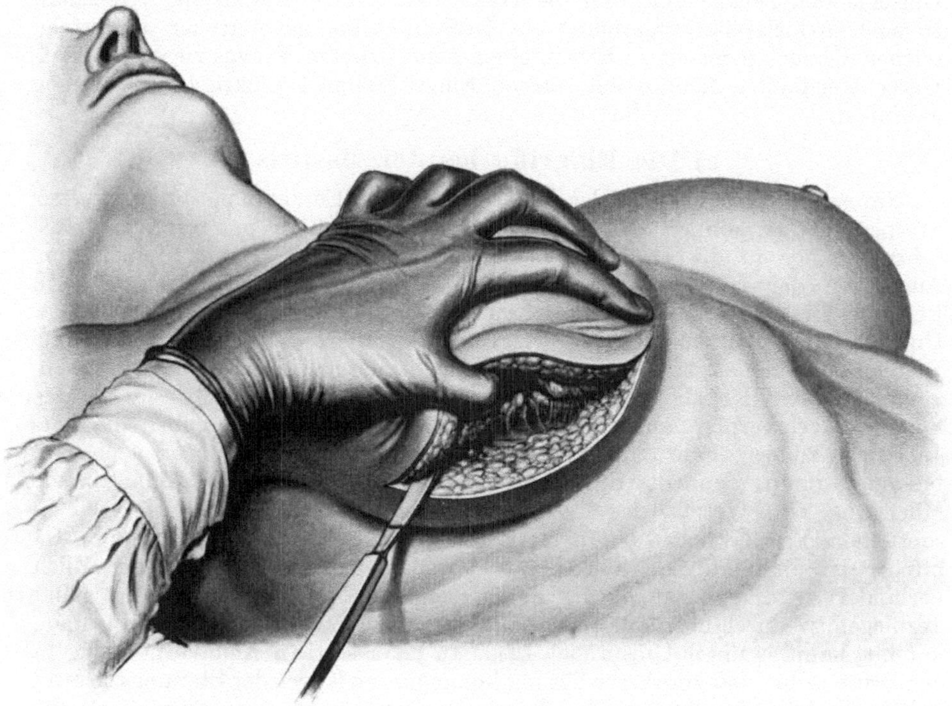

Abb. 163. Eingriff zur Eröffnung einer Brustdrüseneiterung nach BARDENHEUER. a) Die Brust wird hochgehalten und nahe der submammären Falte ein Einschnitt bis auf die Faszie des M. pectoralis gemacht.

lappen. Auch diese Erkrankung ist am häufigsten während des Stillgeschäftes. Auch hier kann die Ausdehnung der Infektion außerordentlich verschieden sein, da ja größere oder kleinere Abschnitte des Lymphgefäßsystems beteiligt sind. Kommt es nicht zu einem Rückgang der Entzündung, was gerade bei der lymphogenen Form an sich wohl seltener ist, wenn nicht gerade ein Durchbruch in das Gangsystem erfolgt, so entwickeln sich auch hier einzelne oder mehrere Abszesse, die sowohl nach vorn oder nach hinten durchbrechen können. Je nach der Entwicklung der Abszesse, von denen man am besten nach ihren Sitz den subareolären, den prämammären, den intramammären und den retromammären, der allerdings häufiger in Form einer Phlegmone auftritt, unterscheidet, muß die Behandlung eine verschiedene sein. Bei den subareolären, unter der verdünnten Haut des Warzenhofes sitzenden Abszessen, die furunkelähnlich von den hier zu findenden Talgdrüsen ausgehen können, genügt meist eine ganz oberflächliche, kleine Inzision, die zweckmäßigerweise etwa parallel zum Warzenhofrand angelegt wird, da sie hier eine kaum sichtbare Narbe hinterläßt. Die Gefahr der Verletzung von Milchgängen ist hier infolge des

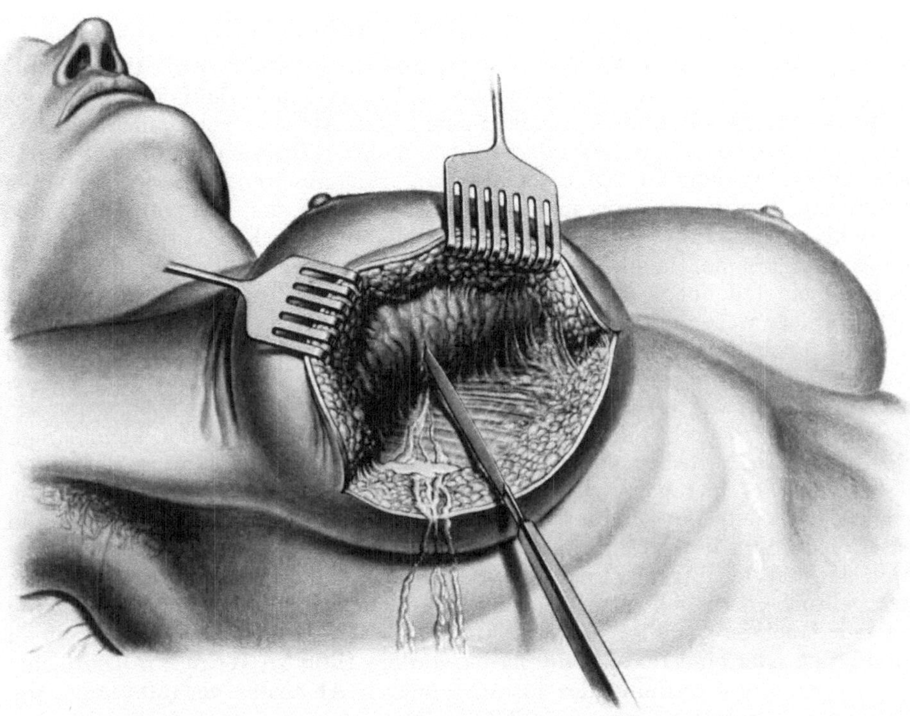

Abb. 164. Eingriff zur Eröffnung einer Brustdrüseneiterung nach BARDENHEUER. b) Das Drüsengewebe ist halb stumpf, halb scharf von der Faszie des M. pectoralis abgehoben. Von der Rückseite aus wird der Abszeß eröffnet.

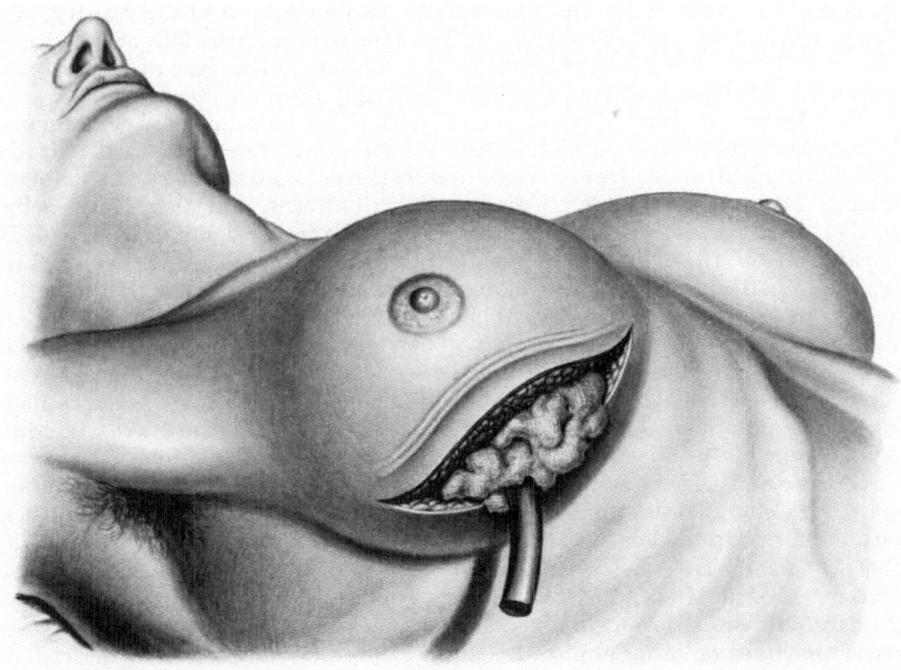

Abb. 165. Eingriff zur Eröffnung einer Brustdrüseneiterung nach BARDENHEUER. c) Ein Gummirohr steckt in der Tiefe der Abszeßhöhle der Brust. Die Weichteilwunde ist locker mit Gaze gefüllt.

oberflächlichen Sitzes des Herdes nicht gegeben. Dagegen dürfen die prämammär gelegenen Abszesse, die sich durch Rötung und Hervorwölbung der Haut kenntlich machen, nur radiär zur Brustwarze, d. h. also dem Verlauf der Milchgänge entsprechend, gespalten werden. Leider sind solche Abszesse häufig nicht einzeln, sondern entsprechend der Ausbreitung über mehrere Drüsenabschnitte in mehrfacher Anzahl vorhanden. Da es sich bei den prämammären Abszessen um einen perforierten intramammären handelt, so ist wohl in der Mehrzahl der Fälle der richtige Zeitpunkt der chirurgischen Behandlung schon vorübergegangen, und es gelingt namentlich beim mehrfachen Auftreten von Abszessen nicht, ohne die Brust entstellende, äußere Einschnitte auszukommen. Da diese Einschnitte auch dräniert werden müssen, so hinterlassen sie häufig häßliche Narben. Es ist daher anzustreben, bei der Mastitis, falls nicht die durch 24—36 Stunden fortgesetzte konservative Behandlung mit Hilfe von Hochbinden und Saugen zu einem Rückgang des Prozesses geführt hat, und mit einer Abszedierung gerechnet werden muß, mit systematisch chirurgischem Eingreifen nicht länger zu zögern. Das beste kosmetische Resultat erzielt man dann, wenn es gelingt im Stadium des intramammären Abszesses den Eingriff zu machen, da dann von der Rückseite der Mamma aus vorgegangen werden und die Wunde und spätere Narbe in die Umschlagsfalte der überhängenden Mamma gelegt werden kann. Ist erst der intramammär gelegene Herd in das prämammäre Fettgewebe durchgebrochen, so gelingt es leider meist nicht mehr durch eine Freilegung von der Rückseite, selbst nach Eröffnung des Abszesses von hinten, einen Durchbruch oder eine Inzision durch die vordere Haut zu verhüten. Die rechtzeitige operative Eröffnung des intramammären Abszesses verhütet auch die Entstehung der retromammären Phlegmone.

Als zweckmäßigste Operationsmethode zur rechtzeitigen Behandlung der intramammären Abszesse und der erwähnten Folgeerscheinungen hat sich zweifellos die von BARDENHEUER (1903) empfohlene Aufklappung der Brust von der Rückseite her ergeben. Die Wunde und Narbe fällt auf die Rückseite der Brust. Die Brustdrüse kann von hinten radiär gespalten und auch mehrfache Abszesse leicht frei eröffnet und gut dräniert werden.

Das Vorgehen nach BARDENHEUER findet im einzelnen folgendermaßen statt: Die Brust wird mit der Hand nach oben geschoben und auf der Unterseite, nicht in der Umschlagsfalte selbst, wie BARDENHEUER das empfahl, sondern etwa 1 cm von der Umschlagsfalte entfernt, auf der Brust selbst parallel zur Umschlagsfalte, Haut und Fettgewebe in Ausdehnung von 6—8 cm gespalten (Abb. 163). Legt man den Schnitt in die Umschlagsfalte, so wird die Brust durch die spätere Narbenbildung an dieser Stelle stärker fixiert und es kommt infolgedessen nach der Abheilung durch den Narbenzug häufig zu einer Einrollung und dadurch zur Asymmetrie. Diese Erscheinung wird nicht beobachtet, wenn der Schnitt in den beweglichen Teil der Brust gelegt wird. Der Schnitt darf nicht so weit nach außen reichen, daß die spätere Narbe nicht von der herunterhängenden Brust verdeckt würde. Nachdem Haut und Subkutangewebe bis auf die Muskulatur durchtrennt ist, dringt die freie Hand unter die Brustdrüse ein, hebt sie von der Unterlage ab, indem die lockere Verbindung mit der Pektoralfaszie stumpf gelöst wird (Abb. 164). So gelingt es, die Rückseite der Brustdrüse sichtbar zu machen und durch Betastung zugleich von der Oberfläche und Tiefe her sich über die Anwesenheit von Abszessen zu unterrichten. Die nun folgende Spaltung des Abszesses wird radiär von der Mitte der Rückseite der Drüse aus vorgenommen (Abb. 164). Bei mehreren Abszessen werden mehrere radiäre Schnitte angelegt. Unter Umständen muß die radiäre Spaltung bis in das prämammäre Fettgewebe fortgesetzt werden. Breite Eröffnung ist wesentlich. Es darf kein Abszeß übersehen werden und uneröffnet bleiben. Hat man sich davon überzeugt, daß alle Höhlen freigelegt sind, so werden eine oder mehrere dicke Gummiröhren eingelegt und die ganze Wunde durch das Ausstopfen mit Jodoformgazestreifen breit offen gehalten (Abb. 165). Bei frischen Fällen kann die Dränage und Tamponade nach kurzer Zeit entfernt werden. Es kommt aber gelegentlich vor, besonders bei verschleppten Fällen, daß sich starke Abszeßmembranen gebildet haben. Solche Fälle machen eine längere Dränage notwendig. Erst wenn die starke Infiltration in der Umgebung der Abszesse zurückgegangen ist, darf die Dränage zum Abschluß kommen. Die Resultate der nach dieser Methode behandelten Mammaabszesse sind, was Funktion und kosmetisches Resultat betrifft, sehr gut.

d) Die Eingriffe bei der blutenden Mamma.

Wenn auch zweifellos die Ausscheidung aus der Brustwarze ein Zeichen für eine krankhafte Veränderung in der Brustdrüse ist, so geht es doch zu weit in jedem Falle eine operative Behandlung zu fordern. Eine Reihe von gutartigen Erkrankungen ist mit einer solchen Ausscheidung verknüpft, wie z. B. die Alterserscheinungen, die zystische Entartung und mancherlei gutartige Geschwülste, von denen im Vordergrund die in den großen Milchgängen wachsenden Zystepitheliome stehen. Soviel ist sicher, daß jeder blutenden Mamma eine genügende Aufmerksamkeit geschenkt werden muß, und zwar sowohl bei der erstmaligen, als bei allen folgenden Untersuchungen, auch wenn zunächst scheinbar, abgesehen von der Ausscheidung, kein krankhafter Befund zu erheben ist. Man hat öfters den Ausdruck „blutende Mamma" getadelt, da so gut wie nie reines Blut aus der Mamilla austritt, sondern viel häufiger nur blutig gefärbte seröse Flüssigkeit von dunkelbrauner bis hellbrauner Farbe. Es handelt sich also zum mindesten um verändertes Blut. Aus der Zusammensetzung der Flüssigkeit einen diagnostischen Schluß zu ziehen, wie es von mancher Seite vorgeschlagen wurde, daß z. B. das reine Blut auf bösartige Umwandlung deute, die helle seröse Flüssigkeit aber einer gutartigen Erkrankung entspräche, ist nicht zutreffend. Die Sekretion entspringt einem Reizzustande gewisser Teile der Drüse und es kann schwierig sein den zu vermutenden Herd zu finden, denn darüber sind sich die meisten Autoren einig, daß in jedem Falle eine Herderkrankung vorliegt. Eine solche Herderkrankung kann allerdings auch beiderseitig vorkommen (Hosemann, Erdheim, Antonioli). Von den zahlreichen Ursachen für die blutende Mamma seien hier nur die wichtigsten genannt: Stumpfe Verletzungen, Entzündungen, vikariierende Menstruationsblutungen, Blutkrankheiten, Gefäßerkrankungen (Atherosklerose), Zysten und gut- und bösartige Geschwülste. Von allen diesen Ursachen spielen praktisch nur Zysten und die gut- und bösartigen Geschwülste eine Rolle. Nach den Untersuchungen von Adair scheinen etwa gleichviele gutartige und bösartige Geschwülste eine abnorme Sekretion aus der Mamilla hervorrufen zu können. Unter den Zysten und gutartigen Geschwülsten findet sich häufig auch die Zystenmamma oder Fibromatosis cystica aufgeführt. Am häufigsten scheint nach Erdheim und Pribram das Cystepithelioma papilliferum intracanuliculare oder haemorrhagicum zu sein. Diese Geschwülste finden sich häufig in den erweiterten größeren Milchgängen und verursachen daher eine mehr oder weniger große Geschwulst in der Nähe der Mamilla. Bei Druck auf die Geschwulst entleert sich dann aus der Warze die Flüssigkeit. Wird ein solcher Herd bei der ersten Untersuchung nicht gefunden, so ist das noch kein Beweis dafür, daß er nicht besteht. Vielleicht wird er erst bei der zweiten oder dritten genauen Betastung festgestellt. Es gibt aber Fälle, bei denen der Tumor sofort den Verdacht auf ein Karzinom der Mamma wachruft. Ob das

Karzinom immer als Folgeerscheinung eines ursprünglich gutartigen Tumors ist, ist nicht in allen Fällen festzustellen. Das Karzinom kann vielmehr ohne jeden örtlichen Zusammenhang als selbständige Erkrankung gewachsen sein. Beim Verdacht auf Karzinom wird man alle Mittel und Wege zur Anwendung bringen, um die Diagnose sicherzustellen, besonders auch die zugehörigen Lymphknoten untersuchen usw., um dann schließlich, wenn der Verdacht bestätigt wird, die Radikaloperation mit Ausräumung der Achselhöhle zur Ausführung zu bringen. In der Beziehung sind sich wohl alle Chirurgen einig.

Ist jedoch nur ein umschriebener kleiner Tumor vorhanden mit oder ohne Vorhandensein einer gleichzeitigen diffusen Fibromatose, so ist die Entscheidung, ob und welche operative Behandlung einsetzen muß, schon schwieriger. Nachdem KLOSE in einem großen Prozentsatz seiner Fälle eine karzinomatöse Umwandlung oder wenigstens die Vorstufe davon gefunden hat, hat er in jedem Falle ein radikales Vorgehen gefordert. Auch heute gibt es noch Anhänger dieses radikalen Eingriffes. Sie hat aber doch zu unangenehmen Fehlschlägen geführt insofern, als der pathologische Anatom in dem Präparat öfters keine Veränderungen im Sinne einer karzinomatösen Umwandlung gefunden hat (HOSEMANN, HUNDRIOCK, SUSSI). Infolgedessen ist die radikale Operation doch wieder mehr in den Hintergrund getreten, gegenüber einer genaueren Auswahl der Fälle. So will GRONWALD bei tastbaren aber schlecht abgrenzbaren Geschwülsten, oder wenn mehrere Zeichen für Krebs sprechen, den radikalen Eingriff machen. Ähnlich ist der Standpunkt von KNOFLACH und URBAN. UPENSKI will nur radikal eingreifen, wenn er bei der Operation makroskopisch den Verdacht bestätigt findet. MINTZ operiert radikal im fünften Dezennium auch bei makroskopisch unveränderten Fällen, PHILIPPOWICZ, wenn Zeichen von Bösartigkeit vorhanden sind, und bei Kranken über 40 Jahren, wenn keine Kontrolluntersuchungen vorgenommen werden können, oder wenn sie unintelligent sind, schließlich auch aus sozialer Indikation. TADDEI operiert radikal bei großen Geschwülsten, KLAGES bei älteren. Eine allgemeine Regel läßt sich wohl nicht feststellen und die eigene Erfahrung muß in jedem Falle mitsprechen.

Aus dem Gesagten kann man den Schluß ziehen, daß bei den Fällen mit tastbaren Geschwülsten die Frage nicht mehr heißen kann: konservativ oder operativ, sondern daß sie heißen muß: Radikaloperation oder Teiloperation.

Während man unter Radikaloperation, wie beim Mammakarzinom, Absetzung der ganzen Brustdrüse mit M. pectoralis maj. und Ausräumung der Achselhöhle versteht, kann die Teiloperation verschiedene Grade erreichen. Im weitgehendsten Falle wird die Brustdrüse vollständig aus der Brusthaut ausgeschält. Erscheint das noch als zu großer Eingriff bei einem kleinen, ausschließlich örtlichen Herd, so ist nicht einzusehen, warum man nicht den Herd allein im Gesunden entfernen soll. In beiden Fällen ist es natürlich Bedingung, das gewonnene Präparat genauestens histologisch untersuchen zu lassen, um dann, wenn sich Karzinom oder auch nur die Anzeichen für eine krebsige Umwandlung finden, baldmöglichst die Radikaloperation anzuschließen. Die obengenannten Autoren vertreten fast alle diesen Standpunkt. Zu ihnen gesellen sich noch ERDHEIM, BORCHARDT, PRIBRAM. Es ist zwar von manchen Seiten darauf aufmerksam gemacht worden, daß auch bei der Durchsuchung der ganzen Brustdrüse unter Umständen ein kleines örtliches Karzinom übersehen werden kann, aber das gehört doch wohl zu den allergrößten Seltenheiten.

Außer den bisher genannten Fällen, den sicheren Karzinomen und den gutartigen tastbaren Tumoren, bleibt nun ein recht großer Hundertsatz von

Fällen, in denen als einziges Symptom die unnatürliche Ausscheidung von Flüssigkeit aus der Brustwarze besteht. Nach unseren Erfahrungen, die auch andere gemacht haben, ist trotz mehrfacher gewissenhafter Untersuchung bei manchen Frauen ein umschriebener Herd nicht zu finden. Entweder ist dabei die ganze Brust weich, und zwar handelt es sich dabei meist um junge Mädchen oder junge Frauen, oder sie findet sich im Zustand der chronischen kleinzystischen Entartung, so daß man bei der Betastung zahllose kleine Herde findet, was wieder mehr bei Frauen vom 4. Jahrzehnt ab beobachtet wird. In beiden Fällen konnte ich mich bisher zu einem Eingriff nicht sofort entschließen. Wenn auch die Zysten bei der Mastitis chronica cystica oder diffuser Fibromatosis mit Zystenbildung, wie sie von Dietrich genannt worden ist, im allgemeinen nicht mit den milchführenden Ausführungsgängen im Zusammenhang stehen, so scheinen doch auch manche Fälle dieser Erkrankung mit blutiger Ausscheidung aus der Brustwarze einherzugehen. Wir beobachten mehrere Kranke von über 50 Jahren zum Teil seit 7 und 8 Jahren, in denen eine unregelmäßige, aber fast dauernde Ausscheidung leicht blutigen Serums besteht, von einer Tumorbildung aber nie etwas zu fühlen war. Wir glauben daher, daß man nicht sofort zu operieren braucht, daß man aber solche Menschen öfter, etwa $^1/_4$—$^1/_2$jährlich, untersuchen muß, daß man sie außerdem darüber aufklären soll, daß möglicherweise einmal eine Geschwulst entstehen kann, und daß sie sich selbst beobachten, um, wenn sie etwas Verdächtiges bemerken, sofort zur Untersuchung zu kommen. Die einzige Gefahr, in der diese Menschen schweben ist die, daß sie nach mehrfacher negativer Untersuchung nicht mehr an die Gefahr glauben und nicht mehr zur Untersuchung erscheinen. Daher müssen sie bei jeder Untersuchung wieder darauf aufmerksam gemacht werden, daß auch weitere Untersuchungen nötig sind. Finden sich vielfache kleine Knoten, wie das bei der Zystenmamma häufig ist, so kann es unter Umständen gelingen durch Ausstreichen des Gewebes nach der Brustwarze zu die Gegend zu finden, in der wahrscheinlich der Geschwulstherd sitzt. In solchen Fällen wird man eine Freilegung vorschlagen und einen Probeschnitt entnehmen, von dessen Untersuchung das weitere Vorgehen abhängig gemacht wird. In jedem Falle von blutiger Ausscheidung ohne sonstige Anzeichen einen Probeschnitt vorzunehmen, hat nicht viel Sinn, da die Untersuchung selbst mehrerer Stücke, wenn makroskopisch kein Verdacht besteht, zu keinem sicheren Erfolg führt, wenn sie nicht gerade positiv ausfällt. Trotzdem wird der Probeschnitt von manchen in unsicheren Fällen vorgeschlagen. Borchardt will ihn bei ausgedehnter Erkrankung von Fibromatosis, Klages bei jüngeren Kranken zur Anwendung gebracht haben. Mintz hält ihn nicht für sicher, Philippowicz nicht für ungefährlich. Knoflach und Urban richten sich in unsicheren Fällen nach dem histologischen Befund.

Einer weiteren Beobachtung müssen sich auch alle die Fälle unterziehen, bei denen eine Teiloperation an der Brust vorgenommen worden ist, wenn in dem gewonnenen Präparat nur die Anzeichen für eine diffuse zystische Fibromatosis gefunden worden sind.

Überblicken wir die ganze Frage noch einmal, so kommen wir zu folgenden Entscheidungen:

1. Ist ein Karzinom sicher festzustellen, so wird selbstverständlich radikal operiert. Besteht der Verdacht auf Karzinom, so würden wir den Weg wählen, den wir auch sonst bei Verdacht auf Brustkrebs wählen, nämlich in der gleichen Sitzung, am besten mit dem Diathermiemesser, einen Probeausschnitt entnehmen, ihn mikroskopisch untersuchen lassen und, falls die Diagnose Krebs bestätigt wird, mit frischen Instrumenten und frischer Desinfektion und Abdeckung die Radikaloperation ausführen.

2. Ist ein unverdächtiger Tumor vorhanden, so kann man entweder die Brust mit der Haut amputieren oder die Brustdrüse aus der Haut ausschälen, oder schließlich kann man den erkrankten Teil allein herausschneiden. Die Achselhöhle wird in keinem Falle ausgeräumt. Der zuerst erwähnte Eingriff ist zwar etwas radikal, gibt aber gute Wundverhältnisse. Im zweiten Falle bleibt zwar die Brusthaut mit der Warze zurück, aber statt der Brust ein leerer Hautsack, in den es trotz größter Sorge für Blutstillung fast immer hineinblutet. Der endliche kosmetische Erfolg ist schlecht, selbst wenn man viel Subkutanfett erhält, was außerdem noch die Gefahr erhöht, Teile des Drüsengewebes zurückzulassen. In diesem Falle käme eine spätere Transplantation von Fettgewebe in den Hautsack nach CZERNY, LEXER u. a. in Frage. Die dritte Form des Eingriffes ist zweifellos für den kosmetischen Erfolg die beste. Eine histologische Untersuchung möglichst vieler Stücke der Drüse muß immer stattfinden. Im dritten Falle kann die Entfernung des erkrankten Gewebes von dem von WARREN, später von BARDENHEUER für die Mastitis empfohlenen submammären Schnitt aus, durchgeführt werden (s. S. 210), so daß, abgesehen von einer gewissen Einsenkung, keinerlei sichtbare Narbe übrig zu bleiben braucht.

3. Ist die blutige Ausscheidung aus der Brustwarze das einzige Symptom, so kann man bei Jugendlichen konservativ behandeln unter etwa vierteljährlicher Beobachtung mit genauester Betastung. Auch bei älteren Kranken mit chronischer Mastitis (diffuse Fibromatose) kann unter diesen Umständen die in gewissen Zeitabschnitten durchgeführte Beobachtung genügen, um beim ersten Auftreten eines Tumors einen Eingriff vorzuschlagen.

e) Die Eingriffe bei den Geschwülsten der Brustdrüse.

α) Die Eingriffe bei den gutartigen Geschwülsten der Brustdrüse.

In der Brustdrüse kommt eine große Zahl von gutartigen Geschwülsten vor, sowohl der Epithel- als der Bindegewebsreihe. Wir sehen ab von denen, die in der Hautund im Subcutangewebe ihren Sitz haben, also mit der Brustdrüse selbst nichts zu tun haben. Ihre Behandlung ist dieselbe, wie an anderen Körperstellen. Von den gutartigen Geschwülsten der Mamma selbst nehmen die kavernösen Angiome unter Umständen eine besondere Stellung ein.

Sie lassen sich in der Mehrzahl der Fälle, da sie scharf gegen die Umgebung abgegrenzt sind, entfernen. Manchmal gehen sie aber unscharf in die Umgebung über und die Verfolgung ihrer Ausläufer macht einen großen Eingriff nötig, um nicht Reste zurückzulassen, die dann zu einem Geschwulstrückfall führen können. Gelegentlich haben sich diese Geschwülste so weit ausgebreitet, daß eine Ausschälung der Drüse, ja sogar eine vollständige Mammaamputation ausgeführt werden mußte (SUSSIG 1929, LUBARSKY 1926 und ULOHOGIAN (1927).

Auch zu Gefäßgeschwülsten gehören die seltener beobachteten Hämangio- und Lymphangioendotheliome. Sie sind nicht immer als gutartige Geschwülste zu betrachten. Außer den genannten Geschwülsten beobachtet man noch Chondrome, unter Umständen mit Knochenbildung, Myome, die von der Warzenhofmuskulatur oder auch von der Gefäßmuskulatur ihren Ausgang nehmen.

Tritt die Tuberkulose in der knotigen Form mit langsamer Entwicklung in der Tiefe entstehend auf oder als chronisch infiltrierend-sklerosierende Form, so kann sie wohl mit einem beginnenden Karzinom verwechselt werden. Dasselbe gilt für vereinzelte, sich in der Tiefe der Drüse schmerzlos entwickelnde Gummigeschwülste. Bei beiden Erkrankungen findet man auch Vergrößerung und Schwellung der Lymphknoten der Achselhöhle. Die ebenfalls langsam in der Tiefe der Brustdrüse sich entwickelnde, sehr seltene Aktinomykose soll nur erwähnt werden.

Die Mehrzahl der in der Brustdrüse beobachteten gutartigen Geschwülste werden von den Fibroadenomen gestellt. Je nach der stärkeren Entwicklung des drüsigen oder bindegewebigen Anteiles beobachten wir die verschiedenen Formen, die auch klinisch gewisse Unterschiede bieten. Das Fibrom und das gewöhnliche Fibroadenom sind meist kleine, harte, deutlich von der Mamma abgrenzbare und oft verschiebliche Geschwülste von Haselnuß- bis (selten) Pflaumengröße. Die Entwicklung ist langsam. Die Geschwulst verursacht niemals Schmerzen und wird zufällig gefunden. Entwickelt sich eine Geschwulst, nachdem sie entdeckt ist, rascher, so handelt es sich entweder um eine gallertige Umwandlung des Bindegewebes, oder es stellen sich papilläre Bildungen ein. So entstehen das Fibroadenoma myxomatosum und das Fibrosarcoma phyllodes. Diese letztere Geschwulst kann bei raschem Wachstum die Umgebung stärker bedrängen, dadurch ihre Verschieblichkeit verlieren und infiltratives Wachstum vortäuschen. Nach der Entfernung kehrt sie aber nicht wieder. Wächst ein solches Fibrosarcoma phyllodes in einen zystisch erweiterten Hohlraum hinein, so kommt das Zystadenosarkom zustande. Die genannten Geschwülste werden fast alle während des geschlechtsreifen Alters und häufig bei Jugendlichen und einseitig beobachtet. Demgegenüber hat v. SAAR das pathologisch-anatomisch und histologisch nicht immer leicht von diesen Geschwülsten zu trennende Zystadenom als Allgemeinerkrankung der Drüse betrachtet.

Es sind meist beide Drüsen erkrankt und von zahlreichen kleinsten bis taubeneigroßen Zysten durchsetzt. Nicht selten findet sich eine blutige oder blutigseröse Sekretion aus der Warze. Ebenso häufig erkranken die größeren Milchgänge unter dem Warzenhof. Wenn auch die Achselhöhlenlymphknoten häufig vergrößert gefunden werden und bei großer Ausdehnung der Verdacht auf ein Karzinom nahegerückt wird, so schützt vor Verwechslung der fehlende Zusammenhang der Geschwulst sowohl mit der Haut als auch mit der Unterlage.

Das Cystadenoma hat viel Ähnlichkeit mit der sogenannten Mastitis chronica cystica (KÖNIG) oder der diffusen Fibromatose (MARCHAND), so daß die beiden von manchen Autoren als verschiedene Formen ein und derselben Krankheit betrachtet werden. Diese Ansicht wurde bis zu einem gewissen Grade durch die Untersuchungen der letzten Jahre (ROSENBURG 1922, POLANO 1924, SEBENING 1925, DIETRICH 1926, DIECKMANN 1925, TAMAGAWA 1926, MOSKOWICZ 1926) dem Verständnis nähergebracht.

Die Teilnahme der Brustdrüse mit typischen Gewebsveränderungen am sexualen Zyklus des Eierstockes wird nicht mehr bestritten. Bei Störungen des Zyklusablaufes treten dieselben Veränderungen nur in wesentlich verstärktem Maße auf. Auf diese Fragen kann hier nicht näher eingegangen werden. Es soll nur darauf hingewiesen werden, daß auch die diffuse Fibromatose und das Auftreten von Geschwülsten nach DIETRICH auf einen chronischen Reizzustand zurückgeführt wird, der bei einer Störung der zyklischen Veränderungen und in stärkerem Maße bei Amenorrhöe und seniler Involution gefunden wird. Bindegewebswucherungen, Rückbildungsvorgänge, Epithelwucherungen und schließlich Geschwulstbildung liegen in einer Reihe. Ähnliche Gedanken hat MOSKOWICZ geäußert. Je nach der Art des vordringlich gereizten Gewebes entstehen Adenome, Fibroadenome, Fibrome usw. Er faßt alle die nichtentzündlichen Erkrankungen der Brustdrüse, d. h. die menstruelle Anschwellung, das Adenom, das Fibroadenom, die diffuse Fibromatose unter dem Sammelnamen Mastopathie zusammen, da sie alle auf Grund von Ovarialstörungen entstehen.

Wir sind aus dem Grunde etwas näher auf diese Frage eingegangen, weil schon seit langer Zeit zwischen den aufgezählten Erkrankungen und der Entstehung des Brustkrebses ein ursächlicher Zusammenhang vermutet wird. Man hat alle diese Erkrankungen als präkanzerös bezeichnet. Ist wirklich eine gemeinsame Entwicklungsgrundlage dieser Erkrankungen vorhanden, so wäre andererseits auch die Umwandlung aller dieser Formen in ein Karzinom am ehesten verständlich, und man müßte daraus den Schluß ziehen, alle diese gutartigen Geschwülste und auch die diffuse Fibromatose möglichst frühzeitig

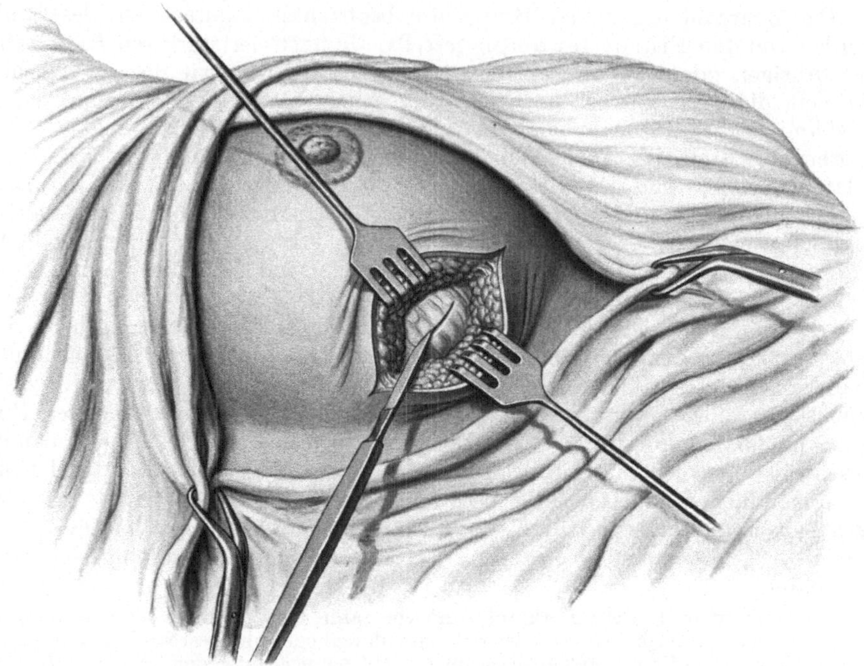

Abb. 166. Entfernung einer gutartigen Geschwulst aus der Brust. a) Spaltung von Haut und Unterhautfettgewebe und Spaltung der Geschwulstkapsel.

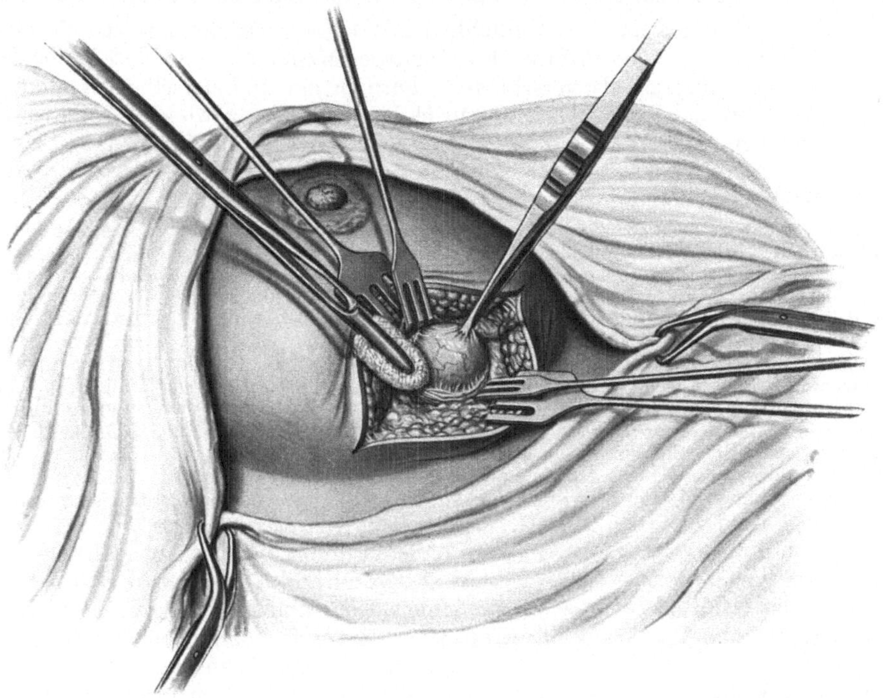

Abb. 167. Entfernung einer gutartigen Geschwulst aus der Brust. b) Die Kapselränder werden auseinandergezogen, die Geschwulst gefaßt und halb stumpf halb scharf aus der Kapsel ausgelöst.

und radikal zu beseitigen. Da tatsächlich der Nachweis gebracht ist, daß jahrelang bestehende, harmlos erscheinende, gut verschiebliche Fibrome und Fibroadenome Karzinome werden, und da eine solche Umwandlung für das Zystadenom sehr gut bekannt ist, so muß man daraus die Berechtigung ziehen, alle gutartigen Geschwülste zu entfernen, zumal ihre Entfernung auf keinerlei technische Schwierigkeit stößt. Sie brauchen nicht Karzinome zu werden, aber sie werden es gelegentlich. Bei der chronischen Fibromatose (Mastitis

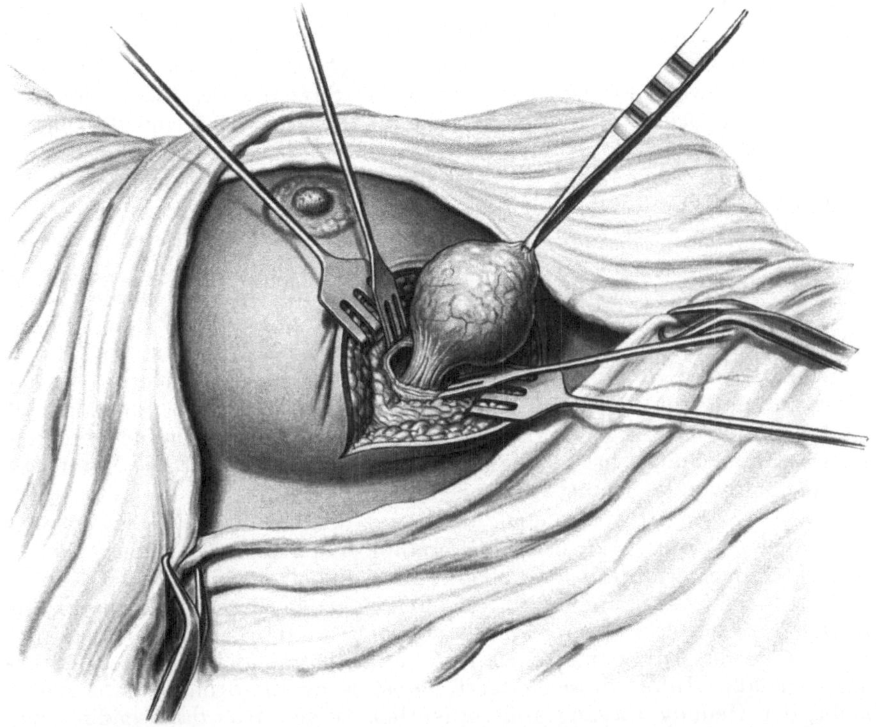

Abb. 168. **Entfernung einer gutartigen Geschwulst aus der Brust.** c) Die Auslösung ist bis auf einen noch bestehenden Stiel erfolgt. Dieser wird am besten nach vorheriger Abbindung durchtrennt.

chronica cystica) liegen die Dinge doch etwas anders. Zwar ist auch diese Erkrankung als Grundgewebe für ein Karzinom bezeichnet worden, aber die chronische Fibromatose ist so häufig und die Karzinomentwicklung daraus verhältnismäßig selten, so daß man nicht gezwungen ist, in jedem Falle radikal vorzugehen, zumal der operative Eingriff bei der chronischen Fibromatose nur dann einen Sinn haben kann, wenn man die ganze Brustdrüse entfernt. Das ist aber immerhin ein größerer, und vor allen Dingen sehr entstellender Eingriff. Denn es darf von der Brust nichts übrigbleiben als der leere Hautsack. Finden sich während der Involutionszeit oder auch schon früher in der Brust einzelne, mehr oder weniger scharf begrenzte, derbe Knoten, so ist man nach unserer Ansicht verpflichtet, sie freizulegen und zur Schnelluntersuchung dem Pathologen zu übersenden. Stellt er noch keinerlei Anzeichen für ein bösartiges Wachstum fest, so begnügt man sich mit dieser Feststellung und dem Probeausschnitt. Es muß allerdings als Pflicht des Chirurgen betrachtet werden, solche Menschen nicht völlig aus der Beobachtung zu entlassen und sie in vorsichtiger Weise auf die Möglichkeit einer Karzinomentwicklung hinzuweisen.

Nach unseren Erfahrungen unterziehen sich die meisten Frauen gern, etwa vierteljährlich, solchen Nachuntersuchungen.

Die Entfernung der umschriebenen gutartigen Geschwülste, die wie gesagt, allgemein gefordert werden soll, geschieht auf die einfachste Weise. Es genügt meist örtliche Betäubung in Form von Umspritzung der Geschwulst oberflächlich und Unterspritzung in der Tiefe. Sitzt die Geschwulst im äußeren oberen oder unteren Quadranten, so macht man am besten einen bogenförmigen Hautschnitt in der Nähe der Umschlagsfalte, aber noch auf der Brust selbst (Abb. 166). Man kann dann je nach dem Sitz der Geschwulst im vorderen oder hinteren Abschnitt der Drüse verschieden vorgehen. Im ersteren Falle löst man die Haut und das Unterhautzellgewebe so weit von der Drüse ab, bis man die Geschwulst erreicht hat (Abb. 167). Sitzt die Geschwulst im hinteren Abschnitt der Drüse, so trennt man die Haut samt Drüse von der Faszie des M. pectoralis maj. halb stumpf halb scharf ab, bis die Geschwulst freigelegt ist. Oft ist die Abgrenzung der Geschwulst zunächst mehr durch das Gefühl als durch das Auge festzustellen. Es muß daher gelegentlich Brustdrüsengewebe, das noch darüber liegt, gespalten werden. Dann sieht man aber meistens eine scharfe Begrenzung der Geschwulst durch eine bindegewebige Hülle, die es gestattet, die Geschwulst auszulösen (Abb. 167 und 168). Die Höhle wird durch eine oder zwei Katgutnähte verkleinert und nach guter Blutstillung Unterhautzellgewebe und Haut wieder vernäht. Ist eine größere und starre Geschwulst ausgeschält worden, so empfiehlt sich für 2 Tage das Einlegen eines Glasrohres in die Wunde, da sich sonst ein stärkerer Bluterguß entwickeln kann.

Bei den medial gelegenen Drüsenabschnitten sitzende Fibrome werden durch radiäre Hautschnitte in der Nähe des Warzenhofes durch die Mamillabogenförmig umgreifende Schnitte freigelegt und entfernt.

Die Ausschälung der ganzen Brust wegen diffuser Fibromatose wird von manchem geübt. Wir haben sie aus folgenden Gründen aufgegeben. 1. Ist sie nicht immer erforderlich (s. oben). 2. Bleibt eine sehr häßliche Entstellung zurück. 3. Ist es fast unmöglich, eine ausreichende Blutstillung durchzuführen, so daß trotz der Einführung von Glas- oder Gummirohren sich im Laufe der ersten Tage die Entstehung eines fast immer beträchlichen Blutergusses nicht verhüten läßt. Infolgedessen dauert, selbst wenn die drohende Infektion ausbleibt, der Heilungsvorgang außerordentlich lange. Was dann endlich zurückbleibt, ist der schlaffe, meist durch Schrumpfungsprozesse noch verzogene, unschöne Hautsack.

Wir haben uns deshalb entschlossen, in allen Fällen, in denen die Drüse im ganzen entfernt werden muß, eine Art kleine Mammaamputation vorzunehmen, d. h. ähnlich wie bei der Amputatio mammae nur in sehr viel geringerem Ausmaß und ohne Ausräumung der Achselhöhle, mit der Brustdrüse zugleich ein spindelförmiges Hautstück zu entfernen. Man kann danach gute Blutstillung machen, und es bleibt nach der Naht des Unterhautzellgewebes und der Haut eine glatte, schöne, rasch geheilte Narbe zurück. Wird die Ausschälung der Brustdrüse vorgezogen, so kann auch dieser Eingriff in örtlicher Betäubung in Form von Umspritzung vorgenommen werden. Meist wird aber eine Inhalationsnarkose vorgezogen. Von einem unteren bzw. lateralen Bogenschnitt, etwa fingerbreit oberhalb der Umschlagfalte der aufgehobenen Mamma dringt man unmittelbar gegen den M. pectoralis maj. vor und löst von seiner oberflächlichen Faszie die Brustdrüse halb scharf, halb stumpf ab, während ein Assistent mit der Hand die Brust faßt und sie allmählich nach außen umklappt, so daß die Rückfläche zum Vorschein kommt. Dann beginnt man, während ein scharfer Haken in den Rand der Drüse eingesetzt wird, diese allmählich aus dem Unterhautzellgewebe seitlich und vorn mit dem Messer auszulösen. Man muß dabei darauf achten, daß man keine Löcher in die Haut schneidet. Das kann besonders leicht geschehen im Bereiche der Brustwarze, wenn die Haut, während die Drüse mit dem scharfen Haken angehoben wird, von der Assistentenhand zu stark vorgedrängt wird. Deshalb ist es immer zweckmäßig, sich genau über die Lage der Warze zu unterrichten. Die Entfernung der Drüse stößt nach Durchtrennung der großen Milchgänge unter der Mamilla nicht mehr auf Schwierigkeiten. Es folgt genaueste Blutstillung. Jeder Blutpunkt wird gefaßt oder unterbunden und umstochen. Dann wird ein Glasrohr im unteren Wundwinkel eingelegt, das Unterhautzellgewebe mit einigen Katgutnähten und schließlich die Hautwunde mit feinstem Zwirn vernäht. Wie schon gesagt, entwickelt sich trotz der Einlegung eines Glas- oder Gummirohres in die große Wundhöhle, und trotz genauester Blutstillung sehr häufig ein großes Hämatom, das nicht nur den Wundverlauf verzögert, sondern auch oft an der Entstehung eines schlechten kosmetischen Erfolges die Schuld trägt.

β) Die Eingriffe bei den bösartigen Geschwülsten der Brustdrüse.

I. Die Eingriffe beim operablen Brustkrebs. Die operative Behandlung des Brustkrebses hat erst dann zu Dauererfolgen geführt, als man auch die abführenden Lymphbahnen und die nächstliegenden Lymphknotenstationen der Mamma zugleich mit dem Tumor entfernte. Die technische Erweiterung der Brustdrüsenoperation knüpft sich an die Namen KÜSTER (1883), HEIDENHAIN (1889), ROTTER (1889).

KÜSTER hatte zuerst die Ausräumung der Achselhöhle in jedem Falle gefordert, während HEIDENHAIN die Lymphbahnen im retromammären Fettgewebe und in der Pektoralisfaszie feststellte, und daher in jedem Falle die Pektoralisfaszie und eine oberflächliche Schicht des Pectoralis major mitnahm. Nur dann, wenn das Karzinom auf der Unterlage festsaß, entfernte er den Pectoralis major in seiner ganzen Dicke.

ROTTER hat dann auf Grund weiterer Untersuchungen, die von STILES (1892), von GROSSMANN (1896), GEROTA (1897), OELSNER (1901) vorgenommen wurden, und sich mit den abführenden Lymphbahnen aus der Brust befaßten, die weitere Konsequenz gezogen, den Pectoralis major in jedem Falle in ganzer Dicke in seinem sternalen Abschnitte zu entfernen.

In den 90er Jahren wurden dann die Brustkrebsoperationen von verschiedenen Autoren noch radikaler gestaltet (HALSTED, HELFERICH, KOCHER u. a.). HALSTED hat auch die Ausräumung der Supra- und Infraklavikulargegend empfohlen, wenn die Achselhöhlenlymphknoten erkrankt gefunden wurden.

Da die radikale Ausräumung der Supra- und Infraklavikulargegend nur nach Wegnahme der beiden Mm. pectorales und nach zeitweiliger Durchtrennung des Schlüsselbeines möglich war, so wurde dadurch die Radikaloperation des Brustkrebses sehr wesentlich erschwert und verlängert. Es hat sich dann auch herausgestellt, daß ein so radikales Vorgehen gar nicht nötig war, da nämlich die supraklavikularen Lymphknoten nicht nur auf dem Umwege über die Achselhöhlenlymphknoten erkranken, sondern daß der Hauptstrom zu den supraklavikularen Lymphknoten über die Lymphbahnen und Lymphknoten geht, die um die Vena mammaria interna herum angeordnet sind (KÜTTNER). Allerdings gibt es eine weitere Ausnahme, da von den Lymphbahnen aus der Brusthaut auch eine unmittelbare Verbindung nach den supraklavikularen Lymphknoten besteht (s. S. 139). Wenn also die Haut bei fortgeschrittenem Karzinom, besonders im inneren oberen Quadranten, erkrankt ist, finden sich verhältnismäßig häufig auch frühzeitig die supraklavikularen Lymphknoten beteiligt. Es kommt sogar nicht selten zu einer gleichzeitigen Erkrankung auch der andersseitigen supraklavikularen Lymphknoten in diesen Fällen.

Das radikale Vorgehen mit Ausräumung der Supraklavikulargrube ist also bei der Mehrzahl der auf die Brustdrüse beschränkten Tumoren, selbst bei Erkrankung der Achselhöhlenlymphknoten nicht nötig und auch von vielen Autoren aus diesem Grunde abgelehnt worden. Eine andere Frage ist die, ob man bei nachweisbarer Erkrankung der supraklavikularen Lymphknoten eine radikale Ausräumung unter zeitweiliger Durchtrennung der Klavikula vornehmen soll oder nicht.

Schon durch die Nachuntersuchungen von KÜTTNER (1902) und SCHWARZ (1905), die sich mit der Frage der Operabilität des Mammakarzinomes bei bereits bestehender Erkrankung der supraklavikularen Lymphknoten befaßt haben, ist festgestellt worden, daß auch nach sorgfältigster Ausräumung der Supraklavikulargrube immer ein baldiges Rezidiv beobachtet wurde. Auf Grund dieser Untersuchungen haben sich viele Autoren entschlossen auf die Ausräumung der Supraklavikulargrube zu verzichten. Diese Ansicht besteht wohl dann zu Recht, wenn angenommen werden muß, daß die Erkrankung der supraklavikularen Lymphknoten auf dem Umweg über die Rami perforantes und die Lymphknotenkette um die V. mammaria interna herum stattgefunden hat (s. S. 139).

Ist aber auch die Haut, und zwar besonders die obere innere Brusthaut, irgendwie beteiligt, so können die supraklavikularen Lymphknoten auf unmittelbarem Wege erkrankt sein und eine Beteiligung der intrathorakal gelegenen Lymphbahnen ist dann nicht notwendig. Es wird nicht immer gelingen auf einem oder dem anderen Weg die Metastasenbildung festzustellen, aber mehrmals ist uns das schon gelungen, seit wir darauf achten. In den letzteren Fällen wird sich die radikale Ausräumung der supraklavikularen Lymphknoten eher lohnen, als dann, wenn die intrathorakalen Lymphknoten bereits miterkrankt sind.

Die Praxis hat gezeigt, daß es auch Dauerheilungen über 3 und 5 Jahre gibt, wenn die supraklavikularen Lymphknoten erkrankt und bei der Operation entfernt worden waren. Eine allgemeine Regel über die Entfernung der supraklavikularen Lymphknoten aufzustellen, erscheint nicht möglich. Finden sich keine Anzeichen einer intrathorakalen Beteiligung und erscheinen die Lymphknoten noch gut beweglich, so wird man sie entfernen. Über die Technik siehe weiter unten.

Sind die Lymphknoten sehr groß, hart und unverschieblich, so ist es in den meisten Fällen zweckmäßiger auf die wegen der Gefäßbeteiligung sehr gefährlichen Ausräumung der Supraklavikulargrube zu verzichten und solche Fälle der Strahlenbehandlung zu überweisen, da solche Fälle als aussichtslos gelten müssen.

Die Schmerzbetäubung bei der Amputatio mammae wird in der Mehrzahl der Fälle durch Allgemeinnarkose erfolgen. Sehr empfehlenswert ist es, den Eingriff unter Avertinbasisnarkose bis 0,1 pro Kilogramm Körpergewicht mit folgender Äthernarkose durchzuführen. Muß man aus irgendwelchen Gründen auf die Allgemeinnarkose verzichten, die unter Umständen auch mit verlängerter intravenöser Evipannarkose durchgeführt werden kann, so wählt man am besten örtliche Betäubung. Nach dem Verfahren von BRAUN wird zunächst eine Plexusanästhesie nach KULENKAMPFF ausgeführt, dann eine Leitungsanästhesie des 1.—10. Zwischenrippennerven durch Einspritzen etwa 5 cm lateral von der Dornfortsatzlinie, und schließlich eine subkutane Umspritzung eines Hautstreifens, der dem Schlüsselbein entlang läuft, parallel zum Sternum nach abwärts und dem Rippenbogen entlang zieht. Die Anästhesie ist umständlich aber erfolgreich.

Das ganze Operationsfeld, d. h. die ganze Brustgegend bis über die Mittellinie hinaus und bis auf den Rücken, die Schulter und der Oberarm bis zur Ellenbogenbeuge werden in der üblichen Weise desinfiziert. Die Abgrenzung des Operationsfeldes mit Tüchern muß sehr exakt erfolgen, so daß sie sich unter keinen Umständen verschieben kann. Der Arm wird bis über den Ellenbogen hinaus in ein Tuch gewickelt, das mit einer Binde befestigt wird. Die Kranke befindet sich in Rückenlage und zwar so, daß die Schulter der erkrankten Seite etwas über den Tisch hinausragt. Den Arm der erkrankten Seite hält ein Assistent im Ellenbogen- und Schultergelenk rechtwinkelig abgebogen. Eine stärkere Abduktion soll wegen der Gefahr der Plexusüberdehnung während des ganzen Verlaufes der Operation vermieden werden.

Besondere Maßnahmen sind bei ulzerierten Geschwülsten notwendig. Um den Eingriff trotz der Ulzeration aseptisch gestalten zu können, wird vor der Desinfektion der ganze ulzerierte Abschnitt rücksichtslos mit dem Glüheisen verschorft. Dann wird die Desinfektion vorgenommen und schließlich die Umgebung des ulzerierten Teiles mit Mastisol bestrichen und eine Kompresse über den verschorften Teil geklebt.

Da bei allen bösartigen Geschwülsten der Brustdrüse mit der Amputatio mammae gleichzeitig die Achselhöhle ausgeräumt werden muß, ist es zweckmäßig die Hautschnitte so anzulegen, daß die Brustwunde ohne Richtungsänderung in die Achselhöhle hinein weitergeführt werden kann. Je nachdem mehr die äußeren oder inneren Quadranten der Brustdrüse befallen sind, wird man die Lage der Schnitte mehr nach lateral bzw. mehr nach medial einzurichten haben. Es muß unter allen Umständen darauf gesehen werden, daß die ganze Haut, die die Mamma umkleidet, entfernt wird, ohne Rücksicht auf die Frage der späteren Deckung. Bei dem Sitz der Geschwülste in den inneren Quadranten, der allerdings verhältnismäßig selten ist, muß von der vorderen Brusthaut, nach dem Sternum zu, besonders viel weggenommen werden, und es ist in solchen Fällen fast immer unmöglich, da die Haut hier wenig verschieblich ist, eine Deckung durch primäre Hautnaht zustande zu bringen. Man muß sich dann durch Verschiebung von Stiellappen bzw. durch Transplantation von Haut helfen (s. weiter unten).

Der Hautschnitt beginnt in der größten Mehrzahl der unkomplizierten Fälle, wenn man an der rechten Brust operiert, in der Achselhöhle. Er verläuft bogenförmig etwa vom Ansatz des Pectoralis major zunächst nach hinten unten, bis an den vorderen Rand des M. latissimus dorsi, dann etwas nach vorn ansteigend, den vorderen Pektoralisrand überschreitend und die Brust umkreisend, bis an die Umschlagsfalte der Brust nach unten (Abb. 169). Zum Umschneiden der Brust wird nun vom Operateur die Brust etwas nach oben geschoben und der zweite Schnitt etwas unterhalb der Achselhöhle vom ersten abgehend unterhalb der Brust herumgeführt, bis er mit dem ersten im spitzen Winkel zusammentrifft (Abb. 170). Wird an der linken Brust operiert, so beginnt man mit dem Hautschnitt unterhalb der Brust, umschneidet sie und führt den Schnitt erst dann weiter in die Achselhöhle. Kirschner legt ebenfalls einen Ovalärschnitt an, an dessen in der Achselhöhle gelegenem Ende über dem Ansatz des M. pectoralis maj. ein Querschnitt gelegt wird. Hierdurch hat man die Möglichkeit, den oberen Lappen von der vorderen Faszie des M. pectoralis maj. abzulösen.

In etwas vorgeschritteneren Fällen, und zwar gilt das schon für solche, bei denen die Achsellymphknoten miterkrankt sind, empfehlen wir das Vorgehen von VEREBÉLY. Bei diesem Schnitt wird ein breiter Hautstreifen von der Brust bis nach der Achselhöhle entfernt und damit auch in großer Ausdehnung das Subkutangewebe, in dem bekanntlich ein Teil der abführenden Lymphgefäße in der Gegend des vorderen Pektoralisrandes verläuft. Die Entfernung dieses Hautsubkutangewebestreifens schützt am ehesten vor dem Auftreten von Metastasen in der Narbe. Dieser Hautschnitt von VEREBÉLY vervollständigt

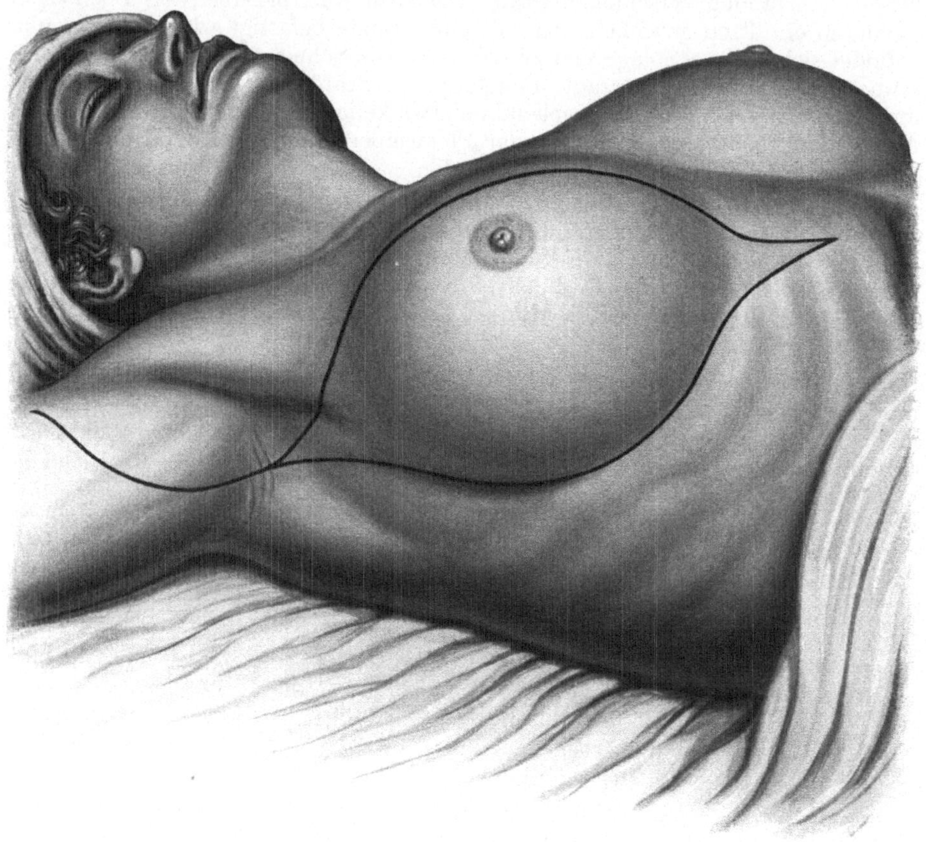

Abb. 169. Die Amputatio mammae. 1. Die Hautschnittlinien.

das schon lange bestehende Bestreben, die sämtlichen erkrankten Teile möglichst im Zusammenhang und ohne Eröffnung von Lymphgefäßen wegzunehmen.

Der Schnitt von VEREBÉLY wird von v. CZIRER (1923) folgendermaßen beschrieben: Ein nach unten konvexer Bogenschnitt zieht von der Ansatzstelle des Pectoralis major am Oberarm und verläuft etwa fingerbreit unterhalb des Sulcus deltoideopectoralis entlang gegen die Fossa infraclavicularis. Der zweite Schnitt verläuft in einem nach vorn konvexen Bogen, am Pektoralisansatz beginnend, durch den vorderen Teil der Achselhöhle und umkreist den seitlichen und unteren Teil der Brustdrüse. Der dritte Schnitt beginnt ebenfalls am ersten, zum wenigsten zwei Finger breit vom Beginn des zweiten Schnittes nach vorn entfernt, und umkreist dann in leichter S-Form den inneren Teil der Brustdrüse.

Sind die Hautschnitte angelegt, und zwar senkrecht zur Unterlage, so beginnt man am besten vom äußeren Schnitt aus mit dem Vorgehen in die Tiefe. Während die bewegliche Brust nach oben geschoben wird, legt man den Rand des M. pectoralis major mit ein paar Messerzügen frei, unterfährt ihn mit den Fingern der linken Hand stumpf bis an seinen Ansatzzacken an Rippen und Brustbein ablösend (Abb. 171). Erst dann vertieft man auch den medialen Schnitt bis auf den Brustmuskel und schneidet nun die Brustmuskelansätze gegen die vordrängenden Fingerspitzen ab (Abb. 171). So verfährt man nach oben, bis man an die fast immer leicht kenntliche Trennungslinie zwischen dem sternalen und

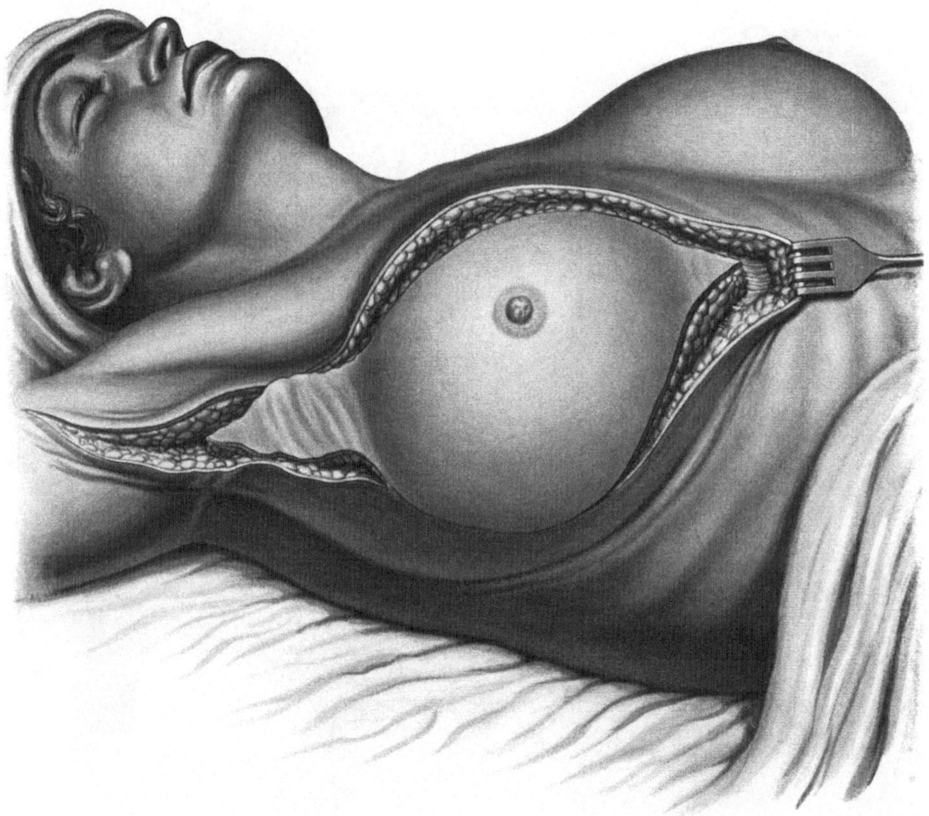

Abb. 170. Die Amputatio mammae. 2. Der Schnitt ist überall bis auf die Muskulatur vertieft.

klavikularen Teil des großen Brustmuskels vorgedrungen ist. Diese Grenze beginnt in der Gegend des Sternoklavikulargelenkes. Die Abtrennung des sternalen vom klavikularen Teil gelingt ohne weiteres stumpf (Abb. 172). Der Muskelrand wird nun unter Vertiefung des Hautschnittes am besten bis an seinen Ansatz am Humerus verfolgt. Man isoliert nun den sehnigen Ansatz des abgelösten Teiles und trennt die Ansatzsehne scharf mit dem Messer vom Knochen ab (Abb. 173). Auf diese Weise ist ein sehr guter Zugang zur Achselhöhle geschaffen.

Während der Ausführung dieses ersten Teiles der Operation sind selbstverständlich alle spritzenden und blutenden Gefäße mit Klemmen gefaßt worden und es ist zweckmäßig, jetzt die oft in größerer Zahl angelegten Gefäßklemmen nach Unterbindung mit feinem Katgut abzunehmen, um sich das Operationsfeld frei zugänglich zu machen, und auch um zu verhüten, daß Gefäßklemmen, die an der Thoraxwand angesetzt worden sind, abreißen oder gar zu einer Durchbohrung der Thoraxwand Veranlassung geben können. Aus demselben Grunde muß bei dem Anlegen der Gefäßklemmen Rücksicht genommen werden. Die Gefäßklemmen dürfen nur parallel zur Brustwand angesetzt werden.

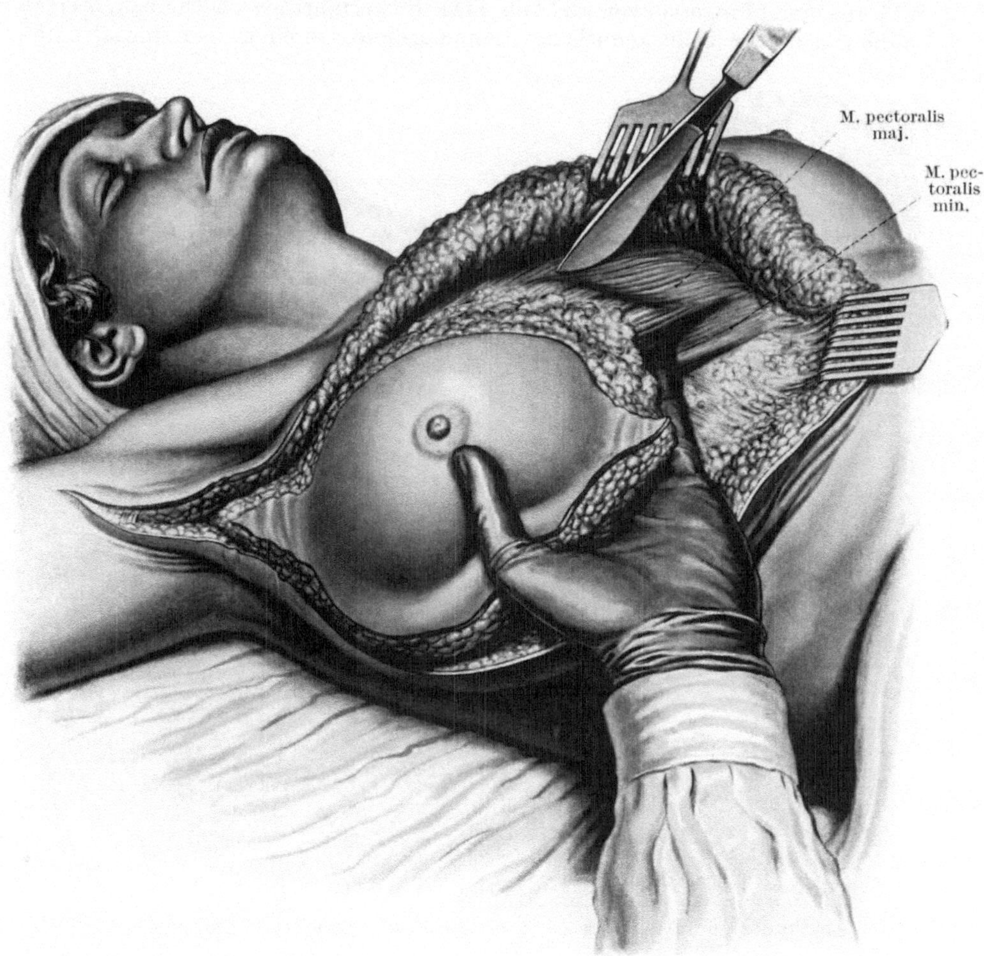

Abb. 171. Die Amputatio mammae. 3. Die linke Hand umfaßt den unten abgelösten Weichteillappen, dringt mit den Fingern unter den freigelegten Rand des M. pectoralis maj., löst ihn bis fast an die sternale Ursprungslinie ab. Die Durchtrennung erfolgt entsprechend dieser Ablösungslinie bis zur Grenze des sternoklavikularen Teiles.

Nach diesem ersten Teil der Operation und nach erfolgter Blutstillung hängt die unter Mitnahme des sternalen Teiles des M. pectoralis major von der Brustwand abgelöste Mamma mit der bedeckenden Haut zusammen in der Achselhöhle fest (Abb. 173). Um nun das Achselhöhlenfett mit den darin verborgenen Lymphknoten im Zusammenhang mit dem Mammatumor entfernen zu können, beginnt man jetzt am besten am unteren Rande des M. deltoideus mit der Freilegung der Achselhöhle. Die herunterhängende Mamma wird in eine sterile Kompresse eingewickelt und die große Brustwandlücke ebenfalls mit einer sterilen Kompresse zugedeckt. Mit einigen Messerzügen parallel zu dem

Gefäßnervenbündel des Oberarmes wird das Fett restlos von der darunter liegenden Muskulatur abgetrennt. Die Ablösung erfolgt zunächst so weit, bis man die Vena axillaris, die am oberflächlichsten verläuft, aber erst am unteren Rande des Plexus zum Vorschein kommt, freigelegt hat (Abb. 173). Die Ablösung erfolgt nach dem Thorax zu bis an den freien Rand des M. pectoralis minor, armwärts bis an das Ende des Hautschnittes.

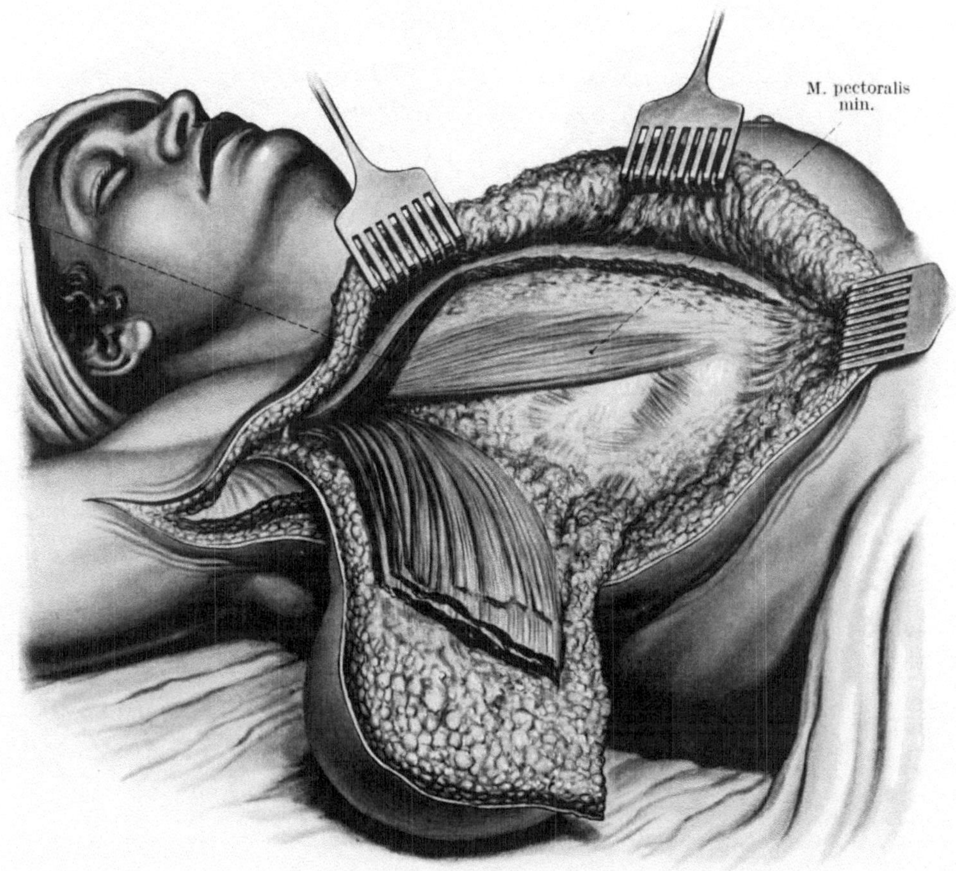

Abb. 172. Die Amputatio mammae. 4. Die Mamma samt M. pectoralis maj. sind abgelöst. Der M. pectoralis min. liegt frei. Das weitere Vorgehen beginnt jetzt nach Abtrennung der Sehne des M. pectoralis maj. vom Humerus vom Gefäßnervenbündel aus.

Ist die Vene freigelegt, so muß eine Reihe von Seitenästen, die in das Achselhöhlenfett hineinziehen, nach Unterfahrung mit der Rinnensonde doppelt unterbunden und durchtrennt werden. Ist der Rand des M. pectoralis minor vollkommen frei, so wird er mit einem Venenhaken aufgehoben und man überzeugt sich über die Anwesenheit von Fett- bzw. Lymphknoten in der Umgebung der Vena axillaris unterhalb dieses Muskels. Alles erreichbare Fett muß entfernt werden, oft unter Unterbindung einzelner Seitenäste der Vene. Ist hier reichlich Fett vorhanden, so daß man nicht mit völliger Sicherheit alles entfernen kann und die Gefahr besteht, daß Lymphbahnen und Lymphknoten zurückbleiben, so muß der N. pectoralis minor an der Brustwand abgetragen, nach oben geklappt und an seinem Ansatz am P. coracoideus abgeschnitten werden. Die grundsätzliche Entfernung des M. pectoralis min., die von manchen Chirurgen gefordert wird, halten wir nicht für nötig, da man die Lymphbahnen unterhalb seines Verlaufes, abgesehen von den oben geschilderten Ausnahmefällen, sehr leicht

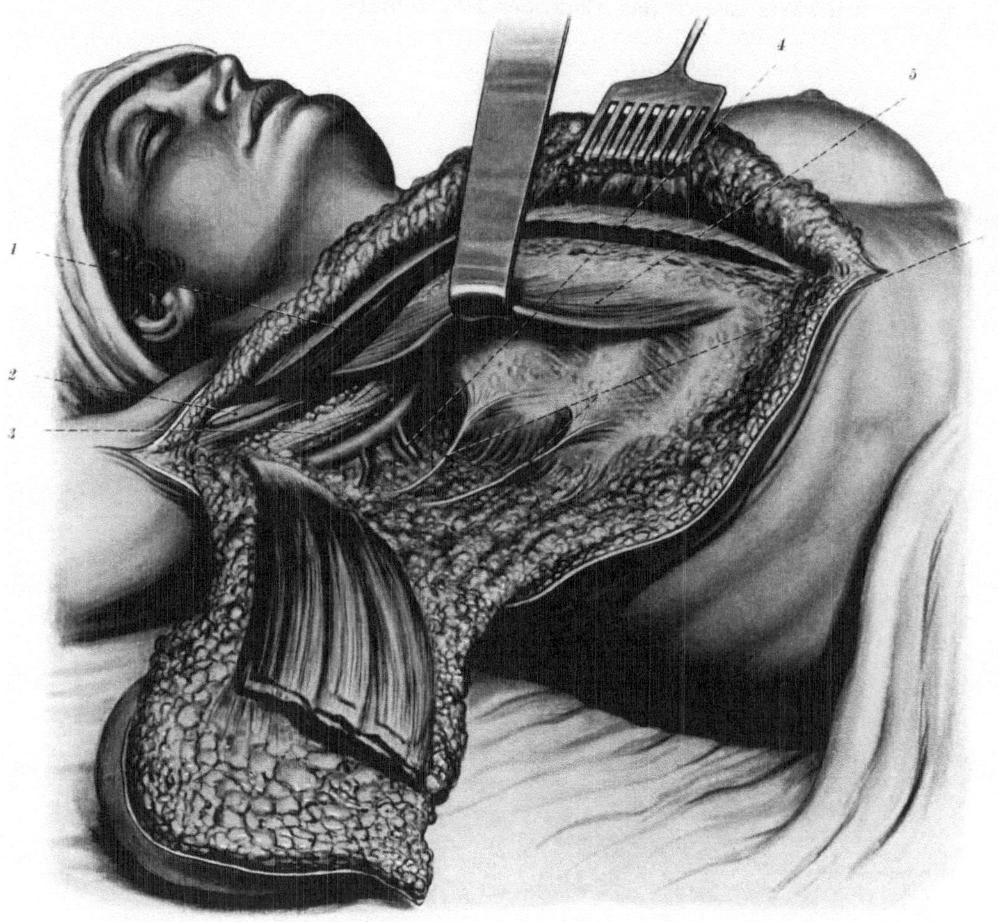

Abb. 173. Die Amputatio mammae. 5. Das Gefäßnervenbündel, dessen kaudalster Teil die V. axillaris freigelegt ist, ist zu erkennen, ebenso der Abgang der Subskapulargefäße und von 2 Nn. intercosto brachiales. Der Mammamuskellappen hängt noch am Fettgewebe der Achselhöhle. *1* M. pectoralis maj. (klavikularer Teil). *2* Sehnenstumpf des M. pectoralis maj. *3* Plexus brachialis mit durchschimmernder A. axillaris. *4* A. und V. subscapularis. *5* M. pectoralis min. *6* Nn. intercosto-brachiales.

auch ohne seine Entfernung durchführen kann. Hat man das Fett aus der Umgebung des Gefäßnervenbündels so hoch wie möglich abgelöst und nach unten zurückgeschoben, so kommt man in den gleichfalls mit Fett ausgekleideten Raum zwischen Thoraxwand und M. subscapularis. Auch hier muß, während mit einem Venenhaken das Gefäßnervenbündel nach oben gezogen wird, alles Fett, das Lymphbahnen und Lymphknoten enthalten könnte, entfernt werden. Um in den Raum zwischen Thorax und M. subscapularis eindringen zu können, müssen regelmäßig 1—2 quer durch das Operationsfeld verlaufende Nervenstämme durchtrennt werden. Es handelt sich hier um die

Nn. intercostobrachiales, deren Durchtrennung nur eine vorübergehende Sensibilitätsstörung der seitlichen Oberarmfläche zu hinterlassen pflegen (Abb. 173 und 175). Sind die Nerven durchtrennt, so läßt sich das Fett von der seitlichen Brustwand leicht stumpf, evtl. nach Unterbindung einiger kleiner, aus der Brustwand kommender Gefäße, ablösen. Während man in den Winkel ein-

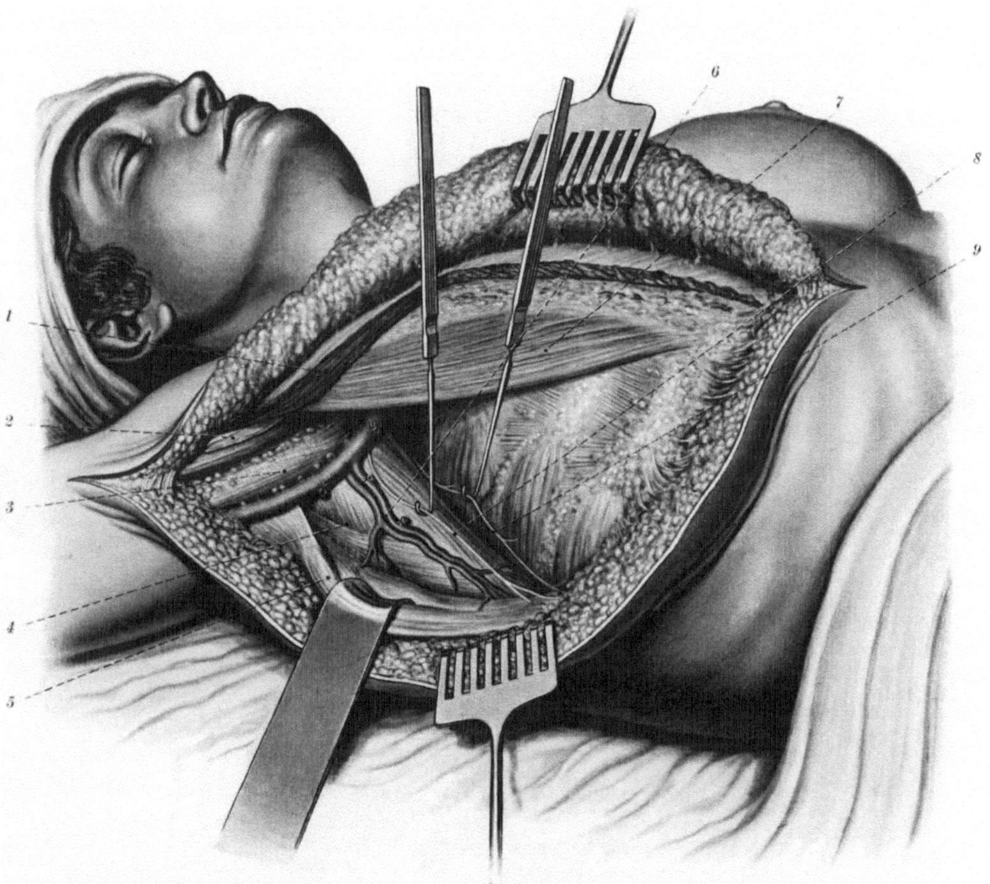

Abb. 174. Die Amputatio mammae. 6. Der Brustdrüsenmuskellappen ist aus den Gebilden der Achselhöhle herausgelöst. Die notwendigerweise zu erhaltenden Gebilde, die Nn. thoracalis lateralis und thoracodorsalis sind mit Nervenhaken gefaßt und kenntlich gemacht. Die A. und V. subscapularis, von denen die letztere gelegentlich unterbunden werden muß, die erstere aber möglichst geschont werden soll, sind dargestellt. *1* M. pectoralis maj. (klavikularer Teil). *2* Sehnenstumpf des M. pectoralis maj. *3* Plexus brachialis und A. axillaris. *4* M. subscapularis. *5* M. latissimus dorsi. *6* A. und V. subscapulares. *7* M. pectoralis min. *8* N. thoracodorsalis. *9* N. thoracalis longus.

dringt, muß man sich gegenwärtig halten, daß in der Tiefe der N. thoracalis longus verläuft (Abb. 174 und 175). Da die Seitenäste dieses Nervenstammes den M. serratus ant. versorgen, so muß dieser Nerv auf alle Fälle geschont werden. Er wird daher, während man das Fett aus der Hohlpyramide halb stumpf, halb scharf auslöst, aus diesem Fett isoliert, und während man in seiner Nähe arbeitet, mit einem Nervenhäkchen oder einem darumgeschlungenen Faden beiseite gehalten (Abb. 174). Ist der Nervenstamm erst einmal isoliert, so gelingt es dann mühelos ihn in seiner ganzen Länge freizulegen, so daß er nicht einmal in Gefahr kommen kann. Ist man in die Tiefe zwischen Thoraxwand und M. subscapularis auf den M. subscapularis gekommen, so wird die gesamte Fettmasse mit dem übrigen Tumor nach unten gezogen, während das Gefäßnervenbündel, durch einen Venenhaken geschützt, nach oben gehalten wird. Dringt man vorsichtig am unteren Rand des Gefäßnervenbündels, das Fett nach unten ziehend, gegen den M. subscapularis, so fällt ein etwas größerer Nervenstamm (der N. thoracodorsalis) auf, der aus der Tiefe der Achselhöhle

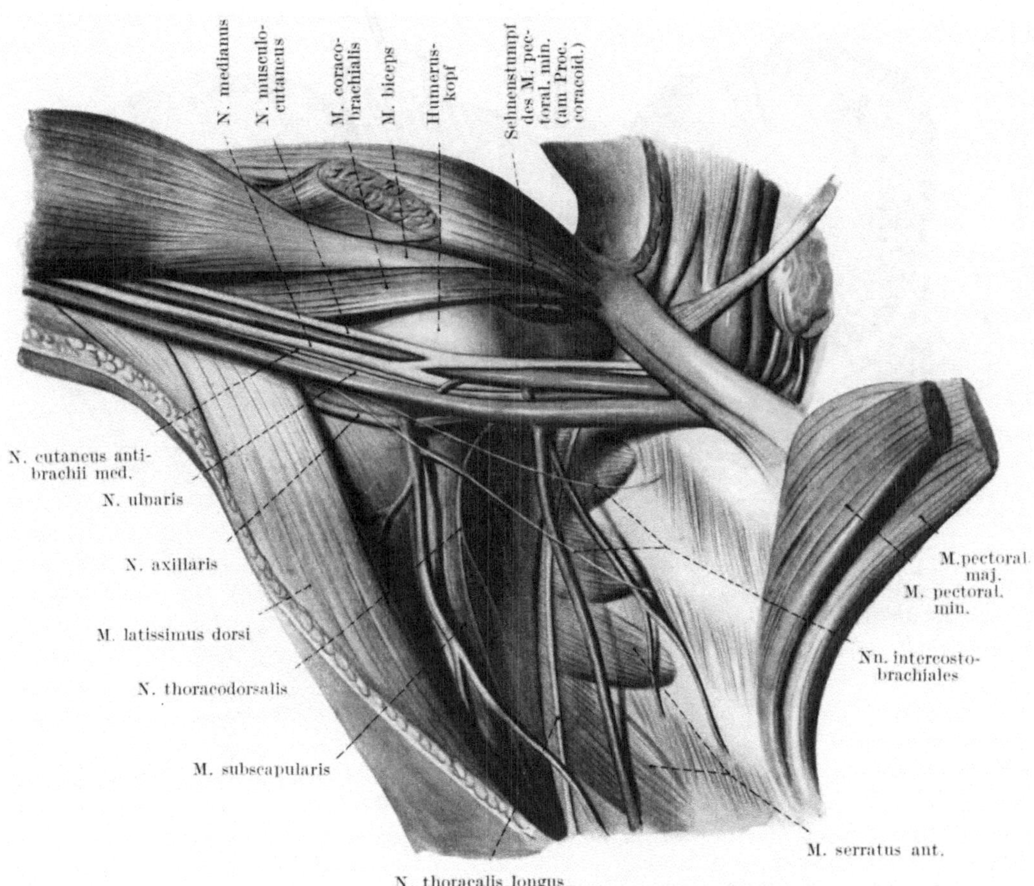

Abb. 175. Topographisch-anatomische Darstellung des Operationsgebietes nach Mammaamputation. Die Brustmuskeln sind durchtrennt.

kommt, zunächst hinter dem Gefäßnervenbündel verläuft, dann medial von den Subskapulargefäßen unter dem Gefäßnervenbündel hervortritt, um in derselben Richtung, wie die Subskapulargefäße, nach dem M. latissimus dorsi zu ziehen (Abb. 174 und 175). Auch dieser Nervenstamm muß unter allen Umständen geschont werden, um die Funktion des M. latissimus zu erhalten. Ist er freigelegt, so wird er gleichfalls mit einem Nervenhäkchen herausgehoben und kann man die gesamte Fettmasse mit einigen raschen Messerzügen unter ständigem Schutz der Nerven bis an den unteren Hautrand abtragen. Schonen soll man dabei die Arteria subscapularis. Einzelne Äste der A. und V. subscapularis, soweit sie in das Achselhöhlenfett hineinziehen, müssen entfernt werden. Hat man den hinteren Hautrand erreicht, so wird nun die gesamte Masse aus Brust, Tumor und Achselhöhlenfett bestehend, abgetragen. Es bleibt ein sauberes anatomisches Präparat zurück, in dem oben das Gefäßnervenbündel verläuft, in der Tiefe der vollständig freigelegte M. subscapularis zu sehen ist, überkreuzt von der A. subscapularis und dem N. thoracodorsalis. In der Furche zwischen M. subscapularis und Thoraxwand zieht der unverletzte N. thoracalis longus (Abb. 174). Ehe die Wunde geschlossen wird, werden

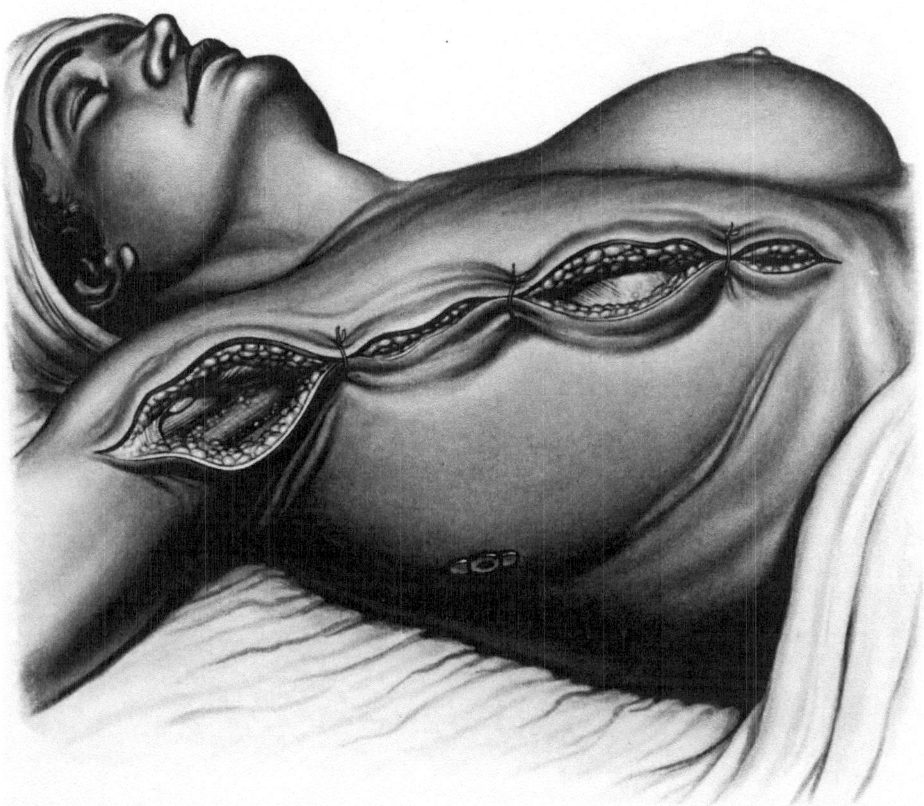

Abb. 176. Die Amputatio mammae. 7. Vom tiefsten Punkt der Weichteilwunde ist ein Glasrohr nach außen geleitet. Die Weichteilwunde ist mit einigen etwas stärkeren Seidenähten zum Teil verschlossen.

sorgfältigst alle noch blutenden Gefäße aufgesucht und unterbunden. Da jedoch bei der Größe der Weichteilwunde immerhin mit einer Ansammlung von Blut gerechnet werden muß, ist es zweckmäßig, die Wunde am tiefsten Punkte zu dränieren. Man stößt daher am tiefsten Punkte, etwa zwischen Latissimus und Teres major, ein Messer durch die Muskulatur und Brustwand nach hinten durch und führt durch diese Wunde ein kleines, fingerdickes Glasrohr ein (Abb. 176), das durch eine Hautnaht an der Haut befestigt wird. In der Mehrzahl der Fälle gelingt es nun die Hautwunde durch Naht zu verschließen. Man legt zunächst eine Reihe von Situationsnähten an, um sich von der Möglichkeit des Verschlusses zu überzeugen (Abb. 176 und 177). Am Brustteil kann sogar eine gewisse Spannung durch Anlegung von Bäuschchen- oder Plattennähten überwunden werden. Der wichtigste Teil des Wundschlusses betrifft die Achselhöhle, da hier das Gefäßnervenbündel unter allen Umständen bedeckt sein muß. Haut ist hier, selbst wenn man nach VEREBÉLY einen breiteren Streifen entfernt hat, immer genügend vorhanden. Eine Lücke bleibt am ehesten im mittleren und unteren Abschnitt der Wunde zurück.

Ist es gelungen, die Wunde durch Naht zu schließen, so wird der Wundverband so angelegt, daß zunächst die Wundränder in weiterer Umgebung mit Mastisol bestrichen werden. Auf die Wunde wird ein ihrer Länge entsprechendes

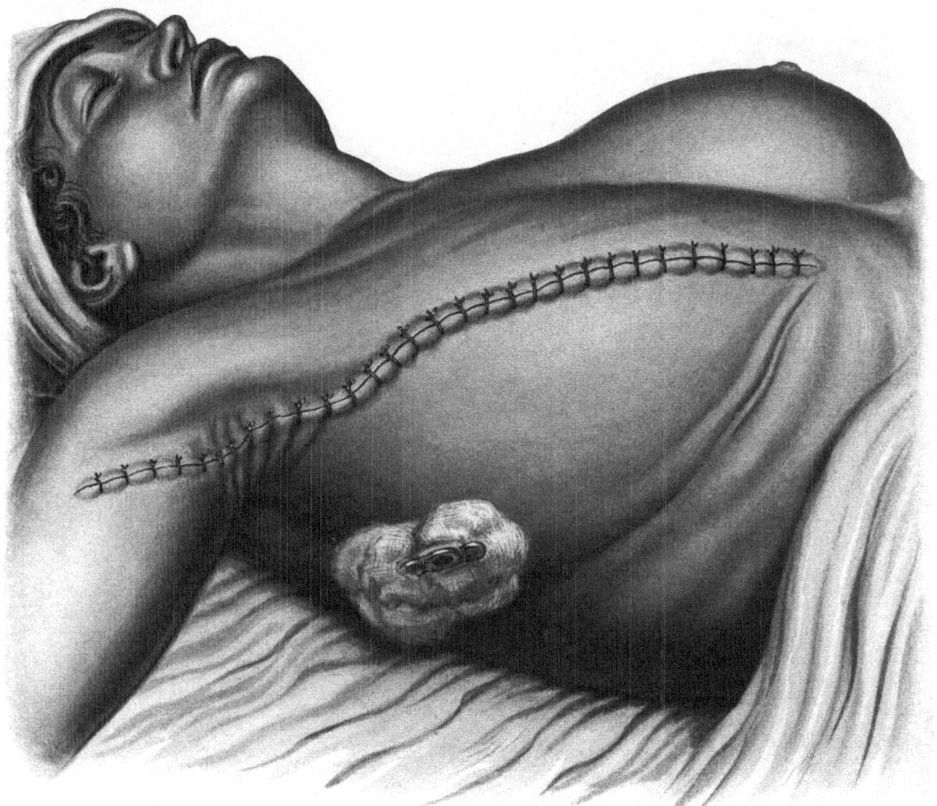

Abb. 177. Die Amputatio mammae. 8. Die Weichteilwunde ist völlig durch feine Seidennähte geschlossen.

und sie etwa um zwei Finger beiderseits überragendes Köperstück geklebt. Erst darüber kommt Krüllgaze und darüber Zellstoff.

Um den Wundverband an der Brust gut anlegen zu können, wird die Kranke am besten aufgerichtet, wobei zum mindesten zwei Gehilfen nötig sind, einer der den Rücken und den Kopf stützt, am besten an den Haaren, hält, und einer, der den Arm der kranken Seite, besser beide Arme, hält. Will man die Kranke nicht aufrichten, so kann man sie quer auf den Operationstisch legen, so daß auf der einen Seite die Unterschenkel herunterhängen, während der Oberkörper frei schwebend von drei Gehilfen gehalten wird.

Die mit Verbandstoff bedeckte Wunde und die kleine Wunde für das Glasrohr am Rücken, die ebenfalls mit Verbandstoff gedeckt wird, werden nun durch einige zirkuläre Zellstofftouren gepolstert und dann mit einigen Bindenschlingen festgehalten. Es ist dabei darauf zu achten, daß die Achselhöhle gut gepolstert ist. Dann wird der Arm lose mit rechwinkeligem Ellenbogen an den Körper angelegt, ebenfalls gepolstert und mit weiteren Bindentouren befestigt. Die Finger sollen aus dem Verband heraussehen. Dieser erste Verband bleibt nur zweimal 24 Stunden liegen, dann wird er teilweise entfernt, aber nur soweit, daß das Glasrohr herausgenommen werden kann und der Arm befreit ist. Es ist sehr zweckmäßig, schon am 2. Tage den Arm auf Kissen hochzulagern, um dann nach weiteren 1—2 Tagen mit passiven und aktiven Bewegungsübungen zu beginnen. Die Nähte werden dann in üblicher Weise am 7. Tage entfernt.

Kirschner wickelt den Arm auch für die ersten beiden Tage nicht am Körper an, sondern hängt ihn an einen Galgen in rechtwinkeliger Abduktionsstellung auf. Infolgedessen können vom ersten Tage ab Bewegungen ausgeführt werden und der Entstehung einer Kontraktur des Schultergelenkes wird sofort entgegengearbeitet.

War ein primärer Wundschluß durch Naht in der Mammagegend nicht möglich, so kann der Defekt noch in derselben Sitzung durch Plastik oder durch Transplantation geschlossen werden. Die Lappenplastik bietet zweifellos die besseren kosmetischen Resultate, sie wird aber trotzdem von manchen Chirurgen abgelehnt, weil sich unter der dicken, plastisch verschobenen Haut leicht lokale Rezidive verbergen könnten. Hat man aber bei der Anlage des Amputationsschnittes in genügender Ausdehnung weit im Gesunden die Haut weggeschnitten, so ist die Gefahr unserer Ansicht nach nicht vorhanden. Bei der Transplantation von Thiersch-Läppchen fällt diese Gefahr wohl ganz weg. Sie liefern aber ein schlechtes kosmetisches Resultat und eine doch dünne und weniger widerstandsfähigere Bedeckung. Einen Ausweg bietet die Transplantation von Krause-Lappen, deren Anheilung jedoch häufig entweder ganz ausbleibt oder nur teilweise gelingt.

Was die Frage der plastischen Deckung im einzelnen betrifft, so sind alle möglichen Vorschläge gemacht worden. Verneuil hat bereits 1858 die gesunde Mamma gestielt umschnitten, abgelöst und über die Lücke geschoben. Die sekundäre Lücke läßt sich nach Beweglichmachen der Wundränder meist ohne weiteres schließen. Dieses Verfahren ist später häufig bei sehr großen Lücken angewendet worden (Graeve 1896, Delbet 1897, Legueu 1897, F. Franke 1898, Göbell 1992). Die Verschiebung wurde später auf die verschiedenste Weise vorgenommen. In neuerer Zeit scheint am häufigsten der Stiel in die Sternumgegend verlegt worden zu sein, wie das Payr (1906) vorschlug. Auf diese Weise wird das beste kosmetische Resultat erzielt. Sauerbruch (1907) hat die gesunde Brust häufig mit sehr gutem Erfolg an ihrem äußeren kranialen Stiel in die Lücke eingeschoben, ebenso wie Helferich und Göbell (1902) (Abb. 178 und 179).

Morestin hat die Brust in zwei Hälften geteilt, um eine symmetrische Deckung erzielen zu können. Will man die gesunde Brust nicht zur Defektdeckung verwenden, so ist in der Umgebung der Wunde meist genügend Haut vorhanden, um eine plastische Deckung vornehmen zu können. So hat Payr einen sichelförmigen Lappen aus dem medialen Wundrand mit Stiel in der Gegend des Schlüsselbeines gebildet und in den Defekt hineingeschlagen. Der unterste Teil wurde nach oben außen gedreht und es entstand so eine die Mamma im kleinen nachahmende kegelförmige Vorwölbung (Abb. 180 und 181).

Heidenhain hat die Lücke durch einen aus der Bauchhaut gebildeten Lappen geschlossen. Der Lappen war lateral gestielt.

Ebenfalls einen lateral gestielten Lappen hat O. Kleinschmidt häufig mit Erfolg angewendet. Der Lappen kann in großer Ausdehnung gebildet werden und ist bei gut entwickeltem subkutanem Fettgewebe gut ernährt. Der Lappen soll weit über den unteren Wundwinkel auf die Bauchhaut reichen, um genügend Material zum Einschlagen in den Defekt nach oben zu haben (Abb. 182).

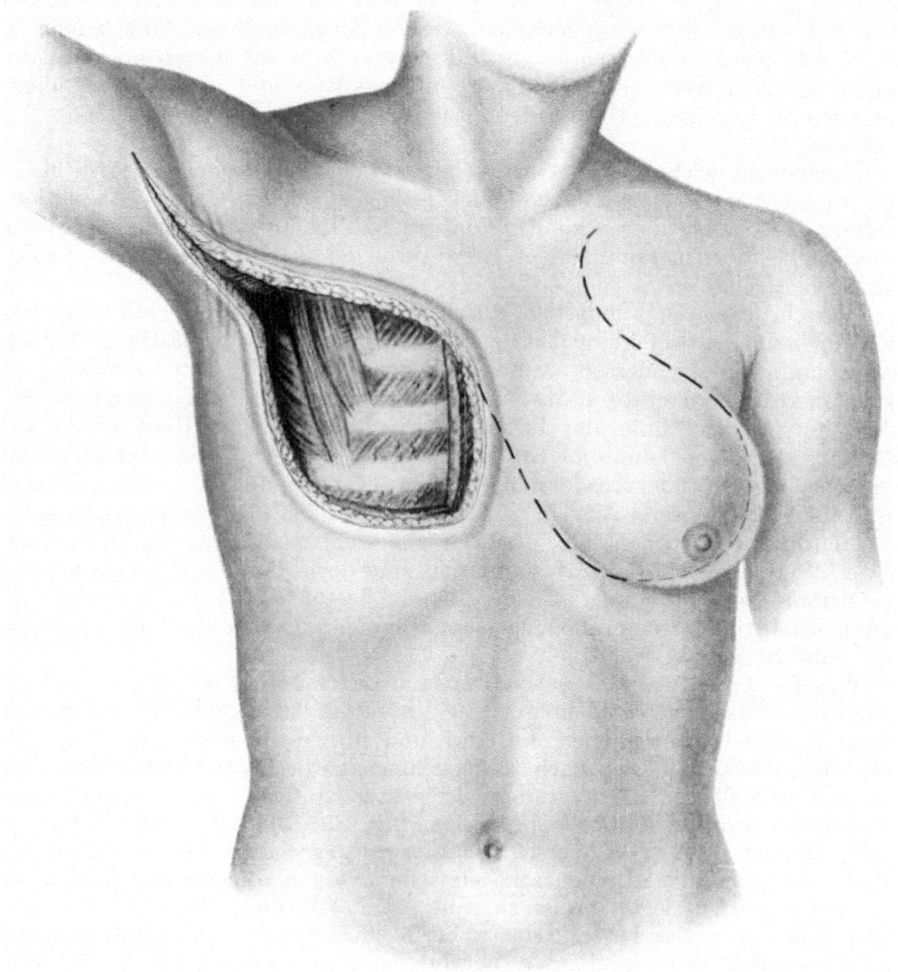

Abb. 178. Die Deckung einer großen Lücke nach Mammaamputation nach VERNEUIL, GRAEVE, PAYR, SAUERBRUCH. 1. Die gestrichelte Linie deutet die Schnittführung zur Verschiebung der gesunden Brust mit einem medial kranial gelegenen Stiel an.

Ähnlich wie bei der PAYRschen Methode entsteht durch das Einschlagen nach oben ein kegelförmiges, mammaähnliches Gebilde (Abb. 183). Die sekundäre Lücke in der Bauchhaut läßt sich fast immer mühelos nach leichter Ablösung der Wundränder und Ausschneiden einiger BUROWschen Dreiecke aus dem äußeren Wundrand verschließen (Abb. 184).

Von TANZINI sind gestielte Lappen aus der Rückenhaut, und zwar aus der Gegend der Axillarlinie, bis zur Skapulaspitze unter Mitnahme der Mm. latissimus dorsi und teres major empfohlen worden.

Die freie Transplantation nach THIERSCH wird in der üblichen Weise ausgeführt, wobei man darauf Wert legt, möglichst große Epidermislappen auf den Defekt zu bringen. Die auf dem Transplantationsmesser ziehharmonikaartig

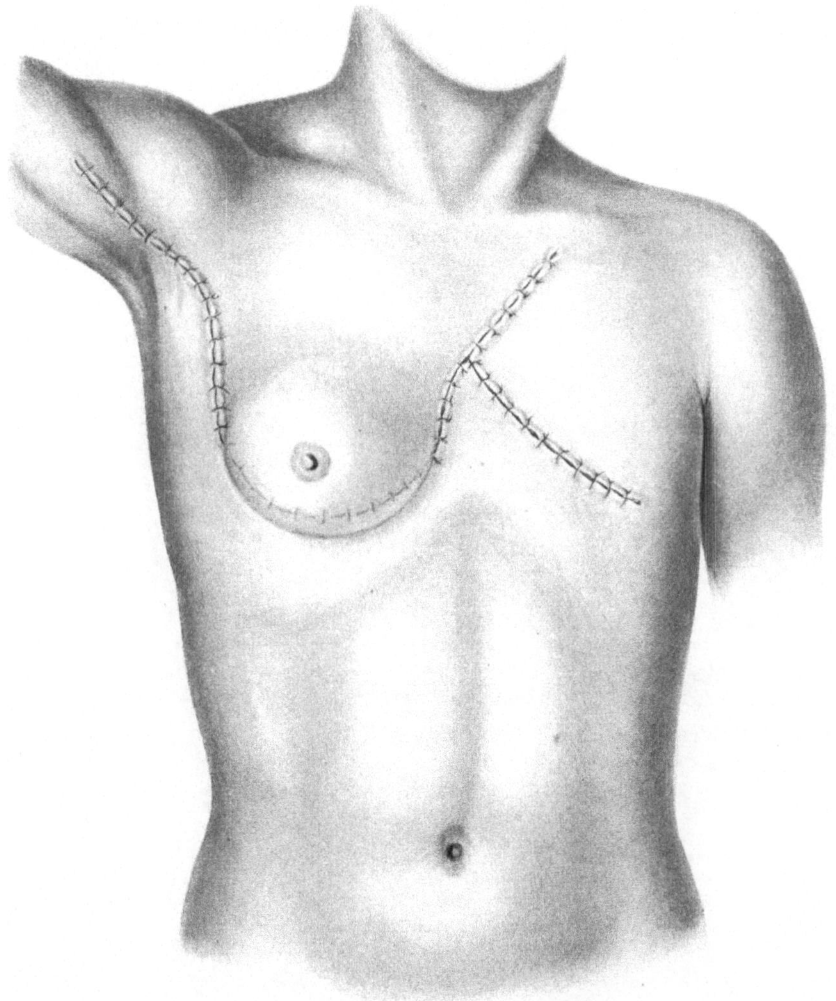

Abb. 179. Die Deckung einer großen Lücke nach Mammaamputation nach VERNEUIL, GRAEVE, PAYR, SAUERBRUCH. 2. Die gesunde Brust ist an ihrem Stiel in die Lücke hineingeschoben und hier ebenso wie die sekundäre Lücke vernäht.

zusammengelegten Lappen werden am besten direkt auf die Wunde übertragen. Zum Schutz gegen die Verschiebung der Lappen wird ein Gitter- oder Bügelverband, der die Wunde vor Berührung mit Verbandstoff schützt, angelegt.

Will man einen KRAUSE-Lappen verwenden, so wird er, wie die THIERSCHschen Lappen, am besten aus dem Oberschenkel entnommen. Der Lappen wird um ein Drittel größer als der Defekt zunächst umschnitten, und dann wird die Kutis unter sorgfältiger Entfernung des subkutanen Fettgewebes abpräpariert. Um die Verschiebung des KRAUSE-Lappens zu verhüten, näht man ihn ringsherum an den Defekträndern mit einigen Knopfnähten an. Man kann auch den sog. Schürzenverband von JOSEPH verwenden (s. Bd. III/1, S. 617). Er legt auf das lose in den Defekt eingefügte Hautstück ein etwas größeres

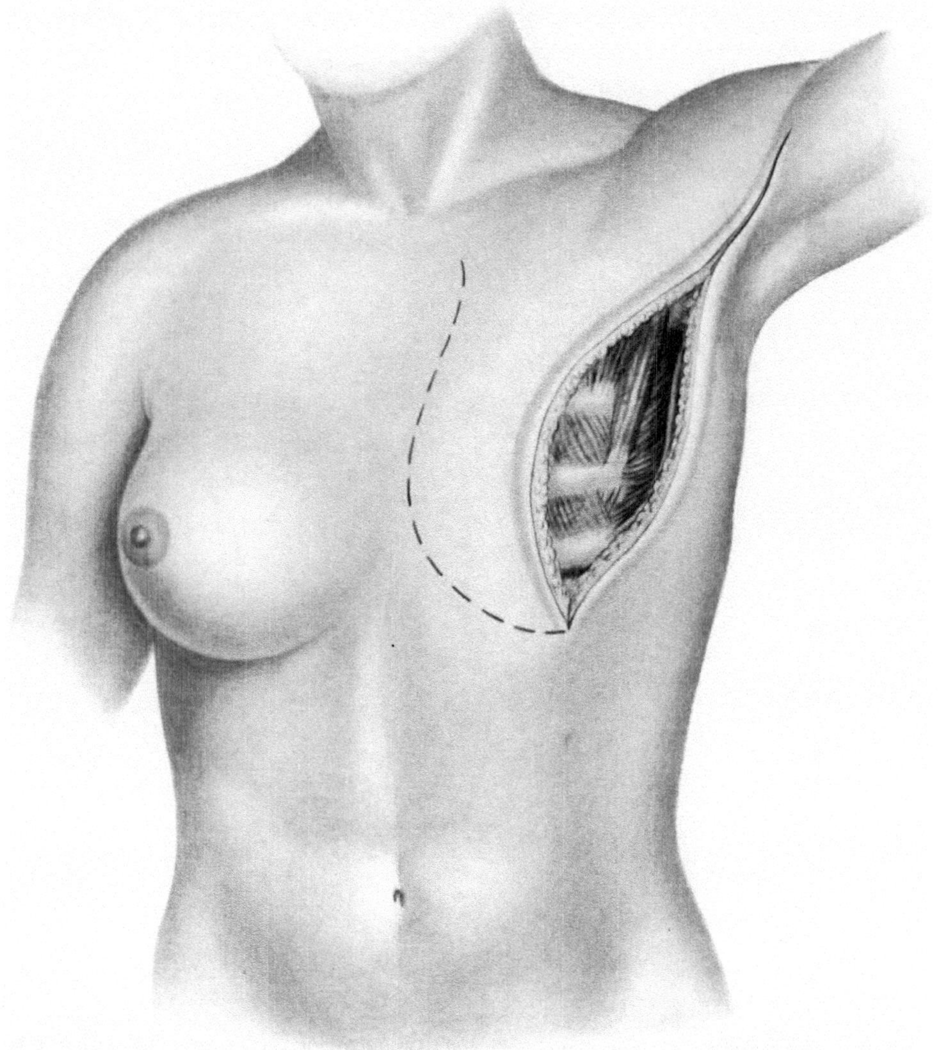

Abb. 180. Die Deckung einer großen Lücke nach Mammaamputation nach PAYR. 1. Ein medial kranial gestielter Hautlappen wird entsprechend der gestrichelten Linie umschnitten.

als der Defekt geschnittenes glattes Gazestück und befestigt dieses unter einer gewissen Spannung an den Defekträndern durch einige Nähte.

Die Erfolge der Karzinombehandlung haben sich, seitdem der Eingriff radikal durchgeführt wird, also seit HEIDENHAIN und ROTTER, wesentlich gebessert. Ein noch radikaleres Vorgehen, wie es von manchen Autoren gewünscht wurde, d. h. unter jedesmaliger Durchtrennung des Schlüsselbeines und grundsätzlicher Durchtrennung des M. pectoralis min., oder gar unter radikaler

Entfernung der ganzen Haut über der Brust, hat sich als unnötig erwiesen. Der Erfolg der radikalen Operation hängt, wie einwandfrei durch die Untersuchungen von STEINTHAL (1905) u. a. nachgewiesen worden ist, im wesentlichen

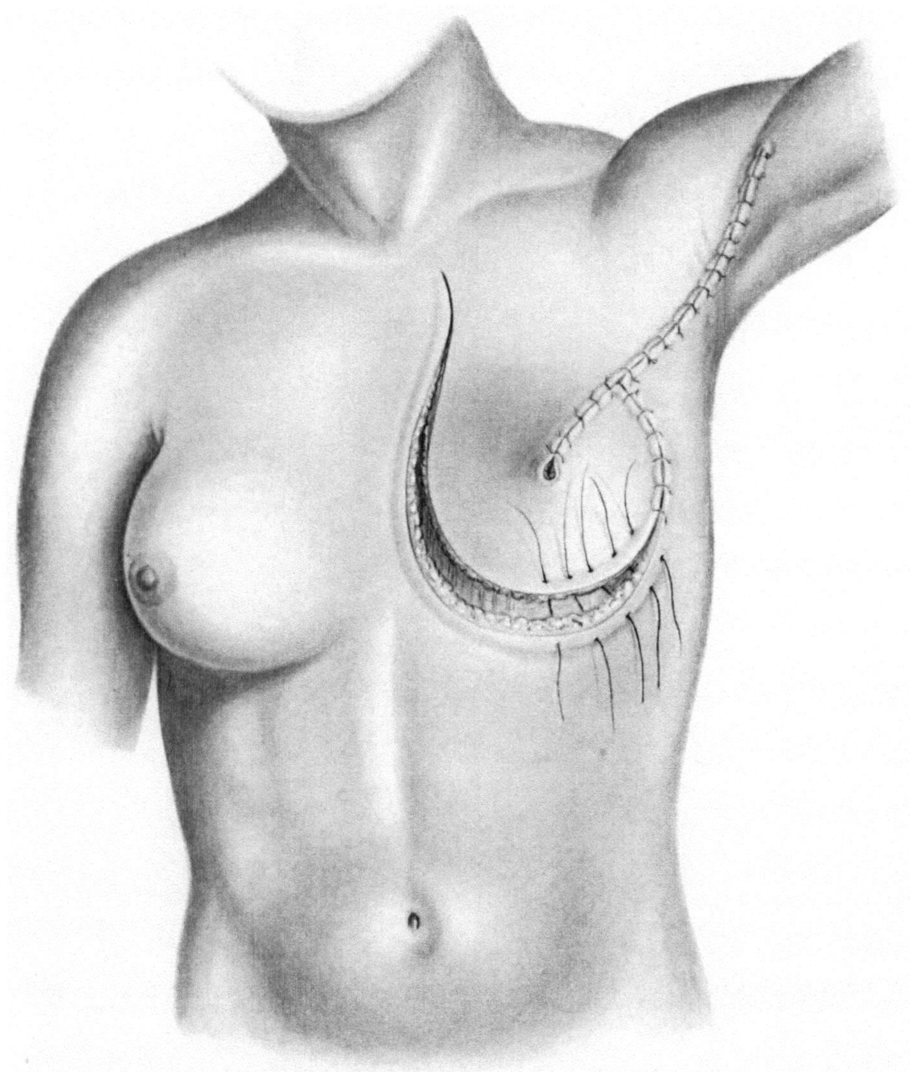

Abb. 181. Die Deckung einer großen Lücke nach Mammaamputation nach PAYR. 2. Der Lappen ist um die Außenkante nach oben geschlagen und dadurch zentral mammaähnlich aufgerichtet. Die sekundäre Lücke läßt sich meist einfach vernähen.

von der möglichst frühzeitigen Operation ab. Dabei ist es selbstverständlich, daß auch die Frühoperation immer als Radikaloperation unter Ausräumung des Achselhöhlenfettes durchgeführt wird. Das gilt auch für die Kranken, bei denen erkrankte axillare Lymphknoten klinisch nicht nachweisbar sind. Denn in dem entfernten Fettgewebe findet der pathologische Anatom häufig, zum mindesten mikroskopisch Krebsnester in den Lymphknoten. Auf

Zahlenangaben wollen wir verzichten, da, wie fast immer, so auch hier, die statistischen Angaben meist nicht miteinander vergleichbar, weil nach verschiedenen Grundsätzen aufgestellt worden sind. Es kann aber wohl mit Sicherheit

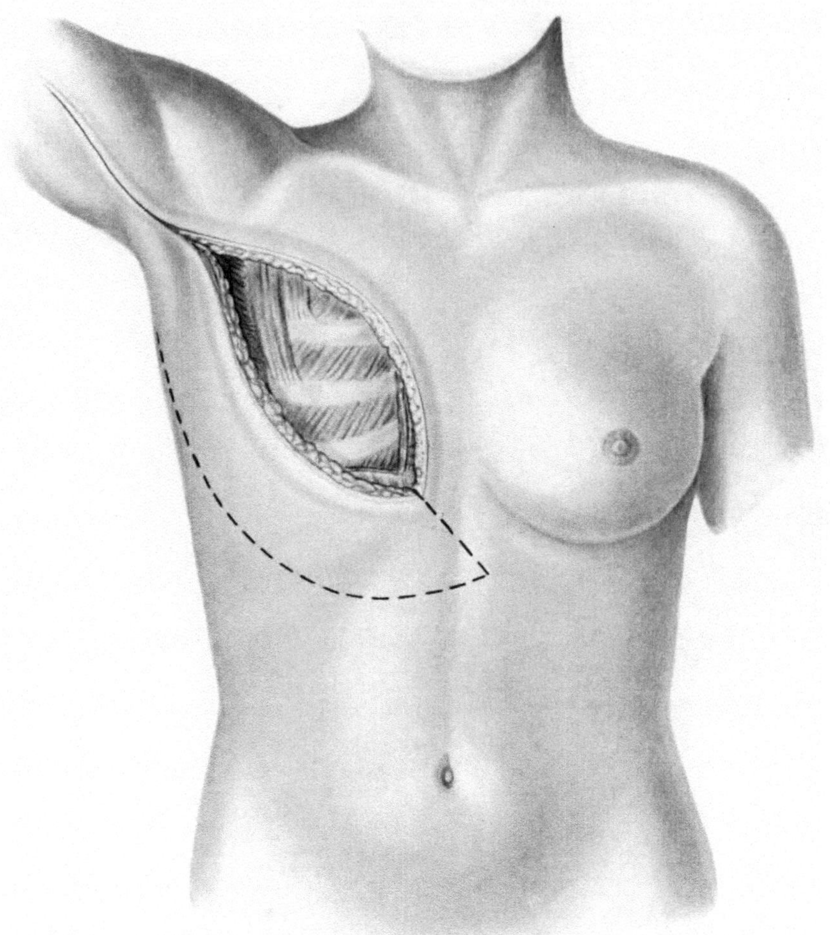

Abb. 182. Die Deckung einer großen Lücke nach Mammaamputation nach O. KLEINSCHMIDT. 1. Die punktierte Linie deutet die Bildung des lateral gestielten Lappens an. Der Lappen kann, wenn nötig, entsprechend breiter gebildet werden.

gesagt werden, daß die Kranken, die allerdings verhältnismäßig selten in ärztliche Behandlung kommen, bei denen die Achselhöhlenlymphknoten auch mikroskopisch keine Erkrankung zeigen, nach radikalen Operationen bis zu 100% über 5 Jahre geheilt werden können, daß Kranke mit Metastasen in den axillaren Lymphknoten bei radikalen Eingriffen und Röntgennachbestrahlung über 40—50% Dauerheilung für dieselbe Zeit zeigen können, daß aber bei diesen auch andererseits eine viel höhere Quote von Rückfällen beobachtet wird, ohne daß wir die günstig verlaufenden von den ungünstig verlaufenden nach irgendwelchen klinischen oder auch pathologisch-anatomischen Gesichtspunkten zu unterscheiden vermöchten. Nach allgemeiner, aber nicht sicher zahlenmäßig belegter Ansicht sind bei jungen Menschen die Krebse in ihrem Verlauf viel bösartiger als bei alten. Die örtlichen Rückfälle treten bei radikalem Vorgehen unter weitgehender Mitnahme von Haut und Brustmuskulatur verhältnismäßig selten auf.

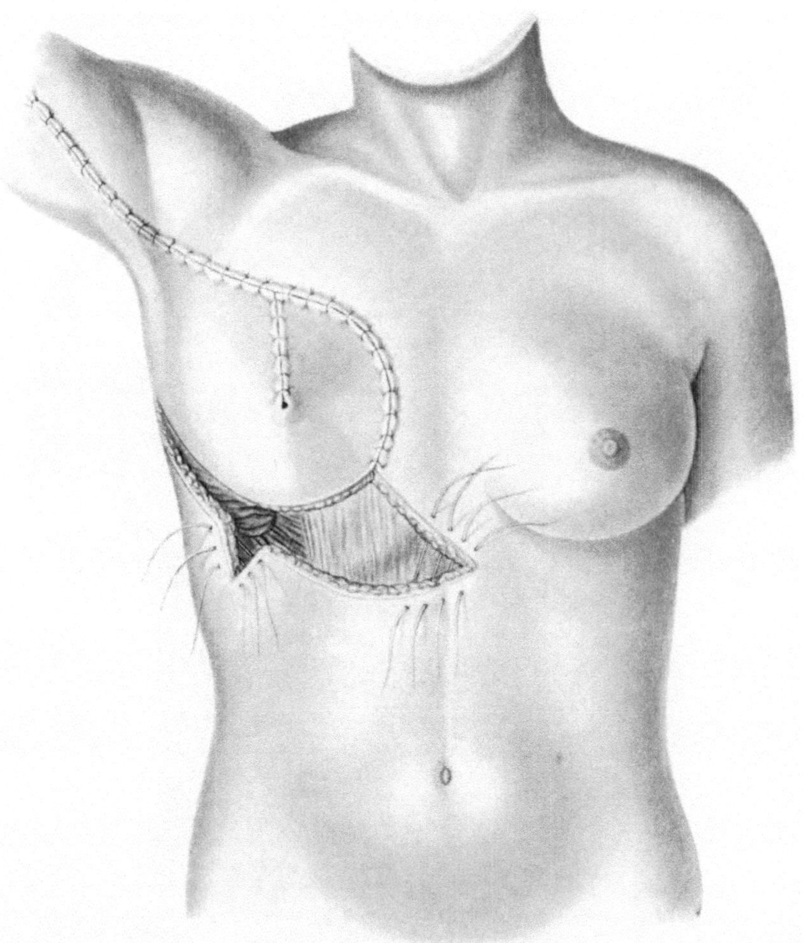

Abb. 183. Die Deckung einer großen Lücke nach Mammaamputation nach O. KLEINSCHMIDT. 2. Der Lappen ist abgelöst und zur Deckung der Lücke eingeschlagen. Er richtet sich in der Mitte etwas auf. Aus dem unteren Wundrand ist ein BUROWsches Dreieck herausgeschnitten und die Anlage der Nähte angedeutet.

Aus allen Beobachtungen geht nach unserer Ansicht hervor, daß der Brustkrebs zunächst ein örtliches Leiden ist, das rechtzeitig und in ausgedehnter Weise operiert, geheilt werden kann. Leider sind wir auch durch die eingehendsten klinischen und röntgenologischen (PAYR) Untersuchungen nicht imstande festzustellen, wann und wo der Krebs die örtliche Grenze überschritten hat. Daher sind wir verpflichtet, in allen Fällen, auch bei völlig fehlenden Anzeichen derartiger Grenzüberschreitung, die benachbarten Lymphräume und Knoten mitzuentfernen und eine Nachbestrahlung anzuschließen.

II. Die Behandlung des weit fortgeschrittenen und des inoperablen Brustkrebses. Die Begrenzung der Krankheitsfälle, die man als nicht mehr operabel bezeichnen muß, ist außerordentlich schwankend. Während viele Chirurgen die Kranken, bei denen die supraklavikularen Lymphknoten beteiligt sind, als inoperabel bezeichnen, da sie nach KÜTTNER und HANDLEY nicht mehr so zu operieren sind, daß man eine Dauerheilung erzielt, auch wenn man diese nur

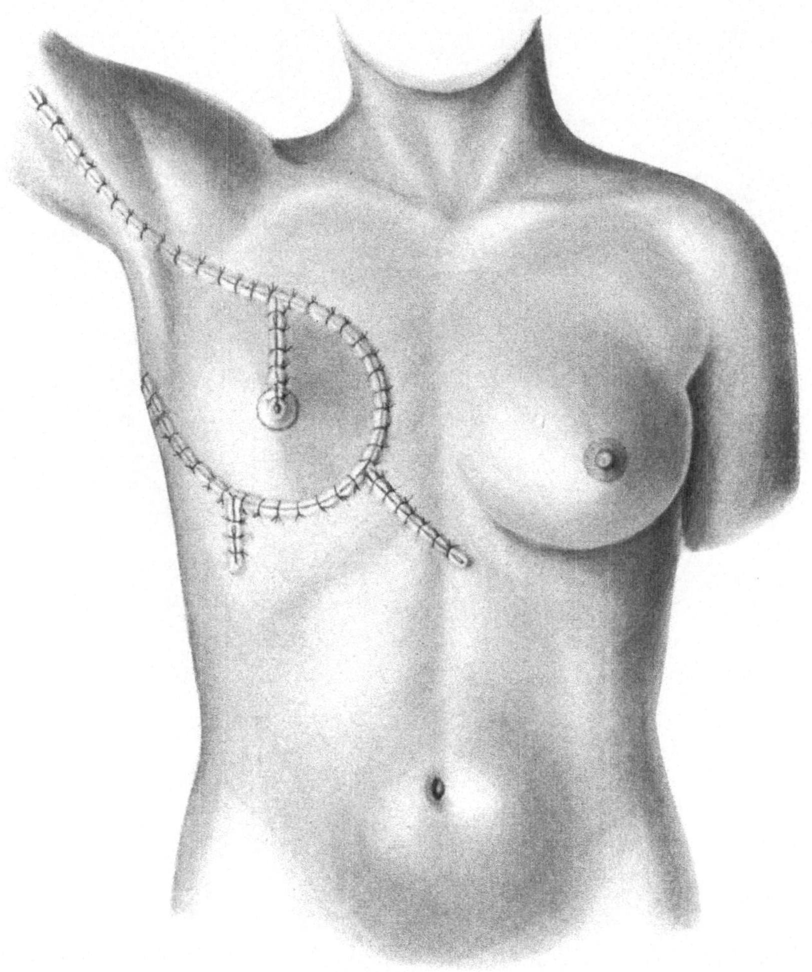

Abb. 184. Die Deckung einer großen Lücke nach Mammaamputation nach O. KLEINSCHMIDT. 3. Die primäre und sekundäre Lücke sind geschlossen.

zu 3 Jahren berechnet, so stehen andere Chirurgen auf dem Standpunkt, daß nur die Erkrankungen inoperabel sind, bei denen infolge des ausgedehnten örtlichen Erkrankungsherdes und weitverzweigter nachweisbarer Metastasen, z. B. in der Haut oder im Knochensystem, eine radikale Behandlung nicht mehr möglich ist. Andere schließen wieder Kranke, bei denen etwa faustgroße, geschwürig zerfallene Geschwülste vorliegen, ganz besonders dann, wenn sie auch gleichzeitig fest auf der Brustwand aufsitzen, von der Operation aus. Wie man sieht, gibt es kein feststehendes Schema, nach dem sich der Chirurg entscheiden kann, ob er einen Fall operieren will oder nicht. Er muß im einzelnen Falle nach Würdigung aller für und widersprechenden Krankheitserscheinungen unter Berücksichtigung des Alters und Allgemeinbefindens usw. seine Entscheidung treffen. Wir haben schon oben zum Ausdruck gebracht, daß Fälle mit Metastasen in den supraklavikularen Lymphknoten nicht unter allen Umständen von der Operation ausgeschlossen werden sollen (v. REDWITZ), da sich herausgestellt hat, daß diese Lymphknoten nicht nur auf dem Umweg über die endothorakalen Lymphknoten, sondern auch auf unmittelbarem Wege von den subpektoralen und infraklavikularen Lymphknotengruppen aus von dem Krebs befallen werden können (s. S. 139).

Wenn die supraklavikularen Lymphknoten noch gut beweglich und nicht zu ausgedehnt vorhanden sind, so sollte man sie mitentfernen. Man beginnt dann den Eingriff am besten mit dem KOCHERschen Schnitt, der in der Mitte des Schlüsselbeines beginnt, schräg nach außen unten verläuft, über den freien Rand des M. pectoralis maj. in die Achselhöhle zieht, und von da bogenförmig, ähnlich wie der übliche Schnitt, die Mamma mit einem spindelförmigen Schnitt umgibt. Diesen Schnitt kann man bei Anwesenheit von Drüsen in der Supraklavikulargegend bis über das Schlüsselbein verlängern und wenn nötig eine jeweilige Durchtrennung des Schlüsselbeines zur besseren Freilegung der Supraklavikulargrube durchführen. In der Mehrzahl der Fälle ist die Knochenoperation allerdings nicht nötig, sondern man verlängert den Weichteilschnitt so, daß er eine gute Zugänglichkeit zum unteren seitlichen Halsdreieck bietet. Die im Wege liegende V. jugularis ext. wird doppelt unterbunden und durchtrennt, ebenso wird der M. omohyoideus, falls er sich nach Durchtrennung der mittleren Halsfaszie nicht genügend nach oben verschieben läßt, in der Mitte durchgeschnitten, oder auf eine kurze Strecke reseziert. Die Entfernung der Drüsen muß mit größter Vorsicht vorgenommen werden, möglichst nach weitgehender Freilegung und Unterbindung des zuführenden Gefäßes. Gelangt man in den Winkel zwischen V. jugularis int. und V. subclavia, so ist ganz besondere Vorsicht geboten, und es ist immer zweckmäßig, sich diese Gefäße zunächst in etwas größerer Ausdehnung freizulegen, um ihre Verlaufsrichtung zu kennen, da ja bei ihrer Verletzung die Gefahr der Luftembolie außerordentlich groß ist. Auch der Duct. thoracicus sollte natürlich nicht verletzt werden (s. Bd. III/2, S. 350ff.).

Finden sich die infraklavikularen Lymphknoten erkrankt, so gehört es zu den Selbstverständlichkeiten, daß, wenn man überhaupt operiert, der M. pectoralis min. mitentfernt werden muß.

Die faustgroßen, geschwürig zerfallenen Karzinome, auch dann, wenn sie auf der Brustwand aufsitzen, können unter Umständen noch einer radikalen Operation unterzogen werden, wenn keine endothorakalen Metastasen und keine ausgedehnten, an den Gefäßen festsitzenden Metastasen in der Achselhöhle nachweisbar sind. Es gibt solche Tumoren (auch Sarkome), die örtlich rasch wachsen und zerfallen, ohne wesentliche Metastasen zu verursachen. Will man radikal vorgehen, so muß freilich die Brustwand, einschließlich der Rippen und meist auch des Brustfelles, mitentfernt werden. Das Vorgehen entspricht dann dem der Entfernung größerer Brustwandtumoren, wie es S. 133ff. geschildert ist.

Hat man die Feststellung gemacht, daß die Geschwulst in ausgedehnter Weise in den Brustkorb eingebrochen ist, so hat es wohl kaum noch Sinn einen radikalen Eingriff zu versuchen, da dann schon die Brustfelldeckung auf größte Schwierigkeiten stoßen würde. Trotzdem wird man beim Befund eines großen, der Brustwand fest aufsitzenden, geschwürig zerfallenen Krebses nicht die Hände in den Schoß legen dürfen, auch wenn er völlig inoperabel erscheint, da solche bedauernswerten Kranken ihren Mitmenschen schon durch den Gestank der zerfallenen Geschwulst und ihre völlige Pflegebedürftigkeit zur Last fallen. Hier ist die Beseitigung der Geschwulst durch Elektrokoagulation angebracht, und wenn auch keine radikale Heilung mehr möglich ist, so gelingt es doch, durch die Beseitigung des jauchenden Krankheitsherdes den Kranken wieder in einen erträglichen Zustand zu versetzen. Das gilt auch für die wohl allgemein als inoperabel geltenden Karzinomkranken, bei denen Fernmetastasen bestehen. Leider sind wir nicht immer in der Lage, solche Fernmetastasen vor der Operation festzustellen. Man hat zwar die Verpflichtung danach zu suchen, und zum mindesten die Leber und die andere Brustseite und deren Lymphabflußbahnen abzutasten. Man sollte auch immer nach Schmerzen im Rücken (Wirbelsäule) und pleuritischen Erscheinungen fahnden, aber trotz der gewissenhaftesten Untersuchung entgehen uns doch immerhin eine gewisse Zahl solcher Fernmetastasen und überraschen den Kranken und den Arzt durch ihr Auftreten manchmal bereits einige Wochen nach dem Eingriffe. Werden Fernmetastasen gefunden und muß somit festgestellt werden, daß das Karzinom des Kranken einer operativen Dauerheilung nicht mehr zugeführt werden kann, so muß er der Strahlenbehandlung überlassen werden. Selbstverständlich wird man bei Vorhandensein einer zerfallenden, jauchenden Geschwulst auch hier die örtliche Entfernung mit Elektrokoagulation durchführen.

Auf die Strahlenbehandlung soll hier nicht näher eingegangen werden. Der Standpunkt, daß operable Fälle nur der Strahlenbehandlung unterzogen werden, ist wohl heute allgemein aufgegeben worden. Die Strahlenbehandlung leistet aber sehr gute Dienste bei den inoperablen Fällen, besonders auch zur Behandlung von Knochenmetastasen, und da wieder bei solchen, die Schmerzen verursachen. Im übrigen kann die Strahlenbehandlung vor der Operation (Jüngling u. a.) und nach der Operation zur Anwendung kommen. Die Wirksamkeit der voroperativen Bestrahlung ist auch heute noch umstritten. Nach Kreyberg (1937), der ausgedehnte histologische Untersuchungen über den Einfluß der Vorbestrahlung auf das Karzinom angestellt hat, ist die Wirkung durchaus ungleichmäßig, ohne daß aus der Art des Karzinoms oder des Wachstums eine Begründung dafür gegeben werden könnte. Kreyberg ist wie Bull der Ansicht, daß bei operablen Fällen die vorherige Bestrahlung den Nachteil hat, daß die Operation 4—8 Wochen hinausgeschoben werden muß. Die Strahlenbehandlung ist also, und das wird wohl allgemein anerkannt, in erst er Linie als postoperative Nachbestrahlung wünschenswert. Es werden gewöhnlich im Ablauf des ersten bis zweiten Jahres 2 Serien von Bestrahlung angewendet.

III. Die Behandlung von Krebsrückfällen der Brustdrüse. Rückfallsoperationen nach Mammakarzinom kommen nur selten in Frage. Es ist zwar möglich, daß ein auf der Brustwand festsitzendes und in die Brustwand hineingewachsenes Rezidiv operativ entfernt wird, wie das Sauerbruch mehrfach ausgeführt hat. Die Deckung der Lücke erfolgt dann nach der auf S. 133ff. angegebenen Grundsätzen. Rückfallsmetastasen in der Achselhöhle oder in der Supra- oder Infraklavikulargrube sind meist vollkommen inoperabel und werden ebenso wie die Knochen- und die lentikulären Hautmetastasen am besten der Bestrahlungsbehandlung überlassen. Damit werden häufig noch lang dauernde Besserungen erzielt und wir haben sie mehrmals für Jahre verschwinden sehen. Besteht eine Pleuritis carcinomatosa, so ist auch die Bestrahlungsbehandlung ausgeschlossen.

Außer den genannten gibt es noch Metastasen, besonders im Achselhöhlenbereich und in der Infraklavikulargrube, die außerordentlich heftige Schmerzen bereiten. Die Gründe sind verschiedener Art, entweder die Tumoren verursachen Stauungs- und Druckerscheinungen, oder die krebsige Infiltration breitet sich um die Gefäße und besonders um die Nerven des Gefäßnervenbündels so aus, daß sie unmittelbar bedrängt und gereizt werden. Im ersteren Falle findet man meist den gestauten, bläulich gefärbten, mit harter, gespannter, glänzender Haut überzogenen Arm, der mehr und mehr unbeweglich wird. Im letzteren Falle sind örtlich und an der Extremität oft kaum Erscheinungen nachweisbar außer dem ausgesprochenen Schmerz. Die ersteren, bei denen die Kompressionserscheinungen im Vordergrund stehen, sind einer operativen Behandlung meist noch sehr gut zugänglich. Man kann bei ihnen nach PAYR (HEDOI 1921) das Schlüsselbein in der Mitte durchtrennen und dadurch Raum schaffen, so daß die Zirkulation und die Schmerzen gebessert werden. Genügt das noch nicht, so müssen die Tumorschwielen bis auf das Gefäßnervenbündel weitgehend gespalten und unter Umständen beseitigt werden. Auch andere Versuche zur Beseitigung der elephantiastischen Schwellung sind gemacht worden, sie sind aber meist nur für ganz kurze Zeit wirksam, wie die HANDLEYsche Seidenfädeneinlagerung (DRAUDT 1912).

Die Fälle der zweiten Art, bei denen hauptsächlich die Nerven in die Tumorschwielen eingemauert und oft die Nervenscheiden durchwachsen sind, sind durch Operation meist nicht zu bessern. Auch Versuche, die hinteren Nervenwurzeln nach FÖRSTER zu durchtrennen, sind fast immer fehlgeschlagen. Es ist mehrfach vorgekommen, daß die Schmerzen schließlich so heftig wurden, daß die ganze Extremität exartikuliert oder sogar unter Mitnahme des ganzen Schultergürtels entfernt werden mußte. ESMARCH, TREVES (1891), KÖNIG (1899), F. FRANKE (1913) haben über derartige Fälle berichtet.

IV. Die Eingriffe beim Brustdrüsensarkom. Von den anderen bösartigen Geschwülsten kommt für die chirurgische Behandlung praktisch nur das Mammasarkom in Betracht. Es ist wesentlich seltener als das Karzinom, etwa 6% (FINSTERER 1907) der Karzinome. Am häufigsten ist das Spindelzellensarkom. Die Differentialdiagnose gegenüber dem Karzinom wird selten gestellt. Die Erkrankten sind im Durchschnitt jünger als die an Karzinom Erkrankten. Die größte Zahl der Erkrankungen fällt in das 3. Jahrzehnt, einzelne Beobachtungen von Erkrankungen bei Kindern sind gemacht worden. Differentialdiagnostisch ist wichtig, daß das Sarkom häufig geringgradigere Allgemeinerscheinungen hervorruft als das Karzinom. Selbst bei großen Geschwülsten fehlt oft die Kachexie. Dabei wachsen diese Geschwülste meist sehr viel rascher als das Karzinom. Bedeutungsvoll ist im Gegensatz zum Karzinom auch das verhältnismäßig seltene Befallensein der Achselhöhlenlymphknoten. Da aber das Sarkom verhältnismäßig häufig, wie bekannt, auf dem Blutwege Metastasen verursacht, so ist es unter allen Umständen notwendig, nach solchen Metastasen zu fahnden. Die Lieblingssitze der Metastasen sind die Pleura, Lunge, Leber und Gehirn. Sie kommen aber in allen anderen Körpergegenden auch vor. Die Behandlung der Mammasarkome kann naturgemäß auch nur eine operative sein.

Der Eingriff unterscheidet sich in nichts von dem beim Mammakarzinom. Bei Geschwülsten, die in die Brusthaut vorgedrungen sind, müssen naturgemäß ausgedehnte Hautbezirke mitgenommen werden, ohne Rücksicht auf die sofortige Deckung. Plastische Verschlüsse sind bei dem raschen Wachstum und der großen Ausdehnung öfter nötig (s. S. 231). Die Erfolge der radikalen Operation gelten im allgemeinen für besser beim Sarkom. Nach GEBELE (1901) 70%, FINSTERER (1907) 56,6%, GEIST und WILEMSKY (1915) haben sogar 75% berechnet.

F. Die Eingriffe im Bereiche der Brusthöhle.

1. Die Eingriffe am Brustfell.

a) Die Eingriffe bei den Verletzungen des Brustfelles (s. S. 77ff.).

b) Die Eingriffe bei den Entzündungen des Brustfelles.

α) Die Behandlung der Pleuritis serosa.

Soweit es sich um seröse Ergüsse im Anschluß an Pneumonien und andere entzündliche Erkrankungen der Lungen handelt, wird im wesentlichen die konservative Behandlung vorherrschen können. Unter Bettruhe und feuchter und trockener Hitzebehandlung werden solche Ergüsse fast immer in kurzer Zeit resorbiert. Tuberkulöse Ergüsse und seröse Flüssigkeitsansammlungen als Reste eines Hämothorax können in der Mehrzahl der Fälle ebenfalls konservativ behandelt werden (s. bei den entsprechenden Abschnitten S. 84 und 282). Bleibt die Aufsaugung eines entzündlich serösen Ergusses nach einer Lungenentzündung aus, deuten die Erscheinungen darauf hin, daß der Erguß sich vergrößert, daß unter erneuter Temperatursteigerung stärkere Beschwerden oder gar Verdrängungserscheinungen auftreten, so muß unter allen Umständen eine Röntgenuntersuchung und eine Punktion vorgenommen werden, da nicht selten aus dem serösen Erguß sich allmählich ein Empyem entwickelt. Die Punktion muß selbstverständlich unter allen Vorsichtsmaßregeln der Asepsis und unter lokaler Schmerzbetäubung vorgenommen werden. Die Einstichstelle entspricht beim gewöhnlichen Erguß entsprechend dem gedämpften Abschnitt zweckmäßigerweise dem Zwischenrippenraum zwischen der 7. und 8. oder 8. und 9. Rippe zwischen der hinteren Axillar- und Skapularlinie. Findet sich klare seröse Flüssigkeit oder nur eine schwache Trübung, so wird ein Teil des Exsudates abgelassen, je nach der Größe der Ansammlung 100—300 ccm, und dann weiter konservativ behandelt unter gewissenhafter Beobachtung. Nicht immer muß ein Empyem die Ursache der Verzögerung der Aufsaugung sein. Sehr große und fibrinreiche Ergüsse werden langsamer aufgesogen als kleine herdförmige, daher genügt oft die einmalige Punktion zur Verkleinerung des Ergusses, um die Aufsaugung zu beschleunigen. Ist der Erguß stark getrübt, so ist mit der Umwandlung des serösen Ergusses in ein Empyem zu rechnen. Der weitere Verlauf wird dementsprechend nach vorübergehender Besserung (Aufhellung, Verkleinerung des Ergusses, Temperaturabfall) die Neigung zu erneuter Vergrößerung des Ergusses aufweisen, die unter gleichzeitiger Temperatursteigerung mit Verdrängungserscheinungen usw. einhergeht. Zu stärkeren Verdrängungserscheinungen darf man es nicht kommen lassen. Eine Röntgendurchleuchtung und eine erneute Punktion werden Klarheit schaffen. Ist der Erguß deutlich trüber, d. h. leukozytenreicher, nähert sich der seröse Erguß dem eiterigen, so handelt es sich bereits um ein Pleuraempyem.

β) Die Eingriffe beim Pleuraempyem.

Das häufigste Pleuraempyem ist das metapneumonische, das meist erst in Erscheinung tritt, wenn die Pneumonie als solche abgeklungen ist. Davon wurde das sog. parapneumonische Emypem (GERHARDT, 1910) als besonderes Krankheitsbild abgegrenzt. Dieses Empyem schließt sich nicht, wie das gewöhnliche metapneumonische an eine lobäre, meist durch Pneumokokken verursachte Pneumonie an, sondern begleitet häufig schon in den ersten Tagen das Entstehen einer durch Streptokokken, selten Staphylokokken oder

Pneumokokken hervorgerufenen Bronchopneumonie. Das Empyem tritt mehr als eine Teilerscheinung einer schweren Allgemeininfektion auf. Sehr unangenehm bemerkbar hat sich das parapneumonische Empyem in den Jahren der großen Grippeepidemien 1918 und 1919 gemacht. Es ist wichtig, das parapneumonische Emypem von dem metapneumonischen zu trennen, da beim ersteren jeder größere Eingriff, insbesondere eine Rippenresektion, mit der Entstehung eines Pneumothorax nur Schaden stiften kann, so lange die Allgemeininfektion besteht.

Ähnlich wie die parapneumonischen Empyeme verlaufen häufig die Empyeme der kleinen Kinder. Daher gilt auch für sie die Warnung vor der Vornahme größerer Eingriffe. Die parapneumonischen Empyeme leiten über zu den septischen und jauchigen Empyemen, die als Begleiterscheinung allgemein septischer Prozesse sich im Anschluß an Lungen- oder Pleurametastasen, Abszeß und Gangrän entwickeln. Die Behandlung dieser letzteren Empyeme kann sich nur im Rahmen der Gesamtbehandlung des Grundleidens abspielen. Nur wenn das Empyem in den Vordergrund der Krankheitserscheinungen gerückt ist, muß es bevorzugt behandelt werden.

Neben diesen Formen des Empyems wird noch das traumatische Empyem abzugrenzen sein, das im Anschluß an äußere Brustkorb- und Lungenverletzungen, oder auch Lungenrisse ohne äußere Verletzung auftreten kann, meist über den Umweg eines Hämopneumothorax. Das Empyem entwickelt sich häufig erst längere Zeit nach der Verletzung. Es ist häufiger bei gleichzeitiger Brustwandverletzung und bei Brustwand- und Lungenverletzungen, als bei geschlossenen Lungenverletzungen. Es entwickelt sich auch häufiger nach Stich- oder Steckschußverletzungen, als nach Durchschußverletzungen. Die Infektion geht fast immer von der Brustwandverletzung, seltener von der Lungenverletzung aus. Bei jedem Hämo- oder Hämopneumothorax ist mit der Entstehung eines Empyems zu rechnen (s. S. 98).

Schließlich ist noch das chronische Empyem meist als Überrest eines akuten Empyems zu erwähnen. Häufig besteht es als Empyemresthöhle, mit der Außenwelt durch eine Fistel in Verbindung.

I. Die Eingriffe beim ausgedehnten metapneumonischen Empyem. Die Behandlung der Pleuraempyeme muß entsprechend ihrer Eigenart eine verschiedene sein. Von den auf Lungenentzündung zurückzuführenden muß, wie schon gesagt, das parapneumonische von dem metapneumonischen auch für die Behandlung abgetrennt werden. Da das parapneumonische Empyem meist als Begleiterscheinung einer akuten Bronchopneumonie auftritt, so ist es auch nicht selten doppelseitig. Schon die Doppelseitigkeit genügt, um eingreifendere Operationen, wie eine Rippenresektion, zu unterlassen. Ist das parapneumonische Empyem in rascher Ausdehnung begriffen, so spricht es für eine ausgedehnte Lungenerkrankung und kann, abgesehen von den schweren fieberhaften Erscheinungen des Grundleidens, mit Verdrängungserscheinungen einhergehen, die eine Entlastung notwendig machen. Um nicht die Atmung durch einen Pneumothorax weiter zu erschweren, darf die Entlastung, d. h. die Entleerung des Eiters, nur als geschlossene Punktion oder Aspiration erfolgen, d. h. es darf keine Luft in den Brustfellraum eindringen. Nach ISELIN fördern kleine Mengen den Abfluß. Zur diagnostischen Feststellung der Natur des Ergusses wird die geschlossene Punktion ausgeführt. Es empfiehlt sich die Anwendung von Nadeln mit einem Zweiwegehahn, bei der die gefüllte Spritze auch ohne Abnahme von der Hohlnadel entleert werden kann. Steht sie nicht zur Verfügung, so muß die Hohlnadel während des Entleerens der Spritze mit dem Finger zugehalten und der Kranke vor der Abnahme und bis zum Wiederaufsetzen der Spritze auf die Hohlnadel zum Anhalten der Atmung veranlaßt werden. Das Eindringen ganz geringer Mengen Luft in den Pleuraraum ist nach ISELIN beim Vorhandensein eines Empyems übrigens nicht unbedingt schädlich. Das Abfließen des Eiters wird dadurch sogar erleichtert, wie ISELIN am Beispiel der Teekanne mit dem Loch im Deckel erklärt. Die Atmung wird durch geringe eingedrungene Luftmengen auch nicht erschwert, so lange der intrathorakale Druck genügend unter dem atmosphärischen bleibt. Sie trägt aber insofern Gefahren in sich, als sie sich in der Pleurakuppel sammelt und zum Entstehen einer Resthöhle im Spitzenbereich Veranlassung geben kann.

Ergibt sich die Notwendigkeit einer Entlastung, so wird an Stelle der Punktion die Aspiration vorgenommen. Zu diesem Zwecke verwendet man am besten den POTAINschen Apparat, da er erlaubt, größere Mengen Flüssigkeit (bis zu 1000 ccm) steril zu entnehmen. Der Apparat von DIEULAFOY ist für die Entleerung großer Exsudate ebenfalls brauchbar, die Saugspritze mit dem Zweiwegehahn faßt aber nur etwa 20—50 ccm, so daß die Flüssigkeit nach jeder Füllung der Spritze in einen offenen Behälter ausgespritzt werden muß, wodurch leichter infektiöses Material in die Umgebung gelangt.

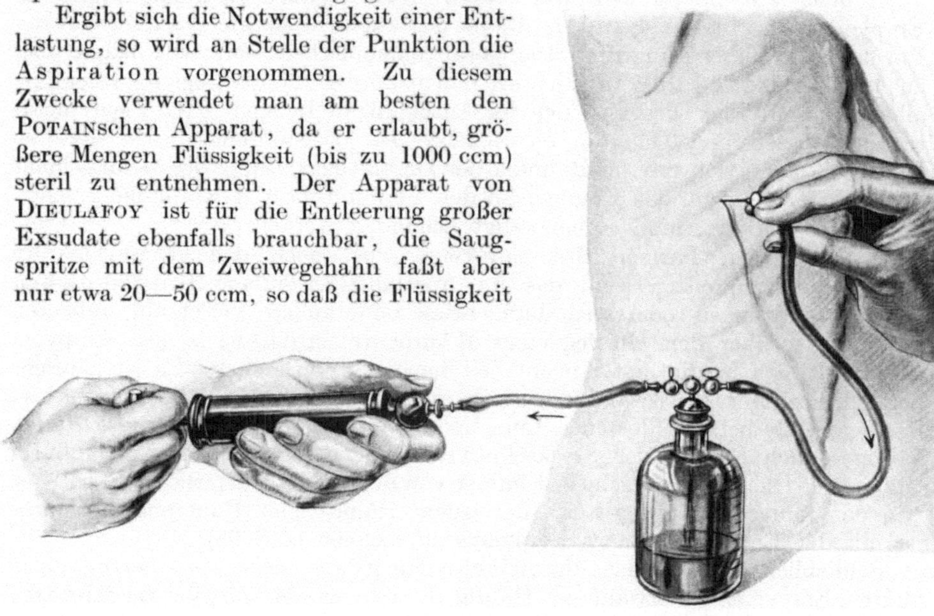

Abb. 185. Die Abbildung zeigt den POTAINschen Apparat in Tätigkeit. Das Sammelgefäß wird vorher luftleer gemacht, dann die Hähne so gestellt, daß eine Verbindung mit der Brusthöhle besteht, die nach der Pumpe geschlossen ist (s. Bd. I dieser Operationslehre).

Der POTAINsche Apparat wird vollständig sterilisiert. Nach seiner Zusammensetzung ist er immer erst von der Schwester auszuprobieren, da es gelegentlich bei rascher Inbetriebnahme vorkommt, daß die Schlauchverbindungen nicht ganz richtig mit der Pumpe bzw. der Flasche in Verbindung gesetzt werden, so daß beim Pumpen fehlerhafterweise eine Druck- und keine Saugwirkung zustande kommt. Die Schwester muß sich an einem mit steriler Flüssigkeit gefüllten Gefäß davon überzeugen, daß nach dem Auspumpen der Luft die Flasche auch tatsächlich Flüssigkeit ansaugt.

Der Apparat besteht aus einer Flasche, die luftdicht durch einen Gummipfropfen abgeschlossen werden kann. Durch den Gummipfropfen gehen zwei Röhren, die eine bis auf den Grund der Flasche, die andere eben nur durch den Pfropfen. Beide Röhren sind durch Hähne abschließbar. An die beiden Röhren können Ansatzschläuche aus Druckgummirohr wasserdicht angeschlossen werden. Der eine Schlauch, und zwar der, dessen Rohrende bis in die Nähe des Bodens der Flasche reicht, wird mit der Punktionsnadel in Verbindung gesetzt, an den anderen wird die Ventilpumpe angepaßt (Abb. 185).

Das Saugen geschieht bei dem POTAINschen Apparat dadurch, daß zunächst in der Flasche ein luftverdünnter Raum hergestellt wird. Ehe die Punktionsnadel eingeführt wird, wird diese Luftverdünnung in der Flasche vorgenommen.

Zu diesem Zwecke wird der Hahn, der nach der Punktionsnadel führt, geschlossen, während der andere Hahn offen bleibt und die Saugpumpe in Bewegung gesetzt wird. Nach einigen Saugbewegungen bemerkt man, daß das Zurückziehen des Pumpenstempels schwerer vor sich geht. Dann schließt man den zur Pumpe führenden Hahn ebenfalls. Nun wird in örtlicher Betäubung an der in Aussicht genommenen Stelle die Punktionsnadel eingeführt und, nachdem das geschehen ist, der nach der Punktionsnadel zu gerichtete Hahn, der die Verbindung nach der Flasche freigibt, geöffnet (Abb. 185). Sofort wird der Eiter durch das Rohrsystem in die Saugflasche eintreten. Erst wenn die Saugwirkung geringer wird, schließt man das Rohrsystem nach der Punktionsnadel von neuem, öffnet den Hahn nach der Spritze zu, verdünnt den Luftraum in der Flasche von neuem, um dann in derselben Weise den Zufluß aus der Empyemhöhle wieder zu gestatten. Auf diese Weise kann man auch bis zu 1 Liter Eiter geschlossen in die Flasche sammeln. In der Regel wird man sich, selbst bei großen Empyemen, in einer Sitzung mit dieser Menge begnügen. Hat man den Eindruck, daß eine weitere Entlastung sofort notwendig ist, so wird der Hahn, der nach der Punktionsnadel führt, geschlossen, der andere geöffnet, die Flasche vom Gummikorken gelöst und ausgeleert, was außerhalb des Operationsraumes zu geschehen hat. Sie kann nach der Entleerung sofort wieder aufgesetzt und die weitere Entleerung vorgenommen werden.

Eine weitere Art, das Empyem ohne Gebrauch chirurgischer Instrumente zu entleeren, ist die sog. Heberdränage nach BÜLAU. Auch hier handelt es sich um eine Saugmethode, wenn auch nur in der natürlichen Form des einfachen Heberns (s. unten).

ISELIN (1916) macht mit Recht darauf aufmerksam, daß die älteste Art aller Saugmethoden von REVILLIOD stammt. Dieser hat sie bereits 1872 in der Genfer Medizinischen Gesellschaft bekanntgegeben. Das Prinzip der REVILLIODschen Methode ist auch eine einfache Hebermethode, d. h. es wird ein Trokar eingeführt, der mit einem, mit antiseptischer Flüssigkeit gefüllten Schlauchsystem in Verbindung steht. In dieses Schlauchsystem waren ursprünglich zwei Ventile eingefügt, die den Rückfluß der Flüssigkeit in den Brustraum verhinderten. Zwischen den beiden Ventilen befindet sich ein Gummiball. Bei Druck auf diesen Ball wird die Flüssigkeit in den Behälter ausgepreßt, in den das Schlauchende hineinhängt. Der zusammengedrückte Ball kann sich nur dadurch wieder ausdehnen, daß er die in der Brusthöhle befindliche Flüssigkeit ansaugt. ISELIN hat das Ventil zwischen Gummiball und Brustwandöffnung weggelassen, da es sich leicht verstopft. Man muß daher beim Auspressen des Balles den Schlauch oberhalb desselben zuhalten.

Die BÜLAUsche Heberdränage ist 1881 von JAFFE veröffentlicht worden. BÜLAU hat 1891 noch selbst einmal das Wort dazu ergriffen. Die Heberdränage ist von vornherein in den Wettbewerb zur Rippenresektion getreten und hat bald eine recht weite Verbreitung gefunden, ist aber auch vielfach abgelehnt worden (GLÄSER, 1891). BÜLAU verwendete ein Trokar von etwa 6 mm Lichtung, durch den er nach Entfernung des Stachels einen neuen keimfrei gemachten, genau in die Trokarhülse passenden NÉLATON-Katheter einführte. Am Ende des Katheters befand sich eine Glasröhre und dann ein weiter Gummischlauch von etwa 1 m Länge. BÜLAU durchstach an der in Aussicht genommenen Einstichstelle die Haut mit einem feinen Messer, so daß er gerade den Trokar durchführen konnte. Dann wurde der Katheter fast vollständig durch das Metallrohr eingeschoben, dann beide Rohre so weit zurückgezogen, daß das Metallrohr vollständig aus der Wunde heraustrat und von dem Katheter abgestreift werden konnte. Der Katheter blieb also allein liegen, wurde mit einem Quetschhahn abgeschlossen, an der Haut befestigt mit einer ziemlich umständlichen Klebemethode. Sitzt der Katheter fest, so wird vermittels des Glasrohres der Heberschlauch an den Katheter angefügt. Er ist vorher vollkommen mit antiseptischer Flüssigkeit gefüllt. Das andere Ende des Schlauches wird beschwert und in ein Gefäß, das zu einem Drittel mit derselben antiseptischen Flüssigkeit gefüllt ist, eingetaucht (Abb. 186). Erst nachdem das Glasrohr fest in das Katheterende eingefügt ist, wird der Quetschhahn vom Katheter entfernt und damit beginnt die Saugung. In langsamen Strom entleert sich der Eiter. Nur wenn der Schlauch verstopft ist, was sich am Aufhören des Abflusses zu erkennen gibt, muß der Schlauch nach Abklemmung des Katheters entfernt, ausgespült, mit neuer antiseptischer Flüssigkeit gefüllt und wieder eingesetzt werden. Heute wird zur Beseitigung von Abflußstockungen das Einspritzen einer schwach antiseptischen Lösung (s. S. 258) empfohlen. Die BÜLAUsche Methode ist zweifellos gut, nur ist die Behandlung oft, namentlich wenn es sich um ein fibrinreiches Exsudat handelt, von langer Dauer; sie muß daher öfter unterbrochen werden. Die Saugkraft müßte wohl auch etwas mehr über das Maß des gewöhnlichen intrathorakalen Druckes, der nach BÜLAU schon überwunden wird, wenn die Flüssigkeitssäule etwa 50—55 cm Höhe erreicht hat, hinausgehen. Die Lunge wird sich schneller ausdehnen, wenn man eine etwas stärkere Saugung in Gestalt der von PERTHES empfohlenen Wasserstrahlpumpe oder des HARTERTschen Flaschensaugapparates einschaltet (Abb. 266). Dieser Apparat hat in dem Flaschenheber von STORCH (1889) sein Vorbild, und ist auch von STORCH schon als Ergänzungseinrichtung zur BÜLAUschen Dränage empfohlen worden. In Fällen, in denen ein stark fibrinreiches Exsudat vorhanden ist (der Fibrinreichtum steigt augenscheinlich auch mit der Dauer der Behandlung, ISELIN), sollte man die Heberdränage nicht zu lange fortsetzen. GERHARDT hat die Schwierigkeiten des Saugens dadurch zu überwinden versucht, daß er die Lichtung des Trokars noch größer wählte (lichte Weite 7,4 mm), aber auch durch einen solchen Trokar gehen stärkere Fibringerinnsel nicht hindurch, ganz abgesehen davon, daß das Einführen nicht ganz einfach ist, auch wenn man Lokalanästhesie anwendet und die Haut mit einem kleinen Messerschnitt durchtrennt, wie das GERHARDT selbst empfohlen hat. Abgesehen von den technischen Schwierigkeiten besteht auch immer die Gefahr der Verletzung einer Zwischenrippenarterie, wie ISELIN hervorhebt.

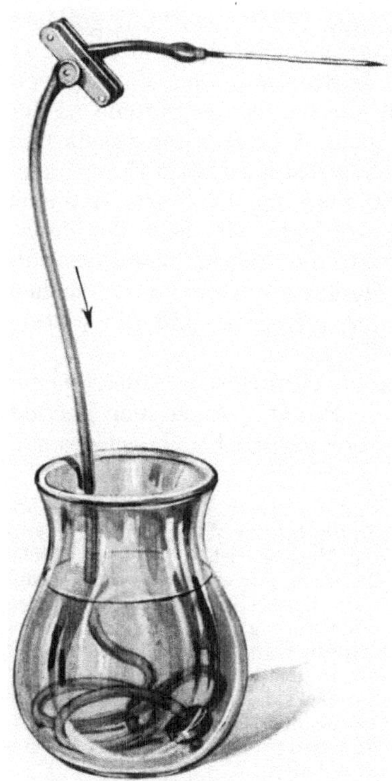

Abb. 186. Heberdrainage nach BÜLAU. Eine Hohlnadel mit angeschlossenem, durch einen Quetschhahn verschließbaren Schlauch, dessen Ende durch ein Bleigewicht beschwert ist, taucht in ein mit Sagrotanlösung gefülltes Gefäß. Die Nadel wird bei flüssigkeitsgefülltem Schlauch und geschlossenem Hahn eingestochen (s. Bd. I dieser Operationslehre).

Ganz ohne Eindringen einer gewissen Luftmenge in den Brustfellraum gelingt die Anlage einer Heberdränage nur, wenn der Eiter unter einem gewissen Flüssigkeitsdruck steht, also reichlich vorhanden ist. Im anderen Falle wird in dem Augenblick einer Inspiration der auch bei größeren Ergüssen immer noch bestehende „negative Druck“ verstärkt und zum Ansaugen einer gewissen Luftmenge Veranlassung geben. Um das Eindringen einer großen Luftmenge zu verhüten, muß daher der Zeitraum zwischen dem Entfernen des Trokarstachels, der Einführung des Katheters, der Entfernung des Trokars und dem Anschluß des mit Flüssigkeit gefüllten Gummischlauches möglichst kurz bemessen werden.

Es wird bei Schwerkranken nicht gelingen, diese Handgriffe so schnell auszuführen, daß der Atem so lange angehalten werden kann.

Wie schon oben bemerkt, wird das Eindringen von kleinen Mengen von Luft von manchen als den Abfluß fördernd und beschleunigend betrachtet. Andere führen die Luft in derselben Menge ein, die durch Absaugen entleert wird (s. S. 258). Über den Gebrauch der Wasserstrahlpumpe nach PERTHES (1898) und des HARTERTschen Flaschensaugapparates (1918) s. weiter unten S. 266.

So groß die Vorteile der geschlossenen oder fast geschlossenen Aspirationsbehandlung bei den parapneumonischen Empyemen oder den Empyemen der kleinen Kinder nach POTAIN oder BÜLAU auch sein mögen, so erscheint es doch sehr zweifelhaft, ob ihre Anwendung beim gewöhnlichen metapneumonischen Empyem der Erwachsenen dieselben Vorteile bietet. Es geht aus vielen, und auch aus unseren eigenen Beobachtungen hervor, daß die reine Saugbehandlung beim metapneumonischen Empyem häufig recht langwierig ist, und daß gar nicht selten der eigentliche Abschluß der Behandlung schließlich doch noch durch eine Rippenresektion gebildet wird. Das metapneumonische Empyem entwickelt sich ja nicht rasch, sondern tritt fast immer erst nach völlig abgeschlossener Lungenerkrankung durch allmähliche Umwandlung eines serösen Ergusses auf. Daher finden wir im Gegensatz zum parapneumonischen Empyem und zu vielen Empyemen der kleinen Kinder im Anschluß an Infektionskrankheiten oft schon einen fibrinreichen Erguß und eine beträchtliche Schwartenbildung, die die einer raschen Ausdehnung der Lunge unter der äußerst geringen Saugwirkung des Heberns lange Zeit Widerstand leistet. Dazu kommt, daß der Schlauch nach kurzer Zeit nicht mehr wasserdicht in der Brustwandöffnung sitzt, so daß bei längerer Dauer der Behandlung allmählich Luft in die Höhle eindringt, was ebenfalls der Wiederausdehnung der Lunge verhindert. Es bleibt daher eine Höhle bestehen, in der sich immer wieder neues Sekret bildet. Man kann natürlich durch Wahl eines dickeren Schlauches den wasserdichten Abschluß wieder herbeiführen und die Saugung wieder wirksamer gestalten, aber wenn die Höhlenwände nicht nachgeben, so tritt nach kurzer Zeit dieselbe Erscheinung vom neuen auf. In solchen Fällen muß die Saugkraft erhöht werden und hier tritt zweckmäßigerweise die Wasserstrahlpumpe nach PERTHES oder der Flaschensaugapparat nach HARTERT in Kraft (s. S. 266). Aber auch damit wird ein rascher Behandlungsabschluß erfahrungsgemäß meist nicht erzielt, wenn sich erst einmal eine mehr oder weniger starrwandige Resthöhle gebildet hat. Die Behandlung dauert dann oft noch ein halbes oder ein ganzes Jahr und länger.

Die während der langen Behandlung sich einstellenden Veränderungen an Brustwand, Zwerchfell und Lungenüberzug sind desto stärker, je länger die endgültige Beseitigung der Empyemhöhle gedauert hat und, wie gesagt, besonders schwer bei fibrinreichen Sekreten. Wenn sich auch schließlich die Höhle vollständig schließt, so doch nur unter Bildung derber, dicker unelastischer Schwarten, die nicht nur im Bereiche des Lungenfelles die Lunge einschließen, sondern auch auf das Mittelfell, die Brustwandmuskulatur und das Zwerchfell übergreifen. Während des Heilungsvorganges werden die Schwarten wohl wieder dünner, aber da es sich um eine Vernarbung handelt, so geht gleichzeitig eine starke Schrumpfung der Weichteile einher. Nicht nur, daß die Ausdehnungsräume der Brusthöhle verkleben und schon dadurch die Lunge, selbst wenn sie frei von Schwarten wäre, an genügender Ausdehnung verhindert würde, sondern auch die Elastizität der ganzen Brustwand und des hochgezogenen Zwerchfelles geht verloren. Die einzelnen Rippen rücken aneinander, so daß man, falls eine Thorakoplastik oder auch nur eine Punktion notwendige wird, Schwierigkeiten haben kann mit der Einführung der Instrumente zwischen die Rippen. Das Mittelfell, mit den darin gelegenen lebenswichtigen Organen, wird verlagert und es kommt zu Abknickungen der großen Hohlvenen, der Luftröhre, Rekurrensschädigung (SAUERBRUCH). Die entsprechende Brustseite und die Lunge, die Atelektasen aufweisen kann, können, wie sich durch einfache physikalische und Röntgenuntersuchung feststellen läßt, weitgehend aus dem Atmungsgeschäft ausgeschaltet werden. Selbstverständlich treten solche Schrumpfungsvorgänge besonders stark bei Jugendlichen auf, da die Brustwand sehr nachgiebig ist und die Rippen leicht durch die Schrumpfung der Weichteile aneinandergerückt werden. Das Zwerchfell steigt in die Höhe und bleibt in dieser Stellung durch die Verklebung der Ausdehnungsräume und häufig auch noch durch entzündliche band- und strangförmige Schwarten festgehalten. Diese unangenehmen Folgeerscheinungen einer langwierigen Empyembehandlung machen sich also da am stärksten bemerkbar, wo Heberdränage und Saugbehandlung am häufigsten geübt werden. Es wird nun immer eingewendet, daß gerade beim Kinde und Jugendlichen die Pleuraverschwartung kaum Erscheinungen verursachen, zum wenigsten selten schwerere. Es gibt aber bei starken Pleuraverschwartungen doch recht unangenehme Komplikationen durch Verlagerung des Herzens und der Gefäße, die zur Abknickung der großen Körpervenen kurz vor ihrer Mündung in das Herz und zu Kompressionserscheinungen der Vorhöfe und des rechten Ventrikels Veranlassung geben können. Die Erscheinungen können so schwer sein, daß sie durch einen neuen Eingriff beseitigt werden müssen. Aber auch, wo solche schwere Folgeerscheinungen nicht beobachtet werden, finden sich doch häufig durch die Verminderung der Atmungsbewegungen Stauungszustände, die zunächst zu einer Erweiterung und dann zur Hypertrophie des rechten Herzens führen. Wenn auch diese oft nur bei genauer Untersuchung nachweisbar sind, so bestehen sie doch und machen, wie von internistischer Seite zugegeben wird, oft mit zunehmendem Alter stärkere Erscheinungen, so daß sie zunächst nur bei erhöhter Leistungsbeanspruchung, später aber auch bei der Betätigung im täglichen Leben Störungen hervorrufen, die oft zu einer frühzeitigen Verminderung der Herzmuskelkraft führen, so daß solche Menschen noch nach vielen Jahren schließlich an den Folgen des alten Empyemes und seiner verzögerten Behandlung zugrunde gehen. Darauf sollte immer aufmerksam gemacht werden, wenn man beobachtet, wie die Behandlung eines Empyemes durch übermäßige antichirurgische Einstellung hinausgezögert wird. Führt die Heberdränage und die Saugbehandlung nicht bald zum Ziel, so hat sie keine Berechtigung mehr. Der Heilungsprozeß wird dann durch die einfache und ungefährliche Thorakotomie und Rippenresektion wesentlich abgekürzt. Daher ist man schon frühzeitig bei der Behandlung des metapneumonischen Empyemes mit reichlicher Eiteransammlung in der Brusthöhle dazu übergegangen, den Eiterherd, wie jeden anderen, breit zu eröffnen und von vornherein möglichst restlos zu entleeren.

Diese Behandlung war schon zu HIPPOKRATES' Zeiten üblich, und ist es wohl auch durch alle Zeiten geblieben, wenn sie auch mancherlei Verbesserungen und Einschränkungen erfahren hat. Die alten Ärzte machten Einschnitte in den Zwischenrippenraum mit dem Messer oder mit dem Glüheisen. Es wurden auch schon Durchbohrungen einer Rippe (EURYPHON VON KNIDOS) zur Entleerung der Brusthöhle vorgenommen. Er verwendete dazu einen hohlen Trepan. Die Rippendurchbohrung wurde im 16. Jahrhundert von PARÉ zur Schonung der interkostalen Arterien, und später von v. LANGENBECK und NÉLATON wieder empfohlen. In neuester Zeit hat LÄWEN auch wieder auf die Vorteile der Rippentrepanation hingewiesen. HEISTER war wohl der erste, der einen Trokar verwendete, der durch einen Zwischenrippenraum eingeführt wurde. Die Zwischenrippenwunden wurden durch eingelegte Röhren aus Gold oder Silber offengehalten. MORAND empfahl zuerst ein- oder zweimal den Trokar anzuwenden, um der zusammengefallenen Lunge die allmähliche Ausdehnung zu erleichtern, ehe er einen Einschnitt machte. Die Anzeigestellung zur Thorakotomie war vor etwa 100 Jahren (RUSTS Handbuch der Chirurgie 1834) eine ziemlich weitgehende, so daß nicht nur bei Empyemen, sondern auch bei Blutergüssen und Luftanhäufung (wahrscheinlich ist der Ventil-Pneumothorax gemeint) und bei dem Vorhandensein von Fremdkörpern ein Einschnitt in den Zwischenrippenraum empfohlen wurde. Der Eingriff galt als außerordentlich schwer und hatte eine hohe Mortalität.

Einen wesentlichen Fortschritt in der Frage der Thorakotomie brachte der Vorschlag von ROSER (1859), die Brustwand nicht durch einen Zwischenrippenschnitt, sondern unter gleichzeitiger Resektion einer Rippe vorzunehmen. Der große Vorteil bestand darin, daß der Schrumpfungsprozeß der Brustwand, der sich an die Entleerung des Empyemes anschließt, sich auf die durch Rippenresektion gewonnene Brustwandöffnung nicht so rasch und unangenehm auswirken konnte wie beim Zwischenrippenschnitt. SIMON (1869) und FRANZ KÖNIG (1878) haben das Verfahren weiter ausgebaut und schon mehrere Rippen reseziert. Die Eröffnung nahm KÖNIG nach Resektion der 5.—6.—7. Rippe in Ausdehnung von $1^1/_2$—2 cm in der hinteren Axillarlinie vor, bewußt nicht am tiefsten Punkt, um zu verhüten, daß das Hochtreten des Zwerchfelles den Abfluß behinderte. Um trotzdem den Erguß restlos entleeren zu können, ließ KÖNIG die Kranken mehrmals am Tage umlegen. Da es mit der Methode gelang, sehr rasch die Eiteransammlungen vollständig zu entleeren, und da die Erfolge im Gegensatz zu früheren Behandlungsmethoden sehr wesentlich besser waren und auch die Mortalität stark absank, so verbreitete sich das KÖNIGsche Verfahren sehr rasch.

Freilich wurde durch die Rippenresektion mit breiter Eröffnung des Brustfellraumes, die ein Herausstürzen der ganzen Eitermenge in kürzester Frist verursachte, bei vollständigen Empyemen ein ebenso vollständiger Pneumothorax veranlaßt, der naturgemäß längere Zeit zur Ausheilung brauchte. Als KÖNIG die Operation unter der Anwendung von LISTERschem Spray ausführte, und der feuchte Verband dann auch noch längere Zeit liegen blieb, so wurde schon bald beobachtet, daß der Pneumothorax sich rasch verkleinerte. Es entstand eine Ventilwirkung durch den über die Wunde herüberhängenden durchtränkten Verbandstoff, der wohl bei der Exspiration mit geschlossener Glottis durch die dabei auftretende Blähung der Pneumothoraxlunge den Austritt von Luft und Sekret gestattete, während bei der Inspiration der feuchte Verbandstoff sich an die Wunde anlegte und eine Ansaugung von Luft in den Brustfellraum nicht erlaubte. Aus dieser Ventilwirkung hat man dann später bewußt Nutzen gezogen, indem man auch, nachdem der LISTERsche Spray verschwunden war, den durchtränkten Verbandstoff in den ersten Tagen nach der Operation nicht wechselte, sondern liegen ließ. SCHEDE legte eine Art Vorhang aus wasserdichtem Stoff auf die Wunde. War diese so weit geschlossen, daß nur noch das Gummirohr die Verbindung zwischen außen und innen herstellte, so wurde das von THIERSCH zuerst empfohlene Ventil angewendet. Ein mit einer kleinen Öffnung versehener Gummifingerling wurde über das Rohr gezogen und festgebunden. Auch dieser Fingerling erlaubte das Ausströmen von Sekret und Luft, gestattete aber nicht den Eintritt, da in dem Augenblick, in dem eine Saugwirkung nach innen eintrat, die dünnen Wände des Gummifingerlings sich aneinanderlegten und den Abschluß besorgten. Daneben wurde durch verstärkte Ausatmungsbewegungen, am besten bei verschlossener Glottis, die Luft aus der gesunden Lunge in die zusammengesunkene geblasen, die letztere dadurch ausgedehnt und der Luftraum im Brustfellraum vermindert. SCHEDE gab bereits 1891 an, daß die Höhle sich bei derartiger Behandlung innerhalb weniger Tage verkleinere dadurch, daß die Lunge sich in großer Ausdehnung an die Brustwand angelegt hatte.

War das Empyem zur rechten Zeit, ehe sich zu dicke Schwarten gebildet hatten, an der richtigen Stelle eröffnet worden, und war in der Nachbehandlungszeit, besonders zuerst, Wert darauf gelegt worden, die Ausdehnungsmöglichkeit der Lunge durch Verwendung eines als Ventil wirkenden Verbandes, durch aktives Aufblähen der Lunge (langdauernde summende Ausatmung, bei Kindern Trompeteblasen, Aufblasen von Luftringen, Einblasen von Luft in Flüssigkeit, Ventilatmung, Überdruckatmung usw.), bestmöglichst zu fördern, so tritt nach kurzer Zeit eine Anlegung der Lunge an die Pleura costalis und eine rasche Verkleinerung der Empyemhöhle ein. Bleibt einmal in der Gegend der Brusthöhlenkuppe eine kleine mit Luft gefüllte Resthöhle zurück, so wird die Luft meist rasch resorbiert. Unter ständiger Kürzung des Gummirohres schließt sich dann auch die Brustwunde verhältnismäßig rasch. Selten bleiben größere Resthöhlen zurück. Nur wenn die Eröffnung des Empyemes zu spät erfolgt war und infolgedessen die Lunge unter einem Panzer von Schwielengewebe verhärtet in der Hilusgegend zusammengeschrumpft angetroffen wird, kommt es unter Umständen zu einer vollständigen Höhlenbildung, die trotz dauernder Dränage niemals von selbst zur Ausheilung kommen kann. Es ist das Verdienst von Schede, Perthes und Hartert sich dieser Fälle angenommen zu haben (s. unten).

Wie so oft in der Chirurgie hat sich auch bei der Empyembehandlung gezeigt, daß ein Verfahren nicht für alle Fälle gilt. Die beiden großen Gegensätze, die einerseits in der offenen Thorakotomie mit Rippenresektion und andererseits in der vollständig geschlossenen Aspirationsbehandlung gipfelten, waren beide, bei geeigneten Fällen zur Anwendung gebracht, von bester Wirkung. Wurden aber frische, parapneumonische oder Kinderempyeme oder auch metapneumonische Empyeme, bevor eine gewisse Festigkeit der Höhlenwände eingetreten war, durch Thorakotomie mit Rippenresektion behandelt, wobei unweigerlich ein ausgedehnter Pneumothorax eintreten mußte, so schadete die damit verknüpfte rasche Entleerung des infektiösen Eiters durch die gleichzeitige Schädigung der Atmung mehr als sie nützte. Ebenso war bei älteren, metapneumonischen Empyemen mit einer stärkeren Schwartenbildung die Saugbehandlung, wenn vielleicht auch nicht wirkungslos, doch in so geringem Grade wirksam, daß die Verkleinerung der Höhle nur sehr langsame Fortschritte machte und häufig schließlich doch noch eine Rippenresektion oder gar eine Thorakoplastik ausgeführt werden mußte. Merkwürdigerweise wurde der Gedanke, das chirurgische und das Saugverfahren zu einem einheitlichen Verfahren zusammenzufügen, erst verhältnismäßig spät ausgesprochen. Die Bemühungen der Internisten durch Erhöhung der Lichtung ihrer Trokare die Abflußmöglichkeiten von vornherein zu steigern, führten schließlich dazu, daß, wie Iselin sagt, der Unterschied der inneren Behandlung von der chirurgischen nur noch darin bestand, daß die Inneren „möglichst ohne chirurgische Instrumente auszukommen" suchten. Perthes war der erste, der die Saugbehandlung der Thorakotomie hinzufügte.

1898 hatte er über seine ersten Erfahrungen berichtet unter Vorstellung von Kranken. Man hatte bis dahin an der Leipziger Klinik nach König frei mit Rippenresektion thorakotomiert und wenn auch die Erfolge im großen und ganzen gut waren, und die Lunge sich verhältnismäßig rasch unter der Wirkung einer angestrengten Ausatmung und durch Husten und Pressen ausdehnte, so blieb doch in einzelnen Fällen die Ausdehnung der Lunge aus und die Verkleinerung der Höhle mußte dem Zusammenrücken der Nachbarorgane, d. h. dem Schrumpfen des Brustkorbes, dem Ansteigen des Zwerchfelles und dem Nachrücken des Mittelfelles überlassen werden, wodurch naturgemäß die Heilung sehr verzögert wurde, manchmal sogar ausblieb.

Perthes verwendete die Bunsensche Wasserstrahlpumpe, die mit dem in der Brustwandöffnung liegendem Dränrohr verbunden wurde. Eine Saugwirkung war natürlich nur möglich, wenn das Dränrohr wasser- und luftdicht in der Brustwand festsaß. Das erreichte er dadurch, daß er den Schlauch durch eine dünne Gummimembran führte, die mit Flanellbinden glatt ausgespannt, an der Brustwand befestigt war. Um den Druck der Saugwirkung bestimmen zu können, wurde an dem in die Schlauchleitung eingefügten Eitersammelgefäß ein Manometer angebracht, das dazu diente, eine übermäßige Saugwirkung zu verhüten. Die Erfolge, die PERTHES mit diesem Apparat erzielte, waren ausgezeichnet, eine Reihe von Empyemfällen, die längere Zeit der Heilung widerstanden hatten, konnten nach kurzer Zeit zur Heilung gebracht werden. Wenn auch PERTHES meinte, die Thorakoplastik damit nicht gänzlich aus der Welt schaffen zu können, so sprach er doch die Überzeugung aus, daß das Verfahren für viele Fälle, die früher der Thorakoplastik zugeführt wurden, genügendes leiste.

Das Verfahren von PERTHES wurde von vielen Chirurgen übernommen. Es hatte die Unbequemlichkeit, daß eine oder mehrere Wasserstrahlpumpen im Krankensaal vorhanden sein mußten. Für gewöhnliche Fälle wurde es von vielen Chirurgen als überflüssig abgelehnt und erst dann verwendet, wenn die selbsttätige Ausdehnung der Lunge sich verzögerte. Die oben aufgezählten Bemühungen, die Ausatmung zu verstärken, genügten meistens.

Eine wertvolle Bereicherung für die Nachbehandlungszeit fand KÜTTNER, der die Ausdehnung der Lunge dadurch weiter förderte, daß er die Kranken beim Verbandswechsel unter Überdruck atmen ließ; wie SAUERBRUCH (1929) schon empfohlen, ist die Eröffnung des Empyems unter leichtem Überdruck vorzunehmen.

Der Eröffnung des Empyemes nach SAUERBRUCH unter Überdruck liegt der Gedanke zugrunde, zwar die Entstehung eines Pneumothorax nicht zu verhindern, ihn aber so schnell wie möglich wieder zu beseitigen, dadurch, daß er die zusammengesunkene Lunge möglichst rasch wieder zur Ausdehnung bringt. Vorbereitend wird meist mehrmals punktiert. Gelingt es nicht das Empyem damit zu heilen, so werden 2—3 Rippen subperiostal reseziert, die Zwischenrippenmuskulatur abgetragen, die Zwischenrippengefäße umstochen und dann nach Inbetriebnahme des Überdruckapparates bei einem Widerstand von 5 cm Wasser das Rippenfell in größerer Ausdehnung entfernt. Nach Abfluß des Eiters wird nun unter stetiger Steigerung des Überdruckes auf 10—12 cm Wasser eine Ausdehnung der Lunge versucht. Bei frischen Fällen gelingt das sehr schnell, bei älteren wird die Höhle nicht dräniert, sondern ausgiebig ausgestopft. Unter Weiterwirken des Überdruckes wird der Verband angelegt, die Umgebung mit Zinkpaste bestrichen und darüber ein Stück wasserdichten Stoffes gelegt. Dieser Verband bleibt 3—4 Tage liegen, dann ist gewöhnlich die Lunge weitgehend mit dem Brustfell verklebt, so daß sie sich auch ohne Überdruck nicht mehr zurückzieht.

Auf einem anderen Wege versucht ISELIN die Entstehung eines Pneumothorax, das ja, wie wir gesehen haben, selbst bei der BÜLAUschen Heberdränage nicht zu vermeiden ist, unschädlich zu machen, und doch gleichzeitig einen sofortigen Abfluß auch fibrin- und zellreicher Exsudate zu bewerkstelligen. ISELIN (1916) möchte die breite Eröffnung des Empyemes vermeiden, da sie Operationsraum und Operateur beschmutzt. Außerdem will er durch eine möglichst geschlossene Thorakotomie den plötzlichen Druckwechsel, der ungünstig auf die Kreislauforgane einwirken muß, vermeiden.

Sein Vorgehen ist folgendes: Er operiert unter örtlicher Betäubung. Es werden 2—3 cm der entsprechenden Rippe entfernt. Nach einer Punktion macht er einen ganz kleinen Einschnitt in die Pleura und führt einen mit der Sonde gestreckten PEZZER-Katheter nur so weit ein, daß der Kopf gerade in der Pleura liegt. Dann wird die Haut zugenäht bis auf die Dränstelle. Nur wenn der Eiter dünnflüssig ist, wird ein kleiner Gazetupfer eingelegt und am Ende der vernähten Wunde herausgeleitet. Über den Tampon und um das Drän zieht er mit einigen Katgutnähten die Muskeln zusammen. Das Rohr wird an einzelnen Fadenenden befestigt. ROVSING hat 1910 schon einen PEZZER-Katheter zur Brusthöhlendränage verwendet. An den Katheter wird sofort die Saugvorrichtung angeschlossen. Bei der Eröffnung und Einführung des Katheters soll kaum Eiter ausfließen.

Ein ähnliches Vorgehen übt de Quervain. Für die Nachbehandlung wird gefordert, daß bei geschwächten Kranken der Eiter auf dem Operationstisch nur langsam und unvollständig abgelassen wird. Erst wenn der Kranke sich im Bett erholt hat, wird die Entleerung fortgesetzt in Form der geschlossenen Dränage. Wird gesaugt, wo muß man einen Manometer in die Schlauchleitung einfügen, so daß die Saugwirkung je nach Bedarf stärker oder weniger stark eingerichtet werden kann.

Das Iselinsche Verfahren ist durch Graf (1925) abgeändert worden. Er macht auch eine kleine Rippenresektion, schließt eine Dränage unter peinlichster Vermeidung des Eindringens von Luft an. Dazu wird eine einfache Flasche mit Schlauchansatz benutzt. Ehe der Schlauch in die Brustwand eingeführt wird, wird das ganze System mit einer Rivanollösung (1 : 1000) gefüllt. Es wird weder Saug- noch Druckbehandlung eingeleitet. Das Abfließen in das in Höhe der Brusthöhle stehende Gefäß wird in den ersten Tagen lediglich durch den in der Empyemhöhle bestehenden Druck besorgt. Erst wenn der Abfluß sich vermindert wird die Flasche tiefer gestellt, aber höchstens $^1/_2$ m. Nach Graf sind die Brustfellblätter meist nach 2 Tagen größtenteils, und zwar im oberen Teil, verklebt. Trotzdem wird an der Entleerungstechnik in den nächsten 5—8 Tagen nichts geändert. Mittlerweile hat sich die Höhle noch weiter verkleinert. Nun wird das Saugrohr entfernt und in die Öffnung ein einfaches dickes Gummirohr eingelegt und weiter offen dräniert. Während der offenen Dränage hat Graf auch Spülungen mit 2—3%iger Dakinlösung (2—3 : 100) durchgeführt. Behandlungsdauer war scheinbar selten länger als 4 Wochen.

Heller (1934) hat das abgeänderte Verfahren Grafs im wesentlichen übernommen, da er sehr gute Erfahrungen damit gemacht hat. Sein Vorgehen ist kurz gesagt folgendes: Rippenresektion 6—8 cm, dagegen in Pleura nur kleiner Einschnitt. Dränage nach Bülau bei luftdichtem Abschluß um das Rohr durch Naht der Zwischenrippenmuskulatur und Tamponade. Nach 8—14 Tagen offene Dränage nach Spaltung des freigelegten Brustfelles, so daß 2—3 Gummiröhren eingelegt werden können. Nach Heller entstehen bei diesem Verfahren, da sich das Brustfell rasch anlegt, selten Resthöhlen. Entstehen sie aber doch einmal, so bleibt die Höhle nicht in dem oberen Brustfellabschnitt, da hier zuerst die Anlegung der Lunge erfolgt, sondern in den unteren Abschnitten.

Als Abänderungen der Iselinschen Saugbehandlung, die durch einen kleinen chirurgischen Eingriff eingeleitet wird, müssen alle die Saugbehandlungsverfahren gelten, die auf demselben Wege beginnen, dann aber nach dieser oder jener Richtung hin vervollkommnet wurden. Zweifellos stehen in der Praxis dem Saugverfahren gewisse Schwierigkeiten entgegen, auch wenn man das Leitungssystem weitkalibrig wählt. Es gibt doch immer von Zeit zu Zeit Undichtigkeiten und andererseits Verschlüsse durch eingedicktes oder fibrinreiches Exsudat. Wie man die Undichtigkeiten des Röhrensystemes beseitigen kann, soweit sie an der Eintrittsstelle in den Brustkorb liegen, ist oben S. 247 beschrieben. Um den Verschluß des Röhrensystemes, der jegliche Saugwirkung aufhebt, beseitigen zu können, sind mancherlei Vorschläge gemacht worden. Als einfachste Methode muß eine eingeschaltete Spülbehandlung gelten. Sie ist auch tatsächlich von sehr vielen Seiten als zweckmäßig empfohlen worden. Wenn auch im allgemeinen mit einer Keimfreimachung der Empyemhöhle durch antiseptische Flüssigkeiten nicht mehr gerechnet wird, so sind doch immer wieder einzelne Versuche gemacht worden, durch Anwendung gewisser Spülflüssigkeiten in diesem Sinne zu wirken. Zur Spülung wurden verwendet Sublimat, Dakin-Lösung, Vuzin, Rivanol Collargol, Methylenblau, Gomenolöl (Bernou, Wolff 1928, Sergent und Turpin 1929, Hellsing 1929), Gentianaviolett (Lambert 1934), Lipjodol, ein Nitroacridin-Farbstoff, Pepsinsalzsäurelösung, Normosallösung, Kochsalz, Optochin. Das Optochin wurde auch in Form von Einspritzungen verabreicht. Neuerdings ist auch die Einspritzung von Prontosil in die Empyemhöhle empfohlen worden (DENECKE 1937, BROWN 1937, NICHOLSON 1938, BOSSE 1938, GÖTZE 1938, LESTER 1939). Wir hatten bei früheren Versuchen der Spülbehandlung den Eindruck, daß man nicht viel damit erreicht, daß die Behandlung nicht einmal durch die Spülbehandlung abgekürzt wird. Wir sind aber andererseits der Meinung, daß bei der Saugbehandlung eines fibrinreichen Empyemes mit dünnen Röhren ohne vorausgeschickte größere Brustwandöffnung durch Spülungen mit gewissen antiseptischen Lösungen eine Verdünnung, vielleicht auch eine Auflösung des Fibrins, und wie HEAD sagt, eine gewisse Dekortikation schon niedergeschlagenen Fibrins zustande kommen kann. Besonders geeignet zu diesem Zwecke erscheinen die Pepsinsalzsäure und die DAKINsche Lösung. Nach HERRMANNSDORFERs Verordnung verwendet man Pepsin 20,0, Acid. mur., Acid. carbol. āā 2,0, Aq. dest. 400,0; die Lösung bleibt 6 Stunden in der verschlossenen Brusthöhle. Wahrscheinlich genügt auch einfache physiologische Kochsalz- oder Normosallösung [NÖGGERATH (1931)] zu demselben Zweck. Viele haben unter dem Eindruck, eine schädliche Wirkung der Spülungen mit antiseptischen Lösungen zu beobachten, die Spülungen wieder aufgegeben. DOSKECIL und PROCHAZKA (1932) z. B. haben darauf hingewiesen, daß durch die Spülflüssigkeit die Leukozyten geschädigt werden und daher ihre keimtötende Wirksamkeit verloren geht. Die Spülung wird abgelehnt von HELLER (1934), HAAS (1929), ERDELY (1930) u. a. Da wir, wie gesagt, auch nie einen deutlichen Erfolg einer Spülungsbehandlung gesehen haben, haben wir sie auch seit Jahren nicht mehr durchgeführt.

Die gelegentliche Spülung kann bei allen Saugapparaten dann eingeschaltet werden, wenn das Leitungssystem verstopft ist und das Abflußhindernis beseitigt werden muß. Die Leitung wird dann unterhalb des Hindernisses an irgendeiner Stelle unterbrochen und mit einer Spülflasche oder Spritze in Verbindung gesetzt, die die antiseptische Flüssigkeit enthält. Oft genügt auch das Einspritzen von etwas Luft. Allerdings ist die Beseitigung des Hindernisses oft nicht von langer Dauer, wenn es sich, wie meist, um einen Verschluß durch einen Fibrinpfropfen handelt. Der Pfropfen wird nur in die Höhle zurückgespült, um nach einiger Zeit wiederzukehren oder durch einen anderen ersetzt zu werden. Daher sind, wie schon erwähnt, am zweckmäßigsten Flüssigkeiten zu verwenden, die gleichzeitig eine Auflösung der Fibringerinnsel befördern (s. oben).

Auch bei dem von DEMEL (1929) angegebenen „Absaugverfahren im Anschluß an eine luftdichte Dränage" ist gelegentliche Spülung möglich (Abb. 187). Der Apparat von DEMEL hat nach zwei Richtungen hin Vorteile: 1. ist die Befestigung des Saugrohres bzw. der Saugröhren eine so sichere, daß sie nicht abgleiten können und 2. sollen die Röhren in der Brustwand völlig luftdicht sitzen. Er erreicht das dadurch, daß zwei Absaugeröhren aus Metall, die halbkreisförmig gebogen in zwei benachbarte Zwischenrippenräume eingeführt werden, um sich innerhalb des Brustfellraumes zu einem Ringe zu schließen, so daß die dazwischen gelegene Rippe ein Hindernis für das Herausrutschen der Röhre bildet (Abb. 187). Nach der Zusammensetzung der beiden abgeschrägten Röhrenöffnungen in der Brusthöhle werden sie durch eine Klammernadel in ihrer gegenseitigen Haltung befestigt (Abb. 187). In den innerhalb der Brusthöhle gelegenen Teilen der Röhrenabschnitten sind vier große Fenster. Die beiden in der Brustwand zu einem Rohr zusammengesetzten Metallröhren münden außen in Gummischläuchen, die ihrerseits wieder durch ein T-förmiges Verbindungsrohr vereinigt sind. Die Verbindungsröhre des T-Stückes ist durch einen Hahn abschließbar (Abb. 187 u. 188). Dieses Verbindungsrohr wird bei Inbetriebnahme des Apparates mit einem Gummischlauch verbunden, in den zur Beobachtung der Strömung ein Glasrohr eingesetzt ist. Dieser Schlauch mündet in ein Sammelgefäß. Aus dem Sammelgefäß kann durch eine Saugluftpumpe ein Teil der Luft entfernt werden (Abb. 188). Der Grad der Luftverdünnung wird an einem aufgesetzten Manometer festgestellt. Zur Einführung des halbkreisförmigen Metallröhrchens in den Brustraum werden in örtlicher Betäubung in zwei benachbarte Zwischenrippenräume je am oberen Rippenrand zunächst ein kleiner Hautstich gemacht. Die Wunde wird zunächst mit einem Elevatorium etwas erweitert, aber das Brustfell nicht durchbohrt. Die Durchstoßung des Brustfelles erfolgt erst bei der Einführung der Röhrchen. Infolge der Kreisform des in die Brustwand eingeführten Saugrohres besteht die Möglichkeit, daß bei Lageveränderung des Rohres einmal eine der vier Öffnungen mit der Außenwelt in Berührung kommen und dadurch Luft in den Brustfellraum eindringen könnte. Um das zu verhindern, wird durch einen einfach zu befestigenden Metallbügel das Rohr in seiner bestimmten Lage an der Brustwand festgehalten. Ist das Röhrensystem einmal verstopft, so kann es durchgespült werden. DEMEL benutzt dazu physiologische Kochsalzlösung. Das Absaugen geschieht zuerst sehr langsam, 1—2mal am Tage wird die Luft in der Flasche bis auf etwa $^1/_{16}$ Atm. verdünnt. Erst vom 3.—4. Tage ab wird fast stündlich abgesaugt und die Verdünnung geschieht dann bis auf $^1/_8$ Atm.

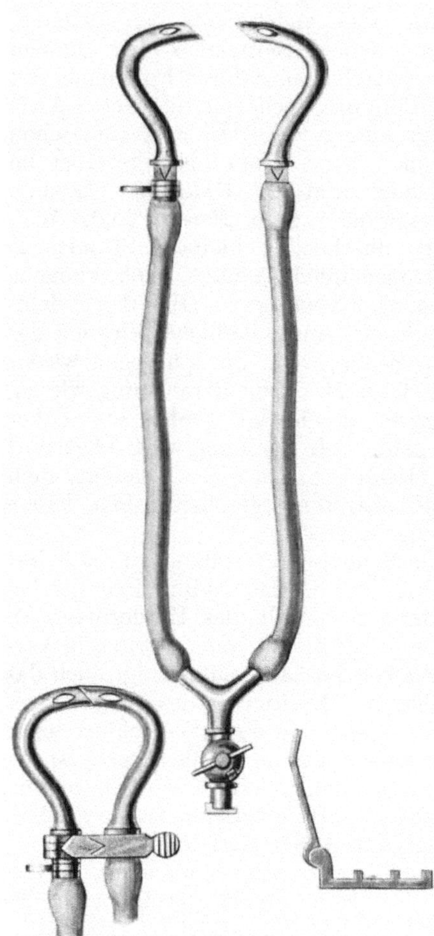

Abb. 187. Saugvorrichtung nach DEMEL. 1. Darstellung der Doppelröhre oben geöffnet, unten geschlossen, wie sie nach der Einführung in den Brustkorb eine Rippe umfaßt und so sicher festgehalten wird.

Mehr Vorteile als die während der Saugbehandlung von Zeit zu Zeit ausgeführten Spülungen soll die Vereinigung der Saug- und Spülbehandlung durch besondere Apparate haben. Sie wird von manchen so zur Anwendung gebracht, daß zwei verschiedene Trokare, und zwar der eine zur Saug- und der andere zur Spülbehandlung, der letztere oben, der andere weiter unten in den Thorax eingeführt werden [COQUELET (1933), STRODE, BOLLER]. Andere bevorzugen Spülung und Saugung mit demselben Apparat und auch von derselben Öffnung aus (HART 1928, REINERT DARDEL 1929, TIEGEL 1934, OVERHOLT 1934).

Es scheint beim Gebrauch gleichgültig zu sein, ob man eine oder zwei Thoraxöffnungen anlegt. Da jedoch die Anlage einer Öffnung einfacher ist, so wird man sie vorziehen. Von den vielen Apparaten sollen nur einige beschrieben werden.

COQUELET (1933) verwendet zwei Trokare innerhalb desselben oder zwei verschiedene Zwischenrippenräume. Durch die obere Öffnung wird $^1/_4$%ige DAKIN-Lösung, und zwar in etwa 24 Stunden 1 Liter der Lösung, eingeführt. Sie entleert sich durch das zweite, zur Saugung dienende Rohr.

STRODE verwendet ebenfalls zwei Trokare, macht aber eine kleine Rippenresektion. Zum Saugen schließt er einen Flaschensaugapparat an (1929).

BOLLER (1932) hat ein etwas komplizierteres Verfahren empfohlen. Er führt ebenfalls zwei Trokare ein, saugt zunächst durch den unteren, den am tiefsten Punkt gelegenen, den Eiter ab. Dann wird durch den oberen eine physiologische Kochsalzlösung eingefüllt und wieder möglichst weitgehend abgesaugt. Nun wird durch das obere ein schweres Lipjodol eingeführt, das sich unter dem Exsudatrest schichtet und ihn in die Höhe hebt, so daß er wieder abgesaugt werden kann. Schließlich wird durch die untere Kanüle ein leichtes Lipjodol eingeführt, das sich über den Exsudatrest schichtet. Nach einigen Tagen Bettruhe kann man durch Röntgenuntersuchung feststellen, ob noch Exsudat zwischen den beiden Lipjodolschichten ist bzw. ob das Exsudat sich vermehrt oder vermindert hat.

HART (1928) bedient sich nur einer Brustwandöffnung, in die er ein Rohr einführt, das nach außen in ein T-Rohr endet. An einem Schenkel des T-Rohres befindet sich ein Gummibeutel zum Auffangen des Sekretes. Der andere Schenkel führt einerseits zu einer

Spülflasche, andererseits zu einer Ableitungsflasche. Diese beiden Wege können durch Anbringen einer Klemme geöffnet oder geschlossen werden. Für Fälle mit Bronchialfistel hat er einen anderen Apparat zur ständigen Saug- und Spüldränage angegeben.

Bei HART wird die Spülung durch die natürliche Einatmungs- und Ausatmungsdruckdifferenz in der Brusthöhle besorgt. Bei der Einatmung wird aus der Spülflasche Flüssigkeit brusthöhlenwärts herausgezogen und verdünnt das Sekret bzw. erhöht die Strömung zur Herausbeförderung von Fibrinfetzen. Bei der Ausatmung wird der Inhalt aus der Brusthöhle durch den anderen Schenkel des T-Rohres in den Saugbeutel bzw. in die Saugflasche gedrückt. Kommt es dabei zu einer Verstopfung der Rohrleitung, so wird bei

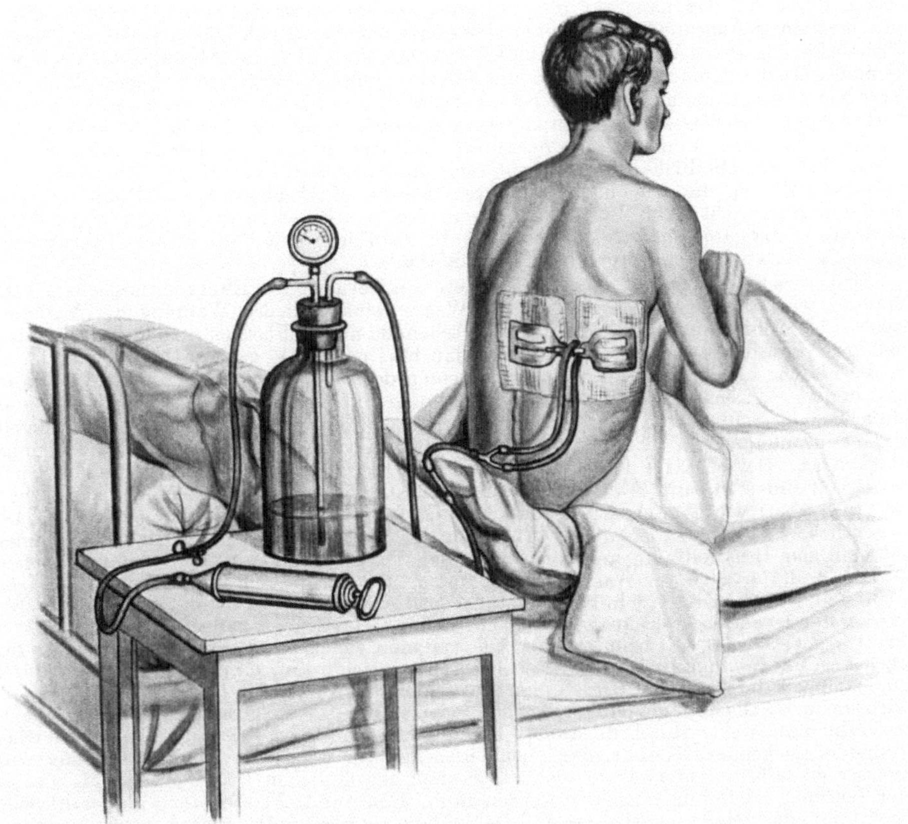

Abb. 188. Saugvorrichtung nach DEMEL. Der Apparat in Betrieb. Man sieht im Vordergrund eine Saugflasche mit Luftpumpe und Manometer.

der nächsten Einatmungsbewegung Flüssigkeit aus der Spülflasche in die Rohrleitung hineingesogen und der verstopfende Pfropfen weitergetrieben.

Den Apparat von HART haben WIDENHORN und WARTHEN (1934) in etwas abgeänderter Form benutzt. Sie haben die Flasche zum Auffangen des Eiters mit einer zweiten in Verbindung gesetzt, so daß der abgelassene Eiter jederzeit entleert werden kann. Außerdem wurde die Flasche zum Auffangen des Eiters unter den Eiterspiegel in der Pleurahöhle gesenkt, so daß eine gewisse Saugwirkung ermöglicht wird, ohne daß dabei die Wirkung der Atemtätigkeit aufgehoben würde. Mit diesem Apparat kann auch eine Spülung der Pleurahöhle möglich gemacht werden, und zwar kann sowohl das ableitende Schlauchsystem als auch die Empyemhöhle ausgewaschen werden. Zur Spülung benutzen sie erwärmte physiologische Kochsalzlösung, da sie ihre Wirkung als rein mechanisch betrachten. Sie vermeiden im übrigen stärkere Ausspülungen, da dabei Druckschwankungen entstehen können, die zur Aufnahme giftiger keimtötender Mittel führen könnten. Andererseits besteht auch die Gefahr einer allgemeinen Infektion durch Verschleppung von Keimstoffen (bakterielle Emboli), die in verletzte, in der Pleuraschwarte eingebettete starrwandige Venen eintreten könnten (SCHLÄPFER). Aus demselben Grunde, d. h. zur Vermeidung von Druckschwankungen, wird auch die Saugwirkung erst vom 3. Tage an durchgeführt.

Ein Saugspülapparat von REINERT hat sich scheinbar bisher in der Praxis nicht eingeführt. Dagegen erscheint der TIEGELsche Saugspülapparat gut konstruiert und ist doch gleichzeitig mit verhältnismäßig einfachen Mitteln behelfsmäßig herzustellen. Er soll daher etwas eingehender beschrieben werden.

TIEGELs Vorgehen entspricht im wesentlichen dem ISELINschen. Er macht einen kleinen Hautschnitt und eine kleine Rippenresektion und ein daumendickes Loch in die Pleura. In den Schnitt wird sofort das Dränrohr des vorher schon zusammengestellten Spül- und Saugapparates eingefügt. TIEGEL legt großen Wert darauf, daß die Abschlußplatte, durch die das Saugrohr hindurchgeht, absolut wasserdicht am Brustkorb durch eine bestimmte Anordnung der Gummiplatte und der daran befestigten Gurte am Brustkorb befestigt wird (Abb. 189). Während des Einführens ist der Absaugeschlauch abgeklemmt. Ist der Schlauch eingeführt und die Abschlußplatte wasserdicht befestigt, so wird diese Klemme abgenommen und der Eiter entleert sich in die Saugflasche, deren Luftmenge vorher durch eine Wasserstrahlpumpe verdünnt worden war. Der Strom geht so lange, bis im Thoraxraum und in der Flasche derselbe Druck herrscht. In dem Metallansatzstück, das das im Thorax befindliche Dränrohr mit dem Absaugeschlauch verbindet, findet sich eine seitliche Öffnung, die mit einem mit physiologischer Kochsalzlösung gefüllten Irrigator in Verbindung steht (Abb. 189). Ist nun ein Teil des Eiters in die Flasche abgeflossen, so wird der Irrigatorschlauch geöffnet und die Spülflüssigkeit läuft in den Thoraxraum, vermischt sich mit dem Eiter und verdünnt ihn.

Erst diese Verdünnung wird die restlose Entleerung des Eiters ermöglichen. Die Spülung wird täglich wiederholt, bis das Wasser klar abfließt. Während der Verbandwechsel bleibt die Saugwirkung ebenfalls bestehen, da an der Flasche, die unter dem gleichmäßigen Minusdruck steht und an dem Schlauchsystem nichts geändert wird. Das lange, in die Flasche hineinragende Rohr zeigt tagelang denselben Unterdruck im Brustfellraum und in dem Röhrensystem an (Abb. 189). TIEGEL glaubt, daß für jauchige Empyeme dieser einfache Saug-Spülapparat nicht genügt. Er verwendet daher einige Tage nach dem Eingriff einen Saugspülapparat, bei dem eine dauernde Saugwirkung durch eine Wasserstrahlpumpe möglich ist. Der negative Druck wird auch gehalten, trotzdem Nebenluft mit der Spülflüssigkeit eintreten kann. Der Apparat erscheint auf den ersten Blick ziemlich kompliziert, läßt sich aber, wie TIEGEL selbst schreibt, aus Laboratoriumsbeständen herstellen. Die wesentlichen Teile sind die Auffangflasche für den Eiter und die Spülflüssigkeit, die einerseits mit dem Brustfellraum, andererseits mit der Wasserstrahlpumpe in Verbindung stehen. In dem Teil, der nach der Wasserstrahlpumpe geht, sind durch T-Rohre 1. ein Manometer (Abb. 189) eingeschaltet, 2. ein Wasserstandsventil, das den Druck reguliert (Abb. 189). Das Wasserstandsventil besteht aus einem 80 cm langen Glaszylinder, der auf einem graduierten Brett angebracht ist. Er benutzt einen Glaszylinder, wie er zur Aufbewahrung von Ureterkathetern Verwendung findet. Er ist einseitig fest verschlossen, auf der anderen Seite durch einen doppelt durchbohrten Glasstopfen abgeschlossen (Abb. 189). Durch die eine Öffnung wird ein kurzes Glasrohr eingeführt, das mit dem erwähnten T-Rohr des Ableitungsschlauches in Verbindung steht. Durch die andere Öffnung geht ein bis fast auf den Boden des Glaszylinders reichendes Glasrohr, das oben einen Trichter trägt. Durch diese Öffnung wird Wasser eingefüllt, und zwar so viel, als es dem gewöhnlichen Druck entspricht, was an der Zentimetereinteilung abgelesen werden kann. Eine zweite Flasche dient als Spülflasche. Sie ist mit einem Hahn versehen, so daß die Spülung jederzeit unterbrochen werden kann und der am anderen Ende der Schlauchleitung befindliche NÉLATON-Katheter kann durch die seitliche Öffnung des am Thoraxdrän angepaßten Metallansatzes eingeführt werden. Seitlich ist an dieser Spülleitung eine mit Terpentin gefüllte Flasche angeschlossen (Abb. 189). Die Nebenluft, die beim Spülen eingesaugt wird, geht durch das Terpentin, belädt sich infolgedessen mit Terpentindämpfen. Auch die Luftzufuhr ist durch einen Hahn zu regeln, so daß der Minusdruck im Brustfellraum auch durch die Luftzufuhr nicht beeinträchtigt wird.

Will man die Saugung vermehren, so kann man an dem seitlichen Ansatz, der sonst zur Spülung verwendet wird, eine zweite Saugvorrichtung anschließen. Dazu kann man einen Flaschensaugapparat nach BUNSEN (STORCH) oder HARTERT verwenden (s. S. 266). TIEGEL hat den HARTERTschen Apparat dadurch vervollkommnet, daß er ihn regulierbar machte, da gelegentlich bei zu starkem Saugen Unbequemlichkeiten und Schmerzen entstehen. Das Grundsätzliche der Abänderung liegt in der Möglichkeit, daß die Flaschen, die auf Vierkantschienen gleiten, im Höhenunterschied leicht, durch ein Zahnrad getrieben, verstellt werden können. Er richtet sich bei der Einstellung im wesentlichen nach den Angaben des Kranken, d. h. er erhöht die Saugwirkung so lange, bis das Gefühl einer Spannung im Brustinnern geäußert wird. Der Höhenunterschied wird dann zunächst etwas vermindert, nach kurzer Zeit hat sich der Kranke an den Druck gewöhnt, so daß man ihn dann allmählich wieder erhöhen kann.

Neben diesen sicher und zuverlässig wirkenden Saugapparaten gibt es noch andere, die auf dem Grundgedanken von REVILLIOD aufgebaut sind. Sie haben zweifellos den Vorteil der großen Einfachheit, d. h. grundsätzlich ist an das

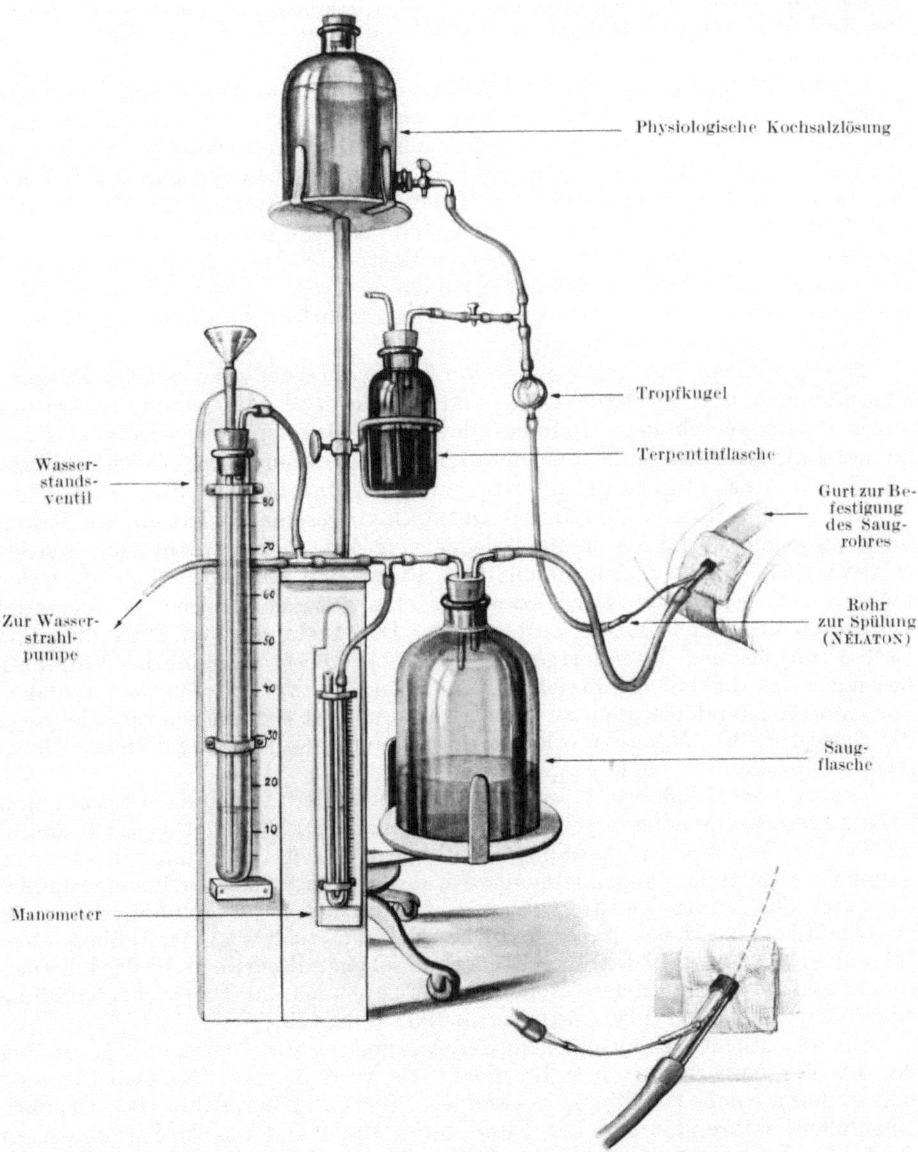

Abb. 189. Saugapparat nach TIEGEL. Die kleine Abbildung rechts unten zeigt vergrößert das in den Brustkorb eingeführte Rohr mit der Spülvorrichtung durch den Katheter (gestrichelte rote Linie).

in den Brustkorb führende Dränrohr ein Saugrohr angefügt, in das ein Gummiball luft- und wasserdicht eingefügt ist. Das Ende des Saugrohres führt in das Sammelgefäß. Oberhalb und unterhalb des Balles befindet sich je ein Ventil. Das obere Ventil schließt sich in dem Augenblick, in dem der Ball zusammengedrückt wird, während sich das untere öffnet. Im Augenblick, in dem der Ball losgelassen wird, öffnet sich das obere Ventil und das untere schließt sich, so daß also durch das Zusammendrücken des Balles Eiter aus dem Abflußrohr in das Sammelgefäß getrieben wird, während beim Loslassen des Balles aus dem Brustfellraum Luft und Eiter so lange angesaugt wird, bis der Ball seine ursprüngliche Form angenommen hat. Dieser Apparat läßt sich sicher durch das Einbauen eines Druckmessers vervollkommnen. Trotzdem wird er wohl selten gebraucht.

ISELIN hat ihn in etwas vereinfachter Form, d. h. mit einem Ventil im Abflußrohr verwendet. Im allgemeinen scheinen aber die Saugapparate nach dem Wasserstrahlpumpen- und Saugflaschensystem für wirksamer gehalten zu werden. Trotzdem wird das REVILLIODsche Verfahren noch von manchen in Form von tragbaren Apparaten empfohlen (HÄRTEL 1910, DARDEL 1929, JÄGER 1929) und dafür scheint es sich wohl auch zu eignen. Die tragbaren Apparate kommen erst bei der Behandlung noch bestehender Resthöhlen bei fieberfreiem und auch sonst gutem Allgemeinzustand der Kranken in Frage. Dann können sie aber auch viel Gutes leisten und wir haben selbst mehrfach von dem von HÄRTEL empfohlenen Apparat Gebrauch gemacht.

Abweichend von bisher erwähnten Versuchen mit einer geschlossenen Saugung auszukommen und im Falle eines Abflußhindernisses die verstopfte Leitung durch zwischengeschaltete Spülung oder durch Dauerspülung wieder in Gang zu bringen, haben andere versucht, den Abfluß dadurch zu erleichtern, daß an Stelle des abgesaugten Eiters Luft eingeführt wurde, was schon POTAIN (1888), ROSER, VOGEL und QUINCKE vorgeschlagen hatten, ein Beweis dafür, wie alle Verfahren immer wieder von Zeit zu Zeit empfohlen werden (DANNA 1933, BLOCH und PARRISH 1933, PLAZY und GERMAIN 1932). Von den meisten der Genannten wurde zunächst eine gewisse Eitermenge abgesaugt und durch die gleiche Menge Luft ersetzt. Der Austausch von Flüssigkeit und Luft wurde bis zu 3 Liter fortgesetzt (DANNA). Dieser empfahl das Verfahren besonders bei dicken, fibrinreichen Exsudaten. PLAZY und GERMAIN schlagen vor unter Umständen täglich zu punktieren und Luft einzublasen, um einerseits die Entleerung des Eiters zu erleichtern, andererseits die Röntgenuntersuchung leichter durchführen zu lassen.

VAN ALLEN (1933) weist auf die Bedeutung der Arbeiten NOETZELs und TIEGELs hin, aus denen hervorgeht, daß ein künstlicher Pneumothorax für die Infektion der Pleurahöhle nicht ohne Bedeutung ist (s. auch BURCKHARDT), wie überhaupt im allgemeinen angenommen wird, daß ein geschlossener Pneumothorax, der durch den Ersatz des Eiters durch Luft künstlich hervorgerufen wird, nicht zweckmäßig ist. Daher haben manche Autoren auch die Herstellung eines Oleothorax, der ja bei der Lungentuberkulosebehandlung an Stelle des Pneumothorax zeitweise eine größere Rolle gespielt hat, auch zur Empyembehandlung empfohlen [BUFALINI 1930, ARDIZZONE 1932 (s. S. 433)].

Ein wesentlicher Unterschied in der Anwendung des Oleothorax gegenüber der bei der Tuberkulose besteht nicht. Es wird 5%iges Gomenol-Olivenöl, von anderen auch Paraffinöl, verwendet. BUFALINI empfiehlt das Öl oben einzufüllen, während unten der Eiter durch einen anderen Trokar abgesaugt wird. Als Voraussetzung wird die völlige Eiterentleerung, von manchen eine gute Spülung der Höhle, verlangt. Als Gegenanzeigen gelten wohl dieselben wie bei der Tuberkulose. So wird er abgelehnt bei größeren Bronchialfisteln und bei serofibrinösen Exsudaten.

Im Gegensatz zu den bisher aufgezählten Verfahren, die im wesentlichen den Grundsätzen ISELINs, wenn auch mit mannigfachen Abänderungen, entsprechen, stehen, wie schon oben erwähnt, die Verfahren, die auf eine breite Eröffnung der Empyemhöhle nicht verzichten zu können glauben. Zwar schließen auch einzelne an die BÜLAUsche Saugdränage eine breite Eröffnung der Brusthöhle, also eine offene Dränage, an, aber erst, wenn durch die geschlossene Dränage die möglichst breite Anlegung der Lunge an die Brustwand erfolgt ist (GRAF, HELLER) (s. S. 252).

Einen Übergang zur offenen Dränage, die wohl von vornherein nur noch bei längerbestehendem Empyem mit bereits vollendeter Schwartenbildung, und vor allen Dingen bei jauchigen und septischen Empyemen, wo es hauptsächlich auf die Entleerung des keimhaltigen Inhaltes ankommt, als primärer Eingriff ausgeführt wird, bildet das Vorgehen, wie es von SAUERBRUCH und seiner Schule, von uns und vielen anderen durchgeführt wird. Fast in allen Fällen, außer den ebenerwähnten, werden nach einer diagnostischen Punktion, Teilentleerungen des Eiters durch geschlossene Saugung, ein oder mehrere Male vorgenommen. Dann wird, wenn nötig, der Thorax breit eröffnet, Eiter und Fibrinmasse werden entleert und sofort wieder bis auf ein Dränrohr verschlossen.

Unser eigenes Verfahren der Empyembehandlung hat sich ebenfalls aus der kombinierten Behandlungsmethode entwickelt. Es hat viel Ähnlichkeit mit dem SAUERBRUCHschen Vorgehen. SAUERBRUCH empfiehlt (s. S. 251) zur Wiederausdehnung der Lunge besonders die Überdruckanwendung während wir saugen. Da sowohl die Heberdränage als die reine Saugbehandlung auch mit dicken Trokaren oft sehr langwierig ist, und doch auch in einem recht großen Prozentsatz schließlich zu einem subchronischen Empyem führt, so daß die endgültige Heilung doch erst durch eine Rippenresektion, wenn nicht gar durch eine Thorakoplastik zustande gebracht werden muß, so wird bei uns in jedem Falle die Rippenresektion als Methode der Wahl in Aussicht genommen. Damit soll nicht gesagt werden, daß es nicht gelegentlich Fälle gibt, in denen auch die Saugbehandlung allein zum Ziel führt. Unser Verfahren wird also der Lage des einzelnen Falles angepaßt. Es muß gefordert werden (FROMME, 1929), immer eine bakteriologische Untersuchung des ersten Punktates vornehmen zu lassen, um unter keinen Umständen eine offene Thorakotomie bei einem tuberkulösen Empyem vorzunehmen. Dieses muß grundsätzlich anders behandelt werden (s. S. 282). Das gewöhnliche metapneumonische Empyem, auch das der Kinder, wird zunächst nach Feststellung des Eiters durch Punktion mit dem POTAINschen Saugapparat ein oder mehrere Male teilweise entleert, wenn es frisch in Behandlung kommt. Je nach dem Alter des Kranken, nach der Dauer des Bestehens des Empyemes und nach der Menge des vorhandenen Eiters werden 3—500, auch einmal 1000 ccm in einer Sitzung entleert. Dabei wird darauf geachtet, daß möglichst wenig Luft in die Pleurahöhle eintritt. Je rascher das Empyem sich wieder anfüllt, desto eher wird eine erneute Punktion vorgenommen. Füllt sich nach der 2. oder 3. Entleerung die Höhle wieder rasch mit Eiter an, so ist die weitere Saugbehandlung abzubrechen und eine Entleerung durch Rippenresektion bald anzuschließen. In solchen Fällen kann sich die Lunge auch nach Entleerung des Emypemes nicht ausdehnen, sie wird vielmehr durch die Flüssigkeitsansammlung immer stärker zusammengepreßt. Außerdem schlägt sich Fibrin nieder. Dieses wird organisiert und verhindert die Ausdehnung der Lunge noch mehr. Dadurch wird aber andererseits der bei der Rippenresektion entstehende Pneumothorax ungefährlich, da das Mediastinum und die Pleura Halt bekommen haben. Füllt sich die Höhle dagegen nach der 2. oder 3. Punktion langsam oder gar nicht merklich, so kann eine weitere Saugbehandlung Platz greifen. Es kommt nicht selten vor, daß besonders bei Kindern und frischen Empyemen eine zunehmende Aufsaugung des noch übrig gebliebenen Ergusses unter gleichzeitiger Ausdehnung der Lunge auf den Reiz der mehrmaligen Entleerung hin erfolgt. Immerhin müssen auch solche Fälle physikalisch und auch

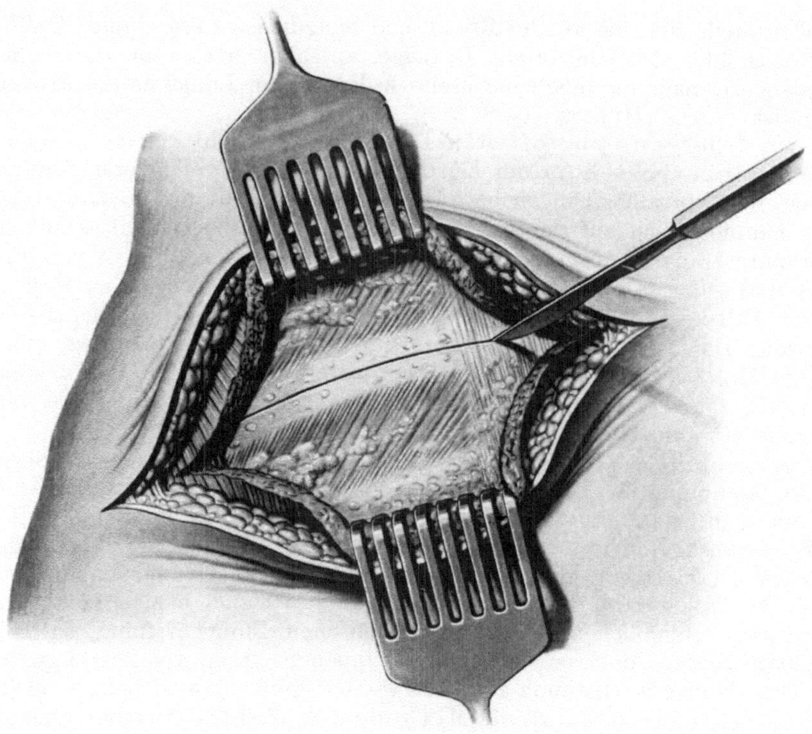

Abb. 190. Die einfache Rippenresektion. 1. Die Rippe ist nach Spaltung der Haut, des Unterhautzellgewebes und der oberflächlichen Muskulatur freigelegt. In ihrer Mitte wird das Periost in Ausdehnung von 8—10 cm gespalten.

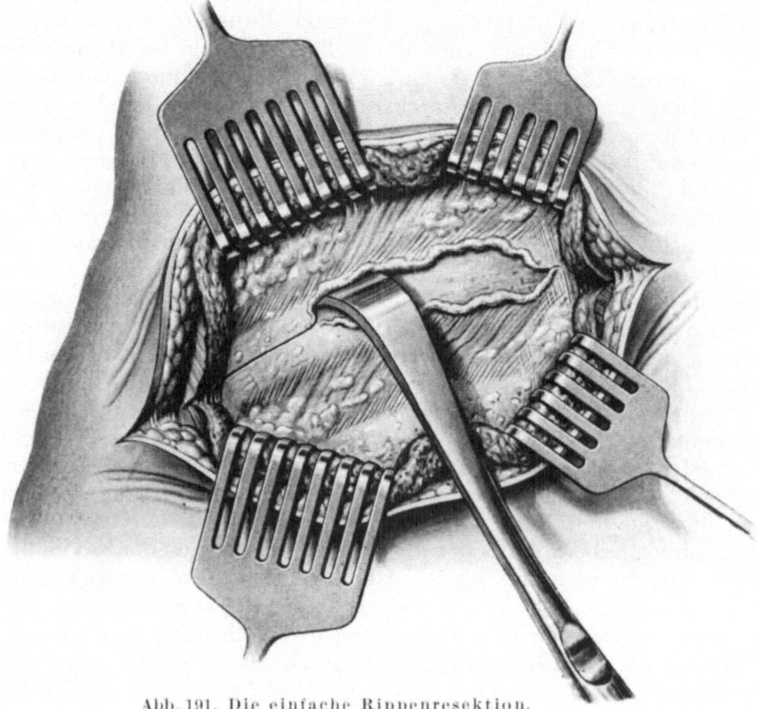

Abb. 191. Die einfache Rippenresektion.
2. Mit dem Raspatorium wird von dem Schnitt aus das Periost nach oben und unten bis zu den Kanten entfernt.

röntgenologisch dauernd geprüft werden, da gelegentlich ohne sichtbaren Grund die Eiterbildung wieder zunimmt und die Höhle sich von neuem füllt. Dann muß selbstverständlich auch bei diesen Fällen die Rippenresektion bald ausgeführt werden.

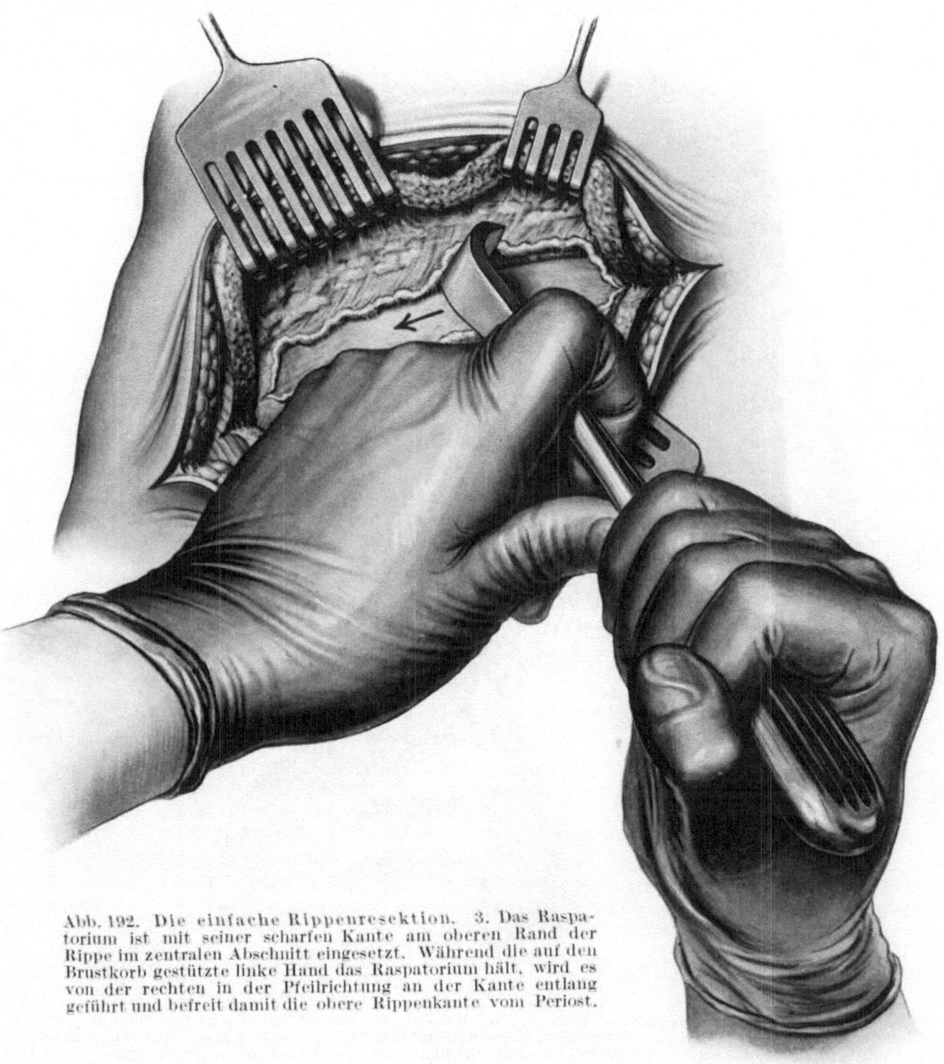

Abb. 192. Die einfache Rippenresektion. 3. Das Raspatorium ist mit seiner scharfen Kante am oberen Rand der Rippe im zentralen Abschnitt eingesetzt. Während die auf den Brustkorb gestützte linke Hand das Raspatorium hält, wird es von der rechten in der Pfeilrichtung an der Kante entlang geführt und befreit damit die obere Rippenkante vom Periost.

Nach dem Gesagten schicken wir in allen Fällen der Rippenresektion eine Saugbehandlung voraus. Diese dauert etwa 1—2 Wochen. Ist dann das Schicksal nicht dahin entschieden, daß die Aufsaugung des Resteiters und die Ausdehnung der Lunge dem Organismus überlassen werden kann, so wird eingegriffen.

Wir operieren möglichst am tiefsten Punkt. Nach völliger Vorbereitung zum Eingriff wird noch einmal punktiert, um festzustellen, ob die 10. oder 9. Rippe entfernt werden soll. Wird Eiter gefunden, so wird die nächsthöhere Rippe in typischer Weise entfernt. Man legt den Weichteilschnitt zweckmäßigerweise so, daß die Punktionsstelle im Zwischenrippenraum etwa der Mitte des zu entfernenden Rippenstückes entspricht.

Um eine Lücke im Brustkorb für einige Zeit offenhalten zu können, ist die

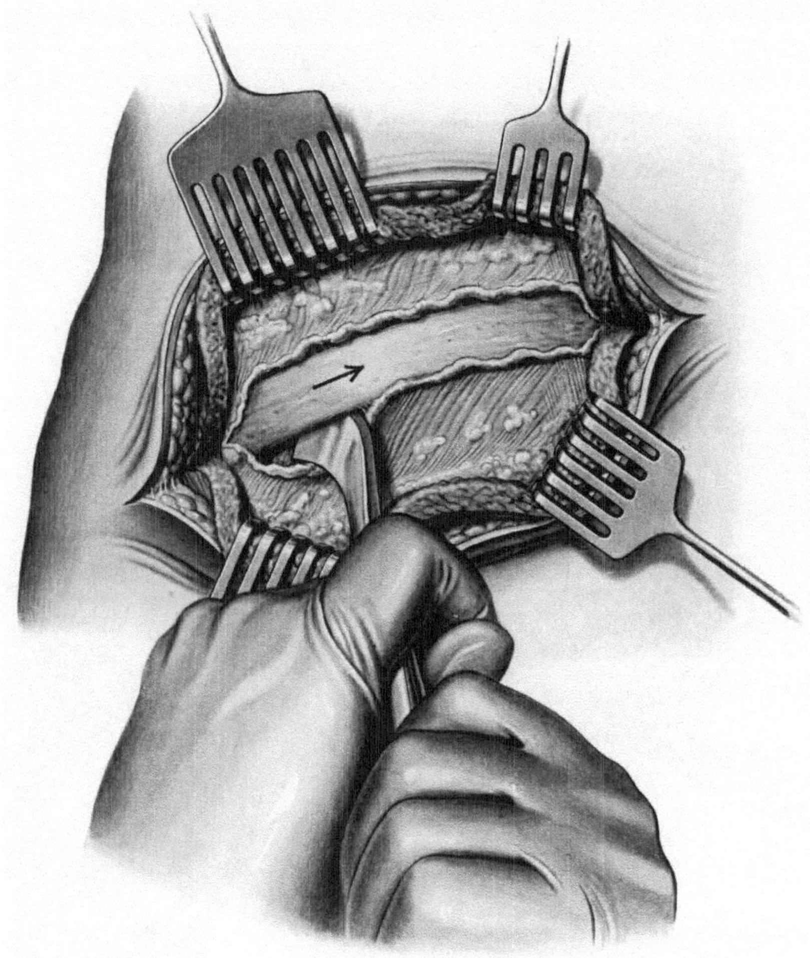

Abb. 193. Die einfache Rippenresektion. 4. Das Raspatorium ist mit seiner scharfen Ecke am unteren Rand der Rippe zwischen Periost und Knochen eingesetzt und befreit in einem Zug in der Richtung von außen nach der Wirbelsäule die Kante vom Periost, während die linke Hand das Raspatorium stützt und am Abgleiten verhindert.

Resektion eines größeren Rippenstückes notwendig. Reseziert man nur 2 bis 3 cm, so sind oft bereits nach einigen Tagen die Stümpfe nahe aneinander gerückt, daher soll das Rippenstück 8—10 cm lang sein. Bei der einfachen Rippenresektion wird immer örtliche Betäubung angewendet. Die Technik der Einspritzung ist außerordentlich einfach und schafft die Möglichkeit vollkommen schmerzlos zu arbeiten, wenn die Interkostalnerven endo- oder perineural getroffen werden. Will man sofort nach der Einspritzung operieren, so muß man noch die über der Rippe gelegenen Weichteile in Form eines Rhombus infiltrieren. Die örtliche Betäubung hat neben allen übrigen auf diesem Sondergebiet den Vorteil, daß durch sie die Gefahr des Pleurareflexes ausgeschaltet wird, der sich sonst gelegentlich in unangenehmer Weise durch mehr oder weniger schweren Kollaps bemerkbar machen kann (s. S. 431). Die Technik der Rippenresektion selbst ist einfach. Zu schonen sind unter allen Umständen die Interkostalgefäße und der Interkostalnerv. Große Vorsicht muß bei der Periostablösung auf der Rückseite der Rippe geübt werden, um die Pleurahöhle nicht unabsichtlich und vorzeitig zu eröffnen. Das kommt besonders dann in Frage,

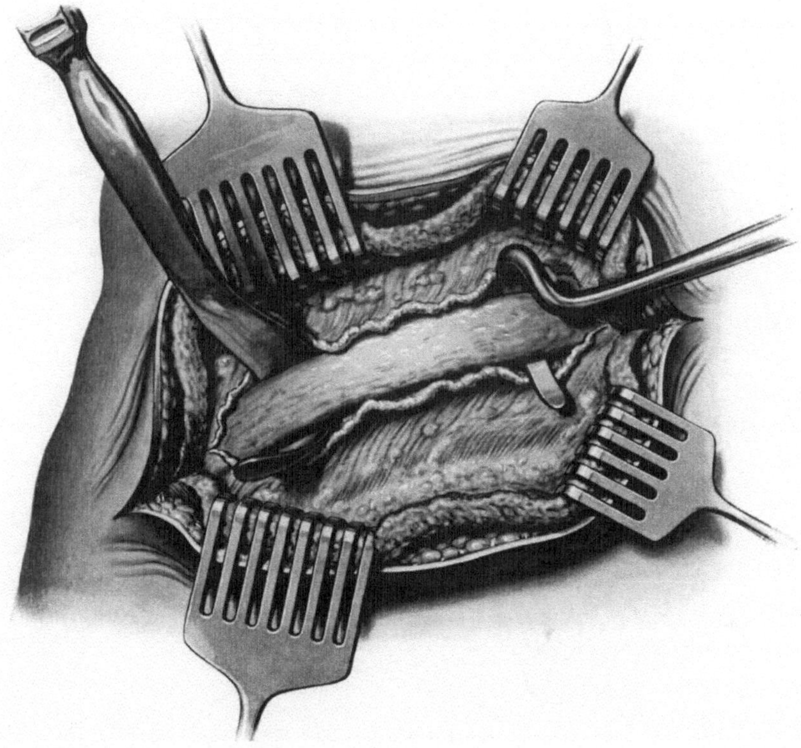

Abb. 194. Die einfache Rippenresektion. 5. Links ist ein gebogenes Elevatorium unter fortwährender Knochenfühlung unter der Rippe durchgeführt. Mit seiner Hilfe kann das hintere Periost in einem Zug abgeschoben werden. Rechts ist das Raspatorium nach DOYEN unter der Rippe durchgeführt, ebenfalls unter dauernder Knochenfühlung. Mit ihm gelingt die Ablösung des hinteren Periostes noch leichter, es besteht aber auch größere Gefahr der Pleuraverletzung.

wenn die Rippenresektion bei unverändertem Brustfell ausgeführt wird. Ehe der Hautschnitt angelegt wird, tastet man sich den Verlauf der Rippe genau ab und zeichnet sich die Schnittlinie, der Mitte der Rippe entsprechend, auf. Dann wird die Haut durchtrennt, die Blutung gestillt und der Schnitt durch die übrigen Weichteile genau auf der Mitte der Rippe in die Tiefe geführt. Auch dann wird wieder genaue Blutstillung gemacht. Es ist am besten die Gefäße gleich alle zu unterbinden, um die Gefäßklemmen abnehmen zu können, da sie sonst bei dem weiteren Vorgehen im Wege sind. Die Blutstillung muß dann besonders gründlich durchgeführt werden, wenn in örtlicher Betäubung operiert wird, da immer mit einer ziemlich starken reaktiven Hyperämie gerechnet werden muß. Nun wird das Periost in ganzer Ausdehnung des Weichteilschnittes, d. h. also auf wenigstens 8 cm, gespalten und mit dem Raspatorium die Knochenhaut auf der vorderen Seite der Rippe nach oben und unten abgestreift, bis die beiden Kanten freiliegen (Abb. 191 und 192 und 193). Da bekanntlich die Gefäße und der Nerv am unteren Rippenrand verlaufen, so muß hier mit großer Vorsicht vorgegangen werden, um sie nicht zu verletzen. Sie brauchen bei vorsichtigem Vorgehen gar nicht zu Gesicht zu kommen. Nun wird das Raspatorium mit einem leicht gekrümmten Elevatorium vertauscht und vorsichtig am oberen und unteren Rande gegen die Rückseite der Rippe vorgegangen. Da das Periost besonders an den Kanten häufig sehr fest an der Rippe haftet,

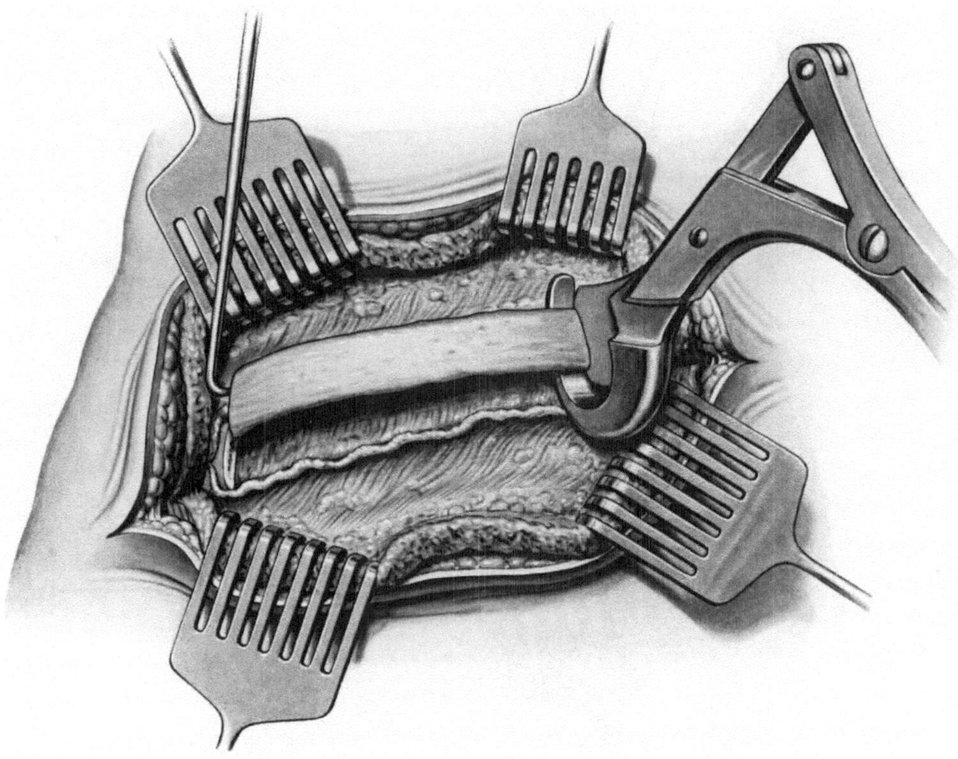

Abb. 195. Die einfache Rippenresektion. 6. Die Rippe ist im distalen Abschnitt bereits durchtrennt. In das distale Ende ist ein einzinkiger scharfer Haken eingesetzt, der die Rippe etwas anhebt, und es erfolgt die Durchtrennung des proximalen Endes.

ist es, wie schon erwähnt, unbedingt erforderlich, die Kanten absolut freizulegen (Abb. 193). Das Raspatorium wird mit der einen Hand geführt, mit der anderen, die auf dem Thorax aufgelegt wird, so gestützt, daß ein Ausfahren in die Tiefe unmöglich ist (Abb. 192). Zweckmäßig ist es, die Befreiung der oberen Rippenkante am oberen inneren Wundwinkel zu beginnen, die Befreiung der unteren Kante am unteren äußeren (Abb. 192 und 193). So gelingt es am leichtesten, die in das Periost einstrahlenden feinen Sehnen der Zwischenrippenmuskeln in einem Zug abzustreifen. Mit einem stärker gekrümmten Elevatorium wird dann zunächst an einer Stelle die Rippe vollständig unterfahren, was keinerlei Schwierigkeiten mehr macht, wenn die Kanten vollständig frei sind. Man kann dazu auch das Raspatorium von Doyen benützen, das aber infolge seiner scharfen Kanten leichter eine Verletzung der Pleura herbeiführen kann (Abb. 194). Erst wenn die Rippe in der gewünschten Ausdehnung auch auf der Rückseite von Periost und Faszie befreit ist, wird

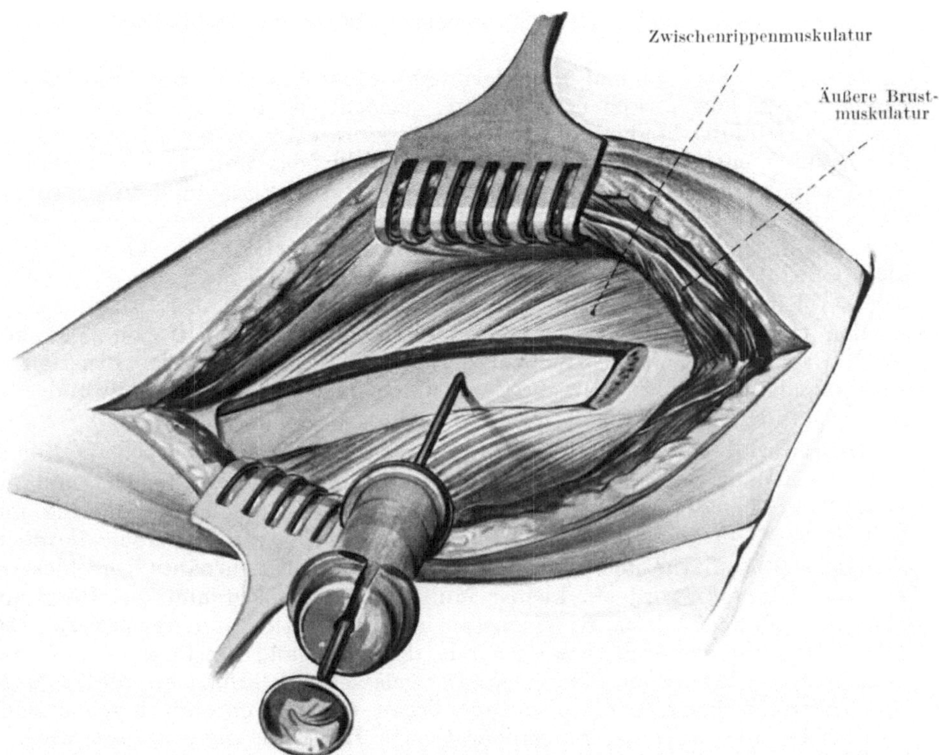

Abb. 196. Die einfache Rippenresektion. 7. Die Rippe ist völlig freigelegt. Durch das hintere Periost wird die Punktionsnadel eingestoßen und etwas Eiter abgesogen. An dieser Stelle wird dann der Einschnitt gemacht. Entspricht diese Stelle nicht dem tiefsten Punkt, so wird der Einschnitt distal, unter Umständen unter weiterer Rippenresektion, verlängert.

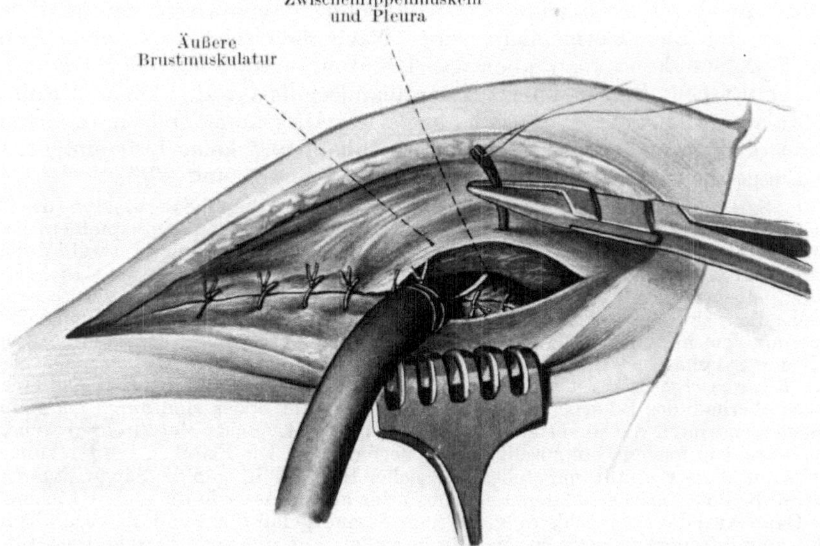

Abb. 197. Die einfache Rippenresektion. 8. In die Pleuraöffnung ist nach Absaugen und Entfernung des Inhaltes ein fingerdickes Gummirohr eingelegt und mit einer Naht befestigt. Die Zwischenrippenmuskulatur, die gleichzeitig die Pleura mitfaßt, ist durch Katgutknopfnähte geschlossen. Auch die äußere Muskulatur wird mit einigen Nähten verschlossen, um so einen luftdichten Abschluß herzustellen.

die Rippenschere eingeführt und zunächst distal und schließlich proximal durchtrennt (Abb. 195).

Jetzt wird noch einmal punktiert (Abb. 196) und erst dann ein kleiner Einschnitt in den Zwischenrippenraum gemacht, so daß gerade ein Finger durch die Öffnung hindurchgeführt werden kann. Am besten ist es jetzt vor die Öffnung ein etwa fingerdickes Glassaugrohr, das mit einer elektrischen Saugpumpe verbunden ist, zu halten, um die Überschwemmung des Operationsfeldes mit großen Eitermengen zu verhüten. Ist der Hauptstrom beseitigt, so stellt der in die Wunde eingeführte Finger fest, ob der tiefste Punkt nicht tiefer als das distale Rippenende liegt. Ist das der Fall, so soll noch so viel von dem distalen Rippenstück entfernt werden, daß die Spaltung des Brustfelles bis an den tiefsten Punkt vorgenommen und nicht durch die Rippen behindert wird. Das ist ohne weitere Schmerzbetäubung möglich. Ist das Brustfell so weit gespalten, so führt man die Saugpumpe in die große Brustfellwunde ein und saugt den Rest der Eitermasse vorsichtig ab.

Dann wird rasch das fingerdicke, 1 cm vom Ende mit einer seitlichen Öffnung versehene Gummirohr in der Gegend des tiefsten Punktes eingelegt und die Weichteile (die Muskulatur) nach Abspülen mit PREGLscher Jodlösung mit Katgut oberhalb des eingelegten Rohres vernäht (Abb. 197). Auch die oberflächliche Muskulatur und die Haut werden durch Katgutnähte verschlossen. Um das Dränrohr wird ein kleiner Mullstreifen eingelegt und das Rohr mit einer Sicherheitsnadel am Hineingleiten in den Brustfellraum verhindert. Das Rohr soll nicht weiter als etwa 2 cm in die Brustwand hineinragen und wird außerhalb der Brustwand etwa 5 cm lang gelassen. Es erfolgt ein großer Mull- und Zellstoffverband, der einige Tage liegen bleibt, wenn nicht schon nach 24 Stunden wie meist der Saugapparat nach HARTERT angeschlossen wird.

Läßt man den Verbandstoff in Form eines aus Mull und Zellstoff bestehenden feuchten großen Vorhanges liegen, so tritt, wie schon KÖNIG, SCHEDE (s. S. 250) beobachtet haben, eine Ventilwirkung auf, die bei Luftstößen und bei verstärkter Ausatmung die Luft aus der Brusthöhle heraus-, aber bei der Einatmung nicht wieder hineinläßt, so daß ohne Saugdränage eine gewisse Ausdehnung der Lunge ermöglicht wird. Nach dem sehr praktischen Vorschlag von THIERSCH kann man über das Dränrohr aus Metall oder Gummi einen abgeschnittenen Finger eines Gummihandschuhes mit kleiner Öffnung am Ende als Ventil benützen, das sich nur bei der Ausatmung und für angesammeltes Sekret öffnet, bei der Einatmung aber schließt und keine Luft einläßt, so daß die Lunge sich ausdehnen muß (s. S. 670, Abb. 475 und 476).

Der Saugapparat von HARTERT (Abb. 198) (STORCH hat dieselbe Verwendung des BUNSENschen Flaschenaspirators zum Absaugen von Empyemen schon 1889 empfohlen) ist außerordentlich einfach. Er besteht aus drei Flaschen, von denen eine kleinere etwa 1 Liter fassend, mit einem Gummipfropfen verschlossen, der zweimal durchbohrt ist. In beiden Öffnungen stecken abgebogene Metallröhren, da Glasröhren sehr leicht zerbrechen. Diese Flasche dient zum Auffangen des Eiters. Die eine Röhre steht durch einen Schlauch wasserdicht mit dem in den Brustkorb führenden Rohr in Verbindung. Das andere Rohr führt nach der Saugflasche. Saugflasche und Sammelflasche für das Wasser sind gleichgroß (etwa 5 Liter). Sie haben je zwei Öffnungen, die übliche am Flaschenhals und eine zweite seitlich oberhalb des Bodens. Die beiden Öffnungen am Boden sind durch Gummipfropfen verschlossen, durch die je ein Metallrohr eingeführt ist. Beide Metallröhren stehen durch einen etwa 1 m langen Gummischlauch in Verbindung. Die Flaschen werden zunächst zur Hälfte mit Wasser gefüllt und stehen in gleicher Höhe. Will man die Saugwirkung erzielen, so wird die eine Flasche so lange angehoben, bis alles Wasser in die andere hineingeflossen ist. Dann wird die Schlauchleitung, die zum Sammelgefäß führt und die ebenfalls in einem mit Gummipfropfen versehenen Metallrohr endet, auf die volle Flasche wasserdicht aufgesetzt. Nun wird die leere Flasche zunächst $^1/_4$ m tiefer gesetzt. Hat man keinen besonderen Apparat als Träger für die Flaschen, so kann man mit einer kleinen Küchentreppe oder auch mit einem Stuhl und einem Schemel den Höhenunterschied herstellen. Ist das ganze System luft- und wasserdicht, so läuft so viel Wasser aus der gefüllten Flasche in die leere, als dem Hohlraum in der Brusthöhle entspricht.

Das Einfließen muß demnach nach einiger Zeit aufhören und die Spiegel müssen zum Stillstand kommen bzw. die Weiterentleerung muß ganz langsam vor sich gehen, während eine saugende Wirkung in der eröffneten Brusthöhle entsteht. Läuft das Wasser zu schnell ab, so muß an irgendeiner Stelle der Leitung eine Lücke sein, die Luft einläßt. Zunächst muß man sich vor Inbetriebnahme des Apparates davon überzeugen, daß er keine solche Lücke aufweist, am besten dadurch, daß man das Saugrohr einfach zuhält und den Höhenunterschied der Flaschen herstellt. Ist in dem Leitungssystem kein Fehler, so muß er am Durchtritt in die Brustwand liegen, oder es muß eine Bronchialfistel vorhanden sein. Im ersteren Falle hat ein Abdichten durch Tamponade meist keinen Zweck, es ist vielmehr einfacher die Saugung für einen Tag zu unterbrechen, das Dränrohr zu entfernen und für 24 Stunden durch ein dünneres zu ersetzen, um das sich teils durch Gewebsschwellung, teils bei älteren Wunden durch Granulationen die Weichteile schließen. Führt man am nächsten Tage das Rohr mit der stärkeren Lichtung ein, so wird es nun meist dicht umschlossen und die Saugwirkung geht ohne Störung vonstatten.

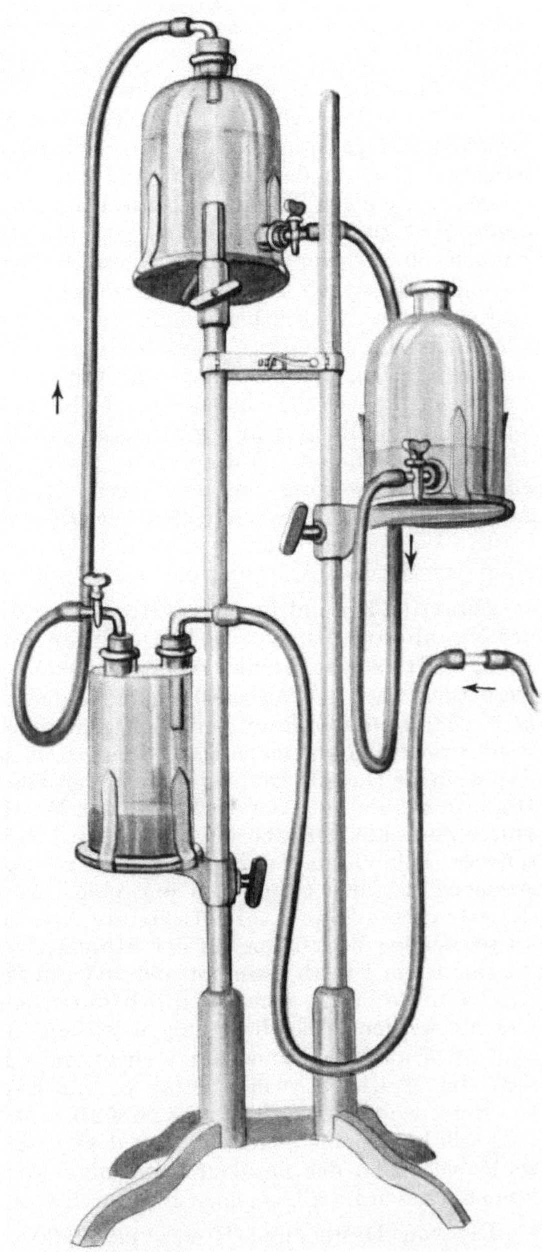

Abb. 198. Flaschensaugapparat nach HARTERT. Die Flaschen sind in ihrer Höhenlage verstellbar angebracht.

Während der eben geschilderte Mangel im Leitungssystem durch Undichtwerden in der Brustwand meist ganz im Anfang oder dann später nach längerem Gebrauch eintritt und durch die geschilderten Maßnahmen leicht zu beheben ist, wird die Bronchialfistel, falls sie nicht schon dadurch diagnostiziert wurde, daß das Empyem ausgehustet wird, fast immer beim ersten Versuch eine Saugleitung herzustellen, in Erscheinung treten, Ob die Bronchialfistel, die etwa in 10% frischer Empyeme beobachtet wird, als Folge eines durchgebrochenen, in der Nähe des Lungenfelles gelegenen Lungenherdes entstanden ist, oder ob von der Empyemhöhle ein Durchbruch in die Lunge erfolgt ist, läßt sich meist erst zugunsten der letzteren Annahme entscheiden, wenn ein Empyem schon längere Zeit geschlossen bestanden hat, dann aber ohne besonderen Grund mit der Außenwelt durch die Lunge hindurch in Verbindung tritt. Für die Behandlung ist die Entstehungsart wohl gleichgültig. Es scheint, daß die meisten Bronchialfisteln sich nach kurzer Zeit von selbst schließen, aber während ihres Bestehens machen sie das Saugen und auch Versuche einer Überdruckbehandlung mehr oder weniger unwirksam. Trotzdem ist von einigen Seiten die

Saugbehandlung zur Heilung der Fisteln empfohlen worden (EGGERS, PANTON, JÄGER, BETTMAN und CROHN). Von den meisten Autoren wird merkwürdigerweise auch Spülung mit DAKIN-Lösung, trotzdem sie einen Hustenreiz hervorruft und somit zur Stellung einer zweifelhaften Diagnose beitragen kann, empfohlen. JÄGER hat einen tragbaren Empyemrespirator angegeben. Wie schon erwähnt, schließt sich die Fistel meist auch ohne Spülung und Saugung.

Die Saugung mit dem HARTERTschen Flaschenapparat wird zunächst nur für 1—2 Stunden, schließlich fast Tag und Nacht durchgeführt. Sie stört den Kranken fast gar nicht, wenn der Schlauch am tiefsten Punkt herausgeleitet wird und etwa in der hinteren Axillarlinie zum Vorschein kommt. Meist ist schon nach einigen Tagen die Entleerung des Eiters beendet und es findet sich dann meist zunächst noch etwas getrübtes und dann immer klarer werdendes Exsudat in geringer Menge. Schließlich bleibt auch das aus. Wenn die angesaugte Flüssigkeit leicht blutig gefärbt erscheint, ist die Höhle meist verschwunden und die Blutbeimengung stammt aus verletztem Granulationsgewebe. Die öfters durchgeführte physikalische Untersuchung, auch Röntgenuntersuchung, im Notfalle sogar mit Jodipinfüllung, stellt die zunehmende Verkleinerung, schließlich das Verschwinden der Höhle fest. Unterstützt wird die Saugbehandlung sehr zweckmäßig durch tägliche Anwendung von Überdruckatmung und die Aufforderung an den Kranken eine Verstärkung seiner Exspirationsbewegung herbeizuführen. Lange summende Ausatmung unter Anleitung einer Pflegeperson, das Aufblasen von Luftringen, das Einblasen von Luft in Wasser gegen den Widerstand einer gewissen Wasserhöhe und ähnliches trägt zur raschen Anlegung der Lunge an die Brustwand bei.

DEMEL (1930) und besonders HOFBAUER (1930) haben sich nachdrücklich mit der Nachbehandlung von Empyemen beschäftigt. Da ja bekanntlich außer Lunge, Brustwand und Brustfell auch noch andere benachbarte Organe sehr wesentlich an den Folgeerscheinungen der Pleuritis mitbeteiligt sein können (s. S. 248), so muß darauf Rücksicht genommen werden, daß diese Schädigungen wieder rückgängig gemacht oder wenigstens so weit günstig beeinflußt werden, daß sie keine Dauerstörungen mehr verursachen (s. S. 248). Zu den betroffenen Organen gehören das Zwerchfell, das Mediastinum und die Wirbelsäule. Durch Zwerchfellverwachsungen mit den Lungen und der Pleura costalis können schwere Behinderungen der Atmung und auch sehr heftige, bei jedem tiefen Atemzug störende Schmerzen eintreten. An der Lunge sind nicht selten auf der erkrankten Seite atelektatische Abschnitte zu finden infolge der nicht ausreichenden Beteiligung an der Atmung nach der Entfernung des Exsudates, die durch ein Emphysem auf der anderen Seite ausgeglichen werden. Schließlich kann die Lunge sehr wesentlich durch das Entstehen einer Resthöhle verkleinert werden. Alle diese Folgen wirken sich störend auf die Atmung, dann aber auch auf die Organe des kleinen und schließlich auf den großen Kreislauf aus. Im Mediastinum kommt es zur Einmauerung und Verlagerung des Herzens und der Luftröhre (s. S. 802ff.). Mit der Schrumpfung der Brustwand tritt sehr häufig eine Skoliose nach der kranken Seite ein, und der Schultergürtel senkt sich nach der kranken Seite, da er seinen Halt verloren hat. Die Resthöhlen können im allgemeinen nur durch Operation beseitigt werden (s. S. 297).

Die von DEMEL und HOFBAUER (1930) vorgeschlagenen Behandlungsmaßnahmen sind: 1. Durch Lagerung sollen die Brustfellverwachsungen unter den Zug der Baucheingeweide gesetzt und durch gesteigerte Zwerchfelltätigkeit gedehnt werden. Dadurch soll ihre Resorption angeregt werden. 2. Durch besonders ausgedachte Atemübungen (aktive Exspiration), auf die ja oben schon hingewiesen ist, wird die Ausdehnung des Brustkorbes und der Lunge gefördert und das Eintreten schwerer Schrumpfung verhindert.

Die primäre breite Eröffnung der Empyemhöhle kommt, wie schon oben gesagt, nur noch selten in Frage. Sie kann bei einem länger bestehenden Empyem aber namentlich dann, wenn sich bei den ersten Versuchen der Saugung ständig Verstopfungen des Dränrohres einstellen, unbeschadet durchgeführt werden, wenn das Empyem schon etwa 3 Wochen bestanden hat. Dann ist das Mittelfell und die Brustwand so weit gefestigt, daß es keine stärkeren Druckschwankungen mehr geben kann. Abgesehen von diesen Fällen wird die breite Eröffnung der Brustwand auch in manchen Fällen von jauchigen und septischen Empyemen durchgeführt werden müssen, wenn es sich darum handelt, den gefährlichen Inhalt möglichst schnell und restlos zu entfernen.

Die Technik der primären breiten Eröffnung eines vollständigen Empyemes unterscheidet sich nicht von dem bei der Beschreibung des eigenen Verfahrens geschilderten. Ist die Höhle nicht vorher durch mehrere Punktionen oder Absaugungen verkleinert, sondern ein großer Eiterschwall zu erwarten, so ist es gut, im Augenblick der Eröffnung der Pleura ein daumendickes längeres Rohr mit seitlicher Öffnung in der Nähe des Endes bereitzuhalten, das sofort in die Höhle eingeführt wird und die Öffnung möglichst weitgehend ausfüllt. Durch dieses in eine Schale oder Flasche geleitetes Rohr wird zunächst die größte Masse des Eiters abgeleitet. Erst wenn kein Eiter mehr durch das Rohr abfließt, wird die Höhle breiter eröffnet, nachgesehen, ob man sich am tiefsten Punkt befindet und wenn das nicht der Fall ist, das betreffende distale Rippenstück so weit entfernt, bis die Brustfellspaltung bis zum tiefsten Punkt möglich ist. Erst dann wird die Höhle besichtigt, noch vorhandene Fibringerinnsel mit einem Stieltupfer ausgewischt, das Rohr am tiefsten Punkt eingelegt und die Weichteile, insbesondere die Muskulatur und Haut, getrennt durch Katgutnähte verschlossen. Die Öffnung so groß zu machen, daß die Hand eingeführt werden kann, wie das HATHAWAY (1920 und 1929) vorschreibt, scheint unnötig. Wird die 9. oder 10. Rippe entfernt, so liegt die Dränageöffnung am tiefsten Punkt fast immer in der Nähe der hinteren Axillarlinie, so daß der Anschluß an einen Flaschensaugapparat ohne Schwierigkeit auch beim im Bett sitzenden Patienten durchzuführen ist.

Bei den septischen und jauchigen Empymen empfiehlt sich nicht die Weichteilwunde zu vernähen, da die Gefahr einer Brustwandphlegmone droht. Dagegen kann die Weichteilwunde zunächst durch Heftpflasterstreifen weitgehend zusammengezogen werden, da diese ja jederzeit entfernt werden können. Hier wird die Wunde mit keimtötender Gaze ausgestopft bis auf die Dränageöffnung. Sind die septischen Erscheinungen abgeklungen, so kann unter Umständen eine sekundäre Weichteilnaht zur Beschleunigung des Wundschlusses in Frage kommen.

Im Anschluß an die breite Eröffnung einer Empyemhöhle beim metapneumonischen Empyem, aber auch bei jauchigen Empyemen ist der Verschluß der Höhle durch Ausstopfung oder Füllung mit Gaze, Vaseline, Gelatine oder Paraffin empfohlen worden. Die Tamponade wurde wohl zuerst von KÜSTER (1921) (Jodoformmull), dann später von JEHN und CONNORS (1931) empfohlen. Sie wurde dann aber auch von ROEDER (1930), der Wismutjodgaze verwendete, und von WALZEL (1931) gelegentlich verwendet. Jodoform darf nur in Form von MIKULICZ-Schleiern angewendet werden, da größere Mengen zu Vergiftungserscheinungen führen können (SAUERBRUCH). CONNORS (1931) hat ein größeres Rippenstück aus der 8. oder 9. Rippe oder beider Rippen, ebenso die Zwischenrippenmuskulatur und die Gefäße entfernt, und dann nach möglichst weitgehender Eiterabsaugung die Pleura breit eröffnet, die Fibrinmassen unter Leitung des Auges herausgenommen, Eitertaschen, wenn vorhanden, in eine gemeinsame Höhle verwandelt und zunächst ziemlich fest mit Jodoformgaze tamponiert. Nach einigen Tagen wurde die Gaze gewechselt und nur noch locker eingefüllt. Nach Reinigung der Eiterhöhle, die sehr schnell vor sich gehen soll (schon nach 24—48 Stunden), wurde die Brustwandöffnung teilweise durch Naht verkleinert. Die anderen Autoren sind in ähnlicher Weise vorgegangen.

WALZEL hat nach Reinigung der Höhle, also nach 5—6 Tagen, dräniert, dann trocken behandelt und die Ausdehnung der Lunge durch Überdruck bei jedem Verbandwechsel gefördert. Blieb die Höhle trotz aller Versuche bestehen, dann wurde bald eine mehrzeitige Plastik begonnen, unter Umständen nach Phrenikusexairese, Plombierung oder Entrindung. Die Ausfüllung mit antiseptischem Mull beschleunigt die Reinigung der Höhlenwand und ist gleichzeitig imstande, das Mittelfell nach der Eröffnung der Höhle zu stützen. Ein zwingender Grund zu einer solchen Ausstopfung der Empyemhöhle nach der breiten Eröffnung, die doch zum mindesten für mehrere Tage das Anlegen der Lunge an die Brustwand verhindert, konnte bisher von uns nicht gefunden werden. Wir haben die Methode als überflüssig nicht zur Anwendung gebracht.

Noch weniger sinngemäß erscheint uns die Ausfüllung der Höhle mit steriler Vaseline nach ORR besonders dann, wenn sie längere Zeit die Höhle erfüllt und eine Ruhigstellung durch ein Gipskorsett (VOHDENAL, 1932) zugefügt wird. CARSKY empfiehlt, die Brustwand durch Aufkleben von breiten Leukoplaststreifen ruhigzustellen. Die eingefüllte Vaseline erlaubt das Durchsickern des Eiters, verhindert aber das Eindringen von Luft. Auch das Verfahren von UNGER, der die Höhle mit Paraffin ausfüllte, erscheint uns nicht zweckmäßig. Dasselbe gilt für die Verwendung von Gelatine mit Acriflavinzusatz (CROQUET, 1931). Zwar wird von allen, die die Tamponade der Empyemhöhle nach breiter Eröffnung empfehlen, behauptet, daß die Heilung sehr rasch vor sich ginge, es kann aber kaum bestritten werden, daß zum mindesten für 8—10 Tage eine Ausdehnung der Lunge verhindert wird.

II. Die Eingriffe beim doppelseitigen Empyem. Eine Ausnahmestellung nimmt das doppelseitige Empyem ein. Es entwickelt sich verhältnismäßig häufig nach Grippebronchopneumonien, während es seltener nach der meist einseitigen lobären Pneumonie auftritt. Es wird häufiger im Kindesalter als bei Erwachsenen beobachtet. Nicht selten ist es nach Pyämien (Anginen, Mittelorheiterungen, Puerperalinfektion). Wesentlich seltener wird es als tuberkulöses Empyem und bei Aktinomykose beobachtet. Häufig sind die beiden Ergüsse nicht ganz gleichzeitig entstanden und dementsprechend ist auch der eine häufig größer als der andere. Die Diagnose stößt meist nicht auf Schwierigkeiten, nur dann, wenn das Empyem auf einer Seite interlobär sitzt, entgeht es unter Umständen längere Zeit der Diagnose.

Das doppelseitige Empyem ist naturgemäß gefährlicher als das einseitige, da es die Atmung beiderseits beeinträchtigen muß. Das spielt besonders eine Rolle bei den septischen und jauchigen Empyemen, aber auch bei den einfachen Pneumokokkenempyemen nach Pneumonie und nach Strepto- und Staphylokokkenempyemen nach Grippe oder Angina, da die Ergüsse oft rasch anwachsen und schwere Verdrängungserscheinungen hervorrufen können. Daher darf, wenn die Diagnose doppelseitiges Empyem feststeht, mit der Entleerung des Empyems nicht länger gewartet werden, als es unbedingt notwendig erscheint. Man darf also nicht, wie man es fast regelmäßig beim einseitigen Empyem tut, den Zeitpunkt abwarten, indem mit einer gewissen Festigung von Mittelfell und Brustwand gerechnet werden kann, sondern man muß, sobald die Veränderungserscheinungen sich durch Atemnot, Pulsbeschleunigung oder gar Zyanose bemerkbar machen, eine möglichst baldige, und zwar beiderseitige Entleerung herbeiführen. Da ein weit offener doppelseitiger Pneumothorax unbedingt den Tod herbeiführt, muß er auf alle Fälle vermieden werden. Andererseits darf man auch nicht ausgiebig einseitig entleeren, da sonst die Gefahr besteht, daß das Empyem der anderen Seite einen Druck auf das Mediastinum bzw. auf die dünnwandigen großen zuführenden großen Herzvenen ausübt (SAUERBRUCH). Besonders groß ist die Gefahr der Abknickung der Vena cava inf. beim Durchtritt durch das Zwerchfell durch ein großes rechtsseitiges Empyem. Daher ist von vielen Seiten vorgeschlagen worden, gleichzeitig bzw. in ganz kurzen Zeitabschnitten die Entleerung vorzunehmen. Die gleichzeitige Entleerung beider Seiten scheint auch dann ungefährlich zu sein, wenn sie mit Hilfe einer Thorakotomie durchgeführt wird (HELLIN 1907, CATIGLIONI 1933, KEYES 1932). Es müssen aber kleine Schnitte angelegt werden, so daß kein plötzlicher Pneumothorax entsteht. HELLIN glaubt zwar, daß nicht der Pneumothorax die Gefahr bringt, sondern die Plötzlichkeit der intrathorakalen Druckänderung durch die rasche Entleerung. Im allgemeinen wird vorgeschlagen, die Eröffnung nicht gleichzeitig, aber kurz nacheinander, d. h. mit einem Zwischenraum von einem bis einigen Tagen, vorzunehmen. Da aber schon Entleerung einer größeren Menge, auch wenn sie sich über mehrere Tage erstreckt, zu unangenehmen Druckerscheinungen auf der anderen Seite führen kann, so haben wir die Entleerung immer gleichzeitig, aber durch geschlossene Aspiration vorgenommen.

Die Entleerung wird bei uns mit dem POTAINschen Apparat durchgeführt. Wir haben zunächst auf der stärker gefüllten Seite eine größere Menge, etwa 250—300 ccm, Flüssigkeit abgesaugt und in unmittelbarem Anschluß daran auf der anderen Seite die gleiche Entlastung vorgenommen (s. S. 259). Da auch bei diesem Vorgehen immerhin die Möglichkeit besteht, daß eine Abknickung der Vena cava inf. infolge der Entlastung der linken Brusthälfte durch den Druck des rechtsseitigen Empyems stattfinden kann, so wurde möglichst immer die rechte Brustseite zuerst entlastet. Noch besser und sicherer ist das von SAUERBRUCH empfohlene Vorgehen zu wählen und gleichzeitig auf beiden Seiten ein Trokar einzuführen. Beide Trokare stehen durch ein Schlauchsystem mit derselben Saugflasche oder der DIEULAFOYschen Spritze in Verbindung, so daß das Absaugen tatsächlich gleichzeitig beiderseits erfolgt. Man muß nur in die beiden zur Spritze führenden Schläuche einen Glaseinsatz einfügen, um auch sicher zu sein, daß der Eiter aus beiden Höhlen abströmt. Ein Fibrinpfropf könnte sonst den Abfluß aus einer Seite und damit den gewünschten Erfolg der beiderseitigen Absaugung verhindern. Da beim doppelseitigen Empyem das Absaugen frühzeitig ausgeführt werden muß, so ist erfahrungsgemäß damit zu rechnen, daß eine Wiederauffüllung der Höhlen verhältnismäßig schnell wieder eintritt. Die Entleerung muß daher manchmal schon nach 1—2 Tagen wiederholt werden. Die Wiederholung muß sogar meist mehrmals stattfinden. Führt sie nach 3—4maliger Entleerung nicht zum Ziel, so wird nun zunächst einseitig thorakotomiert und zwar in der üblichen Weise mit Rippenresektion und Saugbehandlung. Auch hier wird man am besten die rechte Seite zuerst eröffnen. Sobald man die Überzeugung hat, daß nach einigen Tagen die Lunge sich in größerem Maßstabe ausgedehnt und wieder angelegt hat, kann die Thorakotomie mit Rippenresektion auch auf der anderen Seite stattfinden. Ein Schaden ist dann durch den doppelseitigen Pneumothorax nicht mehr zu erwarten. Die rasche Ausdehnung der Lunge wird man durch die Saugflaschenbehandlung beschleunigen können.

Man kann beim doppelseitigen Empyem auch die BÜLAUsche Dränage gleich zeitig zur Anwendung bringen (s. S. 245). Es besteht aber die Gefahr der ungleichmäßigen Entleerung bzw. der unbemerkten einseitigen Verstopfung und dadurch der obenerwähnten Druckschwankungen infolge einseitiger Entleerung. Dazu kommt, daß das längere Liegenbleiben eines Dränrohres bei den oft durch Staphylokokken oder Streptokokken verursachten Empyem leichter zur Undichtigkeit und damit zur Gefahr des Pneumothorax und andererseits zur Gefahr der Brustwandphlegmone Veranlassung geben kann.

Neben den Empyemen, die die Brusthöhle vollständig oder größtenteils ausfüllen und die sich meist metapneumonisch oft aus einem zunächst serösen Erguß entwickeln beobachteten wir auch noch alle möglichen Arten von Teilempyemen. Das Teilempyem ist häufig als Resterscheinung eines vollständigen Empyemes aufzufassen, und es kommt bei länger bestehenden Empyemen vor, daß es sich in mehrere Teilempyeme auflöst. Andere Teilempyeme, wie z. B. das Empyem über der Lungenspitze oder an der Basis, das mediastinale und interlobäre, aber auch einzelne abgesackte Empyeme der großen Brusthöhle entstehen sehr wahrscheinlich öfter aus umschriebenen bronchopneumonischen Herden, aus Lungenabszessen und aus der Lungengangrän. Alle können sich auch an örtliche Verletzungen (Stich- und Schußverletzungen) der Lunge anschließen.

Die Diagnose der Teilempyeme macht oft größere Schwierigkeiten als die des vollständigen Empyemes ganz besonders dann, wenn es entfernt von der Brustwand seinen Sitz hat und wenn es nicht als Resterscheinung auftritt. Ist ein allgemeines Empyem vorausgegangen, so wird man nach dessen Beseitigung, wenn die Krankheitserscheinungen nicht völlig abklingen, an die Anwesenheit eines Restempyems denken und danach suchen. Die kombinierte, physikalische und Röntgenuntersuchung wird auch in jedem Falle die nötigen Hinweise auf das Vorhandensein eines Restempyms bieten, besonders wenn ein Pyopneumothorax besteht, der sich durch die Spiegelbildung bemerkbar macht. Findet sich nur eine Verschattung über einem gewissen Lungenabschnitt bei gleichzeitiger Dämpfung und herabgesetztem Atmungsgeräusch und Stimmfremitus, so darf man sich nicht mit der Diagnose „Schwartenbildung" begnügen, sondern muß beim Verdacht auf einen noch bestehenden Eiterherd eine Punktion ausführen. Das gilt besonders für die Restempyeme in der großen Pleurahöhle. Nicht alle Teilempyeme darf man punktieren. Siehe die einzelnen Formen. Ist die Diagnose eines abgeschlossenen Teilempyemes gestellt, so ist es am besten, den kleinen Herd möglichst schnell und restlos zu beseitigen, was am besten durch Thorakotomie mit Rippenresektion gelingt.

Nachdem durch Röntgenbild und Punktion annähernd der tiefste Punkt der Empyemhöhle festgestellt worden ist, wird in derselben Gegend subperiostal ein etwa 6—8 cm langes Rippenstück entfernt, noch einmal punktiert und beim Befund von Eiter an dieser Stelle eröffnet. Der Eiter wird abgelassen und ein dickes Dränrohr eingelegt, das bei jeder einigermaßen größeren Höhle durch Verschluß der Muskulatur wasserdicht eingenäht wird, so daß nach einigen Tagen eine Saugbehandlung (s. S. 266) begonnen werden kann. Die Diagnosestellung und Behandlung ist also einfach.

III. Die Eingriffe beim Spitzen-, Basis- und Mediastinalempyem. Dagegen erfordern die Spitzen- und Basisempyeme, die mediastinalen und interlobären besondere Aufmerksamkeit. Hier kann die Stellung der Diagnose außerordentlich schwierig sein.

Das Spitzenempyem, oft als Rest eines vollständigen Empyemes im Sinne einer Resthöhle mit der großen Empyemhöhle durch einen engen Kanal in Verbindung stehend, aber auch abgeschlossen im Anschluß an Lungenspitzenverletzungen und -entzündungen kommt vor. Auskultation und Perkussion führen zur Diagnose, wenn man an die Anwesenheit eines Spitzenempyemes denkt. Die Röntgenuntersuchung und Punktion bestätigen die Diagnose.

Die Behandlung des abgeschlossenen Spitzenempyemes besteht am besten ebenfalls in einer Entleerung durch Thorakotomie mit Rippenresektion und Saugdränage.

Das Basisempyem, entweder ebenfalls als Rest eines Allgemeinempyemes, oder auf Grund einer basalen Lungenentzündung oder Verletzung entstanden, nicht selten auch als durch das Zwerchfell auf dem Lymphwege fortgeleiteter Eiterungsprozeß aus dem subphrenischen Raum, entgeht leider häufig auch der Diagnose, freilich nur, wenn man nicht an sein Vorhandensein denkt. Hat sich der Verdacht geregt, so ist die Diagnose meist nicht sehr schwierig, wenn auch die Perkussion und Auskultation bei kleineren tiefsitzenden Ergüssen nur selten ein positives Resultat ergibt, so liefert die Röntgendurchleuchtung meist den Beweis der Anwesenheit eines Ergusses oberhalb des Zwerchfelles, das sich im Gegensatz zu den Beobachtungen am subphrenischen Abszeß bei der Atmung mitbewegt. Nach Durchbruch eines basalen Abszesses oder nach einer Gangrän an der Lungenfläche findet man unter Umständen auch eine Gasblase oberhalb des Zwerchfelles, ähnlich wie beim subphrenischen Abszeß eine Gasblase nicht zu den Seltenheiten gehört. Nur ungern wird man beim interlobären Empyem die Diagnose durch eine Punktion sicherstellen, da man unter Umständen durch die offene große Brusthöhle punktieren muß. Eine besondere Gefahr besteht noch dazu in der Durchbohrung des Zwerchfelles mit der Punktionsnadel. Daher ist zur Eröffnung eines basalen Empyemes die operative Freilegung wie beim interlobären Empyem als Methode der Wahl zu bezeichnen. Man entfernt je nach dem Sitz mehr vorn, seitlich oder hinten 2 oder 3 Rippen teilweise und überzeugt sich vor der Eröffnung der Brusthöhle von der vorhandenen oder nichtvorhandenen Verschieblichkeit des Lungenfelles gegenüber dem Rippenfell. Sind Verwachsungen oder feste Verklebungen vorhanden, so kann man jetzt eine Punktion der Eiterhöhle, wenn auch durch Lungengewebe hindurch, vornehmen. Auf demselben Wege wird dann mit dem Glühbrenner, der Nadel entlang, die Höhle zur endgültigen Dränage eröffnet. Sind keine Verwachsungen oder Verklebungen vorhanden, so muß man sie künstlich hervorrufen (s. unten S. 277).

Schwieriger liegen die Verhältnisse beim mediastinalen Empyem. Hier kann häufig weder Perkussion noch Auskultation einen positiven Befund erheben, falls nicht eine sehr breite Flüssigkeitsansammlung vorhanden ist. Das mediastinale Empyem schließt sich häufiger an Verletzungen der großen Bronchien, der Trachea und auch des Ösophagus an, als an eine Lungenentzündung. Eine vorausgegangene Verletzung der Mediastinalgegend bietet daher schon immerhin einen gewissen Hinweis auf ein mediastinales Empyem. Auch zerfallende Geschwülste im Bereiche des Lungenhilus und des Ösophagus können ein Mediastinalempyem hervorrufen. Die Erscheinungen der dem Empyem vorausgehenden Mediastinitis sind oft stürmisch. Die Röntgenuntersuchung kann die Entscheidung bringen, vor allen Dingen auch die Entscheidung über den Sitz im vorderen oder hinteren, oberen oder unterem Mittelfellraum. Bei größerer Ausdehnung wird die Diagnose durch eine Punktion absolut sichergestellt. Eine Punktion wird man aber nur ausführen, wenn man sicher ist, daß man möglichst keine angrenzenden Organe, insbesondere Brustfellhöhle und Lunge, verletzen wird. Man wird mit der Eröffnung eines mediastinalen Empyemes warten, bis es so stark angewachsen ist, daß man eine Punktion ausführen kann. Nur dann, wenn es sich um ein septisches oder jauchiges Empyem handelt, wird man naturgemäß die Eröffnung so bald wie möglich anstreben.

Dasselbe gilt für Empyeme im hinteren Mediastinum, wenn sie einen Druck auf die Speiseröhre ausüben, der sich beim Schlucken bemerkbar macht, oder wenn die Vena cava, oder das rechte Herz durch das wachsende Empyem verdrängt werden. Nach Jehn macht sich dieser Druck durch Atemnot und starke Stauung der Jugularvenen bemerkbar. Die Eröffnung des mediastinalen Empyemes wird, wenn möglich, an der Stelle ausgeführt, an der bei vorhandener Dämpfung und Verschattung im Röntgenbild durch die Punktion Eiter gefunden wurde. Man wird auf jeden Fall versuchen, ohne Eröffnung der Pleurahöhle auszukommen.

IV. Die Eingriffe beim interlobären Empyem. Auf das interlobäre Empyem soll etwas näher eingegangen werden, da es sowohl in diagnostischer als therapeutischer Hinsicht besondere Schwierigkeiten verursachen kann. Es ist deshalb von großer Bedeutung, weil es häufig zwar ein schweres Krankheitsbild, aber unbestimmte Krankheitszeichen verursacht. Daher erscheint die Diagnose oft sehr schwierig. Bei allen unbestimmten, fieberhaften Erkrankungen, besonders im Anschluß an eine Pneumonie im Bereiche von Lunge und Brustfell, muß an das interlobäre Empyem gedacht werden. Die Erkrankung ist lange Zeit ganz im Gegensatz zu dem allgemeinen Empyem von Klinikern sehr stiefmütterlich behandelt worden. Noch bevor Sacconaghi (1910) eine Zusammenfassung über 100 Fälle gegeben hatte, haben Gerhardt (1907), Fränkel (1910) und später Dietlen (1913), Staehelin (1914) und besonders Ortner (1916) und für die Chirurgen Clairmont (1919) sich um die Kenntnis der Erkrankung verdient gemacht. Die besonderen Krankheitszeichen sind deshalb so unbestimmt, weil die Erkrankung verschiedene Entstehungsmöglichkeiten besitzt.

Sie tritt in der Mehrzahl der Fälle als Folgeerscheinung einer Pneumonie auf, ebenso wie das allgemeine Empyem. Sie kann aber auch metastatisch auf dem Blutwege oder nach operativen Eingriffen bei eiterigen Erkrankungen oder als tuberkulöses Empyem, und schließlich nach Clairmont auch als Folge von Kriegsverletzungen der Brust, wohl überhaupt nach Verletzungen, auftreten. Sie kann nach Clairmont einerseits als Teilerscheinung einer allgemeinen Pleuritis oder eines allgemeinen Empyemes zunächst in den Hintergrund treten, um erst Erscheinungen zu machen, wenn die Erkrankung der großen Brusthöhle abgeklungen ist und in der verklebten Empyemspalte ein Restempyem bleibt. Sie kann aber auch ganz getrennt von der übrigen gesund bleibenden Brustfellhöhle sich in einem der interlobären Räume entwickeln, nachdem eine Verklebung der Ränder des interlobären Raumes gegen die allgemeine Pleurahöhle hin entstanden ist. Des weiteren kann das interlobäre Empyem zuerst allein entstanden sein, um dann von da aus zu einem allgemeinen Empyem zu führen, wenn die Verklebungen den Prozeß nicht an der Ausbreitung hindern. Schließlich kann aber auch von dem zuerst entstandenen interlobären Empyem eine nur örtliche Pleuritis in der allgemeinen Brustfellhöhle entstehen. Sie findet sich dann da, wo die Eiterhöhle nahe an der Oberfläche der Lunge bzw. an den Brustfellüberzug heranreicht.

Wie wir sehen, versteckt sich die Empyemhöhle häufig einerseits hinter einem allgemeinen Empyem, andererseits liegt der Herd oft weit in der Tiefe, zwischen den Lungenlappen versteckt. Am günstigsten liegen die Fälle, in denen sich der örtliche Eiterherd so weit der Brustwand genähert hat, daß er hier entweder breit anliegt oder den Brustfellüberzug in der Nähe der Spalte an dem Entzündungsprozeß beteiligt, so daß ein direkter Hinweis auf einen in der Tiefe vorliegenden Herd vorhanden ist.

Am günstigsten sind daher solche Fälle, bei denen der Eiterherd keilförmig gestaltet ist, wobei die Basis des Keiles der Brustwand anliegt, während die Spitze hiluswärts zeigt. Am schwierigsten sind die Herde von Linsenform, die tief, d. h. hiluswärts in der großen interlobären Spalte gelegen sind, während die Spalte selbst weitgehend gegen die Oberfläche der Lunge zu verklebt ist. Der verschiedenen Lage des abgeschlossenen interlobären Empyemes entsprechend sind auch die klinischen Erscheinungsformen, die die Diagnose durch physikalische Hilfsmittel erleichtern oder erschweren können, verschieden.

Wie schon gesagt, ist das Krankheitsbild fast immer ein schweres. Es liegen die Erscheinungen einer hochfieberhaften Erkrankung vor. Ist eine lobäre Pneumonie mit Schüttelfrost vorausgegangen, so muß man an die Möglichkeit einer Entstehung eines interlobären Empyemes denken, sei es, daß es als interlobäres Empyem, als Rest eines allgemeinen Empyemes oder als primäres interlobäres Empyem auftritt. Von großer Bedeutung für die Diagnose ist nach ORTNER ein heftiges Seitenstechen in, unterhalb oder vor der Achselhöhle. In derselben Gegend findet sich eine heftige Druckempfindlichkeit und gelegentlich Ödem. Auch heftige Atembeschwerden werden beobachtet. Sie stehen meist nicht im Verhältnis zu dem Lungen- und Brustfellbefund.

Ist das interlobäre Empyem keilförmig mit der Basis des Keiles nach der Brustwand, so ist es wohl immer wandständig und leicht auffindbar. Am häufigsten findet sich diese Form bei dem interlobären Empyem zwischen Ober- und Mittellappen der rechten Seite. Viel häufiger sind aber die physikalischen Zeichen einer abgeschlossenen Empyemhöhle unsicher, d. h. mit anderen Worten, häufig liegt das interlobäre Empyem tief und nicht wandständig. Wesentlich ist es beim Verdacht auf interlobäres Empyem an der richtigen Stelle zu suchen. Dazu ist es notwendig, den Verlauf der interlobären Spalten bzw. ihre Projektionen auf die Brustwand zu kennen.

Die interlobären Spalten teilen bekanntlich die Lungen in einzelne Lappen, auf der rechten Seite in 3, auf der linken in 2 Lappen (s. S. 23). Die Spalten gehen fast durch die ganze Lunge von der Oberfläche bis zum Hilus durch (s. aber S. 376). Sie lassen sich auf der Oberfläche der Lunge durch feine Rinnen erkennen, in denen das Lungenfell von der Lungenoberfläche in die Spalten hineinzieht, um auch die Spaltflächen zu überkleiden. Daher kommt es auch, daß Lungenentzündungen ebenso auf das Brustfell der Spalten übergreifen können wie auf der der Lungen an anderer Stelle, wenn sie sich in der Nähe der entsprechenden Oberfläche in der Lunge entwickeln. Die feinen Spaltlinien kennzeichnen, wie gesagt, auf der Oberfläche der Lunge die Einteilung der Lappen. Die Brustfellüberzüge der Spaltflächen berühren sich ebenso wie die Pleura visceralis und Pleura costalis und sind dadurch miteinander zusammenhängend und gleichzeitig verschieblich, da sie mit einem Hauch von Flüssigkeit bedeckt sind. Durch entzündliche Ergüsse können die Blätter, die sich nur leicht berühren, auseinandergedrängt werden. Auch das operative Eindringen zwischen die Pleurablätter macht keinerlei Schwierigkeiten, wenn man die Spaltrinnen an der richtigen Stelle sucht. Beide Lungen sind durch die Spalten in zwei große Lappen, einem Ober- und einem Unterlappen, geteilt. Der Vorschlag von SCHUMACHER (1911) und KREUZFUCHS (1914), sie als Vorder- und Hinterlappen zu bezeichnen, der an sich vielleicht richtig wäre, hat sich nicht eingeführt. Die beiden Hauptspaltebenen verlaufen schräg von hinten oben nach vorn unten. Sie verlaufen aber auch etwas schräg von oben nach unten von der Mittelfellseite nach der seitlichen Brustwand. Jeder Lappen entspricht der Ausbreitung eines Bronchialbaumes.

Die an der Oberfläche der Lunge sichtbaren Spaltlinien, die als Eingang in die Spalten von Bedeutung sind, lassen sich in ihrem Verlauf in folgender Weise auf feste Punkte der Brustwand beziehen. Die beiden großen Spaltlinien, die auf der Oberfläche Ober- und Unterlappen voneinander scheiden, beginnen auf der Mittelfellseite oberhalb des Hilus, verlaufen schräg nach hinten oben und erreichen die Pleura costalis beiderseits etwa in der Höhe der 3. Rippe oder des 3. Zwischenrippenraumes (s. S. 16ff., Abb. 4—7). Die Höhe entspricht etwa der Spina scapulae bei herabhängenden Armen (BRAUS, ROCHARD). Nach ROCHARD (1892) steht die Spaltlinie der rechten Lunge meist tiefer als die der linken (5. Rippe). Auch BRAUS (1924) bildet die Spaltlinie rechts tiefer als links ab, und zwar sogar im 5. Zwischenrippenraum, während die linke in ihrer höchsten Erhebung den 3. Zwischenrippenraum erreicht. Diese Unterschiede zwischen links und rechts sind doch bei der Aufsuchung von Ergüssen im oberen Teile des großen Interlobärspaltes von Bedeutung.

Seitlich verläuft die Spaltlinie des großen Pleuraspaltes stark schräg nach unten, erreicht in der hinteren Axillarlinie die 5. Rippe und am unteren vorderen Lungenrand etwa in der Gegend des Überganges der 6. Rippe in den entsprechenden Rippenknorpel oder auch im 6. Zwischenrippenraum die Zwerchfellfläche der Lunge. Auch hier sind gewisse Unterschiede zwischen rechts und links insofern, als links die Spalte mehr nach vorn, die rechte meist handbreit weiter nach hinten, die untere vordere Kante der Lunge erreicht. Von da überschreiten die Spalten die Zwerchfellfläche der Lunge, um dann auf der Mittelfellseite der Lunge an die Unterseite des Hilus zurückzukehren.

In der hinteren Axillarlinie rechts in Höhe der 4. oder 5. Rippe beginnt eine zweite Spaltlinie (Abb. 6). Sie begrenzt die Spalte, die den rechten Oberlappen in zwei Teile teilt. Ihr Verlauf geht von dem angegebenen Punkt etwas schräg nach vorn unten, entweder der 4. Rippe entlang bis zum Brustbein, oder wenn er in Höhe der 5. Rippe entspringt, den 4. Zwischenrippenraum überkreuzend, zum 4. Rippenknorpel, und zwar bis zu dessen Brustbeinansatz.

Den gekennzeichneten Verlauf der Spaltlinien muß man im Gedächtnis haben beim Verdacht eines interlobären Empyemes. Man muß sich vergegenwärtigen, daß die Eiteransammlung häufig wenig physikalische Erscheinungen macht, besonders, wenn sie tief in der Spalte sitzt. Heute hilft ja glücklicherweise die Röntgenuntersuchung meist zu einer genauen örtlichen Bestimmung, besonders bei frontalem Strahlengang, der der Ebene der Spalte angepaßt werden muß (Dietlen 1913, Lorey 1914, Schiffer 1924, Chaoul-Stierlin 1928). Wenn sich beim Abklopfen Schallverkürzung findet, so meist nicht im Bereiche der ganzen Spalte, sondern häufig (Ortner) interskapular zwischen dem 3. und 6. Brustwirbel, dann axillar im 4. oder 5. Zwischenrippenraum und schließlich vorn in der Gegend der 3. und 4. Rippe. Auch die anderen physikalischen Untersuchungen sind häufig unsicher, z. B. die Verdrängung des Herzens, die gelegentlich gefunden wurde, und die Tympanie in den vorderen oberen Lungenabschnitten. Dagegen hat Ortner festgestellt, daß der Traubesche Raum erhalten bleibt, daß aber ein paravertebraler Kreissektor neben der oberen Brustwirbelsäule (3.—6. Brustwirbel) im Bereich der gesunden Brustfellhöhe gedämpft ist.

Eine Punktion des interlobären Empyemes soll man ebensowenig wie beim Lungenabszeß ausführen, wenn man nicht die Sicherheit hat, daß zwischen dem Brust- und Lungenfell feste Verklebungen bestehen. Durch eine erfolgreiche Punktion könnte eine Infektion des bis dahin unversehrten Brustfellraumes zustande kommen.

Die Freilegung des interlobären Empyemes geschieht durch Thorakotomie mit Rippenresektion (s. unten). Eine Eröffnung der Brusthöhle mit einem Zwischenrippenschnitt ist aus den bekannten Gründen, d. h. wegen der Neigung der allzuraschen Verengerung der Öffnung bzw. wegen des raschen Aneinanderrückens der Rippen nicht empfehlenswert.

Ist die Ortsbestimmung der Eiteransammlung gelungen, so wird man je nachdem in der Gegend zwischen den Schulterblättern auf der entsprechenden Seite oder in der Achselhöhlengegend vorgehen. Da die Spaltflächen der großen Spalten auf die Brustwand projeziert etwa von der 4. bis 7. Rippe reichen, so wird man in der Achselhöhlengegend die 4.—6. Rippe entfernen. Je weiter der Herd rückenwärts liegt, desto höher wird man die Eiteransammlung suchen müssen. Man wird also im hinteren Teile der Achselhöhle und besonders zwischen Wirbelsäule und Schulterblatt auch immer die 3. Rippe mitentfernen, die 5. aber auch mitnehmen, um sich den nötigen Platz zu schaffen. Die kleine Spalte zwischen Ober- und Mittellappen auf der rechten Seite findet man ziemlich sicher durch Resektion der 3. und 4. oder

4. und 5. oder am besten der 3., 4. und 5. Rippe in der Achselhöhle. Das Aufsuchen der Spalte nach der Rippenresektion wird erleichtert, wenn die Pleurablätter nicht miteinander verklebt sind. Ein seröser oder eiteriger Erguß in der großen Pleurahöhle stört dagegen weniger. Er kann abgelassen werden und man kann in der Regel auch ohne Überdruck die Brustfellhöhle eröffnen, da schon eine gewisse Festigkeit des Mittelfellraumes vorhanden zu sein pflegt. Allerdings kann bei eiterigem Erguß das Aufsuchen der Zwischenlappenspalte durch die Auflagerungen auf das Lungenfell erschwert werden. In solchen Fällen muß man einen breiten Zugang schaffen, d. h. wenigstens 3 Rippen entfernen. Nach CLAIRMONTs Erfahrungen, denen wir durchaus zustimmen, wird die große Lungenspalte in der Achselhöhlengegend fast immer zu hoch, d. h. zu weit achselhöhlenwärts gesucht. Ist ein allgemeines Empyem vorhanden, so braucht man mit der Eröffnung der interlobären Spalte nicht zu zögern, da der abfließende Eiter eine neue Schädigung nicht mehr bedeutet.

Stellt man nach der Rippenresektion und nach Entfernung der Zwischenrippenmuskulatur eine freie Verschieblichkeit der nicht mit der Brustwand verklebten Lunge fest, so entspricht unser Vorgehen dem bei der Eröffnung eines Abszesses. Will man sofort eröffnen, so bleibt nur übrig, vermittels einer Hinterstichnaht (s. S. 333) einen größeren Bezirk des Lungenfelles an das Brustfell wasserdicht anzunähen, wie bei der sofortigen Eröffnung eines Lungenabszesses, um dann in diesem Bezirk das Brustfell zu eröffnen, die Spalte aufzusuchen und stumpf, am besten mit dem Finger, einzudringen. Hat man die Spalte durch das uneröffnete Brustfell schimmern sehen, so ist es kaum möglich, sie nicht in die Hinterstichnaht miteinzufassen. Hat man sie aber nicht gesehen, so kann sie unter Umständen außerhalb des umstochenen Bezirkes bleiben und daher bei der Eröffnung nicht zu finden sein. Daher ist es besser, in solchen Fällen unter Überdruck an der Stelle der Wahl das Brustfell zu eröffnen, die Spalte aufzusuchen und jetzt an der gekennzeichneten Stelle eine künstliche Verklebung der Brustfellblätter herbeizuführen.

Man merkt sich durch Anlegen einer Seidennaht die Stelle an, an der man später in den interlobären Spalt eindringen will, da nach Eintritt einer Verklebung von Brustfell und Lungenfell unter Umständen auch die feine Rinne des Spaltbeginnes nicht mehr mit Sicherheit zu sehen ist.

Zur Erzeugung von Pleuraverwachsungen sind die verschiedensten Vorschläge gemacht worden. Die meisten Versuche waren darauf gerichtet, die Verklebungen und Verwachsungen durch extrapleurale Maßnahmen herbeizuführen. Durch Aufstreichen von gewebereizenden Flüssigkeiten [Jodtinktur, Chlorzink (QUINCKE)] auf die freigelegte Pleura pulmonalis und costalis wurden fast nie sichere Verwachsungen erzielt. Das Bestreichen des freigelegten Rippenfelles mit Terpentinöl oder reinem Eukalyptusöl (DEMEL, HOFBAUER 1930) führte zwar experimentell Verwachsungen herbei, ist aber beim Menschen wegen starker Schmerzen kaum anwendbar. Ebenso brachte die Tamponade des freigelegten Rippenfelles (BETTMAN 1926) mit Jodoformgaze, auch wenn sie mit Jodtinktur getränkt war, keine sicheren Verwachsungen hervor. Dagegen scheint die extrapleurale Paraffinplombe, wie sie SAUERBRUCH vor der Eröffnung von freien Lungenabszessen empfohlen hat, gute Erfolge herbeizuführen (GOHRBANDT). GOHRBANDT (1931) fand das Paraffin allen anderen geprüften Plombenstoffen (Seide, Gummi, Laminaria) überlegen. GORŌKAWA (1935) ist es allerdings experimentell nicht gelungen, durch eine extrapleurale Paraffinplombe sichere Verwachsungen zu erzielen, auch dann nicht, wenn er das Plombenbett mit reizenden Stoffen bestrich oder Reizstoffe in die Brusthöhle einführte. Sichere Verwachsungen scheinen nur dann zu entstehen, wenn die Brusthöhle eröffnet und die Pleura unmittelbar gereizt wird, z. B. ein Gazetampon rund um die eröffnete Stelle zwischen Brust- und Rippenfell gelegt, führt nach BETTMAN (1926) in 7 Tagen zu festen Adhäsionen. BETHUNE (1935) hat beim Menschen mit jodiertem Talkumpuder, der in die Pleurahöhle eingeblasen wurde, feste Verwachsungen erzielt. BÜRKLE DE LA CAMP (1931) brachte eine bandförmige Verwachsung zwischen Mittellappen und Brustwand durch einen Elektrokoagulationsstreifen zustande, der entsprechend der gewünschten Verwachsungsstelle am Lungen- und Rippenfell gesetzt wurde. Nach 9 Tagen war eine lückenlose Verklebung eingetreten.

Man kann bestimmt damit rechnen, daß man mit einem der zuletzt genannten Verfahren nach etwa einer Woche eine feste Verklebung des Rippen- und Lungenfelles erzielen kann. Während dieser Zeit wird die äußere Weichteilwunde durch eine Tamponade offengehalten, um dann, wenn feste Klebungen eingetreten sind, an der mit dem Faden (s. oben) gekennzeichneten Stelle in den Interlobärspalt einzudringen. Einer Punktion steht jetzt auch nichts mehr im Wege. Sieht man den Eintritt in den interlobären Spalt deutlich vor sich und sind keine festen Verwachsungen, sondern nur Verklebungen vorhanden, so ist es am besten, mit dem Finger langsam in den Spalt einzudringen, bis das interlobäre Empyem eröffnet ist. Hängen die Spaltflächen so fest aneinander, daß mit einem stumpfen Auseinanderdrängen nicht mehr gerechnet werden kann, so ist es besser, die Punktion auszuführen, die Nadel nach Erreichung des Eiterherdes liegen zu lassen und nun entlang der Nadel mit dem Diathermiemesser oder dem glühenden Platinmesser die Punktionsöffnung so zu erweitern, daß ein fingerdickes Dränrohr eingeführt werden kann. Die Entleerung des interlobären Empyemes erfolgt fast immer rasch und vollständig, da ja keine unnachgiebigen Wände vorhanden zu sein pflegen, so daß nach einigen Tagen auch ohne Saugung ein Zusammenlegen der Spaltwände zustande kommt.

V. Zusammenfassender Überblick über die verschiedenen Eingriffe beim Pleuraempyem. Überblicken wir noch einmal kurz die heute zur Beseitigung von Empyemen zur Anwendung kommenden Maßnahmen, so ist es bemerkenswert, daß es kein Verfahren gibt, das für alle Fälle von Empyemen geeignet ist. Es ist vielmehr wünschenswert und nötig, für jeden Fall das passende Verfahren zu suchen. Dazu müssen alle Verfahren beherrscht werden. Sehr häufig ist es zweckmäßig, die einzelnen Verfahren zu einem Behandlungsplan zu vereinigen oder im Verlaufe einer Behandlung das Verfahren zu wechseln, um möglichst rasch das gewünschte Ziel zu erreichen. Im folgenden sind die praktisch wichtigsten Verfahren noch einmal kurz zusammengestellt, ohne jedoch feststehende Schemata geben zu wollen.

Das erste Verfahren ist die Punktion mit einer Spritze. Will man größere Mengen von Eiter entfernen, so wird einer der bekannten Saugapparate an Stelle der Spritze verwendet (Dieulafoy, Potain) (s. S. 244). Als Anwendungsgebiet für die Punktion und das Saugverfahren darf in erster Linie das Empyem des Säuglings und des Kleinkindes gelten. Nur seltener reicht die Saugbehandlung dazu aus, das Empyem eines Erwachsenen restlos zu beseitigen, auch wenn mehrere Sitzungen zur Anwendung kommen. Sonst wird die Saugbehandlung als vorbereitende Maßnahme für größere Eingriffe herangezogen, insbesondere beim doppelseitigen Empyem und beim parapneumonischen Empyem. Die Vorteile der reinen Saugbehandlung sind Einfachheit und keine Pneumothoraxgefahr bei richtiger Technik. Die Nachteile sind die Gefahr der Blutung aus den Zwischenrippengefäßen bei der Verwendung dickerer Trokare und die Gefahr der Lungenverletzung (Blutung, Luftembolie, Lungenfistel) beim Absaugen größerer Mengen. Jede Punktion rückt auch die Gefahr einer Brustwandphlegmone näher. Schließlich genügt oft die Saugbehandlung selbst bei kleinen Kindern nicht, um einen endgültigen Erfolg zu erzielen, wenn keine rasche Entfieberung eintritt und das Exsudat dickflüssig und fibrinreich ist. Aus diesem Grunde soll man das Saugverfahren nicht zu lange fortsetzen, sondern, wenn etwa 14 Tage bis 3 Wochen vergangen sind, eine Thorakotomie anschließen.

Das zweite Verfahren ist die Heberdränage nach Bülau (s. S. 245). Sie hat dasselbe Anwendungsgebiet, wird aber im wesentlichen bei Erwachsenen angewendet. Die Vorteile bestehen in der Einfachheit und infolge der nur einmaligen Notwendigkeit zur Punktion in leichterer Vermeidbarkeit der für die Saugbehandlung aufgezählten Gefahren. Die Entleerung geht langsamer vor sich als bei der Saugung, was einen gewissen Nachteil bedeutet, da infolgedessen keine völlige Sicherheit besteht, daß nicht ein Pneumothorax eintritt, der gerade in solchen Fällen unangenehm ist, weil sich die Luftblase im Spitzenbereich sammelt und daher zu einer Spitzenresthöhle Veranlassung geben kann. Die Pneumothoraxgefahr besteht auch schon beim Einführen des Schlauches in den Trokar, wenn es sich dabei auch nur um geringe Mengen Luft handelt, die im allgemeinen bedeutungslos sind.

Ein weiterer Nachteil ist die Entleerungsverzögerung bei dickflüssigem und fibrinreichem Exsudat. Um diesen Nachteil zu umgehen, hat man die Lichtung der Trokare immer weiter gewählt (GERHARDT), wodurch naturgemäß 1. ein kleiner Hautschnitt nötig wurde und 2. die Gefahr der Interkostalverletzung näherrückte. Daher hat man schon frühzeitig durch Lufteinblasung, gleichzeitige Spülung oder Saugung die Entleerung zu verbessern gesucht.

Aber auch diese Unterstützungsmaßnahmen führen oft nicht zum Ziel, so daß nach einiger Zeit doch eine Thorakotomie mit weiter Eröffnung der Empyemhöhle und restloser Entleerung des fibrinreichen Eiters vorgenommen und ein Pneumothorax in Kauf genommen werden. Eine schädliche Wirkung übt er meist nicht mehr aus (s. unten).

Gemeinsame schwere Nachteile der in den letzten Jahren von Internisten, aber auch von Chirurgen, besonders amerikanischen, in den Vordergrund gerückten Saug- oder Heberbehandlung treten dann ein, wenn sie zu lange fortgesetzt werden. In dem Gedanken, die an sich gute, einfache und scheinbar ohne äußere Entstellung zum Ziel führende Behandlung auf jeden Fall bis zur völligen Heilung, also bis zum Verschluß der Höhle, durchzuführen, ist sie auch in widerspenstigen und ungeeigneten Fällen erzwungen oder wenigstens viel zu lange durchgeführt worden. Die Folgeerscheinungen sind für den Kranken sehr bedauerlich (S. 248). Eine zunehmende Schrumpfung der Lunge, des Brustfelles, der Brustwand und des Zwerchfelles führen in günstig verlaufenden Fällen zu einer Herabsetzung der Atmungsfähigkeit der befallenen Seite. Nicht selten treten sekundär durch Abknickung der Hohlvenen durch Zusammendrückung der dünnwandigen Herzabschnitte, durch Verschiebung des Mittelfelles mit Verbiegung der Luftröhre usw. wesentlich unangenehmere Folgeerscheinungen auf, die unter Umständen jetzt eine ausgedehnte Brustwandoperation (Thorakoplastik) notwendig machen. Aber selbst die ursprünglich günstig verlaufenden Fälle, die beim Jugendlichen zunächst keine Erscheinungen zu machen scheinen, sind für später geschädigt, da nicht selten anfänglich überwindbare Herz- und Gefäßstörungen schließlich doch noch den Tod herbeiführen (s. S. 248). Daher darf die Anwendung der genannten Verfahren nur unter der Bedingung restlos durchgeführt werden, daß sie nicht zu lange dauert.

Das dritte Verfahren, gleichzeitig das älteste, ist die Thorakotomie, die mehr oder weniger breite Eröffnung der Brustwand ohne oder mit Resektion einer Rippe. Als KÖNIG die Rippenresektion zur Thorakotomie hinzufügte, zeitigte der Eingriff in der Empyembehandlung wesentlich günstigere Erfolge als vor dieser Zeit. Die Thorakotomie hat auch heute noch ihr bestimmtes Anwendungsgebiet. Man bevorzugt sie bei älteren Empyemen, besonders den metapneumonischen mit Festigung von Brustwand und Mittelfell. Hier ist sie in Vereinigung mit nachfolgender Saugung (s. unten) das Verfahren der Wahl. In ihr Anwendungsgebiet fällt aber auch noch das septische und jauchige Empyem, da es hier auf eine möglichst rasche und ausgiebige Entgiftung durch Eiterentleerung ankommt. Zu vermeiden ist die Thorakotomie bei allen frischen Empyemen wegen des dabei entstehenden weit offenen

Pneumothorax mit seinen Gefahren, insbesondere bei kindlichen, parapneumonischen und parabronchopneumonischen oft doppelseitigen Empyemen.

Die Thorakotomie ohne Rippenresektion wird wohl nur noch selten angewendet. Vereinzelte Vorschläge an Stelle der Heberdränage nur einen kleinen Schnitt in die Brustwand zu machen und so den Eiter in den Verband abfließen zu lassen, werden wohl nicht viel Anhänger gefunden haben. Außerdem wird das Verfahren des kleinen Schnittes noch in folgender Weise empfohlen. Ein kleiner Hautschnitt dient dazu, das Einführen des Trokars für die Heberdränage zu erleichtern. Von manchen wird der Weichteilschnitt bis auf das Brustfell geführt und dieses erst mit dem Trokar durchstoßen.

Die Thorakotomie mit Rippenresektion hat ein wesentlich größeres Anwendungsgebiet. Wie schon gesagt ist sie allein befähigt, eine größere Brustwanderöffnung für eine länger dauernde Dränage oder Saugbehandlung offenzuhalten. Die einfache Thorakotomiewunde im Zwischenrippenraum wird auch gegen den Widerstand eines eingeführten Gummirohres durch den Schrumpfungsprozeß der Brustwand und des dadurch bedingten Aneinanderrückens der Rippen so weit verengt, daß dickflüssiges, fibrinreiches Exsudat nicht mehr hindurchtritt. Bei septischen und jauchigen Fällen ist aber die Entleerung durch eine große Öffnung ebenfalls erforderlich. Die Nachteile des Eingriffes bestehen: Der Eingriff ist größer und kann nur in einem operativen Betrieb zur Anwendung kommen. Der Eiter entleert sich plötzlich und überschwemmt das Operationsgebiet. Wird der Eingriff nicht rechtzeitig, d. h. zu früh, ausgeführt, so entsteht ein plötzlicher Pneumothorax, der zu einem schweren Shock führen kann, der aber auch die Ausdehnung der Lunge verhindert und bei nicht genügender Festigkeit des Mittelfelles zu Mittelfellflattern Veranlassung gibt.

Aber selbst wenn der Eingriff rechtzeitig ausgeführt wird, bildet sich doch immer ein mehr oder weniger ausgedehnter Pneumothorax, und falls sich die Lunge noch gar nicht wieder angelegt hat, kommt es leicht zur Entstehung von Resthöhlen, insbesondere zu Höhlen an der Spitze (s. S. 252). Diese Nachteile werden dadurch umgangen, daß man 1. in dem Augenblick, in dem die Brustwand mit dem Messer eröffnet wird, ein fingerdickes Saugrohr an die Wunde ansetzt und allen Eiter sofort in eine am besten elektrisch betriebene Saugflasche absaugt. Erst dann wird der Schnitt vergrößert und so lange weitergesaugt, bis die Höhle leer ist. Dann wird der Schnitt bis an den tiefsten Punkt verlängert. Das Mittelfellflattern wird dadurch vermieden, daß man rechtzeitig, d. h. nicht zu früh, operiert, und daß man vorher den Eiter schon einige Male geschlossen aus der Höhle abgesaugt hat (s. unten). Das Entstehen einer Resthöhle, besonders einer Spitzenhöhle, wird dadurch verhindert, daß frühzeitig eine geschlossene Saugbehandlung an die offene Thorakotomie angeschlossen wird.

Muß man, wie z. B. bei septischen und jauchigen Empyemen, ohne Rücksicht auf einen günstigen Zeitpunkt sofort eine große Thorakotomie vornehmen, so ist die einzige Möglichkeit, das drohende Mittelfellflattern und den vollkommenen plötzlichen Pneumothorax dadurch zu vermeiden, daß man nach SAUERBRUCH die Eröffnung unter schwachem Überdruck vornimmt. Das Verfahren hat den weiteren Vorteil, daß man bei frischen Fällen die Lunge so weit ausdehnen kann, daß sie die Brustfellhöhle nach Entleerung des Eiters fast völlig ausfüllt, so daß, wenn ein luftdichter Verband angelegt wird, kein größerer Pneumothorax zurückzubleiben braucht. Auch dann, wenn die Lunge schon durch Schwarten eingeengt ist, kann sie unter der Überdruckwirkung wieder stärker ausgedehnt werden.

Als viertes und heute wohl am weitesten verbreitetes Verfahren kommt die Vereinigung der bisher genannten in Frage. In dem Bestreben der Saug- und Heberdränage ein immer weiteres Anwendungsgebiet auch für weniger geeignete Fälle zu geben, wurden die Lichtungen der Trokare immer mehr erhöht. Da diese aber nur mit großem Widerstand zwischen die durch Schrumpfung der Brustwand einander genäherten Rippen hindurchgebracht werden konnten, wurde von den Anhängern des Verfahrens 1. Schmerzbetäubung und 2. ein Hautschnitt mit dem Messer zugegeben. Dadurch näherte sich das internistische Verfahren mehr dem chirurgischen. Auf der anderen Seite kamen aber auch die Chirurgen den Internisten dadurch entgegen, daß sie die Thorakotomie räumlich kleiner gestalteten oder nach Entleerung des Eiters künstlich verkleinerten und durch Heberdränage oder Saugbehandlung die schädlichen Wirkungen des Pneumothorax zu beseitigen versuchten. Aus diesem beiderseitigen Entgegenkommen sind die heute als zweckmäßig erscheinenden Verfahren entstanden.

1. Das Verfahren von PERTHES machte den Anfang. Es bestand 1. in einer offenen Thorakotomie mit Rippenresektion und 2. in einer möglichst bald angeschlossenen geschlossenen Saugbehandlung.

Die Saugbehandlung wurde zunächst vermittels einer Wasserstrahlpumpe durchgeführt (s. S. 250). An Stelle der Wasserstrahlpumpe hat später PERTHES den von HARTERT angegebenen Flaschensaugapparat verwendet und dadurch die Möglichkeit geschaffen, die Behandlung in jedem Raum durchzuführen (s. S. 266).

2. Das Verfahren von ISELIN bedeutet schon ein wesentliches Entgegenkommen den Internisten gegenüber (s. S. 250 und 251). Es wird zwar ein kleines Rippenstück reseziert, ein Katheter möglichst luftdicht eingeführt und dann die Saugbehandlung mit der Wasserstrahlpumpe angeschlossen.

Ähnlich dem ISELINschen Verfahren ist das kurz vorher von GERHARDT aus der inneren Klinik empfohlene, bei dem nur ein Hautschnitt mit dem Messer gemacht, dann ein dicker Trokar eingeführt und die Saugbehandlung angeschlossen wurde. Die GERHARDTsche Methode ist übrigens schon im Jahre 1889, abgesehen von dem Hautschnitt, von STORCH (Kopenhagen) empfohlen worden.

3. Das Verfahren von GRAF-HELLER (s. S. 252). GRAF entfernte auch ein kleines Stück Rippe, legt aber zunächst luftdicht eine einfache Dränage an, läßt den Inhalt ohne Saugen einige Tage (5—8 Tage) abfließen, bis angenommen werden darf, daß ein großer Teil des Lungenfelles, und zwar besonders der Spitzenabschnitt, sich wieder angelegt hat, so daß die nun folgende ausgedehnte offene Dränage nicht mehr zu einem allgemeinen, sondern nur zu einem beschränkten Pneumothorax führt. HELLER hat das Verfahren dahin abgeändert, daß er von vornherein eine größere Rippenresektion vornimmt, das Brustfell aber nur mit einem kleinen Schnitt eröffnet, so daß eben das Dränrohr hindurchgeht. Nach 8—14 Tagen wird dann das Brustfell breit eröffnet und mit 2—3 Gummiröhren dräniert.

4. Es folgen die Verfahren, die die bisher genannten in mehrfacher Weise vereinigen, bei denen eine Thorakotomie mit Rippenresektion gewissermaßen als Hauptteil der vereinigten Eingriffe gelten darf. Dazu gehören z. B.:

a) Das Verfahren der SAUERBRUCHschen Schule (RÜTZ, 1933) beim metapneumonischem Empyem. Die Behandlung wird mit Punktion bzw. Saugbehandlung (DIEULAFOY) begonnen, dann unter Umständen durch eine BÜLAUsche Dränage fortgesetzt, dann, wenn nötig, unter Überdruck die Thorakotomie mit Rippenresektion angeschlossen. Die weitere Behandlung ist meistens eine offene. Beim Verbandwechsel Überdruck zur Ausdehnung der Lunge.

b) Bei der von uns geübten Behandlung, die ebenfalls aus einer Vereinigung mehrerer der obengenannten Verfahren besteht, ist die Thorakotomie mit Rippenresektion zwischen zwei Saugbehandlungszeitabschnitte eingeschaltet. Nach der diagnostischen Punktion wird ein- oder mehrmals gesaugt (Potain). Bei ganz frischen Empyemen und bei Kindern führt diese Behandlung, wie auch Rütz hervorhebt, manchmal bereits zum Ziel. Ist das nicht der Fall, so wird nicht länger als 8—14 Tage gewartet, sondern nach Ablauf dieser Zeit, in der mit einer teilweisen Anlegung des Lungenfelles an das Rippenfell, besonders im Spitzenbereich, und einer Festigung des Mittelfelles gerechnet werden kann, wird eine breite Thorakotomie, zu der kein Überdruck nötig ist, vorgenommen. Der Eiter wird nach kleiner Eröffnung zunächst mit einem dicken Rohr abgesaugt und dann das Fibrin entfernt. Der rasch eintretende große Pneumothorax hat keine bedrohliche Wirkung mehr. Nun wird rasch am tiefsten Punkte ein fingerdickes Rohr eingelegt, das knapp 1 cm in den Brustraum hineinragt und dann die Weichteilwunde bis auf die Dränöffnung geschlossen. Nach 24 oder 48 Stunden beginnt vorsichtig die Saugbehandlung mit dem Hartertschen Apparat. Durchschnittlich dauert die Behandlung 4—5 Wochen. Eine Resthöhle haben wir nach Anwendung dieses Verfahrens nicht mehr entstehen sehen.

Wir sehen aus der gegebenen Übersicht, daß die verschiedensten Möglichkeiten bestehen, die einzelnen Verfahren in verschiedener Reihenfolge zur Anwendung zu bringen, und es ist die Kunst des Chirurgen, in einzelnen Fällen die richtige Reihenfolge zu bestimmen. Für die doppelseitigen Empyeme und für die Teilempyeme (Spitze, Basis, Mittelfellraum, Zwischenlappenspalten) sind besondere Maßnahmen nötig, die in den entsprechenden Abschnitten niedergelegt sind (s. S. 272—274ff.).

γ) Die Eingriffe beim tuberkulösen Empyem.

Eine Sonderstellung unter den Empyemen nimmt das tuberkulöse Empyem ein. Es entwickelt sich immer aus einem tuberkulösen Exsudat, besonders häufig nach dem Pneumothoraxexsudat. Das klare und das leicht getrübte serofibrinöse tuberkulöse Exsudat wird im allgemeinen konservativ behandelt, und ein großer Teil dieser Exsudate wird auch wieder resorbiert. Die Gründe, die den Arzt dazu bewegen, das serofibrinöse Exsudat zu punktieren bzw. abzusaugen, sind bei der Pneumothoraxbehandlung zusammengestellt worden (s. S. 427).

Die Umwandlung des Pneumothoraxexsudates in ein Empyem tritt oft unmerklich, manchmal aber unter stürmischen Erscheinungen auf. Es handelt sich dabei meist um das Übergreifen der Tuberkulose auf das Brustfell, das oft unter starken Temperatursteigerungen erfolgt. Sie und das gestörte Allgemeinbefinden gibt erst die Veranlassung zu einer Probepunktion, die dann die Umwandlung des Exsudates in das Empyem sicherstellt. Trotz der stürmischen Erscheinungen soll man sich davor hüten, das Empyem sofort zu entleeren. Häufig klingen die akuten Erscheinungen unter Temperaturabfall wieder ab und man kann in Ruhe das Erkalten des Eiterherdes abwarten. Nur dann, wenn sich stärkere Druckerscheinungen bemerkbar machen, soll das Exsudat zunächst teilweise abgelassen werden. Im allgemeinen wird das Exsudat dann durch einen Teilpneumothorax ersetzt. Die Absaugung soll nach Sauerbruch am besten mit Hilfe eines Trokars, der zwei Abflußwege hat, stattfinden. Das eine Rohr dient als Abflußrohr und wird mit dem Potainschen Apparat verbunden, das zweite steht mit dem Pneumothoraxapparat in Verbindung, um gleichzeitig die nötige begrenzte, der abgelassenen Flüssigkeitsmenge entsprechende Luftmenge einzufüllen und um den Druck in der

Höhle messen zu können. Es werden immer nur beschränkte Mengen Exsudat abgelassen (250—300 ccm). Dann wird so viel Luft eingelassen, daß gerade ein positiver Druck in der Höhle nachweisbar ist. Erst dann wird wieder Flüssigkeit abgelassen usw. (SAUERBRUCH). Wie beim metapneumonischen Empyem kommt es auch beim tuberkulösen nicht selten vor, daß es sehr fibrinreich ist und der Punktion rein mechanisch Widerstand entgegensetzt, oder es ist sehr zellreich und dadurch schwerflüssig. In solchen Fällen kann die Spülung und damit die Verdünnung des Exsudates versucht werden. Zum Spülen dienen schwach antiseptische Lösungen von Borsäure, Rivanol, 1%ige Gentianaviolettlösung (LAMBERT 1934), 2%ige Lösung von Caryophylensulfonat-Natrium (ARESKO 1936), Bakterizid (LAPINE 1938), auch dünne LUGOLsche und PREGLsche Lösungen (s. S. 252). Verhindern starke Fibringerinnsel den Abfluß durch die Punktionsnadel, so kann der Versuch nach HERMANNSDORFER gemacht werden, das Fibrin durch ein Salzsäurepepsingemisch (s. S. 253) aufzulösen. Auch die Einspritzung von Gomenolöl (s. S. 434) ist mehrfach empfohlen worden (BERNOU, WOLFF 1928, HELLSING 1929, SERGENT und TUOPIN 1929 u. a.). Häufig wirkt die Exsudatentfernung so günstig auf die Pleuraerkrankung, daß das Exsudat verschwindet. Geschieht das nicht, bildet sich rasch neues Exsudat, meist unter neuem Temperaturanstieg, und wiederholt sich das öfters, so muß damit gerechnet werden, daß es sich nicht mehr um ein rein tuberkulöses Exsudat handelt, sondern daß es mischinfiziert ist. Es ist dann unter allen Umständen ratsam eine bakteriologische Untersuchung vorzunehmen und das Exsudat auf seine Zellbestandteile zu untersuchen. Findet sich kein Anhaltspunkt für eine Mischinfektion, so kann die Punktionsbehandlung zunächst fortgesetzt werden. Trotz häufiger Entleerung des Exsudates tritt bei rascher Wiederentstehung eine zunehmende Schrumpfung der erkrankten Lunge ein. Dieser an sich wünschenswerte Vorgang hat andererseits bei längerem Bestehen eine zunehmende Einengung der Atmungsfläche zur Folge und es ist damit zu rechnen, daß sie allmählich mehr und mehr zunimmt. Dazu kommen allmählich eintretende Verwachsungen der Pleurablätter, die die Punktionsbehandlung schwierig machen. Die Gefahr der Mischinfektion wird zunehmend größer. Daher hat SAUERBRUCH in solchen Fällen die Behandlung dadurch abgekürzt, daß er eine Thorakoplastik zur Ausführung bringt, und zwar eine die Höhle zunächst vollständig unberücksichtigt lassende, über den oberen Brustabschnitten beginnende paravertebrale extrapleurale Plastik (s. S. 312). Nach seinem Vorschlag werden zunächst etwa die 1.—7.—8. Rippe subperiostal reseziert und dadurch der Brustraum wesentlich verkleinert. Da infolgedessen stärkere Druckerscheinungen im Brustraum einsetzen können, so muß das Exsudat in entsprechenden Mengen abpunktiert werden. Eine

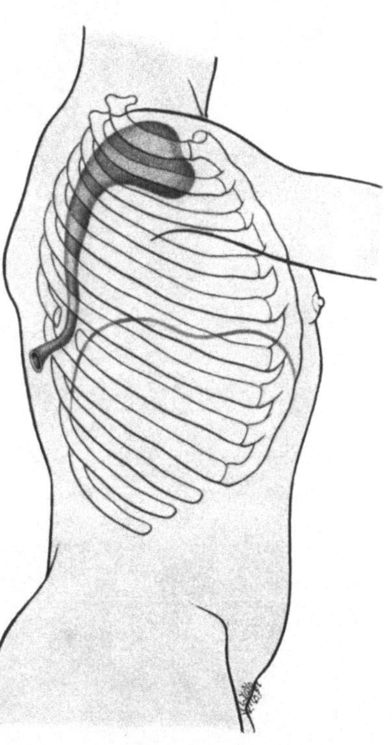

Abb. 199. Schematische Darstellung einer Empyemresthöhle im Spitzenbereich. Sie macht eine ausgedehnte Entknochung des Oberfeldbereiches nötig.

Phrenikusexairese erleichtert die Verkleinerung der Höhle (SAUERBRUCH 1925, SHITARA 1934, OSTOWSKI 1936 u. a.). Bei rascher Wiederbildung des

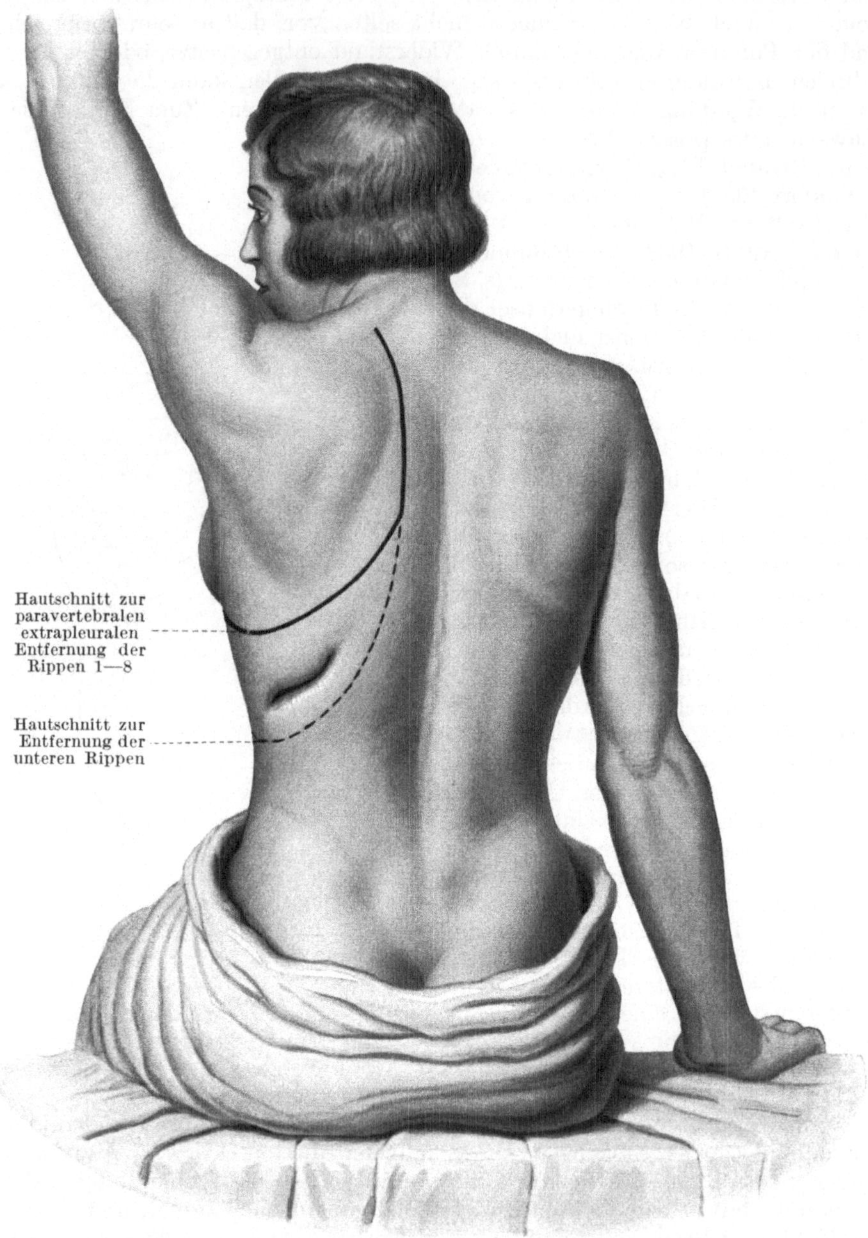

Abb. 200. Darstellung der Weichteilschnitte für die zweizeitige Resthöhlenoperation des mischinfizierten tuberkulösen Empyemes nach SAUERBRUCH. Der erste Eingriff verläuft extrapleural. Die ausgezogene schwarze Linie oben zeigt den Schnitt an zum ersten Eingriff, d. h. zur extrapleuralen Thorakoplastik der 1.—7.—8. Rippe. Der Schnitt reicht etwa bis in die mittlere Axillarlinie. Die gestrichelte Linie zeigt den Schnitt zum zweiten Eingriff an, der nicht mehr streng aseptisch verläuft, da die Fistel berührt wird. Die Rippen 8, 9—11 werden entfernt.

Exsudates gilt es nach SAUERBRUCH als zweckmäßig, da die Punktion bei der sich allmählich durch Verklebungen verkleinernden und unregelmäßig werdenden

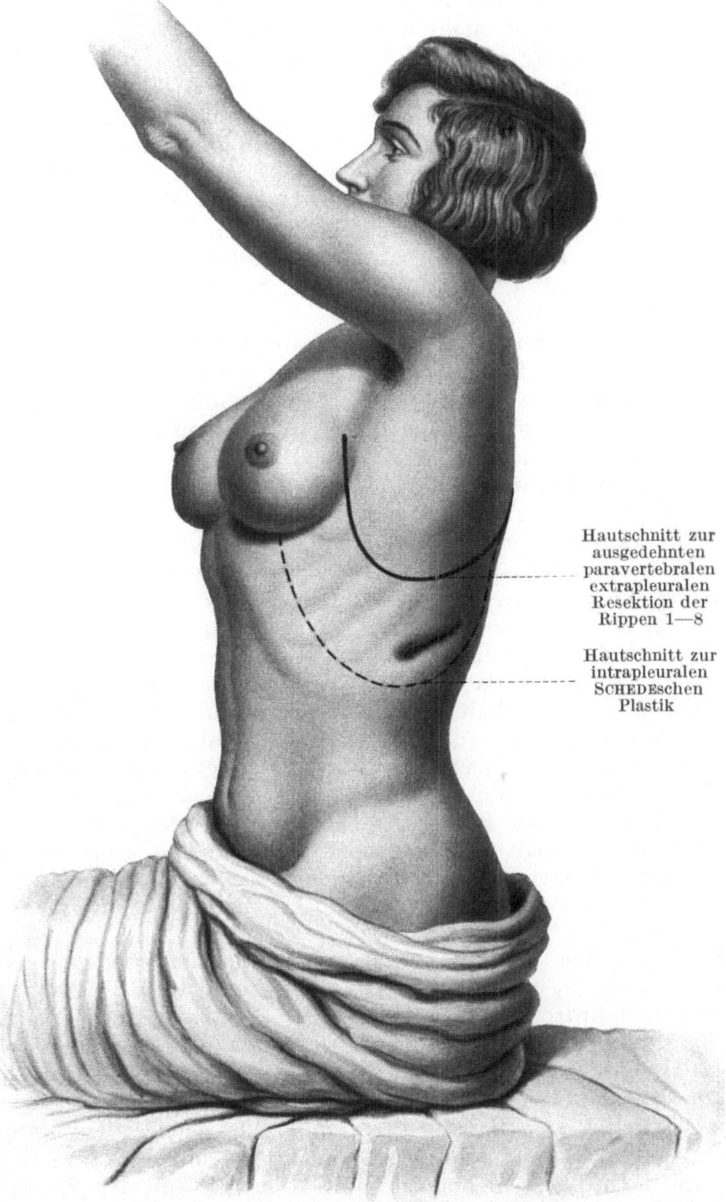

Abb. 201. Darstellung der Weichteilschnitte für die zweizeitige Resthöhlenoperation des mischinfizierten tuberkulösen Empyemes nach SAUERBRUCH. Der erste Eingriff verläuft extra-, der zweite intrapleural. Die ausgezogene schwarze Linie deutet die Schnittrichtung an zur paravertebralen extrapleuralen ausgedehnten Rippenresektion. Die Rippen werden hier bis an den vorderen Höhlenrand entfernt, daher ist der Schnitt bogenförmig bis zum Pektoralisrand verlängert, ohne die Brust zu verletzen. Die gestrichelte Linie deutet den Schnitt zum zweiten intrapleuralen Eingriff nach SCHEDE an in Fällen, in denen die ausgedehnte extrapleurale Resektion nicht zum Verschwinden der Höhle geführt hat. Dieser Schnitt umgreift die Thorakotomieöffnung und entspricht im unteren Abschnitt dem SCHEDEschen. Bei dem Eingriff wird der ganze Rippenmuskelpleuraschwielenlappen entfernt, soweit die Höhle nach oben reicht, und der Hautlappen als Deckung erhalten (s. S. 292).

Höhle auf Schwierigkeiten stößt, eine einfache Rippenresektion zur Entleerung des Eiters durchzuführen. Auch andere machen die Thorakotomie unter diesen Umständen, während sie sonst beim tuberkulösen Empyem mit Recht abgelehnt wird. Tritt nun eine Infektion von außen ein, so trifft sie nur auf die stark verkleinerte Höhle und ist nicht mehr so gefährlich.

Die Ausführung der Thorakoplastik unterscheidet sich nicht von der der SAUERBRUCHschen extrapleuralen paravertebralen Technik (s. S. 462 ff. und 283). In vielen Fällen führt dieser Eingriff aber noch nicht zum endgültigen Versiegen des tuberkulösen Prozesses und es muß infolgedessen in einer zweiten Sitzung auch noch eine paravertebrale Resektion der 8., 9.—11. Rippe angeschlossen werden (Abb. 200). Heilt auch dann das Empyem nicht aus oder ist vorher eine Thorakotomie ausgeführt worden, so ist die Behandlung insofern etwas anders, als sie häufig noch eine Eröffnung der Höhle und Entfernung der schwieligen Brustwand, wie bei der SCHEDEschen Plastik, notwendig macht (Abb. 201—205).

Im Gegensatz zum rein tuberkulösen Empyem steht das wesentlich gefahrdrohendere mischinfizierte, besonders das frühzeitig mischinfizierte Empyem, das auf die verschiedenste Weise zustande kommen kann. Die Infektion kann von einer hinzutretenden Infektionskrankheit ihren Ausgang nehmen. Sie kann aber auch von innen, d. h. von der Lunge und dem Bronchialbaum, von der Brusthöhle und schließlich von außen erfolgen. Der erste Infektionsweg geht über die Blut- oder Lymphbahnen. Der zweite Weg findet über die Perforation einer mit dem Bronchialbaum in Verbindung tretenden Kaverne in den Brustfellraum statt. Der dritte Weg ist durch einen Einbruch des Empyemes in die Lunge bzw. in den Bronchialbaum gegeben und der vierte findet sich im Anschluß an die Punktionsbehandlung. Dieser letztere Infektionsweg wird wohl am häufigsten beobachtet. Die Erscheinungen sind dann oft nicht sehr stürmisch, da das Zustandekommen nicht so zu erklären ist, daß mit der Punktion unmittelbar Eitererreger in die Höhle eingeschleppt werden, sondern daß durch die Punktionsgänge allmählich die Außenweltskeime in die Höhle vordringen oder die erkrankte Lunge angestochen wird. Seltener ist ein Durchbruch des tuberkulösen Empyemes nach außen im Gegensatz zum mischinfizierten Empyem. Die Mischinfektionen, die auf den drei anderen Wegen eintreten, erfolgen meist unter äußerst stürmischen, gefahrdrohenden Erscheinungen, die auch schlagartig das Allgemeinbefinden des Erkrankten zum Schlechteren verändern. Dementsprechend muß auch die Behandlung eingeleitet werden.

Während bei den subakut einsetzenden Mischinfektionen zunächst die Punktions- und Spülbehandlung fortgeführt werden kann (s. S. 282), solange keine gefahrdrohenden Erscheinungen (septische Erscheinungen, hohes Fieber, Schüttelfröste usw.) beobachtet werden, muß bei den ganz akut einsetzenden Mischinfektionen, die gleichzeitig mit einer schweren Störung des Allgemeinbefindens durch die plötzliche Überschwemmung der großen Flächen der Pleurahöhle mit Infektionserregern energischer eingegriffen werden. Eine Entleerung des hochgradig infektiösen Exsudates muß so rasch wie möglich erfolgen, um die Resorption der großen Giftmengen von der Pleurahöhle aus zu verhindern. SAUERBRUCH unterscheidet die ganz akuten Fälle, die eine unvorbereitete Pleura treffen, als akute Pleuraphlegmonen von den weniger stürmisch auftretenden Infektionen, bei denen die Pleura durch vorausgegangene Entzündungen bereits eine starke Abwehrfähigkeit besitzt. In diesen Fällen handelt es sich nicht um einen phlegmonösen Vorgang, sondern um eine zwar ausgedehnte, aber weniger gefährliche Eiterung. Während die Kranken, die die zuletzt genannten weniger stürmischen Erscheinungen der Mischinfektion der Brusthöhle darbieten, auch zunächst mit Saug- und Spülbehandlung, im Sinne einer Dauerspülung nach BÜLAU, behandelt werden können, um dann, wenn eine gewisse Beruhigung eingetreten ist, eine Thorakotomie und eine extrapleurale Thorakoplastik anzuschließen, muß bei den ganz stürmisch verlaufenden Infektionen nach SAUERBRUCH sofort operiert werden. Es hat sich aber gezeigt, daß die sofortige vollständige Entleerung des Brustfellraumes durch Thorakotomie eine zu große Gefahr für den in seinem Allgemeinbefinden, an Atmung und Kreislauf so schwer geschädigten Kranken bedeutet. Er ist einem solchen mit plötzlicher Änderung der Atmungs- und Kreislaufverhältnisse einhergehenden Eingriff nicht gewachsen, ähnlich wie beim akuten parapneumonischen Grippeempyem. Wenn also ein breiter Abfluß durch Thorakotomie geschaffen werden muß, da der Zustand sich dauernd verschlechtert,

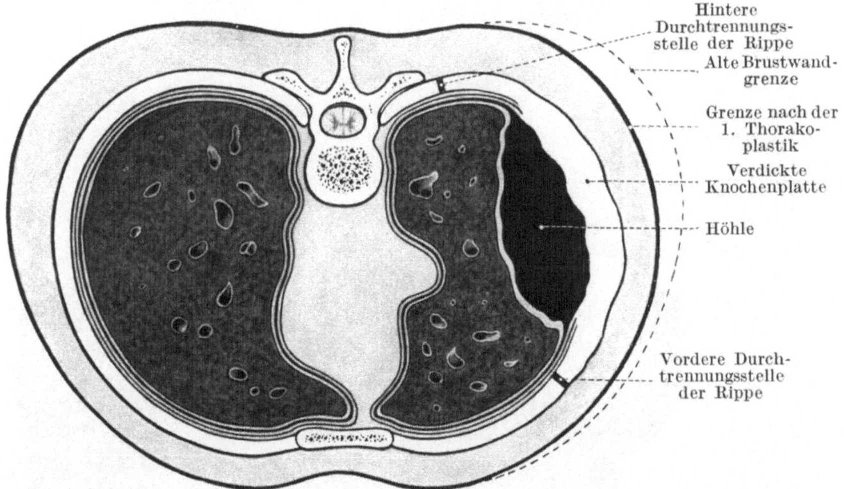

Abb. 202. Schematischer Querschnitt durch die Brust nach einer ungenügenden extrapleuralen Thorakoplastik mit mischinfizierter Resthöhle und stark entwickelten mit der Schwarte vereinigten Rippenregeneraten.

so muß sie unter Druckdifferenz und unter Resektion von 2—3 Rippen, wie bei dem jauchigen Empyem, stattfinden. Der Eingriff wird dann mit einer ausgedehnten Tamponade oder mit einer Dauerdränage abgeschlossen. Nur so kann das Entstehen eines drohenden Spannunspneumothorax verhindert werden. Erholt sich der Kranke, so wird nach SAUERBRUCH zunächst der Versuch gemacht, mit Hilfe einer ausgedehnten extrapleuralen Thorakoplastik die Höhle und damit die Perforationsöffnung zu verschließen (Abb. 200). Selbst wenn kein Fistelschluß der bestehenden Bronchialfistel eintritt, ist doch immerhin die Möglichkeit einer weitgehenden Besserung durch die Verminderung der Resorptionsfläche und des Exsudates gegeben, so daß dann schließlich eine endgültige, meist unter Eröffnung der Höhle stattfindende Thorakoplastik im Sinne der SCHEDEschen Plastik, ausgeführt werden kann und von dem Kranken vertragen wird (Abb. 292). Das Vorgehen bei dem Verschluß von mischinfizierten tuberkulösen Resthöhlen entspricht im wesentlichen dem, wie es für die unspezifischen Empyeme geschildert worden ist (s. S. 242 ff.). Der Eingriff wird dann, wenn der Kranke sich nicht in gutem Zustande befindet, durch Unterteilung wesentlich ungefährlicher gestaltet. In der ersten Sitzung wird mit einem SAUERBRUCHschen Hakenschnitt (s. Abb. 319, S. 464), der paravertebral verläuft und auf der 9. Rippe nach vorn umbiegt (Abb. 200), die Freilegung der Rippen nach Durchtrennung der oberflächlichen Rücken- und Schulterblattmuskeln vorgenommen. Dann wird in typischer Weise die

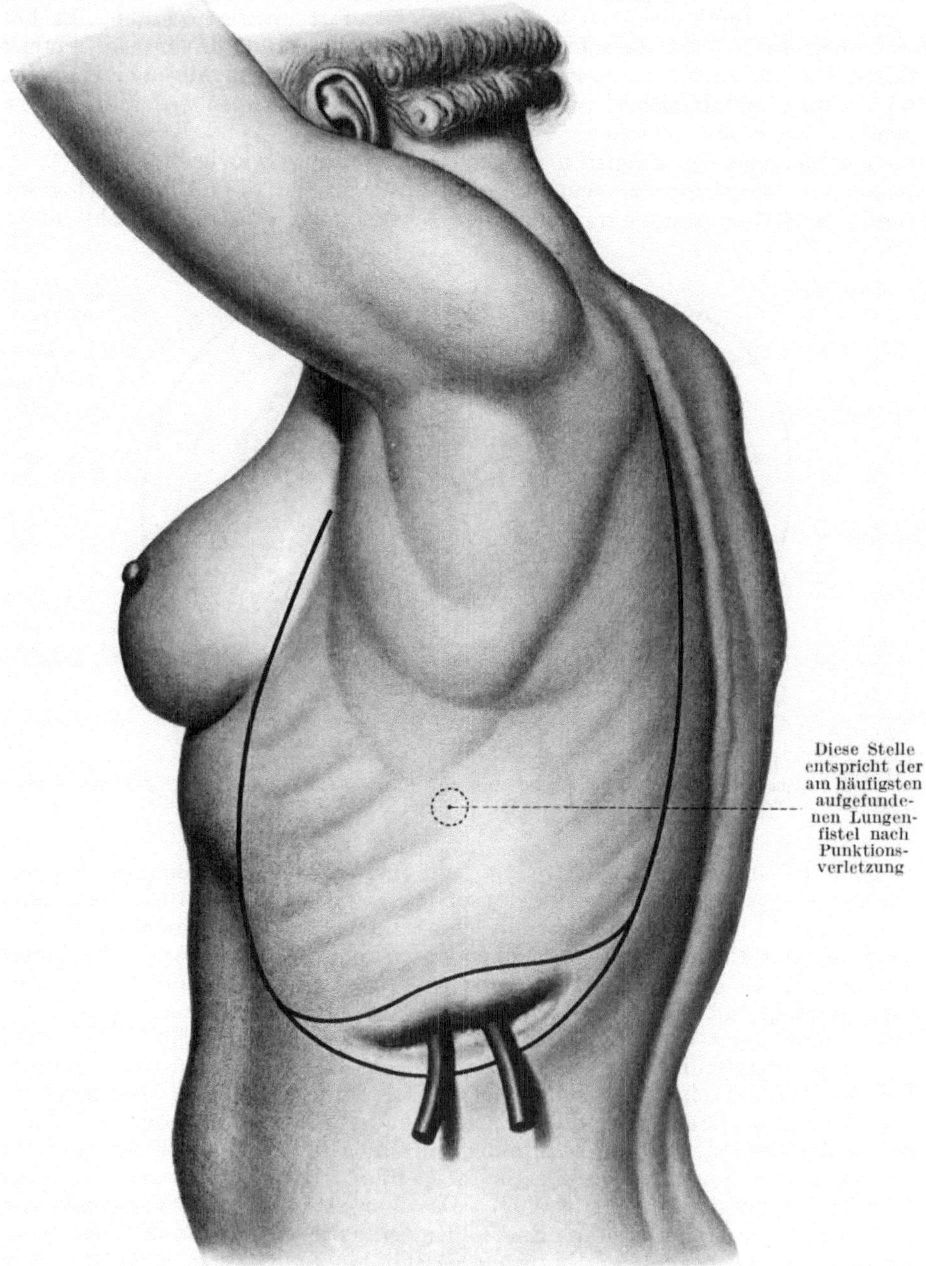

Abb. 203. Intrapleurale Thorakoplastik nach SCHEDE zur Beseitigung einer großen Empyemresthöhle. 1. Ein großer seitlicher Brustwandlappen wird gebildet. Der kleine Kreis deutet die Lungenfistel an. Die äußere Fistel, in der 2 Gummirohre stecken, ist umschnitten.

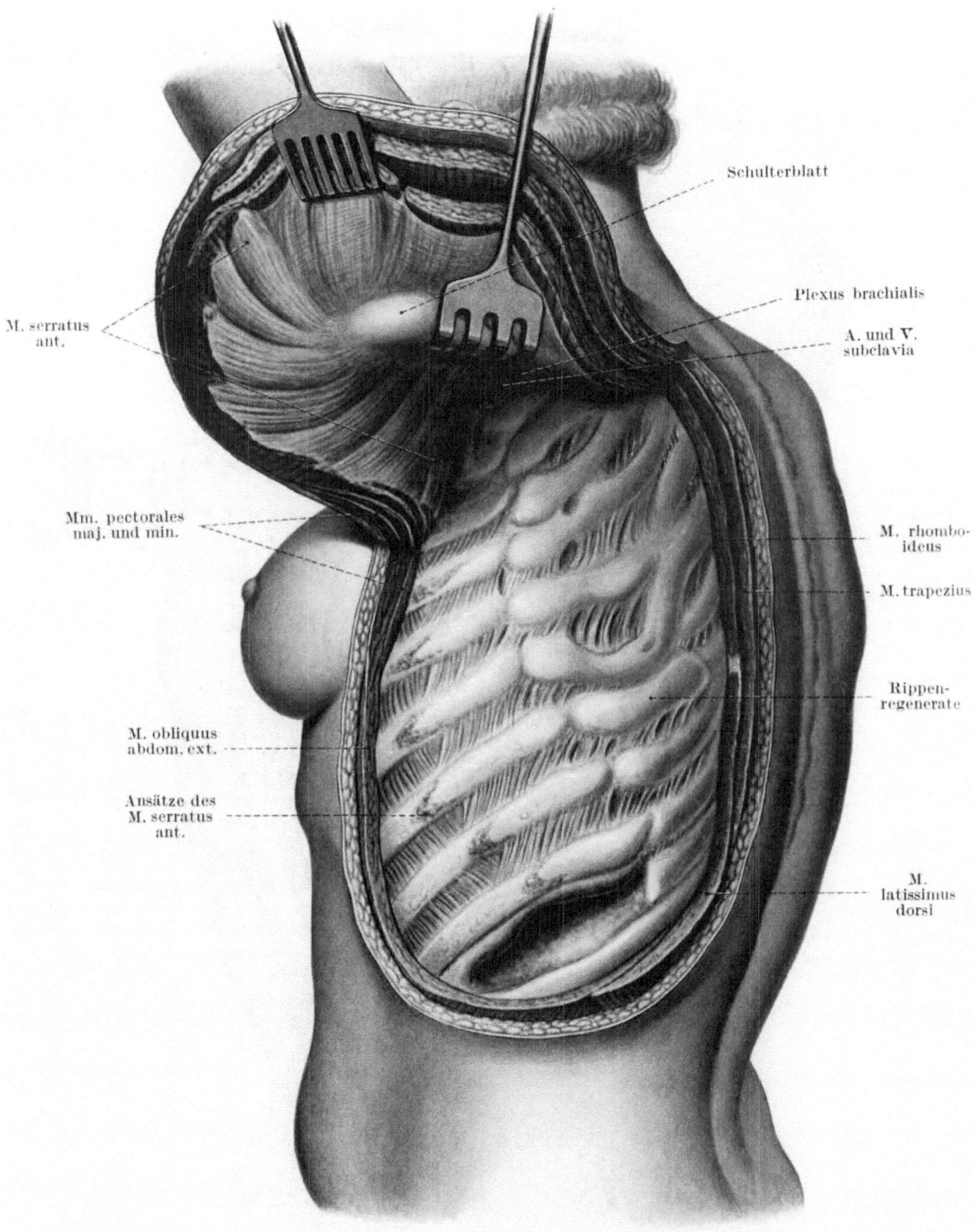

Abb. 204. Intrapleurale Thorakoplastik nach SCHEDE zur Beseitigung einer großen Emphysemresthöhle. 2. Der große Hautmuskellappen ist umschnitten und wird mit dem Schulterblatt nach oben gehalten. Das Hautstück um die Fistel ist entfernt. Die vorderen Rippenabschnitte und die periostalen Rippenneubildungen liegen völlig frei.

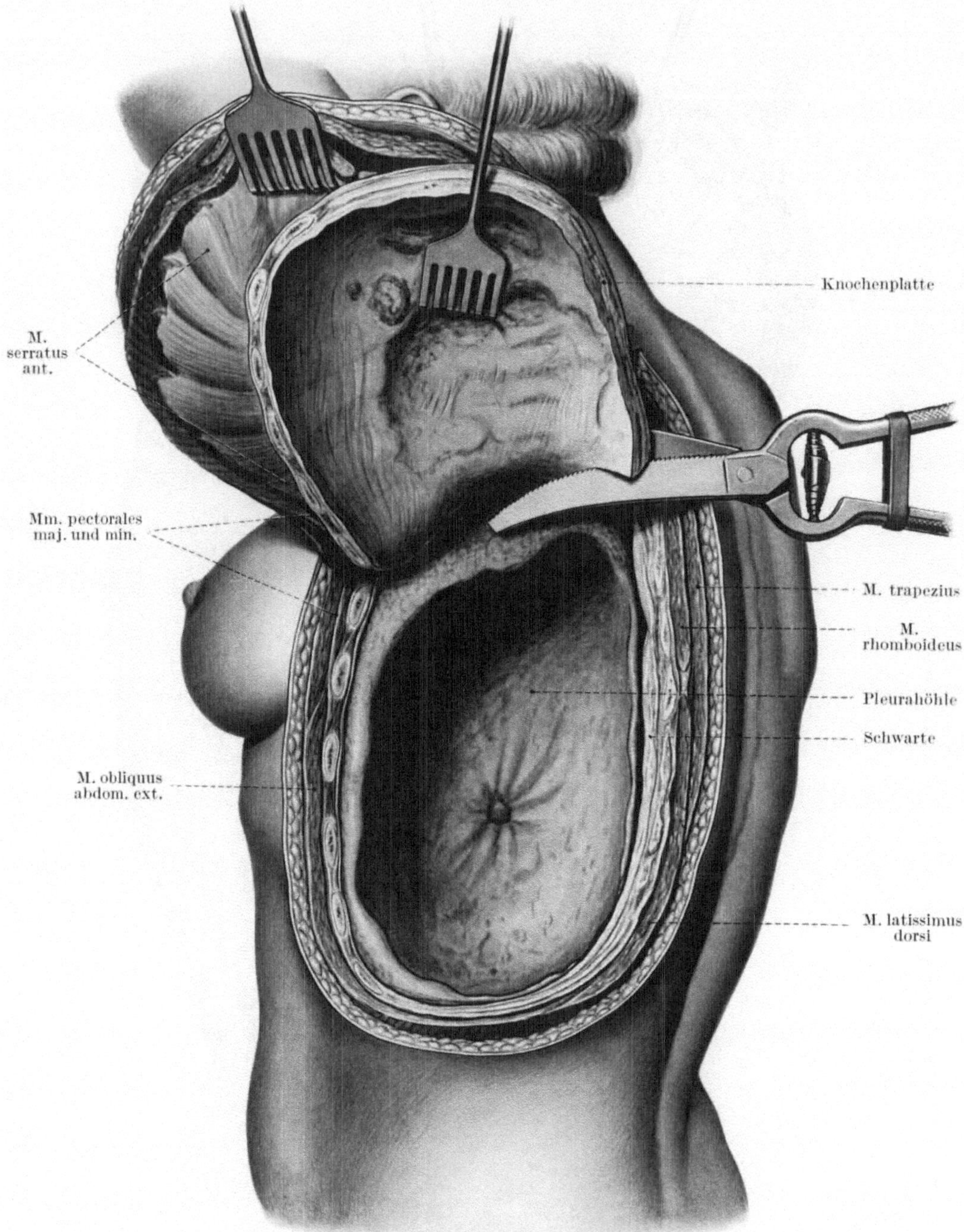

Abb. 205. Intrapleurale Thorakoplastik nach SCHEDE zur Beseitigung einer großen Empyemresthöhle. 3. Von der Fistel aus ist unter Leitung des Fingers die Geflügelschere eingeführt. Mit deren Hilfe wird die ganze Brustwand einschließlich der Rippen in mehreren Zügen durchtrennt und dadurch der Knochenmuskelpleuralappen in einem Zug entfernt.

1.—7. oder 1.—8. Rippe paravertebral extrapleural reseziert. Eine Phrenikotomie wird oft hinzugefügt. Ist die Höhle nicht zu umfangreich, so können sich die Höhlenwände bei gleichzeitiger Ausdehnung der Lunge aneinanderlegen und schließen. Das trifft sogar für Fälle mit noch offener Bronchialfistel zu, wenn es wohl auch seltener ist. Meist ist eine zweite Sitzung nötig, die aber

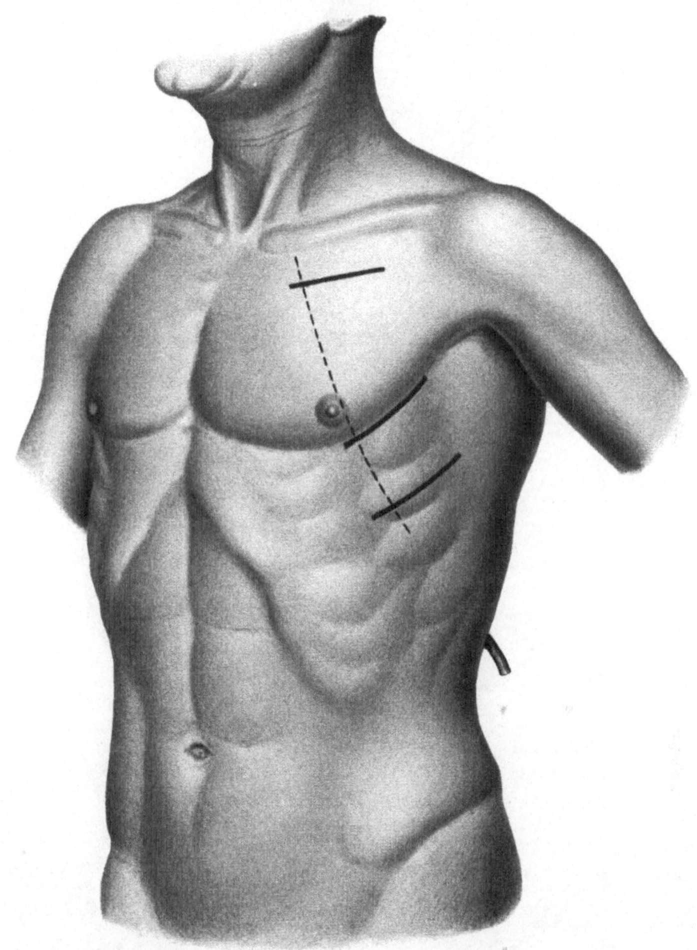

Abb. 206. Obere Thorakoplastik der 1.—7. Rippe von vorn und hinten bei mischinfiziertem tuberkulösem Empyem nach E. HELLER. 1. Die Striche bezeichnen die Weichteilschnitte. Die punktierte Linie deutet die Schnittlinie durch die Rippen an. Am Rücken sieht man das aus der Empyemfistel herausragende Gummirohr.

erst nach längerer Zeit ausgeführt zu werden braucht, in der sich der Kranke wesentlich erholt hat. Verspricht man sich von weiterem extrapleuralen Vorgehen einen Erfolg, und das ist immerhin möglich, auch wenn keine Bronchialfistel besteht, so wird der paravertebrale Schnitt gewissermaßen fortgesetzt und bis in die Fistelöffnung hinein fortgeführt. Ohne jedoch die Höhle zu eröffnen, werden die Weichteile abgelöst und die oberhalb der Fistelöffnung vorhandenen Rippen extrapleural entfernt.

Führt auch dieser Eingriff nicht zum Versiegen des Eiterabflusses, so mündet wohl meistens eine Bronchusfistel in die Höhle. In solchen Fällen hilft dann die vollständige Entknochung nach allen Richtungen über die Höhle hinaus, am besten unter Mitnahme der dicken, starren Muskelpleuraschwielen, d. h. also unter Ausführung einer SCHEDEschen Plastik. Ist vorher schon eine

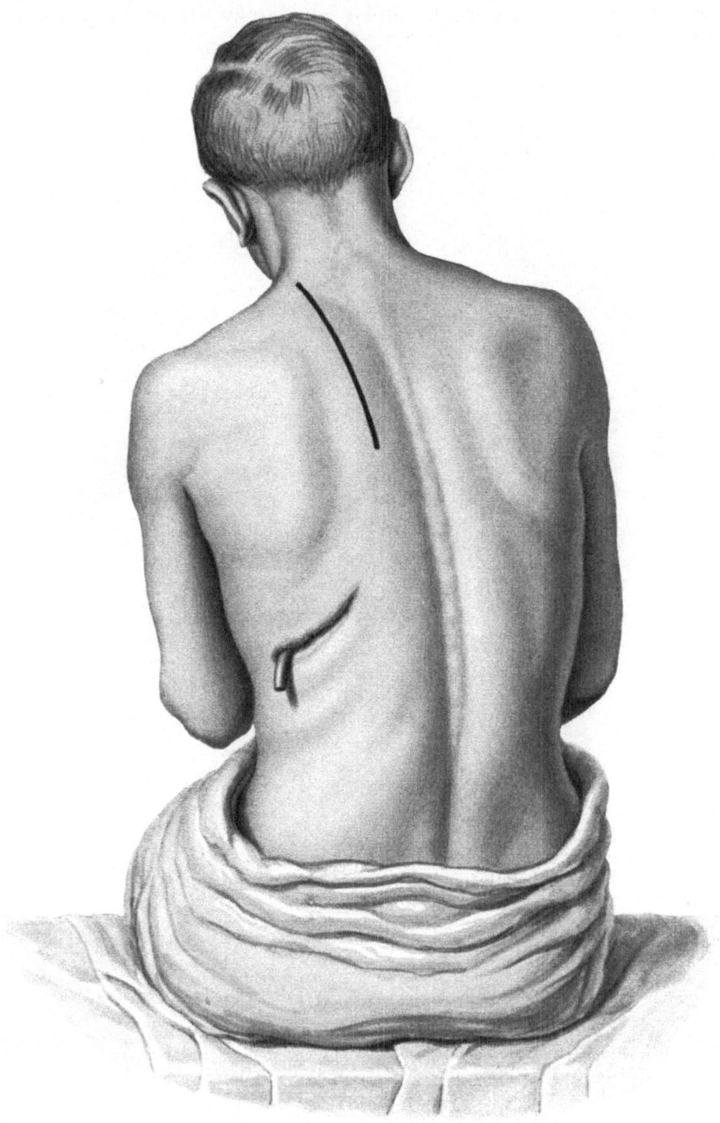

Abb. 207. Obere Thorakoplastik der 1.—7. Rippe von vorn und von hinten bei mischinfiziertem tuberkulösem Empyem nach E. HELLER. 2. Derselbe Kranke von der Rückseite. Man sieht die Fistel mit dem Gummirohr und den Weichteilschnitt durch einen schwarzen Strich angedeutet.

extrapleurale Plastik ausgeführt worden, so finden sich nicht selten ausgedehnte Regenerate, die dann gleichzeitig entfernt werden müssen (Abb. 202 und 204). Da durch die vorherigen Eingriffe eine weitgehende Erholung des Kranken eingetreten ist, so kann die SCHEDEsche Plastik in diesem Falle meist einzeitig ausgeführt werden (s. S. 301ff.). Man umschneidet nach SCHEDE den großen

U-förmigen Hautlappen, der zunächst die Fistelöffnung umkreist (Abb. 203). Dieser Lappen, der aus Haut, Unterhautzellgewebe und der oberflächlichen Muskulatur besteht und auch das Schulterblatt enthält, wird so weit nach

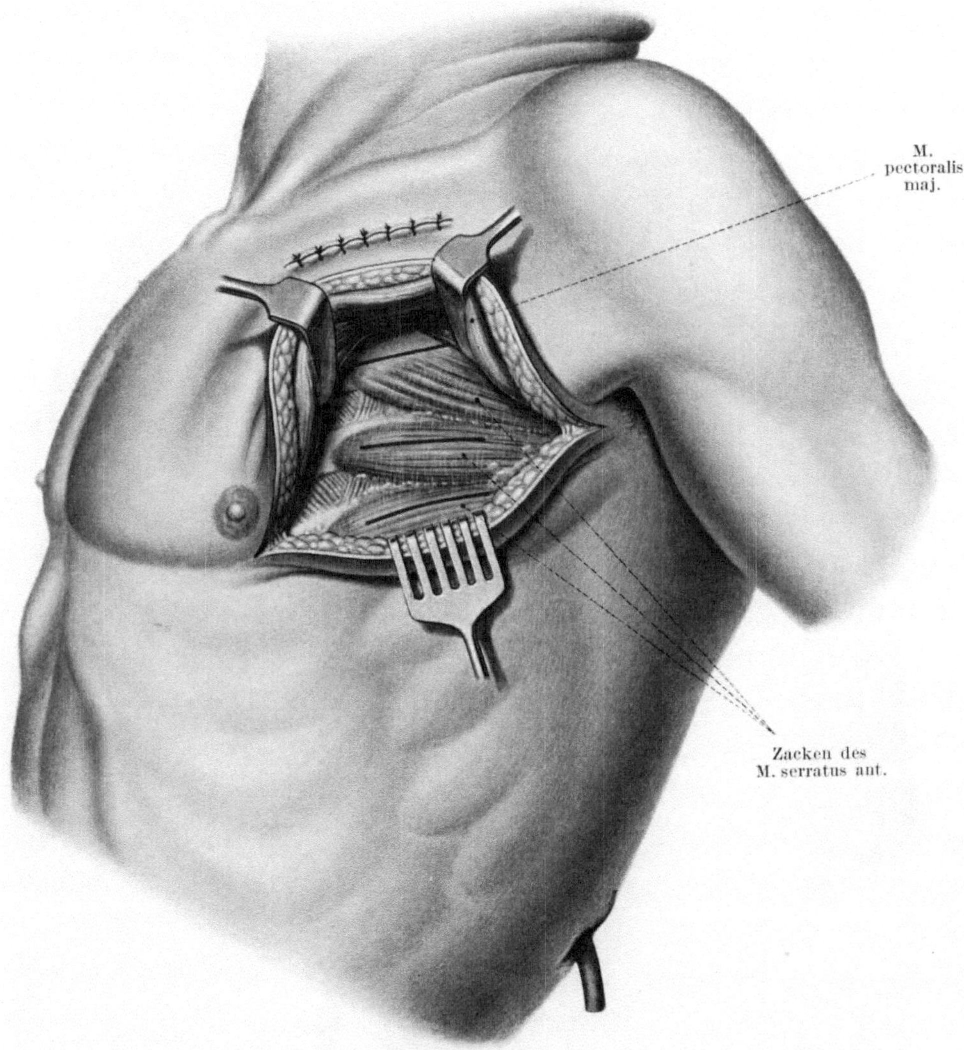

Abb. 208. Obere Thorakoplastik der 1.—7. Rippe von vorn und von hinten bei mischinfiziertem tuberkulösem Empyem nach E. HELLER. 3. Die 1. und 2. Rippe sind bereits entfernt, die Wunde wieder vernäht. Die Abbildung zeigt den zweiten Einschnitt in der Gegend der 5. Rippe. Haut, Unterhautzellgewebe und der M. pectoralis maj. sind zurückgenommen. Man sieht die Zacken des M. serratus ant. Über der 3., 4. und 5. Rippe sind die Schnittlinien zur Freilegung der Rippen angedeutet.

oben geschlagen, daß, wenn die Höhle bis zur Lungenspitze reicht, der Halsgefäßnervenstrang über der 1. Rippe zum Vorschein kommt (Abb. 204). Jetzt liegt die Brustwand mit den Rippen und den Regeneraten im hinteren Abschnitt vollkommen frei (Abb. 204). Mit einer großen Schere [HELFERICH benutzt eine große Knochenschere, BIER verwendet den Fuchsschwanz (s. S. 302), KLAPP eine der Gipsschere nachgebildete Schere, HELLER eine Geflügelschere (Abb. 205),

Sauerbruch die Gigli-Säge] wird nun von der Fistelöffnung aus unter Leitung und Schutz des eingeführten Fingers der gesamte Knochenmuskellappen hart an der Höhlengrenze, bzw. etwas darüber hinaus, in mehreren Zügen abgetragen

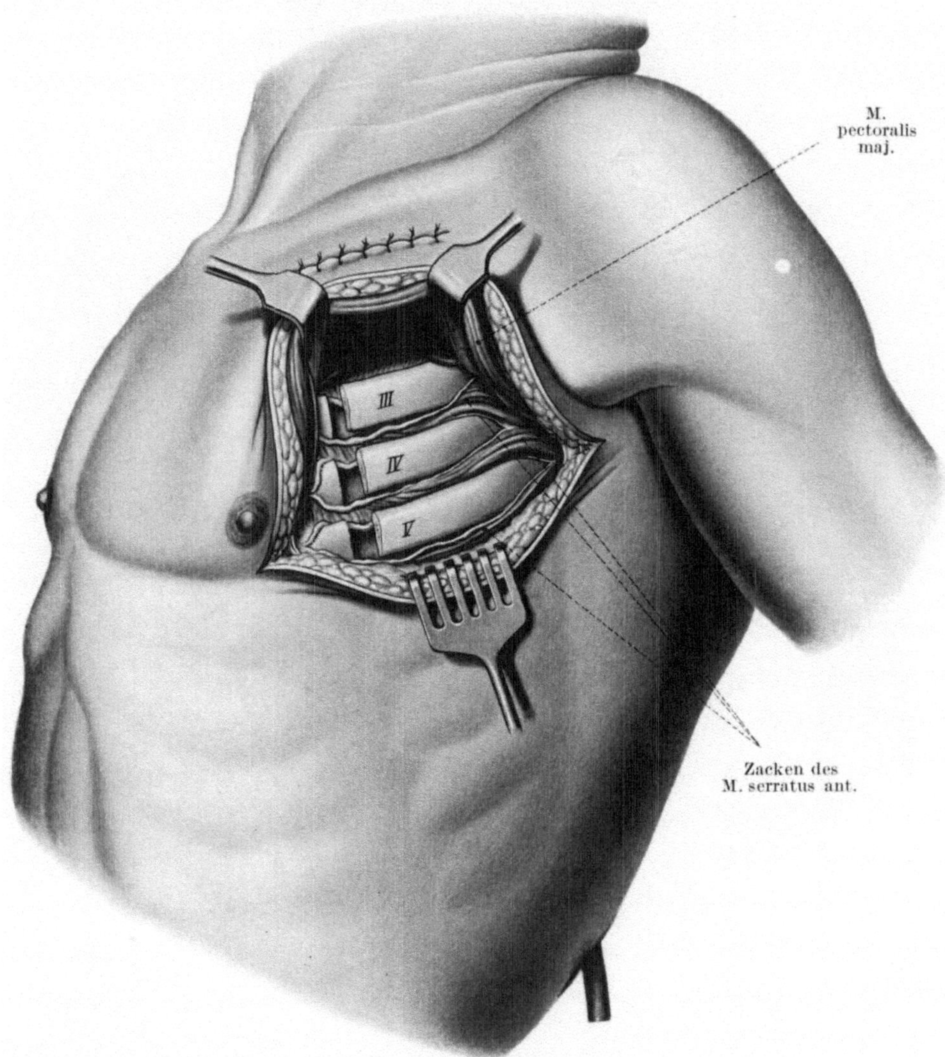

Abb. 209. Obere Thorakoplastik der 1.—7. Rippe von vorn und von hinten bei mischinfiziertem tuberkulösem Empyem nach E. Heller. 4. Die 3., 4. und 5. Rippe sind subperiostal freigelegt und entsprechend der auf der Abbildung angedeuteten Schnittlinie vorn durchtrennt.

(s. Abb. 204 und 213). Zunächst wird die Durchtrennung wirbelsäulenwärts vorgenommen und gleich für Blutstillung der verletzten Zwischenrippenarterien gesorgt. Die Gefäße bluten bei der Verwendung der mehr quetschenden als schneidenden Instrumente meist nur in geringem Grade. Ist der Lappen auch kranialwärts abgetragen (Abb. 205), so wird der Hautmuskellappen mitsamt dem Schulterblatt in die Höhle so hineingeschlagen, daß er sie völlig ausfüllt. Nach SAUERBRUCH muß unter Umständen das Schulterblatt, wenn es mit seinem medialen Rand an die Rippenstümpfe anstößt, gekürzt werden.

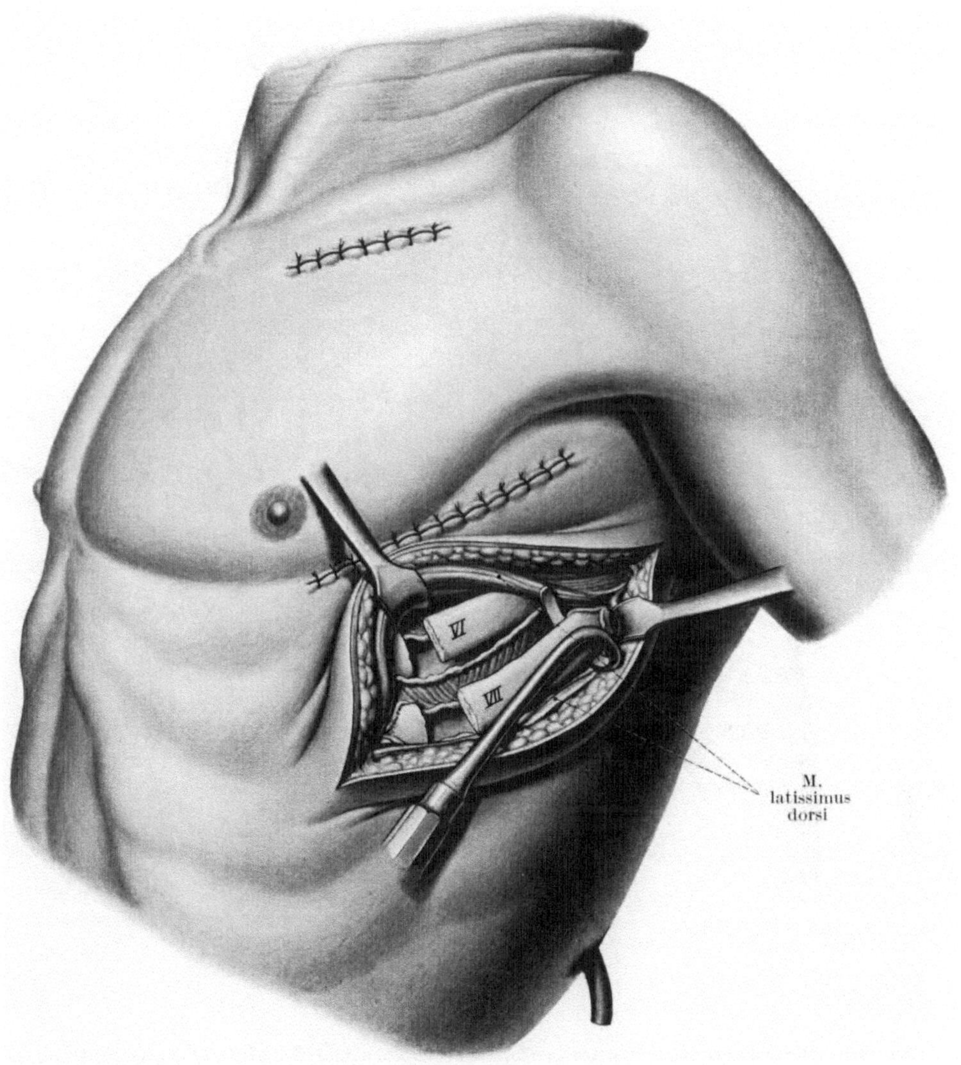

Abb. 210. Obere Thorakoplastik der 1.—7. Rippe von vorn und von hinten bei mischinfiziertem tuberkulösem Empyem nach E. HELLER. 5. Die beiden oberen Weichteilschnitte sind nach Durchtrennung der 2.—5. Rippe wieder durch Naht geschlossen. Der dritte Zugangsschnitt ist über der 7. Rippe angelegt. Die Haut und die Muskulatur sind zurückgenommen. Die 6. und 7. Rippe sind durchtrennt und subperiostal ausgelöst.

Auf eine andere, sehr geschickte Weise hat HELLER die Thorakoplastik des mischinfizierten tuberkulösen Empyemes ungefährlicher gestaltet und dabei doch gleichzeitig für eine sehr ausgiebige, der Größe der Höhle entsprechende Rippenresektion gesorgt. Er teilt den Eingriff in einen vorderen und einen hinteren (Abb. 206 und 207). Mit dem vorderen wird begonnen. Von einem verhältnismäßig kleinen, etwa 8 cm langen Schnitt, der über der

2. Rippe angelegt wird und außerhalb der Knorpelknochengrenze beginnt, wird zunächst die 1. und 2. Rippe extrapleural auf eine größere Ausdehnung freigelegt (s. Abb. 208) und ein Stück daraus entfernt. Dazu wird der M. pectoralis maj. zur Freilegung der Rippen in der Faserrichtung auseinandergezogen

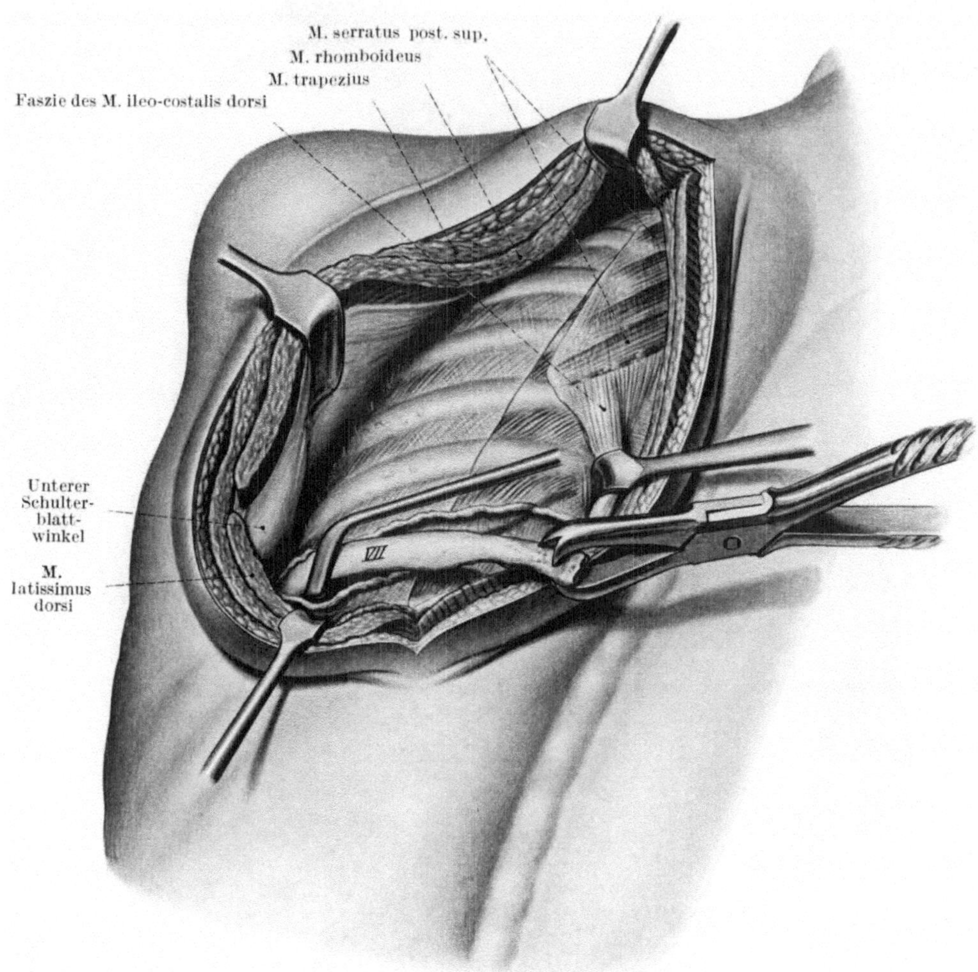

Abb. 211. Obere Thorakoplastik der 1.—7. Rippe von vorn und von hinten bei mischinfiziertem tuberkulösem Empyem nach E. HELLER. 6. Die 1.—7. Rippe sind hinten in der üblichen Weise freigelegt. Die 7. Rippe ist möglichst weit nach hinten subperiostal freigelegt, durchtrennt und hinten mit einer Knochenzange gefaßt. Mit dem gebogenen Raspatorium wird sie dann soweit wie möglich von ihrer Periosthülle befreit und schließlich herausgezogen. Auf dieselbe Weise werden die anderen 6 Rippen auch entfernt.

und geschont. Dann wird von einem zweiten, ebenfalls verhältnismäßig kurzen Schnitt, der auch außerhalb der Knorpelknochengrenze beginnt und der am unteren Rand des M. pectoralis maj. die 5., 4. und 3. Rippe freilegt und die Zacken des M. serratus ant. ebenfalls in der Faserrichtung spaltet, die 3., 4. und 5. Rippe extrapleural und subperiostal freigelegt und ein Stück daraus entfernt (Abb. 209). Schließlich wird von einem dritten Schnitt, der über der 7. Rippe in derselben Weise wie die beiden ersten angelegt wird (Abb. 210), unter Auseinanderziehen der Bündel des M. latissimus dorsi die 6. und 7. Rippe subperiostal freigelegt und ein Stück daraus entfernt. Die Muskel- und Hautwunden werden vernäht.

Zum Schutze des Herzens bleiben also die vorderen Knorpel- und Rippenabschnitte erhalten. Dann wird in derselben oder einer zweiten Sitzung, je nach dem Zustand des Kranken, die Resektion der hinteren Rippenabschnitte von einem paravertebralen Schnitt (s. Abb. 211), der bis zur 7. oder 8. Rippe herunterreicht, vorgenommen. Nach Durchtrennung der Mm. trapezius und rhomboideus und unter Schonung der Mm. serratus post. sup. und des M. ileocostalis dorsi werden die Rippen 1—7 freigelegt (Abb. 211). Während das Schulterblatt mit der oberflächlichen Muskulatur nach außen gezogen wird, werden nun die Rippen 7—1, nachdem sie subperiostal freigelegt und zentral durchtrennt sind, mit dem etwas abgeänderten BRAUERschen Raspatorium aus ihrer Periostscheide so weit nach vorn befreit (Abb. 211), bis sich die Rippen nach hinten herausziehen lassen. Dabei bleibt die Empyemhöhle vollständig unberührt. Die fast völlig entknochte Brustwand kann sich nun, während das Schulterblatt als Pelotte wirkt, den Oberteil der Höhle völlig ausfüllen. Die gesamte Muskulatur bleibt bei diesem Eingriff, ebenso wie die Nerven und Gefäße, erhalten. Bleibt trotz dieses Eingriffes eine fistelnde Höhle im unteren Bereich, so muß sie schließlich, nachdem der Kranke sich wesentlich erholt hat, durch eine SCHEDEsche Plastik, wie sie oben geschildert wurde, zum Verschwinden gebracht werden.

δ) Die Eingriffe bei den Resthöhlen.

Nach allen Verfahren der operativen Empyembehandlung kommt es gelegentlich zur Entstehung von sog. Resthöhlen. Die Ursachen sind mannigfacher Art. Die häufigste Ursache liegt in der Verzögerung der endgültigen Eiterentleerung und den dadurch bedingten Folgeerscheinungen. Erstens wird die Höhle durch das Vorhandensein der Flüssigkeit offengehalten, zweitens scheidet sich, je länger der Erguß besteht, desto mehr Fibrin aus, das das Brustfell bedeckt und von ihr aus organisiert wird, um allmählich in derbe, blutgefäßarme Schwielen verwandelt zu werden, die die Höhlenwände am Zusammenfallen verhindern. Je länger der Erguß besteht, desto eher tritt aber auch eine unrichtige Anlagerung des die zusammengefallenen Lungen überziehenden Lungenfelles an das Rippenfell ein. Besonders begünstigt wird das Chronischwerden bei einem Dauerpyopneumothorax dadurch, daß die Luft durch eine Bronchialfistel oder Brustwandfistel einen dauernden Eintritt in die Empyemhöhle hat. Aus alledem kann geschlossen werden, daß die beste Möglichkeit, das Entstehen einer Resthöhle zu verhüten, nicht nur in einer raschen und vollständigen Entleerung des Eiters, und zwar aus der ganzen Höhle, d. h. also bis zum tiefsten Punkt, besteht, sondern daß auch zwar nicht das Entstehen, aber das Fortbestehen eines Pneumothorax unter allen Umständen verhindert werden muß. Die rasche und restlose Entleerung kann, wie wir gesehen haben, auf mannigfache Weise ohne Schwierigkeiten durchgeführt werden. Des weiteren besteht die Möglichkeit, das Eindringen von Luft durch die äußere Wunde in die Empyemhöhle durch gutes Einpassen des Dränrohres und durch Dauersaugbehandlung zu verhüten. Es bleibt also einzig die Bronchialfistel als zunächst nicht zu beseitigende Störungsquelle. Glücklicherweise schließt sich nun die Bronchialfistel meist nach kurzer Zeit mit und ohne Saugbehandlung von selbst, so daß wir imstande sind, verhältnismäßig bald nach Beginn der chirurgischen Behandlung alle die Bedingungen zu erfüllen, die eine rasche Ausdehnung der Lunge fördern.

Die von ROSER (1878) vertretene Annahme, daß die Anlegung der Lunge von der Hilusgegend aus durch Granulationsbildung erfolge, ließ sich nicht halten. Mit Hilfe dieser Granulationen solle eine zunehmende Verklebung und unter Narbenschrumpfung dieses Gewebes eine Verwachsung zwischen Pleura pulmonalis und costalis herbeigeführt werden. WEISSGERBER (1879) fand, daß die positive Druckschwankung in der Lunge während der Ausatmungszeit größer sei als die negative während der Einatmungszeit. Dadurch tritt eine zunehmende Annäherung des Lungenfelles an das Rippenfell ein.

Unterstützt man diese positive Druckschwankung der Lunge dadurch, daß man ein Ventil am Brustkorbfenster anbringt, das wohl den Austritt der Luft aus der Höhle, nicht aber den Wiedereintritt erlaubt, so muß nach verhältnismäßig kurzer Zeit die Luft aus der Brusthöhle herausgedrängt und das Lungenfell am Brustfell angelagert sein. In noch stärkerem Grade kann man die Ausdehnung der Lunge fördern, wenn durch vorsichtiges Absaugen ein luftverdünnter Raum in der Brusthöhle geschaffen und die Lunge durch den im Bronchialbaum herrschenden atmosphärischen Druck ausgedehnt wird. Die Verhütung eines länger bestehenden Pyopneumothorax bietet also die beste Möglichkeit zur Verhütung der Entwicklung einer Resthöhle.

Ist aber eine Resthöhle entstanden — und sie kann in allen möglichen Abschnitten der ursprünglichen Empyemhöhle zurückbleiben —, so ist es nicht richtig, die Hände in den Schoß zu legen und die weitere Entwicklung tatenlos abzuwarten. In den ersten Wochen nach der Entstehung sind selbst starrwandig aussehende Höhlen noch durchaus der konservativen Behandlung zugänglich. Die Behandlungsmöglichkeit beruht darauf, daß die Lunge auch dann noch ausdehnungsfähig und anlegungsfähig ist, wenn sie scheinbar durch Schwielen eingemauert ist. Von amerikanischer Seite wurde für diese Fälle die Spülung mit DAKINscher Lösung empfohlen, da sie eine gewisse chemische Dekortikation herbeiführen könne. Wir haben darüber keine eigene Erfahrung, dagegen haben wir auf Grund der Erfahrung von ISELIN und HARTERT die Saugbehandlung auch in scheinbar verzweifelten Fällen noch durchgeführt, und zwar meist mit gutem Erfolg (s. S. 247). Auch die verhältnismäßig geringe Saugwirkung des HARTERTschen Flaschensaugapparates genügt, um im Laufe einiger Wochen oder Monate selbst große Resthöhlen entweder zum Verschwinden zu bringen oder sie doch so wesentlich zu verkleinern, daß ein kleiner operativer Eingriff genügt, um die Höhle ganz zum Verschwinden zu bringen. Handelt es sich um kleine Resthöhlen in den seitlichen Brustabschnitten, etwa bis zur Größe einer Handfläche, und ist die Höhle nicht zu tief, wird man sich nach einem kurzen Versuch mit der Saugbehandlung eher zu einem operativen Eingriff entschließen, als bei einer großen oder einer ungünstig gelegenen, wenn auch kleineren Höhle. Ungünstigere Lagen von Resthöhlen sind solche im Bereiche der Pleurakuppel und des kostovertebralen Raumes, da hier ein Verschluß der Höhle durch Wegnahme der festen Brustwand auch nicht ohne weiteres erwartet werden kann. Bei den kleineren oberflächlich gelegenen Resthöhlen genügt meist die Wegnahme der entsprechenden Rippen, um ein Einsinken der Brustwandschwielen auf die Lungenoberfläche zu ermöglichen (ESTLÄNDER). Man ist daher in solchen Fällen häufig nicht einmal gezwungen, die Brustwandschwarte selbst zu spalten.

Handelt es sich um eine große Resthöhle als Folgeerscheinung eines totalen Pyopneumothorax mit Lagerung der zusammengesunkenen Lunge in der Mittelfellgegend und im kostovertebralen Winkel, so wird man unter allen Umständen, falls nicht gerade Jahre seit dem Entstehen dieses Krankheitsbildes verstrichen sind, mit Hilfe von Saugbehandlung eine möglichst weitgehende Ausdehnung der gewissermaßen eingemauerten Lunge erzielen und man ist erstaunt, in welchem Maße diese Ausdehnung manchmal gelingt. Man kann wohl auch Spülungen mit DAKINscher Lösung versuchen. Bleibt jedoch nach Verlauf von einigen

Wochen jeder Erfolg aus, so kommt nur noch die operative Behandlung in Frage.

Alle diese Maßnahmen sind nur auf die Behandlung des nichtspezifischen Empyemes zugeschnitten. Das tuberkulöse Empyem und das mischinfizierte tuberkulöse Empyem erfordern andere Behandlungsverfahren. Das erstere wird man so lange unberührt lassen, als es keine Druckerscheinungen verursacht, das letztere muß dagegen so bald wie möglich möglichst radikal behandelt werden. Man darf also beim mischinfizierten tuberkulösen Empyem nicht zu lange durch Saugbehandlung oder durch Spülungen die Höhle zu verkleinern suchen. Über die Behandlung des spezifischen Empyemes s. S. 282ff.

Die Behandlung unspezifischer, nach ausgedehnten Empyemen zurückbleibender Resthöhlen hat mancherlei Wandlungen durchgemacht. Es gibt drei Möglichkeiten, die Starre der Höhlenwände zu brechen und dadurch eine Annäherung von Lungen- und Rippenfell zu erzielen. Das eine zunächst als naturgemäß erscheinende Verfahren ist die Sprengung des die Lunge einhüllenden Panzers. Gelingt eine solche Sprengung, so kann sich die Lunge wieder ausdehnen, an die Brustwand anlegen und an der Atmung wieder teilnehmen.

Die zweite Möglichkeit, die mit einer schweren Entstellung der äußeren Brustform einhergehen muß, ist die Beseitigung der knöchernen Bestandteile des Brustkorbes und, wenn das nicht genügt, der derben Brustwandschwielen. Erst dann ist die Brustwand so beweglich, daß sie einsinken und sich der zusammengesunkenen Lungenoberfläche anlagern kann.

Man kann schließlich als dritte Möglichkeit die beiden Verfahren vereinigen, indem man durch Entrindung der Lunge und Sprengung des starren Brustkorbes eine Annäherung der Lunge an die Brustwand erzielt.

Ehe wir in die Besprechung der drei Hauptverfahren eintreten, soll der Vollständigkeit halber erwähnt werden, daß vom Herkömmlichen abweichend TUFFIER (1917) versucht hat, fistelnde Höhlen auf folgende Weise zum Verschluß zu bringen. Er hat die Höhle mit DAKIN-Lösung solange gespült, bis durch die fortwährende Kontrolle eine klinische Keimfreiheit erzielt war, dann hat er die Fistelränder angefrischt, zugenäht und den Pyopneumothorax in einen Pneumothorax verwandelt, der sich von selbst resorbiert. Manchmal bildete sich doch noch eine Eiterverhaltung.

RITTER (1921) hat ein ähnliches Verfahren ausprobiert und für manche Fälle erfolgversprechend gefunden. Er verschloß die Fistel und punktierte den Eiter, der sich allmählich in einen serösen Erguß verwandelt, mehrere Male ab. Eingedrungene Luft resorbiert sich, und die Höhle schließt sich. Weitere Versuche scheinen mit dem Verfahren nicht gemacht worden zu sein. Das erste Verfahren, das in der Theorie so einleuchtend ist und geeignet erschien, regelrechte Verhältnisse wiederherzustellen, wurde zuerst von FOWLER (1893) versucht, von DÉLORME (1893) theoretisch und praktisch ausgearbeitet. Es stellte sich heraus, daß in gewissen Fällen eine Spaltung der die Lunge einhüllenden Schwarte bis auf die Lungenoberfläche ein mehr oder weniger stumpfes Abziehen der ganzen Schwarte von der Lungenfelloberfläche gestattete, so daß bei einer starken Ausatmungsbewegung, z. B. bei einem Hustenstoß, die Lunge sich in dem von der Schwarte befreiten Gebiet wieder ausdehnen konnte. Die Befreiung aus der Schwarte mußte dadurch ergänzt werden, daß die Spaltung der Schwiele besonders da durchgeführt wurde, wo die geschrumpfte Lungenoberfläche in die Brustwandschwiele überging.

Der DÉLORMEsche Vorschlag fand zunächst begreiflicherweise viele Nachahmer (LAMBOTTE 1894, LARDY 1895, TAVEL 1896, GIRARD 1896, GARRÈ 1896—1901, CESTAN 1897, KOCHER 1902, KURPJUWEIT 1902, KÜMMELL 1907 und 1911, DONATI 1922 LENORMANT 1923), aber die Erfolge scheinen häufig nicht den Wünschen entsprochen zu haben. Zwar ließ sich oft die Schwarte spalten, aber nicht ohne Verletzung der Lungenoberfläche entfernen. Sie mußte daher in vielen Fällen mit dem Messer abgeschält werden, insbesondere bei starker und lange Zeit bestehender Schrumpfung der Lunge gelang häufig zwar die scharfe Ablösung der Schwiele, aber der Eingriff war sehr blutig und trotzdem blieb oft eine auch nur einigermaßen ausreichende Wiederausdehnung der Lunge aus. Da wir wissen, daß die Schwielenbildung häufig auf das Lungengewebe übergreift, und schwielige Stränge weit in die Lunge hineinreichen, so ist es nicht erstaunlich, daß in vielen Fällen der gewünschte Erfolg ausgeblieben ist oder mangelhaft war. Da die Versuche der Ausschälung vielfach auch bei tuberkulösen Resthöhlen gemacht wurden, ist es noch begreiflicher, daß über viele Mißerfolge berichtet wurde. Von deutschen Chirurgen hat wohl GARRÈ zuerst Hoffnungen auf die Dekortikation gesetzt, später hat er aber die Beobachtung gemacht, daß die Entfaltung der Lunge nicht die Folge der Sprengung der Lungenfellschwielen ist, sondern daß die gleichzeitige Sprengung der Brustwandstarre, die vorher die Lunge eingeengt hat, im wesentlichen die Entfaltung der Lunge ermöglicht. Er glaubt daher, daß der wesentliche Eingriff die gleichzeitigen ausgedehnten Rippenresektionen sind, die eine Anlage der Weichteile an die Lunge gestatten.

KÜMMELL hat 1911 noch einmal eine Lanze für die DÉLORMEsche Operation gebrochen, da er mehrmals gute Erfahrungen damit gemacht hatte. Er meinte, man sollte zum mindesten die Operation damit beginnen. In neuerer Zeit sind dann besonders französische und italienische Chirurgen für die Entrindung der Lunge eingetreten. So hat LENORMANT (1923) die Technik insofern etwas abgeändert, als er auf die Entfernung mehrerer Rippen verzichtete, mit dem Gedanken, die Brustwand möglichst wenig zu schädigen und zu entstellen. Er glaubte, daß man mit der Ausführung der Operation nicht zu lange warten dürfe, daß man die Höhle durch Spülung und gutes Offenhalten möglichst keimarm machen müsse und, wenn der Kranke fieberfrei ist, unter möglichster Schonung der Brustwand in der Mehrzahl der Fälle mit einem langen Zwischenrippenschnitt auskommen könnte. Unter Umständen muß eine Rippe entfernt werden.

Wie GOLDMANN (1909), DONATI (1922) u. a. empfiehlt er das Annähen der Lunge an die Brustwand bzw. den Brustwandlappen. GOLDMANN hat nach Entfernung sämtlicher die Lungenoberfläche einhüllenden Schwarten mit einer Pinzette die Lunge vorgezogen und sie an die Ränder der Höhle mit Katgutnähten festgenäht. Darüber kam ein hinten gestielter Hautlappen.

DONATI hat 1922 empfohlen, alle Fisteln zu umschneiden, die Höhle zu spülen, einen großen Bogenschnitt anzulegen, unmittelbar oberhalb der Fistel 3 bis 4 Rippen zu resezieren, so daß der Lappen beweglich wurde, dann den Lappen von den Verklebungen mit der schwieligen Pleura pulmonalis möglichst weitgehend abzulösen, die Lungenfellschwarte möglichst ausgedehnt zu entfernen, und dann mit durchgreifenden Nähten die Lunge mit dem Brustwandlappen in Verbindung zu setzen. Die Nähte werden auf der Haut geknüpft. Andere Chirurgen, die dieses Verfahren versucht haben, sind von der Naht der Lunge an den Brustwandlappen wieder abgekommen, da die Nähte zu Reizhusten Veranlassung gaben.

In allerneuester Zeit ist es von der DÉLORMEschen Operation im Gesamtschrifttum recht still geworden und viele haben entweder über Mißerfolge berichtet (BIER, BRAUN, KÖRTE) oder doch zum wenigsten ihre Schwierigkeit und blutreiche Durchführung betont. Dagegen ist sie von vielen gleichzeitig oder als Hilfsmaßnahme bei der Brustkorbeinengung empfohlen worden. JORDAN war der erste, der 1898 systematisch die Verbindung der ausgedehnten Thorakoplastik nach SCHEDE mit der DÉLORMEschen Operation empfohlen hat. Diese Verbindung ist auch später vielfach praktisch durchgeführt worden, z. B. von ROVSING (1908), BERGEAT (1908), MAYO und BECKMANN (1914) u. v. a.

Die zweite Möglichkeit, die Annäherung zwischen Pleura costalis und pulmonalis herbeizuführen durch die ausgiebige Entfernung der starren Brustwandabschnitte ist zuerst von SIMON, Heidelberg (1896), praktisch durchgeführt worden. ESTLANDER, Helsingfors, hat im Jahre 1879 ausführlich über seine Versuche, alte Empyemhöhlen zu verkleinern, berichtet. Sein Verfahren war verhältnismäßig einfach, d. h. er nahm über der Empyemhöhle eine Anzahl von Rippen subperiostal weg und machte dadurch die Brustwand beweglicher, so daß sie einsinken konnte. Es hat sich aber bald gezeigt, daß diese Einengung nur für kleine Höhlen ausreichend war, während SCHEDE schon vor ESTLANDERS Veröffentlichung in den Jahren 1877—1879 zahlenmäßig viel mehr Rippen wegnahm, und zwar oft in ganzer Ausdehnung. Da aber auch diese ausgedehnten, manchmal wiederholten Rippenresektionen nicht zum Ziele führten, so nahm SCHEDE im Jahre 1878 zum ersten Male nicht nur die Rippen weg, „sondern auch die starren Zwischenrippenteile, so daß nur ein Haut- bzw. Hautmuskellappen samt der Skapula übrigblieb“ (SCHEDE). Ein solcher Lappen konnte sich natürlich wesentlich leichter der Lungenoberfläche anschmiegen. SCHEDE hatte gleich zu Anfang gute Erfolge. Er ist daher der eigentliche Schöpfer der wirksamen Thorakoplastik zur sicheren Beseitigung ausgedehnter Resthöhlen. Später hat sich freilich gezeigt, daß auch die SCHEDEsche Plastik bei besonders unglücklich gelegenen Höhlen (Spitze und kostovertebraler Raum) nicht immer zum Ziele führt, sondern daß solche Höhlen durch eine „lebende Tamponade“ ausgefüllt werden müssen (s. S. 313ff.). Da die SCHEDEsche Plastik an sich oft einen großen Eingriff bedeutet und den Abschluß eines langen, zehrenden Krankenlagers bilden muß, so ist diese Operation mit einer hohen Sterblichkeit belastet. Es sind daher in der Folgezeit die verschiedenartigsten Bestrebungen ins Werk gesetzt worden, um dem Eingriff seine Gefährlichkeit zu nehmen.

SCHEDEs Vorgehen ist im einzelnen folgendes: Er macht zunächst einen großen, U-förmigen, seitlichen Schnitt, der bei erhobenem Arm ausgeführt wird. Der Schnitt beginnt in Höhe der 4. Rippe, etwa am äußeren Rand des M. pectoralis maj., zieht bogenförmig nach abwärts bis zur 10. Rippe, die er in der hinteren Achsellinie erreicht (Abb. 203). Dann verläuft der Schnitt im Bogen aufwärts an der medialen Seite des Schulterblattes vorbei. Das Schulterblatt wird bei der Ausführung dieses Teiles des Schnittes mit dem Arm nach vorn gezogen. Der Schnitt wird sofort bis auf die Rippen durchgeführt. Dann wird der ganze Hautlappen mit der oberflächlichen Muskulatur und dem Schulterblatt von der Brustwand abgelöst. Nun werden die sämtlichen freiliegenden Rippen subperiostal entfernt, und zwar der seitlichen und senkrechten Ausdehnung der Emypemhöhle entsprechend. Er nimmt die Rippen meitens von der 2. bis zur 9. oder 10., und zwar vom Tuberculum costae bis zum Knorpelansatz weg. Der Periostschnitt erfolgt nach hinten allerdings nur bis etwas über den Angulus costae hinaus. Sind die Rippen vom Periost frei, so werden sie in der Mitte durchschnitten und eine nach der anderen mit der Hand gefaßt, angehoben und das vordere Ende am Knorpelansatz, das hintere am Wirbelsäulenende abgebrochen. Nun wird mit einer starken COOPERschen Schere von der Fistel aus, selbstverständlich zuerst hinten, die Brustfellschwarte und die daraufsitzende Zwischenrippenmuskulatur am Rande der Höhle durchtrennt. Die Zwischenrippenarterien werden vor der Durchschneidung durch die Finger eines Assistenten zusammengedrückt und nach Durchtrennung sofort gefaßt und unterbunden oder umstochen. Die Blutung ist bei diesem Vorgehen nicht stark.

Ist der ganze Schwielenlappen abgetrennt, so muß man versuchen die flache, muldenförmige Höhle möglichst genau mit dem Hautmuskellappen zu bedecken. Schon SCHEDE mußte erfahren, daß bei einer bis zur Spitze reichenden Resthöhle der oberste Teil des Raumes meist nicht voll ausgefüllt werden konnte, so daß hier gewöhnlich eine noch längere Zeit fistelnde Höhle übrigblieb, da ja das schwielige Lungenfell eine Ausfüllung durch Ausdehnung der Lunge nicht gestattete.

Vorschläge zur Beseitigung dieser Höhle, die zunächst gemacht wurden, so von SCHNEIDER, der einen Teil des Schlüsselbeines entfernte, oder von DE CÈRENVILLE (1886), der aus der 1. Rippe ein kleines Stück entfernte, haben sich wohl nicht eingeführt. Auf die Ausfüllung solcher Höhlen kommen wir noch zurück. Über wirksame Verfahren zur Beseitigung von Spitzenhöhlen s. S. 324.

SCHEDE machte darauf aufmerksam, daß in dem Augenblick, in dem die Vernarbung des Hautlappens und der Lunge so weit gediehen ist, daß man dem Kranken Bewegungen mit dem Arm gestatten kann, die Lunge wieder anfängt, sich auszudehnen und zu atmen, so daß auch die Verstümmelung, die durch den großen Eingriff zunächst verursacht wurde, wesentlich geringere Formen annimmt.

Um den großen Eingriff ungefährlicher zu machen, sind eine ganze Reihe von Abänderungsvorschlägen gemacht worden. Die Hauptgefahren des Eingriffes bestehen in der Shockwirkung des an sich großen und doch immerhin längere Zeit dauernden Eingriffes. Dazu tragen die Durchtrennung der vielen Nerven und der vielen Blutgefäße zweifellos bei, zumal der Blutverlust trotz größter Vorsicht oft nicht ganz gering ist. Es gilt also den Eingriff technisch möglichst einfach zu gestalten und gleichzeitig möglichst blutsparend zu arbeiten, oder ihn in mehrere Sitzungen zu zerlegen, von denen jede einzelne einen Teil der Höhle verschließt, während in den Pausen Zeit zur Erholung für den nächsten Eingriff bleibt.

Aus diesen Gründen hat HELFERICH (1888) bei einem Jungen, der wegen einer Empyemfistel bereits mehrfach operiert worden war, eine Rippenresektion oberhalb der Fistel vorgenommen und die Höhle so weit eröffnet, daß er sie genau übersehen konnte. Dementsprechend wurden seitlich Lappen aus den deckenden Weichteilen gebildet, nachdem er einen Schnitt von der Fistel durch die Haut senkrecht nach oben etwa bis zur Höhe der Höhle geführt hatte. Die Lappenbildung geschah sehr reichlich, entsprechend der Ausdehnung der Höhle. Sorgfältige Blutstillung. Nun wurde mit einer schneidenden Knochenzange (ähnlich wie eine Gartenschere), die besonders zu dem Zweck gebaut war, die gesamte Decke der Höhle in ganzer Ausdehnung, und zwar Knochen und Weichteile zusammen, durchtrennt, was in wenigen Augenblicken möglich war. Die Zwischenrippengefäße wurden kurz zusammengedrückt, dann unterbunden oder umstochen. Kleinere seitliche Rippenstückchen wurden dann, wenn nötig, noch entfernt. Die seitlichen Hautmuskellappen wurden in die flache Mulde eingelegt und durch Mullverband tamponiert. Heilung ging rasch vor sich.

KÖRTE (1911), BIER (1911), RITTER (1912) u. a. haben ebenfalls nach Bildung eines großen Hautlappens, der auch die oberflächliche Muskulatur enthält, die Schwarten mit der Zwischenrippenmuskulatur und den Rippen zusammen in einem Zuge durchtrennt. BRAUN hat auch die ganze Brustwand mit einer Schere durchtrennt (s. S. 213). BIER (1911) verwendet eine Fuchsschwanzsäge. Er geht so vor, daß er zunächst von der Fistelöffnung aus einige Rippen entfernt und die Resthöhle so weit eröffnet, daß er mit der Hand in die Höhle hineinfassen konnte. Die Durchsägung erfolgt unter Leitung der Hand zunächst am hinteren Rande der Höhle von unten nach oben. Die durchgesägten Abschnitte werden mit der eingeführten Hand in die Höhe gehoben, so daß man einen immer besseren Einblick in die Höhle gewinnt. Die grobe Säge durchreißt die Zwischenrippengefäße, so daß sie nicht oder kaum bluten.

RITTER (1912) verwendete eine kastenartige Zange ,ähnlich der STILLEschen Gipsschere, mit der er die ganze Brustwand nach Aufklappen des Hautlappens mit der oberflächlichen Muskulatur zusammen durchschnitt.

DÉPAGE (1900) hat dann die Technik dadurch vervollkommnen zu können geglaubt, daß er, nachdem er bereits in einer ersten Sitzung nach Resektion der 8. Rippe, Bildung eines großen Brustwandlappens und Befreiung der Pleura von ihren Auflagerungen einen gewissen Erfolg erzielt hatte, den Weichteilschnitt nach vorne oben bis zum Schlüsselbein fortsetzte, vom vorderen Teile dieses Knochens 5 cm entfernte, die 7 ersten Rippen in der Mamillarlinie durchtrennte und die 1. Rippe entfernte, so daß nun die ganze Brustwand mitsamt dem Arm nach hinten geschlagen werden konnte. Nun ließen sich leicht die 2.—7. Rippe durch Einschneiden gegen die Pleura und das Periost von innen her resezieren. Der große entknochte Brustwandlappen wurde nun in die Höhle hineingeschlagen. Dieses Vorgehen der Rippenentfernung ist zweifellos blutsparend. DÉPAGE scheint aber keine Nachahmer gefunden zu haben.

BAYER hat 1907 vorgeschlagen, schon den Hautschnitt so anzulegen, daß er möglichst wenig Muskeln und Gefäße verletzt (Abb. 212). Der Schnitt verläuft

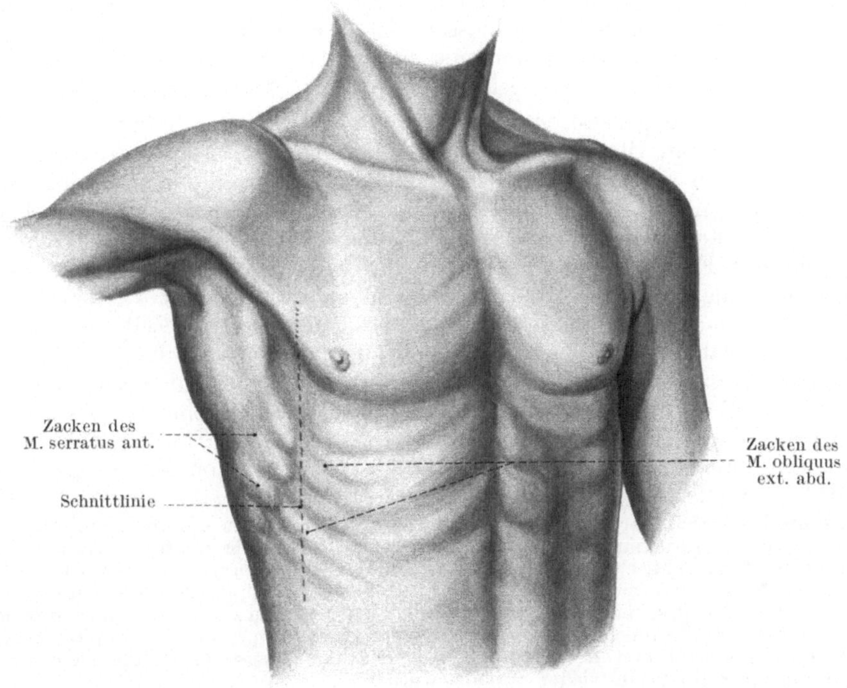

Abb. 212. Darstellung der Brustwand mit Einzeichnung des Schnittes nach BAYER. Dieser Schnitt verläuft im wesentlichen in einem muskelfreien Gebiet. Die Schnittrichtung ist rot punktiert.

folgendermaßen: Er beginnt etwa zwei Querfinger hinter der vorderen Achsellinie, etwa von der 3. oder 4. Rippe abwärts, und trifft alle Rippen hart an den vorderen Zacken des M. serratus ant. Der Schnitt verläuft bis zur 9. oder 10. Rippe abwärts und durchtrennt weder Blutgefäße noch Muskeln, mit Ausnahme einiger Fasern des M. obliquus ext. von der 7. Rippe abwärts. Von diesem Schnitt aus werden nun zunächst alle Rippen, nachdem man sich von der Fistelöffnung aus über die Größe der Höhle unterrichtet hat, subperiostal durchtrennt bis zur 3. Rippe hinauf, und auf etwa 2 cm Länge. Das geht sehr rasch. In dieser so entstandenen rippenlosen Furche werden nun alle Weichteile, d. h. Zwischenrippenmuskeln und Brustfellschwarte, mit dem Glüheisen gespalten. So wird jede Blutung vermieden. Zieht man nun die Wundränder auseinander, so kann man sich rasch über die Ausdehnung der Höhle unterrichten, besonders auch darüber, ob die 2. Rippe auch noch entfernt werden muß, was bei erhobenem Arm und Zurückziehen des großen Brustmuskels ohne Schwierigkeit gelingt. Vielleicht muß dazu der Hautschnitt etwas vergrößert werden. Von diesem Schnitt aus gelingt es nun sehr rasch, die Rippen nach vorn und hinten in beliebig langen Stücken zu entfernen. Man fängt am besten mit der untersten Rippe an. Die anderen Rippen werden aus ihren Periosthüllen so entfernt, daß die vorragenden vorderen und hinteren Stümpfe gefaßt, durch Schnitte auf das äußere Periost etwas weiter freigelegt und nun mit einem scharfrandigen Raspatorium die Rippe subperiostal ausgeschält wird. Die zurückweichenden Weichteile werden mit breiten scharfen Haken kräftig vor- bzw. zurückgezogen. So gelingt es, die Rippen vorn bis zum Knorpelansatz, hinten bis zum Winkel mühelos zu entfernen. Nun liegt die in der Mitte gespaltene Weichteilwand des Brustkorbes frei da. Besteht keine zu starke Schwarte, so sinkt sie von selbst ein und die Empyemhöhle ist geschlossen. Ist sie aber starr, so wird mit kräftiger Abschabung des Rippenfelles und mit queren Einschnitten in dasselbe nachgeholfen. BAYER will sie nur bei tuberkulöser Erkrankung opfern.

Obwohl die ebengenannten Verfahren zum Teil durch Abkürzung des Eingriffes (HELFERICH, BIER, RITTER) oder durch besonders blutsparendes, schonendes Vorgehen (DÉPAGE, BAYER) schon gewisse Vorteile vor dem ursprünglichen Verfahren von SCHEDE hatten, blieb doch der Eingriff immer noch mit einer hohen Sterblichkeit belastet. Außerdem bestand für das vollkommene Empyem mit Einbeziehung des Kuppelbereiches in die allgemeine Höhle immer noch die Schwierigkeit, daß sie nicht sofort ausgefüllt werden konnte und deshalb meist eine fistelnde Spitzenhöhle für längere Zeit zurückblieb. Über die Verfahren zur Beseitigung der Spitzenhöhlen s. S. 324.

Andere Versuche, die Operation ungefährlicher zu gestalten und ohne die ausgedehnte Entfernung von Rippen und Schwarten die Höhle zu verschließen, seien hier, obwohl sie heute meist wieder verlassen sind, kurz erwähnt. Die genannten Bestrebungen lassen sich unter dem später von WILMS gegebenen Ausdruck „Pfeilerresektion“ zusammenfassen.

SSUBBOTIN (1888) war der erste, der zunächst die Höhle am unteren Rand eröffnete, die 7. Rippe in Ausdehnung von 6—8 cm resezierte, die Höhle spülte und tamponierte. Nach einiger Zeit machte er zunächst vorn am Rande des M. pectoralis maj. einen senkrechten Schnitt auf den ersten und resezierte aus der 6., 5. und 4. Rippe ohne das Periost abzuschaben, kleine Keile, so daß die Rippen beweglich wurden. Ein zweiter Schnitt wurde dann in der hinteren Axillarlinie ausgeführt und aus denselben Rippen auch hinten kleine Keile entfernt. Keine Eröffnung der Pleura im Bereiche der Längsschnitte, die vielmehr zur Verhütung einer Infektion wieder vernäht wurden.

WAGNER und QUÉNU (1881 und 1891) sind dann ähnlich vorgegangen.

TIETZE hat 1898 das Verfahren etwas erweitert, da es ja in der geschilderten Weise nur für kleine Höhlen ausreichte. Sein Schnitt verlief wie der SCHEDEsche und reichte bis zur Fistel. Aus der 2.—6. Rippe entfernte er je zwei 4 cm lange Stücke vorn und hinten, nur von den beiden untersten Rippen, der 7. und 8., wurde ein 8 cm langes Stück im ganzen entfernt. Das Brustfell und die Interkostalmuskulatur blieben unverletzt, nur die Fistelöffnung wurde erweitert.

WILMS hat 1914 die Pfeilerresektion für große Resthöhlen, besonders auch für tuberkulöse Empyeme, weiter ausgedehnt. Er hat zuerst neben der Wirbelsäule aus der 11. bis 1. Rippe kurze Stücke reseziert und wenn das nicht genügte, noch aus der 1.—7. Rippe vorn kleine Stücke entfernt. Der Eingriff konnte unter örtlicher Betäubung durchgeführt werden. Hinderten derbe Schwarten die Brustwand am Einsinken, so wurde dann bei wesentlich verkleinerter Höhle eine SCHEDEsche Operation durchgeführt, die infolge der bereits eingetretenen Verkleinerung der Höhle ungefährlicher und leichter ausführbar war. Der Eingriff konnte in örtlicher Betäubung ausgeführt werden.

Es hat sich später herausgestellt, daß die Pfeilerresektion in der Mehrzahl der Fälle nicht ausreicht, da die Starrheit der Brustwand durch die Entfernung der Pfeiler nicht genügend beseitigt wird, so daß fast immer eine Höhle zurückbleibt und schließlich doch eine ausgedehnte Rippenresektion und Beseitigung der Schwarten unumgänglich notwendig wird. Die Beseitigung großer Resthöhlen gelang also und gelingt auch heute nur auf dem Wege der SCHEDEschen

Plastik. Weitere Wege, sie ungefährlicher zu gestalten und für die Beseitigung der oft zurückbleibenden Spitzenhöhlen zu sorgen, sind im folgenden zusammengestellt.

Sudeck (1897) war der erste, der in der Beziehung Wandel schuf. Nachdem er schon früher die Operation in zwei getrennte Sitzungen zerlegt hatte, ein Vorschlag, der auch von Krause (1897) und Kümmell in anderer Weise gemacht wurde, bisher aber nicht zu dem gewünschten Erfolg geführt hatte, versuchte er 1889 ein neues Vorgehen. Er führt zunächst einen Schnitt über der 9. Rippe dicht neben der Wirbelsäule beginnend, bis in die mittlere Achsellinie. Von diesem Schnitt aus entfernt er die 9. und 8. Rippe. Dann wird ein zweiter Schnitt gut handbreit oberhalb und parallel zum ersten gelegt und von diesem die 6. und 7. Rippe entfernt. Die Rippenentfernung geschieht nach dem Vorschlage von Schede nach Durchtrennung in der Mitte, während er den vorderen und hinteren Abschnitt erst von da aus subperiostal auslöst und vorn und hinten abbricht. Das Brust- und Lungenfell wird nicht angerührt, sondern der doppelt gestielte Lappen auf die zusammengefallene Lunge gelegt und durch einen Verband angedrückt. Der obere Teil der Höhle bleibt weit offen. Das Sekret läuft über den doppelt gestielten Lappen hiweg in den Verband. Der Lappen heilt rasch an und der Zustand hat sich bald so weit gebessert, daß schon nach etwa 3 Wochen der zweite Eingriff vorgenommen werden kann. Die Höhle hat sich unter Jodoformgazetamponade gereinigt und mit frischen Granulationen ausgekleidet. Zunächst wurde die Skapula von ihren Muskeln bis fast zur Spina befreit und bis dahin entfernt. Da eine weitere Resektion nicht mehr vorgenommen werden sollte, sondern die Höhle dadurch zum Verschwinden gebracht werden sollte, daß sie mit einem gestielten Lappen ausgefüllt wurde, so verzichtete Sudeck auch auf die Entfernung des Zwischenrippengewebes und der Pleura der entfernten 5. und 4. Rippe. Er bildete vielmehr aus diesem Gewebe einen nach der Wirbelsäule zu gestielten Lappen (unter Schonung der Zwischenrippenarterien) und verwendete diesen Lappen zur Ausfüllung der Spitzenhöhle. Die frei herunterhängende Muskulatur des unteren Schulterblattabschnittes drängte er ebenfalls in die Höhle hinein. Einlegung mehrerer Gummidräns. Der Heilungsverlauf war ein sehr guter. Die Weichteile verwuchsen mit dem Lungenfell und füllten die Höhle völlig aus, so daß die Heilung bis auf kleine granulierende Wunden innerhalb von etwa 2 Monaten beendet war.

Die Vorteile dieses Eingriffes von Sudeck liegen in der Zweiteilung des Eingriffes, die nicht nur an die Widerstandskraft der oft schwer geschädigten Kranken geringere Anforderungen stellt, sondern, wie sich bei diesem, auch bei späteren Eingriffen herausgestellt hat, eine Verkleinerung der noch bestehenden oberen Resthöhle durch die Möglichkeit einer guten Wundbehandlung gestattet.

Ein weiterer Vorteil besteht zweifellos darin, daß verhältnismäßig wenig Zwischenrippennerven, in Sudecks Fall wohl nur der 4. und 5., durchtrennt werden und die Schädigung der Bauchwandmuskulatur dadurch geringer ist.

Die Ausfüllung der Höhle mit der Skapulamuskulatur, die ebenfalls einen großen Vorteil bedeutet, hat einige Zeit später auch Ringel in ähnlicher Weise durchgeführt. Im übrigen hat er seinen Hautschnitt nach Schede angelegt. Auch er zerlegte den Eingriff in 2—3 Sitzungen und nahm auch die Zwischenrippenmuskulatur mit weg. Dadurch geht einer der obenerwähnten Vorteile der Sudeckschen Operation verloren, da die Bauchmuskulatur ihre Nerven verliert.

Als unangenehme Folgeerscheinung der Sudeckschen Operation tritt paradoxe Atmung im unteren Abschnitt ein, die aber auch bei anderen Verfahren nicht ausbleibt.

Als Nachteil der Entfernung der Skapula wird schon von SUDECK eine Störung der Armbewegung erwähnt, die doch immerhin einige Zeit anhält und auch später nicht vollständig verschwindet. SUDECK hat vorgeschlagen, zur Ausfüllung einer Spitzenhöhle in Zukunft nur den von der Skapula abgelösten M. subscapularis zu verwenden, die Skapula selbst aber auch teilweise nicht zu entfernen.

Sehr zweckmäßig erscheint das Vorgehen BRAUNs, das zwar das radikale Vorgehen SCHEDEs beibehält, aber die Verbesserungsvorschläge, die andere angegeben haben, weitgehend berücksichtigt und vervollkommnet. Das Verfahren ist von PEUCKERT (1914) veröffentlicht.

BRAUN hat die Unterteilung des Eingriffes noch weiter getrieben und bei großen Resthöhlen in 4 Sitzungen operiert. Die Verödung kleinerer Höhlen läßt sich ja auf jede mögliche Weise durchführen und dafür hat PEUCKERT auch das Zusammenziehen mehrerer Sitzungen empfohlen. Bei großen Höhlen geht BRAUN folgendermaßen vor.

Er operiert wohl meist in Allgemeinbetäubung, da bei chronischen veralteten vollständigen Empyemen die Nadelführung an die Zwischenrippennerven technisch schwierig und die Wirkung infolge der starken Schwartenbildung unvollkommen ist.

PEUCKERT gibt an, daß die Hautschnitte leicht unter örtlicher Betäubung gemacht werden können, so daß man für die Eingriffe an der Brustwand selbst mit wenig Narkotikum auskommt. Wir haben fast immer den ganzen Eingriff, auch wenn es sich um mehrere Sitzungen handelt, in der üblichen Leitungsbetäubung zur Ausführung gebracht. Wenn man nach der Einspritzung genügend lange wartet, so kommt man fast immer mit der örtlichen Betäubung aus, und wenn sie wirklich einmal unvollkommen ist, so genügt oft ein kurzer Rausch, um den Eingriff zu Ende zu führen.

Erste Sitzung. Resektion einer Rippe an der unteren Begrenzung der Höhle, so daß die Höhle in der ganzen unteren Breite eröffnet wird. Kann die Hand noch nicht eingeführt werden, so wird auch noch die nächsthöhere Rippe entfernt. Dieser Schnitt dient im wesentlichen zur Feststellung der Höhlengrenze. Er dient aber auch gleichzeitig zur guten Entleerung, unter Umständen zur Spülung und Tamponade. Die Wunde bleibt offen, der untere Wundrand kann, wenn er beweglich ist, an das Zwerchfell angenäht werden. Die Wirkung dieses Eröffnungsschnittes ist ähnlich wie das kompliziertere Vorgehen von SUDECK, der einen doppelt gestielten Hautlappen in den unteren Höhlenabschnitt hineinschlägt (s. S. 305). Die Sekretion versiegt meist schnell. Die ganze erste Sitzung geht schnell und schafft einfachere Verhältnisse, was auch wegen des meist vorhandenen Keimreichtums des Höhleninhaltes wichtig ist.

Zweite Sitzung. Grundsätzlich wird zunächst in der zweiten Sitzung, die nicht so bald auf die erste zu folgen braucht, da sich die Kranken nach der völligen Entleerung der Höhle meist rasch erholen, die Durchtrennung der Brustwand entsprechend dem hinteren Höhlenrand durchgeführt. Zu diesem Zweck wird zunächst ein Längsschnitt vom hinteren Ende des Schrägschnittes parallel zur Wirbelsäule nach oben geführt, und zwar bis auf die Rippen (Abb. 213). Sehr sorgfältige Blutstillung. Die Brustwand wird nun im ganzen vom hinteren unteren Höhlenende mit einer nicht zu scharfen Knochenschere in ganzer Dicke durchtrennt, während die Lage der Schere im Inneren dauernd durch die eingeführte Hand kontrolliert wird (Abb. 213). Die Blutung ist meist gering dadurch, daß die Gefäße mehr oder weniger durchgequetscht werden, doch müssen gelegentlich einmal Gefäße unterbunden oder umstochen werden. Während mit eingeführten Haken die schon durchtrennten Rippen stark nach den Seiten zurückgezogen werden, erfolgt die Durchtrennung der Rippen bis an das obere Höhlenende, d. h. bei vollständigen Empyemen bis zur 2. Rippe einschließlich. Vorübergehende Ausstopfung mit Gaze, Stillung der Blutung nach Entfernung der Tamponade, dann wieder lose Ausstopfung mit Gaze in die Schnittlinie der Brustwand. Diese Gaze bleiben liegen. Darüber wird der

Hautmuskelschnitt mit einigen Lagerungsnähten wieder verschlossen. Die Höhle wird ebenfalls leicht mit Gaze ausgefüllt. Der Kranke hat nun die

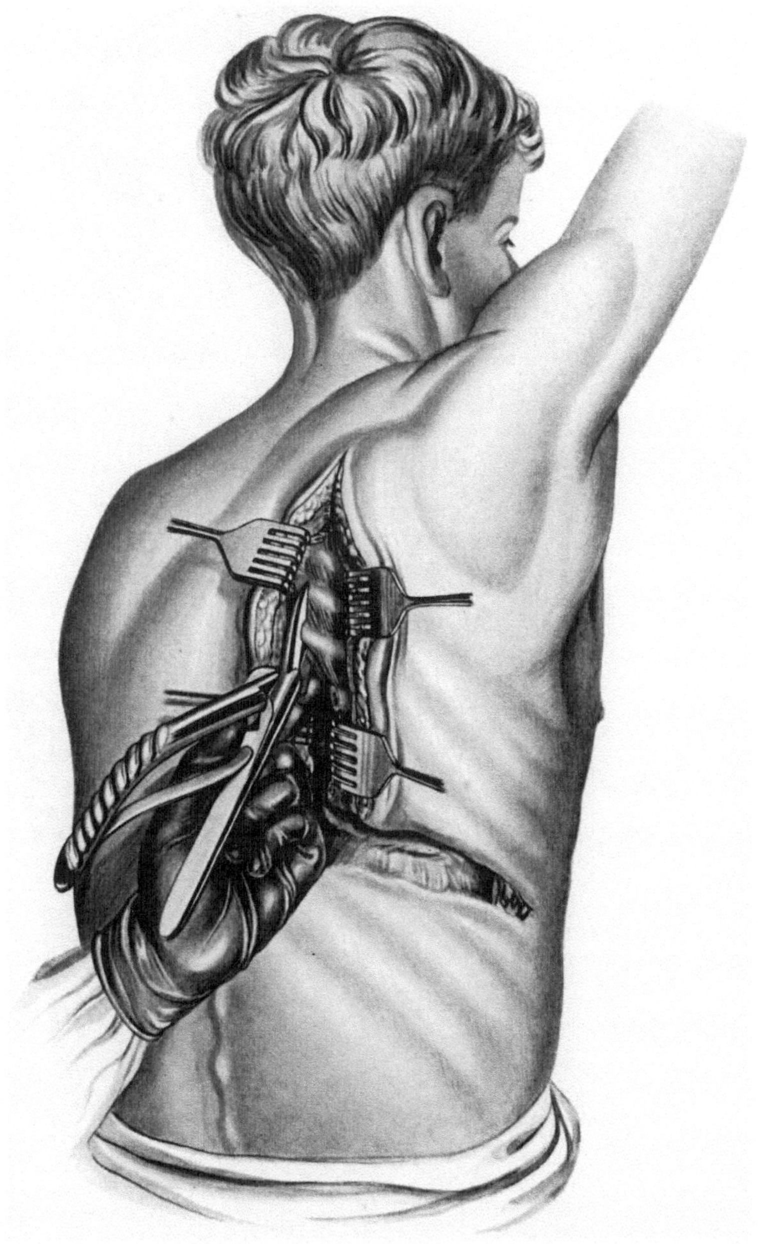

Abb. 213. SCHEDEsche Plastik in vier Sitzungen nach BRAUN. 1. Die erste Sitzung, in der 1—2 Rippen am unteren Höhlenende entfernt wurden, ist schon einige Zeit vorausgegangen. Die breit offene Höhle war bis dahin dräniert. In der zweiten Sitzung wird zunächst ein Paravertebralschnitt bis auf die Rippen angelegt und die Rippen unter Leitung des eingeführten Fingers samt den Weichteilen paravertebral durchtrennt.

Möglichkeit, sich weiter zu erholen. Man wartet ruhig einige Wochen. Die Höhle verkleinert sich inzwischen nicht selten sehr erheblich.

Dann kommt die dritte Sitzung. Mit dem von BAYER (s. S. 303) angegebenen Hautschnitt wird die Brustwand an der vorderen Grenze der Höhle

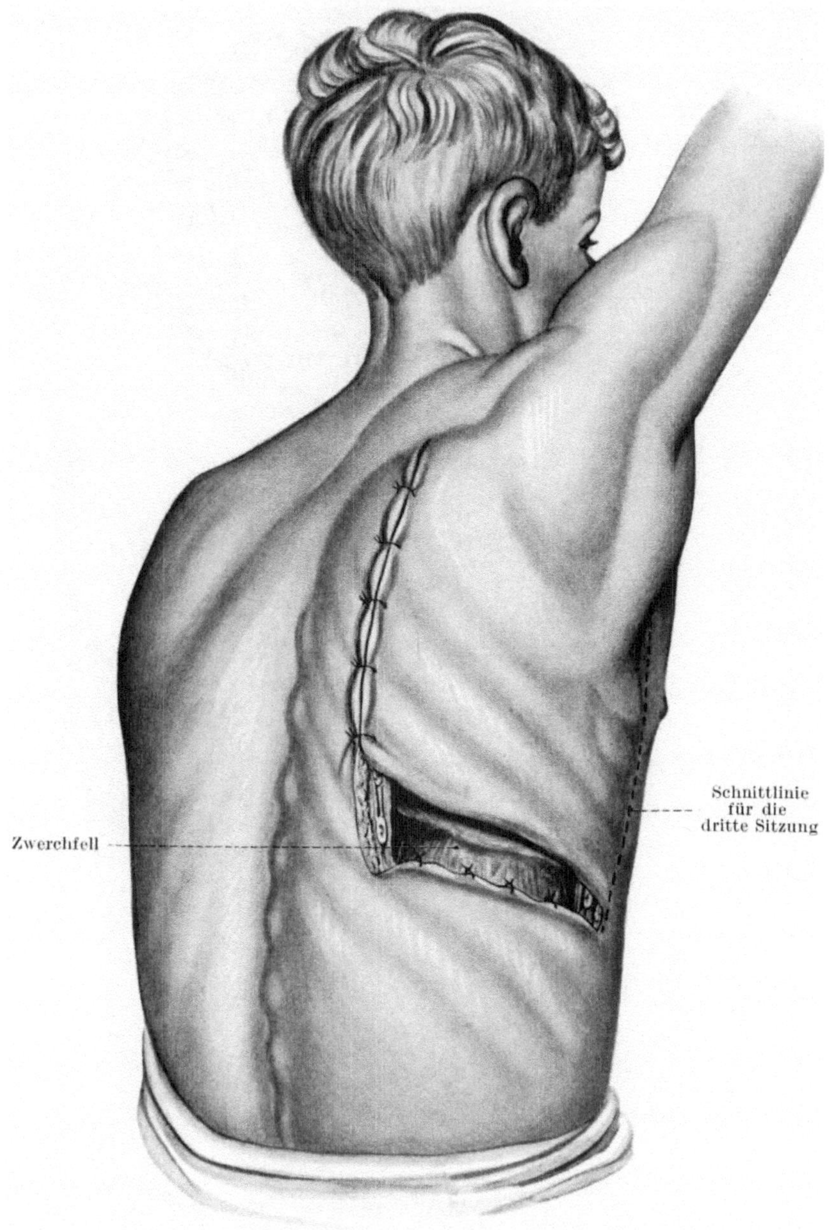

Abb. 214. SCHEDEsche Plastik in vier Sitzungen nach BRAUN. 2. Die Brustwanddurchtrennung hat bis in den Bereich der oberen Rippen stattgefunden. Die Weichteilwunde wird wieder verschlossen. Der untere Hautrand wird durch einige Nähte befestigt. Im vorderen Abschnitt sieht man die punktierte Linie, die den späteren vorderen Resektionsschnitt andeutet.

freigelegt (s. Abb. 212). Die Durchtrennung der Brustwand geschieht ebenso, wie bei der zweiten Sitzung geschildert, unter Kontrolle der eingeführten Hand.

Unter Zurückziehung der Mm. pectoralis maj. und min. gelangt man leicht bis an die 2. Rippe. Unter Umständen können die Brustmuskeln, wenn nötig,

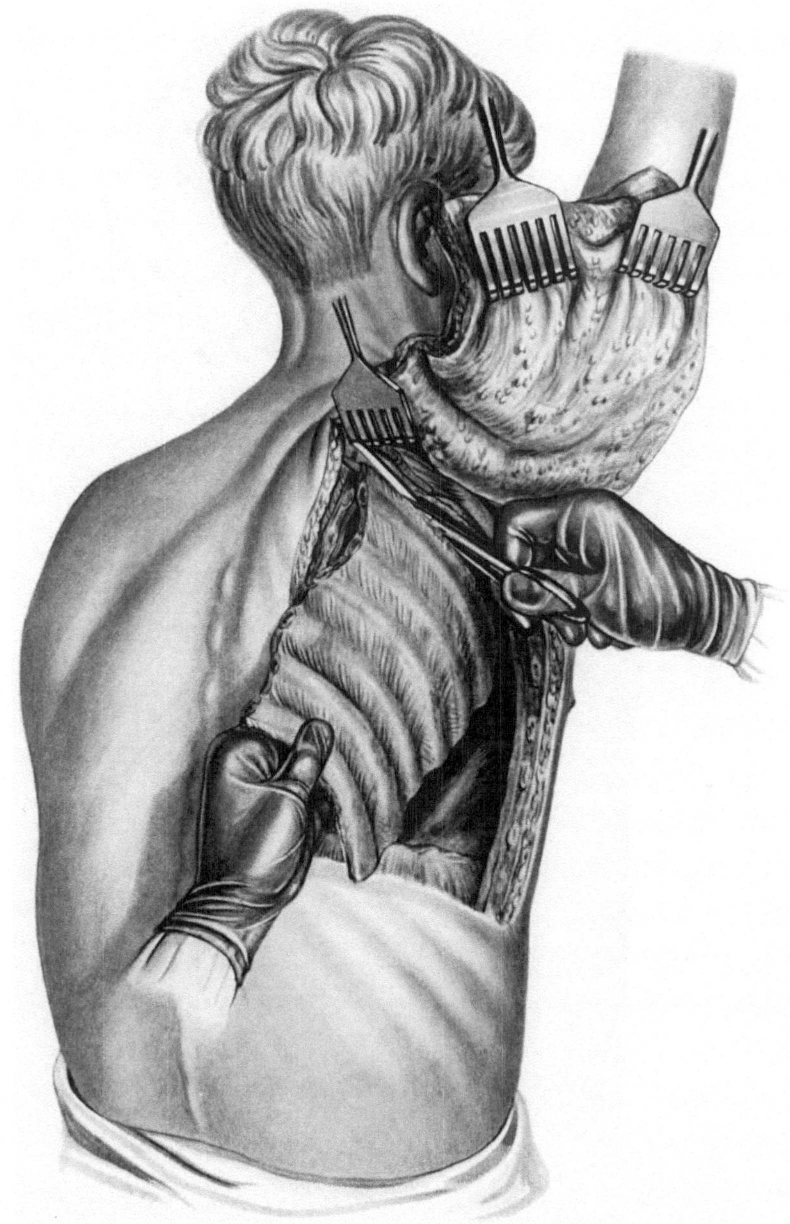

Abb. 215. SCHEDEsche Plastik in vier Sitzungen nach BRAUN. 3. Vierte Sitzung. Der in der dritten Sitzung auch vorne durchtrennte Rippen-Muskel-Schwartenlappen ist durch Ablösen des Hautmuskellappens freigelegt und wird am oberen Rande der Höhle abgetragen.

eingekerbt werden. Auch hier erfolgt Ausstopfung des Schnittrandes, der Höhle und Lagerungsnähte der Haut. Blutung tritt infolge der grundsätzlich durchgeführten vorherigen Durchtrennung des hinteren Brustwandabschnittes in der dritten Sitzung so gut wie nicht ein.

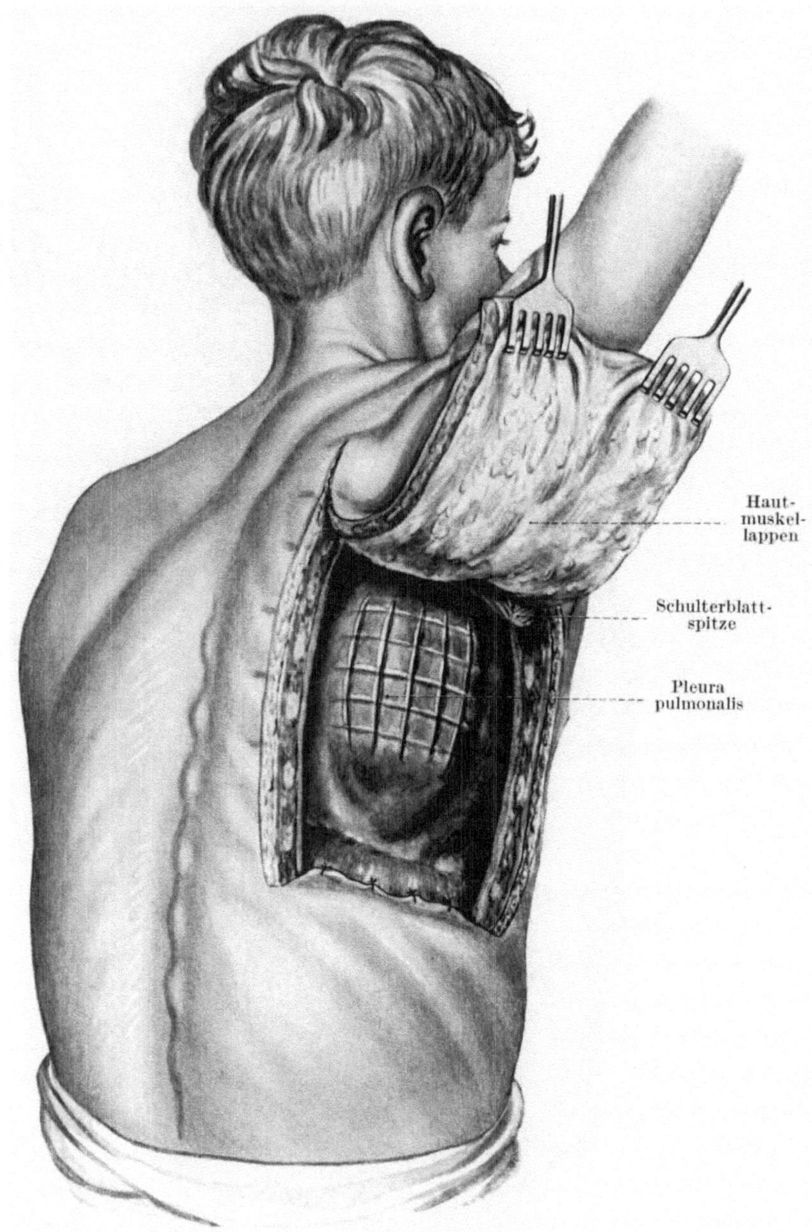

Abb. 216. SCHEDEsche Plastik in vier Sitzungen nach BRAUN. 4. Die schwartige Pleuralungenoberfläche wird durch einige Einschnitte entspannt.

Bei der vierten Sitzung wird zunächst der Hautweichteillappen abgelöst (Abb. 215). Auch diese Maßnahme der SCHEDEschen Plastik wird grundsätzlich erst spät durchgeführt, auch dann, wenn der Eingriff einmal in eine oder zwei Sitzungen zusammengezogen wird, d. h. der Hautweichteillappen wird erst

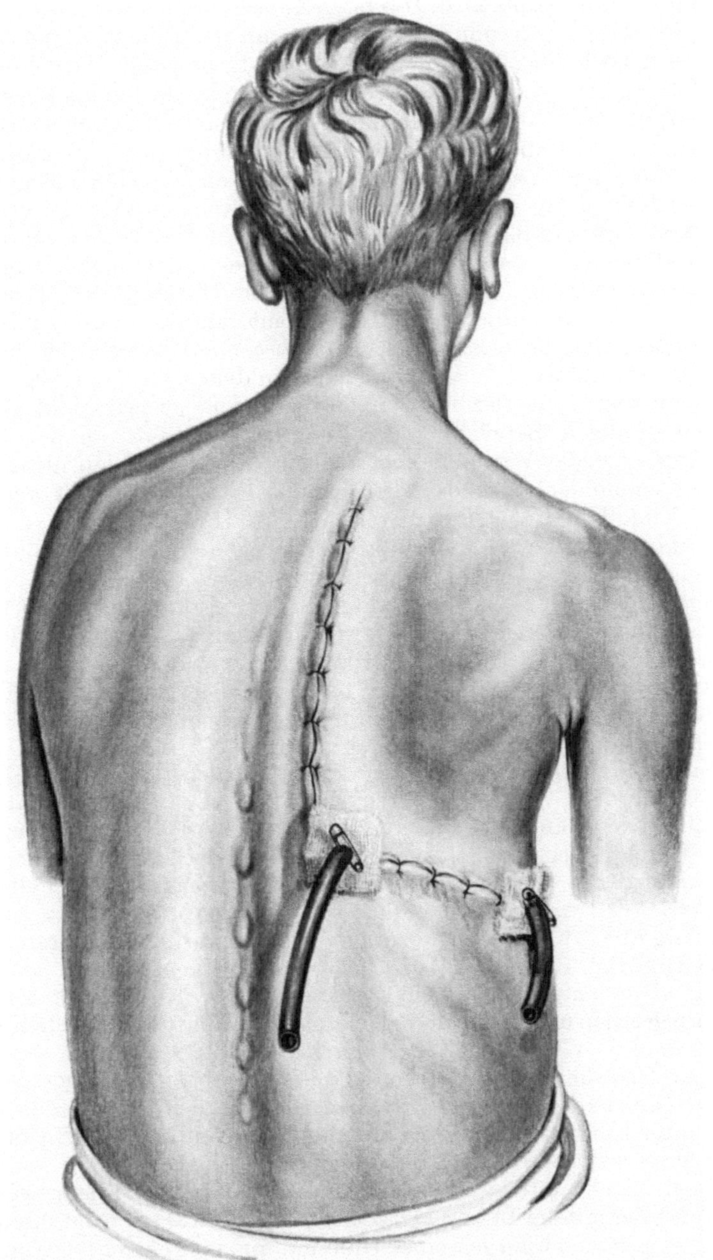

Abb. 217. SCHEDEsche Plastik in vier Sitzungen nach BRAUN. 5. Zustand nach der Hautnaht. Das Schulterblatt ist in die Höhle eingesunken.

abgelöst, wenn die Zwischenrippengefäße durchtrennt sind. Dadurch ist die Blutung eine wesentlich geringere und vor allen Dingen eine einmalige. Bei der Bildung des Weichteillappens müssen die frischen Verwachsungen der seitlichen Ränder gelöst werden. Bei starker Erhebung des Armes läßt sich dieser Lappen nun, auch bei vollkommenen Resthöhlen, leicht bis zum unteren Rande der 1. Rippe ablösen (Abb. 215). Im ersten Zwischenrippenraum wird er nun scharf in Höhe der Kuppe getrennt. Es werden dann noch einige Rippenstümpfe verkleinert oder noch überstehende Schwartenreste beseitigt. Schließlich wird das Lungenfell abgeschabt und in großer Ausdehnung kreuz und quer gespalten, aber nicht entfernt (Abb. 216). Eine Ausdehnung der Lunge läßt sich deutlich am Auseinanderweichen der Spalten erkennen. Zum Schluß wird der Hautlappen darüber geklappt, mit einigen Lagerungsnähten befestigt und die Höhle nach unten durch ein dickes Rohr dräniert. Der Lappen wird durch den Verband und den adduzierten Arm dann auf die Unterlage angedrückt und im Verband so festgehalten.

Auf anderem Wege haben SAUERBRUCH und seine Schule (KRAMPF 1931, RÜTZ 1933) den SCHEDEschen Eingriff ungefährlicher gestaltet. Die Grundsätze des Eingriffes sind im wesentlichen wohl für das mischinfizierte tuberkulöse Empyem ausgearbeitet, das ja bekanntlich ganz besonders schwer zu beseitigen ist (s. S. 286). Die Schwierigkeiten bestehen 1. in dem schlechten Allgemeinzustand dieser Kranken, 2. in der fast immer besonders großen Höhlenbildung und 3. in der häufigen Beteiligung der anderen Brustseite an der Erkrankung. SAUERBRUCH hat das Vorgehen aber auch für die Resthöhlen nichttuberkulöser Empyeme empfohlen. Grundsätzlich handelt es sich bei dem Vorgehen SAUERBRUCHs ebenfalls um eine Teilung des Eingriffes in mehrere Sitzungen. Nur bei kleinen Höhlen wird einzeitig vorgegangen. Bei großen Höhlen sind aber die Sitzungen anders verteilt als bei Anderen. Vorausgeschickt wird oft eine Verkleinerung der Höhle in senkrechter Richtung durch Phrenikotomie. In der ersten oder in der ersten und zweiten Sitzung, je nach Größe der Höhle, wird eine extrapleurale Thorakoplastik ausgeführt, und zwar wird, wie das auch KIRSCHNER (s. S. 324) vorgeschlagen hat, kranial begonnen. Der Eingriff wird meist in Allgemeinnarkose ausgeführt, die nach KRAMPF besser ist als die wegen der Atmungsstörungen gefürchtete Avertinnarkose und sicherer als die oft nicht ausreichende und wegen der Gefahr der Brustwandinfektion gefährliche Leitungsbetäubung. Erste Sitzung. Der Schnitt gleicht dem Angelhakenschnitt SAUERBRUCHs und verläuft, auf der Schulter beginnend, parallel und 3—4 Querfinger breit entfernt von der Dornfortsatzreihe, dann umbiegend dem Verlauf der 7. oder 8. Rippe folgend bis unterhalb der Schulterblattspitze (Abb. 200). Er wird sofort bis auf die Rippen vertieft unter ausdrücklicher Schonung der langen Rückenmuskulatur, was für die spätere Skoliosenverhütung von Bedeutung ist. Der M. scalenus post. wird am Ansatz der 2. Rippe abgeschnitten, das Schulterblatt stumpf abgelöst, mit dem Arm stark nach vorn gezogen und mit stumpfen Haken vom Brustkorb abgehalten. Dadurch gewinnt man so viel Platz, daß große Rippenstücke entfernt werden können. Man nimmt gewöhnlich in der ersten Sitzung die 1.—7. Rippe weg. Je nach der Breitenausdehnung der Höhle geht man mit der Größe der Rippenstücke unter Umständen bis zur vorderen Achsellinie. Das Brustfell darf natürlich nicht verletzt werden, da ja dieser erste Eingriff völlig aseptisch verlaufen soll. Nach hinten werden die Rippen bis an die Wirbelquerfortsätze entfernt, entweder mit der LUERschen Zange oder durch Drehen aus ihren Gelenkverbindungen gelöst. Einlegen eines Gummidräns und einige Lagerungsnähte der Weichteile, die schichtweise sorgfältig vernäht werden. Nach 2×24 Stunden wird das Dränrohr entfernt. Das Schulterblatt läßt sich sehr gut in die Höhle mit hineinverlagern. Hat der Kranke den Eingriff gut überstanden, so wird bereits nach 14 Tagen, sonst spätestens nach 3—4 Wochen, die zweite Sitzung ausgeführt. Eine aseptische Ausführung ist dabei unmöglich. Daher ist es gut, vor Ausführung des Eingriffes die Höhle mit einem antiseptischen Mittel zu spülen. Der Hautschnitt wird in Fortsetzung des ersten, soweit er der Dornfortsatzreihe parallel läuft, fortgesetzt bis zur 10. Rippe (Abb. 200). Auf dieser biegt er nach vorn um, ähnlich wie der erste Schnitt. Beim Ablösen des Hautmuskellappens von der Brustwand wird nun die Fistel durchtrennt, die Höhle bleibt aber unberührt. Die noch stehengebliebenen Rippen werden bis zur 10. in großer Ausdehnung subperiostal entfernt. Einige Lagerungsnähte befestigen den Hautlappen wieder an seiner früheren Stelle. Die Höhle wird weiter dräniert. Häufig genügt dieser einem ESTLANDERschen ähnelnde, nur weitergehend ausgeführte Eingriff. Falls keine Spitzenhöhle vorhanden und die Schwarte nicht zu starr war, genügt manchmal der Eingriff zum völligen Verschluß der Höhle. Bleibt aber die Höhle bestehen oder reicht sie zu weit nach vorn, was bei einer späteren Durchleuchtung festgestellt werden kann, so daß die vorderen Rippenstümpfe ein vollständiges Einsinken der Brustwand verhindern, so wird nun von einem Schnitt, der in der Achselhöhle beginnt und in seinem Verlauf der vorderen Achsellinie entspricht, die Entfernung der vorderen Rippenstümpfe bis an die Knorpelknochengrenze vorgenommen. Der Eingriff braucht nur selten ausgeführt zu werden, aber besonders dann, wenn in den ersten Sitzungen nicht genügend große Rippenstücke entfernt worden sind. Wenn der Fall auch häufig nicht so günstig liegt, daß nach Entfernung des Knochengerüstes in den ersten zwei oder drei Sitzungen ein völliges Verschwinden der Höhle eingetreten ist, so muß nun auch die Schwarte nach SCHEDE beseitigt werden. Der Eingriff ist aber durch die eingelegten Erholungspausen viel weniger gefährlich geworden. Durch einen annähernd halbkreisförmigen Schnitt wird ein großer Hautmuskellappen, ähnlich wie bei SCHEDE, abgelöst (Abb. 201). Der Schnitt beginnt in der Narbe der zweiten Sitzung. Ist der Hautmuskellappen von der Schwarte abgelöst, so wird von der alten Fistelstelle aus die Höhle eröffnet und die parietale Brustfellschwarte entfernt und, wenn nötig, einige sperrende Rippenstümpfe weggenommen. Erst wenn sich der Weichteillappen ohne jede Höhlenbildung an das Lungenfell anlegen läßt, ist der Eingriff vollendet. Die Hautwundränder werden durch einige Lagerungsnähte wieder an Ort und Stelle befestigt. Gelegentlich kommt es vor, daß sich bei sehr großen Höhlen der hintere Schulterblattanteil an die Wirbelsäule anstemmt. Dann muß so viel von dem hinteren Schulterblattabschnitt weggenommen werden, daß keine Hohlraumbildung mehr entsteht. Skoliosenbildung pflegt nach diesem Eingriff gering zu sein. Die Beweglichkeit im Schultergürtel wird nur in geringem Grade herabgesetzt, wenn durch frühzeitige Bewegungsübungen gegen eine Bewegungseinschränkung angekämpft wird.

Von den Vorzügen des SUDECKschen Verfahrens (s. S. 305) ist besonders die Ausfüllung der Kuppelhöhle durch lebende Muskulatur hervorzuheben, da sie einen Grundsatz in sich schließt, der in dieser oder jener Weise abgeändert, häufig zur Beseitigung von Resthöhlen verwendet wurde. Dieser Grundsatz wurde nach den Ausführungen von v. HACKER[1] zuerst im Jahre 1899 beim Verschluß einer Empyemhöhle verwendet und als lebende Tamponade bezeichnet. Er hat dann noch einmal ausführlich darüber in den Beitr. klin. Chir. **73** über die Technik berichtet. Das Verfahren hatte sich besonders zur Ausfüllung osteomyelitischer Knochenhöhlen bewährt und ist von vielen Kliniken übernommen worden. Bei der Ausfüllung von Resthöhlen ist es in der verschiedensten Weise abgeändert worden, so daß nicht nur lebender Muskel, sondern auch Muskel und Haut, Muskel und Schwarte in Form von Lappen zur Anwendung kamen.

---

[1] HACKER, v.: Z. Chir. **1916**, 421.

So hat FRIEDRICH (1898) in folgender Weise lebendes Gewebe in die Höhle hineingebracht. Aus der Brustwand über der Höhle wurden zunächst zwei große Türflügel gebildet, die mit Ausschluß des Schulterblattes Haut und Muskulatur enthielten. Die Angeln der Türflügel befanden sich an den mutmaßlichen seitlichen Enden der Höhle. Jetzt wurden die Rippen mit gleicher Ausdehnung, d. h. also beiderseits bis zum Ende der Höhle rasch subperiostal

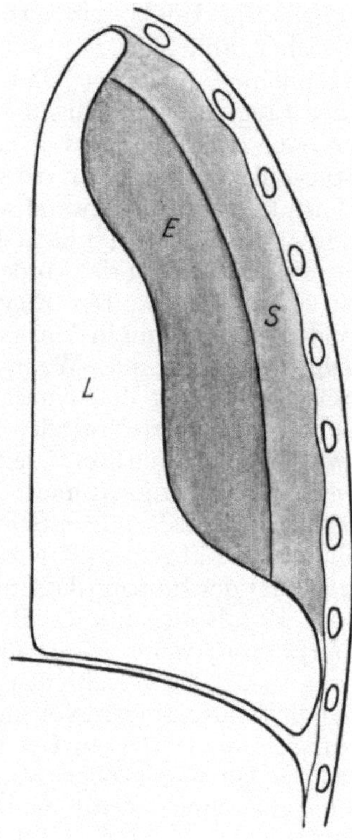

Abb. 218. Schema der Ausfüllung einer alten Empyemresthöhle durch die Schwarte der Brustwand nach MELCHIOR. 1. *L* Lunge, *E* Empyemresthöhle, *S* Schwarte.

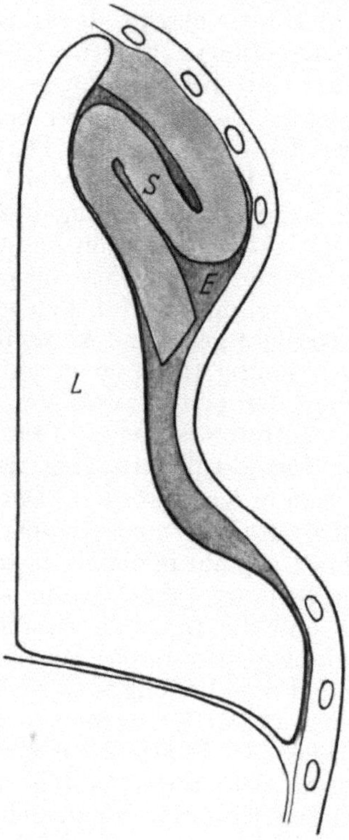

Abb. 219. Schema der Ausfüllung einer alten Empyemresthöhle durch die Schwarte der Brustwand nach MELCHIOR. 2. Nach ausgedehnter Rippenresektion wird aus der parietalen Pleuraschwarte nach Umstechung der Zwischenrippengefäße ein Lappen mit oberem Stiel umschnitten und zusammengefaltet in die große obere Höhle eingelegt.

entfernt. Nun wurden mehrere Flügelschnitte in die Pleura costalis gelegt, und zwar immer bis zum Seitenrande der Höhle. Ein Hauptlängsschnitt verlief in der Senkrechten und einer, dem Rippenverlauf entsprechend, dicht an der unteren Höhlengrenze. Die Querschnitte sind fast ohne Blutverlust möglich, während bei dem Längsschnitt gelegentlich eine Zwischenrippenarterie blutet, die dann umstochen wird. Die seitlichen Schnitte durch die Pleura costalis werden nun so weit wie nötig vervollständigt, d. h. bis sie überall die Höhlengrenze seitlich erreicht haben. Dann wird das verdickte Lungen- und Rippenfell überall angefrischt und die Türflügel des Rippenfelles so zugestutzt, daß sie bequem aneinandergelegt das schwielige Lungenfell bedecken. Eine dünne Mullage kommt zunächst zwischen die beiden Pleuren, dann wird das Ganze nach unten dräniert, der Weichteillappen mit einigen Lagerungsnähten befestigt und durch einen Verband vorsichtig angedrängt.

FRIEDRICH hat also auch lebende Muskulatur mitsamt den Schwielen zur Ausfüllung der Höhle benutzt.

Auch CARL BECK hat (1903) zur Ausfüllung einer hochgelegenen Höhle einen Hautmuskellappen verwendet, und zwar wurde der Lappen so gebildet, daß er seinen Stiel vorn in der Brustbeingegend hatte. Der Lappen enthielt die Haut, die oberflächliche Muskulatur, die schwielige Pleura und die Zwischenrippenmuskulatur. Er wurde auf die entrindete Lunge gelegt.

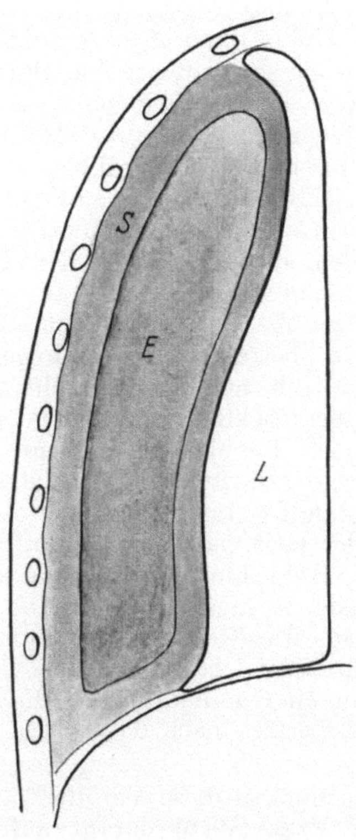

Abb. 220. Schema der Ausfüllung einer alten Empyemresthöhle durch die Schwarte der Brustwand nach SPRENGEL (BRUNZEL). 1. *S* Schwarte, *E* Empyemresthöhle, *L* Lunge.

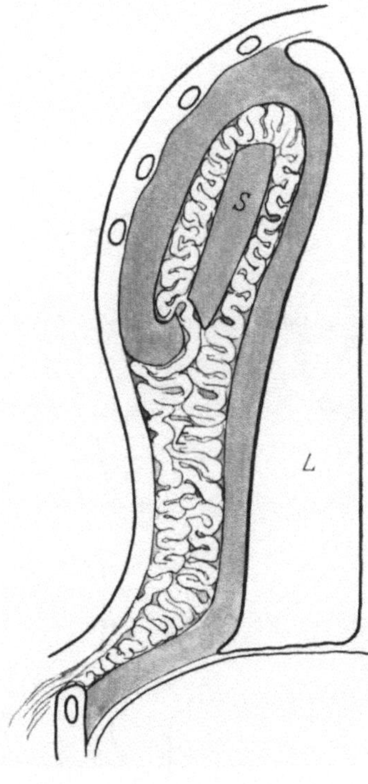

Abb. 221. Schema der Ausfüllung einer alten Empyemresthöhle durch die Schwarte der Brustwand nach SPRENGEL (BRUNZEL). 2. Aus der Schwarte ist ein großer Lappen gebildet, der einfach nach oben umgeschlagen in die Höhle eingelegt wird. Gleichzeitig wird die Höhle durch große Verbandgazestücke ausgefüllt. Sie dienen zur Granulationsanregung und bleiben lange liegen.

GÖBEL hat (1906) 2 Fälle veröffentlicht, bei denen er zunächst über der Höhle einen großen U-förmigen Hautmuskellappen bildete, der die Fistel in der Mitte enthielt. Nachdem er mehrere Rippen reseziert hatte, wurde die Fistel gespalten, und es zeigte sich, daß eine zweite, nach vorn gelegene große Höhle vorhanden war. Daher wurde ein zweiter Lappen gebildet, der, im unteren Teile des Schnittes beginnend, nach vorn bis zum Brustbein und an diesem in die Höhe bis zur 3. Rippe reichte. Mit dem Lappen wurden die beiden Brustmuskeln von den Rippen abgetrennt und nach oben geschlagen. Dann wurden auch die vorderen Rippen entfernt. Nun wurde nach DÉLORME das Lungenfell in etwa Handflächengröße entfernt. Das türflügelartig abgelöste Lungenfell wurde nicht entfernt, sondern an das Rippenfell angenäht. Ebenso wurde mit einigen durchgreifenden Nähten die luftleere und verhärtete Lunge an die Zwischenrippenmuskulatur und an den vom M. pectoralis maj. abgetrennten M. pectoralis min. durch einige Nähte befestigt. Der von der Haut abgelöste M. pectoralis maj. und Teile des M. serratus ant. wurden ebenfalls in der Höhle befestigt, so daß die Höhle vollständig ausgefüllt war. Ebenso wurden die Mm. latissimus dorsi und Teile des M. serratus ant. von dem hinteren Hautlappen abgelöst und zur Ausfüllung der noch bestehenden Fistelrinne verwendet. Die beiden Hautlappen wurden nur mit einigen Lagerungsnähten über den durch Muskeln ausgefüllten Höhlen befestigt, so daß auch besonders die Rippenstümpfe mit Weichteilen bedeckt waren. Neu war das Einlegen der lebenden oberflächlichen Muskeln, die, um eine bessere Verschieblichkeit zu ermöglichen, von der Unterlage und der Haut abgelöst waren. Von Bedeutung war wohl auch die Befestigung der Lunge an der Brustmuskulatur und die Deckung der Rippenstümpfe mit Haut.

Die gehäuften Beobachtungen von Resthöhlen in der Kriegszeit und Grippezeit haben zur Verwendung der lebenden Tamponade, d. h. zur Wiedererfindung des Verfahrens verschiedentlich beigetragen. MELCHIOR hat (1916) eine Höhle dadurch ausgefüllt, daß er in eine große starre Resthöhle einen aus der Pleura costalis und Zwischenrippenmuskulatur bestehenden Lappen in die Höhle einlegte (Abb. 218 und 219). Zu diesem Zwecke wird die 9.—5. Rippe ausgiebig entfernt. Die etwa 3—4 cm starke Pleuraschwarte sinkt zwar, nachdem sie entsprechend dem U-förmigen Hautschnitt abgetrennt war, ein, es bleibt aber im oberen Abschnitt eine faustgroße Höhle bestehen, die infolge des schlechten Allgemeinzustandes nicht durch weitere Rippenresektion zum Einsinken gebracht werden konnte. Daher wird nach Umstechung der Zwischenrippengefäße die ganze parietale Pleuraschwarte mit oberem Stiel von der vorderen Brustwand abgelöst und so in die Höhle hineingeschlagen, daß sie die Höhle fast vollständig ausfüllte (Abb. 219). In dieser Lage wurde die Schwarte mit einigen Katgutnähten befestigt. Die Höhle wurde bis auf ein Gummidrän vernäht. Nach 10 Tagen fieberfrei, nach 6 Wochen völlig verheilt.

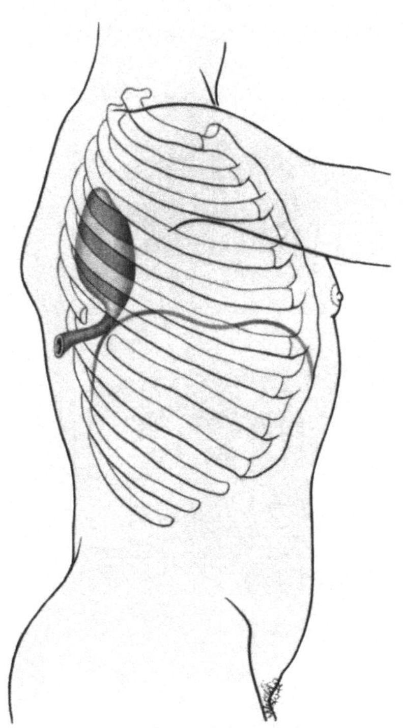

Abb. 222. Schematische Darstellung einer Empyemresthöhle im hinteren Brustkorbabschnitt. Sie läßt sich durch die Jalousieplastik nach E. HELLER gut verschließen.

Im Anschluß an diese Veröffentlichung machte BRUNZEL (1916) darauf aufmerksam, daß dasselbe Prinzip auch schon von SPRENGEL in ähnlicher Weise zur Ausführung gekommen war (Abb. 220 und 221). Er hatte 1913 die abgelöste, oben gestielte Schwarte einfach in die Höhle eingelegt.

VIDAKOVICH hat bei der Anwendung dieses Verfahrens die Beobachtung gemacht, daß der Eingriff nur dann günstig verläuft, wenn eine dicke, aber biegsame, geschmeidige Schwarte vorhanden ist und eine noch jugendliche und zurückziehungsfähige Brustwand. Es sind auch von anderer Seite gegen die Verwendung der Schwarte mit der daraufliegenden Zwischenrippenmuskulatur als lebender Tampon Einwendungen erhoben worden, da vollkommene Nekrosen, oder zum mindesten Teilnekrosen, wahrscheinlich infolge von Infektion (RITTER) vorkamen, oder die Schwarte, wie im Falle VIDAKOVICH, zur Ausfüllung der starren Höhle nicht ausreichte, so daß er schließlich den M. latissimus dorsi und die Schulterblattmuskeln nach Entfernung des größten Teiles des Schulterblattes in die Höhle hineinschlug und die Höhle damit zum vollkommenen Schluß brachte. Er benutzte so, ohne es zu wissen, die von SUDECK (s. oben) angegebene Methode.

In etwas anderer Weise versuchte RITTER (1913) eine große schwielige Höhle zum vollkommenen Verschluß zu bringen, unter Verwendung einer lebenden Tamponade nach Ausschaltung der Infektionsgefahr. Zunächst wird freier Abfluß geschaffen, dann in einer zweiten Sitzung die ganze Pl. costalis, soweit sie sich über der Empyemhöhle befindet, von den Rippen stumpf mit den Fingern abgelöst, bis sich die beiden Pleurablätter fest berühren. Der Raum zwischen der so abgelösten Pleura costalis und den Rippen wird austamponiert. Ist die kostale Pleuraschwarte so starr, daß sie sich nicht ohne weiteres auf das Lungenfell auflegen läßt, so wird sie eingeschnitten. Dann legen sich die Enden übereinander und der Raum wird dadurch noch verkleinert. Da die Sekretion überraschend

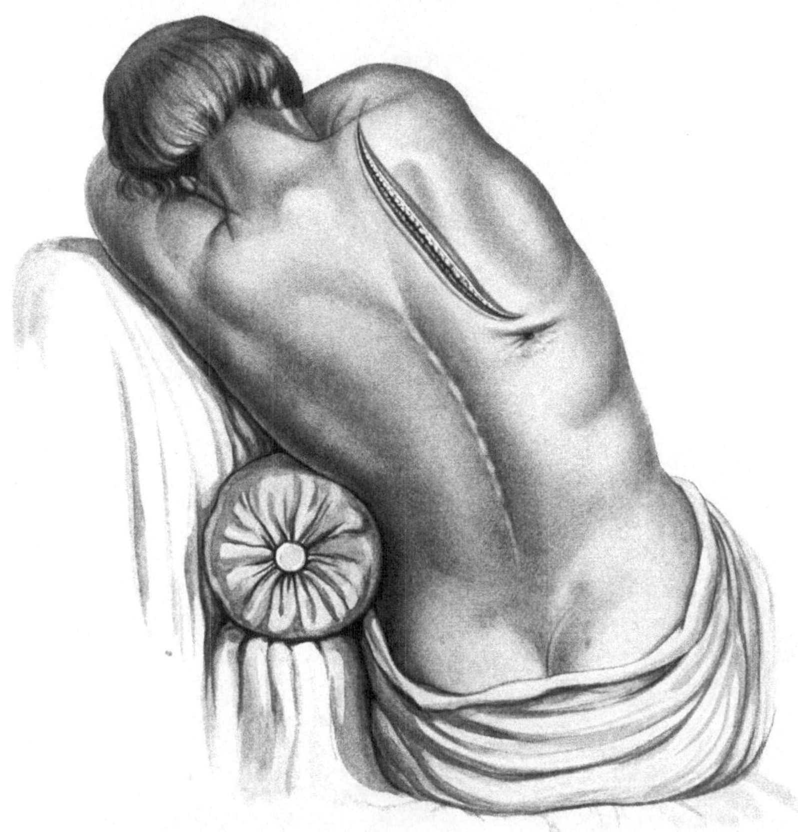

Abb. 223. Die Jalousieplastik nach HELLER. 1. Der paravertebrale Weichteilschnitt ist angedeutet. Er reicht nicht bis in die Fistelöffnung hinein, die unterhalb sichtbar ist.

schnell nachläßt, kann man bald in einem dritten Eingriff „in so gut wie aseptischem Gebiet“ eine ausgedehnte Rippenresektion (s. unten) vornehmen.

Nach PROPPING hat L. REHN, ähnlich wie RITTER, die Pleura costalis auf die Pl. pulmonalis gelegt, aber nur die 5.—8. Rippe entfernt, um die Pleura costalis von der Brustwand stumpf ablösen zu können. Die Pleura pulmonalis wurde dann in der Längsrichtung gespalten und die Pleura costalis daraufgelegt. Tamponade der extrapleuralen Höhle. Die Pleura costalis soll in ihrem natürlichen Bestreben, rippenwärts zu schrumpfen, die Lunge nach sich ziehen und so den noch bestehenden Hohlraum zwischen Brustfell und Rippen allmählich ausgleichen. Es soll also die Thorakoplastik vermieden werden. Der Erfolg der 1917 ausgeführten Operation war wunschgemäß ein vollkommener.

Auf eine andere sinnreiche Art hat HELLER die lebende Tamponade zur Ausfüllung von Resthöhlen zur Anwendung gebracht. Er verwendet die entknochte und im früheren Verlauf der Rippen in Streifen geschnittene und so

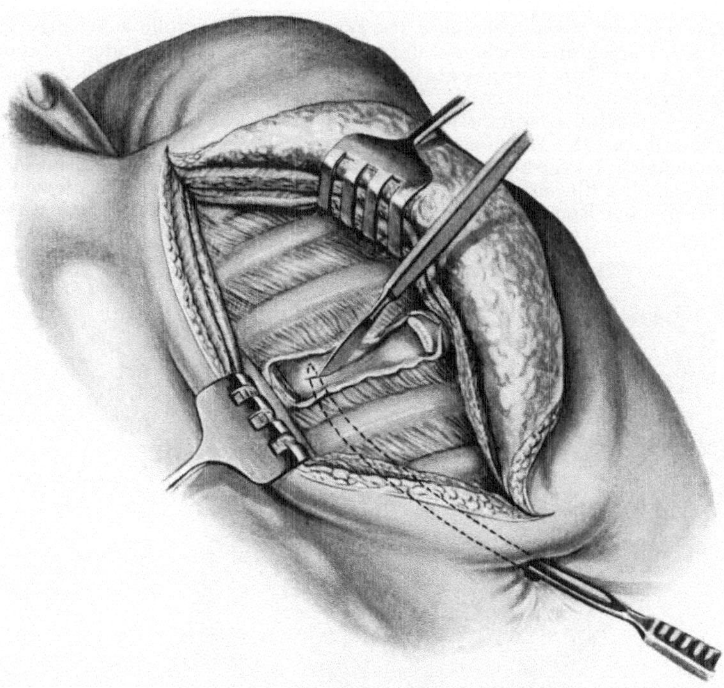

Abb. 224. Die Jalousieplastik nach HELLER. 2. Die Haut, die Mm. trapezius und rhomboideus sind durchtrennt und die Rippen freigelegt. Die 6. Rippe ist auf etwa 6—8 cm subperiostal entfernt. Das hintere Periost wird auf der durch die Fistel in die Höhle eingeführten Rinnensonde gespalten.

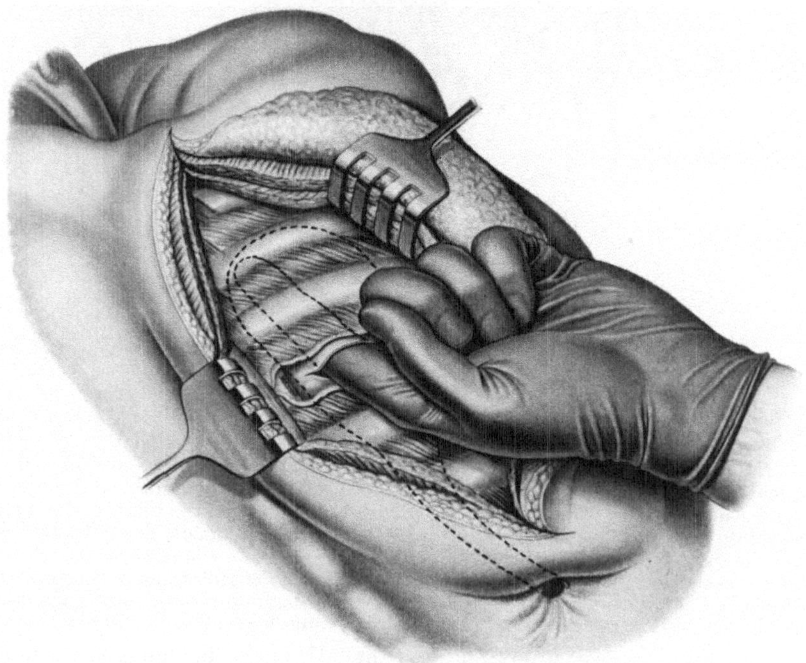

Abb. 225. Die Jalousieplastik nach HELLER. 3. Mit dem eingeführten Zeigefinger wird die Ausdehnung der Höhle kranialwärts festgestellt. Die Größe der Höhle ist durch die gestrichelte Linie gekennzeichnet.

beweglich gemachte Schwarte, ohne Durchtrennung von Nerven und Gefäßen (s. unten).

Durch seine Untersuchungen hat HELLER festgestellt, daß es durchaus möglich ist, mit seinem Vorgehen bei der Empyemoperation das Entstehen einer Spitzenresthöhle zu vermeiden, die ja bekanntlich schwer zu verschließen ist. Sein Vorgehen bei der Empyembehandlung ist oben S. 252 geschildert. Durch die frühzeitige, unter geschlossener Dränage vor sich gehende Entleerung des Exsudates sammelt sich dieses zunächst in den unteren Brusthöhlenabschnitten an, während die Lunge ihre Ausdehnungsmöglichkeit allmählich wieder erhält und in den oberen Abschnitten, die frei von Exsudat sind,

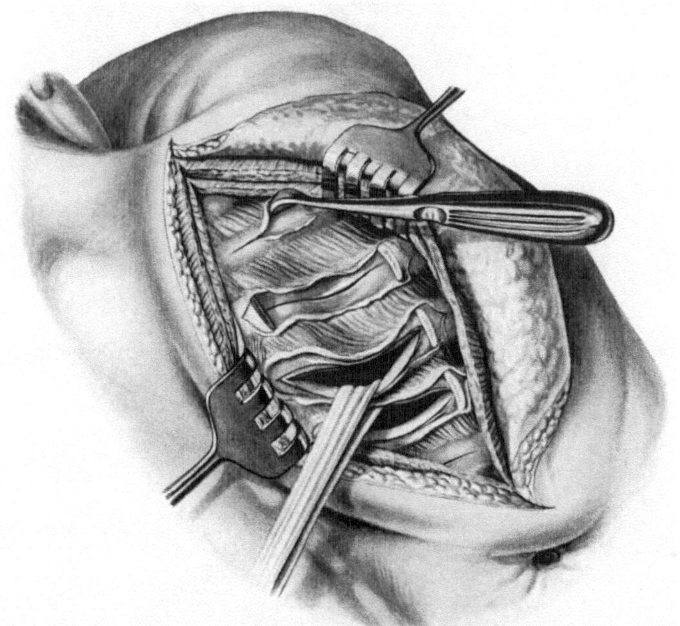

Abb. 226. Die Jalousieplastik nach HELLER. 4. Entsprechend der festgestellten Ausdehnung werden nun die Rippen oberhalb und unterhalb der zuerst resezierten ebenfalls subperiostal entfernt. Die Zwischenrippenmuskulatur und das Periost werden mit Bindenzügeln gehalten, so daß die Höhle gut übersehen werden kann.

den Kuppelraum ausfüllt, so daß die Höhle allmählich von oben nach unten verschwindet und, wenn doch einmal eine Resthöhle zurückbleibt, so kann sie nur im unteren Teil sein. HELLER hat dementsprechend bei geschlossener Dränage unter 188 Fällen nur eine Spitzenresthöhle gehabt, während 14 basale Resthöhlen übrigbleiben. Bei 49 offenen Dränagen traten 7 Spitzenresthöhlen auf, aber keine Basalresthöhle.

Zum Schluß der Resthöhlen wendet HELLER ein Verfahren an, das ebenfalls auf dem Grundsatz der lebenden Tamponade beruht, aber wesentlich schonender verläuft und die Zwischenrippenmuskulatur mitsamt der Gefäße und Nerven erhält, was natürlich 1. eine gewisse Festigkeit der Brustwand gewährleistet, so daß die paradoxe Atmung nicht oder kaum in Erscheinung tritt, und 2. durch Erhaltung der Zwischenrippennerven auch die bei der schädlichen Operation sehr ausgedehnte Atrophie der Bauchmuskulatur verhindert.

Die Technik seines Vorgehens ist einfach, er nennt das Verfahren Jalousieplastik. Zunächst wird der untere Pol der Höhle durch eine Röntgenkontrast-

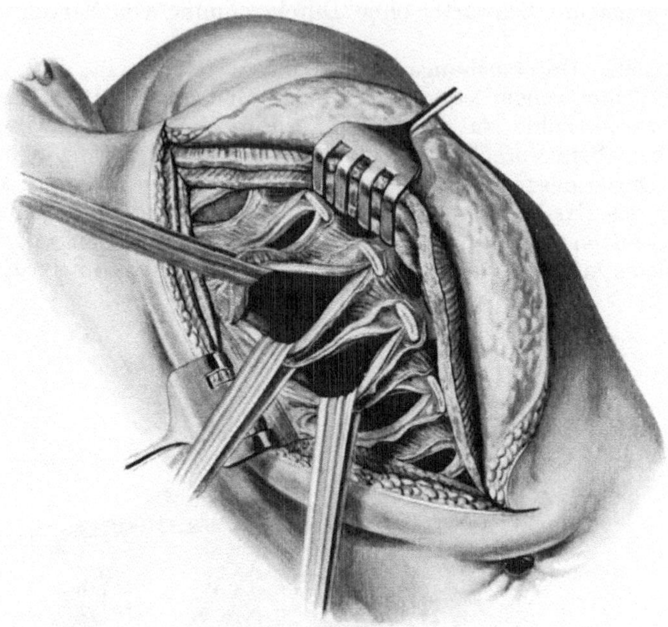

Abb. 227. Die Jalousieplastik nach HELLER. 5. Die Rippen 2—7 sind subperiostal reseziert. Die Höhle ist vollständig übersichtlich freigelegt.

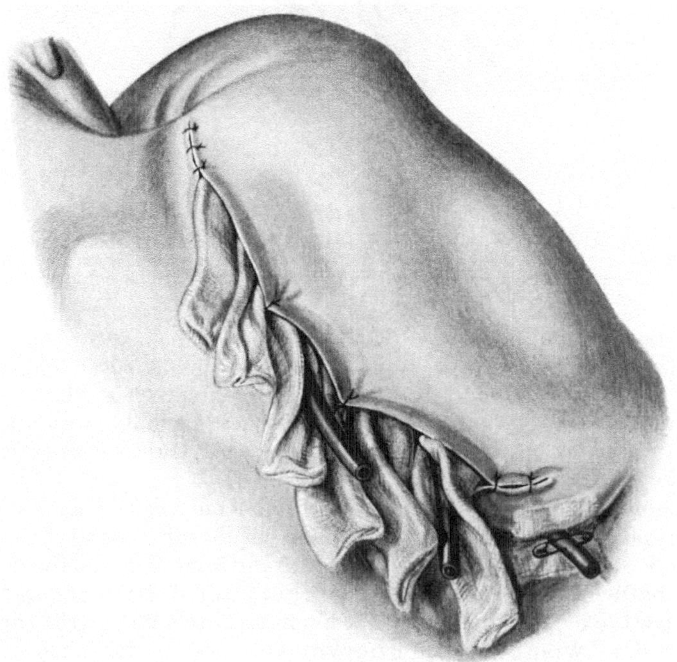

Abb. 228. Die Jalousieplastik nach HELLER. 6. Durch ausgedehnte Tamponade werden die Muskelbrücken in die Tiefe gedrängt zur Ausfüllung der Höhle. Gleichzeitig werden einige Dränröhren eingelegt und die Hautwunde durch einzelne Nähte verkleinert.

aufnahme bestimmt. Dann wird die Schwarte gespalten, und die Resthöhle eröffnet und durch Austasten mit dem Finger die genauen Grenzen festgestellt (Abb. 224 und 225). Die zwei nächst höheren Rippen werden subperiostal entfernt und die Pleuraschwarte entsprechend dem hinteren Periost gespalten, und zwar entsprechend den resezierten Rippen, so lang, bis der tastende Finger alle Ecken

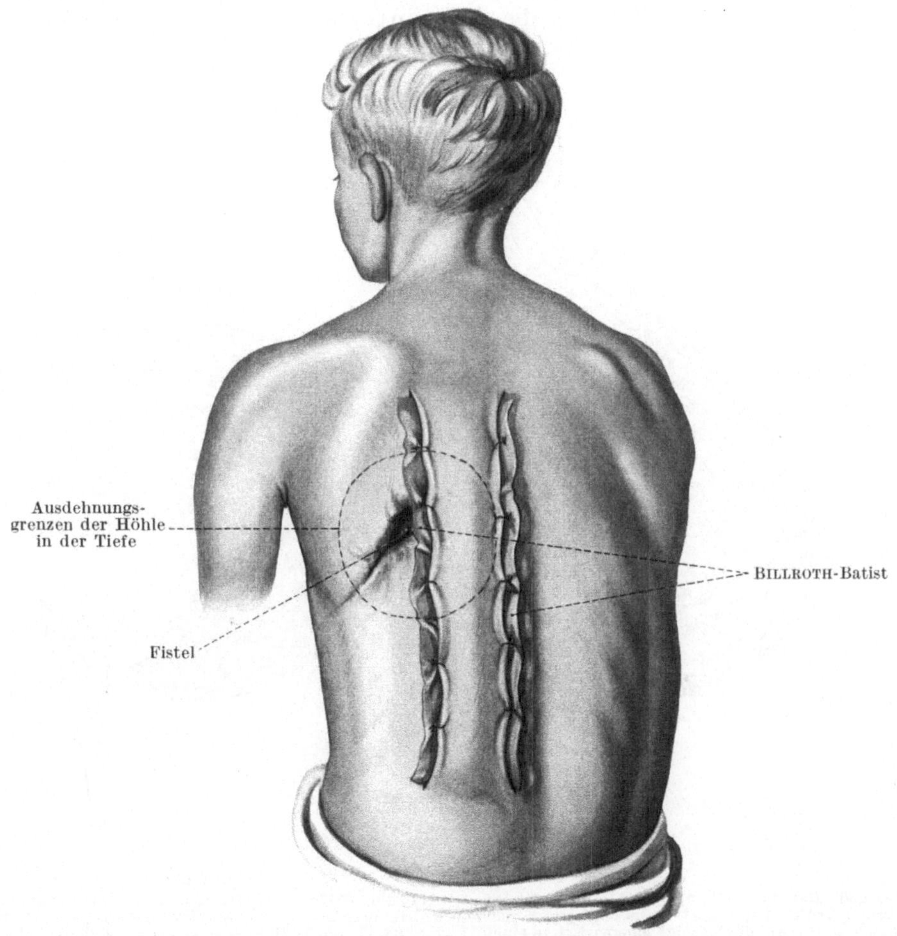

Abb. 229. Die Ausfüllung einer Empyemresthöhle durch einen Kutismuskellappen nach NISSEN. 1. Die gestrichelte Linie zeigt die Ausdehnung der hinter der Fistel verborgenen Höhle. Es ist ein großer Hautmuskelbrückenlappen neben der Wirbelsäule links gebildet. Zur Vermeidung der Wiederverklebung ist BILLROTH-Batist unter der Muskelbrücke durchgeführt.

und Winkel der Höhle erreicht (Abb. 225). Nun werden alle Rippen über der Höhle reseziert, und zwar nach hinten bis an die Proc. transversi (Abb. 226). Ebenso wird die Pleuraschwarte nach hinten bis an die Proc. transversi gespalten. Die nun zurückbleibenden, aus Zwischenrippenmuskulatur und Pleuraschwarte bestehenden Weichteilbänder können nun nach vorn und hinten teils stumpf, teils scharf so weit beweglich gemacht werden, daß sie schlaff herunterhängen, da ihre Endpunkte sich einander genähert haben (Abb. 226). Sie lassen sich dann bequem in die Höhle hineinlegen. Die Pleuraschwarte bleibt an jedem Zwischenrippenmuskelstück erhalten und dient mit zur Ausfüllung der Höhle (Abb. 227).

Durch Mullstücke werden die sämtlichen Zwischenrippenbänder gegen das Lungenfell gedrückt (Abb. 228). Einige große Gummirohre werden eingelegt und schließlich durch einige Lagerungsnähte die Hautwundränder zusammengebracht. Die Mullstücke werden im Laufe einer Woche entfernt. Die Heilung geht nach diesem Verfahren überraschend schnell vor sich.

Abgesehen von den noch zu besprechenden Resthöhlen in der Pleurakuppel bedürfen diejenigen Höhlen, die im hinteren mediastinalen Winkel

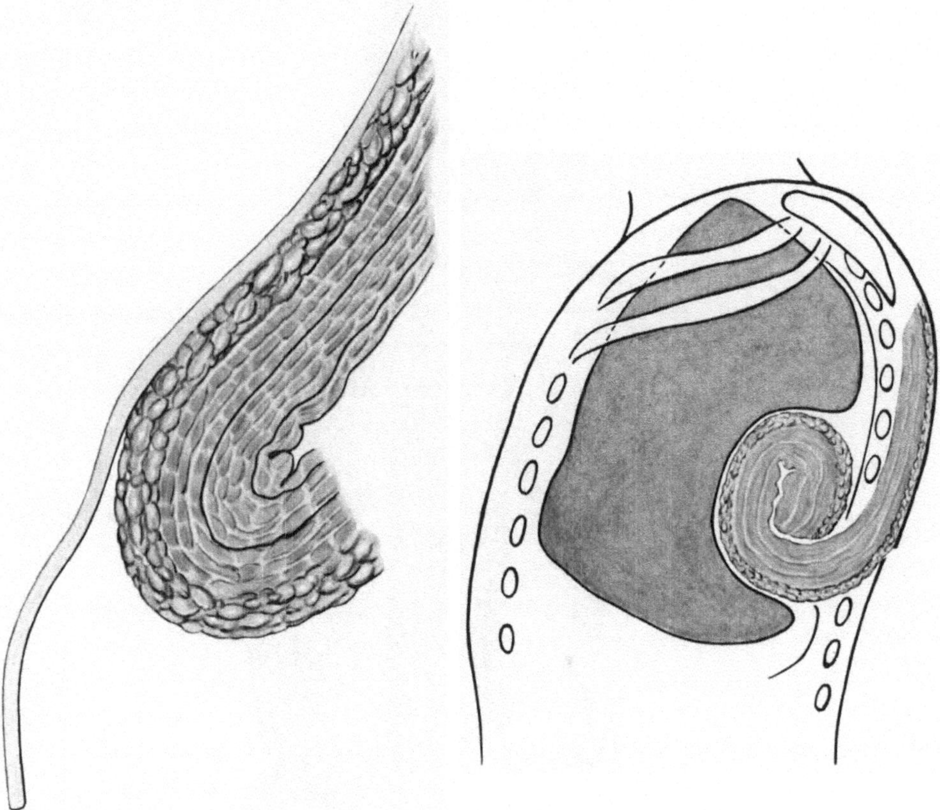

Abb. 230. Die Ausfüllung einer Empyemresthöhle durch einen Kutismuskellappen nach NISSEN. 2. Die Abbildung zeigt schematisch in einem Querschnitt den von der Haut getrennten, etwas nach oben geschlagenen Kutismuskellappen.

Abb. 231. Die Ausfüllung einer Empyemresthöhle durch einen Kutismuskellappen nach NISSEN. 3. Die Abbildung zeigt schematisch den eingerollten, in die Höhle eingeführten Kutismuskellappen.

gelegen sind, einer besonderen Behandlung. Dieser Winkel wird gebildet durch Wirbelkörper, Querfortsätze und die hintersten Rippenabschnitte. Solche Höhlen lassen sich auch durch ausgedehnte Thorakoplastik meist nicht verschließen.

NISSEN (1931) hat darauf hingewiesen, daß, wenn im Anschluß an eine Thorakoplastik eine Skoliose entstanden ist, das hintere Mittelfell den Skoliosenbogen wie eine Sehne überbrückt. Dadurch wird der Raum der kranken Seite, nach der der Bogen konvex ist, vergrößert, und zwar auf Kosten der gesunden Brusthöhle. Diese Raumvermehrung trägt dazu bei, daß eine große, schwer auszufüllende Nische im hinteren mediastinalen Winkel entsteht. Diese Nischenbildung tritt am häufigsten bei der Mündung einer Bronchialfistel in die Resthöhle in Erscheinung.

Die bisher bekanntgegebenen Verfahren zum Verschluß dieser schwer verschließbaren Resthöhlen, z. B. durch die beweglich gemachten Pleuraschwarten nach v. HACKER, MELCHIOR (s. S. 316), läßt sich in solchen Fällen schlecht zur Anwendung bringen, da in dieser Gegend meist wenig Schwarte zur Verfügung steht und, wenn die vorhandene seitlich gelegene Schwarte benutzt werden soll, muß sie nach NISSEN so weit abgelöst werden, daß sie in ihrer Ernährung gestört werden kann. Auch das später erwähnte Verfahren von KIRSCHNER ist für solche Fälle nicht anwendbar.

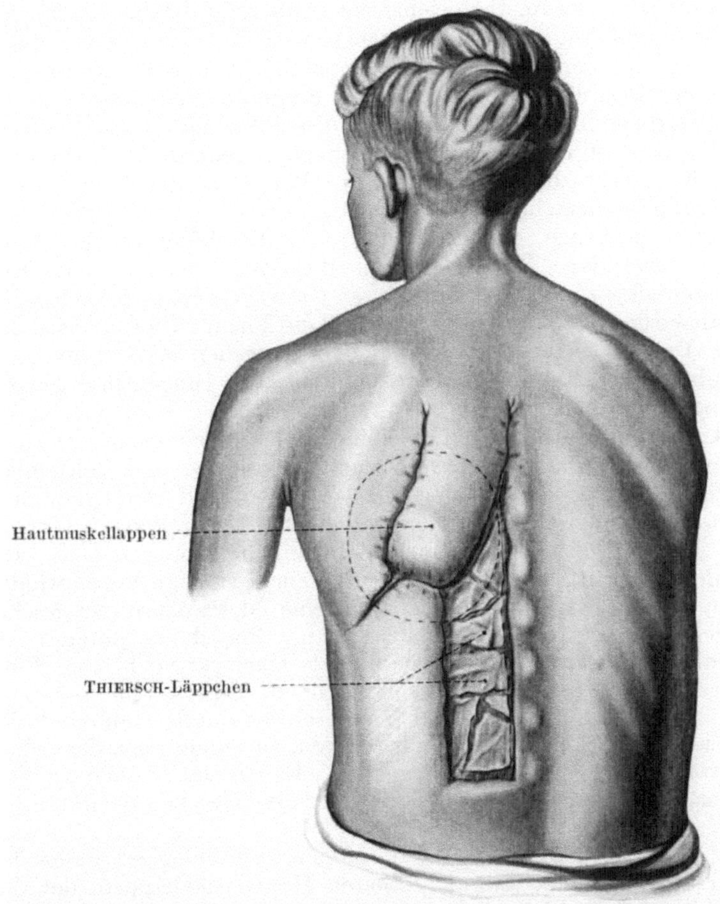

Abb. 232. Die Ausfüllung einer Empyemresthöhle durch einen Kutismuskellappen nach NISSEN. 4. Der Kutismuskellappen ist eingerollt in die Höhle eingeschlagen. Die Haut deckt die äußere Fistel. Der untere Teil ist abgeschnitten und die sekundäre Lücke durch THIERSCHsche Läppchen verschlossen.

NISSEN (1931) hat daher folgenden Weg beschritten. Medial von der Höhlenöffnung bildet er einen doppelt gestielten, senkrecht gestellten Hautmuskellappen (Abb. 229). Der obere Stiel des Lappens liegt ungefähr drei querfingerbreit kranial vom oberen Höhlenrand. Da zur Ausfüllung der Höhle Muskulatur und subkutanes Fett verwendet werden soll, muß die Länge des Lappens der Größe der Höhle angepaßt werden. Daher ist es bei großen Höhlen notwendig, um Ernährungsstörungen des erforderlicherweise lang zu bildenden Lappens zu verhüten, den Brückenlappen in 2 oder 3 Sitzungen allmählich kaudal zu verlängern. Zunächst wird der aus Haut und den langen Rückenstreckern bestehende Brückenlappen abgelöst und zur Verhütung einer Wiederverwachsung bis zur nächsten Sitzung ein Stück BILLROTH-Batist untergelegt. Die Hautränder werden dann zur Vermeidung einer Schrumpfung am Wundrand wieder durch einige Lagerungsnähte befestigt (Abb. 229). In derselben Weise geht man in der zweiten und dritten Sitzung vor, wenn sie nötig wird. Ehe man den Lappenstiel kaudal durchtrennt, wird durch zeitweise ausgeübten Druck im Bereiche des unteren Stieles die Ernährung von seiten des oberen Stieles gefördert. Ist der Lappen lang genug, so wird nun in einer weiteren Sitzung der kaudale Stiel durchtrennt, die Oberhaut bis zur Höhe der Resthöhle entfernt (Abb. 230) und nun der Muskellappen, der noch vom Subkutanfett bedeckt ist, so weit zusammengerollt, daß er in die Höhle hineingelegt werden kann und sie ausfüllt (Abb. 231). Nun werden die Wundränder der Resthöhle angefrischt und durch tiefgreifende Nähte der zusammengerollte Lappen in der Höhle befestigt. Die unbedeckte Entnahmestelle des Hautmuskellappens wird mit THIERSCH-Läppchen gedeckt (Abb. 232).

Am meisten Kopfzerbrechen hat immer der Verschluß der Resthöhlen im Kuppelbereich verursacht.

Am besten ist es natürlich, das Entstehen einer Resthöhle an der Spitze auf jeden Fall zu vermeiden. HELLER hat die Wege angegeben, um das Entstehen einer Spitzenhöhle zu verhüten, und zwar dadurch, daß er zunächst eine geschlossene Dränage (s. S. 252) durchführt, so daß ein Pneumothorax überhaupt vermieden wird. Dasselbe erreicht man nach dem Vorgehen ISELINS und nach dem von uns geübten (s. S. 251 und 259), da man vor allen Dingen in der ersten Zeit das Eindringen von Luft, die ja stets nach oben zu steigen geneigt ist, verhindern muß. Ist ein großer Teil des Eiters infolge geschlossener Dränage nach unten abgeflossen, so hat mittlerweile das Lungenspitzenfell Gelegenheit gehabt, sich an das entsprechende Rippenfell anzulegen, und wenn nun noch ein Pneumothorax entsteht, so entsteht er nicht mehr an der Spitze. HELLER konnte das aus seinen Beobachtungen auch zahlenmäßig beweisen (s. S. 319). Ist eine Resthöhle im Kuppelbereich entstanden, so muß sie zum Verschwinden gebracht werden. Wenn es auch häufig auf die eine oder andere der geschilderten Weisen gelungen war, durch eine ausgedehnte Plastik die unteren Abschnitte der Höhle zu veröden, so blieb häufig als Überrest noch eine Höhle der zusammengesunkenen Lungenspitze entsprechend, zurück und hielt eine Fistel im Gange. Solche Höhlen lassen sich nur schwer durch Thorakoplastik selbst unter Mitnahme der 1. und 2. Rippe beseitigen, da immer noch der Schultergürtel einen völligen Kollaps verhindern kann. Es hat daher nicht an Versuchen gefehlt, solche Höhlen durch Plastiken von vorn oder von der Seite her durch Ausfüllung der Höhle zu beseitigen.

So hat FRITZ KÖNIG (1898) schon an Hand eines einschlägigen Falles beschrieben, wie er einen großen, lateral gestielten Hautmuskellappen, der den ganzen M. pectoralis maj. enthielt, in eine starre Spitzenhöhle hineingeschlagen hat. Der Lappen reichte bis auf das Brustbein, und seine obere Grenze wurde durch das Schlüsselbein gebildet. Der M. pectoralis min. wurde durchschnitten, dann die 2.—8. Rippe teilweise entfernt, bis die Höhle breit freilag und in sie der große Hautmuskellappen hineingeschlagen. Am Brustbein wurde die Haut durch THIERSCH-Läppchen ersetzt. Der Lappen hielt sofort gut und eine Fistel bildete sich nicht wieder.

CARL BECK hat (1903) über Fälle berichtet, in denen er ebenfalls Hautmuskellappen, die in der Mamillargegend gestielt waren, in eine solche hochsitzende Resthöhle hineingeschlagen hat.

KIRSCHNER hat die Aufgabe der Resthöhlenbehandlung im Jahre 1921 von neuem angepackt und in einer mehr den Grundsätzen der heutigen Chirurgie entsprechenden Weise zu lösen versucht. Er wirft den bisher genannten Verfahren mit Recht vor, daß sie die Höhle entgegen der Abflußrichtung des Eiters zu schließen versuchen, während es naturgemäß, d. h. den Gesetzen der Chirurgie entsprechend, wesentlich zweckmäßiger wäre, sie von oben nach unten zu veröden, so daß die Abflußmöglichkeiten am tiefsten Punkte bis zuletzt bestehen.

Es kommt dazu, daß bei der bisher geübten Behandlungsart die Höhle von unten nach oben zu schließen, der Rest in der Kuppel immer starrer geworden

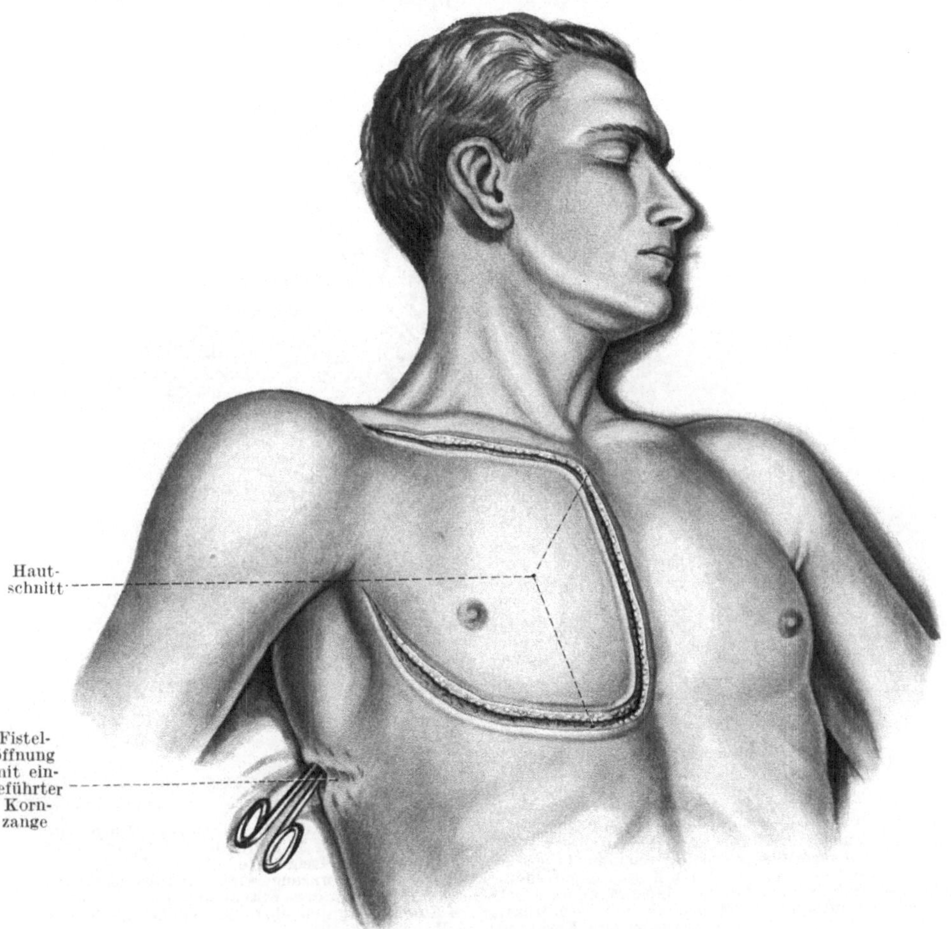

Abb. 233. Das Einschlagen der Mm. pectorales zur Ausfüllung einer hochsitzenden Empyemresthöhle nach KIRSCHNER. 1. Der Hautschnitt ist geführt. In der Empyemfistel steckt eine Kornzange.

ist und daß der betreffende Kranke durch die lange Behandlungszeit an Widerstandskraft eingebüßt hat.

Das Vorgehen KIRSCHNERs ist entsprechend den gemachten Voraussetzungen folgendes: Voraussetzung ist, daß die bis in die Spitze reichende Resthöhle einen breiten, tiefen rückwärtigen Abfluß hat. Ist eine solche Öffnung nicht vorhanden, so werden hinten unten mehrere Rippen entfernt und durch Spülbehandlung der Keimgehalt der Höhle herabzusetzen versucht. Der Eingriff kann in Allgemeinbetäubung, aber auch in Leitungs- und örtlicher Betäubung ausgeführt werden. Der Kranke liegt auf dem Rücken, der Arm der kranken Seite wird in der gewöhnlichen Weise seitlich am Operationstisch festgeschnallt. Nach Desinfektion der vorderen Brustwand und Schulter der kranken Seite wird der Hautschnitt in der MOHRENHEIMschen Grube begonnen. Er verläuft entlang dem Schlüsselbein zum Brustbein und auf diesem in der Mitte bis etwa zum Brustbeinende nach abwärts, biegt dann nach außen um und zieht nun am Rande des M. pectoralis maj. schräg seitlich nach der Achselhöhle zu. Der annähernd viereckige Hautlappen wird einschließlich der Mamma

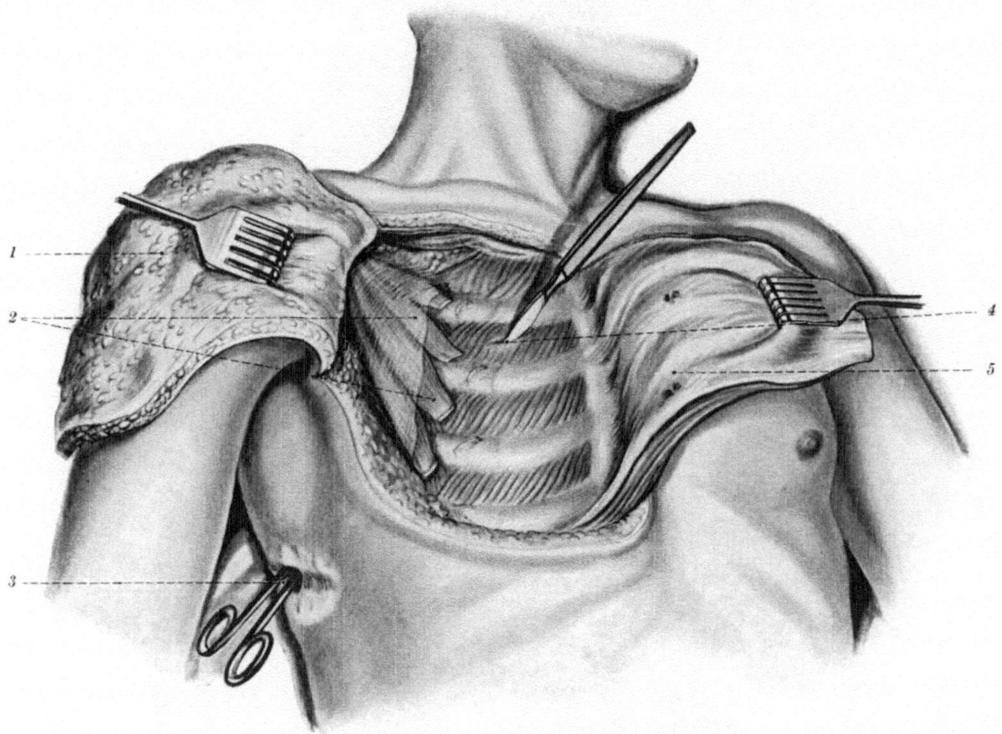

Abb. 234. Das Einschlagen der Mm. pectorales zur Ausfüllung einer hochsitzenden Empyemresthöhle nach KIRSCHNER. 2. Der Hautlappen ist zurückgeschlagen. Der M. pectoralis maj. ist an seinem Ansatz am Oberarm abgetrennt und nach medial geschlagen. Der dadurch freigelegte M. pectoralis min. wird an seinen Ursprungszacken an den Rippen abgetrennt. Die eingeführte Kornzange wird von Assistentenhand so geleitet, daß sie im 2. Zwischenrippenraum die Weichteile verdrängt. An dieser Stelle wird die Pleurahöhle eröffnet. *1* Hautlappen. *2* M. pectoral. min. *3* Kornzange. *4* Einschnitt gegen die im 2. Zwischenrippenraum vorgedrängte Kornzange. *5* M. pectoral. maj.

nach lateral zurückgeschlagen, bis die Vorderseite des M. pectoralis maj. freiliegt (Abb. 233). Dieser Muskel wird am Ober- und Unterrand und Ansatz freigelegt und der sehnige Ansatz, wie bei der Mammaamputation, hart am Oberarm abgetrennt und nach der Mitte zu nach Ablösung von der Unterlage gestielt (Abb. 234). Dabei fallen einige vom Schlüsselbein entspringende Fasern ab. Die aus dem Pl. brachialis stammenden Nn. thoracales ant. und die Äste der A. thoraco-acromialis müssen meist durchtrennt werden, da sonst die später notwendig werdende weitgehende Verlagerung des Muskels nicht gelingt. Unter keinen Umständen darf aber die Ablösung von der Unterlage so weit getrieben werden, daß die Rr. perforantes der A. mammaria int. in Gefahr kommen. Der nun freiliegende M. pectoralis min. wird an seinen seitlichen Rändern von der Unterlage abgelöst und seine Ursprungszacken an den Rippen sauber abgetrennt, so daß sich der Muskel an seiner Sehne nach oben schlagen läßt (Abb. 234). Die Brustwand,

Rippen und Zwischenrippenmuskeln liegen nun vorn und seitlich im Bereich der 2.—5. Rippe frei. Jetzt wird von einem Assistenten eine lange Kornzange vom rückwärtigen Fisteleingang aus in die Höhle eingeführt, bis die Spitze der Kornzange im 2. oder 3. vorderen Zwischenrippenraum fühlbar ist (Abb. 234). Hier wird zunächst eine Rippe entfernt, meist die 3. Gegen die Spitze der Kornzange wird dann das Messer vorgeführt und die Höhle eröffnet. Dadurch gewinnt man

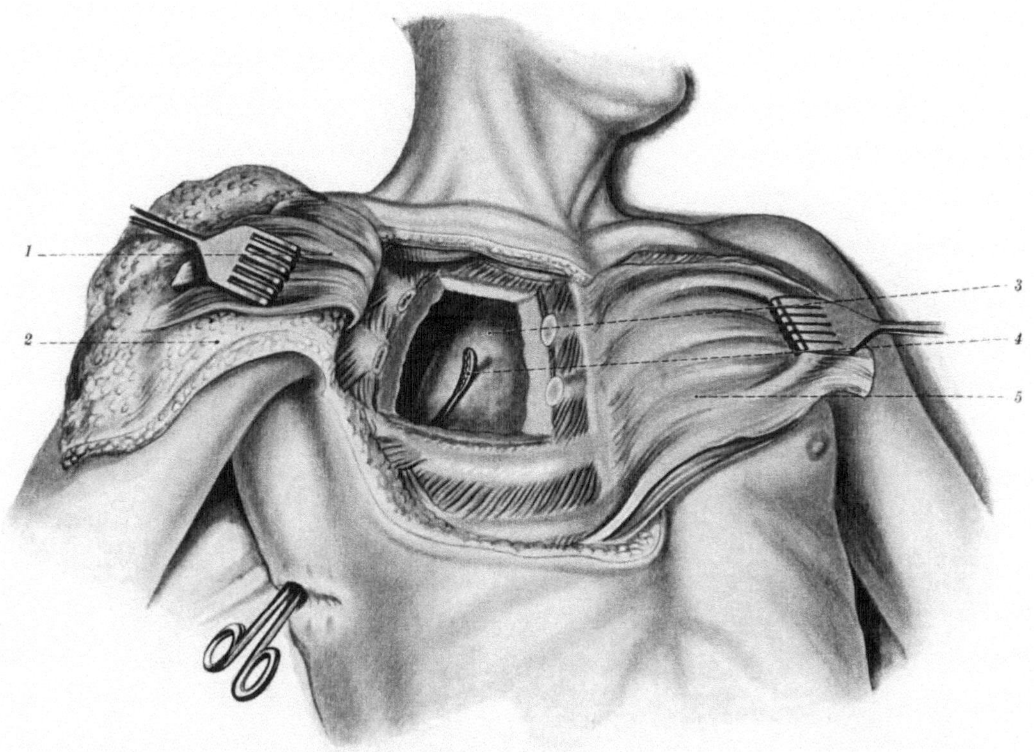

Abb. 235. **Das Einschlagen der Mm. pectorales zur Ausfüllung einer hochsitzenden Empyemresthöhle nach Kirschner.** 3. Der M. pectoralis min. ist nach lateral umgeschlagen. Die 2. und 3. Rippe sind subperiostal reseziert. In die Brustwand ist ein großes viereckiges Fenster eingeschnitten. Man erkennt die starke Pleuraschwarte und übersieht die Höhle bequem, in die die Kornzange hineinragt. *1* M. pectoral. min. *2* Hautlappen. *3* Geschrumpfte Lunge. *4* Kornzange. *5* M. pectoral. maj.

einen Überblick über die Größe und Form und richtet danach die weitere Entfernung der Rippen, der Zwischenrippenmuskulatur und Schwarten ein, bis man ein breites und hohes Fenster geschaffen hat (Abb. 235). Diese Öffnung kann nach genügender vorheriger Unterrichtung über die Größe und Ausdehnung in einem Zuge mit einer Knochenschere durchschnitten werden. Der oberste Abschnitt der Kuppel muß unter allen Umständen erreicht sein. Dazu genügt meistens die Resektion der 2. Rippe. Die Entfernung der 1. Rippe ist nur selten nötig gewesen. Dieses Fenster muß unter allen Umständen so weit sein, daß der beweglich gemachte und hereingeschlagene M. pectoralis maj. keine Ernährungsstörung erleidet (Abb. 236). Eine Kantung des Muskels muß dadurch vermieden werden, daß von den medialen Enden der Rippen möglichst viel weggenommen und die Pleuraschwarte abgeschrägt und geglättet wird. Selbstverständlich muß auch beim Abtragen der medialen Rippenstücke darauf geachtet werden, daß die obengenannten

Äste der A. mammaria int. nicht verletzt werden. Ebenso darf natürlich unter keinen Umständen der Stamm der A. mammaria int. zu Schaden kommen. Nun wird die Höhle, soweit sie erreichbar ist, mit einem scharfen Löffel angefrischt, unter besonderer Berücksichtigung der höchsten Kuppe eine Spülung angeschlossen, wobei das Spülwasser aus der rückwärtigen Fistel herausfließt und nun der M. pectoralis maj. in die Höhle hineingeschlagen und durch Katgutnähte so befestigt, daß der Muskel dem obersten Teil der Höhle eng anliegt

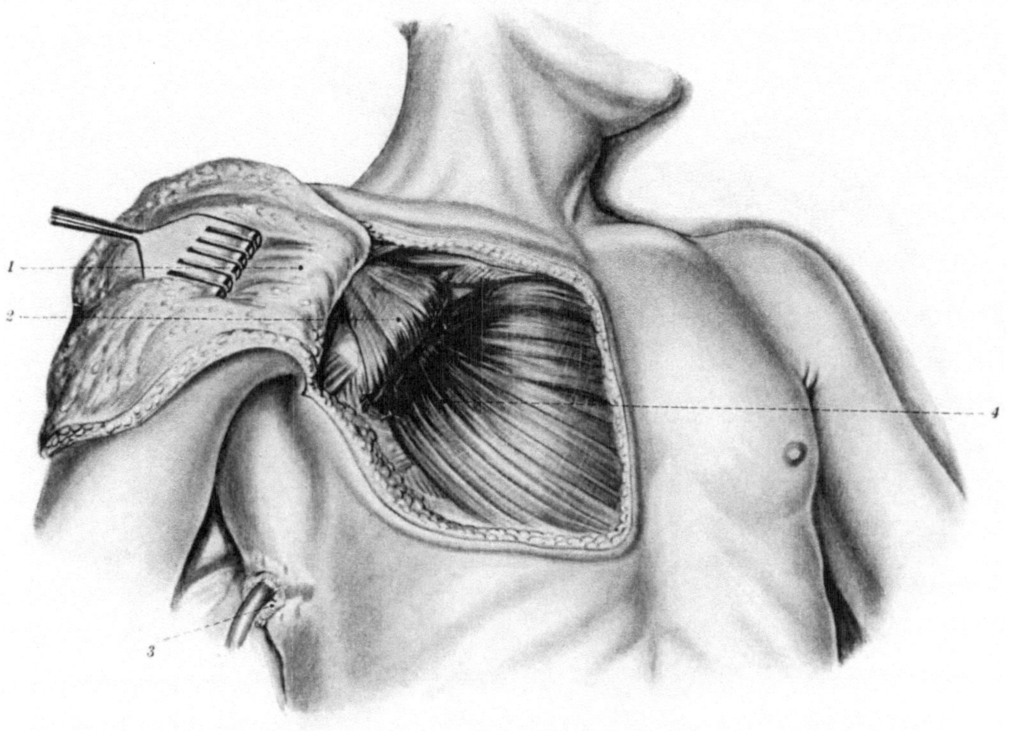

Abb. 236. Das Einschlagen der Mm. pectorales zur Ausfüllung einer hochsitzenden Empyemresthöhle nach KIRSCHNER. 4. Die Mm. pectorales maj. und min., der erstere mit seinem distalen, der letztere mit seinem proximalen Abschnitt, sind in die Höhle hineingeschlagen. Die Muskeln sind durch einige Nähte aneinander befestigt. *1* Hautlappen. *2* M. pectoral. min. *3* Dränrohr. *4* M. pectoral. maj.

(Abb. 236). Dann wird auch noch der M. pectoralis min. in die Höhle hineingeschlagen. Der Hautlappen wird zurückgeklappt, mit einigen Lagerungsnähten befestigt und im lateralen Wundwinkel ein Dränrohr eingelegt, das nach 2×24 Stunden entfernt werden kann. Eine besondere Nachbehandlung ist nicht nötig, sie wird so durchgeführt, wie nach allen anderen Resthöhlenoperationen.

ε) Die Eingriffe bei den selteneren entzündlichen Erkrankungen des Brustfelles.

Ebenso wie die bisher genannten Erkrankungen des Brustfelles fast immer mit Lungenerkrankungen im Zusammenhang stehen, sind auch die übrigen selteneren Erkrankungen fast nie selbständiger Natur. Bei den Entzündungsprozessen, die noch gelegentlich am Brustfell beobachtet werden, ist zunächst die Aktinomykose zu nennen. Sie greift wohl regelmäßig von der Lunge auf die Pleura pulmonalis und im unmittelbaren Fortschreiten, nachdem die Pleura costalis sich zunächst entzündlich mit der Pleura pulmonalis vereinigt hat, auf die Pleura costalis und auf die Brustwand über.

Die Aktinomykose der Lunge (s. S. 400ff.) wird zunächst fast immer mit der Lungentuberkulose, und die Pleuritis aktinomycotica mit der Pleuritis tuberculosa verwechselt. Daher werden solche Kranke häufig zunächst in Heilstätten behandelt, bis dann der Durchbruch durch die Brustwand erfolgt. Dann wird die Diagnose meist rasch klar. Von der Hals- und der oberen Brustspeiseröhre aus kann im übrigen die Aktinomykose übrigens auch unmittelbar auf die Pleura costalis übergreifen und dann auf dem umgekehrten Wege, wie oben geschildert, erst die Lunge befallen.

Eine besondere Behandlung für die Aktinomykose der Pleura kommt nicht in Frage, insbesondere bei der so häufigen Beteiligung der Lunge. Die Behandlungsverfahren unterscheiden sich dann nicht von denen der Lungenaktinomykose.

Ähnliches gilt für die Streptotrichose, die wohl immer von dem Atmungswege ihren Ausgang nimmt und erst die Lunge ergreift. Andere entzündliche Erkrankungen, wie die von der Lunge ausgehenden durch Sproß- und Schimmelpilze, kommen für die chirurgische Behandlung kaum ernstlich in Frage, wenn sie nicht gerade ein Empyem verursachen.

c) Die Eingriffe bei den Geschwülsten des Brustfelles.

Die Geschwülste des Brustfelles gehen so gut wie immer entweder von der knöchernen oder knorpeligen Brustwand aus, wie die Knochen- und Knorpelgeschwülste, oder wie die Sarkome nehmen sie häufig ihren Ausgang von den Faszien oder dem Periost. Die Chondrome der Brustwand sind früher häufig zu kopfgroßen Geschwülsten angewachsen. Heute werden sie meist schon früher erkannt und rechtzeitig entfernt. Sie wachsen nur gegen die Pleura vor oder in sie hinein. Die bösartigen Geschwülste, wie die Sarkome, können auch durch die Pleura costalis und die Pleura pulmonalis auf die Lunge übergreifen. Die Sarkome finden sich in der Pleura auch häufig in Gestalt von metastatischen Geschwülsten, ebenso wie in der Lunge aus dem Primärherd meist auf dem Blutwege verschleppt. Es gibt aber auch Sarkome der Pleura, die als primäre Geschwülste gelten. Sie können zu großen in die Lunge oder in die Brustwand hineinwachsenden Geschwülsten heranwachsen. Die Karzinome des Brustfelles sind in der Mehrzahl der Fälle ebenfalls Tochtergeschwülste, die häufig ihren Ausgang von einer Lungengeschwulst nehmen. Unmittelbar auf dem Lymphwege, oft unter Vermittlung der erkrankten Lymphknotenstationen am Hilus oder im Bereich der paravertebralen oder parasternalen Lymphbahnen verbreiten sich Tochtergeschwülste. Bei ausgedehnteren karzinomatösen Erkrankungen der Pleura kommt es fast immer zu Pleuraergüssen, die nicht selten blutigseröser Natur sind und sich dadurch kennzeichnen.

Nicht ganz selten tritt das Karzinom der Pleura in unmittelbarem Zusammenhange mit vernachlässigtem Mammakrebs auf. Der Weg, den die Krebszellen nehmen, ist seit HEIDENHAIN (s. S. 219) bekannt. Sitzt der Tumor erst fest auf der Pektoralisfaszie, so streckt er seine Ausläufer auch durch die Zwischenrippenmuskulatur bis unter das Brustfell. Heute findet man allerdings solche Fälle verhältnismäßig selten. Es soll damit nicht gesagt sein, daß es nicht noch immer mehr als genug vernachlässigte Mammakarzinome gibt, aber so, daß sie unmittelbar in die Brustwand hineingewachsen sind, werden sie doch selten beobachtet. Solche Fälle sind manchmal noch einer radikalen Operation, unter Mitnahme der ganzen Brustwand, zugänglich. Die Aussichten für eine Dauerheilung sind allerdings selten. Vielleicht kann man die Fälle ausnehmen, die

Sauerbruch erwähnt, die sich zunächst in die Brustwand hinein, also örtlich ausbreiten, noch bevor sie Tochtergeschwülste gesetzt haben. Hier kann bei der Möglichkeit eines radikalen Eingriffes auch mit einer wesentlich besseren Aussicht auf Dauerheilung gerechnet werden.

Eine Sonderstellung unter den Geschwülsten des Brustfelles nehmen die sog. Endotheliome ein. Es handelt sich oft um ausgedehnte flache, in der Pleura sitzende Geschwülste, die unter Umständen den größten Teil der Pleura einnehmen können. Sie gehen fast immer mit einem Exsudat einher und ihre Natur ist umstritten. Nach der Ansicht mancher Pathologen handelt es sich nicht um Endotheliome, sondern um Karzinome, die von den Deckzellen der Pleura ihren Ausgang nehmen und die, wie auch andere Geschwülste, die in der Pleura wachsen, eine besondere Art des Wachstums aufweisen (Walter Fischer 1931). Die letztgenannten Geschwülste geben keine Veranlassung zu chirurgischem Eingriff, ebensowenig wie die häufig in der Mehrzahl beobachteten bösartigen Geschwülste der Bindegewebs- und Epithelreihe. Dagegen können die umschriebenen Geschwülste der Brustwand, besonders die von den Rippen ausgehen, wie Osteome und Chondrome (Payr, Sauerbruch), auch wenn sie die Pleura durchwachsen haben, entfernt werden. Auch Geschwülste von ganz erheblicher Größe lassen sich unter Mitnahme der ganzen Brustwand radikal entfernen. Dasselbe gilt für die in der Einzahl beobachteten Sarkome und Karzinome. Die Technik der Entfernung solcher Geschwülste entspricht der, wie sie auf S. 133 beschrieben ist.

2. Die Eingriffe an den Lungen.

a) Die Eingriffe bei den Lungenverletzungen (s. S. 86ff.).

b) Die Eingriffe bei den Lungeneiterungen.

Wie schon im Abschnitt über die Geschichte der Behandlung der Lungentuberkulose dargestellt wurde, gehört die Eröffnung von Lungenabszessen zu den frühesten Versuchen, Lungenerkrankungen chirurgisch beizukommen. Die Natur selbst hatte den Weg gewiesen. Die entzündlichen Veränderungen um den Abszeß gehen allmählich auf das Lungenfell über, reizen es zur Ausschwitzung und diese Ausschwitzung versetzt ihrerseits das Rippenfell in einen Reizzustand. Aus den anfänglichen Verklebungen wurden später Verwachsungen, so daß eine feste Verbindung zwischen Brustwand und Lunge zustande kommt. Auf diesem Wege suchen die Infektionskeime unter Gewebseinschmelzung die Verbindung nach außen und ohne daß ein Empyem zu entstehen braucht, kommt es in günstigen Fällen zum Durchbruch des Abszesses. In vielen Fällen konnte man die allmähliche Durchwanderung durch einen entlastenden Schnitt abkürzen. Nachdem man diesen Weg erkannt hatte, lag nichts näher, als ihn dadurch noch weiter abzukürzen, daß man bei bestehendem Lungenabszeß schon dann zum Messer griff, wenn auch noch keine Erscheinungen eines drohenden Eiterdurchbruches zu sehen waren. Das durfte allerdings nur mit großer Vorsicht geschehen, d. h. nur dann, wenn zum wenigsten die Brücke zwischen den beiden Brustfellblättern geschlagen war. War das nicht der Fall, so trat ein Pneumothorax ein und der Durchbruch des Abszesses drohte dann in die Brusthöhle hinein stattzufinden. Versuchte man aber sofort bei bestehendem Pneumothorax den Abszeß zu eröffnen, so trat unweigerlich eine plötzliche Überschwemmung der Brusthöhle ein und brachte den Kranken in schwere Lebensgefahr. Daher wurden die Versuche, den Lungenabszeß zu eröffnen, wieder auf die Fälle eingeschränkt, bei denen Durchbruch drohte. Es wurden zwar Versuche gemacht, Verklebungen zwischen Rippen- und Lungenfell künstlich zu erzeugen und es wurden wohl auch gelegentlich Erfolge erzielt, aber häufig waren die

Verklebungen an einer falschen Stelle eingetreten, so daß der Abszeß von der Verwachsungsstelle aus nicht oder nur mit großen Schwierigkeiten und in großer Tiefe erreicht werden konnte. Es fehlte damals das diagnostische Hilfsmittel, dessen wir uns heute mit größtem Erfolg zur örtlichen Bestimmung der umschriebenen Lungeneiterung bedienen, die Röntgendurchleuchtung und das Röntgenbild. Besonders die stereoskopische Aufnahme und die Tomographie (CHAOUL) sind geeignet Sitz, Größe und Füllungszustand einer Lungenhöhle festzustellen und auch differentialdiagnostisch gegenüber anderen Herderkrankungen den Ausschlag zu geben. Auch Brustfellverwachsungen können bis zu einem gewissen Grade festgestellt werden. Im Zusammenklang mit den physikalischen Erscheinungen können wir nun in vielen Fällen ohne weiteres den Punkt des Brustkorbes bestimmen, an dem entweder unmittelbar gegen den Abszeß vorgegangen werden kann, oder wenn keine Verwachsungen bestehen, solche als Brücke zum Abszeß künstlich erzeugen. Bevor wir eine Pneumotomie zur Eröffnung eines Lungenabszesses vornehmen, müssen wir uns aber noch über die Natur der Lungeneiterung unterrichten. Besteht als einziges wesentliches Symptom der Lungeneiterung der massenhafte Eiterauswurf, so kann dieser Eiter aus den verschiedensten Quellen stammen. Abgesehen von dem Lungenabszeß kommt die spezifische Kaverne, das durchgebrochene Empyem, die zylindrischen oder sackförmigen Bronchiektasien oder die eingeschmolzene Gangrän in Frage. Da es aber für die Behandlung sehr wichtig ist, die Natur der Eiterung festzustellen, so müssen alle diagnostischen Hilfsmittel zur Anwendung kommen. Die physikalischen Untersuchungsmittel lassen meist im Stich, wenn es sich um tiefliegende Prozesse ohne Pleuraverwachsungen handelt, die im übrigen bei allen diesen Erkrankungen vorhanden sein, aber auch fehlen können. Zwar gibt es noch eine Reihe von Anhaltspunkten, auf die hier nicht näher eingegangen werden kann, deren hauptsächlichster die Bewertung des Auswurfs ist. Aber alle diese Hilfsmittel sind oft nicht ausschlaggebend. Hier tritt wieder die Röntgenuntersuchung in ihre Rechte und es gelingt wohl meist in schwierigen Fällen unter Anwendung der oben erwähnten besonderen Verfahren, die einzelnen Erkrankungen zu unterscheiden. Besonders wertvoll erscheint auch die sog. Pneumographie, d. h. die Röntgenaufnahme nach Füllung mit einer schattengebenden Flüssigkeit (Jodipin). Ein weiteres diagnostisches Hilfsmittel ist gerade bei den Lungeneiterungen die Bronchoskopie. Sie hat nicht nur diagnostischen Wert zur Herdbestimmung, sondern dient auch zur Behandlung, zum Absaugen der Eitermassen. Als Maßnahme zur Beseitigung größerer Eitermengen vor einem Eingriff an der Lunge hat sie sich gut bewährt. Allerdings ist auch die Röntgenuntersuchung nur in Ergänzung der übrigen Hilfsmittel zu verwenden, denn manchmal läßt auch sie in einem erheblichen Grade im Stich. Das gilt besonders für die Fälle, in denen Pleuraschwarten, Lungeninfiltrationen oder ausgedehnte Brustfellergüsse das Lungenbild trüben. In solchen Fällen kann unter Umständen auch wieder die Tomographie (Schnitt- oder Schichtaufnahmen) von ganz besonderem Wert sein. Durch alle die erwähnten Hilfsmittel sind wir heute in der Lage, nicht nur die Natur der Eiterung zu erkennen, sondern auch den Sitz möglichst genau zu bestimmen. Wir sind dadurch in die glückliche Lage versetzt, den oben erwähnten, von der Natur vorgezeichneten Weg zur Vermeidung des Pneumothorax einzuschlagen. Wir sind des weiteren in der Lage, den kürzesten Weg zu finden. So gelingt es uns heute nicht nur oberflächliche Abszesse zu eröffnen, sondern auch die tiefliegenden Eiterungen zu erreichen, ohne Gefahr der Infektion der Brusthöhle.

Auf die konservative Behandlung der Lungeneiterungen soll hier nicht näher eingegangen werden. Auf Grund des Wesens der Lungenabszedierungen sind Versuche der konservativen Behandlung fast immer vorausgegangen, ehe der Kranke dem Chirurgen überwiesen wird. Selbst wenn die Diagnose gestellt ist, wird auch der Chirurg zunächst versuchen, die Abszesse, die eine Aussicht auf eine solche Selbstheilung darbieten, ohne Eingriff zur Heilung anzuregen. Dazu gehören die frischen Abszesse, die sich im Anschluß an eine Pneumonie entwickelt haben. Sie treten seltener nach lobären, häufiger nach Bronchopneumonien ein. Nach Abklingen des pneumonischen Prozesses schwindet das Fieber nicht und die Auswurfmenge beginnt zu steigen, so daß die Diagnose meist frühzeitig gestellt werden kann. Nach Grippepneumonien treten Abszesse am häufigsten auf. Nach der lobären Pneumonie soll sich häufiger eine große Höhle im Unterlappen bilden, während nach Bronchopneumonien oft mehrere Abszesse entstehen. Treten Gefäßschädigungen im Lungengewebe hinzu, so kommt es leicht zu Abszeß- oder zu Gangränbildung. Ist das Lungengewebe nach der Pneumonie wieder lufthaltig und elastisch, so werden Abszesse oft restlos ausgehustet. Die Abszeßwände legen sich zusammen, so daß eine glatte Narbe entsteht. Die aus der Nachbarschaft der Lunge fortgeleitete Infektion, z. B. das Empyem, die zerfallende Speiseröhrengeschwulst, verursachen meist nach fortschreitenden Infiltrationen in diesem Gebiet eine eiterige Einschmelzung, die erst dann als Abszeß in Erscheinung tritt, wenn sie in den Bronchialbaum durchgebrochen ist. Auch solche Eiterherde, insbesondere die als häufigste Ursache in dieser Beziehung bekannt gewordenen interlobären Empyeme, können nach Durchbruch in einen Bronchus restlos ausgehustet zur Selbstheilung führen. Unter den Abszessen, die einer Aspiration ihre Entstehung verdanken, heilen die am ehesten von selbst, die keine festen Fremdkörper enthalten. Dazu gehören die postnarkotischen Abszesse, falls nicht gerade feste Speise- oder Gebißteile aspiriert worden sind. Die metastatischen Abszesse, als deren Ausgang jeder Eiterherd im Körper, der zu einer Beteiligung der benachbarten Venen geführt hat und der meist in Form von mehrfachen kleinen Abszessen in Erscheinung tritt, bietet für die Selbstheilung die geringste Aussicht. Dagegen neigen diese, oft in den oberflächlichen Lungenabschnitten gelegenen Eiterherde zum Durchbruch in den Brustfellraum. Sie bedeuten daher immer eine erhebliche Gefahr für den Kranken, lassen sich aber leider auch chirurgisch nicht bekämpfen, da sie nicht gefunden und oft erst festgestellt werden, wenn der Durchbruch in das Brustfell bereits erfolgt ist. Durch Lagerung (Seiten- oder Bauchlage, QUINCKEsche Lage) werden wir die Abszeßentleerung möglichst unterstützen. Oft haben die Kranken eine besondere von ihnen selbst gefundene Körperstellung, in der sie am leichtesten und raschesten ihr Sputum loswerden. Besonders bei Kindern gelingt es sehr häufig, den Abszeß zur Selbstheilung anzuregen (PRIESEL 1936, MATHEWS). Inhalation, Kurzwellenbehandlung (SCHLIEPHAKE 1936, FIANDACA). Arzneimittel, z. B. Emetin, Neosalvarsan (ENTIN und KRASNOPEROV, IMPERIO 1937), Spironovan (GRAUBNER), Tierblutkohle intravenös (RIZZO, GAMALERO und DI MATTEO, GOGLIA), Natr. benzoicum (GOLDKORN, MITROVIC und ALFERJEWA 1937), Alkohol (CHIAROLANZA 1935) sind empfohlen worden. Das Jodipin oder Lipjodol, das bei der Behandlung der bronchiektatischen Abszesse eine gewisse Rolle spielt, dringt in die übrigen Abszesse mit ihren oft engen Zugängen nur schwer ein (PRUVOST und QUÉNU 1937). Ebenso kommt die bei den Bronchiektasien von den Amerikanern auch neuerdings für den Abszeß als aussichtsreich bezeichnete Absaugebehandlung (PINCHIN und MORLOCK, RIST und SOULAS PIETRANTONI und PITTIANI) für den gewöhnlichen Lungenabszeß nur selten in Betracht. Ändert sich während der konservativen Behandlung das Allgemeinbefinden nach der ungünstigen Seite, tritt Fieber auf, nimmt der Auswurf nicht ab, behält er seinen üblen Geruch bei, stellen sich Blutungen ein, so ist die konservative Behandlung aufzugeben. Bleibt aber trotz gutem Allgemeinbefinden und Fieberlosigkeit die Sputummenge dauernd dieselbe, so ist auch ohne Zeichen einer Verschlechterung nach Ablauf von 6—8 Wochen damit zu rechnen, daß eine Selbstheilung nicht mehr zustande kommt und die Vorbereitung zum operativen Eingriff getroffen werden muß.

α) Die Eingriffe beim Lungenabszeß.

Ist beim frischen Lungenabszeß die Zeit verstrichen, in der man mit einer Selbstheilung rechnen kann, so sind die Vorbereitungen zum Eingreifen zu treffen. Dazu gehört eine möglichst genaue Ortsbestimmung. Liegt sie vor, so ist die Brücke von der Brustwandoberfläche nach dem Abszeß zu schlagen, wenn sie nicht bereits durch Brustfellverklebungen und Verwachsungen, wie wir sie bei Abszessen, die nahe der Oberfläche liegen, voraussetzen können. Leider fehlt sie auch dann oft, wenn man sie vermutet. Trotzdem der Brustfellraum nur ein idealer ist und die beiden Pleurablätter unmittelbar aufeinanderliegen, wird die scheinbar räumliche Verbindung zu einem unüberbrückbaren Spalt in dem Augenblick, in dem die Brustwand eröffnet wird. Daher dürfen wir unter keinen Umständen, auch dann, wenn wir nach Lage des einzelnen Falles glauben, daß Verklebungen oder Verwachsungen bestehen, in unvorsichtiger Weise gegen den Abszeß vordringen. Der Weg ist vielmehr unter größter Vorsicht zu bahnen. 2—3 Rippen in Ausdehnung von 6—8—10 cm werden über dem Abszeß subperiostal entfernt. Dann wird unter größter Vorsicht die Muskulatur nach Unterbindung der Interkostalgefäße und gesonderter Durchtrennung der Interkostalnerven in gleicher Ausdehnung entfernt (Abb. 237). Bestehen keine Verwachsungen, so sieht man bereits jetzt deutlich die Lungenoberfläche sich unter der zarten, durchsichtigen Pleura costalis verschieben. Auch dann, wenn man das nicht sofort erkennt, wenn z. B. eine gewisse Verdichtung und Trübung des Rippenfells besteht, darf man nicht ohne weiteres eine Eröffnung vornehmen. Man schneidet am besten mit dem Diathermiemesser vorsichtig in das verdickte schwielige Gewebe hinein und kann im Bereich des durch den Schnitt verdünnten Brustfellüberzuges die Verschiebung der Lunge erkennen. Ist die Schicht der Fascia endothoracica und Pleura costalis getrübt und verdickt, so daß man keinerlei Verschiebung des Lungengewebes der freigelegten Stelle feststellen kann, oder besteht ein entzündliches Ödem und eine Rötung, so kann man an dieser Stelle zunächst allerdings auch unter großer Vorsicht in die Tiefe vordringen. Man überzeugt sich immer wieder, daß tatsächlich eine feste Verbindung zwischen der parietalen und pulmonalen Pleura vorhanden ist und dringt so allmählich in die Tiefe und in das Lungengewebe vor. Da bei der Verletzung einer großen Vene die Gefahr der Luftembolie besteht, so muß man selbstverständlich das Diathermiemesser benutzen, um für den sofortigen Verschluß der Gefäße zu sorgen (Abb. 238). Um ganz sicher die Abszeßhöhle zu finden ist es zweckmäßig, jetzt noch einmal zu punktieren, um dadurch die Richtung des weiteren Vorgehens festzulegen. Man macht dabei den Zugang nicht zu schmal, da sonst Abflußstörungen eintreten können, sondern bildet einen flachen Wundkegel, bis die Abszeßhöhle erreicht ist (Abb. 239). Ist man zweifelhaft, ob eine Verklebung besteht oder nicht, und ist eine sofortige Entleerung des Abszesses nicht notwendig, so wird der Eingriff abgebrochen oder vielmehr als vorbereitender Eingriff zur Erzeugung von Verwachsungen verwendet. Drängt der Allgemeinzustand des Kranken zum Eingriff oder kann er nicht genügend Sputum entleeren, so muß Vorsorge getroffen werden, daß eine Pleurainfektion nicht stattfinden kann.

Zu diesem Zwecke hat Roux die sog. Hinterstichnaht empfohlen (Abb. 240). Nachdem man sich davon überzeugt hat, daß das Brustwandfenster groß genug ist, und daß der Abszeßmittelpunkt etwa in der Mitte dieses Fensters, das wenigstens handtellergroß sein muß, gelegen ist, wird mit einer stark gebogenen Nadel, die mit einem langen Katgutfaden bewehrt ist, durch Pleura und Lunge, entfernt vom Abszeß, ein- und ausgestochen. Dann wird der Faden geknotet und nun

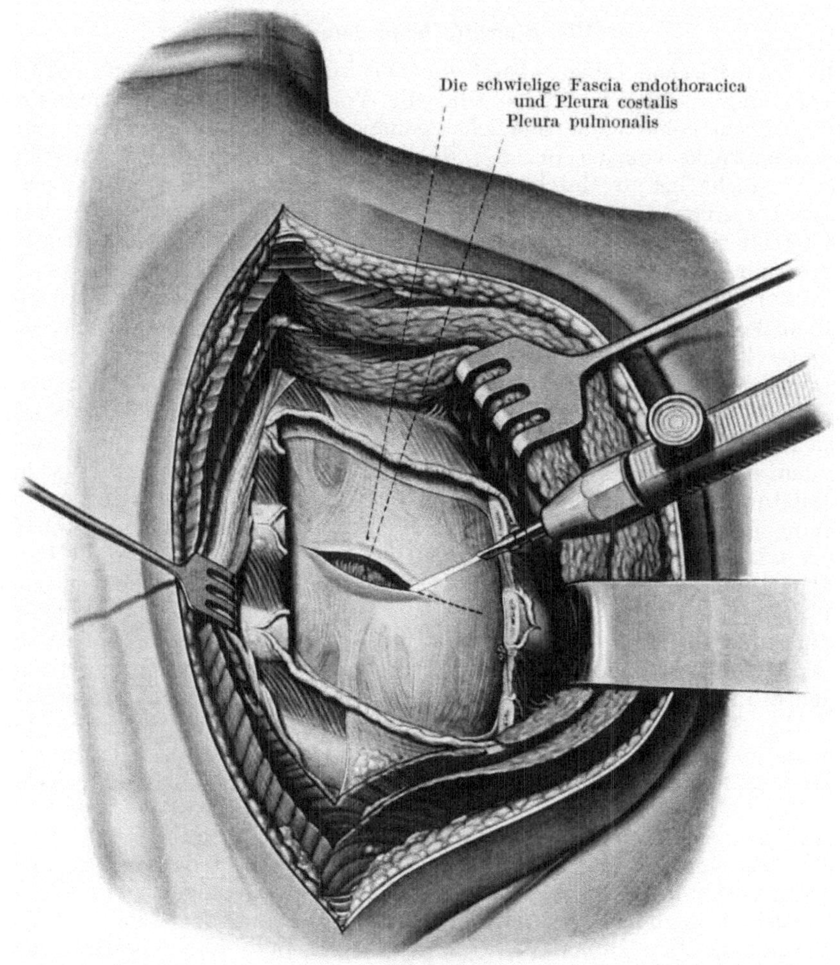

Abb. 237. Eröffnung eines tiefliegenden Lungenabszesses nach HELLER. 1. Nach subperiostaler Resektion von 3 Rippen und Entfernung der Zwischenrippenmuskulatur und des hinteren Periostes wird nach Feststellung des Anliegens des Abszesses an der Brustwand die verdickte Fascia endothoracica und Pleura mit dem Diathermiemesser gespalten.

im Kreis um den wahrscheinlichen Abszeßmittelpunkt die Nadel ein- und ausgestochen. Dabei sticht die Nadel immer weit hinter den Ausstich des letzten Durchstiches ein. Der Faden wird während des Nähens von Assistentenhand immer stark gespannt gehalten. Das Rippenfell darf dabei nicht einreißen, da sonst ein Pneumothorax entsteht, und die Lungenoberfläche sich sofort von der Brustwand löst. Die Durchführung dieses Eingriffes ist durchaus nicht leicht. Die Nadel muß tief durch das Lungengewebe durchgeführt werden und möglichst senkrecht ein- und ausgeführt, da sonst Einrisse unausbleiblich sind. Ist der Abszeß ringsherum eingenäht, so kann die Punktion und die Eröffnung vorgenommen werden. Das Verfahren hat zweifellos große Nachteile. Abgesehen von der Gefahr des Pneumothorax ist man in der Eröffnung des Abszesses durch die Grenzen der Hinterstichnaht dann beengt, wenn er nicht ganz zentral

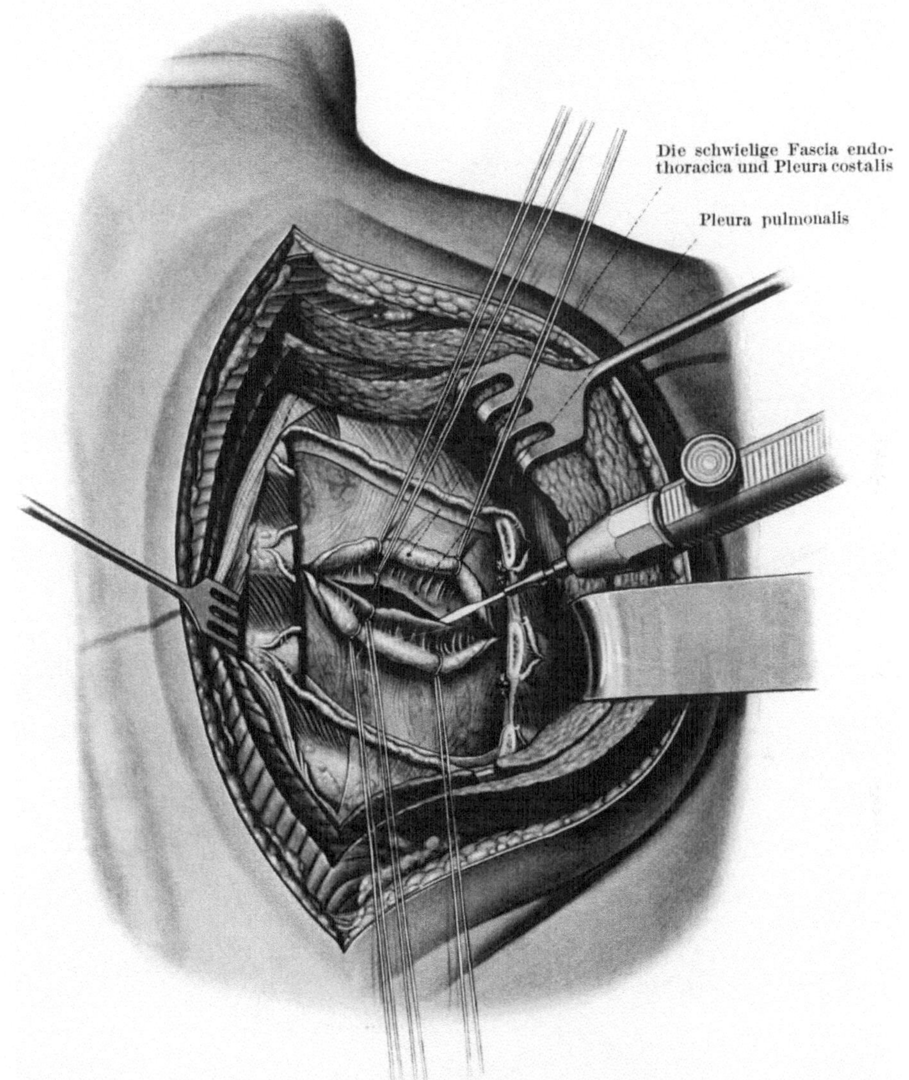

Abb. 238. Eröffnung eines tiefliegenden Lungenabszesses nach HELLER. 2. Die verdickten Ränder der Fascia endothoracica und Pleura costalis werden mit einigen Nähten oberhalb und unterhalb des Schnittes zurückgenäht. Dann werden die Pleura costalis und die Lunge mit einem Diathermiemesser eingeschnitten und die Wundränder ebenfalls mit Nähten gefaßt.

gelegen oder sich einseitig weiter ausgebreitet hat. Man sollte daher, wenn irgend möglich, auf die primäre Eröffnung verzichten.

SAUERBRUCH schlägt vor, bei fehlender Verklebung nach Anlage des Brustwandfensters und Wegnahme der Muskulatur und der übrigen Weichteile eine Inhalationsnarkose und einen Überdruck von 3—5 mm Hg einzuleiten. Nun wird das Brustfell gespalten und die Lunge nach dem Abszeß abgetastet. Ist er festgestellt, so wird rings um den Herd herum eine breite Tamponade zwischen Lungen- und Rippenfell angelegt, so daß nur der Teil, der über dem Abszeß liegt, gewissermaßen aus dem Rippenfellfenster heraussieht. Dann kann man

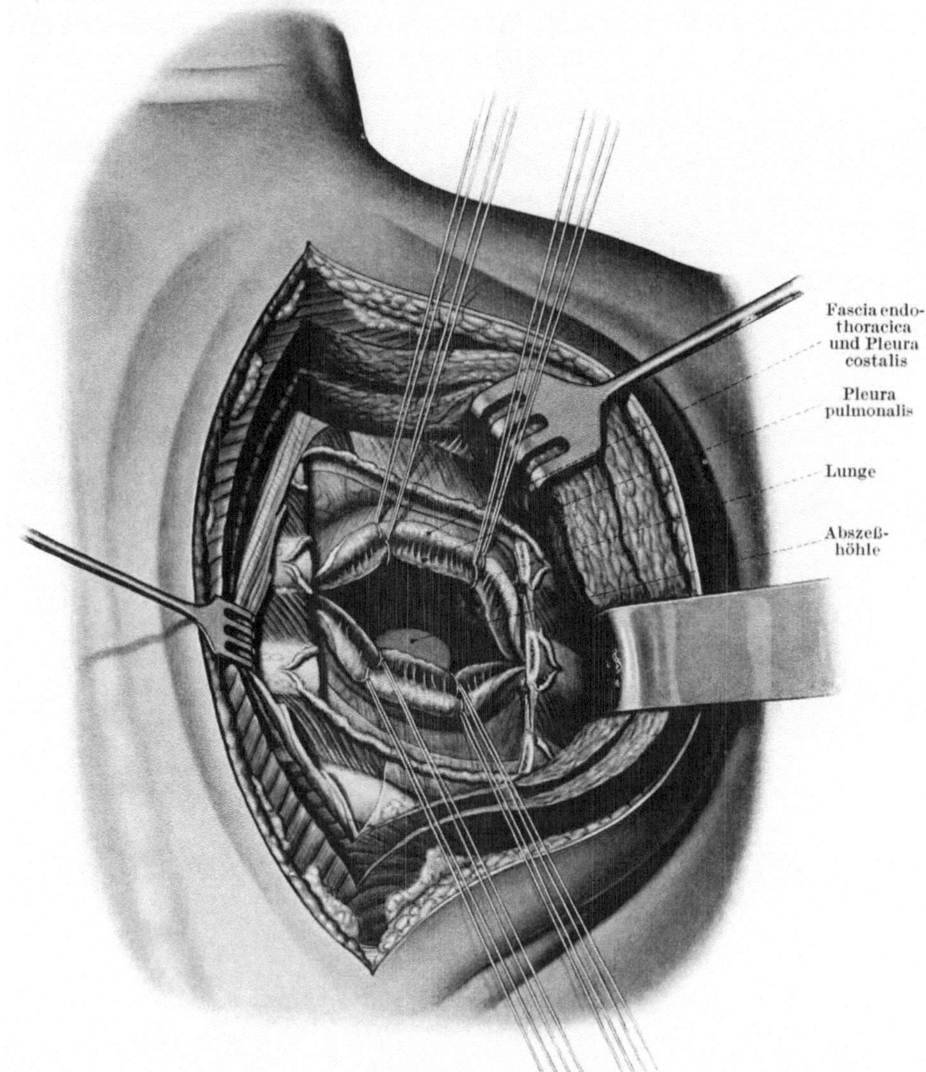

Abb. 239. Eröffnung eines tiefliegenden Lungenabszesses. 3. Während die Wundränder mit Hilfe der Haltefäden auseinandergezogen werden, dringt das Diathermiemesser allmählich bis in die Abszeßhöhle hinein.

den Abszeß sofort ohne Gefahr mit dem Glüheisen eröffnen. Besser ist es aber zweifellos, wenn man mit der Abszeßeröffnung warten kann. Denn nach Bildung des Brustwandfensters gelingt es leicht, die fehlende Brücke über den Brustfellspalt durch die Erzeugung künstlicher Verwachsungen zu schlagen. Auf die Versuche, Brustfellverwachsungen zu erzielen, die bekanntlich schon auf QUINCKE zurückgehen, ist auf S. 277 aufmerksam gemacht.

Sauerbruch benutzt die Paraffinplombe nach Baer, und mit diesem Verfahren haben er und viele andere gute Erfolge erzielt. Die Technik ist einfach. Das breit angelegte, etwa zweihandtellergroße Brustwandfenster hält naturgemäß die Plombe nicht so gut zurück, wie das kleine Fenster, durch das wir bei der spezifischen Lungenkaverne die Plombenmasse zwischen Fascia endothoracica und Pleuraschwarte einlegen (Abb. 244). Die Plombe, die beim Abszeß verwendet wird, muß über eine größere Fläche ausgedehnt werden, weil

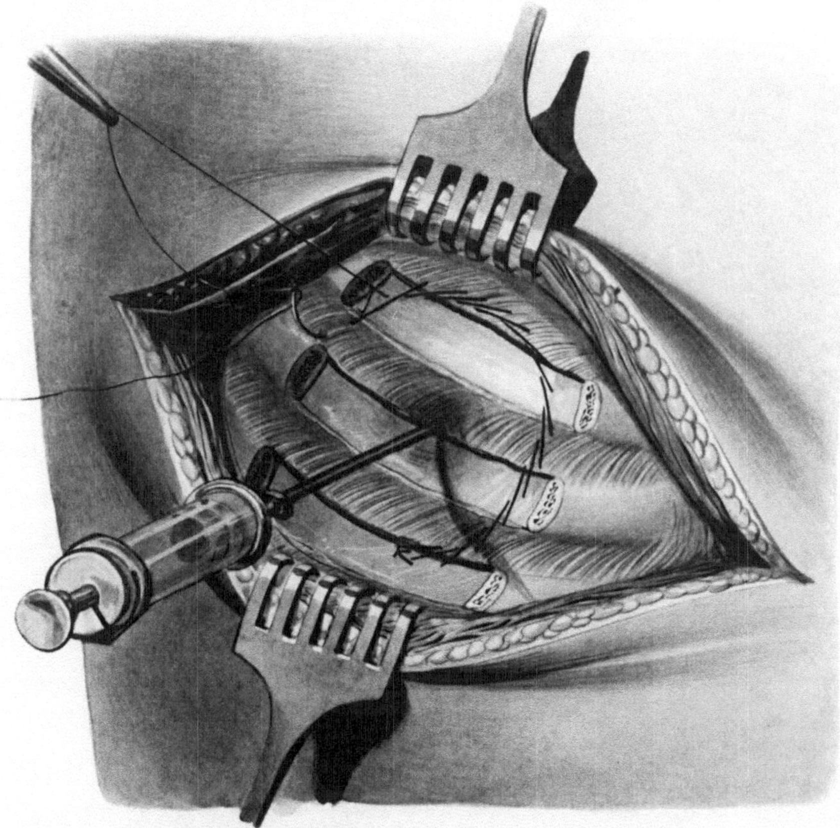

Abb. 240. Darstellung der Punktion eines Lungenabszesses nach Ausführung einer Hinterstichnaht, die Brustwand und Pleura pulmonalis in Kreisform vereinigt.

eine ausgedehnte Verklebung erzielt werden soll (Abb. 244). Die Brustwand muß aber andererseits in fast derselben Ausdehnung entfernt werden, um einen breiten Zugang zu der Abszeßhöhle zu erhalten. Das Brustfell darf unter keinen Umständen verletzt werden, was bei seiner Zartheit und Zerreißlichkeit infolge häufiger Hustenstöße und der Preßatmung nur bei größter Vorsicht zu vermeiden ist. Ist das Fenster in gewünschter Form und Größe gebildet, so wird eine Paraffinplatte von entsprechender Form und Größe hergestellt und unter die Rippenstümpfe geschoben, wo sie einen guten Halt findet. Die Brustwandmuskeln und die übrigen Weichteile werden darüber vollkommen durch Naht geschlossen.

Da infolge des groß angelegten Brustwandfensters bei dem Sauerbruchschen Verfahren die Plombe an dem Rippenstumpf oft nicht den nötigen Halt findet, kann sie unter Umständen verschoben werden und dadurch ihre Wirkung verlieren. HELLER hat daher das Plombenbett unter Erhaltung der Zwischenrippenweichteile angelegt. Diese Zwischenrippenweichteile sind imstande, der Plombe einen festeren Halt zu bieten. Nach subperiostaler Resektion einiger Rippen über dem Abszeß wird das hintere Periost und die Fascia endothoracica

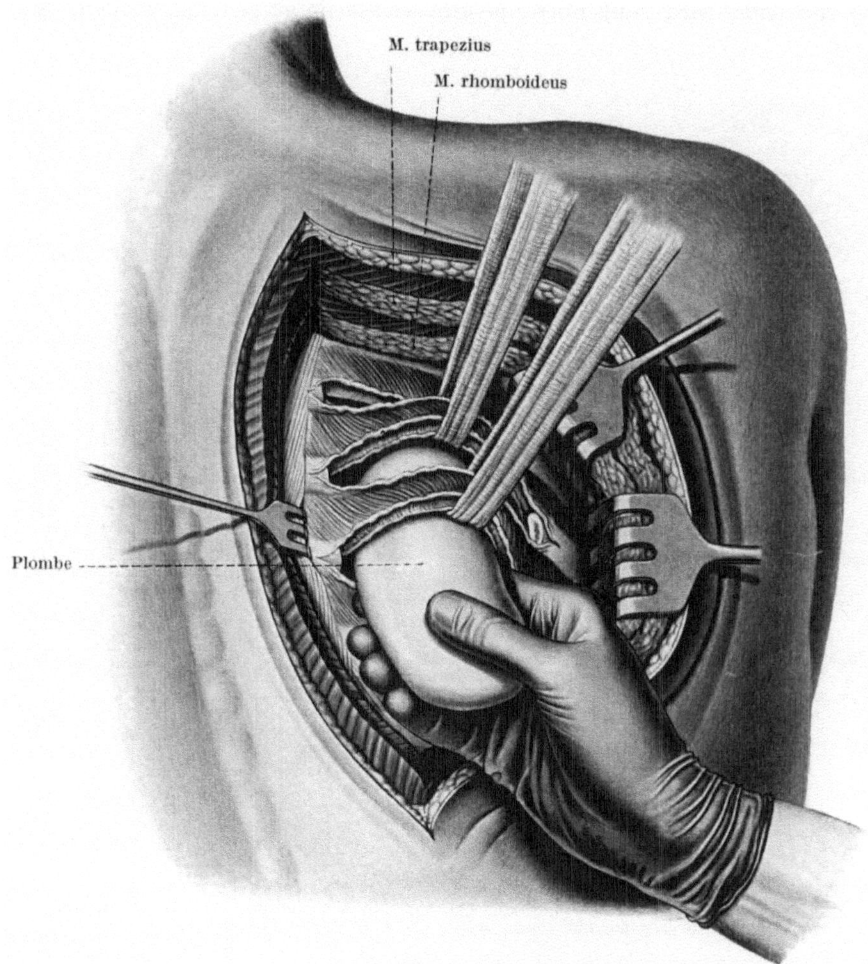

Abb. 241. Plombierung eines tiefsitzenden Lungenabszesses nach SAUERBRUCH. Abänderungsverfahren nach HELLER. 1. Die 3., 4. und 5. Rippe sind subperiostal entfernt. Das hintere Periost und die Fascia endothoracica sind gespalten und die Pleura costalis zur Einlegung einer flachen Plombe abgelöst. Die Plombe wird eingeschoben.

gespalten und das Plombenbett von hier aus extrapleural hergerichtet (Abb. 241). Dann wird die Plombe von entsprechender Größe in die Höhle eingelegt. Sie findet nicht nur hinter dem Rippenstumpf, sondern auch durch die Zwischenrippenweichteile den nötigen Halt (Abb. 245).

Die flach das Rippenfell gegen das Lungenfell anpressende Plombe kann sich in verschiedener Weise auf den Lungenabszeß auswirken (SAUERBRUCH). Die erste Art der Wirkung ist eine unmittelbare Kompression der Abszeßwände, die zur Entleerung der Höhle und durch Aneinanderlegen der Wände zum Verschwinden des Abszesses führt. Durch Fibrinausscheidung hat schon vorher eine Verklebung zwischen Pleura costalis und pulmonalis stattgefunden. Diesen Verlauf sehen wir allerdings nur bei kleinen, der Oberfläche nahen Abszessen. Die zweite Art der Auswirkung besteht darin, daß nach Eintritt der Verklebung der Pleurablätter ein dauernder Druck auf die äußere Abszeßwand stattfindet, so daß eine Drucknekrose entsteht, die schließlich zu einer Perforation des

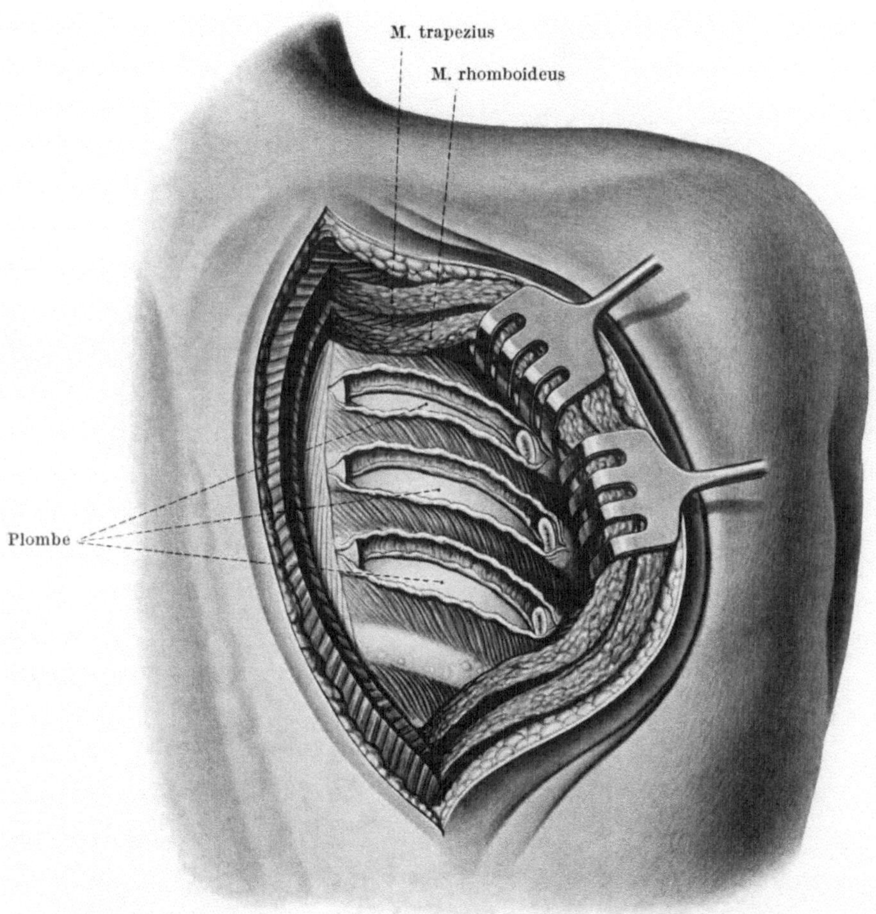

Abb. 242. Plombierung eines tiefsitzenden Lungenabszesses nach SAUERBRUCH. Abänderungsverfahren nach HELLER. 2. Die Plombe befindet sich an ihrem Platz. Sie wird durch die erhaltenen geschonten Zwischenrippenweichteile an Ort und Stelle festgehalten.

Abszesses in das Plombenbett führt. Anstieg der Körperwärme und Entzündungserscheinungen, die sich schon äußerlich bemerkbar machen, tritt nach dieser Perforation ein. Wird die Plombe entfernt, so zeigt das Bett in der Tiefe eine oder mehrere Öffnungen, aus denen sich der Eiter entleert. Diese Öffnungen werden, wenn nötig, etwas erweitert und die ganze Höhle so lange tamponiert, bis sie zur Heilung kommt. Die dritte Art, die besonders bei tieferliegenden Abszessen beobachtet wird, erfordert einen weiteren chirurgischen Eingriff. Ist mit einer Selbstentleerung und Heilung durch den Plombendruck oder mit einer Perforation in das Plombenbett, wie in den beiden ersten Fällen, nicht zu rechnen, so wird die Plombe nach 2—3 Wochen entfernt. Zu diesem Zeitpunkt ist mit einer ausgedehnten Verklebung der Pleurablätter zu rechnen und außerdem ist das Lungengewebe zwischen der Plombe und der äußeren Abszeßwand weitgehend luft- und blutleer. Wird nun die Plombe entfernt, so gelingt es ohne weiteres, durch das zusammengepreßte Lungengewebe langsam und vorsichtig mit dem

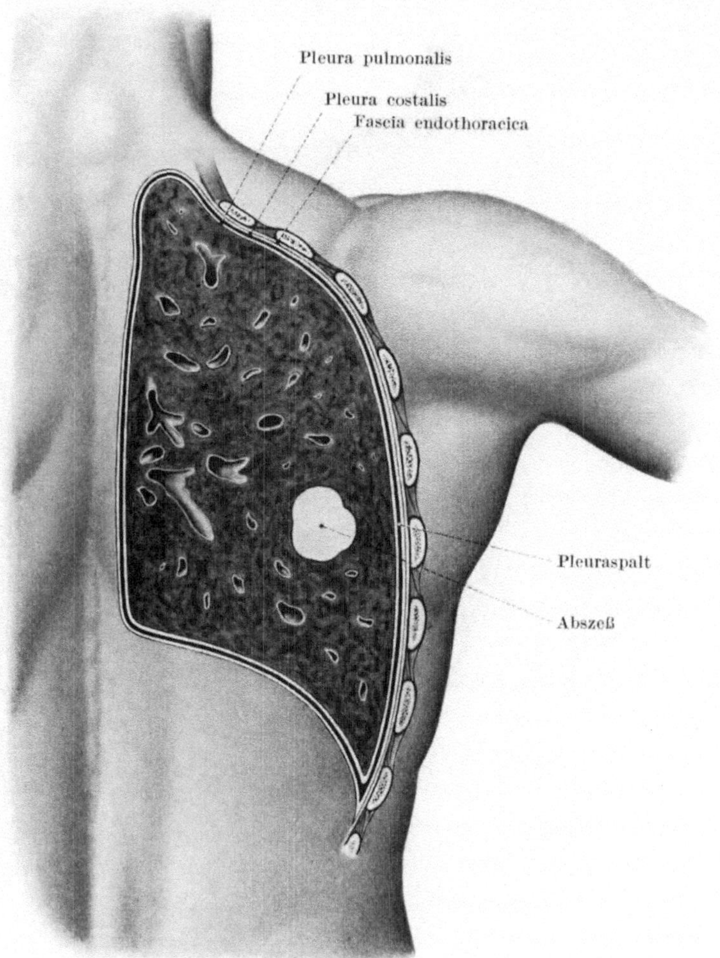

Abb. 243. 1. Schematische Darstellung eines tiefsitzenden Abszesses.

Glüheisen einen breiten Kanal in das Gewebe schneidend, den Abszeß allmählich zu erreichen. Selbst größere Gefäße, die in den Weg kommen, werden sofort erkannt und am besten mit Umstechung verschlossen, da ja immer die Gefahr der Luftembolie droht. Hat man den Abszeß erreicht, so wird die Verbindung so breit gestaltet, daß der Entleerung keinerlei Schwierigkeiten mehr im Wege stehen. Zunächst wird die tiefe Wunde tamponiert.

Im Anschluß an die Besprechung des Lungenabszesses soll noch einmal auf die kombinierte Lungenbrustfelleiterung, die schon bei der Darstellung der Brustfelleiterung erwähnt war, ausführlicher hingewiesen werden. Lezius (1937) hat sich um die Kenntnis dieser Erkrankung und die Bedeutung ihrer richtigen Behandlung Verdienste erworben. Die kombinierte Lungenbrustfelleiterung kann ihren Ausgang von Eiterungen der Brustwand, der Brusthöhle und der Lunge nehmen. Hier soll besonders auf die von den Lungeneiterungen ausgehenden Erkrankungen hingewiesen werden. Es handelt sich fast immer

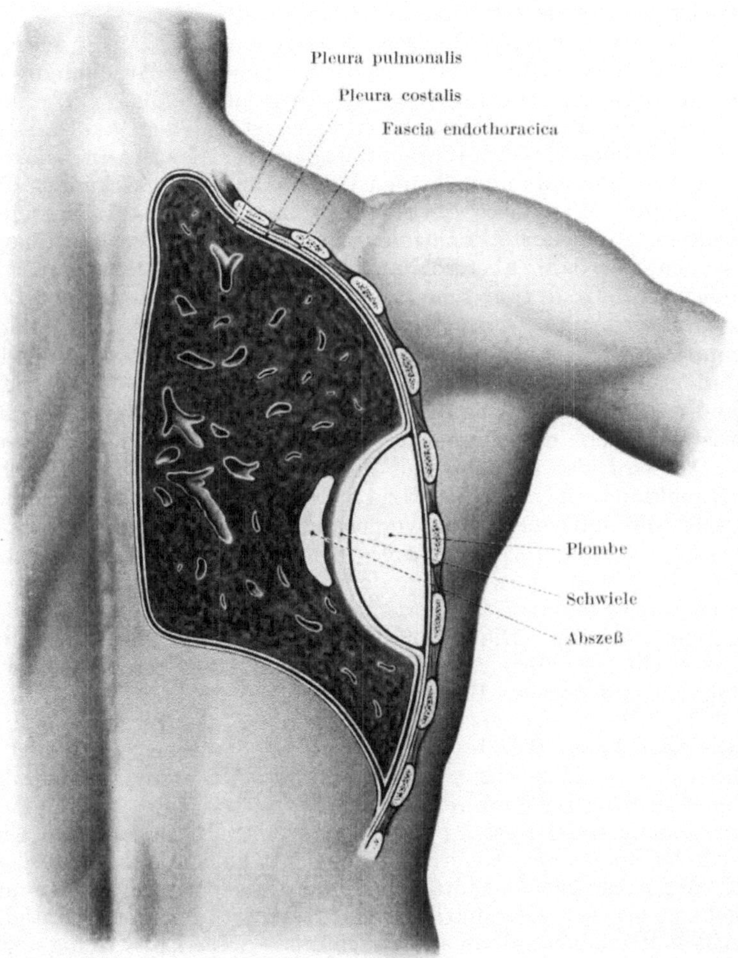

Abb. 244. 2. Schematische Darstellung der Wirkung einer extrapleural angelegten Plombe nach SAUERBRUCH.

um den Durchbruch eines Lungenabszesses in die Brusthöhle, die allerdings seltener erfolgt als der in den Bronchialbaum (s. S. 332). Meist ist es ein pyämisch-metastatischer Lungenabszeß, der entweder in die freie Brusthöhle oder auch in eine mit Exsudat gefüllte Brusthöhle einbricht. Auch das interlobäre Empyem entsteht meist auf diesem Wege.

Die Erscheinungen des Durchbruches sind oft außerordentlich stürmisch und lebensbedrohlich. (Hohes Fieber, Hustenreiz durch Druck- und Verdrängungserscheinungen, Cyanose.) Bildet sich eine Bronchialfistel aus, so treten die Druckerscheinungen in den Hintergrund.

Davon getrennt sind die chronischen Lungen-Brustfelleiterungen zu nennen. Hier schreitet die chronische Lungeneiterung unter allmählicher Zerstörung des Lungengewebes fort, während in der Brusthöhle starrwandige, mit Eiter gefüllte Höhlen entstehen. Wenn auch eine dauernde Entleerung des Eiters stattfinden kann, so kann es doch nie zu einer Ausheilung kommen. Durch die lange Dauer der Erkrankung werden der Allgemeinzustand und die lebenswichtigen Organe sehr ungünstig beeinflußt.

Wenn auch die physikalische Untersuchung die Diagnose zu stellen erlaubt, so ist doch zur Aufklärung des Wesens und der Ausdehnung der Erkrankung die Röntgenuntersuchung unbedingt notwendig.

Was die Behandlung betrifft, so ist bei dem akuten Pyopneumothorax eine möglichst frühzeitige entlastende Absaugung notwendig, während eine Thorakotomie unter keinen Umständen in Frage kommt. Wegen des nicht gefestigten Mittelfelles ist vor einer zu plötzlichen Entleerung des Eiters zu warnen. An die erste Punktion kann dann die Bülausche Dränage angeschlossen werden, der dann aber schließlich eine Thorakotomie mit Rippenresektion folgen muß, und zwar schon deshalb, weil häufig nekrotische Lungenteile oder sehr ausgedehnte Fibrinmassen entfernt werden müssen. Bei der Thorakotomie muß der offene Pneumothorax verhütet werden. Das kann dadurch geschehen, daß man im Augenblick der Brusthöhleneröffnung Überdruck gibt, den Eiter und nekrotische Lungen- und Fibrinfetzen rasch entfernt, die Brusthöhle sofort austamponiert, ein Gummirohr einlegt und eine Saugdränage anschließt.

Es wird also zunächst nur die Brusthöhleneiterung behandelt. Ist die Grundkrankheit zum Stillstand gekommen, so kann nach einiger Zeit auch gegen die Lungeneiterung vorgegangen werden. Schreitet aber die metastatische Eiterung fort, was unter keinen Umständen übersehen werden darf, besonders wenn auch die andere Seite beteiligt wird, so muß gelegentlich eine doppelseitige Thorakotomie mit einigen Tagen Zwischenpause ausgeführt werden. Die Behandlung einzelner abgekapselter Empyeme entspricht der früher geschilderten (s. S. 272ff.), besonders auch die der interlobären und basalen Empyeme.

Tritt nach der operativen Entleerung der Brusthöhle und des Lungenabszesses keine Wiederentfaltung der Lunge ein, bilden sich also Resthöhlen, so werden Plastiken notwendig. Das trifft besonders für die Fälle zu, bei denen die Lunge durch chronische Eiterungsprozesse in eine luftleere Masse verwandelt worden ist, in dem die einzelnen Eiterherde und Granulationsherde sich befinden. Der Eingriff beginnt mit einer allmählichen Trennung der erkrankten Lungenabschnitte von ihrer Umgebung. Die Trennung muß so weit gehen, bis der erkrankte Lungenabschnitt genügend gestielt ist. Kleinere Abschnitte können dann allmählich unter guter Blutstillung abgetragen werden. Erstreckt sich aber die Erkrankung auf große Lungenabschnitte, gar auf die ganze Lunge, wie das Lezius in einem Falle beschrieben hat, so werden nach allmählicher Stielung elastische Abschnürungen um die Lappenwurzeln gelegt und die Brusthöhle darum austamponiert (s. Lungenlappenentfernung, S. 368). Hat sich der erkrankte Lungenabschnitt abgestoßen, so muß je nach der Größe des zu Verlust gegangenen Organteiles eine mehr oder weniger ausgedehnte Plastik angeschlossen werden. Bleiben Reste, so kann der Versuch zu einer Wiederausdehnung durch Spaltung der einengenden Schwielen nach Délorme in der Abänderung, wie sie schon Braun empfohlen hat (s. S. 306), durchgeführt werden.

Selbstverständlich muß die Nachbehandlung nach so schwerwiegenden Eingriffen sehr gewissenhaft und sorgfältig unter Zuhilfenahme von Beruhigungsmitteln, Herzmitteln, Bluttransfusionen usw. durchgeführt werden. Lezius empfiehlt auch die Kurzwellenbehandlung, die nach dem 5.—7. Operationstage mindestens 4 Wochen lang mit einer Bestrahlungsdauer von 10 Minuten, die allmählich bis auf 15 Minuten gesteigert wird, in Hautabstand von 4 bis 5 cm verabreicht wird. Diese Behandlung wird im Bett bei liegendem trockenem Verband durchgeführt.

β) Die Eingriffe bei der Lungengangrän.

Die zweite bedeutungsvolle, zu den Lungeneiterungen gerechnete Erkrankung ist die Lungengangrän, obwohl sie im strengen Sinne, was Entstehungsursache, Krankheitsbild und Verlauf betrifft, mit den eigentlichen Lungeneiterungen kaum etwas gemein hat. Zwar kann ein Gangränherd begrenzt und abgekapselt endlich wie ein Abszeß verlaufen und andererseits können sich in einem Lungenabszeß auch Fäulniskeime niederlassen und die Erscheinungen der Gangrän hervorrufen. Ebenso können auch die übrigen Lungeneiterungen in eine Lungengangrän übergehen. Die Voraussetzung dazu muß aber dieselbe sein wie bei der primären Gangrän, d. h. die Ansiedlung von Fäulniskeimen muß begünstigt sein durch örtliche Nekrosen im Lungengewebe und dazu muß noch eine Herabsetzung der allgemeinen Widerstandsfähigkeit und Abwehrkraft des Gesamtkörpers kommen. Schwere Ernährungsstörungen können sich bei allen Lungeneiterungen finden, so daß die örtlichen Bedingungen gegeben sind. Die Schädigung des Gesamtkörpers, die die Neigung zur Ansiedlung von Fäulniskeimen fördert, sind hauptsächlich Alter, asthmatische Zustände, Stoffwechselstörungen (insbesondere Zuckerkrankheit), Nierenleiden und Alkoholismus. Sind diese Grundbedingungen vorhanden, so kann auch in einer gesunden Lunge eine Gangrän entstehen, wenn die örtliche Voraussetzung geschaffen wird. Daher finden wir die Gangrän häufig im Anschluß an schwere Verletzungen mit Ernährungsstörungen und Blutungen durch stumpfe Gewalt, aber auch durch grobe Fremdkörper, insbesondere Granat- und Knochensplitter, die in die Lunge eingedrungen sind. Auch nach Embolien aus septischen Thrombosen können septische Infarkte und Gangränherde hervorgehen. Abgesehen von diesen, durch äußere Gewalt eintretenden örtlichen Vorbedingungen, ist auch der bronchogene Weg (Lezius) besonders hervorzuheben. Insbesondere ist die Infektion durch Aspiration während der Narkose außerordentlich gefährlich. Es handelt sich hier oft um das Zusammenfließen vieler bei der Aspiration infizierter bronchopneumonischer Herde. Die akute Lungengangrän unterscheidet sich in ihren ersten Erscheinungen oft kaum vom Abszeß. Nur ist die Wirkung auf den Allgemeinzustand bald erheblich stärker, wenn es sich um eine rasch fortschreitende Gangrän handelt. Schwere Vergiftungserscheinungen treten auf, die Gifte des Gangränherdes überschwemmen den Körper. Wird dann das sich durch seinen Gestank kennzeichnende, meist nichteiterige, sondern trüb-serös-blutige Sputum entleert, so wird die Vermutungsdiagnose gesichert. In den akuten Fällen ist es nun nicht angebracht, wie beim Lungenabszeß eine Abkapselung oder gar eine Selbstheilung zu erwarten. Der Herd schreitet meist derartig rasch vorwärts, daß es zu einer Begrenzung durch die Abwehrkräfte des Körpers erst gar nicht kommt, und infolgedessen eine Selbstheilung nicht zu erwarten ist. Eine konservative Behandlung kommt daher kaum in Frage. Nur rasche operative Hilfe kann einige Aussicht auf Heilung bringen. Nach Lezius sollen zuerst die Ursachen der Gangrän beseitigt werden, dann 2. die weitere Ausbreitung durch Ruhigstellung und Entspannung der Lunge durchgeführt und 3. durch Entfernung der faulenden Gewebsmassen die Abgrenzung des Herdes und die allgemeine Widerstandskraft des Körpers unterstützt werden. Die erste Maßregel kann auf bronchoskopischem Wege versucht werden. Gelingt es den Fremdkörper zu fassen und die jauchige

Flüssigkeit aus dem Bronchialbaum abzusaugen, so ist schon viel gewonnen. Diese hauptsächlich von amerikanischen und französischen Chirurgen empfohlene Behandlung ist bisher in Deutschland wenig geübt worden. Zur funktionellen Ausschaltung der Lunge muß ein künstlicher Pneumothorax angelegt werden, trotzdem die Gefahr der Brusthöhleninfektion besteht, eine Gefahr, derentwegen der künstliche Pneumothorax bei der Behandlung des Lungenabszesses fast allgemein abgelehnt wird. Man muß aber LEZIUS Recht geben, daß bei der Gangrän die notwendige frühe Eröffnung des Gangränherdes durch die offene Brusthöhle unter allen Umständen zur Infektion der Brusthöhle führt, während die Perforation beim Pneumothorax ausbleiben kann. Ist der künstliche Pneumothorax nicht oder nur unvollständig durchführbar, so soll die extrapleurale Pneumolyse in örtlicher Betäubung mit ausgedehnter Rippenresektion, wie bei der Plombierung des Lungenabszesses beschrieben, durchgeführt und die entstandene Höhle mit Verbandstoff ausgestopft werden. Bei alleiniger Unterlappengangrän kann die Phrenikotomie hinzugefügt werden. Der Durchbruch der Gangränhöhle in die extrapleurale Höhle erfolgt meist schnell, sonst muß nach einigen Tagen mit dem Glüheisen oder mit dem elektrischen Messer nachgeholfen werden. Voraussetzung für ein gutes Gelingen ist ein großes Brustwandfenster. Die Blutungsgefahr ist bei der Gangrän im Gegensatz zum Abszeß gering wegen der mangelnden Hyperämie (LEZIUS). Während der Nachbehandlungszeit wird Neosalvarsan in steigenden Dosen verabreicht. Die Röntgen- und Kurzwellenbestrahlungen der Lunge sind erfolglos (LEZIUS). Das Auswerfen des Sputums muß weitgehend durch Lagerung, Inhalation und Beruhigungsmitteln (Morphium) unterstützt werden. Die mehrfachen Lungengangränherde im Verlauf einer pyämischen Erkrankung sind chirurgisch meist nicht angreifbar, da sie zu klein sind und nicht im einzelnen festgestellt werden können. Dagegen rufen sie bei Perforation in die Pleurahöhle ein schweres Krankheitsbild hervor, den jauchigen Pneumothorax. Eine breite Brustwanderöffnung ist die einzige aussichtsreiche chirurgische Hilfe.

Die sog. Spätgangrän, die sich an chronische Formen von Lungeneiterungen anschließt, muß auch operativ behandelt werden. Es handelt sich hier ebenfalls um eine Herabsetzung der allgemeinen Widerstandsfähigkeit, die das Aushusten verhindert und die Aspiration von Speiseteilen usw. fördert. Eine plötzliche Verschlechterung des Gesamtzustandes kündigt schon, bevor das kennzeichnende Sputum ausgeworfen wird, die beginnende Gangrän an (LEZIUS). Die Körperwärme steigt bei diesen Kranken am stärksten zwischen 7 und 11 Uhr abends an. Dies deutet auf neue Einschmelzungen und Eiterverhaltungen hin. Wenn auch die Prognose dieser Fälle als schlecht zu gelten hat, so muß doch bei Jugendlichen und bei einigermaßen erhaltener Widerstandskraft ein Versuch der chirurgischen Behandlung gemacht werden. Nach Verabreichung von Neosalvarsan zur Beseitigung der Wirkung der Fäulnisgifte besteht der Versuch der operativen Behandlung in der Entleerung und Beseitigung der vielen Eiterhöhlen. Die Entleerung der einzelnen Herde genügt meist nicht. Dagegen hat das von NISSEN angegebene Verfahren der sog. Durchpflügung des bis auf seinen Stiel gelösten Lungenlappens scheinbar einige Aussicht auf Erfolg.

Das Verfahren der Lungendurchpflügung wird folgendermaßen beschrieben. In örtlicher Betäubung werden mehrere Rippen entfernt, der betreffende Lungenabschnitt nach Eröffnung des Brustkorbes ringsherum von der Brustwand abgelöst und durch Einstopfen von großen Mengen Verbandstoff gegen die Hilusgegend gedrängt. Nach ein paar Tagen kann dann, wenn der Kranke sich einigermaßen erholt hat, der Verbandstoff entfernt werden.

Die Verbindungen der Lunge an der Basis und nach dem Mittelfell zu werden gelöst, bis der Gefäßbronchusstiel mit der Hand umfaßt werden kann. Der Lappen wird dann mit tiefen Schnitten durchfurcht. Ein Erfolg kann nur dann eintreten, wenn es wirklich gelingt, möglichst alle Höhlen zu eröffnen.

LEZIUS hat als noch wirkungsvoller die Entfernung des ganzen erkrankten Lungenabschnittes empfohlen. Nach Eröffnung des Brustkorbes wird meist in mehreren Sitzungen, um die Kraft des Kranken nicht zu stark in Anspruch zu nehmen, der Lungenlappen aus Verklebungen und Verwachsungen ausgelöst. Ist er endgültig gestielt, so werden zwei Gummischläuche in einiger Entfernung voneinander um den Stiel gelegt und der Lappen sich selbst überlassen, wie es SAUERBRUCH für die Lungenlappenentfernung empfohlen hat. Nach 14 Tagen stößt er sich nekrotisch ab. Ist die ganze Lunge von Herden befallen, so wird entweder der Hilus mit einem starken Faden abgebunden, oder nach LEZIUS besser je eine Unterbindung um den Stiel von Ober- und Unterlappen gelegt. LEZIUS ist es gelungen, eine solche Kranke mit Spätgangrän nach linksseitiger Lungenflügelentfernung zu heilen.

γ) Die Eingriffe bei der Bronchiektasiekrankheit (Lobektomie und Pneumektomie).

I. Geschichtliche Einleitung. Noch Ende der 90er Jahre des vorigen Jahrhunderts galt, trotz der großen Fortschritte, die die Chirurgie durch die Einführung der Asepsis im vorausgehenden Dezennium gemacht hatte, die Entfernung eines Lungenflügels oder auch nur eines Lungenlappens als derartig gefährlich, daß RIEDINGER in der Deutschen Chirurgie die Entfernung eines Lungenlappens als unerlaubt bezeichnet. GERULANOS (1898) konnte über 38 Fälle von Brustwandresektion wegen gutartiger oder bösartiger Geschwülste berichten. Bei einzelnen dieser Kranken war auch die Lunge beteiligt (WEINLECHNER, KÖNIG, MÜLLER) und es wurden Teilresektionen der Lunge vorgenommen. Eine ausgedehnte Lungenlappenresektion, und zwar Mittel- und Unterlappen, wurde zuerst von HELFERICH im Jahre 1897 (GERULANOS 1898) durchgeführt. Es handelte sich um ein kindskopfgroßes Karzinom der rechten Brustwand, das wenig nach außen, aber weit nach innen, d. h. in den Ober- und Mittellappen, eingewachsen war. Nachdem HELFERICH den Tumor durch Rippenresektion in der Umgebung der Geschwulst soweit beweglich gemacht hatte, daß er nur an den hinteren Rippenabschnitten und abgesehen von geringfügigen Verwachsungen mit dem Zwerchfell, dem Mediastinum und der Unterfläche des Oberlappens am Hilus hing, löste er zunächst die ebenerwähnten leichten Verwachsungen mit der Nachbarschaft und konnte dann ohne große Mühe im Hilusbereich den Unter- und Mittellappen vom Oberlappen ablösen. Gefäße und Bronchen des Mittel- und Unterlappens wurden dann mit zwei festen Klemmen gefaßt. Dann wurde die Geschwulst zwischen beiden Klemmen abgetragen und der Stumpf mit einem festen Katgutfaden umstochen und unterbunden. Lungengewebe des Oberlappens, das mit in die Klemme gekommen war, wurde ebenfalls umstochen und abgetrennt. Die Unterbindung der Gefäße und der Bronchien machte keine Schwierigkeiten. Am Stumpf war ein kleiner Lungenrest stehen geblieben, der dann über den Querschnitt der Gefäße und der Bronchien gedeckt und durch Naht befestigt wurde, so daß der Stumpf einen serösen Überzug bekam. Erst dann wurden die Verbindungen des Brustwandtumors nach oben und nach hinten und unten zum Teil mit Hilfe einer Bogensäge durchtrennt. Die nach hinten verlaufenden Rippen wurden abgebrochen, so daß sie mit den dazwischenliegenden Weichteilen leicht mit einer Knochenschere abgetrennt werden konnten. Die Blutung war dabei gering. Ein schwerer Kollaps war die Folge des Eingriffes, der Kranke erholte sich dann aber in einigen Stunden und lebte bis zum nächsten Tage. Die Obduktion ergab im wesentlichen die Anzeichen einer Anämie.

Obwohl dieser Fall unglücklich verlaufen war, ließ er doch die Berechtigung des Eingriffes erkennen, da während dieses schwere Störungen der Atmung und Herztätigkeit ausgeblieben waren. Es hatte sich um einen ganz besonders schwierigen Fall gehandelt, da der Tumor außergewöhnlich groß war und außer der Lungenlappenresektion eine ausgedehnte Brustwandresektion vorgenommen werden mußte.

Experimentell war die Entfernung von Lungenlappen von Schmid, Gluck, Biondi und Block schon 1881 mit Erfolg durchgeführt worden.

Gluck hat an Kaninchen und Hunden operiert. Nach Resektion von einigen Rippen wurde die Brusthöhle eröffnet und die Lungenwurzel entweder im ganzen oder die Bronchialgefäßstiele der einzelnen Lappen, einer nach dem anderen unterbunden und die zugehörigen Lungenabschnitte entfernt. Heilte die Wunde ungestört, so trat nach kurzer Zeit eine dauernde Heilung ein. Gluck hat diese Versuche an der Leiche wiederholt und den Vorschlag gemacht, nach der Entfernung eines ganzen Lungenflügels eine Dränage anzulegen.

Block ging beim Hunde von einem Zwischenrippenschnitt ein, den er nach Abschluß der Operation an der Lunge wieder vernähte. So entfernte er bei je einem Tier den Mittellappen oder den Unterlappen. Nach 3 Wochen fand er keine Verschiebung der Bauchorgane, überall normale Atmung, kein Exsudat. Nach der Tötung war die Unterbindungsstelle an der Lungenwurzel fest verheilt, die Pleura glatt und spiegelnd und die Lücke des fehlenden Lungenlappens vollkommen ausgeglichen.

Trotzdem sowohl Gluck als auch Block darauf hinwiesen, daß der Eingriff sich auch beim Menschen durchführen lassen müßte, nimmt es wunder, daß es nach dem unglücklich verlaufenden Falle von Helferich wieder einige Jahre dauerte, ehe eine Lungenlappenentfernung durchgeführt wurde. Allerdings wurden gelegentlich Teilentfernungen wegen Tumoren ausgeführt.

Wie schon Krönlein 1885 so hatte F. Krause 1893 wegen eines Brustwand- oder Mammatumors, die auf die Lunge übergegriffen hatten, Teile der Lunge entfernt. Auch Gluck und Tuffier hatten solche Eingriffe ausgeführt. Zur operativen Behandlung von Bronchiektasien wurde aber die Lungenlappenentfernung noch nicht herangezogen. Hier stand zunächst der Versuch der Entleerung durch Eröffnung einer oder mehrerer bronchiektatischer Kavernen oder Kanäle im Vordergrund des Intresses, trotzdem die Erfolge scheinbar ziemlich schlecht waren.

Kuelbs (1913) (Quincke) berichtete über 7 operierte Bronchiektasien mit 5 Todesfällen. In seinem großen Referat über Lungenchirurgie erwähnt Tuffier (1897) 45 Pneumotomien bei Bronchiektasien, die aber nur in 7 Fällen zum Erfolg führten. Ähnliche Mißerfolge sprechen auch aus den Berichten über einzelne Fälle. Auch die später zugefügten Thorakoplastiken verbesserten die Erfolge nicht wesentlich. Dasselbe gilt für die Vorbehandlung durch künstlichen Pneumothorax und die Phrenikotomie. Nur einzelne wesentliche Besserungen scheinen durch die Vereinigung dieser verschiedenen Operationsmethoden zustande gekommen zu sein.

Heidenhain hat nun 1900 nach vergeblichen Versuchen, die Bronchiektasie durch Eröffnung mehrerer Höhlen zur Heilung zu bringen, eine ausgedehnte Resektion des betreffenden Lungenlappens mit Messer und Thermokauter vorgenommen. Es blutete dabei stark, die Gefäße wurden einzeln mit Klemmen gefaßt und diese Klemmen blieben liegen.

Lenhartz berichtete im Jahre 1907 auf dem Chirurgenkongreß über mehrere Fälle von Bronchiektasien, die er chirurgisch geheilt hatte. In ganz frischen Fällen hat er, wie Garrè, gute Erfolge gehabt mit einer geringfügigen extrapleuralen Plastik. Bei chronischen Bronchiektasien mußte er energischer vorgehen. Er berichtet eingehend über 2 Fälle, in denen er zunächst nach ausgedehnter Freilegung des erkrankten Unterlappens erweiterte Bronchen geschlitzt hatte. Da der Erfolg nicht durchschlagend war, hat er dann nach einiger Zeit den Hauptbronchus mit den Gefäßen und dem umgebenden Lungenparenchym elastisch unterbunden und den Lappen dann nach einigen Tagen entfernt. Die zuerst bestehende Fistel hatte sich nach einiger Zeit geschlossen und er hatte nur noch selten ganz geringe Mengen von Sputum.

Im zweiten Falle, in dem ähnlich vorgegangen wurde, blieb eine kleine Fistel, die alle 4 Tage verbunden werden mußte, da sie 1—3 ccm Sputum entleerte.

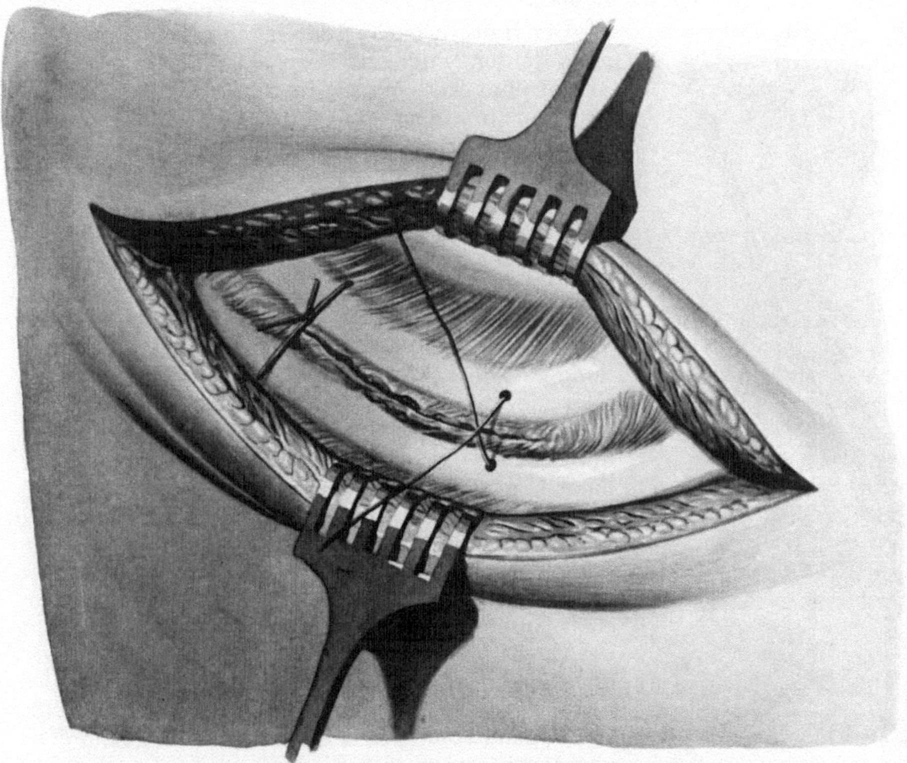

Abb. 245. Darstellung der perikostalen (links) und perkostalen Rippenvereinigung.

LENHARTZ macht darauf aufmerksam, daß bei der Eröffnung der Pleura pulmonalis mit dem Glüheisen oder beim weiteren Vordringen in die Lunge oft blitzartig einsetzender Puls- oder Atmungsstillstand eintreten, die häufig trotz aller Versuche Atmung und Kreislauf wieder in Gang zu bringen, zum Exitus führen. LENHARTZ hat wohl zum ersten Male eine zweizeitige Lungenlappenresektion in die Tat umgesetzt.

FRIEDRICH (1907) hat schon die Behauptung aufgestellt, daß bei Bronchiektasien die Eröffnung einer Höhle oder das Aufschlitzen mehrerer bronchiektatischer Säcke nicht genüge, sondern daß sie eine teilweise Entfernung von Lungenlappen nötig machten.

FRIEDRICH hat sich wohl hauptsächlich auf Grund experimenteller Untersuchungen zur Technik der Lungenlappenamputation geäußert. Als Zugangsoperation bedient er sich meistens der Entfernung von 1—2 Rippen, die entsprechend der freizulegenden Gegend ausgewählt werden. Er hält die Einleitung von einer Druckdifferenz für sehr wünschenswert, da sie in aller Ruhe eine genaue Besichtigung und Untersuchung der Verhältnisse im Brustraum gestattet. Für rasch ausführbare Eingriffe wird aber der lange Zwischenrippenschnitt befürwortet, in den dann der MIKULICZsche Rippensperrer eingesetzt wird, wodurch man einen guten Überblick über den Brustfellraum erhält. Ist der Hilus freigelegt, so glaubt er zunächst eine gemeinsame Umschnürung von Gefäßen und Bronchen vermeiden zu müssen, um nicht auch die Bronchiengefäße selbst schwer zu schädigen. In vielen Fällen wird aber durch entzündliche Verwachsungen und Lymphdrüsenanschwellungen die Topographie der Lungenlappenwurzel eine Einzelunterbindung der Arterie und des Hauptbronchus nicht möglich sein. Daher legt man am besten einen aseptischen Gummischlauch zur elastischen Umschnürung um den ganzen Hilusteil. FRIEDRICH hat auch eine besondere Kompressionszange für den Hilus angegeben.

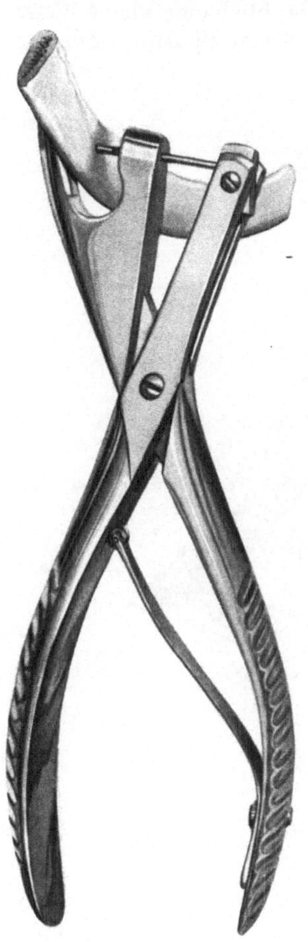
Abb. 246. Instrument zur Lochung der Rippen nach FRIEDRICH.

Der Hauptbronchus darf nach der Mitte zu niemals jenseits der Hilusumschlagfalte der Pleura durchtrennt werden. Der bronchiale Hilusstiel muß vielmehr in seiner ganzen Länge erhalten bleiben, sonst droht das Mediastinalemphysem durch Zurückziehen des Bronchus in den Mittelfellraum. Außerdem ist die Knorpelbekleidung des Bronchus je weiter medial desto stärker und um so schwerer ein sicherer Verschluß. Ist die Lunge abgetragen, so wird die Bronchialschleimhaut aus dem Bronchialstumpf abgekratzt bis zur Abklemmungsstelle. Wird nun der Bronchus 3 cm oberhalb seiner Mündung umstochen und unterbunden, so kann die Klemme entfernt werden und Granulationsgewebe den Stumpf proximal und distal von der Unterbindungsstelle verschließen. FRIEDRICH hat empfohlen, medial von der Unterbindungsstelle eine zweite Unterbindung durch einen lose geknüpften Katgutfaden vorzunehmen. Dieser ist imstande, die erste Wirkung eines Hustenanpralles abzuschwächen. Eine Übernähung des Bronchienstumpfes mit Lungenparenchym empfiehlt er nicht. Nach Durchführung des Eingriffes wird die Pleurahöhle wasser- und luftdicht geschlossen, am besten mit perkostalen oder perikostalen Nähten (GLUCK) (Abb. 245 und 246). Der vollkommene Verschluß wird allerdings nur dann ausgeführt, wenn der Eingriff an der Lunge keine Gefahr für eine Bronchial- oder Lungenfistelbildung abgibt, und ebensowenig die Gefahr einer Nachblutung oder einer Infektion zu erwarten steht.

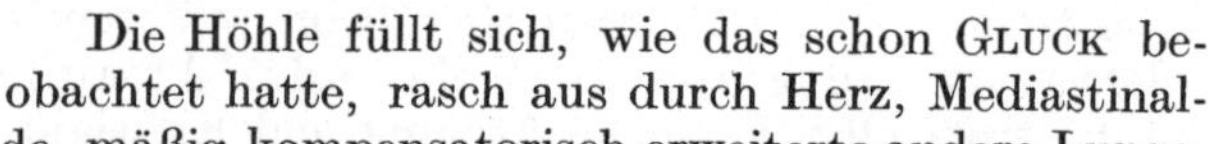

Die Höhle füllt sich, wie das schon GLUCK beobachtet hatte, rasch aus durch Herz, Mediastinalverschiebung und die gesunde, mäßig kompensatorisch erweiterte andere Lunge. Das Zwerchfell rückt nach oben.

Da die Lungenlappenresektion beim Menschen fast immer an der Unsicherheit des Bronchialverschlusses scheiterte, während die Gefäße ohne Schwierigkeiten und sicher unterbunden werden konnten, so wurde viel Mühe und Arbeit darauf verwendet, diese Mißstände zu beseitigen. Zur Anwendung kamen 1. die Unterbindung des Hauptbronchus, in dessen Umgebung ein Rest Lungengewebe zurückgelassen wurde, das dann zur Deckung des abgebundenen Bronchus diente (GARRÈ). 2. Die Gefäße wurden gesondert unterbunden, der Bronchus zeitweilig abgeklemmt, der Lungenlappen entfernt,

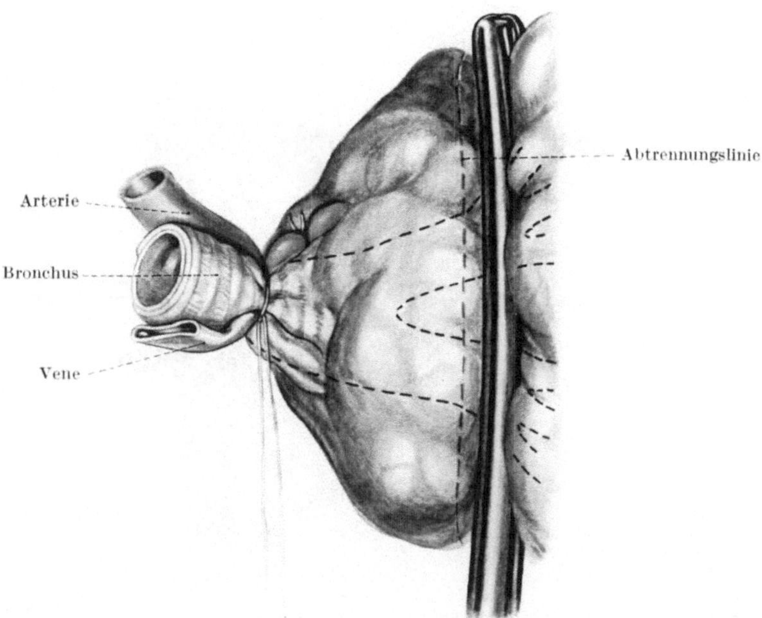

Abb. 247. **Bronchusverschluß** nach TIEGEL. 1. Nach zentraler Unterbindung von Bronchus und Gefäßen wird peripher eine Klemme angelegt.

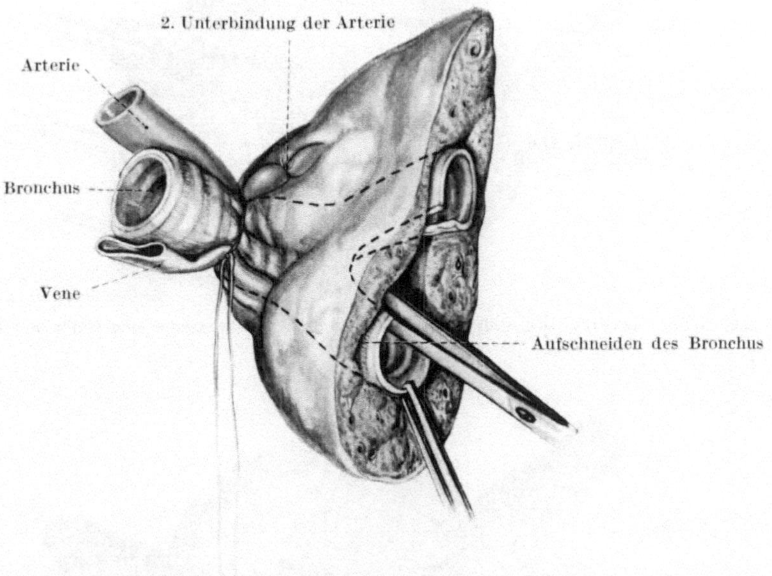

Abb. 248. **Bronchusverschluß** nach TIEGEL. 2. Innerhalb der Klemme ist der Stumpf gebildet, die Bronchialäste werden gespalten und die Schleimhaut entfernt.

das zentrale Bronchusende von Schleimhaut befreit und unterbunden. Weiter zentral wurde dann eine zweite Unterbindung angelegt (FRIEDREICH 1907). 3. Die Massenunterbindung, die Gefäße und Bronchus gemeinsam in die

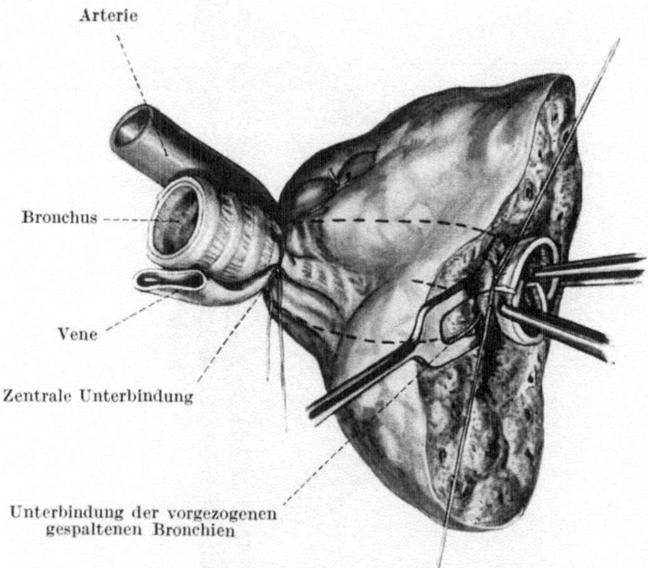

Abb. 249. Bronchusverschluß nach TIEGEL. 3. Der vorgezogene gemeinsame Bronchuszylinder wird unterbunden.

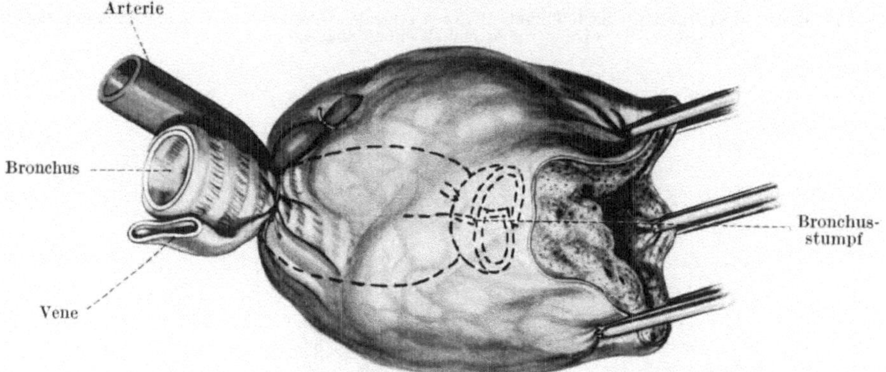

Abb. 250. Bronchusverschluß nach TIEGEL. 4. Der Bronchuszylinder ist eingestülpt, das Lungengewebe vorgezogen.

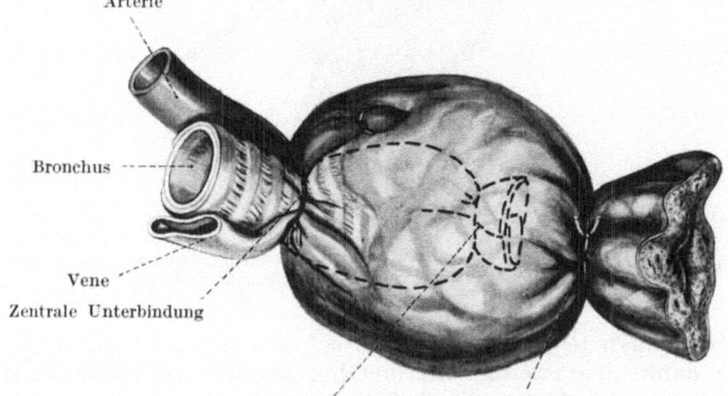

Abb. 251. Bronchusverschluß nach TIEGEL. 5. Das Lungengewebe ist einfach unterbunden.

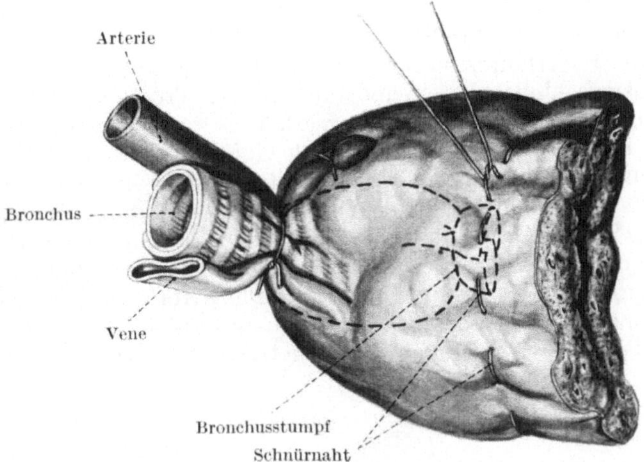

Abb. 252. Bronchusverschluß nach TIEGEL. 6. Das Lungengewebe wird mit einer Schnürnaht gefaßt und unterbunden.

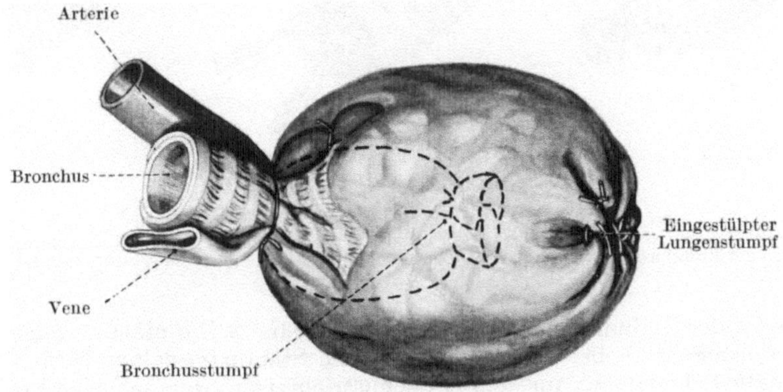

Abb. 253. Bronchusverschluß nach TIEGEL. 7. Der Unterbindungsstumpf des Lungengewebes ist sero-serös eingestülpt.

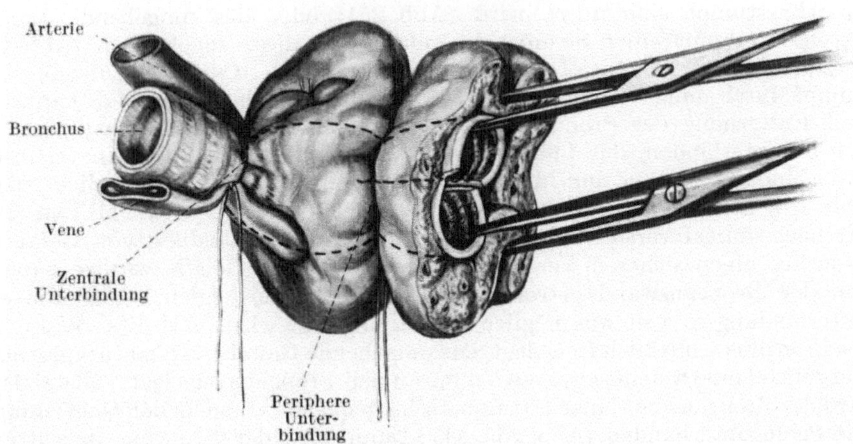

Abb. 254. Bronchusverschluß nach TIEGEL. 8. In Abänderung des Verfahrens ist hier Lunge und Bronchustrichter gemeinsam unterbunden.

Unterbindung faßt. LEHNARTZ führte diese Massenunterbindung zuerst als elastische Umschnürung durch.

Keines dieser Verfahren hat augenscheinlich die genügende Sicherheit für den Bronchusverschluß geboten und deshalb hat TIEGEL (1907) neue Experimente durchgeführt, um ein sicheres Verfahren zu gewinnen. Da die Unterbindung des ausgelösten Bronchus nach einiger Zeit immer durchschneidet, wenn sie vielleicht auch im Augenblick hält, so ist er in folgender Weise vorgegangen. Es wird zunächst eine zentrale Unterbindung durchgeführt, die Arterie, Bronchus und Vene gemeinsam faßt. Die beiden großen Gefäße dienen gewissermaßen zum Schutz gegen das Durchschneiden des Fadens (Abb. 247). Dann wird geripher eine Klemme angelegt. Die Arterie wird noch einmal peripher unterbunden (Abb. 248). Die Abtrennungslinie der Lunge entspricht der rot gestrichelten Linie. Ist die Lunge abgetragen und ist die Abtragungsstelle

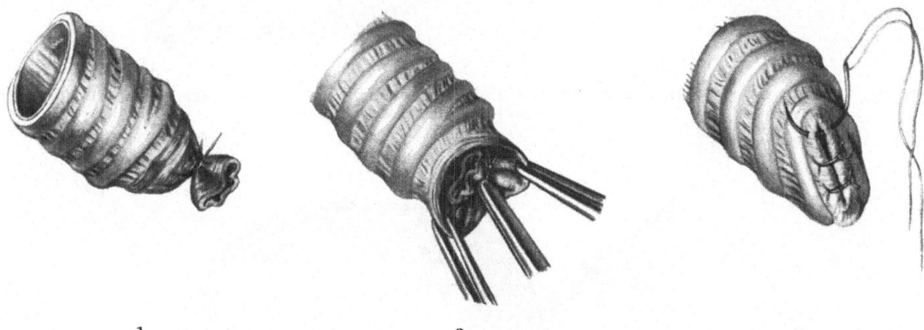

Abb. 255. Bronchusverschluß nach W. MEYER. 1. Der Bronchus ist gequetscht und unterbunden. Die zentrale Klemme ist abgenommen. 2. Der in der Quetschfurche abgebundene Bronchusstumpf wird nach Fassen der Bronchuswand eingestülpt. 3. Der eingestülpte Stumpf wird durch peribronchiale Naht gesichert.

jenseits der Teilungsstelle des Bronchus in seine 2 Hauptäste erfolgt, so werden diese beiden Äste bis in den gemeinsamen Stamm gespalten (Abb. 248). Dann wird die Schleimhaut aus dem Bronchustrichter mit dem scharfen Löffel entfernt und eine Unterbindung der vorgezogenen Äste vorgenommen (Abb. 249). Zum weiteren Verschluß wird dann das umgebende Lungengewebe mit Klemmen gefaßt und vorgezogen (Abb. 250) und nun einfach zugebunden, während der Bronchusstumpf eingestülpt wird (Abb. 251) oder das umgebende Lungengewebe wird mit einer Schnürnaht gefaßt und diese zugebunden (Abb. 252). Ist dann das überschüssige Lungengewebe abgetragen, so wird der Lungengewebsstumpf durch einige sero-seröse Nähte eingestülpt (Abb. 253). Man kann auch nach Entfernung der Bronchusschleimhaut anstatt den Bronchuszylinder für sich zu unterbinden, das Lungengewebe mit dem Bronchus gemeinsam in eine Unterbindung fassen, um diesen Stumpf dann schließlich, ähnlich wie in Abb. 254, noch einmal durch sero-seröse Naht einzustülpen. W. MEYER (1910) hat noch einmal versucht durch eine getrennte Unterbindung von Gefäß und Bronchus einen sicheren Verschluß zu erzielen. Die Gefäße wurden zunächst von der Bronchuswand getrennt und doppelt unterbunden, wobei die erste Unterbindung so weit wie möglich zentral angelegt wird. Auf diese Weise wird der Bronchus schließlich freigelegt, das umgebende Gewebe wird zurückgeschoben und zentral eine weichfassende Klemme an den Bronchus angelegt. Distal davon wird der Bronchus mit einer Darmquetsche gequetscht und in der Quetschfurche mit Seide unterbunden (Abb. 255, 1). Dann wird der Bronchus durchtrennt. Bevor die Klemme abgenommen wird, wird der Bronchusstumpf dann in einiger

Entfernung vom Ende mit 2 Klemmen gefaßt und das zugebundene Ende eingestülpt (Abb. 255, 2). Mit 2 oder 3 Nähten wird dann das peribronchiale Gewebe, ohne die Wand zu durchbohren, gefaßt und über dem eingestülpten Teil zugenäht (Abb. 255, 3). Dieses Verfahren hat im Tierexperiment zu guten Erfolgen geführt, am Menschen hat es aber scheinbar auch nicht die genügende Sicherheit geboten. DANIELSEN (1908) hat sich mit der Frage des Bronchusverschlusses beschäftigt und ist zu dem Schluß gekommen, daß der ausgelöste zentrale Bronchusstumpf mit fortlaufender Naht durch den knorpeligen Bronchus und das peribronchiale Gewebe sicher verschlossen werden kann. TIEGEL hat dann später noch einmal (1910) die Frage des Bronchusverschlusses aufgenommen und ist zu der Überzeugung gekommen, daß die peribronchiale Naht ohne den Knorpel zu beteiligen am sichersten ist, daß die Deckung dieser Naht mit Lungengewebe eine ausgezeichnete Sicherung, aber keine Grundbedingung bedeutet. In der Praxis hat sich gezeigt, daß keines der Verfahren, die eine getrennte Unterbindung der Gefäße und Bronchus zur Durchführung bringen, beim Eingriff am Menschen genügende Sicherheit bietet. SAUERBRUCH bevorzugt daher die elastische Umschnürung (s. S. 367) des Lungenstumpfes und die zweizeitige Lungenlappenentfernung, während H. BRUNN, SHENSTONE und JANES, ROBERTS und EDWARDS die zeitweilige Massenabklemmung während des Eingriffes mit folgender Abtragung der Lunge in derselben Sitzung und mehrfacher Übernähung des Stumpfes bevorzugen.

Während, wie aus den Angaben des Schrifttums hervorgeht, die Mehrzahl der Chirurgen (mit wenigen Ausnahmen z. B. FREY) bei der Lungenlappenentfernung (Lobektomie) heute entweder die elastische Massenumschnürung nach LENHARTZ-SAUERBRUCH zur Anwendung bringt (zweizeitige Lobektomie) oder mit Hilfe von Schlingenschnürern eine zeitweilige Massenumschnürung mit folgender Nahtversorgung des Stumpfes nach der Entfernung der Lunge durchführt (einzeitige Lobektomie) (HAROLD BRUNN, SHENSTONE und JANES, ROBERTS, EDWARDS) wird neuerdings für die Lungenflügelentfernung (Pneumektomie) wieder die getrennte Versorgung der in den Hilus eintretenden Bronchien und Gefäße vorgeschlagen (ARCHIBALD 1934, RIENHOFF 1933). Allerdings kommt sie mehr für die Entfernung von bösartigen Lungengeschwülsten in Frage als für die Bronchiektasiekrankheit, bei der ja infolge der häufigen peribronchialen entzündlichen Veränderungen die Trennung einzelner Gebilde auf Schwierigkeiten stößt. FERRARI (1937) hat eine ausführliche Technik zur Versorgung der einzelnen in den Hilus eintretenden Gebilde bei der Pneumektomie beschrieben. Er hält das Verfahren für unbedingt sicher zur Vermeidung von Blutungen und Überraschungen. Er beschreibt den Eingriff folgendermaßen. Nach der Feststellung, daß eine Pneumektomie stattfinden muß, dringt man unter Benutzung des vorderen Zuganges von ARCHIBALD unmittelbar neben dem N. phrenicus in die Tiefe. Wird die vordere Lungenzunge, die die Hilusgebilde bedeckt, beiseite gezogen, so wird die Lungenwurzel frei und nur dadurch kommt es zu einer Stielung von einigen Zentimetern. Der Einschnitt ins Mittelfell wird etwa 5—6 cm lang gemacht und verläuft zwischen dem N. phrenicus und der Umschlagsstelle des Mittelfelles. Nach Abschieben des lockeren, die Hilusgebilde umgebenden Zellgewebes tritt als höchstes und oberflächlichstes Gebilde die obere Lungenvene in Erscheinung. Sie ist von einigen Lymphknoten umgeben, die jetzt entfernt werden können (Abb. 10—12 und 46 u. 47). FERRARI empfiehlt es als zweckmäßig in den Stiel etwas Novocain einzuspritzen, um Reflexwirkungen auszuschalten. Die einzelnen Gebilde werden nun vorsichtig getrennt. Zunächst wird der erwähnte Lungenvenenast doppelt unterbunden, herzwärts am besten zweimal, lungenwärts einmal, je einmal an jedem Ast. Man kommt so in die Ebene der Arterien. Hier ist ein Unterschied zwischen rechts und links. Rechterseits ist ein stark aufsteigender Ast, der nicht mit dem Stamm der Schlagader verwechselt werden darf, der Ramus apicalis. Während links der Stamm unterbunden werden kann, müssen rechts der Stamm und der Ramus apicalis unterbunden werden, da die Abgangsstelle des Ramus zu weit zentral liegt. Nun liegt der Bronchus vor, aber außer dem Bronchus ist auch noch darunter versteckt die untere Lungenvene vorhanden. Der einfachere Weg zum weiteren Vorgehen ist so, daß nun zunächst der Bronchus durchtrennt und nach W. MEYER versorgt wird (s. S. 352). Damit wird aber die Asepsis für das weitere Vorgehen beeinträchtigt. Man soll daher den zweiten Weg wählen und die Vene am unteren Ende des Lungenstieles aufsuchen und unterbinden. Aber dieser Weg ist, wie gesagt, schwieriger. Zum Schluß müssen noch einzelne Gebilde im Lig. pulmonale unterbunden werden.

KÖRTE hat 1911 (1907) wegen Bronchiektasien bei einem Knaben nach mehreren vorausgegangenen Operationen (Plastik, Spaltung von Bronchiektasien und schließlich des ganzen Unterlappens) den Unterlappen in der Gegend des Stammbronchus mit einer elastischen Zange abgeklemmt und dann abgetragen. Die Gefäße wurden besonders unterbunden, der Bronchus schloß sich durch Narbenbildung. Der Kranke war nach 4 Jahren am Leben und hatte sich leidlich entwickelt, allerdings mit einer beträchtlichen Skoliose.

Ein Versuch GARRÈS (1908), den bronchiektatisch erkrankten Lungenlappen zu verlagern und ihm damit die Schrumpfung zu ermöglichen, glückte nur teilweise. Er resezierte die 6.—9. Rippe in großer Ausdehnung, eröffnete die Brusthöhle breit, löste den Unterlappen aus seinen Verwachsungen mit Brustwand, Zwerchfell und Herzbeutel aus und nähte den Rand dieses Lappens mit einigen Nähten in Höhe der 6. Rippe an der Brustwand fest. Die zwischen Unterfläche der Lunge und Zwerchfell, und nach innen und vorn durch den Herzbeutel begrenzte Höhle wurde breit tamponiert. GARRÈ glaubt, daß das vollkommene Heilresultat deswegen ausgeblieben sei, weil die andere Seite auch bronchiektatisch erkrankt war und die chronische Bronchitis nicht ausheilte. Nachahmer scheint das Vorgehen GARRÈS nicht gefunden zu haben.

Aus diesen tastenden Versuchen der Bronchiektasiebehandlung konnte schon der Schluß gezogen werden, daß bei Erkrankung eines Lungenlappens nur die Entfernung dieses Lappens zur wirklichen Heilung führen könnte. Von einer halbwegs sicheren Operationsaussicht war man allerdings noch weit entfernt.

Außer den obenerwähnten Chirurgen hat W. MÜLLER (1911) einen Oberlappen nach Unterbindung des Hilus abgetragen. Er glaubte anfangs, daß es sich um einen Tumor handelte, es stellte sich aber dann heraus, daß eine käsige Pneumonie den Lappen befallen hatte. Das Kind starb an einer Erkrankung der andersseitigen Lunge.

Im selben Jahre hat, allerdings auch mit negativem Erfolge, KÜMMELL nach Abklemmung des Hilus einen ganzen Lungenflügel wegen eines zweifaustgroßen Tumors abgetragen.

Auch andere Autoren hatten sich in der Zwischenzeit mit der Lungenlappenentfernung beschäftigt. So DE QUERVAIN (1912), der nach mehreren thorakoplastischen Eingriffen und der Unterbindung der A. pulmonalis von einem Zwischenrippenschnitt aus den stark geschrumpften Unterlappen nach Unterbindung entfernte. Die Höhle wurde tamponiert. Eine völlige Heilung kam nach des Verfassers Ansicht deshalb nicht zustande, weil auch in dem anderen Unterlappen Ektasien bestanden. Auch andere Autoren haben die Erfahrung gemacht, daß nach der Entfernung eines schwer erkrankten Lungenlappens eine bereits bestehende Erkrankung in dem anderen Lappen sich verschlimmert.

1918 hat HANSEN (Kopenhagen) bei 4 Fällen mit Bronchiektasien die Lungenlappenexstirpation vorgenommen. Einer der Kranken ist gestorben, die anderen sind 3 Jahre beobachtet und die Eingriffe haben einen guten Erfolg gebracht.

Etwa zur gleichen Zeit haben andere Autoren, z. B. MUMFORD und ROBINSON (1914), W. MEYER (1914), REDAELLI (1917), GOYANES (1925) Bronchiektasiekranke mit den alten Methoden, wie Pneumothorax, Plastik, Pneumolyse, Pneumotomie und Vereinigung dieser Verfahren behandelt. Auch Phrenikotomie (SANTY 1925 und LAROCHE und BERTRAND-FOULTAINE 1926, BRUNN 1932) ist angewendet worden.

1924 hat QUARTI den Versuch gemacht, durch Einspritzen von 10 ccm eines 10%igen Oleum gomenolatum in den Bronchialbaum die Bronchiektasie zur

Heilung zu bringen. HENSER (1925) spritzte Jodiol unmittelbar in die Trachea. Zu diagnostischen und therapeutischen Zwecken wurde dann von LOREY (1925) peroral mit durch die Glottis geführtem Schlauch Jodipin verabreicht. SATO und WATANABE haben 1930 besonders die therapeutische Seite der Jodölbehandlung weiter ausgebaut. Eine genaue Kenntnis des Röntgenbildes der Bronchiektasien verdanken wir aus dieser Zeit (1920) ASSMANN.

Das Schicksal der Lungenlappenentfernung schwankt noch eine ganze Weile, da die Erkrankung unter einer sehr hohen operativen Sterblichkeit zu leiden hatte (über 50%, GRAHAM 1922). Obwohl also das Tierexperiment (GLUCK, SCHMID, BLOCK 1881, FRIEDRICH 1907, ROBINSON und SAUERBRUCH 1909, SCHLUETER 1926, JOHANNIDES 1928, BETTMAN 1928, ADAMS und LIVINGSTONE 1932, SHENSTONE 1932 u. a.) einwandfrei gezeigt hatte, daß eine ausgedehnte Lungenlappenentfernung, ja sogar die Entfernung eines ganzen Lungenflügels, ohne schwere augenblickliche oder Dauerstörung von Atmung und Kreislauf ertragen werden konnte, und obwohl einige Fälle am Menschen zur Ausführung gebracht, diese experimentellen Erfahrungen bestätigten, fand der Eingriff zunächst keine weitere Verbreitung, dazu erschien er noch zu gefährlich.

Um diese Gefahren herabzusetzen hat SAUERBRUCH mit BRUNS (1911) die Unterbindung der A. pulmonalis des betreffenden Lungenlappens angegeben. Der Gedanke, der dieser Unterbindung zugrunde lag, war, den betreffenden Lappen zur Schrumpfung zu bringen, und zwar durch eine allmählich einsetzende, aber erhebliche Bindegewebswucherung. Ursprünglich hatte SAUERBRUCH gehofft, daß gleichzeitig mit dieser Schrumpfung auch Verwachsungen des betreffenden Lungenlappens mit der Pleura costalis die Abgrenzung gegenüber der freien Brusthöhle ermögliche und die Abtragung des Lungenlappens erleichtere. Eine Infarzierung des betreffenden Lungenabschnittes tritt durch die Arterienunterbindung nicht ein. SAUERBRUCH hat dann (1912) über mehrere Fälle von Bronchiektasien berichtet, bei denen er zunächst die Unterbindung der A. pulmonalis vorausgeschickt und dann einige Wochen später eine untere Plastik angeschlossen hatte. Er hat dann später in einer Sitzung die Unterbindung der A. pulmonalis und die Brustwandentknochung vorgenommen. In den ersten Fällen war der Erfolg, was die Bronchiektasien betraf, nur gering, wenn auch die Sputummengen auf etwa ein Viertel zurückgingen. Bei dem einzeitigen Eingriff war der Erfolg besser, aber es blieben doch immer noch Erscheinungen der Bronchiektasien, wenn auch im verminderten Maße, bestehen. In seinem zweiten großen Referat (Chirurgen-Kongreß 1924) hat SAUERBRUCH die Feststellung bekanntgegeben, daß viele Bronchiektasien kongental sind[1]. Aus seinen klinischen und operativen Beobachtungen hat er den Schluß gezogen, daß viele Formen, besonders die mit schwielig verdickter Bronchialwand, ungeeignet sind für eine Druckbehandlung. Pneumothorax und Plastik nützen nichts. Wenn es sich aber um Schrumpfungsbronchiektasien handelt, so ist im Beginn der Erkrankung die extrapleurale Rippenresektion empfehlenswert. Bei Beschränkung der Erkrankung auf einen Lappen ist die Exstirpation des Lappens, die infolge zweizeitigen Vorgehens einen Teil ihrer Gefahren eingebüßt hat, vorzuschlagen. Auf die vorherige Unterbindung der A. pulmonalis wird auch hier noch hingewiesen.

Später hat SAUERBRUCH (1928) die Unterbindung der A. pulmonalis als Voroperation wieder aufgegeben. Er hat vielmehr, ähnlich wie er das für die Eröffnung der Lungenabszesse bei freier Brusthöhle empfohlen hat, eine extrapleurale Plombierung, die in örtlicher Betäubung nach Wegnahme

[1] Siehe DEY: Frankf. Z. Path. 53, 347 (1939).

einiger Rippen vorgenommen werden konnte, zur Methode der Wahl auch für die Behandlung der Bronchiektasien erhoben. Die durch die Plombierung eingetretenen Verwachsungen bieten den nötigen Schutz, um ohne Pneumothorax an den Hilus heranzugehen und seine Unterbindung vornehmen zu können. Der Eingriff wird meist zweizeitig ausgeführt. SAUERBRUCH konnte bereits über 19 Lungenlappenresektionen mit einer Gesamtsterblichkeit von 12,5% berichten. Aus demselben Grunde, aus dem SAUERBRUCH die extrapleurale Plombierung empfohlen hatte, nämlich zur Erzeugung von Verwachsungen, hat LILIENTHAL (1925) und ALEXANDER (1933) die flächenhafte Verwachsung der nichterkrankten Lungenteile mit der Brustwand durch Reiben der Pleura mit trockener Gase zu erreichen versucht. Die Brustwand wurde dann fest geschlossen, das entstehende Exsudat öfter gesaugt. Die gewünschte Verklebung war nach 10—12 Tagen eingetreten. Die SAUERBRUCHsche Schule, besonders SAUERBRUCH selbst, NISSEN (1929) und KRAMPF haben der Operation der Bronchiektasie auch weiterhin ihre Aufmerksamkeit geschenkt und technische Fortschritte und Erleichterungen zur Entfernung eines Lungenlappens angegeben. NISSEN ist es 1931 zuerst gelungen einen ganzen, bronchiektatisch erkrankten Lungenflügel zu entfernen und den Kranken am Leben zu erhalten. SAUERBRUCH hat 1934 schon über 58 Fälle von Lappenentfernungen wegen Bronchiektasie berichtet. 6 davon waren gestorben (einer an einer Explosion des Äthergemisches), 49 waren restlos geheilt. Nur 2 hatten eine Bronchialfistel. Er hat auch weiterhin mehrzeitig operiert. Zuerst werden nach Entfernung von 2—3 Rippen durch Einlegen einer großen Schichtplombe ausgedehnte Pleuraverwachsungen erzielt. Einige Wochen später wird in den durch Schwarten abgeschlossenen Raum eingedrungen und die Entfernung des Lungenlappens, ohne daß eine Infektionsgefahr für die freie Brusthöhle besteht und ohne daß der Bronchus sich in den Mittelfellraum zurückzuziehen vermag, ausgeführt.

Etwa vom Jahre 1930 ab hat das Interesse an der Bronchiektasiebehandlung durch Lungenlappenentfernung in Amerika und England außerordentlich zugenommen. Zahlreiche Einzelfälle und zusammenfassende Arbeiten über dieses Gebiet der Chirurgie brachten reiche Erfahrungen für Anzeigestellung, Vorbehandlung, Schmerzbetäubung, Eingriff und Nachbehandlung. Aber auch sehr wesentliche technische Fortschritte wurden veröffentlicht. Die Grundsätze der Technik beruhen aber auf den experimentellen Arbeiten GLUCKs und FRIEDRICHs u. v. a. (s. S. 346 und 347).

Schon im Jahre 1922 hatte GRAHAM über 48 Fälle von Bronchiektasie, die einem Eingriff unterzogen worden waren, berichtet. Die Sterblichkeit hatte 52% betragen. Bei 17% war ein voller Erfolg eingetreten. Er hatte schon die Anzeigestellung zum Eingriff recht genau ausgearbeitet. Operiert werden soll beim Versagen konservativer Maßnahmen, wenn der Patient nicht zu alt ist (am besten unter 35 Jahre). Die Erkrankung soll möglichst auf eine Lunge, oder noch besser auf einen Lappen beschränkt sein. Andere krankhafte Veränderungen, die die Gefahr des Eingriffes erhöhen konnten, dürfen nicht vorhanden sein und der Chirurg muß Erfahrung in der Brustchirurgie haben. Auch GRAHAM hat zwei- oder dreizeitig operiert zur Erzeugung von Verwachsungen. In der 2. oder 3. Sitzung erfolgt erst die Entfernung des Lappens, der mit einer Nierenklemme, die 2 oder 3 Tage liegen bleiben kann, abgeklemmt worden war. GRAHAM hat sich dann 1923 noch einmal in ähnlichem Sinne zu dem Eingriff geäußert. Er hat später die Resektion mit dem Glüheisen schrittweise vorgenommen, ohne die Verwachsungen zu lösen und damit bessere Resultate erzielt. In einem Falle hat er so fast ganz eine Lunge entfernt. Seine ersten Fälle waren gestorben.

SINGER betonte in der Aussprache zu den Vorschlägen GRAHAMs, daß nur bei fibröser Entartung der Bronchien operativ vorgegangen werden dürfe und wenn derbe Verwachsungen in der Pleurahöhle bestünden.

Wesentliche technische Fortschritte brachten dann die Vorschläge HAROLD BRUNNs (S. Francisko 1929, 1932), der die einzeitige Entfernung eines Lungenlappens zuerst besonders empfahl. Er konnte 1932 über 21 Fälle berichten, von denen 13 von SHENSTONE (Toronto) ebenfalls einzeitig operiert waren. Eine Infektion läßt sich nach dem Eingriff ohne weiteres dadurch vermeiden, daß ein möglichst sicherer Verschluß der Brusthöhle nach der Lappenentfernung durchgeführt, ein dünnes Dränrohr durch eine besondere Öffnung nach außen geleitet und sofort mit einer Saugleitung in Verbindung gesetzt wird, so daß sich kein Wundsekret ansammeln kann. Die Anlegung der Restlunge erfolgt dann so rasch, daß, selbst wenn im weiteren Verlauf eine Infektion eintritt, kein vollständiges Empyem mehr entstehen kann. Eine Spülung der Höhle wird in den ersten 5—7 Tagen vermieden. BRUNN schickt meist eine Phrenikotomie voraus, um das Zwerchfell ruhigzustellen und die Verkleinerung des Raumes nach der Lappenentfernung von vornherein zu ermöglichen. Er hält die Anlage eines künstlichen Pneumothorax einige Tage oder Wochen vor der Lappenentfernung für zweckmäßig. Nach dem Eingriff werden von Zeit zu Zeit Röntgenaufnahmen gemacht, um die Ausdehnung des Restlappens festzustellen. Wird die Sekretion eitrig, so werden Spülungen mit Dakinlösung durchgeführt. Das Dränrohr bleibt so lange liegen, bis die Eiterung aufgehört hat. Ist die Höhle aber schwerer infiziert, so wird das örtliche Empyem durch Rippenresektion beseitigt. BRUNN hat nie eine Bronchialfistel nach der Lobektomie entstehen sehen und glaubt, daß die Entstehung bei anderen auf Gazeausstopfung zurückzuführen ist. Durch BRUNNs Veröffentlichung veranlaßt, haben SHENSTONE und JANES (1932) die Technik der einzeitigen Operation aufgenommen und weiter ausgearbeitet. Sie haben besonders die Versorgung des Bronchialstumpfes gegenüber BRUNN verbessert (s. S. 376).

Von diesen kanadischen Chirurgen haben ROBERTS und NELSON die Technik der einzeitigen Lobektomie übernommen, wie sie in ihrer 1933 veröffentlichten Arbeit angegeben haben. Sie konnten damals bereits über ihre ersten 10 Fälle berichten, die sie im St. Bartholomäus- und Brompton-Hospital operiert hatten. Ihre Technik weicht nur in unwichtigen Kleinigkeiten von der SHENSTONEs ab. Sie haben aber dafür einige neue Instrumente eingeführt, durch die die Operation erleichtert wird. Da sie einzeitig operieren, verzichten sie auf die Erzeugung von Verklebungen des Oberlappens, wie sie von LILIENTHAL (1932) und ALEXANDER (1933) empfohlen wurden. Sie verzichteten auch im Gegensatz zu SAUERBRUCH (1927), WHITTEMORE (1927), ZAAIJER (1929), ALEXANDER (1933) auf die Abschnürung des Bronchusstumpfes durch ein elastisches Band, mit dem gleichzeitig die erkrankte Lunge nach außen gezogen und die Brustwandöffnung nach der ersten Sitzung verschlossen wird. Sie schicken auch keine Thorakoplastik voraus, wie das HARRINGTON (1926), CORYLLOS (1930) und HEDBLOM (1931) empfohlen haben, zum rascheren Ausgleich der nach der Lappenentfernung entstehenden Höhle. Der entstehende Hohlraum füllt sich nach dem einzeitigen Eingriff rasch durch den freien zurückbleibenden Lappen aus. Über die ausführliche Technik ROBERTS' und NELSONs (1933) s. S. 375.

Außer den letztgenannten englischen Chirurgen haben auch EDWARDS und THOMAS (1934) bereits über 48 Fälle von einzeitiger Lungenlappenentfernung wegen Bronchiektasie berichtet. Die Operationssterblichkeit betrug 4. 3 Patienten starben noch später; 1 an einem Hirnabszeß und 2 an Tuberkulose der anderen Lunge. Sein Bericht umfaßt schließlich die Gesamtzahl von 57 Kranken, von denen 8 gestorben sind. Über die Anzeigestellung und Technik EDWARDS' wird auch weiter unten berichtet. Die Gesamtsterblichkeit betrug also 14%. Von den am Leben gebliebenen Operierten hatten 6 noch leichte Störungen, 29 waren völlig ausgeheilt.

Einzeitig haben weiterhin noch folgende Autoren wegen Bronchiektasie operiert: FRUCHAUD (1934), BROWN und RENON (1935), MONOD und DEMIRLEAU

(1935), OVERHOLT (1935), HOLST (1935), RUGGIERI (1935), KIRSCHNER (1936), CORYN und CLERENS (1936), O. KLEINSCHMIDT (1938), FREY (1939).

BOHRER (1935) hat über die operative Behandlung der Bronchiektasien bei Kindern berichtet. Von einer Rundfrage bei den amerikanischen Chirurgen erhielt er Nachricht über 41 Fälle einschließlich seiner eigenen, die Kinder von $2^1/_2$—13 Jahren betrafen. 16 waren zweizeitig operiert mit 5 Todesfällen, 23 einzeitig mit 9 Todesfällen. In den 2 übrigen Fällen waren in mehreren Sitzungen die Lungen stückweise entfernt worden. BOHRER hat selbst 4mal zweizeitig und 1mal einzeitig operiert.

Ähnlich hat MONOD scheinbar später (1936) wohl im wesentlichen die Lungenlappenentfernung zweizeitig ausgeführt, um den Kreislaufkollaps und die Pleurainfektion sicherer ausschalten zu können. Er hält aber für junge, kräftige Kranke mit nicht zu schwerer Bronchiektasiebildung die einzeitige Methode für die richtige. Auch CHURCHILL (1937) ist ähnlicher Ansicht.

Zweizeitig operierten also außer LILIENTHAL, ARCHIBALD, SAUERBRUCH und NISSEN die ebengenannten Chirurgen und GUIBAL (1931), ALEXANDER (1935), SEBESTYÉN (1938). Die Zahlen von SAUERBRUCH sind bereits oben genannt, ebenso die von MONOD und BOHRER. Manche Chirurgen operieren manchmal einzeitig (z. B. bei jugendlichen Kranken, KOCH 1938) oder auch zweizeitig (ALEXANDER 1935, CHURCHILL 1937, SAUERBRUCH, FREY 1939).

Die Gesamtzahl der Lungenlappenentfernungen wird von MAGILL (1936) mit 128 angegeben. Nach SAUERBRUCHs Rundfrage war die Zahl 1938 auf 387 angestiegen.

Die Entfernung von 2 Lungenlappen in einer Sitzung hat wohl zuerst ALEXANDER (1935) ausgeführt. In 4 Fällen hat er je 2 Lappen einer Seite nach Erzeugung von Verwachsungen in der ersten in der zweiten Sitzung entfernt. 2 von den Kranken sind gestorben.

ELOESSER hat schon 1933 über die Entfernung beider Unterlappen in je einer Sitzung berichtet (1931 und 1932).

LEWIS (1936) hat in einem Abstand von 8 Wochen beide Unterlappen einzeitig, CHURCHILL (1937) Mittel- und Unterlappen entfernt. ROSS (1938) berichtet über die erfolgreiche Entfernung von 2 Lungenlappen bei 2 Kindern. Er fand im Schrifttum 11 Fälle.

Die Entfernung eines ganzen Lungenflügels ist erfolgreich zuerst von NISSEN (1931) wegen Bronchiektasie ausgeführt worden, nachdem KÜMMELL schon im Jahre 1910 wegen einer Geschwulst diesen Eingriff ausgeführt hatte (s. S. 354), ohne allerdings den Kranken am Leben erhalten zu können.

In der 1936 erschienenen Arbeit von WALKER sind im ganzen 17 Fälle von Lungenflügelentfernung wegen Bronchiektasien (LILIENTHAL 1922, MEYER 1923, NISSEN 1931, ALEXANDER 1933, HAIGT 1934, WINDSBERG 1934, EVERHOLD 1935, GOWER und EDWARDS 1935, MASON 1935, ROBERTS 1935) und 19 Fälle wegen bösartiger Geschwülste zusammengestellt worden. Von den ersteren sind einschließlich des Falles von NISSEN 12 Kranke geheilt worden. Der Fall von LEZIUS, der wegen chronischer Gangrän einen Lungenflügel entfernte und seinen Kranken heilen konnte, ist zu erwähnen. Die Sterblichkeit der Lungenflügelentfernung wegen bösartiger Geschwülste ist naturgemäß sehr viel größer. Von den 19 Operierten haben nur 6 den Eingriff überstanden. Von 2 Patienten OVERHOLTs (1933 und 1934) ist ausdrücklich vermerkt, daß einer 1 Jahr und einer 18 Monate später noch gesund waren. 1 Patient ARCHIBALDs (1933) ist 6 Monate nach der Operation an einem Rezidiv gestorben, die übrigen fast alle im unmittelbaren Anschluß an den Eingriff.

II. Die Anzeigestellung zur Entfernung einzelner Lungenlappen ist wohl heute im wesentlichen festgelegt. In erster Linie kommt sie in Frage für alle Erkrankungen, die nur einen Lungenlappen befallen haben. Solche Erkrankungen sind die bösartigen Geschwülste und chronisch entzündliche Erkrankungen. Während die Anzeige zur Lungenlappenentfernung beim Bestehen einer Geschwulst in einem Lungenlappen als unbedingte gelten muß und nur die Frage der technischen Ausführbarkeit zu lösen ist, handelt es sich bei chronisch entzündlichen Erkrankungen (Bronchiektasie, Abszeß, Gangrän) darum, zu entscheiden, ob durch konservative Maßnahmen oder durch die Eröffnung einzelner oder mehrerer Höhlen die Krankheit zu heilen ist oder ob eine Lungenlappenentfernung vorgenommen werden soll. Die Erfahrung hat gelehrt, daß der einzelne große Abszeß und die Teilgangrän eines Lappens durch sachgemäße Freilegung und Eröffnung in der Mehrzahl der Fälle zur Ausheilung gelangt. Vorausgehen muß die konservative Behandlung des akuten Stadiums dieser Erkrankung, da sie nicht selten zur Selbstheilung führt. Dagegen hat sich gezeigt, daß bei Bronchiektasien durch bronchoskopische Behandlung zwar häufig wesentliche Besserungen herbeigeführt werden können, daß aber doch in der Mehrzahl der Fälle eine operative Behandlung eingeleitet werden muß. Es genügt aber in der Mehrzahl der Fälle nicht die einzelnen oder viele der sackförmigen oder zylinderischen Erweiterungen zu eröffnen (dadurch kann allerdings eine starke Einschränkung des Sputums und damit ein großer Teil der Belästigung des Kranken und seiner Umgebung beseitigt werden, allerdings auf Kosten einer Dauerfistel), sondern um eine Heilung zu erzielen muß der ganze erkrankte Lungenlappen entfernt werden. Da die Lungenlappenentfernung sich mit wenigen Ausnahmen auf die Beseitigung eines erkrankten Lappens beschränken soll, so ist vor der Operation die Feststellung unerläßlich, ob die Erkrankung sich tatsächlich auf den einen Lappen beschränkt.

EDWARDS und THOMAS erwähnen eine Arbeit von JEX-BLAKE, nach der bei 105 Fällen von Bronchiektasie beim Kinde 70mal Einseitigkeit bestand und 34mal nur ein Lappen erkrankt war. Trotzdem muß vor dem Eingriff die genaue Feststellung der Beteiligung der einzelnen Lappen gemacht werden. Dazu haben sich die Bronchoskopie und die Röntgenuntersuchung in weitgehendstem Maße geeignet gezeigt. Die Feststellung ist schon deshalb wichtig, weil mehrere Chirurgen die Beobachtung gemacht haben, daß bei Erkrankung mehrerer Lappen, von denen einer scheinbar nur geringgradig erkrankt ist, nach der Entfernung des stärker erkrankten Lappens der andere eine wesentliche Verschlechterung seines Zustandes zeigte. Die vorausgehende bronchoskopische Untersuchung soll sich, falls der Verdacht der Erkrankung mehrerer Lappen besteht, wie gesagt, auf die einzelnen Lappen erstrecken, die auf bronchoskopischem Wege mit Jodipin oder Lipiodol gefüllt werden.

Die röntgenologische Untersuchung mit Jodipin wird heute wohl allgemein gefordert (SICARD und FORESTIER 1923, BRAUER und LOREY 1928). Nach CORYLLOS (1930) hat die Jodipinfüllung erst die Häufigkeit der Bronchiektasiekranken erkennen lassen. Wichtig ist die Verteilung der Bronchiektasien auf einzelne Lappen, daher müssen auch Aufnahmen in mehreren Ebenen gemacht werden (EDWARDS und THOMAS). Wichtig ist aber auch das Verhalten des umgebenden Lungengewebes. Bestehen schwielige Veränderungen um die fibrös veränderten Bronchien, so gehört das zu den Anzeigestellungen für die Lungenlappenentfernung, während für sackartige Bronchiektasien im lufthaltigen Lungengewebe immerhin an eine Pneumotomie gedacht werden kann.

Nach EDWARDS und THOMAS (1934) ist die Anzeigestellung für die Lungenlappenentfernung gegeben, wenn neben anderen Erscheinungen große

Sputummengen bestehen und besonders, wenn öfters Hämoptysen mit oder ohne Bazillenbefund beobachtet werden. Der Eingriff darf zugunsten einer zu lange dauernden Absaugungsbehandlung auf bronchoskopischem Wege nicht zu lange hinausgeschoben werden. Tritt bei Jodölbehandlung nicht bald eine wesentliche Besserung des Allgemeinbefindens und eine starke Verminderung der Sputummenge ein, so soll die Operation stattfinden.

Nach BOHRER soll der Eingriff unternommen werden, wenn der Kranke wenigstens 10 Tage fieberfrei war. Es soll möglichst in der warmen Jahreszeit operiert und der Eingriff soll in den späten Vormittagstunden ausgeführt werden nach reichlicher Espektoration.

III. Vorbereitung des Kranken. Die Vorbereitung des Kranken fällt zum Teil mit der durch Bronchoskopie bewirkten diagnostischen Jodölfüllung des Bronchialbaumes einzelner Lungenlappen zusammen. Die Jodölfüllung hat zweifellos auch einen therapeutischen Einfluß. Das Sputum wird vermindert und der üble Geruch verschwindet häufig. Von größtem Vorteil ist die Bronchoskopie aber in der Vorbereitungszeit bei Kranken mit viel Auswurf, da es gelingt, diesen durch Absaugen möglichst einzuschränken. Geschieht das nicht, so besteht während des Eingriffes die Gefahr der Überschwemmung des Bronchialbaumes, insbesondere auch der anderen Seite, mit dem infektiösen Sputum und infolgedessen das Auftreten von Schluckpneumonien.

ROBERTS und NELSON gehen so weit, solche Patienten mit viel Sputum 2—3 Monate vorzubereiten. Zweimal in der Woche wird bronchoskopiert und eine Dauerdränage durchgeführt. Der Kranke liegt dabei die Nacht und den größeren Teil des Tages auf dem Bauch, während das Fußende des Bettes um etwa 25 cm erhöht wird. In anderen Fällen wurde von demselben Chirurgen festgestellt, daß unmittelbar nach der Bronchoskopie der Kranke für einige Stunden trocken war. Dann wurde die Operation unmittelbar an die Bronchoskopie angeschlossen. Bei wieder anderen wurde im Anschluß an die Operation mit dem Bronchoskop alles Sekret abgesaugt.

In der unmittelbaren Vorbereitungszeit wird vorgeschlagen die Entleerung des Bronchialbaumes, wenn man sie nicht durch Bronchoskopie durchführen kann, durch entsprechende Lagerung des Kranken zu bewerkstelligen. Durch Seiten-, Bauch- oder auch Beckenhochlage kann, je nach der Erkrankung, die Entleerung des Sekrets gefördert werden. Der Allgemeinzustand des Kranken ist möglichst zu heben. Eine Gegenanzeige ist bereits bestehende Amyloidose, während bei Erkrankung mehrerer Lappen die Meinungen geteilt sind, ob operiert werden soll oder nicht. Nach ALEXANDER muß festgestellt werden, wieviele Lappen erkrankt sind. ROBERTS und NELSON operieren auch bei geringer Beteiligung eines zweiten Lappens den stärker erkrankten. HEDBLOM ist gegen einen Eingriff unter solchen Umständen. Besteht der Verdacht auf einen chronisch septischen Prozeß, so ist es gut, diesen Zustand durch intravenöse Arsenverabreichung zu bekämpfen. Das Herz, das häufig durch den langen Eiterungsprozeß angegriffen ist — besonders das rechte Herz — muß gestützt werden. Daher wird von manchen eine Digitaliskur (MONOD und DEMIRLEAU 1934) vorausgeschickt. Zur unmittelbaren Vorbereitung verabreichen ROBERTS und NELSON ihren Kranken große Traubenzuckermengen in allen Getränken. Die Kranken sollen auch noch außerdem Zucker essen. Auch MAGILL will viel Flüssigkeit und Zucker vor der Operation verabreicht wissen. Er schlägt, wie EDWARDS, vor, wenn einzeitig bei freier Pleurahöhle operiert werden soll, den Pneumothorax schon einige Tage vorher anzulegen.

Auch Bluttransfusionen werden bei elenden Kranken dem Eingriff vorausgeschickt. Zum wenigsten sollte man vor dem Eingriff eine Blutgruppenbestimmung vornehmen und für einen Spender sorgen, um die Transfusion, wenn nötig, während oder sofort nach dem Eingriff vornehmen zu können (ROBERTS und NELSON, MONOD und DEMIRLEAU, LEWIS).

Von einer gewissen Bedeutung ist die Frage der Phrenikotomie. Während sie eine Zeitlang als selbständiger Eingriff bei Bronchiektasiekranken geübt wurde (BOGENDÖRFER, CHAUFFARD, HEDBLOM u. a.), wurde rasch bekannt, daß sie nicht zum Ziele führte (SAUERBRUCH, BRAUER, ZAAIJER). Dagegen wird sie von manchen Autoren als unterstützender Eingriff empfohlen (CORYLLOS, BRUNN u. a.). Die meisten Chirurgen, die einzeitig operieren, legen Wert darauf, daß der Phrenikus sich nach kurzer Zeit wieder erholt und die Zwerchfellatmung wieder einsetzt. Daher wird von BRUNN, SHENSTONE und JANES, von ROBERTS und NELSON, EDWARDS und THOMAS der Phrenikus nur gequetscht oder durch Einspritzung am Hals zeitweise ausgeschaltet.

Von manchen Chirurgen wird das Vorausschicken eines künstlichen Pneumothorax vor dem eigentlichen Eingriff warm empfohlen. Dieser vorbereitende Eingriff erfolgt eine bis mehrere Wochen vor dem Haupteingriff, auch dann, wenn einzeitig operiert wird, kann der Pneumothorax einige Tage vorausgeschickt werden. Die Lunge gewöhne sich an den Kollapszustand und die breite Eröffnung werde leichter ertragen. Bestehen Verwachsungen, so gelingt die Anlegung des Pneumothorax nicht oder nur unvollkommen und bringt daher keinen Vorteil. Diese Tatsache bedeutet aber keine Gegenanzeige für den Eingriff. Unter den erfahrensten Chirurgen auf diesem Gebiet, z. B. ROBERTS und NELSON, ist die Meinung vertreten, daß der vorher angelegte Pneumothorax unnötig sei und daß eine offene Thorakotomie nur in theoretischer Beziehung besser vom Kranken vertragen wurde, wenn ein Pneumothorax vorher angelegt worden sei. Sie haben daher die vorherige Anlegung eines künstlichen Pneumothorax aufgegeben und lassen beim einzeitigen Eingriff durch eine schmale Öffnung die Luft langsam in die Pleurahöhle eindringen. Zahlreiche Operationsberichte von anderen Autoren haben diese Ansicht bestätigt.

IV. Die Schmerzbetäubung zur Lungenlappenentfernung. Von größter Bedeutung für einen guten Verlauf des Eingriffes erscheint eine gute Schmerzbetäubung. In dieser Ansicht stimmen wohl alle Chirurgen, die sich mit der Entfernung von Lungenlappen beschäftigt haben, überein. Die größte Gefahr des Eingriffes besteht darin, daß die großen Sputummengen auf falsche Wege geleitet werden, d. h. also nicht nach außen, sondern in andere Teile des Bronchialbaumes. Ein solches Ereignis tritt am leichtesten ein bei fehlendem Hustenreflex und besonders bei Preßatmung, die also unter allen Umständen vermieden werden muß. Die Schmerzbetäubung darf die Lunge nach Eröffnung des Brustkorbes nicht am Zusammenfallen verhindern. Sie muß außerdem eine ruhige Atmung gewährleisten, da sonst Mediastinalflattern und Shock die Folge sind.

EDWARDS empfiehlt 40 Minuten vor dem Eingriff Scopolamin, dann zur Basisnarkose z. B. Evipan-Natrium unmittelbar vor dem Eingriff. Zur Inhalation Lachgas-Sauerstoff, unter Umständen Chloroformzusatz. Intubationsnarkose mit Verschluß des erkrankten Bronchialabschnittes durch elastische Gummimanschette ist gut bei reichlichem Sputum.

ROBERTS und NELSON haben bei ihrem ersten Eingriff Avertin verwandt, 0,11 g pro Kilogramm Körpergewicht. Sie haben das Avertin aber wieder aufgegeben, da die Atmung sehr oberflächlich wird und ständig Sauerstoff verabreicht werden mußte. In den späteren Fällen haben sie folgende Schmerzbetäubung angewandt: Nach Injektion bestehend aus Morphium, Hyoscin und Atropin wird eine Lachgas-Sauerstoffnarkose eingeleitet. Der

Prozentsatz von Sauerstoff schwankt zwischen 18 und 25%. Es wird mit einem Minimum von Rückatmung gearbeitet. Darin sehen sie einen Vorteil, da die Kohlensäure eine verstärkte Lungenbewegung verursacht. Diese Schmerzbetäubung halten die Autoren für die beste, unter der Voraussetzung, daß ein erfahrener Narkotiseur zur Verfügung steht an einem Apparat von McKESSON.

Am ausführlichsten hat sich MAGILL mit der Schmerzbetäubung bei der Lungenlappenresektion beschäftigt. Unter allen Umständen müssen die Atemwege freigehalten und eine Aspiration in den übrigen Bronchialbaum aus dem erkrankten Abschnitt verhütet werden. Daher ist das Betäubungsmittel so zu wählen, daß es die Atemwege nicht reizt, keine Störung des Säurebasengleichgewichtes hervorruft, daß ein rasches Erwachen eintreten kann und der Hustenreflex nicht völlig verschwindet. Wird das Aushusten unterdrückt, so muß das Sputum abgesaugt werden. Schließlich muß auch die Möglichkeit bestehen, gleichzeitig Überdruck anzuwenden.

Da es sehr wichtig ist, den Hustenreflex zu erhalten, so dürfen auch zur Vorbereitungsnarkose keine Mittel verabreicht werden, die lange wirken. Vorgeschlagen wird Omnopon-Scopolamin und Evipan. Falls örtliche oder Rückenmarksbetäubung als Hauptmittel angewendet wird, bleibt die Mitarbeit des Kranken erhalten. Diese Vorbereitungsmittel erhalten die Kranken etwa $^3/_4$ Stunde vor der Operation, und wenn der Eingriff vollendet ist, ist die Wirkung des Evipans vollständig aufgehoben.

Das Avertin wirkt zu lange nach. Bei Kindern kann es am ehesten gegeben werden, da sie das Präparat schnell entgiften.

Die einzelnen Schmerzbetäubungsmethoden werden dann ausführlicher besprochen. Die Rückenmarksbetäubung ist nur für die unteren Thoraxabschnitte bei Plastik oder Lobektomie anwendbar. MAGILL verabreicht zur Vorbereitung $^1/_3$ g Omnopon + $^1/_{150}$ g Scopolamin und intravenös Nembutal (2 g Durchschnittsdosis). Der Kranke folgt dann noch den Aufforderungen des Arztes, hat aber später keine Erinnerung mehr daran. Zur Schmerzbetäubung nach HOWARD-JONES: Perkain 1:1500. Bauchlage, Füße und Kopf tief, oberste Brustwirbel in höchster Stellung. Mit einer hypobarischen Lösung soll der nötige Grad von Schmerzherabsetzung erreicht werden.

Nach 6 Minuten kommt der Kranke in die Operationslage = 30° Beckenhochlagerung. Der Patient atmet gewöhnlich gut und braucht nur selten Sauerstoff wegen Zyanose. Der Hustenreflex bleibt erhalten und das Sputum wird leicht ausgeworfen. Der Blutdruckabfall ist gering. Nach dem Eingriff im Bett werden die Füße hochgelegt, die Brust wird allmählich angehoben, während die Füße erhöht bleiben.

Für die Allgemeinschmerzbetäubung hält MAGILL (1936) die Lachgas-Sauerstoffnarkose für die beste und unschädlichste. Ein Nachteil ist die nicht ausreichende Versorgung des Kranken mit Sauerstoff, daher ist sie also nicht gut bei Kranken, deren Atmung schon geschädigt ist. Als Zusatz Chloroform, wenn Diathermie gebraucht wird, sonst Äther. Die Anwendung der reinen Lachgas-Sauerstoffbetäubung wird sehr verschieden beurteilt. Nach MAGILL wird sie von SELLORS (1933) und von SHILDS abgelehnt. Andere Autoren in Amerika haben das Lachgas durch Cyclopropan ersetzt. Evipan-Natrium wird als Vollschmerzbetäubungsmittel in der Brustchirurgie für kurze Operationen bevorzugt, man kann kleine aufeinanderfolgende Dosen verabreichen. Auch Pentothal erscheint gut. Chloroform und Sauerstoff machen ruhige Narkose ohne vermehrte Blutung. Bei chronisch Kranken ist Chloroform zu vermeiden. Cyclopropan hält MAGILL für besonders gut (s. S. 52). Man muß nur auf Diathermie verzichten und es verursacht nach dem Erwachen mehr Übelkeit als das Lachgas.

Bei Allgemeinschmerzbetäubung empfiehlt sich die Anwendung der Intubation. Nach Magills Ansicht kommt sie hauptsächlich in den Fällen in Frage, bei denen das Absaugen von Sekret erleichtert werden muß. Bei großen Operationen ist die Intubation von wesentlichem Vorteil. Notwendig ist sie zur Einführung der endotrachealen und endobronchialen Absaugeapparete besonders bei Bronchiektasien. Das Sekret kann entweder die Luftröhre verstopfen oder in einen anderen Lungenlappen abfließen und hier eine Atelektase oder Bronchopneumonie hervorrufen. Die Intubationstechnik wird ausführlich beschrieben, und zwar in verschiedenen Verfahren. Erst wird Rachen und Trachea betäubt. Dann kann mit Hilfe eines Laryngoskopes und eines Führungsrohres ein Katheter in die Trachea oder in den Bronchus der betreffenden Seite eingeführt werden. Mit Hilfe des Katheters kann das Sekret abgesaugt werden.

Das zweite Verfahren besteht darin, daß ein Rohr in den gesunden Bronchus eingeführt wird und ein Gummiball in der Höhe der Bifurkation der Trachea aufgeblasen wird. Diese Technik ist nicht zweckmäßig, da das Rohr genau sitzen muß, was technisch schwierig ist. Magill hat daher ein anderes Instrumentarium mit einer Abschlußvorrichtung durch

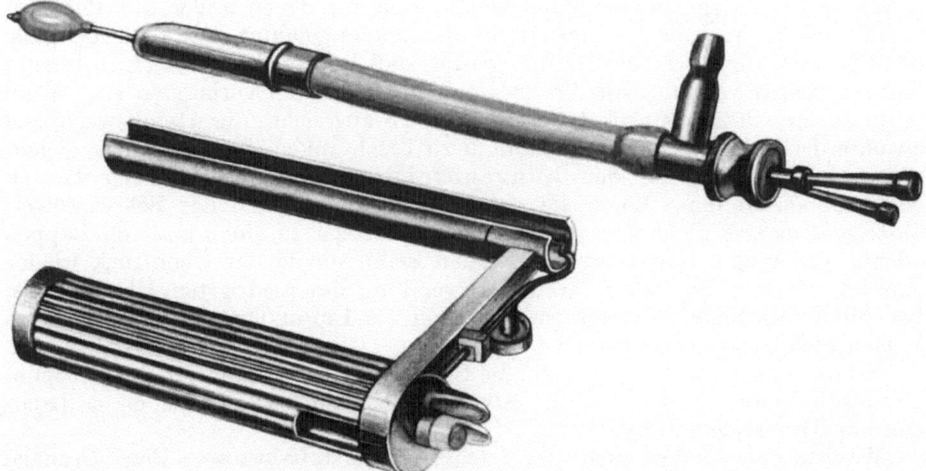

Abb. 256. Tracheoskop mit Führungsinstrument für ein Anästhesierohr und ein Abdichtungsrohr nach Magill. Der unten abgebildete Teil ist das Führungsinstrument, das nach Einführung des Absaugrohres mit der aufblasbaren Gummimanschette (obere Abbildung) entfernt wird.

einen aufblasbaren Gummiball konstruiert. Damit soll der gesunde Bronchus abgeschlossen und die Absaugung aus der kranken ohne Gefahr für die gesunde Seite ermöglicht werden. Auch diese Methode hat sich nicht bewährt.

Das dritte Verfahren stellt eine Vereinigung der ersten beiden vor. Das erste dient zur Beseitigung des Bronchialsekretes während des Eingriffes, während das zweite das Sekret in der betreffenden Lunge absperren soll.

Das dritte Verfahren wird folgendermaßen geschildert: Zuerst wird der Kehlkopf kokainisiert, wie für die Bronchoskopie, dann wird das Tracheoskop eingeführt und der Absaugkatheter durch seine Lichtung in den Bronchus der erkrankten Seite geleitet. Ist der Katheter in Stellung, so wird das Leitinstrument zurückgezogen, während das Rohr zur Anästhesie in der Trachea liegen bleibt. Auf diese Weise ist der Absaugschutz in Tätigkeit, bevor die Sekrete in Bewegung kommen. Auf den in der Trachea liegenden Teil kann man noch eine aufblasbare Manschette setzen.

Das dritte Verfahren ist nach Magill für alle Arten von Kranken geeignet, auch für kleine Kinder, da das Absaugrohr unter Leitung des Auges eingeführt werden kann und das abgesaugte Sekret bei der Lobektomie wegen Bronchiektasie entfernt werden kann, ehe es in Bewegung kommt, wie es gerade in der Einleitungsperiode leicht möglich ist. Es entstehen auch keine Schwierigkeiten mit der Schmerzbetäubung. Die Lunge ist zusammengefallen und das

Operieren daran leicht. Der kleine Ball, der um das Trachealrohr herum aufgeblasen wird, verhütet das Eindringen von Sekret in die Luftröhre. Der Katheter schließt sich den Bewegungen des Bronchus am distalen Ende an.

Da Kohlensäurebeimischung zur Atmungsluft eine Hyperpnöe verursacht, und da diese während des Eingriffes vermieden werden muß, so sollte eine Absaugvorrichtung für das Kohlendioxyd vorhanden sein.

Was die Frage der Überdrucknarkose bei offenem Pneumothorax und freier Pleura betrifft, so gehen die Meinungen darüber nach MAGILL auseinander. Ein niedriger Überdruck wird bei den gasförmigen Betäubungsmitteln allgemein bevorzugt. Er unterstützt die Lungenatmung und befreit den Kranken von der besonderen Belastung, die Trägheit einer Gassäule zu überwinden. Beim doppelseitigen Pneumothorax ist der Überdruck unbedingt erforderlich. Erstaunlicherweise atmen Kranke, bei denen eine Thorakotomie in Rückenmarksbetäubung vorgenommen wurde, und bei denen außer der Pneumothoraxwirkung auch noch einige Atemhilfsmuskeln gelähmt sind, ohne Dyspnöe oder Zyanose ruhig weiter. MAGILL glaubt, daß bei reichlich vorhandenem Sekret die Anwendung von Überdruck mit Gefahren verbunden ist. Wenn er in solcher Stärke eingeleitet wird, daß er ausreicht, die Atembewegungen zu unterdrücken oder auf ein Minimum zu beschränken, so bedeutet er gleichzeitig ein Hindernis für den Lungenkreislauf. Es müssen daher Pausen eingeschoben werden. Wenn sie auch kurz sind, so kann das Sekret soweit ansteigen, daß es nicht nur aspiriert, sondern sogar in einen anderen Lappen oder in die andere Lunge gepreßt werden kann, sobald der Überdruck wieder einsetzt. MAGILL ist daher für die Anwendung des niedrigsten Überdruckes, bei der Lobektomie. Er soll geringer sein als 1 m/m Quecksilber (mit dem Wassermanometer gemessen).

MONOD und DEMIRLEAU geben eine Stunde vor dem Eingriff 1 cg Pantopon, unmittelbar davor 3 cg Ephedrin. Als eigentliche Narkose verwenden sie Lachgas mit Druckregulierung.

WALKER verwendet auch die Lachgas-Sauerstoffnarkose. Eine Dränage wird unmittelbar vor dem Eingriff durch Lagerung durchgeführt, bevor der Kranke in den Operationssaal kommt. Wenn wenig oder kein Sputum vorhanden ist, erscheint die Intubation unnötig. Er hat auch in seinem Fall von vollständiger Lungenflügelentfernung nicht intubiert, sondern mit geschlossener Maske und unter Überdruck narkotisiert. Er bemerkt ausdrücklich, daß die seitliche Bewegung des Mittelfelles während des Eingriffes etwas beängstigend war.

KIRSCHNER operierte seinen Fall in Avertin-Basisnarkose. Da sie nicht völlig genügte, mußte er von Beginn der Operation an Äther zugeben.

Aus dem kurzen Überblick über die Schmerzbetäubung kann man sehen, daß die Wahl des Narkotikums immerhin einige Schwierigkeiten bereitet. Es scheint, daß die Lachgas-Sauerstoffnarkose in England und Amerika, aber auch z. B. von ZAAIJER in Holland, bevorzugt wird. Sie wird wohl meist nach Verabreichung eines Basisnarkotikums gegeben, wobei besonders von MAGILL betont wird, daß dessen Wirkung keine zu langdauernde sein darf. Daher wird das Avertin verworfen. Denselben Standpunkt scheinen ROBERTS und NELSON zu vertreten.

Das Evipan-Natrium hat sich, intravenös verabreicht, gut bewährt. Vorher wird dann meistens noch Pantopon, Omnopon und Scopolamin gegeben. Es wird mehrfach betont, daß die Lachgas-Narkose einen besonders geschulten Narkotiseur verlangt, der auch mit den Apparaten gut eingearbeitet ist. Solche Narkotiseure sind in England und Amerika wohl leichter zu finden, da sie als Berufsnarkotiseure auch die volle Verantwortung übernehmen können. Von manchen Chirurgen, besonders in Deutschland, aber auch in England, wird die Lachgas-Narkose abgelehnt, da sie die Blutung verstärke, Zyanose hervorrufe und zur Krampfatmung Veranlassung gäbe, und da es schwer sei, eine ausreichende Versorgung mit Sauerstoff und gleichzeitig eine genügende Narkose zu erzielen.

Über das Cyclopropan, das von verschiedenen englischen und amerikanischen Chirurgen, besonders MAGILL, als ganz besonders geeignet empfohlen wird, stehen uns eigene Erfahrungen nicht zur Verfügung (s. S. 52). In vielen Fällen scheint sich auch die Äthernarkose bewährt zu haben (auch Vinyläther). Wird Diathermie benötigt, so muß der Äther durch Chloroform ersetzt werden. Das Chloroform-Sauerstoffgemisch soll bei Kranken mit chronischen Herz-, Gefäß-, Leber- und Nierenschädigungen nicht angewendet werden.

Für deutsche Verhältnisse empfiehlt sich, wenn man eine Allgemeinnarkose zur Anwendung bringen will, vielleicht am ehesten die Sauerstoff-Äther- oder die Sauerstoff-Chloroformnarkose nach vorheriger intravenöser Evipangabe. Die Rückatmungsnarkose mit der OMBRÉDANNschen Maske oder einer ähnlichen Konstruktion soll vermieden werden, da die Vertiefung der Atmung während des Eingriffes nicht erwünscht ist.

Die Rückenmarksbetäubung kommt nur bei Eingriffen in den unteren Brustkorbabschnitten in Frage und wird daher in Deutschland wohl allgemein abgelehnt. Sie scheint auch im Auslande erst in neuerer Zeit häufiger zur Anwendung gekommen zu sein (s. S. 48ff.).

Die örtliche Betäubung in Form der Leitungsanästhesie im Bereiche der Zwischenrippennerven kann sehr gut bei der Eröffnung des Brustkorbes angewendet werden. Sie muß aber eine unbedingte Schmerzlosigkeit gewährleisten, um den Kranken nicht ängstlich zu machen. Daher kann die örtliche Betäubung, z. B. zu der eine Woche vorausgeschickten Pneumothoraxanlegung (v. HOLST) dienen, sie kann aber auch nach der üblichen vorbereitenden Behandlung mit Atropin, Morphium oder Scopolamin bei der Einleitung des Eingriffes zur Eröffnung des Brustkorbes Anwendung finden, während dann der eigentliche Eingriff an der Lunge, insbesondere die Abschnürung am Lungenstiel, in einer Allgemeinnarkose durchgeführt werden muß, wenn man nicht noch eine Evipannarkose einschieben will, was sich sicher in vielen Fällen bewährt. Dann können Pleura-, Bronchusreflexe und auch die Luftemboliegefahr vermieden werden.

V. Die Lagerung zur Lungenlappenentfernung. Die meisten Chirurgen legen den Kranken zur Lungenlappenentfernung, sei sie einzeitig oder zweizeitig, auf die gesunde Seite. Sind starke Sekretmengen vorhanden, so sollen diese vorher durch Lagerung oder noch besser durch Absaugung (s. oben) entfernt worden sein. Ist man nicht sicher, daß alles Sekret entfernt ist, so empfehlen einzelne englische und amerikanische Autoren Beckenhochlagerung zwischen 15—30° (ROBERTS und NELSON, BOHRER).

VI. Die Frage des ein- oder mehrzeitigen Eingriffes. Der zweizeitige oder mehrzeitige Eingriff hat zweifellos gewisse Vorteile vor dem einzeitigen. Wendet man ihn an, so ist man leichter imstande, die bei der einzeitigen Lungenlappenentfernung drohenden Gefahren auszuschalten. Diese Gefahren bestehen in erster Linie in Herz- und Atmungsstörungen beim Arbeiten am Lungenstiel. Selbst wenn aber bei dem Eingriff selbst keine Störung auftritt, so drohen die Gefahren in Gestalt der Nachblutung aus dem Stiel infolge der Unsicherheit der Stielversorgung. Geht der Stumpf auf, so besteht die weitere Gefahr des Emphysems des Mittelfellraumes und des Spannungspneumothorax. Schließlich ist auch die Infektion der

Brusthöhle zu befürchten. Das Bestreben, diese Gefahren durch den zweizeitigen Eingriff auszuschalten, ist ein hauptsächliches Verdienst der SAUERBRUCHschen Schule. Wird der gesunde Lungenlappen zur Anlagerung an die Pleura costalis veranlaßt, so kann man, ohne die Gefahr einer Infektion der ganzen Brusthöhle befürchten zu müssen, den erkrankten Lungenlappen freilegen und abtragen. Um nun auch die Gefahr des Mediastinalemphysems, des Spannungspneumothorax und der Nachblutung auszuschließen, hat SAUERBRUCH die elastische Abschnürung des Lungenstieles mit einem Gummischlauch zur Methode erhoben, nachdem sie früher schon experimentell und auch am Menschen (LENHARTZ 1907) in einzelnen Fällen ausprobiert worden war. Der erkrankte Lungenlappen wird vorher bis zum Stiel aus den etwa bestehenden Verwachsungen gelöst und dann in der Nähe des Stieles umschnürt. Die Abstoßung des außer Ernährung gesetzten Lungenlappens erfolgt in einigen Tagen. Man kann aber auch den Lappen nach einigen Tagen abtragen, wie es manche Chirurgen getan haben, und dann den Stumpf für sich versorgen. Andere gehen so vor, daß sie in der ersten Sitzung den erkrankten Lappen nur freilegen, aus Verwachsungen lösen, dann für Verwachsungen des gesunden Lappens mit Abschluß der freien Brusthöhle sorgen (LILIENTHAL, ALEXANDER s. S. 356) und schließlich in der zweiten Sitzung den Lappen abschnüren oder Bronchus und Gefäße einzeln abschnüren und abtragen (SAUERBRUCH, ARCHIBALD 1934, MONOD 1936, FREY 1939).

SAUERBRUCH hat, worauf wir schon oben hingewiesen haben, in der ersten Sitzung die Unterbindung der A. pulmonalis empfohlen, die sich aber aus anatomischen Gründen nur am Unterlappen gut durchführen läßt (NISSEN). Die nach der Unterbindung entstehende Schrumpfung ist aber nicht ausreichend und führt nicht genügend zu Verwachsungen. Er hat dann später die extrapleurale Plombierung in der ersten Sitzung vorausgeschickt, die zwar Verwachsungen erzeugt, so daß man an den Lungenstiel ohne Eröffnung der freien Pleurahöhle, wenigstens im Bereiche des Plombenbettes, herankonnte, während auf der Mittelfellseite keine Verwachsungen eintraten. NISSEN (1929) hat daher vorgeschlagen, ein feinmaschiges Netz aus Seide oder Zwirn über die Lunge zu ziehen und in der Stielgegend unter sanftem Druck zusammenzuziehen. Auf diese Weise entstehen rings um den betreffenden Lungenlappen feste Verwachsungen, so daß man ohne Schwierigkeiten und ohne in die freie Brusthöhle zu gelangen an den erkrankten Lappen heran kann.

Zweifellos erschweren aber Verwachsungen, und zwar je umfassender sie um den Lungenlappen herum ausgebildet sind, in der zweiten Sitzung die Stielung, so daß viele auf die Anlegung von Verwachsungen verzichten.

Die Nachteile des zweizeitigen Eingriffes sind folgende: Sie machen eine zweimalige Schmerzbetäubung notwendig und der zweite Eingriff ist durch die inzwischen gebildeten Verwachsungen des zu entfernenden Lappens erheblich erschwert, so daß man schlechter an den Lungenstiel heran kann und seine Versorgung nicht so gut durchführen kann, wie bei dem einzeitigen Eingriff. Schließlich ist die Restlunge durch die Verwachsungen an der raschen Ausdehnung und Ausfüllung des durch die Entfernung des erkrankten Lappens entstandenen Hohlraumes verhindert und es bilden sich leicht eine oder mehrere Bronchusfisteln nach der Abstoßung des außer Ernährung gesetzten Lungenlappens aus.

Die Mehrzahl der obengenannten Nachteile werden bei der einzeitigen Methode nicht beobachtet. Zunächst ist nur eine Schmerzbetäubung nötig. Aus der großen Zahl der oben vorgeschlagenen Betäubungsverfahren kann man sich für den Einzelfall das geeignetste heraussuchen. Dann ist die Technik sehr wesentlich vereinfacht. Die Freilegung geschieht fast immer von einem breiten Zwischenrippenschnitt aus, ohne Rippenresektion. Der Lungenlappen läßt sich fast immer leicht aus den Verwachsungen ausschälen. Die Anlegung der Schnürapparate ist leicht durchzuführen, ebenso die Abtrennung zwischen den beiden Abschnürungen, ohne daß die Gefahr einer Infektion durch das aus dem erkrankten Lungenlappen austretende Sekret besteht. Der Stumpf läßt sich gut versorgen mit doppelter oder dreifacher Naht mit oder ohne besondere Unterbindung größerer Gefäße. Die Brusthöhle kann sofort geschlossen werden, wenn man beim Verschluß Überdruck einschaltet und dafür sorgt, daß sich kein Sekret ansammelt oder wenn Unterdruck in der noch nicht ausgefüllten Höhle unterhalten wird. Dieser Unterdruck wird durch eine Saugdränage bewirkt, die gleichzeitig in kurzer Frist für die Verkleinerung der durch die Entfernung des Lappens entstandenen Höhle sorgt. So wird auch die Infektion ferngehalten. Die Anwendung des Druckdifferenzverfahrens ist in der Mehrzahl der Fälle während des Eingriffes nicht nötig. Das hat sich entgegen theoretischen Voraussetzungen bei einer großen Zahl erfolgreich ausgeführter Lappenentfernungen klar gezeigt. Gerade die erfahrendsten Chirurgen schicken nicht einmal einen künstlichen Pneumothorax dem breit offenen, der bei dem Eingriff selbst erzeugt wird, voraus (s. S. 373). Andere ziehen es vor, den künstlichen Pneumothorax einige Tage oder auch Wochen dem offenen bei dem Eingriff zur Gewöhnung der Lunge vorauszuschicken (BRUNN, MONOD).

Den ebengenannten Vorteilen stehen bei einzeitigen Eingriffen verhältnismäßig wenig Nachteile gegenüber. Allerdings sind die Gefahren der Kreislauf- und Atmungsstörungen beim Eingriff nicht ohne weiteres von der Hand zu weisen. Sie scheinen aber bei vorsichtigem, schonenden Operieren nur sehr gering zu sein. Der noch vor einigen Jahren als sehr drohend empfundenen Gefahren der Nachblutung aus dem Stumpf und des unsicheren Bronchusverschlusses mit seinen schweren Folgeerscheinungen (Mediastinalemphysem, Spontanpneumothorax und Pleurainfektion) ist die Technik inzwischen Herr geworden. Der Stumpf kann sicher verschlossen werden und selbst, wenn er aufgeht kann sich sowohl Luft als Sekret weiter nach außen entleeren durch die Anlegung einer geeigneten Dränage. Wenn auch heute eine Entscheidung darüber noch nicht gefallen ist, ob das zweizeitige oder das einzeitige Verfahren den Sieg davontragen wird, so scheint doch das Letztere als das Einfachere mehr und mehr an Boden zu gewinnen, da es scheinbar nach verhältnismäßig kurzer Zeit ohne Entstellung und ohne Bronchialfistel zu einer Wiederherstellung der Gesundheit führt.

VII. Die zwei- und mehrzeitige Lungenlappenentfernung. SAUERBRUCHs Vorgehen verläuft im einzelnen folgendermaßen: Bestehen Verwachsungen, so kann man sofort an die Freilegung des Lappens herangehen. Bestehen keine Verwachsungen, wie das meist bei den kongenitalen Bronchiektasien der Fall ist, so müssen zuerst vorbereitende Maßnahmen (Phrenikotomie, Brustwandentknochung, Unterbindung der A. pulmonalis und vor allem die Plombierung) vorausgeschickt werden. Von den letztgenannten Verfahren wendet SAUERBRUCH in neuerer Zeit noch besonders die Plombierung und die Brustwandentknochung an. In der ersten Sitzung wird von einer kleinen Rippenbresche aus eine Plombe über dem erkrankten Lungenlappen angelegt. Dann wird in der zweiten Sitzung nach etwa 6—8 Wochen die Brustwand ausgedehnt reseziert, während die Plombe zunächst ruhig liegen bleibt. 3—4 Wochen später wird in einer dritten Sitzung dann schließlich der Lappen gestielt und entweder sofort abgetragen oder mit einem Gummischlauch umschnürt bis zur selbständigen Abstoßung. Die große Schwierigkeit besteht in der zweiten oder dritten Sitzung in der Lösung des Lungenlappens aus den Verwachsungen, die „in der richtigen Schicht" erfolgen muß. Nur in dieser

Schicht läßt sich die Lunge gewissermaßen stumpf, wie eine Geschwulst ausschälen. Gelangt man nicht in die richtige Schicht und muß Schere und Messer gebrauchen, so werden leicht die Lungenoberfläche oder auch Nachbarorgane verletzt. Daher muß in vorsichtigster Weise halb stumpf halb scharf vorgegangen werden, bis man in die richtige Schicht kommt. Bei der Umfassung des Lungenlappens zur Stielung kann es leicht geschehen, daß der Lappen ausgepreßt wird und daß das in den Bronchialbaum und die Trachea gelangende Sekret aspiriert wird. Daher soll man sobald wie möglich, d. h. sobald man den Stiel erkennen kann, in seiner Nähe eine Klemmzange anlegen oder unterbinden. Erst wenn ein zuverlässiger Verschluß des Bronchus möglich ist, darf dieser vorläufige Abschluß nach dem Stiel zu aufgehoben werden. Die einzelnen Teile des Stieles werden dann für sich versorgt, d. h. die Gefäße werden möglichst einzeln unterbunden, dann zwischen kräftigen Unterbindungsfäden der Bronchus durchtrennt. Nur wenn der ganze Stiel schwielig und schwartig umgewandelt ist, kommt die Massenumschnürung in Frage. Sie wird doppelt angelegt und dann erst der erkrankte Lappen abgetragen. Der Bronchus schlüpft unter diesen Umständen, da er in das narbige Bindegewebe eingemauert ist, nicht zurück. Nach der Entfernung des Lungenlappens soll die ganze Höhle mit Rollgazen ausgestopft und die Höhle mit durchgreifenden Nähten der Wundränder verkleinert werden. Ein dicker Verband bedeckt die Wunde. Gelingt die Stielung des Lungenlappens nicht wie gewünscht, so soll man sie nicht zu erzwingen versuchen, da beim Arbeiten am Lungenstiel leicht reflektorisch Herz- und Atmungsstörungen ausgelöst werden können, die häufig zu einem plötzlichen Tode führen. In solchen Fällen wird die Lunge teilweise abgetragen. Der soweit wie möglich befreite Lungenlappen wird am zweckmäßigsten in der Nähe des Stieles mit einem Gummischlauch abgeschnürt. Durch einige Nähte wird der Gummischlauch am umgebenden Lungengewebe befestigt. Er wird so fest angezogen, daß im Verlauf der nächsten 6 bis 8 Tage eine Nekrose eintritt, während bereits Granulationsgewebe im Stumpf aufgeschossen ist. Der Lappen fällt dann von selbst ab. Nach der Abschnürung war er in Mulltücher eingewickelt worden. Häufig bleiben eine oder mehrere Bronchsufisteln bestehen. Diese SAUERBRUCHsche Methode ist zweifellos die ungefährlichste und hat sich in einer großen Zahl von Fällen bewährt (s. unten).

Wie schon früher erwähnt, bevorzugen auch CORYLLOS (1930), ALEXANDER (1935) und MONOD (1936) den zwei- oder mehrzeitigen Eingriff.

CORYLLOS scheut den Shock und die plötzliche Druckverschiebung bei beweglichem Mediastinum, Vagusreflex, Blutung usw. beim einzeitigen Eingriff und operiert deshalb bei Bronchiektasien zwei- und mehrzeitig, wenn es sich um die schwere Form handelt, die mit vielfachen Abszessen und entzündlichen Veränderungen des umgebenden Lungengewebes einhergeht. Sein Vorgehen ist etwa folgendes: Er operiert in hoher Lumbalanästhesie mit Procain. Zunächst wird ein künstlicher Pneumothorax angelegt, und zwar schon einige Wochen vor dem radikalen Eingriff. Da bei der Bronchiektasie wenig Verwachsungen zu sein pflegen, erhält man meist einen guten Kollaps des erkrankten Lappens. Dadurch können sich der erweiterte Bronchialbaum und die Abszesse schon besser entleeren. Herz und Lunge gewöhnen sich an die veränderten Atmungs- und Kreislaufbedingungen. Aus all diesen Gründen kommt es oft zu einer Besserung des Allgemeinzustandes, zum Schwinden der Vergiftungserscheinungen und zum Fieberabfall. Das Mediastinum und die Brustwandpleura werden fester. In der zweiten Sitzung wird dann eine Phrenikotomie ausgeführt, die zur Verkleinerung der Brusthöhle beiträgt. Nun wird in der dritten Sitzung die Thorakoplastik hinzugefügt, die zu einem weiteren Kollaps des erkrankten Lungenlappens beiträgt. Bei dem so vorbereiteten Kranken kann dann in der vierten Sitzung der erkrankte Lungenlappen freigelegt werden. Das gelingt meist außerordentlich leicht und gibt keine Störung von Atmung und Kreislauf. Die Verwachsungen sind meist nicht sehr ausgedehnt und lassen sich fast immer stumpf lösen. Nur wenn es sich um Bronchiektasie nach Empyem handelt, finden sich oft so feste Verwachsungen, daß die Lösung nicht gelingt. Das wird aber meistens schon festgestellt bei den vergeblichen Versuchen, einen künstlichen Pneumothorax anzulegen. Sind die Verwachsungen nicht zu stark, so wird die Lunge abgeschnürt und sofort abgetragen. Ist die Lösung des Lappens schwierig, so wird, wenn sie erfolgt ist, die Brusthöhle entweder unter Dränage geschlossen und erst einige Tager später der Lappen reseziert, oder es wird nach SAUERBRUCH zunächst nur die A. pulmonalis unterbunden, die eine weitgehende Schrumpfung des Lungenparenchyms hervorruft und ebenfalls später die Resektion des Lappens vorgenommen.

ALEXANDER (1935) hat einzeitig und zweizeitig operiert. Bei zweizeitigem Eingreifen hat er über den gesunden Lappen Mullstreifen eingelegt oder wie LILIENTHAL zunächst die gesunde Pleura mit trockenem Mull gerieben, um Verwachsungen zu erzeugen.

MONOD (1936) hält die zweizeitige Lungenlappenentfernung ebenfalls für besser zur Behandlung von Bronchiektasien, da die Hauptgefahren, die Kreislauf- und Atmungsstörungen und die Pleurainfektion, beim einzeitigen Vorgehen nicht sicher ausgeschlossen werden können. Er hält allerdings an dem einzeitigen Verfahren fest bei jungen kräftigen Menschen. Sein Vorgehen ist folgendes: In der ersten Sitzung wird der erkrankte Lungenlappen freigelegt und gelegentlich auch Maßnahmen getroffen, die der Erzeugung von Verwachsungen des gesunden Lappens in der Pleurahöhle dienen sollen. In der zweiten Sitzung nach 10—20 Tagen wird der Lappen entfernt und der Stumpf durch Naht versorgt. Die Brusthöhle wird luftdicht verschlossen, aber sofort ein Saugrohr eingelegt.

Auch BOHRER hat, wie schon oben erwähnt, zweizeitig operiert.

VIII. Die einzeitige Lungenlappenentfernung. Nachdem viele Chirurgen, darunter SAUERBRUCH, die einzeitige Lungenlappenentfernung wegen der hohen postoperativen Sterblichkeit aufgegeben und zur zweizeitigen übergegangen waren, hat zuerst HAROLD BRUNN (S. Francisko 1929), mit einer neuen Technik das einzeitige Verfahren wieder aufgenommen. Er hat selbst 1932 noch einmal ausführlich über seine Technik berichtet. Mittlerweile hatte SHENSTONE (1931) in Toronto die Technik BRUNNs verbessert. 1932 berichtet BRUNN über das Material von SHENSTONE und sein eigenes. Es waren 21 Fälle operiert worden mit 3 Todesfällen.

BRUNN beschreibt seine Technik folgendermaßen: Eine Phrenikotomie wird vorausgeschickt, um das Zwerchfell während der Operation ruhigzustellen und den Brustraum nach dem Eingriff durch das Heraufsteigen des Zwerchfelles zu verkleinern. Ebenso wird es als empfehlenswert bezeichnet, einen künstlichen Pneumothorax einige Tage oder Wochen vorauszuschicken. Der Kranke befindet sich in Seitenlage auf der gesunden Seite liegend. Der Rücken des Kranken ist dem Operateur zugewendet. Die Schmerzbetäubung erfolgte zuerst nach Vorbereitung mit Scopolamin und Morphium, in mehreren Teilgaben verabreicht, mit örtlicher Betäubung. Da die Kranken in verschiedener Weise auf das Scopolamin antworten, hat er später Avertin gegeben (s. S. 362), nachdem eine $^1/_2$ Stunde vorher eine Morphiuminjektion gemacht worden war. Die Zwischenrippenräume wurden örtlich betäubt. Der Hautschnitt erfolgt meist zwischen der 7. und 8. Rippe, und zwar geht er von der Knorpelknochengrenze bis zum Rippenwinkel. Der Zwischenrippenraum wird durch einen Rippensperrer weit auseinandergezogen. Ist ein künstlicher Pneumothorax vorausgeschickt worden, so kann die Brusthöhle gleich in ganzer Ausdehnung eröffnet werden. Besteht kein künstlicher Pneumothorax, so wird die Zwischenrippenmuskulatur zwar in ganzer Ausdehnung durchtrennt, in das Brustfell zunächst aber nur eine kleine Öffnung gemacht und diese mit dem Finger sofort verschlossen, so daß die Luft nur langsam eindringen kann. Dann wird der Rippensperrer eingesetzt. Der Zugang genügt in dieser Form aber nur bei jungen Menschen mit elastischen Rippen. Daher werden die beiden benachbarten Rippen oder zwei unterhalb und eine oberhalb, am Winkel durchtrennt. Dann wird der Zugang durch den eingesetzten Rippenspreizer weit genug. Der erkrankte Lappen kann dann mit besonderen Lungenklemmen gefaßt und vorgezogen werden. Die Verwachsungen zwischen dem Ober- und Unterlappen und zwischen dem Unterlappen und dem Zwerchfell werden gelöst und alle Blutungen sofort gestillt. Ist das geschehen, so wird das Lig.

pulmonale freigemacht und zwischen 2 Klemmen durchtrennt (Abb. 257). Sorgfältige Unterbindung aller Gefäße im Ligament folgt. So wird der Stiel allmählich freigelegt.

Das ursprüngliche Vorgehen von BRUNN war so, daß er zunächst mit 2 rechtwinkelig gebogenen WERTHEIMschen Klemmen den Lappen in der Nähe des Stieles quer faßte und dann etwa 2 Finger breit distal noch einmal 2 solche Klemmen anlegte. Dadurch war zwischen beiden der Teil, an dem die Abtrennung des Lappens vorgenommen werden sollte, einerseits außer Ernährung gesetzt, andererseits vor dem rückläufigen Einfluß von Sekret aus dem erkrankten Lappen bewahrt. Durch einige durchgreifende Nähte, die sich gegenseitig überschnitten, wurde dann zunächst in der abgesperrten Zone eine Abschnürung

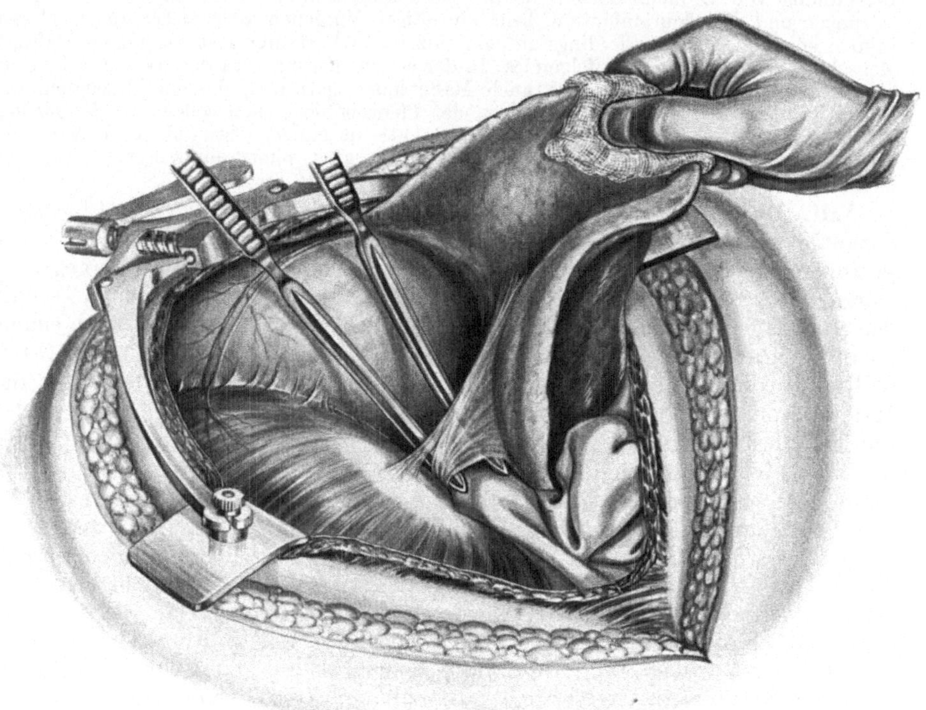

Abb. 257. Die Entfernung des linken Unterlappens nach H. BRUNN. 1. Der Brustkorb ist durch Schnitt im 7. Zwischenrippenraum eröffnet und der Rippensperrer eingesetzt. Das Lig. pulmonale ist teilweise mit Rinnensonde unterfahren. Es wird nach doppelten Unterbindungen durchtrennt.

durchgeführt. Dann konnte die proximal angelegte Klemme entfernt werden, die distalen blieben liegen. Nun wurde distal von den Abschnürungsnähten der Lappen mit dem Thermokauter in einem keilförmigen Schnitt abgetragen, so daß eine Furche im Stumpf zurückblieb, die sich dann mit 2—3facher Naht leicht verschließen ließ. Der Stumpf wurde schließlich unter der Pleura pulmonalis des Oberlappens mit einigen Nähten verborgen.

Dieses Verfahren hat BRUNN dann zugunsten der elastischen Abschnürungsmethode aufgegeben. Er legt zur Stielversorgung in der Nähe der Wurzel einen Gummischlauch um die Lunge herum und spannt diesen mit Hilfe von 3 Klemmen, von denen die nächste immer zwischen dem Lungenstiel und der vorhergehenden Klemme angelegt wurde, stark an (Abb. 258). Auf der gegenüberliegenden Seite des umschließenden Schlauches wird distal vom Schlauch ebenfalls eine Klemme an das Lungengewebe angelegt, um sicher ein Abgleiten des Schlauches zu verhüten (Abb. 259). Dann faßt man distal der Abschnürung den freigelegten Lungenlappen mit 2 rechtwinkeligen Klemmzangen und trägt ihn zwischen Abschnürung und Klemmzangen mit dem Thermokauter ab (Abb. 258). Dabei wird Wert darauf gelegt, daß der Ausschnitt keilförmig erfolgt, um später eine gute Versorgung der Wundfläche durch Naht erreichen zu können (Abb. 259). Diese soll mit doppelter fortlaufender Naht und schließlich mit Knopfnähten, die die Lungenfellüberzüge des Stumpfes unmittelbar aneinanderlegen, verschlossen werden (Abb. 269). Der gesunde

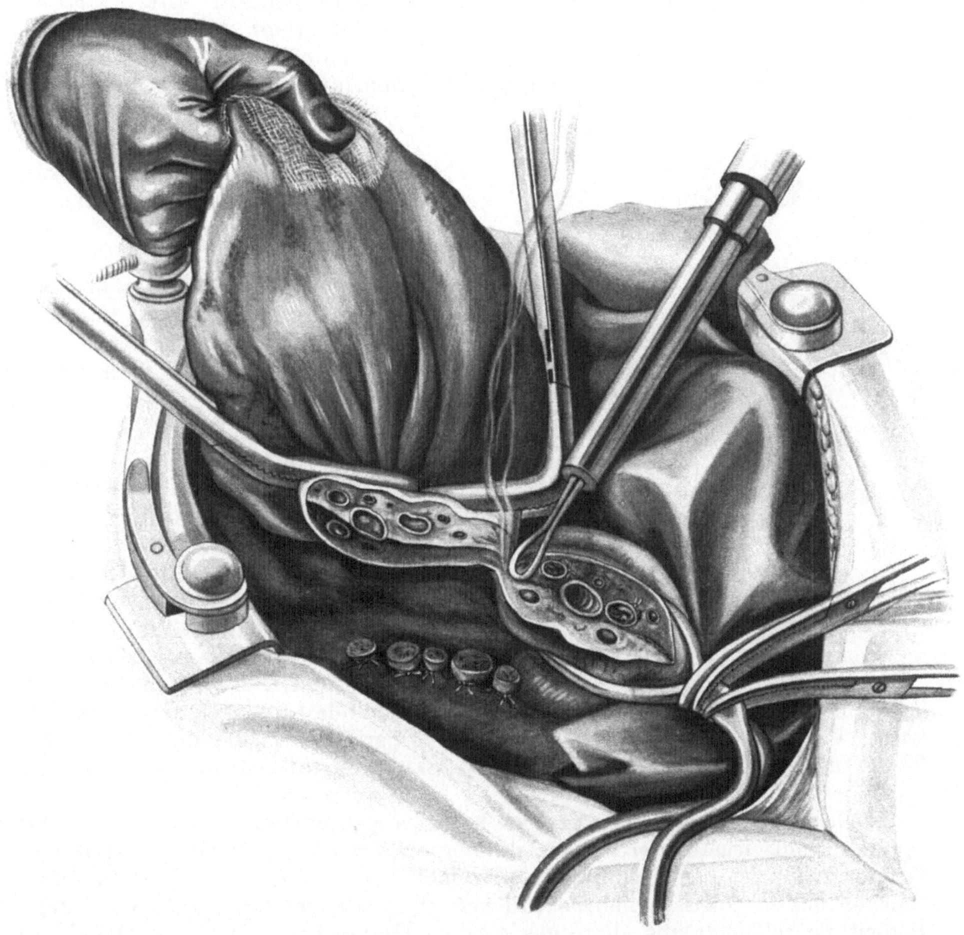

Abb. 258. Die Entfernung des linken Unterlappens nach H. Brunn. 2. Um die Lungenwurzel des linken Unterlappens ist zentral ein Gummischlauch in der im Text geschilderten Weise befestigt (s. Abb. 259). Distal ist durch 2 Klemmen der Lappen abgeschlossen. Die Durchtrennung zwischen den beiden Abschnürungen mit dem Glüheisen ist fast vollendet. Sie wird keilförmig durchgeführt.

Lungenlappen und das Mittelfell sind währenddessen mit einem Schutztuch aus Gummi bedeckt. Mit einigen Knopfnähten kann man den gesunden Lungenlappen über den Stumpf nähen (Abb. 260).

Brunn teilt mit, daß Shenstone ihm seinen Fadenschnürer empfohlen hat. Dieses Instrument wird sowohl proximal als distal von der Abtragungsstelle des Lungenlappens angelegt und zwischen beiden die Durchtrennung vorgenommen. Grundsätzlich ist das Vorgehen dasselbe, nur ist die Anwendung des Gummischlauches insofern einfacher, als man keine Spezialinstrumente braucht. Nach der Stumpfversorgung wird nun noch einmal auf genaueste

Blutstillung aus den gelösten Adhäsionen usw. geachtet. Brunn läßt durch den Narkotiseur den Überdruck einschalten, um sich davon zu überzeugen, daß keine Luft aus dem Stumpf oder aus einem verletzten Alveolus herausdringt. Bevor nämlich die Brusthöhle geschlossen wird, ist es von größter Bedeutung, daß es weder nachblutet, noch daß sich Luft ansammelt. Er legt dann, bevor die Brustwunde geschlossen wird, einen Katheter in den Zwischenrippenraum unterhalb des Zwischenrippenschnittes ein. Er wird so an der Haut befestigt, daß er sich nicht verschieben kann. Dann wird die Brusthöhle in der gewöhnlichen Art geschlossen. Mit gedoppeltem Chromkatgut wird der nächst obere und nächst untere Zwischenrippenraum durchstochen und 3 solcher Nähte gelegt. Es handelt sich also um eine perikostale Naht. Man kann natürlich auch die perkostale Naht der Rippen zur Anwendung bringen (Abb. 240). Die Muskeln näht man dann für sich mit mittlerem Chromkatgut, während die Haut mit Silkworm gut genäht wird. Die Wunde selbst wird nicht dräniert. Zum Schluß bläht der Narkotiseur mit Stickstoff- oder Kohlensäure-Sauerstoffgemisch die Lunge auf. Der in die Brusthöhle eingeführte Katheter führt zu einem Glasrohr, das unterhalb des Wasserspiegels in einer Wasserflasche mündet. Der Korken der Flasche ist doppelt durchbohrt, so daß die sich ansammelnde Luft nach außen gelangen kann. Postoperativ ist der Zustand der Operierten fast immer gut. Erst 3—4 Stunden später tritt manchmal ein sekundärer Shock ein, den man dann mit einer Infusion oder Bluttransfusion bekämpfen soll.

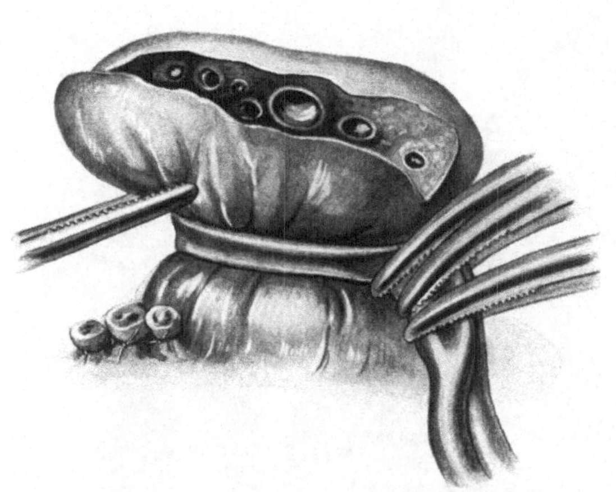

Abb. 259. Die Entfernung des linken Unterlappens nach H. Brunn. 3. Der Stumpf des linken Unterlappens zeigt noch die zentrale Abschnürung und den keilförmigen Schnitt.

Nach dem Verfahren von Brunn haben augenscheinlich fast alle die Chirurgen, die einzeitig operiert haben, ihr Vorgehen mehr oder weniger eingerichtet. Grundsätzlich ist die Technik dieselbe geblieben und die einzelnen Verfahren weichen nur in gewissen nebensächlichen Dingen voneinander ab. Von einiger Bedeutung scheinen uns allerdings gewisse Unterschiede in der Vorbereitung, was z. B. die vorläufige Phrenikotomie, den vorausgeschickten künstlichen Pneumothorax und die Schmerzbetäubung betrifft. Um die letztere gleich vorwegzunehmen, sei auf die Ausführungen von Magill (s. S. 362) verwiesen. Jeder Chirurg hat wohl unter den verschiedenen Verfahren das herausgewählt, was ihm für den Einzelfall am zweckmäßigsten erschien. Im allgemeinen wird wohl die Inhalationsnarkose bevorzugt und eine kurzdauernde intravenöse Evipan-Natrium- oder eine andere nicht zu langdauernde intravenös zu verabreichende Schmerzbetäubung (Scopolamin-Morphium) vorausgeschickt.

Was die Frage der vorauszuschickenden Phrenikotomie anlangt, so sind mit Roberts und Nelson verschiedene Chirurgen der Meinung, daß es zweckmäßig ist, das Zwerchfell während des Eingriffes zu lähmen, um es einerseits ruhigzustellen und um leichter vielleicht bestehende Verwachsungen zwischen Zwerchfell und Unterlappen lösen zu können, daß es aber unzweckmäßig ist, es für die Dauer zu lähmen, denn das Zwerchfell soll durch seine Mitarbeit, wenn die Restlunge sich so weit ausgedehnt hat, daß sie den Brustraum vollkommen ausfüllt, zur Besserung der Funktion der Lunge beitragen. Daher wird von diesen Chirurgen der Phrenikus bei seinem Eintritt ins Zwerchfell nur gequetscht oder wenn er, weil er in Verwachsungen

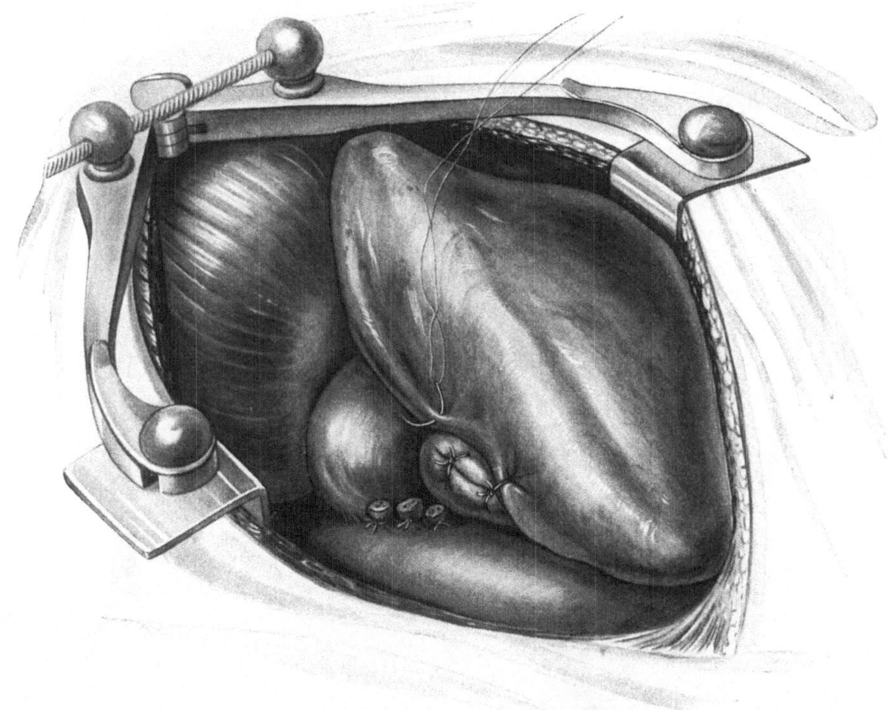

Abb. 260. Die Entfernung des linken Unterlappens nach H. Brunn. 4. Der Lungenstumpf ist durch mehrfache Naht verschlossen, der Oberlappen wird mit einigen Nähten an dem Stumpf befestigt.

eingebettet ist, nicht aufgefunden werden kann, am Halse durch Injektion ausgeschaltet. Da er sich dann aber zu rasch wieder erholt, haben Roberts und Nelson wohl vorgeschlagen ihn einige Tage vor der Operation am Halse freizulegen und zu quetschen.

Ähnlich zurückhaltend sind Roberts und Nelson u. a. mit dem Vorausschicken des künstlichen Pneumothorax. Da seine Anlegung in manchen Fällen wegen Verwachsungen nicht gelang und die beiden Chirurgen, ebenso wie schon andere, früher beobachtet haben, daß bei langsamem Einströmenlassen der Luft in den Brustfellraum auch der offene Pneumothorax weder Puls- noch Atmungsstörungen verursacht, so haben sie auf das Vorausschicken des Pneumothorax verzichtet und zunächst eine kleine Brustfellöffnung angelegt, die sie noch durch Auflegen des Fingers verschließen, bis der Brustraum sich allmählich mit Luft gefüllt hat.

Grundsätzlich operieren also sowohl Brunn, Shenstone und Janes, Roberts und Nelson, Edwards und Thomas auf dieselbe Art. Auch Monod und Demirleau, Holst, Kirschner haben ihr Vorgehen nach denselben

Grundsätzen eingerichtet. Die Instrumente weisen geringe Unterschiede auf, z. B. verwenden die Amerikaner und die Deutschen im wesentlichen den von v. Mikulicz, Lilienthal, Garrè und Sauerbruch angegebenen Rippensperrer (Abb. 261), während die Engländer einen rahmenförmigen, mit einer besonderen Beleuchtungsquelle versehenen Rippensperrer einsetzen (s. Abb. 265). Auch die Fadenschnürer sind verschieden, die einen bevorzugen einen Draht (Schoemaker), andere einen festen Bindfaden oder Drahtseile (Shenstone,

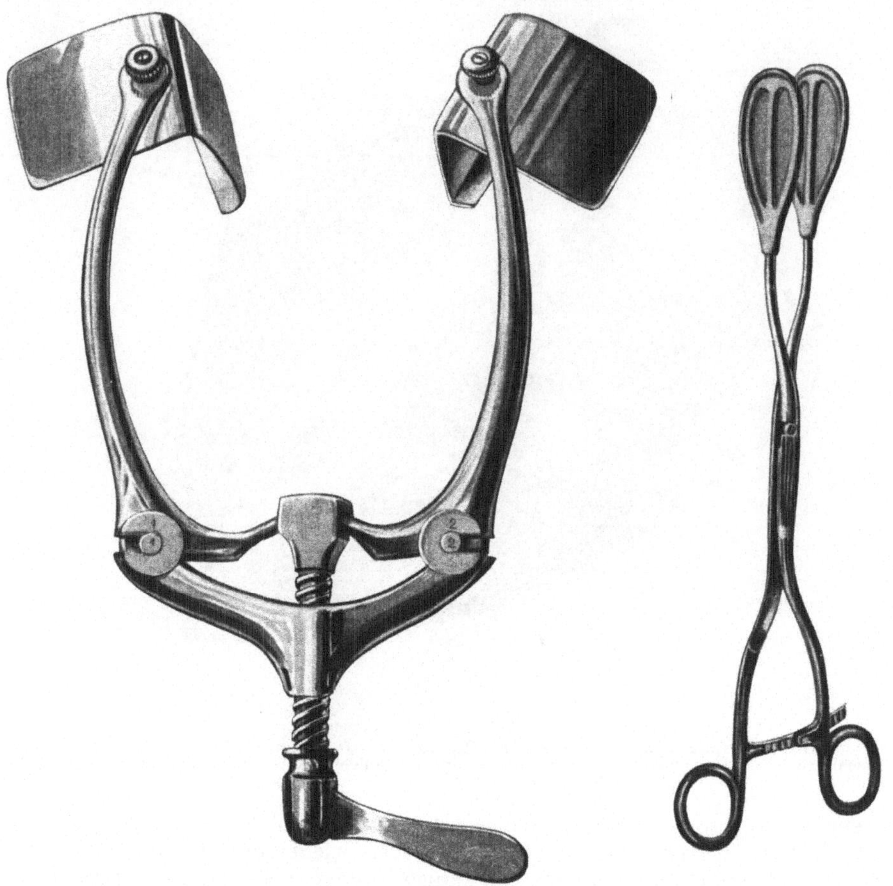

Abb. 261. Rippensperrer nach v. Mikulicz-Sauerbruch.

Abb. 262. Lungenfaßzange mit Gummiüberzug nach Sauerbruch.

Roberts und Nelson, Kirschner, O. Kleinschmidt). Wieder andere empfehlen eine Quetsche wie der Drahtspanner bei der Knochennaht gebaut (Brown und Renon 1935) oder ein fest fassendes Druckinstrument (Carr 1935). Die Lunge wird entweder mit Zwirnhandschuhen über den Gummihandschuhen oder mit Tupfern gefaßt. Will man sie in breiterer Fläche fassen, so kann man mehrere der von Sauerbruch empfohlenen Lungenfaßzangen anwenden. Diese Zange hat den Vorteil, daß sie infolge der mit Gummi überzogenen Greifarme das Lungengewebe schont, aber gleichzeitig festhält (Abb. 262, s. auch S. 88).

Die kleinen technischen Unterschiede betreffen einerseits die Eröffnung des Brustkorbes, die zwar meist im Zwischenrippenraum erfolgt, und bei der von manchen die Rippen ohne weitere Freilegung in ihrem hinteren Abschnitt durchtrennt werden, während sie, besonders bei Jugendlichen, nur den Rippensperrer einsetzen. Gewisse Unterschiede finden sich auch in der Stumpfversorgung. Von manchen wird der Stumpf mit dem Thermokauter (BRUNN), von anderen mit dem Diathermiemesser, von anderen mit der Schere (ROBERTS und NELSON) abgetragen. Die Blutstillung erfolgt fast überall mit 2 fortlaufenden Nahtreihen, darüber wird eine weitere fortlaufende, die den Pleuraüberzug verschließt oder auch eine Knopfnahtreihe gelegt, die denselben Zweck verfolgt. Das Dränrohr legt BRUNN in einen tiefgelegenen Zwischenrippenraum ein, während ROBERTS und NELSON durch eine besonders gesetzte Rippenbresche unterhalb des Eröffnungsschnittes dränieren.

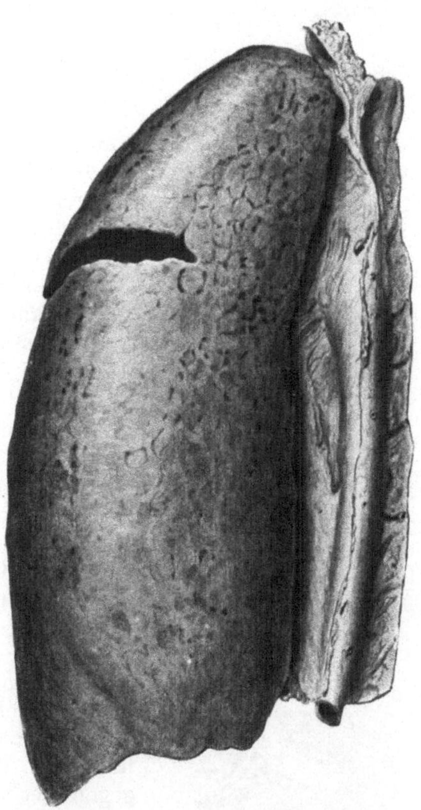

Abb. 263. Regelwidrige Lungenlappenbrücke zwischen dem Ober- und Unterlappen nach KLEINSCHMIDT.

IX. Die Ausführung der einzeitigen Lungenlappenentfernung nach H. BRUNN, ROBERTS und NELSON. Zum Schluß soll noch einmal kurz der Gang des Eingriffes, wie er von BRUNN, ROBERTS und NELSON (1932) und EDWARDS und THOMAS (1934) beschrieben wird, zusammengefaßt werden: Schnitt von der Rippenknorpelgrenze im 7. Zwischenrippenraum bis zur Mittellinie hinten. Genaueste Blutstillung, die am besten nach Fassen mit Klemmen durch Diathermie erfolgt. Der seitliche Rand des M. sacrospinalis wird freigelegt, d. h. es wird gerade die Faszie gespalten. Dann werden ebenso die hinteren Enden der 7. und 8. Rippe freigelegt. Die Zwischenrippenmuskeln werden in der Mitte des Schnittes etwa handbreit gespalten, der Zwischenrippenraum durch Auseinanderziehen der beiden Rippen erweitert, das Rippenfell freigelegt und eingeschnitten. Die Öffnung wird sofort mit dem Finger geschlossen, so daß die Luft nur langsam in 1—2 Minuten einstreicht. Ist die Lunge langsam zusammengefallen, so wird der ganze Zwischenrippenraum, wenn keine Verwachsungen vorhanden sind, von vorn bis hinten aufgeschnitten. Am hinteren Rande nähert sich dieser Schnitt der unteren Rippe, um die Gefäße und Nerven zu vermeiden. Nun werden die beiden freigelegten Rippen während der M. sacro-spinalis zurückgezogen wird, ohne Ablösung des Periostes in der Höhe der Enden der Proc. transversi mit einer geraden Knochenschere durchschnitten. Ehe man mit dem nun eingesetzten Rippensperrer die Öffnung weit auseinanderzieht, überzeugt man sich, daß keine Verwachsungen in der Nachbarschaft bestehen. Sind sie vorhanden, dann werden sie durchtrennt. Nun soll man zunächst, da es das schonendste Verfahren ist, mit Hilfe der beiden Hände, deren Fingerspitzen in die Rippen eingehakt sind, diese langsam, aber kräftig auseinanderziehen. Der Spalt muß in der Mitte etwa 10—12 cm klaffen. Verwachsungen finden sich bei Bronchiektasien hauptsächlich zwischen Ober- und Unterlappen, während sie zwischen Zwerchfell und Unterlappen selten sind.

O. Kleinschmidt (1939) hat bei zwei Lungenlappenentfernungen die Beobachtung gemacht, daß breite Lungengewebsbrücken, die bis an die Außenfläche der Lungen reichten, die Oberlappen und Unterlappen verbanden (Abb. 263). Die breiten Lungengewebsbrücken waren nicht nur von Gefäßen, sondern auch von kleineren Bronchialästen durchzogen. Bei dem Versuch der Ablösung traten infolgedessen nicht nur Blutungen, sondern auch eine Atelektase im Bereich des Oberlappens ein. Es ist daher notwendig, bei der Lappentrennung zur Stielung eines Lungenlappens auf solche Gewebsbrücken zu achten und sie sorgfältig unter guter Blutstillung zu durchtrennen.

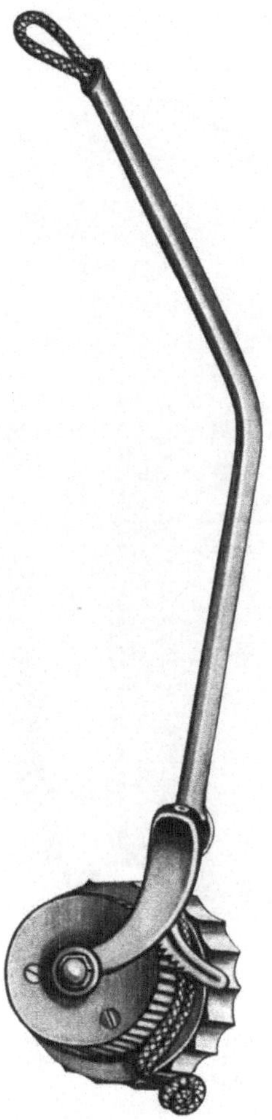

Abb. 264. Schlingenschnürer nach Roberts und Nelson.

Sehr ausgedehnte Verwachsungen sind bei Bronchiektasien überhaupt nicht selten. Sie werden am besten nach Unterbindung durchtrennt. Wenn vorhanden pflegen sie zwischen Unterfläche des Unterlappens und Zwerchfell fester und dicker zu sein. Daher muß hier besonders vorsichtig Blut gestillt werden. Wegen reichlicher Verwachsungen sollte man den Eingriff nicht abbrechen, da es immer gelingt, sie, wenn auch mit einiger Mühe, zu unterbinden. Roberts und Nelson schlagen vor, auch die Verwachsungen zwischen Oberlappen und Brustwand zu durchtrennen, damit der Lappen später dadurch nicht an der Ausdehnung verhindert wird. Der Spalt zwischen Ober- und Unterlappen muß eröffnet werden. Es ist aber nicht notwendig, ihn bis zu der Lungenwurzel freizumachen. Dann wird das Lig. pulmonale durchtrennt und die ein- und austretenden Gefäße unterbunden (Abb. 257). Auf diese Weise kann der Lungenlappen immer mehr gestielt werden, so daß man ihn schließlich mit Daumen und Zeigefinger umfaßt. Bei der Lösung von Verwachsungen des Zwerchfelles mit dem Unterlappen ist besonders Vorsicht geboten, um das Zwerchfell nicht zu verletzen. Ebenso muß man bei Lösung von Verwachsungen nach der Wirbelsäule zu daran denken, daß hier die gegenüberliegende Brusthöhle nahe ist und nicht verletzt werden darf, und daß Speiseröhre und große Gefäße in der Nähe sind. Ist nun der Lappen ausreichend gestielt, so legt man den ersten Schlingenschnürer an (Abb. 264), nachdem die Schlinge über den erkrankten Lungenlappen gezogen und am Stiel möglichst hoch hinaufgeschoben worden ist. Der zweite Schlingenschnürer wird etwa 4—5 cm distal vom ersten angelegt (Abb. 265). Ehe die Durchtrennung zwischen beiden Schlingenschnürern erfolgt, wird die Brusthöhle mit einigen großen trockenen Rollgazen ausgelegt (Abb. 266). Brunn verwendet dazu ein steriles Gummituch. Dieser Schutz erstreckt sich auch über die Wundränder nach außen. Brunn durchtrennt mit dem Thermokauter, Roberts und Nelson und Edwards mit einer gebogenen Schere. Während und nach der Abtrennung muß besonders auf den zentral gelegenen Schlingenschnürer geachtet werden, damit er sich nicht lockert. Meist gelingt es, ihn in der Zeit noch wesentlich stärker anzuziehen. Fließt etwas Eiter aus, so wird er vorsichtig abgetupft. Der Stumpf wird von Roberts und Nelson mit 1 $^0/_{00}$igen Trypaflavin, von Edwards mit Novarsenbenzol betupft und die Abstopfung entfernt. Der Stumpf, der zentral aus Gefäßen und Bronchus gebildet ist, wird nun mit Katgut Nr. 1 mit einer drehrunden, halbkreisförmigen Nadel übernäht, wobei die Nadel Bronchus und Gefäße wie ein einheitliches Gewebe durchdringt (Abb. 268). EDWARDS verwendet Matratzennähte aus Katgut zum Verschluß. Darüber erfolgt eine zweite Naht nach ROBERTS, ebenfalls fortlaufend, die aber auch das Lungengewebe nicht

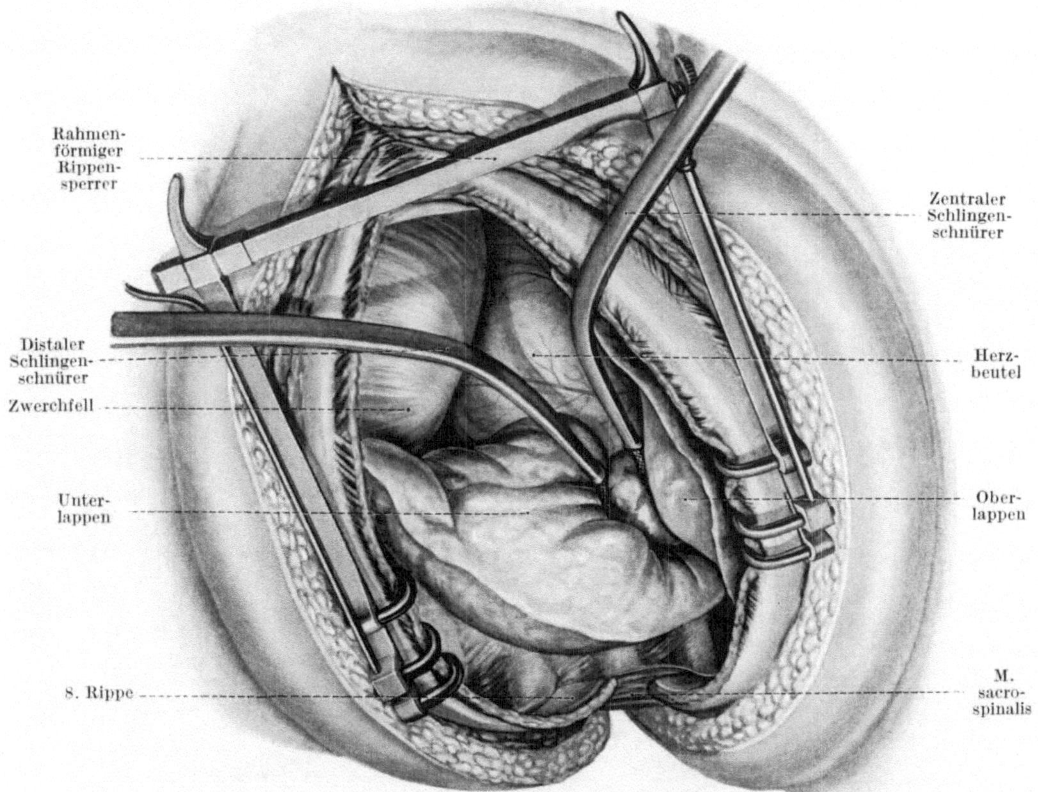

Abb. 265. Entfernung des linken Unterlappens nach ROBERTS und NELSON. 1. Der Brustkorb ist durch Schnitt im 7. Zwischenrippenraum eröffnet. Die hinteren Enden der 7. und 8. Rippe sind freigelegt. Sie sind mit der Knochenschere durchtrennt. Ein Rippensperrahmen ist eingesetzt. Zentral und distal ist an der Wurzel des linken Unterlappens je ein Schlingenschnürer angesetzt und zugeschnürt. Man sieht den Herzbeutel und das Zwerchfell.

mitfaßt (Abb. 269). Der zentrale Schlingenschnürer kann nun ebenfalls abgenommen oder zunächst etwas gelockert werden und der Stumpf wird, wenn er nicht mehr blutet, mit einer dritten fortlaufenden oder mit Knopfnähten geschlossen (Abb. 269). Blutet es, so werden die Blutpunkte, auch die kleinsten, einzeln gefaßt und unterbunden. Eine stärkere Blutung ist nur äußerst selten. Bevor der Rippensperrer entfernt ist, wird die ganze Höhle noch einmal auf blutende Stellen, d. h. auch das Zwerchfell und die Pleura costalis, untersucht. Auch der Stumpf des Lig. pulmonale wird nachgesehen. BRUNN deckt über den Lungenstumpf die Pleura des Oberlappens mit einigen kleinen Nähten (Abb. 260). Die richtig angelegte Dränage ist sehr wichtig. EDWARDS dräniert oberhalb der Operationswunde, während BRUNN unterhalb davon im nächsten

Zwischenrippenraum dräniert. ROBERTS und NELSON entfernen ein kleines Rippenstück aus der Mitte der unterhalb der Operationswunde gelegenen Rippe. Durch diese Öffnung hindurch führen sie das Dränrohr (Abb. 270). Das innere Ende des mit mehreren seitlichen Öffnungen versehenen Dränrohres soll bis in die Nähe des Stumpfes geleitet und in dieser Lage durch eine Katgutnaht am

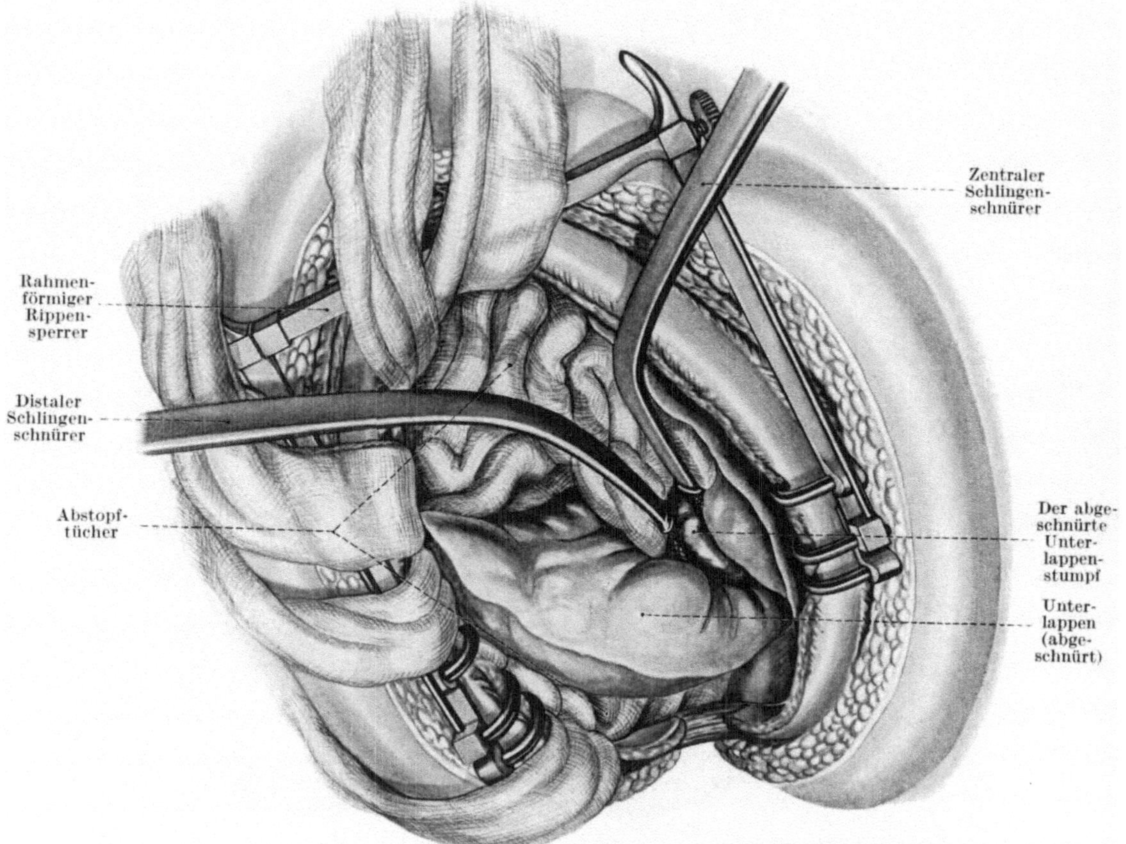

Abb. 266. Entfernung des linken Unterlappens nach ROBERTS und NELSON. 2. Bevor der Lungenlappen zwischen den beiden Schnürern durchtrennt wird, wird die ganze Umgebung des Lungenunterlappens durch Rollgazen gegen die Umgebung abgeschlossen.

Zwerchfell befestigt werden (Abb. 271). Dann erfolgt die perikostale Naht (Abb. 240). Die Fäden werden dabei mitten durch den Zwischenrippenraum gezogen. Sie werden erst geknüpft, wenn mit Hilfe des Rippenannäherers (s. Abb. 270) die Rippen dicht zusammengezogen sind. Die hintersten der perikostalen Nähte gehen durch den seitlichen Rand des M. sacro-spinalis. Dann werden die Muskeln mit fortlaufender Naht genäht, und schließlich die Haut ebenfalls mit fortlaufender Naht oder mit Knopfnähten geschlossen.

Der Eingriff wird durchschnittlich in $1^1/_2$ Stunden durchgeführt (ROBERTS und NELSON). Nur wenn viel Verwachsungen vorhanden sind und deren Lösung und Unterbindung nicht so ganz einfach ist, dauert der Eingriff länger. Besonders auch die Gefäßunterbindungen der großen Brustwunde nehmen oft viel Zeit in Anspruch.

Nach LILIENTHAL, ROBERTS und NELSON hängt mit der Dauer des Eingriffes das Auftreten und die Schwere des postoperativen Shockzustandes zusammen. Die systematischen Messungen des Blutdruckes (ROBERTS und NELSON) ergaben während der ersten Stunde kaum eine Veränderung des Blutdruckes und der Pulszahlen. Nach der ersten Stunde sinkt aber der Blutdruck und die Pulszahlen steigen an. Nach Schluß der Brusthöhle gehen diese Erscheinungen meist rasch zurück. Von Bedeutung für den postoperativen Shockzustand ist noch die Vermeidung eines stärkeren Blutverlustes und die Durchführung einer ruhigen Narkose, so daß es nicht zu Mediastinalflattern kommt.

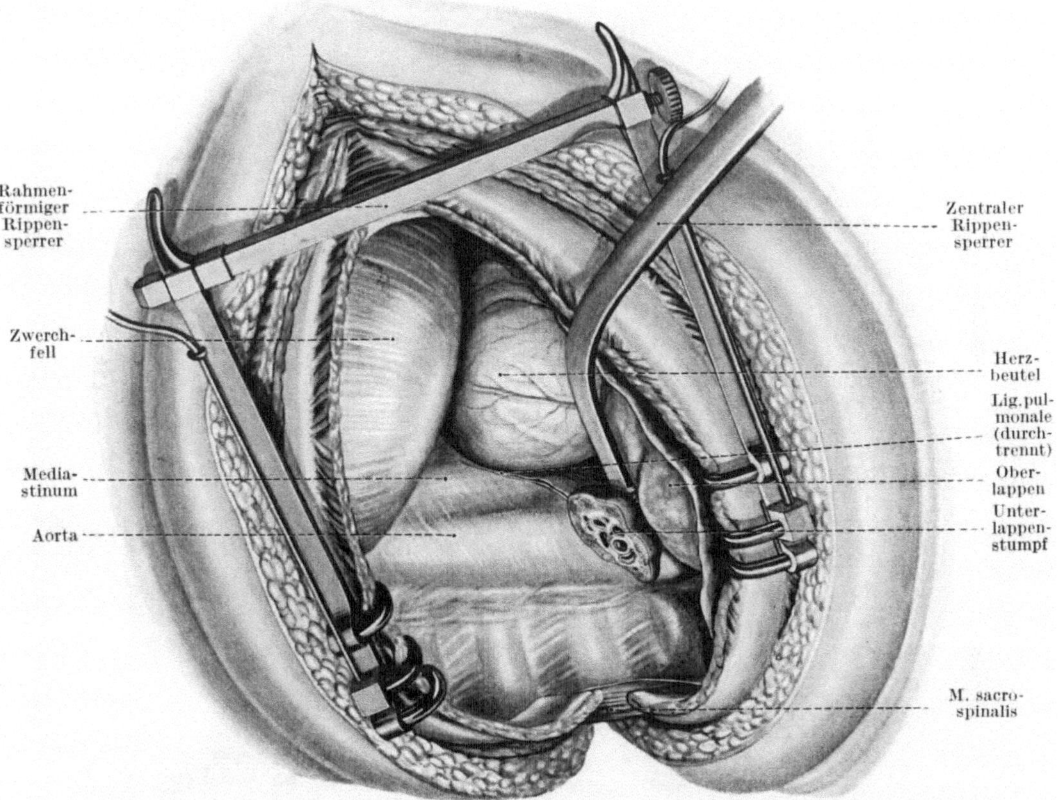

Abb. 267. Entfernung des linken Unterlappens nach ROBERTS und NELSON. 3. Der Lungenunterlappen ist an der abgeschnürten Stelle durchtrennt. Man sieht die erweiterten Bronchien im Stumpf.

Für außerordentlich wichtig wird von allen einzeitig Operierenden die Nachbehandlung gehalten. Die Brustwandnaht muß luftdicht sein und das Dränrohr muß luftdicht in die Brustwunde eingepaßt werden. Es wird mit einem Gummischlauch in Verbindung gesetzt, der in einem Glasrohr endet, und dieses Glasrohr ragt einige Zentimeter unter den Wasserspiegel einer Auffangflasche (Abb. 270).

BRUNN läßt nach Schluß der Brusthöhle die Lunge vom Narkotiseur durch Überdruck aufblähen, so daß die Höhle verkleinert wird und das etwa noch vorhandene Blut und Wundsekret und die Luft durch den Schlauch die Höhle verläßt. Die Luft dringt durch die Flüssigkeit nach außen.

EDWARDS und THOMAS leiten das Dränrohr ebenfalls unter den Wasserspiegel einer Auffangflasche, verkleinern aber die Höhle durch Saugung (Abb. 270).

Ebenso gehen ROBERTS und NELSON vor. Bei der Ausdehnung der Lunge überwindet die austretende Luft den geringen Wasserdruck in der Flasche und die Flüssigkeit verhindert das Wiedereintreten. An dem Auf- und Absteigen der Flüssigkeit in dem Glasrohr kann man den Atmungsausschlag feststellen und kann sich davon überzeugen, daß das Dränrohr offen ist. Beim erstmaligen Anlegen des Schlauches muß man, falls ein Druck unter dem atmosphärischen im Brustraum vorhanden ist, der durch die Atembewegungen

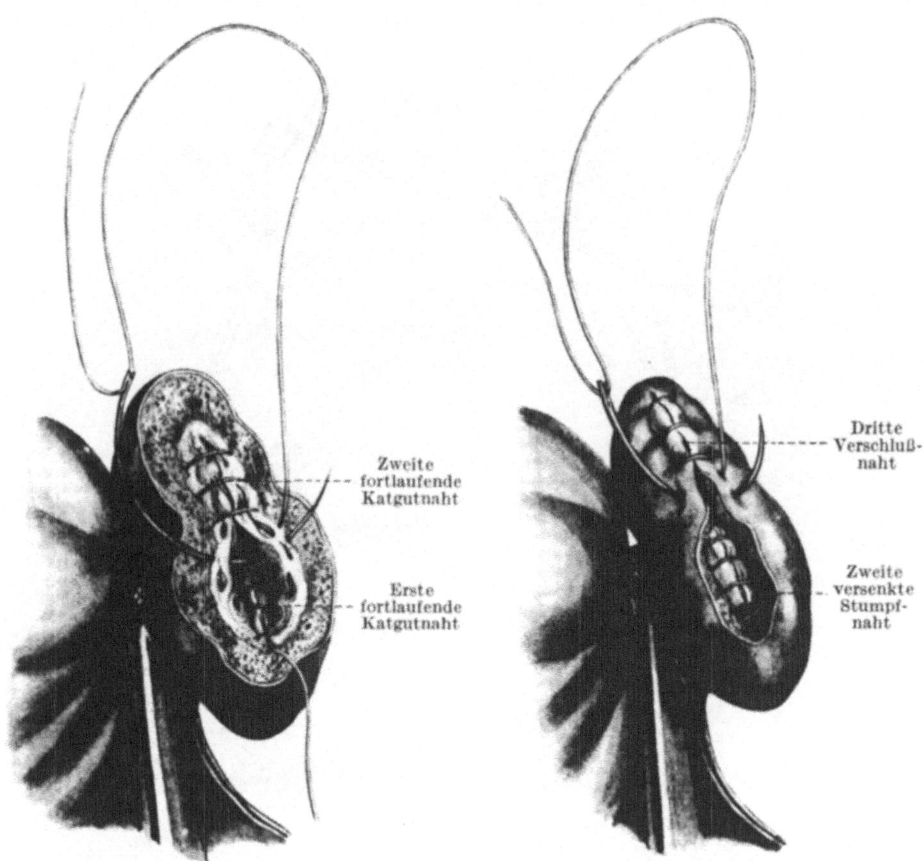

Abb. 268. Entfernung des linken Unterlappens nach ROBERTS und NELSON. 4. Der Lungenstumpf ist noch zentral abgeschnürt. Mit einer fortlaufenden Naht sind zunächst Gefäße und Bronchien im Stumpf zusammengenäht. Die fortlaufende Naht wird noch einmal rückwärts über den zentralen Abschnitt zurückgeführt, ohne das Lungengewebe in der Umgebung mitzufassen.

Abb. 269. Entfernung des linken Unterlappens nach ROBERTS und NELSON. 5. Über die beiden ersten Nähte wird eine dritte, die das Lungengewebe und den Pleuraüberzug faßt, gelegt, so daß ein luftdichter Abschluß entsteht.

von Brustwand und besonders Zwerchfell entsteht und verstärkt wird, daran denken, daß auch die Flüssigkeit aus der Auffangflasche in die Brustwunde hineingesogen werden könnte. Das muß unter allen Umständen vermieden werden. Wird in solchen Fällen die Lichtung des Rohres durch eine Klemmschraube eingeengt, so kann Luft und Sekret nach außen fließen, aber nicht rückläufig in den Brustkorb eindringen. Es ist naturgemäß von größter Wichtigkeit, daß das Dränrohr während der ersten 14 Tage durchgängig bleibt, um unter allen Umständen die Ansammlung von Sekret oder Luft im Brustraum zu vermeiden.

X. Heilungsstörungen nach der Lungenlappenentfernung nach dem Eingriff können in verschiedener Form entstehen. Ist eine genügend sichere Blutstillung erfolgt, so ist eine primäre Blutung nicht zu erwarten. Eine leichte

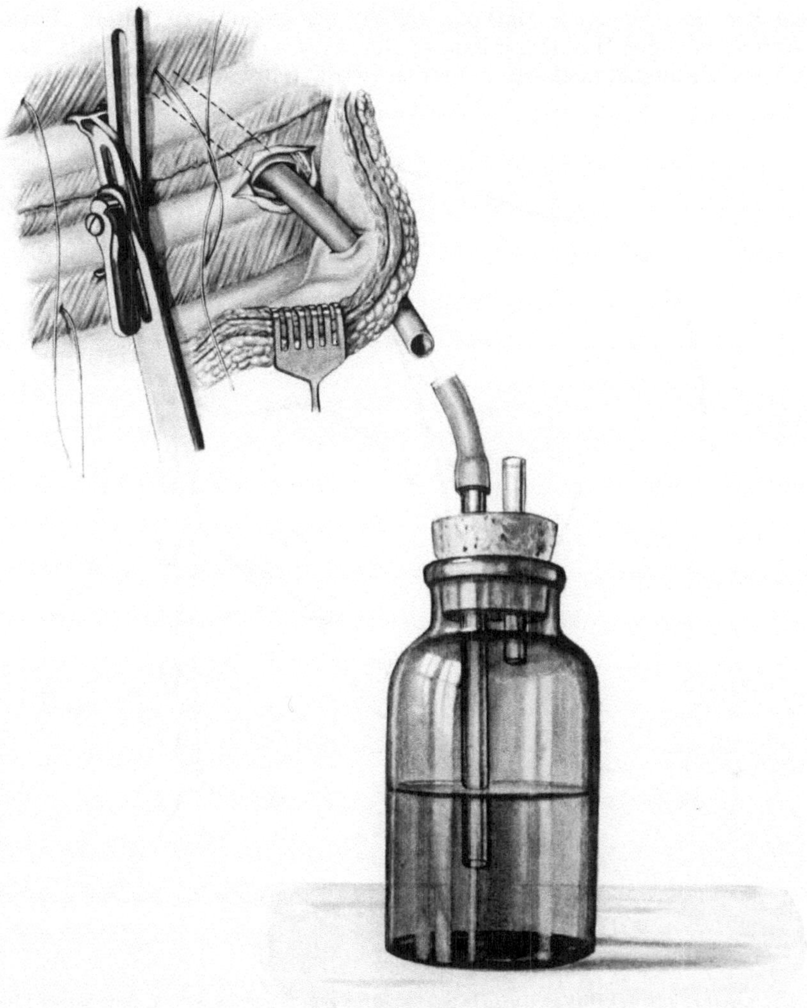

Abb. 270. Entfernung des linken Unterlappens nach ROBERTS und NELSON. 6. Durch das in die Rippen eingesetzte Instrument sind die benachbarten Rippen einander genähert. Vorher sind perkostale Nähte gelegt. Von der 8. Rippe ist ein Stückchen reseziert und durch die Lücke ein Gummirohr eingeführt, das in eine mit antiseptischer Lösung gefüllte Flasche geleitet wird.

Sickerblutung kann aber aus breitbasigen Verwachsungen, die zwar nach Unterbindung durchtrennt waren, auftreten. Sie kommt dann aber nach kurzer Zeit meist rasch zum Stehen. Eine stärkere Nachblutung aus dem Stumpf wird scheinbar nur sehr selten beobachtet. ROBERTS und NELSON sahen eine solche Blutung nur in einem Falle, wobei sie es als bemerkenswert bezeichnen, daß das der einzige Fall war, bei dem sie den Stumpf nicht unter die Oberfläche des Oberlappens versenkt hatten. Brustfelleiterungen sind gleichfalls selten. Leichte Sekretion tritt allerdings gelegentlich im späteren Verlauf der Wundheilung ein, dann hat sich aber meist die Restlunge angelegt und die Resthöhle ist wesentlich verkleinert. Brustwandinfektionen sind gleichfalls selten, ebenso der subphrenische Abszeß, der wohl nur zustande kommt, wenn eine operative Verletzung des Zwerchfelles vorgekommen ist. Auch das Auftreten von Bronchusfisteln ist bei der beschriebenen Methode selten. Eine nicht zu seltene Störung ist das Auftreten eines Hirnabszesses, der aber wohl ebenso häufig bei nichtoperierten Bronchiektatikern gefunden wird (EDWARDS und THOMAS). Die

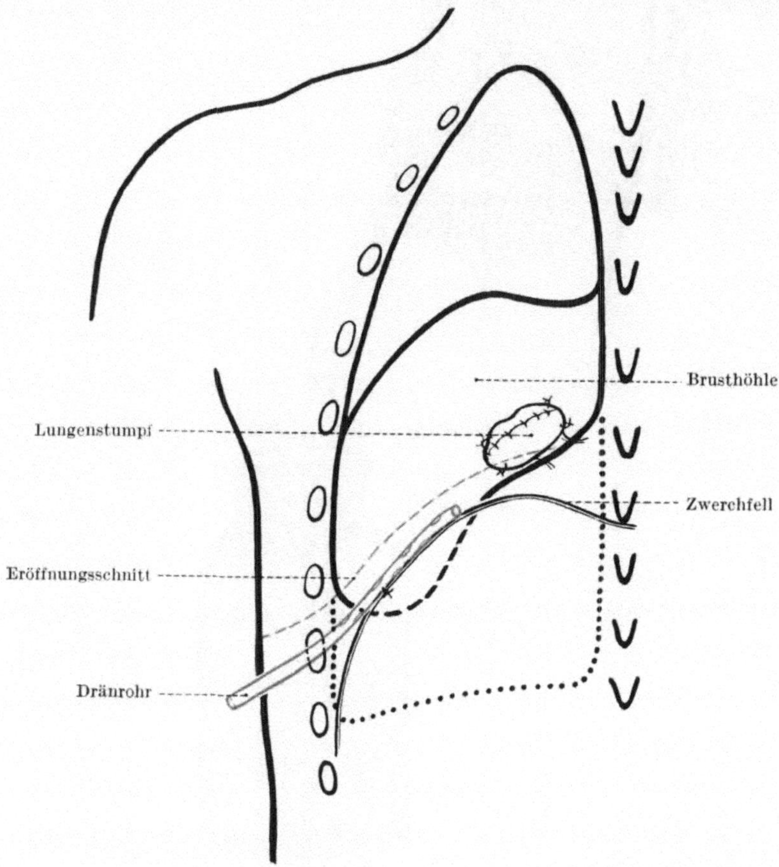

Abb. 271. Entfernung des linken Unterlappens nach ROBERTS und NELSON. 7. Schematische Darstellung des Abschlusses nach dem Eingriff. Die gestrichelte rote Linie deutet die Brustwandnaht an. Das Gummirohr mit Sperreröffnung versehen, zieht auf dem Zwerchfell nach oben bis in die Nähe des Unterlappenstumpfes.

Entstehung des Hirnabszesses hängt also wohl nicht unmittelbar mit dem Eingriff zusammen.

Hat der Eingriff längere Zeit gedauert und ist vielleicht auch etwas mehr Blut verloren gegangen, als unbedingt nötig, so empfiehlt es sich eine Bluttransfusion anzuschließen. Es ist oben schon darauf aufmerksam gemacht worden, daß es zweckmäßig ist die Blutgruppenbestimmung schon vor dem Eingriff auszuführen, um für alle Fälle einen Spender bereithalten zu können.

Die Störungen der Wundheilung, soweit sie infektiöser Natur sind, wie das Empyem, der subphrenische Abszeß und die Brustwandphlegmone werden nach den üblichen Regeln behandelt. Wichtig ist nur, daß man an solche Störungen denkt, und daß man ihre Natur feststellt. Bei der Brustwandphlegmone fällt das am wenigsten schwer. Manchmal hat der länger dauernde Eiterungsprozeß in einer Rippenosteomyelitis seine Quelle und führt erst zur Heilung, wenn die erkrankte Rippe entfernt ist. In allen Fällen ist es zweckmäßig, durch einen großen Schnitt die Brustwandphlegmone zu spalten, um nicht nur alle Winkel übersehen zu können, sondern um sich auch über die etwaige Beteiligung der Rippen unterrichten zu können.

Das Empyem wird gleichfalls meist leicht festgestellt. Nach jeder Lappenentfernung kann ein Empyem in der Resthöhle, die einst von dem Lungenlappen eingenommen war, entstehen. Eine breite Eröffnung mit Rippenresektion ist hier am Platze. Nach der einzeitigen Lappenentfernung kann aber auch im Bereich der Pleurahöhle um die Restlunge ein Empyem entstehen, falls keine allseitige Verklebung des zurückgelassenen Lungenlappens mit dem Rippenfell zustande gekommen ist. Denkt man daran, so ist, falls die Erscheinungen eines weiterbestehenden Infektionsprozesses im Körper aus allgemeinen und örtlichen Erscheinungen anzunehmen ist, danach zu fahnden und mit Hilfe von Röntgenuntersuchung und Punktion die Diagnose sicherzustellen. Dann wird auch hier meist nach vorausgegangener Punktion das Teilempyem mit Hilfe einer Rippenresektion entleert. Nach der zweizeitigen Lappenentfernung wird ein Empyem im Bereiche der erhaltenen Lungenlappen nicht entstehen, wenn bei der zweiten Sitzung eine allseitige Verklebung des zurückbleibenden Lappens mit der Brustwand bestanden hat. Dagegen ist es möglich, daß bei den Versuchen eine Verklebung der Pleurahöhle im Bereiche des zurückzulassenden Lappens eine Infektion und damit ein Empyem zustande gekommen ist. Meist wird auch dieses aber erst nach der Lungenlappenentfernung gefunden werden. Es muß also auch nach der zweizeitigen Lappenentfernung an das Teilempyem im Bereich des Restlappens gedacht werden.

Die Entfernung mehrerer Lungenlappen in einer oder mehreren Sitzungen ist, wie schon oben gesagt (s. S. 358), mehrfach zur Ausführung gekommen, trotzdem für die Entfernung von Lungenlappen Beschränkung der Erkrankung auf einen Lappen gewissermaßen als Grundbedingung für die Anzeigestellung des Eingriffes gegolten hat. Inzwischen ist aber die Anzeigestellung entschieden weiter ausgedehnt worden und die Entfernung ganzer Lungenflügel ist ja schließlich auch nur die Entfernung von 2 oder gar 3 Lappen. Die Flügelentfernung ist nach WALKER (1936) bisher 44mal ausgeführt worden, und zwar bei bösartigen und gutartigen Erkrankungen zusammen, mit einer Gesamtsterblichkeit von 45% (s. weiter unten). Es bedeutet also nichts absolut Außergewöhnliches mehr, wenn ALEXANDER von der Entfernung von je 2 Lungenlappen einer Seite in einer Sitzung in 4 Fällen berichtet, von denen 2 den Eingriff überstanden haben. Dagegen scheint die Entfernung von 2 Lappen, von denen der eine der linken, der andere der rechten Brusthöhle angehört, selten ausgeführt worden zu sein. Als erster hat wohl ELOESSER (1933) bei einem jungen Mädchen, bei dem zuerst alle möglichen konservativen und operativen Versuche zur Beseitigung der Bronchiektasien beider Unterlappen ausgeführt worden war, im Zeitraum von etwa 1 Jahre erst den rechten und dann den linken Unterlappen entfernt. Obwohl keine völlige Ausheilung $^1/_2$ Jahr nach der letzten Operation zustande gekommen war (es bestand eine täglich etwa 60 ccm Sputum absondernde Weichteilfistel), so war doch keine Atemnot mehr vorhanden und die Patientin konnte ihrem Haushalt vorstehen.

Ein zweiter derartiger Fall ist ausführlich von LEWIS (1936) beschrieben. Die Natur und Ausdehnung der Erkrankung, d. h. die Feststellung einer auf die beiden Unterlappen beschränkten Bronchiektasie, wurde durch Röntgenuntersuchung mit Lipjodol geklärt. Mit tagelangen Zwischenpausen wurden auch die übrigen Lungenabschnitte untersucht und gesund befunden. Die besondere Schwierigkeit bei einer doppelseitigen Erkrankung liegt nach LEWIS in der Frage, ob noch genügend gesundes Lungengewebe nach der beiderseitigen Lappenentfernung übrigbleibt. Besonders ist diese Frage bedeutungsvoll unmittelbar nach den Eingriffen. Es empfiehlt sich daher vor der Operation die Vitalkapazität unter ähnlichen Verhältnissen zu prüfen, wie sie nach der Operation vorliegen. Das kann so ausgeführt werden, daß zunächst ein künstlicher Pneumothorax einseitig angelegt wird bei einseitiger Erkrankung, und bei beiderseitiger Erkrankung ein künstlicher Pneumothorax mit weniger Lungenvolumen als die Hälfte des Normalen. Sehr wichtig ist auch die Narkosefrage. Die endotracheale Narkose kann unter Umständen die Tracheobronchitis verstärken, Überdrucknarkose kann zu einer Vermehrung der Aspirationsgefahr in gesunde Lungenteile führen. Daher erscheint zunächst als Idealverfahren die Lumbalanästhesie. Die Aufblähung der Lunge nach dem Eingriff zur Ausfüllung des Brustfellraumes erscheint ebenfalls wegen der Infektion gesunder Lungenabschnitte gefährlich. LEWIS hält daher das Absaugen der Resthöhle nach Nahtverschluß mit Hilfe eines Pneumothoraxapparates für zweckmäßiger. Die Anzeigestellung zum doppelseitigen Eingriff ist schwierig. Frühfälle und Spätfälle von Bronchiektasie müssen ausscheiden, wenn man unter den Frühfällen das trockene und den Spätfällen das putride Stadium der Bronchiektasie versteht. Im zweiten leicht septischen Stadium gibt es aber genügend beiderseitig erkrankte Fälle, bei denen der Versuch gewagt werden kann. Am meisten eignen sich junge Menschen, bei denen ja auch später die Ausfüllung der Resthöhle am leichtesten vor sich geht. Einen solchen Fall hat LEWIS beschrieben. Zunächst hat er 10 Tage vor der Operation einen künstlichen Pneumothorax links mit 1400 ccm Luft angelegt. Die Nachfüllung erfolgte täglich. Zwischen Unterlappen und Zwerchfell bestanden Verwachsungen. Im April 1936 wurde mit 12,5 ccm Spinalperkain mit Zusatz von Lachgas und Sauerstoff der Eingriff vorgenommen. Während und nach der Injektion wurde die Kranke auf die bessere (rechte) Seite gelagert und der Kopf tief gelegt. Die Anästhesie reichte auf der operierten Seite bis zum Schlüsselbein, während die andere Seite, nach der Atmung zu beurteilen, nicht wesentlich beeinflußt war. Im 6. Interkostalraum links wurde dann der Schnitt gemacht, 1 cm der 6. Rippe hinter dem Rippenwinkel entfernt. Die schon bei der Pneumothoraxanlegung festgestellten Verwachsungen zwischen Unterlappen und Zwerchfell wurden langsam, meist stumpf, gelöst. Zur Abschnürung des Stumpfes wurde der Fadenschnürer von ROBERTS benutzt, die Lunge kurz abgetragen und der Stumpf mit Novarsenbenzol betupft. Dann wurde der Stumpf in üblicher Weise mit mehreren Nahtreihen verschlossen. Die Pleura des Oberlappens wurde über den Stumpf genäht. Dann wurde die Brusthöhle mit Katgutnähten geschlossen, ebenso die Haut mit Silkworm gut und feiner fortlaufender Seide. Durch den 10. Zwischenrippenraum wurde das Drän geführt und unter Wasser geleitet. Nach 3 Tagen hörte die Dränage auf. Daher wurde die letzte noch vorhandene Luft in dem 1. Interkostalraum vorn mit Hilfe eines Pneumothoraxapparates abgesaugt. 4 und 5 Tage zeigten sich leichte Erscheinungen einer Bronchopneumonie des rechten Unterlappens und etwas Auswurf. Die Dränöffnung blieb trocken, die Wunde heilte p. p., nachdem das Gummirohr am 13. Tage entfernt worden war. Der Auswurf war schon auf den ersten Eingriff geringer. Die Erholung ging rasch vor sich, so daß am 2. Juni desselben Jahres auf der rechten Seite der künstliche Pneumothorax angelegt werden konnte. Es wurde in 3 Zeiten 2000 ccm Luft eingefüllt. Die Lunge fiel bis auf ein Drittel zusammen. Verwachsungen waren im wesentlichen zwischen Unterlappen und Zwerchfell vorhanden. Etwa 8 Tage später fand der zweite Eingriff statt, wieder nach Injektion von 12,5 ccm Spinalperkain im 3. Lendenwirbelzwischenraum. Gelegentliche Sauerstoffgabe während des Eingriffes, wenn auch keine Atemnot bestand. Der Eingriff verlief ebenso wie auf der anderen Seite. Die starken Verwachsungen im Bereiche des ganzen Unterlappens und in der Mitte des Oberlappens mußten gelöst werden. Dazu wurde zum Teil Diathermie benutzt. Am schwierigsten war die Lösung der Verwachsungen des Zwerchfelles mit dem Unterlappen, da sie stark bluteten. Auch in der Interlobärspalte waren sehr ausgedehnte Verwachsungen, die schwierig zu lösen waren. Das Drän wurde, wie bei dem ersten Eingriff im 10. Zwischenrippenraum eingelegt und unter Wasser geleitet. Ehe die Kranke ins Bett kam wurden 2000 ccm Luft mit Hilfe eines Pneumothoraxapparates abgesaugt. Die Patientin hatte den Eingriff erstaunlich gut überstanden, sie war zwar sehr blaß, aber nicht zyanotisch, der Puls blieb gut. Schon nach 40 Stunden hörte die Dränage auf. Nach 3 Tagen hatte der Oberlappen bereits den Brustkorb ausgefüllt, Sputum hatte sie nur in ganz geringen Mengen. Das Dränrohr wurde am 6. Tage entfernt, da es durch Nervenreiz Bauchschmerz verursacht hatte. Nach etwa 2 Monaten kein Auswurf und auch sonst keine Krankheitserscheinungen mehr. Nach etwa 5 Monaten keinerlei Auswurf mehr, die Patientin ist kräftig und arbeitet als Zimmermädchen. Nach Lewis ist der gute Erfolg nach diesem Eingriff hauptsächlich darauf zurückzuführen, daß zunächst durch Dränage, Lagerung und gutes Essen der Allgemeinzustand sehr wesentlich gebessert worden war. Was die Technik betrifft, legte er den größten Wert darauf, jeden Lappen einzeitig zu entfernen und eine gute Stumpfversorgung mit mehrfachen Matratzennähten durchzuführen. Er glaubt, daß es besser ist keine Rippen zu durchtrennen, da der Zugang durch den Zwischenrippenschnitt nach Einsetzung des Rippensperrers ausreichend ist und die Lunge sich rascher wieder ausdehnt, da sich die nichtdurchtrennten Rippen besser aneinanderlegen beim Schluß des Brustkorbes.

XI. Die Entfernung des Mittellappens. In der Mehrzahl der Fälle von Lungenlappenentfernung ist der Unterlappen entfernt worden, es gibt aber auch einige Berichte über die Entfernung des Ober- und Mittellappens. Die Entfernung des Oberlappens scheint bisher nicht zum Ziel geführt zu haben. Dagegen beschreibt Overholt (1935) die Entfernung des Mittellappens bei einem 51 Jahre alten Manne, dessen schwere Bronchiektasien nach bronchoskopischer Behandlung und Kurzwellenbehandlung ohne Erfolg geblieben war. Da mehrfache Blutstürze aufgetreten waren, wurde der Eingriff vorgenommen. Die Loslösung aus den Verwachsungen mit den benachbarten Lungenlappen erwiesen sich als recht schwierig. Zum Schluß wurde dräniert. Der Eingriff verlief ohne Besonderheit, der Kranke kam zur Heilung. Auch Frey (1939) hat eine Mittellappenentfernung ausgeführt.

XII. Die Entfernung eines ganzen Lungenflügels ist bisher annähernd gleich häufig wegen Geschwülsten und wegen chronisch entzündlicher Erkrankung (Bronchiektasien, chronische Gangrän, chronische Abszesse) ausgeführt worden. Wie schon früher erwähnt, ist der erste Versuch von Kümmell (1911) erfolglos geblieben. Es zeigte sich aber, daß die technische Möglichkeit besteht, und daß ein Mensch mit einer Lunge leben kann. Der erste erfolgreiche Fall ist gleichfalls in Deutschland operiert worden, und zwar von Nissen 20 Jahre später. Diese 20 Jahre sind nicht ungenützt vorübergegangen. Von verschiedensten Seiten wurden Vorschläge gemacht und experimentell nachgeprüft, um die Hauptgefahr des Eingriffes abzuwenden. Die Hauptgefahr besteht zweifellos im Undichtwerden des Stumpfes mit den Folgeerscheinungen der Blutung, des Spannungspneumothorax und nach Zurückziehung des Bronchialstumpfes des Mediastinalemphysemes (s. S. 665). Es hat sich gezeigt, daß bei allen diesen Eingriffen die Stumpfversorgung auf zwei verschiedene Arten gesichert werden kann. Das erste Verfahren, mit dem auch NISSEN seinen Erfolg erzielte, ist die schon von LENHARTZ (1907) geübte, später von SAUERBRUCH (1924, 1928) zur Methode erhobene elastische Abschnürung des Stumpfes. Die Lunge wird nekrotisch und stößt sich nach einigen Tagen ab. Während die von der Ernährung abgeschlossene Lunge nekrotisch wird, d. h. immerhin 8—10 Tage, muß der Brustraum offenbleiben. Das zweite Verfahren ist beim Menschen von HAROLD BRUNN (1929) ausgearbeitet. Es ist ein einzeitiges. Er verwendet zunächst rechtwinkelig abgebogene Klemmen, dann einen elastischen Gummischlauch und wohl schließlich den von SHENSTONE empfohlenen Schlingenschnürer (Tourniquet). Beide Verfahren sind bei der Lungenflügelentfernung zur Anwendung gekommen und haben sich bewährt. Wie bei der Entfernung einzelner Lungenlappen scheint sich aus praktisch-chirurgischen Gründen heute das einzeitige Verfahren einer zunehmenden Beliebtheit zu erfreuen. Von 44 Fällen, die WALKER anführt, haben 24 den Eingriff überstanden, also eine Gesamtsterblichkeit von etwas unter 50%. Von 19 Kranken, die wegen Geschwulst operiert worden sind, sind 11 im Anschluß an den Eingriff gestorben, während von den 17 wegen chronisch entzündlicher Erkrankung nur 5 gestorben sind. Die beteiligten Chirurgen sind: ARCHIBALD, ALEXANDER, FREEDLÄNDER, GOWER und EDWARDS, GRAHAM und SINGER, HAIGT, KÜMMELL, LILIENTHAL, MEYER, NISSEN, OVERHOLT, RIENHOFF, WALKER, WINDBERG, JVANNISSEVICH und FERRA. Dazu kommt noch der Fall von LEZIUS.

Was die Anzeigestellung betrifft, so gilt für die Lungenflügelentfernung dasselbe, was bei der Lungenlappenentfernung (s. S. 359) angeführt worden ist. Auch hier spielt die Bronchoskopie und die Röntgenuntersuchung neben den übrigen physikalischen Untersuchungen die Hauptrolle. Dasselbe gilt für die Vorbehandlung und Vorbereitung. Auch hier ist selbstverständlich, so weit das überhaupt nur möglich ist, bei den chronisch entzündlichen Erkrankungen für die Entleerung des Sputums durch Lagerung, unter Umständen durch bronchoskopische Absaugung, zu sorgen. Für besonders wichtig wird bei den entzündlichen Erkrankungen das Vorausschicken (10—12 Tage) eines künstlichen Pneumothorax gehalten. Der Pneumothorax ist schon deshalb wichtig, damit man sich über das Vorhandensein von Verwachsungen, deren Lösung unter Umständen sehr viel Zeit in Anspruch nimmt und sehr schwierig sein kann, rechtzeitig unterrichtet. Bei Geschwülsten sind solche Verwachsungen kaum zu befürchten.

WALKER führt an, daß der Zugang zum Hilus, wenn es sich um Geschwülste handelt, d. h. also keine Verwachsungen zu befürchten sind, von vornher ratsam ist, während bei entzündlichen Erkrankungen der seitliche hintere Zugang, etwa im 6. Zwischenrippenraum, bessere Aussichten bietet, weil von hier aus das Lösen von Verwachsungen leichter möglich ist.

Für die Schmerzbetäubung kommen dieselben Verfahren in Frage, wie sie bei der Lungenlappenentfernung ausführlich behandelt worden sind (s. S. 361).

Der operative Pneumothorax verursacht keine wesentlichen Störungen. Tritt etwa Mediastinalflattern ein, so muß der Assistent den Hilus mit einer Klemme oder mit dem Schlingenschnürer fassen und stützen. Auch beim einzeitigen Eingriff, der technisch keine besonderen Schwierigkeiten bietet, ist sofortiger vollkommener Verschluß der Brusthöhle möglich. Es wird aber immer eine Dränage unter Wasser ausgeführt. Manche haben allerdings die Brusthöhle sofort vollständig geschlossen und wenn nötig angesammelte seröse Flüssigkeit durch Punktion nachträglich entleert.

In manchen Fällen ist später eine Thorakoplastik notwendig gewesen. Ungünstig liegen die Verhältnisse bei älteren Kranken, während bei Kindern und Jugendlichen die Brustwand, Zwerchfell und Mittelfell sich der Restlunge nähern, die sich ihrerseits ausdehnt. Von verschiedenen Seiten ist schon früher experimentell und klinisch festgestellt worden, daß die Lunge sich zunächst ausdehnt, ohne daß dabei ein echtes Emphysem entsteht (FRIEDRICH 1908, W. MÜLLER 1911).

Neuerdings, wohl zuletzt von HILBER (1934), ist durch experimentelle Untersuchungen festgestellt worden, daß nach Entfernung von Lungenteilen mit zunehmender Resorption der Luft aus dem operativ geschlossenen Pneumothorax bei gleichzeitigem Hochtreten des Zwerchfelles, Verlagerung des Mittelfelles und Emphysem der Restlunge der Hohlraum ausgefüllt wird. Während zunächst also eine Kompensation zu beobachten ist, wird sie dann von einer Regeneration des Lungengewebes abgelöst. Verlängerung der Bronchien, zahlenmäßige Zunahme ihrer Äste, d. h. Neubildung von Bronchien und Lungengewebe, mit Anpassung an die neuen Raumverhältnisse, ist zu beobachten. So können z. B. bei Verlust des Unterlappens die Kompensationserscheinungen nach kurzer Zeit zugunsten der Regeneration des Lungengewebes verschwinden.

Die Versorgung des Lungenstumpfes bei der Lungenflügelentfernung trifft auf dieselben Schwierigkeiten, wie sie bei der Lungenlappenentfernung beobachtet wurde. WALKER führt folgende 4 Methoden an:

1. Die elastische Umschnürung des ganzen Hilus, die zur Abstoßung der nekrotisch gewordenen Lunge nach etwa 14 Tagen führt, die zuerst von NISSEN und auch von MASON angewandt wurde. Diese Methode ist aber, wie schon früher bemerkt, belastet mit der Gefahr der Infektion der ganzen Pleurahöhle und mit dem sicheren Entstehen einer Bronchialfistel. Schließlich kommt es vor, daß sich der Lungenlappen oder die Lunge nicht völlig abstößt und entfernt werden muß.

Das zweite Verfahren ist das Unterbinden des ganzen Hilus mit folgender sofortiger Amputation der ganzen Lunge. Für dieses Verfahren bestehen dieselben Gefahren.

Das dritte Verfahren verwendet einen Schlingenschnürer, wie er sich bei der Lungenlappenentfernung besonders bewährt hat. Es konnte nur ein Schlingenschnürer angelegt werden, da der Stumpf zu kurz und dick war mußte der distale (s. S. 371 u. 376) wegfallen. Die Infektion der Brusthöhle durch das Austreten von Eiter während des Abtragens der Lunge distal des Schlingenschnürers wurde durch sorgfältigstes Auftupfen des Eiters verhütet. Der Stumpf wurde durch einige Katgutmatratzennähte und weitere Verschlußnähte nach Abnahme des Schlingenschnürers bewerkstelligt. WALKER hält diese Verschlußmethode für die zweckmäßigste.

Als viertes führt er aber trotzdem das Aufteilen und Einzelunterbinden der Gebilde des Stumpfes an. Technisch ist dieses Verfahren schwierig und hat scheinbar mehrfach zu Blutungen geführt. Er glaubte, daß dieses Verfahren aber von Vorteil war bei bösartigen Geschwülsten der Lunge, da es auf diese Weise gelingen kann, den Bronchus weit proximal zu unterbinden und die Lymphknoten nach Unterbindung der Gefäße freizulegen und zu entfernen. Bei chronisch entzündlichen Erkrankungen der Lunge sind aber die Einzelgebilde des Hilus meist so zusammengebacken, daß eine Einzelbehandlung technisch bedeutende Schwierigkeiten verursachen würde.

XIII. Die zwei- und mehrzeitige Entfernung eines Lungenflügels. Als Beispiel der mehrzeitigen Lungenflügelentfernung führen wir den Fall von NISSEN an.

Es handelte sich um ein 12jähriges Mädchen, das durch Riß des Lungenhauptbronchus ein Mediastinalemphysem hatte. Die sofortige Eröffnung des Mittelfellraumes beseitigte zunächst den drohenden Zustand. Das Kind erholte sich, die Heilung war aber kompliziert durch ein Empyem der linken Brusthöhle, das durch Heberdränage entleert wurde. Im Laufe der nächsten Monate trat dann eine chronische Lungenvereiterung immer stärker in Erscheinung. Ein Abszeß entleerte sich neben dem Sternum im Bereiche der 3. Rippe. Nach der Spaltung des Abszesses blieb eine Fistel übrig, die in der Tiefe in den linken Hauptbronchus mündete. Die Jodipinfüllung von der Fistel aus ließ den Zusammenhang mit dem Hauptbronchus erkennen und bewies das Vorhandensein ausgedehnter Bronchiektasien der ganzen linken Lunge. Einengende Eingriffe kamen nicht in Frage, besonders da auch die narbige Verengerung des verletzten Hauptbronchus einen genügenden Abfluß des Eiters auf normalem Wege nicht gewährleistete.

Daher wurde die vollständige Entfernung der linken Lunge in Aussicht genommen und in oberflächlicher Äthernarkose, nach Lähmung des Zwerchfelles, die 3., 4. und 5. Rippe entfernt und von der axillaren Wunde aus die Auslösung der ganzen Lunge aus ihren schleierförmigen Verwachsungen durchgeführt. Bei der Auslösung des Oberlappens, wahrscheinlich durch den Zug an der Lungenwurzel, trat vorübergehender Herzstillstand ein, so daß der Eingriff aufgegeben werden mußte, nachdem das ganze Operationsfeld dicht austamponiert war. Das Kind erholte sich, so daß nach 14 Tagen die zweite Operation vorgenommen werden konnte. Aus der alten Brustwunde wurden die Tampons herausgeholt und nun vom Rand her beginnend die Auslösung des Oberlappens durchgeführt, wobei eine feste Verwachsung an der Spitze zwischen 2 Unterbindungen durchtrennt werden mußte. Dann gelang die Freilegung des ganzen Lungenflügels bis zum Hilus ohne Schwierigkeit. Proximal von der verengten Stelle des linken Hauptbronchus wurde nun um die Lungenwurzel ein Gummischlauch geschlungen, fest geknotet und der Knoten durch Seidennähte gesichert. Distal vom Schlauch wurden mehrere Seidenumschnürungen angelegt. Nun wurde das befreite Organ wieder allseits mit Gaze umgeben, die zur Brustwandöffnung herausgeleitet wurden. Das Kind erholte sich nun rasch trotz zunächst bestehender hoher Temperatur und erhöhtem Puls. Nach 8 Tagen ging die Temperatur zurück, ebenso die Zahl der Herzschläge. Nach 14 Tagen stieß sich der nekrotisch gewordene Lungenflügel ab und konnte aus der Höhle herausgezogen werden. Die Höhle verkleinerte sich rasch. Nach 8 Wochen war nur noch ein schmaler Fistelgang da, der zum Stumpf des Hauptbronchus führte. Der Allgemeinzustand hat sich gebessert. Durch das Hochsteigen des gelähmten Zwerchfelles und Verschiebung des Mittelfelles ist die linke Brusthöhle fast ausgefüllt, so daß das Herz an der linken Brustwand anliegt. Eine Thorakoplastik war also nicht notwendig.

XIV. Die einzeitige Entfernung eines Lungenflügels. Auch hier geben wir ein Beispiel des bisher am besten erprobten Verfahrens. Im Falle WALKER handelte es sich um einen Jungen, der seit Jahren an Bronchiektasie der linken Lunge krankte und täglich zwischen 30 und 125 g übelriechendes Sputum aushustete. Die ganze linke Lunge war verschattet und atmete schlecht. Das Kind war meistens fieberfrei bis auf je 2—3 Tage alle 14 Tage bis 3 Wochen. Die Lipiodolfüllung ließ bronchiektatische Höhlen im linken Ober- und Unterlappen erkennen, während die rechte Lunge unverändert war.

Der Eingriff wurde im September 1935 vorgenommen unter Lachgas-Sauerstoffnarkose mit Überdruck bei geschlossener Maske. Schnitt im 6. Zwischenrippenraum, Entfernung eines kleines Stückes der 6. Rippe in der Nähe des Rippenwinkels. Die Pleurahöhle war vollständig durch Verwachsungen geschlossen. Die Verwachsungen konnten aber ohne besondere Schwierigkeiten stumpf gelöst werden, mit Ausnahme der Kuppel und des Zwerchfelles. Hier mußten die Verwachsungen mit dem Diathermiemesser durchtrennt werden. So gelang es die Lunge ringsherum bis zum Hilus freizumachen und so weit wie möglich nach dem Mittelfell zu den Schlingenschnürer anzulegen. 6 mm distal der umschnürten Stelle wurde dann die Lunge abgetragen. Der Stumpf wurde mit Katgutnähten versorgt und der Schlingenschnürer abgenommen. Dann wurde der Stumpf möglichst durch Nähte mit Pleura bedeckt. Eine völlige Pleurabedeckung gelang allerdings nicht. Durch den 9. Zwischenrippenraum wurde ein Katheter eingeführt, dessen Verbindungsschlauch unter Wasser geleitet wurde. Die Weichteilwunde wurde mit Katgut geschlossen und ein kleines Gummidränrohr in das subkutane Gewebe eingelegt.

Der weitere Verlauf war sehr gut. Am 4. Tage wurde der Katheter entfernt. Aus der Operationswunde im 6. Zwischenrippenraum kam etwas Eiter. Am 5. Tage fand sich die rechte Herzgrenze innerhalb der linken Mamillarlinie. Am 10. Tage hustete der Kranke 125 ccm dicken rahmigen Eiter aus, der wahrscheinlich von einer Ansammlung in dem Stumpf herrührte und sich in den Bronchus entleert hatte. Abgesehen davon hatte die Entleerung von Sputum vollkommen aufgehört. 37 Tage nach der Operation verließ der Kranke geheilt die Klinik. 6 Monate später spielte das Kind mit anderen ohne kurzatmig zu werden, wenn er auch gelegentlich einmal einen trockenen Husten, aber kein

Sputum hatte. Das Mittelfell ist nach links verschoben, die rechte Herzgrenze außerhalb der linken Mamillarlinie. Das Herz scheint nach hinten gedreht zu sein, die Herztöne sind besonders hinten links sehr deutlich zu hören und die Pulsation im 6. und 7. Zwischenrippenraum in der Schulterblattlinie feststellbar. Es besteht eine leichte Senkung der Schultern und Abflachung der Rippen, aber keine Wirbelsäulenverkrümmung.

δ) Die Eingriffe zum Verschluß von Bronchialfisteln und Gitterlungen.

Bronchialfisteln entstehen entweder als Folge von frischen Verletzungen oder auch im Anschluß an Eiterungsvorgänge in der Lunge oder im Brustfellraum.

Die Entstehungsursache einer Bronchialfistel ist oft nicht mit Sicherheit festzustellen, da sie auf dem Durchbruch eines Lungenrandabszesses in den Brustfellraum, aber auch auf den Durchbruch einer Brustfelleiterung in den Bronchialbaum beruhen kann. In beiden Fällen entsteht zunächst ein Pyopneumothorax. Eine Verbindung zwischen der Eiterhöhle und der Außenwelt wird hier durch die natürlichen Luftwege vermittelt. Vom Bronchialbaum aus kann ein Durchbruch in benachbarte Organe stattfinden, so in die Speiseröhre oder durch das Zwerchfell nach Verklebung der basalen Brustfellblätter in den Magen-Darmkanal. Entwickelt sich von einer Empyemhöhle aus, in die eine Fistel mündet, ein Durchbruch nach außen durch die Brustwand (E. necessitatis), was wohl heute nur noch selten beobachtet wird oder wird eine künstliche Eröffnung der Empyemhöhle vorgenommen, so entwickelt sich eine sog. Bronchialhöhlenfistel, d. h. die Verbindung zwischen Bronchialbaum und der Außenwelt geht einerseits durch die natürlichen Luftwege und andererseits durch die Empyemhöhle und Brustwand. Wird die Eiterhöhle entleert und die Höhle verkleinert, so hört der Flüssigkeitsdruck auf die Bronchialfistel auf, sie kann verkleben und zum Verschluß kommen. Dieser Vorgang tritt glücklicherweise sehr häufig ein. Manchmal bleibt aber auch die Bronchialfistel und die Empyemhöhle bestehen. Verkleinert sich die Höhle und legt sich das Lungenfell an das Brustfell an, so kann wiederum ein Verschluß der Fistel stattfinden, falls nicht gerade Bronchialfistel und äußere Fistelöffnung einander unmittelbar gegenüberstehen, so daß nun nach dem Anlegen des Lungenfelles an das Rippenfell ein unmittelbarer Fistelgang von der Brustwand in die Lunge und den Bronchialbaum hineinführt. Eine solche unmittelbare Bronchialfistel kann aber auch dann entstehen, wenn zur Zeit einer Brustwand-Lungenverletzung oder des Durchbruches eines Lungenherdes eine Verklebung oder Verwachsung des Lungenfelles mit dem Rippenfell an der entsprechenden Stelle bestanden hat. Die Diagnose ist bei der unmittelbaren Fistel meist sehr einfach zu stellen. Preßt der Kranke bei geschlossener Stimmritze, so pfeift die Luft geräuschvoll aus der Fistelöffnung heraus. Nur sehr enge Fistelöffnungen und mehrfach gewundene Gänge können der Diagnose Schwierigkeiten entgegensetzen. Bei genauer Beobachtung wird ein schwacher Luftstrom (vorgehaltener Spiegel oder Licht) aber immer festzustellen sein. Oft kommt etwas Sekret mit einigen Luftblasen zum Vorschein. Die Kranken wissen meist selbst von der Fistel, da ihnen das geräuschvolle Aus- und Einstreichen der Luft beim Husten, Pressen und tiefen Atmen aufgefallen ist und sie zum Arzt führt.

Schwieriger kann die Diagnose bei den Höhlenfisteln sein, namentlich dann, wenn es sich um eine größere Höhle handelt, die aber in ihrem Inneren dem Auge nicht zugänglich ist. Im Zweifelsfalle kann man das Verfahren von Garrè (1904) oder Rehn (1922) (Lieben) anwenden. Garrè verschließt nach tiefer Ausatmung die äußere Fistel mit der feuchten Hand und läßt tief ein- und ausatmen. Wird dann die Hand von der Fistel weggenommen, so stößt die Höhle die eingeatmete und zurückgehaltene Luft aus.

Rehn (1921) (Lieben) legt einen Saugapparat an die Fistel an, läßt gasförmiges Azeton einatmen, das bei bestehender Fistel in die Höhle eindringt und durch den Saugschlauch in ein Lugol-Kalilaugegemisch eingeleitet wird. An der Trübung durch die ausfallenden Jodoformkristalle erkennt man die Anwesenheit des Azetons in der Höhlenluft. Sehr einfach ist es auch, das Saugverfahren von Hartert zur Diagnose heranzuziehen, wie wir es vorgeschlagen haben. Ist das äußere Rohr wasserdicht eingefügt, so muß nach genügender Luftverdünnung in der Höhle der Abfluß des Wassers aus der ersten in die zweite Flasche nach einiger Zeit aufhören. Macht man diesen Versuch mehrmals hintereinander, so fließt nach dem Bronchialbaum bei geschlossener Höhle immer dieselbe Wassermenge aus der ersten in die zweite Flasche. Besteht aber eine Bronchialfistel, so entleert sich die erste Flasche je nach der Größe der Fistelöffnung in der Lunge schneller oder weniger schnell in die zweite.

Das Einfüllen von Farbstofflösungen in die Höhle oder von schattengebenden Flüssigkeiten, um aus dem gefärbten Sputum oder aus dem Röntgenbild des Bronchialbaumes Schlüsse zu ziehen, ist wohl für die meisten Fälle nicht notwendig. Die Aufnahme der Flüssigkeit in die Fistel ist mit einem starken Hustenreiz, sogar von Erstickungserscheinungen verbunden. Innere Fisteln, z. B. Bronchus-Ösophagusfisteln oder Bronchus-Magenfisteln, werden öfters die Anwendung von Röntgenkontrastmitteln notwendig machen. Auf Einzelheiten kann hier nicht eingegangen werden.

Ist die Diagnose gestellt, so kommt in der Mehrzahl der Fälle eine operative Behandlung in Frage. Nur die Fisteln soll man grundsätzlich nicht zum

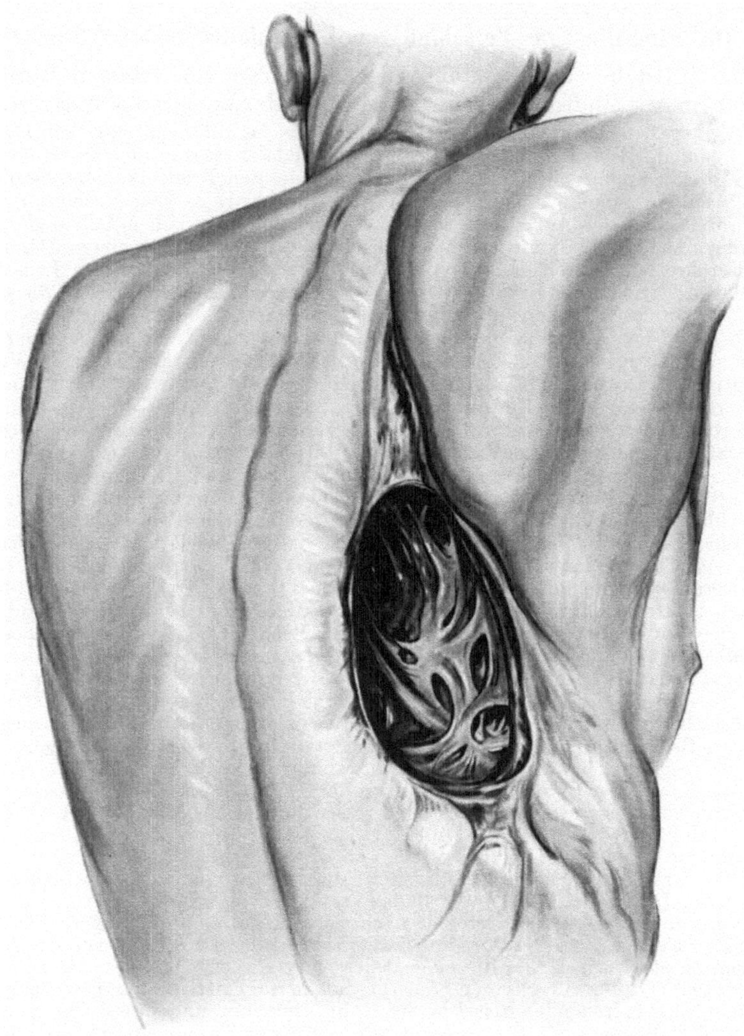

Abb. 272. Verschluß einer Gitterlunge nach LEBSCHE. 1. Darstellung der Gitterlunge.

Verschluß bringen, die als Abflußweg des Eiters aus einem bronchiektatisch veränderten Lungenbezirk stammen. Bei allen kleineren Fisteln braucht man zunächst auch nicht zu operieren, sondern man muß durch konservative Maßnahmen zum Ziel zu kommen versuchen, da sie sich ja erfahrungsgemäß gern von selbst schließen, falls man die Möglichkeit dazu bietet. Diese Möglichkeiten sind dadurch gegeben, daß man einerseits Flüssigkeitsdruck bei Höhlenfisteln beseitigt und andererseits die Fistelumgebung, falls sie gespannt sein sollte, entspannt. Letzteres gilt besonders für die unmittelbaren Fisteln. Das die Fistel umgebende Lungengewebe ist häufig starr und durch Verklebungen, Verziehungen und Verwachsungen des umgebenden Lungenfelles mit der Brustwand in einem Spannungszustand. Fisteln, die sich voraussichtlich nicht von selbst schließen, müssen schon deshalb operiert werden, weil

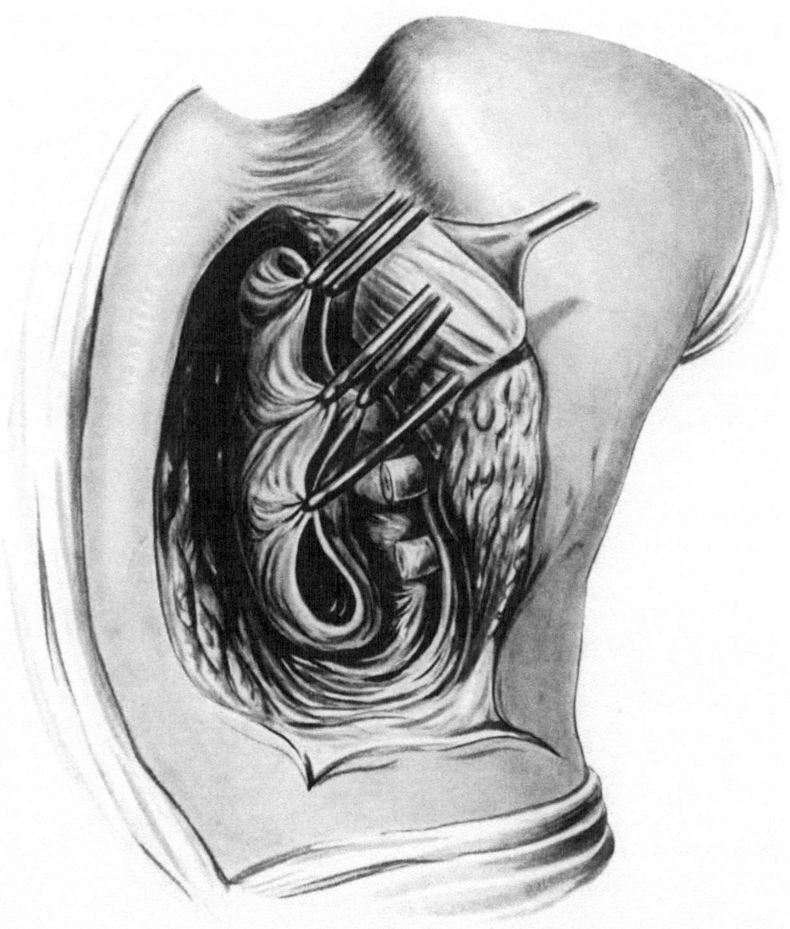

Abb. 273. Verschluß einer Gitterlunge nach LEBSCHE. 2. Die eingezogene Hautnarbe ist umschnitten und ringsherum abgelöst. Das ganze Fistelgebiet wird aus der Lunge ringsherum herausgelöst, so daß es in die Tiefe versenkt werden kann.

sie, abgesehen von der unangenehmen Absonderung, eine retrograde Atmung (GLUCK) verursachen. Durch das unmittelbare Einströmen nicht vorgewärmter Luft in die Lunge kommt es häufig zu Infektionen der Lunge. Die operative Behandlung der unmittelbaren Bronchialfistel ist, wenn es sich um einen einfachen Fistelgang handelt, leicht durchzuführen.

Auf die Behandlung der Bronchialfisteln bei frischen Lungenverletzungen und nach operativen Eingriffen auftretende frische Bronchialfisteln, z. B. nach der Entfernung einer Geschwulst oder eines Lungenlappens, soll hier nicht eingegangen werden (s. S. 348). Es handelt sich hier vielmehr um

Bronchialfisteln, die nach der Ausheilung von Lungenabszessen, Gangränherden und durchgebrochenen Empyemen übriggeblieben sind.

Ein für alle Fälle gültiges Behandlungsverfahren kann nicht gegeben werden. Es muß je nach Größe und Sitz der Fistel, nach Anordnung des umgebenden Lungengewebes, den Verhältnissen des Brustfellraumes usw. für jeden Fall ein besonderer Behandlungsplan ausgearbeitet werden.

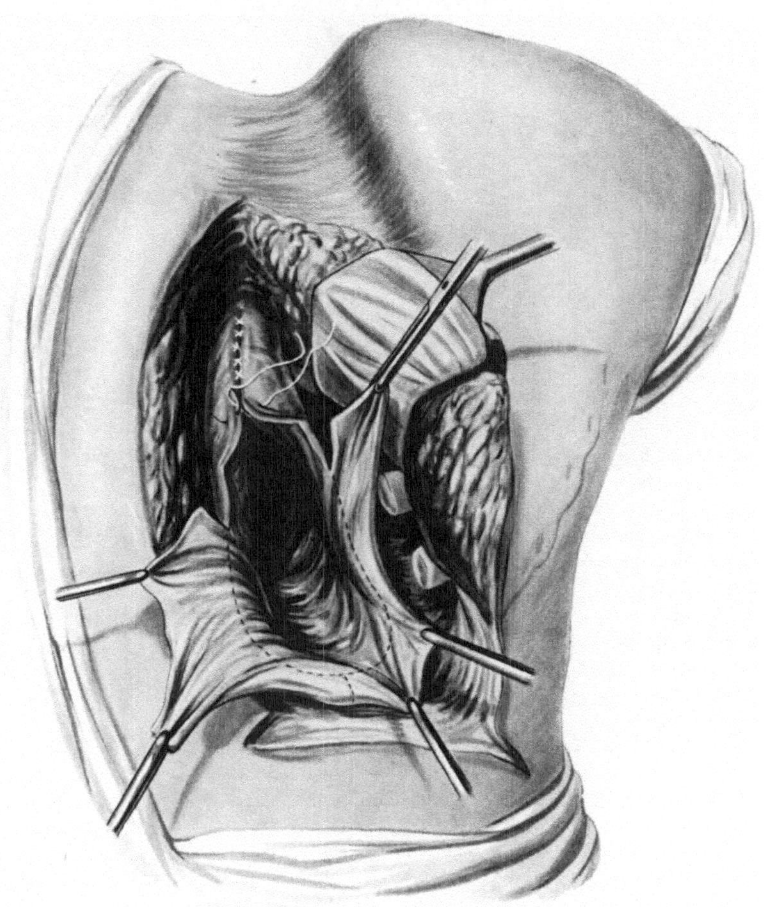

Abb. 274. Verschluß einer Gitterlunge nach LEBSCHE. 3. Das überstehende Narbengewebe wird zum Teil abgetragen (s. punktierte Linie) und der Rest durch Knopfnähte verschlossen. Wenn es möglich ist, wird nach weiterer Einstülpung eine zweite Naht darüber gelegt.

Die unmittelbaren Fisteln, d. h. also Fisteln, bei denen die Bronchus öffnung unmittelbar in die Brustwandöffnung übergeht oder nur durch einen kürzeren oder längeren gewundenen Kanal, der durch Brustwand und Schwiele führt, mit der Brustwandöffnung in Verbindung steht, erfordern auf alle Fälle eine Operation. Die ebenfalls zu den unmittelbaren Fisteln gehörende Form, der sog. Gitterlunge, die der Enderfolg einer ausgedehnten Lungenverletzung oder Eiterung ist, und bei denen meist eine größere Lungenfläche in dem breiteren Brustfellfenster ohne Hautbedeckung enthalten ist, erfordert unter allen Umständen einen operativen Eingriff. In die mangelhaft überhäutete in der Nähe der Brustwandoberfläche erscheinende und von einer Schwiele bedeckten Lunge, münden zahlreiche größere und kleinere Bronchialäste ein. Schließlich verlangen alle Fisteln, die unmittelbar in einen großen oder größeren Bronchus hineinführen, einen operativen Verschluß.

Ehe man an den Verschluß einer Bronchialfistel geht, sollte versucht werden, die fast immer bestehende Bronchitis zum Ausheilen zu bringen. Ist das gelungen, so kann bei kleineren unmittelbaren Fisteln der Versuch gemacht

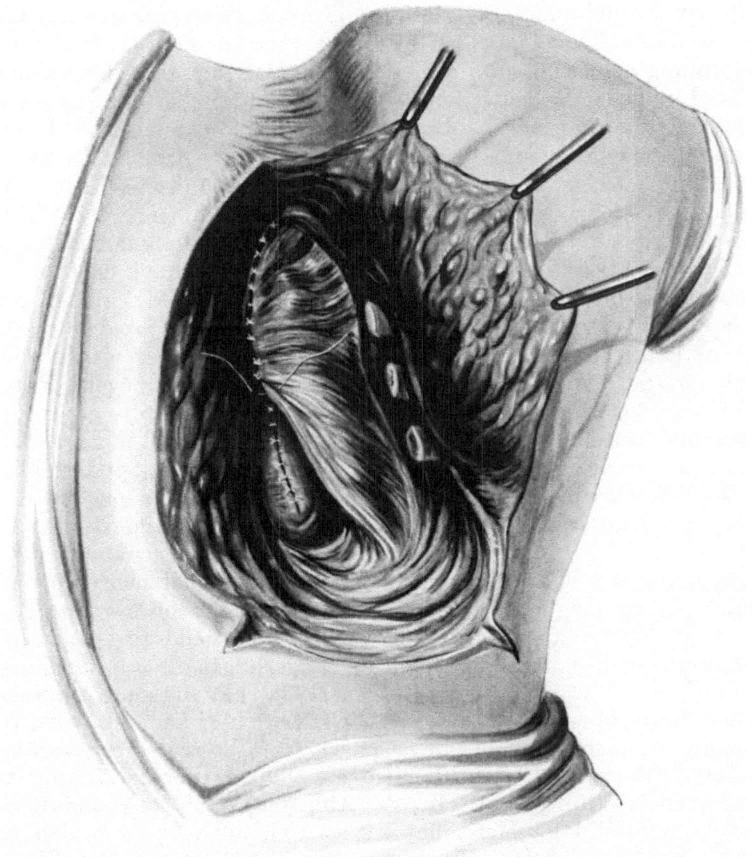

Abb. 275. Verschluß einer Gitterlunge nach LEBSCHE. 4. Das Brustfell wird über die Einstülpungsnaht herübergezogen und dient als dritte Nahtreihe zum weiteren Verschluß.

werden mit dem einfachsten operativen Verfahren auszukommen. Die einfachste Methode ist die Übernähung oder Umstechung in Gestalt einer Tabaksbeutelnaht nach Anfrischung der Umgebung der Fistel. Dazu soll aber nicht geraten werden, da fast immer nach Durchschneiden der Fäden eine Wiederkehr der Fistel eintritt, da das Gewebe, wie schon oben erwähnt, unter Spannung steht. Deshalb muß allen Eingriffen zunächst eine entspannende Operation vorausgehen. Da die Spannung durch die Verwachsungen mit dem Rippenfell und durch starke Pleuraschwarten verursacht sind, so ist es zweckmäßig, hier zunächst günstigere Verhältnisse zu schaffen. Das Vorgehen im einzelnen ist folgendes:

Ein kleiner Eingriff kann gut in örtlicher Betäubung bzw. in Leitungsanästhesie, im Bereich der nächst höheren und tieferen Zwischenrippennerven durchgeführt werden. Seltener braucht man eine Allgemeinnarkose. Bei kleinen Fisteln genügt unter Umständen die intravenöse Verabreichung von Eunarkon oder von Evipan. Man umschneidet zunächst einen geeigneten Hautlappen mit oberem oder hinterem Stiel. Dieser Hautlappen schließt am besten die Fistel ein. Seine Größe muß sich nach der Größe und Ausdehnung der Fistel richten. Der Haut- bzw. Hautmuskellappen wird scharf abgelöst und zunächst einige Rippen, meist zwei oberhalb und unterhalb der Fistelöffnung, in größerer Ausdehnung entfernt, so daß jetzt schon eine gewisse Entspannung in der weiteren Umgebung der Fistel zu verzeichnen ist. Bei einer einzelnen Fistelöffnung geht man nun auf diese zu. Man umschneidet nach GARRÈ das die Fistel umgebende Schwielengewebe spindelförmig. Dadurch erhält man die Möglichkeit, die schwieligen Ränder der Fistelumgebung mit durchgreifenden Nähten so über der Fistel zu verschließen, daß auch beim Pressen keine Luft mehr zum Vorschein kommt. Nun wird die verschlossene Fistel mit dem umgebenden Schwielengewebe in das Lungengewebe hineingedrückt und darüber mit durchgreifenden Nähten die durch die Umschneidung der Fistel entstandene Öffnung in der Schwarte verschlossen. Selbstverständlich darf man nicht beim Umschneiden der Fistelöffnung in die freie Brusthöhle hinein geraten. Der Hautlappen wird nach Übernähung der Fistelöffnung wieder an seinen Platz gelegt und mit einigen Lagerungsnähten befestigt. Tief eingezogene, in ihrer Umgebung stark vernarbte und von dünner Haut überzogene Fistelöffnungen findet man am häufigsten nach vorausgegangener Entfernung einer oder mehrerer Rippen und sekundärer Heilung einer ausgedehnten Lungenverletzung oder Vereiterung. In solchen Fällen kann kein einfacher Hautlappen gebildet werden. Hier ist vielmehr das Vorgehen insofern anders, als zunächst in dem Narbengewebe eine Umschneidung der Fistel, wie eben geschildert, mit Einstülpung des Narbengewebes vorausgeschickt wird. Da eine Vernähung der durch die Umschneidung der Fistel entstandenen Schwielenwunde meist wegen der großen Spannung nicht möglich ist, so muß darauf verzichtet werden. Zur Deckung wird aus der Umgebung ein Hautmuskellappen gebildet, der auf die vernähte Fistelöffnung gelegt und durch einige Lagerungsnähte an den angefrischten Hauträndern befestigt werden. LEZIUS (1938) hat diesen Grundsatz auch auf die Gitterlunge übertragen (s. S. 396). Oft tritt hier keine primäre Heilung ein, es kommt vielmehr zu allerdings meist nach kurzer Zeit vorübergehenden harmlosen Eiterungen, bis schließlich ein völliger Verschluß eintritt.

Die oben erwähnte Gitterlunge (Abb. 392) erfordert grundsätzlich dieselbe operative Behandlung. Meist handelt es sich auch hier um den Erfolg einer sekundär geheilten großen Brustwand-Lungenverletzung oder Eiterung.

I. Das Verfahren von LEBSCHE zum Verschluß der Gitterlunge. Für größere und mehrfache Fisteln empfiehlt SAUERBRUCH wegen der Gefahr der Reflexstörung bei der Berührung der Bronchialschleimhaut Allgemeinnarkose. Die Operation der Gitterlunge ist von LEBSCHE (1925) zu einem typischen Eingriff ausgearbeitet worden.

Da größter Wert auf primäre Heilung gelegt wird, wird zunächst der fisteltragende Teil mit kochsalzgetränkten Mulltupfern ausgelegt, so daß der aus den Fisteln austretende Inhalt in keine Berührung mit den frischen Operationswunden kommen kann. Dann wird das Narbengewebe am Rand der gesunden Haut umschnitten (Abb. 272). Der Narbenhautrand wird mit Klemmen gefaßt und hochgezogen (Abb. 273). Beim Tieferdringen versucht man zunächst das Brustfell zu erreichen. Das ist infolge der häufig starken Verschwartung meist nicht leicht. Unter Umständen müssen die benachbarten Rippenstümpfe gekürzt werden. Dadurch wird auch das Auffinden des Brustfelles erleichtert. Außerdem wird die Umgebung entspannt (Abb. 274). Das umschnittene Narbengewebe wird allmählich in die Lunge hinein verfolgt. Man hält sich zwischen dem Narbengewebe und dem gut erkennbaren Organgewebe. Dabei ist die Blutung gering und erst, wenn man sich den Bronchialfisteln nähert, wird sie lebhafter. Ist man in der Nähe der Bronchialfisteln angekommen, so hört die weitere Ablösung auf. Während mit den Klemmen die Ränder des umschnittenen, die

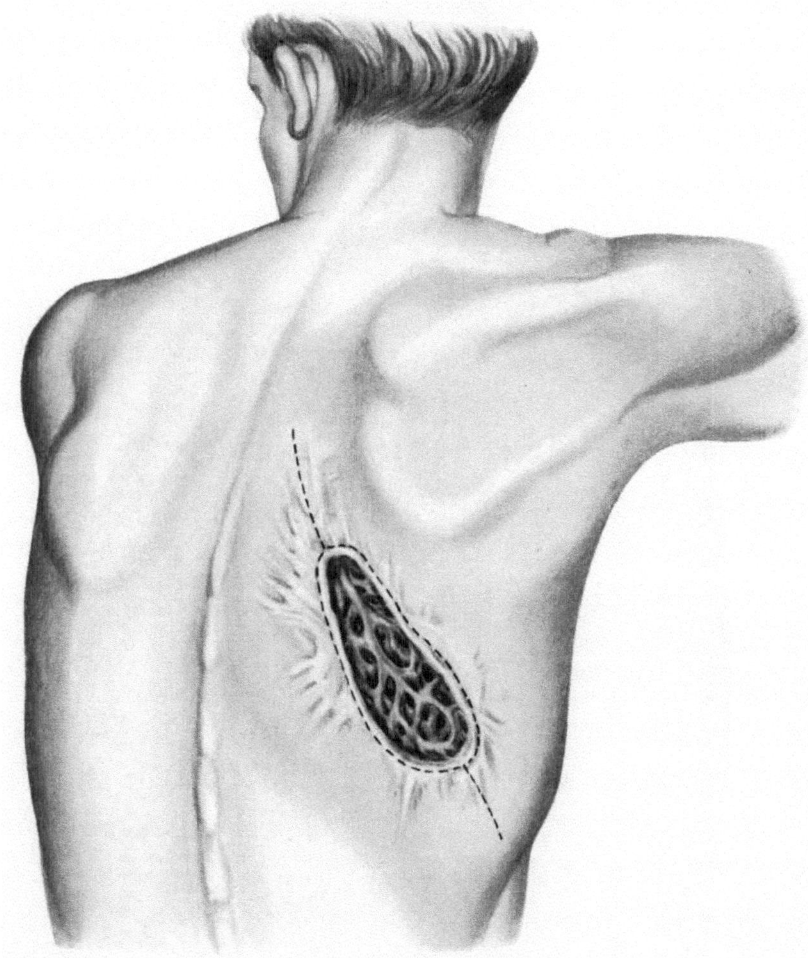

Abb. 276. Verschluß einer Gitterlunge im rechten Unterlappen nach LEZIUS. 1. Die Weichteilwunde ist umschnitten entsprechend der punktierten Linie. Zur Bildung von großen Hautlappen ist oben und unten je ein Schnitt aufgesetzt.

Fistelmündungen enthaltenden Gewebes angehoben werden, wird nun der obere Teil dieses Gewebes bis in das Lungengewebe hinein gespalten (Abb. 274). An dieser Stelle wird die erste Verschlußnaht gelegt, während die hochgehobenen überstehenden Narbenränder allmählich abgeschnitten werden (Abb. 274). Die Nähte werden so gelegt, daß die durch das Abtragen der Schwielenränder angefrischten Wundränder gut aneinander gelagert werden. Man geht am besten schrittweise mit dem Abtragen und gleich folgender Naht von oben nach unten vor, um nicht in die Gefahr zu kommen, zu viel von dem Wundrand abzutragen und damit die folgenden Nähte unter Spannung zu setzen. Ist die

Wunde vollständig geschlossen, so wird zunächst durch eine zweite Nahtreihe das benachbarte Lungengewebe über der ersten Naht vereinigt. Darüber kommt schließlich eine Naht der Brustfellblätter (Abb. 275). Alle Nähte sind feinste Seidenknopfnähte, die möglichst eng gelegt werden sollen. Die Nähte bilden ein kräftiges Widerlager, auch wenn in der kleinen, durch das Zusammenfallen des

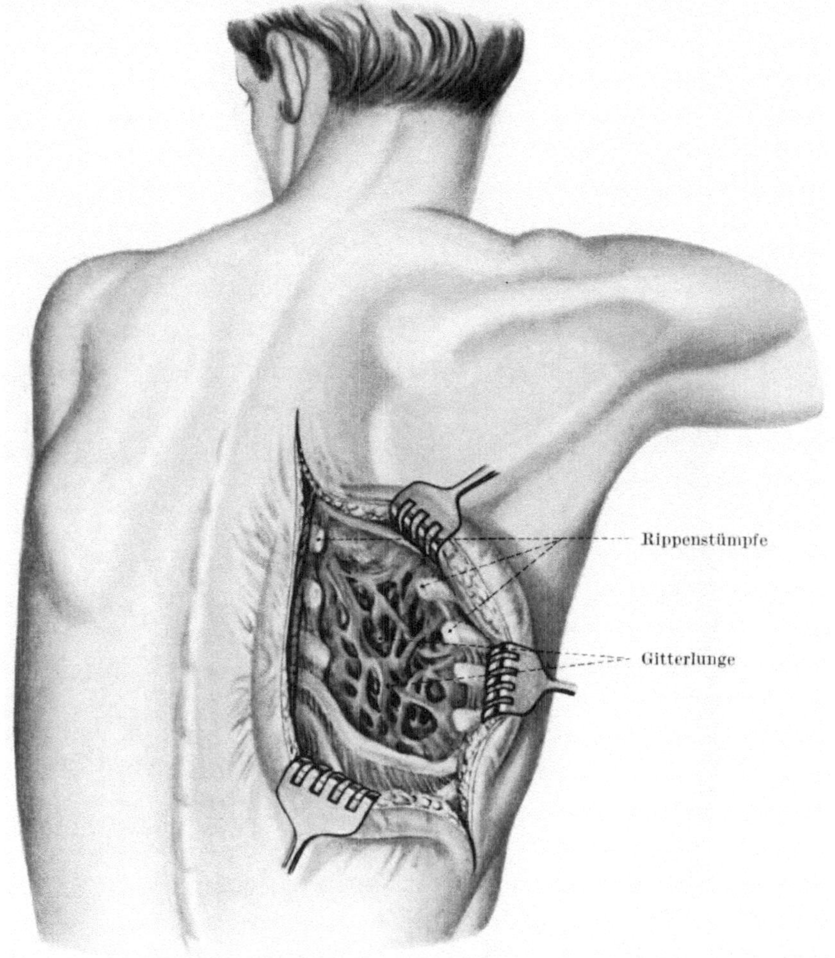

Abb. 277. Verschluß einer Gitterlunge im rechten Unterlappen nach LEZIUS. 2. Die Haut ist weitgehend unterminiert und die Rippenstümpfe freigelegt, auch die regenerierten Rippen.

Narbengewebes entstandenen Höhle trotz reichlicher Morphiumgaben eine starke Drucksteigerung infolge von Reizhusten eintritt. Die Wunde wird durch einen Fettmuskellappen gedeckt. Für 1—2 Tage wird die äußere Wunde dräniert. Der Verlauf und der Erfolg dieses oft recht beträchtlichen Eingriffes ist gut. Häufig bleibt sogar eine Ansammlung von Wundsekret im Bronchialbaum aus, in anderen Fällen besteht zunächst für einige Tage zuerst blutiger, dann eitriger Auswurf.

II. Das Verfahren von LEZIUS zum Verschluß der Gitterlunge. LEZIUS (1938) hat in Erweiterung des Vorschlages von NISSEN (1932) (s. S. 323) den Verschluß großer Bronchialfisteln, insbesondere der Gitterlunge, durch einen gestielten Muskellappen empfohlen und erfolgreich in 12 Fällen durchgeführt. Die Erweiterung des von Nissen ursprünglich für den Verschluß von Resthöhlen empfohlenen Verfahrens besteht im wesentlichen darin, daß eine ausgiebige Resektion nicht nur der vorhandenen Rippenregenerate (Abb. 278) im Bereich der

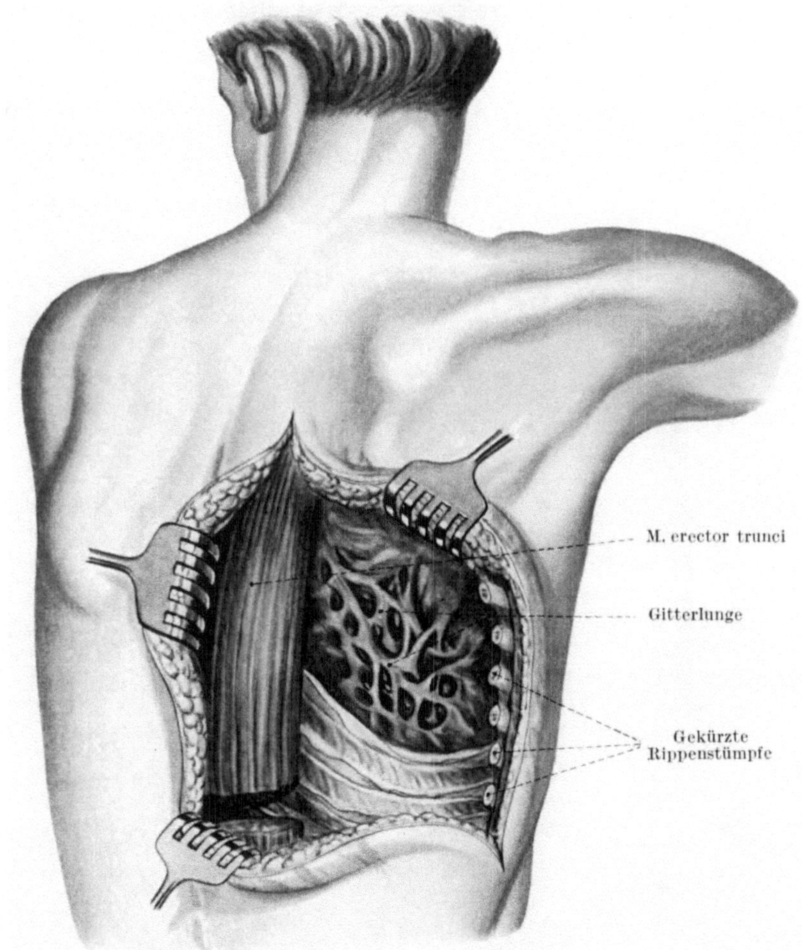

Abb. 278. Verschluß einer Gitterlunge im rechten Unterlappen nach Lezius. 3. Die Rippen sind wesentlich gekürzt, die Regenerate entfernt. Der lange Rückenstrecker ist ausgelöst und weit unten durchtrennt.

Gitterlunge, sondern in der ganzen Umgebung, d. h. etwa 7—10 cm im Umfange der Fisteln die Rippen reseziert werden (Abb. 278). Dadurch wird nach Lezius' Ansicht der Eingriff nicht gefährlicher, dagegen wird die starre Lungennarbe entspannt und besonders bei der Gitterlunge die zu deckende Fläche verkleinert. Zu dem Zweck legt Lezius zunächst unter örtlicher Betäubung der Brustwand und Schleimhautanästhesie der Gitterlunge, den Herd durch Umschneidung und Ablösung der Haut ausgiebig frei (Abb. 277). Je nachdem, welcher Muskel zum plastischen Verschluß der Gitterlunge dienen soll, wird der Weichteilschnitt nach oben, unten oder nach der Seite erweitert. Dann wird die ausgedehnte Resektion der Rippen und Rippenregenerate, wie gesagt, im Umkreis von etwa 7—10 cm der Fistelöffnungen vorgenommen (Abb. 278). Die Randschwarten werden nach Unterminierung der Hautränder weggenommen und damit gleichzeitig die Umgebung der Fistelöffnungen angefrischt. Sind wie

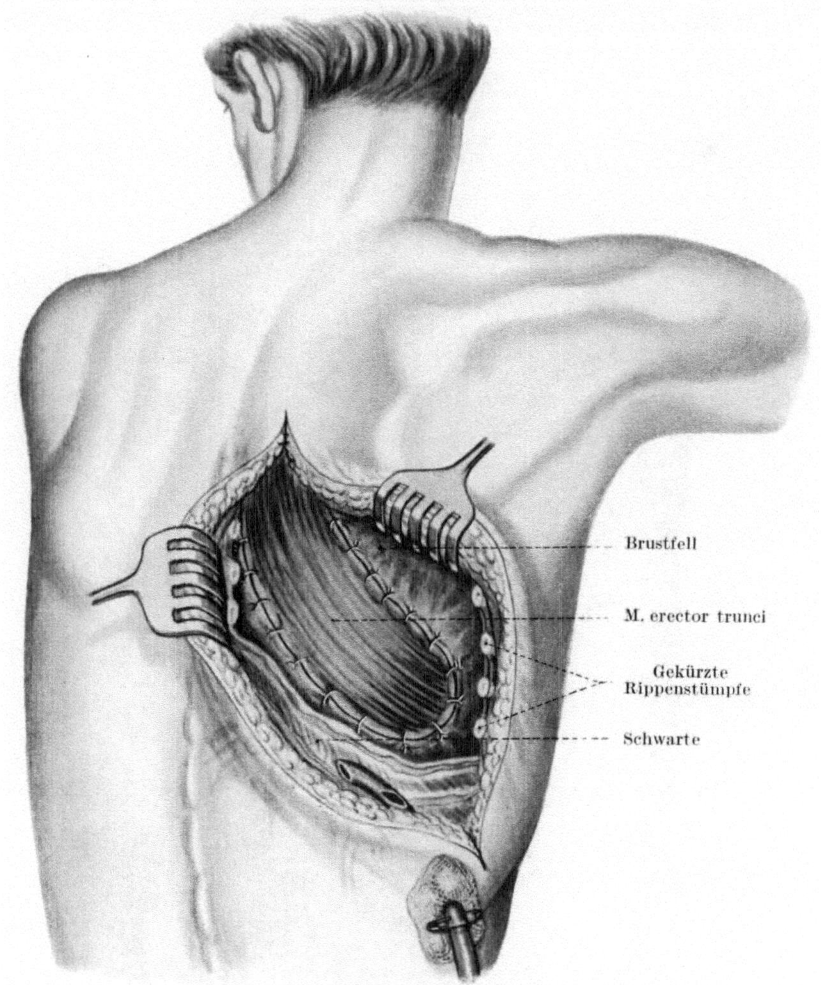

Abb. 279. Verschluß einer Gitterlunge im rechten Unterlappen nach LEZIUS. 4. Der Muskelstumpf ist in die Weichteillücke mit einer Reihe von Katgutnähten eingenäht.

bei der Gitterlunge balkenartig vorspringende Gewebsstränge vorhanden, so werden diese ebenfalls abgetragen. Auf die so angefrischte weiche Fläche wird nun der groß und dick geschnittene Muskellappen, aus dem M. erector trunci (Abb. 279) für die zwischen Wirbelsäule und Skapularlinie liegenden Fisteln, oder die Mm. serratus und rhomboideus für die seitlichen und der M. pectoralis maj. für die vorn liegenden Fisteln gelagert und festgenäht. Diese Lappen wachsen, wenn sie gut ernährt sind, allerdings oft unter heftigen Entzündungserscheinungen an. Das Schleimhautepithel der Fistel muß darunter zugrunde gehen. Entsprechend dem Entzündungsvorgang kommt es in der ersten Zeit nach dem Eingriff meist zu starkem Fieber und eiteriger oder schleimiger Sekretion. Daher muß die Wunde offengehalten bzw. dräniert werden. Die Hautdeckung ist sowieso meist nur durch einige Annäherungsnähte durchzuführen (Abb. 280). Falls sich bei einer tiefliegenden Fistel noch

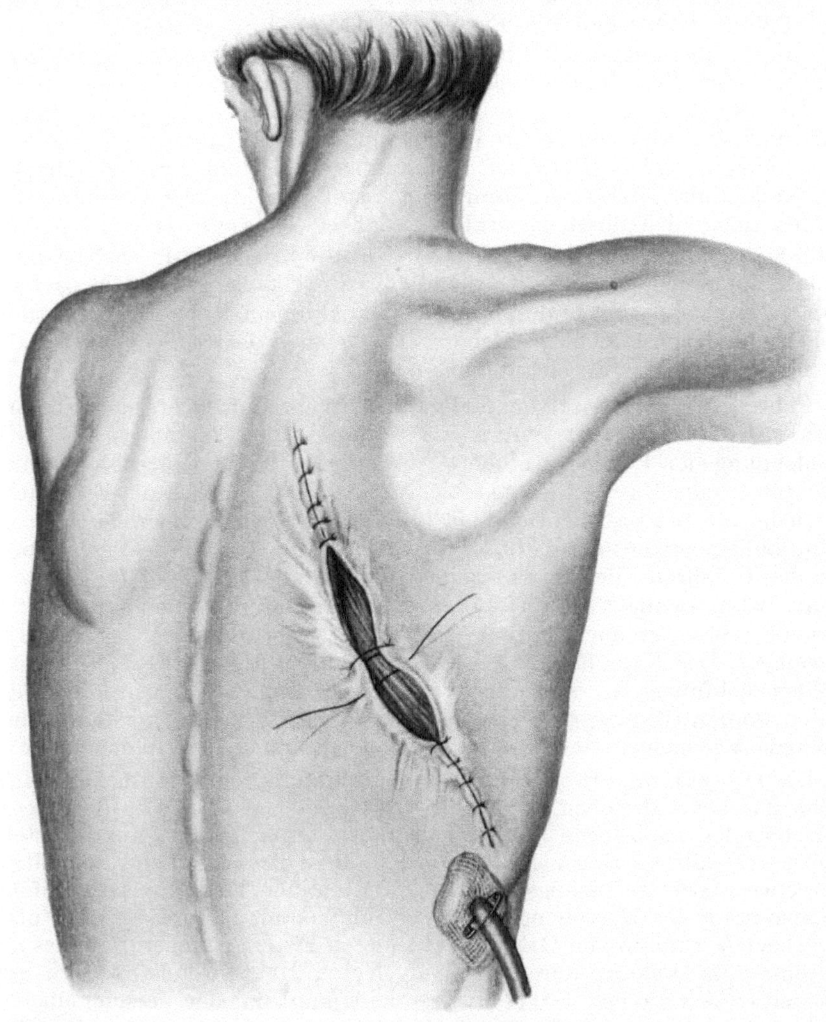

Abb. 280. Verschluß einer Gitterlunge im rechten Unterlappen nach Lezius.
5. Die Weichteilwunde wird durch einige Nähte verkleinert und dräniert.

eine eitergefüllte Höhle findet, so darf auch sie, wie das ja schon Nissen empfohlen hat, durch Einschlagen eines Muskellappens verschlossen werden. Der Heilungsverlauf ist etwas langwierig, 2—3 Monate. Ist aber die Fistel geschlossen, so bleibt sie es auch. Lezius empfiehlt neben der Verbandbehandlung die tägliche Anwendung der Kurzwellenbestrahlung. Äußere Weichteilfisteln behandelt Lezius erfolgreich mit Injektion von 20%iger Trypaflavinlösung. Das geschilderte Verschlußverfahren hat sich noch bei einer seit 5 Jahren bestehenden Fistel des Hauptbronchus nach Lungenflügelentfernung bewährt.

Wie schon oben erwähnt, können auch die mittelbaren oder Höhlenfisteln von selbst ausheilen. Man hat diese Selbstheilung der Fisteln noch dadurch zu unterstützen versucht, daß man Röntgen- und Kurzwellenbestrahlung angewendet hat, wenn der Eiter Abfluß hatte (ELLERBROEK 1933). Es ist von den verschiedenen Seiten darauf aufmerksam gemacht worden (RÜTZ 1933, BETTMAN und CROHN 1928), daß die Fisteln bei länger fortgesetzter geschlossener Dränage, aber auch nach Thorakotomie oder Thorakoplastik ausheilen können. Zur Fistelbehandlung ist aber auch eine längere Zeit fortgesetzte starke Saugbehandlung empfohlen worden (REDAELLI 1928, HART 1928, PANTON 1930), während andere die Fisteln ausheilen sahen, wenn sie die Saugbehandlung aufgaben (PERTHES). BORCHERS (1931) und TOUROFF (1935) setzen das Saugen als nutzlos aus, wenn eine Fistel besteht. Der Gegensatz der Ansichten ist wohl dadurch zu erklären, daß eine starke Saugwirkung, wie sie REDAELLI empfiehlt und wie sie andere Autoren scheinbar nach seinem Vorschlage angewendet haben, die Wände des Fistelkanales mit dem nachgiebigen Lungengewebe ansaugt und in den Fistelkanal hineinzieht. Eigene Erfahrungen stehen uns darüber nicht zu Gebote, da wir auch das Saugen bei bestehenden Fisteln als zwecklos abgelehnt haben.

Führen die konservativen Maßnahmen nicht zum Ziel, so muß auch die Höhlenfistel operiert werden, da während ihres Bestehens eine wirksame Ausdehnung der Lunge verhindert wird, und außerdem für den Kranken ein gefahrdrohender Zustand besteht. Meistens genügt nämlich die Eiterentleerung durch die äußere Fistel nicht und ein Teil des Eiters wird wieder in den Bronchialbaum aufgenommen und dadurch die andere Lunge gefährdet, ganz abgesehen von den Gefahren, die die dauernde Eiterung an sich bietet (Sepsis, Anämie, BÖHM 1930). Schließt sich die äußere Fistel und hat die innere eine Art Ventilwirkung, so kann auch einmal ein Spannungspneumothorax (BETTMAN) entstehen. Der Eiter hat oft deshalb schlechten Abfluß, weil er in fistelnden Höhlen dickflüssig ist. Daher ist von vielen Seiten Spülungsbehandlung empfohlen worden (BETTMAN). Man soll aber keine stärker wirkende antiseptische Flüssigkeit nehmen; wir vermeiden jegliche Spülung bei Höhlenfisteln.

Die Operation einer Höhlenfistel besteht im wesentlichen darin, die Höhle durch eine der oben (s. S. 286ff.) beschriebenen Thorakoplastiken zum Verschwinden zu bringen. Dann heilen, wie schon gesagt, Lungenfisteln fast immer aus, falls es sich nicht um eine größere Bronchialfistel handelt. Diese verkleinern sich erfahrungsgemäß auch nach der Thorakoplastik infolge der Entspannung der Umgebung. Ihr Verschluß kann dann nach dem oben angegebenen Verfahren von GARRÈ bei kleineren Fisteln gelingen, wenn es möglich ist, eine gute Deckung durch den aufgelegten Hautmuskellappen zu erzielen. Handelt es sich um eine Gitterlunge, so kommt nur der Versuch einer gleichzeitigen Operation nach LEBSCHE (1925) dann in Frage, wenn die Thorakoplastik einzeitig ausgeführt wird, so daß die Möglichkeit einer Bedeckung der eingestülpten Fistelöffnung durch einen gut ernährten Hautmuskellappen besteht. Handelt es sich um eine sehr ausgedehnte Höhle, die in mehrfachen Sitzungen geschlossen werden muß (s. S. 287), so wird man den Eingriff an der Fistel erst dann einschieben, wenn eben die Möglichkeit einer wirksamen Hautbedeckung vorhanden ist, d. h. also die Fisteloperation in die letzte Sitzung verlegen.

ε) Die Eingriffe bei der Aktinomykose der Lunge.

Der Strahlenpilz kann auf verschiedenen Wegen in die Lungen gelangen, 1. unmittelbar durch die Luftwege, 2. über den Umweg durch den Oesophagus (KOCH).

Dieser letztere Weg scheint wesentlich häufiger zu sein. Die Oesophaguswand wird durchbrochen. Das Granulationsgewebe dringt in das Mediastinum und von hier in die Lunge ein durch unmittelbares Fortschreiten, ohne Benutzung der Lymphwege. Wie es ja überhaupt bekannt ist, daß auch die Lymphknoten vom Strahlenpilz verschont werden.

3. Selten findet der Pilz auf dem Blutwege Verbreitung. 4. Auch durch eine Stich- oder Schußverletzung wäre das Eindringen von Strahlenpilzen in die Lunge ohne weiteres möglich, entsprechend den Beobachtungen von BOYKSEN (1930), der Aktinomykose als Späterscheinung zu Kriegsschußverletzungen im Rumpfbereich gesehen hat. In einem Falle waren Kleiderfetzen mitgerissen, im anderen war der Dünndarm mitverletzt worden. Der metastatische Weg führt zu Erkrankungen mit schlechtester Prognose, da in allen Organen Herde entstehen können. Wie schon gesagt, durchwächst das aktinomykotische Granulationsgewebe die Organe fortschreitend und bildet daher in der Lunge ausgedehnte Herde, die meist von der Pleura hereindringen, die Lunge durchwachsen, die Pleura auf der anderen Seite erreichen, an irgendeiner Stelle in die Brustwand hineinwachsen und hier oft in Form von fistelndem Granulationsgewebe an der Oberfläche zum Vorschein kommen. Das in breiten Zügen die Brustwand durchwachsende Granulationsgewebe kann daher, weil leicht zerfallend und stark Gewebsflüssigkeit absondernd, sich über die Hautoberfläche ausbreiten, so daß es von einem Tumor, etwa einem weichen Sarkom, nicht zu unterscheiden ist. Es findet sich ein anderes Bild, als wir es bei der zervikofazialen Aktinomykose mit derben, von Fisteln durchsetzten, stark entzündlich geröteten Granulationsgewebe gewohnt sind. Gelingt es Gewebsflüssigkeit aufzufangen, so können typische Drusen festgestellt werden. Häufig gelingt es aber nicht, zum mindesten nicht sicher. Dann ist es am besten ein kleines, oberflächliches Gewebsstück mit einem Scherenschlag zur mikroskopischen Untersuchung zu entfernen. Die Diagnose wird fast immer bei der Lungenaktinomykose zunächst auf Tuberkulose gestellt, da meist eine Bronchitis besteht, da sich ausgedehnte Schwarten bilden und der Brustkorb sich über dem Herd durch Schrumpfung der Schwarten einzieht. Die Schrumpfung kann bei ausgedehnter Lungenerkrankung den ganzen Brustkorb beteiligen. So nimmt der diagnostische Fehler nicht weiter wunder. Auch das Mittelfell und das Zwerchfell können beteiligt sein. Die Diagnose wird meist erst dann gestellt, wenn die Brustwand von dem Granulationsgewebe durchwachsen ist und Fisteln entstehen. Im Sputum sind Drusen nur sehr selten zu finden. Auch das Röntgenbild läßt meist im Stich, da fast immer nur eine nicht kennzeichnende Verschattung besteht. Differentialdiagnostisch kommt neben der Tuberkulose auch noch das Karzinom in Frage. Bei Kindern unter 15 Jahren ist die Erkrankung selten (FIGI 1931). Nach NEUBER (1935) ist die Komplementbindung und die Agglutinationsprobe unzuverlässig. Er hält aber eine spezifisch allergische Hautreaktion mit polyvalenter Aktinomykosevakzine für sicher. Die Behandlungsmöglichkeiten sind, soweit die Chirurgie in Frage kommt, bei der Lungenaktinomykose sehr gering. Es ist möglich, greifbare Herde durch Auskratzen zu entfernen. Da die Herde bei der Lungenaktinomykose nicht ohne weiteres erreichbar sind, so muß meist eine längere Behandlung mit inneren Mitteln vorausgehen, besonders wenn das Allgemeinbefinden schlecht ist, so daß ein großer chirurgischer Eingriff, der es ermöglicht durch Resektion mehrerer Rippen an einen Herd heranzukommen, nicht ausgehalten werden kann. Durch gute Pflege und reichliche Ernährung, durch reichliche Jodkaligaben bis zu 10 und 12 g p. die, und durch Röntgenbestrahlung kann es gelingen, den Patienten so weit zu bessern, daß ein größerer Eingriff ausgeführt werden kann oder die Erkrankung so weit an die Oberfläche zu bringen, daß man ohne große operative Vorbereitung den Herd erreichen kann. Abgesehen von den erwähnten Heilmitteln sind noch zahllose andere empfohlen worden. Meist werden die

Mittel mit Jod und Röntgenbestrahlung zusammengegeben (BAUMECKER 1936). So hat PAYR (1933) eine Autovakzine in dieser Zusammenstellung erfolgreich angewendet. Ebenso CROVERI (1934), LUTEJEV und DMITRIEV haben Autolysate des Actinomyces bov. (BOSTRÖM) angewendet. NEUBER empfiehlt ein Goldpräparat, spezifische Vakzine und ein Rekonvaleszentenserum. CORNIOLEY und FISCHER (1928) geben ein radioaktives Serum intravenös. Die Jontophorese haben BEHDJET und SCHEREFEDDIN (1927) angewendet. Auch WASSMUND (1936) hatte Erfolg damit. TAUNER (1936) hat aus Lymphknoten, die, wie schon oben erwähnt, bei der Aktinomykose nicht erkrankten, einen Auszug hergestellt, der injiziert gute Erfolge brachte. Auch THÖNE hat damit Besserungen beobachtet. Die Röntgenbestrahlung (STEYERDAHL 1919, ZWERG und WISSMANN 1931, BREMSER 1933, KEYSER 1936, KUHLMANN 1937) muß nach FRIED (1935) entsprechend der Besonderheit des infiltrierenden Prozesses mit besonderer Technik ausgeführt werden. Verschiedene Chirurgen haben sich dahin geäußert, daß die Röntgenstrahlenbehandlung bei der zerviko-fazialen Form günstig, bei der thorakalen ungünstig ist (JÜNGLING 1930, GOETTSCH 1930, KEYSER 1936).

Von chirurgischer Seite sind genauere Vorschriften nicht gemacht worden, aber wohl auch kaum zu machen. Erfolge sind von GARRÈ, SAUERBRUCH, v. TEMPSKY (1928) mitgeteilt worden. SCHWEIZER (1929) hat ausgedehnte Rippenresektion empfohlen und rücksichtsloses Ausschneiden der Schwarten und Teile des erkrankten Lungengewebes. GLASER (1929) hat bei einem scheinbar ziemlich umschriebenen Erkrankungsherd, der mit dem Mittelfell im Zusammenhang stand, die Fistelgänge breit gespalten, die 4. Rippe teilweise entfernt, die Fistel ausgekratzt und dann mit Jodkali weiterbehandelt. v. TEMPSKY (1928) berichtet über 1 Fall aus der KÜTTNERschen Klinik, der mit einer ausgedehnten Thorakoplastik, durch reichlich Jodkali und einer Nachbestrahlung mit hohen Dosen behandelt und nach dreijähriger Beobachtung als geheilt bezeichnet werden durfte.

Es wird eben bei der Lungenaktinomykose immer darauf ankommen, die Diagnose bzw. die Differentialdiagnose gegenüber der Tuberkulose so rechtzeitig zu stellen, daß der Kranke sich noch in einem Zustande befindet, der einen größeren operativen Eingriff erlaubt. Hängt der Herd, wie wohl in der Mehrzahl der Fälle, mit der Brustwand zusammen, so wird man nach ausgedehnter Rippenresektion das erkrankte Lungengewebe in mehreren Sitzungen entfernen müssen und erst, wenn man die Überzeugung hat, daß der Grund von gesundem Granulationsgewebe gebildet wird, darf die Behandlung abgebrochen werden. Findet man keine Pleuraverwachsungen, sondern einen einzelnen, auf die Lunge beschränkten Herd, so bestünde immerhin noch die Möglichkeit einer Lungenlappenresektion, besonders wenn der Herd im Unterlappen sitzt. In Fällen, in denen bereits ein Durchbruch nach außen erfolgt ist, wird der Allgemeinzustand immer stark beeinträchtigt sein, so daß Versuche eines chirurgischen Eingriffes nur mit größeren Pausen durchgeführt werden dürfen und sich auf teilweises Auskratzen des erkrankten Herdes beschränken müssen. Oder man wird auf die chirurgische Behandlung entweder ganz oder vorläufig verzichten müssen, um durch gute Pflege und Ernährung den Allgemeinzustand zu bessern, bei gleichzeitiger Behandlung mit Medikamenten und Röntgenbestrahlung.

c) Die Eingriffe beim Lungenechinokokkus.

In den Ländern, in denen der Echinokokkus häufiger vorkommt, z. B. Sardinien, Sizilien, Dalmatien, gewisse Teile von Süddeutschland, steht der Lungenechinokokkus, was den Sitz im Körper betrifft, an zweiter Stelle.

Der Infektionsweg geht nach DELITALA (1927) etwa unmittelbar durch die Atmungsorgane, vermittelt durch den Staub, der Reste von Hunde- und Schafkot enthält. Das geschieht hauptsächlich in den heißen Ländern. Die Taenieneier entwickeln sich aber auch inner- und außerhalb des Verdauungsrohres. In schlechtem Klima sind die Eier klein (ANTONOUCCI) und gelangen durch die Kapillaren der Leber in die Lunge. Andererseits können sie auch durch die Chylusgefäße (NEISSER) vom kleinen Kreislauf in die Leber und von hier aus durch das Zwerchfell in die Lunge gelangen, während nach DÉVÉ auch vom Duodenum aus die Eier in die Pfortader und Leber oder in die Kava und Lunge gelangen. Der Lungenechinokokkus tritt meist vereinzelt auf (BOTREAU-ROUSSEL 1931), seltener mehrfach (ROCHER und GUILLERMAIN 1928). Andererseits findet sich neben dem Lungenechinokokkus auch Leber und Milz beteiligt (DONOVAN 1931, LEWIT 1933, BAZLOV 1936). Pathologisch-anatomisch wird die Lunge meist verhältnismäßig wenig verändert (CONSTANTINI und CURTIDLET 1935) und oft wird der Echinokokkus zufällig gefunden. Eine größere Zyste verursacht aber doch gelegentlich Atelektasen und eine gewisse Sklerose in der Umgebung (COPELLO 1929). Der Aufbau des Echinokokkus zeigt die übliche Schichtung. DELITALA hebt hervor, daß zwischen der eigentlichen Schale und der bindegewebigen Außenschicht eine Zone eosinophiler Zellen sich befindet als Ausdruck einer örtlichen Immunität.

Die Lungenechinokokken können, wie gesagt, jahrelang völlig unbemerkt bleiben. Es gibt aber auch Fälle, die ganz akut unter sehr heftigen Erscheinungen verlaufen (GREPPI, SCOTTI-DOUGLAS 1931) und entweder nach Durchbruch in den Bronchialraum zur Ausheilung kommen oder aber einen bösartigen Verlauf nehmen dadurch, daß eine Blutung oder eine Infektion eintritt. Die zentral gelegenen Echinokokken haben häufig die Neigung zum Durchbruch. Zunächst wird ein Bronchus durch Drucknekrose eröffnet, dann erfolgt die Entleerung. Seltener ist der Durchbruch einer Echinokokkusblase in die Brusthöhle. Sie kommt scheinbar häufiger vor nach vorherigem Durchbruch in den Bronchialbaum, so daß schließlich ein Spontanpneumothorax (ANDERSON 1927) mit Bronchusfistel als Spätkomplikation beobachtet werden kann (DELITALA, DÉVÉ). Die Krankheitserscheinungen des geschlossenen Lungenechinokokkus sind spärlich. Machen sie überhaupt Erscheinungen, trockener Husten, nur geringe Schmerzen, so scheint außerdem gelegentliches Blutspucken vorzukommen. Außerdem verursachen größere Echinokokken chronische Bronchitiden, auch Bronchopneumonien. Bricht der Lungenechinokokkus in den Bronchialbaum durch, so findet man gelegentlich im Sputum Tochterblasen, die nach MAKKAS beim Lungenechinokokkus viel seltener sind als beim Leberechinokokkus, oder wenigstens Schalenreste. Dann wird die Höhle infiziert und man findet eiteriges Sputum. Die Diagnose gründet sich, abgesehen von den geringen physikalischen Erscheinungen, die die Zysten hervorrufen, wenn sie nicht gerade oberflächlich sitzen, im wesentlichen auf das Röntgenbild. Das Röntgenbild zeigt im allgemeinen einen scharf begrenzten runden oder ovalen Schatten bei den geschlossenen Formen. Die Zyste sitzt häufig in der Peripherie, seltener in der Hilusgegend. Die Zysten unterscheiden sich nicht von Zysten anderer Natur. Nach Durchbruch kann die Zyste einen Flüssigkeitsspiegel aufweisen. Ist das umgebende Gewebe durch Druck und Entzündung verändert, so findet man auch eckige und unregelmäßige Formen (SPASSOKUKOCKIJ 1925, TONELLI 1926, RUSZYNSKI 1931).

Allerdings gibt es auch die verschiedensten Arten von Lungenzysten, meist angeborener Natur, die sich auch röntgenologisch nur schwer von Echinokokkenzysten trennen lassen, besonders wenn es sich um einzelne Zysten handelt, wie sie als angeborene Mißbildungen und mit Bronchial- oder Alveolarepithel ausgekleidet, vorkommen (SAUERBRUCH 1926, SERGENT, DURAND, KOURILSKIJ und PATALANU 1933, KJAEGAARD 1935, SCHENCK 1937, KING und HARRIS 1937). Die Diagnose stützt sich dann weiter auf die bekannten Reaktionen nach WEINBERG (Komplementbindung) und CASONI (Intrakutanreaktion). Beide Methoden scheinen unzuverlässig (SPASSOKUKOCKIJ 1925, ABADIE 1931, MAKKAS

1931, GENNES 1931, SMIRNOV 1933, POP, MURESAN und NANA 1935). Sie werden auch oft erst nach dem Durchbruch positiv. Dagegen scheint eine erhöhte Eosinophilie in der großen Mehrzahl der Fälle nachweisbar zu sein (bis 16%).

Beim Lungenechinokokkus spielt augenscheinlich der Sitz der Zyste insofern eine gewisse Rolle, als von den verschiedensten Autoren darauf aufmerksam gemacht wird, daß die zentral gelegenen zumindest längere Zeit konservativ behandelt werden können (DÉVÉ 1911, COPELLO 1929, VICENTINI 1930, ABADIE, POP, MURESAN und NANA 1935). Die zentral sitzenden neigen während dieser konservativen Behandlung häufig zum Durchbruch in den Bronchialbaum, der unter stürmischen Erscheinungen einhergeht, aber auch bei völliger Entleerung häufiger zur Selbstheilung zu führen scheint. Tritt keine völlige Entleerung auf natürlichem Wege ein und bleiben Reste der Zyste zurück oder ist infolge längeren Bestehens die Kapsel und die bindegewebige Reaktion des Lungenbettes so stark, daß sie nicht bald zusammenfällt, so infizieren sich die Zystenreste und es bleiben die Erscheinungen einer Lungeneiterung im Sinne einer chronischen Bronchitis oder eines Abszesses zurück. Gefährlich wird der infizierte Zystenrest, wenn er sich allmählich der Lungenoberfläche nähert und schließlich in die Brusthöhle durchbricht und ein Empyem hervorruft. Daher müssen vereiterte Zysten, auch wenn sie in der Tiefe des Lungengewebes sitzen, operiert werden.

Sind die Brustfellblätter verklebt, was bei den tiefliegenden Herden meist nicht der Fall sein wird, so kann die Eröffnung ohne weitere Vorbereitung durch das allmähliche Eindringen in die Lunge durch die verklebten Pleurablätter hindurch im Sinne einer Pneumotomie am besten mit dem schwachglühenden Glüheisen oder mit dem Diathermiemesser vorgenommen werden. Je tiefer der Herd sitzt, desto breiter muß der Kanal, den man dann zweckmäßigerweiße in mehreren Sitzungen immer weiter vertieft, angelegt werden, bis man schließlich die Höhle erreicht.

Lassen sich nach Anlegung des Brustwandfensters keine Verklebungen der Pleurablätter erkennen, so tritt hier das Verfahren von SAUERBRUCH beim Lungenabszeß in wirkungsvoller Weise in Kraft, d. h. es wird zweizeitig operiert. Nach Entfernung mehrerer Rippen wird ein Plombenbett zurecht gemacht, die Plombe eingelegt und die Weichteile darüber wieder verschlossen. Die drei von SAUERBRUCH beobachteten Möglichkeiten der weiteren Behandlung sind beim vereiterten Lungenechinokokkus gegeben (s. S. 338). Auch MAKKAS und KURIAS (1931), die sonst grundsätzlich, auch wenn keine Verwachsungen der Brustfellblätter bestehen, einzeitig vorgehen, operieren beim vereiterten Lungenechinokokkus zweizeitig. Nach Herausnahme der Zystenwand wird die Lungenhöhle ausgetrocknet und tamponiert. Von den verschiedensten Seiten ist das Austrocknen mit 1%iger Formollösung empfohlen worden.

Die in der Nähe der Oberfläche gelegenen Echinokokkuszysten, die keine Neigung zum Durchbruch in den Bronchialbaum besitzen, sollen nach der Ansicht der meisten Chirurgen operiert werden, und zwar ziehen viele Chirurgen die einzeitige Operation auch dann vor, wenn keine Pleuraverklebungen oder Verwachsungen vorhanden sind (VICENTINI 1930, MAKKAS und KURIAS 1931, ABADIE 1931, BIRD). Meist scheint ohne Überdruck operiert zu werden, während SAUERBRUCH und LEWIT und SPASSOKUKOCKIJ Überdruck empfehlen. Andere operieren auch den nicht vereiterten oberflächlichen Lungenechinokokkus zweizeitig, d. h. auch hier werden zunächst unter Anwendung einer Plombe oder einer Tamponade die Pleurablätter zur Verwachsung gebracht (SAUERBRUCH 1926, VALDONI 1933, TARQUINII 1935).

SAUERBRUCH hat die Erfahrung gemacht, daß zwar die Auslösung der Echinokokkenblase auch aus der freien Pleurahöhle technisch keine Schwierigkeiten macht. Die Blase reißt aber sehr leicht ein, die Brusthöhle wird mit dem Zysteninhalt überschwemmt und es kann durch die Resorption des Zysteninhaltes eine tödliche Vergiftung eintreten (Anaphylaxie).

SAUERBRUCH empfiehlt daher folgenden zweizeitigen Eingriff: Zunächst wird in örtlicher Betäubung eine ausgedehnte Rippenresektion gemacht und damit die knöcherne Brustwand über dem Erkrankungsgebiet entfernt. Ist der Brustfellraum frei, so wird unter allen Umständen, auch wenn die Zyste nicht infiziert ist, eine Plombe in Ausdehnung des Rippenfensters extrapleural eingelegt. Nach 4—6 Wochen sind mit Sicherheit genügende Verwachsungen gebildet, so daß durch das Lungengewebe gegen die Zyste vorgedrungen, die ganze Blase ausgelöst und entfernt werden kann. Eine Tamponade oder das Annähen der Lunge in das Brustfellfenster wird nicht mehr ausgeführt. Bestehen Verwachsungen, so dringt auch SAUERBRUCH unmittelbar nach der Rippenresektion sofort gegen die Zyste in die Lunge ein unter sorgfältiger Blutstillung durch Unterbindung, Verschorfung oder Tamponade aller Gefäße. Das einzeitige Vorgehen ist bei oberflächlichen Zysten, falls Verwachsungen der Brustfellblätter bestehen, fast selbstverständlich.

MAKKAS beschreibt es folgendermaßen: Hat er die größte Nähe der Zyste im Verhältnis zur Oberfläche bestimmt (sie entspricht der Mitte des kugeligen oder ovalen Schattens), so entfernt er zunächst subperiostal ein kurzes Rippenstück an dieser Stelle. Dann spaltet er mit großer Vorsicht das hintere Periost, überzeugt sich, daß Verwachsungen da sind, und dringt nun ganz allmählich gegen die Zystenwand vor. Ist sie freigelegt, so wird sie breit eröffnet. Die Blutung aus der Lunge ist dabei gering. Im Augenblick der Eröffnung tritt häufig ein Hustenanfall ein durch Eindringen von Zysteninhalt in den Bronchialbaum, falls wie meist Bronchien in die Höhle einmünden. Da sich der Zysteninhalt aus der Öffnung rasch entleert, geht der Hustenanfall rasch zurück. Die Erstickungserscheinungen, die von anderer Seite befürchtet worden sind, hat MAKKAS nie gesehen. Durch den Hustenanfall wird oft in vorteilhafter Weise der entleerte Zystensack durch die Wunde nach außen befördert. Geschieht das nicht, so wird der Zystensack gefaßt, aus der Wunde herausgezogen und die Lungenhöhle mit Tupfern getrocknet. MAKKAS schließt die primäre Naht an. Durch Katgutknopfnähte wird das Loch in der Lunge dicht geschlossen, ebenso wird darüber Muskulatur und Haut lückenlos genäht.

Eine Dränage bis an die Lungennaht mit einem dünnen Gummirohr war nur selten notwendig. Auch in den Bronchus durchgebrochene Zysten sind durch Naht erfolgreich verschlossen worden. Werden bei dem Einschnitt in das hintere Periost keine Verwachsungen gefunden, so wird trotzdem mit einem kleinen Einschnitt (3—5 cm) die Brusthöhle eröffnet, so daß die Luft langsam einstreichen kann. Häufig findet nun der eingeführte Finger in nächster Nähe die gesuchten Verwachsungen. Dann wird die kleine Brustfellwunde genäht und wenn nötig, dem Sitz der Verwachsung entsprechend, die Eröffnung der Zyste an dieser Stelle vorgenommen. Dazu muß unter Umständen von derselben Rippe ein weiteres Stück oder eine nächst höhere oder nächst tiefere Rippe teilweise entfernt werden. Die Eröffnung der Zyste erfolgt dann im Bereich der Verwachsung, wie oben beschrieben, durch einen größeren Einschnitt zur Begünstigung der raschen Entleerung. Findet der eingeführte Finger keine Verwachsungen, so wird zunächst die Zyste durchzutasten versucht. Die geschlossene Zyste ist prall gespannt, die durchgebrochene oder vereiterte zeigt ein derbes infiltriertes Lungengewebe in der Umgebung. Entspricht der Einschnitt der Lage der Zyste in der Lunge, so wird nun mit äußerster Vorsicht die Lungenoberfläche mit feinsten Katgutnähten in das Brustfellfenster eingenäht. Unter keinen Umständen darf die oberflächlich gelegene Zyste angestochen werden. Im unmittelbaren Anschluß an die Naht, die nicht sehr sicher ist und die stärkeren Hustenstößen nicht standhalten kann, wird nun die Zyste breit eröffnet und nach Entleerung werden die Ränder der Lungenwunde ebenfalls in das Brustfellfenster eingenäht, wobei gleichzeitig die Zwischenrippenmuskulatur mitgefaßt wird. Eine Hinterstichnaht, wie sie POSADAS bei geschlossenem Brustfell ausführt, hält MAKKAS für gefährlich. Die Behandlung der Lungenwunde ist immer dieselbe, d. h. nach MAKKAS wird sie primär verschlossen. Andere Chirurgen sind dann, wenn Verwachsungen fehlten, anders vorgegangen. So hat GERULANOS empfohlen, eine Lungen-, Muskel- und Hautnaht anzulegen, aber ein kleines Dränrohr in die Höhle einzuführen, durch das in den ersten Tagen nach dem Eingriff mit einer Spritze Luft abgesaugt wird. Bei kleinen Zysten kann der Versuch gemacht werden, sie geschlossen aus der Lunge zu entfernen (SAUERBRUCH). Es scheint aber auch dem Geübten nur sehr selten zu gelingen, den Sack uneröffnet auszulösen (MAKKAS). Die Gefahr des Zerreißens kann dadurch eingeschränkt werden, daß die Zyste vorher entleert wird (BIRD 1925, COPELLO). BRESSOT empfiehlt die Zystenwand zu fassen und herauszudrehen. MURIN (1937) will bei großen Zysten eine stückweise Entfernung angewandt wissen. Ist der Zystensack entfernt, so wird die Höhle, wie gesagt, von manchen Chirurgen mit 1%iger Formalinlösung ausgetupft (MAKKAS, KURIAS, HOERL 1928 und MARIANCIK 1928). Die von einzelnen Seiten gefürchteten Formalinvergiftungserscheinungen treten nach MARIANCIK nicht ein.

CRUZ (1937) tupft die Höhle mit 3%igem Jodalkohol aus und verschließt sie durch eine Art von LEMBERT-Nähten. Andere nähen die Höhlenwand in die Brusthöhle ein unter Überdruck. Die meisten Chirurgen wenden keine Dränage an. ANTONOUCCI (1936) füllt nach Entfernung der Zyste den Pneumothorax mehrmals nach, um Blutungen und Verwachsungen zu verhüten.

Ist der Lungenechinokokkus vereitert, so operieren wohl alle Chirurgen zweizeitig, falls nicht bereits Brustfellverwachsungen bestehen. Im allgemeinen macht die Entfernung des Sackes auch bei Vereiterung keine Schwierigkeiten. Nur wenn um die Zyste herum die Lunge stärker entzündlich verändert ist, muß die Entfernung unter Umständen stückweise geschehen (SAUERBRUCH, MURIN 1937). Ist die Zyste vereitert gewesen, so muß die Höhle dräniert und tamponiert werden.

Die sog. Marsupialisation (einzeitig oder zweizeitig) wird heute auch beim oberflächlichen Lungenechinokokkus kaum noch angewandt. Sie kommt nur in Frage für Zysten, und zwar meist vereiterte Zysten, deren Wand nicht entfernt werden kann. Die Einnähung der Zyste in die Brustwand, der eine sofortige oder erst nach Eintritt von Verklebungen oder Verwachsungen auszuführende Eröffnung zu folgen hat, verhütet zwar die Infektion der Brusthöhle besonders bei der zweizeitigen Ausführung, führt aber nach der Eröffnung und Dränage immer zu einer Infektion der Höhle, auch wenn sie vorher geschlossen und steril war. Der Heilungsprozeß geht infolgedessen sehr langsam und oft mit allen möglichen unangenehmen Nacherscheinungen vor sich.

Was die Operationserfolge betrifft, so werden operative Heilungen von etwa 80—90% berichtet (GARRÈ). MAKKAS und KURIAS haben neuerdings über das spätere Schicksal ihrer Kranken berichtet. Sie haben 112 Fälle operiert, und zwar grundsätzlich einzeitig, auch wenn keine Pleuraverwachsungen bestanden, was nach ihrer Ansicht eine Ausnahme bedeutet. Nur in 17 Fällen meist bei vereiterten Zysten wurde zweizeitig eingegriffen. Von 54 aseptischen Zysten wurden 28 sofort durch Naht verschlossen, 22 heilten primär, 6mal mußte dräniert werden. 7 von den 112 Patienten sind gestorben. Die Nachforschungen bei 91 Fällen ergaben 80 Antworten. 52 Patienten waren gesund,

3 hatten Fisteln, 5 eine Lungentuberkulose, 4 Rezidive, 2mal fanden sich Zysten in der Leber, 1 mal im Netz. Die Fisteln bestanden entweder mit oder ohne Bronchusverbindung. Die Rezidive sind häufiger nach den aseptischen Operationen, während bei den offen behandelten weniger Rezidive gefunden wurden. Trotzdem sind die Verf. für die primäre Naht.

Über den multilokulären Echinokokkus der Lunge ist wenig bekannt. Er gelangt wohl meist auf metastatischem Wege in die Lunge, wie auch der zystische Echinokokkus. Er bildet nach FISCHER meist mehrfache Herde von Haselnußgröße und darunter. Sie erscheinen makroskopisch wie Geschwulstmetastasen und zeigen häufig Verkalkung, aber auch manchmal deutliche kleine Blasen. Die Diagnose wird meist auf Tumor gestellt.

FRIEDRICH (1937) hat auch betont, daß die Diagnose des Echinococcus alveolaris schwierig ist. Diese Schwierigkeit kommt daher, daß keine größeren Zysten gebildet werden, daß vielmehr der Echinokokkus das Gewebe durchdringend wächst und ein hartes schwieliges Gewebe hinterläßt, das auf dem Durchschnitt das Äußere einer bösartigen Geschwulst darbietet.

Seine Angaben beziehen sich zwar auf Leberechinokokken, gelten aber wohl auch für die Lunge. Dort sind sie scheinbar wesentlich seltener. Die serologischen Reaktionen und die Blutuntersuchung führen nicht zum Ziel. Am ehesten gelingt es an der Leber mit Hilfe der Röntgenuntersuchung zu einer Diagnose zu gelangen. Auf Röntgenaufnahmen des Bauchraumes fand er Kalkspritzer oder Kalkflecke im Leberbereich, die, nachdem er sie erst einmal als kennzeichnend für den Leberechinokokkus erkannt hatte, ihm innerhalb 4 Jahren 8mal zu der richtigen Diagnose verhalfen. Da in der Lunge oft neben Geschwulstschatten auch Kalkherde gefunden werden, so ist es natürlich fraglich, ob solche auch auf einen Echinococcus alveolaris oder, wie ihn FRIEDRICH genannt wissen will, infiltrierend wachsende Echinokokken, übertragen werden dürfen.

Eine operative Behandlung des Echinococcus multilocularis der Lunge wird wohl kaum in Frage kommen, selbst wenn die Diagnose einmal richtig gestellt werden konnte. Man müßte denn gerade den erkrankten Lungenlappen oder gar einen ganzen Lungenflügel entfernen. Tatsächlich sind Lappenentfernungen wegen zystischer Lungenveränderungen mehrmals ausgeführt worden. GALE, KEELEY und COON (1937) haben die ganze linke Lunge wegen einer zystischen Degeneration, ABREU (1937) hat in 2 Fällen einen Lungenlappen wegen Echinokokkenzysten entfernt. Eine Röntgenbestrahlung hat bei multilokulären Leberechinokokkus HOLFELDER erfolgreich durchgeführt.

d) Die Eingriffe bei den Lungengeschwülsten.

Die gutartigen Lungengeschwülste und Zysten sind verhältnismäßig selten. Man findet Lipome (SAUERBRUCH), Fibrome (Pleura) DORENDORF (1914), SCHULTZ (1930), Chondrome (SAUERBRUCH 1930, KLAGES 1931, BENNINGHOVEN und PEIRCE 1933), Adenofibrome (SAUERBRUCH 1930), Hämangioendotheliome, Lymphangioendotheliome (BATTAGLIA 1926, DE SIMONE 1930), Lymphogranulome (TANDBERG 1930), die von manchen Pathologen zu den Karzinomen gerechnet werden. Die Zysten sind angeborene Lungen- und Bronchialzysten, Dermoidzysten und Echinokokken (HOCHE und QUASTLER 1937). Von den bösartigen Geschwülsten kommen Sarkome (MYS 1933) primär selten, häufiger sekundär vor. Bei weitem am häufigsten wird aber das Karzinom sowohl primär als auch metastatisch gefunden.

Fast von allen Beobachtern ist eine starke Zunahme der bösartigen Geschwülste in den letzten Dezennien verzeichnet worden. DAVIDOW (1929), SAUERBRUCH (1930), WALTHER FISCHER (1931, Literatur und Sammelstatistik), MANGES (1932), BUSCHBECK (1937), HARBITZ (1937), RAPOPORT (1938), SAUPE (1938). Bekannt ist die Vermehrung der Lungenkarzinome bei den Schneeberger Grubenarbeitern. SAUERBRUCH sah in seiner Klinik in 3 Jahren über 200 Lungenkrebse. Nach W. FISCHER handelt es sich um eine wahre Vermehrung, während viele andere auf dem Standpunkt stehen, daß die Vermehrung nur eine scheinbare durch die bessere ärztliche Versorgung und besonders durch die Besserung der diagnostischen Hilfsmittel bedingt ist. Es wird aber in letzter Zeit darauf aufmerksam gemacht, daß das Lungenkarzinom 5—10% aller Karzinome betrifft (LUBARSCH 1924, RYBAK 1934, GRAHAM 1936), während früher 1—5% gerechnet wurden.

Die metastatischen bösartigen Geschwülste können in allen Teilen der Lunge ihren Platz haben. Häufig sind mehrere Geschwülste vorhanden, insbesondere wenn sie auf dem Blutweg ihre Verbreitung gefunden haben. Sonst findet man sie häufig in der Nähe des Hilus.

Die primären Geschwülste, die das meiste chirurgische Interesse für sich in Anspruch nehmen müssen, entwickeln sich hauptsächlich in zwei Abschnitten der Lunge. Der erste betrifft die Lungenwurzel und den Lungenkern, d. h. die Hilusgegend und die Gegend der größeren Bronchien. Von hier aus kann sich eine Geschwulst auch weit in die Peripherie der Lunge erstrecken. Der zweite Abschnitt ist das Lungenparenchym. Dementsprechend wird das primäre Lungenkarzinom eingeteilt, und diese Einteilung hat insofern einen praktischen Wert, als die Geschwülste in den verschiedenen Lungenabschnitten auch bis zu einem gewissen Grade verschiedenartiges Wachstum zeigen, was wieder für eine chirurgische Behandlung bedeutungsvoll ist.

BEUTEL (1937) unterscheidet folgende Formen: 1. Den *Hiluskrebs*. Er ist verhältnismäßig selten, geht von einem großen Bronchus aus und bildet einen nicht scharf begrenzten Tumor an der Lungenwurzel mit lymphangitischen Ausstrahlungen. Sehr viel häufiger ist die zweite Form, das Lungenlappenkarzinom. Dieses gibt einen gleichmäßigen scharf begrenzten Schatten, der aber nach dem Inneren des Lungengewebes verwischt erscheint. BEUTEL grenzt noch einen intralobären Krebs ab, der von den kleinsten Bronchien ausgeht und meist scharf begrenzt ist. Dazu kommt der intrabronchiale Krebs (GEIPEL), der ein Basalzellenkrebs ist und schließlich die karzinomatöse Pneumonie. NEUHOF (1933) hat festgestellt, daß die von den größeren Bronchien ausgehenden Karzinome ein infiltrierendes Wachstum zeigen und mit dem Bronchoskop nachgewiesen werden können. Das wären demnach die intrabronchialen, die Hilus-, Lappen- und interlobären Geschwülste. Diesen gegenüber stehen nach NEUHOF die umschriebenen, die im Parenchym der Lunge und an der Peripherie liegen. Sie geben bronchoskopisch keinen Befund, außer vielleicht einen Bronchialverschluß. Die peripher gelegenen haben die Neigung in das umgebende Gewebe einzudringen. Lymphknotenmetastasen sind dabei selten. Die umschriebenen Karzinome machen keine oder spät klinische Erscheinungen, während die infiltrierend wachsenden verhältnismäßig früh klinische Erscheinungen machen, besonders in Form von Bluthusten und Stenosenerscheinungen. MANGES (1932) hat die Einteilung von CHEVALIER-JACKSON übernommen. Er unterscheidet drei Gruppen. In der ersten findet man die primär endobronchialen, in der zweiten die primär peribronchalen oder parenchymatösen Geschwülste. Eine dritte Gruppe umschließt die peribronchalen, die nach Einbruch einer endobronchialen Geschwulst entstanden sind. Die ersteren sind bronchoskopisch festzustellen. Nach MANGES Erfahrungen ist bei der Röntgenuntersuchung, die keineswegs überschätzt werden darf (KRAMPF 1927, SAUERBRUCH-NISSEN 1932, DIETLEN), auf folgende Punkte zu achten. 1. Auf die örtlichen Beziehungen des Schattens zu den Lungenlappen. 2. Auf die äußere Begrenzung. 3. Auf den Gewebsaufbau um den Schatten herum. 4. Auf die Dichte. 5. Auf Metastasen. 6. Auf noch andere Krankheitserscheinungen. 7. Auf einen bronchoskopischen oder histologischen Befund. 8. Ob die Pleura miterkrankt ist. 9. Auf etwa vorausgegangene Röntgenbestrahlungen. Nach seinem Befund sitzt der Tumor am häufigsten in der rechten Lunge. Die Oberlappen sind oft beide beteiligt. Die Begrenzung des Tumors ist in der Mehrzahl der Fälle scharf. Metastasen sind selten. Eine Verlagerung der Nachbarorgane findet sich häufig. Die Pleura ist selten mitbefallen. Nebenerscheinungen, wie Abszeß, Gangrän usw. wurden von ihm verhältnismäßig selten beobachtet.

Wir sehen, daß der röntgenologischen Untersuchung nicht nur für die Diagnose, sondern auch für die Anzeigestellung zu einem Eingriff eine gewisse Rolle zugeteilt wird.

Die Symptome der Lungengeschwülste werden fast überall gleichförmig angegeben. Viele Lungengeschwülste verlaufen zunächst symptomlos. Treten Erscheinungen auf, so sind sie zunächst häufig nicht kennzeichnend. Wir finden vielmehr oft nur die Erscheinungen einer chronischen Bronchitis. Der Husten steht im Vordergrund, während der Auswurf mehr oder weniger gering ist. Meist wird ein trockener, hartnäckiger, anfallsweise auftretender Reizhusten verzeichnet. Ist Auswurf vorhanden, so ist er nicht selten blutig. Dagegen scheint der himbeerartige Auswurf nur selten beobachtet zu werden (KÖVESI 1930, BOCK 1935, BEUTEL 1937). Außerdem werden fast immer dumpfe Schmerzen in der Brust erwähnt. Seltener ist schon stärkere Atemnot. Die ganze Erkrankung verläuft zunächst bei gutem Allgemeinzustand. Zeitweise können Fieberanfälle auftreten (RONZONI 1938). Seltener werden Schluckbeschwerden, venöse Stauungen und sekundäre Anämie beobachtet (WINTERNITZ 1931). Die Brustschmerzen können auch in den Arm ausstrahlen. Verdächtig ist eine rasche Gewichtsabnahme (OVERHOLT 1937), außerdem das Auftreten des HORNERschen Symptomenkomplexes oder eine Rekurrensparese (BOCK 1935, TSCHAPEROFF 1937). Pleuraexsudate können blutig sein und Tumorzellen enthalten. Sie sind auch für Krebs verdächtig, wenn sie nach einer Punktion wieder rasch ansteigen (BOCK 1935). Selten werden, wahrscheinlich wenn entzündliche Begleiterscheinungen bestehen, Trommelschlegelfinger [s. PAYR (1924) ausführliche Darstellung und SAUERBRUCH (1926)] beobachtet.

Man sieht, der Symptomenkomplex ist nicht sehr kennzeichnend. Dementsprechend wird auch die Diagnose leider oft sehr spät gestellt. Es ist deshalb von verschiedenen Seiten darauf aufmerksam gemacht worden, daß alle Menschen, die das mittlere Alter überschritten haben (besonders Männer), bei denen keine Tuberkulose nachweisbar ist, die aber die erwähnten Krankheitserscheinungen aufweisen, verdächtig auf die Anwesenheit eines Lungenkrebses sind, so daß der gewissenhafte Arzt die Folgerungen daraus zu ziehen hat, eine darauf hingerichtete Untersuchung vorzunehmen. Diese Untersuchung hat sich hauptsächlich auf die Röntgenuntersuchung zu erstrecken. Es ist aber auch, wenn möglich, eine bronchoskopische und eine bronchographische Untersuchung durchzuführen, da die beiden Untersuchungsarten leider häufig im Stich lassen. Selbst kleine Geschwülste können durch Bronchusverschluß eine Atelektase verursachen (CHANDLER 1935). Außerdem finden sich Pleuraergüsse und Schwarten, die die röntgenologische Feststellung kleiner Geschwülste unmöglich machen. Größere Geschwülste sind allerdings fast immer nachweisbar, und wenn sie die besonderen Kennzeichen (s. oben), was den Sitz und die äußere Begrenzung betrifft, aufweisen, so kann wohl die Diagnose Geschwulst mit einiger Sicherheit gestellt werden. Andererseits ist aber, wie schon oben erwähnt, immer wieder darauf hingewiesen worden, daß die Röntgendiagnose die Natur der Geschwulst kaum je erkennen läßt, so daß z. B. ein Abszeß, der nebenbei gesagt auch beim Lungenkarzinom verhältnismäßig häufig ist (s. unten), von einem Lungenkrebs nicht unterschieden werden kann (KRAMPF 1927, STEINTHAL 1932, SAUERBRUCH-NISSEN 1932). Außerdem gibt es noch eine Reihe von anderen Erkrankungen, die differentialdiagnostisch in Frage kommen, wie z. B. das Dermoid (BÖGER und FREUND), tuberkulöse Herde, die Lymphogranulomatose (GANTENBERG 1930), das Sarkom (MYS 1932), die Struma aberrans (MÁTYÁS 1934), selten auch das Aneurysma (TENTSCHOFF 1937). Am schwierigsten ist, wie gesagt, die Unterscheidung von Geschwülsten mit innerem Zerfallsprozeß.

Da Lungeneiterungen und auch Lungentuberkulose [BUXBAUM (1933) fand unter 292 Lungenkrebsfällen 71 Fälle von Tuberkulose] in krebskranken Lungen scheinbar verhältnismäßig häufig vorzukommen scheinen, so ist gerade die röntgenologische Unterscheidung gegenüber dieser Erkrankung oft schwierig. IVANISSEVICH, FERRARI und BREA (1934) fanden bei 32 Lungenkrebskranken 15 Fälle von Lungenabszessen. Sie unterscheiden fünf verschiedene Formen: Die Erweichung in der Geschwulst, den Abszeß außerhalb des Tumors, die bronchiektatische Eiterung, die tuberkulösen Kavernen mit sekundärem Krebs und die eiterige Bronchitis. ZADEK (1937) fand 4 Fälle von gr. Kavernen bei 200 Lungenkrebskranken. Auch und GARTENBERG (1930), HEACOCK und KING (1935) fanden die Diagnose gegenüber dem Abszeß schwer. PANAGIA (1934) bestätigt auch die diagnostischen Schwierigkeiten, die umschriebene, in zystischer Form auftretende Karzinome verursachen. Das ist besonders bedauerlich, da solche Geschwülste am ehesten noch radikal entfernt werden können. Diese Form des Lungenkrebses kann im Röntgenbild ungefähr alle herdförmig auftretenden Lungenerkrankungen nachahmen. Auch die knotige Tuberkulose und Gummen (LEESER 1932, BEUTEL 1937, SAUPE 1938).

Aus dem Gesagten geht hervor, daß die Röntgenuntersuchung bei der Diagnose des Lungenkarzinomes doch nicht die Rolle spielt, die man zunächst von ihr erwartet hatte (KRAMPF 1927, SAUERBRUCH und NISSEN 1930, OVERHOLT 1937). HOCHE und QUASTLER (1937) nehmen mit Recht an, daß die Differentialdiagnose zwischen gutartigen und bösartigen Lungenherden schwierig ist, daß die Röntgenuntersuchung aber eher dazu dienen kann, festzustellen, ob ein Tumor nach Lage, Größe und Zugangsmöglichkeit operabel oder inoperabel ist. Durch die neueren Untersuchungsmethoden, besonders durch die Schichtaufnahmen, gelingt es allerdings selbst bei bestehenden Ergüssen und Schwarten herdförmige Geschwülste nachzuweisen.

Für die Diagnostik kann unter Umständen auch das Pleurapunktat bei einem Erguß eine gewisse Rolle spielen (HARBITZ 1937). Durchgebrochene Geschwülste können ein tumorzellenreiches Punktat ergeben. Außerdem ist es häufig blutig. Für Tumoren, d. h. für Beteiligung der Pleura, spricht die rasche Wiederbildung eines abgesaugten klaren oder leicht blutigen Exsudates. Ist ein Tumor pleuranahe oder in die Pleura durchgebrochen, so kann sich auch ein Empyem entwickeln.

Eine besondere Bedeutung für die Diagnose wird von vielen Autoren der Bronchoskopie zugemessen (OVERHOLT 1937, BEUTEL 1937, TSCHAPEROFF 1937, HARBITZ 1937, GRAHAM 1938). Eine unmittelbare Diagnose kann bei dem intrabronchialen oder bei dem in den Bronchus durchgebrochenen Krebs gestellt werden. Sie kann noch durch Probeexzision durch das Bronchoskop gesichert werden. Aber auch Stenosen oder völlige Verschlüsse sind unter Umständen kennzeichnend. Die in der Peripherie sitzenden Geschwülste lassen freilich keine bronchoskopische Diagnose zu. Eine gewisse diagnostische Rolle spielt augenscheinlich noch die Bronchographie insofern, als sie plötzlichen Bronchusabbruch und herdförmige Verengerungen in den großen Bronchien zeigen kann. Im Verein mit den übrigen Untersuchungen kann dieses Verfahren zweifellos weiterhelfen. Auf den Wert der Leukozytenzählung und der Blutsenkungsgeschwindigkeit, die beim Lungenkarzinom erhöht bzw. beschleunigt sind, wie bei allen übrigen Karzinomen, hat BOCK (1935) besonders hingewiesen. NOBO (1937) hält die Anlegung eines künstlichen Pneumothorax als diagnostisches Hilfsmittel für bedeutungsvoll. 1. Kann man feststellen, ob die Geschwulst in der Lunge sitzt, 2. ob Pleuraverwachsungen vorliegen und 3. ist er wichtig als Belastungsprobe des Kreislaufes für den etwa auszuführenden Eingriff.

Die Diagnose wird häufig infolge der zunächst meist unklaren und wenig kennzeichnenden Krankengeschichte oft spät, ja zu spät, gestellt. Es ist schon oben darauf hingewiesen worden, daß bei allen Menschen, die scheinbar an einer chronischen Bronchitis leiden, bei denen eine Tuberkulose ausgeschlossen werden kann, bei denen mehr ein chronischer Lungenabszeß oder eine chronische Lungengangrän vorzuliegen scheint, der Verdacht auf ein bestehendes Lungenkarzinom geweckt werden muß. Ist er erst wach, so werden die oben aufgezählten Untersuchungsverfahren auch genügen, um die Diagnose sicherzustellen. Tatsächlich ist im Laufe der letzten Zeit sogar eine Art Frühdiagnose gelungen, was selbstverständlich für die operative Behandlung von allergrößter Bedeutung sein kann. Heute werden nach LUBARSCH (1924) etwa 50%, nach ZACHERL (1931) auch etwa 48% richtig erkannt im Gegensatz zu 5% um 1900. Ähnliche Zahlen haben HEACOCK und KING (1935) festgestellt. Auf die große Bedeutung der

Bronchoskopie ist oben schon hingewiesen. OVERHOLT konnte unter 15 Fällen 14mal die bronchoskopische Diagnose stellen.

Ebenso ist gegenüber den Lungeneiterungen die Sputumuntersuchung so außerordentlich wichtig. Die Sputumuntersuchung kann unter Umständen sofort die Diagnose eines Karzinomes gestatten, wenn der Tumor zerfällt und Tumorzellen dem Auswurf beigemischt sind (EDWARDS 1938). Besondere Verfahren durch Sputumuntersuchung sind von GLOECKLER (1930) und ZADEK (1937) angegeben worden. Nach GLOECKLER müssen aus dem ausgestrichenen Sputum die grauen Knötchen zur Untersuchung herausgesucht werden, während ZADEK eine Supravitalfärbung zur Anwendung bringt, bei der hauptsächlich eine Bestimmung der Zellkerngröße im Verhältnis zur Kerngröße eine Rolle spielt. Nach GLOECKLER ist es gelungen, von 20 Fällen 17mal durch Sputumuntersuchung die richtige Diagnose zu stellen.

Die Anzeige zum Eingriff wird in erster Linie durch die Natur und den Sitz der Geschwulst bestimmt. Bestehen bereits Metastasen, insbesondere in der Hilusgegend, so ist der Eingriff natürlich von vornherein ausgeschlossen. Aber auch andere begleitende Erkrankungen, wie Eiterungsprozesse und Pleurabeteiligung, können den Eingriff verbieten, da sie ihn sehr wesentlich gefährlicher gestalten. Auf das Vorhandensein von Fernmetastasen muß naturgemäß ebenfalls geachtet werden.

Die in Frage kommenden Eingriffe sind folgende: Bei gutartigen Geschwülsten und Zysten kommt eine Ausschälung der Geschwulst nach Spaltung des Lungengewebes in Betracht (SAUERBRUCH 1925, 1926) oder meist eine Teilresektion eines Lungenlappens in Frage. Die Technik ist S. 88 beschrieben. Bei den bösartigen Lungengeschwülsten kann in der Regel, wenn sie überhaupt operabel sind und nicht zu weit an den Hilus heranreichen, die ein- oder zweizeitige Lappen oder Flügelentfernung vorgenommen werden. Sie ist bei den Geschwülsten weniger gefährlich als bei der Bronchiektasie, da man eher eine Infektion verhüten kann. Über die geschichtliche Entwicklung der Lungenlappen- und Lungenflügelentfernung s. S. 345. Die Technik der ein- und zweizeitigen Lungenlappen- und Lungenflügelentfernung ist S. 369ff. beschrieben. Ist die Diagnose nicht mit Sicherheit zu stellen gewesen, so kommt die von SAUERBRUCH und KRAMPF schon 1927 empfohlene Probethorakotomie in Frage.

Die Probethorakotomie nach SAUERBRUCH.

Die Probethorakotomie wird nach SAUERBRUCH in folgender Weise ausgeführt: Über dem Gebiet des fraglichen Tumors wird in Leitungs- und örtlicher Betäubung ein großer Bogenschnitt angelegt und eine Rippe in größerer Ausdehnung subperiostal entfernt. Unter Überdruck wird dann die Brusthöhle breit eröffnet, der Überdruck etwas vermindert und nun die Lunge auf das Genaueste durchgetastet. Auch auf fragliche Metastasen, besonders im Hilusgebiet, muß geachtet werden. Fehlen solche und ist eine kleine umschriebene Geschwulst in der Peripherie eines Lungenlappens festzustellen, so besteht immerhin die Möglichkeit, den Lungenlappen im Gesunden zu resezieren (s. S. 88). Handelt es sich aber zweifellos um einen bösartigen Tumor, so wird dann nach den Vorschriften, die für die Lungenlappen- bzw. Lungenresektion (s. S. 369ff.) gegeben wurden, operiert. Wird durch die Probethorakotomie festgestellt, daß die Geschwulst inoperabel ist, so soll man nach SAUERBRUCH trotzdem mehrere Rippen entfernen und eine Phrenikotomie am Übergang des Phrenikus vom Herzbeutel auf das Zwerchfell zur Ausführung bringen, da nach seiner Ansicht Ruhigstellung und postoperative Schrumpfung das Wachstum der Geschwulst hemmen können.

Handelt es sich um die Differentialdiagnose zwischen einem wahrscheinlich wandständigen Lungenabszeß und einem fraglichen Lungentumor, so muß die Probethorakotomie wie zu einer Abszeßeröffnung erfolgen. Nach Anlegung eines großen Bogenschnittes über die Mitte des fraglichen Herdes wird ein Hautmuskellappen zurückgeschlagen (Abb. 281). Dann werden mehrere Rippen subperiostal reseziert (Abb. 282) und die Zwischenrippenmuskulatur und das

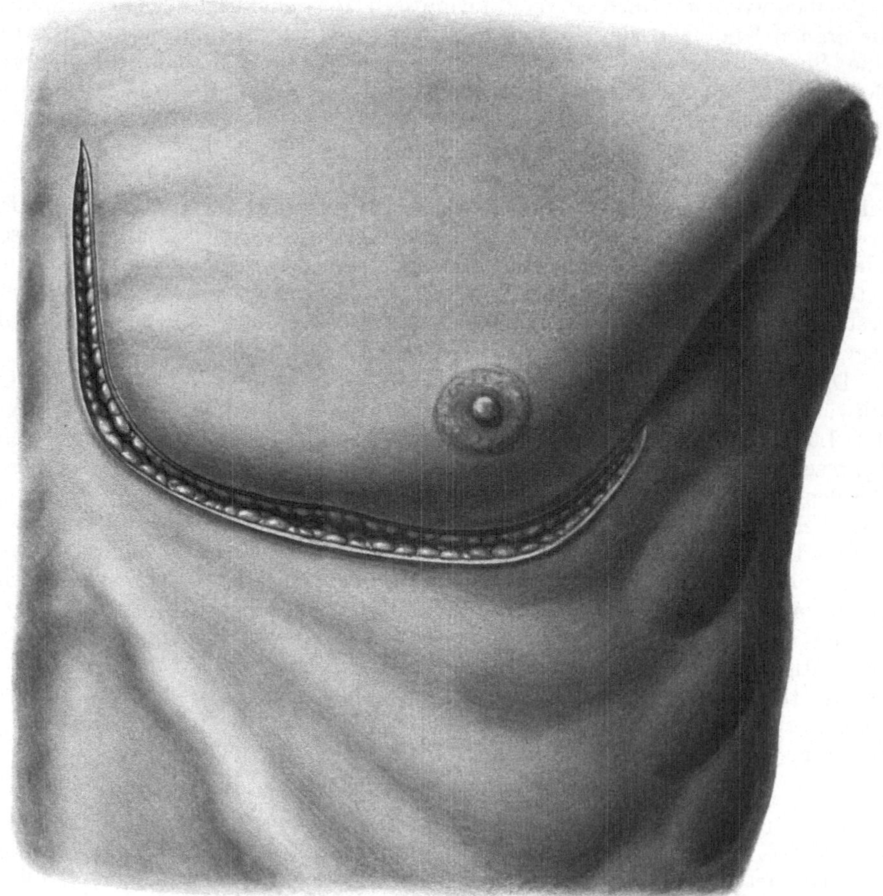

Abb. 281. Probethorakotomie zur Stellung der Differentialdiagnose zwischen Tumor und Abszeß der Lunge nach SAUERBRUCH. 1. Bogenförmiger Hautschnitt über dem Sitz des Tumors.

hintere Rippenperiost in der Gegend des Herdes vorsichtig entfernt, bis man sich davon überzeugen kann, daß tatsächlich eine feste Verklebung zwischen dem Krankheitsherd und der Pleura costalis erfolgt ist (Abb. 283). Die A. und V. mammaria werden zur Sicherheit unterbunden. Ist eine feste Verklebung vorhanden, so kann nun mit dem Diathermiemesser vorsichtig in den fraglichen Tumor vorgedrungen werden (Abb. 284). Handelt es sich um einen sehr ausgedehnten malignen, bis nach dem Hilus reichenden Tumor, der unter Umständen zentral erweicht ist, so ist eine radikale Operation nicht mehr möglich (Abb. 284). Ist der Tumor klein, so kann der Einschnitt durch Naht verschlossen, die freie Brusthöhle eröffnet und der Versuch der Lungenlappenresektion oder Lungenlappenentfernung durchgeführt werden (s. S. 369ff.).

Die Erfolge der Lungenkrebsoperationen sind auch heute noch nicht groß. Nach den ersten tastenden Versuchen haben HELFERICH (GERULANOS, 1898), LENHARTZ (1898), HEIDENHAIN (1900), KÜTTNER (1908) (zuerst unter Druckdifferenz), KÜMMELL (1911), ROTTER (1913), PAYR (1924) einen etwa ein halbes

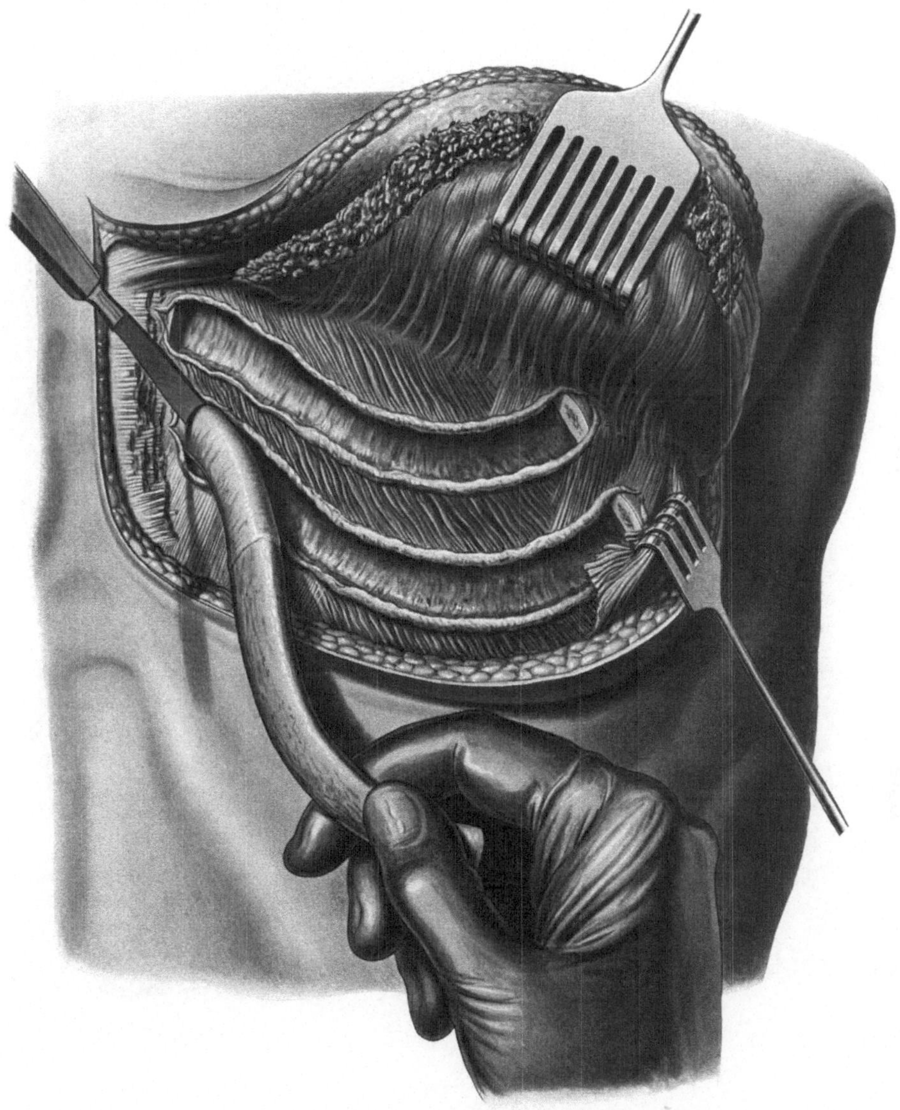

Abb. 282. Probethorakotomie zur Stellung der Differentialdiagnose zwischen Tumor und Abszeß der Lunge. 2. Haut und M. pectoralis major sind abgelöst. Die 5. und 6. Rippe sind mit ihren Knorpelanteilen subperiostal reseziert.

Jahr währenden, und SAUERBRUCH (1926) den ersten dauernden Erfolg erzielt, insofern, als von 5 Operierten seiner Züricher und Münchener Zeit zwei nach der Resektion einer Geschwulst aus der Lunge 3—5 Jahre nach dem Eingriffe noch ohne Rückfall am Leben waren. Eine ganze Reihe Chirurgen hat sich weiter mit der Entfernung von Lungenkarzinomen beschäftigt (TANTBERG und SNYDER 1930,

Sussi 1931, Diviš, Allen und Smith 1932, Churchill, Neuhof, Lilienthal, Graham und Singer 1933, Rienhoff und Broyler, Arbucle, Overholt, Archibald, Eggers, Freedländer, Young, Alexander 1934, Lambret,

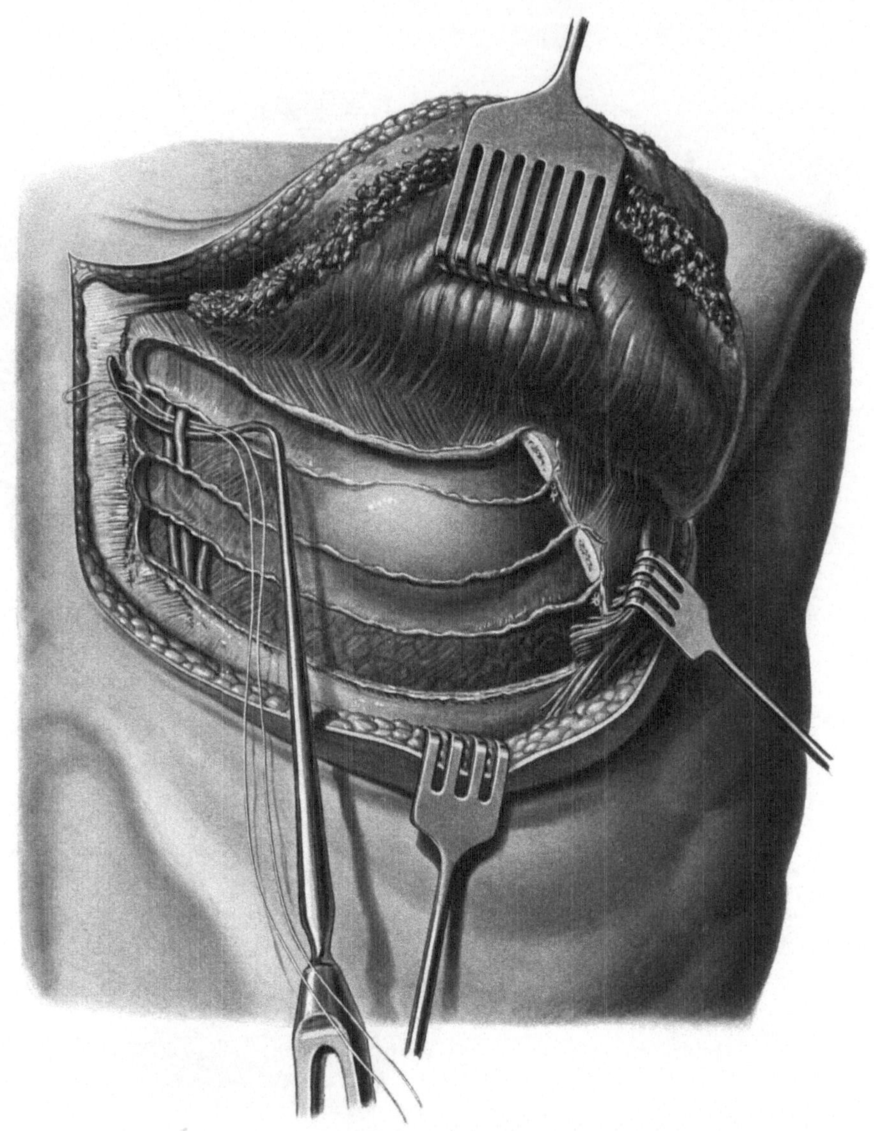

Abb. 283. Probethorakotomie zur Stellung der Differentialdiagnose zwischen Tumor und Abszeß der Lunge. 3. Zwischen der 4. und 5. und 5. und 6. Rippe ist die Zwischenrippenmuskulatur entfernt. Zwischen der 5. und 6. sieht man deutlich frei verschieblich die Lunge durch die Fascia endothoracica und Pleura durchscheinen. Zwischen der 4. und 5. liegt der Tumor der Brustwand an. Die Pleura costalis erscheint verdickt, gerötet und ödematös. Die Vasa mammaria werden unterbunden.

Duval, Haigt 1935, Rist, Monor und Jaquet, Graham 1936, Monod, Maurer 1938). Viele Chirurgen machten eine Lobektomie. Erfolgreich war Diviš und Allen und Smith (1932) (der Kranke der letzteren lebte noch nach 1 Jahr, der des ersteren noch nach 3 Jahren nach Entfernung des rechten

Unterlappens), YOUNGS (1934) Kranker war nach 2 Jahren noch gesund, während die NEUHOFS und CHURCHILLS sich nach 6 Monaten bzw. 1 Jahr noch in gutem Zustande befanden. Die Entfernung eines ganzen Lungenflügels, die bekanntlich von NISSEN zuerst wegen einer schweren Lungeneiterung (1931)

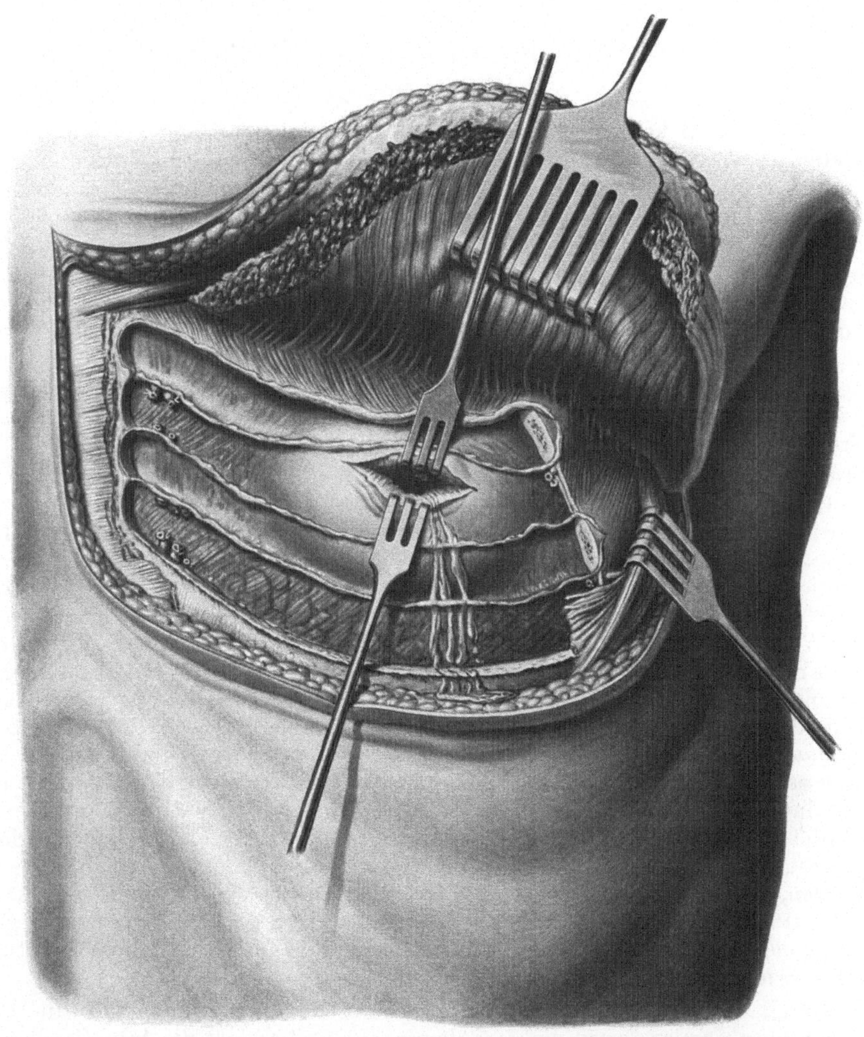

Abb. 284. Probethorakotomie zur Stellung der Differentialdiagnose zwischen Tumor und Abszeß der Lunge. 4. Der Tumor ist mit dem Diathermiemesser eingeschnitten. Es zeigt sich eine etwa 2 cm dicke solide Tumormasse. Beim weiteren Vordringen wird ein Zerfallsherd eröffnet.

erfolgreich ausgeführt worden war, fand für das Lungenkarzinom bald Nachahmer. Erfolgreich waren als erste GRAHAM und SINGER (1933), dann ARCHIBALD, ebenfalls 1933. Dann kamen mit 2 Fällen RIENHOFF und BROYLER (1934), dann ARBUCLE (1934), dann OVERHOLT mit 3 Fällen, dann HAIGT (1935). MONOD (1938) mit einem Fall. Wenn auch die Zahl der durch Operation, wenigstens auf längere Zeit hinaus, geheilten Fälle noch gering ist, so sind doch einzelne dabei, die 3 und mehr Jahre ohne Rückfall beobachtet worden sind, und die die Möglichkeit des radikalen Eingreifens in

Form einer ausgedehnten Resektion (SAUERBRUCH), einer Lappen- oder einer Flügelentfernung beweisen. Wie bei allen Karzinomen, hängt die Operabilität doch wohl in erster Linie von einer Frühdiagnose ab, und daher muß unser ganzes Bestreben darauf gerichtet sein.

e) Die Eingriffe bei der Lungentuberkulose.

α) Einleitung.

Es gibt wohl keine Volksseuche, die so gründlich und eingehend erforscht worden ist wie die Tuberkulose. Trotz der genauen Kenntnis des Tuberkulosebazillus, seiner Eigenschaften und der pathologisch-anatomischen Veränderungen, die er bei Tier und Mensch hervorruft, und trotz der zahlreichen Möglichkeiten, die Seuche wirksam zu bekämpfen, fordert sie heute noch immer außerordentlich große Opfer. Der Grund dafür, daß es bis heute noch nicht gelungen ist, diesen Feind der Menschen zu vernichten, liegt in der Art und Vielfältigkeit seines Auftretens und in den Besonderheiten des Ablaufes der Erkrankung, indem sie oft ein Menschenleben jahre- und jahrzehntelang verfolgt. Die vielen Ansteckungsmöglichkeiten, der oft schleichende Beginn, der häufig lange Zeit ohne wesentliche Krankheitserscheinungen einhergehende Krankheitsverlauf, sind die Ursachen für die oft späte und leider oft zu späte Stellung der Diagnose. Der Träger des Leidens hat oft, bis es bekannt wird, in seiner Familie und seiner weiteren Umgebung, ohne daß ihn dabei eine Schuld treffen kann, unermeßlichen Schaden angerichtet. Diese Erkenntnis hat dazu geführt, daß eine wirksame Bekämpfung dieser Seuche nur dann gelingen kann, wenn sie in frühen Stadien festgestellt wird. Nur dann ist mit den bekannten Mitteln der konservativen und operativen Behandlung eine Heilung zu erwarten und damit die Gefahr der Weiterverbreitung der Krankheit zu bannen. Die Voraussetzung der Frühbehandlung ist daher die Frühdiagnose, und das ganze Bestreben der Gesundheitsführung eines Volkes muß darauf gerichtet sein, und ist im deutschen Volk darauf gerichtet, alle Mittel zur Erfassung der frisch Erkrankten auszunützen. Auf diesem Gebiet hat die Tuberkulosefürsorge Gewaltiges geleistet. Aber es bleibt noch viel zu tun, denn eine restlose Erfassung der Frühfälle kann nur durch Massenuntersuchungen, die das ganze Volk in den am meisten gefährdeten Lebensaltern auf die ersten Herde durchforscht, gelingen. Solche Bestrebungen, die auch bei anderen Volkskrankheiten bereits durchgeführt wurden, z. B. für den Brust- und Gebärmutterkrebs (LÄWEN und v. MIKULICZ 1934—1939), sind in neuester Zeit von seiten der Röntgenologen im Kampf gegen die Lungentuberkulose in Angriff genommen worden und haben schon bedeutungsvolle Erfolge erzielt (HOLFELDER 1939).

Durch die Früherfassung der Tuberkulösen werden nicht nur die Frühbehandlung, sondern auch die der Absperrung und andere die Infektionsquellen verschließende Maßnahmen erst in großem Maßstabe ermöglicht werden. Die Behandlung der Frühfälle wird zunächst in der weitaus größten Mehrzahl der Fälle eine rein konservative sein. Heilstätten und Sanatorien, die gleichzeitig Höhe, Luft und klimatische Einflüsse bei guter Verpflegung usw. ausnützen, leisten in der Beziehung Hervorragendes, insbesondere wenn es gelingt, die Behandlung dadurch wirksam zu gestalten, daß sie lange genug durchgeführt werden kann.

Die neuesten Forschungen, insbesondere die der pathologischen Anatomen, haben viel Licht in das Dunkel des Krankheitsverlaufes der Lungentuberkulose gebracht (ORTH, BAUMGARTEN, CORNET, PETRUSCHKY, KUESS, ALBRECHT, GHON, BEHRING, PIRQUET, HÜBSCHMANN, WURM u. v. a.). Am eindrucksvollsten hat die Arbeit von RANKE, der von klinischen Gesichtspunkten aus die pathologisch-anatomische Forschung der Lungentuberkulose aufnahm, gewirkt. Auf Grund der Arbeiten eines Teiles der vorher genannten Forscher hat er in einer wahrhaft klassischen Arbeit in den Jahren **1916** und **1919** seine Gedanken niedergelegt. In Anlehnung an die Stadieneinteilung der Syphilis, die auch schon PETRUSCHKY u. a. andeutungsweise durchgeführt haben, hat RANKE den Ablauf der Erkrankung in drei Stadien festgelegt. Innig verknüpft mit den pathologisch-anatomischen Veränderungen dieser drei Stadien hat er bestimmte Reaktionserscheinungen (Allergien) gefunden. Diese Allergien spielen eine hervorragende Rolle einerseits für die Ausbreitung, andererseits für die Beschränkung der Erkrankung auf einzelne Herde.

In großen Zügen ist der Gedankengang RANKEs auf Grund eingehender pathologisch-anatomischer Studien und klinischer Beobachtungen etwa folgender: Wird der Körper, was meist im Kindesalter geschieht, zum ersten Male durch den Tuberkulosebazillus infiziert, so tritt meist als erste Schädigung in der Lunge eine pneumonische, später verkäsende Herderkrankung auf. Diese, die zunächst ohne örtliche weitere Ausdehnung bleibt, ruft die erste Allergie, d. h. Reaktionsänderung im Sinne proliferativer Vorgänge des Körpers hervor. Es tritt eine ausgesprochene Giftempfindlichkeit des erkrankten Körpers ein. So kommt es zum Wachstum des Herdes in die Umgebung, besonders aber zur Erkrankung der örtlichen und der abführenden Ly mphbahnen und Lymphknoten. Beide zusammen bilden den sog. Primärkomplex. Die Erkrankung der Lymphknoten überwiegt an Masse bald den ursprünglichen Herd. In der Entfernung vom Herd nimmt die Ausdehnung auch in den Lymphknoten ab. Sowohl der primäre Herd als auch die Lymphknoten sind von spezifischen zuerst lymphozytären Infiltrationen, später fibrösen Schwielen durchsetzt. Von der Periadenitis kann eine chronische Bronchitis nichttuberkulöser Natur mit Bildung zähen Schleimes und dadurch bedingte Atelektasenherde ausgehen. Der weitere Verlauf ist nun verschieden, entweder — und diese Folgeerscheinung ist die häufigste — heilt der Primärkomplex, und zwar unter Schwielenbildung um den primären Herd und die zugehörigen miterkrankten Lymphknoten aus. Diese Ausheilung tritt manchmal erst nach langer Zeit ein, aber doch ehe eine weitere Reaktionserscheinung des Körpers aufgetreten ist. In solchen Fällen bleiben die Reste des Primärkomplexes in Gestalt von Narben mit Verkalkungen auch später noch als solche erkennbar, selbst dann, wenn eine später eintretende neue tuberkulöse Erkrankung auftritt, die dann aber von dem primären Herd histologisch leicht zu unterscheiden ist. Oder aber bei schwerer Infektion kommt es im Gegensatz zu der eben geschilderten Form zur Ausbreitung der lymphogenen Metastasen mit starker Verkäsung der Lymphknoten und mit hochgradiger perifokaler Entzündung und Verkäsung in der Umgebung und allseitigem Fortschreiten. Ein besonders rasches Fortschreiten der Infektion beruht auf Überwiegen der Giftwirkung der Bazillen gegenüber der Fremdkörperwirkung. Dadurch tritt eine sich rasch ausbreitende, jetzt von außen angreifende exsudative und verkäsende Entzündung in Erscheinung. Sie greift auch den primären Komplex von außen an im Gegensatz zu der Giftwirkung im ersten Stadium, in dem sie vom Zentrum nach der Peripherie aus fortschreitet. Diese sekundäre, vorwiegend exsudative Reaktion (sekundäre Allergie) befällt, wie gesagt, auch die Reste des ersten Stadiums, so daß eine spätere Abgrenzung der Stadien dadurch unmöglich gemacht wird. Für die Feststellung des Anfanges des zweiten Stadiums der Tuberkulose ist von Bedeutung, daß immer gleichzeitig mit dem Auftreten der Reaktion nach RANKE die hämatogene Metastasierung stattfindet. Auch graduell besteht ein Zusammenhang zwischen starker und schwacher perifokaler Entzündung und erheblicher und geringfügiger hämatogener Metastasierung. Die Erscheinungen sind am stärksten bei schwerer Infektion, die sich zeitlich unmittelbar an das erste Stadium anschließt.

Durch die Einbrüche der Bazillen in die Blutbahn, die sich auch klinisch durch das Auftreten von Tuberkuliden zu erkennen geben, erfolgt eine der experimentellen ähnliche Tuberkulinisierung durch das in der Blutbahn von den Bazillen getrennte Gift und ruft die sekundäre Allergie hervor.

Der akuten exsudativen Entzündung des zweiten Stadiums folgt dann rasch die Verkäsung und Erweichung und damit auch die Ausbreitungsmöglichkeit auf den dritten von RANKE beschriebenen Weg, nämlich durch Einbruch in die Höhlen und Kanäle des Körpers neben den beiden anderen Ausbreitungswegen, dem lymphogenen und dem hämatogenen. Da auch die Ausbreitung auf dem Kontaktwege weiterschreitet, so steht die Erkrankung nun „in voller Blüte" und breitet sich über den ganzen Körper aus.

Aber auch im zweiten Stadium lassen sich verschiedene Abschnitte voneinander trennen. Die schweren akuten Erkrankungen, bei denen sich das sekundäre Stadium unmittelbar an das erste anschließt bei gleichzeitiger Umwandlung der primären Herde in sekundäre, führen fast immer rasch zum Exitus. Im Gegensatz dazu kann bei langsamer Entwicklung nach Abheilung eines Teiles der Herde des ersten Stadiums ein anderer Teil fortbestehen und zur allmählichen Verbreitung der Erkrankung beitragen. Schließlich kann bei den von Anfang an chronisch verlaufenden Fällen die Abwehr gegenüber dem Fortschreiten immer stärker werden dadurch, daß die Erscheinungen der sekundären Allergie allmählich zurücktreten, d. h. die hämatogene und lymphogene Metastasierung werden seltener und verschwinden schließlich ganz. Das ist freilich nur möglich durch starke Beeinflussung der Bazillen durch die Körpersäfte, die zur Ausbildung einer wirksamen humoralen Immunität führt. Ist der Abwehrkampf in dieser Weise in Gang gebracht, so sind nur noch schwere Einbrüche in die Blutbahn befähigt, eine Aussaat herbeizuführen. Dagegen tritt in diesem Stadium die für das Haften der Metastasen bedeutungsvolle Organdisposition zur Herderkrankung in den Vordergrund. Während sich der Krankheitsherd unter Umständen in dem befallenen Organ bis zur Zerstörung ausbreiten kann, treten die Erkrankungen der zugehörigen Lymphbahnen und Lymphknoten wesentlich in den Hintergrund und zeigen auch kein eigenes Kontaktwachstum mehr (tertiäre Allergie). Damit ist auch das dritte Stadium der Lungentuberkulose erreicht. Es ist gekennzeichnet durch eine gewisse Giftfestigkeit und Verminderung des Grades der Giftempfindlichkeit bei Weiterentwicklung des Organherdes. Die Ausbreitung der Erkrankung ist jetzt im Gegensatz zum zweiten Stadium ähnlich wie beim ersten, wieder vom Zentrum nach der Peripherie gerichtet. Eine scharfe zeitliche Grenze zwischen dem zweiten und dritten Stadium ist nicht festzustellen, trotz der großen Unterschiede des pathologisch-anatomischen Geschehens.

Manche Einzelfragen der RANKEschen Dreistadienlehre sind nicht allgemein anerkannt worden. HÜBSCHMANN (1928), der eine ganze Reihe von Einwendungen vorbringt und der die Stadieneinteilung grundsätzlich verwirft, hat sich aber doch für die allgemeine Betrachtungsweise des Krankheitsablaufes der RANKEschen Lehre in vielen Punkten entschieden.

Der ganze Gedankenbau hat sich zweifellos für die Kenntnis des Ablaufes der Lungentuberkulose als fruchtbar erwiesen und auch für die Diagnose und Behandlung Bedeutung gewonnen. Besonders die Feststellung und die Begründung des Zusammenhanges der pathologisch-anatomischen Veränderungen mit den humoralen und Zellreaktionen (Allergien) und die sich daraus ergebenden Beziehungen zu den örtlichen und allgemeinen Immunitätserscheinungen sind in der Beziehung hervorzuheben. Die Feststellung der einzelnen Verlaufsstadien ergibt sich aus der Vorgeschichte der klinischen und Röntgenuntersuchung, wobei besonders die letztere in Form von reihenmäßig hergestellten Ablaufsbildern von großem Werte ist. Sind solche Serienaufnahmen nicht vorhanden, so wird die Stadiendiagnose schwer und man muß sich hüten aus einzelnen Bildern zu weitgehende Schlüsse zu ziehen. Es darf daher niemals ein Behandlungsverfahren auf solche Einzelbeobachtungen aufgebaut werden, wie überhaupt die Röntgenuntersuchung nur im Rahmen der übrigen diagnostischen Feststellungen verwertbar ist.

Für die Einleitung einer besonderen Behandlungsart muß daher in erster Linie eine genügend lange Beobachtung, die schon BRAUER auch für die Pneumothoraxbehandlung gefordert hat, durchgeführt werden. Während dieser Zeit muß mit allen zur Verfügung stehenden diagnostischen Hilfsmitteln, neben den pathologisch-anatomischen Veränderungen, die zurzeit bestehende immunbiologische Lage und der augenblickliche Stand der Abwehrkräfte möglichst genau festgestellt werden. Wenn es auch gelingt das pathologisch-anatomische Bild mit Hilfe aller Untersuchungsmittel weitgehend zu klären, steht uns für die Feststellung der immunbiologischen Lage kein besonderes zuverlässiges Untersuchungsverfahren zur Verfügung. Die oben geschilderten unangefochtenen Zusammenhänge zwischen dem pathologisch-anatomischen Geschehen und den Abwehrkräften des Körpers müssen daher weitgehend unter Zugrundelegung der Erkenntnisse RANKEs auch in der Praxis verwertet werden. Die klinischen Zusammenhänge hat auch bereits RANKE dargestellt. Durch die vereinigte klinische und röntgenologische Untersuchung wird es in vielen Fällen gelingen, das angestrebte Ziel zu erreichen.

Das diagnostische Rüstzeug zu den Feststellungen, die der inneren und chirurgischen Behandlung der Lungentuberkulose zugrunde gelegt werden müssen, ist im Laufe der Jahre immer stärker angewachsen. Abgesehen von der großen Bedeutung einer genauen Familienvorgeschichte des Erkrankten und seiner eigenen Vorgeschichte, aus denen alle möglicherweise mit Tuberkulose zusammenhängende Krankheiten auf das Genaueste festgestellt werden müssen, nehmen die klinischen Untersuchungen einen sehr breiten Raum ein. Um sich ein einigermaßen genaues Bild machen zu können, muß sich die Beobachtung über längere Zeit erstrecken, wobei der oft häufige Wechsel im Befinden der Kranken besonders bedacht werden muß. Insbesondere sind Beobachtungen des Allgemeinbefindens und die abendlichen Temperatursteigerungen zu berücksichtigen. Selbstverständlich muß auch der Auswurf auf das genaueste untersucht werden. Es genügt dabei nicht das beim Husten Ausgeworfene auf Tuberkulosebazillen zu untersuchen, sondern es sind Sammeluntersuchungen und Untersuchungen des Mageninhaltes usw. auf Bazillen durchzuführen. Auch die Blutuntersuchungen von der Vollblutkontrolle bis zur Feststellung der Blutkörperchensenkungsgeschwindigkeit werden verlangt. Dasselbe gilt für die Harnausscheidung, bei der man sich auch nicht einfach mit Eiweiß- und Zuckerbestimmung begnügen darf, sondern auch der Sedimentbefund ist zu erheben und alle chemischen Proben, die auf Erkrankung und Funktionsstörung der Nieren und der übrigen Körperorgane hindeuten, müssen angestellt werden.

Um die Einwirkungen der Tuberkulose auf den Gesamtkörper feststellen zu können, ist zu fordern, daß eine genau durchgeführte Herz- und Kreislaufuntersuchung eingeleitet wird, nicht nur für Fälle, die einem operativen Eingriff unterzogen werden müssen, sondern auch für die konservativ Behandelten spielt der Zustand des Kreislaufes eine ausschlaggebende Rolle. Es ist daher selbstverständlich, daß auch Funktionsprüfungen des Herzens und der Gefäße angestellt werden müssen. Die Lunge selbst muß mit allen klinischen Hilfsmitteln auf das genaueste durchforscht werden.

Wenn auch die Röntgendurchleuchtung und das Röntgenbild, unterstützt von den neuesten Methoden der Kymographie und der stereoskopischen und Schichtaufnahmen usw. bei der Untersuchung der tuberkulös erkrankten Lunge an erster Stelle gerückt ist, und wenn insbesondere die feineren Veränderungen für eine Festlegung des Erkrankungsstadiums berücksichtigt werden müssen, so dürfen doch andererseits die alten klinischen Methoden nicht vernachlässigt werden, da es nur so möglich ist, nicht auf diagnostische Irrwege zu geraten. Daher sollen auch, wenn es irgend geht, alle Untersuchungsverfahren, einschließlich der Röntgenologie, möglichst in einer Hand bleiben oder sich zum wenigsten in einer Hand zusammenfinden, die dann die Befunde ordnet und daraus eine möglichst genaue Zustandsdiagnose des einzelnen Falles aufbaut. Dann wird es auch möglich sein, das Zustandsbild an der richtigen Stelle des Gesamtverlaufbildes der tuberkulösen Erkrankung einzureihen.

Handelt es sich aber um Fälle, bei denen in dem Verlauf der Erkrankung mit chirurgischen Mitteln eingegriffen werden soll, so wird in neuester Zeit noch ein weiteres Untersuchungsverfahren gefordert, das für die Funktionsprüfung der Lunge und des Kreislaufes große Bedeutung gewonnen hat. Es handelt sich um die spirometrische Untersuchung. Sie ist von großer Bedeutung für die Anzeigestellung und Prognose, da sie über den Grad der durch die Krankheit bereits eingetretenen Funktionsschädigungen der Lunge und des Kreislaufes Auskunft gibt, und ziemlich genau feststellen läßt, was an weiterer Schädigung durch aktives Eingreifen dem Kranken noch zugemutet oder nicht mehr zugemutet werden darf.

Wir sehen, daß sich im Laufe der Zeit für die Untersuchung der Tuberkulösen eine große Menge zeitraubender Untersuchungen angesammelt hat, auf deren Durchführung großer Wert gelegt werden muß. Das gilt besonders für die Kranken, bei denen irgendein Eingriff im Sinne der Einengung, Ausschaltung und Ruhigstellung von Teilen der Lunge geplant ist.

Freilich wird trotz Ausnutzung aller diagnostischen Hilfsmittel eine gewisse Unsicherheit in der Beurteilung des augenblicklichen Krankheitszustandes und seiner Abwehrkräfte übrigbleiben. Hier muß die Erfahrung des Arztes das letzte Wort sprechen. Die Erfahrung kann sich aber nur auf die zahlreichen, im Gedächtnis des einzelnen verankerten Krankheitsbilder, die sich wieder aus vielen Einzelbeobachtungen zusammensetzen, gründen, und es ist nur natürlich, daß eine solche Erfahrung erst im Laufe von Jahren gewonnen werden kann. Nur der Tuberkulosefacharzt, der sich dauernd mit den Untersuchungen und den daraus zu ziehenden Schlüssen beschäftigt, ist dazu imstande, ob er nun innerer oder chirurgischer Kliniker ist. Es ist daher eine natürliche Entwicklung, daß die Behandlung der Lungentuberkulose, und zwar die innere und die chirurgische, mehr und mehr vom inneren und vom chirurgischen Facharzt übernommen wird. Die großen inneren und chirurgischen Kliniken, die auf die Behandlung aller Krankheiten eingestellt sind, haben für die zeitraubenden Untersuchungen einer oft ein ganzes Menschenleben beherrschenden Erkrankung, die noch dazu einen so schwer zu beurteilenden, oft regellosen Verlauf aufweist, wie die Lungentuberkulose, keine Möglichkeiten mehr, wenn sie in dem oben beschriebenen Rahmen, was natürlich gefordert werden muß, durchgeführt werden sollen. Das trifft in höchstem Maße für die chirurgischen Kliniken scheinbar zu. Will der Chefarzt auf die Behandlung der Lungentuberkulose nicht verzichten, so muß er der Klinik eine besondere Abteilung mit Ärzten, die sich ausschließlich mit der Untersuchung, Begutachtung, Diagnose- und Anzeigestellung dieser Kranken beschäftigen, angliedern. Dann müssen aber auch die chirurgischen Hilfskräfte in derselben Richtung ausgebildet sein, um zum wenigsten auf Grund der vorliegenden Untersuchungsbefunde die Anzeige für den zu wählenden Eingriff im Verein mit dem Internisten stellen zu können. Sonst ist zu befürchten, daß die Tätigkeit des Chirurgen wieder auf die des Handwerkers herabsinkt.

Daher ist, wie gesagt, die natürliche Entwicklung den Weg gegangen, der den inneren Lungenfacharzt mit einem lediglich auf dem Gebiet der Lungenchirurgie tätigen Chirurgen zur Zusammenarbeit verbindet, wie das heute schon in vielen Lungenheilstätten der Fall ist. Selbstverständlich muß der Chirurg, wie das SAUERBRUCH gefordert hat, eine vollkommen allgemeinchirurgische Ausbildung als Grundlage besitzen.

Die Lungentuberkulose war auch nach der Entdeckung des Tuberkulosebazillus durch KOCH im Jahre 1881 fast unbeschränkt in der Behandlung der inneren Kliniker, wenn auch schon vorher, ja schon in der vorantiseptischen Zeit und nachher einige Versuche gemacht worden waren, die Kranken, deren sichtbarstes Krankheitszeichen die Kaverne war, durch Entfernung des Herdes oder durch Eröffnung der Höhle zu heilen (s. S. 2). Man ging ähnlich vor wie bei den Lungenabszessen. Diese Versuche wurden bald wieder aufgegeben, da die Erfolge vernichtend waren.

Die Beobachtungen des oft günstigen Einflusses des Spontanpneumothorax und pleuritischer Ergüsse auf den Verlauf der Lungentuberkulose hatte andere Heilversuche hervorgerufen. FORLANINI (1882) hat den Vorschlag gemacht, einen künstlichen Pneumothorax zur Ruhigstellung und Ausschaltung der Lunge anzulegen. Seine Gedanken sind aber zunächst nicht verstanden worden. Inzwischen wurde ein anderer Vorschlag gemacht, der ebenfalls eine Ruhigstellung und Entspannung der Lunge durch Entfernung von Rippen über dem erkrankten Lungenabschnitt herbeizuführen trachtete (s. geschichtliche Einleitung S. 5). Beide Behandlungspläne sind dann etwa gleichzeitig in die Tat umgesetzt worden. 1894 hat FORLANINI seinen ersten künstlichen Pneumothorax angelegt, während die ersten Versuche mit thorakoplastischen Verfahren in das Jahr 1890 fallen, in dem KARL SPENGLER seinen ersten Fall operierte und schon den Gedanken einer extrapleuralen Thorakoplastik geäußert hat. Im Laufe der nächsten Jahre wurden dann mit beiden Verfahren weitere Fortschritte gemacht (KARL SPENGLER 1903, TURBAN 1899 für die Thorakoplastik, MURPHY 1898 und seine Mitarbeiter für den Pneumothorax). Die große praktische Bedeutung des Pneumothorax zeigte sich aber erst, als LUDOLF BRAUER (1905) die Behandlung aufnahm, und er war es auch, der 1907 die erste große extrapleurale Thorakoplastik ausführen ließ (FRIEDRICH), und zwar an Stelle und als Ersatz für den technisch nicht ausführbaren Pneumothorax (s. geschichtliche Einleitung S. 445). Von diesem Jahre ab beginnt ein gewaltiger Aufstieg der sog. Kollapstherapie, unter welchem Namen die beiden Verfahren von BRAUER zusammengefaßt wurden. Ihr gemeinsames Ziel besteht darin, durch das Zusammenfallen des erkrankten Lungenabschnittes die Kaverne entweder zu vernichten oder zur Ausheilung zu bringen, so daß die durch ihr Bestehen drohenden Gefahren der Verschleppung des Inhaltes ausgeschaltet werden.

Mit dem Bestreben, in den Ablauf der Tuberkulose handelnd einzugreifen, wurde es nötig, für die zur Verfügung stehenden neuen Verfahren der Kollapstherapie die richtigen Anwendungsgebiete auszusuchen, um sie möglichst wirksam zu gestalten. Sie bedurften noch mancher Ergänzung und Verbesserung. Schon nach den ersten, in größerem Maßstabe von BRAUER durchgeführten Pneumothoraxbehandlungen zeigte es sich, daß bei einem recht beträchtlichen Hundertsatz von Kranken die Anwendung des Verfahrens deshalb nicht möglich war, weil die beiden Pleurablätter in mehr oder weniger ausgedehnter Weise miteinander verwachsen waren. So schlug BRAUER an Stelle des Pneumothorax, wie schon erwähnt, die extrapleurale Thorakoplastik vor. Aber nicht in dem geringen Ausmaß, das die Vorläufer dieser Behandlungsmethode, QUINCKE, KARL SPENGLER und TURBAN (s. S. 453ff.), zur Ausführung gebracht hatten, sondern die Rippenresektion sollte in großer Ausdehnung durchgeführt werden in dem Gedanken, mit dem Verfahren der Wirkung des allumfassenden Pneumothorax nahezukommen. Die ersten Operationen wurden auch von FRIEDRICH etwa nach dem Muster der ausgedehnten SCHEDEschen Plastik vorgenommen (s. S. 453) und haben sich in einzelnen Fällen gut bewährt, waren aber mit einer hohen postoperativen Sterblichkeit belastet.

Die beiden genannten ursprünglichen Verfahren der Kollapstherapie wurden in der Folgezeit durch neue Vorschläge vermehrt und ergänzt. 1911 empfahl STÜRTZ die Zwerchfellähmung durch operative Durchtrennung des N. phrenicus. Schon 1891 hat TUFFIER die extrapleurale Lösung und 1911 die Plombierung empfohlen, die aber erst durch die Einführung der Paraffinplombe durch BAER (1913) größere praktische Bedeutung gewonnen hat. Die beiden genannten Verfahren sind zunächst als selbständige Eingriffe unter bestimmten Voraussetzungen, d. h. bei bestimmtem Kavernensitz, erfolgreich zur Anwendung gekommen. Sie werden aber heute im wesentlichen als Ergänzungseingriffe bei nicht vollständig ausreichender Wirkung der zuerst genannten Behandlungsverfahren zur Ausführung gebracht. In neuerer Zeit hat besonders die Plombe wieder an Bedeutung gewonnen, und zwar in Form der sog. Stützplombe (GRAF), wenn es sich darum handelt, bei der Spitzenplastik die durch die Rippenresektion verlorene Brustwandstütze zu ersetzen und einen Kavernendurchbruch in dieser Gegend zu verhüten.

Ein weiteres Verfahren hat zur Vervollkommnung der Pneumothoraxbehandlung wesentlich beigetragen. Es handelt sich um die Durchtrennung pleuritischer Verwachsungen (Bänder und Stränge), die, wie schon oben erwähnt, häufig den Pneumothorax unwirksam machen oder geradezu schädlich wirken, wenn sie sich im Bereiche einer Kaverne entwickelt haben. Die offene Durchtrennung (ROVSING 1909, E. KEY 1910 und SAUERBRUCH 1911, s. S. 435ff.) ist nach immer wiederholten Versuchen, die die oft nicht zu vermeidenden Gefahren (Nachblutung, Infektion) erkennen ließen, wohl heute fast allgemein zugunsten der geschlossenen intrapleuralen Kaustik nach

Jacobäus (1913) aufgegeben worden. Verbesserungen der Apparate wurden durch Unverricht (1921), Kremer (1927, 1938) und durch Maurer (1928) angegeben und dadurch die Technik erleichtert und erweitert. Für breiter verwurzelte Verwachsungen genügt zwar noch das Verfahren der Strangdurchtrennung von Maurer, aber bei sehr breitbasigen Verwachsungen versagt auch diese Methode. Während solche Kranke früher, abgesehen von den Versuchen der Spitzenplastik (Wilms 1912, Sauerbruch 1913), fast ausschließlich der ausgedehnten extrapleuralen Thorakoplastik als letzter Rettung unterzogen wurden, auch dann, wenn der Krankheitsherd sich ausschließlich auf die Lungenspitzenabschnitte bezog, und die ganze übrige Lunge im wesentlichen frei von tuberkulösen Herden gefunden wurde, sind neuerdings nach vielen Versuchen die Spitzenplastik durch Abänderungen, Erweiterungen und Ergänzungen wieder zu beleben (s. S. 489ff.), Verfahren empfohlen und auch in die Tat umgesetzt worden, die in Form einer erweiterten oberen Plastik (Graf 1929, Bernou, Fruchand und Bernard 1930 und 1934, Thomson 1931, Kremer 1932, Holst 1933, Kleesattel 1933, Antelava 1935, Graf 1936, Brunner 1936 und 1937, Maurer, Dreyfus-Le Foyer 1936, Semb 1937, Heller 1936 u. a.) oder durch Pleurolyse (Graf) unter weitgehender Schonung des gesunden Lungengewebes gegen den eigentlichen Herd vorgehen (s. S. 625ff.). Schmidt hat letzteren Eingriff unter der Bezeichnung extrapleurale Pneumolyse ausgeführt. Wenn auch die letztgenannten Verfahren bisher keine allgemeine Anerkennung gefunden haben, da öfters die Dauerheilungen ausblieben, und die Eingriffe mit einer ziemlich hohen Sterblichkeit belastet waren, so liegt das weniger an der Technik der Pneumolyse als vielmehr an der Schwierigkeit, die extrapleurale Höhle offenzuhalten. Die letztgenannten Verfahren haben gegenüber den ausgedehnten Thorakoplastiken nach Brauer und Sauerbruch den großen Vorteil, daß es gelingt, was Graf als höchstes Ziel der Eingriffe fordern zu müssen glaubt, nach Heilung des tuberkulösen Prozesses nur das Lungengewebe zerstört zu finden, das durch die Erkrankung selbst bereits unbrauchbar geworden war, während die übrige Lunge als funktionstüchtiges Organ erhalten bleibt. Die neueste Technik Grafs verspricht weitgehende Verbesserungen (s. S. 598).

Die Umstellung der konservativen Behandlung der Lungentuberkulose auf die operative brachte es mit sich, daß ihr Anwendungsgebiet in der ersten Zeit sehr beschränkt war. Alle die erfahrungsgemäß bei guter konservativer Behandlung zur Selbstheilung neigenden Formen kamen ebensowenig in Betracht, wie die weit fortgeschrittenen Erkrankungen. Aber auch bei den zwischen diesen Extremen verlaufenden Erkrankungen mußte die Auswahl sehr vorsichtig getroffen werden, und man kann Brauer nur beipflichten, daß er, trotzdem er ein Verfechter der Kollapsbehandlung war, immer zur Vorsicht gemahnt, und selbst für die Anlegung eines künstlichen Pneumothorax eine längere Beobachtungszeit zur möglichst genauen Feststellung des Krankheitszustandes forderte. Auch Sauerbruch und seine Schüler haben immer wieder betont, daß zunächst alle inneren Hilfsmittel im weitesten Sinne zur Anwendung gebracht werden müssen und erst bei ihrem Versagen in den Verlauf handelnd eingegriffen werden darf.

Im Laufe der Zeit hat sich aber doch die Anzeigestellung auf Grund der tausendfältigen Erfahrungen nach mehreren Richtungen hin erweitert, während in anderer Beziehung Einschränkungen erfolgten. Zur Behandlung zugelassen werden jetzt auch ausgedehntere doppelseitige Erkrankungen, die früher zweifellos abgelehnt worden wären. Es besteht heute durch die vereinigte Anwendung der verschiedenen Kollapsverfahren die Möglichkeit, auch solche Fälle wirksam zu behandeln. Ebenso werden heute manche fortgeschrittenere Erkrankungen mit großen Kavernen, die früher als verloren galten, in den

Kreis der behandlungsfähigen Fälle aufgenommen. Dagegen werden heute Kranke, die große Neigung zur schrumpfenden Heilung aufweisen, besonders wenn sie keine Kavernen aufweisen, von der Kollapsbehandlung ausgeschlossen. Auch die Fälle des ersten und beginnenden zweiten Stadiums der Lungentuberkulose nach RANKE, besonders im Kindes- und jugendlichen Alter, werden heute von den meisten Fachärzten selbst von der Pneumothoraxbehandlung ausgeschlossen, da sie unter guter abwartender Behandlung weitgehende Neigung zur Selbstheilung zeigen.

Die Lungenkollapstherapie, die heute bereits im wesentlichen in den großen Lungenheilstätten durchgeführt wird, läßt sich entsprechend den beiden fast immer vereinigten Abteilungen — der mit allen diagnostischen Hilfsmitteln ausgerüsteten inneren und der für alle großen Eingriffe eingerichteten chirurgischen — in eine innere und eine chirurgische Behandlung einteilen. Zur inneren Kollapsbehandlung gehört der Pneumothorax, der Oleothorax und die Hilfsmittel zur Vervollständigung eines wegen Verwachsungen nicht wirksamen Pneumothorax, die Thorakokaustik. In der chirurgischen Kollapstherapie sind die eigentlichen operativen Eingriffe in erster Linie die Thorakoplastik in ihren verschiedenen Ausdehnungen, aber auch die Phrenikusexairese und die Pleurolyse vereinigt.

Die Auswahl der einzelnen Verfahren der inneren und der chirurgischen ist nun nicht etwa so zu treffen, daß immer zunächst die inneren Kollapsverfahren versucht werden sollen, um dann beim Versagen durch die chirurgischen ersetzt oder ergänzt zu werden, sondern in jedem Fall muß nach Prüfung aller vorliegenden Untersuchungsbefunde das aussichtsreichste Verfahren ausgewählt werden. Es ist also immer ein einheitlicher Behandlungsgedanke zugrunde zu legen, der dann allerdings oft nach Beobachtung der Wirkung, während des Verlaufes, nach der inneren oder chirurgischen Seite hin abgeändert werden muß.

Auf die inneren Behandlungsverfahren soll im Rahmen dieses Buches nicht näher eingegangen werden. Sie werden nur kurz in ihrer Bedeutung gewürdigt, die allgemeine Technik und die Erfolge geschildert.

β) Die inneren Verfahren der Kollapstherapie.

I. Der künstliche geschlossene intrapleurale Pneumothorax. Auf die Geschichte des künstlichen geschlossenen Pneumothorax ist schon auf S. 8 hingewiesen. FORLANINI, der zweifellos der eigentliche Erfinder des Verfahrens ist, hatte zwar schon einige Vorläufer, die Ähnliches erstrebten (CARSON 1820 und PIORRY), deren Vorschläge aber keine Nachahmung fanden und sie wohl auch, was die praktische Bedeutung betrifft, nicht verdienten. CARSONs Gedanken hat auch FORLANINI selbst schon zurückgewiesen. PIORRY wollte durch äußere Druckmaßnahmen die Lunge und damit die Höhlen zum Verschwinden bringen. Er hat Versuche gemacht und angeblich gewisse Erfolge erreicht. Die Beobachtung, daß ein Erguß oder ein Spontanpneumothorax einen günstigen Einfluß auf die Lungentuberkulose haben kann, ist den alten Ärzten schon frühzeitig aufgefallen. STOKES (HEYSE 1838) ist wohl der erste, der darüber berichtet hat. Nach ihm wird BACH (1843) genannt, A. G. RICHTER (1856), TRAUBE (1878). Dann mehren sich die Angaben entsprechend weiterer Erkenntnis und führen schließlich zur Erfindung FORLANINIs (1882). Da der therapeutische Gedanke FORLANINIs nicht sofort anerkannt wurde, fand er auch keine genügende Verbreitung. Die Beobachtungen über den günstigen Einfluß des Spontanpneumothorax gingen aber weiter (ADAMS 1887, SPÄTH 1888, GEILARD 1897, WESTENHOEFFER 1906, STEINBACH 1908, KONZELMANN 1908, DAUS 1909). WESTENHOEFFER hatte schon die Behauptung aufgestellt, daß der vollständige Pneumothorax die Lunge ruhigstellt und dadurch die Ausbreitung der Tuberkulose verhindert, daß dagegen der infolge pleuritischer Adhäsionen unvollständige Pneumothorax die Ausbreitung der Erkrankung fördert. In ihrer Wirkung genau beobachtete Fälle von Spontanpneumothorax sind in der Zeit vor Einführung des künstlichen Pneumothorax mehrfach beschrieben. So hat SPÄTH (1888) mehrere Fälle von Spontanpneumothorax bei kavernöser Lungentuberkulose beobachtet, bei denen im Anschluß an einen Spontanpneumothorax ein großes Esxudat und trotz der zunächst schweren Erscheinung eine weitgehende und lange beobachtete Besserung eingetreten war. Er weist auf Beobachtungen von WEST (1884), NONNE (1886) hin. SPÄTH zieht aus seinen Beobachtungen folgende Schlüsse. Die Tuberkulose der Lunge ist besonders bösartig, da diese nicht außer Funktion gesetzt werden kann. Tritt ein Pneumothorax ein, so ist die plötzliche heftige Einwirkung zwar gefahrdrohend, und es gehen viele Kranke daran zugrunde. Wenn aber der Kranke die Gefahr übersteht, so ist die Wirkung viel stärker als die Wirkung eines langsam auftretenden Exsudates. Der Blutzufluß wird herabgesetzt und die Saftströmung in den Lymphbahnen stockt. Der ganze Stoffumsatz wird vermindert. Exsudate kommen unter der Druckwirkung zur Resorption oder Eindickung und die Tuberkulosebazillen werden durch die erheblich verminderte Sauerstoffzufuhr in ihren Lebensäußerungen behindert. Er glaubt, daß der durch das plötzliche Eintreten des Pneumothorax bedingte jähe Wechsel der äußeren Lebensbedingungen von großer Bedeutung ist. Er betrachtet es auch als besonders wichtig, daß durch den plötzlichen auf die Lunge wirkenden Druck die bronchiale Aspiration unmöglich gemacht wird. Er spricht zum Schluß unmittelbar die Ansicht aus, daß, wenn nicht jedesmal eine so große Gefahr bestünde, das Anlegen eines künstlichen Pneumothorax als Heilversuch bei Kranken, „bei denen nur eine Lunge und auch diese in nicht sehr bedeutender Ausdehnung vom Tuberkuloseprozeß befallen ist", gestattet werden könnte. SPÄTH hat also auch seinerseits, unabhängig von FORLANINI, an die Anlage eines künstlichen Pneumothorax zu Heilzwecken gedacht.

Die Gefahr des plötzlich eintretenden Spontanpneumothorax ist außerordentlich groß. Er wurde früher für unbedingt tödlich angesehen (BRÜNICKE, GRISOLLE), später doch noch immer sehr ernst betrachtet (DRASCHE 1899, BLUMBERG 1899). Von 100 Kranken mit Spontanpneumothorax starben 90 vor Ablauf des ersten Monats, während die übrigen 10 aber dann meist länger am Leben blieben (WEST 1884). Diese bekannte Gefahr war wohl zunächst für die Anlage eines künstlichen Pneumothorax sehr hinderlich, da sie überschätzt wurde (ROSE 1899, SPENGLER 1901). Erst als man aber den Unterschied zwischen dem Spontan- und dem künstlichen Pneumothorax feststellte, wobei sich zeigte, daß drei der fünf Gefahrenmomente nur für den Spontanpneumothorax gelten, beim künstlichen aber wegfallen (MOSHEIM 1906), und da man auch günstige Wirkungen des Pneumothorax auf die Ausbreitung der Lungentuberkulose festgestellt hatte (s. oben FORLANINI 1882, ADAMS 1887, SPÄTH 1888 u. a.), konnte man beruhigter an die praktische Ausarbeitung denken.

Praktisch bedeutungsvoll wurde, wie schon früher hervorgehoben, der künstliche, geschlossene, intrapleurale Pneumothorax erst, nachdem zuerst FORLANINI (1894) und MURPHY (1898) und besonders dessen Schüler LEMKE über einige Fälle berichten konnten. Die weiteste Verbreitung erfuhr das Verfahren aber erst, nachdem sich BRAUER (1906) und SAUGMAN (1907) dafür eingesetzt hatten. Das Studium der Wirkungsweise und die Ausarbeitung praktischer Vorschläge für die Durchführung und nicht zuletzt die guten mit dem Verfahren erzielten Erfolge sorgten dafür, daß es sich von diesem Zeitpunkt ab außergewöhnlich rasch über die ganze gebildete Welt verbreitete.

Die Wirkung des künstlichen Pneumothorax auf die Lungentätigkeit und den Kreislauf bildete längere Zeit eine Streitfrage. MOSHEIM hat über alle diese Fragen in seiner zusammenfassenden Arbeit einen ausgezeichneten Bericht gegeben. Es sei hiermit darauf verwiesen.

BRAUER und seine Schüler haben sich seit 1905 mit der Erforschung der Wirkungen des Pneumothorax beschäftigt. Nach Ansicht BRAUERs tritt durch den künstlichen Pneumothorax und eine richtig angelegte Thorakoplastik eine Ausschaltung der Lunge vom Atmungsgeschäft ein, also eine funktionelle Ruhigstellung. Ebenso wichtig ist aber die gleichzeitige Einschränkung des Gesamtumfanges der erkrankten Lunge, die einerseits die etwa vorhandenen Höhlen zum Zusammenfallen bringt und schließlich zum Schwinden veranlaßt. Die Sekretbildung und Stauung werden schlagartig herabgesetzt. Nach BRAUER und BRUNS wird die normale Lunge stärker durchblutet als die Pneumothoraxlunge. Andere, an ihrer Spitze SACKUR und CLOETTA (1912), vertreten den umgekehrten Standpunkt und behaupten, daß die regelrecht atmende Lunge auf der Höhe der Einatmung am schlechtesten und bei der Ausatmung besser durchblutet sei. Dementsprechend wäre die zusammengefallene Lunge besser durchblutet als die regelrecht atmende (SAUERBRUCH). LE BLANC hat auf Grund einwandfreier Untersuchungen festgestellt, daß die Lunge am stärksten in der Einatmungsstellung, geringer in der Ausatmungsstellung und am schlechtesten im zusammengefallenen Zustand durchblutet wird. Wir sehen, daß die Meinungen in dieser Frage auch heute noch auseinandergehen.

SAUERBRUCH steht in der Durchblutungsfrage der Pneumothoraxlunge auf dem Standpunkt, daß zwischen akutem und chronischem, offenem und geschlossenem Pneumothorax unterschieden werden müsse. Da auch beim geschlossenen Pneumothorax durch das Zusammenfallen der Lunge eine Verringerung der Saugkraft des rechten Herzens entsteht, die sich auch auf den Mittelfellraum, der ja unter denselben Druckverhältnissen steht, übertragen muß, und da durch die Verschiebung des Mittelfelles infolge des Druckunterschiedes in den beiden Brusträumen eine weitere Einflußstörung des Blutes in das rechte Herz stattfinden muß, so ist zum wenigsten zu Beginn der Pneumothoraxbehandlung mit einer Vermehrung der Blutmenge in der Pneumothoraxlunge zu rechnen. Diese Erscheinung wird am stärksten sein, wenn die Mittelfellblätter dünn und nachgiebig sind. Später gleicht sich mit dem Festerwerden des Mittelfelles der Unterschied in den Blutmengen zwischen den beiden Brusträumen wieder aus. Auch die neuesten Untersuchungen von WOLFF und KLOPSTOCK (1933), HOCHREIN und KELLER (1934), REICHEL (1936) konnten die Gegensätze in der Durchblutungsfrage nicht beseitigen. Die Durchblutung ist scheinbar, falls nicht Kompression einsetzt, nicht wesentlich gegen die Regel verändert.

Einer Meinung scheinen dagegen die verschiedenen Beobachter der Folgeerscheinungen des Lungenzusammenfallens darüber zu sein, daß die Lymphströmung in der betroffenen Lunge eine Verlangsamung erfährt. Nach BRAUER, der diese Ansicht wohl zuerst ausgesprochen hat, tritt im Anschluß an das Zusammenfallen der Lunge zunächst eine plötzliche Zunahme der Sekretion ein (Auspressen der Lunge), dann erfolgt eine zunehmende Stauung, die zu einer dauernden Verlangsamung der Lymphbewegung führt. Infolgedessen tritt zunächst eine heftige Steigerung aller akuten Erscheinungen auf (Temperatur, Appetitlosigkeit, Nachtschweiße), dann, entsprechend der durch die Stauung bedingten Resorptionsverminderung der Lymphe und der darin enthaltenen Gifte, ein Umschlag im Sinne einer Besserung des Allgemeinzustandes, der Wiederkehr der regelrechten Temperaturen, des Aufhörens der Nachtschweiße und des Appetitmangels.

Die weiteren Folgeerscheinungen des Zusammensinkens für die betroffene Lunge selbst werden wohl einheitlich beurteilt. Sie wird anfänglich durch die ungehemmte Wirkung der elastischen Fasern und der Bronchialmuskulatur verkleinert. Bleibt diese Verkleinerung länger bestehen, so tritt eine fortschreitende Umwandlung des Lungengewebes in dem Sinne ein, daß rasch eine starke Bindegewebsentwicklung im Lungenparenchym einsetzt (Graetz). Diese Bindegewebsentwicklung beobachtete man bis zu einem verschieden starken Entwicklungsgrade bei jeder länger dauernden Lungentuberkulose. Sie ist ausgezeichnet durch Unregelmäßigkeit, da auch verkästes Gewebe ersetzt werden muß (Krampf). Nach Brauer muß nach Anlegung des Pneumothorax die örtliche Giftstauung den Reiz für die Bindegewebsbildung abgeben. Die Bindegewebsentwicklung, die sich in allen Teilen der Lunge gleichzeitig ausbreitet, bedeutet einen wesentlichen Heilungsvorgang für die Lungentuberkulose, da sie sich bei allen nicht gerade bösartig verlaufenden Fällen (Graetz) in auffälliger Weise verstärkt. Gleichzeitig wird der Brustfellüberzug verdickt. War das Brustfell nicht verwachsen, so kann die Oberfläche glatt bleiben. Bestand eine akute Pleuritis, so ist das Brustfell schon vorher verdickt gewesen. Bei völligem Kollaps ist die Lunge luftleer.

Häufig finden sich sehr ausgedehnte Verwachsungen zwischen der Pleura pulmonalis und Pleura costalis. Sie können strang- und bandartig sein. Sind sie frisch, so kann man schon an der rötlichen Farbe bei durchscheinendem Licht den Gefäßreichtum erkennen. Sind sie älter, so bestehen sie mehr aus derbem Bindegewebe, enthalten aber trotzdem oft noch größere Gefäße, ja sogar ausgezogenes Lungengewebe und Kavernen. Diese Verwachsungen verhindern leider häufig einen vollständigen, konzentrischen Zusammenfall der Lunge bei der Anlegung des künstlichen Pneumothorax (s. S. 435).

Zweifellos muß der geschlossene künstliche Pneumothorax als das beste Verfahren im Kampfe gegen die Lungentuberkulose gelten. Mit keinem anderen Verfahren ist es möglich, unter fast völliger Aufhebung der Funktion eine so gleichmäßige konzentrische Einengung der betreffenden Lunge zu erzielen. Aus den kleinsten tastenden Anfängen (Forlanini 1882, Murphy 1898 und ihre Schüler) hat sich das Verfahren hauptsächlich unter dem, durch die Kraft ihrer Überzeugung werbenden Einfluß der Arbeiten Brauers, Saugmans und ihrer Schüler, seit 1905 zum Hauptkampfmittel gegen die Lungentuberkulose entwickelt.

Die Zahl der jährlich durchgeführten Pneumothoraxbehandlungen ist wohl kaum festzustellen, denn überall hat sich das Verfahren, das keine technischen Schwierigkeiten bietet, eingeführt. Überall werden glänzende Erfolge erzielt, wenn das Verfahren in der richtigen Weise und lange genug durchgeführt wird. Gerade dieser letztere Punkt ist leider zu beanstanden, und zwar weniger deswegen, weil der Arzt die Behandlung zu früh abbricht, sondern weil die Kranken häufig, infolge der weitgehenden subjektiven Besserung ihres Allgemeinbefindens, nicht mehr zur Nachfüllung kommen und daher der Pneumothorax infolge der natürlichen Resorption allmählich verschwindet.

Die Vorzüge des künstlichen intrapleuralen Pneumothorax in der Reihe der übrigen Verfahren der Kollapstherapie sind groß. Zunächst ist der Pneumothorax das schonendste und dabei doch gleichzeitig das umfassendste Verfahren. Es entspricht den Forderungen, die Graf (1937) aufgestellt hat, d. h. es liefert einen ausgedehnten, aber nicht irreparablen therapeutischen Lungenkollaps, und es bietet die äußerste Schonung nicht nur des Lungengewebes, sondern auch des gesamten Gasaustauschapparates. Der intrapleurale Pneumothorax ist somit die Idealform des vollelastischen therapeutischen Lungenkollapses, d. h. nach Graf kann er so lange und in dem Maße, in dem die Einschrumpfung der Höhlenbildung gefordert wird, also im positiven Sinne elastisch wirken, er kann sich aber auch wieder zurückbilden, sobald er nach erfolgter Heilung nicht mehr benötigt wird (negativ elastisch). Damit tritt die Schädigung durch die vorübergehende Ausschaltung der nichterkrankten Lungenabschnitte nicht wesentlich hervor. Da die Menge der in den Gesamtraum gefüllten Luft von der genügenden Wirkung auf die Kaverne und ihre Umgebung ausschlaggebend ist, so muß das Maß danach bestimmt werden. Infolgedessen muß z. B. nach einer Verwachsungslösung die Wirkung des Pneumothorax geprüft und die Füllung danach gerichtet werden.

Die Nachteile sind: 1. Das Verfahren kann nicht in allen Fällen angewendet werden (pleuritische Verwachsungen). 2. Der Pneumothorax bedeutet eine Dauerbehandlung über 2—3 Jahre. 3. Der Anfangserfolg pflegt so gut zu sein, daß viele Kranke die Behandlung vorzeitig aufgeben, trotz eindringlichster Warnung des Arztes. Damit ist die Gefahr einer weiteren unkontrollierbaren Ausbreitung der Tuberkulose gegeben. 4. Bei etwa der Hälfte der Erkrankten tritt während der Pneumothoraxbehandlung ein Exsudat ein, das zunächst harmlos scheint, unter den verschiedensten Verhältnissen aber gefährlich werden kann (Druckerscheinungen auf die Mittelfellorgane, zu starke Kompression der Lunge, Übergang in ein tuberkulöses Empyem mit Unübersichtlichkeit der Lungeneinengung, Vergiftungserscheinungen durch das Exsudat und schließlich die Mischinfektion des Exsudates). Graf weist noch darauf hin, daß der lange bestehende Erguß, der zwar zu den Abwehrreaktionen des Körpers gehört, bei zu langem Bestehen aber geradezu als Lungengewebsvernichter bezeichnet werden muß. Alle diese Gründe bedeuten die Notwendigkeit, das Exsudat zu entfernen.

Die Anzeigen für die Durchführung der Pneumothoraxbehandlung sind weitgehend. Es ist schon oben darauf hingewiesen worden, daß auch die Pneumothoraxbehandlung keine gleichgültige ist und daß sie nur angewendet werden soll, wenn die konservative Behandlung im weitesten Sinne des Wortes versagt hat und bei zufriedenstellender Immunitätslage. Als eine der Vorbedingungen für die Kollapsbehandlung gilt die Anwesenheit einer Kaverne, und zwar für die Pneumothoraxbehandlung die sog. Frühkaverne, die sich aus dem Frühinfiltrat nach Assmann (1925) im dritten Rankeschen Stadium entwickelt. Aber auch hier sollen die akuten exsudativen Erscheinungen erst abgeklungen sein und die Kaverne mit ihrer elastischen Wand einen gewissen Bestand zeigen. Da, wenn auch selten, in diesem Krankheitsstadium Selbstheilung eintritt, so muß zum wenigsten eine öftere Röntgenuntersuchung stattfinden. Am besten ist es, bei diesen Erkrankten die Pneumothoraxbehandlung bald einzuleiten. Auch die etwas älteren Kavernen mit Streuung in den Bronchialbaum und auch hämatogener Streuung gelten noch als Wirkungsfeld für die Pneumothoraxbehandlung. Schließlich können auch noch ältere, bei denen die Herde an Ausdehnung gewonnen haben, bei guter Abwehrlage für die Pneumothoraxbehandlung in Frage kommen. Diese Krankheitsstadien entsprechen im wesentlichen den auch von Brunner angeführten. Eine besondere Anzeige ist durch die akute Kavernenblutung gegeben, vorausgesetzt, daß die Seitendiagnose gestellt werden kann (Brunner). Eine dringende Anzeige bildet die wiederholte Blutung. Gelingt die Anlegung des Pneumothorax auf der erkrankten Seite nicht, so kann eine Kompression durch Anlage des Pneumothorax auf der gesunden Seite versucht werden. Wie schon erwähnt wird, nachdem zuerst Ascoli (1932) und besonders Ferrari (1933) und Abbot (1935) für die Durchführung des Pneumothorax bei doppelseitiger Erkrankung, meist in zwei Sitzungen, eingetreten sind, das Verfahren heute vielfach durchgeführt. Es hat sich gut bewährt bei gutartig verlaufenden Formen mit beiderseitigen kleinen Kavernen. Bei dem Vorhandensein größerer Kavernen muß die Anwendung genau überlegt werden, da die gewöhnliche Pneumothoraxfüllung dabei meist nicht ausreichend ist. Über die Erfolge s. S. 433. Unter Umständen müssen hier andere Kombinationen, die eine stärkere Einwirkung auf die großen Kavernen gestatten, zur Anwendung kommen.

Als mehr oder weniger bedeutungsvolle Gegenanzeigen gegen die Anlegung des Pneumothorax sind folgende zu nennen: Die Erkrankungsformen der ersten beiden RANKEschen Stadien, also das Stadium des Primärkomplexes und das Stadium der ersten Generalisation, werden heute meist von der Pneumothoraxbehandlung ausgenommen, selbst wenn Kavernen zu finden sind. Die Ablehnung erfolgt deshalb, weil in diesen Stadien die Kavernen große Neigung zur Selbstheilung und zum Wiederauftreten an anderen Stellen mit erneuter Heilung besitzen. Die Kavernen treten außerdem in dem Streuungsstadium häufig doppelseitig auf und sind schon deshalb für den Pneumothorax weniger geeignet, weil die Pleura oft miterkrankt ist (SCHMIDT). Selbstverständlich hat der Nachweis des Fehlens aller Abwehrvorrichtungen des Körpers als unbedingte Gegenanzeige auch gegen die Pneumothoraxanlegung zu gelten. Nach KREMER ist die Kavernengröße zu berücksichtigen. Nach seiner Ansicht sind apfelgroße Kavernen im Spätstadium mit starrer Wand nicht durch den Pneumothorax zu beeinflussen. Bei doppelseitiger hämatogener Streuung mit Pleurabeteiligung (LIEBERMEISTER), überhaupt bei ausgedehnter Erkrankung beider Seiten mit pleuritischen Verwachsungen oder auch beim Vorhandensein anderer, d. h. nichttuberkulöser Lungenveränderungen, soll der Pneumothorax ebenfalls nicht durchgeführt werden (BRUNNER). Zu vermeiden ist die Anlage des Pneumothorax auch bei schweren Darm- und Nierenerkrankungen, bei nichtkompensiertem Herzfehler und bei schwerem Diabetes (BRUNNER). Leichtere Nieren- und Darmkrankheiten, ebenso umschriebene Knochenprozesse bedeuten ebensowenig wie die Kehlkopftuberkulose eine Gegenanzeige. Aufzugeben ist die Pneumothoraxbehandlung so schnell wie möglich bei der sog. Hängekaverne, d. h. wenn die pleuritischen Verwachsungen in der Nähe der Kavernenwand ansetzen und die Höhle am Zusammenfall verhindern. Hier besteht die große Gefahr der ausgiebigen Streuung durch dauernde Mitbewegung der Kavernenwand bei der Atmung.

Die technischen Fragen der Pneumothoraxanlage ist heute insofern geklärt, als die sog. Stichmethode, die zuerst SAUGMAN (1906) empfohlen hatte, gegenüber der von BRAUER zuerst bevorzugten Schnittmethode, fast allgemein zur Anwendung kommt. Als unbedingte Vorbedingung für die Anlegung des Pneumothorax muß der freie Pleuraspalt gefordert werden. Vorgeschichte und klinische Röntgenuntersuchung werden in der Mehrzahl der Fälle genügende Auskunft darüber geben, ob mit der Freiheit des intrapleuralen Raumes zu rechnen ist. Aber trotz aller dieser Untersuchungen wird es erst mit dem Einströmen der ersten Luftblasen möglich sein, sich in der Beziehung völlige Sicherheit zu verschaffen. Der Pneumothorax soll nicht ambulant angelegt werden, besonders die erste Anlage muß während stationärer Behandlung erfolgen. Es drohen dem Kranken doch immerhin einige Gefahren. 1. Die Nachblutung aus einem angestochenen Brustwandgefäß, die allerdings vermieden werden kann. 2. Das Anstechen der Lunge, die unter Umständen mit einer Luftembolie beantwortet wird, das aber ebenfalls vermieden werden kann, und schließlich das Auftreten eines Streuungspneumothorax, das bei größerer Lungenverletzung beobachtet wird. Auch dieser Fehler muß möglichst vermieden werden.

Die erste Anlegung des Pneumothorax wird am besten in örtlicher Betäubung durchgeführt. Viele bevorzugen auch die jedesmalige Wiederholung der örtlichen Betäubung, was zweifellos bei ängstlichen Kranken sehr vorteilhaft ist. Auf chirurgischen Abteilungen wird jegliche Punktionsbehandlung heute so gut wie immer in örtlicher Betäubung durchgeführt. Die kleine Mühe lohnt sich. (PAYR).

Der Kranke wird am besten so gelagert, daß der Punkt der Brustwand, an dem die Nadel eingeführt wird, zugleich den höchsten Punkt der Brust darstellt (s. Abb. 285). Wie es scheint, wird meist Rückenlage mit Unterstützung der erkrankten Seite durch Kissen, so daß eine Schräg- oder Halbseitenlage zustande kommt, bevorzugt. Der Arm der kranken Seite wird über die Schulter nach oben gelegt und am besten von einem Gehilfen gehalten. Die bevorzugte Stellung, besonders für die Erstanlage des Pneumothorax, ist der 4.—6. Zwischenrippenraum in der vorderen Axillarlinie, falls nicht dort gerade Verwachsungen

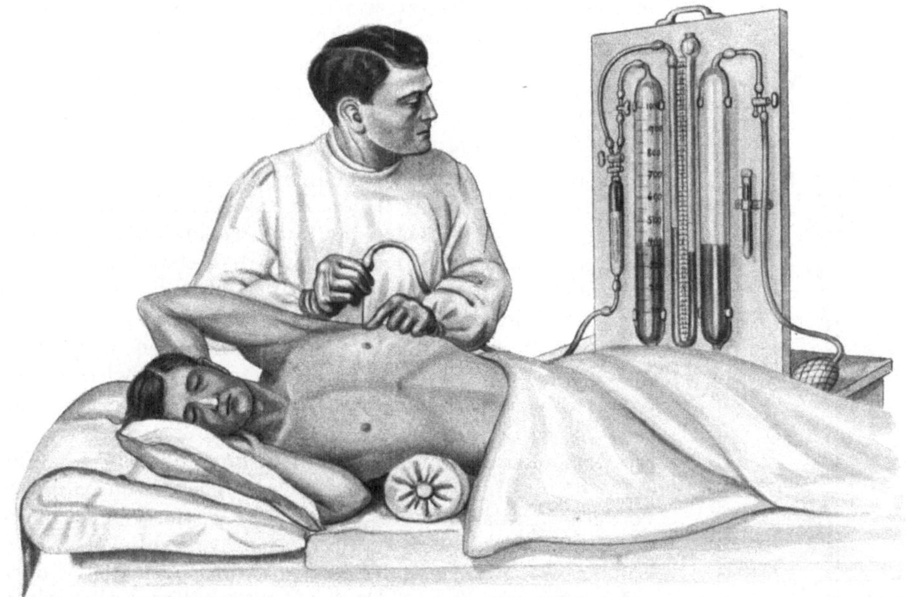

Abb. 285. Pneumothoraxanlage. Der Kranke liegt halbseitlich. Während die Nadel eingeführt wird, beobachtet der Arzt den Ausschlag des Manometers. (Unter Benützung von Abbildungen von BRUNNER und von W. SCHMIDT.)

gefunden werden. Dieser Punkt muß also durch richtige Lagerung des Kranken zum höchsten Punkt gemacht werden. SCHMIDT bevorzugt einen Tisch, auf dem der Oberkörper weitgehend gesenkt werden kann, falls eine Luftembolie auftritt. Er hält es für zweckmäßig, die Ausführung nicht auf einem Operationstisch vorzunehmen, um den Eingriff zur Beruhigung der Kranken auch durch diese Maßnahme geringfügig erscheinen zu lassen. Nach Desinfektion der Haut mit Thymolspiritus wird mit einer feinen Hautnadel die Brustwand in dem entsprechenden Zwischenrippenraum vor der vorderen Axillarlinie bis an die Pleura mit Novokain-Suprarenin, am besten 1 auf 100, nach Anlage einer Hautquaddel eingespritzt. Ganz allgemein wird heute eine kurzgeschliffene, vorn geschlossene, mit seitlicher schlitzförmiger Öffnung versehene Nadel (DENECKE) benutzt (Abb. 286). Die Gefahr der Lungenverletzung ist bei vorsichtigem Eingehen nicht größer als z. B. mit der stumpfen Nadel nach SALOMON, deren Einführung, wenn man nicht gerade die Haut einschneidet, immer mit einer ziemlichen Gewalt geschehen muß, so daß das Durchstoßen des Lungenfelles leichter vorkommt, als bei dem langsam tastenden Einführen der kurz abgeschrägten Nadel. Die spitze SAUGMANsche Nadel wird seltener verwendet (Abb. 286). Da die eingeführte Nadel mit dem Druckmesser des Pneumothoraxapparates während des Durchstoßens der Brustwand in offener Verbindung steht, gibt dieser in dem Augenblick, in dem die Nadelöffnung in den Pleuraraum eindringt, den gewünschten Ausschlag. Daher muß während des Einführens der Nadel das Auge des Einführenden auf dem Druckmesser des Apparates ruhen (Abb. 285). Entspricht der Ausschlag dem typischen negativen Druck, der im Pleuraraum herrscht, so kann nun durch Umstellung des Dreiwegehahnes die Pneumothoraxnadel mit dem bei der Erstfüllung am besten unter Atmosphärendruck stehenden Luft- oder Stickstoffbehälter in Verbindung gesetzt werden und damit das Ansaugen der Luft stattfinden. Da kein starker Druck verwendet werden soll, müssen die beiden Flüssigkeitsspiegel der großen kommunizierenden Röhren zu Beginn des Eingriffes gleich hoch stehen (Abb. 287). Man soll bei der ersten Anlage nie mehr als 300—500 ccm Gas oder Luft einfüllen, da beide als Fremdkörper einen Reiz auf die Pleura ausüben und einen frühzeitigen Erguß auslösen. Die Nacherscheinungen pflegen bei guter Technik nur gering zu sein. Ein geringer Druck auf der Brust, etwas Herzklopfen und leichte Atemnot werden allerdings meist geäußert. Gelingt es nicht, an der ausgesuchten Stelle in den freien Pleuraraum zu gelangen, so soll man den Versuch in dieser Gegend höchstens ein- bis zweimal wiederholen. SCHMIDT empfiehlt dann in Bauchlage in der Skapularlinie nach Beiseiteziehen des Schulterblattes im 7. oder 8. Zwischenrippenraum, oder wenn auch das nicht gelingt, als dritten Einstichpunkt zwischen der Mamma und der vorderen Axillarlinie den Versuch zu wiederholen. Andere verschieben nach zwei- bis dreimaliger vergeblicher Wiederholung in der Gegend des ersten Einstiches den Eingriff auf einen anderen Tag. Da das Gas verhältnismäßig schnell aufgenommen wird, so hat die Nachfüllung zunächst täglich oder wenigstens jeden zweiten Tag zu erfolgen. Nach gelungener Erstfüllung sind die Nachfüllungen jetzt ohne technische Schwierigkeit durchzuführen. Man soll auch bei dem Nachfüllen nicht mehr als 400—500 ccm einströmen lassen, da größere Gasmengen einen stärkeren pleuritischen Reiz und daher früher ein Exsudat hervorrufen. Nach längerer Behandlung wird durch Schwartenbildung die Resorption erschwert und die Wiederholung des Eingriffes seltener nötig. Auch die Gasmenge wird durch das Kleinerwerden des schrumpfenden Raumes geringer. Es soll aber immer ein möglichst gleichmäßiger Druck auf die Lunge, insbesondere auf die Kaverne, stattfinden, so daß sie möglichst vollkommen zusammenfällt. Es empfiehlt sich daher, vor jeder Füllung zu durchleuchten und so viel Gas einfließen zu lassen, daß der intrapleurale Druck auf 1 stehen bleibt.

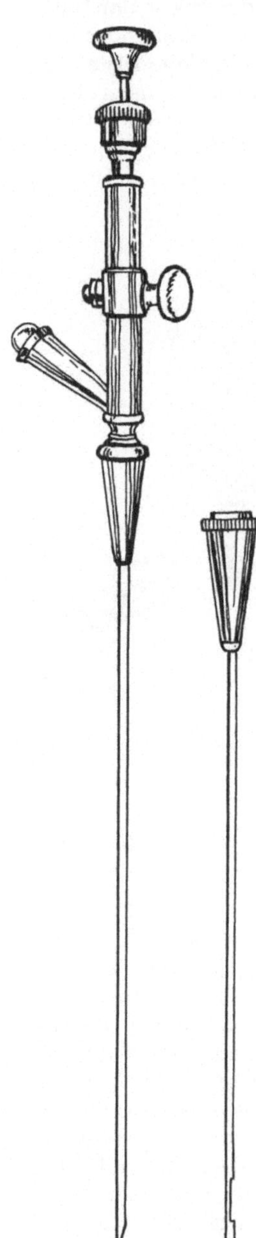

Abb. 286. Punktionsnadel zur Anlegung des Pneumothorax, links nach SAUGMAN, rechts nach DENEKE. Die letztere hat eine seitliche Öffnung vor der kurz abgeschliffenen Spitze.

Auf die im Anschluß an die Pneumothoraxanlage auftretenden Störungen ist schon oben kurz hingewiesen worden. Im unmittelbaren Anschluß kam es früher häufiger als heute zu plötzlichen schweren Kollapsen, die auch öfters mit dem Tode endeten. Seit Brauer steht man auf dem Standpunkt, daß eine Luftembolie durch Anstechen eines Gefäßes in der Lunge oder einer Verwachsung die Ursache ist. Es gibt aber zweifellos auch einen sog. pleurogenen

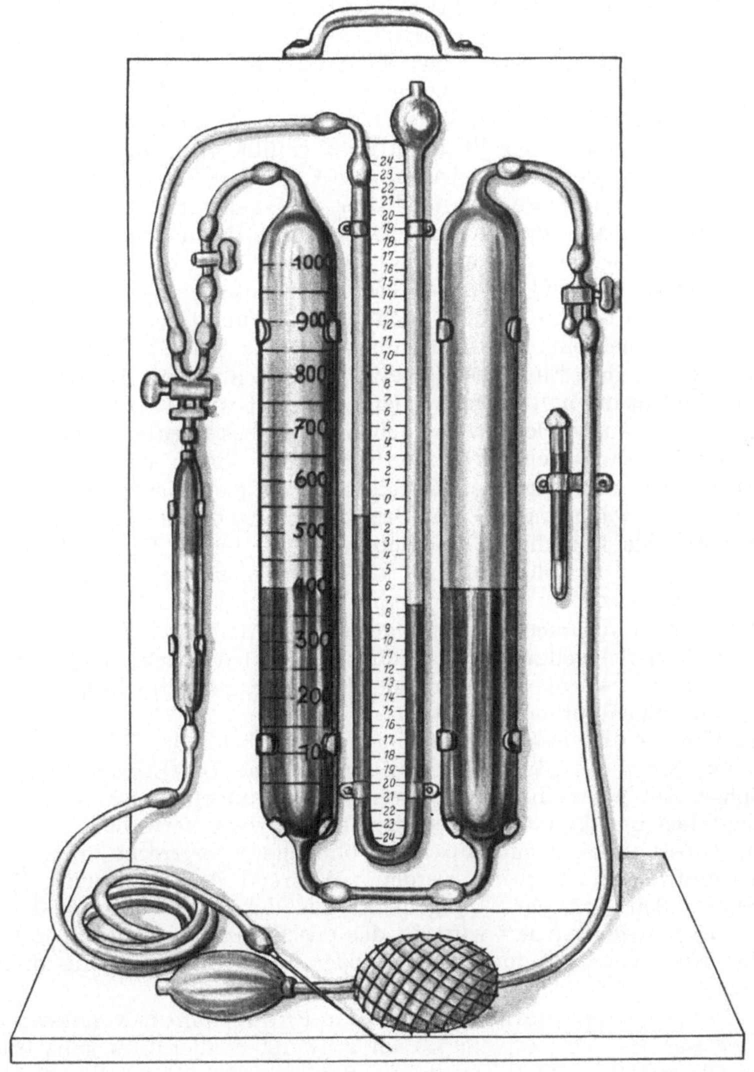

Abb. 287. Pneumothoraxapparat mit Gebläse nach v. Muralt. Die Spiegel des Wassermanometers müssen beim unbenutzten Apparat gleich hochstehen. Die abgebildete Einstellung zeigt die Druckdifferenz nach Einführung der Nadel an.

Reflex beim Anstechen der Pleura ohne vorherige Anästhesierung. Diese Folgeerscheinungen gehen allerdings meist rasch wieder zurück. Luftembolien sind beobachtet von Fiori (1925), Kerzmann (1926), der 3 Fälle beobachtet hat. Ollinen (1929) berichtet über einen Fall, der nach der Ausführung des Eingriffes plötzlich zum Exitus kam, bei dem aber bei der Obduktion keine Embolie, sondern nur ein Status thymo-lymphaticus gefunden wurde. Levitin (1929) erlebte eine Embolie durch Zerreißung einer Adhäsion. Der Kranke erholte sich. GELBENEGGER (1931) beobachtete eine Embolie während der Nachfüllung eines Pneumothorax während der Schwangerschaft. Er konnte den gefahrdrohenden Zustand durch Herzpunktion und intrakardiale Einspritzung eines Strophanthuspräparates beseitigen. Im Anschluß an die Pneumothoraxanlage treten fast regelmäßig gewisse Atembeschwerden auf, die aber meist rasch vorübergehen. Stärkere Temperaturanstiege bedeuten einen besonders starken Reizzustand, der aber meist die Folge einer größeren Entleerung und Resorption von Kaverneninhalt bedeutet.

Es ist selbstverständlich, daß jeder Pneumothoraxkranke unter ärztlicher Kontrolle bleibt, solange der Pneumothorax gefüllt wird, und daß jede Abweichung von dem regelrechten Verhalten sofort auf ihre Ursache untersucht wird. Das gilt auch für die erste Zeit nach der Auflassung.

Unmittelbar im Anschluß an die Anlegung eines Pneumothorax kann es durch Verletzung von Zwischenrippen- oder Lungengefäßen zu intrapleuralen Blutungen kommen. Sie sind bei guter Technik ebenso vermeidbar wie die Luftembolie. Dagegen ist eine andere, auch ebenfalls unmittelbare Folge, scheinbar nicht immer vermeidbar, das Hautemphysem, das sich über größere Strecken des Körpers von der Einstichstelle aus ausbreiten kann. Es ist meist ohne praktische Bedeutung und verschwindet von selbst wieder. Das Mediastinalemphysem, das auch gelegentlich nach Anlage eines Pneumothorax festgestellt wird, verdankt wahrscheinlich seine Entstehung einem einseitigen Pneumothoraxüberdruck mit folgender Zerreißung von pleuritischen, Lungengewebe enthaltenden Verwachsungen. Da Druckerhöhungen auf positive Werte bei der Anlegung des künstlichen Pneumothorax heute als fehlerhaft gelten, so ist das Emphysem am ehesten noch als Folge eines hinzutretenden Spontanpneumothorax zu erklären. Das Mediastinalemphysem, das sich, abgesehen von den schweren Allgemeinerscheinungen (s. S. 665ff.) durch das Auftreten einer luftkissenartigen Schwellung im Jugulum bemerkbar macht, darf nicht übersehen werden, da es unbedingt druckentlastender Eingriffe bedarf, wie schon der Spannungspneumothorax (s. S. 97).

Wie schon oben bemerkt, tritt in einem Drittel bis in der Hälfte der Kranken mit Pneumothorax ein pleuritischer Erguß ein. Die Ergüsse werden meist nach einiger Zeit von selbst wieder vom Körper aufgenommen, andere bleiben länger bestehen und können sich später in Empyeme verwandeln. Schließlich kann ein tuberkulöser Erguß durch gewöhnliche Eitererreger infiziert und so zum mischinfizierten Empyem werden. Während das tuberkulöse Empyem meist unmittelbar von dem Lungenherd aus durch Vermittlung der Pleura oder auch hämatogen infiziert wird, ist das mischinfizierte Empyem wohl immer die Folge eines Kavernendurchbruches oder einer Einschleppung der Keime von außen.

Die Dauererfolge beim einseitigen Pneumothorax müssen als gut bezeichnet werden. Die Zahlenangaben schwanken allerdings ganz erheblich. Das kommt wohl hauptsächlich daher, daß die Grundsätze der Beurteilung sehr verschieden sind und mancher Kranke, der von einem Beobachter nur als gebessert bezeichnet wird, wird von einem anderen unter der Rubrik „geheilt" geführt. Die Heilerfolge sind naturgemäß verschieden, je nachdem es sich um geschlossene oder offene Tuberkulosen handelt. Bei den offenen sind die Erfolge bei denen am besten, bei denen ein Frühinfiltrat seit kurzer Zeit eingeschmolzen ist. Dazu kommt, daß die früheren Statistiken auf anderen Grundsätzen aufgebaut sind als die neueren. Ebenso wie die Grundlagen der Anzeigestellung sich geändert haben und nicht unwesentlich erweitert worden sind (s. S. 427), so sind auch die Behandlungserfolge anders zu beurteilen. Heute gilt bekanntlich der Pneumothorax als das unbestritten beste Behandlungsverfahren für die sog. Frühkavernen und hier feiert es auch die größten Triumphe. Um wirklich brauchbare Erfolgszahlen für die Dauerheilung zu bekommen, müßte man solche Aufstellungen miteinander vergleichen können, die auf denselben Grundsätzen der Anzeigestellung und Behandlung aufgebaut sind. Bisher scheint uns das noch nicht möglich. Wie schon gesagt, schwanken die Zahlen ganz erheblich. Durchschnittlich werden etwa 25—30% Dauerheilungen angegeben. Wenn man die Bazillenfreiheit zur Grundlage nimmt, so dürften die Zahlen etwa gleichgroß sein. Neben diesem ganz strengen Maßstab muß man annehmen, daß weitgehende Besserungen in höherer Zahl vorhanden sind, etwa 30—40% und diesen Zahlen entspricht auch die Angabe über die Erwerbsfähigkeit.

Wie schon eingangs gesagt, ist der künstliche geschlossene Pneumothorax unter den Kollapsverfahren bei geeigneten Fällen, und vor allem bei richtiger Durchführung, besonders auch, was die Dauer der Behandlung betrifft, das Beste, da es imstande ist den Krankheitsprozeß in der Lunge so zur Ausheilung zu bringen, daß im wesentlichen nur die Teile der Lunge, die schon durch die Krankheit zerstört sind, funktionslos bleiben, während die übrigen Lungenabschnitte ihre Funktion zurückgewinnen können.

Über die Erfolge des doppelseitigen Pneumothorax haben berichtet SINGER (1925), SCHAUMANN (1930). Letzterer konnte schon über 15 Fälle berichten, von denen 6 gleichzeitig angelegt wurden. Von den letzteren wurden nur 2 gebessert, von den alternativ angelegten waren 5 erfolgreich. GRÜNEWALD (1932) hat ebenfalls über gute Erfolge bei der doppelseitigen Behandlung berichtet. NÜSSEL (1932) hat nach Anlegung eines doppelseitigen Pneumothorax einen Spontanpneumothorax beobachtet. Die Entlastungspunktion brachte erst Erleichterung, als sie deutlich auf negative Werte heruntergegangen war. Das Ventil konnte erst durch Lagerung auf die Ventilpneumothoraxseite zum Verschluß gebracht werden. FERRARI hat sich 1933 ausführlich in einer Monographie über den doppelseitigen künstlichen Pneumothorax ausgelassen. Er selbst kann auf 12jährige Erfahrung zurücksehen. Die besten Erfahrungen werden bei frischen exsudativen subkutanen Formen und bei der Kavernenblutung beobachtet, unter Beschränkung der Erkrankung möglichst auf die Oberlappen. Von den 96 von dem Verf. behandelten Fällen ist über die Hälfte ohne Exsudat geblieben, das überhaupt bei doppelseitigem Pneumothorax seltener auftreten soll. Viermal hat er Empyeme beobachtet. Ist es die Folge einer Perforation, so ist die Prognose ungünstig. POIX, TRIBOULET und KREIS (1934), die über 50 doppelseitige Pneumothoraxanwendungen berichten können, warnen vor zu raschem Entschluß, aus dem einseitigen Pneumothorax einen doppelseitigen zu machen. Sie haben zum Teil ausgezeichnete Erfolge erlebt. 3 Kranke haben ungestörte Schwangerschaften durchgemacht. Die Anlegung erfolgte einmal auch während der Schwangerschaft. 14 Heilungen bestehen länger als 3 Jahre. Ihre Erfahrungen sind wesentlich besser als von CHAPAUT, der von 131 Kranken nach 4 Jahren nur noch 5 am Leben fand. Von den 500 Fällen der Verf. sind 17 gestorben, 10 davon bereits innerhalb des ersten Jahres.

II. Der intrapleurale Oleothorax. Zur inneren Kollapstherapie gehört auch die Einbringung von Flüssigkeiten in den Brustraum im Gedanken an die oft günstige Wirkung pleuritischen Exsudates auf die Lungentuberkulose. FORLANINI hat neben der Luft schon Flüssigkeiten eingebracht, aber keine guten Erfolge damit erzielt. DOERFLER (1905) hat auf Grund derselben Beobachtungen einen etwas anderen Plan aufgebaut. Er hat die Erfahrung gemacht, daß nach Einbringung eines Exsudates die günstige Wirkung erst dann in Erscheinung trat, wenn das Exsudat durch Punktion entfernt wurde. Die Begründung für diese Besserung sah er in der auf die durch das Exsudat verursachten Anämie der Lunge nach Beseitigung des Ergusses eintretende reaktive Hyperämie, der dann eine Bindegewebsentwicklung mit Abkapselung und Vernarbung des Herdes folgen sollte. Er macht darauf aufmerksam, daß LEWASCHEW bereits 1894 Kochsalzlösungen in die Brusthöhle eingespritzt und dann punktiert und JAMES (1895) ebenso Kochsalzlösungen in die Pleurahöhle eingebracht und durch öftere Punktion entleert hatte. Anhänger hat er augenscheinlich nicht gefunden. Der

Gedanke, die Einwirkung eines Pleuraexsudates nachzuahmen, ist aber wachgeblieben. Er ist zweifellos an sich sehr gut und ist auch bereits 1906 von AD. SCHMIDT in die Tat umgesetzt worden. Er hat außer Luft und Sauerstoff auch Kochsalzlösungen und Öl, die letzteren wenn notwendig, zur Kompression der unteren Lungenabschnitte, in die Brusthöhle eingebracht. Das Verfahren fand aber dadurch keine weitere Verbreitung, obwohl der Gedanke nahelag, die Wirkung des Gases beim Pneumothorax durch das Einfüllen von Flüssigkeit zu verstärken und bei Anwendung von schlecht resorbierbaren Flüssigkeiten, z. B. Öl, zu verlängern und durch Zusatz von keimtötenden Stoffen eine Infektion zu verhüten oder zu bekämpfen. Schließlich konnte man erwarten, daß Verwachsungen zwischen den Pleurablättern, so lange die Flüssigkeit vorhanden war, ausbleiben.

Für die Praxis wurde diese Voraussetzung erst dadurch geschaffen, daß das richtige Öl zur Anwendung kam. Wenn auch die Öle an sich der Entwicklung der Tuberkelbazillen entgegenwirkten, und zwar sowohl das Paraffin- als auch das Olivenöl, so wurde der Gedanke erst richtig einleuchtend, als durch den Zusatz einer den Tuberkelbazillus besonders angreifenden Substanz, dem Gomenolöl (CLERK), eine besonders starke Einwirkung gerade gegen die Tuberkulose in Aussicht gestellt werden konnte. BERNOU hat 1922 zuerst das Gomenolöl, das $2^1/_2$ bis 5%ig verwendet wird, empfohlen. Es wurde später dann aber auch das Jodipin und das Lipiodol zu demselben Zweck verwendet. Durch experimentelle Untersuchungen wurde festgestellt, daß die nach demselben Ziel strebende Wirkung des Pneumothorax und des Oleothorax aber doch in vieler Beziehung sowohl physikalisch als auch physiologisch verschieden ist (DIEHL 1919). Die Anzeigestellung mußte daher auch dementsprechend abgeändert werden. Das Verfahren fand in dieser Zeit aber rasche Anerkennung und Verbreitung. Auf den Oleothorax, der, wie bemerkt, zur inneren Kollapstherapie gehört, kann hier nicht näher eingegangen werden.

Die Anzeigestellung scheint bei den Tuberkulosefachärzten nicht feststehend zu sein. Das Hauptanwendungsgebiet ist wohl die tuberkulöse Pleuritis, besonders die fieberhafte. Empfohlen wird der Oleothorax vor der Auflassung eines Pneumothorax. Die desinfizierende Wirkung des Gomenolöles soll besonders bei mischinfiziertem pleuritischem Exsudat ausgenutzt werden. Augenscheinlich hat der Oleothorax allerdings in beiden Fällen mehr oder weniger versagt. Er wird aber immer noch empfohlen. Ganz schlecht ist scheinbar seine Wirkung bei der Behandlung von Empyemen mit Bronchusfisteln, wenn auch hier über einzelne Erfolge berichtet worden ist (MUNRO MATSON 1932). Ebenso wirkungslos scheint er beim spontanen Ventilpneumothorax zu sein.

Die Versuche, pleuritische Verwachsungen durch den Oleothorax zu verhüten, werden sehr verschieden beurteilt. In einzelnen Fällen sind gute Erfolge erzielt worden, wenn das Exsudat abgelassen und durch Öl ersetzt wurde. Da aber andererseits die unvermeidliche Reizwirkung des Öles sehr häufig zu starken Ergüssen führt, so ist vorauszusehen, daß dann früher oder später Schwarten und Verwachsungen entstehen müssen. Die Versuche, Verwachsungen durch stärkere Kompression zu lösen, sind zu unterlassen, da sie nicht selten von der unangenehmsten Folgeerscheinung des Oleothorax, der Perforation, gefolgt sind. Treten von selbst Kompressionserscheinungen auf, die über das erlaubte Maß des negativen Druckes hinausgehen, so muß Öl und Exsudat entfernt werden.

Die Technik der Anlage des Oleothorax macht keine Schwierigkeiten. Die Vorbereitungen sind dieselben wie zur Anlegung des Pneumothorax. Zur Anwendung soll am besten steriles 4—5%iges Gomenolöl, auf Körperwärme gebracht, kommen. Die Punktionsstelle ist nicht festgelegt, wie beim Pneumothorax, sondern liegt in jedem Falle, entsprechend der Gegend, in der sich das Öl ausbreiten soll, verschieden. Soll z. B. ein Exsudat durch Gomenolöl ersetzt werden, so wird zunächst am tiefsten Punkt punktiert und das Exsudat so vollständig wie möglich entfernt. Bei dickflüssigem Exsudat muß unter Umständen Spülung vorausgeschickt werden. Die Röntgendurchleuchtung zeigt die völlige Entleerung an. Erst dann werden zunächst 5—10 ccm des Gomenolöles eingefüllt, um sich über die Wirkung zu unterrichten. Erst wenn festgestellt wurde, daß keine Komplikationen eingetreten sind, wird das Öl nach 5—8 Tagen wieder entfernt und nun größere Mengen von 50—100 ccm und mehr eingefüllt. Ein positiver Druck soll aber nie erreicht werden, auch wenn er von manchen Seiten (BERNOU 1921, KUSS 1926) für stärkere Kompression empfohlen worden ist. Selbstverständlich muß man sich bei der Injektion überzeugen, daß an der Stelle der Punktion keine Verwachsungen bestehen, daß nicht das Öl in eine Vene eingespritzt wird. Ölembolien sind mehrfach beobachtet worden.

Als wesentliche Komplikation sind, wie schon erwähnt, die starke pleuritische Reaktion, die zu so starker Exsudatentwicklung führen kann, daß der Erguß mehrfach abpunktiert werden muß. Fast ebenso häufig scheint die Perforation in die Lunge bzw. in eine Kaverne stattzufinden. Daher soll die Anwendung des Oleothorax bei pleuranah gelegenen Kavernen vermieden werden.

III. Die Durchtrennung von Pleuraverwachsungen. Während eine Reihe von Eingriffen als selbständige und gleichzeitig als Ergänzungen zu kollapstherapeutischen Maßnahmen empfohlen wurden und auch verwendet werden, ist die intrapleurale Durchtrennung von Verwachsungen von Anfang an als ein Ergänzungseingriff zum Pneumothorax angegeben worden. Dieser Eingriff hat sich ausgezeichnet bewährt, und zwar hauptsächlich seit er in geschlossener Form zur Anwendung kommt.

Der Pneumothorax hat nämlich auch dann, wenn die Behandlung ordnungsgemäß vom Arzt und vom Kranken durchgeführt werden sollte, einen großen Feind, der nicht nur das gewünschte allseitige Zusammenfallen der Lunge verhindert, und dadurch die Wirksamkeit der Lufteinfüllung sehr erheblich schwächt, sondern der auch in vielen Fällen imstande ist, den heilenden Einfluß der Lufteinblasung in das Gegenteil zu verwandeln. Dieser Feind des Pneumothorax wird durch die Verwachsungen zwischen der Pleura pulmonalis und der Pleura costalis gebildet. Da solche Verwachsungen unmittelbare Folgeerscheinungen der tuberkulösen Lungenprozesse sind, insonderheit, wenn sich diese in der Nähe der Lungenoberfläche entwickelt haben, und da häufig die tuberkulösen Höhlenbildungen in der Nähe der Lungenoberfläche ihren Sitz haben, so ist es nicht merkwürdig, daß wir gerade über den Höhlenbildungen häufig Verwachsungen finden. Wird nun ein Pneumothorax eingeleitet, so lösen sich wohl einzelne frische Verwachsungen, aber alle festeren strang- und bandartigen bleiben bestehen, oder dehnen sich allmählich zu längeren Strängen und Bändern. Je nachdem diese Verwachsungen nur im Brustfell oder auch infolge des tiefliegenden Entzündungsprozesses im Lungengewebe selbst verankert sind, enthalten auch stark in die Länge gezogene Bänder und Stränge entweder nur neugebildetes Bindegewebe mit einzelnen Gefäßen oder auch Lungengewebe. Es ist erklärlich, daß das gewünschte konzentrische Zusammensinken der ganzen Lunge nicht möglich ist, wenn solche Verwachsungen bestehen. Dadurch wird, wie schon bemerkt, der Pneumothorax zum Teil unwirksam gemacht. Sitzt aber der Strang über einer tuberkulösen Höhle, so verhütet er nicht nur das Zusammenfallen der Höhlenwände, sondern er zieht, selbst wenn die übrige Lunge zusammenfällt, die Kaverne zipfelig aus und überträgt jede Bewegung der atmenden Brustwand unmittelbar auf die Höhlenwand. In solchen Fällen bewirkt der Pneumothorax daher nicht nur das Offenbleiben, sondern auch eine dauernde Beunruhigung der Höhle und der erkrankten Umgebung. Die Höhlenwände können nicht nur nicht zusammenfallen, sondern werden auseinander gezerrt und der Inhalt wird nicht entleert.

Es ist daher begreiflich, daß man schon frühzeitig versucht hat, die Wirkung der strang- und bandartigen Verwachsungen auf die Höhlen zu beseitigen.

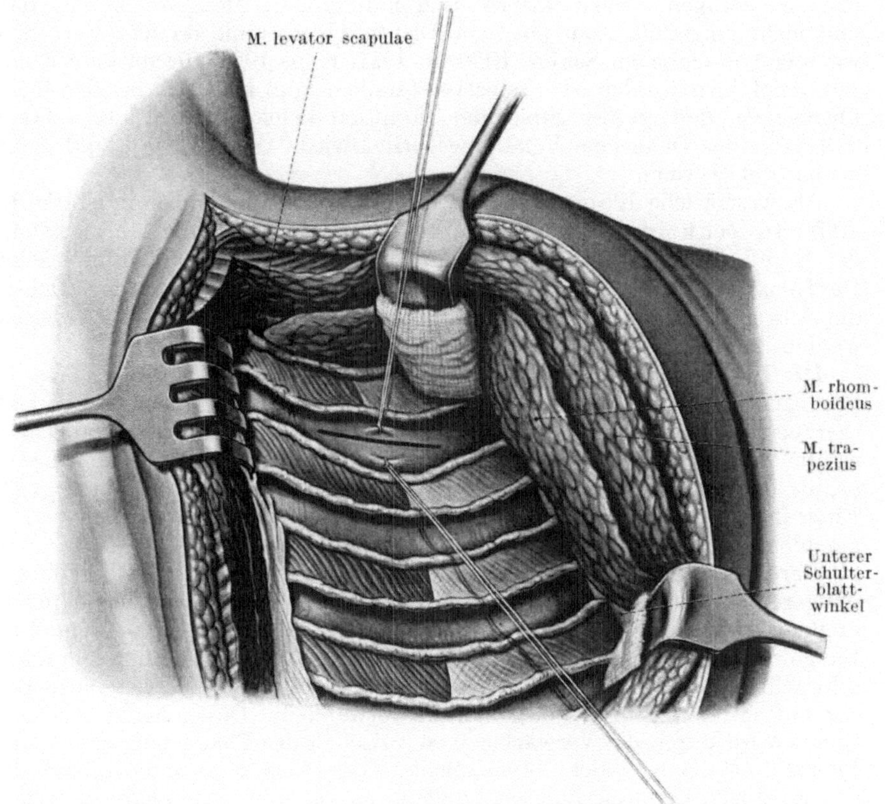

Abb. 288. Die offene Strangdurchtrennung bei strangartigen pleuritischen Verwachsungen. 1. Die 2. bis 6. Rippe sind subperiostal entfernt. In das hintere Periost der 3. Rippe sind zwei Haltefäden eingesetzt. Die Schnittlinie ist durch einen schwarzen Strich gekennzeichnet.

Die ersten Versuche stammen wohl von Rovsing (1909) und Sauerbruch. Sie haben derartige Stränge unter Eröffnung des Brustkorbes freigelegt, sie doppelt unterbunden und durchtrennt. Auch andere haben sich diesem Vorgehen angeschlossen und es sind zweifellos damit auch Erfolge erzielt worden (Lebsche und Schulze 1932, Jessen, Leotta, Keitel 1936). Es kommt aber andererseits nicht selten, selbst nach der Durchtrennung scheinbar seidenpapierdünner, gefäßloser Stränge, die eine Unterbindung durchaus nicht nötig zu machen schienen, zu Nachblutungen, die gelegentlich zu schweren Komplikationen geführt haben. Noch schwerer sind die Folgen, wenn dickere Verwachsungen durchtrennt werden. Abgesehen von Nachblutungen wird gelegentlich zipfelig ausgezogenes tuberkulöses Lungengewebe durchtrennt, oder die Durchtrennung trifft sogar die Lichtung einer zipfelig ausgezogenen Höhle.

In beiden Fällen kommt es nicht selten zu schweren Pleurainfektionen spezifischer oder unspezifischer Art.

Daher neigte man sich mehr und mehr einem Verfahren zu, das JACOBAEUS in Stockholm (1913) auf Grund seiner Beobachtungen an 15 operierten Kranken veröffentlichte. Es handelt sich um die Durchtrennung von Verwachsungen mit Hilfe eines durch einen Zwischenrippenraum eingeführten zystoskopartigen Instrumentes, das beim Bestehen eines künstlichen Pneumothorax

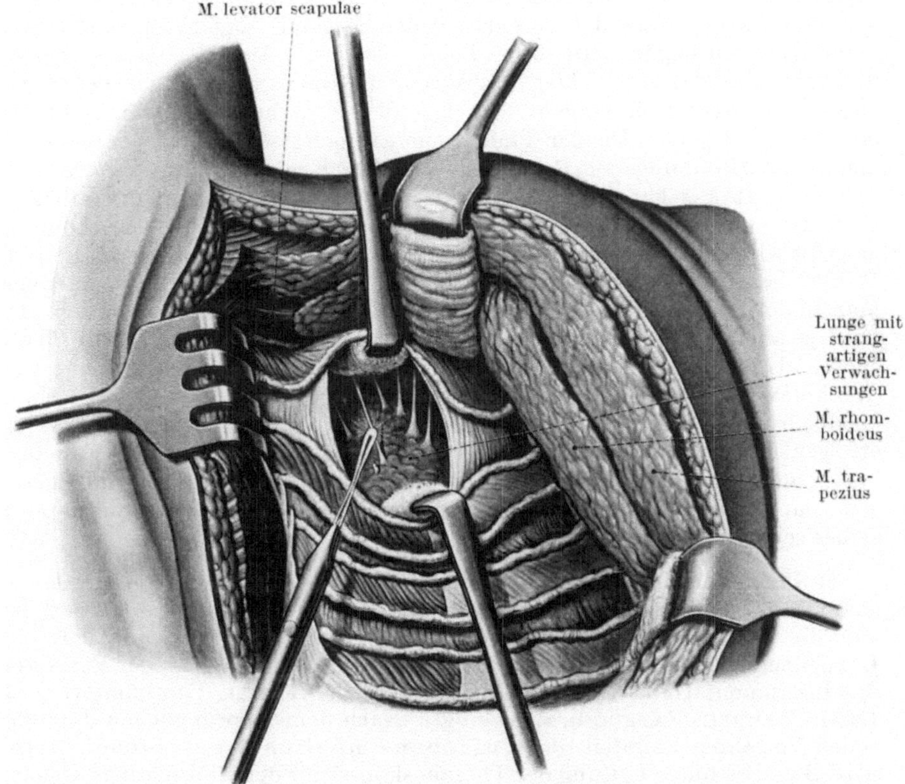

Abb. 289. Die offene Strangdurchtrennung bei strangartigen pleuritischen Verwachsungen. 2. Das hintere Rippenperiost ist mitsamt der Pleura costalis eingeschnitten, zwei umwickelte kurze LANGENBECKsche Haken sind eingesetzt. Man sieht die strangartigen Verwachsungen deutlich gespannt. Sie werden mit dem Glühbrenner durchtrennt.

die übersichtliche Darstellung des Sitzes, der Ausdehnung und des geweblichen Aufbaues der Verwachsungen gestattet. Nach Einführung eines schneidenden Instrumentes (Glühbrenner oder Diathermiemesser) von einer anderen Stelle der Brustwand aus, oder durch das Thorakoskop hindurch, wird auch die Durchtrennung der Verwachsungen unter Leitung des Auges ermöglicht.

a) Die offene Strangdurchtrennung. Die Technik der offenen Strangdurchtrennung ist ursprünglich von W. FELIX ausgearbeitet worden. Nach Resektion der 3. Rippe wird der Brustkorb durch Einschnitt auf etwa 5 cm eröffnet. Werden nun Venenhaken in die beiden benachbarten Rippen eingesetzt, so erhält man einen guten Überblick über die Zahl, Form und auch den Aufbau der Verwachsungen im Bereiche des Oberlappens. Es gelingt ohne Schwierigkeiten längere und dickere Stränge mit der Unterbindungsnadel zu unterfahren und zu unterbinden, um sie dann zu durchtrennen. Die Durchtrennung wird meist mit dem Glüheisen vorgenommen. Die Brustwand wird durch mehrschichtige Naht wasserdicht verschlossen. Das Verfahren von W. FELIX hat in der Praxis die meiste Anwendung gefunden. Außer dem hinteren Zugang, den auch SAUERBRUCH, KRAMPF, LEBSCHE und SCHULZE und HELLER, BERNOU, THALHEIMER und FRUCHAUD für die nach hinten gelegenen Spitzenverwachsungen verwendet haben, wurde von verschiedenen Chirurgen auch ein vorderer Weg zur offenen Strangdurchtrennung eingeschlagen. BERNOU, THALHEIMER und FRUCHAUD (1934) resezieren die 2. Rippe vorn in ihrem knöchernen Abschnitt bei Verwachsungen in der vorderen Spitzengegend. Bei tiefer sitzenden vorderen Verwachsungen wird die 4. Rippe reseziert. Auch ELOESSER (1926) hat den vorderen Weg eingeschlagen, während HOSEMANN (1931) von der Seite her ohne Rippenresektion vorgeht. Er legt den Zwischenrippenschnitt unterhalb der Achselhöhle an. Da der Pneumothorax meist schon lange bestanden hat, macht die Eröffnung der Brusthöhle auf den Kranken kaum Eindruck. Von dem Schnitt aus kann man den ganzen Brustraum bequem übersehen. Mit Hilfe des biegsamen Leuchtstabes, der von einer einfachen Taschenbatterie gespeist wird und den man überall hinführen kann, kann man bis in die tiefsten Winkel leuchten und die Stränge auch im durchfallenden Licht untersuchen. Man findet meist viel mehr Stränge, als das Röntgenbild vermuten ließ. Daher wird ja auch von den Anhängern der Thorakokaustik mit Recht die Thorakoskopie als einzig sichere Untersuchungsmethode verlangt. Die Stränge werden durchbrannt, entweder mit dem Galvanokauter oder mit der Diathermieelektrode. Letztere soll zur Blutstillung, die fast nur aus der Thoraxwand erfolgen kann, immer bereit sein. Unterbindungen können Reizerscheinungen hervorrufen und werden abgelehnt. Der Brenner soll hakenförmig gestaltet sein, damit man ihn um den Strang herumführen kann. Die Blutstillung muß sicher sein zur Verhütung von Exsudaten.

b) Die geschlossene Strangdurchtrennung. Die Methode von JACOBAEUS hat sich mit der Verbesserung der Instrumente weiter verbreitet. Sie wird heute, wie die Lungentuberkulosenchirurgie überhaupt, fast ausschließlich in den Lungenheilstätten mit operativer Einstellung durchgeführt. An der Verbesserung des Instrumentariums haben sich hauptsächlich KREMER, UNVERRICHT, ULRICI, GRAF, MAURER, SAYAGO u. a. beteiligt. Nach dem ursprünglichen JACOBAEUSschen Verfahren konnten die einfachen, möglichst gefäßlosen Stränge und Bänder unter Leitung des Thorakoskopes mit der Glühschlinge abgetrennt werden, ohne daß eine Blutungsgefahr oder gar die einer Aussaat tuberkulöser Massen drohte. Dagegen warnte man damals vor der Durchtrennung stärkerer gefäß- oder lungengewebehaltiger Stränge. Aber auch mit solchen Fällen hat sich die fortschreitende Technik allmählich siegreich abgefunden. Zunächst wurde versucht, durch mehrzeitige Strangdurchtrennung die Blutungsgefahr zu beseitigen (JACOBAEUS, ULRICI).

Die größten Fortschritte brachten aber die Arbeiten von UNVERRICHT, KREMER, GRAF und MAURER, und zwar durch Vervollkommnung der Technik und Erforschung der Natur, Zusammensetzung und der bevorzugten Ansatzpunkte der Verwachsungen [DIEHL und KREMER (1929)] (Abb. 290).

MAURER stellte 4 verschiedene Typen von Verwachsungen auf, die sich nach ihrer Form und besonders nach ihrer Einpflanzung in Lunge und Brustwand unterscheiden lassen. Von diesen sind am wichtigsten Typus 3 und 4. Beim 3. Typus handelt es sich um ein kegelförmiges Gebilde. Die Kegelbasis sitzt auf der Lunge und enthält häufig Lungenparenchym. Die Einpflanzung in der Pleura costalis ist gewöhnlich schmal. Der 4. Typ hat Sanduhrform. Auch hier enthält der nach der Lunge gerichtete Teil der Sanduhr meist Lungengewebe.

Auch SAYAGO (1936) hat sich sehr eingehend mit den Verwachsungen und ihrer Durchtrennung beschäftigt. Ausgedehnte Pleuritis macht breitbasige Verwachsungen. Umschriebene Serosaherde können, falls sie zu Verwachsungen und Strangbildung führen, ebenfalls Lungenparenchym in Form eines Kegels enthalten. Sind oberflächliche subpleurale Herde in Verwachsungen hineingezogen, so findet man oft auch ausgezogene Höhlen. Sitzen die tuberkulösen Herde tiefer, so ist das seltener der Fall. Für die endoskopische Durchtrennung am meisten geeignet sind nicht die flächenhaften Verwachsungen, die sich unter Umständen über mehrere Zwischenrippenräume hinziehen, sondern die, die etwa 2 cm Durchmesser oder weniger Flächenausdehnung besitzen. Sehr wichtig ist naturgemäß die Ausdehnung des parenchymfreien Gewebes zwischen Pleura costalis und pulmonalis. Was den Aufbau betrifft, so gibt es nach SAYAGO neben den strangartigen Verwachsungen (MAURER s. oben) zunächst einfache Membranen ohne Parenchym, deren Ränder deutlich oder unbestimmt begrenzt sein können. Daneben bestehen die parenchymatösen Membranen, die meist bei kegelförmig ausgezogenem Parenchym auf der Seite der Pleura costalis schmal und schlaff sind. Die Ränder sind meist frei. Dann gibt es Membranen, die nur einen freien Rand haben, während der andere in einer breiten Verwachsung endet. Stärkere Membranen ohne parenchymatösen Inhalt treten als echte Bänder in Erscheinung.

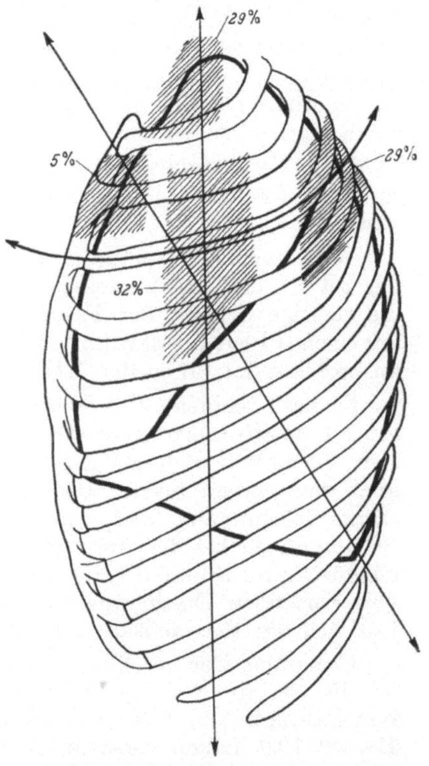

Abb. 290. Schematische Darstellung der häufigsten Verwachsungen zwischen Brustwand und Oberlappen nach DIEHL-KREMER. 95% der Verwachsungen setzen am Oberlappen an.

Wie schon erwähnt, ist das Verfahren von JACOBAEUS von verschiedenen anderen Lungenchirurgen verbessert worden. Bedeutungsvolle Verbesserungen beziehen sich auf die Apparate. So entstanden die Apparate von UNVERRICHT, KREMER, MAURER und GRAF.

Den größten Fortschritt brachte, wie schon erwähnt, das Vorgehen von MAURER, der sein Verfahren auch dann zur Anwendung bringt, wenn die Verwachsungen dick sind und weitgehend Lungenparenchym enthalten. Die Ausdehnung des Verfahrens auch auf dicke parenchymatöse Verwachsungen wird dadurch ermöglicht, daß er die Verwachsungen aus der Brustwand herauspräpariert, „ähnlich wie man einen Tumor umschneidet“. Ehe er mit der Glühschlinge die Durchschneidung der Pleura etwa $^1/_2$ cm vom Ansatz des Stranges vornimmt, koaguliert er die Schnittlinie zur vorläufigen Blutstillung mit Hochfrequenzströmen. Dazu hat er einen kombinierten Kauter angegeben, der Koagulation und Galvanokaustik gestattet.

MAURER unterscheidet dann 3 Gruppen von Verwachsungen, die für die Thorakokaustik in Frage kommen. Die erste Gruppe umfassen die dünnen Fäden, die durchscheinenden Membranen, die bis fingerdicken Stränge oder gefäßreichere Segel mit einem distalen Bindegewebsanteil von mindestens 1 cm. Diese Verwachsungen der ersten Gruppe geben die Anzeige ab für die Durchbrennung nach JACOBAEUS. Die zweite Gruppe von Verwachsungen betrifft die daumen- bzw. handgelenkdicken Verwachsungen, in deren Ansatz eine zeltförmige Abhebung des Rippenfells noch erkennbar ist, die also weder der Lunge noch der Brustwand unmittelbar anliegen. Diese Verwachsungen sind noch für die extrapleurale Ausschälung geeignet. Die dritte Gruppe umfaßt die unmittelbaren, breiten flächenhaften Verwachsungen größerer Lungenabschnitte mit der Brustwand. Sie haben als inoperabel zu gelten. Zwischen diesen 3 Gruppen gibt es alle möglichen Übergänge und die einzelnen Gruppen können auch gleichzeitig bei Verwachsungen vorkommen.

Aus der eben gegebenen Darstellung ersieht man, daß die Anzeigestellung zur Thorakokaustik erheblich erweitert worden ist, gegenüber den ersten Versuchen mit diesem Verfahren. Es darf nicht verschwiegen werden, daß nicht alle Lungenchirurgen sich mit der erweiterten Anzeigestellung MAURERs einverstanden erklärt haben. Einzelne Autoren haben wieder andere Verfahren, z. B. die mehrzeitige Ablösung sehr breit gestielter Verwachsungen, die schon JACOBAEUS empfohlen und zur erfolgreichen Anwendung gebracht hatte (KREMER). Diese mehrzeitige Lösung dauert aber unter Umständen sehr lange und während der ganzen Zeit kann eine Streuung der Tuberkulose stattfinden. Außerdem bilden sich auf der Pleura pulmonalis große Schwielen, so daß der Pneumothorax nicht mehr verschwinden kann oder, wenn er verschwindet, die Kaverne sich wieder öffnet.

Auch UNVERRICHT ist gegen die Thorakokaustik bei breiteren Verwachsungen. Er hält sie nur für eine beschränkte Zahl von Verwachsungen für anwendbar.

LÖHR und SCHLEICHER empfehlen die Methode von MAURER, ebenso GRAF, der betont, daß das Vorausschicken von Elektrokoagulation das Eindringen in die richtige Schicht der Fascia endothoracica wesentlich erleichtert. Er hat ein eigenes Instrumentarium angegeben, das auch schon von anderen Chirurgen ausprobiert, im Sinne der MAURERschen Technik arbeitet.

Es kann keinem Zweifel unterliegen, daß das Verfahren MAURERs etwas grundsätzlich anderes ist als die Strangdurchtrennung. Er bezeichnet sein Verfahren auch als Ausschälung. Während bei allen Koagulationen, auch dann, wenn sie den Brustwandansatz der Verwachsungen betreffen, eine starke Schrumpfung und eine thermische Schädigung entsteht, so fehlen diese Schädigungen bei der Ausschälung, die ja in einigem Abstand von dem Stiel ringförmig im Brustfell vorgenommen wird, und zwar mit der wesentlich stärker verschorfenden Diathermie. Wird nun der Koagulationsring durchtrennt, so löst sich der Verwachsungsansatz von der Brustwand ab.

Gegenüber der geschlossenen Thorakokaustik mit Hilfe des Thorakoskopes ist die offene Strangdurchtrennung ganz in den Hintergrund getreten. Nur SAUERBRUCH, LEBSCHE und SCHULZE 1932, FORSÉÉ 1933, PODLAHA 1934, KEITEL 1936 haben versucht, die offene Strangdurchtrennung als gleichwertig zu bezeichnen. Die Zahlen der geschlossenen Thorakokaustik gehen in die Tausende. KREMER berichtete 1935 über 623, UNVERRICHT über 3024. Aus einer Statistik von MOORE, die das Weltschrifttum von 1930—1934 berücksichtigt, geht hervor, daß von 1850 Fällen klinisch erfolgreich 75%, nicht erfolgreich 24,5% behandelt worden waren. Der Tod ist in 8,1% eingetreten. Die Komplikationen bestanden in Blutungen, kleinen Exsudaten, großen Exsudaten, Empyemen und mischinfizierten Empyemen. Demgegenüber ist die Statistik über die offenen intrapleuralen Pneumolysen ungünstiger; erfolgreich in 57,6%, Tod in 19,2%. Auch die Komplikationen waren schwerer und häufiger.

Aus dem Gesagten geht hervor, daß die Strangdurchtrennung, und zwar im wesentlichen die geschlossene, mit Hilfe des Thorakoskopes ausgeführt, das Feld erobert hat. Wir besitzen in diesem Verfahren die Möglichkeit in vielen Fällen, in denen die segensreiche Wirkung des Pneumothorax durch pleuritische Verwachsungen eingeschränkt, verhindert oder gar in einen schädigenden Einfluß verwandelt worden ist, durch die technisch einfache und gefahrlose Beseitigung der Verwachsungen den Pneumothorax in der gewünschten Ausdehnung wieder herzustellen. Durch die geschlossene Thorakokaustik werden daher viele Fälle, die früher wegen mangelhafter Wirkung eines nicht ausreichenden Pneumothorax der Thorakoplastik unterzogen werden mußten, vor diesem Eingriff bewahrt, der immer erst am Schluß aller unserer chirurgischen Bemühungen in der Behandlung der Lungentuberkulose stehen darf.

Es gibt aber immer noch zahlreiche Fälle mit flächenhaften, nicht lösbaren pleuritischen Verwachsungen, bei denen auch die Kaustik im Stiche läßt. Für diese Fälle bleibt als letzte Rettung eben nur die Thorakoplastik.

Wie schon erwähnt, ist die Anzeigestellung zur Thorokokaustik im Laufe der Zeit immer mehr erweitert worden. Auch das Pneumothoraxexsudat gilt bei Fieberfreiheit nicht als Gegenanzeige. Sie ist im großen und ganzen, wie schon JACOBAEUS bemerkt, dieselbe, wie für den künstlichen Pneumothorax. Dazu kommt die Feststellung der Brennbarkeit der Verwachsungen. Die Anzeige wird gestellt auf Grund klinischer, röntgenologischer und thorakoskopischer Anzeichen. Die klinischen Anzeichen sind gegeben durch die Unwirksamkeit oder geringe Wirksamkeit des Pneumothorax. Abgesehen von Reizhusten und Reizungen der Pleura treten nicht selten auch auf Streuung hindeutende Temperatursteigerungen auf. Machen sich solche klinischen Erscheinungen bemerkbar, so wird man die Röntgenuntersuchung zu Hilfe nehmen. Auch hier wieder in allen ihren Abstufungen Durchleuchtung, Aufnahme, stereoskopische, kymographische und Schichtaufnahmen. Es herrscht aber unter den Fachärzten die Ansicht vor, daß mit allen diesen Untersuchungen nicht immer zum Ziele zu kommen ist. Das gilt besonders für die genaue Feststellung der Verwachsungswurzeln an Lunge und Brustwand. Die Röntgenologie sagt auch nicht immer klar über die Form und den Inhalt der Verwachsungen aus. Da aber gerade diese Punkte für die endoskopische Behandlung von ausschlaggebender Bedeutung sind, so sollte unter allen Umständen die Thorakoskopie zu Hilfe genommen werden. Mit den heute gebräuchlichen Geräten (Abb. 292 und 293) ist es nun ohne weiteres möglich, den Sitz, die Ausdehnung, die Begrenzung, die Form, den Inhalt und die Art der Wurzelbildung festzustellen. Bei den Wurzeln in der Brustwand müssen besonders die Beziehungen zu den großen Gefäßen im Mittelfell und Pleurakuppel (A. und V. anonyma, A. und V. subclavia) beachtet werden. Ist diese Feststellung gemacht, so wird man sich dann für die Wahl des Gerätes und die Art des Vorgehens entschließen.

Der Zeitpunkt, an dem die Thorakokaustik vorgenommen wird, ist nicht feststehend. Er schwankt im allgemeinen etwa zwischen 3 und 6 Monaten, d. h. mit anderen Worten es soll immer eine gewisse Zeit nach Anlage des Pneumothorax vergangen sein, um seine Wirkung beurteilen zu können. Nach MAURER (1930) soll die Kaustik nur bei positivem Bazillenbefund vorgenommen werden. Da die Patienten mit Pneumothorax die Bazillen durchschnittlich zwischen 4 und $4^1/_2$ Monaten verlieren, so soll die Kaustik nach seiner Ansicht erst 3—5 Monate nach der Pneumothoraxanlage durchgeführt werden. Auch bei anderen schwankt die Angabe zwischen 3 und 6 Monaten. Die untere Grenze von 3 Monaten braucht ebensowenig eingehalten zu werden, wie die obere. In vielen Fällen zeigt sich das Versagen der Pneumothoraxwirkung bereits nach wesentlich kürzerer Zeit, und wenn Streuungserscheinungen beobachtet werden und eine gefahrdrohende Hängekaverne festgestellt wird, so ist der frühere Eingriff absolut berechtigt. SAYAGO (1938) berechnet als kürzeste Zeit einen Monat, ähnlich wie schon früher DE CASTIGLIONE (1928) und ZOBOLI (1930). Über 6 Monate soll deshalb nicht gewartet werden, weil die Kavernenumgebung in solchen Fällen häufig fibrös verändert und infolgedessen das Zusammenfallen nach der Lösung schwierig ist (HERTEL 1935, SAYAGO 1936).

Als Gegenanzeige gegen die Thorakokaustik gelten hauptsächlich die breiten, flächenhaften Verwachsungen. Für diese kommt eine extrapleurale Plastik, unter Umständen mit Spitzenlösungen, in Frage. Dabei müssen, wenn möglich, die basalen Verwachsungen zur Vervollständigung des Pneumothorax gelöst werden. JEANNERET und KESER (1938) empfehlen auch die Durchtrennung von apico-mediastinalen Strängen und Bändern, wenn die Thorakoskopie ihre Brennbarkeit erwiesen hat.

Die Technik der endopleuralen Thorakokaustik ist heute auf das Feinste durchgearbeitet. Dabei kommt es kaum darauf an, welches Gerät man zur

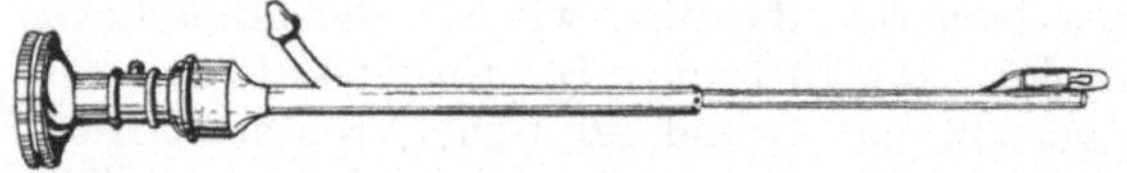

Abb. 291. Thorakoskop nach KREMER mit gerader Blickrichtung.

Anwendung bringt (JACOBAEUS 1913, UNVERRICHT 1922, KREMER 1925, GRAF 1935). Es muß nur die Vorzüge der neueren Systeme aufweisen. Dazu gehört die Möglichkeit der Lüftung, die zuerst KREMER (1925) an seinem Gerät eingeführt hat, um die Rauchentwicklung bei der Kaustik möglichst rasch beseitigen zu können. Das gilt besonders für die Apparate ohne Koagulation. Diese genügen

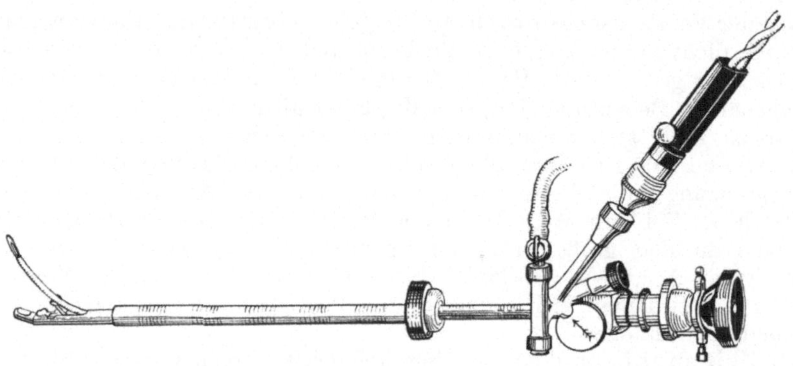

Abb. 292. Operations-Thorakoskop nach GRAF. Eineinstichgerät mit ALBARRANschem Hebel zum Aufrichten des Kauters, der zur Kaustik und zur Elektrokoagulation gebraucht werden kann.

zweifellos für die Abbrennung aller dünnen strang- und bandartigen Verwachsungen. Die gerade Blickrichtung (KREMER 1927) hat auch große Vorteile (Abb. 291). Sehr empfehlenswert sind die Apparate, die nach dem MAURERschen (1928) Prinzip gleichzeitig Koagulation und Kaustik gestatten. Während die ursprünglichen Geräte von JACOBAEUS, UNVERRICHT und KREMER von zwei getrennten Einstichen eingeführt werden, d. h. das Thorakoskop getrennt von dem Kaustikgerät, geht in neurer Zeit das Bestreben immer mehr dahin, Geräte zu schaffen, die die Besichtigung und die Sonde zur Betastung und Durchbrennung der Verwachsungen in einem Gerät vereinigen. Man hat sie auch als Einstichgeräte bezeichnet. Der Wunsch, solche Einstichgeräte zu haben, hat sich besonders dann bemerkbar gemacht, wenn nur ein einzelner Strang zu durchtrennen war, oder auch bei ausgedehnteren Wurzeln der Verwachsung, die mit dem Kauter von dem einen Einstich aus nicht erreicht werden konnten. Dazu kommt, daß jeder Einstich mehr die Gefahr des Shockes und die Gefahr der Brustfellinfektion erhöht. Die ersten Versuche zu einem solchen Gerät gehen auf HERVÉ (1914) zurück. Die ersten brauchbaren Geräte haben KREMER (1929) und GRAF (1935) empfohlen. Sie haben es selbst mehrere Jahre lang ausprobiert, ehe sie es veröffentlicht haben. Das GRAFsche hat, wie schon vorher das Gerät von MAENDL (1927), einen ALBARRANschen Hebel, mit dem die Kaustiksonde gelenkt wird (Abb. 292). KREMER (LANG 1938) hat an diesem Gerät zwei Fehler festgestellt. Der erste Fehler beruht darauf, daß die Lichtquelle die Brennerspitze überragt, so daß das Brennen behindert wird, wenn die Lichtquelle an die Brustwand anstößt. Zweitens ist der GRAFsche Brenner biegsam

Abb. 293a und b. Lichtquelle, Optik und Brenner des neuesten Kombinationsthorakoskopes nach KREMER. Alle Teile können gegeneinander verschoben werden, a die Optik ist vorgeschoben, b der Brenner ist vorgeschoben.

und dadurch wird das Betasten der Stränge unsicher. Diese beiden Mängel hat KREMER (1938) bei seinem neuen Gerät beseitigt. Seine Optik ist geradesichtig, der Brenner starr und vorn mit einer leicht gebogenen Platinschlinge versehen (Abb. 293). Das Gerät ist mit einem ventilierbaren Doppelmantel ausgestattet. An dem äußeren Mantel befindet sich an einem federnden Zwischenstück die Lichtquelle. Der Blickwinkel beträgt über 90° und erlaubt eine genaue Beobachtung des Brennaktes. Die leicht gebogene Brennschlinge kann an dem optischen System vorbeigeschoben werden und liegt beim Brennakt ungefähr 30 m/m vor der Optik und der Lichtquelle, so daß man niemals im Schatten

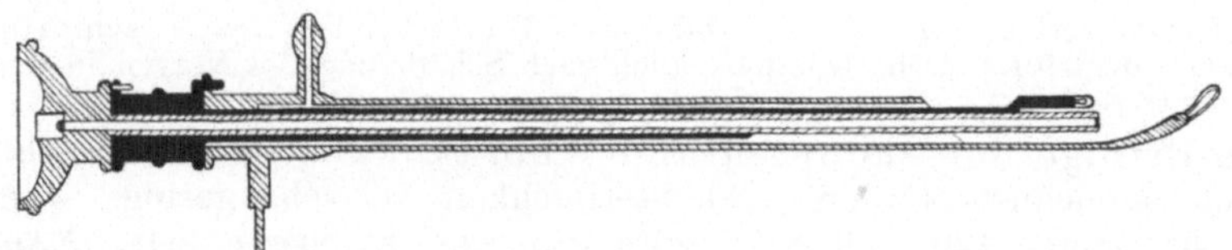

Abb. 294. Kombinationsthorakoskop nach KREMER.

arbeitet, nicht an die Brustwand anstoßen oder sich in Verwachsungen verfangen kann (Abb. 293). Der Lampenträger, der ebenfalls verschiebbar ist, bietet die Möglichkeit, Stränge und Membranen auf ihren Inhalt zu durchleuchten. Dazu muß man die Verwachsungen zwischen Lichtquelle und Optik bringen. Das Gerät wird, wie die meisten, unter örtlicher Betäubung mit Hilfe eines Troikarts eingeführt. Während bei dem Zweieinstichgerät der eine Einstich meist zwischen Schulterblatt und Wirbelsäule zur Einführung des Thorakoskopes, der andere in der Axillarlinie zur Einführung des Kauters angelegt wird, genügt bei dem Eineinstichgerät die Einführung des Troikarts unter bohrenden Bewegungen, um Gefäßverletzungen zu vermeiden, in der mittleren Axillarlinie.

Die geringen Folgeerscheinungen (z. B. Hautemphysem) spielen keine Rolle. Blutungen oder gar Fistelbildungen bei nachfolgendem Exsudat sind nicht beobachtet worden. Schmerzen, Blutungen und Embolien, ebenso Nerven- und Lungenverletzungen müssen bei vorsichtigem Vorgehen verhindert werden können. Dagegen können gewisse Störungen nach der Kaustik nicht auf jeden Fall ausgeschaltet werden. Es hat sich zwar gezeigt, daß die bei der offenen Strangdurchtrennung so häufige und gefürchtete Nachblutung im

Anschluß an die Thorakokaustik nicht häufig auftritt, oder nur geringgradig ist. So sah JACOBAEUS (1925) bei der Durchbrennung der Verwachsungen hart an der Brustwand unter 120 Fällen nur einmal eine stärkere Blutung. Ähnliche Beobachtungen sind von GULLBRING (1928), KREMER (1927), UNVERRICHT (1930), SAYAGO (1936) u. a. gemacht worden. Dagegen scheint die Exsudatbildung häufiger. Das Auftreten eines Exsudates wird auf 50—60% berechnet (JACOBAEUS 1925, KREMER 1927, UNVERRICHT 1930, MAURER 1930, MARANGONI 1936, LAMBERTI-BOCCONI 1936, SAYAGO 1936). Seltener sind hochfieberhafte Exsudate. Im allgemeinen werden die Exsudate nach kürzerer oder längerer Zeit wieder resorbiert. Die länger bestehenden verwandeln sich nicht selten in Empyeme, die dann gelegentlich, aber selten, einen unglücklichen Verlauf nehmen, besonders wenn sie mischinfiziert sind (UNVERRICHT, KREMER, SAYAGO).

Die Empyeme können mit und ohne die glücklicherweise selten beobachtete, operative oder postoperative Lungenperforation auftreten. Die eigentlichen Wundheilungsstörungen sind nach KREMER äußerst gering, etwa 2 auf 1000. Zu den verhältnismäßig geringfügigen Folgeerscheinungen, die das Krankheitsbild an sich nicht ungünstig beeinflussen, gehören auch die Nervenschäden.

SPATH (1939) hat kürzlich über sie berichtet. Nerven können beim Durchtrennen von Strängen in der Pleurakuppel, im Mittelfell und auch an der seitlichen Brustwand geschädigt werden. Dabei braucht ein Nerv nicht unmittelbar verletzt zu sein, sondern die Schädigung kann auch durch Hitze oder Koagulationswirkung eintreten. Am meisten gefährdet sind der Plexus brachialis (ZIMMERMANN) und die Nn. intercostales, weniger die Nn. phrenicus (SAUGMAN), recurrens, vagus und sympathicus. Bei der Ausschälung nach MAURER werden am ehesten die Zwischenrippennerven betroffen, wie schon KREMER festgestellt hat. Die Sympathicusverletzungen scheinen außerordentlich selten. Es sind aber Fälle vom HORNERschen Symptomenkomplex beobachtet worden (SPATH). Da eine enge Verbindung zwischen Hals- und Brustabschnitt des N. sympathicus besteht, kann der HORNERsche Komplex auch nach Schädigung des Nerven in der Pleurakuppel eintreten.

Die Erfolge der endopleuralen Thorakokaustik müssen als durchaus gut bezeichnet werden. Die Sterblichkeit ist sehr gering. JACOBAEUS (1925) hat unter 120 Fällen 75 gute klinische Erfolge erzielt, XALBARDER (1928) etwa 55%. DE CASTIGLIONE (1928) bezeichnet die Erfolge ebenfalls als gut. JACOBAEUS hatte 1928 unter 150 Fällen 99 gute klinische Erfolge zu verzeichnen. MATSON (1929) unter 100 Patienten 74. UNVERRICHTS Erfolge (1930) entsprechen etwa denen des vollständigen Pneumothorax. POMPLUN (1931) fand von 65 Kranken mit Kaustik 75,38%, STOIKO (1933) von 47 Kranken mit Pneumothorax, bei denen Kaustik durchgeführt werden mußte, 31 bazillenfrei.

Zusammenfassend kann man sagen, daß die endopleurale Thorakokaustik das wichtigste Ergänzungsverfahren für die Pneumothoraxbehandlung darstellt. Es ist in geübter Hand ungefährlich und vermag bei der verhältnismäßig großen Zahl pleuritischer Verwachsungen, die den Pneumothorax unwirksam oder geradezu gefährlich machen, in einem hohen Hundertsatz die Störungen so weit zu beseitigen, daß eine volle Wirksamkeit des künstlich geschlossenen Pneumothorax eintreten kann. Das Verfahren hat nur wenig Gegenanzeigen und ernstere Störungen, die sich nach der Ausführung entwickeln können, sind zahlenmäßig gering. Die häufiger auftretenden Nacherscheinungen, wie z. B. die Exsudatbildung, ist dagegen verhältnismäßig ungefährlich, da nur ein geringer Hundertsatz zu einem Dauerexsudat und schließlich zu einem tuberkulösen oder gar mischinfizierten Empyem führt.

γ) Die chirurgischen Eingriffe bei der Lungentuberkulose.

I. Einleitung.

Die chirurgischen Verfahren zur Behandlung der Lungentuberkulose wurden eingeleitet durch die Versuche von QUINCKE, SPENGLER und TURBAN (s. S. 5ff.). Zu einem brauchbaren Verfahren wurden sie aber erst dadurch, daß BRAUER (1907) die Gedanken seiner Vorgänger erfolgreich zu Ende dachte im Sinne der Kollapstherapie. Auf den theoretischen Grundlagen konnten praktisch zunächst noch in unvollkommener Weise FRIEDRICH, dann aber SAUERBRUCH mit überlegenem Können und schließlich BRAUER selbst, auf Grund seiner scharfen Kritik an den ersten von ihm veranlaßten Eingriffen FRIEDRICHs und der daraus gezogenen Schlüsse, das bald die ganze chirurgische Welt erobernde Verfahren der Thorakoplastik als eine der Hauptwaffen im Kampfe gegen die Lungentuberkulose aufbauen.

Die Anzeigestellung zur Plastik war zunächst beschränkt. Sie sollte an Stelle des Pneumothorax treten, wenn dessen Durchführung wegen pleuritischer Verwachsungen unmöglich war (BRAUER). Da man in dieser Zeit die Verwachsungslösung, besonders in ihrer heute bevorzugten Form der intrapleuralen Thorakokaustik noch nicht kannte, Verwachsungen aber ziemlich häufig gefunden wurden, so waren immerhin Möglichkeiten genug zur Anwendung des Eingriffes vorhanden. Dieser Eingriff, der zunächst von FRIEDRICH dem SCHEDEschen, wenn auch extrapleural, nachgebildet war, war aber gefährlich und zwang zunächst zu vorsichtiger Zurückhaltung. Es gab eine große Zahl von Gegengründen. Kinder und ältere Menschen mußten ausgeschlossen werden. Schlechter Allgemeinzustand bedeutete eine Gegenanzeige, ebenso mußten die Ausdehnung und das Wesen der Tuberkulose berücksichtigt werden. Die Tuberkulose anderer Organe, z. B. des Kehlkopfes, der Nieren und des Darmes, ebenso schwere Organerkrankungen anderer als tuberkulöser Natur, fielen schwer in die Waagschale der Gegenseite. Mit der Verbesserung der technischen Seite und der Ausführung der örtlichen Betäubung mit der Unterteilung in zwei oder mehrere Sitzungen (SAUERBRUCH) konnte dann allerdings die Anzeigestellung erweitert werden.

Auf Grund der besseren Erforschung der Lungentuberkulose (FRÄNKEL, ALBRECHT, BRÄUNING) und ihres Ablaufes in recht gut gekennzeichneten Stadien und deren Bedeutung für den einzelnen durch RANKE (s. S. 417) und später SCHMINCKE konnten, wie schon in der Einleitung zur Kollapsbehandlung der Lungentuberkulose ausgeführt wurde, nicht nur bessere Diagnosen, sondern auch Prognosen gestellt und damit die Anzeigestellung zu diesem oder jenem Eingriff genauer herausgearbeitet werden. So konnten BRAUER und SAUERBRUCH und ihre Schüler, besonders BRUNNER (1924 und 1925), schon bis ins einzelne gehende Anzeigestellungen für Pneumothorax, Phrenikusexairese und Plastik veröffentlichen, die auch heute noch im wesentlichen ihre Gültigkeit besitzen. Diese Anzeigestellungen bauen sich im wesentlichen auf dem durch klinische und Röntgenuntersuchung festgestellten pathologisch-anatomischen Befund auf, scheinen also zunächst etwas einseitig. Da aber als Grundlage eine eingehende Familien- und Krankheitsvorgeschichte erhoben und verwertet wird, die klinischen Erscheinungen genau berücksichtigt werden, besonders auch die Tragfähigkeit der anderen Seite, die Erfahrungen mit den verschiedenen Behandlungsmethoden herangezogen werden, deren Erfolge oder Mißerfolge das Bild wertvoll vervollständigen, so sind die aufgestellten Grundsätze für die Anwendung der Plastik eine wesentliche Grundlage geblieben. Sie schließen, wenn auch nicht so scharf betont, wie das heute geschieht, die Berücksichtigung des immunbiologischen Zustandes und den Stand der

Abwehrkräfte ebenso ein (Brauer, Brunner), wie sie die Kavernen nach ihren Beziehungen zu dem Stadienablauf der ganzen Erkrankung zu beurteilen versuchen, um gegen sie mit den entsprechenden Maßnahmen vorgehen zu können.

Wie gesagt, wurden diese letztgenannten Feststellungen neuerdings mehr in den Vordergrund gerückt (W. Schmidt), trotzdem es für die Erkennung der immunbiologischen Lage des Körpers nur die auch sonst durchgeführten, aber keine besonderen Untersuchungsmethoden gibt. Dagegen ist, auf Grund der Kenntnis des Stadienablaufes der Lungentuberkulose, der Kavernenbildung und ihrer Bedeutung im Ablauf der Erkrankung mit Recht mehr Beachtung geschenkt worden. Man hat klinisch und röntgenologisch die Höhlenbildungen der 3 Stadien unterscheiden gelernt und aus den Beobachtungen des Verlaufes der Erkrankung die Erfahrungen gesammelt, die in einem Falle eine eingreifende Behandlung überflüssig machen, im anderen Falle innere Kollapsmaßnahmen, häufig unter Zuhilfenahme der Ergänzungseingriffe (Strangdurchtrennung, Phrenikusexairese, Plombierung) empfehlenswert erscheinen lassen, oder schließlich die chirurgischen Eingriffe im Sinne der Total- oder Teilplastik oder der Pleurolyse nötig machen.

Die Beurteilung des Kavernenaufbaues als Ausdruck des Krankheitsstadiums hat so auch für die Anzeigestellung zur Thorakoplastik Bedeutung gewonnen. Das Krankheitsstadium, für das die Thorakoplastik die häufigste Anwendung findet, ist das dritte nach Ranke, das durch die starrwandige Tertiärkaverne gekennzeichnet ist. Es hat sich gezeigt, daß die anderen Kollapsmethoden dieses Krankheitsstadium weniger gut beeinflussen können, als die Plastik, ausgenommen die ganz lokal wirkenden, wie z. B. die Plombe. Wie es Baer schon ausgesprochen hat, dient die Thorakoplastik hier in erster Linie der Kavernenbekämpfung. Wenn sie auch durch die Plastik in der Mehrzahl der Fälle nicht vernichtet werden kann, so kann sie doch so weit offen ausheilen, daß sie ihren Gefahren, auf die besonders Gräff (1921) aufmerksam gemacht hat, entkleidet wird (Wurm 1938, Lit.). In neuerer Zeit wird zur örtlichen Kavernenbekämpfung auch der extrapleurale Pneumo- und Oleothorax nach Graf empfohlen (s. S. 625).

Entschließt man sich zu einem so eingreifenden Verfahren, wie es die Thorakoplastik darstellt, so muß man sich die Frage vorlegen, ob man damit auch immer das gewünschte Ziel erreichen kann. Dieses Ziel des möglichst vollständigen Lungenkollapses, der funktionellen Ruhigstellung der Lunge und der Änderung der physiologischen Verhältnisse, das auch die Unschädlichmachung der Kavernen einschließt, kann durch die ausgedehnten Thorakoplastiken von Brauer und Sauerbruch zweifellos erreicht werden. Es gilt aber festzustellen, mit welchen Opfern dieses Ziel erkämpft werden kann. Die Wirkung der Plastik ist eine Dauerwirkung. Das ist zweifellos ein Vorteil für die erkrankten Lungenabschnitte, denen dadurch die besten Ausheilungsmöglichkeiten gegeben sind. Aber mit den erkrankten werden auch große gesunde Lungenabschnitte zum Kollaps gezwungen und funktionslos gemacht. Dieser „Erfolg" hat zu allen Zeiten einen gewissen Widerspruch bei den Fachärzten hervorgerufen. Schon Brauer sprach zwar von einer gewissen Dosierungsmöglichkeit, d. h. Anpassungsfähigkeit des Eingriffes an die Ausdehnung der Lungenerkrankung. Er hat aber betont, daß man über diesen Wünschen die großen Gesichtspunkte, die der ausgedehnten Plastik zugrunde liegen und die auch Sauerbruch teilte, nicht vergessen dürfe, daß nämlich der Erfolg der Plastik um so besser ist, je stärker die bewirkte Einengung der kranken Brustseite mit allen ihren anatomischen und physiologischen Erscheinungen ist.

Wird das Ziel erreicht und die erkrankte Lunge geheilt, so kann man das Opfer gesunden Lungengewebes in Kauf nehmen, da neben einigen anderen

Nachteilen, die allerdings zum Teil vermeidbar sind, wie die Erscheinungen des weit offenen Pneumothorax, die Aspirationsgefahr, die Ausschwemmung von Giften, die die andere Seite in Gefahr bringen, das Emphysem der anderen Seite, die ausgedehnte Plastik auch große Vorteile bringt. Die Plastik schafft mit einem Schlage und für die Dauer das, was der künstliche geschlossene Pneumothorax in Jahren leistet, und hat den weiteren Vorzug, daß, wenn die ersten Gefahren überstanden sind, oft eine zunehmende Kollapswirkung einsetzt, im Gegensatz zum Pneumothorax und der Phrenikusexairese, bei denen oft im weiteren Verlauf durch Exsudat und Adhäsionen die Wirkung schwächer wird und schließlich versagt. Die Plastik hat besondere Vorteile bei stark schrumpfenden Lungenherden mit Verziehung des Mittelfelles und Kreislaufstörungen, bei denen oft eine sofortige Besserung der Kreislaufstörungen eintritt (SAUERBRUCH, BRUNNER).

Trotz guter Auswahl der für die Plastik geeigneten Fälle erreicht sie auch bei größter Ausdehnung gelegentlich ihr Ziel nicht, und zwar deshalb nicht, weil die Kavernenwände nicht zum Zusammenfallen kommen. Diese Erscheinung tritt besonders dann ein, wenn der Sitz der Kaverne im Oberfeld so ist, daß sie nach der Plastik in einen der sog. toten Räume gedrängt wird. Diese toten Räume finden sich besonders bei weichem Mittelfell vorne, hinter den Stümpfen der ersten Rippen oder des Brustbeines, und hinten im Rippenwirbelsäulenwinkel. Da man diese Möglichkeit kennt und sie durch vorausgegangene besondere Röntgenuntersuchungen sicherstellen kann, so sind solche Kranke von den ausgedehnten Plastikverfahren auszuschließen und dafür andere oder Ergänzungsoperationen zur Anwendung zu bringen. An Stelle der ausgedehnten Plastiken werden dafür heute die oberen Teilplastiken mit Spitzenlösung und die Pleurolyse empfohlen. Bleibt aber nach erfolgter Plastik eine sog. Restkaverne bestehen, die, abgesehen von der Gefahr der Streuung, auch nach STOECKLIN (1922) und BAER (1923) noch örtliche Reizerscheinungen im Lungengewebe hervorrufen, besonders wenn sie nur teilweise in den kollabierten Lungenabschnitt hineinreichen, so müssen Ergänzungseingriffe durchgeführt werden, die imstande sind, die Kaverne aus ihrem Versteck freizumachen und der Kollapswirkung zuzuführen. In Frage kommt auch hier Oberfeldplastik mit Spitzenlösung und die Pleurolyse. Auch sehr große, an der Brustwand hängende Kavernen, die in einem beträchtlichen Teil ihres Umfanges nicht von Lungengewebe umgeben sind, können der ausgedehnten Plastik Widerstand leisten, besonders wenn sie unplastische Wände besitzen. Auch dafür müssen dann besondere Verfahren zur Anwendung kommen. Hier müssen Ergänzungsplastik (s. S. 472), obere Teilplastik (s. S. 546 und 589), Pleurolyse, Tamponade, ja sogar Eröffnung (SAUERBRUCH) in Betracht gezogen werden (s. S. 507).

Die Frage, ob und wann der Thorakoplastik ein Pneumothorax oder eine Phrenikusexairese vorausgeschickt werden soll, wird verschieden beantwortet. Da alle Verfahren dasselbe Ziel anstreben, so lag der Gedanke nahe, das ungefährlichere und trotzdem sehr wirksame des Pneumothorax in allen Fällen zunächst auszuprobieren und erst im Falle des Versagens die Plastik zur Anwendung zu bringen. Dieser Gedanke, den ursprünglich BRAUER, SAUERBRUCH, SAUGMAN, BAER und viele andere vertreten haben, wird in neuester Zeit wieder von GRAF verfochten. Er hat 1938 folgende Grundsätze ausgesprochen: 1. Kein irreparabler therapeutischer Lungenkollaps, ehe nicht das Letzte aus den verfügbaren Formen des reparablen therapeutischen Lungenkollapses herausgeholt ist! 2. Extremste Schonung nicht nur des Lungengewebes selbst, sondern des gesamten Gasaustauschapparates (Lunge, Herz und Kreislaufeinheit) bei Indikationsstellung, Umfangsbemessung und Ausführung jeder Form des therapeutischen Lungenkollapses. Andere Autoren lehnen die Vorausschickung des Pneumothorax vor der Plastik ab. JEHN ist wohl in der

Beziehung am weitesten gegangen, indem er an Stelle des Pneumothorax immer die Plastik ausführen wollte.

Auf die besonderen Anzeigestellungen für die Plastik soll hier nicht näher eingegangen werden. Die besten Erfahrungen werden bei jungen Menschen mit gesunden Kreislauforganen und gutem Allgemeinzustand dann erzielt, wenn bei Unmöglichkeit einer Pneumothoraxdurchführung ein praktisch einseitiger, produktiv-zirrhotischer, also zur Heilung neigender Lungenherd, mit einer von noch nachgiebigem Lungengewebe umgebenen Kaverne bei festem Mittelfell gefunden wird. Starrwandige Höhlen in Lungengewebe, das weniger zur Schrumpfung neigt, verlangt eine stärkere Einengung, also ausgedehntere Resektion. Selbst wenn die Durchführung eines Pneumothorax in solchen Fällen gelingen könnte, ist sie nach Ansicht Vieler nicht angezeigt, da die Plastik sehr viel schneller zu einer endgültigen Heilung führt, während die Pneumothoraxführung unter Umständen sehr lange dauern kann und dabei die bekannten Gefahren in Kauf genommen werden müssen (s. S. 427). Ist die Kaverne größer, als kleinapfelgroß, so ist in solchen Fällen die Plastik nach KREMER immer angezeigt. Alle Fälle sollen, wie das schon BRAUER und SAUERBRUCH forderten, auch dann noch längere Zeit vor dem Eingriff konservativ vorbehandelt werden, da, wenn auch selten, die Kaverne des 3. Stadiums einmal zur Selbstheilung kommt. Der Zeitpunkt zum Eingriff schwankt nach den Angaben der verschiedenen Autoren zwischen einigen Monaten und einem Jahre als beste Zeit. Streuungsneigung und Blutungen können die Dauer der konservativen Behandlung abkürzen.

Ist man zum chirurgischen Eingriff entschlossen, so muß die Auswahl und die Ausdehnung der Plastik bestimmt werden. Abgesehen von Alter, Allgemeinzustand, immunbiologischer Lage und Krankheitszustand der anderen Seite ist zunächst die Ausdehnung der Erkrankung maßgebend. Je weiter sie sich über eine Lunge erstreckt, desto eher wird man sich zur ausgedehnten Plastik entschließen, wie das schon BRAUER betont hat. Die Versuche bei umschriebenen Oberfelderkrankungen mit Spitzenplastiken, oder Oberfeldplastik unter Resektion der ersten 4—5 Rippen auszukommen, haben selten zum Ziel geführt. Man geht zwar heute nicht mehr so weit wie BRAUER, der den Vorschlag machte, bei Oberfeldherden, die er im allgemeinen konservativ behandelt wissen will, wenn überhaupt operiert wird, eine ausgedehnte extrapleurale subskapulare Plastik zur Ausführung zu bringen. Reicht die Erkrankung bis unterhalb des Schlüsselbeines, so muß zum wenigsten eine sehr ausgedehnte Oberfeldplastik mit ausgedehnter Resektion der obersten Rippen vorn und hinten und einer paravertebralen Plastik von 1—7 bis 1—8 durchgeführt werden. Je nach Sitz und Größe der Kaverne muß bei allen Eingriffen unter Umständen auch noch eine Pleurolyse hinzugefügt werden.

Die ausgedehnte Plastik wird heute nur noch verhältnismäßig selten in einer Sitzung durchgeführt. Zwei oder mehrere Sitzungen werden bevorzugt, trotzdem der Erfolg bei der einzeitigen Plastik, was die Kollapsmöglichkeit betrifft, am besten ist. Bei allen schweren Erkrankungen muß die mehrzeitige Operation vorgezogen werden. Während früher die Plastik wegen der Aspirationsgefahr zunächst kaudal und dann kranial ausgeführt wurde (SAUERBRUCH, BRAUER, BAER), mehren sich heute die Ansichten, die umgekehrt vorgehen (s. S. 496ff.) und dadurch auch zu einer gewissen Begrenzung des Verfahrens gelangen können, wenn der Erfolg der Oberfeldplastik ein guter ist. Die 1. Rippe wird immer weitgehend oder vollständig mit entfernt. Die Erfolge der ausgedehnten Plastik scheinen nach dem BRAUERschen und SAUERBRUCHschen Verfahren gleich. Auf die besonderen Verhältnisse, die durch den Sitz der Kaverne bedingt sein können, ist schon oben hingewiesen.

Sind die produktiv-zirrhotischen kavernösen Herde auf das Oberfeld beschränkt und die Höhlen nicht zu groß, so kann eine obere Teilplastik durchgeführt werden. Nach KREMERs Ansicht muß bei der Resektion in solchen Fällen auf die Rippenformen der einzelnen Rippen Rücksicht genommen werden (s. S. 520). Diese Oberfeldplastik wird entweder nach vorausgeschickter vorderer Brustwandresektion (GRAF) und folgender paravertebraler Plastik 1—7 durchgeführt, oder sie wird zunächst paravertebral 1—7 in großer Ausdehnung (KREMER), so daß das Schulterblatt einsinken kann, durchgeführt, wobei die

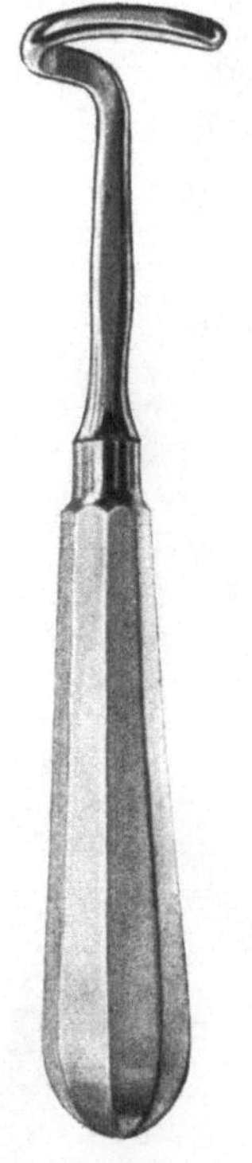

Abb. 295. Raspatorium nach DOYEN.

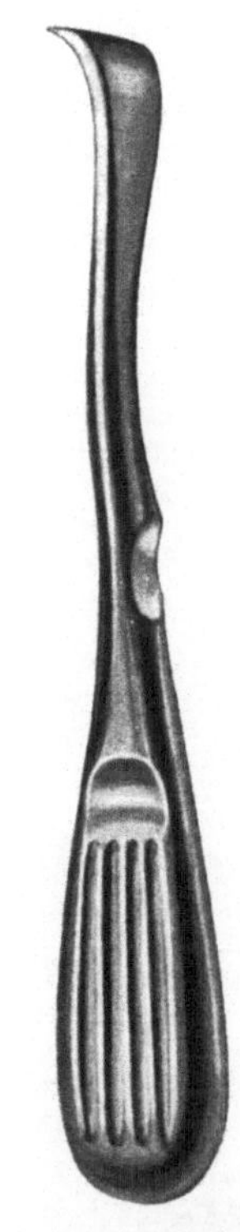

Abb. 296. Raspatorium nach SAUERBRUCH.

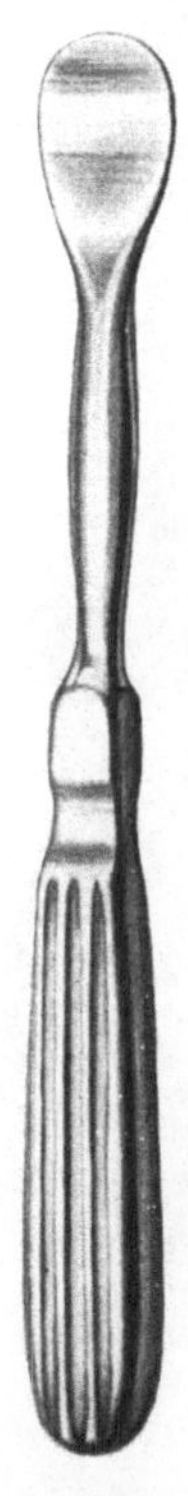

Abb. 297. Gerades Raspatorium.

1. Rippe vollständig entfernt wird. Unter Umständen muß dann noch weitere Kürzung der vorderen Rippenstümpfe vorgenommen werden. Eigentliche Spitzenplastiken unter vollständiger Resektion der 1.—2.—3.—4. Rippe werden heute kaum noch durchgeführt, da die Lungenspitze unter diesen Umständen jeden Halt verliert (GRAF).

Mit dem weiteren Ausbau der Plastiktechnik wurde, wie schon oben bemerkt, auch die Anzeigestellung erweitert, d. h. es wurden auch solche Fälle der Plastik unterzogen, die exsudative Vorgänge aufwiesen, allerdings hauptsächlich dann, wenn die produktiv-zirrhotischen überwogen. Je mehr die exsudativen Vorgänge in den Vordergrund treten, desto schlechter wird die Prognose, und desto schlechter waren augenscheinlich auch die Erfolge.

Besondere Anzeigestellungen bieten sich für die Plastik als Zusatzoperation z. B. beim wegen Spitzenverwachsungen unvollständigen Pneumothorax (s. S. 441). Auch in Kombination mit der Phrenikusexairese (s. S. 482) ist sie zur Anwendung gekommen.

Bei doppelseitigen Erkrankungen haben sich vielfache Möglichkeiten der vereinigten Wirkung der verschiedenen Kollapsverfahren, insbesondere der verschieden weit ausgedehnten Plastik mit Pneumothorax und Phrenikotomie

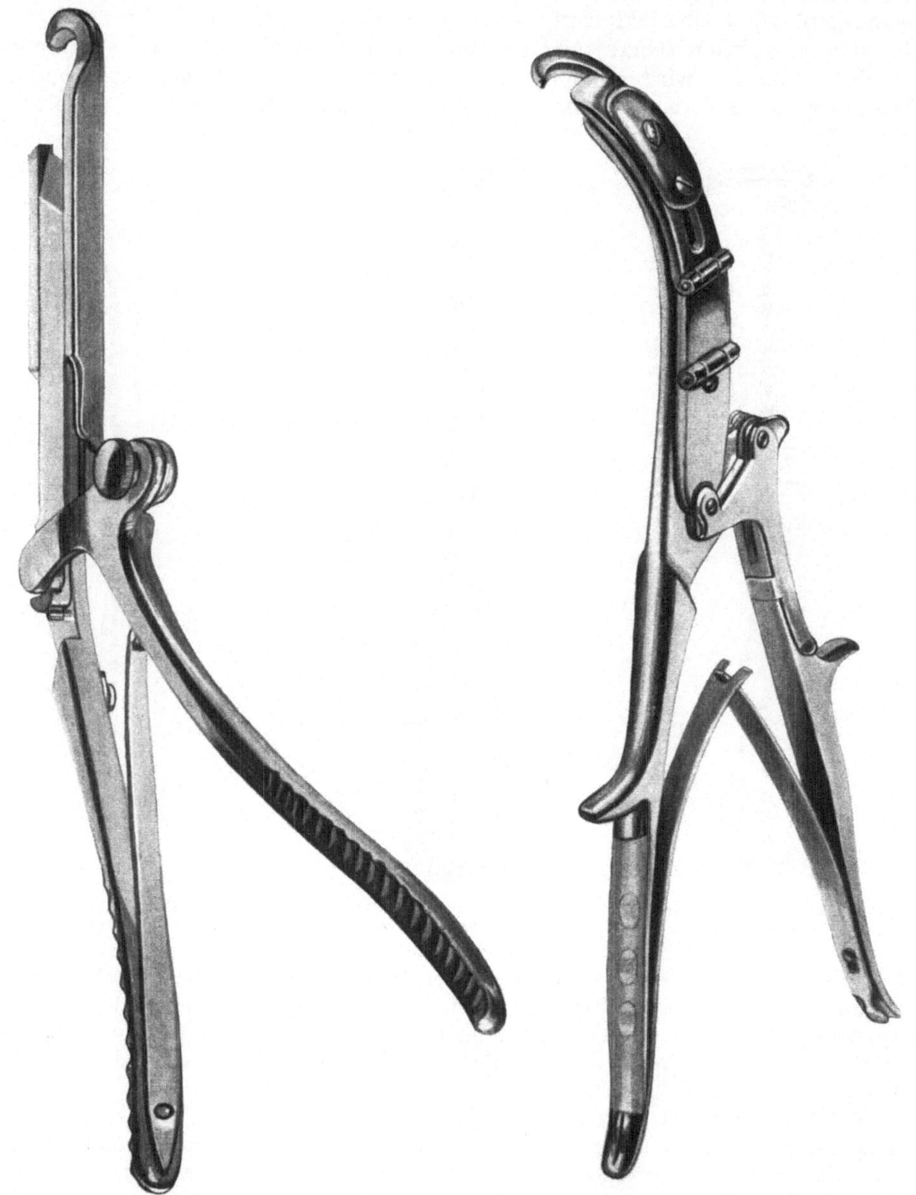

Abb. 298. Rippenschere zur Entfernung der 1. Rippe nach SAUERBRUCH-FREY.

Abb. 299. Rippenschere, die sich weitgehend der Krümmung des Brustkorbes anpaßt, nach BRUNNER.

und Plombe ergeben. Bei doppelseitigen Erkrankungen muß selbstverständlich die Anzeigestellung zur Plastik noch wesentlich strenger gestellt werden, da die Gefahr der dauernden Ausschaltung großer Lungenbezirke bei solchen Kranken zur Lebensgefahr werden kann.

Die hauptsächlichsten Gegenanzeigestellungen der Plastik gegenüber sind dieselben, wie sie für den Pneumothorax gelten, nur in verstärktem Maße. Strenge Gegenanzeigen bilden: Schlechter Allgemeinzustand, stärkere exsudative Erscheinungen, nicht ausreichende, durch Aktivität der Herde bedingte verminderte Tragfähigkeit der anderen Seite, die doppelseitige Nierentuberkulose, die multiple Knochentuberkulose, insbesondere die Wirbelsäulen-

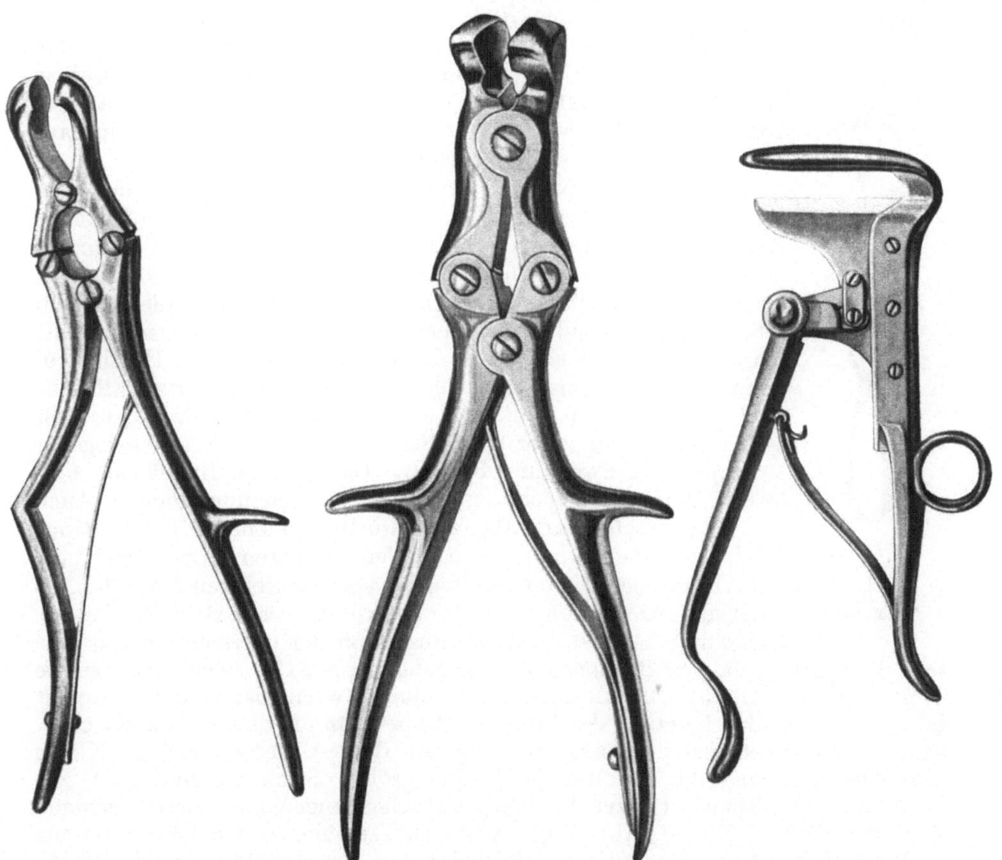

Abb. 300. Übersetzte LUERsche Zange zur Kürzung von Rippenstümpfen.

Abb. 301. Kastenartige LUERsche Zange mit Übersetzung zur Kürzung der Rippenstümpfe.

Abb. 302. Brustbeinschere nach SCHUMACHER.

tuberkulose, die tiefgreifende Kehlkopftuberkulose, die ausgedehnte Darmtuberkulose und tuberkulöse Peritonitis, der schwere Diabetes, die Leberzirrhose, die schweren Myokardschäden, die ausgedehnte Bronchitis mit Emphysem und die Amyloidose.

Die zunächst an der SAUERBRUCHschen Klinik ausgearbeitete Technik der Thorakoplastik führte zur Konstruktion besonders geeigneter Instrumente. Aber auch von anderen Chirurgen wurden Sonderinstrumente ausgearbeitet und empfohlen, und es muß zugegeben werden, daß die Technik der Rippenresektion dadurch wesentlich verbessert und erleichtert worden ist. Fast jeder Lungenchirurg hat ein besonders geeignetes Raspatorium empfohlen. Es würde den Rahmen dieses Buches weit überschreiten, wenn man sie alle abbilden wollte. Es werden daher nur die gebräuchlichsten dargestellt, mit denen man in jedem Falle gut auskommen kann. Es sind das hauptsächlich ein gerades Raspatorium (Abb. 297), dann ein schwach gekrümmtes mit scharfen Ecken nach SAUERBRUCH (Abb. 296) und schließlich das DOYENsche Instrument (Abb. 295), das nach Umgehung der Rippe an einer Stelle die Ablösung des hinteren Periostes sehr wesentlich erleichtert. Ehe man es zur Anwendung bringt, müssen aber die Rippenkanten oben und unten völlig frei sein, da das Instrument leicht gefährlich werden kann und zu Einrissen der Pleura führt. Abgesehen von den hier abgebildeten finden sich Raspatorien anderer Chirurgen auf den Operationsbildern bei der Darstellung besonderer Technik, z. B. das BRAUERs (s. S. 419) bei HELLER, das GRAFsche bei der Pleurolyse (s. S. 638), das OLLIERsche bei SEMB (s. S. 580). Auch andere von den betreffenden Autoren angewendete Instrumente sind auf den einschlägigen Operationsbildern zu finden.

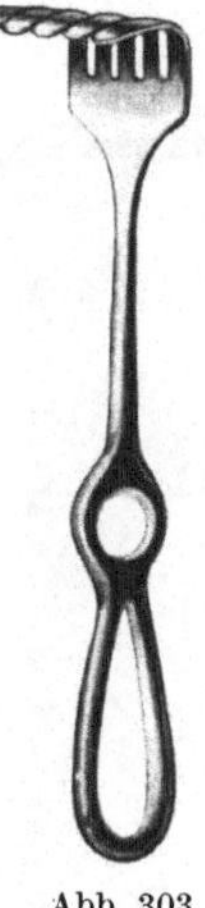

Abb. 303. Stumpfer Haken zum Halten der Muskeln.

Außer den Raspatorien sind für die Rippenresektion die Rippenscheren bedeutungsvoll geworden. Auch hier haben BRAUER, SAUERBRUCH, THOMSEN, BRUNNER und viele andere besonders geeignete Instrumente empfohlen (s. S. 450 u. 519). Für die Durchtrennung der leicht zugänglichen Rippen können alle Rippenscheren zur Anwendung kommen. Dagegen empfiehlt sich für die Durchtrennung der ersten Rippe ein besonderes Hilfsinstrument. Als zweckmäßigstes hat sich das SAUERBRUCH-FREYsche (Abb. 298) erwiesen. Infolge seiner Größe und Schlankheit läßt es sich leicht und unter guter Sicht auch bei sehr tief gelegener 1. Rippe zur Anwendung bringen. Da es große Hebelarme hat, ist das Durchtrennen ohne große Kraftanstrengung möglich. Auch das BRAUERsche stark abgewinkelte Instrument für die 1. Rippe wird von manchen empfohlen. Sollen die oberen Rippen von einem paravertebralen Schnitt weit nach vorne durchtrennt werden, so stößt die Anwendung gerader Instrumente auf Schwierigkeiten. Daher hat THOMSEN für die Resektion der obersten Rippen eine über die Fläche gebogene Rippenzange angegeben (s. S. 519). Eine noch bessere Konstruktion stellt das BRUNNERsche, demselben Zweck dienende Instrument dar (Abb. 299). Zur Kürzung der hinteren Rippenstümpfe dienen doppelt übersetzte Hohlmeißelzangen (LUER), wie sie an der SAUERBRUCHschen Klinik empfohlen werden (Abb. 300 und 301). Bei großen Stümpfen und auch zur Entfernung von Querfortsätzen können LUERsche Zangen mit breitem eckigen Maul Verwendung finden (Abb. 326). Von den verschiedenen Scheren, die zur Spaltung des Brustbeines dienen, erscheint am zweckmäßigsten die SCHUMACHERsche aus der SAUERBRUCHschen Klinik (s. S. 302). Sie ist leicht zu bedienen und durch den eingeführten Schutz bewahrt sie vor Verletzungen der Mittelfellorgane. Zur Zurückhaltung von Muskeln empfiehlt sich sehr die Anwendung der von der SAUERBRUCHschen Klinik empfohlene stumpfe Haken (s. S. 303). Die kammartigen, aber stumpfen Hakenenden fassen die Weichteile schonend. Sie gleiten aber weniger leicht ab, als z. B. die LANGENBECKschen Haken. Auch unter den Haken gibt es die verschiedensten Konstruktionen bei den Fachärzten. Auch diese sind entweder besonders auf den Operationsbildern oder der Technik der betreffenden Chirurgen entsprechend abgebildet, z. B. der spitzwinkelig gekrümmte LANGENBECK-Haken von W. SCHMIDT (s. S. 565), die stumpfwinkelig gekrümmten Haken von W. GRAF (s. S. 551). Auf die Lagerung der Kranken zur Thorakoplastik soll hier nicht näher eingegangen werden. Die Lagerungsbilder findet man im ersten Teil dieses Buches S. 43ff. Eine besondere Lagerung hat W. GRAF für Plastiken angegeben (s. S. 626). W. SCHMIDT hat sie in fast derselben Weise übernommen (s. S. 644).

II. Die ausgedehnten Thorakoplastiken (Totalplastiken).

Die ersten Versuche (1888—1890) der operativen Einengung und Ruhigstellung der Lunge (QUINCKE, SPENGLER, TURBAN) waren zwar auf richtigen Gedankengängen aufgebaut, aber technisch unzureichend, so daß sie ihren Zweck nur teilweise erfüllen konnten und in ihrem Anfang stecken blieben. Zwar wurden von den genannten Verfassern und anderen in den 90er Jahren und kurz nach 1900 neue, erweiterte Eingriffe vorgeschlagen und durchgeführt (v. MIKULICZ, LANDERER 1902, BIER 1904), aber auch sie konnten eine weitere Verbreitung der Thorakoplastik nicht veranlassen. Erst LUDOLF BRAUER gelang es, die Thorakoplastik aus den Kinderschuhen zu lösen, und wie er sich um die Entwicklung des Pneumothorax die größten Verdienste erworben hatte, so gab er auch den Anstoß zur weitesten Verbreitung der Thorakoplastik. Seine Verbesserungsvorschläge gingen dahin, dasselbe Ziel zu erreichen, das mit dem künstlichen Pneumothorax erreicht wurde, nämlich eine gleichmäßige konzentrische Einengung und Ruhigstellung der Lunge. Dieses Ziel konnte nur mit einer möglichst weitgehenden Beseitigung der knöchernen Brustwand erreicht werden. In Verfolgung dieses Planes schlug BRAUER vor, in geeigneten Fällen ausgedehnte Rippenresektionen vorzunehmen und überwies solche Fälle dem Chirurgen FRIEDRICH (1907), der als erster extrapleurale Rippenresektionen im Ausmaß der 2.—10. Rippe vom Angulus costae bzw. von den Querfortsätzen der Wirbelsäule hinten bis zum Knorpelbeginn vorne zur Ausführung brachte.

a) Die totale Entknochung nach FRIEDRICH (1907). Den Eingriff schildert FRIEDRICH kurz gefaßt etwa folgendermaßen:

20 Minuten vor der Operation 1,5—2 cg Morphium. Der Kranke wird dann halb sitzend auf dem Operationstisch befestigt. Oberkörper etwa 30^0 schräg gelagert, dazu um seine Längsachse um etwa 45^0 gedreht, ruht er halb auf dem Rücken, halb auf der gesunden Seite. Der Arm der kranken Seite wird steil nach oben gehalten. Der Hautschnitt wird 3 Finger außerhalb des Brustbeinrandes und 1 Finger breit unterhalb des Schlüsselbeines begonnen und im großen Bogen nach abwärts bis zur 10. Rippe, dann wieder aufwärts am Rücken bis zum 2. Brustwirbel (3 cm seitlich der Dornfortsatzreihe) geführt. Zunächst wird aber anästhesiert. Nach eingetretener Schmerzlosigkeit soll in der angegebenen Linie die Haut durchtrennt und im unteren Teile des Schnittes auch die Muskulatur bis auf die Rippen durchtrennt werden. Der Schnitt durch die Muskulatur verläuft vor der Zackenlinie des M. serratus und trifft in den oberen Teilen auf die Ränder der Mm. pectoralis maj. und latissimus dorsi, so daß diese Muskeln nach oben gezogen werden können. Meistens werden sie eingekerbt. Unter Aufhebung des unteren Lappenrandes wird nun rasch in großen Zügen der ganze M. serratus mit dem auf ihm verlaufenden N. thoracicus longus und den Gefäßen bis in die Achselhöhle und zu den Subklaviagefäßen abgelöst. Während dieses Vorgehens erhält der Kranke etwas Chloroform. Ein geschickter Narkotiseur braucht während der etwa 3 Minuten sehr wenig Chloroform. Im Gegensatz zur SCHEDEschen Operation, bei der sich ja der Hautschnitt dem Höhlenumfang anpassen muß, sind hier die Lappengrenzen immer gleich. Mit dem Muskellappen wird das Schulterblatt weit zurückgeschlagen, so daß es im rechten Winkel von der Brustwand absteht. Bei dem genannten Vorgehen blutet es fast nicht. Zum Schluß liegen 8—10 Rippen frei. Die wenig blutenden Gefäße sind während des Schneidens rasch abgeklemmt. Die Entfernung der Rippen geschieht nach den üblichen Regeln und wird subperiostal ausgeführt. Ein kräftiges und stark gebogenes Elevatorium leistet dabei gute Dienste. Ist das Periost im Bereiche der ganzen Rippe abgelöst, so wird sie mit einer Baumschere nahe am Knorpelansatz abgeschnitten. Es fällt dabei von der

2.—10. Rippe einschließlich ein 10—25 cm langes Stück ab, im ganzen etwa 130—160 cm. Ist das geschehen, so wird möglichst rasch die ganze Zwischenrippenmuskulatur und das Rippenperiost entfernt, während die Zwischenrippengefäße möglichst weit hinten unterbunden und die Zwischenrippennerven, ebenfalls möglichst weit hinten, durchtrennt werden. Das ganze Vorgehen dauert nur 25—30 Minuten. Die Lunge sinkt sofort mit der sie bedeckenden Pleura costalis so weit ein, daß eine fast glatte Fläche zwischen den vorderen und hinteren Rippenstümpfen entsteht. Während das Chloroform nun allmählich abgesetzt wird, müssen die Muskel- und Hautgefäße sorgfältigst unterbunden werden, und dann kann der Hautmuskellappen wieder an Ort und Stelle gebracht werden. Die Muskulatur näht man mit versenkten Katgut-, die Hautwunde mit genau anpassenden Seidenknopfnähten. Dränage im unteren Wundwinkel. Der ganze Eingriff wird ohne Druckdifferenz ausgeführt, der Apparat ist jedoch bereitgestellt, falls wieder Erwarten eine Pleuraverletzung eintreten sollte.

Der erste Kranke, der (1907) nach diesem Plan operiert wurde, wurde geheilt und lebte 1923 noch bei voller Arbeitsfähigkeit.

Diese ausgedehnte Thorakoplastik wurde von Friedrich noch mehrmals mit Erfolg ausgeführt. Sie war, soweit die Lappenbildung und Rippenresektion in Frage kommt, der Schedeschen Operation ähnlich, blieb aber streng extrapleural. Die ersten Fälle hatten wohl gezeigt, daß der Gedanke Brauers richtig war, wenn auch das Ziel, ein gleichstarkes Zusammenfallen der Lunge wie bei einem verwachsungsfreien, künstlichen Pneumothorax zu erzielen, nicht erreicht werden konnte, da paravertebral, d. h. in dem Winkel zwischen dem stark in den Thorax vorspringenden Wirbelkörper und den hinteren Rippenstümpfen ein Raum übrig bleibt, der auch bei ausgedehntester Thorakoplastik nicht zum Verschwinden gebracht werden kann. Trotzdem war aber praktisch die denkbar größte Einengung erreicht worden. Leider stellte sich nach einiger Zeit heraus, daß ein derartiger Eingriff nicht allein sehr große Anforderungen an die Widerstandskraft des Kranken stellte, sondern daß auch unmittelbare Gefahren damit verknüpft waren, auf die Brauer selbst schon im Jahre 1909 hingewiesen hatte. Brauer konnte zeigen, daß der Brustkorb bei diesem Eingriff an falscher Stelle und in falscher Form seiner festen Stütze beraubt wurde. Es stellte sich nämlich heraus, daß postoperativ oft schwere Atemnot eintrat, die durch Mediastinalflattern und Pendelluft hervorgerufen wurde (s. S. 455). Dazu kommt noch Brustwandflattern der der knöchernen Stütze entbehrenden Brustwand. Brauer machte schon damals darauf aufmerksam, daß es sich hier um vermeidbare Fehler handelte, die bei anderer Technik der ausgedehnten Thorakoplastik auch tatsächlich vermieden werden konnten. Sie waren also nicht Folgen des sehr erheblichen Lungenzusammenfallens an sich.

b) Die subskapular-paravertebrale Thorakoplastik nach Brauer. Brauer hat in dieser großangelegten Arbeit über die Lungenkollapstherapie die von Friedrich operierten Fälle auf das Genaueste ergründet und sich nicht durch die zweifellos gelungenen guten Erfolge einzelner Fälle darüber hinwegtäuschen lassen, daß in anderen Fällen schwere Schäden beobachtet wurden, auf deren Beseitigung gedrungen werden mußte, wenn nicht das ganze Verfahren wieder von der Bildfläche verschwinden sollte.

Brauer hat im einzelnen die unmittelbar auf den Eingriff folgenden Wirkungen und die Dauerwirkungen unterschieden, und zwar insbesondere die Wirkungen auf das Herz, das mitsamt den großen Gefäßen verlagert wird. Es besteht auch eine respiratorische Verschieblichkeit des Herzens, die allerdings durch Narbenbildung im Operationsgebiet eingeschränkt ist. Ein Teil der Erscheinungen am Herzen besteht bei Phthisikern allerdings schon vor dem Eingriff. Das durch die ausgedehnte Plastik verursachte Freiliegen des

Herzens stört nach BRAUER die Zirkulation weniger, als die Festlegung durch schrumpfende Verwachsungen. Die Atmungsstörungen, die im Anschluß an die ausgedehnte Plastik eintreten sind paradox, ähnlich wie beim offenen Pneumothorax (Mediastinalflattern, Pendelluft, Brustwandflattern) fallen schwer gegen die Plastik ins Gewicht, ganz im Gegensatz zu den geringfügigen Atmungsstörungen, wie sie beim geschlossenen Pneumothorax beobachtet werden. Diese Atmungsstörung muß beseitigt werden. Bei Durchforschung der Todesursachen der Operierten wurde entsprechend festgestellt, daß es sich nicht um eine primäre Herzinsuffizienz, sondern um eine primäre Atmungsinsuffizienz gehandelt hat, und daß der Tod nicht erklärbar ist aus Komplikationen, die schon vor dem Eingriff bestanden hatten. Da die Atmung des Operierten infolge der Mediastinalverschiebung und Pendelluft nicht ausreichend ist, so versucht er zunächst durch stärkere Atembewegungen der gesunden Seite einen Ausgleich zu schaffen. Je schneller, stärker und kürzer er aber atmet infolge seiner Atemnot, desto weniger gelingt es ihm, den Fehler zu beseitigen. So leidet Ein- und Ausatmung und auch die Expektorationskraft. Diese Erscheinungen entwickeln sich beim einzelnen Patienten verschieden rasch und in verschiedener Stärke.

Wie gelingt es diese Folgen zu beseitigen? Sie müssen unmittelbar nach dem Eingriff beseitigt werden. Bleibt man bei der Technik, so muß ein sehr guter Verband, der die Brustwand von Anfang an gegen die gegenseitige Schulter und gegenseitige Hüfte fest stützt, angelegt werden. Als zweite Möglichkeit ist der Versuch zu machen, durch Anwendung von Überdruck schon während der Operation, aber jedenfalls bald nachher, der Verschiebung des Mittelfelles entgegenzuwirken. Ein Überdruck von 3—5 mm Hg genügt. Von großer Wichtigkeit ist während des Eingriffes die Gleichmäßigkeit der Narkose, die den Patienten vor Schmerzen und damit vor Pleurareflexen, verstärkten Atmungs- und Preßbewegungen, behütet. In der Nachbehandlung genügt es in den meisten Fällen von Zeit zu Zeit Sauerstoff unter Überdruck atmen zu lassen. Eine dauernde Anwendung ist also nicht nötig. Mit zunehmender Heilung und Festigung der Brustwand werden die Störungen an sich geringer. Während des Eingriffes ist unter allen Umständen das Entstehen eines Pneumothorax zu vermeiden. Daher ist besondere Vorsicht und Operation unter Überdruck anzuwenden, wenn keine ausgedehnten Brustfellverwachsungen nachweisbar sind. Der Eintritt eines Pneumothorax ist bei solchen Kranken lebensbedrohend. Während der Nachbehandlung ist im übrigen mit Beruhigungsmitteln, die auch den Hustenreiz beseitigen, und mit Herzmitteln nicht zu sparen.

BRAUER hat zum Schluß seiner Beobachtungen darauf hingewiesen, daß die bisher angewandte Form der ausgedehnten Plastik das von ihm gesetzte Ziel nicht erreicht hat. Fehlerhaft und Gefahr bringend ist zunächst die Ausdehnung der Rippenresektion, zumal dadurch nicht dasselbe Ziel erreicht wird wie beim künstlichen Pneumothorax, nämlich ein genügender Lungenkollaps. Eine räumliche Einschränkung des Eingriffes kann nur dann zum Ziele führen, wenn trotzdem ein der weniger ausgedehnten Plastik gleichwertiger Lungenkollaps zustande käme. Das war bisher mit keinem der vorgeschlagenen Teilverfahren zu erreichen, die Ruhigstellung und der erwünschte Kollaps bleibt aus.

Einen Fortschritt könnte ein ausgedehnter Kollaps der Spitzenabschnitte bringen. BRAUER denkt dabei zunächst an eine Resektion der 1. Rippe und des Schlüsselbeines. Beide Eingriffe waren schon bei der SCHEDEschen Plastik zur Ausführung gekommen, also technisch möglich. Mit der Resektion von Schlüsselbein und 1. Rippe und dem folgenden Absinken des Schultergürtels würde nicht nur den Hustenstößen Widerstand geboten, sondern auch das Mediastinalflattern eingeschränkt. BRAUER hat später den Gedanken der Schlüsselbeinresektion wieder aufgegeben. Er macht darauf aufmerksam, daß SCHLANGE (1907) eine erfolgreiche Apikolyse durch Ablösen der Lungenspitze aus der Pleurakuppel ausgeführt hat.

Auf Grund seiner Überlegungen kommt BRAUER zu folgendem Schluß: Die Technik der Thorakoplastik muß geändert werden, damit die Nebenwirkungen der ausgedehnten Entrippung vermieden oder gemildert werden. Zunächst erscheint es zweckmäßig, das Periost der resezierten Rippen nicht zu entfernen. Damit wird allerdings nicht sofort, aber doch in späteren Stadien das Mediastinalflattern beseitigt. Um aber eine sofortige Hilfe, besonders auch gegen das Brustwandflattern, zu haben, müssen andere Wege eingeschlagen werden.

Brauer erwägt zunächst die Volkmann-Hoffasche Operation, bei der aus einem bestehenden Rippenbuckel 10 cm lange Rippenstücke herausgenommen und die Rippenstümpfe wieder vereinigt werden. Ein solcher Eingriff erschien Brauer aber ungenügend. Er ist für eine Abänderung des Küster-Estlanderschen Verfahrens. Durch Entfernung von Stücken aus vielen Rippen, durch Einkerbung an verschiedenen Stellen und Einbiegen der Stümpfe kann der ganze Brustwandlappen nach innen verlagert und dadurch eine starke Eindellung erzielt werden. Durch die erhalten gebliebenen Rippenstücke würde die Brusthöhle unter einem passenden Verband nach Bedarf eingeengt. Brauer denkt dann auch an mehrzeitiges Vorgehen, bei dem etwa in der ersten Sitzung die oberen Brustkorbabschnitte durch gänzliche Entfernung der Rippen und des Periostes ihrer Starre beraubt würden, während in einer zweiten Sitzung vielleicht der eben geschilderte Eingriff nach Küster-Estlander das Entstehen des Brustwandflatterns verhindern könnte.

Brauer hat zweifellos grundsätzlich Recht behalten. Durch seine und die Abänderungsvorschläge anderer ist die ausgedehnte Thorakoplastik bei der Lungentuberkulose zu einem allgemein anerkannten Verfahren geworden und ist jahrelang bei allen den Fällen zur Anwendung gekommen, bei denen ein Pneumothorax wegen der bestehenden Verwachsungen nicht angelegt werden konnte.

Brauer hat, wie schon erwähnt, auf Grund der oben dargelegten Beobachtungen und Erfahrungen die ursprüngliche Schede-Friedrichsche Plastik

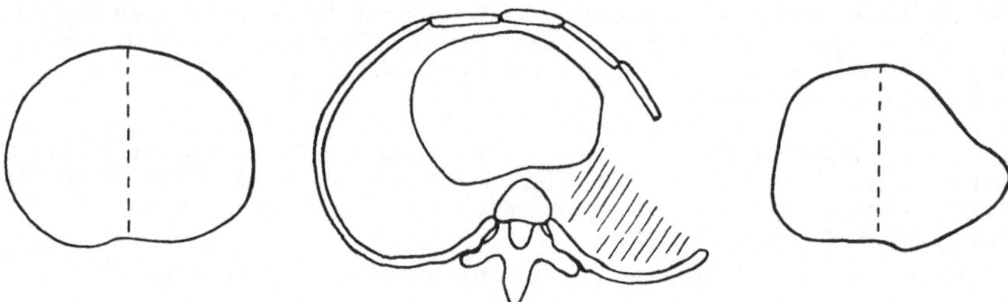

Abb. 304. 1. Umfang des Brustkorbes vor der Operation 64 cm.

Abb. 305. 2. Aus der 4. bis 8. Rippe sind seitlich je 6,5 cm entnommen.

Abb. 306. 3. Die Kontur des Brustkorbumfanges nach der Resektion. Der Gesamtumfang beträgt noch 60 cm, also 4 cm weniger.

Abb. 304—306. Schematische Darstellung der Brustkorbeinengung nach dem Resektionsverfahren von Estlander. (Nach Gourdet.)

abgeändert. Er hat versucht, die guten Wirkungen der ausgedehnten senkrechten und ringförmigen Rippenresektion zu erhalten, gleichzeitig aber die schädlichen, unmittelbaren und Dauerwirkungen dieser Plastik zu vermeiden. So kam die von ihm als subskapular-paravertebrale Resektion bezeichnete Plastik zustande. Sein Operationsplan besteht daher etwa in folgenden Maßnahmen:

Teilentfernung der 1.—10.—11. Rippe. Die Durchtrennung der Rippen findet hinten unmittelbar an den Enden der Querfortsätze statt. Beim Vergleich der verschiedenen Verfahren, die mit Hilfe von Rippenresektion eine möglichst starke Einengung der betreffenden Brustkorbseite zu erzielen streben, hat sich als die wirksamste, die paravertebrale ergeben.

Sauerbruch (1908) hat zuerst seine paravertebrale extrapleurale Thorakoplastik auf dieser Erfahrung aufgebaut (s. S. 462).

Gourdet (1895) hat im Auftrag seines Lehrers Boiffin die verschiedenen Methoden der damals bekannten Plastikverfahren (Estlander 1879, Berger 1883, Cerénéville 1886, Délorme-Apard 1886, Boerkel 1888, Quénu 1892, Jaboulay 1893, Delagenière 1894) theoretisch geprüft und die bekanntesten an der Leiche ausgeführt und unter Zuhilfenahme genauester Messungen zu erforschen versucht, welches der Verfahren rein zahlenmäßig die stärkste Einengung der betreffenden Brustseite zu erzielen vermag. So hat er das Verfahren von ESTLANDER in der gewöhnlichen (Abb. 304—306) und einer erweiterten Form, dann die QUÉNUsche Methode, die Verfahren von JABOULAY, DELAGENIÈRE und DÉLORME geprüft. Die Verminderung des Brustumfanges durch die gewöhnliche ESTLANDERsche Operation, bei der seitlich aus etwa 4—8 Rippen je 6,5 cm entfernt wurden, ist gering. Die Umfangsverminderung betrug nur ungefähr 4 cm. Wird die Länge der resezierten Rippenstücke auf etwa 5—15—17 cm erhöht, so ist die Einengung stärker und der Brustumfang um etwa 6 cm vermindert.

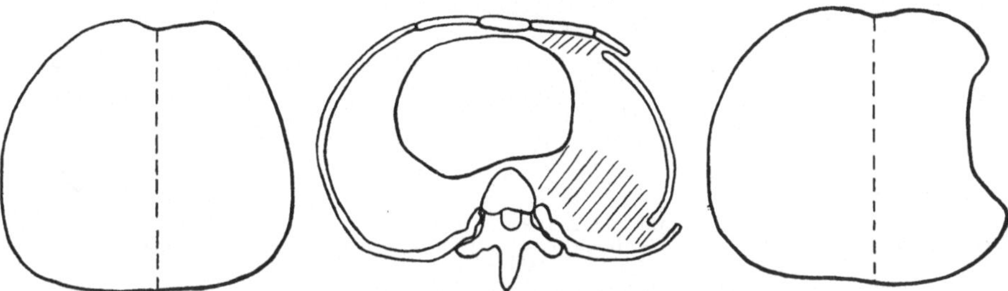

Abb. 307. 1. Der Brustkorbumfang unter regelrechten Verhältnissen = 82 cm, der transversale Durchmesser rechts 25 cm.

Abb. 308. 2. Die Rippen sind in ihrem vorderen und hinteren Abschnitt durchtrennt und das Mittelstück in die Lücke gedrängt.

Abb. 309. 3. Die Abbildung zeigt den Querschnitt durch den Brustkorb mit dem Erfolg der erzielten Einengung. Der Umfang beträgt 79, der transversale Durchmesser rechts $20^{1}/_{2}$, also $3^{1}/_{2}$ cm weniger.

Abb. 307—309. Schematische Darstellung der Brustkorbeinengung nach dem Resektionsverfahren von QUÉNU. (Nach GOURDET.)

Bei der QUÉNUschen Operation, die bekanntlich darin besteht, daß aus etwa 7—8 Rippen, vorn in der Nähe des Rippenknorpels und hinten in der Nähe des Rippenwinkels, je ein etwa 2 cm langes Stück reseziert wird (Abb. 307—309), ist die Verminderung des Umfanges mäßig, sie beträgt nur 3 cm.

Ein ähnliches Verfahren ist bereits im Jahre 1881 von WAGNER (Königshütte) empfohlen worden, um bei der Beseitigung von großen Empyemhöhlen die Beweglichkeit der Rippen noch vollständiger zu machen. Er hat je zwei 2 cm lange Stücke aus den Rippen entfernt, und zwar nahe am Brustbein und nahe an der Wirbelsäule, so daß die ganze seitliche Brustwand „von ihren knöchernen Verbindungen befreit allmählich nach innen sinken kann". WAGNER hatte also schon den einen Teil der grundlegenden Gedanken einer richtigen Thorakoplastik, da er paravertebral den Bogen durchtrennte (GOURDET) (Abb. 310). Aber das resezierte Stück war zu kurz und infolge der Durchtrennung vorne blieb an dieser Stelle ein rechter Winkel, der das Einsinken der Lunge verhindert.

Abb. 310. Schematische Darstellung der Brustkorbeinengung nach dem Resektionsverfahren von WAGNER. Die Durchtrennung der Rippe ist hinten paravertebral erfolgt. (Nach GOURDET.)

VERNEUIL (1892) hat das WAGNERsche und das QUÉNUsche Verfahren unter Heranziehung der Verhältnisse beim Brückenbau miteinander verglichen. Daher rührt wohl die später gebrauchte Bezeichnung Pfeilerresektion.

Noch weniger Erfolg verspricht das Verfahren von JABOULAY (Abb. 311—313), bei dem entweder einseitig oder doppelseitig ein Stück aus den vordersten Rippenabschnitten entfernt wird. Die Form des Brustkorbes ändert sich insofern, als die vordere Fläche fast vollständig verschwindet und an deren Stelle eine spitz zulaufende Form entsteht. Die Umfangsverminderung ist gering.

Boiffin hatte bei seinen Untersuchungen den richtigen Gedanken, daß die Einengung unter Beseitigung der hinteren Rippenwinkel am besten zustande käme. Der hintere Rippenwinkel in Verbindung mit der Wirbelsäule hält auf jeden Fall einen großen Raum für die hinteren Abschnitte der Lunge offen, so daß sie nicht einsinken kann (Abb. 314). Wird dieser hintere Teil der Rippe bis zum Querfortsatz entfernt, so legt sich das vordere, wesentlich weniger gebogene Rippenende mühelos an den Querfortsatz an (Abb. 315) und führt so

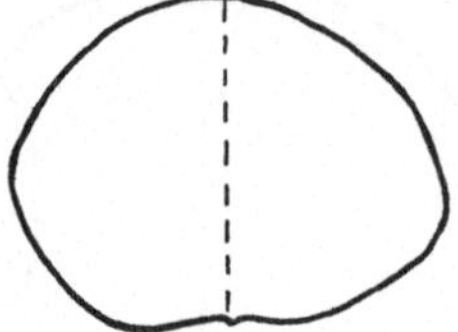

Abb. 311. 1. Die Kontur des regelrechten Brustkorbumfanges.

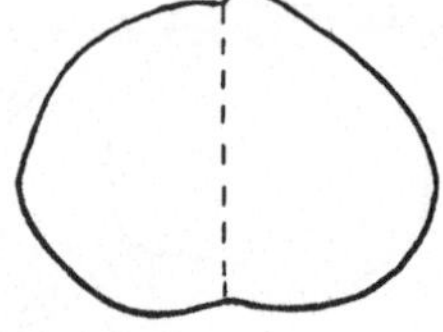

Abb. 312. 2. Die Kontur des Brustkorbumfanges nach Resektion rechts.

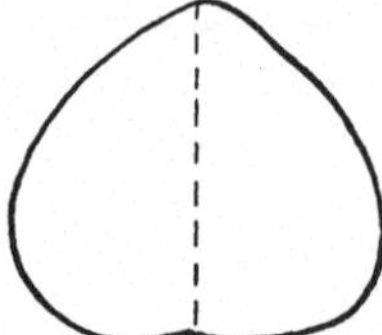

Abb. 313. 3. Die Kontur des Umfanges nach beiderseitiger Resektion.

Abb. 311—313. Schematische Darstellung der Brustkorbeinengung nach dem Resektionsverfahren von Jaboulay. (Nach Gourdet.)

zu einer außerordentlich starken Einengung (Abb. 316). Entfernt man also, wie das Gourdet tat, von der 6.—12. Rippe etwa 6—6,8 cm paravertebral unter Mitnahme des hinteren Winkels, so vermindert sich der Umfang um 7 cm (Abb. 316). Gleichzeitig wird bei fast allen Verfahren auch der transversale Durchmesser vermindert. Auf Grund dieser Untersuchungen hat sich die paravertebrale Rippenresektion als der, im Sinne einer starken Einengung des Brustkorbes, am meisten erfolgversprechende Eingriff durchgesetzt.

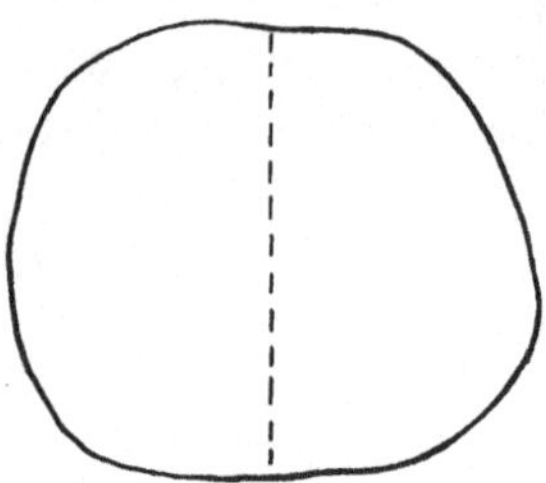

Abb. 314. 1. Die Kontur des Brustkorbumfanges eines Mannes. Der Umfang beträgt 75 cm. Der transversale Durchmesser 24 cm.

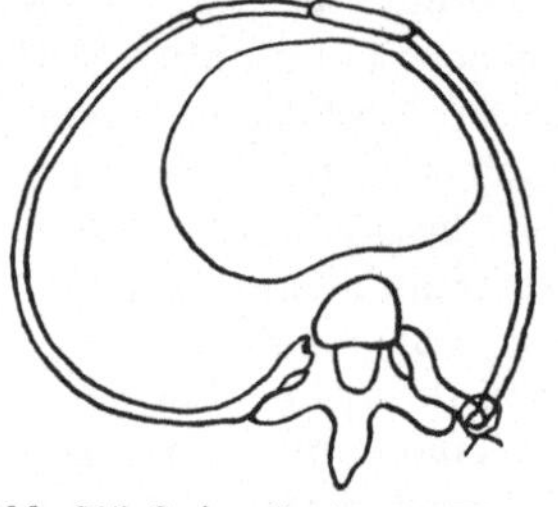

Abb. 315. 2. Aus der 3.—11. Rippe sind paravertebral je 6 cm entnommen.

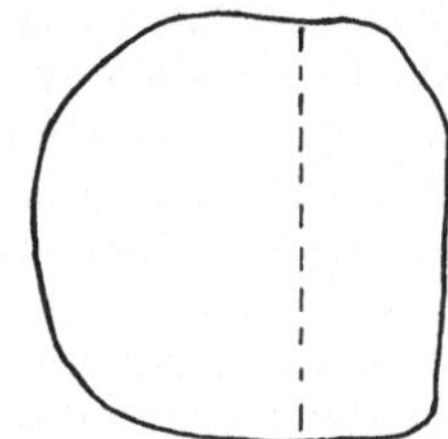

Abb. 316. 3. Die Kontur des Brustkorbes zeigt den Erfolg des Eingriffes. Der Umfang beträgt 68 cm, also 7 cm weniger, der transversale Durchmesser 19 cm.

Abb. 314—316. Schematische Darstellung der Brustkorbeinengung nach dem Resektionsverfahren von Boiffin. (Nach Gourdet.)

Bei dieser erfolgt die hintere Durchtrennung unmittelbar am Querfortsatz des betreffenden Brustwirbels, während etwa 6 cm von den Rippen nach vorn entfernt wurden. Bei Brauer ist die Bresche im Brustkorb am breitesten in dem unter dem Schulterblatt gelegenen Brutswandabschnitt (s. unten 14 bis 16—18 cm), so daß das Schulterblatt ohne weiteres in das Fenster hineinverlagert werden kann. Die vorderen Rippenstücke bleiben erhalten. Auf diese Weise ergibt sich die Möglichkeit einer sehr starken Einengung insbesondere des Oberlappens, während die unteren Lungenabschnitte nur in geringerer Ausdehnung betroffen werden. Durch die Erhaltung der vorderen Rippenstücke wird eine Art Schild gebildet, der die paradoxe Atmung und damit Brustwandflattern, Mittelfellflattern usw. zum wenigsten stark einschränkt.

BRAUER beschreibt Vorbereitung, Eingriff und Nachbehandlung kurz zusammengefaßt folgendermaßen:

Die Vorbereitung wird am besten in einem Sanatorium oder in einer Klinik durchgeführt. Alle Hilfsmittel der modernen Lungenuntersuchung müssen herangezogen werden, um ein möglichst genaues Bild über den Krankheitszustand und damit auch für die Erfolgsaussichten geben zu können. In den letzten Tagen vor der Operation erhält der Kranke Digitalis oder auch Kampfer, um das Herz auf möglichst große Leistungsfähigkeit zu bringen. Der Eingriff wird, wenn möglich, in örtlicher bzw. Leitungsbetäubung ausgeführt, wie das ja auch schon FRIEDRICH tat. Um das Ausspucken während des Eingriffes einzuschränken und gleichzeitig die immer drohende Aspiration von Sputum

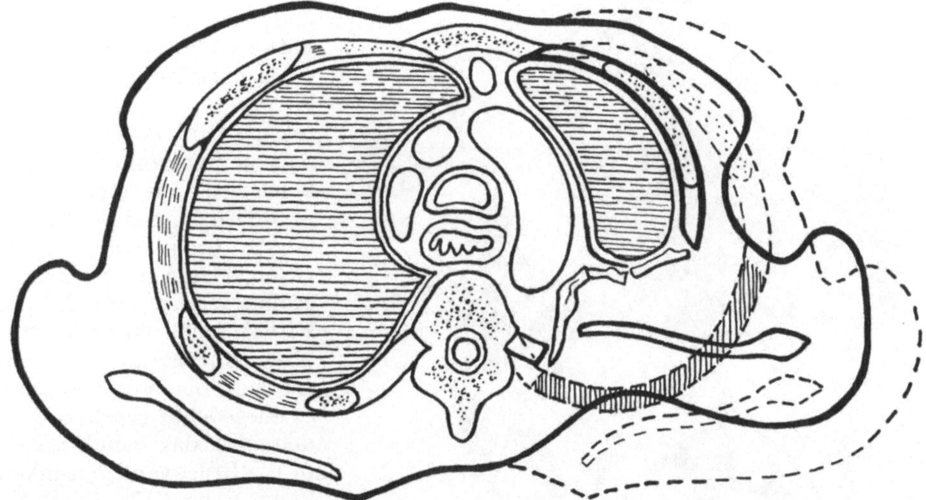

Abb. 317. Schema zur Erklärung, weswegen bei einer nur paravertebralen Rippenresektion die Einengung zu gering ist. Man beachte, wie nahe das Schulterblatt beim Einsinken an dem Rippenstumpf an der Wirbelsäule vorbei muß. (Nach BRAUER.)

zu verhüten, wird Skopomorphin (0,00003 Skopolamin und 0,001 Morphium) vor dem Eingriff verabreicht. Die örtliche Betäubung wird mit Novokain-Suprarenin ($^1/_2$—1%) durchgeführt. Die Schmerzbetäubung muß unter allen Umständen eine vollständige sein. Nicht selten tritt im unmittelbaren Anschluß an die Einspritzung beim Verbrauch größerer Mengen ein Kollaps ein, der meist rasch vorübergeht. Der Kranke wird halbsitzend gelagert. Er liegt auf der gesunden Seite. Unter die gesunde Flanke wird ein Kissen eingeschoben, um die kranke Seite vorzuwölben. Der Arm der kranken Seite wird nach vorn gezogen, um den medialen Schulterblattrand möglichst weit von den Rippen zu entfernen. Es ist besser den Arm zu halten, als ihn festzubinden. Der den Arm haltende Assistent kann auf Wunsch den Arm senken, heben, ihn nach vorn ziehen oder nach hinten drücken. Der Hautschnitt beginnt in einer Entfernung von ungefähr 4 Querfingern von der Dornfortsatzlinie, also außerhalb der langen Rückenmuskeln. Durch die etwas weitere Entfernung von der Dornfortsatzreihe tritt eine größere Schonung des M. latissimus ein, der hier bereits schmäler ist. Während SAUERBRUCH seinen Hakenschnitt bewußt ohne Rücksicht auf den M. trapezius anlegt, d. h. ihn bis zur Schulterhöhe führt, da er keinen Vorteil von der Erhaltung dieser Muskelfasern erkennen konnte, andererseits aber mit einer Verzögerung der Resektion der 1. und 2. Rippe gerechnet werden muß, versucht BRAUER den oberen Teil des M. trapezius auf jeden Fall zu schonen und glaubt, daß man einen gut zweifingerbreiten Teil des Oberrandes dieses Muskels unberührt lassen kann. Der Muskel muß aber bei der Resektion der 1. und 2. Rippe möglichst weit nach oben und vorn gezogen werden. BRAUER hält die Erhaltung der Muskelfunktion des M. trapezius für die Armbewegung und für die Atmung für bedeutungsvoll. Der Schnitt zieht dann parallel zur Dornfortsatzreihe nach abwärts und biegt, im Bereich der 10. Rippe angekommen, nach vorn um und verläuft etwa bis zur mittleren Achsellinie.

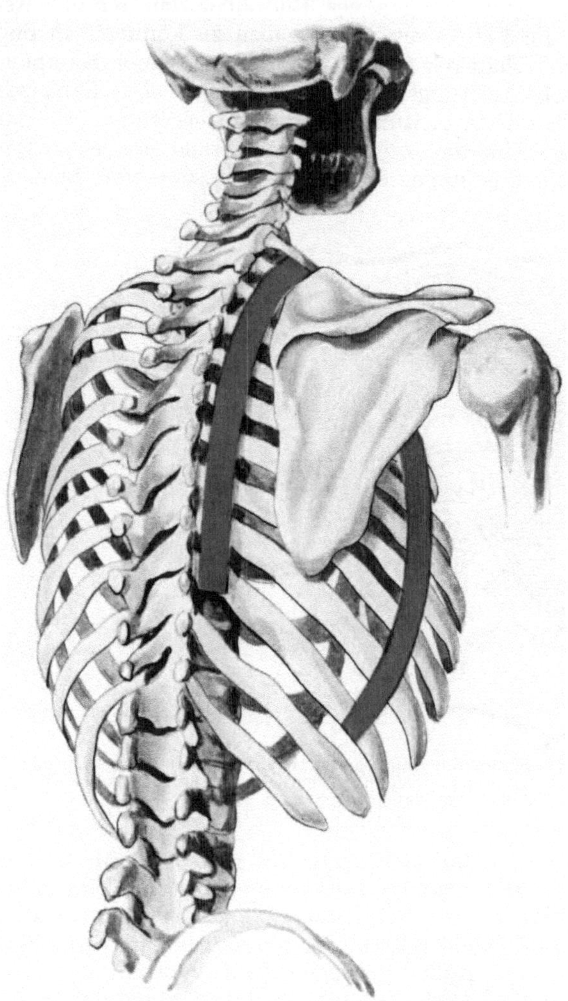

Abb. 318. Schematische Darstellung der Ausdehnung der extrapleuralen subskapularen Thorakoplastik nach BRAUER. Die roten Linien deuten die Resektionsgrenzen an.

Da nach BRAUER die weiter unten geschilderte Technik der paravertebralen Resektion SAUERBRUCHs nicht ausreicht, um eine genügende Einengung des betreffenden Brustkorbes zu erzielen, so legt er, wie gesagt, großen Wert darauf, daß die Rippen nicht nur paravertebral, sondern auch gleichzeitig die obersten 8. Rippen so ausgedehnt reseziert werden, daß das Schulterblatt in die Brustwand einsinken kann (Abb. 317) (von der 10. Rippe 10—12 cm, von der 9. Rippe 12—14—16 cm, von den höheren die gleiche Zahl oder 1—3 cm mehr). Beigegebenes Schema zeigt die Ausdehnung der Rippenresektion, wie sie von BRAUER geübt wird (Abb. 318). „Je weniger Masse (Lungengewebsrest) noch vorhanden, desto mehr kommt es darauf an, die Durchtrennung der Rippen am Ende des Querfortsatzes vorzunehmen" (s. unten). Während die hintere Durchtrennungslinie also unmittelbar an den Querfortsätzen zu verlaufen hat, steigt die vordere von der 10. Rippe ab langsam nach vorn an, so daß nur unten seitlich und vorn ein Brustschild übrig bleibt. Die 11. Rippe wird gelegentlich mitgenommen, ihre Entfernung ist aber nicht unbedingt notwendig. BRAUER hält es sogar zunächst nicht für ratsam, die 11. Rippe mitzunehmen, da das Zwerchfell seinen Halt verliert und flattern kann. Ebensowenig ist BRAUER dafür, die Phrenikotomie der Plastik vorauszuschicken. Sie verdient gelegentlich Anwendung nach der Plastik als Ergänzung. BRAUER legt großen Wert darauf, die Zwischenrippennerven so viel als möglich zu schonen. Er hat Neuralgien in diesen Nerven, wie sie von SAUERBRUCH beobachtet wurden, nach in richtiger Weise ausgeführten Resektionen nie gesehen, falls sie nicht schon vor der Operation bestanden haben. Er glaubt, daß das Auftreten von Neuralgien durch die besonders schonende, aber auch Zeit raubende Art, mit der bei seiner Methode Knochenhaut und die Zwischenrippenweichteile behandelt werden, vermieden werden. Die Rippenknochenhaut muß, wie an dem zugehörigen Querfortsatz, sauber abgeschnitten werden. Dadurch bleiben die Sehnenansätze der langen Rückenmuskeln mit der Knochenhaut in Verbindung und geben später eine bessere Funktion. BRAUER will auch die Anwendung der LUERschen Zange vermieden wissen, da sie zur Splitterung und dadurch zur Nervenschädigung führen kann. Findet sich bei der Vornahme einer Thorakoplastik, was gar nicht selten geschieht, die Anzeige, daß eine extrapleurale Entzündung die Knochenhaut verdickt und an den Rippen festhaftend gemacht hat, so muß mit besonderer Vorsicht die Befreiung der Rippen von der Knochenhaut vorgenommen werden. Die Nervendurchtrennung bedeutet immer eine schwere Schädigung insofern, als schon eine Durchtrennung des 7. Zwischenrippennerven, noch mehr aber die Verletzung des 8.—11. Bauchmuskellähmung hervorrufen, die die Zwerchfellatmung schädigen und die Bauchpresse ungünstig beeinflussen.

Sind die Rippen hinten von der Knochenhaut befreit — und das muß mindestens 2—$2^1/_2$ cm über den Angulus hinaus bis an den Querfortsatz geschehen — was nur nach Zurückschieben der langen Rückenmuskeln nach der Mitte zu möglich ist, so werden die Rippen scharf und ohne Splitterung durchtrennt. Infolge der schonenden Behandlung der Weichteile bleiben die seitlichen Bandapparate der Wirbelsäule, die Zwischenrippennerven, der N. sympathicus und die Pleura unverletzt, während diese Teile verletzt werden können, wenn der hintere Rippenstumpf aus seinem Gelenk herausgedreht wird. Die Durchschneidung der Rippen am Querfortsatz muß selbstverständlich bei allen Rippen durchgeführt werden, da selbst ein einziger zu lang gebliebener Rippenstumpf das Einsinken des Schulterblattes verhindern kann. Im allgemeinen entfernt BRAUER die 10.—1. Rippe und beginnt mit der untersten. Die Länge des zu entfernenden Rippenstückes (s. oben) schwankt bis zu einem gewissen Grade nach dem Gesamtumfang des Brustkorbes und auch nach der Elastizität der Rippenknorpel. Daher muß bei emphysematösen Brustkorb und bei älteren Menschen mehr von den Rippen entfernt werden als bei Jugendlichen. Da die Rippen nach oben mehr waagerecht verlaufen und da sie stärker gebogen und kürzer erscheinen, so rückt die vordere Durchtrennungslinie immer mehr nach vorn. Dadurch bleibt der Teil der Brustwand erhalten, der schwach mit Muskulatur ausgestattet ist und bildet einen Schutz gegen das Flattern. Am meisten Schwierigkeit macht die Durchtrennung der 1. Rippe. Ist sie freigelegt, so kann ein Stück reseziert werden, dessen hintere Kante etwa 3—5 cm, dessen vordere 2—3 cm mißt. Unter Umständen kann eine Apikolyse der Lungenkuppe ausgeführt werden, dann kann die Durchtrennung der 1. Rippe wegfallen. Zum Schluß erfolgt die Entfernung der 11. Rippe, wenn es nötig ist. Nach Ausführung der Operation ist größter Wert auf die sorgsame Naht der Muskulatur und der Faszien zu legen.

In der Nachbehandlungszeit wird großer Wert darauf gelegt, daß so bald wie möglich mit vorsichtigen Bewegungsübungen begonnen wird. Der Kranke wird im Bett aufgesetzt und macht Übungen mit den Armen. Kann der Kranke außer Bett gebracht werden, so muß er das Geradehalten üben. Zur Stärkung der Muskulatur kann eine leichte Last auf dem Kopf getragen werden, wobei sie bald mit dem rechten, bald mit dem linken Arm gestützt wird. Postoperative Skoliosen darf es nicht geben, sie sind Folgen fehlerhaften Operierens und fehlerhafter Nachbehandlung.

BRAUER hat 1914 noch einen zweiten Schnitt bekanntgeben lassen, der dazu dienen soll, die Resektion der Rippen unterhalb des Schulterblattes zu erleichtern. Da BRAUER besonderen Wert darauf legt, daß gerade diese Rippen ausgiebig reseziert werden, um dem Schulterblatt die Möglichkeit zu geben in das Rippenfenster hineinverlagert zu werden, und da die Resektion dieser ausgedehnten Rippenstücke von dem paravertebralen Schnitt allein unter Umständen trotz weitgehenden Beiseiteschiebens des medialen Schulterblattrandes auf Schwierigkeit stoßen kann, so hat er diesen Hilfsschnitt empfohlen. Er verläuft in waagerechter Richtung etwa zwischen der 2. und 3. oder auch zwischen der 4. und 5. Rippe. Dieser Schnitt wird erst angelegt, wenn die Rippen im hinteren Abschnitt bereits durchtrennt sind. Die entsprechenden Rippen werden dann im Bereich des Hilfsschnittes ebenfalls durchtrennt und mit einem bogenförmig gestalteten Raspatorium von vorne und von hinten aus der Periosthülle herausgeschält und -gezogen. Er verwendet zu diesem Zweck 4 gebogene Raspatorien, 2 konvexe und 2 konkave, d. h. je 2 für die oberen bzw. die unteren Kanten der Rippen. Die Rippen lassen sich, wie die Finger aus dem Handschuh, herausziehen. Je größer die Notwendigkeit der Einengung des Oberlappens, desto mehr sollte man diesen Hilfsschnitt verwenden. Will man zweizeitig operieren, so ist die Anwendung dieses Schnittes ganz besonders zweckmäßig. In der ersten Sitzung werden die 11. bis etwa 5. Rippe paravertebral entfernt, in der zweiten Sitzung verwendet man einen kleineren paravertebralen Schnitt zur Durchtrennung der 4.—2. oder 1. Rippe, die man mit Unterstützung des erwähnten Hilfsschnittes leicht in größerer Ausdehnung entfernen kann. Wird die 1. Rippe in einer zweiten oder weiteren Sitzung entfernt, so empfiehlt BRAUER einen Schnitt parallel zur Faserrichtung des M. trapezius. Etwa 5 bis 6 cm tief trifft man auf die Hinterkante der 1. Rippe, die dann mit einer besonders gebauten Rippenschere reseziert wird.

Wie schon oben erwähnt, hat BRAUER bereits bei der Besprechung der von FRIEDRICH operierten Fälle darauf hingewiesen, daß unter Umständen die Zweiteilung der Operation nötig werden könne. Wenn auch die subskapulare paravertebrale Plastik lange nicht so eingreifend ist als die FRIEDRICHsche totale Entknochung, so kann die Zweiteilung auch da bei elenden Kranken notwendig werden. BRAUER betrachtet sie aber immer als Notbehelf.

c) Die paravertebrale Thorakoplastik nach SAUERBRUCH (1911). SAUERBRUCH beschreibt den Eingriff als typisch von einem Hakenschnitt aus. Einleitend bemerkt er, daß die paravertebrale Resektion weniger eingreifend als die vollständige Brustwandentknochung nach BRAUER-FRIEDRICH ist. Sie wird, wenn der Zustand des Kranken es erlaubt, deshalb auch in einer Sitzung ausgeführt. Dabei besteht immer die Möglichkeit, den Eingriff abzubrechen und ihn in mehrere Akte zu zerlegen, daher kann er auch bei Schwerkranken gewagt werden. Auf die Vorteile und Nachteile des ein- und zweizeitigen Vorgehens ist schon oben hingewiesen. Zweizeitig wird operiert bei schlechtem Allgemeinbefinden und bei Störungen von Herz- und Atemtätigkeit. Das Herz sollte immer einer Funktionsprüfung unterzogen werden. Die Zahl der in einer Sitzung zu entfernenden Rippen wird je nach dem Zustand des Kranken bestimmt. Zwischen den einzelnen Akten können 2—3 Wochen Pause liegen. Bei längeren Pausen ist mit der Entstehung von Rippenersatzstücken in den zurückgelassenen Periostresten zu rechnen, die das völlige Zusammenfallen der Lunge verhindern können. Nach SAUERBRUCH ist auch die Schnelligkeit des operativen Vorgehens von Bedeutung. Je schneller die große Weichteilwunde geschlossen wird, desto besser ist es natürlich für den Kranken. Sind

Operateur, Assistenten und Operationsschwestern gut aufeinander eingearbeitet, so kann die vollständige Resektion in 10—20 Minuten durchgeführt werden. Je nach Ausdehnung des Herdes und der Schwere des ganzen Krankheitsbildes werden längere oder kürzere Rippenstücke entfernt. Bei Einzelherden im Oberlappen werden in dessen Bereich große Rippenstücke entfernt, während über dem zugehörigen Unterlappen die Entfernung kleiner Stücke zur Ruhigstellung der unteren Lungenabschnitte genügt. In den hinteren Abschnitten müssen die Rippen bis zur Wirbelsäule entfernt werden. Die 10. Rippe muß immer mitfallen, am besten auch die 11. Erst dadurch tritt eine genügende Entspannung des Zwerchfelles ein. Die Mitnahme der 1. Rippe geschieht grundsätzlich. Eine Entfernung des hinteren Periostes unterbleibt, da die sich hier schon im Verlauf einiger Wochen entwickelnden Rippen, die freilich keine normale Krümmung mehr besitzen, eine wesentliche Stütze der entknochten Brustwand bedeuten. Bei zweizeitigem Eingriff kann die spätere Entfernung der nach der ersten Sitzung wieder neugebildeten Rippen notwendig werden. Die völlige Einengung des Brustkorbes tritt oft erst nach $^1/_2$—$^3/_4$ Jahren ein. Daher können die neugebildeten Rippen, wenn sie frühzeitig entstanden sind, eine völlige Schrumpfung der Brustwand verhindern, auch wenn einzeitig operiert worden ist. Auch dann müssen die Rippenersatzstücke entfernt werden. Nach SAUERBRUCH kann man schon während des Eingriffes aus der entzündlichen Verdickung und Auffaserung des Periostes und besonders aus der schwierigen Ablösung vom Knochen des Periostes den Schluß ziehen, daß in dem Falle Neigung zu rascher Knochenneubildung besteht. In solchen Fällen wird man das Periost mit wegnehmen. Die Zwischenrippennerven werden in der Regel nicht mitgenommen, sie können allerdings, wenn sie in Schwarten und Narbengewebe eingebettet sind, Schmerzen verursachen. Dann müssen kleine Stücke aus den Nerven entfernt werden. Die Empfindungslosigkeit und Lähmung der Bauchmuskulatur im Bereich der durchtrennten Nerven sind unangenehme Nebenerscheinungen, zumal auch die Kraft der Bauchpresse und das Husten erschwert sein können. Der Eingriff im einzelnen wird von SAUERBRUCH folgendermaßen beschrieben:

Die große Mehrzahl der Thorakoplastiken wird in örtlicher Betäubung ausgeführt. SAUERBRUCH hebt mit Recht hervor, daß die Schmerzbetäubung aber eine ausreichende sein muß, da sie sonst unter Umständen viel mehr schadet als eine Narkose, besonders bei elenden Kranken, für die das Ertragen von Schmerzen eine große körperliche Anstrengung bedeutet. Die örtliche Betäubung in Gestalt von Leitungs- und Infiltrationsanästhesie muß daher auf das Sorgfältigste durchgeführt werden. Der Eingriff darf nicht eher beginnen, als bis völlige Schmerzlosigkeit eingetreten ist. Der wichtigste Teil der Anästhesie ist die perineurale Einspritzung um die Zwischenrippennerven, daher ist die Kenntnis des Verlaufes der Zwischenrippennerven von größter Bedeutung. Während die Nerven nahe der Wirbelsäule noch etwa in der Mitte zwischen 2 Rippen verlaufen, nähern sie sich ungefähr am Angulus costae dem unteren Rand der nächsthöheren Rippe und verlaufen hier zwischen den äußeren und inneren Zwischenrippenmuskeln bis etwa zur Knochenknorpelgrenze. Im obersten Abschnitt des Brustkorbes, etwa oberhalb der Schulterblattgeräte und oberhalb des Schlüsselbeines und auch in der Achselhöhle sind auch Zervikalnerven an der Nervenversorgung der Haut beteiligt.

Die Einspritzung beginnt entsprechend der Schnittrichtung etwa 3 Finger breit seitlich der Dornfortsatzlinie. Hier wird bis zur 12. Rippe, dieser noch folgend nach abwärts und über die Schulter bis in die Oberschlüsselbeingrube nach aufwärts ein schmaler Hautstreifen subkutan eingespritzt. Im Bereich dieses unempfindlich gemachten Hautstreifens werden nun die tiefen Einspritzungen vorgenommen. Man tastet sich zunächst die gut durchfühlbare 7. oder 8. Rippe ab, sticht hier die Nadel senkrecht vorsichtig ein, bis man auf die Rippe stößt. Nun zieht man die Nadel etwas zurück und tastet sich an ihren unteren Rand. Jetzt wird die Spitze aufgesetzt, die Nadel noch um einige Millimeter nach dem Brustinnern vorgeschoben und einige Kubikzentimeter der $^1/_2$%igen

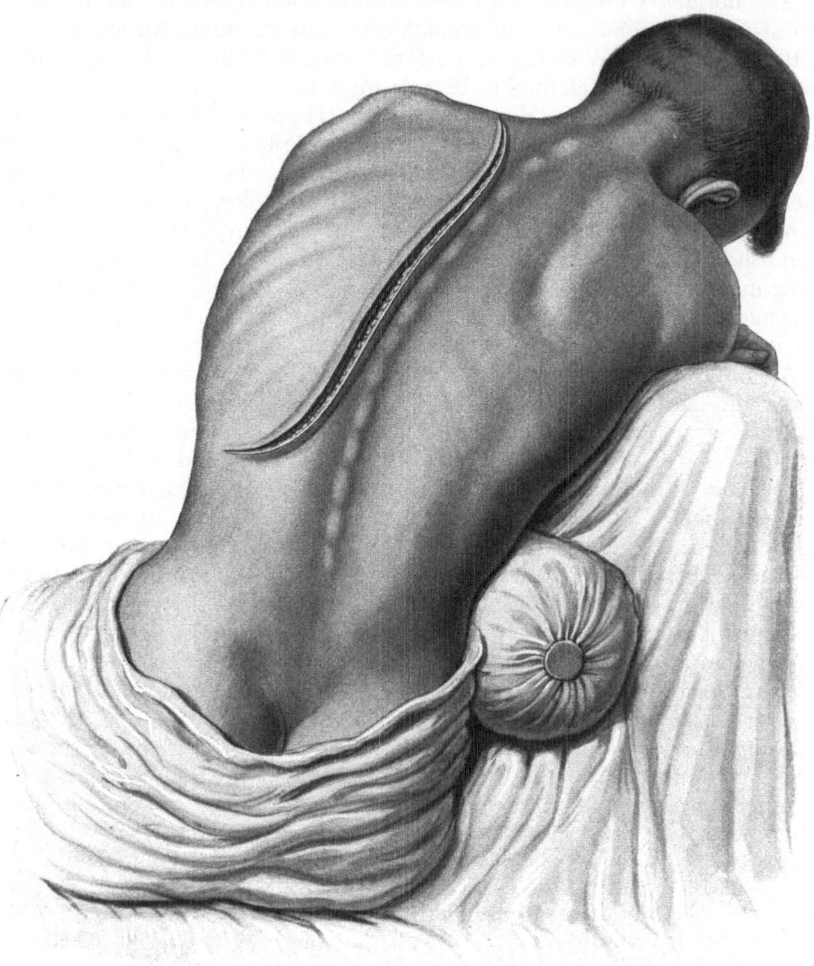

Abb. 319. Die ausgedehnte extrapleurale Thorakoplastik mit dem Hakenschnitt nach SAUERBRUCH. 1. Die Abbildung zeigt den Weichteilschnitt.

Novokainsuprareninlösung eingespritzt. Dann zieht man die Spitze wieder etwas zurück, spritzt einen Teil der 10 ccm, die die Spritze enthält, in die Mitte des Zwischenrippenraumes und einige Kubikzentimeter an den oberen Rand der nach unten folgenden Rippe. Die Einspritzung ist bei sehr kräftigen Muskeln und stark entwickeltem Fettpolster manchmal etwas schwieriger. Sie gelingt aber bei vorsichtigem Vorgehen immer. Ist die Einspritzung beendet, so zieht man die Spritze etwas zurück, kann sie aber als Wegweiser in den Weichteilen stecken lassen. Man spritzt dann in den nächst tieferen Zwischenrippenraum ein, läßt auch diese Nadel stecken usw. Durch die liegen gelassenen Nadeln kann man sich gut über die Zahl der eingespritzten Rippen unterrichten und hat gleichzeitig einen Anhaltspunkt über die Lage und Entfernung der einzelnen Rippen voneinander. Schwierig kann das Aufsuchen des 1. Zwischenrippennerven sein, da die Fläche der 1. Rippe fast waagerecht steht. Hat man den

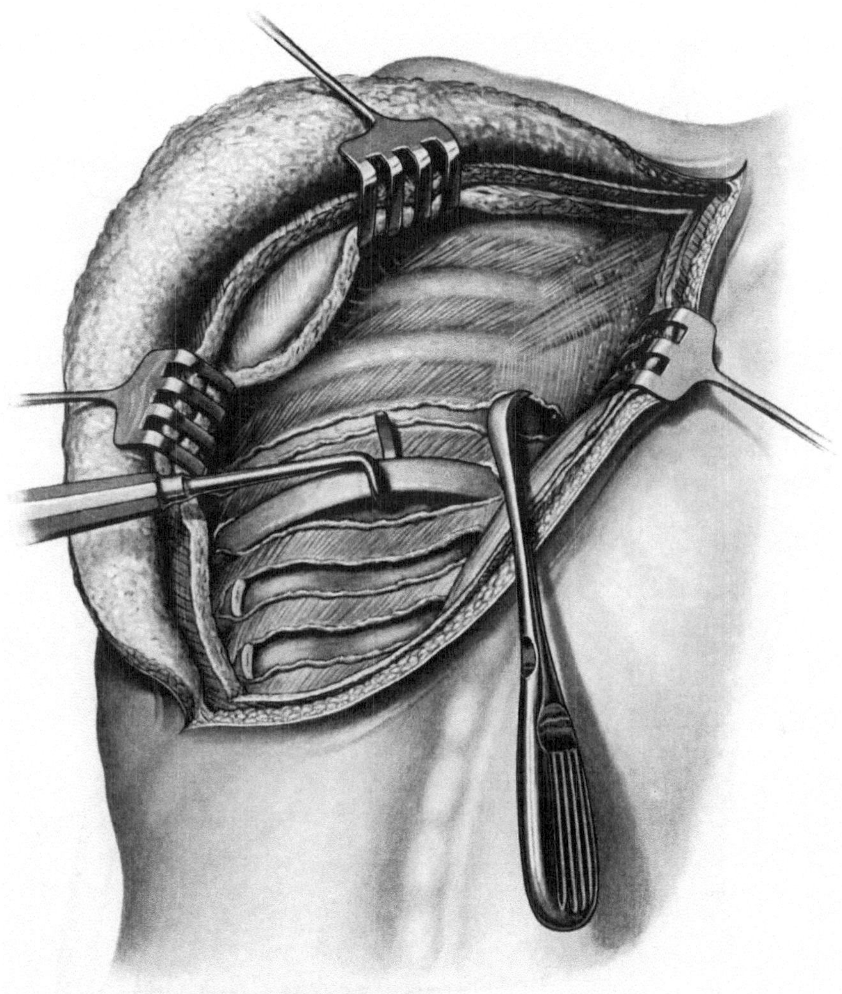

Abb. 320. **Die ausgedehnte extrapleurale Thorakoplastik mit dem Hakenschnitt nach SAUERBRUCH. 2.** Durch den Weichteilschnitt und durch das Zurückziehen des in seiner Muskulatur eingehüllten Schulterblattes sind zunächst die 10., 9. und 8. Rippe freigelegt und bereits subperiostal entfernt. Die 7. ist so weit freigelegt, daß sie mit dem DOYENschen Raspatorium umfahren und ringsherum freigemacht werden kann. Die 6. Rippe wird mit dem SAUERBRUCHschen Raspatorium auf der Rückseite aus dem Periost gelöst.

hinteren Rand mit der Nadel getastet, so schiebt man sie am unteren Rande der Rippe vor.

Da eine vollkommene Schmerzlosigkeit im Bereich der obersten Brustabschnitte nur dann zu erzielen ist, wenn auch die aus dem Pl. cervicalis stammenden Nerven in ihrer Leitung unterbrochen sind — es sind hauptsächlich die Nn. supraclaviculares, ant., med. und post. —, so wird eine subkutane Niederlage von Novokainsuprarenin streifenförmig dem Schlüsselbein entlang, über das Akromion und der Schulterblattgräte folgend, durchgeführt. Die von der anderen Seite des Brustkorbes aus dem R. post. der Brustnerven stammenden sensiblen Ästchen werden in ihrer Leitung durch den zuerst ausgeführten Einspritzungsstreifen unterbrochen.

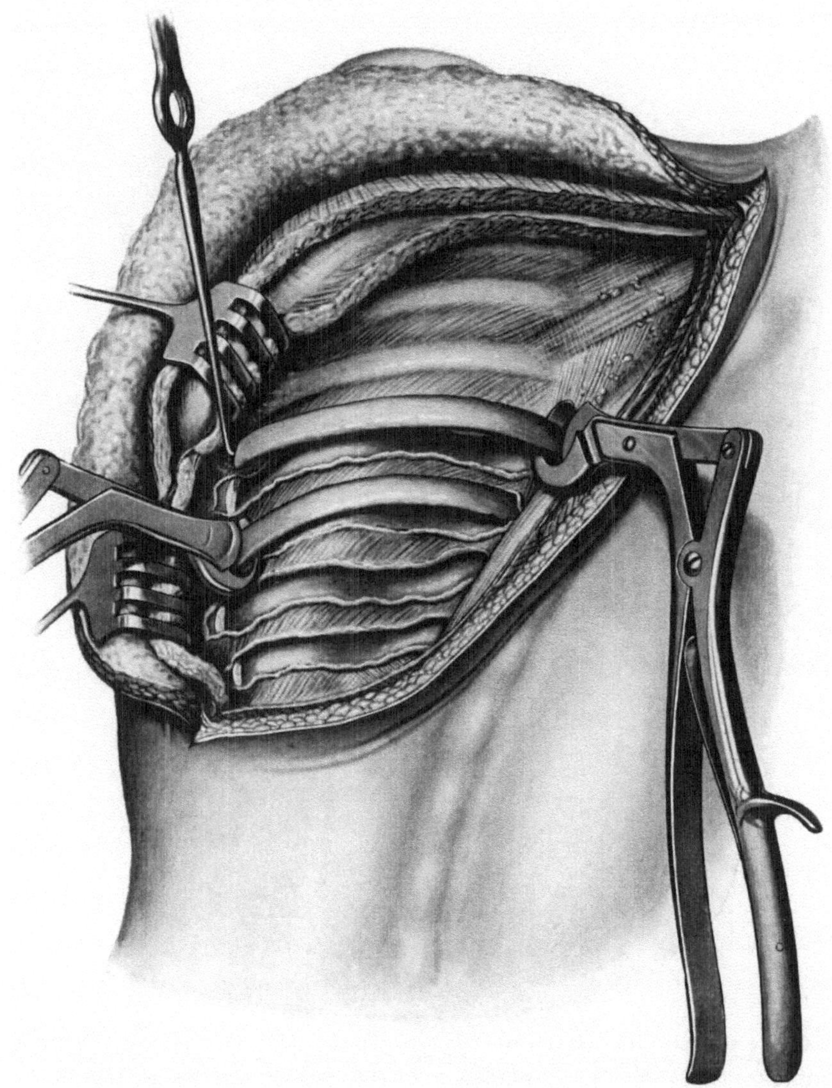

Abb. 321. Die ausgedehnte extrapleurale Thorakoplastik mit dem Hakenschnitt nach SAUERBRUCH. 3. Die 10., 9. und 8. Rippe sind reseziert. Die 7. wird gerade distal durchtrennt, die 6. ist distal durchtrennt und wird mit der Rippenschere proximal durchgeschnitten.

Der Eingriff verläuft nach SAUERBRUCH folgendermaßen: Der Kranke liegt halb aufgerichtet auf der gesunden Seite. Der Arm der zu operierenden Seite wird nach vorn gezogen und in Streckstellung stark aduziert, damit der mediale Rand des Schulterblattes sich möglichst weit vom Brustkorb abhebt. In der Höhe des 5. oder 6. Dornfortsatzes und etwa 3 Finger von der Wirbelsäule entfernt beginnt der Hautschnitt in dem eingespritzten Feld. Er zieht zunächst senkrecht nach abwärts parallel zu den Dornfortsätzen, biegt etwa an der 9. Rippe nach vorn um und verläuft in dieser Richtung bis zur hinteren Achsellinie. Der Schnitt durchtrennt sofort Haut, Unterhautzellgewebe, Faszien und Muskeln bis auf die Rippen. Alle spritzenden Gefäße werden sofort zusammengedrückt und dann mit Klemmen gefaßt. Ist Bluttrockenheit eingetreten, so werden durch mit Gaze umwickelte, breite LANGENBECKsche Haken die Wundränder auseinandergehalten. Die subperiostale Rippenresektion beginnt zweckmäßigerweise nach SAUERBRUCH mit der 10. Rippe. Dann folgen die 9.—5., erst dann wird die 11. durchtrennt. Nun wird das ganze Wundgebiet mit Mull

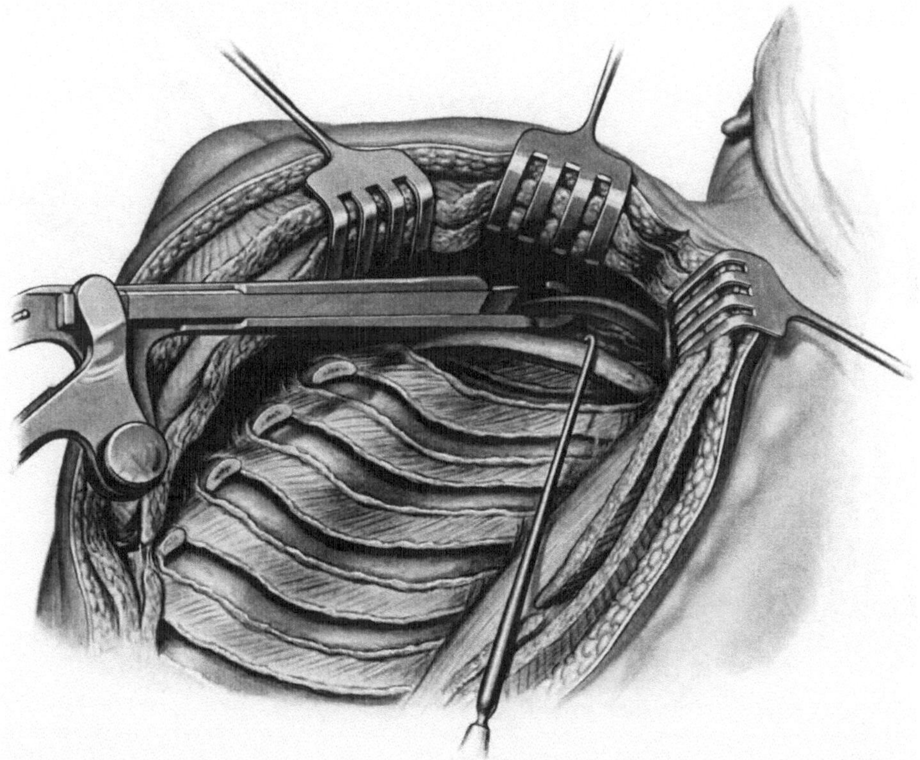

Abb. 322. Die ausgedehnte extrapleurale Thorakoplastik mit dem Hakenschnitt nach SAUERBRUCH. 4. Die Rippen sind durchtrennt bis auf die 2. und 1. Nach einem Vorgehen von JEHN bleibt die subperiostal freigelegte 2. Rippe zunächst stehen und wird mit einem einzinkigen Haken etwas angezogen, wodurch die Freilegung der 1. Rippe erleichtert wird. Die 1. Rippe wird nun mit der FREYschen Rippenschere distal durchtrennt.

fest ausgelegt und gestützt. Insbesondere ist diese Stütze nötig, um Hustenstöße des Kranken aufzufangen. Soll der Eingriff einzeitig ausgeführt werden, so wird nun der Hautschnitt nach oben bis auf die Schulterhöhe verlängert. Auf diese Weise erreicht man einen wesentlich geringeren Blutverlust und der Operationsshock wird kleiner. Im übrigen erfolgt die Durchtrennung bis auf die Rippen genau so wie unten, ebenso das Auseinanderziehen mit den breiten Haken. Nach Durchtrennung der Mm. rhomboidei löst sich das Schulterblatt auf leichten Zug von der Brustwand ab und läßt sich mit einem, an seinem medialen Rand angreifenden Haken weit von der Brustwand abziehen. Ebenso wie vorher werden nun die 5.—2. Rippe subperiostal entfernt. JEHN hat empfohlen, die 2. Rippe zunächst stehen zu lassen, da durch dieses Vorgehen die Resektion der

1., die dann vor der 2. entfernt wird, erleichtert wird (Abb. 322—324). Da diese Rippen das Hauptkrankheitsgebiet bedecken, sollen hier die entfernten Stücke wenigstens 6—8 cm messen. Ist die Rippenresektion ausgeführt, so wird auch diese Weichteilwunde mit Mull fest ausgefüllt. Es steht jetzt nur noch die 1. Rippe. SAUERBRUCH empfiehlt im Gegensatz zu BRAUER u. a. zur Entfernung der 1. Rippe das Einkerben des M. trapezius. SAUERBRUCH macht darauf aufmerksam, daß beim Einkerben des Muskels regelmäßig je ein Ast der Aa. cervicalis, superficialis und transversa colli durchtrennt werden. Sie werden sofort gefaßt und

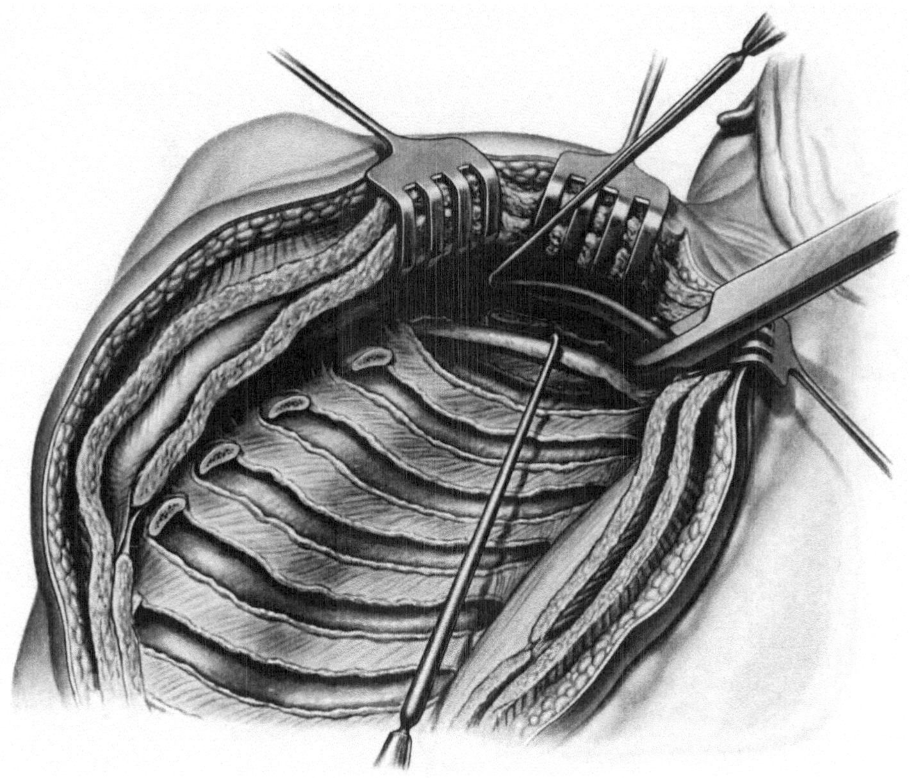

Abb. 323. Die ausgedehnte extrapleurale Thorakoplastik mit dem Hakenschnitt nach SAUERBRUCH. 5. Die Durchtrennung der 1. Rippe wird auch proximal durchgeführt.

unterbunden. Wird nun der obere Wundwinkel mit Hilfe von 2 LANGENBECKschen Haken stark nach oben und vorn gezogen, so kommt die 1. Rippe zum Vorschein (Abb. 322). Man sieht an ihrer oberen Fläche und an der Vorderfläche die Ansatzstellen der Mm. scaleni ant., med. und min. Man erkennt auch den Verlauf der A. subclavia und des Plexus brachialis (Abb. 324). Ist die 1. Rippe subperiostal freigelegt, so wird aus ihr zunächst ein etwa 3 cm langes Stück herausgeschnitten. Man bedient sich dazu am besten der von SAUERBRUCH-FREY angegebenen Schere, deren Haken vorsichtig um die Rippe herumgeführt wird und das Herausschneiden eines Stückes mühelos gestattet (Abb. 322 und 323). Mit der großen LUERschen Zange wird dann das vertebrale Ende bis an die Querfortsätze gekürzt (Abb. 326). Vom vorderen Teil der Rippe werden die Ansätze des genannten Mm. scaleni abgeschoben und dann die Rippe bis über diese Ansätze hinaus mit der LUERschen Zange abgeschnitten. Zum Schluß werden noch einmal

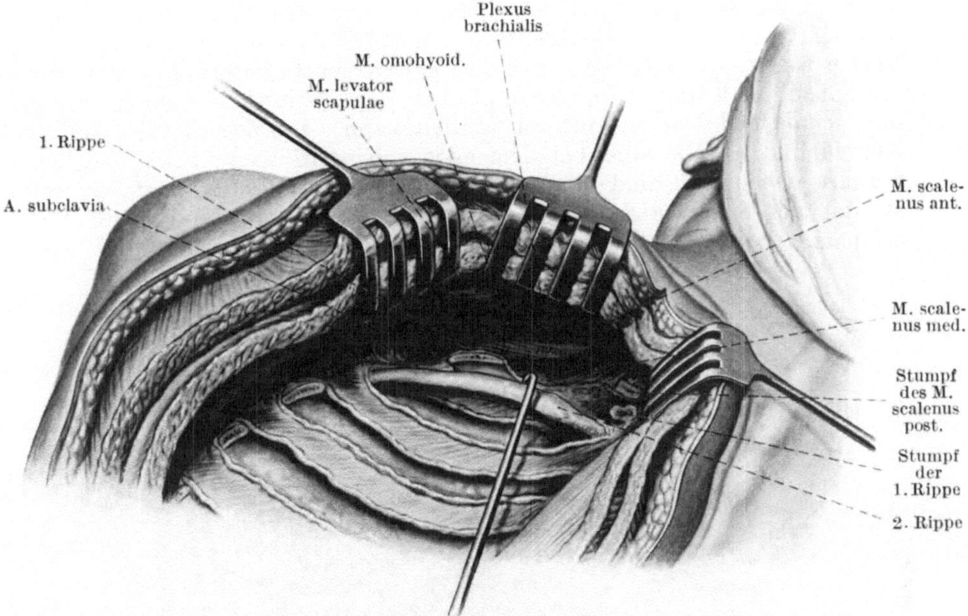

Abb. 324. Die ausgedehnte extrapleurale Thorakoplastik mit dem Hakenschnitt nach SAUERBRUCH. 6. Man erkennt den distalen Stumpf der 1. Rippe, darüber den Plexus brachialis und den M. levator scapulae, darunter die A. subclavia. Oberhalb des Plexus erkennt man noch den M. scalenus ant., dahinter den M. scalenus post. Rückwärts sieht man den Querfortsatz des 1. Brustwirbels und den Stumpf der 1. Rippe. Die 2. Rippe steht immer noch.

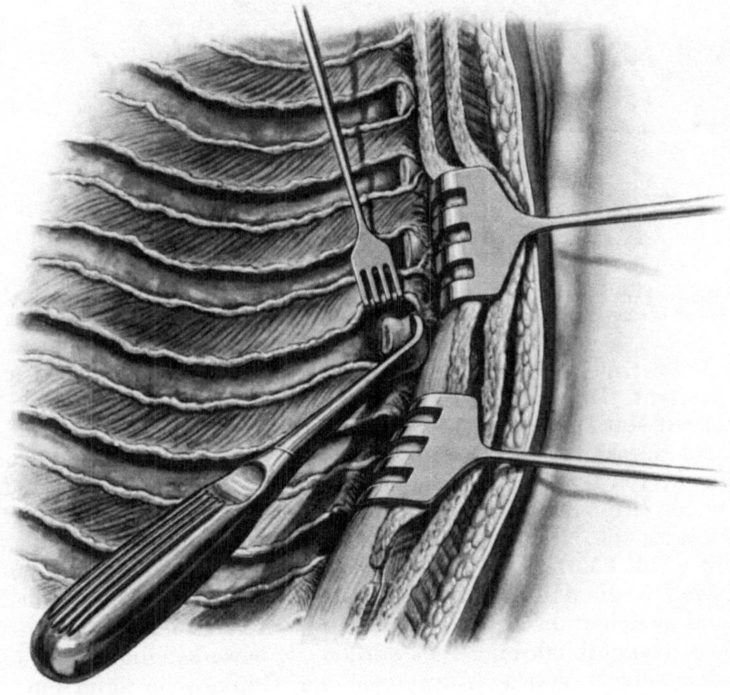

Abb. 325. Die ausgedehnte extrapleurale Thorakoplastik mit dem Hakenschnitt nach SAUERBRUCH. 7. Die noch etwas hervorragenden Rippenstümpfe werden mit dem SAUERBRUCHschen Raspatorium noch weiter subperiostal ausgelöst.

die hinteren Stümpfe sämtlicher Rippen nachgesehen und, falls es nicht geschehen ist, eine Kürzung bis an die Wirbelsäule vorgenommen (Abb. 326). Vorher werden die Weichteile mit dem gebogenen Raspatorium so weit zurückgeschoben, daß der Rippenstumpf aus der Periosthöhle unter Schonung der Gefäße und Nerven entfernt werden kann. Die Zwischenrippenmuskeln, Nerven und Gefäße sind bei dem ganzen Eingriff so weit wie möglich unberührt geblieben. Sind Muskelfasern abgetrennt oder zerfetzt, so werden sie mit der Schere abgetragen. Nur wenn schon vor dem Eingriff Nervenschmerzen bestanden haben oder sichtbar entzündliche Veränderungen auf

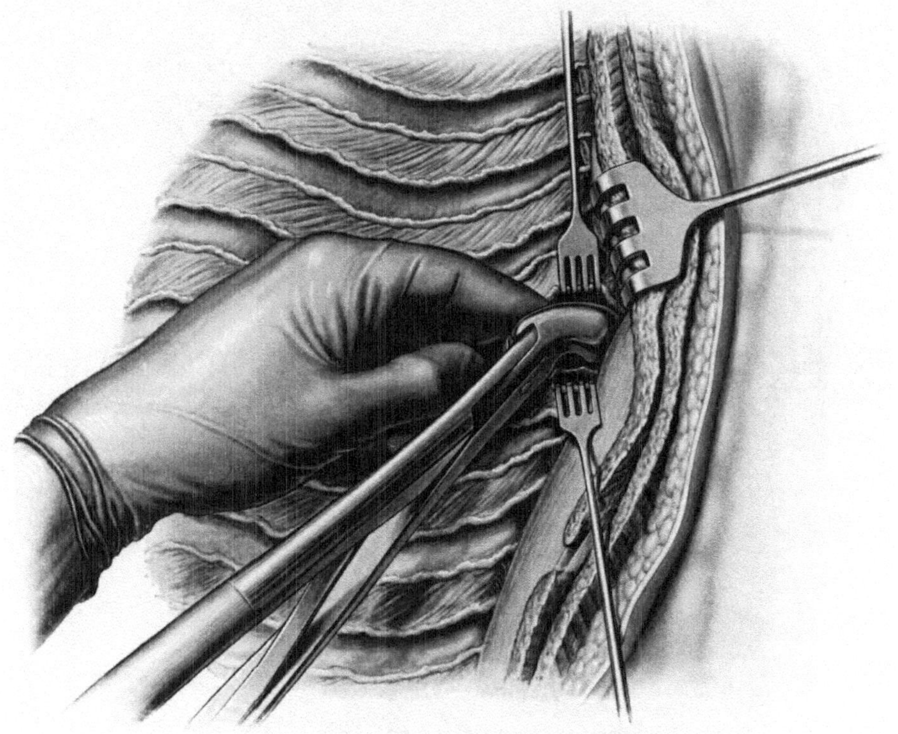

Abb. 326. Die ausgedehnte extrapleurale Thorakoplastik mit dem Hakenschnitt nach SAUERBRUCH. 8. Mit der LUERschen Zange werden die freigelegten rückwärtigen Rippenstümpfe soweit wie möglich abgekniffen

spätere Schmerzen hindeuten, werden in diesem Bereich die Zwischenrippennerven entfernt. Diese Durchtrennung sollte aber nur oberhalb des 7. Zwischenrippennerven stattfinden, da bei den tieferen mit einer Lähmung der Bauchmuskulatur zu rechnen ist. Ist die Blutstillung noch einmal nachgesehen, so wird ein mit mehreren Löchern versehenes Gummirohr bis in das Bett der 1. Rippe vorgeschoben (Abb. 328). Die Schulterblattmuskeln werden nun in 2 Schichten durch Katgutnähte vereinigt (Abb. 329). Zum Schluß erfolgt eine sorgfältige Hautnaht (Abb. 330). Der aseptische Gazeverband wird durch breite Heftpflasterstreifen, die dadurch elastisch gemacht worden sind, daß sie quer durchtrennt und zwischen die Schnittenden ein etwa 10—15 cm langes, gleichbreites Stück einer Gummibinde eingefügt worden ist, bewerkstelligt (Abb. 331). Durch mehr oder weniger starkes Anspannen der Gummiteile kann ein mehr oder weniger großer Druck ausgeübt werden. Die Streifen werden so angelegt, daß immer das eine Ende auf der gesunden Schulter befestigt wird, dann schraubenartig nach hinten unten um den Brustkorb herumlaufend und auf der Vorderseite des Bauches auf der kranken Seite enden (Abb. 331). Meistens sind bei

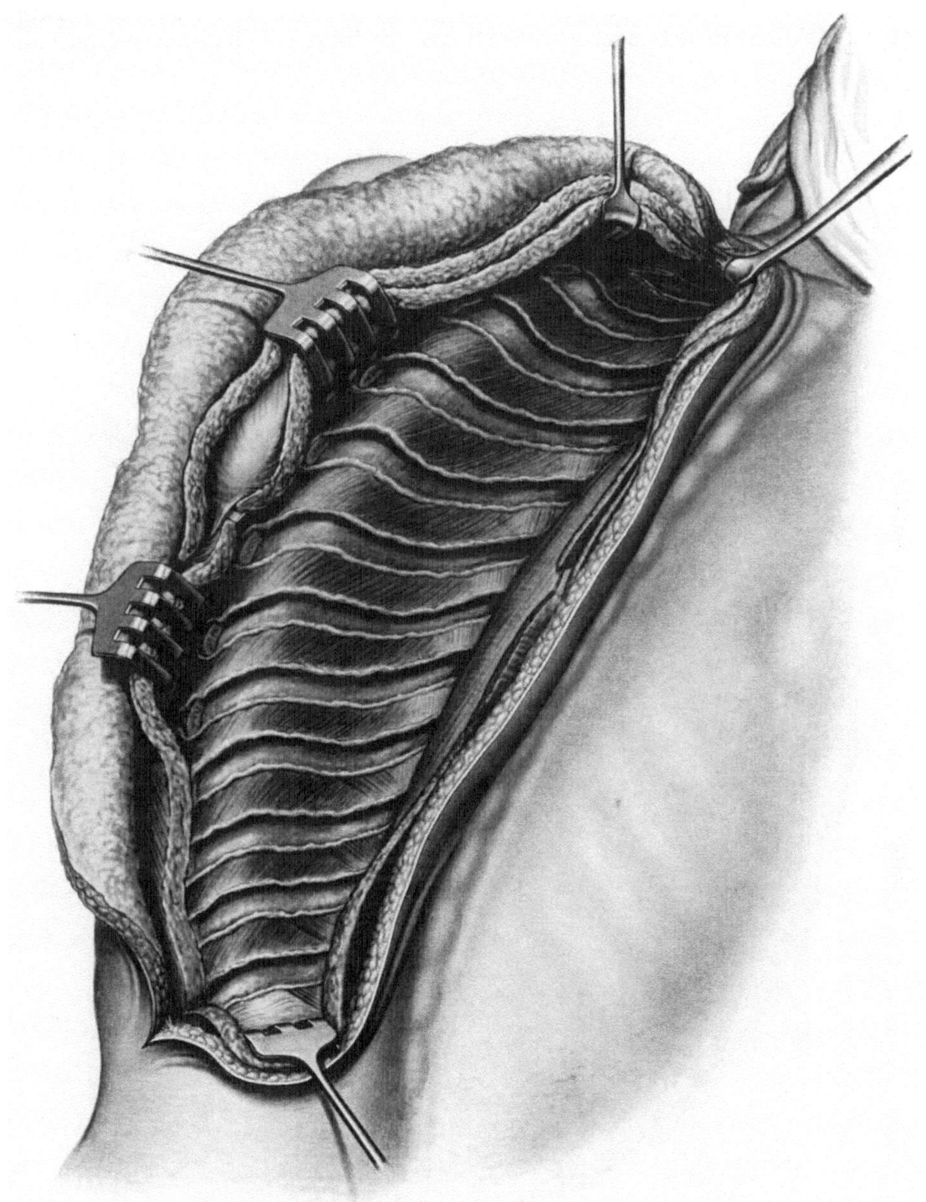

Abb. 327. Die ausgedehnte extrapleurale Thorakoplastik mit dem Hakenschnitt nach SAUERBRUCH. 9. Die Plastik ist kaudal durch die Resektion der 10. und 11. Rippe ergänzt worden. Die 2. Rippe ist nach der 1. ebenfalls reseziert.

einer vollständigen Plastik 3 derartige Streifen nötig. Es erfolgt so nicht nur eine Eindellung, sondern auch eine nötige Versteifung der Brustwand. Über diese pressenden Streifen kommt noch ein leichter großer Mullverband.

Da es Fälle gibt, in denen, trotz der ausgedehnten paravertebralen Resektion, starrwandige Kavernen nicht zusammenfallen, so ergänzt SAUERBRUCH seine paravertebrale Thorakoplastik durch die Resektion der 1.—5.—7. Rippe von der Achselhöhle oder von vorn aus. Er führt eine Korrekturplastik aus.

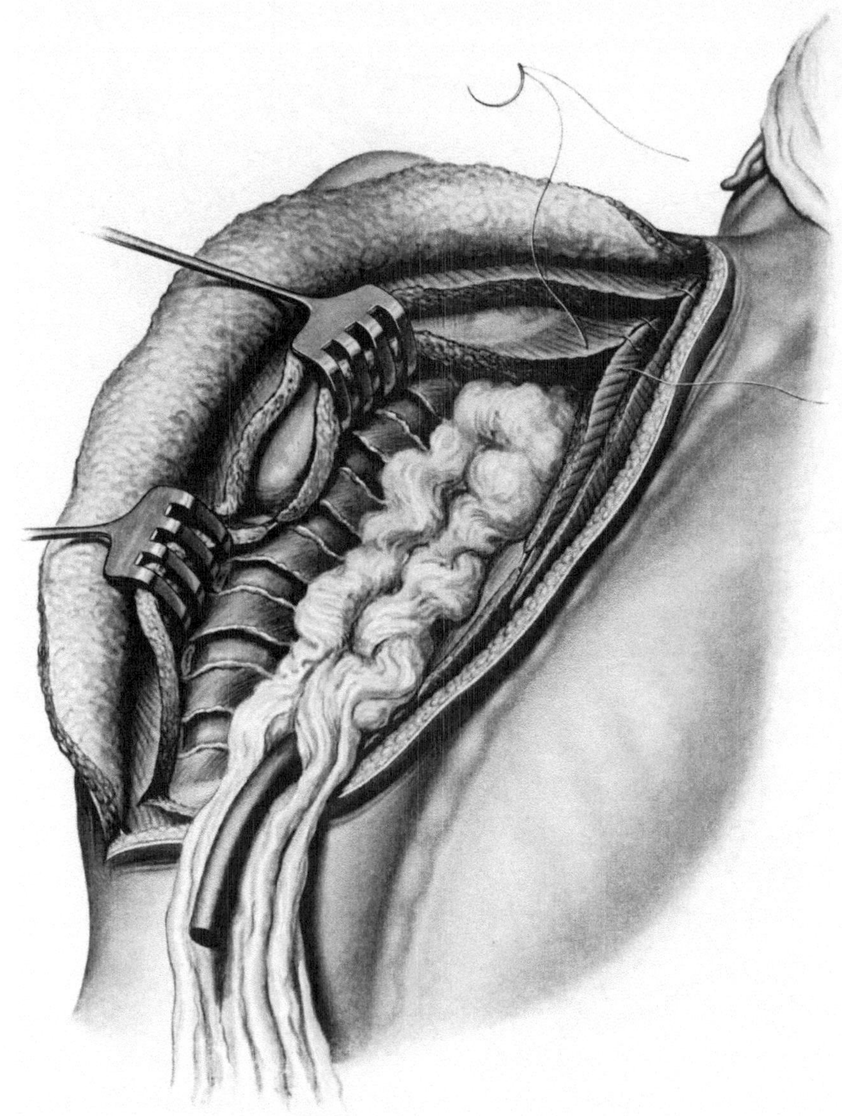

Abb. 328. Die ausgedehnte extrapleurale Thorakoplastik mit dem Hakenschnitt nach SAUERBRUCH. 10. Das Operationsfeld ist mit Gaze und einem langen, bis in die Nähe der Spitze reichendem Gummischlauch ausgefüllt. Die tiefe Rückenmuskulatur (Mm. rhomboidei) wird durch Naht vereinigt, desgleichen die oberflächliche Rückenmuskulatur.

Auch dieser Eingriff wird in örtlicher Betäubung vorgenommen, und zwar in Form der oben beschriebenen Leitungsschmerzbetäubung. Finden sich aber in der Umgebung der Rippenstümpfe starke Rippenneubildungen und Narben, so ist es besser, die Nervenleitung seitlich zu unterbrechen.

Die Lagerung des Kranken ist erhöhte Rückenlage mit Drehung des Oberkörpers nach der gesunden Seite, während der Arm der kranken Seite hochgehoben wird und so die Achselhöhle übersehen werden kann. Man unterspritzt zunächst einen Hautstreifen in der hinteren Achsellinie und legt in

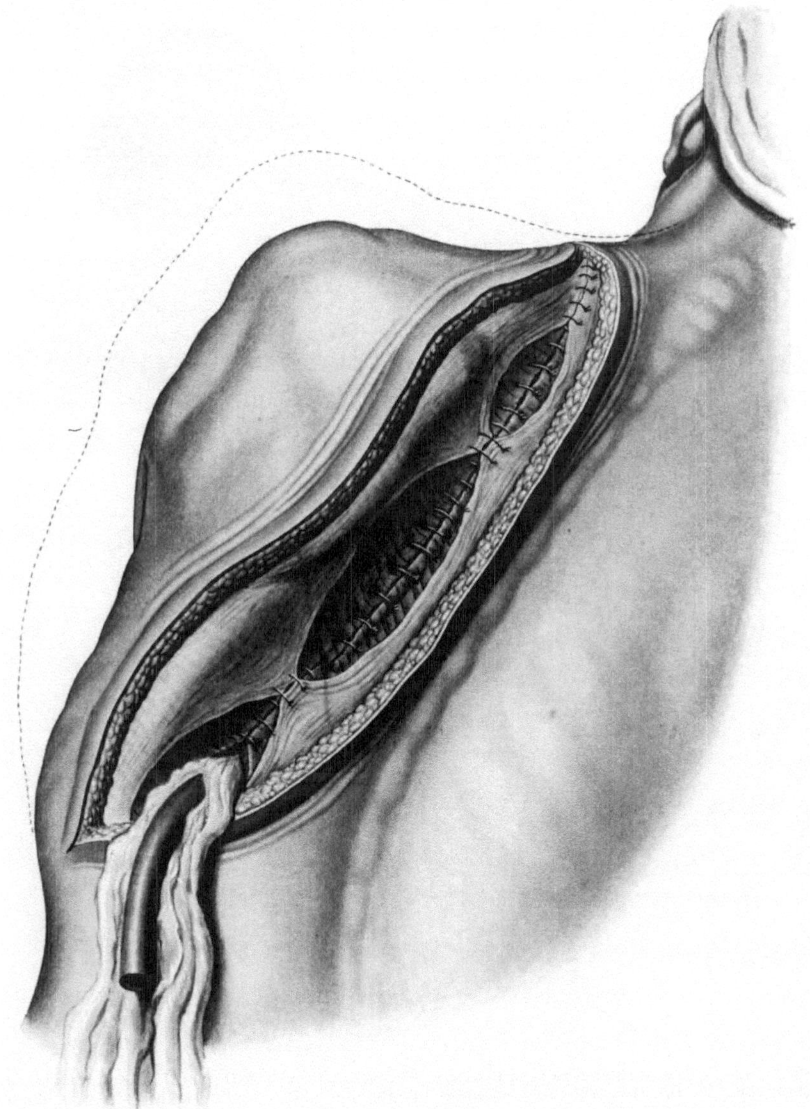

Abb. 329. Die ausgedehnte extrapleurale Thorakoplastik mit dem Hakenschnitt nach SAUERBRUCH. 11. Die Muskelwunden sind durch Nähte verschlossen, die Muskelfaszie wird für sich besonders sorgfältig genäht. Die punktierte Linie zeigt den Schulterkontur vor der Plastik.

jeden Zwischenrippenraum 10 ccm der $^1/_2$%igen Novokainsuprareninlösung nieder, indem man darauf achtet, daß die Flüssigkeit hauptsächlich an den unteren Rand der nächst höher gelegenen Rippe gelangt. Dann werden die übrigen Weichteile eingespritzt. Das ist besonders in den oberen Abschnitten des Operationsgebietes nötig, um auch die Nervenleitungen zu unterbrechen, die vom Hals- und Armgeflecht kommen.

Entsprechend der Ausdehnung des eingespritzten Hautstreifens werden nun die Weichteile bis auf die Rippen gespalten. Zieht man die Weichteile auseinander, so können die Rippen bis nach vorn bis zu den Rippenknorpeln

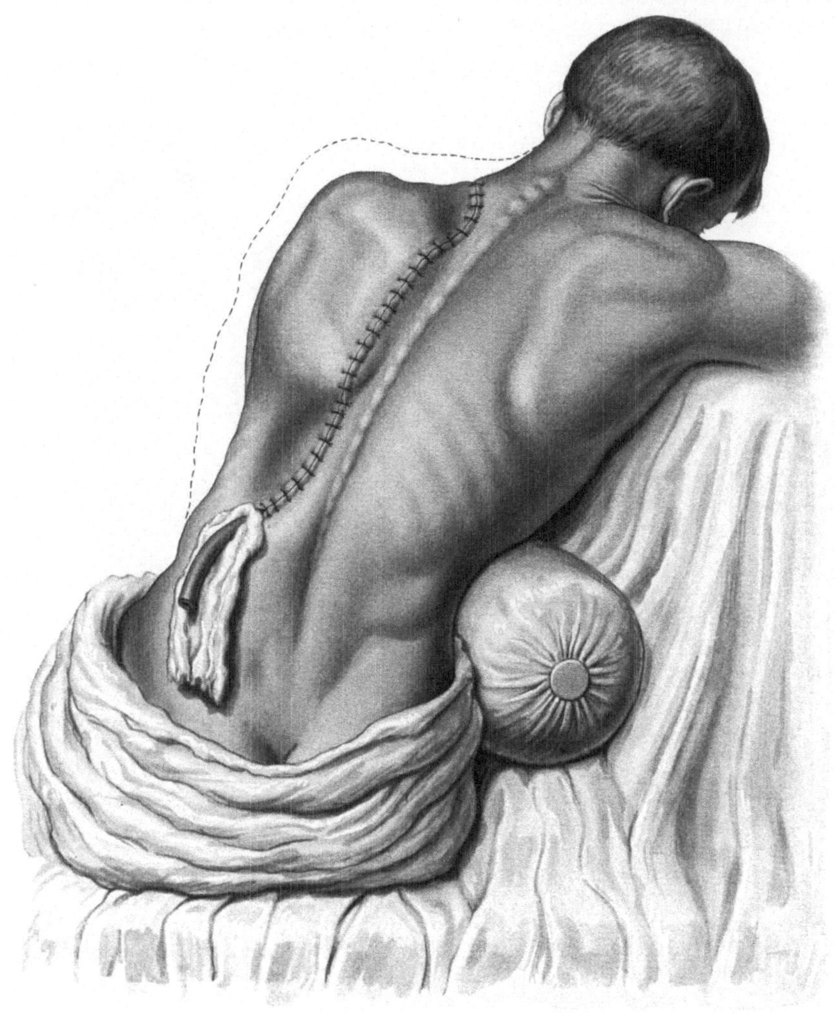

Abb. 330. Die ausgedehnte extrapleurale Thorakoplastik mit dem Hakenschnitt nach SAUERBRUCH. 12. Die Hautwunde ist ebenfalls bis auf die Dränagestelle durch Naht verschlossen.

übersehen und entfernt werden. Zieht man die großen Brustmuskeln stark in die Höhe, so kann man den Schnitt sogar bis zur 1. Rippe nach oben fortsetzen. Größere Muskeln werden bei dieser Schnittführung nicht durchtrennt. Die Zacken des M. serratus ant. werden von den Rippen abgelöst.

Bei Menschen mit stark entwickelten Muskeln und reichlichem Fettpolster kommt man mit diesem axillären Schnitt weniger gut zum Ziel, insbesondere wenn man die ersten Rippen mitentfernen will. SAUERBRUCH verlegt dann den Weichteilschnitt nach vorne. Er beginnt am Schlüsselbein und führt leicht förmig etwa entsprechend den Knorpelknochengrenzen der Rippen nach unten. Die Freilegung der oberen Rippen erfolgt dadurch, daß die Faserbündel des M. pectoralis maj. über den betreffenden Rippen nach Spaltung der Faszie

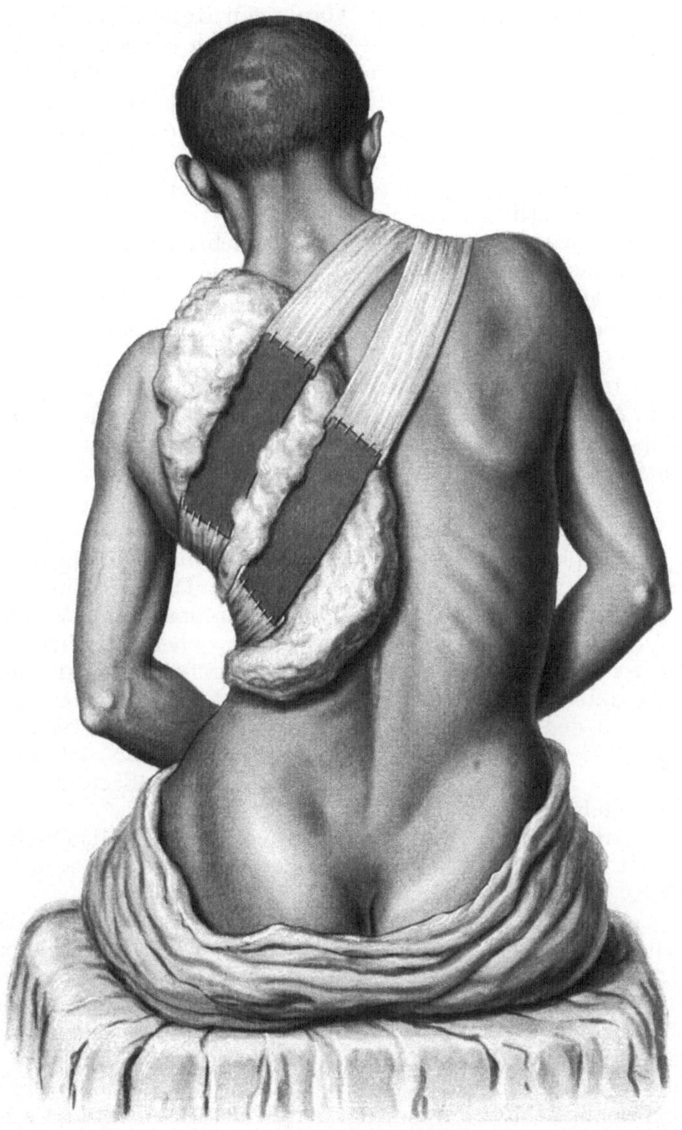

Abb. 331. Die ausgedehnte extrapleurale Thorakoplastik mit dem Hakenschnitt nach SAUERBRUCH. 13. Der Kompressions- und Stützverband nach SAUERBRUCH. Zwischen breiten Heftpflasterstreifen sind breite Gummistücke befestigt, die eine gute elastische Druckwirkung ausüben.

stumpf auseinandergedrängt werden. Die größten Schwierigkeiten macht die Entfernung der 1. Rippe, da sie in ihrem vorderen Abschnitt teilweise vom Schlüsselbein bedeckt wird und die Nähe der großen Gefäße zu berücksichtigen ist. SAUERBRUCH legt in die zurückbleibende Wundhöhle für 2—3 Tage ein Gummirohr ein, das bis in die Spitze der Wundhöhle hinaufreichen muß.

Hosemann hat 1924 erklärt, daß die Sauerbruchsche paravertebrale Plastik für manche Fälle nicht genügt. Es handelt sich hauptsächlich um die Fälle, bei denen Sauerbruch eine „Korrekturoperation" macht, oder wo noch einige erweiternde Operationen ausgeführt werden müssen. Hosemann hat daher den Vorschlag gemacht, von vornherein den Eingriff größer anzulegen. Er entfernt durchweg 15—20 cm von den Rippen, so daß die Skapula tief einsinken kann. Sein Vorgehen ähnelt also etwa dem Brauerschen. Verf. hatte aber unabhängig von Brauer denselben Gedanken. Brauer hat dann (s. oben) die Größe der zu entfernenden Rippenstücke so gewählt, daß er unten kleinere und nach oben zu immer größere Stücke entfernte. Hosemann hat das Zusammenfallen der Lunge durch Hinzunahme einer parasternalen Rippenresektion noch wesentlich verstärkt.

Er operiert zweizeitig und fast immer in örtlicher Betäubung. Die Resektion der Rippen erfolgt subperiostal bis an die Querfortsätze der Wirbelsäule. Die Zwischenrippennerven werden geschont. Die später in den Periostschläuchen sich wieder bildenden Rippen schließen sich der Kollapsform an und verhüten das Auftreten von Lungenhernien. Beim ersten Eingriff werden die 11.—4. Rippe paravertebral reseziert. In der zweiten Sitzung erfolgt die paravertebrale Entfernung der 2—3 obersten Rippen und gleichzeitig werden parasternal die Rippenknorpel, unter Umständen auch Knochenabschnitte der obersten beiden Rippen, entfernt. Dieser zweite Eingriff wird im Gegensatz zum ersten, der recht schwer ist, immer gut vertragen, trotzdem das Oberfeld fast sofort einsinkt. In manchen Fällen werden alle Rippenknorpel vorn durchtrennt. Die Resektion des N. phrenicus wird häufig vorausgeschickt. Die größte Schwierigkeit ist die große Wunde aseptisch heilen zu lassen. Daß gelegentlich eine Wundstörung eintritt, wird von Brauer auf das Atmen der großen Wunde durch das eingelegte Dränrohr begründet. Hosemann legt daher 2 Dochte ein, statt des mit Ventil verschlossenen Schlauches nach Brauer. Für die Wundheilung gefährlich ist unter Umständen die leider recht häufige Akne. Schließlich ist immer daran zu denken, daß von einer Kaverne aus auf dem Lymphweg eine Wundinfektion eintreten kann. Hosemann glaubt, daß das Vermeiden eines Dränrohres auch zur Verhütung des Mediastinalflatterns und des Auftretens von Pendelluft beiträgt.

Domanig hat später empfohlen, zur Vermeidung des Mittelfellflatterns den Kranken nach dem 1.—2. Tage auf die operierte Seite zu legen. Vom 3., 4., 5. Tage ab ist das meist möglich.

Grégoire hat 1930 auf die bedeutungsvolle Wirkung der Mm. scaleni für die Brustkorbkuppel hingewiesen. Nach einer völligen Entspannung der obersten Lungenabschnitte gehört nach seiner Ansicht die Durchtrennung der Mm. scaleni. Der Eingriff wird von ihm folgendermaßen vorgeschlagen: Der Hautschnitt beginnt fingerbreit oberhalb des Schlüsselbeines am hinteren Kopfnickerrand, verläuft parallel zum Schlüsselbein bis zum Akromion. Dann geht er waagerecht weiter bis zur Querfortsatzlinie, der er längs der Wirbelsäule folgt. Der Weichteilschnitt durchdringt den Schlüsselbeinanteil des M. trapezius, schont das Gefäßnervenbündel, legt den N. phrenicus und die drei Mm. scaleni frei, die dann auch durchschnitten werden. Die beiden oberen Rippen werden dann reseziert. Diesem Eingriff ist die paravertebrale Resektion der Rippen 3—11 vorausgegangen. Diese wird in 2 Sitzungen ausgeführt.

Kirschner hat 1931 ein Verfahren angegeben, das die unmittelbar schädigenden Einwirkungen der Thorakoplastik auf Atmung und Kreislauf zu mindern imstande ist. Die unangenehmen postoperativen Folgeerscheinungen sind zum großen Teil auf die frischen gebildeten Rippenlücken und die dadurch bedingte Schmerzhaftigkeit zurückzuführen. Da auch die Muskulatur ihres Angriffspunktes beraubt ist, kommt es zu paradoxer Atmung und Mittelfellflattern. Dadurch wird die Atmung, das Abhusten und die Zirkulation gestört. Gelingt es dem verkleinerten Brustkorb einen Halt zu geben, so können diese Störungen aufgehoben werden. Bestrebungen, die schädliche Einwirkung der Rippenresektionen aufzuheben, sind schon alt.

Der erste und einfachste Versuch wird durch den von SAUERBRUCH empfohlenen Stützverband dargestellt. Auch BRAUER ist in ähnlicher Weise vorgegangen. Ein anderer Vorschlag stammt von HEDRI (1931), der entsprechend dem paravertebralen Schnitt einen 3—5 cm breiten Hautstreifen entfernt, so daß die Hautlücke unter einer gewissen Spannung geschlossen werden muß. Es ist klar, daß in dieser unter Spannung angelegten Naht eine gewisse Gefahr des Auseinanderweichens der Naht liegt. Dagegen ist der erste Versuch durch den Eingriff selbst eine Stütze zu bilden, von ANDERSEN (1930) gemacht worden. Er hat bei der üblichen Rippenresektion die 6. Rippe zunächst nicht durchtrennt. KIRSCHNER weist darauf hin, daß dieses Vorgehen bedenklich ist insofern, als das erste Zusammenfallen des Brustkorbes dadurch verhindert wird. Wird die Durchtrennung der 6. Rippe dann aber später nachgeholt, so ist damit zu rechnen, daß schon eine gewisse Festigkeit im Bereiche der resezierten Rippen eingetreten ist, so daß die spätere endgültige Schrumpfung nicht die Grade erreicht, die wünschenswert sind.

KIRSCHNER hat daher den Vorschlag gemacht, alle Rippen zu durchtrennen, sie aber teilweise in voller Länge zu erhalten, den Brustkorb zusammenzudrücken, so daß die erhaltenen Rippen sich übereinanderschieben und in diesem Zustande miteinander verbunden werden können, gelingt es gleichzeitig den Brustkorb erheblich einzuengen, und zwar unter Bestimmung des Grades, die notwendige Stütze zum Schutz gegen die Folgeerscheinungen der Plastik zu geben. Um dieses Ziel zu erreichen, durchtrennt KIRSCHNER zwar die Rippen 1—11 in der Skapularlinie, reseziert aber nur aus der 1.—3., 5., 6., 8., 9. und 11. große Stücke. Dagegen läßt er es bei der 4., 7. und 10. bei der Durchtrennung bewenden. Nun läßt sich der Brustkorb einengen. Die nichtresezierten Rippen schieben sich übereinander und es gelingt den Grad der Einengung nach Wunsch zu bestimmen. In dem gewünschten Grade der Einengung werden nun die übereinandergeschobenen Rippen 4, 7 und 10 mit Draht aneinander gebunden. Noch besser ist der Gebrauch einer von KIRSCHNER angegebenen Heftzange, die mit einem Druck Nieten durch die Rippen treibt und sie gleichzeitig schließt. Durch die 3 Stützen, die den langen Rippenspalt überbrücken, werden die oben erwähnten schädigenden Einwirkungen der Plastik auf die Atem- und Herztätigkeit aufgehoben. Der Brustkorb ist gewissermaßen nach dem Eingriff wieder hergestellt. Statt der 4., 7. und 10. können auch andere oder auch weniger oder mehr Rippen zusammengefügt werden, je nachdem es für den betreffenden Fall ratsam erscheint. Die notwendige postoperative Schrumpfung wird nach KIRSCHNER durch die Aneinanderheftung der Rippen nicht beeinträchtigt, da ja an den meisten Stellen die Rippen und daher die endgültige Schrumpfung ohne Störung vor sich gehen kann. Man wird auch die Stützpfeiler nicht gerade über denjenigen Stellen anlegen, wo eine besonders starke Schrumpfung erwünscht ist. KIRSCHNER meint, daß man z. B. an der oberen und unteren Grenze einer Kaverne die entsprechenden Rippen so verkürzt zusammenheften kann, daß sie den dazwischen liegenden Lungenabschnitt aufs stärkste einengen. Das wird besonders dann gelingen, wenn man die zwischen diesen verkürzten Rippen liegenden Rippen möglichst weitgehend reseziert.

MATSON berichtete 1931 über 130 extrapleurale Thorakoplastiken. Er hat fast immer zweizeitig operiert und die zweite Sitzung nach 10 Tagen angeschlossen. Bei großen Spitzenkavernen wird 8 Tage nach dem letzten paravertebralen Eingriff eine Resektion der oberen Rippe vorn hinzugefügt. Während des Eingriffes läßt er alle 5 Minuten den Blutdruck bestimmen und wenn er unter 100 absinkt wird eine Kochsalzinfusion gemacht. Vom 3. Tage nach der Operation wird der Kranke auf die operierte Seite gelegt und in eine Schwebe gehängt, die dazu beitragen soll, die Rippenenden durch die eigene Schwere des Körpers einander näherzubringen.

Die Erfolge seiner Operation teilt auch P. BULL (1932) mit. Er ist Anhänger der Totalplastik und operiert mit der üblichen Anzeigestellung und SAUERBRUCHscher Technik. Der zweizeitige Eingriff hat eine geringere Sterblichkeit als der einzeitige. Örtliche oder Allgemeinbetäubung sind nicht von wesentlicher Bedeutung. Unter Umständen muß mit Pneumolyse, mit Fett- oder Paraffinplombe oder auch mit Tamponade oder Dränage behandelt werden. 35—40% der Kranken werden arbeitsfähig. Etwa 20% werden günstig beeinflußt, gehen aber doch an Tuberkulose später zugrunde. Etwa 16% haben keinen Nutzen von dem Eingriff, während 6 durch den Eingriff ungünstig beeinflußt werden. Etwa 10% gehen an dem Eingriff selbst oder innerhalb der ersten 8 Wochen nach demselben zugrunde.

Die ersten Erfolge der ausgedehnten Thorakoplastiken von FRIEDRICH waren gut, aber leider änderte sich das Bild schnell zum schlechten, wohl hauptsächlich dadurch, daß der Eingriff an sich zu groß war für die schwer erkrankten Menschen, und daß die Anzeigestellung zu weit gesteckt wurde. BRAUER hat (1909) die von FRIEDRICH operierten Fälle einer sehr eingehenden Kritik unterzogen und kam zu dem Schlusse, daß die Thorakoplastik berechtigt sei, daß sie aber so gestaltet werden muß, daß unter möglichster Einschränkung der drohenden Gefahren, die durch die Thoraxerweichung bedingt werden, der Kollaps in genügender Ausdehnung und an richtiger Stelle durchgeführt werden müsse. SAUERBRUCH (1909) hat einen ähnlichen Standpunkt vertreten. Auch für ihn bedeutete die Mediastinalverdrängung und das Brustwandflattern die größte Gefahr. Beides ist besonders zu fürchten bei der Resektion der untersten Rippen, auf die man verzichten muß, während der Kollaps nur wirksam wird, wenn auch aus der ersten Rippe ein Stück reseziert wird. Dementsprechend richtete er seine Technik ein und schuf so die paravertebrale extrapleurale Thorakoplastik. Dieses Verfahren war denn auch von Anfang an mit einer viel geringeren postoperativen Sterblichkeit belastet und schon in der ersten Zusammenstellung (1913), in der er über 43 Fälle berichtete, konnte er 8 Heilungen und 7 wesentliche Besserungen und 13 Besserungen mitteilen. An der Operation gestorben war nur 1 Kranker, Spättodesfälle hatte er 5 zu beklagen. FRIEDRICH hatte doch immerhin eine operative Sterblichkeit von 31 v. H. gehabt. Aus späteren Erfolgsaufstellungen aus der SAUERBRUCHschen Klinik geht hervor, daß bis zu 42,2 v. H. Heilungen zu verzeichnen waren (BRUNNER). 1925 lautete die Zahl für die geheilten Fälle bei SAUERBRUCH 36,3 v. H., dazu kamen noch 34,5 gebesserte. Von diesen letzteren waren bei einer größeren Zahl noch mit völliger Heilung zu rechnen. Bei streng einseitigen fibrösen Erkrankungen steigt die Zahl der Geheilten auf 60—70 v. H. Aus der neuesten Zusammenstellung SAUERBRUCHS (1938) geht hervor, daß der Hundertsatz von Heilungen bei weniger strenger Anzeigestellung zwischen 40 und 42 v. H., der Besserungen um 30 v. H. schwankt und daß die Frühsterblichkeit 1—3 v. H. bei strenger Anzeigestellung, 6—8 bei erweiterter Anzeigestellung beträgt. Wir beschränken uns aber auf die Angaben SAUERBRUCHS, dessen letztgenannte Zahlen nach seinen Angaben den Durchschnittszahlen der Weltliteratur entsprechen.

III. Die Phrenikusexairese.

Die Durchschneidung des N. phrenicus zur Ausschaltung der Zwerchfelltätigkeit gehört zu den chirurgischen Eingriffen im Kampf gegen die Lungentuberkulose. Ihre Wirkung erstreckt sich unter Umständen auf die ganze Lunge bis in den Oberlappenbereich hinein. Das hängt im wesentlichen von dem

Vorhandensein oder Nichtvorhandensein pleuritischer Verwachsungen an gewissen Stellen ab (s. S. 481). In anderen Fällen wirkt die Phrenikusexairese aber nur wie eine Teilthorakoplastik, ohne aber alle ihre kennzeichnenden Eigenschaften zu besitzen. Ihr Einfluß erstreckt sich dann hauptsächlich auf das Unterfeld der Lungen, die die im Bd. III/2 ergänzende Darstellung dieses Eingriffes erhält, daher ihren Platz am besten zwischen der Besprechung der ausgedehnten und der Teilthorakoplastiken.

a) Anatomische und physiologische Vorbemerkungen. Die künstliche Zwerchfellähmung durch Phrenikusexairese spielte zeitweise unter den verschiedenen Verfahren der Kollapstherapie eine verhältnismäßig große Rolle. Obwohl das Verfahren bereits im Bd. III/2, S. 338f. dieser Operationslehre, was die technische Seite betrifft, besprochen wurde, so soll in diesem Band noch einiges über das Verfahren, besonders über die heutige Anzeigestellung, über die Technik und über die neueren Erfolgsstatistiken, gesagt werden, da auch diese Form der Kollapstherapie in einer ausführlichen Besprechung der chirurgischen Behandlung der Lungentuberkulose nicht fehlen darf.

Auf die topographisch-anatomischen Verhältnisse des N. phrenicus soll hier nicht näher eingegangen werden, da darüber bereits im Bd. III/2 berichtet worden ist. Es werden nur einzelne Bemerkungen aus neueren Arbeiten hinzugefügt. Der im wesentlichen aus dem 4. Halsnerven entspringende N. phrenicus erhält auch Fasern aus dem 3., 5., ja sogar aus dem 6. Segment, deren Verlauf bei Tieren bis zum Zwerchfell nachgewiesen werden kann (GÖTZE 1923).

Nach den am Hunde gemachten experimentellen Beobachtungen von CARDIN (1935) versorgen die aus dem 5. Segment stammenden Fasern die vorderen Teile des Zwerchfelles, die aus dem 6. die hinteren Abschnitte, und die aus dem 7. die Crura. Daß der Verlauf des N. phrenicus sehr häufig atypisch ist und Nebenäste aufweist, ist schon durch die Arbeiten von FELIX (1920) RUHEMANN (1924) und GÖTZE (1925) bekannt. Neuere Untersuchungen haben das bestätigt. MATSON (1930) fand atypischen Verlauf in 28% der Fälle. FISHER (1932) hat bei 36 Beobachtungen 32mal Nebenäste gefunden, 5mal mehrere. Ähnliches beobachteten BUKUROV (1934) und CUVYRIN und NAZAROV (1933). Letztere fanden den Nerven einmal unter dem vorderen Rande des M. scalenus ant. verborgen. SNELL (1936) legte auf der einen Seite einen Nebenphrenikus frei, der bedeutend stärker war als der außerordentlich dünne Hauptstamm, mit dem er später in Verbindung trat.

Aus all diesen Beobachtungen ist immer wieder zu ersehen, daß bei der Exairese mit Vorsicht vorgegangen werden muß, um alle Teile des Nerven zu entfernen. Es müssen 12—15 cm des Nerven herausgedreht werden (W. FELIX, MORIN), da man sonst nicht mit Sicherheit sagen kann, ob die Verbindung mit dem Nebenphrenikus zerstört ist.

Über die Wirkung der Phrenikusdurchtrennung berichtete PULVER (1934) nach Untersuchungen an einem einfachen Modell. Er unterscheidet eine unmittelbare Entspannung der unteren Lungenabschnitte und eine mittelbare der oberen Abschnitte. Sie gehen beide dem Grade des Zwerchfellaufstieges parallel. Die mittelbare ist aber abhängig von der unberechenbaren Beweglichkeit des Hilus. Dabei kann man die Wirkung auf die oberen Abschnitte nie genau voraussagen. SCHIPPENKÖTTER (1926) hat die Wirkung der Zwerchfelllähmung auf die Druckdifferenz in den Spitzen- und den basalen Lungenabschnitten untersucht. Er fand, daß 3 Monate nach einer Durchtrennung des N. phrenicus kein wesentlicher Unterschied von normalen Verhältnissen zu beobachten war. Die Atmung der Lungenspitze unterliegt im wesentlichen dem kostalen Typ, während an der Basis der diaphragmale vorherrscht (KEITH). Längere Zeit nach der Phrenikusdurchtrennung überwiegt die kostale durch Hypertrophie der Zwischenrippenmuskeln. Soll die Lunge ruhiggestellt werden, so muß die kostale Atmung nach der Phrenikotomie ausgeschaltet werden. Auch ROITH (1936) empfiehlt die Ausschaltung der Zwischenrippenmuskeln durch Alkoholinjektionen in die Zwischenrippennerven nach WARSTAT. Die

Bedeutung der Zwerchfellausschaltung für das Aushusten ist von CARLSON, BALLON, WILSON und GRAHAM (1933) untersucht worden. Sie fanden eine Erschwerung auf der Seite der Zwerchfellähmung, ebenso eine Behinderung der Entfernung von Fremdkörpern. OYAMADA (1929) hat die Wirkung doppelseitiger Phrenikusausschaltung in einer experimentellen Arbeit geprüft. Er fand eine starke Behinderung des Gaswechsels mit starker Atemnot und auffälliger kostaler Atmung. Die Tiere kommen in Lebensgefahr. Während bei der einseitigen alle diese Erscheinungen nur sehr geringgradig auftreten und bald wieder verschwinden, klingen sie bei der doppelseitigen Durchtrennung nur ganz langsam aus. HAIGT und DEEGAN (1932 haben festgestellt, daß der Druck in einer Pneumothoraxhöhle durch die Phrenikotomie um 2,4 cm Wasser erhöht wird.

Die künstliche Zwerchfellähmung zur Ruhigstellung der Lunge mit Einengung der Brusthöhle wurde naturgemäß zunächst bei den Fällen angewendet, die Herde im Unterlappen aufzuweisen hatten (STÜRTZ 1911). Der Gedanke war so einleuchtend, daß er sofort in die Tat umgesetzt wurde (OEHLECKER 1911, BARDENHEUER 1912). SAUERBRUCH, der bereits vor Jahren im Tierexperiment künstliche Zwerchfellähmungen gemacht hatte, konnte bereits 1913 über eine Reihe von 5 Fällen berichten. Die im Vergleich zur Plastik leichte und einfache Technik der Phrenikotomie und die Möglichkeit, damit eine dauernde Ruhigstellung der unteren Lungenabschnitte und Einengung der Brusthöhle zu erzielen, während z. B. der künstliche Pneumothorax immer wieder nachgefüllt werden muß, um dasselbe Ziel zu erreichen, führten zu einer raschen Verbreitung und besonders auch zu einer raschen Erweiterung der Anzeigestellung des Eingriffes. Daher wurden nicht nur Erkrankungen des Unterlappens, sondern auch des Mittel- und Oberlappens in den Kreis der Behandlung durch die Zwerchfelllähmung einbezogen. Man beobachtete geradezu verblüffende Erfolge auch bei der Behandlung von Oberlappenherden mit Kavernen. Die Operation schien eine große Zukunft zu haben und wurde auch von verschiedenen Seiten schließlich für fast alle tuberkulösen Lungenerkrankungen vorgeschlagen. Es stellten sich aber bald Mißerfolge ein, und zwar insofern, als nach der Operation gelegentlich überhaupt keine Zwerchfellähmung auftrat. In anderen Fällen trat sie zwar ein, um aber nach kurzer Zeit wieder einer normalen Bewegung bei der Atmung Platz zu machen. Die Erklärung für die eingetretenen Mißerfolge war zunächst nicht einfach. Abgesehen von technischen Fehlern, die darin bestanden, daß der Nerv nicht gefunden oder ein in der Nähe liegender Nerv durchtrennt worden war, sind Fälle beobachtet worden, in denen trotz zweifelloser Durchtrennung des Nervenstammes die Zwerchfellähmung ausblieb. In diesen Fällen mußte ein anderer Grund vorliegen. Diesen fanden FELIX und GÖTZE in der Anwesenheit eines zweiten Nervenstammes, den sog. Nebenphrenikus, der meist in der Bahn des N. subclavius verlaufend, aus dem 5. oder 6. Halsnerven stammend, sich erst in der Tiefe des Brustkorbes mit dem Hauptstamm vereinigt und nach Durchtrennung des Stammes die Leitung aufrechterhält. Auf Grund dieser Befunde wurde das technische Vorgehen erweitert und die Phrenikotomie durch W. FELIX und LEBSCHE in die Phrenikusexairese und durch GÖTZE in die „radikale Phrenikotomie" umgestaltet. Nun glaubte man die zweifellosen Anfangserfolge, die man mit der Durchtrennung erzielt hatte, auch zu Dauererfolgen machen zu können. Aber auch diese Hoffnung hatte keinen Bestand. Die Wirkung der radikalen Eingriffe war, besonders wenn sie auf Mittel- und Oberlappenherde angewendet wurden, ausgesprochen ungleichmäßig. Neben erstaunlich raschem Kavernenschluß kam es bei gleichartigen Erkrankungen zu geringen oder gar Mißerfolgen mit Verschlechterung.

Die Erklärung fand sich auch dafür nach verhältnismäßig kurzer Zeit. Es stellte sich heraus, daß es nicht allein auf den Sitz der Kaverne im Unter- und Oberlappen ankommt, sondern daß die Wirkung der Zwerchfellähmung von der Anordnung und Ausdehnung der pleuritischen Verwachsungen abhängt. Durch bestimmte Pleuraverwachsungen gewinnt die Zwerchfellbewegung Einfluß auch auf die oberen Lungenabschnitte und die darin befindlichen Kavernen. Die Verwachsungen des Zwerchfelles mit der Lungenbasis und Verwachsungen der interlobären Spalten sind dabei von ausschlaggebender Bedeutung, während Verwachsungen des Rippenfelles mit dem Lungenfell, wenn sie fest sind, dem Einfluß der Zwerchfellbewegung hindernd im Wege stehen. Wird die Zwerchfellwirkung ausgeschaltet, so hört damit die Einwirkung der Zwerchfellbewegung auf die erkrankten Lungenabschnitte auf und die Kavernen können sich schließen. Die Lunge wird ruhiggestellt und entspannt. Außer diesem Einfluß ist nach NAEGELI und SCHULTE-TIGGES (1927) auch noch die Gestaltung der Kavernenwand und des umgebenden Lungengewebes für den Einfluß der Zwerchfellähmung wichtiger als der Kavernensitz. WEBER und V. D. WETH und KREMER (1936) haben durch kymographische Untersuchungen den Einfluß der Zwerchfellbewegungen bei der Atmung unter den verschiedensten Bedingungen kennen und unterscheiden gelehrt. Von großer Bedeutung sind die pleuritischen Verwachsungen zwischen Brustwand und Lunge und besonders im Interlobärspalt für die Auswirkungsmöglichkeit der Phrenikusexairese. Durch diese Untersuchungen kann die Anzeigestellung für den Eingriff besser begründet werden. LO MONATO (1936) hat Folgen der Phrenikusexairese auf die Atmungsbewegungen der gesunden und kranken Brustseite kymographisch untersucht.

Die Einfachheit des Eingriffes, die scheinbare Gefahrlosigkeit und die verhältnismäßig seltenen unangenehmen Folgeerscheinungen haben dazu verleitet, die Phrenikusexairese als selbständigen Eingriff auch bei leichten Erkrankungen auszuführen, und noch mehr sie als Vorbereitungs- oder als Ergänzungsoperation zu anderen Verfahren der Kollapstherapie zu verwenden. Abgesehen von der Wirkungslosigkeit des Eingriffes, der nicht durch genügende Anzeigestellung begründet ist, haben sich doch im Laufe der Zeit eine ganze Reihe von unangenehmen Folgeerscheinungen eingestellt. Die Liste der Störungen (s. S. 486), die sich im Anschluß an diesen Eingriff einstellten, ist immer größer geworden.

b) Die Anzeigestellung zur Phrenikusexairese wird nicht einheitlich gehandhabt. Meist wird eine selbständige und eine zusätzliche Phrenikusexairese unterschieden. Dem selbständigen Eingriff wird von manchen Seiten eine Berechtigung überhaupt abgesprochen (SAUERBRUCH, STUB-CHRISTENSEN 1929, ZEHNER 1929, ERNST 1930, SINDING-LARSEN 1934). Andere stehen auf dem Standpunkt, daß der selbständigen Phrenikusexairese nur sehr enge Grenzen gesetzt, da die Erfolgszahlen nur außerordentlich gering sind (DEIST 1926, GRAVESEN, EDWARDS 1930, GIAUNIE 1931, HÖRING 1931, HEBENSTREIT 1931, BURNAND und FRANCKEN 1932, SCHNEITER 1932, PARTEARROYO 1933, BAER und KATTENTIDT 1933, DAVIES u. a.). Trotzdem ist die selbständige Phrenikusexairese von sehr vielen Autoren angewendet worden. Die Aufführung aller Namen würde zu weit führen, es sollen daher nur einige genannt werden: J. ALEXANDER (1924), NAEGELI und SCHULTE-TIGGES (1927), EPSTEIN, GULLBRING (1928), REDAELLI (1928), BÉRARD, GUILLEMINET und DESJACQUES (1927), PRISELKO, CASTELLI (1929), SACHS, O'BRIEN, MORIN, ALEXANDER (1930), DAVIES (1930), BLANCO (1931), SEPPÄNEN (1931), HUBERMANN (1931), BONIME (1932), PUNSCHEL (1932), JONES (1933), LUNKEVIC, LAPIN (1934), TORKANOVSKY und BERNER (1935), PETRIVALSKY (1937). Manche der Genannten haben die Phrenikusexairese selbständig und auch als Zusatzoperation zum Pneumothorax oder zur Plastik durchgeführt. Für den selbständigen Eingriff kommt nach Beurteilung der meisten der genannten Ärzte die Phrenikusexairese im wesentlichen nur nur für Unterlappenerkrankungen in Frage. Mittelschwere und schwere, nicht zu ausgedehnte Herde in erster Linie produktiver Natur, aber auch exsudative Herde mit kleinen und mittelgroßen Kavernen, werden am besten beeinflußt. Diese Anschauung vertreten DAVIES, ALEXANDER, SACHS, KREMER, CASTELLI und wohl die meisten der obengenannten Ärzte. Durch die Zwerchfellähmung wird der Unterlappen im wesentlichen ruhiggestellt und entspannt, so daß auch Kavernen zusammenfallen können. Zur Stillung von Kavernenblutungen ist die Phrenikusexairese ebenfalls empfohlen worden (SACHS 1930, NOAK 1933, TORKANOVSKY und BERNER 1935, SCIUTO 1936, PETRIVALSKY 1937). Andere haben keine guten Erfahrungen damit gemacht (KAN 1929, BONIME 1932, GIAUNIE 1932). Bei Mittel- und Oberlappenprozessen ist die Anzeigestellung für die selbständige Phrenikusexairese sehr viel zurückhaltender. Zwar sind manche, nachdem SCHEPELMANN (1913) den Eingriff experimentell auch auf die Oberlappenprozesse ausgedehnt hatte, seinem Beispiel gefolgt, und es wird auch von den Gegnern des selbständigen Eingriffes nicht bestritten, daß es gelegentlich Fälle gibt, bei denen durch die Zwerchfellähmung eine außerordentlich günstige Wirkung auf den Oberlappenherd stattgefunden hat. Nur müssen die Fälle eben gut ausgewählt werden. Zunächst gilt wohl allgemein die Regel, daß die Phrenikusexairese bei Oberlappenherden nur zur Anwendung kommen soll, wenn der Pneumothorax nicht angelegt werden kann oder seine Anlegung fruchtlos war, wenn z. B. auch die endopleurale Kaustik den Pneumothorax nicht wirksam gemacht hat. Heilungen haben WOLF (1928), WELLES (1929), NAEGELI und SCHULTE-TIGGES (1931), KREMER (1936), PETRIVALSKY (1937), DAVIES (1935) beobachtet. PUNSCHEL (1932) hat keine Heilung einer Spitzenkaverne gesehen. Durch die Untersuchung von KREMER und V. D. WETH, auf die schon eben hingewiesen ist (s. S. 481), ist die Berechtigung zur selbständigen Phrenikusexairese auf einen besseren Boden gestellt worden. Gelingt es, durch die kymographische Untersuchung festzustellen, daß eine Einwirkung der Zwerchfellbewegung auch auf die oberen erkrankten Lungenabschnitte stattfindet, so muß der Eingriff als berechtigt angesehen werden.

LO MONACO (1936) hat durch kymographische Untersuchung nach der Phrenikusexairese allerdings festgestellt, daß die Atmungsbewegung der Rippen und der erkrankten Lungenabschnitte nach der Zwerchfellähmung geradezu verstärkt sein können, daß also gute Erfolge nicht auf Ruhigstellung, sondern nur auf Entspannung der Lunge zurückgeführt werden können.

Das zweite Anwendungsgebiet der Phrenikusexairese als Zusatzverfahren kann bei allen möglichen anderen Kollapsverfahren zur Anwendung gebracht werden. Am häufigsten wird es zur Ergänzung nicht voll wirksamer Kollapseingriffe benutzt, und zwar sowohl bei den ausgedehnten Thorakoplastiken nach BRAUER und SAUERBRUCH, als auch nach Spitzen- und oberen Teilplastiken, wenn es nicht gelingt, eine unter dem Zug des Zwerchfelles stehende Höhle zum Verschluß zu bringen. Auch in solchen Fällen wird in Zukunft die kymographische Untersuchung für die Anzeigestellung nach KREMER und V. D. WETH ausschlaggebend werden, d. h. der Nachweis des Einflusses der Zwerchfellbewegung auf die kavernösen Lungenabschnitte.

Ein sicher größeres Anwendungsgebiet der zusätzlichen Phrenikusexairese betrifft den künstlichen Pneumothorax dann, wenn Kavernen im Mittel- oder Unterlappen der Pneumothoraxwirkung widerstehen (EPSTEIN 1927, ZEHNER 1929, WELLES 1929, ZADEK und SOMMERFELD 1930, die sich für grundsätzliche Zufügung der Phrenikusexairese zum Pneumothorax ausgesprochen haben, gegen ALEXANDER 1930, TINGVALD 1931, BRONKHORST 1932, DUMAREST 1932, IRACI 1933, NOAK 1933, LAPIN 1934, PETRIVASKY 1937 u. a.). Aber auch bei Herden und Kavernen im Oberlappen mit Schrumpfungsneigung, die durch pleuritische Verwachsungen am Kollaps verhindert werden, kann die Zwerchfellähmung unterstützend eingesetzt werden. Allerdings muß auch hier wieder der Nachweis erbracht werden, daß die Zwerchfellbewegung bis in den Oberlappenbereich wirksam ist. Es müssen Verwachsungen im interlobären Spalt und zwischen der Lungenbasis und dem Zwerchfell bestehen. Eine weitere Voraussetzung ist, daß die Anzeigestellung zur Zwerchfellähmung erst dann gestellt werden soll, wenn der Versuch gemacht worden ist, die Verwachsungen des Oberlappens durch intrapleurale Thorakokaustik (s. S. 438) zu lösen oder wenn eine solche Lösung von vornherein als aussichtslos abgelehnt werden mußte.

Als Ergänzungseingriff muß die künstliche Zwerchfellähmung auch dann bezeichnet werden, wenn sie in der Zeit der Auflassung des Pneumothorax angewendet wird (EPSTEIN 1927, RONDONI 1928, DAVIES 1933, MATTINA 1936). Sie ist hier empfohlen worden bei Operierten, bei denen große Kavernen im Mittel- und Unterlappen bestanden hatten, die unter starker Schrumpfung des umgebenden Lungengewebes ausgeheilt waren. Bei denen bestand bei der Auflassung des Pneumothorax die Gefahr der Wiedereröffnung der Höhlen, wenn die geschrumpfte Lunge sich der Brustwand wieder anlegt und mit der Atmungsbewegung stark ausgedehnt wird. Eine besondere Anzeigestellung für die Hinzufügung der Phrenikusexairese zum Pneumothorax beruht auf dem Gedanken, die Nachfüllungszwischenräume zu verlängern (TOUSSAINT 1928, BONORINO und VADONE 1930, VADONE 1933). Diese Anzeigestellung wird allerdings von manchen Seiten als unberechtigt abgelehnt. Als zusätzlicher Eingriff muß die Phrenikusexairese auch dann bezeichnet werden, wenn sie als Vorbereitung zu einer größeren Kollapsoperation durchgeführt wird. SAUERBRUCH hat bekanntlich die Phrenikusexairese von Anfang an im wesentlichen als Voroperation zur Plastik benutzt, um festzustellen, wie der Kranke auf diese verhältnismäßig geringfügige und weniger gefährliche Einschränkung der Atmungsfläche, besonders wie bei doppelseitiger Erkrankung die bessere auf die Kollapsmaßnahme der schwerer erkrankten antwortet. Die künstliche Zwerchfellähmung wird aber von manchen auch als Voroperation gewählt, wenn einerseits die Anlegung eines Pneumothorax nicht möglich ist, die Plastik aber wegen der mangelhaften immunbiologischen Lage und des schlechten Allgemeinzustandes des Kranken ausgeschlossen werden muß. Dabei bestand die Absicht, die Plastik später anzuschließen (WERNER und O'BRIEN 1930, MATSON 1930, GUERRIERO 1931, DAVIES 1933, PETRIVALSKY 1937). In vielen Fällen hat sich nun gezeigt, daß bei sog. plastikreifen Kranken die Wirkung der Phrenikusexairese zu wesentlicher Besserung oder auch Heilung ausreichte, so daß der Eingriff nicht mehr nötig war oder durch die Phrenikusexairese der Zustand sich so weitgehend gebessert hatte, daß die Plastik jetzt ohne Schwierigkeit durchgeführt werden konnte (MATSON 1930).

Die Exairese des N. phrenicus nach WALTER FELIX und LEBSCHE hat sich gegenüber den anderen Verfahren durchgesetzt. Die einfache Durchtrennung, für die manche eine Lanze gebrochen und sie für ebensogut erklärt haben als die Exairese, so z. B. KUSAN (1926) und PISAVY (1926), war schuld an den vielen Mißerfolgen, die früher beobachtet worden sind, d. h. daß entweder überhaupt keine Zwerchfellähmung eintrat oder die Zwerchfellbewegungen nur teilweise ausgeschaltet wurden oder daß sie nach verhältnismäßig kurzer Zeit wieder zurückkehrten. Die sog. „radikale Phrenikotomie" nach GÖTZE (1922, 1925) wird heute auch nur wenig geübt (s. unten). Manche, die sie zunächst ausgeführt haben, haben sie später aufgegeben (BÉRARD, GUILLEMINET und

DESJACQUES 1926, SACHS 1930) weil die Technik schwierig und eingreifend ist und der Erfolg nicht besser als bei der Exairese. MATSON (1930) vervollständigt den Eingriff nach GÖTZE, wenn der Nerv zu früh abreißt. BANI (1934) hat früher die Exairese gemacht und hat sie heute zugunsten einer Resektion des Nerven aufgegeben, nachdem er zweimal eine Blutung nach der Exairese erlebt hatte.

c) Die Technik der Phrenikusexairese. Der früher meist empfohlene Schrägschnitt von der Mitte des Hinterrandes des Kopfnickers etwa nach der Mitte des Schlüsselbeines wird heute von manchen Seiten abgelehnt, weil er häufig eine eingesunkene Narbe hinterläßt und auch zur Keloidbildung neigt. Daher wird von vielen ein Querschnitt oder ein quer verlaufender Schrägschnitt, etwa den Hautspannungslinien entsprechend, empfohlen (BÉRARD, GUILLEMINET und DESJACQUES 1927, ZEHNER 1929, GRAF 1930, SACHS 1930, KREMER 1934). Zur Schmerzbetäubung wird häufig Evipan oder *Eunarkon* intravenös verabreicht oder örtliche Betäubung durchgeführt. Vor der Durchtrennung des Nerven wird eine Einspritzung in den Nerven zentral der Durchtrennungsstelle durchgeführt. Die örtliche Betäubung hat sich am besten bewährt, da sie gleichzeitig die örtliche Blutstillung und ein langsames präparierendes Vorgehen ermöglicht.

Da im Bd. II/3 die Exairese mit Längsschnitt beschrieben ist, wird hier die Ausführung des Eingriffes noch einmal unter Anwendung des Querschnittes geschildert. Nach der üblichen Vorbereitung mit Dilaudid-Atropin, oder wenn man örtliche Betäubung anwendet, der intravenösen Injektion von Skopolamin, Ephetonin, Eukodal nach KIRSCHNER, wird der Kranke am besten in Rückenlage mit etwas erhöhtem Brustbein des Operationstisches mit nach der gesunden Seite gedrehtem Kopf auf den Operationstisch gebracht. Zur Schmerzbetäubung empfehlen wir die Leitungsanästhesie nach HÄRTEL, die völlig ungefährlich ist, da die Injektion nur oberflächlich erfolgt und niemals in den Wirbelkanal kommen kann (s. Bd. III/2, S. 486). Man kann auch eine einfache Umspritzung der Operationsfelder vornehmen. Etwa 3—4 cm oberhalb des Schlüsselbeines wird der Hautschnitt, ähnlich dem seitlich erweiterten Anfangsteil des KOCHERschen Kragenschnittes, also leicht bogenförmig, daumenbreit hinter dem hinteren Kopfnickerrand beginnend, und bis über den klavikularen Teil dieses Muskels reichend, angelegt. Nachdem Haut, Unterhautzellgewebe und Platysma vorsichtig durchtrennt sind, werden oberflächliche, in den Weg kommende Venen auf der Rinnensonde unterbunden und durchtrennt. Mit vorsichtigen Schnitten wird nun zunächst der Hinterrand des Kopfnickers freigelegt, da er das Operationsgebiet nach vorne begrenzt. Das Gebiet hinter dem Muskel ist durch Fett- und Lymphknoten ausgefüllt. Das Fett wird halb scharf, halb stumpf durchtrennt, bis man den M. scalenus ant. durchschimmern sieht. Während man das Fett nach oben und unten etwas stumpf zurückschiebt und dadurch den Außenrand des M. scalenus ant. freilegt, entdeckt man meist in oder unter der Faszie den N. phrenicus schräg zur Muskelrichtung verlaufend. Sieht man ihn nicht sofort, so muß zunächst festgestellt werden, ob man sich nicht in der Erkennung des M. scalenus ant. getäuscht hat. Sein Verlauf seitlich hinter dem Kopfnicker und gegen das Tuberculum scaleni des Schlüsselbeines zu ist kennzeichnend für ihn. Die den Nerven meist kreuzende A. cervicalis superf. kann meist geschont werden und läßt sich nach oben und unten abschieben. Zur Exairese wird der Nerv nun mit der THIERSCHschen Zange gefaßt, nachdem er vorher zentral, wie schon bemerkt, mit Novocainlösung eingespritzt wurde und langsam herausgedreht. Wie bei allen Exairesen wird die Zange, die den Nerv tief zwischen ihre Arme gefaßt hat, langsam gedreht und spult so den Nerv auf die Zange. In jeder Sekunde soll höchstens eine halbe Drehung gemacht werden. Das entfernte Nervenstück muß mindestens 10 cm lang sein, besser ist es, wenn es gelingt, 15 cm herauszudrehen.

Die radikale Phrenikotomie nach GÖTZE (1922, 1925) wird in folgender Weise ausgeführt. Der Kranke liegt auf dem Rücken, so daß die Schulter der kranken Seite den Tisch überragt. Die Hand wird von einer Schwester gehalten und fußwärts gezogen. Gleichzeitig soll die Schwester den Kranken an die Entspannung der Schulter erinnern. Der Hautschnitt von etwa 8 cm Länge geht von der Mitte des hinteren Kopfnickerrandes schräg zur Mitte des Schlüsselbeines. GÖTZE macht schon darauf aufmerksam, daß ein seitlicher Kragenschnitt auch brauchbar, der erste aber übersichtlicher ist. Mit der Betäubungslösung wird zunächst nur die Hautschnittrichtung eingespritzt, dann in der Richtung auf den fühlbaren Skalenusrand 5 ccm der $^1/_2$%igen Novokainlösung in die Tiefe gegeben. Meist genügen diese Injektionen für die Ausführung der ganzen Operation. GÖTZE empfiehlt bei nicht ausreichender Anästhesie bei offener Wunde weitere Einspritzungen zu machen. Mit dem Hautschnitt wird zunächst auch sofort das Platysma und die Fascia colli superficialis durchtrennt. Liegt die V. jugularis ext. im Wege, so wird sie doppelt unterbunden und durchtrennt. Auch sonst werden alle durchtrennten Gefäße sofort endgültig unterbunden. Es gelingt nun leicht, von der Wunde aus mit dem Finger den vorspringenden Rand des M. scalenus ant. und mehr schulterwärts auch den Plexus brachialis zu tasten. In der Schnittrichtung dringt man nun stumpf durch das lockere, kleine Lymphknoten enthaltende Fett gegen den Skalenusrand vor. So erreicht man eine starke Faszie, die seitliche Fortsetzung der Fascia colli praevertebralis, die den M. scalenus ant. glatt einhüllt. Durch sie sieht man fast immer den Phrenikusstamm durchschimmern und erkennt ihn an seinem schrägen Verlaufe. GÖTZE legt den hinteren Kopfnickerrand bewußt nicht frei, um den seinen Hinterrand umschließenden Halsnervenplexus nicht zu schädigen. Man soll sich daher etwa $^1/_2$ cm lateral vom Kopfnicker halten, so daß er gar nicht zu Gesicht kommt und die drei Nervenäste des Plexus cervicalis nach vorn und medialwärts abgeschoben werden können. Ist der M. scalenus ant. erreicht, so werden zwei stumpfe Haken in die Fettgewebslücke eingesetzt und diese auseinandergezogen. Die großen Halsgefäße liegen unter den medialen Haken. Nun erweitert man die Fettgewebslücke etwas nach oben und unten, ohne den M. omohyoideus zu überschreiten, er braucht gar nicht zu Gesicht zu kommen. Die A. cervicalis superf. kann unterbunden oder durchtrennt werden. Bevor man den N. phrenicus aus der Faszie herausholt, sucht man seine mediale Nachbarschaft nach Nervenfasern ab, die hier oder tiefer einmünden könnten. Sie verlaufen meist unter derselben Faszie, wenn sie überhaupt vorhanden sind, und werden dann sofort weggeschnitten. Die A. cervicalis ascendens, die parallel zum Phrenikusstamm in $^1/_2$—1 cm Abstand nach oben zieht, darf natürlich nicht mit einem Nervenast verwechselt werden. Nun wird die Faszie über dem N. phrenicus vorsichtig gespalten und der Schnitt so weit nach oben fortgesetzt, bis der Plexus brachialis an seiner höchsten Stelle (C. 5) überschritten ist. Vorher empfiehlt sich meist eine kleine Novokaininjektion in die Faszie. In den Faszienschlitz wird nach Freilegung des Nerven nun ein kleiner stumpfer Haken eingesetzt und der Faszienrand in der Richtung des Plexusverlaufes kräftig nach außen und abwärts gezogen. Der Plexus wird so vollständig freigelegt. Die oberste Plexuswurzel, C. 5, läßt sich an ihrem steilen Verlauf erkennen, und an der Stelle ihrer Verschmelzung mit C. 6 kann ohne weiteres der N. subclavius festgestellt werden. Auch aus C. 6 entspringende Nervenfasern, die einen ähnlichen Verlauf haben, wie der N. subclavius, müssen bei dieser Freilegung erkannt werden. Der N. subclavius und die in ähnlicher Richtung verlaufenden Nerven werden durchtrennt. Nun wendet man sich wieder dem früher freigelegten Stamme des N. phrenicus zu. Er wird mit einer Zange gefaßt, hoch oben durchtrennt und nun, während man ihn mit Stieltupfern nach abwärts auslöst, erkennt man öfters tief unten mehrere Nervenstämmchen, die auf die hinteren Halsganglien des Grenzstranges hinziehen. Auch sie werden durchtrennt und schließlich auch der N. phrenicus selbst distal.

Ist nicht mit Sicherheit auf einen Erfolg der Zwerchfellähmung zu rechnen, besteht aber doch der Wunsch, ihre Wirkung auf die betreffende Krankheit kennenzulernen, so kann man die zeitweilige Unterbrechung des N. phrenicus zur Anwendung bringen. Dasselbe gilt für Fälle, in denen man eine Zwerchfellähmung nur vorübergehend benötigt und das Zwerchfell nach einiger Zeit wieder zur Funktion bringen möchte. In diesem Sinne wird die sog. zeitweilige Ausschaltung des N. phrenicus durchgeführt. Sie kann auf verschiedene Weise geschehen: 1. Durch Quetschung (FRIEDRICH 1914, O'BRIEN 1929, O'SHAUGHNESSY und CRAWFORD 1936), 2. durch Injektion (HENSCHEN 1916, GÖTZE 1920, CORDEY und PHILARDEAU 1931; sie verwendeten schmerzbetäubende Lösungen; DE WINTER 1933, SIEMENSTEIN 1935). HEIN (1932) hat die zeitweilige Unterbrechung des N. phrenicus mit Novocain als Testoperation zur Beurteilung der Wirkung empfohlen. Die Lähmung des Zwerchfelles dauert etwa 2 Stunden an. SIEMENSTEIN glaubt, daß man die Dauer der Wirkung dadurch begrenzen kann, daß man nur 1—2 ccm in den Nerven einspritzt. Nach O'SHAUGHNESSY und CRAWFORD dauert die zeitweilige Zwerchfellähmung nach seinem Verfahren etwa 6 Monate. Er wendet sie stets anstatt der Phrenikusexairese an, weil er die postoperativen Störungen fürchtet. Nach Freilegung am Halse wird der Nerv mit Novokain eingespritzt und dann gequetscht. Die Quetschung führte immer zum Ziele, daher wurde auf die des Nebenphrenikus verzichtet. Die Wirkung wurde nach KREMER und v. D. WETH nur bei verschlossenem Interlobärspalt beobachtet (S. 481).

3. Als drittes Verfahren der zeitweiligen Phrenikusausschaltung wird die Vereisung nach TRENDELENBURG-PERTHES empfohlen. Während zur Ausführung der Quetschung und Vereisung der Nerv freigelegt werden muß, kann die Einspritzung in den Nerven perkutan stattfinden, sowohl am Halse als auch im Bereich des Zwerchfelles selbst. Am Hals darf man nur Schmerzbetäubungsmittel, aber keinen Alkohol einspritzen, da die Gefahr einer Schädigung der Gefäße und vielleicht auch anderer benachbarter Nerven droht. An der Stelle, an der man den N. phrenicus freilegt, also etwas unterhalb der Grenze des mittleren und unteren Drittels des hinteren Kopfnickerrandes, kann man meist den Rand des M. scalenus ant. tasten. Gegen diese Stelle spritzt man etwa 10 ccm einer $^1/_2$—1%igen Novokainsuprarenin-Lösung, nachdem man sich davon überzeugt hat, daß man mit der Nadelspitze sich nicht in einem Gefäß befindet. RODET (1933) empfiehlt die Injektion in die Ausbreitung der Nerven im Zwerchfell. Die Einspritzung wird in folgender Weise empfohlen: 5 cm unterhalb der Basis des Schwertfortsatzes wird mit 5 cm langer, feiner Nadel 5 mm seitlich der Mittellinie eingestochen. Die Nadel wird nach hinten außen oben durch die Bauchwand hindurchgeführt, bis die Nadelspitze die hintere Fläche der Knorpel der 7.—8. Rippe, und damit die Zwerchfellansätze, erreicht. Die Spritze wird unter ständigem Ausdrücken langsam vorgeschoben. Zum Schluß wird an der genannten Stelle $^1/_2$ bis $1/^1_2$ ccm 90 oder 60%igen Alkohols eingespritzt. Auch in die unteren Zwischenrippennerven spritzt man etwas Alkohol ein.

d) Die Störungen nach der Phrenikusexairese. Durch die Phrenikusexairese und durch das dadurch bedingte Höhertreten des gelähmten Zwerchfelles werden regelmäßig gewisse Folgeerscheinungen beobachtet, die in den meisten Fällen, falls nicht gerade Nebenverletzungen stattfinden, keine schweren Störungen herbeiführen. In anderen selteneren Fällen werden diese Störungen allerdings sehr unangenehm empfunden, so daß man sie ohne weiteres zu den Störungen rechnen muß. Zu den einfachen Folgeerscheinungen gehören die Einschränkung der Vitalkapazität um etwa ein Drittel (WALKER 1936), eine zunehmende Verstärkung der Kostalatmung (VASILESCO 1935) und durch den Zwerchfellstillstand ein nervöser Einfluß auf den Lungenkreislauf im Sinne der Stauung. Durch den Zwerchfellhochstand wird, besondersauf der linken Seite, eine starke Verlagerung der Baucheingeweide hervorgerufen. In vielen Fällen treten Atmungsbeschwerden ein, meist ohne ernstere Folgen. Nach VALDES (1935) wird nach der Zwerchfellähmung für längere Zeit eine Erhöhung der Erythrozytenzahl bis auf 6 Millionen beobachtet. Das übrige Blutbild ist unverändert. Während, wie gesagt, alle diese Erscheinungen, abgesehen von einer gewissen Atemnot, keine wesentlichen subjektiven Störungen bei den Operierten hervorrufen, verursachen sie bei anderen Kranken manchmal außerordentlich starke Beschwerden. Sie werden in erster Linie durch den Zwerchfellhochstand hervorgerufen, der ganz außerordentlich hohe Grade einnehmen kann (bis 14 cm, bis zur 3. Rippe), ohne daß dabei die Wirkung eine besonders gute zu sein braucht (SANDOW 1927, KENNER, WEISS und PESSEK 1932). Eine sehr häufige Störung wird dadurch hervorgerufen, der gastrokardiale Symptomenkomplex (RÖMHELD), den BERNUT (1929), JURCEV (1932), EPSTEIN (1932, 1933), DAVIES (1933), BACCARANI (1935), FERRARI (1936) beobachtet haben. Schlimmer machen sich häufige schwere Verlagerungen des Magens bei linksseitiger Zwerchfellähmung, aber auch des pylorischen und Antrumabschnittes des Magens, insbesondere bei rechtsseitiger Zwerchfelllähmung bemerkbar. Der Magen wird unter Umständen geradezu geknickt durch die Formveränderung, die auch in den sehr gefährlichen Magenvolvulus übergehen kann. Auch die Motilität wird oft beeinträchtigt (EPSTEIN 1932, BERNARD, GAUTHIER-VILLARS und THOYER 1933). Verstärkt werden die Magensymptome häufig auch durch Entleerungshemmungen. Neben den Magen- können auch Darmverlagerungen (PIGEON 1931, LONGUET und LAUNAY 1934, BERDO und HIMMEL 1935, KAVANA 1936, WALKER 1936, KOMMERELL 1936 und MATTINA 1936) beobachtet werden. Erscheinungen von seiten der Lunge, die, wie schon erwähnt, durch die Verminderung der Atmungsfläche und der Vitalkapazität immer beobachtet werden, treten in erhöhtem Grade auf, wenn ein Stauungskatarrh auftritt, wenn die Lunge pneumonisch erkrankt, pleuritische Erscheinungen auftreten, ein Emphysem sich bemerkbar macht (BERRY 1930, FERRARI 1936). Die Folge dieser Erscheinungen sind oft schwere Atemnot (ANNIKIN 1933, FERRARI 1936). Schließlich kann auch die plötzliche Entleerung von Kavernen beobachtet werden mit Überschwemmung der gesunden Seite durch die Eitermassen (SERGENT, COURILSKY und LAUNAY 1934) oder mit Streuung des Inhaltes (BERRY 1930, PIGEON 1931, EPSTEIN 1932, PRUVOST und BRINCOURT 1934). DAVIES (1933) hat über 12 Todesfälle nach postoperativer Bazillenaussaat berichtet. Auch das Wiederaufgehen von Kavernen ist im Anschluß an künstliche Zwerchfellähmung häufiger als nach Pneumothoraxbehandlung beobachtet worden (DERSCHEID und TOUSSAINT 1934). Bei stärkeren Lungenerscheinungen kann sich die Erschwerung des Abhustens sehr unangenehm bemerkbar machen (LAMBERT 1934). Besonders unangenehm wird sie bei doppelseitiger Durchtrennung, bei der schon die Atmungsfläche an sich stark vermindert ist (EPSTEIN 1932).

Auf unmittelbaren Nebenverletzungen beruhen die Nervenstörungen. So ist häufiger bei Verletzung des N. sympathicus der HORNERsche Symptomenkomplex beobachtet worden (SAUERBRUCH, O'BRIEN 1930, KOGAN 1932, DAVIES 1933, ANNIKIN 1933, FERRARI 1936). Auf Beschädigung des N. vagus oder reflektorische Störung wird von EPSTEIN (1932) ein Teil der Magenerscheinungen zurückgeführt. Auch der N. recurrens ist mehrfach geschädigt worden.

Nicht ganz selten scheint die Verletzung des Duct. thoracicus zu sein, wenn auch die danach entstehende Fistel meist von selbst geheilt ist (BAPICKIJ,

HARMS und MERKEL 1931, LITOVA und KEROBJAN 1934, FERRARI 1936). Als unmittelbare Verletzungsfolge ist auch die postoperative Blutung anzusehen, ohne daß sie bei der Exairese der Technik des Operateurs zur Last zu fallen braucht. Luftembolie, die ebenfalls mehrfach beobachtet worden ist (ANNIKIN 1933, FERRARI 1936), sollte allerdings, soweit die Verletzung erreichbarer Venen in Frage kommt, vermieden werden können. Blutungen haben beobachtet CARALPS (1930), PIGEON (1931), ANNIKIN (1933), SERGENT, COURILSKY und LAUNAY (1934), BERDO und HIMMEL (1935), FERRARI (1936). Als schwerste Folgen sind Lungenblutungen in Gestalt von Hämoptoe zu verzeichnen (VALDES 1935). Schließlich sind mehrfach im Anschluß an die Zwerchfellähmung Lungenembolien beobachtet worden (BERG 1928, BERRY 1930). Auch zu den Komplikationen zu rechnen ist die frühzeitige Wiederherstellung der Funktion. So hat HERCZOG (1936) in 29% keine Lähmung festgestellt, und die Wiederherstellung der Funktion ist von JEANNERET, RIBET und FAME (1934), HEUDTLASS und GARRÈ (1935), BERNOU und CAMPOX (1935) u. v. a. beobachtet worden.

e) Die Erfolge der Phrenikusexairese sind außerordentlich schwierig zu beurteilen, da bei den Angaben häufig nicht mit Sicherheit festzustellen ist, ob es sich um eine selbständige Phrenikusexairese oder um Vereinigungen mit anderen Kollapsbehandlungsverfahren handelt. Es ist nicht immer mit Sicherheit zu erkennen, ob die Herde im Ober- oder Unterlappen sitzen, und schließlich sind die Angaben oft so allgemeiner Art, daß man bestimmte Schlüsse daraus nur schwer ziehen kann. Dementsprechend schwanken die Zahlen über Heilungen stark, und zwar im allgemeinen zwischen 5 und etwa 30% (L. GRAF 1930, LUNKEVIC 1930, MORIN 1930, GIAUNIE 1931, MUES 1931, NEDDERMEŸER und WALTHER 1931, SEPPÄNEN 1931, OEKONOMOPULU 1932, BAER und KATTENTIDT 1933). Höhere Heilungszahlen geben MICHELSSON, VAINLER und KIESER-WASSERMANN, etwa 50%, und O'BRIEN, etwa 80%. Die Zahlen der gebesserten Kranken schwanken bei den genannten Autoren ebenfalls zwischen 25 und 50%. Unverändert blieben durchschnittlich etwa 25%, verschlechtert 1—5—10%, nur selten ist eine höhere Zahl angegeben (MUES). Da, wo Zahlen über Arbeitsfähigkeit angegeben sind, sind sie verhältnismäßig hoch (GRAF 63%, NEDDERMEŸER und WALTHER 66%). Die Angaben über Bazillenfreiheit sind auch schwankend (NEDDERMEŸER und WALTHER 20%, E. GRAF 43%, MUES 44%).

Die mehr allgemein gemachten Angaben sind, wie schon gesagt, schwer verwertbar. (Günstige Urteile SCHLAPPER 1926, MAURER 1926, REDAELLI (1928, EIBER 1929, BASAR 1930, FRANK und MILLER 1930, FONTAINE und ORBAN 1930, MORRIN 1930, HUBERMANN 1931.) Weniger gute Erfahrungen haben ROITH (1926), ERNST (1930), KAHN (1930) HÖRING (1931), HEBENSTREIT (1931), SCHAKIR (1932), SCHNEITER (1932), NOACK (1933), PARTERROY (1933), SINDING-LARSEN (1934).

Während die meisten günstigen Erfahrungen bei Unterlappenherden gemacht wurden, fehlt es aber auch nicht an Beobachtungen guter Erfolge bei Ober- und Mittellappenherden (WOLF 1929, WELLES 1929, MATSON 1930, NAEGELI und SCHULTE-TIGGES 1933 u. a.). Doppelseitige Eingriffe sind von verschiedenen Seiten empfohlen worden (PIGGER 1926, CURTI 1927, CASTELLI 1929, DÜNNER 1929, SCHUBERTH 1931, GULOTTA 1931, MARGULIS und PEFRIK 1932, EPSTEIN 1932, ČARCASIJ und SAVIČ 1934). Bei doppelseitigen Erkrankungen sind verschiedene Vereinigungen von Pneumothorax und Phrenikusexairese oder auch doppelseitige Exairesen durchgeführt worden. Auch wurden Pneumothorax und Phrenikusexairese zusammen bei doppelseitiger Erkrankung auf der schlimmer erkrankten Seite durchgeführt. Bei allen derartigen Versuchen wurden durchschnittlich gute Erfolge, auch Heilungen erzielt.

Nicht selten ist die Angabe zu finden, daß die Erfolge nur kurzdauernd sind, daß entweder die Zwerchfelltätigkeit (s. unter Komplikationen) sich wieder eingestellt hat oder daß aus anderen Gründen der gute Erfolg wieder verlorenging. Über gute Dauererfolge finden sich also verhältnismäßig wenig Angaben.

IV. Die Teilthorakoplastiken ohne und mit Apiko- oder Pleurolyse.

Die paravertebrale Plastik, wie sie von BRAUER und SAUERBRUCH entwickelt und ausgebaut worden ist, wurde für lange Zeit die Methode der Wahl. Bei richtiger Anzeigestellung und guter Technik waren die Erfolge sehr gute, und in vielen Fällen, in denen der Pneumothorax nicht anwendbar war, die aber sonst für eine operative Einengung des Brustkorbes und Ruhebehandlung der Lunge geeignet waren, gab dieser Eingriff den Kranken ihre Lebensfreude und sehr oft auch ihre volle Gesundheit wieder. Bis in die Zeit nach dem Weltkriege war die ausgedehnte paravertebrale Plastik nach SAUERBRUCH oder die noch ausgedehntere subskapular-paravertebrale nach BRAUER für alle Fälle einseitiger oder fast einseitiger kavernöser Lungentuberkulose mit Schrumpfungsneigung das unbestrittene Operationsverfahren. Mit den Fortschritten der Diagnostik, Anzeigestellung und Technik fand der Eingriff immer weitere Verbreitung. Schließlich schoß man über das Ziel insofern hinaus, als die Anzeige auch auf die Frühfälle ausgedehnt wurde, während in der ersten Zeit im wesentlichen ausgedehnte, gutartig verlaufende Spätfälle in Betracht gekommen waren. Die beiden genannten Plastikformen wurden auch bei frischen einseitigen, auf die Lungenspitzen beschränkten kavernösen Tuberkulosen zur Anwendung gebracht und es ist nicht erstaunlich, daß sich dagegen allmählich ein Widerspruch erhob, insbesondere von seiten der Tuberkuloseärzte, die nicht einsehen wollten, daß ein so ausgedehnter Eingriff mit fast vollständiger dauernder Ausschaltung des betreffenden ganzen Lungenflügels zur Ausheilung des Prozesses nötig sein sollte. Da andererseits die Tuberkuloseärzte mit chirurgischer Einstellung nicht nur auf die Früherkennung, sondern auch auf die Früherfassung und Frühbehandlung hinarbeiteten, und zwar in zunehmender Weise, und da die Frühbehandlung in hervorragender Weise mit Hilfe des künstlichen Pneumothorax durchgeführt werden konnte, so fanden sie sich, falls die Anlegung oder längere Führung des Pneumothorax nicht möglich war, in einer Zwangslage. Glücklicherweise konnte ein Teil der letztgenannten Fälle noch dadurch der Pneumothoraxbehandlung zugänglich gemacht werden, daß man die Brustfellverwachsungen durch Kaustik durchtrennte. Aber da, wie schon oben erwähnt, immer eine Reihe von Fällen übrigbleibt, bei denen auch die Thorakokaustik im Stich läßt, so kann eben nur die Plastik helfen, die, wie SCHMIDT sich ausdrückt, die Kollapstherapie der Tertiärkaverne ist, im Gegensatz zum Pneumothorax, als Methode der Wahl bei der Behandlung der Frühkaverne.

Das gegebene Verfahren für solche Fälle wäre nun zweifellos eine Teilplastik. Die Teilplastik hat aber, wie aus der Geschichte der Lungenchirurgie (s. oben QUINCKE, SPENGLER, TURBAN) hervorgeht, nicht zum Ziel der Kavernenvernichtung und endgültigen Heilung geführt, wenn auch weitgehende, freilich meist nur zeitweilige Besserungen beobachtet worden waren. Dieses Versagen der Teilplastik hat ja BRAUER und SAUERBRUCH zur Ausarbeitung ihrer ausgedehnten Plastiken veranlaßt. So blieb zunächst trotz manchen Widerspruchs die ausgedehnte paravertebrale Plastik nach BRAUER oder SAUERBRUCH die Methode der Wahl. Der Wunsch nach einem Verfahren zur Behandlung der ausschließlich auf die Lungenspitze beschränkten kavernösen Tuberkulosen kam aber nicht zur Ruhe. Die Fachärzte drängten und die Chirurgen aller

Länder, in denen die Chirurgie der Lungentuberkulose gepflegt wurde, begannen neue Wege zu suchen, um mit Hilfe eines den erkrankten Lungenteil ruhigstellenden und einengenden Eingriffes diesen Krankheitsherd zur Ausheilung zu bringen und gleichzeitig die gesund gebliebenen Lungenteile in ihrer Funktion nicht wesentlich zu beeinträchtigen. Man griff also doch wieder auf die Teilplastik zurück. Das Rad hatte sich aber nur scheinbar rückwärts gedreht. Man griff nicht wieder die alten Gedanken auf, wie z. B. den TURBANschen, daß eine teilweise Einengung des Brustkorbes genüge, einen Herd im Oberlappen zu bessern oder gar zur Ausheilung zu bringen. Auch die Einengung des Brustraumes durch die selbständige Phrenikotomie war als nicht ausreichend verlassen, man ging vielmehr darauf aus, die Teilplastik so anzulegen, daß die Einengung am stärksten unmittelbar über den Höhlen tragenden Lungenabschnitten stattfand. Diesen Gedanken hatte übrigens QUINCKE bereits vertreten. Eine Teilplastik mußte also bei einer Erkrankung des Oberlappens bzw. der Lungenspitze diese Lungenabschnitte einengen und ruhigstellen, während die unteren Teile des Oberlappens und der Unterlappen weitgehend ihre Funktion behalten sollten. Diesen Grundsatz vertreten zur Zeit eine große Reihe maßgebender Lungenchirurgen des In- und Auslandes. Sie treffen dabei naturgemäß auf den Widerstand der Anhänger der ausgedehnten paravertebralen Plastiken.

Der Gedanke der Spitzenplastik ist nicht neu, WILMS hatte ihn schon im Jahre 1912, konnte aber mit seinen Ansichten nicht durchdringen. Eine wesentliche Vorbedingung zur wirksamen Einengung der Lungenspitze gründet sich auf die Beseitigung der 1. Rippe. Diese Forderung hatte WILMS nicht ausgesprochen, wohl unter dem allgemeinen Eindruck, daß die Resektion der 1. Rippe technisch außerordentlich schwierig sei. Sein Vorschlag war folgender:

Schon im Jahre 1912 hatte er bei hauptsächlicher Erkrankung des Oberlappens eine obere Teilplastik vorgeschlagen, und zwar sollte sie paravertebral auf die drei bis vier obersten Rippen und auf die zwei bis drei obersten vorn beschränkt sein, da sich der Herd bekanntlich am häufigsten in Höhe des 2. Zwischenrippenraumes befindet. Ein solcher Herd könnte durch die genannte Resektion eingeengt und ruhiggestellt werden. Der Eingriff könnte auch den Pneumothorax ersetzen, wenn seine Anlegung wegen Verwachsungen der Spitze nicht gelänge. Es handelte sich dabei um Fälle mit einseitiger chronischer Erkrankung, mit Lungenschrumpfung, die sich durch Einziehung des Thorax bemerkbar gemacht hat, bei denen aber trotzdem wiederkehrende Blutungen, starker Hustenreiz und auch reichlicher Auswurf vorhanden war. Daß die Einengung des Oberlappens unter Umständen die tuberkulöse Erkrankung im Unterlappen fördern könnte sei möglich, aber selten. WILMS hat die Frage aufgeworfen, inwieweit diese Form der Thorakoplastik als Frühoperation in Frage kommt; er konnte sie aber nicht entscheiden.

Die WILMSsche Methode wurde schon damals ziemlich allgemein als nicht ausreichend abgelehnt, zumal SAUERBRUCH über Beobachtungen berichten konnte, die zeigten, daß die zuerst ausgeführte Einengung des Oberlappens zur Aspiration des aus den Kavernen des Oberlappens ausgepreßten Sekretes in den Unterlappen führte.

SAUERBRUCH hat dagegen schon 1913 den Vorschlag gemacht, bei ungenügendem Pneumothorax eine Oberfeldplastik durchzuführen. Die Gefahr der Aspiration ist bei der durch den Pneumothorax bedingten Einengung der Lunge gering. Er hat diesen Gedanken auch in die Tat umgesetzt. Die Technik des Eingriffes unterscheidet sich von der der ausgedehnten paravertebralen Thorakoplastik nur dadurch, daß der Eingriff auf die paravertebrale Resektion der 1.—7. Rippe beschränkt wird. Nur wenn die 7. oder 8. Rippe mitentfernt sind, kann das Schulterblatt vollständig in die Rippenlücke hineingedrängt und damit die Kollapswirkung vervollständigt werden (s. S. 460). In den Fällen mit Pneumothorax muß darauf geachtet werden, daß der interpleurale Druck durch die hinzugefügte Plastik nicht zu stark ansteigt. Er soll nicht positiv sein. Ist er höher als ± 0, so hebt er einen Teil der Plastikwirkung auf. Im Anschluß an den Eingriff muß aus demselben Grunde darauf geachtet werden, daß keine Verdrängungserscheinungen entstehen. Unter Umständen muß Luft abgesaugt werden, bis der Druck negativ ist. Die Kontrolle über den Druck im Pneumothorax bleibt auch für die Dauer bestehen, damit die Rippenregenerate sich in der Kollapsstellung bilden können.

v. MURALT (1915) hat sich um die weitere Ausbildung dieses Verfahrens bemüht. Er hat die Plastik auch bei nicht stillbaren Blutungen bei bestehendem Pneumothorax erwogen (1920).

Wenn sich auch später herausstellen sollte, daß die Gefahr der Aspiration bei der Inangriffnahme der Einengung des Brustkorbes von oben her nicht so groß war, wie sie von SAUERBRUCH, BRAUER und ihren Schülern angenommen wurde (ALEXANDER), so zeigten doch die Versuche, die von vielen Chirurgen unternommen wurden, daß die Einengung im Sinne einer oberen paravertebralen Teilplastik selbst mit Durchtrennung der ersten Rippen in der Mehrzahl der Fälle nicht ausreichte, um den Prozeß zur Heilung zu bringen. Es handelte sich dabei hauptsächlich um Kranke, bei denen große Oberlappenkavernen sich nach vorn oder medialwärts erstreckten, die entweder infolge ihrer Größe nicht zusammenfallen konnten oder dem einschränkenden Druck auswichen. Es ist natürlich, daß ein anderer Ausweg gesucht wurde, um solche Höhlen zu beseitigen, zumal sie auch nicht zu selten nach ausgedehnten Thorakoplastiken nach SAUERBRUCH und BRAUER in mehr oder weniger starker Einengung bestehen blieben. SAUERBRUCH hat bei diesen Kranken die Einengung des Brustkorbes durch Resektion der vorderen oberen Rippenabschnitte vervollständigt (s. S. 472).

Wie schon gesagt, war es natürlich für die Kranken mit auf die Lungenspitze beschränkter kavernöser Erkrankung noch einen anderen Weg zu prüfen, der auf den ersten Blick sehr vielversprechend erschien. Da die obere Teilplastik nicht genügte, um die Lungenspitze und damit die darin befindlichen Kavernen zu entspannen, so wurde ein Weg begangen, den zuerst SCHLANGE (1907) (s. auch TUFFIER S. 610) vorgeschlagen hat. Er ließ das knöcherne Gerüst unberührt und löste die Lungenspitze mitsamt der Pleura parietalis aus der Brustkorbkuppel möglichst weitgehend ab. Ein solcher Eingriff gelang von einem Zwischenrippenschnitt meist ohne Schwierigkeiten, da feste Verwachsungen zwischen Lungenfell und Brustfell bestanden. Mit anderen Worten, man begann die Oberlappenkavernen mit Hilfe der sog. extrapleuralen Apikolyse zu behandeln (s. S. 608ff.). Die Fälle blieben zunächst vereinzelt, und zwar hauptsächlich deshalb, weil sie nicht zur Heilung führten. Zwar fiel die Lungenspitze zunächst in sich zusammen, aber es blieb darüber ein Hohlraum, der sich unter aseptischen Verhältnissen mit einem serösen Erguß füllte. Mit dessen allmählicher Resorption dehnte sich die Lungenspitze aber wieder aus, dem Narbenzug folgend, der die Pleura parietalis wieder mit der Brustkorbkuppel vereinigte. Damit ging auch in der Mehrzahl der Fälle eine Wiederherstellung der Höhle einher. Es wurden nun zahlreiche Versuche gemacht, solche Höhlen offenzuhalten. Als erster hat wohl TUFFIER schon 1911 in mehreren Fällen nach der extrapleuralen Apikolyse Fett (Lipom) in die Höhle frei hineingepflanzt, um dadurch die Ausdehnung der Lunge zu verhindern (s. S. 610). P. BULL hat 1916 ein großes Lipom zum selben Zweck verwendet. Auch DIETERICHS hat über die erfolgreiche Transplantation von Fett in den extrapleuralen Raum berichtet (1924). Andere haben die Höhle mit Gaze tamponiert. Eine elastische Tamponade hat LILIENTHAL verwandt in Gestalt von Gummi, den er extrapleural einschob und die Weichteile darüber verschloß. Er hält diese Tamponade für besser als das früher von ihm verwandte jodoformierte Wachs. Auch lebendes Gewebe aus der Nachbarschaft wurde in solche Höhlen hineingebracht, zuerst wohl von ARCHIBALD (1921). Später, als dann die Apikolyse zur Pneumolyse erweitert wurde, kam als wichtigste Füllmasse das Paraffin (s. auch S. 611).

Die extrapleurale Ausfüllung der Höhle nach BAER (1913) mit der Paraffinplombe wurde zunächst von allen Seiten mit Begeisterung aufgenommen und das einfache Verfahren schien die verwickelten operativen Methoden vollkommen verdrängen zu wollen. Es hat sich aber gezeigt, daß größere Plombenmassen doch sehr häufig zum Einbruch in die Kavernen führen und daß dann

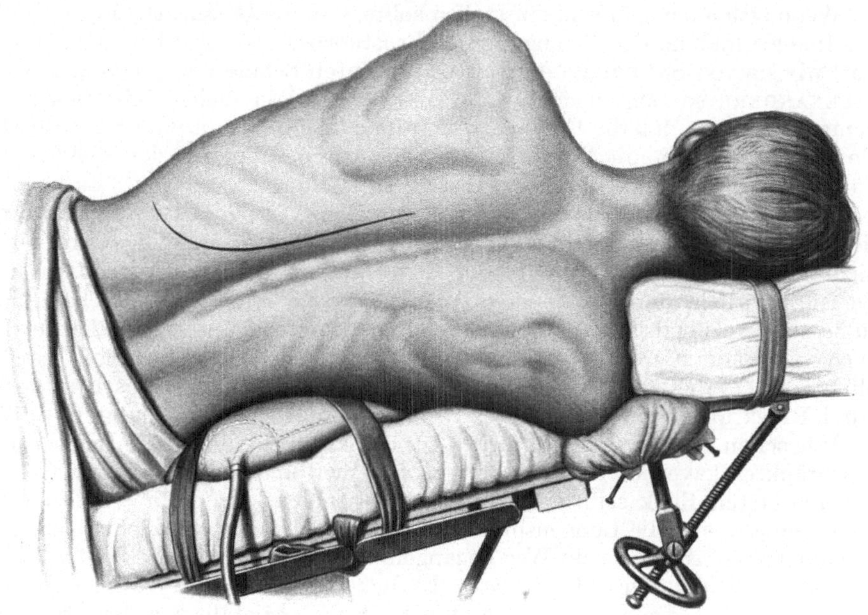

Abb. 332. Die untere Teilplastik nach SAUERBRUCH. 1. Die Lagerung des Kranken und die Andeutung des Hautschnittes.

eine Mischinfektion der Höhlen kaum fernzuhalten ist, auch wenn die Plombe rechtzeitig entfernt wird. Daher ist von vielen Chirurgen die Verwendung von Paraffinplomben bei der Behandlung großer, dünnwandiger Kavernen sehr wesentlich eingeschränkt oder auch aufgegeben worden. Es hat sich gezeigt, daß kleinere Plomben sehr wesentlich besser vertragen werden, und so hat die Plombierung bei vielen ein ziemlich engbegrenztes Anwendungsgebiet gefunden. Sie wird meist in Vereinigung mit einer Plastik zur Anwendung gebracht. Besonders bei den oberen extrapleuralen Teilplastiken hat sie ein Anwendungsgebiet gefunden und sich hier wohl auch bewährt (s. weiter unten).

Wir sehen, daß weder die obere Teilplastik noch die Apikolyse, die FRIEDRICH (1909), wenn nötig, der ausgedehnten Plastik hinzufügte, für sich allein als Behandlungsverfahren der kavernösen Lungenspitzenerkrankung überzeugen konnten. Selten kam es zu Dauerheilungen. Da die beiden Verfahren aber immerhin eine wesentliche Vereinfachung und Gefahrenverminderung bei der Behandlung der Lungentuberkulose brachten, so sind sie trotz ihres Versagens nie ganz aus der Behandlung verschwunden. Ihren wahren Wert offenbaren die beiden Methoden aber erst, seit man sie zu einem Verfahren vereinigte.

In der Geschichte der Kollapsbehandlung der Lungentuberkulose gingen zunächst die beiden eben erwähnten Verfahren zur Behandlung der auf das

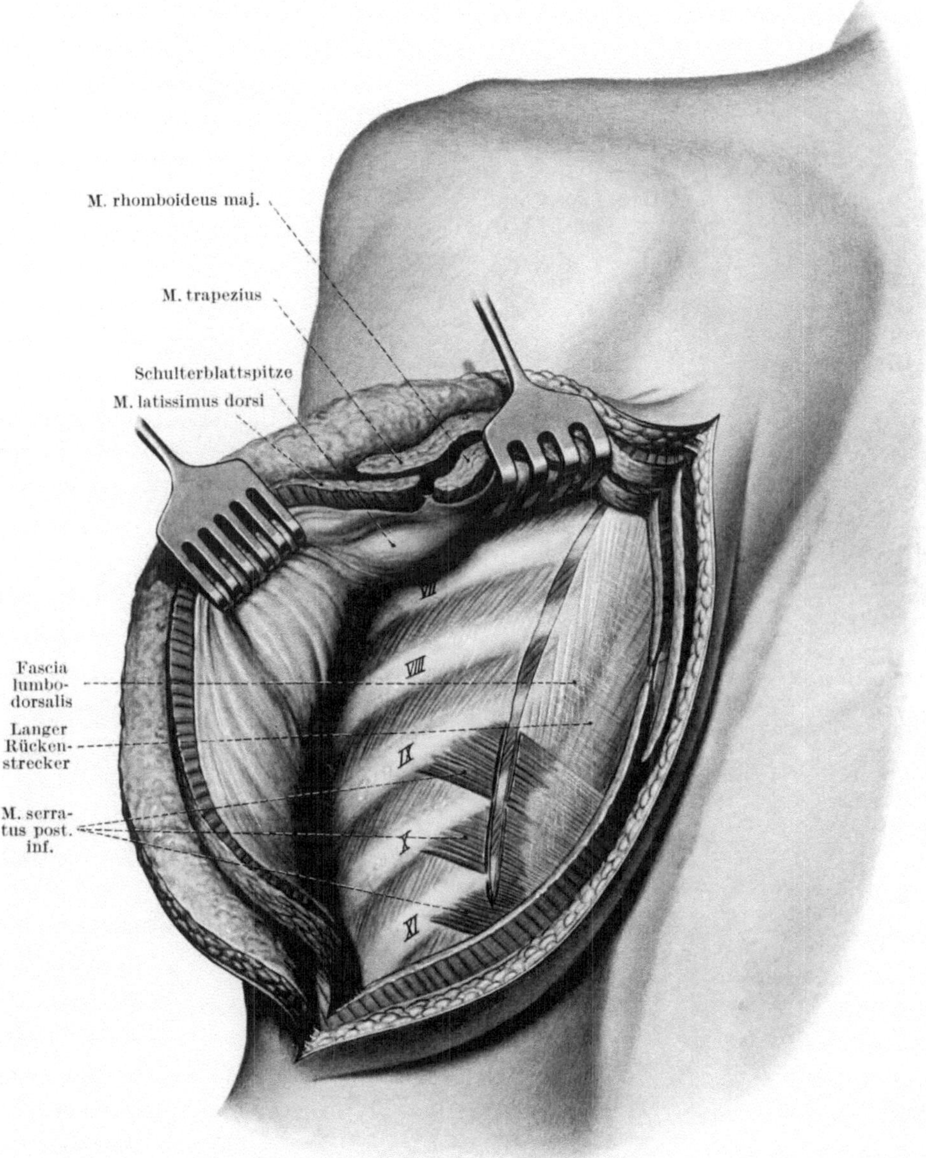

Abb. 333. Die untere Teilplastik nach SAUERBRUCH. 2. Haut, Unterhautzellgewebe und Muskulatur sind durchtrennt, ebenso die Fascia lumbodorsalis und die Zacken des M. serratus post. inf.

Oberfeld der Lunge beschränkten kavernösen Lungentuberkulosen nebeneinander her. Nachdem der oben erwähnte Vorschlag WILMS (s. S. 490) keine Verbreitung gefunden hatte, da kaum Dauerresultate erzielt werden konnten, hörte man im chirurgischen Schrifttum längere Zeit wenig von einer oberen Teilplastik. Sie wurde im wesentlichen als 2. oder 3. Sitzung einer Totalplastik zur

Anwendung gebracht. Wie wir sehen werden, hat sie aber in der Folgezeit eine fortschreitende Entwicklung genommen und ist nach vielen Wandlungen in

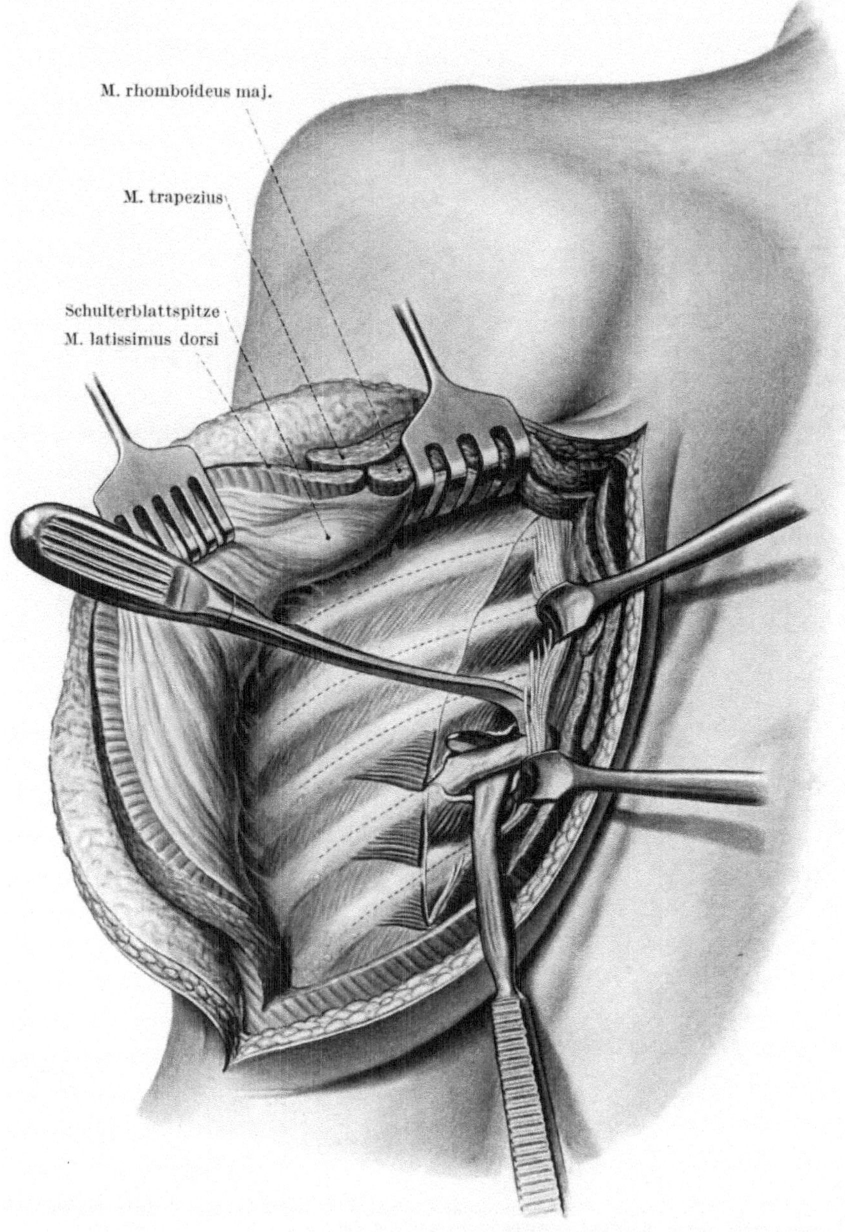

Abb. 334. Die untere Teilplastik nach SAUERBRUCH. 3. Die Sehnenansätze des M. iliocostalis dorsi sind mit dem Raspatorium beiseitegeschoben und werden mit stumpfen Haken zurückgehalten. Die 10. Rippe ist zentral subperiostal ausgelöst und mit einem gebogenen Elevatorium unterfahren.

den dauernden Bestand der Eingriffe bei auf den Oberlappen beschränkten Erkrankungen aufgenommen.

Eine untere Teilplastik ist ebenfalls von SAUERBRUCH (1913) empfohlen worden. Sie sollte zur Anwendung kommen bei Herderkrankungen, die sich

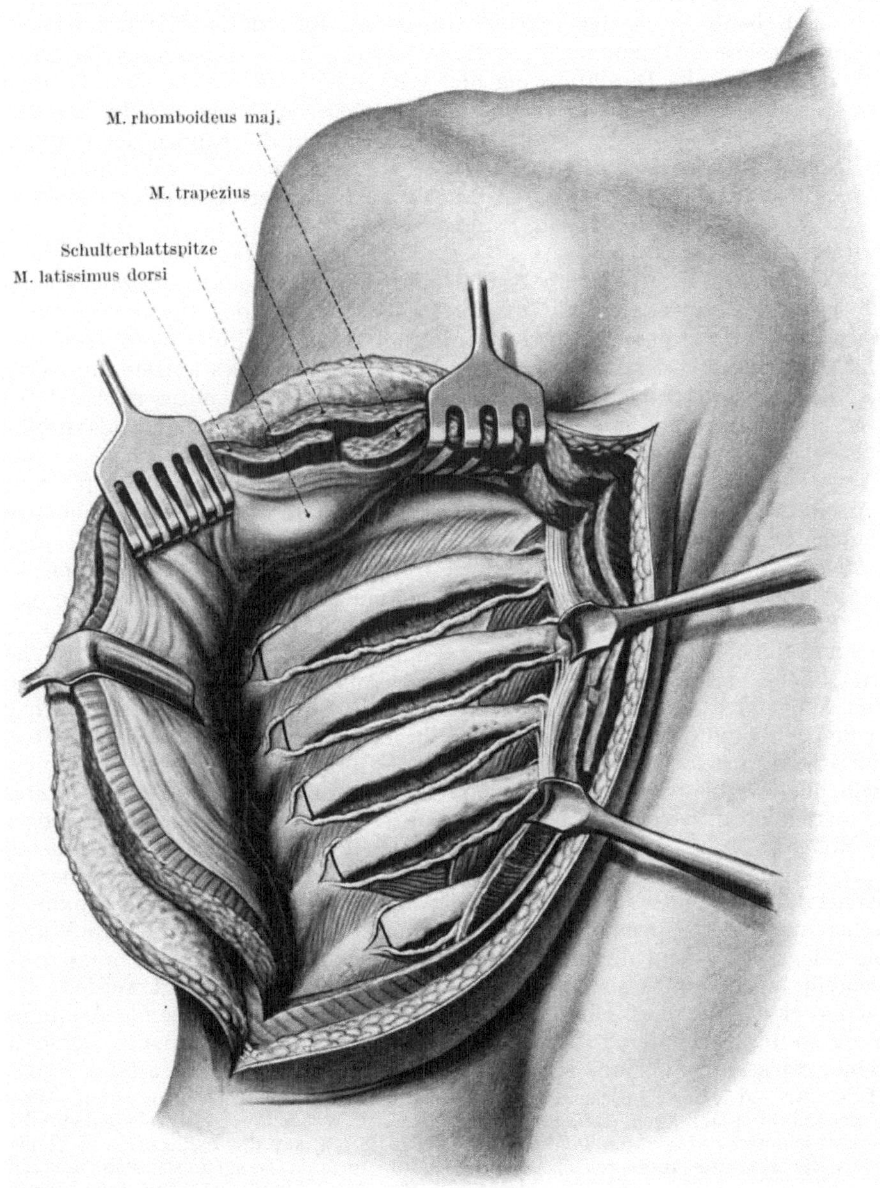

Abb. 335. Die untere Teilplastik nach SAUERBRUCH. 4. Die 7.—11. Rippen sind subperiostal auf die gewünschte Entfernung ausgelöst, aber noch nicht durchtrennt. Die distalen Durchtrennungslinien sind angedeutet.

im wesentlichen auf den Unterlappen der Lungen beschränken. Die Erfahrungen, die mit der unteren Teilplastik gemacht wurden, waren aber nicht gut.

SAUERBRUCH hat schon 1909 die Beobachtung bekanntgegeben, daß das Mediastinal- und Brustwandflattern hauptsächlich nach dem Entfernen der untersten Rippen eintritt. Aus demselben Grunde hat BRAUER später auf die Resektion der 10. und 11. Rippe verzichtet, da dann auch das Zwerchfell seinen Halt behält und die paradoxe Atmung ausbleibt.

Da gelegentlich einmal eine untere Teilplastik notwendig werden kann, und da sie auch heute noch der extrapleuralen Totalplastik nach SAUERBRUCH, falls sie in mehreren Sitzungen ausgeführt werden muß, vorausgeschickt wird, so soll ihre praktische Durchführung hier mitgeteilt werden. Der Kranke wird auf die gesunde Seite bei etwas erhöhtem Oberkörper aufgelegt. In die Lendengegend kommt ein am besten aufblasbares Kissen, um die Rippen der kranken Seite auseinanderzudrängen (Abb. 332). Der Eingriff wird wohl immer in örtlicher Betäubung ausgeführt, d. h. es wird paravertebral etwa 3 cm von den Dornfortsätzen entfernt, ein Streifen von der 8. bis zur 12. Rippe eingespritzt. Im unteren Abschnitt erfolgt die Schmerzbetäubung dem Verlauf der 12. Rippe bis in die hintere Axillarlinie. Der Hautschnitt beginnt in der Höhe der 8.—9. Rippe und verläuft dreifingerbreit von der Dornfortsatzreihe entfernt parallel zu dieser und biegt unterhalb der 12. Rippe nach vorn um. Nach Durchtrennung der Haut und des Unterhautzellgewebes werden im oberen Abschnitt die Mm. trapezius und rhomboideus maj., im unteren Abschnitt der M. latissimus dorsi quer zur Faserrichtung durchtrennt und als großer Weichteillappen von der Unterlage halb stumpf, halb scharf abgelöst, so daß die 7.—11. Rippe freiliegen. Dann wird die Fascia lumbodorsalis außerhalb des Ansatzes des M. iliocostalis dorsi eingeschnitten und die gesamte Muskulatur des langen Rückenstreckers stumpf nach der Mittellinie abgeschoben. Die Zacken des M. serratus post. inf. werden durchtrennt (Abb. 333). Nun werden im hintersten Abschnitt die Rippen einzeln auf einige Zentimeter ringherum von ihrem Periostmantel befreit (Abb. 334). So geht man von der 10. bis zur 7., manchmal auch bis zur 6. und 5. Rippe nach oben vor. Erst dann wird das oberflächliche Periost der Rippen in größerer Ausdehnung gespalten, und zwar nimmt steigend die Größe der zu entfernenden Rippenstücke zu. Es erfolgt jetzt die Befreiung der Rippenstücke von ihrem Periost. Das gefürchtete Brustwandflattern wird schon dadurch, daß man die Rippen zunächst erhält und nicht einzeln auslöst, bis zu einem gewissen Grade verhindert. Man kann es aber ganz ausschließen, wenn man nach GRAF unter jeden freigelegten Rippenbogen eine Rollgaze stopft. Sind aber die zur Resektion in Aussicht genommenen Rippen von ihrem Periostmantel befreit, so werden sie nun rasch hintereinander zunächst distal durchtrennt (Abb. 335). Dann erfolgt die ebenso rasche proximale Durchtrennung der Rippen. Ein kleinfingerdickes Gummirohr wird in die Wundhöhle gelegt. Während der nun folgenden Muskel- und Hautnaht müssen die Weichteile bereits von Assistentenhand in die Wundhöhle gedrängt werden. Ein guter Druckverband muß nach Abschluß der Hautnaht die drohende Atmungsstörung weiter verhindern. Erst nach langer Pause gingen erneute Versuche zu einer wirksamen oberen Teilplastik zunächst von Amerika aus.

LAMBERT und MILLER operierten (1924) als erste wieder von oben nach unten. Wenn sie, wie 1 Jahr später auch ALEXANDER, den Eingriff öfters mehrzeitig als vollständige Plastik abschlossen, so konnten sie doch den Beweis liefern, daß das befürchtete Einfließen des aus der Kaverne ausgepreßten Inhaltes in die unteren Lungenabschnitte ausblieb.

Sie resezierten paravertebral die obersten 5 Rippen und wenn nötig in einer zweiten Sitzung die unteren 5 Rippen. Sie sahen keinerlei Störung, da die Fähigkeit zum Aushusten erhalten blieb, und berichteten 1924 über 20 eigene Fälle mit 3 Todesfällen nach dem Eingriff. 6 waren sichtlich gebessert, 5 blieben inaktiv. Für geeignet hielten sie einseitige, chronische Fälle. Eine nichtaktive Spitzenerkrankung der anderen Seite bedeutet keine Gegenanzeige. Dagegen sind Herde in mittleren und unteren Teilen derselben Seite auszuschließen.

J. ALEXANDER beruft sich 1925 auf die Erfahrungen der SCHREIBERschen Klinik in Davos (STÖCKLIN) und der SAUERBRUCHschen Klinik in München (BRUNNER). Nach STÖCKLIN erlagen 25% der Verstorbenen einer Aspirationspneumonie, nach BRUNNER 83% der Gestorbenen an tuberkulöser Pneumonie. Auf Grund der genannten Beobachtungen stellt ALEXANDER fest, daß bei den 99 Fällen BRUNNERs eine Pneumonie im Unterlappen der operierten Seite 5mal auftrat, bei STÖCKLIN in 96 Fällen 2mal, dagegen fand sich nach unterer Thorakoplastik eine Pneumonie in der Lunge der Gegenseite 7mal bei BRUNNER, 4mal bei STÖCKLIN. Diese Beobachtungen haben andere Chirurgen auch häufig gemacht und ALEXANDER konnte also aus einer Übersicht des Weltschrifttums die Annahme SAUERBRUCHs von der Gefährlichkeit einer zuerst ausgeführten Rippenresektion über den oberen Lungenabschnitten nicht bestätigen. Er glaubt, daß für die Entstehung von Lungenentzündung nach Entfernung von Rippen über den unteren Lungenabschnitten die Störung der Hustfähigkeit verantwortlich gemacht werden müsse. Die unteren Teile des Brustkorbes und die Bauchmuskeln sind für das Aushusten besonders wichtig.

Da ein Erfolg der Thorakoplastik nur zu erwarten ist, wenn Ober- und Unterlappen eingeengt werden, und da bei Einengung der unteren Abschnitte durch Rippenresektion die Pneumoniegefahr auf der anderen Seite droht, so hat ALEXANDER zur Vermeidung dieser Gefahr vorgeschlagen, zunächst eine Zwerchfellähmung durchzuführen, dann einige Wochen später die oberen 7 Rippen zu resezieren. Genügt infolge von Verwachsungen die künstliche Zwerchfellähmung später nicht, so sollen 2—3 Wochen später auch noch die unteren Rippen reseziert werden.

Im selben Jahre (1925) hat JACOBOVICI (Rumänien) die Resektion der 1. Rippe empfohlen und eine Phrenikotomie hinzugefügt. Auch dieses Verfahren blieb zunächst vereinzelt. Überall wurden tastende Versuche gemacht. BÉRARD hat schon 1925 über Teilplastiken berichtet.

So hat TOUSSAINT (1926) den Gedanken verfolgt, bei umschriebener Lungentuberkulose den Eingriff ebenfalls örtlich zu begrenzen. Er nannte das Sparthorakoplastik. Dem Eingriff vorausgehen muß eine möglichst genaue Ortsbestimmung des Krankheitsherdes. Der Eingriff wird verstärkt durch die künstliche Zwerchfellähmung. Die Einengung von Herden im Spitzenbereich gelingt durch die paravertebrale Resektion der 3.—4. oder 5. obersten Rippen, wenn Verwachsungen bestehen. Ein derartiger Eingriff kann als durchaus harmlos gelten.

Das Jahr 1927 brachte eine Reihe einschlägiger Arbeiten. So hat LILIENTHAL bei Vorhandensein von Spitzenkavernen mit der oberen Teilplastik begonnen. Er operiert zweizeitig in örtlicher Betäubung, um den Hustenreiz zu erhalten und dadurch ein Herabfließen des infektiösen Höhleninhaltes zu verhindern. Der vordere Teil der zuerst resezierten I. Rippe sinkt um 1—2 Zwischenrippenräume tiefer als der vertebrale Abschnitt. Daher ist die unmittelbare Folge des Eingriffes eine erhebliche Verminderung des Umfanges des Lungenspitzenraumes, während die Verschiebung des Mittelfellraumes nach der gesunden Seite nicht so erheblich ist wie bei der zuerst erfolgten Resektion der unteren Rippen. Durch langsame Gewöhnung an die veränderten anatomischen Verhältnisse zwischen dem ersten und zweiten Eingriff wird der letztere nicht mehr mit einem schweren Shock beantwortet. LILIENTHAL bezeichnete die Resektion der 1. Rippe bereits als den Schlüssel zum völligen Lungenkollaps, da ihre Durchtrennung auf die Stellung der unteren Rippen wirkt. Sie muß also zuerst durchtrennt werden. Man kann, wenn man die ersten 5—6 Rippen reseziert hat und noch eine Phrenikusexairese hinzufügt, oft auf eine Entfernung der unteren Rippen verzichten, da sie nicht mehr notwendig ist.

COFFEY (1927) hat eine besondere Methode zur Resektion der 1. Rippe, deren Entfernung er für durchaus notwendig hält, ausgearbeitet. Der Kranke liegt in Rückenlage mit erhöhter Schulter der kranken Seite. Der Arm der kranken Seite wird stark nach unten gezogen, der Hautschnitt, der oberhalb des Schlüsselbeines vom vorderen Rand des M. trapezius bis zum Jugulum verläuft, teilt den Winkel zwischen Schlüsselbein und dem hinteren Kopfnickerrand in 2 gleiche Teile (Abb. 336). Durchtrennen des Platysma, doppelte Unterbindung und Durchtrennung der V. jugularis ext. und ihrer nach hinten ziehenden Seitenäste. Einkerben der hinteren zwei Drittel des Schlüsselbeinabschnittes des Kopfnickers (Abb. 337). Doppelte Unterbindung und Durchtrennung der Aa. transversa scapulae und transversa colli (Abb. 337). Durchtrennung des M. omohyoideus. Der über dem M. scalenus ant. ziehende N. phrenicus wird nach medial gezogen oder herausgedreht. Den M. scalenus ant. schneidet man an seinem Ansatz am Tub. scaleni der 1. Rippe ab (Abb. 338).

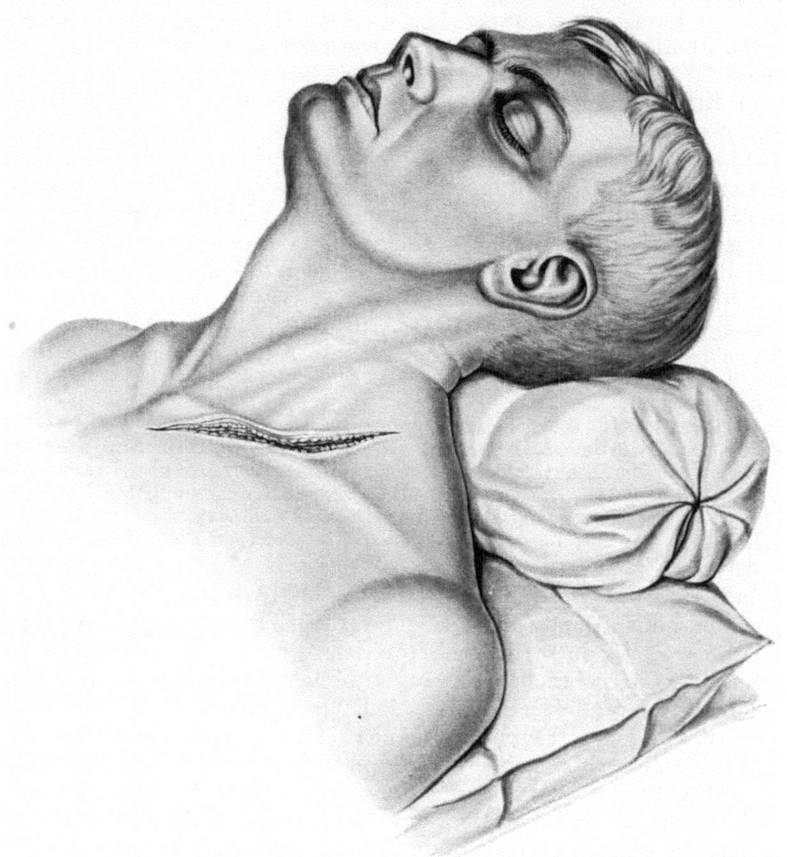

Abb. 336. Die Resektion der ersten Rippe nach COFFEY. 1. Der Weichteilschnitt. Er teilt den Winkel zwischen dem Schlüsselbein und dem hinteren Kopfnickerrand in zwei gleiche Teile. Das Platysma wird ebenfalls durchtrennt.

Die 3 großen Nervenstämme des Plexus brachialis werden mit der A. subclavia mit einem Gazestreifen angeschlungen und nach vorn und seitlich, und der Vorderrand der Mm. trapezius und scalenus post. nach rückwärts gezogen (Abb. 339). Will man den Eingriff mit der Entfernung der 1. Rippe abschließen, so wird der N. thoracalis long. ebenfalls angeschlungen und nach hinten gezogen (Abb. 339). Ist eine ausgedehnte Plastik geplant, so kann man den N. thoracalis long. durchschneiden. In beiden Fällen legt man nun den M. scalenus med. frei, trennt ihn vorsichtig an seinem Ansatz an der 1. Rippe ab und kann diese nun bis weit nach rückwärts übersehen (Abb. 339). Die Pleurakuppel, die mit der 1. Rippe im wesentlichen nur im Bereiche ihres schmalen inneren Randes zusammenhängt, wird mit dem Raspatorium abgelöst und dann die

Rippe so weit wie möglich entfernt. Auch vom zugehörigen Proc. transversus des 1. Brustwirbels kann man ein Stück entfernen, muß aber dabei die A. vertebralis schonen. Die Muskeln werden durch Nähte vereinigt, insbesondere der M. omohyoideus und der Kopfnicker. Zum Schluß erfolgt eine genaue Hautnaht. Das Zusammenfallen der Lungenspitze pflegt stark zu sein.

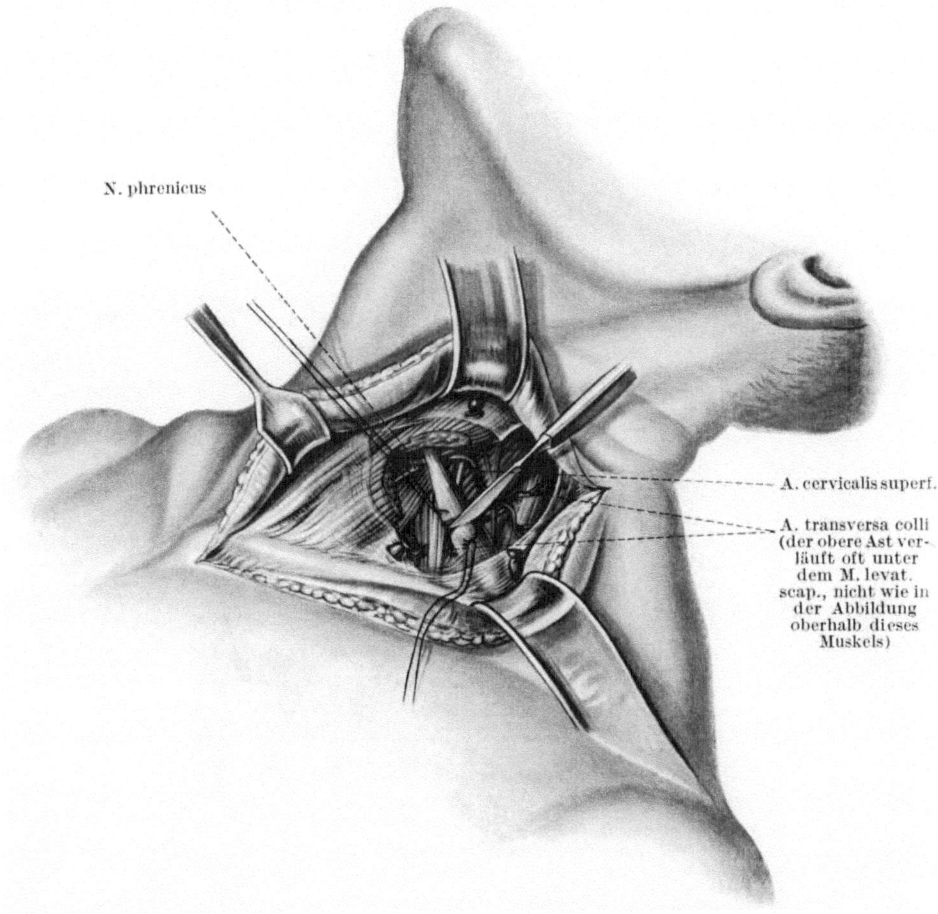

Abb. 337. Die Resektion der ersten Rippe nach Coffey. 2. Das Platysma ist durchtrennt. Die V. jugularis ext. ist unterbunden. Der Kopfnicker ist in seinem lateralen Abschnitt zweifingerbreit oberhalb des Schlüsselbeines eingekerbt. Der M. omohyoideus ist angeschlungen und durchtrennt.

Je nach der Ausdehnung der Erkrankung und des Einsinkens muß der Operationsplan eingerichtet werden, was die Entfernung weiterer Rippen angeht.

Da die teilweise Entfernung der 1. Rippe bei vielen der folgenden Eingriffe eine Rolle spielt, so soll hier auf die Arbeit von Mallet-Guy und Desjacques (1927) etwas näher eingegangen werden, da sie in eingehendem Studium über die anatomischen Voraussetzungen und das schonendste chirurgische Vorgehen zur Resektion der ersten beiden Rippen von hinten berichtet haben.

Mallet-Guy und Desjacques haben die Technik der Resektion der beiden ersten Rippen auf dem hinteren äußeren Weg oberhalb des Schulterblattes schon im Jahre 1927 empfohlen. Roux (Lausanne) hat wohl auf diesem Wege schon die ersten Rippen freigelegt, worüber HERZIG in einer Dissertation berichtete. Die beiden erstgenannten Verff. haben als Grundlage des Eingriffes die anatomischen Verhältnisse der 1. Rippe aufs genaueste studiert, und zwar sowohl den Knochenaufbau als die Topographie und die Beziehungen zu den benachbarten Organen. Da die Resektion der 1. Rippe heute vielfach Interesse beansprucht, sei etwas näher auf diese anatomischen Studien eingegangen.

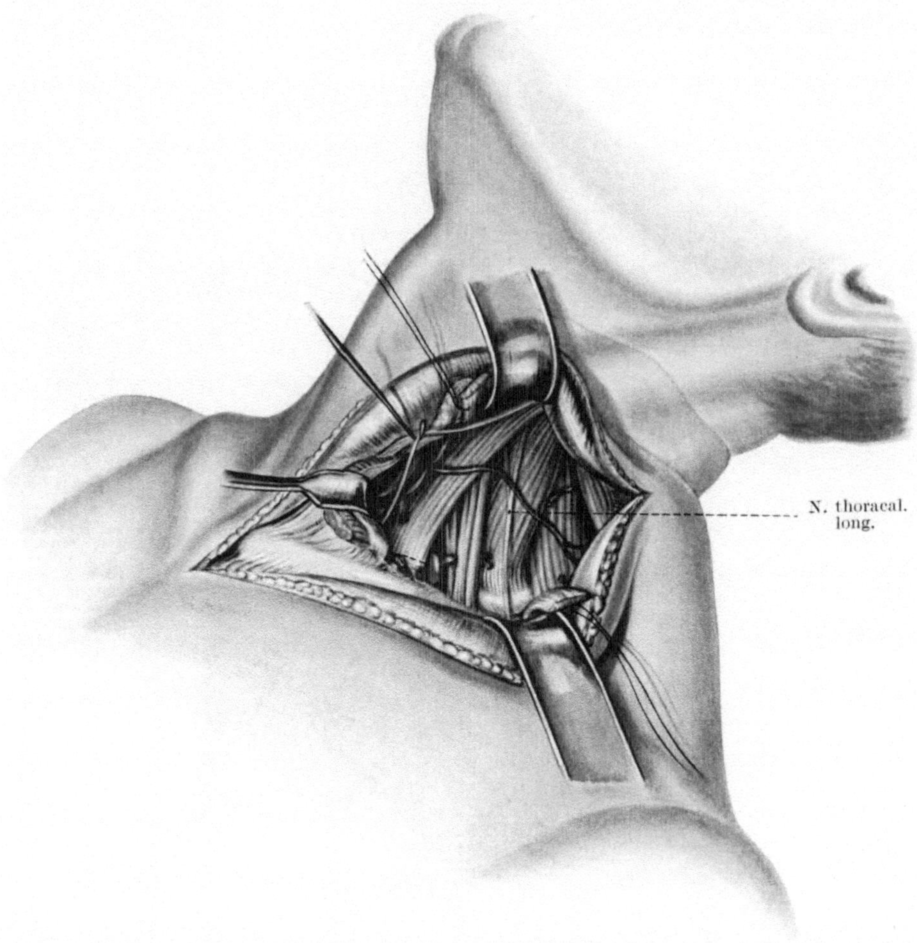

Abb. 338. Die Resektion der ersten Rippe nach COFFEY. 3. Die Aa. transversae scapul. und colli sind unterbunden und durchtrennt. Die A. cervicalis superf. wird unterbunden. Der N. phrenicus wird vom M. scalenus ant. abgehoben und nach vorn gezogen. Der M. scalenus ant. selbst wird entsprechend der punktierten Linie in der Nähe seines Ansatzes durchtrennt.

Es werden 3 Segmente der 1. Rippe unterschieden. Das erste oder vertebrale verläuft von innen nach außen. Es enthält an seinem oberen Ende den Gelenkkopf. Der Hals ist rund. Ein starker Vorsprung, Tuberculum costae, sieht nach hinten. Der zweite oder Muskelabschnitt ist mit dem ersten in fast rechtem Winkel verbunden. Er ist viel stärker, breit, fast geradlinig und weist auf seiner Oberfläche alle möglichen Unebenheiten auf, die Muskelansätze darstellen. Er zieht von innen nach außen und von hinten nach vorn. Der dritte Teil, der vordere oder Gefäßnervenabschnitt, trägt auf der Innenseite das Tuberculum scaleni. Hinter dem Tuberkulum zieht der Plexus brachialis und die A. subclavia, davor die V. subclavia vorüber. Der dritte Abschnitt ist mit dem zweiten durch einen nach innen offenen Winkel verbunden und verläuft nach vorn und innen. Zwischen mittlerem und vorderem Teil an der Außenseite bildet sich der hintere Rippenwinkel. Der erste und dritte Teil sind schwer zugänglich. Der erste verbirgt sich in dem Winkel neben der Wirbelsäule, der dritte vordere hinter dem Schlüsselbein und steht in Verbindung mit den Gefäßen und dem Plexus. Nur der mittlere Teil erscheint ohne Gefahr zugänglich,

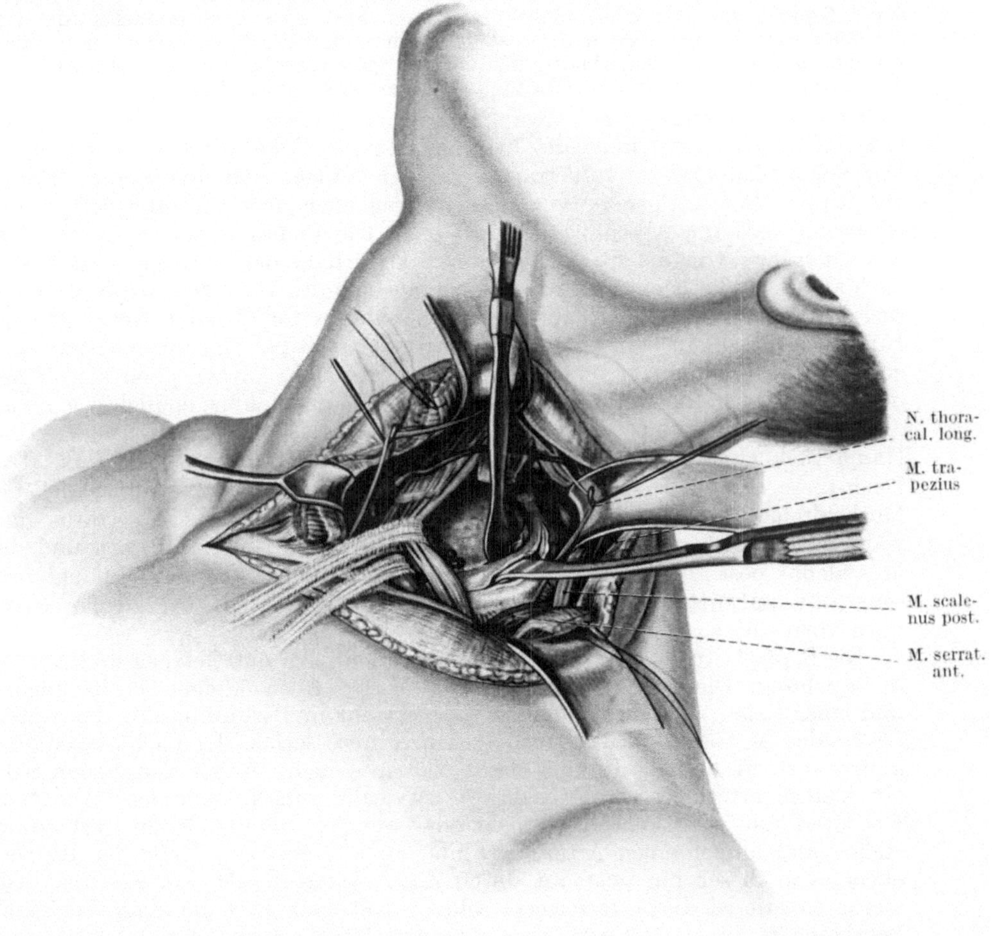

Abb. 339. Die Resektion der ersten Rippe nach COFFEY. 4. Der Plexus brachialis und die A. subclavia sind aus ihrem Lager herausgehoben und werden mit Gazestreifen nach vorn unten gezogen. Der vordere Rand der Mm. trapezius und scalenus post. werden mit dem N. thoracal. long. nach rückwärts gezogen. Der Ansatz des M. scalenus med. ist von der ersten Rippe abgetrennt. Die Pleurakuppel wird vom Innenrand der ersten Rippe abgelöst, so daß die Rippe nun entfernt werden kann.

da nur Muskelansätze hier angetroffen werden. Die Verff. bezeichnen diesen Teil als chirurgischen Abschnitt der 1. Rippe und bringen noch weitere Einzelheiten. Die innere untere Fläche hat überall Rauhigkeiten für die Ansätze der ersten Zwischenrippenmuskeln. Die obere Fläche ist trapezförmig mit der äußeren, längeren Seite und der kurzen inneren. Sie ist wie ein Keil zwischen dem vorderen und hinteren Abschnitt eingeschoben. Schließlich gibt es noch eine Außenfläche, die nach hinten und außen sieht, hinten ist sie höher als vorn. Topographisch-anatomisch ist die 1. Rippe nicht in einer waagerechten Ebene eingestellt. Die waagerechte Ebene, die durch das vordere Ende geht, schneidet hinten die 3. Rippe. Nur das vordere Segment gehört der Brust an.

Das mittlere und hintere liegen im Bereiche des Halses, was durch die Schiefstellung der Rippe bedingt ist. Dadurch, daß der mittlere Teil der Rippe im Bereiche des Halses liegt, kann man diesen Teil bei mageren Menschen am vorderen Rande des M. trapezius sehen, auch bei muskelstarken Menschen immer palpieren. Man fühlt einen deutlichen knöchernen Vorsprung an dieser Stelle. Etwas davor und unterhalb dieses Vorsprungs ist ein druckschmerzhafter Punkt, der der Lage des Plexus brachialis entspricht. Den hinteren Abschnitt der 1. Rippe kann man nicht fühlen, man kann aber seine Lage feststellen, da er in der Mitte einer Verbindungslinie liegt, die den Hinterrand des Proc. mastoideus mit dem vertebralen Rand des Schulterblattes in Höhe der Spina scapulae verbindet. Dieser Punkt liegt gleichzeitig etwas oberhalb des fühlbaren Proc. spin. des 7. Halswirbels.

Die Beziehungen zu den Nachbarorganen sind im wesentlichen bekannt. Nach vorne innen ist in unmittelbarer Nähe der Plexus brachialis. Der 8. Zervikalnerv verläuft transversal der Länge nach am inneren Rande der Rippe. Der 1. Dorsalnerv verläuft schräg nach oben und außen nach der Rinne im vorderen Abschnitt der 1. Rippe. Die Pleurakuppel ist durch diese Nervenstränge von der Rippe getrennt. Unterhalb der 1. Rippe finden sich nach außen zu die beiden Zwischenrippenmuskeln des 1. Zwischenrippenraumes. Zwischen den Muskeln verlaufen einzelne kleine Gefäß- und Nervenzweige. Innerhalb dieser Muskeln tritt die Pleura mit der Rippe in sehr nahe und ausgedehnte Verbindung, besonders an ihrer Unterfläche. Nach oben setzen mit mehreren Sehnen die Mm. scaleni post. und med., nach außen endlich wie gesagt die Zwischenrippenmuskeln an. So bildet die 1. Rippe gewissermaßen das Hauptstück einer anatomischen Gegend der Regio suprascapularis. Das Dach dieser Regio ist der M. trapezius. Unter diesem Muskel findet sich ein Muskeldreieck, im Grund gebildet durch die oberste Zacke des M. serratus ant., während der M. levator scapulae hinten schräg nach oben und vorn und der M. scalenus post., dessen Fasern sich zum Teil an der 2. Rippe ansetzen, vorn senkrecht aufwärts laufen. Unter diesen Muskeln zieht die Rippe schräg nach vorn unten.

Die Rippe tritt, außer mit den Muskeln, auch noch mit Gefäßen und Nerven in Beziehung. Die Muskulatur ordnet sich in zwei Ebenen, einer oberflächlichen und einer tiefen. Die oberflächliche Ebene steht in Berührung mit der Unterfläche des M. trapezius und enthält den N. accessorius, der nach hinten und außen verläuft (Abb. 341) und oberflächliche Venen. Außer den Venen wird ein kleines arterielles Ästchen der A. cervicalis superf. gefunden. Die tiefe Ebene enthält auch Venen, die mehr oder weniger miteinander in Verbindung stehen und immer einen Arterienast und einen Nerven in Höhe der Rippenebene, von dieser nur getrennt durch die Ansätze des M. scalenus ant. Die starke Arterie ist die A. transversa colli. Sie überschreitet die obere Schlüsselbeingrube in ihrem unteren Abschnitt und läuft entlang der 2. Rippe, teilt sich in 2 Äste, einem oberflächlichen und einem tiefen, am vorderen Rand des M. levator scapulae. Der Nerv ist der N. dorsalis scapulae für den M. rhomboideus und windet sich um die Arterie. Vorher kreuzt er in seinem schiefen Verlauf nach unten und hinten die Verlaufsrichtung der 1. Rippe im rechten Winkel. Er ist ein guter Anhaltspunkt für das Aufsuchen der 1. Rippe.

Der gewöhnliche Weg der 1. Rippe ist der hintere Weg. Er ist mühsam. Der Chirurg arbeitet in einem tiefen Schacht, selbst wenn er die Wunde oben erweitert, bleibt die Rippe in der Tiefe. Nach hinten muß man den M. levator scapulae überschreiten und an seiner Unterfläche in die Tiefe treten. Um den Muskel nach außen zu ziehen und das Muskeldreieck freizulegen, das man angreifen will, ist es nötig, daß das Schulterblatt weit vom Rumpf abgewinkelt wird. Das kann man im Verlauf einer Totalplastik ohne Schwierigkeiten machen. Bei einer Teilplastik ist es aber wesentlich schwieriger.

JACOBOVICI (s. S. 497) hat daher vorgeschlagen von vorn einzudringen. Nach Durchtrennung des N. phrenicus wird die 1. Rippe in ihrem hinteren Abschnitt von einem einzigen vorderen Schnitt am Hals entfernt. Aber der Weg ist gefährlich. Die A. subclavia, viele Nerven und der Plexus brachialis sind im Wege. BÉRARD hat schon 1924 in einer Sitzung durch einen gleichen vorderen Einschnitt Teile der ersten 3 Rippen entfernt.

MALLET-GUY und DESJACQUES empfehlen zur Entfernung der 1. und 2. Rippe den hinteren äußeren Weg oberhalb des Schulterblattes, da er der logischste ist, um das mittlere Segment der 1. Rippe da freizulegen, wo man diesen Rippenabschnitt durchfühlen kann. Der Weg ist streng anatomisch durch den Verlauf von bestimmten Gefäßen und Nerven gekennzeichnet.

Das Vorgehen ist folgendes: Der Kranke wird auf die gesunde Seite gelagert. Der Kopf wird zurückgebeugt. Unter den Hals kommt ein Sandsack, um das Eingriffsgebiet vorzudrängen. Ein Gehilfe, der das Gesicht dem Kranken zuwendet, zieht die Schulter mit Hilfe des Armes nach abwärts in der Achse des Körpers. Der Operateur steht hinter dem Kranken und ein zweiter Gehilfe ihm gegenüber. Zunächst wird die 1. Rippe freigelegt. Der Hautschnitt war zuerst geradlinig, parallel dem Rippenabschnitt, den man freilegen will, d. h. schief von oben nach unten und von hinten nach vorn. Ein solcher Schnitt würde allerdings die Fasern des M. trapezius im rechten Winkel durchtrennen. Wird der Schnitt so gelegt, daß er in der Mitte der Verbindungslinie zwischen dem hinteren Rand des Warzenfortsatzes und dem medialen Ende der Spina scapulae beginnt, welchen Punkt man sich mit dem Finger kennzeichnet (Abb. 340), und schräg nach unten gegen das Akromioklavikulargelenk verläuft und schneidet man in dieser Richtung Haut und Subkutangewebe durch, so kann man die Fasern des M. trapezius in ihrer Faserrichtung ohne Verletzung auseinanderziehen. Will man auch die 2. Rippe resezieren, so wird am hinteren Ende des Schnittes ein senkrechter Schnitt aufgesetzt, der nun allerdings die Fasern des M. trapezius auf etwa 4 cm senkrecht zu ihrer Längsrichtung trifft (Abb. 341).

Ist eine paravertebrale Thorakoplastik vorausgegangen, so ist, wie BÉRARD festgestellt hat, das Schulterblatt etwas nach innen verlagert und der Schnitt muß danach eingerichtet werden.

Nach Durchtrennung von Haut und Unterhautzellgewebe finden sich einige senkrecht zur Schnittlinie verlaufende Venen und lateral ein kleiner Nervenast des oberflächlichen Halsplexus (Abb. 341). In der zweiten Operationszeit wird nun der M. trapezius in seiner Faserrichtung geteilt. Ist, wie öfters, im hintersten Abschnitt des Operationsgebietes eine größere perforierende Vene, so wird der Schnitt oberhalb und hinter dieser durchgeführt und die Vene mit dem durch den winkeligen Schnitt gebildeten Lappen nach unten gezogen. Ist der Muskel durchtrennt, so erscheint in der Mitte des Einschnittes der N. accessorius (Abb. 341). Er ist kenntlich an seinem schrägen Verlauf nach unten und außen. Er kreuzt die oberflächlichen Venen. Eine Arterie ist manchmal auch vorhanden (Ast der A. cervicalis superficialis). Der Nerv wird freigelegt und einem Gehilfen unter einem Haken anvertraut, der ihn während des ganzen Verlaufes des weiteren Eingriffes hält. Im dritten Teil des Eingriffes wird im hinteren Wundwinkel der Vorderrand des M. levator scapulae freigelegt. Lateral von diesem Muskelrand verläuft die A. und V. transversa colli. Sie werden aus dem Bindegewebe freigelegt, doppelt unterbunden und durchtrennt (Abb. 343). Es ist gut, die Arterie nahe an ihrem Austritt aus dem Plexus brachialis im Stamm zu unterbinden, da man sich damit mehrere einzelne Unterbindungen der Äste sparen kann. Die Venen liegen gewöhnlich unter der Arterie. Nun findet man ohne Schwierigkeiten in dem Binde- und Fettgewebe den N. dorsalis scapulae (Abb. 342). Er kreuzt im rechten Winkel die 1. Rippe und verläuft auf dem M. scalenus post. Zieht man den M. levator scapulae rückwärts, so folgen gleichzeitig die darunter

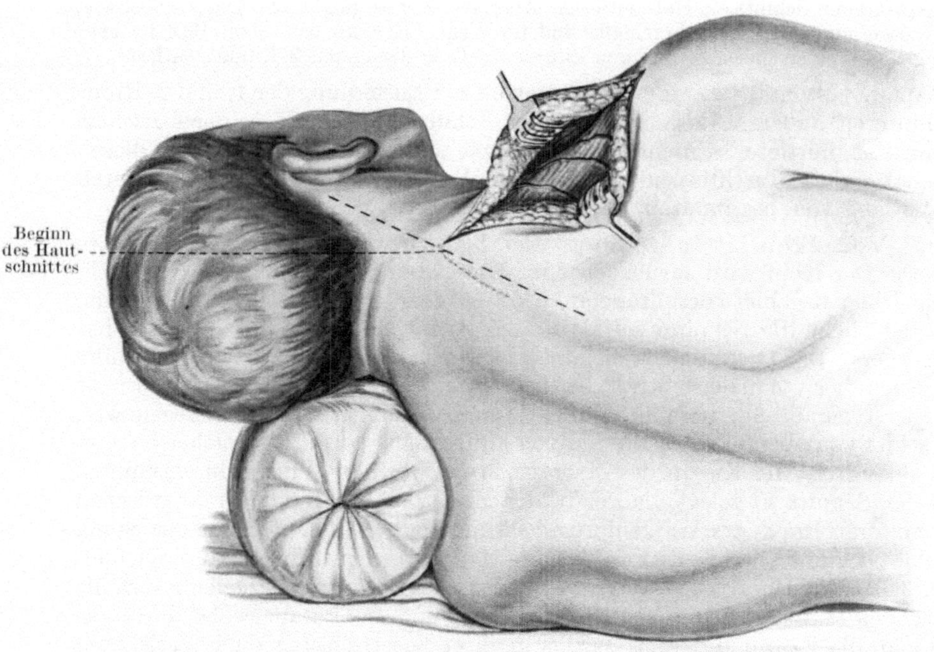

Abb. 340. Die Freilegung der 1. Rippe nach MALLET-GUY und DESJACQUES. 1. Die gestrichelte Linie zeigt die Verbindungslinie zwischen Warzenfortsatz und Schulterblattgräte. In der Mitte dieser Linie beginnt der Hautschnitt und reicht bis in die Gegend der Schulterhöhle. Die punktierte rote Linie deutet die Erweiterung des Weichteilschnittes an. Der vordere Teil des Weichteilschnittes ist ausgeführt. Der M. trapezius liegt frei überkreuzt von einigen oberflächlichen Venen.

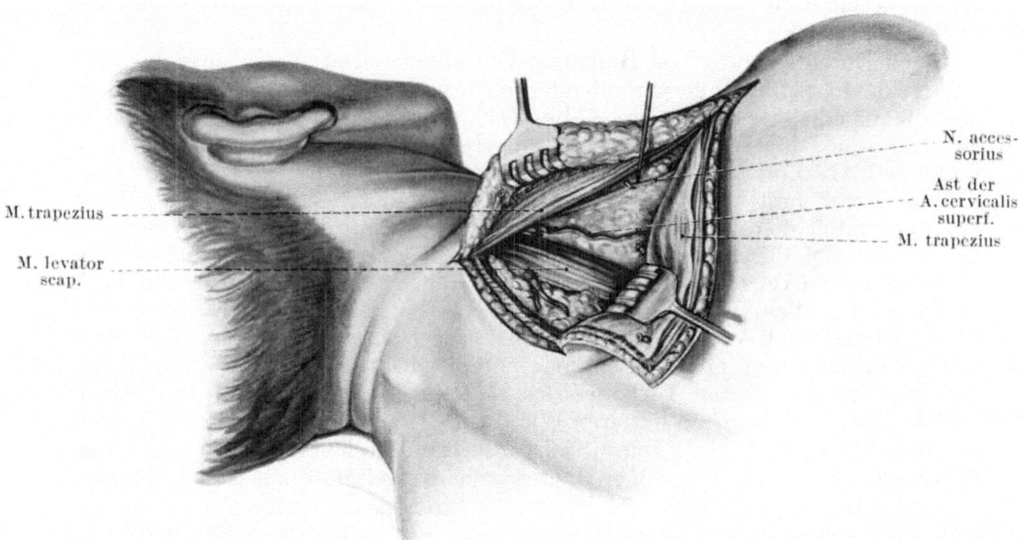

Abb. 341. Die Freilegung der 1. Rippe nach MALLET-GUY und DESJACQUES. 2. Der Schnitt ist zum Winkelschnitt erweitert. Der M. trapezius ist in der Faserrichtung geteilt, der hintere Teil mit dem Haken nach unten gezogen. In der Tiefe erscheint der N. accessorius in seinem schrägen Verlauf. Er wird mit dem Haken nach oben gezogen. Ein Ast der A. cervicalis superficialis ist sichtbar und am hinteren Wundwinkel der M. levator scapul.

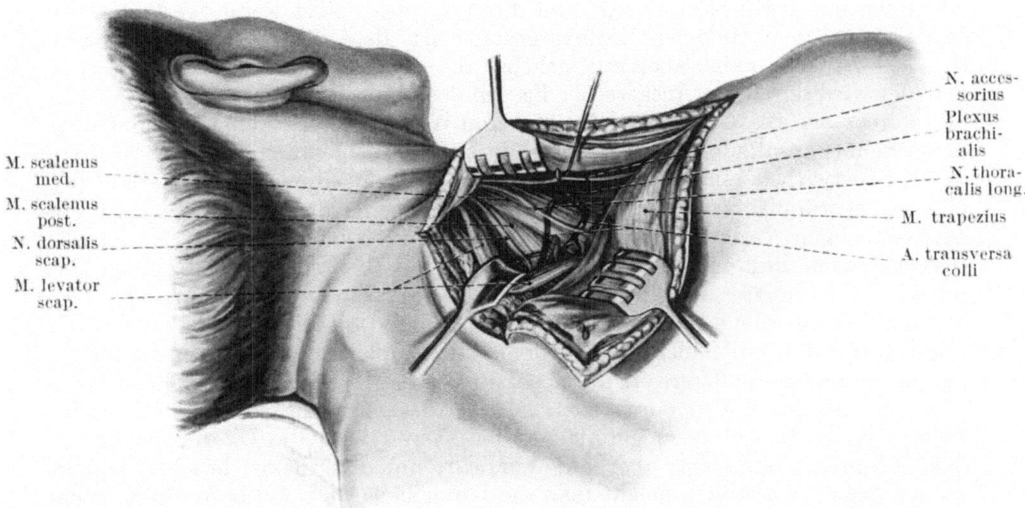

Abb. 342. Die Freilegung der 1. Rippe nach MALLET-GUY und DESJACQUES. 3. Der M. levator scapul. ist nach rückwärts gezogen. Es erscheint der N. dorsalis scapul. auf dem M. scalenus post, weiter nach vorn der N. thoracalis long. auf dem M. scalenus post. Die A. und V. transversa colli kreuzen das Operationsfeld.

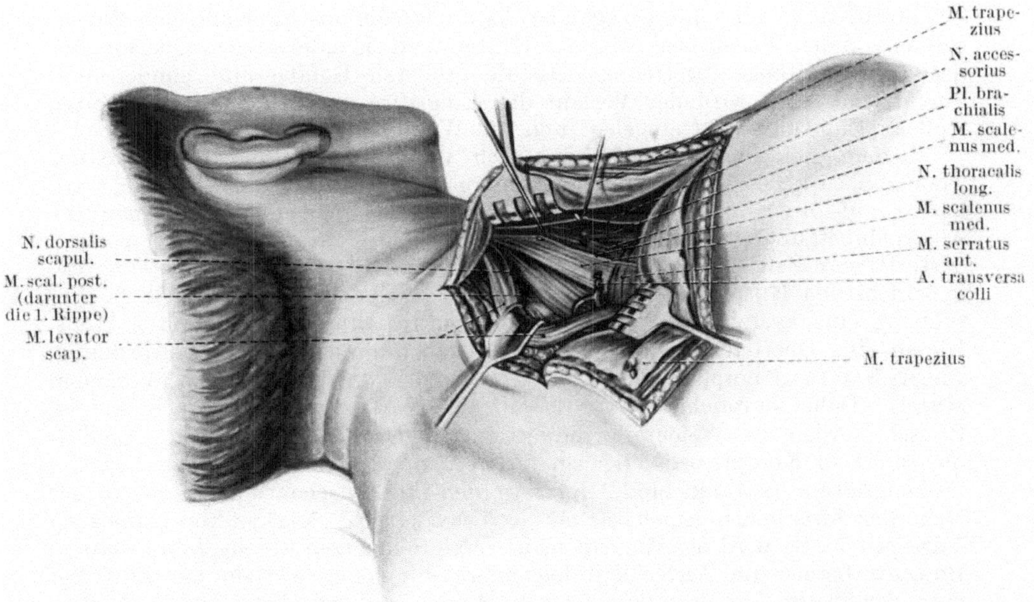

Abb. 343. Die Freilegung der 1. Rippe nach MALLET-GUY und DESJACQUES. 4. Die A. transversa colli ist kurz nach ihrem Austritt aus dem Plexus brachialis unterbunden und durchtrennt. Der M. scalenus post. ist mit dem N. dorsalis scapul. nach hinten gezogen. In der Tiefe unmittelbar hinter dem M. scalenus med. schimmert die 1. Rippe durch. Sie ist noch bedeckt durch den sehnigen Ansatz des M. iliocostalis dorsi.

verlaufenden Gefäße. Der Plexus brachialis ist weiter vorn unter dem M. scalenus med. verborgen (Abb. 342). Im vierten Teil des Eingriffes wird der mittlere Abschnitt der 1. Rippe freigelegt und durchtrennt. Selbst wenn der M. levator scapulae mit dem Haken rückwärts gezogen ist, liegt die 1. Rippe noch nicht frei. Sie ist zwar nahe, aber nur sichtbar in einem kleinen Zwischenraum, der gebildet wird durch die Ansätze der Fasern des M. scalenus post. und des ersten M. intercostalis ext. (Abb. 343). Im hinteren Winkel dieses Raumes erkennt man einen Sehnenansatz des M. ilio-costalis dorsi da, wo er unter dem Querfortsatz des 1. Brustwirbels endet. Hält man sich als Führungslinie an den Verlauf des N. dorsalis scapulae, so ist der Verlauf der 1. Rippe leicht zu erkennen an ihrem spitzwinkeligen Verlauf zur Wirbelsäule. Man läßt nun auch den N. dorsalis scapulae nach hinten ziehen und geht an eine gewissenhafte Befreiung des mittleren Abschnittes der 1. Rippe mit Hilfe eines Raspatoriums (s. auch S. 339). Auf der Außenfläche schiebt man das Periost ab und erinnert sich daran, daß die Rippe fast vollständig einerseits von dem ersten äußeren Zwischenrippenmuskel, der an ihr ansetzt, andererseits durch darüber verlaufende Fasern des M. scalenus post., der an der 2. Rippe ansetzt, verborgen ist. Entlang des Knochenrandes müssen diese Muskelfasern geteilt werden. Dann wird die Oberfläche bis an den Innenrand freigelegt, aber mit Vorsicht, um den Plexus brachialis nicht zu verletzen. Schließlich macht man die Unterfläche frei, am besten mit einem gekrümmten Raspatorium, um nicht die Verwachsungen der Pleura mit der Rippenunterfläche zu verletzen. Nun wird ein keilförmiges Stück aus der Rippe entfernt, d. h. die Schnitte laufen nach innen zu gegeneinander. Im fünften Abschnitt des Eingriffes wird die 2. Rippe reseziert. Es macht keine Schwierigkeiten mehr, sie mit dem Finger abzutasten und, nachdem das Schulterblatt weit heruntergezogen ist, kann man sie unschwer mit dem Raspatorium von den Weichteilen befreien. Hinten wird sie nahe an dem Querfortsatz des 2. Brustwirbels abgetrennt. Da die größeren Gefäße unterbunden und durchtrennt sind, wird der Verlauf des Eingriffes auf keine Schwierigkeiten stoßen. Ein Drän wird eingelegt und die Wunde geschlossen.

In dem gleichen Jahre 1927 hat sich auch Bonniot mit der Frage der Thorakoplastik beschäftigt und einen besonderen Weg gewiesen. Er geht zunächst auf die Schmerzbetäubungsfrage ein und meint, daß man die Allgemeinbetäubung möglichst ausschalten sollte. Je anatomischer man operiert, desto längere Zeit vergeht, und schon deshalb ist die örtliche Betäubung, die außerdem den Hustenreflex erhält, geeigneter. Freilich muß die örtliche Betäubung eine ausreichende sein, was gelegentlich auf Schwierigkeiten stößt. Die in eine Oberflächen- und Tiefenschmerzbetäubung geteilte Einspritzung, wie sie Saugman empfahl, verbraucht große Mengen des schmerzbetäubenden Mittels. Daher empfiehlt Bonniot sein eigenes Vorgehen. In einem kurzen Rausch werden die Weichteile durchtrennt und von der Unterlage abgelöst, um sofort in Kompressen eingelegt zu werden, die mit einer schwachen Betäubungslösung getränkt sind. Jetzt werden die Zwischenrippenräume in der Nähe der Zwischenrippennerven mit je 5 ccm einer $^1/_2$%igen Skurokainlösung eingespritzt. So wird der Eingriff meist ohne Schmerzen durchgeführt werden. Bonniot betont die Wichtigkeit folgender Teile seines Verfahrens: Zunächst muß der lange Rückenstrecker in einem Zug von den Rippen abgelöst werden. Dadurch ist die Blutstillung der vielen bei der Ablösung durchtrennten kleinen Gefäße erleichtert, da durch untergeschobene Kompressen der Muskel gehalten und so weit zurückgezogen werden kann, daß unter gleichzeitiger Blutstillung die Querfortsätze freiliegen. Schließlich deckt nach dem Eingriff der große Rückenmuskel die zentralen Rippenstümpfe gut ab. Diese Ablösung der Ansätze des langen Rückenstreckers von den Rippen widerspricht, wie

GRAF in seinem Referat bemerkt, den Anschauungen BRAUERS über die Wichtigkeit der Erhaltung dieser Muskelansätze zur Vermeidung einer Skoliose. Der zweite wichtige Teil des von BONNIOT ausgearbeiteten Eingriffes ist die möglichst ausgedehnte Resektion der 1. Rippe. Sie wird allgemein für sehr schwierig gehalten, so daß sich die meisten Chirurgen mit einer Teilentfernung der Rippe begnügten. Wenn aber die Lungenspitze einsinken soll, so muß die 1. Rippe in großer Ausdehnung verschwinden. Er befreit zunächst von rückwärts her die 1. Rippe auf der Ober- und Unterfläche von der Knochenhaut, durchtrennt sie dann hinten und kümmert sich nicht um den kleinen hinteren Stumpf, der dem Zusammenfallen der Lunge nicht so sehr im Wege steht, wie das bei den tieferen Rippen der Fall ist. Das vordere Ende wird mit einer Knochenfaßzange nach vorn und unten gezogen und die Ansätze der Mm. scaleni vorsichtig abgelöst. Dadurch werden A. und V. subclavia befreit und können mit einem langen stumpfen Haken leicht nach vorn und oben gezogen werden, so daß sie die Durchtrennung der 1. Rippe möglichst weit nach vorn nicht mehr stören.

Einen weitgehenden Plan hatten GOFFAERTS und DE WINTER (1927). Um die extrapleurale Ablösung der Lungenspitze zu erzielen, müssen besonders die von ZUCKERKANDL und SÉBILEAU beschriebenen Bänder durchtrennt werden.

Außerdem findet sich ein inkonstanter M. scalenus minim., der am Querfortsatz des 6. und 7. Halswirbels entspringt und an der Pleurakuppel ansetzt. Durch diese Befestigung der Pleurakuppel besteht in der Lungenspitze eine mangelhafte Ausdehnung bei der Einatmung und ein abgeschwächter Lymph- und Blutkreislauf. Infolgedessen wird die Ansiedlung der Lungentuberkulose in der Spitze begünstigt (s. zu dieser Ansicht TENDELOO, LOESCHCKE und ROST) (Abb. 344). Die Teilresektion der 1. Rippe ist eine der Grundbedingungen bei der extrapleuralen Thorakoplastik.

Nach W. FELIX (1927) kann eine Kaverne, besonders wenn sie groß ist und eine starke Wand besitzt, ohne von elastischem Lungengewebe umgeben zu sein, der üblichen Kollapsbehandlung durch Pneumothorax oder Thorakoplastik trotzen. Am ausgeprägtesten ist das bei den in der Spitze sitzenden großen Kavernen der Fall. Manche Kavernen können aber auch durch extrapleurale Pneumolyse und Tamponade oder Plombierung im Anschluß an eine paravertebrale Plastik zum Verschwinden gebracht werden. Bei den starren tertiären Kavernen versagen alle diese Versuche. Hier empfiehlt SAUERBRUCH nach Rippenresektion die Schwielen schichtweise abzutragen und die so zugänglich gemachte Kavernenwand für einige Tage zu tamponieren, bis sie von selbst durchbricht. Die Höhle wird dann offen weiterbehandelt. Die Riesenkaverne wird erst durch eine ausgedehnte Plastik eingeengt, dann eröffnet und auch offen weiterbehandelt. Viele Chirurgen lehnen die Kaverneneröffnung ab und suchen mit dem extrapleuralen Pneumothorax auszukommen (NISSEN 1933). Spitzenplastiken und Oberlappenplastiken, ohne Rücksicht auf Einbeziehung gesunden Lungengewebes, sind empfohlen worden, wenn die Apikolyse möglich ist. Sie muß dann extrafaszial unter Durchtrennung der Aufhängebänder durchgeführt werden. Auch das Einlegen von Muskeln (s. S. 610) kommt in Frage (HEIN).

Wie STEGEMANN die Frage zu lösen versucht hat s. S. 595.

Auch BÉRARD hat die Resektion der 1. Rippe als Schlüssel der Brustkorbkuppel bezeichnet. Zwar ist der hintere Weg von MALLET-GUY (s. S. 503) zweifellos der leichteste, um den zugänglichsten Teil der 1. Rippe zu entfernen, aber der Zugang ist oft nicht genügend weit, um eine ausgedehnte Rippenresektion vorzunehmen.

LAUWERS (Courtrai) hat dann im Jahre 1928 einen Beitrag zur operativen Behandlung des erkrankten Lungenabschnittes unter Erhaltung der gesunden

Lungenteile geliefert. Er hat die Beobachtung gemacht, daß die Thorakoplastik bei der Spitzentuberkulose nicht genügt, wenn man nicht über die 2. Rippe hinausgeht. Man muß dann zum mindesten eine extrapleurale Apikolyse und Plombierung hinzufügen [TUFFIER, SCHLANGE, MAYER, JESSEN, BAER; ARCHIBALD (1921), der die Mm. pectoralis, trapezius und rhomboideus über der Lungenspitze zusammennähen wollte].

Daher hat LAUWERS den von BÉRARD (1924) und neuerdings von ADSON und COFFEY vorgeschlagenen Weg beschritten (Abb. 336—339). Die Pleurakuppel hängt am inneren Rande der 1. Rippe. Um eine Apikolyse unter Leitung des Auges vornehmen zu können, muß das vordere und das mittlere Segment (s. S. 497) reseziert werden (über die Anatomie der 1. Rippe s. S. 500). Das mittlere Segment der 1. Rippe ist von starken Muskeln gehalten (s. oben). sowohl oben als unten. Der vorderste Teil des vorderen Segmentes wird besonders durch die doppelte Bandverbindung des Lig. costoclaviculare befestigt. Um die 1. Rippe zu befreien, müssen alle diese Muskel- und Bandverbindungen durchtrennt werden.

Die Ausführung des Eingriffes nach LAUWERS erinnert in mancher Beziehung an die von JACOBOVICI. Der Kranke liegt auf dem Rücken, der Kopf wird nach der Gegenseite gedreht und der Arm der kranken Seite fußwärts gezogen, um die Tiefe der Infraklavikulargrube zu vermindern. Der Hautschnitt zieht von dem Sternoklavikulargelenk oberhalb des Schlüsselbeines in der Richtung der Hautfalten und endet am vorderen Rand des M. trapezius. Der Schnitt durchtrennt die Haut, das Unterhautzellgewebe und das Platysma. Die V. jugularis ext. wird am Hinterrand des Kopfnickers freigelegt, doppelt unterbunden und durchtrennt, etwa am Zusammenfluß mit der V. transversa colli. Ebenso werden zwischen zwei Unterbindungen die Vv. subscapulares und transversales durchschnitten. Die oberflächliche Halsfaszie wird dann durchtrennt und der Schnitt durch die Einkerbung des Schlüsselbeinkopfes des Kopfnickers erweitert. Dann schneidet man die Zwischensehne des M. omohyoideus zugleich mit der mittleren Halsfaszie durch und drängt das Fettgewebe und die Lymphknoten der Supraklavikulargrube nach unten und außen. An seinem Ansatz am Tub. scaleni trennt man jetzt den M. scalenus ant. ab, mit oder ohne Exairese des N. phrenicus. Auf diese Weise wird die A. subclavia und der Plexus brachialis freigelegt. Nachdem man die Aa. transversa scapulae und colli unterbunden und durchtrennt hat, nimmt man am besten nach LAUWERS auch die Unterbindung der obersten Zwischenrippenarterie und der A. mammaria int. vor. Oberhalb und hinter der A. transversa colli finden sich die 3 starken Stränge des Plexus brachialis, die man getrennt aufsucht und nach unten abziehen läßt. Dadurch erkennt man deutlich das Tub. scaleni. Die Muskelbündel des M. scalenus med., der auch an der 1. Rippe ansetzt, weisen auf das Operationsfeld hin. Die Ansätze dieser Muskelbündel werden abgeschnitten und dadurch das mittlere Segment der 1. Rippe bis zum Tub. costae freigelegt. Nun werden die beiden Mm. intercostales von ihren Ansätzen an der Rippe abgelöst. Die Unterfläche ist leicht zu befreien, nachdem das Rippenperiost eingeschnitten ist. Man muß es von vorn nach hinten mit großer Vorsicht ablösen, um die Pleurakuppel nicht zu verletzen, die auf der Innenseite festhängt. Ist die untere Seite der Rippe frei, so wird die Rippenschere vorsichtig unter sie eingebracht und nach hinten vorgeschoben. Die Rippe wird dann an der Grenze des Tub. costae abgetrennt. Das vordere Ende der Rippe wird mit einem Haken gefaßt und eine leichte Drehbewegung ausgeführt, die die kostoklavikulären Bänder spannt und zerreißt, so daß das Rippenstück im knorpeligen Teil abbricht und vollständig ausgelöst ist. Durch die Entfernung der 1. Rippe wird der obere Zugang zur Pleurakuppel erheblich erweitert. Die Kuppel paßt in den oberen Thoraxraum, in dem sie durch eine Reihe von bindegewebigen und muskulären Strängen befestigt ist. Sie bilden zusammen den Aufhängeapparat der Pleura (s. S. 576). Daher bleibt nach der Resektion der 1. Rippe noch übrig diese Aufhängebänder zu durchtrennen. Die Durchtrennung gelingt am besten mit einer krummen Schere, während die Pleurakuppel mit Hilfe eines Spatels nach unten gedrückt wird. Diese Apikolyse kann bis zur Höhe des 3. Brustwirbels durchgeführt werden. Die Ausdehnung der Lunge erfolgt nicht wieder, da das Gewebe durch die Tuberkulose seine Elastizität verloren hat. Der Hohlraum füllt sich mit einem serösen Erguß aus. Zum Schluß werden die beiden Köpfe des M. omohyoideus wieder vernäht und die Haut ohne Dränage geschlossen. Das Ziel der Operation von LAUWERS war der Beweis, daß die ausgedehnte Resektion der 1. Rippe möglich ist und eine weitgehende Apikolyse unter Leitung des Auges auszuführen gestattet. Der Hauptvorteil des Verfahrens ist der unmittelbar einengende Angriff auf den kranken Herd unter Vermeidung von verstümmelnden Wunden oder Einlagen, die eine Sekundärinfektion veranlassen könnten.

Bei Kranken mit sehr schweren kavernösen Herden im vorderen Teile des Oberlappens, die für andere Formen der Kollapsbehandlung nicht in Frage kommen, hat REDAELL (1928) folgendes Verfahren ausgedacht. Er hat von einem Winkelschnitt aus, dessen waagerechter Schenkel längs der 2. Rippe verläuft, von der vorderen Achsellinie bis zum Brustbein, während der senkrechte Schenkel parallel zum Brustbein bis zum 4. Rippenknorpel herunterreicht, die Brustmuskulatur freigelegt. Aus der 2. und 3., manchmal auch der 4. Rippe werden Stücke mit Periost vom Brustbein bis zur vorderen Achsellinie entfernt. Die durch die Entfernung der Rippen entstandene Einsenkung wird durch die Einlagerung des gut erhaltenen Brustmuskels geschützt. Eine Phrenikusexairese wurde immer gleichzeitig ausgeführt. Eine Totalplastik war einige Male nicht mehr nötig.

Den Gedanken der möglichst vollständigen Resektion der 1. Rippe hat in Deutschland hauptsächlich GRAF weiter entwickelt. Er hat (1928) der paravertebralen subskapularen Plastik die möglichst vollständige Resektion der 1. Rippe bis in den knorpeligen Anteil hinzugefügt. Er hatte feststellen müssen, daß oft bei den tuberkulösen Erkrankungen in den obersten Lungenabschnitten selbst die ausgedehnte BRAUERsche oder SAUERBRUCHsche Plastik nicht genügt. Durch vielfache Beobachtungen an solchen Fällen war festgestellt worden, daß der augenblickliche und der Enderfolg des chirurgischen Eingriffes um so besser gefunden wurde, je vollständiger das Zusammenfallen des erkrankten Lungenabschnittes gelungen war. Um dieses Ziel möglichst rasch zu erreichen, d. h. ehe entzündliche Veränderungen und Verwachsungen das Gewebe verdichtet und unnachgiebiger gemacht hatten, entfernte er das Haupthindernis, das der Schrumpfung entgegenstand, die 1. Rippe, die auch bei den ausgedehnten Plastiken bisher nur teilweise entfernt worden war. So konnte eine sofortige postoperative Schrumpfung eintreten und vorhandene Höhlen zum Verschluß kommen. Die Resektion wurde von GRAF vom Querfortsatz des 1. Brustwirbels bis in dem Knorpel hinein durchgeführt. Abgesehen von möglichst großer Ausdehnung ist die Resektion im Knorpel auch gefahrloser, da es doch gelegentlich beobachtet wurde, daß Knochensplitter des stehengebliebenen vorderen knöchernen Restes der Rippe zu Gefäßverletzungen geführt hatten.

Von diesem Zeitpunkt ab machte GRAF die möglichst vollständige Entfernung der 1. Rippe zum grundsätzlichen Bestandteil seiner Plastiken. Er ist, wie wir sehen werden, später noch weiter gegangen und hat nicht nur den Rippenknorpel, sondern auch einen Teil des Brustbeinhandgriffes mitgenommen, um den Kavernen auch die letzte Möglichkeit zu nehmen, sich gewissermaßen hinter diesen knöchernen Abschnitten zu verstecken (s. S. 546). 1928 stand er im wesentlichen noch auf dem Standpunkt der ausgedehnten Resektion nach BRAUER oder SAUERBRUCH. Zur Vermeidung der Aspiration resezierte er zunächst die unteren Rippen. Der Kranke wurde durch geeignete Zurichtung des Operationstisches steil aufgerichtet und durch Kissen so gestützt, daß er vollkommen zwanglos Platz hatte. Er wurde nicht festgeschnallt (s. S. 626). Die Hauptgefahr des Eingriffes besteht im operativen Shock und im Auftreten der paradoxen Atmung. Die erste Gefahr wird durch eine Kampferölgabe vor dem Eingriff zu vermeiden gesucht. Um das Auftreten der paradoxen Atmung zu vermeiden, löst GRAF zunächst von allen Rippen das Periost und tamponiert reichlich Gaze zwischen die Rippen und die abgelöste Brustwand. Die Auslösung der 1. Rippe geht so vor sich, daß das Periost zunächst im hintersten Abschnitt so weit abgelöst wird, daß die Rippe durchtrennt werden kann. Dann wird das distale Ende mit der Knochenzange gefaßt, in der vorsichtigsten Weise von der Knochenhaut und den daran haftenden Weichteilen bis in den Knorpel hinein befreit. Ist man in der Knorpelzone angekommen, so gelingt es leicht, die Rippe hier abzuknicken und zu entfernen. Kleine am Knorpel hängende Knochensplitter werden mit einer feinen LUERschen Zange sorgfältig entfernt.

Trotz der guten Erfahrungen, die GRAF mit der Totalplastik unter gleichzeitiger Mitnahme der ganzen 1. Rippe gemacht hatte (1930 40 Fälle ohne Operationszwischenfall), entsprach der Eingriff der Forderung dieser Jahre nach einem Operationsverfahren, das bei der Spitzentuberkulose, bei Freiheit der übrigen Lunge, aber bestehenden Pleuraverwachsungen, eine umschriebene Einengung des Oberfeldes wünschte, nicht. Für derartige Fälle kommt auch die Plombenbehandlung wegen der Gefahr des Durchbruches in die großen Oberfeldkavernen nicht in Frage. Nachdem er zuerst Erfahrungen bei Fällen von Pleuraempyem nach dem Durchbruch großer Oberfeldkavernen gesammelt hatte, arbeitete er sein Verfahren der sog. oberen Entrippung aus. Er hat es auch auf die Fälle ausgedehnt, in denen die unteren Lungenabschnitte nur durch Phrenikusexairese eingeengt worden waren.

Er hat schon im Jahre 1929 die Technik der oberen Entrippung ausführlicher bekanntgegeben. Bei dem fast völlig aufrecht sitzenden Kranken wird in sehr sorgfältiger örtlicher Betäubung der ganze Eingriff von einem oberen Paravertebralschnitt aus durchgeführt. Bei großen, weit nach vorn reichenden Spitzen- und Oberfeldkavernen muß die Lunge von oben her sehr stark eingeengt werden. In solchen Fällen ist es besser, einen infraklavikularen Schnitt dem paravertebralen hinzuzufügen, da von da aus auch nach dem Vorschlage von LAUWERS eine Apikolyse angeschlossen werden kann. Als damaliges Ergebnis seiner Untersuchungen über die Frage, ob einzeitig oder zweizeitig, ob ein Schnitt oder zwei Schnitte angewendet werden sollen, schreibt GRAF folgendes: „Will man zwei Schnitte verwenden, so fängt man mit dem paravertebralen Schnitt an. Alle Rippenstücke, die entfernt werden sollen, werden subperiostal unter Schonung aller Muskelansätze freigelegt. Zunächst werden von der 3. Rippe abwärts so lange Stücke entfernt, als sie der Lage des Falles entsprechen. Aus der 1. und 2. werden nur kleine paravertebrale Stücke entfernt, um bei dem Eingriff von vorne die hinten schon abgelösten Rippenstücke leichter bearbeiten zu können. Die hintere Wunde wird dann unter Dränage sorgfältig durch Muskel- und Hautnähte geschlossen, der Kranke in Rückenlage gebracht, und ein etwa 8—10 cm langer Schnitt unter dem Schlüsselbein, etwa entsprechend der MOHRENHEIMschen Grube, angelegt. Von diesem Schnitt aus können die 1. und 2. Rippe übersichtlich unter größter Schonung von Muskeln und Nerven freigelegt werden. Selbst die Abzweigungen der Nn. thoracales ant., die unter dem Schlüsselbein hervorkommen und den M. pectoralis maj. versorgen, brauchen nicht verletzt zu werden.“

Graf bezeichnet diese Operation, wie gesagt, als Spitzen- oder Oberfeldentrippung oder obere Entrippung. Als das Wesen dieses Eingriffes bezeichnet Graf das „gleichmäßig im ganzen horizontalen Umfange erfolgende Herabsinken des oberen Thoraxgewölbes" und vergleicht es mit der Wirkung der Phrenikusexairese auf die unteren Lungenabschnitte. Durch das gleichmäßige Zusammensinken der oberen Lungenabschnitte werden Verzerrungen und Abknickungen im Bronchialbaum vermieden und es kommt daher weniger leicht zu Sekretverhaltungen, wie sie bei ungleichmäßigem Absinken der Lungenspitze manchmal beobachtet werden. Eine Aspiration wurde bei den nach diesem Verfahren behandelten Fällen nicht beobachtet.

Graf hat dann seine obere Entrippung weiter ausgearbeitet. Er hat festgestellt, daß die Resektion der ganzen 1. Rippe und die des größten Teiles der 2. allein nicht genügt, um die Lungenspitze völlig zu entspannen. Er resezierte dann meistens noch die 3. und 4. und setzte die Resektion, wenn nötig, bis zur 7. Rippe fort. Er hält es für besser, daß das Schulterblatt nicht wie eine Pelotte in die Rippenlücke hineinsinkt, sondern daß es auf den unteren Rippen aufliegt. Dadurch wird das kosmetische Resultat besser und die unteren Lungenabschnitte bleiben frei von Einschränkungen der Atmung und der Sekretentleerung (weitere Vorschriften Grafs siehe S. 545ff.).

Einen etwas anderen Gedankengang verfolgten im Jahre 1930 Loeschcke und Rost, als sie vorschlugen, die Resektion der 1. Rippe mit Durchschneidung der Mm. scaleni und der Phrenikusexairese zu vereinigen. Loeschcke kam auf Grund seiner Untersuchungen zu einem Widerspruch gegen die Ansichten Tendeloos.

Dieser hatte bekanntlich angenommen, daß das Zwerchfell nur die unteren Abschnitte der Lunge lüfte und „daß der durch die Bewegungen der Thoraxwand erzielte Raumzuwachs jedesmal nur lokal auf die darunterliegenden Lungenabschnitte dehnend einwirke" (Loeschcke), so daß also die unter der Thoraxwand liegenden Lungenabschnitte stark atmen, während die in der Tiefe gelegenen, hilusnahen und die rückwärts paravertebral und apikal gelegenen Lungenabschnitte wenig atmen. Daher die bekannte Begründung der Disposition der Lungenspitze für die Ansiedlung der Tuberkulose. Orsós hat nach Loeschcke diese Ansicht Tendeloos bekämpft und die Lunge als einen elastisch dehnbaren Kegel aufgefaßt, der beim Tiefertreten des Zwerchfelles gedehnt wird. Er konnte an einem Modell zeigen, daß der Zug in den obersten Abschnitten stärker als in den unteren ist. Er erklärt das damit, daß in den schmalen oberen Abschnitten der Widerstand des Gewebes geringer als in den breiten unteren Abschnitten sei. Während die oberen Lungenabschnitte durch den Zwerchfellzug stärker gedehnt werden, aber weniger tiefer rücken, ist in den unteren Abschnitten die Abwärtsbewegung größer. Orsós glaubt, daß der starke Zug der Zwerchfellbewegung auf die Lungenspitze von Bedeutung für die Bevorzugung der Erkrankung dieses Lungenabschnittes an Tuberkulose ist.

Loeschcke hat diese Untersuchung von Orsós nachgeprüft und verbessert. Er hat nämlich gefunden, daß die Lungenspitze, da sie in den knöchernen Brustkorb eingespannt ist, bei der Abwärtsbewegung des Zwerchfells nicht nur nach unten gedehnt und bewegt, sondern auch gleichzeitig in waagerechter Richtung der Brustwand folgen muß und auch in dieser Richtung eine Dehnung erfährt. Je stumpfer der Kegel, desto größer ist die waagerechte Dehnung. Dadurch wird aber der Widerstand gegen die senkrechte Dehnung vermehrt und letztere ist daher im stumpfen Kegel geringer als im spitzen. So wird beim Astheniker mit seinem spitzen Thorax die vertikale Dehnung der Lungenspitze besonders groß sein. An der Lungenspitze greift der Zwerchfellzug besonders stark an, also wird ein sehr großer Abschnitt betroffen, der, was die Ausbreitung der Bronchien betrifft, dem Gebiet des hinteren Astes im Oberlappen entspricht. Dieser Abschnitt des Oberlappens liegt unmittelbar unter dem vertebralen Ansatz der 1. Rippe, ragt also nicht in die obere Brustkorböffnung hinein, und ist bekanntlich der Lieblingsort für die Ansiedlung der Tuberkelbazillen in der Lungenspitze. Nun ist aber nicht die starke Dehnung und Abwärtsbewegung, also die starke Atmung dieses Lungenabschnittes die Ursache für die Ansiedlung der Tuberkulosebazillen, wie manche geglaubt haben (WALSH), sondern die Verhältnisse liegen nach LOESCHCKE anders. Man muß zwei Arten von Zwerchfellzug unterscheiden: 1. den statischen, der abhängig ist von dem Spannungsunterschied zwischen Brust- und Bauchraum. Er kann sehr verschieden stark sein und ist z. B. im Liegen verhältnismäßig gering, im Stehen ist er abhängig von der Füllung des Bauchraumes und dem Tonus der Bauchmuskeln. Daher ist bei der Enteroptose regelmäßig ein Zwerchfelltiefstand mit allen Folgen für den Brustkorb zu finden. Bei Asthenikern beobachten wir eine schnelle Ermüdung der Bauchmuskeln im Laufe des Tages und damit eine Abnahme der Stützfähigkeit des Bauchhöhleninhaltes. Solche asthenischen Zustände findet man bei den meisten Jugendlichen in einer gewissen Zeitspanne ihrer Entwicklung. Daneben ist der dynamische Zwerchfellzug zu berücksichtigen. Er wird durch jedes Tiefertreten des Zwerchfells ausgelöst. Die Wirkung des Zwerchfellzuges ist entsprechend dem eben Gesagten verschieden.

Der statische ist konstant, der dynamische dauernd wechselnd mit der Atmung. Der letztere ist daher kreislauffördernd, während der konstante die Kapillaren dauernd dehnt und so zum Hindernis für den Kreislauf werden kann. Da die Lunge nun eine große Zahl von nicht ständig benutzten Reserveblutbahnen besitzt, so geht in dem Augenblick, in dem ein Hindernis auftritt, das Blut den Weg des geringsten Widerstandes und „die Spitze wird anämisiert und ihrer physiologischen Abwehrkräfte beraubt". Durch diese auf die Lungenspitze wirkenden Dehnungskräfte wird 1. die Disposition der Astheniker, besonders der jugendlichen, erklärt und 2. findet sich eine Begründung dafür, daß die einmal erfolgte Infektion mit Tuberkulose schwer zur Abheilung kommt. Die günstige Wirkung der Mastkuren aber, die den Innendruck im Bauch erhöhen, und der Liegekuren, die den statischen Dehnungszug aufheben, lassen sich durch diese anatomischen Verhältnisse erklären. Die künstliche Zwerchfellähmung ist bei solchen Menschen deshalb nicht wirkungsvoll, weil dadurch der statische Zwerchfellzug nicht ausgeschaltet wird. Wenn nun noch der Pneumothorax wegen Spitzenverwachsungen unwirksam ist, so kann, wenn keine große Plastik ausgeführt werden soll, nur die Apikolyse und Plombierung helfen, die aber bekanntlich große Schattenseiten hat. Auf Grund seiner Beobachtungen kommt nun LOESCHCKE zu dem Schluß, daß die Lungenspitze aus ihrem knöchernen Ring entfernt werden muß, um schrumpfen zu können, während andererseits der Dehnungszug des Zwerchfells auf die Lungenspitze von seinem Angriffspunkt verlegt werden müsse. Er glaubt, daß zu diesem Zweck 1. der hintere Abschnitt der 1. Rippe, an dem der am frühesten und häufigsten erkrankende Lungenabschnitt befestigt ist, entfernt werden muß. Dadurch wird der oberhalb der 2. Rippe liegende Lungenabschnitt entspannt, kann schrumpfen und der Angriffspunkt des Zwerchfellzuges wird auf die 2. Rippe verlagert. Die Lunge ist nicht mehr spitzkegelförmig, sondern geht in eine waagerecht gerichtete Fläche über, die von dem vorderen Teil der 1. Rippe zu dem hinteren der 2. zieht. So trifft der Zwerchfellzug jetzt auf die entspannte und schrumpfungsfähige Spitze. Bei großen Kavernen müßte auch noch der hintere Abschnitt der 2. Rippe entfernt werden. Der Eingriff läßt sich leicht mit der Phrenikusexairese vereinigen. LOESCHCKE sieht noch einen weiteren Einfluß des Eingriffes auf die thorakale Atmung, die nach seiner Ansicht durch folgende Muskelkräfte getätigt wird. Die in Betracht kommende Muskulatur besteht aus Muskelketten, die je nach Richtung ihres Angriffes der Einatmung oder der Ausatmung dienen. Die eine Muskelkette beginnt an der Halswirbelsäule mit den Mm. scaleni, geht durch die Mm. intercostales ext., die Mm. obliqui ext. und die vorderen Bauchdeckenmuskeln bis zum vorderen Beckenring (Abb. 344). Die andere beginnt mit den Kopfnickern, setzt sich fort durch die Mm. intercostales int. schräg nach hinten, durch die Mm. obliqui int., quadratus lumb. und iliocostales zur Hinterfläche des Beckens (Abb. 344). Durch die Entfernung der 1. Rippe, besser mit gleichzeitiger Durchtrennung der Mm. scaleni, wird deren Wirkung ausgeschaltet. Dadurch wird der dorsale Teil der inspiratorischen Kette unterbrochen. Die ventrale exspiratorische erhält das Übergewicht. Die Folgen sind: Herabsetzung der thorakalen Atmung, Entspannung der Spitze und Schrumpfungsmöglichkeit. ROST hat den Vorschlag LOESCHCKEs mehrmals erfolgreich in die Tat umgesetzt.

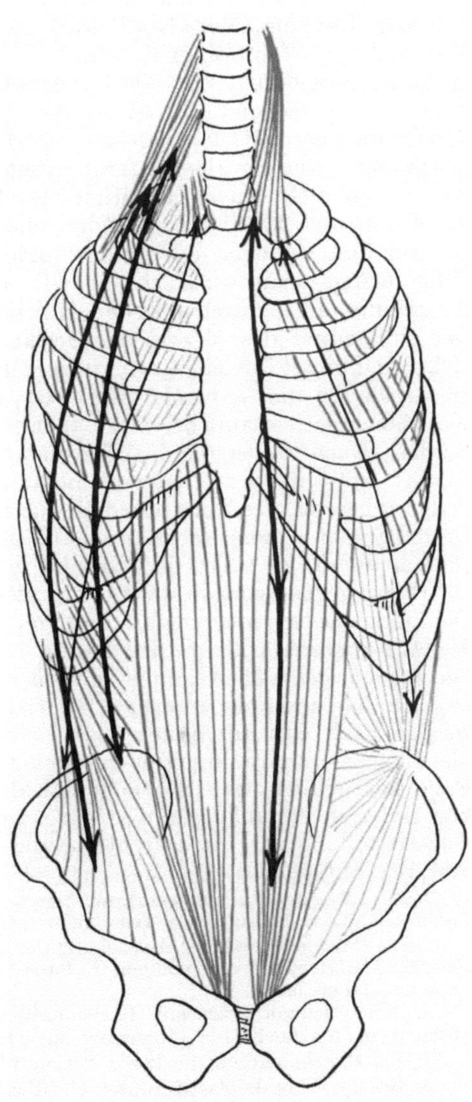

Abb. 344. Schematische Darstellung der je nach der Angriffsrichtung inspiratorisch oder exspiratorisch wirkenden Muskelketten nach LOESCHCKE-ROST.

KOCHS, JUNKERSDORF und ELS haben im Jahre 1930 über Untersuchungen berichtet, die zunächst von KOCHS an Lungenkranken vorgenommen worden waren, und die sich mit der Vitalkapazität bei künstlichem Pneumothorax und einseitigem Brustheftpflasterverband beschäftigten. Es war gelungen, durch solche Verbände die Vitalkapazität herabzusetzen, während unter regelrechten Verhältnissen bei Jugendlichen sowohl bei Phrenikusexairese, wie bei Pneumothorax die Hilfsatmungsmuskulatur eine weitere Ruhigstellung verhinderte. Auf Grund dieser Beobachtungen machte ELS den Vorschlag, die Wirkung der Mm. scaleni auszuschalten und dadurch die Wirkung der Phrenikusexairese bei Erkrankung in den oberen Abschnitten zu verstärken. Diese Versuche wurden zunächst an Affen vorgenommen und dabei festgestellt, daß die Durchtrennung der Mm. scaleni völlig ungefährlich sei, und da diese Muskulatur beim Menschen nur als ausgesprochene Hilfsatmungsmuskulatur gelten konnte, so konnte man annehmen, daß ihre Ausschaltung auch beim Menschen ungefährlich sein werde. Werden diese Muskeln durchtrennt, so müssen die beiden auf Einatmung eingestellten 1. Rippen absinken. Bei vermehrter Einatmung muß sich die Wirkung auch auf die übrigen Rippen fortsetzen, da die dazu notwendige Hebung der 1. Rippen ausbleibt. Bei Tuberkulösen, die häufig infolge ihrer verminderten Atmungsfläche auf die

Wirkung der Hilfsmuskeln angewiesen sind, muß sich die Ausschaltung der Mm. scaleni noch stärker bemerkbar machen.

Die Ausführung der von den Verff. als kombinierte Phrenikusexairese bezeichneten Eingriffe ist einfach. Der Zugang wird, wie bei der Phrenikusexairese nach SAUERBRUCH gefunden. Der Kranke ist in halbsitzender Stellung, der Kopf wird zurückgebeugt und nach der gesunden Seite gedreht. Der Eingriff wird in örtlicher Betäubung durch Unterspritzung ausgeführt. Es ist zweckmäßig, unter den Hinterrand des Kopfnickers, entsprechend der Austrittstelle der Nn. supraclaviculares und des N. subcutaneus colli etwa 10—20 ccm der $^1/_2$%igen Novokainsuprareninlösung zu spritzen. Der Hautschnitt beginnt in der Mitte des hinteren Kopfnickerrandes und zieht nach der Mitte des Schlüsselbeines. Nach Durchtrennung von Haut und Platysma und der oberflächlichen Faszie wird die V. jugul. ext. zur Seite gezogen oder unterbunden. In das Fett der Oberschlüsselbeingrube dringt man senkrecht in die Tiefe und erreicht so die Faszie des M. scalenus ant., durch die der N. phrenicus oft schon hindurchschimmert. Der Außenrand des M. scalenus verläuft etwa fingerbreit hinter dem Kopfnicker und hinter ihm zieht der Plexus cervicalis und brachialis abwärts, während medial davon die V. jugul. int. meist an den Atemschwankungen erkennbar ist. Manchmal verläuft der Nerv auch im Muskelgewebe und muß dort gesucht werden. Nach Freilegung des Nerven wird er gefaßt, hervorgezogen und durchtrennt. Soll eine Exairese vorgenommen werden, so wird die THIERSCHsche Zange angesetzt, der Nerv oberhalb durchtrennt und durch langsame vorsichtige Drehung mit seinen Nebenästen auf die Zange aufgespult. Reißt der Nerv endlich durch, so spürt der Kranke meist einen plötzlichen Schmerz in der Oberbauchgegend oder in der Lunge. 12—15 cm sollten immer entfernt werden. Der Truncus thyreocervicalis, der von dem N. phrenicus gekreuzt wird, und die A. transversa colli werden häufig beim Ausdrehen des Nerves angehoben. Die zugehörigen Venen können einreißen und unangenehm bluten. Es ist daher zweckmäßig, den Nerv unterhalb der Gefäße zu fassen. Aus den drei Mm. scaleni werden nach ELS am besten kleine Stücke entfernt, da nach seiner Ansicht die einfache Durchtrennung nicht genügt. Die Nachuntersuchung der operierten Fälle hat gezeigt, daß der augenblickliche und der Dauererfolg nach dieser kombinierten Phrenikusexairese besser sind als nach der einfachen. Die folgende Anzeigestellung für die Durchtrennung oder Resektion der Mm. scaleni wird von ELS angegeben:

1. Bei tuberkulösen Lungenerkrankungen der oberen Lungenabschnitte, bei denen der Pneumothorax nicht angezeigt, oder nicht möglich, eine Schrumpfung aber erwünscht ist.
2. Bei Pneumothorax mit Ausziehung des oberen Lungenabschnittes durch eine strangförmige Adhäsion, die den völligen Kollaps verhindert und so die Kavernenwände nicht zusammenfallen läßt.
3. Bei Pneumothorax mit flächenhaften Verwachsungen in den oberen Lungenabschnitten, um doch eine Einengung zu erzielen.
4. Bei Spitzenherden, die keine Schrumpfungsneigung zeigen.
5. Bei der Thorakoplastik, unter Umständen als unterstützendes Moment, wenn eine weitere Ruhigstellung der oberen Lungenabschnitte notwendig ist.

BROWN hat auch 1930 über eine Teilplastik berichtet. Desgleichen GRAVESEN, der sie in geeigneten Fällen bei kleinen Kavernen zur Durchführung brachte. Die Mortalität sank bei ihm von 10 auf 5%.

Auf dem Chirurgenkongreß 1930 hat FRANGENHEIM über die Technik der Apikolyse bei der Spitzentuberkulose berichtet. Er geht ausführlicher an Hand einer Abbildung nach ZUCKERKANDL auf die Befestigung der Lungenspitze durch Bänder und Stränge, wie sie von ZUCKERKANDL (1877) und SEBILEAU (1891) beschrieben wurden, ein.

FRANGENHEIM hat genau nach den Vorschriften von LAUWERS operiert. Er berichtete über 4 nach diesem Verfahren operierte Kranke, bei denen der N. thoracalis long. geschont werden konnte, wenn der M. scalenus med. nicht von der 1. Rippe abgeschnitten, sondern das muskuläre Segment (s. S. MALLET-GUY) der 1. Rippe gleichsam subperiostal ausgelöst wurde.

1 Jahr später haben BREMER und UHLENBRUCK über die Fälle aus der FRANGENHEIMschen Klinik (Augusta-Hospital, Köln) berichtet. Die Nachuntersuchungen sind in der inneren Klinik weitergeführt worden. Als Nachteil des Eingriffes wird bezeichnet, daß ihr Enderfolg nie sicher vorauszusehen ist, da die sich bildenden Narben und Verwachsungen in ihrer Formbildung nicht beeinflußt werden können. So kann eine vorhandene Höhle zusammengedrückt und ihre Wände aneinandergelagert, aber auch auseinandergezogen, ja die Höhle sogar vergrößert werden. Die Röntgenuntersuchungen ergeben daher alle möglichen Zustände. Teilweise sind die Kavernen völlig verschwunden oder zum wenigsten unsichtbar, teilweise sind sie nur verkleinert oder sie liegen mit narbig umgewandelter Wand im lufthaltigen Lungengewebe. Der günstigste Erfolg scheint bei Kranken mit hochgelegenen Spitzenkavernen zu sein, während bei tiefergelegenen Oberlappenkavernen oder auch bei allen ausgedehnten Prozessen die Erfolge mäßig sind.

Im Jahre 1930 hat auch ANTELAVA (Leningrad) Untersuchungen über den besten operativen Zugang zur 1. Rippe angestellt. Er hält das Vorgehen von COFFEY (s. oben) für das beste, um einen ausreichenden Zusammenfall der Lungenspitze zu erzielen. Er empfiehlt den supraklavikularen Weg. Genügt der Eingriff nach COFFEY nicht, um den nötigen Kollaps der Lunge zu erzielen, so muß eine hintere Thorakoplastik hinzugefügt werden.

BODUNGEN (1930) bezeichnet den Eingriff nach COFFEY-ANTELAVA als ein Zwischenglied zwischen Pneumothorax und Thorakoplastik. Er ist wenig verletzend, erleichtert die unter Umständen notwendige spätere Plastik, stellt das kranke Organ ruhig und ändert so die Bedingungen der Blut- und Lymphzirkulation, sorgt also für Entgiftung. ANTELAVA hatte kleine Änderungen der COFFEYschen Operationsmethode vorgeschlagen und gute Erfahrungen mit diesem Eingriff gemacht.

SAUERBRUCH hat etwa zur selben Zeit der Teilplastik einen gewissen Raum unter den einengenden Operationen im Kampf gegen die Lungentuberkulose eingeräumt. Ist nämlich die Tätigkeit der Lunge bereits durch einen Pneumothorax teilweise ausgeschaltet und eingeengt, so ist die Aspirationsgefahr bei Oberlappenplastik gering. Er hat schon 1913 die Verbindung von Pneumothorax mit Oberlappenplastik mehrere Male zur Anwendung gebracht und v. MURALT hat diesen Eingriff weiter ausgebaut. Die damals gemachten guten Erfolge wurden später getrübt dadurch, daß ungeeignete Fälle der Teilplastik unterzogen wurden. Daher ist SAUERBRUCH später auch bei bestehendem Pneumothorax zur typischen paravertebralen Rippenresektion übergegangen (s. S. 491).

1930 haben auch BERNOU, FRUCHAUD und BERNARD ein Verfahren der oberen Teilplastik mit Apikolyse bekanntgegeben, bei dem mit einem bogenförmigen Weichteilschnitt, der zunächst parallel dem medialen Rand des Schulterblattes von der Spina abwärts bis etwa 4 cm seitlich vom unteren Schulterblattwinkel und etwa bis zur Höhe der 8.—9. Rippe führte, die Rippen freigelegt wurden. Verff. legen Wert auf die Einkerbung des M. latissimus dorsi, wodurch das Abziehen des Schulterblattes erleichtert und dadurch der Zugang zu den 1. Rippen und zur Durchführung der Apikolyse ermöglicht wird. Die unterste, in ausgedehnter Weise entfernte Rippe liegt gerade unterhalb des röntgenologisch festgestellten Lungenherdes. Die weiter unten gelegenen Rippen werden in geringerer Ausdehnung, d. h. 3, 2 oder 1 cm weniger, reseziert. Ist also die 5. noch in größerer Ausdehnung reseziert, so wird die 6. um 3, die 7. um etwa 2 oder 1 cm gekürzt. Das Periost wird mitentfernt. Abänderungen und Verbesserung des Verfahrens s. S. 526.

1930 hatten MAURER und ROLLAND im Gegensatz zu BERNOU und CARDIS vor der Teilplastik gewarnt. Nur für ganz besondere Fälle sollte sie unter Umständen zur Anwendung kommen.

ELVING (1931) ist in seinem operativen Vorgehen durch die Vorschläge von LOESCHCKE (s. S. 511) beeinflußt worden. Er hat 11 Fälle operiert und in 5 Fällen sehr günstige, in 2 Fällen günstige Erfolge erzielt. Bei 3 Kranken wurde später eine Thorakoplastik ausgeführt.

RÜTZ (1931) hat den Standpunkt der SAUERBRUCHschen Klinik in einem zusammenfassenden Referat festgelegt. Er kommt dabei auch auf das GRAFsche Verfahren zu sprechen (s. S. 510) und äußert die Meinung, daß so ausgedehnte Operationen nicht immer notwendig seien.

1931 haben PROUST-MAURER von neuem auf die Resektion der Querfortsätze bei der Thorakoplastik hingewiesen. Sie hatten sie für die vollständige Plastik bereits 1929 empfohlen. Nachdem sie sich auch mehr der oberen Teilplastik zugewandt hatten, hielten sie diese Resektion für besonders wichtig für die Apikolyse beim Bestehen großer Kavernen in der hinteren Mittelfell- und Hilusgegend. Besonders in transversaler Richtung läßt sich eine starke Einengung erzielen. Es genügt auch die schon von JACOBOVICI empfohlene Exartikulation der 1. Rippe, da man unmittelbar an den Hals der 1. Rippe und an die Wirbelsäule herangelangen kann. Sie erleichtert auch die Auslösung der ganzen 1. Rippe. Die Resektion der Querfortsätze ist auch zweckmäßig zur Beseitigung einer Restkaverne nach ausgedehnter Plastik als Ergänzungsoperation. Auch Teilplastiken mit Apikolyse werden, wenn nötig, durch die Resektion der Querfortsätze vervollständigt. Schließlich kann die Querfortsatzresektion auch beim Verschluß einer Empyemresthöhle Anwendung finden. Als Gegenanzeige nennen die Verff. das Vorhandensein von Restfisteln wegen der Gefahr der Knochenmarksinfektion der betreffenden Wirbel.

PROUST, MAURER und ROLLAND haben sich dann kurz nachher (1932) weiter mit dem Aufbau der Teilplastik beschäftigt. Bei Spitzenkavernen sind sie gegen die Plombierung und ziehen die reine Apikolyse vor. Um die Spitze möglichst stark zum Einsinken zu bringen, entfernen sie die obersten Rippen ausgedehnt.

Der Eingriff wird in örtlicher Betäubung ausgeführt. Zunächst werden die Weichteile eingespritzt und dann nach Durchtrennung der Haut und des Subkutangewebes die tieferen Schichten. Der Kranke liegt in Bauchlage. Der Arm der kranken Seite soll vom Tisch herunterhängen, von einem Assistenten gehalten und auf Wunsch des Operateurs bewegt werden. Der Weichteilschnitt zieht genau senkrecht am Rande des Rückenstreckers entlang. Eine Waagerechte, die durch den Dornfortsatz des 7. Halswirbels gezogen wird, teilt den Schnitt so, daß ein Drittel oberhalb und ein Drittel unterhalb davon gelegen ist. Der M. trapezius wird im wesentlichen in seinem sehnigen Anteil getroffen, das gleiche gilt für den M. serratus post. sup. Der M. rhomboideus min. wird durchtrennt. Während der lange Rückenstrecker nach medial verschoben wird, werden seine Ansätze von den Rippen und Querfortsätzen abgetrennt und die Bänder zwischen Rippe und Querfortsatz ebenfalls durchschnitten. Dann wird der Querfortsatz mit dem Raspatorium von den Weichteilen befreit und mit Hammer und Meißel an seiner Basis abgeschlagen. So gelingt es auch, die Rippe von den Weichteilen freizumachen, sie an der Wirbelsäule zu durchtrennen oder aus dem Gelenk zu lösen, nachdem die letzten Bandverbindungen durchschnitten sind. Von den Rippen werden etwa 8 cm entfernt, und zwar beginnt man mit den untersten. Von den obersten Rippen 3, 2 und 1 werden 10—12 cm reseziert. Muskeln und Haut werden einzeln genäht und ein Gummidrän eingelegt. Auch mit diesem Verfahren sind nicht alle Kavernen restlos zum Verschluß zu bringen.

Etwa zur selben Zeit hat sich NISSEN (1931) in einem ausführlichen Referat zur Frage der chirurgischen Behandlung der Lungentuberkulose geäußert. Er ist dabei auch auf die Frage der Teilplastik eingegangen und spricht ihr nur ein begrenztes Anwendungsgebiet zu. Nach seiner Ansicht ist die Verbindung von Pneumothorax mit oberer Teilplastik nichts neues (s. SAUERBRUCH S. 491). Er wendet sich auch gegen die GRAFsche Plastik, soweit die ausgedehnte Resektion der obersten Rippen in Frage kommt und glaubt, daß es richtiger ist, je nach der Ausdehnung der Tuberkulose die Ausdehnung der Rippenresektion einzurichten. Müssen die unteren Abschnitte auch eingeengt werden, so ist es zweckmäßiger, eine untere Teilplastik hinzuzufügen, als einen Pneumothorax mit seinen Gefahren zu belassen. Die Methode der Wahl bleibt die ausgedehnte Thorakoplastik, und zwar in ihrer eingeengten Form insofern, als sie auch bei Fällen mit Erkrankung der anderen Seite, insbesondere bei Pleuraverwachsungen der anderen Seite, angezeigt ist.

Ähnlich wie LOESCHCKE hat DURANTE (Genua, 1931) die Durchtrennung des M. scalenus ant. in Verbindung mit der Phrenikusexairese, oder auch ohne diese, bei der operativen Behandlung der Spitzentuberkulose vorgenommen. Er hat in 14 Fällen ein Absinken und ein dachziegelartiges Übereinanderschieben der 3 obersten Rippen beobachtet. Dadurch wird die Ausdehnungsfähigkeit der Lungenspitze bei der Atmung eingeschränkt. Verf. hat dann zur Erhöhung der Wirksamkeit des Verfahrens die sämtlichen M. scaleni durchtrennt. Bei der Durchtrennung des M. scalenus med. muß der N. thoracalis long. geschont werden, da sonst der M. serratus ant., der auch als Einatmungsmuskel arbeitet, gelähmt wird. Will man eine Einengung auch in transversaler Richtung haben, so soll man den Nerven bewußt durchtrennen. DURANTE unterscheidet folgende Möglichkeiten, die Eingriffe einzeln oder vereint zur Anwendung zu bringen: 1. Durchtrennung oder Resektion des M. scalenus ant. 2. Resektion aller Scaleni. 3. Resektion aller Scaleni und des N. thoracalis long. 4. Resektion dse M. scalenus ant. und des N. phrenicus. 5. Resektion aller Scaleni und des N. phrenicus. 6. Resektion aller Scaleni, des N. phrenicus und des N. thoracalis long.

THOMSEN (St. Blasien) hat 1931 über die erweiterte obere Teilplastik berichtet. Das Ziel ist, gesundes Lungenkapital im Unterlappen zu schonen, den Stützapparat des Zwerchfellmuskels und damit den Situs der Baucheingeweide möglichst zu erhalten, und schließlich den Eingriff wesentlich schonender zu machen. Die Erfahrung hat außerdem gezeigt, daß durch eine wesentlich ausgedehntere Resektion der 1. und 2. Rippe eine viel bessere Kollapsmöglichkeit gegeben ist. Die erweiterte obere Teilplastik ist angezeigt bei kavernösen Oberlappenprozessen, bei denen der Pneumothoraxversuch mißlungen ist, auch mit Hilfe der Kaustik und die Phrenikusexairese wegen Ausdehnung des Herdes und schwartiger Verwachsungen nicht in Frage kommt. THOMSEN lehnt die GRAFsche Technik ab, da ihm die Anlage einer zweiten Wunde vorn sinnwidrig erscheint. Er hat daher sein Instrumentarium für die möglichst ausgedehnte Resektion der obersten Rippen von hinten vervollkommnet (Abb. 345). Sein Raspatorium für die Befreiung der ganzen 1. Rippe bis zum Knorpel hat eine Biegung in zwei Ebenen, so daß man in alle Wundwinkel hineinkommt und ist für rechts und links verschieden gebaut. Die Rippenschere ist ebenfalls der Krümmung der Rippen entsprechend gebogen, ähnlich dem Modell von BRUNNER: sie ist nur leichter und billiger (s. Abb. 346). Selbst die stärksten Rippen können leicht durchtrennt werden, infolge des guten Übersetzungsverhältnisses. Die Zange kann so weit nach hinten unter die lange Rückenmuskulatur hineingeschoben werden, daß der Gebrauch der LÜERschen Zange unnötig wird. Aus der 1. Rippe lassen sich 7—8, aus der 2. bis zu 15 cm, von den tieferen bis zu 18 cm resezieren. Um den Operationsschock möglichst gering zu gestalten, wird eine Apikolyse mit der Hand möglichst vermieden. Die scharfe tangentiale Ablösung bis zum Knorpel vermeidet jede Quetschung und Zerrung des erkrankten Lungengewebes. THOMSEN macht (wie GRAF) zuerst möglichst sämtliche Rippen frei, stützt unter Umständen durch leichtes Untertamponieren die flatternde Lunge und durchtrennt erst dann nacheinander die Rippen. Unterbindungen sind kaum nötig. Kleine Muskelblutungen werden durch Einstäuben von Claudenpulver gestillt. Dräniert wird für 24 Stunden. Wundheilung erfolgt fast immer sehr rasch. Der Arm kann schon am 2. Tage angehoben werden, am 10. muß das Aufheben des Armes bis zum

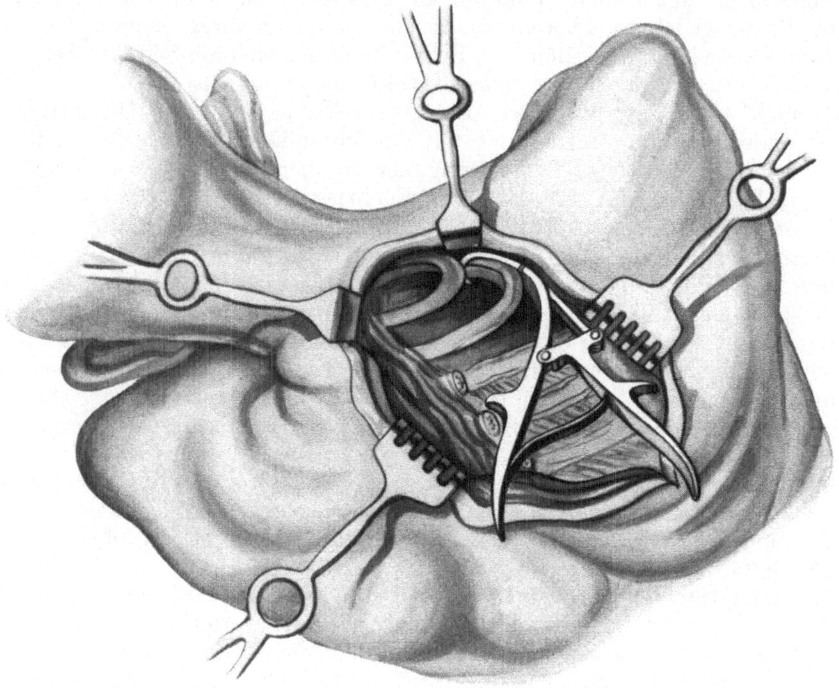

Abb. 345. Halbschematische Darstellung der erweiterten oberen Teilplastik nach THOMSEN. Verwendung seiner Rippenschere.

Kopf gelingen. An diesem Tage steht der Patient auch auf. Druckverbände werden nicht unbedingt angewendet, doch empfiehlt sich gelegentlich das Anlegen von Elastoplaststreifen von der gesunden Schulter unter der Achsel der kranken Seite hindurch. Soll die Elastizität eingeschränkt werden, so werden Heftpflasterstreifen darüber geklebt. Das Abhusten ist durch die Erhaltung der Zwerchfellatmung erleichtert. THOMSEN zieht die Allgemeinbetäubung mit der OMBRÉDANNE-Maske der örtlichen Betäubung, die er für schädlicher hält, vor.

DE WINTER und SEBRECHTS (Brüssel) haben im Jahre 1932 ihre Erfahrungen über Behandlung der Lungentuberkulose mit Teilkollaps mitgeteilt. Auch fortschreitende doppelseitige Erkrankungen können mit Erfolg chirurgisch behandelt werden. Der Kollaps darf sich aber nur auf die erkrankten Lungenabschnitte und ihre nächste Umgebung erstrecken. Das gelingt nur durch Eingriffe in mehreren Sitzungen und durch die Einwirkung verschiedener Maßnahmen. Der N. phrenicus soll nur durch Alkoholeinspritzungen zeitweilig ausgeschaltet werden. Die Plastik ist von hinten aus entsprechend dem Sitz und der Ausdehnung des Herdes vorzunehmen. Sehr wirksam kann das Hineinverlagern des Schulterblattes in die Rippenresektionswunde sein. Wird der Rippenwirbelsäulenwinkel durch völliges Entfernen der Rippen verkleinert, so wird auch dadurch der Kollaps erhöht. Um ein völliges Zusammensinken der von Höhlen durchsetzten Lungenspitze zu erzielen, muß eine Apikolyse hinzugefügt werden. Aber auch das genügt nicht für die Dauer. Um eine Dauerwirkung zu erzielen, soll man die Brustmuskeln bis auf einen Gefäßstiel beweglich machen und auf die abgelöste Lungenspitze lagern. Dabei soll die ganze Lungenspitze nicht auf einmal abgelöst werden, da das ein schwerer und gefährlicher Eingriff ist. Man soll nur so viel lösen, als man durch die beweglich gemachte Brustmuskulatur decken kann. Genügt das nicht, so sind oft noch mehrere Rippenresektionen in verschiedenen Sitzungen notwendig, um den völligen Kollaps zu erzielen. Der Eingriff eignet sich hauptsächlich für produktiv zirrhotische oder hauptsächlich einseitige Erkrankungen mit Kavernen, die nicht größer als etwa 5 cm Durchmesser haben, bei gutem Allgemeinzustand. Die Erfolge des Eingriffes richten sich im wesentlichen nach dem Allgemeinzustand vor dem Eingriff. Sie erzielten aber auch verhältnismäßig gute Erfolge bei doppelseitig fortschreitenden Erkrankungen.

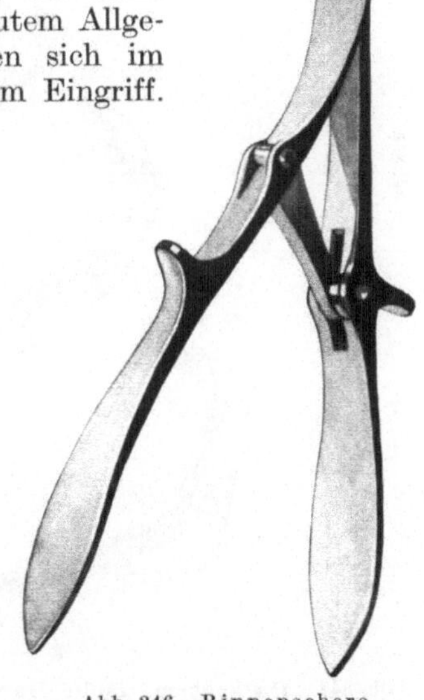

Abb. 346. Rippenschere nach THOMSEN.

J. ALEXANDER (1932) operiert bei der Totalplastik in mindestens 3 Sitzungen. Bei großen starrwandigen Spitzenkavernen sind hauptsächlich die obersten Rippen ausgedehnt zu entfernen. Oft reseziert er in einer Sitzung nur 3 oder gar 2 Rippen. Zur Resektion der 1. und der folgenden unter dem Schulterblatt gelegenen Rippen durchtrennt er die oberen 5 Ursprungszacken des M. serratus ant., geht aber mit der Resektion nicht über das Tub. scaleni hinaus, um das Gefäßnervenbündel nicht zu gefährden. Muß das vordere Ende der 1. Rippe ebenfalls entfernt werden, so wird das von einem vorderen Schnitt aus nachgeholt. Manchmal schickt er der paravertebralen Operation nach GALES Vorschlag eine parasternale Knorpelresektion voraus. Er hält es überhaupt für zweckmäßig, die vordere Plastik, sobald sich die hintere als nicht ausreichend für das Zusammenfallen der Höhlen erweist, die vordere Plastik hinzuzufügen, im Gegensatz zu SAUERBRUCH, der 8—12 Monate abwartet. Bleibt die Wiederherstellung der Rippen in den Periostschläuchen aus, so müssen die zusammendrückenden Bandagen weiter getragen werden.

ULRICI (1932) berichtete über 25 Kranke, die er nach dem Vorschlag von GRAF operiert hatte. 11 wurden in kurzer Zeit bazillenfrei, 2 Kranke sind gestorben. Die Anzeigestellung schien in diesen Fällen zu weit gesteckt.

KREMER (1932) hat betont, daß nicht allein die Größe des tuberkulösen Herdes den Grad der Teilplastik bestimmt. Er gibt zu, daß stark geschrumpfte Lungenabschnitte, die keine größeren Höhlen enthalten, die also nur einer Entspannung bedürfen, anders operiert werden müssen als Herde mit großen Kavernen, die vollkommen zusammenfallen müssen und damit eine fast völlige Ausschaltung des Brustraumes nötig machen. Bei Herden mit großen Kavernen muß die Länge der zu entfernenden Rippenstücke weniger von der

Ausdehnung des tuberkulösen Herdes, als vielmehr von der Form des Brustkorbes abhängig gemacht werden. Die Verhältnisse an den Rippenknorpeln und die räumlichen Beziehungen der Höhlen zu den Rippen müssen auch berücksichtigt werden. KREMER unterscheidet zwischen Entspannungs- und Ausschaltungsthorakoplastik und ordnet die SAUERBRUCHsche Plastik in die Reihe der Entspannungsthorakoplastiken ein. Bei der Ausschaltungsplastik kommt es aber nicht allein auf die Größe der resezierten Rippenstücke im

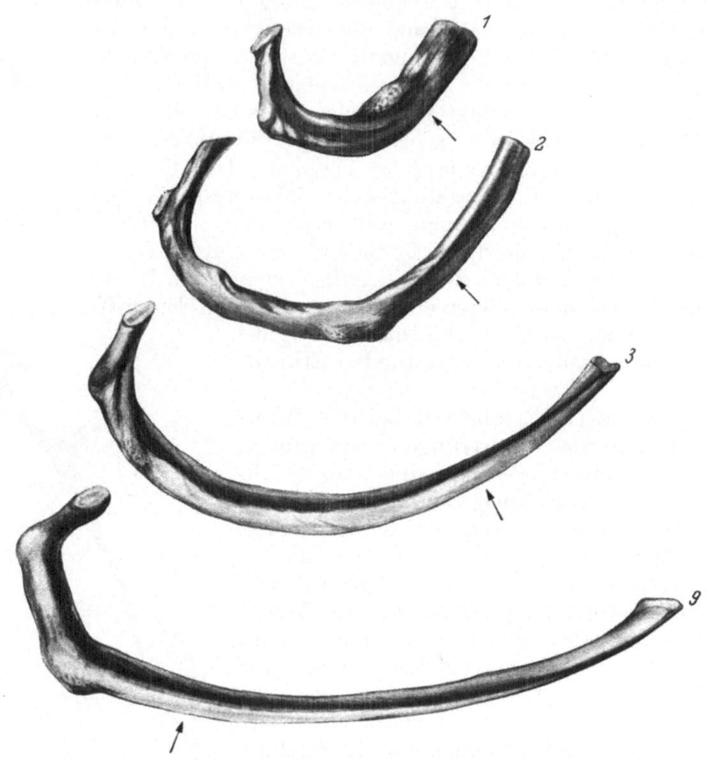

Abb. 347. Halbschematische Darstellung der Rippenbiegung in den verschiedenen Höhen. Die ersten 4 sind mehr bogenförmig gestaltet. (Man beachte besonders die zweite, die oft annähernd einem Teil des Kreisbogens entspricht.) Die 5.—10. Rippe haben einen annähernd rechtwinkligen Knick am Angulus, während der vordere bis zum Knorpelansatz reichende Teil mehr oder weniger geradlinig verläuft (s. 9. Rippe). Nach KREMER.

Verhältnis zur Größe der Kaverne, sondern auch auf die Form der zur Resektion in Betracht kommenden Rippen an.

Beim Betrachten des Brustkorbes fällt es nach KREMER auf, daß die 5. bis 10. Rippe in der Gegend des Angulus annähernd rechtwinkelig abgeknickt sind. Der knöcherne Anteil vom Angulus bis zum Knorpelansatz ist mehr oder weniger geradlinig (Abb. 347). Die oberen Rippen sind im ganzen mehr bogenförmig, die 2. oft annähernd halbkreisförmig (Abb. 347). Daher wird bei der gewöhnlichen paravertebralen Resektion, bei der etwa 6—8 cm der knöchernen Rippen mit dem Angulus entfernt werden muß, ein weicher Knorpel vorausgesetzt, das Einsinken der vorderen Rippenstümpfe gegen die Wirbelsäule so leicht möglich sein, daß der Brustraum in diesem Abschnitt stark eingeengt wird. Bei den oberen 4 Rippen bleibt vorne ein Bogen erhalten und infolgedessen beim Einsinken ein toter Raum. Bei der Ausschaltungsthorakoplastik müssen daher große Teile der oberen bogenförmigen Rippen entfernt werden. Die von KREMER angegebenen Zahlen sind folgende:

1. Rippe 7— 8 cm	5. Rippe 10—12 cm	9. Rippe 8—10 cm
2. Rippe 12—14 cm	6. Rippe 10—12 cm	10. Rippe 8—10 cm
3. Rippe 13—14 cm	7. Rippe 10—12 cm	11. Rippe 6— 8 cm
4. Rippe 12—13 cm	8. Rippe 8—10 cm	

KREMER kommt zu dem Schluß, daß die BRAUERsche Technik diesen Forderungen am nächsten kommt. Bei Jugendlichen genügt auch die Resektion der 1.—7. Rippe bei genügender Entfernung der knöchernen Anteile und genügender Nachgiebigkeit des Knorpels, das durch festes Aufdrücken von Pelotten aus Gazestücken vermehrt werden muß. KREMER hat auch die Beobachtung gemacht, daß die Gefahr der Aspiration gering erscheint, wenn eine Phrenikuslähmung vorausgeschickt ist und die Kaverne genügend eingeengt wird. Nachdem KREMER früher bei an den Rippen hängenden Kavernen wie SAUERBRUCH in einer 2. Sitzung die Resektion der 1.—4. Rippe von vorne in großer Ausdehnung geübt und gute Erfolge damit erzielt hatte, ist er später zum GRAFschen Verfahren übergegangen, allerdings unter Entfernung der 7. Rippe, da ihm die Resektion der 1.—5. Rippe nicht genügend erscheint.

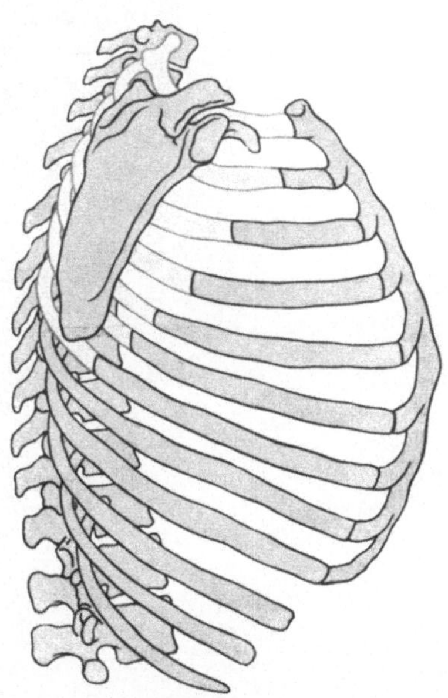

Abb. 348. Obere Teilplastik nach SAUERBRUCH, GRAF, KREMER, HELLER. 1. Schematische Darstellung der Oberfeldplastik nach Resektion der 1.—7. Rippe.

Die Technik der Oberfeldplastik, wie sie sich aus den Verfahren von SAUERBRUCH (s. S. 491), GRAF (s. S. 510) und KREMER entwickelt hat, ist nach HELLER die folgende. Sie entspricht im wesentlichen der 2. Sitzung einer ausgedehnten paravertebralen subskapulären Plastik. Abb. 348 zeigt das Schema dieser Oberfeldplastik. Von einem paravertebralen Schnitt, der die oberen Fasern des M. trapezius schont, wird in örtlicher Betäubung das Operationsfeld freigelegt. Nach ausgiebiger Blutstillung wird das Schulterblatt stumpf weitgehend gelöst und mit einem gepolsterten Haken beiseite gehalten (Abb. 349). Der M. serratus post. sup. wird geschont, ebenso die lange Rückenmuskulatur, die nach Spaltung der Fascia lumbodorsalis (Abb. 349 gestrichelte Linie) stumpf nach medial verschoben wird. Die Periostschnitte beginnen an den oberen Rippen in der Längsrichtung der Zacken des M. serratus post. sup. Sie sind entsprechend den Forderungen von KREMER so lang, daß die 1. Rippe fast vollständig und von der 2.—4. große Stücke, d. h. etwa 12—14 cm, reseziert werden können (s. oben). Sind alle Rippen aus ihren Periostscheiden ringsherum ausgelöst, möglichst bis an die Querfortsätze heran, so kann man sie alle zunächst in ihren hintersten Abschnitten durchtrennen. Durch Anheben der durchtrennten Rippe gelingt die periphere Durchtrennung leichter, aber außerdem erhält der Brustkorb dadurch zunächst noch so viel Halt, daß die paradoxe Atmung ausbleibt. Man kann aber auch, wie das GRAF empfohlen hat, ehe man eine Durchtrennung der Rippen vornimmt, unter jede ausgehülste zunächst eine Rollgaze schieben, um dadurch der paradoxen Atmung entgegenzuwirken.

Ist das bis zur 1. Rippe geschehen, so werden alle Rippen rasch zentral und distal durchtrennt, falls die zentrale Durchtrennung nicht bereits vorausgegangen ist und nur die distale nötig wird (Abb. 350). Nach der Entfernung der Rippen kann nun sofort das Schulterblatt in die Tiefe gedrängt (BRAUER) und die Muskulatur und Haut genäht werden. GRAF hält es für besser, wenn für das Schulterblatt an

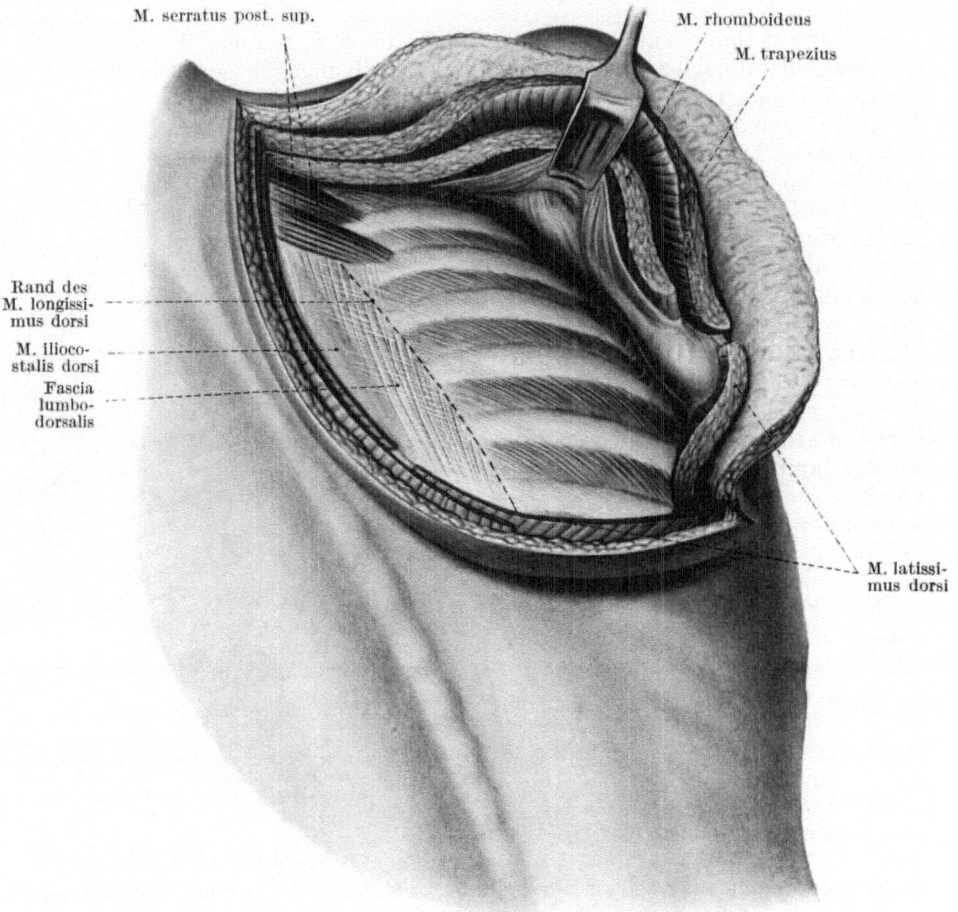

Abb. 349. Obere Teilplastik nach SAUERBRUCH, GRAF, KREMER, HELLER. 2. Der paravertebrale Schnitt ist angelegt, der M. serratus post. sup. bleibt erhalten, ebenso wird der lange Rückenstrecker nicht verletzt. Die punktierte Linie zeigt die Schnittlinie durch die Fascia lumbodorsalis.

der unteren Spitze noch eine Auflage auf der Rippe erhalten bleibt. Eine Störung des Eingriffes durch paradoxe Atmung kann also auf alle Fälle auf das äußerste eingeschränkt werden. Ein komprimierender elastischer Druckverband sorgt schließlich dafür, daß die Gefahr auch in der Nachbehandlungszeit nicht mehr eintreten kann.

GRAVESEN (1932) hat bei einer Kranken, bei der die Pneumothoraxbehandlung wegen Verwachsungen nicht möglich war, zuerst eine Oberlappenplastik links und nach etwa einem Vierteljahre rechts ausgeführt. Der Erfolg war ein guter.

Die obere Thorakoplastik haben im selben Jahre COURCOUX und BERNOU als Ergänzung der Pneumothoraxbehandlung bei ausgedehnten Spitzenverwachsungen empfohlen, ein Verfahren, das von SAUERBRUCH schon 1913 empfohlen worden war (s. S. 491).

Auch BÉRARD, der, wie schon erwähnt, ähnlich wie LAUWERS, zuerst den Versuch gemacht hat, die 1. und 2. Rippe von vorn zu resezieren, hat 1932

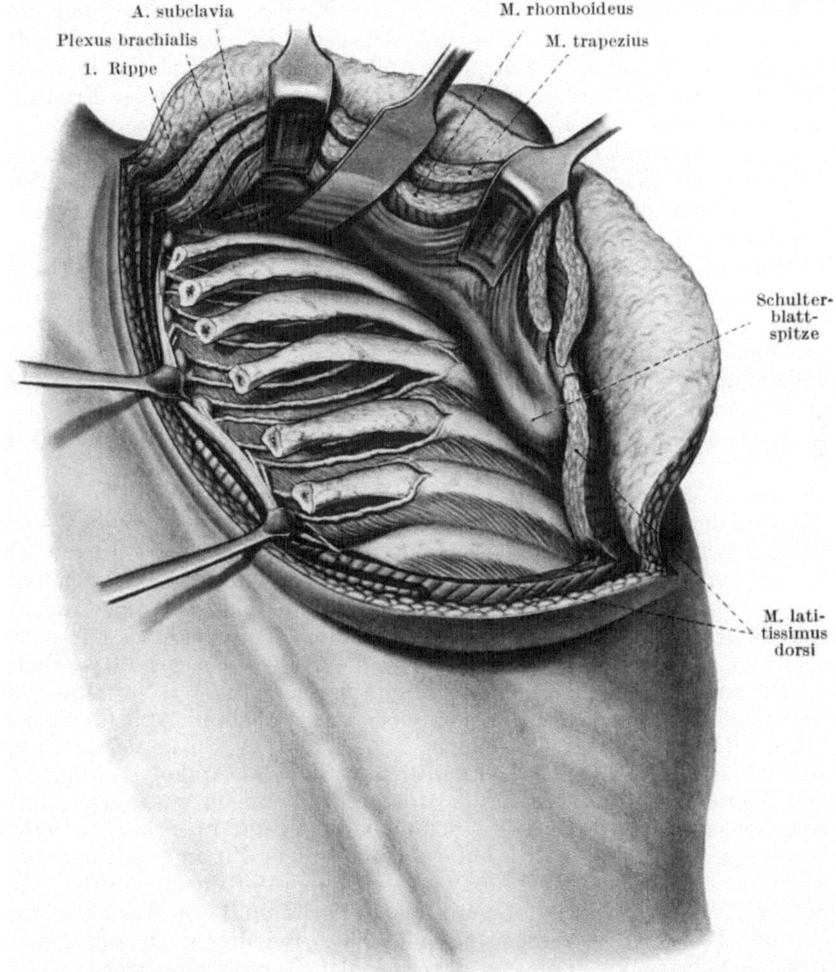

Abb. 350. Obere Teilplastik nach SAUERBRUCH, GRAF, KREMER, HELLER. 3. Der lange Rückenstrecker ist nach medial verzogen. Die zentralen Rippenenden sind freigelegt und durchtrennt. Das Periost der Rippe ist entsprechend der Größe der zu resezierenden Stücke gespalten. Nach dem Vorschlag von GRAF wird unter die subperiostal ausgelösten Rippen jedesmal eine Rollgaze geschoben zur Verhinderung der paradoxen Atmung. Erst zum Schluß erfolgt dann die rasche Abtrennung der distalen Rippenenden.

über eine ausgedehntere obere Plastik berichtet. Er operiert möglichst in örtlicher Betäubung, geht von einem paravertebralen Schnitt aus und entfernt 6—7 Rippen. Die beiden ersten werden fast vollständig entfernt. Der Eingriff soll möglichst in einer fieberfreien Zeit ausgeführt werden.

JESSEN hat im selben Jahre nach GRAF eine doppelseitige Spitzenplastik ausgeführt. Wenn sie auch nicht zur Ausheilung der Kavernen genügte, so zeigt der Verlauf doch, daß es möglich ist bei geeigneten Fällen eine doppelseitige Plastik durchzuführen.

Jachia (Turin, 1932) ist in Italien für die Verbreitung der Thorakoplastik eingetreten. Da sie in Italien vielfach abgelehnt wurde, hat er die Alkoholisation der Zwischenrippennerven nach Leotta empfohlen oder, wenn die Plastik abgelehnt wird, einen Eingriff, den er als totale Pneumolyse bezeichnete. Die Ausführung des Eingriffes verläuft in folgender Weise: Einschnitt im 1. Zwischenrippenraum, Einführung des Fingers, Apikolyse und Phrenikusexairese. Dann 2. Einschnitt seitlich über der 6. Rippe. Subperiostale Resektion von etwa 3 cm aus dieser Rippe. Ablösung des Rippenfelles in größter Ausdehnung. Keine Plombe. Es entwickelt sich ein blutigseröser Erguß, der noch durch Injektion von Lipjodol und Eigenblut verstärkt werden kann. Auch einen extrapleuralen Pneumothorax hat Verf. erfolgreich angewendet. Er hat auch mit Gas gefüllte Schweinsblasen in den extrapleuralen Raum eingeführt. Diese Blasen sollen später resorbiert werden. Der notwendige luftdichte Verschluß ist allerdings außerordentlich schwierig.

Proust, Maurer und Rolland haben ihre Technik der Oberlappenplastik auch in diesem Jahre weiter vervollkommnet. Sie operieren zweizeitig, zunächst parasternal mit Apikolyse und machen dann von einem paravertebralen Schnitt aus die obere Thorakoplastik, die unter Umständen vervollständigt wird durch die Entfernung der 2.—5. Rippe von einem Schnitt in der Axilla aus.

Auch das Jahr 1933 brachte neue Vorschläge oder Verbesserungen der Teilplastik. So hat Holst (Oslo) seine Erfahrungen über 18 Fälle von oberer Teilplastik bekanntgegeben. Er operierte nach 2 verschiedenen Verfahren. Bei etwa der Hälfte der Fälle, dabei ein doppelseitiger, wurden die 4—6 obersten Rippen entfernt und eine ausgedehnte Pneumolyse eines großen Teiles des Oberlappens vorgenommen. In die große Höhle wird ein breitgestielter Periostmuskellappen aus der Brustwand eingelegt und über die eingesunkene Lunge ausgebreitet. In fast allen Fällen Ausheilung der Kavernen, nur einmal postoperative Infiltration im Unterlappen. 6 Fälle wurden geheilt (s. auch S. 542).

Die andere Hälfte der Fälle wurde nach einem anderen Verfahren behandelt. Vollständige Entfernung der beiden obersten Rippen mit vollständiger Skalenotomie. Resektion der 3.—7. Rippe. Die entfernten Stücke nehmen nach unten allmählich an Größe ab. Gelegentlich wurde die Apikolyse hinzugefügt. In drei Vierteln der Fälle sind die Höhlen vollkommen zusammengefallen. Ein Kranker ist an postoperativer Pneumonie im Unterlappen der operierten Lunge gestorben. Bei allen Fällen mit ungenügendem Zusammenfallen der Höhlen wurde eine vordere Plastik der obersten 3—5—6 Rippen von der Achselhöhle aus vorgenommen. Dieser ergänzende Eingriff muß zur Ausführung kommen, ehe das Periost Ersatzrippen gebildet hat. Bei diesen Operationen wird der Brustkorb in senkrechter und transversaler Richtung eingeengt.

Da solche Eingriffe auch bei doppelseitiger Erkrankung ausgeführt werden können, so erweitern sie die Anzeigestellung der operativen Behandlung der Lungentuberkulose. Sie verändern aber auch die Anzeigestellung insofern, als die Phrenikusexairese bei Oberlappentuberkulose nicht zur Anwendung kommt und daher gesundes Lungengewebe geschont werden kann, da sich der Eingriff nur auf den erkrankten Oberlappen erstreckt.

Monaldi, Ascoli, Torelli, Sisti, Stegmayer, Kati und Basta (Rom) haben sich 1933 über die anterolaterale Plastik eingehend geäußert. Beim Studium der Atembewegungen wurde festgestellt, daß die Rippenresektion am besten an den Teilen des Brustkorbes vorgenommen wird, an denen die Rippen bei der Atmung die stärkste Ausschreitung machen. Um für die oberen und unteren Lungenabschnitte die Wirkung der Rippenresektion zu vermehren, wird die Skalenotomie und die Phrenikusexairese hinzugefügt. Das Verfahren setzt sich also aus 3 Eingriffen zusammen. In der 1. Sitzung: Phrenikusexairese und gleichzeitige Durchschneidung des M. scalenus ant. in der Nähe der 1. Rippe. 2. Die Resektion von 6—8 cm langen Stücken der 4.—8. Rippe im Bereich ihrer größten Atmungsausschreitung. Dieser Bereich der stärksten Atmungsbewegungen ist nach vorn begrenzt in einer Linie, die vom Brustbeinansatz der 4. Rippe beginnt und da endet, wo die 8. Rippe die mittlere Achsellinie überschreitet. Stellt man diese Linie fest, so werden von den Rippen 4—8 nach lateral von dieser Linie 5—8 cm lange Stücke entfernt. Der Operationsschnitt liegt etwas lateral von der angegebenen medialen Grenzlinie für die Rippenresektion und verläuft fast waagerecht. 3. Schließlich werden noch aus der 3. und 2. Rippe, unter Umständen auch aus der 1., 8—10 cm lange Stücke entfernt und wenn nötig, die extrapleurale Apikolyse angeschlossen. Alle diese 3 Eingriffe sind aber nicht immer nötig. Wird nur die Einengung der oberen Lungenabschnitte verlangt, so kann die Resektion der 4.—8. Rippe entfallen. Soll dagegen der untere Lungenabschnitt eingeengt werden, so können die obersten Rippen erhalten bleiben. Ebenso können gegebenenfalls auch die Phrenikusexairese und die Skalenotomie weggelassen werden. Der kosmetische Erfolg dieses Eingriffes soll nach Ascoli besonders bei Frauen gut sein, da der untere Resektionsschnitt unter der Mamma verborgen werden kann. Die klinischen Erfolge nach diesem Verfahren sind zufriedenstellend.

Auch Kleesattel (1933) hat die vollständige Resektion der 1. Rippe bei der Teilplastik gefordert. Er geht von einem paravertebralen Schnitt aus, entfernt zunächst die 2. Rippe soweit wie möglich und schließlich die 1. ebenso ausgedehnt. Er macht darauf aufmerksam, daß man bei einer Arterienverletzung die Naht versuchen sollte. Gelingt sie nicht, so muß Arterie und Vene unterbunden werden, da eine schwere Ernährungsstörung des Armes dann seltener auftritt.

Ebenso haben Bernou und Fruchaud ihre im vorhergehenden Jahre empfohlene paravertebrale obere Teilplastik durch eine vordere Plastik vervollständigt, wenn es sich darum handelte, die Schrumpfung der Lunge in waagerechter Richtung auszudehnen, oder in Fällen, in denen sehr große Kavernen vorhanden waren, die sonst eine Totalplastik notwendig gemacht hätten und schließlich bei großen tuberkulösen oder mischinfizierten Empyemen. Das Vorgehen bei der Resektion der etwa 1—6 Rippen der vorderen Resektion entspricht etwa dem von Sauerbruch. Operiert man auf der linken Seite, so soll man den Knorpel der 1—5 Rippen zum Schutze des Herzens stehenlassen.

Nissen hält in dieser Zeit eine extrapleurale Apikolyse bei der Spitzenplastik für notwendig. Die Ablösung ist besonders an der Wirbelsäule wichtig. Man darf aber auch nicht zu tief heruntergehen, es ist zweckmäßig, den Phrenikus zu vereisen zur zeitweiligen Ausschaltung, da hierdurch die Aspirationsgefahr vermindert wird. Bei ausgedehnten Prozessen ist die Totalplastik vorzuziehen.

Kleesattel ist im selben Jahre für die Spitzenplastik beim unvollkommenen Pneumothorax eingetreten. Er hält die Plastik für besser als die Apikolyse. Der Pneumothorax soll nicht abgelassen werden, er muß nur entsprechend dem sehr erheblichen Zusammenfallen der Lunge durch die Plastik verringert werden. Diese Spitzenplastik kann auch doppelseitig ausgeführt werden. Es scheint sogar, daß die Kranken eine Plastik bei auf der anderen Seite bestehendem Pneumothorax besonders gut vertragen.

Ebenso haben Peters, Le Roy und Cornish (1933) über eine Teilplastik berichtet. Sie entfernen die 4—6 obersten Rippen und die Weichteile bis auf das Brustfell. Dann wird eine Tamponade mit einer 25%igen Silberproteinlösung eingelegt, so daß die Lunge gegen die vordere Brustwand gedrückt wird. Die Brustwunde wird wieder verschlossen durch Muskel- und Hautnaht, bis auf eine Öffnung zum Wechsel der Tamponade, die wöchentlich stattfindet.

BROGLIO hat im selben Jahre, um die Zugänglichkeit zu den beiden 1. Rippen zu erhöhen, eine zeitweilige Durchtrennung des Schlüsselbeines in der Nähe seines Brustbeinansatzes empfohlen.

Zur selben Zeit hat BRUNNER die obere Teilplastik warm empfohlen. Er hält die Gefahr der Aspiration, falls nicht allzu große Sputummengen vorhanden sind, für nicht erheblich. Die Anzeigestellung für die Teilplastik muß vorsichtiger gestellt werden als früher. Die Totalplastik behält ihr Recht bei allen sehr ausgedehnten Krankheitsfällen.

Die Zahl der Arbeiten, die sich mit der oberen Teilplastik beschäftigten, ist auch im Jahre 1934 groß.

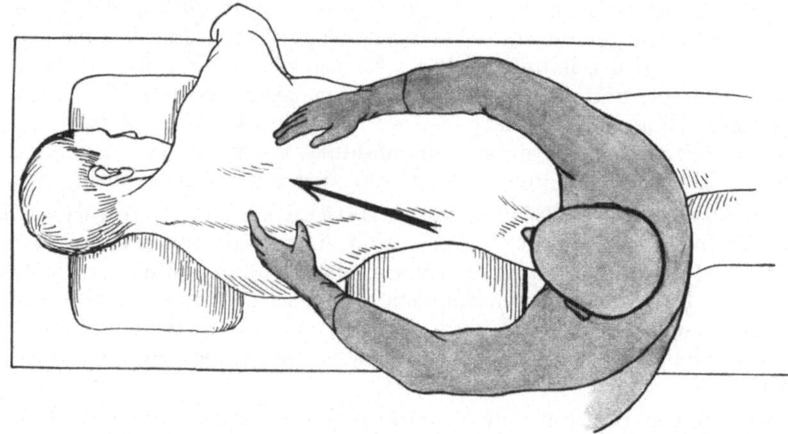

Abb. 351. Die obere Teilplastik mit Zugang auf dem tiefen subskapulären Weg nach BERNOU und GAIN, FRUCHAUD und BERNARD. 1. Die Lagerung des Kranken und die Stellung des Operateurs.

BERNOU und GAIN, FRUCHAUD und BERNARD haben 1934 ihre Ansichten über die obere Teilplastik und ihre Verfahren der tiefen subskapulären Schnitte ausführlich veröffentlicht.

Da sich herausgestellt hatte, daß der senkrechte Schnitt zur Thorakoplastik die Muskulatur der Schulter stark verletzt und nur mäßige kosmetische Resultate gibt, hat ROUX (wie BRAUER, s. S. 460) zunächst die oberen Fasern des M. trapezius geschont. Aber dieser Schnitt von ROUX bringt auch keine guten Erfolge. Daher haben die Verff., die in Frankreich für die obere Teilplastik gekämpft haben, einen neuen Schnitt ausgearbeitet, den sie als tiefen subskapulären bezeichnen, der im übrigen in schwierigen Fällen mit dem unteren Teil des ROUXschen vereinigt werden kann. Bei der Anlegung dieses Schnittes muß der obere Rand des M. latissimus dorsi, aber auch die unteren Fasern des M. serratus ant. eingekerbt werden. Erst dann läßt sich das Schulterblatt vom Brustkorb genügend abheben und bis zur Brustkorbkuppel in die Höhe schieben.

Die Teilplastik mit Zugang auf dem subskapulären Weg wird von den Verff. folgendermaßen beschrieben:

1. Die Lagerung des Kranken: Das Schulterblatt muß stark angehoben werden, um unterhalb desselben eindringen zu können. Die Lagerung entspricht etwa der von MAURER. Der Kranke liegt waagerecht. Unter der gesunden Brustseite ist ein dickes zylindrisches Kissen, auf dem der Kranke bequem liegt, aber so, daß der Brustkorb herausgehoben wird (Abb. 351). Die Zwischenrippenräume sind dadurch auf der kranken Seite verbreitert. Ein zweites

Kissen liegt unter dem Kopf so, daß die gesunde Schulter zwischen den beiden Kissen liegt. Der Rumpf ist nach vorn abgebogen dadurch, daß ein Kissen vorn gegen den Brustkorb gedrängt wird, über das der Arm der kranken Seite frei herunterhängt. Der Operateur stützt sich gegen das Becken des Kranken und sieht in der Richtung des Kopfes des Kranken (Abb. 351). Die Assistenten

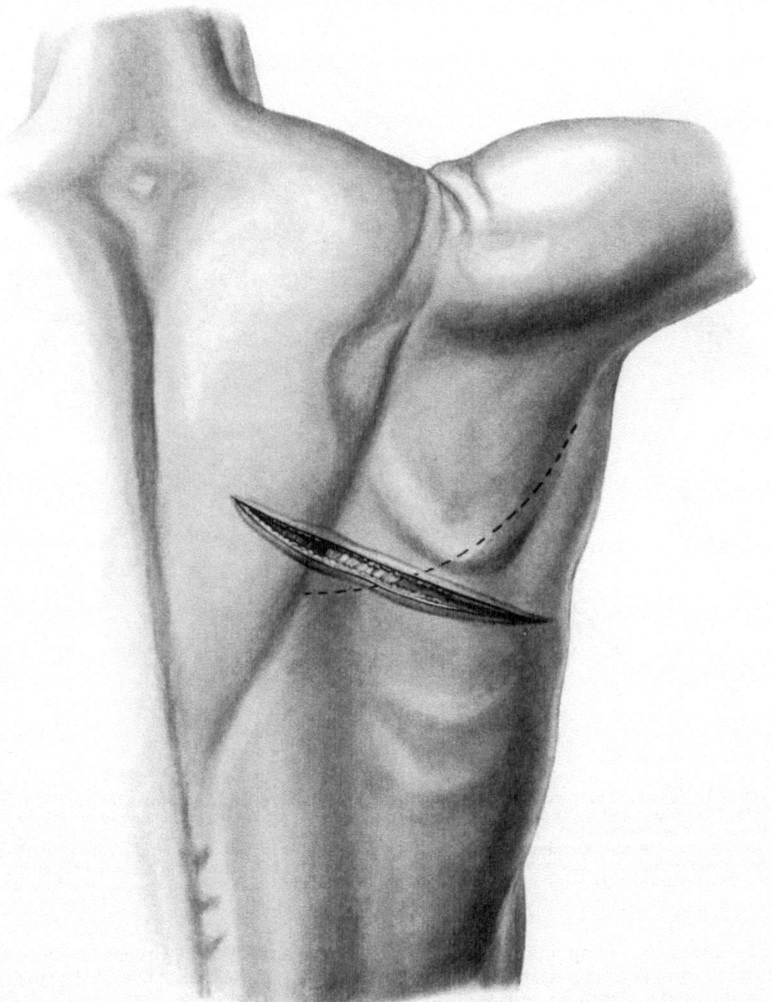

Abb. 352. Die obere Teilplastik mit Zugang auf dem tiefen subskapulären Weg nach Bernou und Gain, Fruchaud und Bernard. 2. Der tiefe subscapuläre Weichteilschnitt. Die gestrichelte Linie deutet die Richtung der stumpfen Muskelablösung an.

sind zu beiden Seiten des Kopfes des Kranken aufgestellt. Verff. benützen örtliche Betäubung.

Sie verwenden die Kirschnersche Mischung bestehend aus gleichen Teilen einer Lösung 1:200 Novokain und 1:4000 Perkain. Man kann ohne Gefahr 250 ccm davon einspritzen. Die Schmerzbetäubung umfaßt zwei verschiedene Teile. Für die Operation an 6 Rippen müssen die ersten 8 Zwischenrippennerven eingespritzt werden, bei 5 Rippen genügen 7 Zwischenrippennerven. Die weitere Beschreibung der Einspritzung in die Zwischenrippenräume ergibt nichts Besonderes. Bei der ersten Einspritzung werden ungefähr 140 ccm gebraucht. Nachdem in die Zwischenrippenräume eingespritzt ist, werden noch ungefähr 15 ccm Lösung in die Muskelzwischenräume, unmittelbar unter dem inneren Rand des Schulterblattes in der Höhe der Spina scapulae gespritzt. Dadurch wird die Erschlaffung der unterhalb des Schulterblattes gelegenen Muskeln erleichtert. Der zweite Teil der Schmerzbetäubung wird erst im Verlaufe der Operation durchgeführt.

Neuerdings sind die Verff. mehr und mehr zu der Allgemeinschmerzbetäubung übergegangen. Erstens ist die örtliche Betäubung bei nervösen Menschen nur schlecht

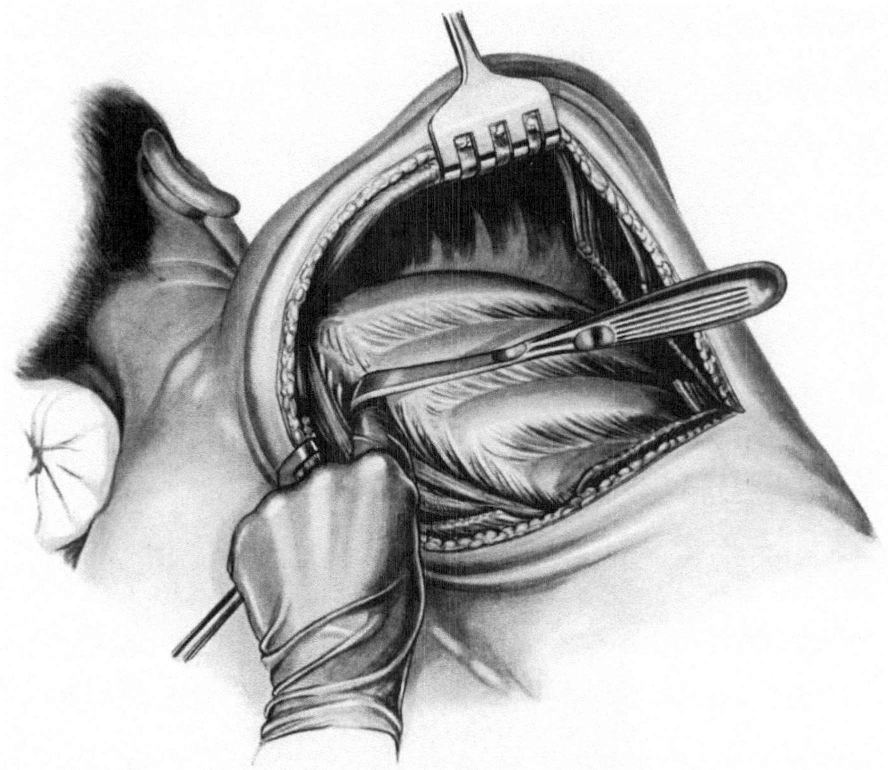

Abb. 353. Die obere Teilplastik mit Zugang auf dem tiefen subskapulären Weg nach BERNOU und GAIN, FRUCHAUD und BERNARD. 3. Die Mm. trapezius und latissimus dorsi sind quer zu ihrer Faserrichtung vom Rande her eingeschnitten. Mit der Hand sind die Weichteile unter dem Schulterblatt und dem unteren Rand des M. serratus ant. abgelöst. Der Zeigefinger schiebt die gerade Rückenmuskulatur nach Ablösung der sehnigen Ansätze mit dem Raspatorium nach der Mitte zu ab. Die stumpfe Ablösung erfolgt bis zur 1. Rippe hinauf. Das Schulterblatt wird mit 1 oder 2 stumpfen Haken nach oben gezogen und von der Brustwand abgehoben.

durchzuführen, da sie auch auf einfache Berührung auffahren. Außerdem kann die örtliche Betäubung die Zerrungen und den Schock nicht vermeiden. Die Allgemeinnarkose ist allerdings bei Kranken mit sehr umfangreichen eiternden Kavernen zu vermeiden. Sie verwenden daher Avertin oder Rektanal in mäßiger Menge als Grundbetäubung und geben Äther mit der OMBRÉDANNEschen Maske. Gerade diese ist für Lungenoperationen sehr geeignet, weil sie nur die Verabreichung kleiner Mengen gestattet. Sie ist auch wirksam gegen den leicht schädigenden Einfluß des Avertins auf das Atemzentrum.

Der Eingriff beginnt mit einem Einschnitt der oberflächlichen Weichteile. Man bezeichnet sich mit dem Zeigefinger der linken Hand den unteren Schulterblattwinkel. Ungefähr zwei Querfinger unterhalb dieses Punktes zieht der Schnitt vorbei, der durch den Schulterblattwinkel etwa in der Mitte geteilt wird (Abb. 352). Der hintere Teil des Schnittes steigt etwas an, der vordere fällt etwas ab. Er reicht hinten bis in die Nähe der Dornfortsätze, vorn bis in die hintere Achsellinie. Nach Anlage des Hautschnittes wird gewissenhafte Blutstillung durchgeführt, auf die Verff. großen Wert legen. Sie benutzen den Diathermieapparat, mit dem sie die angelegten Klemmen berühren. Nur größere Gefäße werden unterbunden. Der Schnitt hat die oberflächliche Muskulatur freigelegt. In der Mitte des Schnittes ist ein mit Fett und Bindegewebe ausgefüllter Raum, zwischen dem äußeren Rand des M. trapezius und dem oberen des M. latissimus dorsi (Abb. 351). Die Spitze des dreieckigen Raumes sieht nach unten und hinten gegen die Wirbelsäule. Die Basis wird von dem medialen Schulterblattrand gebildet. Ein

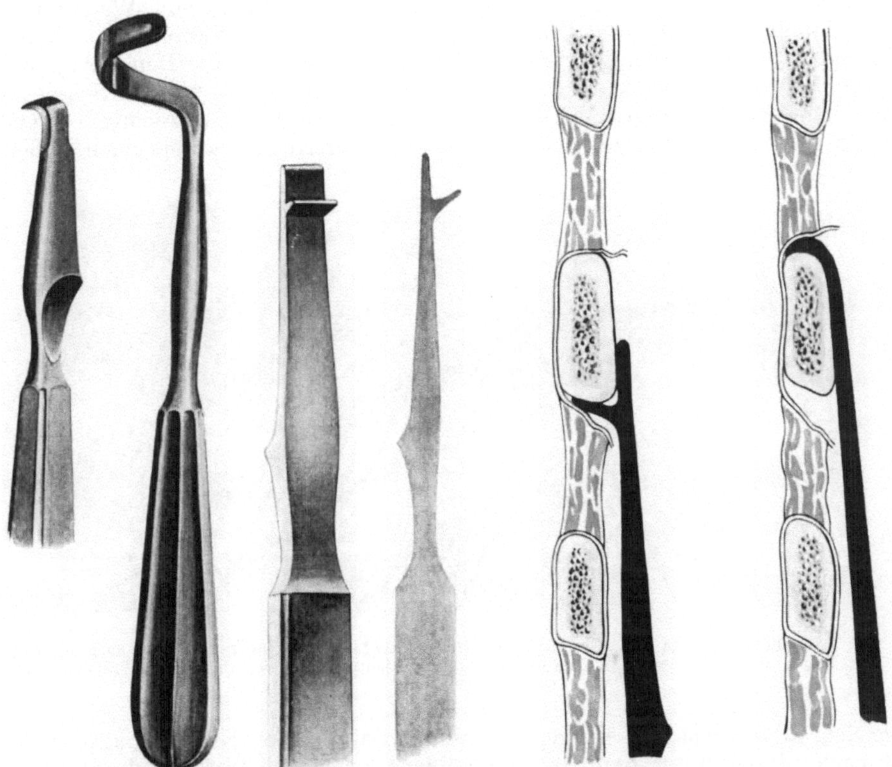

Abb. 354. 4. Die von den Verfassern empfohlenen besonderen Raspatorien.

Abb. 355. 5. Schematische Darstellung der Befreiung des oberen und unteren Randes der Rippen mit den besonderen Raspatorien.

Abb. 354 und 355. Die obere Teilplastik mit Zugang auf dem tiefen subskapularen Weg nach BERNOU und GAIN, FRUCHAUD und BERNARD.

Scherenschlag durchtrennt das Fett und Bindegewebe. Durch diesen Einschnitt wird Zeige- und Mittelfinger der linken Hand unter den lateralen Rand des M. trapezius geführt, die Muskelfasern angehoben und mit einem nach hinten gerichteten Scherenschlag auf 3 oder 4 cm gespalten. Der M. rhomboideus wird dabei geschont. Dann werden die beiden Finger der linken Hand weit nach vorn unter den M. latissimus dorsi geführt, heben hier den oberen Muskelrand an und mit einem waagerechten Schnitt werden die Fasern dieses Muskels gespalten bis zur hinteren Achsellinie. Unter dem M. latissimus dorsi erscheinen nun die unteren Fasern des M. serratus ant.[1]. Sie steigen in einem

[1] Es ist erstaunlich, daß die Franzosen auch jetzt noch nicht die schon vor 30 Jahren eingeführten internationalen Wortbezeichnungen für anatomische Beschreibungen anwenden. Dadurch wird die Übersetzung mancher Arbeiten erschwert, da selbst in großen Wörterbüchern die Ausdrücke nicht übersetzt sind. Es ist daher immerhin möglich, daß einzelne Muskelbezeichnungen nicht genau stimmen.

fast senkrecht verlaufenden starken Muskelrand gegen den unteren Schulterblattwinkel an. Die beiden Finger der linken Hand dringen unter dem Muskelrand ein zwischen ihm und den Rippen, heben den Muskel in die Höhe und durchdringen ihn ebenso bis zur hinteren Achsellinie. Nun kann das Schulterblatt angehoben werden. Ganz zart wird der untere Schulterblattwinkel mit zwei Fingern angehoben und dann ein stumpfer Haken eingesetzt, den einer der Assistenten vorsichtig hält. Das Anheben des Schulterblattes wird dadurch vervollständigt, daß man die untere Fläche des Knochens von Weichteilen befreit, indem man durch das lose Zellgewebe zwischen Skapula und Rippe vordringt. Dieses Vordringen macht eine Reihe von Handgriffen nötig, die aufeinander folgen müssen, und während deren der Operateur die Schmerzbetäubung vervollständigt. Mit den Fingerspitzen werden die Weichteile nicht nur gegen die 1. Rippen zu, also nach oben, sondern ebensoweit nach außen

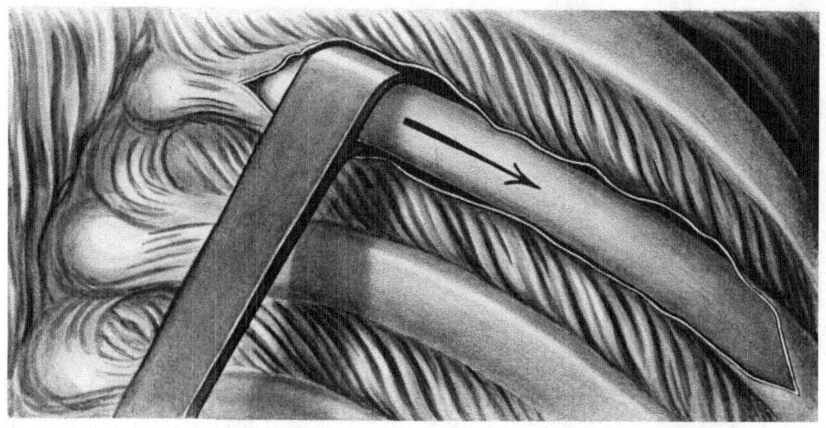

Abb. 356. Die obere Teilplastik mit Zugang auf dem tiefen subskapularen Weg nach BERNOU und GAIN, FRUCHAUD und BERNARD. 6. Die Anwendung und Richtung des Raspatoriums zur Freilegung des oberen Rippenrandes.

unter dem M. serratus ant. bis gegen dessen Ansatz an den Rippen und ebensoweit nach hinten unter dem M. rhomboideus gegen die Wirbelsäule abgelöst (Abb. 353).

Die ergänzende Schmerzbetäubung erfolgt in die Zwischenrippenräume. Es genügen da einige Kubikzentimeter an den unteren Rand und auf die Innenseite der Rippen. In dem Maß, in dem das Schulterblatt sich anheben läßt, erreicht man auch die höheren Rippen. Die Schmerzbetäubung wird dann auch auf die Unterfläche der Muskeln fortgesetzt. Die Verff. halten diese Einspritzung für besonders wichtig. Die in Betracht kommenden Muskeln, die Mm. serratus ant., rhomboideus und trapezius erhalten ihre Nervenversorgung nicht von den Zwischenrippennerven, sondern von Spinal- und Zervikalnerven. Bevor hier eingespritzt ist, ruft jeder Zug Schmerzen und Muskelzusammenziehung der Muskulatur hervor. Spritzt man in die tiefen Lagen der Muskulatur von mehreren Einstichen die schmerzbetäubende Lösung ein, so kann entsprechend dem Maß der Durchdringung der Muskulatur das Schulterblatt vom Assistenten angehoben werden. Man unterspritzt auch die Faszien der zuletzt genannten 3 Muskeln. Manchmal macht allerdings schon die oben erwähnte Einspritzung unter den hinteren Schulterblattrand die weiteren Einspritzungen unnötig oder erlaubt es, sie in vermindertem Maße durchzuführen. 40—60 ccm sind nötig zu dieser ergänzenden Injektion in die Muskelzwischenräume.

Man kann jetzt mit der Spitze des Zeigefingers in der Tiefe sehr weit gegen den Hals vordringen und sucht die 1. Rippe auf, die vor der 2. nicht oberhalb von ihr liegt. Diese Untersuchung muß sehr sorgfältig ausgeführt werden, um sich nicht zu irren und die 2. Rippe für die 1. zu halten. Ein Irrtum in der Abzählung der Rippen kann eine Ergänzung der Rippenresektion nötig machen, die ernste Unbequemlichkeiten verursacht. Nach Feststellung der 1. Rippe hat der Operateur zunächst den Eindruck, daß diese Rippe völlig unzugänglich sei. Aber nach Durchtrennung der unteren Rippen stören sie nicht mehr durch

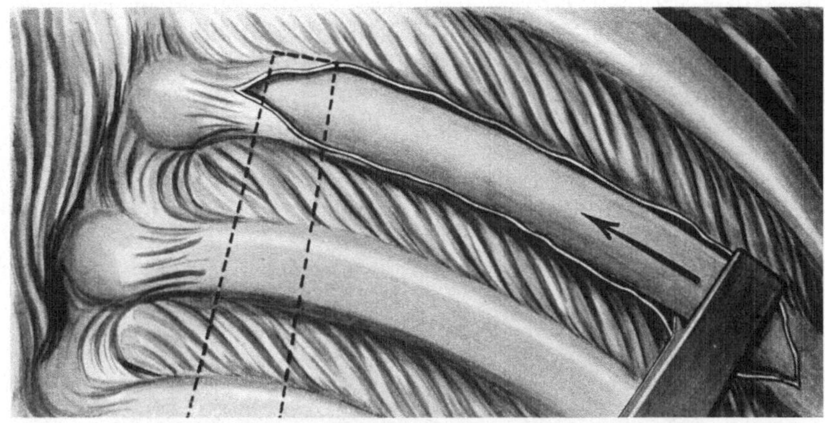

Abb. 357. Die obere Teilplastik mit Zugang auf dem tiefen subskapularen Weg nach BERNOU und GAIN, FRUCHAUD und BERNARD. 7. Die Anwendung und Richtung des besonderen Raspatoriums zur Freilegung des unteren Rippenrandes.

ihre vorspringenden Bögen, und mit der Resektion der oberen Rippen nimmt die Schwierigkeit allmählich ab, bis die 1. sichtbar und in der Tiefe des Operationsfeldes zugänglich wird. Zunächst erfolgt aber die Ablösung der Muskeln aus der Rille zwischen der Wirbelsäule und den Rippen und die des M. serratus posterior

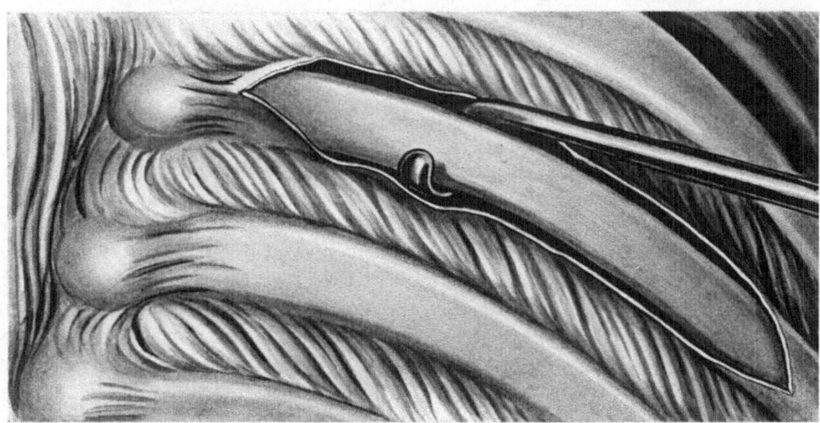

Abb. 358. Die obere Teilplastik mit Zugang auf dem tiefen subskapularen Weg nach BERNOU und GAIN, FRUCHAUD und BERNARD. 8. Die Verwendung des abgeänderten, kurz und bogenförmig gestalteten DOYENschen Raspatoriums.

sup. (Abb. 353). Man schneidet zunächst mit dem Messer von der Rückfläche der 4., 5., 6., auch 7. Rippe zwischen Rippenwinkel und Wirbelsäule die kleinen sehnigen Ansätze der langen Rückenmuskulatur ab. Dann wird das Messer durch ein langes schneidendes Raspatorium ersetzt. So kann bald der Zeigefinger der linken Hand den äußeren Muskelrand erreichen und aufheben. Dadurch wird die Arbeit des Raspatoriums erleichtert (Abb. 353). Während dieser

Maßnahme erkennt man am unteren Rand jeder der erwähnten Rippen ein wenig innerhalb des Rippenwinkels ein kleines Gefäßpaket. Es handelt sich hier um die die Muskulatur durchdringenden Gefäße, die in die langen Rückenmuskeln eindringen. Die größeren müssen unterbunden werden.

Oberhalb der 3. und 2. Rippe sind diese Gefäße sehr klein, man kann sie da koagulieren, wo sich ein Blutpunkt findet. Ist diese Muskelmasse in der Wirbelrippenfurche mit Sorgfalt bis an die Querfortsätze abgehoben, was nur bis zur 3. Rippe gelingt, da dann die Lage zu tief ist, und ist der M. serratus post. durchtrennt, so kann die Resektion der Rippen beginnen. Die Resektion wird in gewöhnlicher Weise, aber mit besonderen Raspatorien (Abb. 354, 355) durchgeführt. Zunächst werden die Ränder freigelegt. Am oberen Rande muß man bekanntlich das kurz rechtwinkelig abgebogene Raspatorium von oben nach unten führen (Abb. 354 und 356), am unteren Rande das für den Zweck besonders konstruierte Raspatorium von unten nach oben (Abb. 357). Nur so

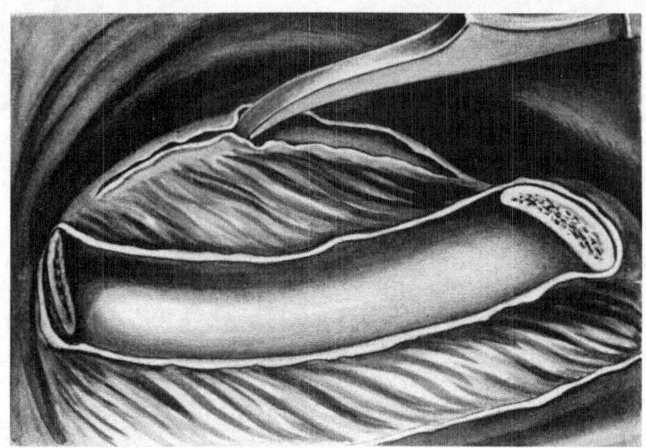

Abb. 359. Die obere Teilplastik mit Zugang auf dem tiefen subskapularen Weg nach BERNOU und GAIN, FRUCHAUD und BERNARD. 9. Die Rippen sind reseziert bis auf die erste. Die äußere scharfe Rippenkante wird von vorn nach hinten vom Periost befreit.

kommt man in die spitzen Winkel der Ansätze der Zwischenrippenmuskeln und kann in einem Zuge das Periost ablösen. Erst dann geht man mit einem dem DOYENschen Raspatorium nachgebildeten, im Bogen verkürztem Instrument unter der Rippe durch (Abb. 354 und 358) und kann nun in einem Zug nach oben und unten die Rippe weitgehend auf der Vorderseite vom Periost befreien. Dann wird die Rippe zuerst am Rande des Querfortsatzes durchtrennt. Zur Durchtrennung des vorderen Rippenabschnittes kann man das Costotom von BRUNNER benutzen. Es folgt dann die Abtragung der 3. und 2. Rippe. Die 3. ist besonders geformt, so daß sie einen Wechsel der Technik nötig macht. Sie ist ebenso wie die 2. von oben nach unten und nicht von außen nach innen abgeplattet. Sie bietet dem Operateur nur einen schmalen Rand nach außen, an dem man auch mit dem Einschnitt des Periostes beginnt. Die Außenseite wird mit dem Raspatorium von vorn nach hinten in einem Zug vom Periost befreit (Abb. 359). Dann wird an der Unterfläche zunächst im mittleren Abschnitt der Rippe die Pleura abgelöst und erst, wenn sie vom inneren Rand einige Zentimeter entfernt ist, ist es möglich, die Oberfläche mit dem winkelig gekrümmten Raspatorium von ROUX bald oben bald unten arbeitend, zu befreien. Sind erst 3 oder 4 cm befreit, so verwendet man das gebogene Raspatorium von DOYEN, um die Freilegung auf der Innenseite zu vervollständigen. An der 2. Rippe macht man dasselbe, aber es ist schwieriger. Man muß verschieden geformte Raspatorien haben. An der 2. Rippe findet sich außerdem eine starke Zacke des M. serratus ant., die mit einem scharfen Raspatorium abgelöst werden muß. Will man die 3. und die 2. Rippe weit nach vorne durchtrennen, so muß man dabei auch in besonderer Weise vorgehen. Zunächst werden sie etwa in der Mitte durchtrennt und dann löst man sie an ihrem hinteren Ende ab (Abb. 361). Das

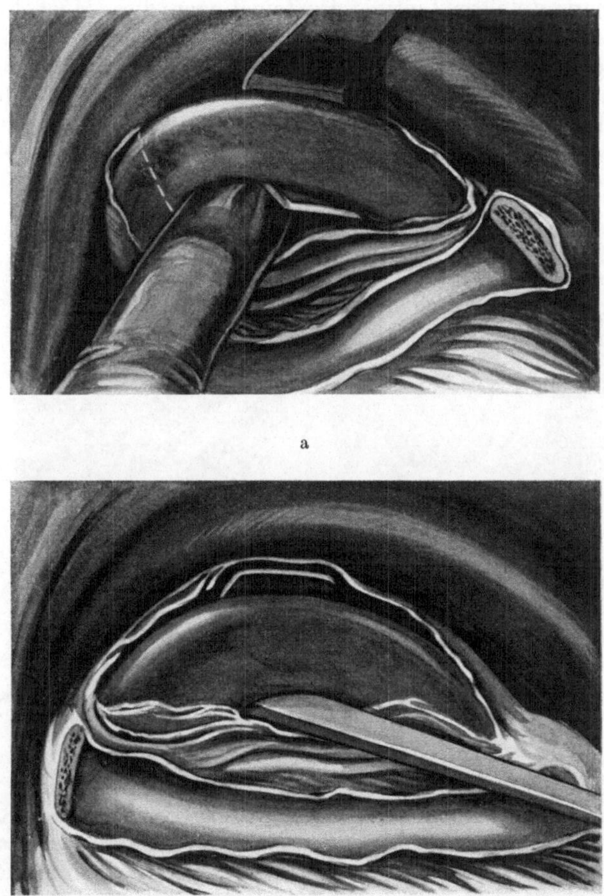

a

b

Abb. 360 a und b. Die obere Teilplastik mit Zugang auf dem tiefen subskapularen Weg nach BERNOU und GAIN, FRUCHAUD und BERNARD. 10. a Nachdem die untere Rippenkante vom Periost befreit ist, löst der Finger die Pleura vom inneren Rippenrande ab und nimmt das stark gekrümmte Raspatorium zum Schutz der Pleura in Empfang. Der N. intercostalis 1 ist sichtbar. b Nachdem auch die obere und innere Kante der 1. Rippe befreit sind, wird nun das Raspatorium vom unteren Rande her durchgeschoben und die Rippe ringsherum freigemacht.

vordere Ende wird mit einer starken Faßzange gefaßt, um den Rippenstumpf herunterzudrücken. Dieses heruntergedrückte Stück wird ringsherum fortschreitend von Weichteilen befreit (Abb. 362). Man verwendet dazu lange schneidende Raspatorien. Von der Innenfläche der Rippen löst man die Pleura am besten mit der Fingerspitze ab. Die vorderen Abschnitte durchtrennt man besser nicht mit einer schneidenden Zange, sondern schneidet sie mit einer großen LUERschen Zange nach SAUERBRUCH stückweise ab (Abb. 363). Die Resektion der 1. Rippe ist besonders schwierig. Sie liegt immer sehr tief. Wenn aber die 2. und die 3. weitgehend entfernt sind, so hat man genug Raum, um auch diesen Eingriff auszuführen. Die Haken zum Zurückhalten sind dabei sehr wichtig. Die zwei Gehilfen halten auf Befehl des Operateurs die Weichteile bald hier bald dort mehr zurück. Die 1. Rippe ist nicht im Operationsfeld sichtbar, sie ist zunächst durch die Fasern des M. scalenus post. und durch die Muskeln in der Furche zwischen Wirbelsäule und Rippen verborgen, man kann sie aber mit der Zeigefingerspitze feststellen. Durchtrennt man nun unter Leitung des Zeigefingers diese Muskeln etwa in einer Länge von 2 cm und führt ein langes, schneidendes Raspatorium an Stelle des Messers ein, so kann man den äußeren Knochenrand leicht befreien. Diesen Teil der Operation kann der Operateur nur in der Stellung ausführen, die oben beschrieben ist. Der äußere Rand der Rippe sieht nach oben, der innere nach unten. Die nicht gefährlichen Zonen der 1. Rippe sind die hintere Hälfte

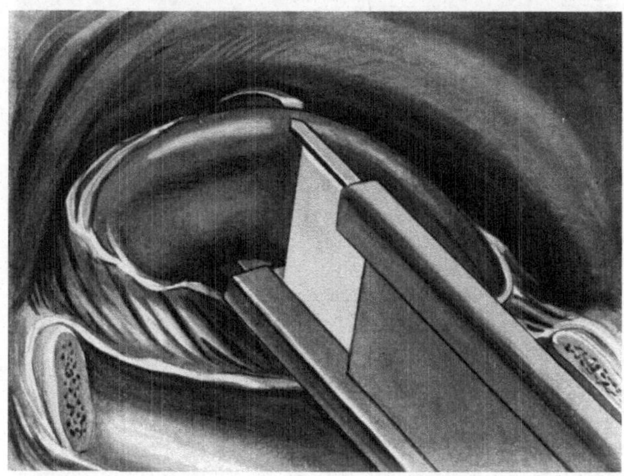

Abb. 361. Die obere Teilplastik mit Zugang auf dem tiefen subskapularen Weg nach BERNOU und GAIN, FRUCHAUD und BERNARD. 11. Mit der SAUERBRUCHschen Schere wird die freigelegte 1. Rippe in der Mitte durchtrennt.

des äußeren Randes und die ganze Unterfläche. Hier beginnt man mit der Befreiung von den Weichteilen. Aber man darf den äußeren Rand zunächst nicht vollständig nach vorn freilegen wollen, was infolge der starken Muskelansätze schwierig wäre. Nicht weit nach vorn befindet sich auch die A. subclavia, die noch zwischen den nicht abgelösten beiden Mm. scaleni ant. und med. festgehalten ist. Ist der äußere Rand freigelegt, so wird die Unterfläche befreit. Mit Raspatorium und Finger bleibt man immer in Berührung mit dem Knochen, besonders nach hinten, dann aber auch nach vorne nach dem Rippenknorpel zu (Abb. 360). Die Pleura wird mit der Fingerspitze abgelöst, man macht also eine Art Apikolyse, und geht so weit wie möglich nach vorne unter den Rippenknorpel. Bei alten derben pleuritischen Verwachsungen muß man statt des Fingers das Raspatorium benutzen, und zwar mit größter Vorsicht. Dann geht man in die Gefahrenzone, d. h. die Oberfläche und den Innenrand der Rippe. Diese Gefahrenzone beginnt an der Vereinigung des mittleren und des vorderen Drittels der Rippe. Während der Zeigefinger der linken Hand am unteren Rand der Rippe hingleitet, drängt er mit der Fingerspitze den 1. Zwischenrippennerven zurück, umgreift den Innenrand, geht zuerst langsam auf die Oberfläche mit verschiedenen Formen von gekrümmten Raspatorien, wobei man die Berührung mit dem Knochen nicht verlieren darf (Abb. 360).

Ist die Oberfläche bis zum Innenrand befreit, so wird das Raspatorium von oben eingeführt bis es gegen den Zeigefinger anstößt (Abb. 360a). So befreit man schließlich den inneren Rand auf etwa 1 cm Länge. Nun kann man das ROUXsche oder SAUERBRUCHsche Raspatorium einführen und ohne den Zusammenhang mit dem Knochen auf der Innenfläche zu verlieren, befreit man

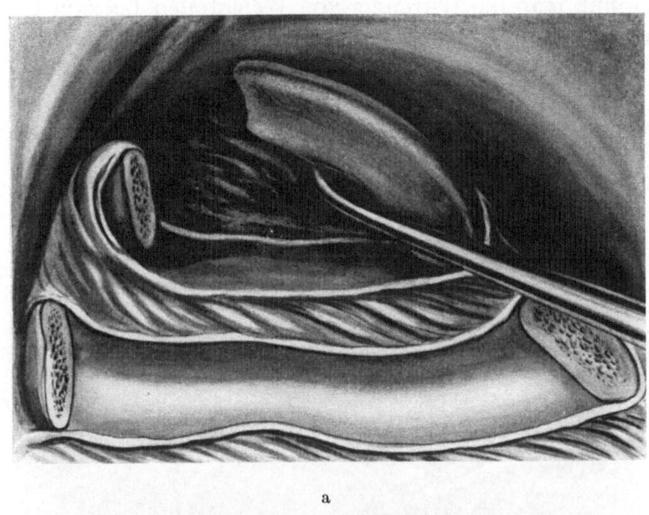

a

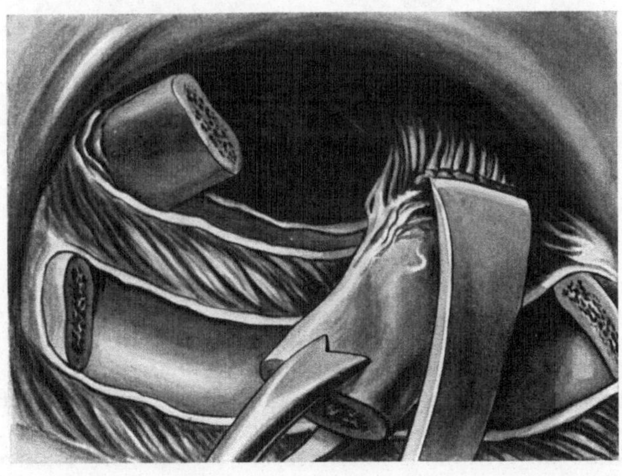

b

Abb. 362 a und b. Die obere Teilplastik mit Zugang auf dem tiefen subskapularen Weg nach BERNOU und GAIN, FRUCHAUD und BERNARD. 12. a Der durch die Mm. scaleni nach oben und in die Tiefe gezogene vordere Rippenstumpf wird mit einem Haken gefaßt und aus der Tiefe hervorgezogen. b Der vordere Rippenstumpf ist mit einer Knochenfaßzange gefaßt und wird mit einem scharfen Raspatorium von den Muskelansätzen befreit.

sie auf 2—3 cm vom Periost. Nun kann man leicht mit der SAUERBRUCHschen oder ROUXschen Zange den Knochen durchtrennen (Abb. 361). Das vordere Ende der durchtrennten Rippe wird nun durch den M. scalenus ant. nach oben innen gezogen. Es wird zuerst mit einem Haken (Abb. 362a), dann mit einer Zange gefaßt, zurückgebogen und heruntergezogen, bis man die Oberfläche der Rippe sieht und ohne einen Augenblick den Zusammenhang mit dem Knochen zu verlieren, wird ein langes schneidendes Raspatorium eingeführt und langsam und vorsichtig so weit wie möglich nach vorn die Rippe allseitig vom Periost befreit. Die Ansätze der Mm. scaleni setzen der Entblößung einen gewissen Widerstand entgegen (Abb. 362b), aber in dem Maße, in dem sie mit dem Raspatorium abgetrennt werden, läßt sich die Rippe mehr und mehr herunterziehen. Der obere Rand wird deutlich sichtbar und die Befreiung kann sehr weit nach vorn fortgesetzt werden. Will man die Rippe in ihrer ganzen Länge entfernen, so muß man die Befreiung von Weichteilen bis zum Knorpel durchführen, um sie dann mit der Luerschen Zange abzutragen (Abb. 363). Man erkennt den Knorpel durch die geringere Festigkeit der Substanz.

Fossati (Montevideo, 1934) empfiehlt bei der operativen Behandlung von Spitzenhöhlen wieder mehr die ausgedehnte Rippenresektion mit folgender Gazetamponade. Plomben dürfen nur bei Höhlen, die nach unten nicht über die Schlüsselbeinebene hinausreichen, angewendet werden. Sie müssen außerdem

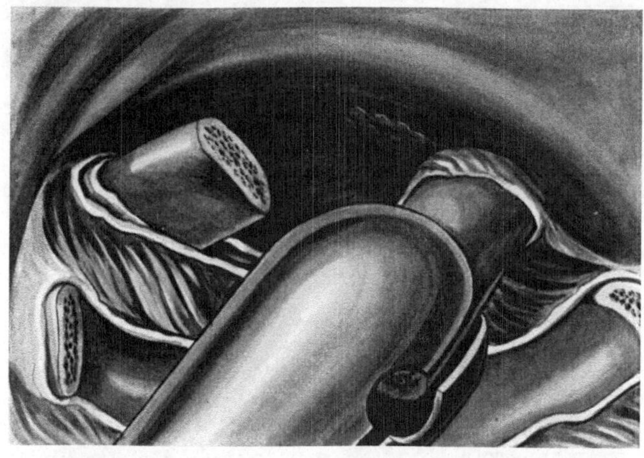

Abb. 363. Die obere Teilplastik mit Zugang auf dem tiefen subskapulären Weg nach Bernou und Gain, Fruchaud und Bernard. 13. Der bis an die Knorpelgrenze ausgelöste vordere Stumpf der 1. Rippe wird mit der Hohlmeißelzange abgetragen.

über Lungengewebe liegen und dürfen nicht infiziert sein. Er wendet seine Resektion mit Tamponade hauptsächlich an bei ausgedehnten Erkrankungen der oberen Lungenabschnitte, in denen auch noch gesundes Gewebe reichlich vorhanden ist. Am besten sind inaktive Herde, Resthöhlen und fibröse sklerotische Zustände. Die Anlegung eines Pneumothorax soll immer vorher versucht werden, auch die Phrenikusexairese hat sich als zweckmäßig erwiesen, um sich über die Widerstandskraft des Kranken unterrichten zu können. Außerdem trägt sie zur Ruhigstellung der unteren Lungenabschnitte bei und verhütet die Aspiration. Der eigentliche Eingriff wird in örtlicher Betäubung ausgeführt. Schichtweise Injektion, wenn nötig Lachgasnarkose. Paravertebrale Rippenresektion je nach der Ausdehnung des Prozesses, d. h. also bis zum Unterrande des Herdes. Unter Umständen kann aus kosmetischen Gründen einmal die 1. Rippe erhalten bleiben. Bei medial gelagerten Höhlen werden auch die Proc. transversi entfernt. Die Pneumolyse fängt am Periost der 3. Rippe an. Sie gelingt im allgemeinen leicht, scharfe Durchtrennung muß nur manchmal an den Aufhängebändern der Lungenspitze vorgenommen werden. Man muß sich immer nahe an das Rippenperiost halten und bis zur unteren Grenze des Krankheitsherdes gehen. Die Höhle wird dann mit langen Gazestreifen tamponiert und durch mehrschichtige Naht verschlossen. Dann wird ein Kompressionsverband angelegt, der Arm aber nur möglichst kurze Zeit festgehalten. Verbandwechsel sind zuerst für den Kranken sehr unangenehm. Angebliche Heilungsdauer 4 Monate. Dann hat sich der extrapleurale Pneumothorax allmählich mit Bindegewebe gefüllt.

KEY weist im selben Jahre in einem großen übersichtlichen Referat auch auf die Bestrebungen von GRAF, MAURER, HOLST und SEMB hin. Er meint allerdings, daß die Mortalität bei der vollständigen Resektion der 1. und 2. Rippe viel größer wäre.

DANIEL (Budapest, 1934) hält die obere Plastik nur bei völliger Entfernung der ersten und ausgedehnter Resektion der 2.—4. Rippe für angebracht. Wird dann bis zur 7. Rippe reseziert, so kann man damit rechnen, daß selbst die vorhandenen begleitenden Aussaaten in den unteren Lungenabschnitten nach Ausschaltung des kavernösen Spitzenherdes verschwinden. Das ist auch besonders von Bedeutung für doppelseitige Herde. Bei großen und sehr hochsitzenden Höhlen muß man zu der hohen Resektion auch noch eine Apikolyse hinzufügen.

Auf die antero-superiore Thorakoplastik von COFFEY, die ANTELAVA s. S. 539) verbessert hat, ist früher schon hingewiesen. ANTELAVA hat mit BODUNGEN (1934) zusammen für Fälle, bei denen die Kavernen neben dem Brustbein oder der Wirbelsäule im sog. toten Winkel liegen, und bei denen weder die vollständige Thorakoplastik, noch die obere nach COFFEY etwas ausschlaggebendes nützen, einen neuen Weg gesucht. Sie sind dazu übergegangen, die Resektion der 1. Rippe auch auf das vordere Segment auszudehnen (nach GRAF) und zur Erhöhung des Zusammenfallens im Paravertebralraum die Entfernung der Querfortsätze, entsprechend den oberen Rippen, hinzuzufügen. Der Eingriff verläuft folgendermaßen: Ein Schnitt verläuft oberhalb des Schlüsselbeins und parallel dazu vom vorderen Rand des M. trapezius über das Sternoklavikulargelenk hinweg. Hier biegt er seitlich um und zieht am Rand des Brustbeins bis zur Höhe des Ansatzes der 3. Rippe. Vom Schnitt oberhalb des Schlüsselbeins aus werden paravertebral Stücke aus der 1. bis 3. Rippe, unter Umständen auch der 4. Rippe, entnommen. Dann werden vom Schnitt unterhalb des Schlüsselbeins auch das vordere Stück der 1. Rippe und Teile aus der 2. und 3. Rippe entfernt.

PROUST, MAURER und ROLLAND betonen zur selben Zeit die gute Wirksamkeit der oberen Teilplastik bei Spitzenkavernen. Die Zahl der resezierten Rippen muß der Ausdehnung und Lage der Kaverne entsprechen. Sie empfehlen von neuem bei medial gelegenen Höhlen die Wegnahme der Querfortsätze (s. S. 516).

DOZIMO (Bologna) ist 1934 für die Thorakoplastik in Italien eingetreten, da dort immer noch die Ansicht bestand, daß bei der Hälfte der mit Plastik behandelten Kranken der tödliche Ausgang nicht verhindert würde, während die andere Hälfte ohne Operation gesund würde. Verf. hat sowohl vollständige als auch obere Teilplastiken ausgeführt, ebenso Apikolysen und Plombierungen.

MICHELSSON hat im selben Jahre auf die GRAFschen Bemühungen (s. S. 509ff.) zur Einführung der oberen Entrippung hingewiesen und die Technik eingehend beschrieben. Des Verf. Vorgehen besteht darin, daß er Stücke aus der 7. oder 6.—2. Rippe paravertebral entfernt, die Lungenkuppel mit der Hand auslöst, die 1. Rippe bis in den Knorpel hinein reseziert und schließlich die Rippenstümpfe nach Bedarf kürzt. Es wird auf die wichtige Zusammenarbeit von Facharzt und Chirurg hingewiesen. Das beste Arbeitsfeld ist daher die Lungenheilstätte.

LEINER (Rom) (1934) gibt einen Beitrag zur antero-lateralen Thorakoplastik. Das Ziel der Plastik bei der Lungentuberkulose ist die ausgiebige und dauernde Ausschaltung der Atmungsbewegungen, da sie die Lunge nicht zur Ruhe kommen lassen. Es wird ein zweizeitiger Eingriff in örtlicher Betäubung ausgeführt. Im ersten wird die 4.—8. Rippe, im zweiten werden die oberen Rippen reseziert. Der Schnitt zum zweiten Eingriff verläuft unterhalb und entlang dem Schlüsselbein und dann parasternal nach unten. Um eine dauernde Ausschaltung der Atembewegungen zu erreichen, muß die Wirkung des N. phrenicus beseitigt werden, dann die Zugwirkung der Mm. scaleni, wobei gleichzeitig die 1. Rippe vollkommen entfernt wird. Dann erfolgt die Entfernung von Stücken aus den übrigen Rippen, und zwar im Bereiche eines Feldes, das durch besondere Studien bestimmt ist. Nach Resektion dieser Stücke ist der für die Atmungsbewegungen wichtige Teil der Rippen beseitigt. Nach der Resektion entwickelt sich in dem Bezirk paradoxe Atmung, die bewußt erhalten wird durch Formalinisieren des Rippenperiostes.

In das Jahr 1934 fällt eine neue Arbeit von FRUCHAUD und BERNOU. Auch sie haben die Erfahrung gemacht, daß die Rippenresektion über der Lungenspitze nur dann einen dauerhaften Einfluß besitzt, wenn sie sich wenigstens auf die 4 ersten Rippen erstreckt. Ihr Vorgehen hat sich mehrfach geändert, da sie mit den Erfolgen nicht zufrieden waren. Zuletzt haben sie zweizeitig operiert. In der ersten Sitzung wurde, unten beginnend, je nach Ausdehnung des Prozesses von der 7.—4. Rippe beginnend die Resektion bis zur 2. Rippe durchgeführt. Die 1. Rippe wurde dann für sich in der zweiten Sitzung entfernt und auch nur dann, wenn die Größe und Lage der Höhle es nötig machte. Sie hatten unter 18 Fällen, die sie zur Beurteilung des Dauererfolges berechtigten, 77,7% gute Erfolge.

CORYLLOS (1934) empfiehlt die doppelseitige Spitzenplastik, da sie nach seiner Ansicht besser ist als der doppelseitige Pneumothorax. Bestehen Verwachsungen, so muß die Spitzenplastik bald durchgeführt werden, da der unvollständige Pneumothorax hier gefährlicher ist als die Plastik.

Auch JESSEN hat zur selben Zeit seine Meinung über die doppelseitig erkrankten Fälle dahin geäußert, daß die Plastik der schwerer erkrankten Seite häufig eine Besserung der anderen herbeiführt, oder daß dann auch eine aktive Behandlung, Pneumothorax oder Spitzenplastik der anderen Seite durchgeführt werden kann. Die Immunitätslage ist in doppelseitigen Fällen ganz besonders wichtig.

MONALDI (1934) berichtet über seine Erfolge mit der antero-lateralen Plastik. Er hat 64% vollkommene Heilungen erzielt (s. oben S. 524).

PAOLUCCI hat etwa zur selben Zeit über 23—24 obere Teilplastiken berichtet. Totalplastiken führt er nicht mehr aus. Manchmal reseziert er nur die 4 obersten Rippen, meist aber 6. Auch die Phrenikusexairese hat er häufig herangezogen. Er operiert in Äthernarkose, die das Aufstehen der Kranken schon nach 3 Tagen ermöglicht.

CORD (Paris, 1934) hat sich mit der Frage der hilusnahen Kavernen beschäftigt. Sie finden sich in dem Raum zwischen Wirbelsäule und hinterem Rippenbogen in den oberen Abschnitten des Unterlappens. Verschwinden sie nicht bei einer längeren Lungenheilstättenkur, so ist es nach etwa 14 Monaten zweckmäßig, aktiv vorzugehen. Gelingt der Pneumothorax, der als erste Maßnahme in Frage kommt, nicht, so sind die Kavernen meist mehr oder weniger breitbasig verwachsen und können auch durch Kaustik nicht abgelöst werden. Nach der Ansicht des Verf. kann man in solchen Fällen bei der Pneumothoraxnachfüllung den Druck bis zu positiven Graden steigern, da die Zerreißungsgefahr nicht groß ist und die Kavernen an die Brustwand gedrängt werden können. Ebenso kann ein auftretendes Exsudat im selben Sinne wirken. Man kann einen solchen Erguß sogar künstlich erzeugen. Die Phrenikusexairese ist auch sehr zweckmäßig. Sie muß unter allen Umständen vor einer in Aussicht genommenen Plastik versucht werden. Bei einer Plastik müssen große Rippenstücke entfernt werden, damit die eingedrückte Brustwand etwa bis in eine durch die mediale Kavernenwand hindurchgehende Ebene verläuft. Unter Umständen muß die Rippe vollständig entfernt werden.

SAUERBRUCH (1930) zieht die Plombierung der Plastik vor, wenn die Aussicht besteht, daß die Plombe Halt findet und nicht abrutscht.

Cukanov (Moskau, 1934) berichtet ebenfalls über obere Teilplastik, von der er beim Vorhandensein von Spitzenkavernen gute Erfolge gesehen hat. Mit Aspiration in die unteren Lungenabschnitte muß allerdings gerechnet werden. Eine sichere Gewähr dagegen bietet auch die Phrenikusexairese nicht, noch eher der künstliche Pneumothorax.

Im selben Jahre hat auch Gilmann seine Technik der oberen Spitzenplastik beschrieben. Der Hautschnitt verläuft parallel dem Schlüsselbein unterhalb desselben etwa in Höhe der 2. Rippe. Die 2. Rippe wird freigelegt, vom Periost befreit, und zwar sowohl der knorpelige als der knöcherne Teil, letzterer möglichst weit nach der Achselhöhle zu. Das vordere Rippenende wird durchtrennt. Dann wird in derselben Weise die 1. Rippe ebenfalls freigelegt und durchschnitten. Die Wunde wird durch Naht verschlossen. In der zweiten Sitzung folgt eine typische paravertebrale Plastik, durch die die beiden oberen Rippen völlig entfernt werden. Die Erfolge sind auch gut bei alten fibrösen Kavernen. Die Methode eignet sich auch für die nach vorn und nach der Mitte zu gelegenen Kavernen.

Sebestyén hat 1935 seine Erfahrungen mit der Plombenbehandlung zusammengefaßt. Er hält die Plombierung für ein unzweckmäßiges Verfahren, und zwar deshalb, weil sie keinen Kollaps ohne eine Kompression bewirkt. Es bildet sich also ein endgültiger Zustand, der nicht mehr zu einer weiteren Schrumpfung Veranlassung geben kann. Abgesehen davon gibt es zahlreiche Nebenerscheinungen, nicht nur Exsudate, sondern auch Perforationen in die Kavernen oder auch nach außen. Er ist daher zum Grafschen Verfahren übergegangen. Damit erreicht man eine allmähliche Schrumpfung, im Gegensatz zu dem plötzlichen Druck, den die Plombe ausübt. Freilich muß auch die Anzeigestellung zum Grafschen Eingriff sehr genau sein.

1935 haben auch Holst, Semb und Frimann-Dahl über ihre Erfahrungen mit der chirurgischen Behandlung der Lungentuberkulose berichtet. Bei den Oberlappenkavernen, die bei weitem die häufigsten sind, genügt ein Zusammenfallen des oberen Lungenabschnittes. Erfolgreich kann nur ein Eingriff sein, der die Höhle völlig zum Schwinden bringt. Bei einer großen Zahl von Totalplastiken wurde dieser Erfolg nicht erreicht, daher haben sie ein eigenes Verfahren ausgebildet. Der obere Lungenabschnitt muß sowohl in senkrechter als in waagerechter Richtung eingeengt werden. Zu diesem Zweck müssen die 1. und 2. Rippe völlig und Teile der 3.—5., manchmal auch noch der 6.—8. Rippe, entfernt werden. Zum völligen Zusammenfallen gehört auch eine Apikolyse, und zwar mit scharfer Auslösung der Kuppel. So wurde in 96 Fällen 88mal ein so völliger Kollaps erreicht, daß die Kaverne nicht mehr nachweisbar war. Die Mortalität hängt von der Ausdehnung des Eingriffes in einer Sitzung ab. Semb hat sich hauptsächlich mit der Anatomie der Lungenspitze befaßt und beschreibt seine Operationsmethode, die wir ausführlich (s. S. 578) wiedergeben.

Ebenfalls 1935 hat Antelava seine selektive obere Thorakoplastik besonders hervorgehoben. Er ist auch immer schärfer vorgegangen, verlangt die Resektion der beiden ersten, oft auch der 3. Rippe. Alle Bänder, die die Pleurakuppel mit der 1. Rippe, der Wirbelsäule, der Luftröhre verbinden, müssen scharf durchtrennt werden. Bei Kavernen, die sich im toten Raum zwischen den Rippenstümpfen verkriechen können, muß eine vordere obere Plastik hinzugefügt werden. Eine Phrenikusexairese wird der Rippenresektion vorausgeschickt, dann wird eine Apikolyse bis zur 4. Rippe durchgeführt.

Szelöczey (1935) beschreibt sein Vorgehen beim Vorhandensein von großen Spitzenkavernen, die infolge von Verwachsungen der Pneumothoraxbehandlung nicht zugänglich sind. Ist die Kaustik nicht anwendbar oder liegen kraniokaudale Verwachsungen vor, so kann die Phrenikusexairese helfen. Bei Spitzenverwachsungen muß darauf geachtet werden, an welcher Stelle die Verwachsung an der Thoraxwand ansetzt, da die mehr peripher verlaufenden Stränge die Kavernen nur in der Querrichtung anspannen. Hier genügt die einfache Spitzenplastik, um die Höhle zum Verschwinden zu bringen. Werden sie aber im medialen Spitzenabschnitt und im Rippenwirbelsäulenwinkel in der Längsrichtung ausgespannt, so muß die Spitzenplastik mit einer extrapleuralen Pneumolyse zusammen ausgeführt werden. Dabei werden die 1.—7. Rippe entfernt.

Overholt (1935). Der Totalkollaps wird von vielen Chirurgen noch angestrebt (Sauerbruch, Huber und Waitz, Denk). Manche operieren in zwei Sitzungen. Overholt hat bei 120 Eingriffen bei 73 Patienten 2,5% Operationssterblichkeit. Die Gesamtsterblichkeit betrug 4,1%. Bei 52 Kranken war nur

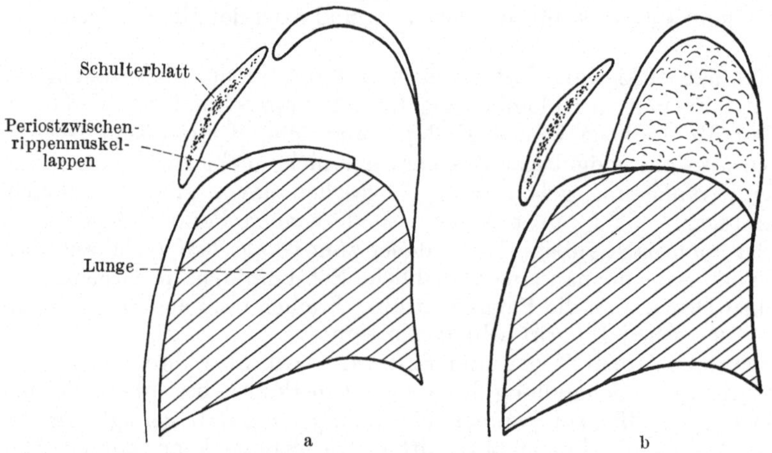

Abb. 364 a und b. Die obere selektive Teilplastik nach Holst. 1. Schematische Darstellung nach Resektion der oberen 6 Rippen und Auflegen des Periostzwischenrippenmuskellappens auf die gelöste Lungenspitze. a Darstellung unmittelbar nach dem Eingriff. b Nach einigen Wochen nach Regeneration der Rippen in der gewünschten Thoraxform. Der Wundhöhlenpneumothorax oberhalb der abgelösten Spitze ist geschrumpft.

die obere Teilplastik ausgeführt worden. Für den völligen Kollaps ist auch die Resektion des Proc. transversus nötig. In doppelseitigen Fällen ist doppelseitige obere Plastik erlaubt und kann erfolgreich sein.

Sayago und Wolaj (Cordoba, 1935) haben sich auch der Teilplastik zugewandt. Zum Teil als Ergänzungseingriff zum künstlichen Pneumothorax, zum Teil war nur eine Phrenikusexairese gleichzeitig zur Anwendung gekommen. Zur Anzeigestellung ist hervorzuheben, daß sie nur Fälle einseitiger Erkrankung, die auf den Oberlappen begrenzt ist, und durch Pneumothorax nicht beeinflußt wird, operieren. Außerdem müssen die produktiven Erscheinungen und Schrumpfungsneigung überwiegend vorhanden sein. Auch Fälle mit scharfumgrenzten, im Spitzenbereich sitzenden Kavernen, die keine Neigung zum Größerwerden haben, kommen zur Teilplastik in Frage. Die Gefahr der Aspiration besteht bei großen, stark absondernden Höhlen. Daher kommt für solche Fälle nur die vollständige Plastik in Frage. Die einfache Teilplastik kann unter Umständen ersetzt werden durch Plombierung, durch extrapleurale Apikolyse, Verfahren, die auch der Teilplastik hinzugefügt werden können. Dasselbe gilt für Phrenikusexairese und Pneumolyse.

Faldella (Italien) weist auch 1935 zunächst auf die klassische Plastik von Brauer und Sauerbruch und dann auf die neueren Teilplastiken mit weitgehender Resektion der 1. Rippe hin, schließlich auf die antero-laterale Plastik von MONALDI, die noch nicht genügend nachgeprüft ist, und auf die reine Apikolyse nach LAUWERS. Verf. operiert ein-, zwei- oder auch dreizeitig, je nach dem Krankheitszustand und je nachdem der erste Eingriff überstanden wird. Man soll frühzeitig operieren, ehe die Kavernen starrwandig geworden sind und dem Zusammenfallen Widerstand entgegensetzen. Die Zahl der zu

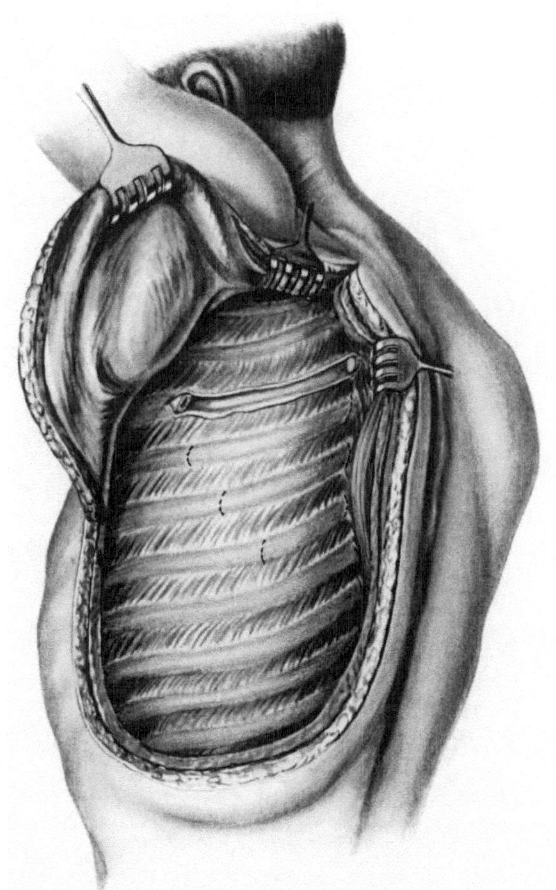

Abb. 365. Die obere selektive Teilplastik nach HOLST. 2. Durch einen großen Lappenschnitt ist zunächst die 3. Rippe freigelegt und reseziert. Sie wird im kostovertebralen Gelenk exartikuliert. Die punktierten Linien deuten die Durchtrennungsstellen der 4., 5. und 6. Rippe an.

entfernenden Rippen muß nach dem örtlichen Befund bestimmt werden. Für gute Schmerzbetäubung muß gesorgt sein. Phrenikusexairese und Skalenotomie kommen für manche Fälle gewissermaßen als Voroperation in Frage. Die Zahl der Gegenanzeigen ist geringer als zur Ausführung der vollkommenen Plastiken. Der Eingriff ist an sich harmloser und auch schwere Fälle können dadurch wesentlich gebessert werden. Die Teilplastik ist auch besser als die Plombierung, sie bietet regelmäßigere, günstige Erfolge.

MICHELSSON bringt einen kritischen Bericht über die Endergebnisse der Thorakoplastik, und zwar berichtet er über die Arbeiten von HOLST (Oslo) und HEDBLOM (Chikago). Die vollständige Plastik bedeutet einen schweren

Eingriff und führt trotzdem oft nicht zur Heilung. Die Schwere des Eingriffes wird vermindert durch Verteilung auf 2—3 Sitzungen. Der Enderfolg wird in vielen Fällen dadurch nicht besser. Auch die Resektion der 1. Rippe und die Skalenotomie genügen nicht. Nur wenn die obersten Rippen entfernt werden, wird der Erfolg wesentlich gebessert. Die Gefahr der Aspiration wird dabei nicht größer. HOLST hat auch festgestellt, daß die vorausgeschickte Phrenikusexairese nicht vor Aspiration schützt, daß sie sogar schädlich wirken kann,

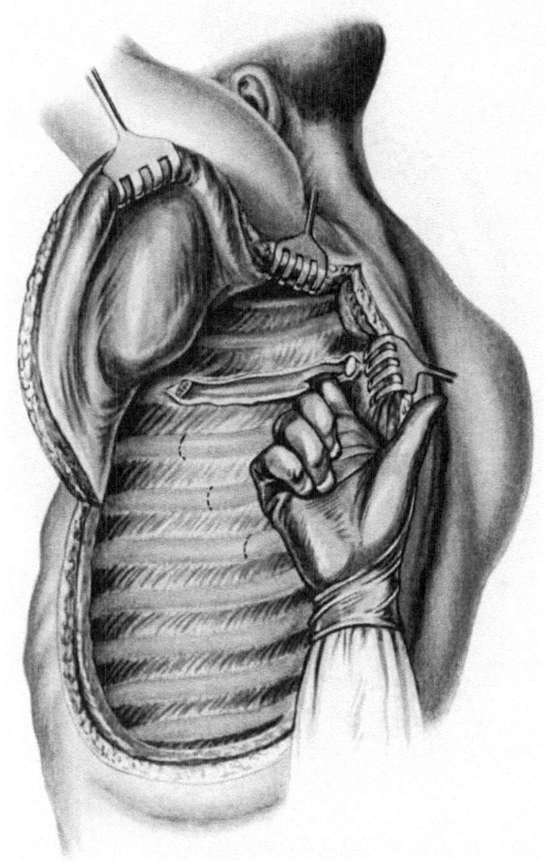

Abb. 366. Die obere selektive Teilplastik nach HOLST. 3. Der Zeigefinger der rechten Hand dringt möglichst weit hinten extrapleural nach oben vor, bis er die obere Kante der 1. Rippe erreicht hat.

daß aber die Zahl der postoperativen Pneumonien geringer ist, wenn oben mit der Resektion begonnen wird. Die konservative Behandlung darf nicht zu lange fortgesetzt werden, man soll frühzeitig die obere Teilplastik mit Apikolyse durchführen. Wenn nötig können später vollständige Eingriffe über dem Unterlappen ausgeführt werden.

1936 hat HOLST (Oslo) über neue Erfahrungen (s. S. 524) mit der oberen Teilplastik berichtet. Seit 1930 wurde nach folgendem Grundsatz gearbeitet: 1. Ausgiebige Entfernung der oberen 6—7 Rippen. 2. Dann Weichteilplastik der entrippten Brustwand mit Durchschneidung von Rippenperiost und Zwischenrippenmuskulatur. 3. Ausgiebige extrapleurale Lösung der ganzen Pleurakuppe aus ihren Verbindungen mit den Nervengefäßsträngen der Wirbelsäule und dem Mediastinum.

Als Folgeerscheinungen dieses Vorgehens sind zu verzeichnen: Die Lungenspitze sinkt um 5—7 cm herab. Der umschnittene Periostmuskelpleuralappen legt sich auf die Lungenspitze wie ein Deckel und die sich neubildenden Rippen in den Periostschläuchen entstehen in dieser eingesunkenen Form. HOLST hat dann mit SEMB zusammengearbeitet (s. S. 539) und ist auch eine zeitlang dessen Vorschlag gefolgt, die Lösung der Pleurakuppel extrafaszial auszuführen. Später hat er aber dann sein ursprüngliches Verfahren wieder

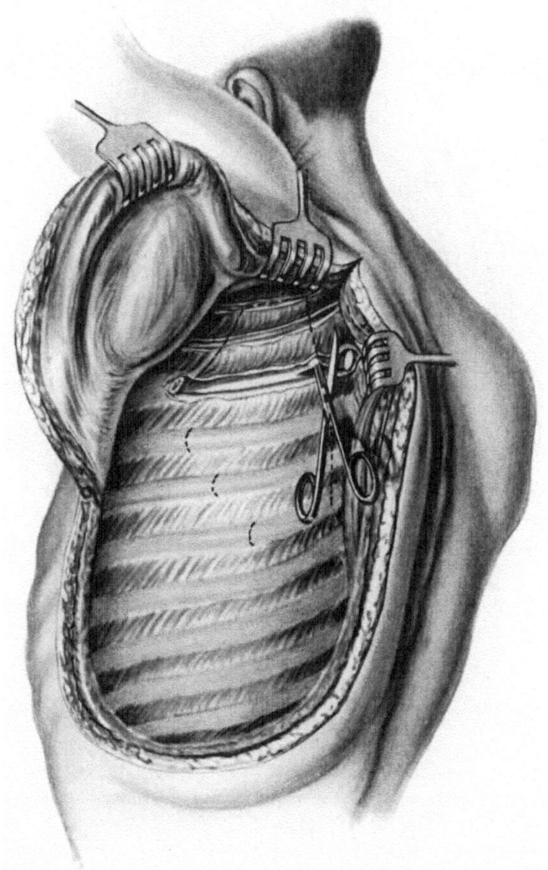

Abb. 367. Die obere selektive Teilplastik nach HOLST. 4. Die 2. und 1. Rippe sind ebenfalls subperiostal reseziert. Das Periost und die Zwischenrippenmuskulatur der 3.—1. Rippe werden so weit wie möglich nach hinten mit der Schere durchtrennt, entsprechend der gestrichelten Linie. Die Zwischenrippengefäße werden unterbunden.

aufgenommen. Er hält es für bedeutungslos für den endgültigen Erfolg, ob das Verfahren extrapleural oder extrafaszial zur Ausführung kommt, es besteht lediglich ein operativ technischer Unterschied.

Im einzelnen verfährt HOLST folgendermaßen: Er operiert immer einzeitig und legt Wert darauf, daß der Eingriff „in aller Ruhe mit einer gewissen Langsamkeit“ ausgeführt wird. Dadurch werden am besten Schockzustände vermieden. Er verwendet paravertebrale Lokalanästhesie. Von einem paravertebralen Schnitt werden zunächst zwei Drittel der 3. Rippe reseziert. Medial wird die Rippe im kostovertebralen Gelenk exartikuliert. Dann dringt der Zeigefinger möglichst weit hinten extrapleural nach oben vor. Er erreicht dabei die obere Kante der 1. Rippe. Dann werden die 2. und 1. Rippe entfernt. Jetzt werden Periost und Zwischenrippenmuskulatur der 3.—1. Rippe ebenfalls soweit wie möglich nach hinten mit der Schere durchschnitten. Die Zwischenrippenarterien werden unterbunden. Um nun die Pleurakuppel zu lösen, dringt der Finger extrapleural waagerecht von hinten nach vorn zwischen Pleurakuppel und dem Gefäßnervenstrang vor. In derselben Richtung werden dann

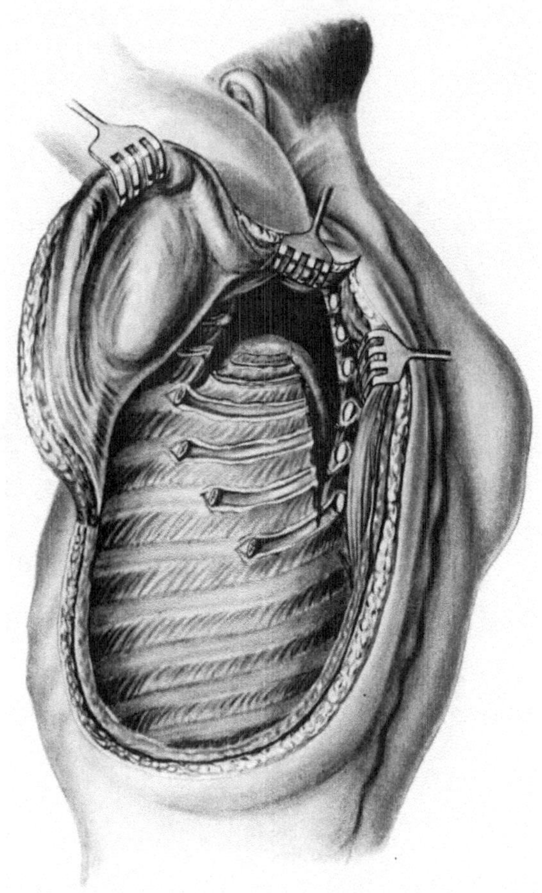

Abb. 368. Die obere selektive Teilplastik nach HOLST. 5. Von dem hinteren Schnitt aus ist der Finger extrapleural waagerecht nach vorn zwischen Pleurakuppel und dem Gefäßnervenstrang vorgedrungen und hat die Kuppel abgelöst. In derselben Richtung sind die Weichteile durchtrennt. Die Ablösung erfolgt dann weiter bis zur Brustbeinkante. So wird das Periost und die Zwischenrippenmuskulatur der 2. Rippe durchtrennt. Auch hinten nach der Wirbelsäule zu ist die extrapleurale Ablösung erfolgt und die Lungenspitze ist um 6—7 cm herabgesunken.

die Weichteile durchtrennt und der Finger dringt weiter extrapleural nach vorn entsprechend der Brustbeinkante vor in der Richtung von oben nach unten unterhalb des Periostes und der Zwischenrippenmuskulatur der 1. und oft auch der 2. Rippe, die dann auch in dieser Richtung durchschnitten werden. Dann arbeitet der Finger extrapleural hinten längs der Wirbelsäule unter dem Periost und der Zwischenrippenmuskulatur der 4., 5. und 6. Rippe, die dann ebenfalls durchschnitten werden. Die schon herabgesunkene Pleurakuppel läßt sich nun leicht vom Mittelfell und Wirbelsäule abschieben, so daß schließlich die Lungenspitze mit dem Weichteillappen um 6—7 cm absinkt. Entsprechen die Grenzen des Weichteilschnittes und der Rippenresektion den Grenzen des Erkrankungsherdes des einzelnen Falles, so ergibt sich grundsätzlich ein Operationsverfahren, das dosierbar nur den kavernösen Lungenabschnitt angreift, während das übrige Lungengewebe erhalten bleibt. Besteht eine starke Peripleuritis in den oberen Pleuraabschnitten, so kann es Schwierigkeiten machen, in die richtige extrapleurale Schicht im 3. Zwischenrippenraum einzudringen. Man entfernt dann am besten die beiden obersten Rippen möglichst vollständig und versucht dann entweder über der Pleurakuppe oder vorn am Sternalrand in die richtige Schicht zu gelangen, um dann erst den Weichteileinschnitt zu machen. Gelingt es überhaupt nicht, in die extrapleurale Schicht einzudringen, so muß extrafaszial nach Semb vorgegangen werden. Nach Ausführung dieses Eingriffes entsteht über der heruntergesunkenen Pleurakuppel eine Wundhöhle von Zweimännerfaustgröße, in der sich Wundsekret in recht beträchtlichen Mengen ansammelt. Eine solche Höhle darf nur in den ersten 24 Stunden dräniert werden, im übrigen bleibt sie unberührt und Luft und Wundsekret bleiben oft mehrere Wochen, manchmal sogar 2—3 Monate, bestehen. Der Kranke ist dabei fieberfrei, außer Bett, hat keine Beschwerden, abgesehen von einem gewissen Druckgefühl in der operierten Brustseite. Nach einigen Monaten ist Sekret und Luft resorbiert und der Kranke beschwerdenfrei. Das Wundsekret und der Pneumothorax, die sich außerhalb der Brustweichteile befinden, auch außerhalb des Periostmuskelmantels wirkt modellierend, und wirkt zwar wie eine Plombe, hat aber nicht die Nachteile des schädlichen Fremdkörpers. Ist die modellierende Aufgabe an der Brustwand erfüllt, so wird das Sekret resorbiert.

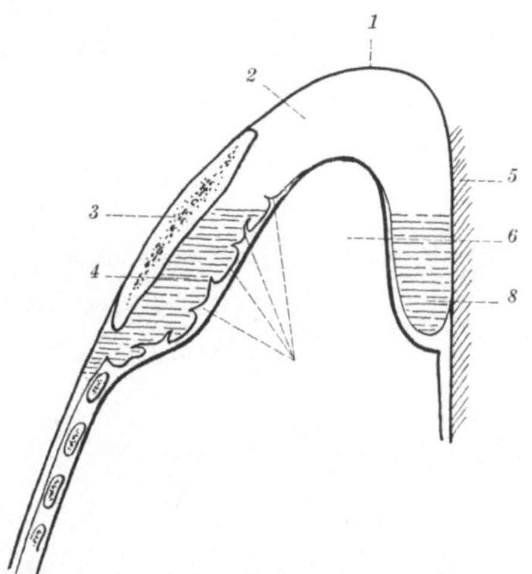

Abb. 369. Die obere selektive Teilplastik nach Holst. 6. Schematische Darstellung eines Längsschnittes durch den Brustkorb. Man sieht oberhalb des eingesunkenen Pleuralungenbrustwandlappens den Wundhöhlenpneumothorax und das Exsudat. *1* Brustwandkuppel, *2* Extrapleuraler Pneumothorax, *3* Schulterblatt, *4* Wundsekret, *5* Mittelfell, *6* Lunge, *7* Periostmuskellappen, *8* Wundsekret.

Im ganzen sind 260 Fälle nach dieser Methode operiert worden. Von den lange genug zurückliegenden Fällen haben Dauerergebnisse mehr als 60% klinischer Heilung gezeitigt. Die Sterblichkeit war zuerst 10%, ist aber zuletzt durch Vervollkommnung der Technik usw. auf 3 gesunken. Die letzte Serie liegt noch nicht weit genug zurück, um von Dauererfolgen reden zu können. Die Röntgenbefunde deuten aber darauf hin, daß wenigstens 60—70% klinischer Dauerheilungen erwartet werden dürfen.

Da Graf wesentliche Verdienste an der Ausarbeitung und Verbreitung der oberen Teilplastik hat, so wird hier auf seine Arbeit etwas näher eingegangen.

Graf hat im Jahre 1929 (s. S. 509) angefangen, die paravertebrale obere Teilplastik durch vollständige Entfernung der 1. Rippe und mit teilweiser Entfernung der nach unten angrenzenden Rippen, je nach Ausdehnung des Zerstörungsprozesses in der Lunge, in geeigneten Fällen zu ergänzen. Der Gedanke zu diesem Teileingriff kam Graf im Verfolg des auch von vielen anderen Chirurgen gefaßten Operationsplanes, der eine ausschließliche Einengung des erkrankten Lungenabschnittes bezweckte. Diese Operationspläne bedeuteten eine gewisse Gegenwirkung gegen die immer ausgedehnter gewordenen Entrippungen, die, da immer frühzeitiger ausgeführt, oft ausgedehnte, vollkommen gesunde Abschnitte der Lunge zugleich mit den erkrankten Teilen, außer Tätigkeit setzten. GRAF hatte die vollständige Entfernung der 1. Rippe der subskapular paravertebralen Thorakoplastik zur Ergänzung der Spitzeneinengung hinzugefügt. Da die vollständige Entfernung der 1. Rippe das Zusammenfallen der Spitzenkavernen verstärkt und beschleunigt hatte, so glaubte er, daß er bei Begrenzung der Erkrankung auf den Spitzenbereich der Lunge mit einer Teilplastik unter vollständiger Entfernung der 1. Rippe und Teilentfernungen aus den darunterliegenden Rippen auskommen zu können. 1930

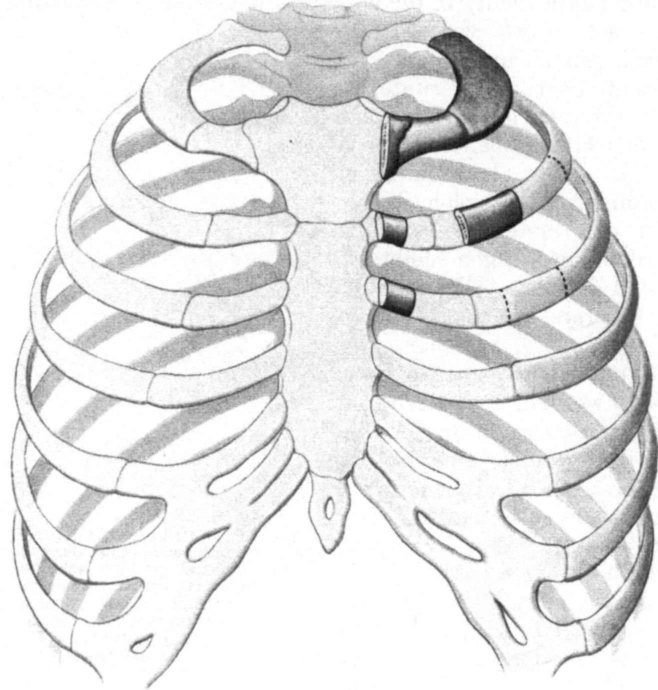

Abb. 370. Die vordere obere Brustwandmobilisierung nach GRAF. 1. Schematische Darstellung der Rippenabschnitte, die bei dem Eingriff von vorn entfernt werden. Diese Rippenknorpel- und Rippenabschnitte sind dunkler gezeichnet. Die punktierten Linien an der 2. und 3. Rippe zeigen die Abschnitte an, die nötigenfalls entfernt werden müssen.

konnte er schon über 15 so behandelte Fälle berichten. Er bezeichnet den Eingriff als „obere Entrippung“. Er glaubt, daß durch diesen Eingriff ein so rasches Zusammenfallen der Kaverne zustande käme, daß eine Aspiration in die unteren Lungenabschnitte nicht eintreten könne. Es handelt sich also um einen unmittelbar einengenden Einfluß auf die erkrankten Lungenabschnitte, ohne daß dabei die gesunden wesentlich geschädigt würden. Den so erzielten Kollaps nannte er thorakoplastischen Selektivkollaps in Anlehnung an die gebräuchliche Bezeichnung Selektivpneumothorax. Die obere Entrippung hatte einzelne gute und einzelne weniger gute Erfolge zu verzeichnen. Sollte das Zusammenfallen der Lunge ausreichend sein, so mußten außer der vollständigen Entfernung der 1. Rippe auch ausgedehnte Teile der 2., entsprechend kürzere der 3. und 4., nötigenfalls weiterer Rippen entfernt werden. Dann stellte sich aber bei einzelnen der Operierten gefährliche Kreislaufstörungen ein, im wesentlichen durch Mittelfellflattern bedingt. GRAF hat daher 1933 die „vordere obere Rippenstückelung“ vorgeschlagen, bei der aus den über dem Höhlengebiet liegenden Rippen Teile entfernt wurden, um so ein genügendes Zusammenfallen der Lunge zu erreichen, ohne gleichzeitig dem Brustkorb jeden Halt zu nehmen. Auch dieser Eingriff führte nicht unbedingt zu dem gewünschten Erfolge.

So hat GRAF (1934) die paravertebrale Teilplastik noch einmal geändert und sie im Sommer des Jahres 1936 bekanntgegeben. Er hat den vorderen Teil seiner neuen Methode als „vordere obere Brustwandmobilisierung“

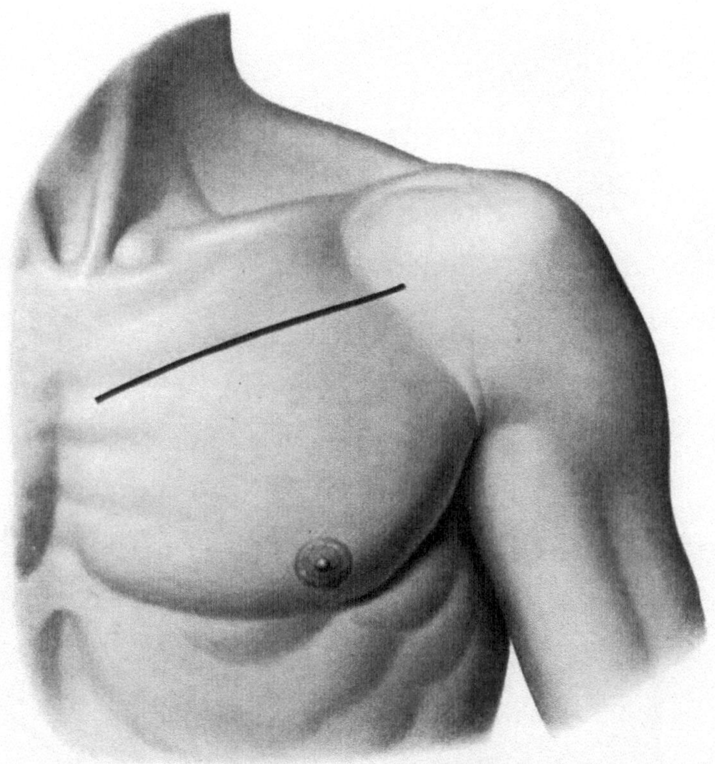

Abb. 371. Die vordere obere Brustwandmobilisierung nach GRAF. 2. Der Weichteilschnitt, etwa dem Verlauf der 2. Rippe entsprechend.

bezeichnet. Das Ziel ist, ein möglichst vollständiges Zusammenfallen des Spitzen- und Oberfeldbereiches der Lunge zu erzielen. Vor allem soll jeder vordere tote Winkel vermieden werden. Obwohl die Möglichkeit besteht, die 1. Rippe auch vom Paravertebralschnitt vollständig zu entfernen, ein Verfahren, das auch GRAF eine zeitlang geübt hat, hat er jetzt den vorläufigen vorderen Eingriff zur Entlastung der paravertebralen Sitzung in eine Vorsitzung verlegt. Hauptsächlich aber hat er den vorderen Weg gewählt, um jede Möglichkeit, einen Schlupfwinkel für eine Kaverne im Bereich des vorderen oberen Mittelfellraumes zurückzulassen, auszuschließen. Da diese Möglichkeit im Bereich des Knorpels der 1. aber auch der 2. und 3. Rippe vorhanden ist, und da auch der seitliche Rand des Brustbeinhandgriffes manchmal so weit vorspringt, daß ein geringfügiger toter Winkel übrigbleibt, so sollen diese Teile mitentfernt werden. Wenn, wie gesagt, auch die Möglichkeit besteht, die Teile der Rippenknorpel und des Brustbeines vom paravertebralen Schnitt aus zu entfernen, so doch nur unter Abhebung des gesamten Schultergürtels mit seinen Weichteilen bis weit nach vorn. Dadurch wird aber der paravertebrale

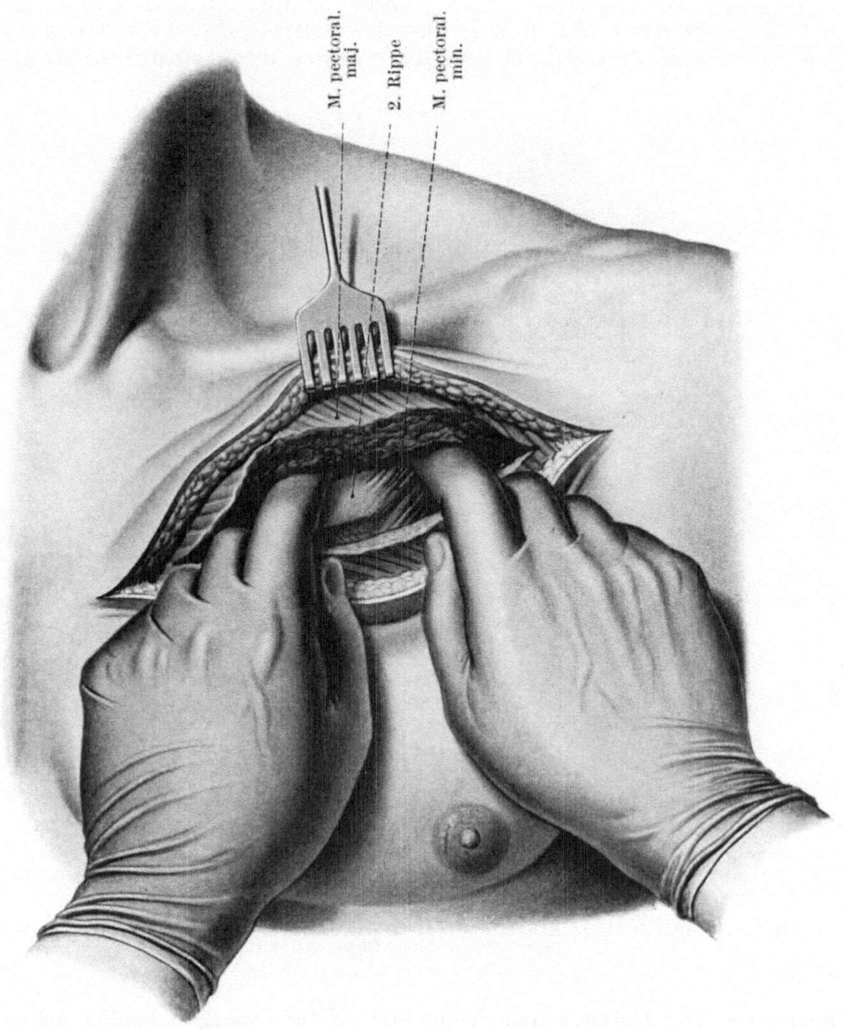

Abb. 372. Die vordere obere Brustwandmobilisierung nach GRAF. 3. Der M. pectoralis maj. ist, im wesentlichen seinem Faserverlauf entsprechend, gespalten.

Eingriff außerordentlich stark belastet, abgesehen davon, daß das Arbeiten in der Tiefe immer die Gefahr der Nebenverletzung mit sich bringt. GRAF verwirft also das Vorgehen SEMBs (s. unten). GRAF sieht einen weiteren Vorteil des zweizeitigen Eingreifens darin, daß der Erfolg des vorderen Eingriffes, wenn er sich klinisch voll ausgewirkt hat, eine große Erleichterung für die Ausführung des hinteren bedeutet, der dann wohl kaum jemals noch in weitere Eingriffe zerlegt zu werden braucht. Das Bestreben GRAFs besteht darin, zu den obersten Rippen vorn und auch nach der Seite einen möglichst übersichtlichen und wenig verletzenden Zugang zu finden. Er fand den Weg entsprechend dem Faserverlauf des großen Brustmuskels zwischen dem sterno-kostalen und klavikularen Anteil. So gelingt es, die großen Gefäße und den Plexus brachialis in der MOHRENHEIMschen Grube, ohne sie im

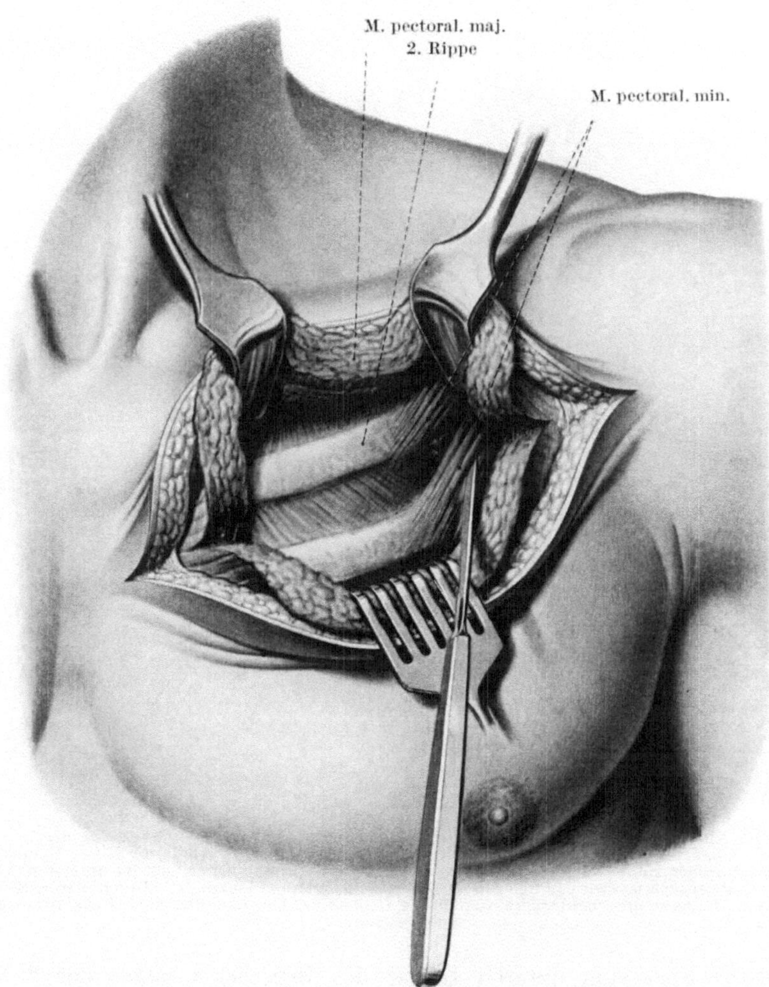

Abb. 373. Die vordere obere Brustwandmobilisierung nach GRAF. 4. Die 2. und 3. Rippe sind freigelegt, ebenso die Ansätze des M. pectoralis min. Mit dem Messer wird der Ansatz des M. pectoralis min. an der 3. Rippe gespalten.

einzelnen freizulegen, beiseite zu halten. Ebenso kann man von dem vorgeschlagenen Zugang die Gebilde des vorderen Mediastinums absolut sicher schützen. Dabei hat man einen ausgezeichneten Zugang zur 1. Rippe unterhalb des Schlüsselbeines in ihrem ganzen Verlauf bis zum Querfortsatz. In allen Fällen gelingt es die 1. Rippe so weit wirbelwärts zu verfolgen und zu entfernen, daß der zurückbleibende Stumpf das Gefäßnervenbündel nicht gefährdet. Auf demselben Weg erhält man auch einen genügenden Zugang zu den Aufhängebändern der Pleurakuppel (ZUCKERKANDL, SEBILEAU), die GRAF aber, entgegen

LAUWERS' und SEMBS Vorschlägen, nicht durchtrennt, da eine erhebliche Gefahr der Verletzung größerer Gefäße besteht. Nach GRAF vermeidet man bei der Spitzenlösung das Gefahrengebiet der großen Gefäße und Nerven, wenn man in der Schicht der Fascia endothoracica vorgeht.

Die vordere obere Brustwandmobilisierung nach GRAF. Der Kranke befindet sich in Rückenlage. In örtlicher Betäubung wird ein Weichteil-

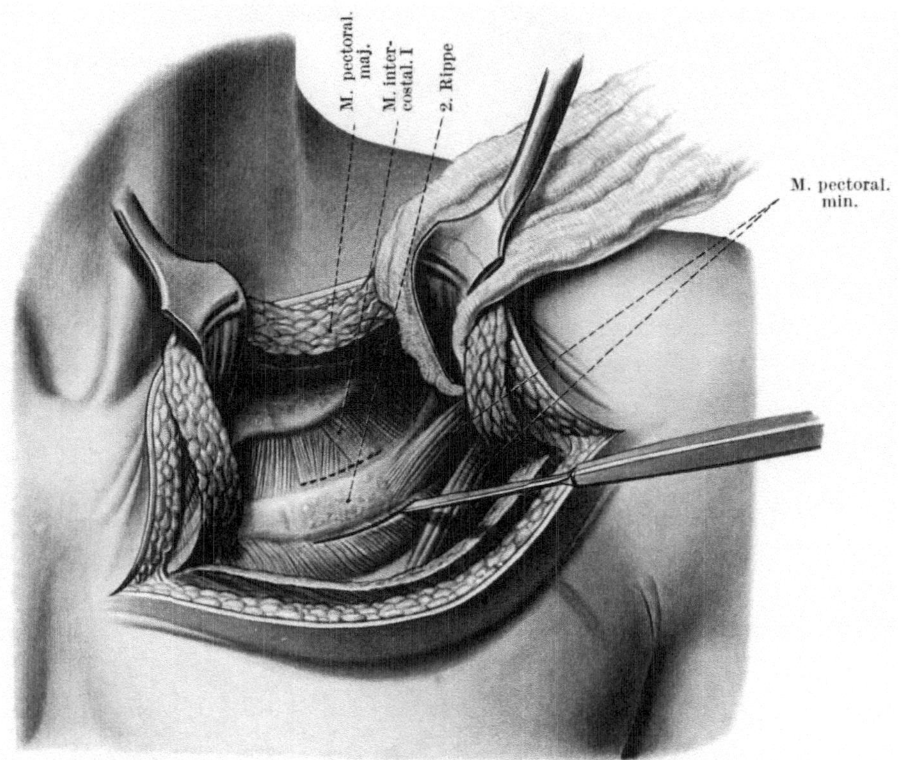

Abb. 374. Die vordere obere Brustwandmobilisierung nach GRAF. 5. Im Bereiche des knöchernen Teiles der 2. Rippe wird die Zwischenrippenmuskulatur oberhalb und unterhalb der Rippe eingeschnitten. Ein LANGENBECKscher Haken, der nicht rechtwinklig, sondern durch einen Knick im untersten Abschnitt stumpfwinklig abgebogen ist, wird in den oberen äußeren Schnittrand eingesetzt. Durch diesen Haken, der noch durch eine Rollgaze unterpolstert ist, werden die Gebilde der MOHRENHEIMschen Grube zurückgehalten und geschützt.

schnitt (Abb. 371) vom unteren Rande des Brustbeinansatzes der 2. Rippe, dem Verlauf des vorderen Teiles der 2. Rippe folgend, und seitlich bis in die Gegend der Schulterhöhe reichend, angelegt. Der große Brustmuskel wird zum Teil in der Faserrichtung, zum Teil scharf in der Hautschnittrichtung durchtrennt (Abb. 372). So liegen die 2. und 3. Rippe frei. Der Ansatz des M. pectoralis min. an der 2. und 3. Rippe wird in der Faserrichtung bis in das Periost hinein gespalten und abgelöst (Abb. 373). Dann werden die Zwischenrippenmuskeln oberhalb und unterhalb der 2. Rippe von der Knorpelknochengrenze nach außen auf einige Zentimeter eingeschnitten (Abb. 374). Durch diese Lücke wird nun mit großer Vorsicht die Rippe mit ihrem hinteren Periost in der Schicht der Fascia endothoracica abgelöst und mit einem stark gebogenen Elevatorium umgangen (Abb. 375). Seitlich wird das vordere Rippenperiost eingeschnitten und mit dem Ansatz des M. pectoralis min. mit dem Raspatorium abgeschoben

(Abb. 376). Das ringsherum von den Weichteilen befreite Rippenstück von etwa 2—3 cm Länge wird aus der 2. Rippe entfernt (Abb. 376). Mit dem langen, scharfen, schwach gebogenen Raspatorium wird von der Resektionsstelle die 2. Rippe weiter seitlich vom hinteren Periost befreit (Abb. 376). Nun wird der Ansatz des 2. Rippenknorpels am Brustbein zunächst mit dem Raspatorium am oberen und unteren Ende bis in das Brustbein hinein unter größter

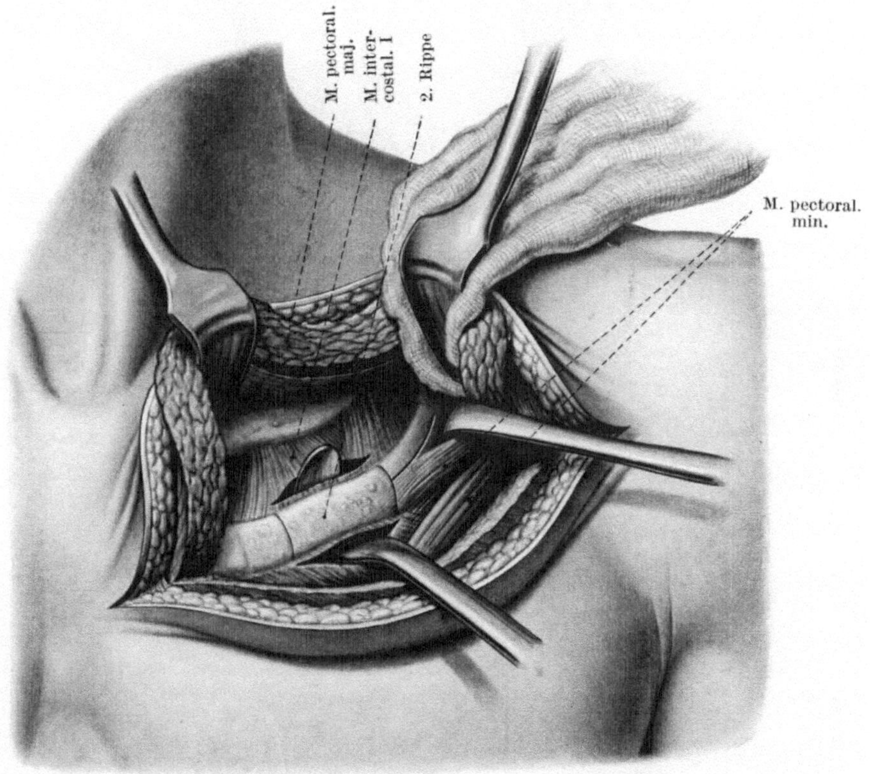

Abb. 375. Die vordere obere Brustwandmobilisierung nach GRAF. 6. Unter dem von den Muskeln gelösten Abschnitt der 2. Rippe ist ein stark gebogenes Elevatorium mit größter Vorsicht durchgeführt. Das Periost des hinteren Abschnittes der 2. Rippe ist entsprechend der eingezeichneten Linie eingeschnitten. Es wird mit dem Raspatorium von der Rippe abgeschoben.

Vorsicht von den Weichteilen befreit (Abb. 377). Hat die Befreiung auch auf der Rückseite stattgefunden, so wird ein stark gekrümmtes Elevatorium darunter durchgeschoben und ein etwa $1^1/_2$—2 cm langes Knorpelstück herausgeschnitten (Abb. 378). Die Wunde wird mit Gaze ausgefüllt (Abb. 379). Derselbe Vorgang spielt sich, wenn die Ausdehnung des Lungenherdes es nötig macht, auch an der 3. Rippe ab. Dann wird am unteren Rande der 1. Rippe eine Spaltung der Zwischenrippenmuskulatur vorgenommen. In diese Lücke dringt nun der linke Zeigefinger ein und löst die hinteren Weichteile in der Schicht der Fascia endothoracica, also extrapleural, ab (Abb. 380). Auch diese Wunde wird zunächst ausgestopft. Dann wird die Gaze entfernt und der Zeigefinger dringt nach dem Brustbein zu in der Schicht der Fascia endothoracica vor, bis die ganze Rückfläche der Rippe und ein schmaler Streifen des Brustbeinhandgriffes freigelegt ist. Während nun der Zeigefinger

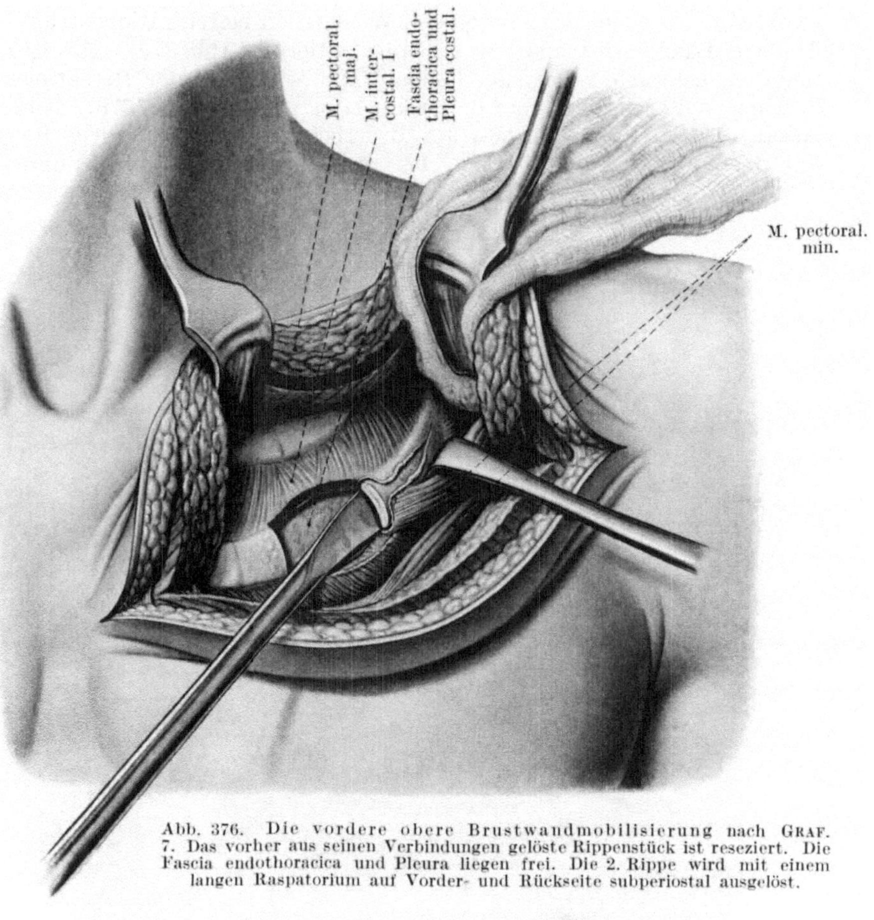

M. pectoral. maj.
M. inter-costal. I
Fascia endo-thoracica und Pleura costal.
M. pectoral. min.

Abb. 376. Die vordere obere Brustwandmobilisierung nach GRAF. 7. Das vorher aus seinen Verbindungen gelöste Rippenstück ist reseziert. Die Fascia endothoracica und Pleura liegen frei. Die 2. Rippe wird mit einem langen Raspatorium auf Vorder- und Rückseite subperiostal ausgelöst.

Manubrium sterni
M. pectoral. maj.
2. Rippenknorpel
M. intercostalis II

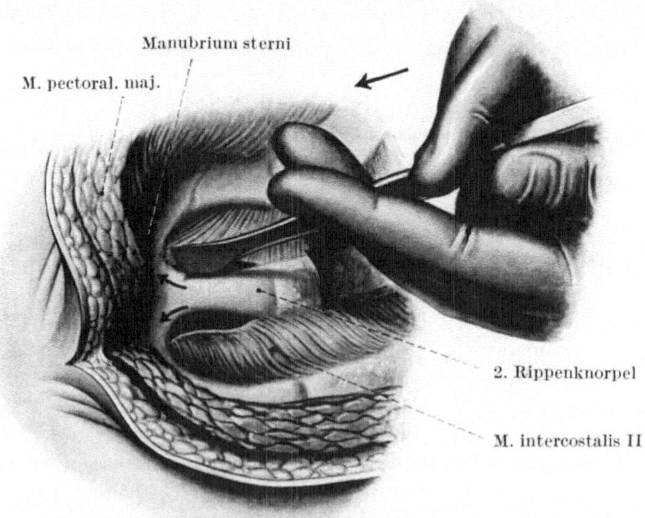

Abb. 377. Die vordere obere Brustwandmobilisierung nach GRAF. 8. Der mediale Ansatz des 2. Rippenknorpels am Brustbein wird mit dem Raspatorium am oberen und unteren Rande vorsichtig von der Zwischenrippenmuskulatur befreit.

gegen den oberen Rippenrand geführt wird, wird von außen ein gerades scharfes Raspatorium durch die Muskulatur gegen die Fingerspitze durchgedrückt.

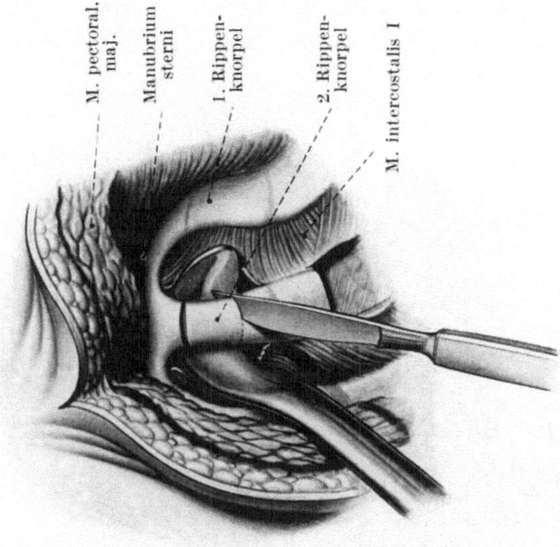

Abb. 378. Die vordere obere Brustwandmobilisierung nach GRAF. 9. Das befreite Rippenknorpelstück ist mit einem gebogenen Elevatorium unterfahren. Es wird ein etwa $1^1/_2$ cm langes Stück aus dem Rippenknorpel herausgeschnitten.

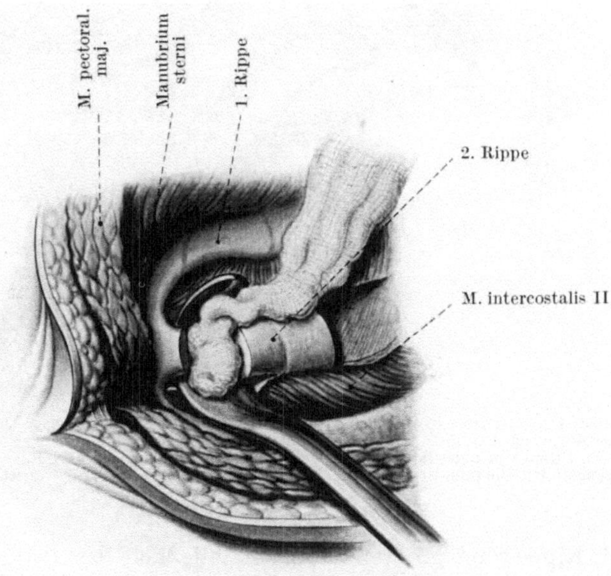

Abb. 379. Die vordere obere Brustwandmobilisierung nach GRAF. 10. Die kleine Rippenknorpelresektionswunde wird durch ein Tampon verschlossen.

Ist die Lücke gesetzt, so wird der Finger zurückgezogen und an seine Stelle ein stark gebogenes Elevatorium unter der Rippe durchgeführt (Abb. 381).

Das gebogene Elevatorium wird nun so weit als möglich brustbeinwärts zum Schutz der Weichteile vorgeschoben. So kann mit der LISTONschen Schere die 1. Rippe hart am Brustbein oder sogar unter Mitnahme eines schmalen Streifens des Brustbeinhandgriffes, durchtrennt werden (Abb. 381). Nun wird

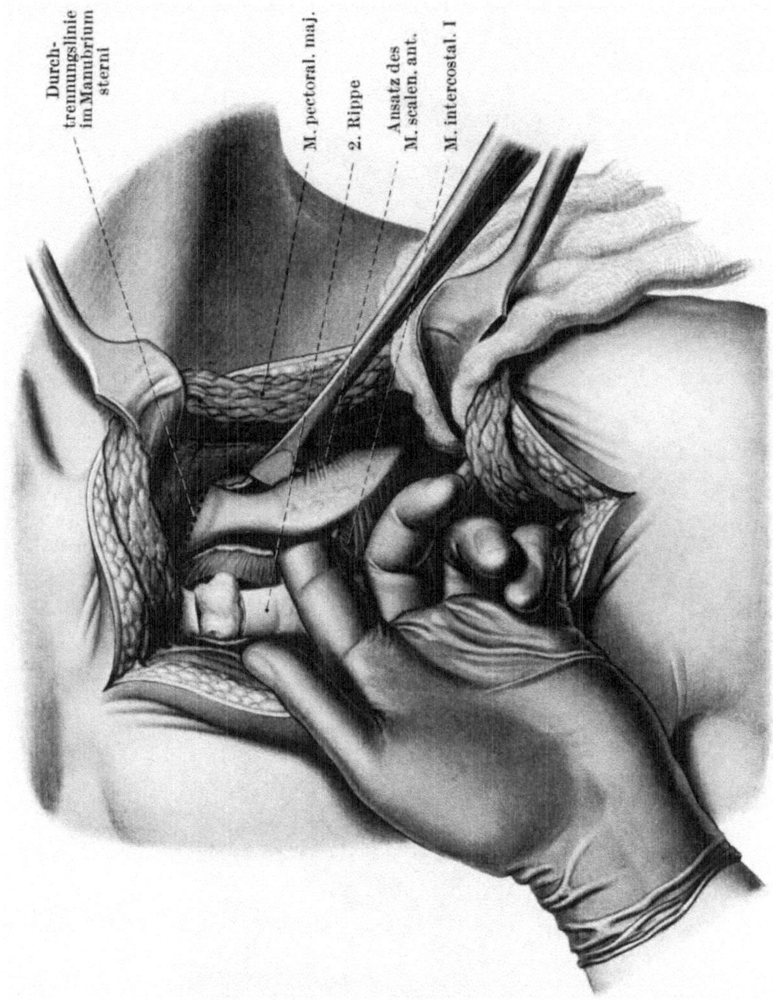

Abb. 380. Die vordere obere Brustwandmobilisierung nach GRAF. 11. Die 1. Rippe wird mit ihrer Periostbekleidung ausgelöst. Die Abtrennung ist am unteren Rande bereits erfolgt. Der untergeschobene Zeigefinger wird dem von oben langsam durch die Muskulatur vordringenden Raspatorium zum Schutz der Pleura entgegengeführt. Die punktierte Linie zeigt die Resektionslinie des vorderen Randes, die bereits im Manubrium sterni gelegen ist.

die 1. Rippe zum größten Teil, einschließlich des Periostes, freigemacht. Die Ansätze der Mm. scalenus ant. und med. werden, während die lateralen Weichteile einschließlich des Gefäßnervenbündels, das überhaupt nicht zu Gesicht kommt, mit einem LANGENBECK-Haken zurückgehalten werden, hart von der 1. Rippe abgeschnitten. Die Auslösung der Rippe gelingt dann leicht bis zum Ansatz des Wirbelquerfortsatzes, an dem die Durchtrennung mit der BRUNNERschen Schere vorgenommen werden kann (Abb. 382).

Nun wird das ganze Bett der 1. Rippe mit Verbandgaze vorläufig ausgefüllt. Es folgt Einspritzung von Novocainlösung in der Gegend der vorderen Axillarlinie. An dieser Stelle wird ein kleiner Hautschnitt gemacht und von da aus ein Dränrohr in die Wundhöhle geführt (Abb. 383).

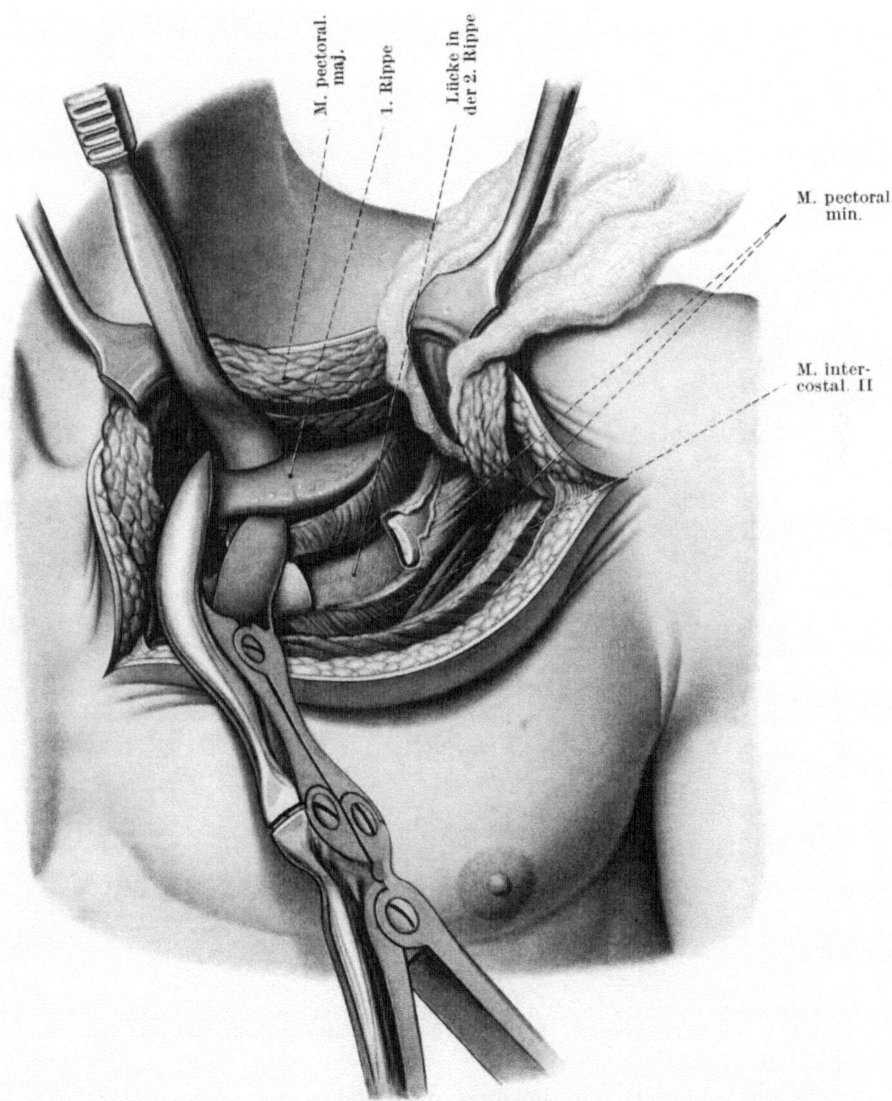

Abb. 381. Die vordere obere Brustwandmobilisierung nach GRAF. 12. Unter dem medialen Abschnitt des 1. Rippenknorpels ist ein stumpfes, stark gebogenes Elevatorium von oben herumgeführt. Die Muskulatur wird mit dem LANGENBECK-Haken zurückgehalten. Mit einer LISTONschen Zange wird der Rippenknorpel am Brustbeinansatz durchtrennt.

Während der nun folgenden Vorbereitung des Plombenbettes macht die Schwester die Plombe fertig. Nach Entfernung der ausfüllenden Gase aus dem Wundbett der 1. Rippe löst man, am besten mit dem Finger, stumpf das Brustfell mit der Lungenspitze, in der Schicht der Fascia endothoracica vorgehend, von der Innenfläche der obersten Rippen seitlich und hinten ab. Auch nach der Mitte zu wird die Spitze, wenn sie sich lösen läßt, aus der Kuppel des Brustkorbes herausgelöst. GRAF vermeidet im Gegensatz zu anderen, absichtlich ein zu weitgehendes Herunterdrängen der Spitze nach der Mittelfellseite, um

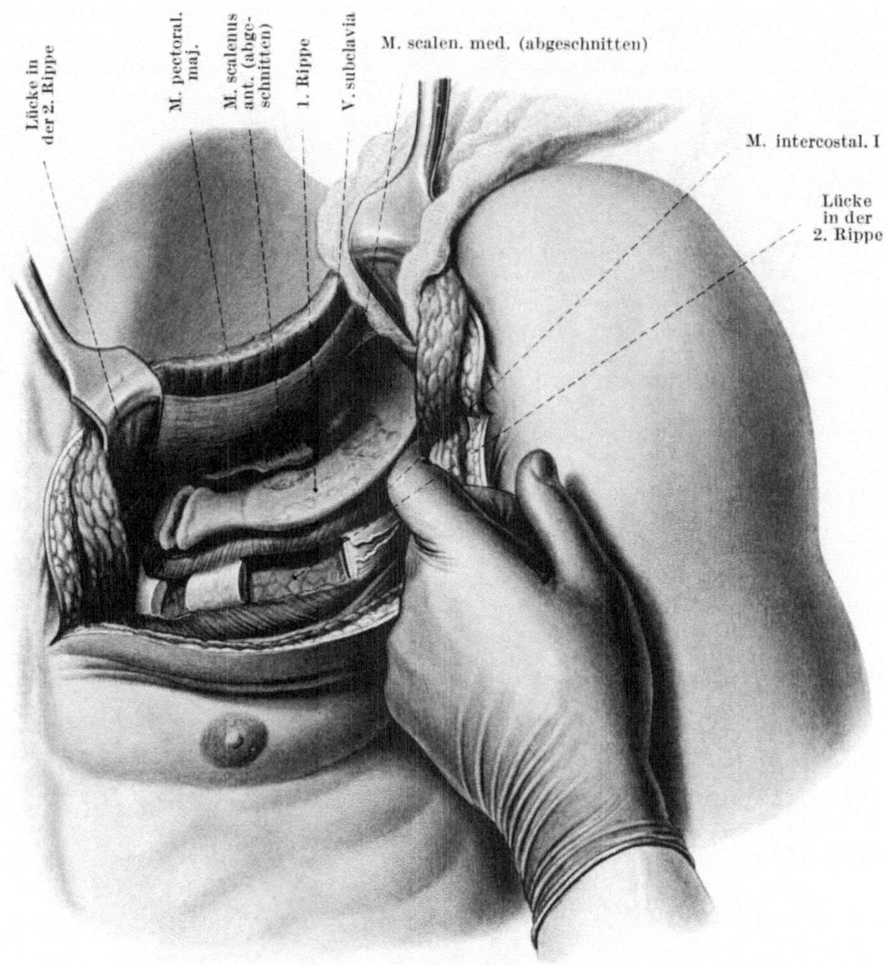

Abb. 382. Die vordere obere Brustwandmobilisierung nach GRAF. 13. Die 1. Rippe ist weit nach hinten freigelegt. Der Ansatz des M. scalenus ant. und med. sind abgetrennt.

nicht die erkrankte Lungenspitze nach unten, in die gesunde Lunge hineinzuschieben und dadurch deren Atmungsfläche zu verringern. Außerdem besteht immerhin die Möglichkeit bei so weitgehender Ablösung auf der Mittelfellseite, daß die oberen, die Kavernen dränierenden Bronchien geknickt werden und dadurch die Entleerung der Kaverne verhindert wird. Der durch die extrapleurale Ablösung der Lungenspitze entstandene Hohlraum darf erst, wenn er völlig bluttrocken ist, durch eine kleine Plombe ausgefüllt werden. Da die früher verwendeten Plomben von 150 und mehr Kubikzentimetern häufig wieder ausgestoßen wurden, verwendet GRAF jetzt nur noch Plomben von etwa 60 ccm.

Sie sollen nach unten nur gerade bis etwa zum früheren Brustbeinansatz der 1. Rippe herunterreichen. Nach Einlegen der Plombe erfolgt die Katgutnaht der Muskulatur und der Muskelfaszie, während die Haut geklammert wird. Ein Verband mit Elastoplast hält das Ganze zusammen. Ist ein Pneumo- oder Pyopneumothorax vorhanden, so wird keine Plombe eingelegt. Die Plombe

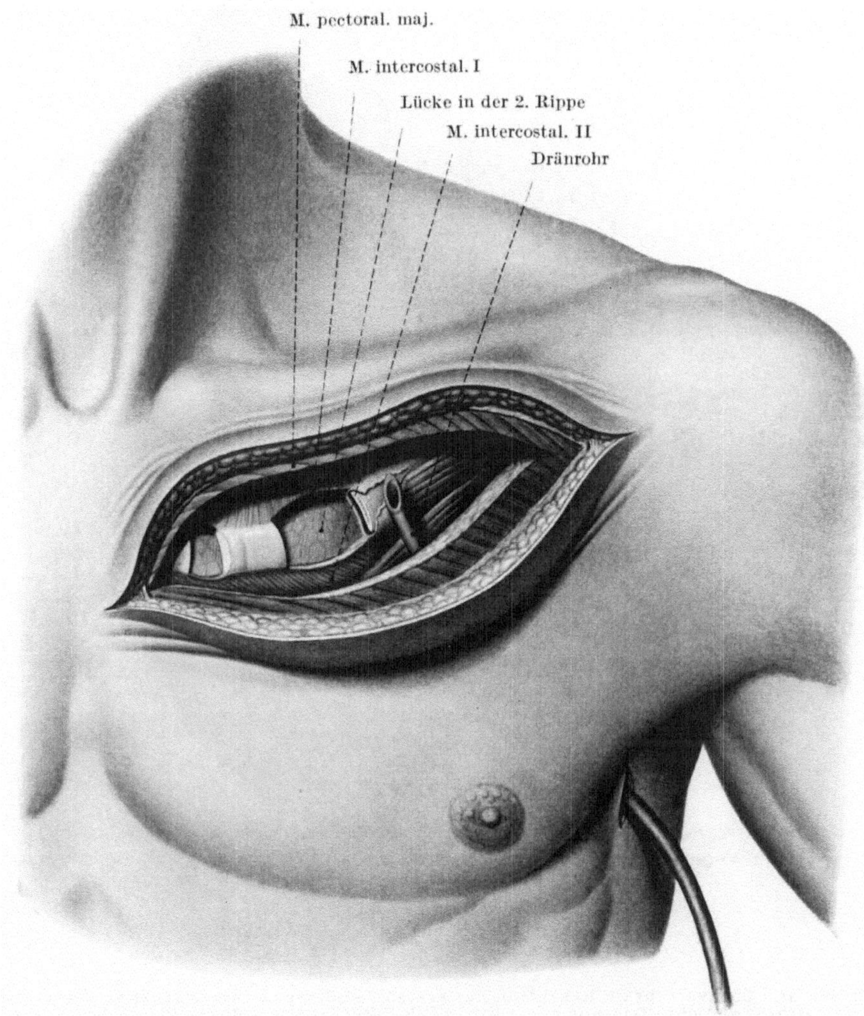

Abb. 383. Die vordere obere Brustwandmobilisierung nach Graf. 14. Von einer kleinen Schnittwunde unterhalb des Randes des M. pectoral. maj. ist ein kleines Gummirohr in das Wundgebiet hineingeführt.

dient im wesentlichen zur Stützung der beweglich gemachten Lungenspitze beim Husten. Graf hat sie deshalb als Lungen- oder Lungenspitzenplombe bezeichnet. Sie hat außerdem die Lungenspitze vor starken paradoxen Bewegungen zu bewahren. Die Rippenknorpelrippenstücke der 2. und 3. Rippe, die beweglich an den Zwischenrippenweichteilen hängen und mit dem Brustfell in Verbindung stehen, dienen als Schutzschild des Mittelfellraumes, ohne das Zusammenfallen der Lungen zu verhindern.

Ist diese erste Sitzung als Voroperation der paravertebralen Teilplastik zur Ausführung gekommen, so werden die postoperativen Folgeerscheinungen genauestens beobachtet und nach deren Dauer und Heftigkeit die Länge der Pause zwischen der ersten und zweiten Sitzung bestimmt. Diese postoperativen

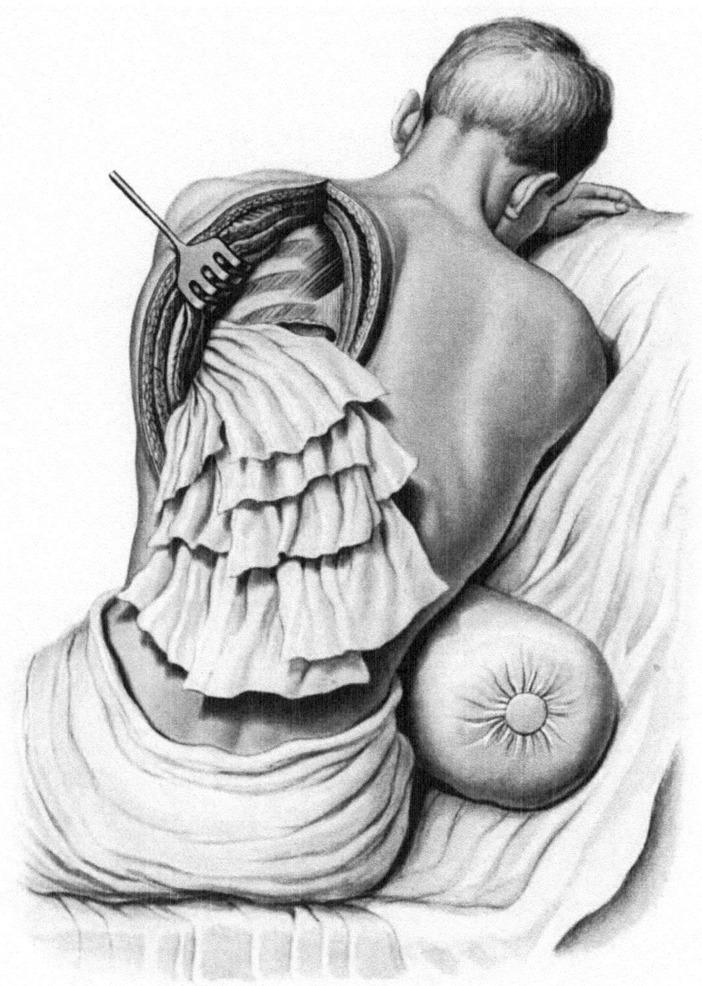

Abb. 384. Die paravertebrale Resektion der ersten 7—8 Rippen zur Ergänzung der vorderen oberen Brustwandmobilisierung nach GRAF. 1. Mit einem SAUERBRUCHschen Hakenschnitt, der bis zur 9. Rippe nach unten reicht, sind Haut und die oberflächliche Muskulatur durchtrennt. Die 8.—5. Rippe sind bereits subperiostal reseziert. Jedesmal ist das Wundbett mit einem Verbandgazestück ausgefüllt. Die Tamponade dient zur Verhütung des Brustwandflatterns.

Folgeerscheinungen sind von GRAF, HOLST, SEMB und FRIMANN-DAHL genauestens studiert worden. Alle die genannten Chirurgen erklärten sie vorwiegend als Atelektasen. Auch GRAF glaubt, daß Atelektasen dabei eine Rolle spielen, meint aber, daß bei gutartigem Verlauf zunächst ein postoperatives kollaterales Ödem im Vordergrund steht und daß die Erscheinungen in schweren Fällen bis zur Aspirationspneumonie gesteigert werden können. Halten sie sich in engen Grenzen und klingen sie schnell ab, so leiten sie die durch die Operation gewünschten Heilungsvorgänge ein. In solchen Fällen genügen 2—3 Wochen Wartezeit. Aber auch wenn eine längere Pause notwendig ist, so schadet das nichts, da selbst über Wochen und Monate hinaus die beweglich gemachten Rippen beweglich bleiben infolge der Bildung der Kalluslücken. Bei längerem Warten wurde in einzelnen Fällen durch die geschilderte Voroperation schon Bazillenfreiheit erreicht. Es könnte daher der Gedanke aufkommen, ohne die paravertebrale Sitzung auszukommen. In einem

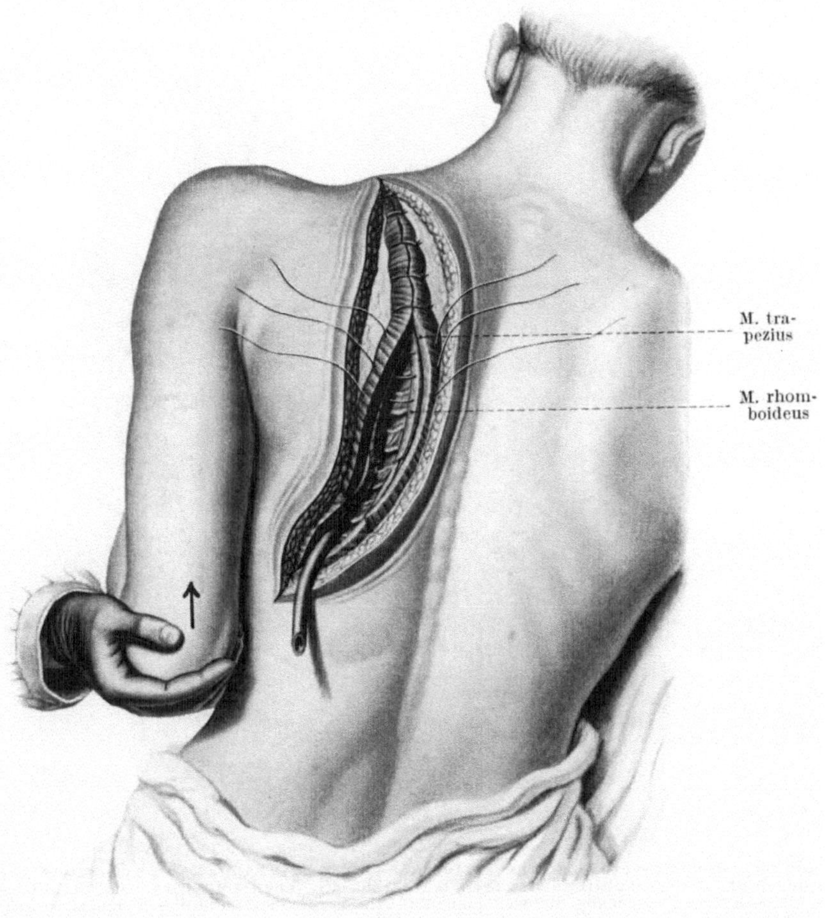

Abb. 385. Die paravertebrale Resektion der ersten 7—8 Rippen zur Ergänzung der vorderen oberen Brustwandmobilisierung nach GRAF. 2. Nach Resektion der 4.—1. Rippe wird ein Gummirohr in das Wundbett eingelegt. Der Arm der kranken Seite wird nach oben gedrängt und nun zunächst mit Knopfnähten durchgreifend die oberflächliche Muskulatur genäht.

einzelnen Falle, in dem aus besonderen Gründen die paravertebrale Sitzung nicht ausgeführt werden konnte, ist tatsächlich der Kranke auch ohne diesen zweiten Eingriff geheilt worden. Grundsätzlich ist GRAF auf seinem ursprünglichen Operationsplan bestehen geblieben und führt auch den zweiten Teil aus.

Die zweite hintere Sitzung wird ebenfalls in örtlicher Betäubung vorgenommen. Die Resektion geht in derselben Weise vor sich wie bei der Totalplastik. Man beginnt mit der 8. Rippe, entfernt sie subperiostal und füllt die

Lücke mit Verbandstoff aus. So geht man weiter nach oben. Die obersten schon teilweise von vorn entfernten Rippen werden bis zur gebildeten Lücke vollständig entfernt. Um die Entstehung eines paravertebralen toten Winkels zu verhüten, hat GRAF nach Vorschlag von PROUST, MAURER und ROLLAND die Rippen am Querfortsatzansatz exartikuliert. Die Querfortsätze werden nicht reseziert. Große Bedeutung legt GRAF einer guten Nahtversorgung bei. Zunächst werden die durchschnittenen Rückenmuskeln, während der Arm und damit die

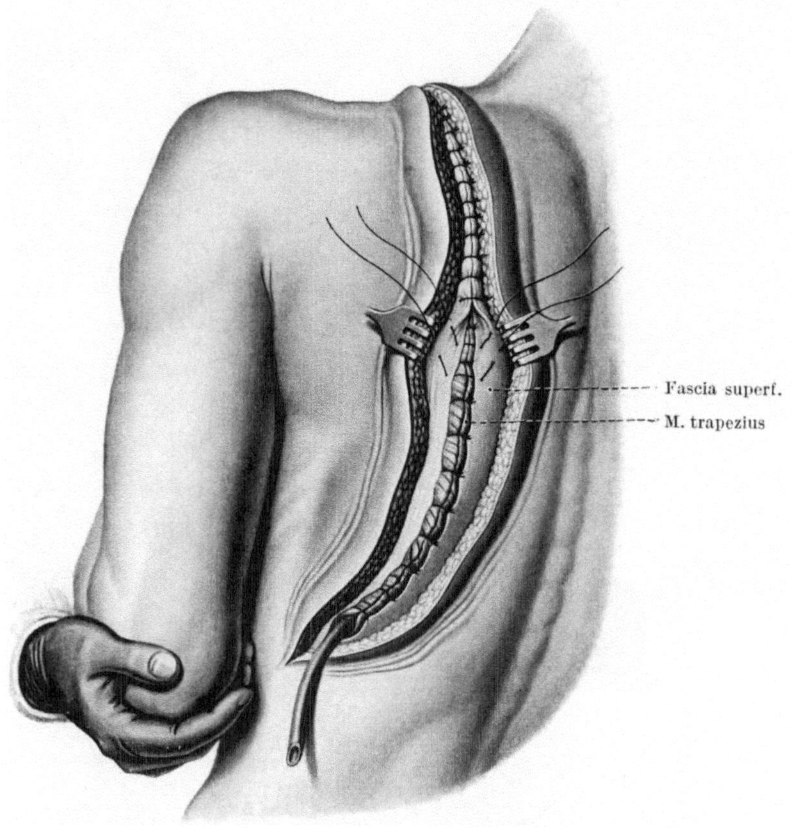

Abb. 386. Die paravertebrale Resektion der ersten 7—8 Rippen zur Ergänzung der vorderen oberen Brustwandmobilisierung nach GRAF. 3. Zur Sicherung der Muskelnaht wird die in dieser Abbildung angedeutete Fasziennaht, die nach dem LEMBERTschen Grundsatz die Faszie doppelt, durchgeführt.

Schulter nach oben gedrückt werden, durch Katgutknopfnähte durchgreifend verschlossen. Ein langes Gummirohr wird bis in den obersten Wundwinkel vorgeschoben (Abb. 385). Auf diese Muskelnaht folgt eine einstülpende Fasziennaht, die nach dem LEMBERTschen Grundsatz durchgeführt wird (Abb. 386). Zum Schluß wird die ganze Hautwunde gewissenhaft vernäht und ein elastischer komprimierender Verband angelegt (Abb. 387 und 388).

WALTER SCHMIDT hat ebenfalls 1936 seine Erfahrungen mit der oberen Teilplastik ausführlich bekanntgegeben. Diese Erfahrungen erstrecken sich auf die vorausgegangenen 2 Jahre. Gleichzeitig berichtet er über seine Arbeiten, die danach streben, „über den Weg der Pneumolyse die Durchführung eines extrapleuralen Pneumothorax oder Oleothorax dort zu erzwingen, wo der intrapleurale Pneumothorax infolge von Verwachsungen nicht durchführbar ist“ (s. S. 633ff.). Die paravertebrale-subskapulare Resektion besteht in ihrem Grundsatz für die Ausschaltung des hinteren costo-mediastinalem Winkels zu Recht. Müssen aber Kavernen im vorderen costo-mediastinalen und paramediastinalen Winkel eingeengt werden, so genügt die paravertebrale Plastik nicht. Es wird vielmehr die Spitzenlösung und die vollständige Entknochung des oberen Brustkorbeinganges nötig. Die Brustwandentknochung

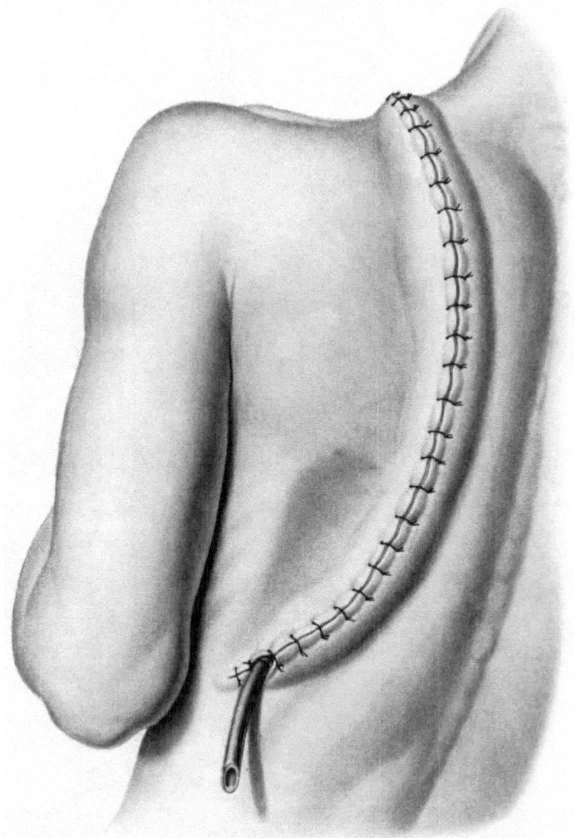

Abb. 387. Die paravertebrale Resektion der ersten 7—8 Rippen zur Ergänzung der vorderen oberen Brustwandmobilisierung nach GRAF. 4. Die Hautnaht ist vollendet.

wird am besten von vorn ausgeführt, und zwar betrifft sie die 1., 2. und bei großen Kavernen auch die 3. Rippe. Der vordere costo-mediastinale Winkel kann nur durch völlige Entfernung der 1. und 2. Rippe beseitigt werden. Es bleiben also 3 Forderungen für eine ausreichende Plastik der oberen Lungenabschnitte bestehen: 1. Die paravertebrale Resektion. 2. Die Apikolyse. 3. Die vollständige Entknochung des oberen Brustkorbeinganges. Die eingehende Schilderung des Vorgehens der sog. gezielten Teilplastik und Pneumolyse nach W. SCHMIDT findet sich S. 563.

Nach W. SCHMIDT sind 4 Arten von Plastik möglich. Die erste besteht nur in der vorderen Brustwandentknochung bei Kavernen, die nahe der vorderen Brustwand sitzen. 2. Dann die Spitzenplastik mit Entfernung der 1. und 2. Rippe von vorne oder der 1. bis 4. oder 1.—5. von hinten, bei ausgesprochener Zirrhoseneigung und kleinen Spitzenkavernen.

3. Die Obergeschoßplastik als häufigst geübter Eingriff. Er besteht ebenfalls in Totalentknochung der oberen Thoraxöffnung, Apikolyse und paravertebraler Rippenresektion von 1.—6., bis 1. bis 8. Rippe. 4. Die subtotale oder totale thorakoplastische Ausschaltung einer

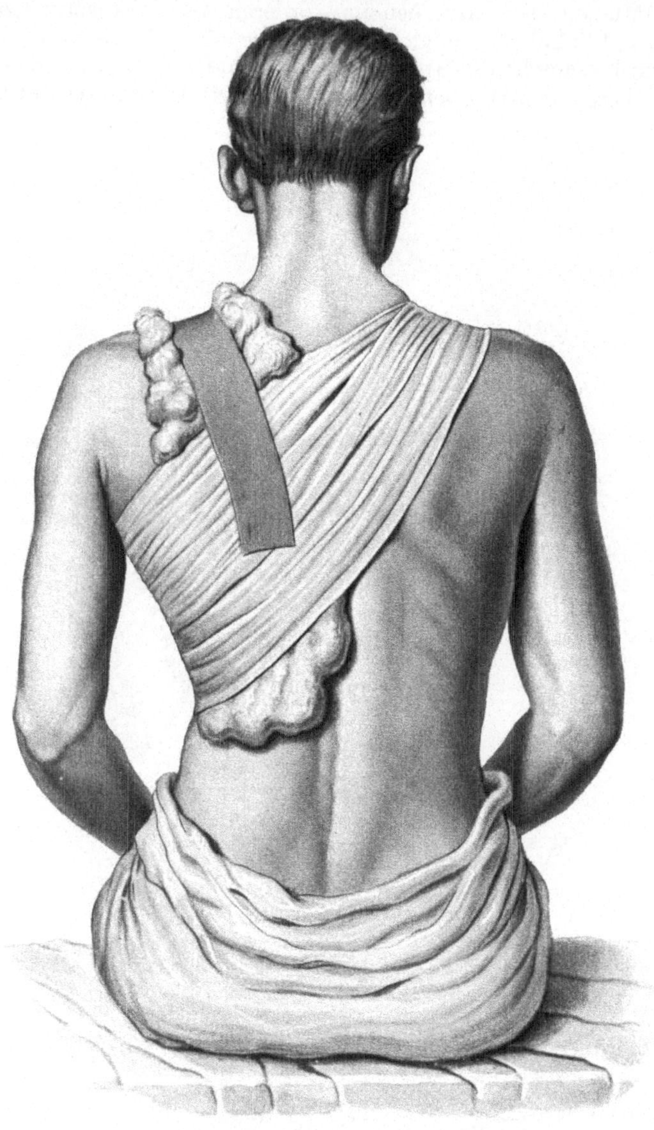

Abb. 388. Die paravertebrale Resektion der ersten 7—8 Rippen zur Ergänzung der vorderen oberen Brustwandmobilisierung nach GRAF. 5. Nach Anlegung eines Gazeverbandes wird durch eine über die gesunde Schulter geführte elastische Bindenreihe ein Druck auf das Resektionsgebiet ausgeübt. Ein Pflaster wird zur Vermehrung des Haltes über die Schulter der kranken Seite gelegt.

Lungenseite mit den gleichen Voroperationen und unter Hinzufügung einer paravertebralen Rippenresektion von 1.—9. bis 1.—12. Rippe je nach Ausdehnung des Prozesses.

In technischer Beziehung besteht weitgehende Einigkeit der Lungenchirurgen. Schwierigkeiten bestehen für den einzelnen Fall in der nicht bestimmt greifbaren immunbiologischen Lage des kranken Körpers. Die

Gefahr der Teilplastik, besonders wenn sie in eine vordere und hintere Sitzung aufgeteilt wird, besteht nicht in dem Einfließen tuberkulösen Eiters in die Unterfelder. Aber wenn es nicht gelingt, eine völlige Ruhigstellung des ausgeschalteten Krankheitsherdes zu erzielen, droht das Aufflackern dieses Herdes mit anschließender Streuung. Die anfänglich durchgeführte starke Beweglichmachung der Brustwand durch Mitnahme der Knochenhaut führt nicht die genügende Ruhigstellung herbei und verschuldet deshalb gelegentlich erhebliche Streuungen und käsige Pneumonien. Auf die Brustwandentknochung kann aber nicht verzichtet werden. Die Rippen müssen mit Periost entfernt werden. Auch die Apikolyse muß durchgeführt werden. Die eben erwähnten Gefahren werden durch Einlegen einer flachen Stützplombe beseitigt. Dabei werden die Gefahren der Plombierung nicht übersehen.

Schmidt hat seine Operationstechnik der sog. gezielten Teilplastik und Pneumolyse 1936 durch seinen Schüler Adelsberger ausführlich veröffentlichen lassen. Sie entspricht in den wesentlichen Punkten dem Grafschen Vorgehen. Der Hautschnitt wird über der 2. Rippe unterhalb des Schlüsselbeins angelegt, der große Brustmuskel in der Faserrichtung durchtrennt und der Muskelspalt vom Assistenten auseinandergehalten. Jetzt kann der kleine Brustmuskel an der 2. und 3. Rippe abgetrennt und abgehoben werden und dann gelingt es leicht, mit Stieltupfern die Weichteile von der Oberfläche der 3., 2. und 1. Rippe abzulösen. Die Ablösung erfolgt weit nach hinten, ohne daß die Mohrenheimsche Grube selbst freigelegt wird. Die Weichteile hält ein breiter Haken zurück. Die 2. Rippe wird mit dem Periost so weit entfernt, daß von der Lücke aus der Unterrand der 1. Rippe leicht freigelegt werden kann. Der Knorpel der 2. Rippe soll mitentfernt werden. Das Rippenbett füllt man durch Kochsalztupfer aus. Die Entfernung der 1. Rippe wird nun so ausgeführt, daß man zuerst die Lungenspitze vom Unterrand und der Unterfläche der 1. Rippe stumpf ablöst. Mit dem Sauerbruchschen Raspatorium trennt man nun den Ansatz des M. scalenus ant. von der 1. Rippe ab. Die Ablösung der Lunge vom Knorpel der 1. Rippe nach dem Mittelfellraum zu kann leicht geschehen. Die Lösung des oberen Randes der 1. Rippe soll erst stattfinden, wenn die dem Auge leicht zugängliche Unterfläche der Rippe gegen den sternokostalen Winkel zu freiliegt. Nach Abtrennung der Rippe vom knöchernen Anteil des Brustbeines erfolgt die Resektion der Rippe in der Nähe der Wirbelsäule. Der paravertebrale Stumpf soll nur etwa 1—2 cm lang sein.

Das Vorgehen beim Entfernen der 1. Rippe in ihrem hinteren Abschnitt ist im einzelnen folgendes: Die die Rippe deckenden Weichteile werden auf einen über den rechten Winkel hinaus gebogenen Langenbeckschen Haken (Abb. 300a) aufgeladen und zurückgehalten, um eine Durchtrennung unter Leitung des Auges vornehmen zu können. Unter diesem Haken befinden sich dann die Pars clavicularis des M. pectoralis maj., die A. und V. subclavia, die Pars supraclavicularis des Plexus brachialis, die Mm. scalen. med. und post., und die Pars superior des M. serratus ant. Eine ausgedehnte Resektion der 1. Rippe von vorn her ist nur möglich nach genügender Abtragung der an der 1. Rippe ansetzenden Mm. intercostales und serratus ant. (s. oben). Die Zwischenrippenmuskulatur wird vorne und seitlich am Unterrand der Rippe nach Abschieben der Pleura mit oder ohne Faszie scharf mit der Schere abgetrennt. Schwierigkeiten macht das nur im hinteren Drittel. Hier benutzt man am besten ein Raspatorium, das dem Thomsenschen ähnlich ist (Abb. 300b). Ist die 1. Rippe bis zur Wirbelsäule von den Weichteilen befreit, so wird sie dort mit der Brunnerschen Schere durchgeschnitten. Schmidt entfernt aus der 3. Rippe noch ein etwa 6—8 cm langes Stück mit einem Teil des Knorpels. Nach Graf genügt die Resektion der 1. und 2. Rippe. Schmidt teilt diese Ansicht nicht. Daher wird oft die 3. Rippe in der 2. Sitzung von hinten vollständig entfernt. SCHMIDT erhält daher auch eine größere Höhle als GRAF. Daher Einlegung einer Stützplombe (Paraffin, in Gummiblase sterilisiert und bei Körpertemperatur 24 Stunden im Wärmschrank aufbewahrt). Nachdem die Höhle genauestens auf Bluttrockenheit untersucht ist, wird die Plombe flach auf die Fascia endothoracica nach vorn und unten unter die seitlich stehengebliebenen Rippenstücke der 1.—3. Rippe

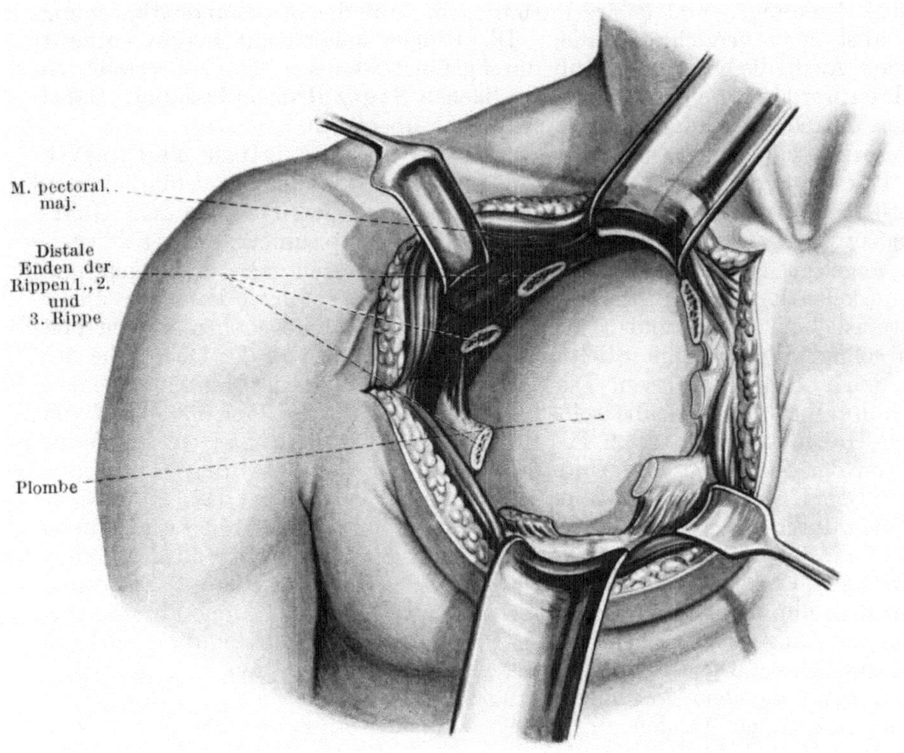

Abb. 389. Die gezielte Teilplastik und Pneumolyse nach W. SCHMIDT. Das Vorgehen entspricht im wesentlichen dem GRAFs. Die 1. Rippe ist medial im Manubrium sterni, lateral bis etwa 1—2 cm an die Wirbelsäule heran entfernt. Die 2. Rippe ist in größerer Ausdehnung vom Brustbeinansatz ab entfernt, und von der 3. sind auch noch 6—8 cm reseziert. Die mediale Grenze befindet sich nahe der Knorpelknochengrenze. Die Apikolysenhöhle ist durch eine Stützplombe (GRAF) ausgefüllt. Sie wird von den stehengebliebenen Stücken der 1.—3. Rippe gehalten.

eingeschoben. Die Größe der Plombe richtet sich naturgemäß nach der Größe der Höhle. Zum Schluß erfolgt eine Schichtnaht (Muskel, Faszie, Haut), die Haut wird mit Synthofil genäht, das kein Wundsekret aufnimmt. Der Körper zeigt manchmal Neigung, die Plombe auszustoßen, dann wird sie vollständig entfernt. Verursacht sie nach der 2. paravertebralen Sitzung Druckerscheinungen, so wird sie ebenfalls entfernt.

In der 2. Sitzung wird grundsätzlich paravertebral vorgegangen. Zuerst werden die 5. und die 4. Rippe teilweise und schließlich die 3.—1. vollständig entfernt. SCHMIDT bedient sich zum Abschneiden der in der 1. Sitzung stehengebliebenen Rippenstümpfe einer besonders gebauten Hohlmeißelzange, die gestattet, unter Leitung des Auges vorzugehen, eine glatte Schnittfläche parallel zur Wirbelsäule zu schaffen. Der Weichteilschnitt wird nur klein angelegt und nicht einmal der funktionell wichtige obere Anteil des M. trapezius eingeschnitten. Daher muß man ziemlich in der Tiefe arbeiten, trotzdem gelingt es mit der erwähnten Zange, den Stumpf der 1. Rippe mit glatter Schnittfläche abzutragen. Die unteren Rippen werden streng subperiostal ausgeschält und scharf paravertebral abgetragen, unter Umständen auch im Bereich der 3. bis 6.—8. Rippe die Proc. transversi, sonst nur bis an das Gelenk zwischen Rippe und Processus. Ist die Lungenspitze bis zum Querfortsatz der 3. Rippe beweglich gemacht, dann ist die Forderung von SEMB erfüllt. Vor Ausführung der Wundnaht Einlegung eines Gummirohres am tiefsten Punkt für 24 Stunden.

PODLAHA (Brünn) hat ebenfalls 1936 über seine Erfahrungen bei der Teilplastik berichtet. Die Sterblichkeit ist von 15% bei den großen Plastiken auf unter 5,5% bei den Teilplastiken gesunken.

JACHIA (Turin) berichtet über seine Erfahrungen mit dem von FRUCHAUD (s. S. 526) angegebenen Verfahren. Er hat noch nach dem ersten Vorschlag von FRUCHAUD den M. serratus ant. vollständig abgelöst, den ja FRUCHAUD nach seinen letzten Arbeiten im unteren und Hauptabschnitt erhalten hat (s. S. 571). Auch FINZI hat die FRUCHAUDsche Operation erfolgreich angewandt, ebenso DONATI.

CORYLLOS konnte im selben Jahre über seine Erfahrungen an 170 Thorakoplastiken mit 307 Operationen berichten. Werden in einer Sitzung nur 3 Rippen entfernt, so ist die Sterblichkeit bei der oberen Teilplastik gering. Ein Pneumothorax braucht bei umschriebenen Spitzenerkrankungen nicht vorausgeschickt zu werden. Die obere Teilplastik kann auch bei doppelseitiger Erkrankung unter diesen Umständen zur Ausführung kommen. Verf. verwendet neuerdings Avertinbasisnarkose. Ist die tägliche Sputummenge mehr als 15 ccm in 24 Stunden, so wird eine endotracheale Lachgasnarkose unter Absaugung des Bronchialsekretes mit Hilfe eines Saugapparates durchgeführt. Es werden nie mehr als 3 und nur in Ausnahmefällen 4 Rippen reseziert. Werden die 3 obersten Rippen in größtem Ausmaße entfernt, so genügt das zum Kollaps der Spitze. Im Anschluß an den Eingriff werden 400—500 ccm einer hypertonischen Kochsalzlösung intravenös gegeben.

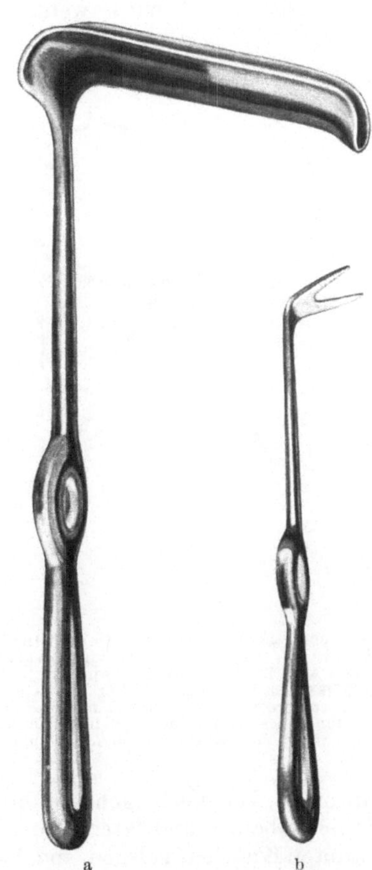

Abb. 390 a u. b. Besondere von W. SCHMIDT gebrauchte Instrumente. a Stark gekrümmter LANGENBECKscher Haken zum Zurückhalten der lateralen Weichteile bei der gezielten oberen Teilplastik nach W. SCHMIDT. b Raspatorium zum Ablösen des Periostes von den hinteren Abschnitten der 1. Rippe.

BRUNNER (St. Gallen) hat ebenfalls seine Erfahrungen im Jahre 1936 erneut zusammengefaßt. Die Frühdiagnose ist ausschlaggebend für die rechtzeitige Behandlung. Der Pneumothorax ist der einfachste Eingriff für diese Frühbehandlung. Für diese Frühzeit, in der meist noch keine stärkeren Verwachsungen in der Gegend des Erkrankungsherdes sind, muß dementsprechend der Pneumothorax auch lange genug nachgefüllt werden. Er muß auch doppelseitig angewandt werden, unter Umständen mit der Kaustik kombiniert. Bestehen breite Brustfellverwachsungen, die nicht gelöst werden können, so kommt im wesentlichen die extrapleurale Thorakoplastik in Frage, da die Phrenikusexairese nur mit ganz bestimmter Anzeigestellung und nur bei Unterlappenherden von Wert ist und leicht schädlich wirken kann durch Ausschaltung gesunder Lungenabschnitte, während die Paraffinplombe nach BAER gewisse Gefahren bietet (Durchbruch). Große Plomben sind daher zu vermeiden. Die Totalplastik nach SAUERBRUCH macht BRUNNER seit 1931 nur noch selten

(114 Teilplastiken, 11 Totalplastiken). Er führt eine obere Teilplastik aus mit vollständiger Entfernung der 1. und 2. Rippe bis in den Knorpel hinein. Zusätzlich müssen aber wenigstens die obersten 5 Rippen gekürzt werden. Die Sterblichkeit betrug 11% bei 114 Teilplastiken.

Der kombinierte sub- und supraklavikuläre Weg zur Entfernung der 1. Rippe nach MAURER und DREYFUS-LE FOYER (1936) sowohl mit als ohne Periost ist folgender: Sie verwenden im allgemeinen einen subklavikulären Zugang. Sie haben aber auch einen supraklavikulären ausgearbeitet, der allerdings nur dann angewendet wird, wenn auch der Bogen der Rippe mit Hals und Querfortsatz des 1. Halswirbels entfernt werden soll. Ein solcher Eingriff kommt hauptsächlich bei Kranken mit einer ausgedehnten, viel Sekret liefernden Spitzenkaverne in Frage. Wird hier eine Spitzenplastik oder eine Apikolyse von einem hinteren oder vorderen Zugang in gewöhnlicher Weise vorgenommen, so folgt häufig auf das rasche Einsinken der Spitze eine Aspiration oder Ausschwemmung tuberkulöser Massen. In solchen Fällen ist es daher wünschenswert, die Kaverne durch eine sanfte allmähliche Einsenkung zum Schwinden zu bringen. Nachdem schon JACOBOVICI, LAUWERS, GRAF, GRÉGOIRE, PROUST und MAURER u. a. den Weg unterhalb des Schlüsselbeines gewählt hatten, haben ihn die Verff. aus den genannten Gründen für die oben bezeichneten Fälle durch supraklavikulären Zugang ergänzt.

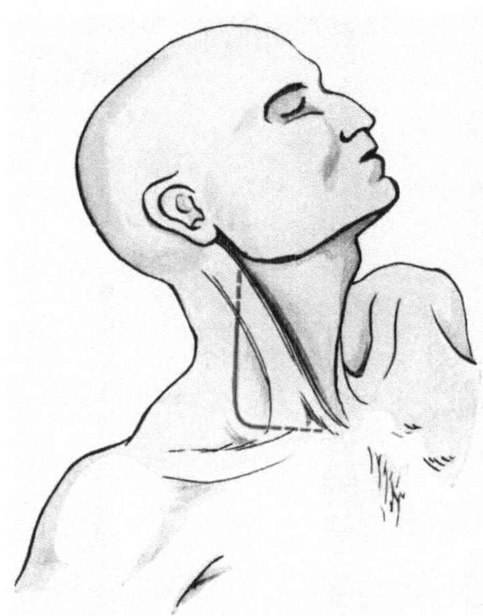

Abb. 391. Schematische Darstellung des Weichteilschnittes zur Resektion des hinteren Abschnittes der 1. Rippe nach MAURER und DREYFUS-LE FOYER. 1. Der Hautschnitt verläuft entsprechend der roten Linie am vorderen Rande des M. trapezius und biegt oberhalb des Schlüsselbeines nach medial um.

Der erste Teil des Eingriffes, d. h. der Zugang unterhalb des Schlüsselbeines, unterscheidet sich im wesentlichen nicht von dem der genannten Autoren. Die Verff. gehen subperiostal vor. Ein Winkelschnitt unterhalb des Schlüsselbeines und lateral vom Brustbein, im Winkel zwischen den beiden genannten Knochen gelegen, macht zunächst den M. pectoralis frei. In der Faserrichtung werden die Bündel dieses Muskels auseinandergezogen, die 1. Rippe freigelegt und nun zunächst das Periost gespalten und auf der Vorderseite mit einem Raspatorium nach oben und unten abgeschoben. Nun wird mit dem Messer das Lig. costoclaviculare vorsichtig durchtrennt und dann ein rechtwinkelig gekrümmter stumpfer Haken in den Muskelschlitz weit nach hinten zwischen Rippe und Schlüsselbein eingesetzt und die Weichteile damit zurückgehalten. Man befreit vorne auch den oberen und unteren Rand der Rippe vorsichtig mit dem gebogenen Raspatorium vom Periost, schiebt dieses Raspatorium in der Nähe des Brustbeines unter dem Rippenknorpel hindurch und durchschneidet, während das untergeschobene Raspatorium die Pleura vor Verletzung schützt, mit dem Messer schräg den Rippenknorpel. Mit einer schlanken Knochenfaßzange wird dann die durchtrennte Rippe gefaßt, etwas angehoben und nun mit einem scharfen Raspatorium unter größter Vorsicht die Weichteile zugleich mit dem Ansatz des M. scalenus ant. vom oberen Rippen-

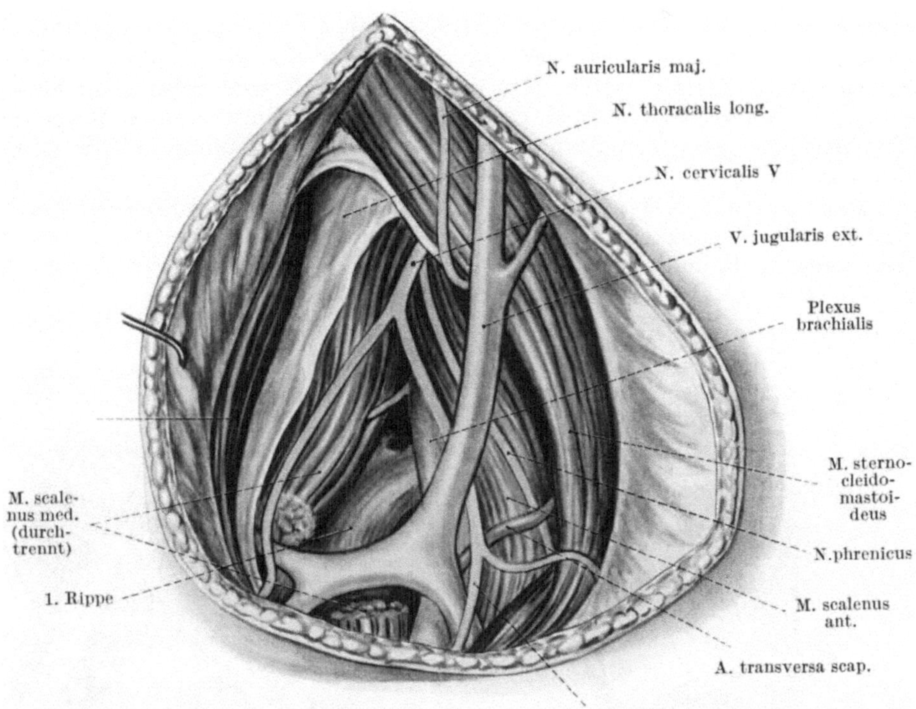

Abb. 392. Die Resektion des hinteren Abschnittes der 1. Rippe als zweiter Teil der kombinierten sub- und supraklavikularen Resektion nach MAURER und DREYFUS-LE FOYER. 2. Halbschematische Darstellung des Operationsgebietes. Der M. scalenus med. ist in der Nähe seines Ansatzes an der 1. Rippe durchtrennt. Man sieht unterhalb der oberflächlichen Halsvenen den Plexus brachialis aus der vorderen Skalenuslücke heraustreten. Über dem Scalenus ant. verläuft der N. phrenicus. Lateral vom M. scalenus med. sieht man unter der Faszie den N. thoracalis long.

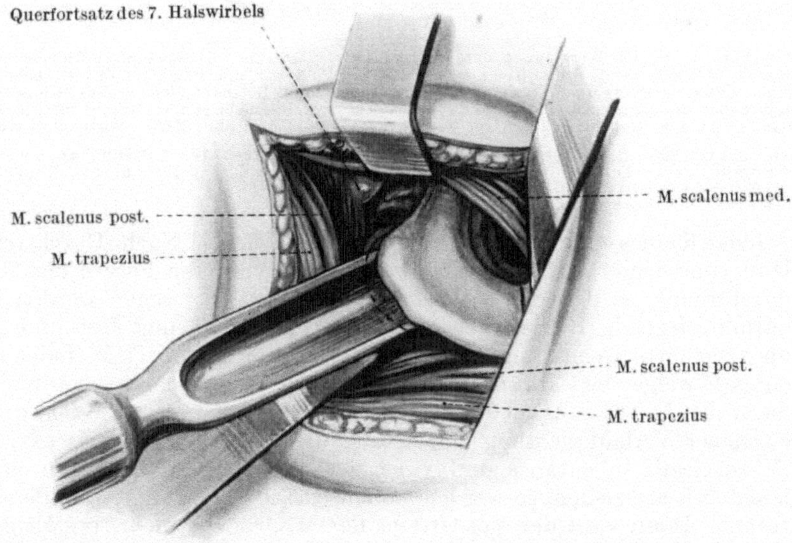

Abb. 393. Die Resektion des hinteren Abschnittes der 1. Rippe als zweiter Teil der kombinierten sub- und supraklavikularen Resektion nach MAURER und DREYFUS-LE FOYER. 3. Die 1. Rippe ist in ihrem vorderen Abschnitt bereits durchtrennt. Mit einem Hohlmesser werden die Randverbindungen (Lig. costotransversaria) zwischen dem Rippenwinkel und dem Proc. transversus gelöst.

rand weit nach hinten oben abgelöst. Ebenso macht man den unteren Rippenrand frei. Schließlich wird auch die Unterfläche der Rippe unter weiterem Anheben vom Periost befreit. Ist das gelungen, so wird hoch oben hinten durch den Muskelschlitz des M. pectoralis maj. unter der befreiten Rippe der eine Arm der gebogenen LISTONschen Zange hindurchgeführt und die Rippe durchtrennt.

Der zweite Teil des Eingriffes zur Durchtrennung des hinteren Bogens findet seinen Zugang oberhalb des Schlüsselbeines. Der Hautschnitt verläuft am vorderen Rande des M. trapezius und bildet kurz vor Erreichung des

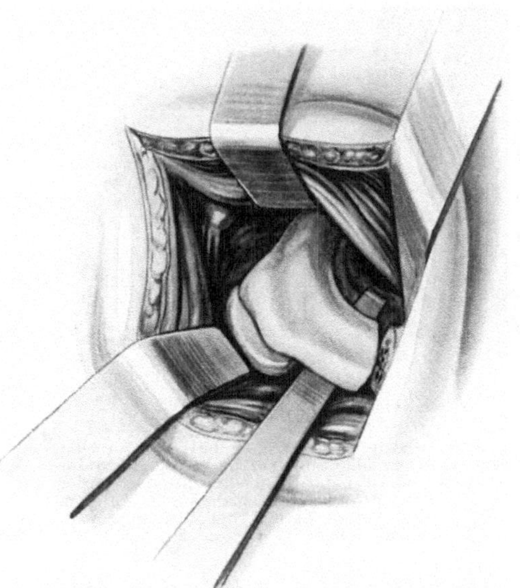

Abb. 394. 4. Die Bandverbindung der 1. Rippe mit dem Querfortsatz des 1. Brustwirbels ist gelöst. Ein Raspatorium dringt an der Unterfläche der Rippe vor und drängt sie dabei nach innen, so daß die Unterfläche und der Rippenhals freigelegt werden kann.

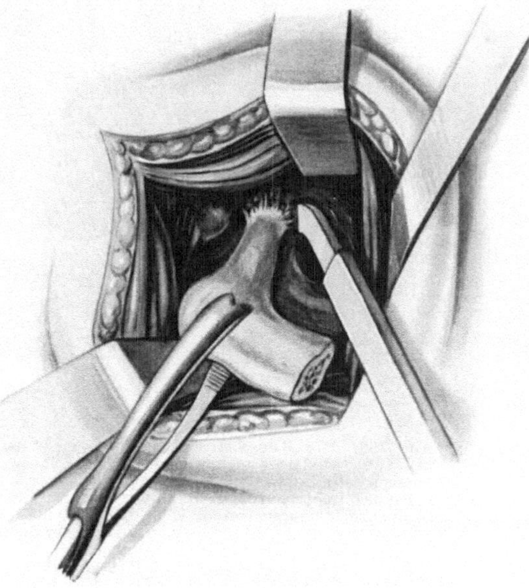

Abb. 395. 5. Das hintere Rippenstück ist mit einer Knochenfaßzange gefaßt. Es hängt nur noch an den Gelenkbändern und der Kapsel. Diese werden mit einem spitzen Messer durchtrennt, so daß die Rippe ohne Mühe exartikuliert werden kann.

Abb. 394 und 395. Die Resektion des hinteren Abschnittes der 1. Rippe als zweiter Teil der kombinierten sub- und supraklavikularen Resektion nach MAURER und DREYFUS-LE FOYER.

Schlüsselbeines einen kleinen Winkel nach vorne. Nach Durchtrennung von Haut und Unterhautzellgewebe werden die vorderen Fasern des M. trapezius durchtrennt, so daß der Muskel gut nach hinten gezogen werden kann. Das darunterliegende Bindegewebe ist stark entwickelt und fest und man findet oft vermehrte Lymphknoten. Beim Vordringen in die Tiefe findet man immer einige Zweige der Nn. supraclaviculares, die man schonen kann. Man sucht dann den M. scalenus med. auf, über dem 1—2 Venen verlaufen, die senkrecht zu seiner Verlaufsrichtung ziehen und die in die V. jugularis ext. einmünden (V. cervicalis subcutanea und V. cervicalis superficialis). Lassen sie sich nicht leicht beiseite ziehen, so werden sie am besten doppelt unterbunden und durchtrennt. Dann wird der Vorderrand des M. scalenus med. sorgfältig von seiner Umgebung losgelöst, insbesondere vom Plexus brachialis, der vor ihm liegt. Die Ablösung erfolgt bis zum Ansatz des Muskels an der 1. Rippe. Ein eingesetzter Spatel schützt den Plexus brachialis ohne ihn durch einen starken Zug zu drücken. Der M. scalenus med. bildet mit dem M. scalenus posterior eine fast unteilbare Masse. Aber die Fasern des letzteren ziehen zur 2. Rippe und an deren Vorderrand. Auf seiner Außenfläche verläuft der N. thoracalis longus. Nahe des oberen Randes der 1. Rippe werden die beiden Muskeln durchtrennt (Abb. 392). Dabei kommt es gelegentlich zu einer kleinen Blutung aus kleinen Muskelästen, die durch Tamponade oder Koagulation gestillt wird. Ist der vordere Teil der 1. Rippe bereits freigelegt und hat die Durchtrennung der Rippe stattgefunden, so befreit man zunächst den äußeren und hinteren Rand und dann die Ober- und Unterfläche des hinteren Rippenstückes und schließlich, indem man die Rippe anhebt, auch die Oberfläche und Ränder des Halses der

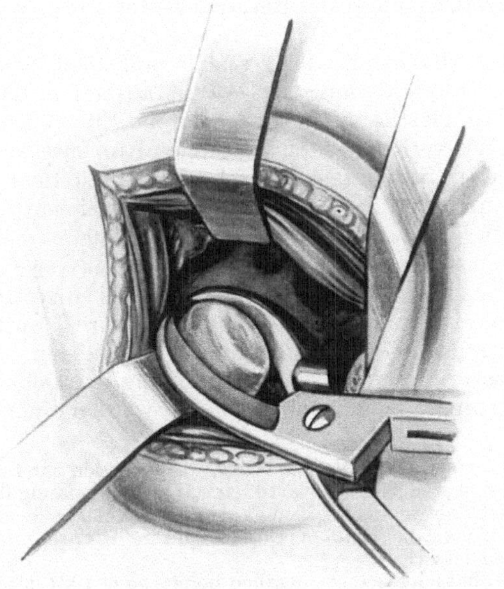

Abb. 396. Die Resektion des hinteren Abschnittes der 1. Rippe als zweiter Teil der kombinierten sub- und supraklavikularen Resektion nach MAURER und DREYFUS-LE FOYER. 6. Der etwas vorspringende Proc. transversus wird mit einer schlanken LISTONschen Zange abgeschnitten.

Rippe. Das Tuberculum costae sitzt fest auf dem Querfortsatz des 1. Halswirbels (Abb. 393). Der Zwischenraum liegt in einer fast waagerechten Ebene. Beim Auslösen des Außenrandes stößt man auf den Querfortsatz und durchschneidet die Ligg. costotransversaria, nachdem man sie freigelegt hat. Dann dringt man mit einem spitzen Messer waagerecht ein und durchtrennt das Lig. tuberculi costae. Nun wird die Rippe 2 cm außerhalb der Spitze des Querfortsatzes durchtrennt, wenn das nicht schon im vorausgegangenen subklavikulären Teil der Operation geschehen ist. Dringt man dann mit einem Raspatorium auf der Unterfläche der Rippe vor und drängt sie dabei nach innen, so gelingt es leicht, die Unterfläche und den vorderen Rand des Rippenhalses freizulegen (Abb. 394). Nun wird mit einer schlanken Knochenfaßzange das hintere Rippenstück gefaßt und aufgehoben, es hängt nur noch am Köpfchen. Unter Leitung des Auges durchtrennt man dann die Fasern des Lig. capituli costae radiatum (Abb. 395) und befreit das Rippenköpfchen mit dem schlanken Raspatorium. Zum Schluß kann man noch den Querfortsatz mit der LISTONschen Schere abtragen, nachdem er von den Weichteilen befreit ist (Abb. 396).

MAURER, MONOD und BERNARD haben 1936 über ihre Erfahrungen mit der Skalenotomie, die sie bei 35 Kranken ausgeführt haben, berichtet. Sie bezeichnen die Methode ausdrücklich als Ergänzungsmethode und haben einige Male gute Erfolge gesehen.

Redaelli (Mailand) hat zur oberen Teilplastik das Verfahren von Maurer angewendet.

Bernou und Fruchaud haben 1936 wieder über die obere Teilplastik berichtet. Sie sind von der paravertebralen Thorakoplastik deshalb abgekommen, weil sie bei großer Muskelschädigung keinen befriedigenden Überblick gestattet. Sie haben daher einen anderen Zugang gewählt, dessen Prinzip darin beruht, den unteren Schulterblattwinkel so weit freizulegen, daß das Schulterblatt um seine obere Kante gewissermaßen abgewinkelt werden kann. Fruchaud hat dann weiter ein Verfahren ausgearbeitet, das weiter unten (s. S. 571) ausführlich geschildert ist.

Tobé und Joly (Savoyen, 1936) stehen auf dem Standpunkt, daß die Kavernen nicht durch Verklebung der Wände ausheilen, daß daher auch eine noch so ausgedehnte Plastik nicht helfen kann. Ein Fehler der mehrzeitigen Plastik beruht auf der verhältnismäßig baldigen Rippenregeneration, so daß die Kavernen, allerdings selbst röntgenologisch nicht feststellbar, offen bleiben und ihr Bestehen nur durch den dauernden oder gelegentlichen Auswurf festgestellt werden kann. Verff. haben daher versucht in geeigneten Fällen, d. h. solchen, bei denen reichlich elastisches und schrumpfungsfähiges Gewebe um die Kavernen vorhanden ist, durch kleine, auf den einzelnen Fall abgestimmte Resektionen über dem Herd unter Zerstörung des Periostes durch Entfernung oder Verschorfung eine zunächst leichte Entspannung zu erzielen. Da eine Knochenneubildung nicht zu erwarten ist, kann der Erfolg der Behandlung abgewartet werden und erst, wenn er ungenügend erscheint, werden ergänzende Operationen ausgeführt.

Finochietto und Vaccarezza (Buenos Aires, 1933) fanden zur Beweglichmachung des Schulterblattes bei der oberen Thorakoplastik eine Durchschneidung der zum Schulterblatt ziehenden Muskeln nicht notwendig, es genügt stumpf zwischen sie einzudringen, um unter das Schulterblatt zu gelangen. Sind erst einige untere Rippen reseziert, so gelingt die Entfernung der oberen leicht.

Johns (Richmond) hat nach seinen Angaben bereits nach 1924 mit den ersten Versuchen der Teilplastik begonnen.

Christensen und Helms (Dänemark, 1936) haben unter 60 Fällen 22mal eine Teilplastik ausgeführt, und zwar fast ausschließlich Spitzenplastiken.

Finochietto und Aguilar 1936. Verff. berichten über eine von der Achselgegend her ausgeführte Entfernung der oberen Rippen. Der Zugang hat den Vorteil, daß die Narbe annähernd unsichtbar ist, und daß Muskulatur, Nerven und Gefäße weitgehend geschont werden. Da auch noch örtliche Betäubung angewendet wird, so ist die Einwirkung der Operation verhältnismäßig gering.

Zur selben Zeit hat auch Haight (1936) über eine obere paravertebrale Plastik berichtet, die er dadurch vervollständigt hat, daß er die vorderen Rippenstümpfe entfernt und die Knorpel am Brustbein beweglich gemacht hat. Durch diese kombinierte obere Teilplastik braucht die paravertebrale Resektion nicht so weit nach abwärts zu reichen, dadurch wird der Eingriff ungefährlicher gemacht. Verf. glaubt, daß außerdem die am Sternum beweglich gemachten Rippenknorpeln gegen das Mediastinum hin einsinken und das Mediastinalflattern verhüten können. Trotz vieler außergewöhnlich großer Kavernen von 5 und 7 cm Durchmesser hatte er über 90% Erfolge.

Monaldi hat 1936 noch einmal ausführlich seine antero-laterale Brustwandplastik beschrieben. Als besonderer Vorzug des Eingriffes wird hervorgehoben, daß der Brustkorb nicht in frontaler, sondern mehr in sagittaler Richtung, d. h. von vorn seitlich nach hinten medial, eingeengt wird. Sein Vorgehen im einzelnen ist so, daß zuerst eine Phrenikusexairese ausgeführt wird und dann Teilresektion der 7.—4. Rippe. Die entfernten Rippenstücke nehmen von unten nach oben zu. In der möglichst bald, d. h. schon nach 8 Tagen, folgenden zweiten Sitzung werden Teilresektionen der 3.—1. Rippe ausgeführt, und zwar nehmen die Rippenstücke von unten nach oben an Länge ab. Bei kleineren

Herden kann auch einzeitig reseziert werden, wie überhaupt die Ausdehnung der Resektion sich nach den gegebenen Verhältnissen zu richten hat. Eine vollständige Resektion der 1.—3. Rippe von einem paravertebralen Schnitt wurde bei einer großen Oberlappenkaverne der lateralen Plastik der 4.—7. Rippe hinzugefügt. Das Periost der 1.—3. Rippe wurde gleichzeitig mitentfernt. Seine Erfahrungen gründen sich auf 80 Fälle.

Die Anzeigestellung stimmt mit der auch sonst für die obere Teilplastik angegebenen zusammen. Auch dieses Verfahren kann, da es verhältnismäßig einfach ist, bei doppelseitiger Erkrankung zur Anwendung kommen, insbesondere wenn die andere Seite durch einen Pneumothorax oder Phrenikusexairese behandelt wird.

IACONO hat im selben Jahre über 2 Fälle von Resektion der 2. und 3. Rippe über Spitzenkavernen berichtet. Ein Pneumothorax und eine Phrenikusexairese waren vorausgegangen, ohne Heilung zu bringen.

FRUCHAUD (Angers) hat 1936 die Technik des tiefen, subskapularen Zuganges verbessert. Da das Schulterblatt das Hindernis für die Resektion der oberen Rippen bei allen bisher verwendeten Schnitten bildet, so muß es (s. oben) vom Körper möglichst weit abgehoben werden. Daran hindern 1. die Bündel der Mm. trapezius und der rhomboidei, die bei jedem Zug nach außen stark angespannt werden. 2. Das Schlüsselbein, das sich im Akromioklavikulargelenk nur wenig bewegen kann und infolgedessen mit dem Schulterblatt bewegt wird, und sich gegen das Schlüsselbeinbrustbeingelenk stemmt. FIOLLIE hat daher vorgeschlagen, das Schlüsselbein zu durchtrennen; diesen Vorschlag hat aber wohl niemand befolgt. FRUCHAUD und seine Mitarbeiter hatten daher den Vorschlag gemacht, das Schulterblatt nicht nach außen, sondern nach oben und hinten zu bewegen. Die Bündel des Mm. trapezius und rhomboidei werden dabei entspannt und der Widerstand des Schlüsselbeines ist aufgehoben dadurch, daß es sich im Sternoklavikulargelenk mitbewegt, also der ganze Schultergürtel in die Höhe steigt. Um das Abspreizen des Schulterblattes vom Brustkorb so weit zu treiben, daß es gelingt, die 1. Rippe zugänglich zu machen, sind noch zwei Hindernisse zu überwinden. Diese Hindernisse sind: 1. Die unteren Fasern des M. trapezius, die gewissermaßen das Akromion an die Wirbelsäule ziehen und 2. der M. serratus ant., der den Schulterblattwinkel an den mittleren Brustkorb in Höhe der 6.—9. Rippe fesselt. Der M. serratus ant. wird vom Verf. in drei Teile geteilt. Der obere Kopf zieht von der 2. Rippe zum oberen inneren Schulterblattwinkel und setzt da mit starker Sehne an. Der mittlere Teil von der 3.—5. Rippe setzt an der inneren Schulterblattkante an, ist schwach entwickelt und hier bedeutungslos. Am wichtigsten ist der untere Teil, der in Form starker Muskelbündel von der 6.—9. Rippe zum unteren Schulterblattwinkel zieht. Dementsprechend muß zur ausreichenden Beweglichkeitsmachung des Schulterblattes die starke Sehne des obersten Abschnittes und die Bündel des unteren Abschnittes durchtrennt werden. Verf. hat ihn zuerst einfach quer durchtrennt. Da aber die Blutstillung sehr schwierig war und häufig ein Hämatom entstand, die Muskelnaht aber ebenfalls auf Schwierigkeit stieß und infolgedessen eine Muskellücke blieb, die später ein Hochsteigen und Abstehen des Schulterblattes vom Brustkorb gestattete, so hatten die Verff. das Bestreben, die Durchschneidung des Muskels zu unterlassen. Um aber die Muskelwirkung als Hindernis für das In-die-Höhe-Steigen des Schulterblattes auszuschließen und der untere Abschnitt eine sehr beträchtliche Länge hat, die sich stark strecken läßt, so beschlossen die Verff. von dieser Trennungsmöglichkeit Gebrauch zu machen. Die zur 9. Rippe ziehenden Fasern hängen an der Unterfläche des M. latissimus dorsi mit einem festen Bindegewebe, das praktisch ohne Gefäße ist. Schiebt man eine Rinnensonde unter den

M. latissimus dorsi und hebt ihn auf, so ist die Befreiung des M. serratus leicht (Abb. 397). Man kann ihn dann maximal dehnen, während man den Schulterblattwinkel anhebt. Die Dehnung schadet dem Muskel nichts, der Tonus kehrt nach der Zurücklagerung des Schulterblattes wieder und der Schulterblattgürtel bleibt an seinem Platz. Am besten gelingt die Abhebung und das Halten des Schulterblattwinkels während der Operation mit einem besonderen Haken (Abb. 398 und 399), der an einem besonders dafür eingerichteten Tisch des Verf. angebracht ist.

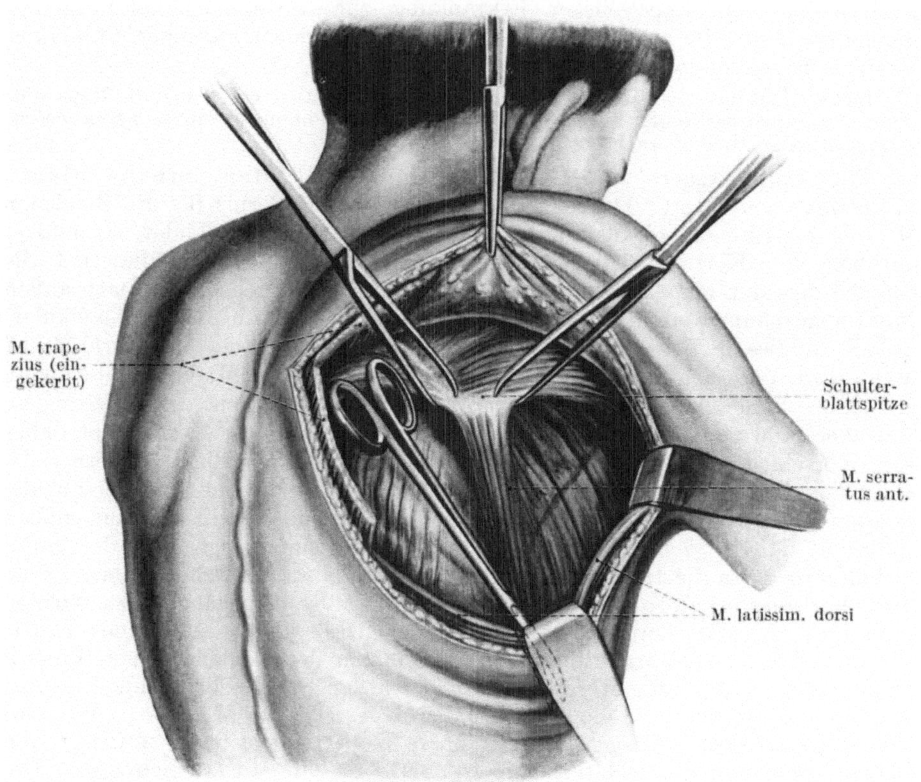

Abb. 397. Der tiefe subskapulare Zugang zu den oberen Rippen nach FRUCHAUD. 1. Der Hautschnitt verläuft bogenförmig unterhalb der Schulterblattspitze (s. S. 527). Der M. trapezius ist quer zu seiner Faserrichtung bis in die Nähe der Wirbelsäule gespalten. Der M. latissimus dorsi wird mit einem Spatelhaken zurückgezogen und die bindegewebigen Verbindungen zwischen ihm und dem M. serratus ant. mit der Schere gelöst. Mit 2 Kugelzangen ist der Schulterblattwinkel gefaßt und nach oben gezogen, während der Schulterblattstumpf von der Unterlage abgehoben wird.

Nach HARMSEN (Moskau, 1936) macht man Infiltrationsanästhesie mit $^1/_4$%iger Novokainlösung. Der Schnitt wird paravertebral bis an die untere Schulterblattgrenze, daran längs der 7.—8. Rippe bis zur mittleren oder auch vorderen Axillarlinie geführt. Dann erfolgt Anästhesierung der Interkostalnerven mit $^1/_2$%iger Novokainlösung und Einschneiden des Periostes 2—3 cm medial vom Rippenwinkel beginnend an allen Rippen bis zur 2. einschließlich. Resektion der Rippen, dann Befreiung der 1. Rippe vom Periost und Resektion. Von der 1. Rippe werden 8 cm, von den folgenden 12, 15, 17, 18, 17, 16 cm entfernt. Unter Umständen werden die 1. und 2., selten auch 3. bis in den Knorpel reseziert.

SAVIC, WASSILENKO und WERNER (Kiew, 1936) haben 14 mal nach COFFEY operiert, 12mal doppelseitig. Nur eine wesentliche Besserung, 4 teilweise Besserungen, also Eingriff ungenügend. 18mal haben sie vordere obere Plastik nach ANTELEVA ausgeführt.

Nach ihren Beobachtungen ist: 1. Die Operation nach COFFEY ohne Effekt. 2. Die vordere obere Plastik nach ANTELAVA nur begrenzt anwendbar bei geringen hochstehenden supraklavikulären Kavernen. 3. In den meisten Fällen von Oberlappenkavernen ist entweder die hintere obere oder die hintere und vordere Plastik mit voller Entfernung der 3 oberen Rippen mit oder ohne Apikolyse nötig.

Cukanov (Moskau, 1936) berichtet über 45 Fälle von oberer Plastik; je nach Lokalisation der Kavernen wurden 4—7 obere Rippen entfernt. Der Pneumothorax schützt vor Aspiration. Nach Aufheben des Pneumothorax bleibt das gesunde Lungengewebe erhalten, das Herz wird bei der oberen Plastik nicht überlastet und der Hustenmechanismus nicht gestört. Daher ist diese obere Plastik auch beiderseitig anwendbar.

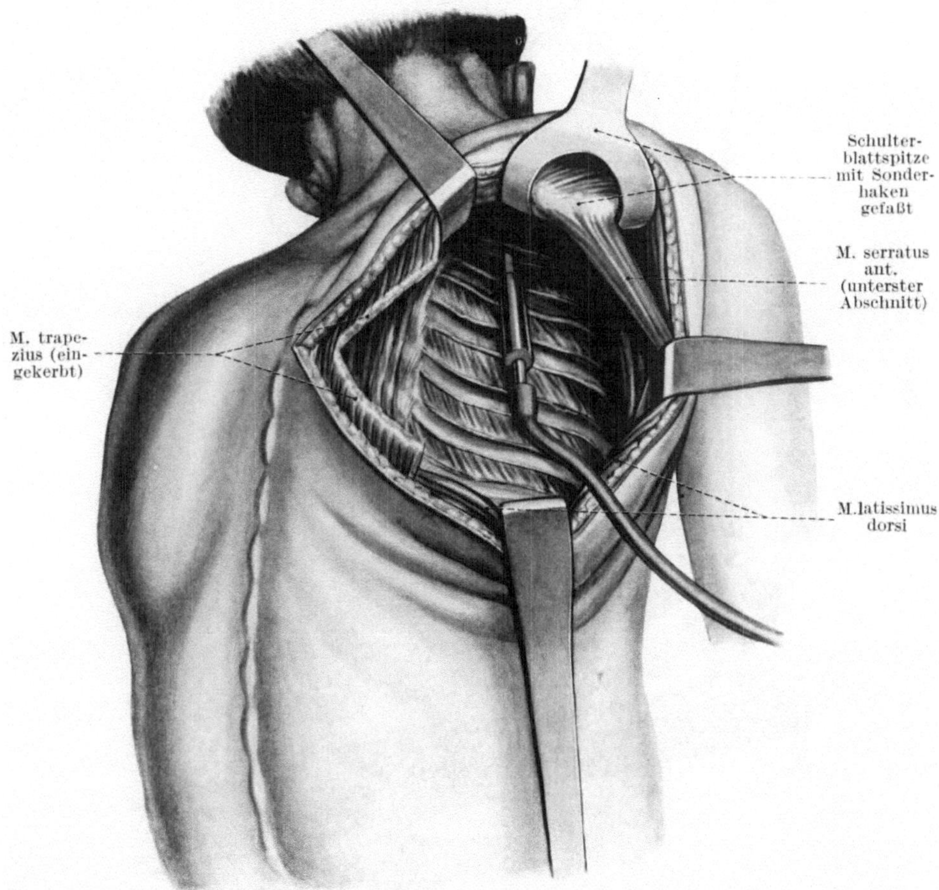

Abb. 398. Der tiefe subskapulare Zugang zu den oberen Rippen nach Fruchaud. 2. Ein besonders gebauter Haken hat die Schulterblattspitze gefaßt unter Schonung des in die Länge gezogenen unteren Abschnittes des M. serratus ant. Die 6.—2. Rippe sind reseziert. Der Zugang zur 1. Rippe ist frei. Das Periost wird mit dem Diathermiemesser gespalten.

Von den Chirurgen, die sich mit Teilplastiken beschäftigt haben, ist Semb in der Beweglichmachung der Lungenspitze am weitesten gegangen. Er hat Anfang des Jahres 1937 seine Anschauungen über die Thorakoplastik und seine Technik ausführlich bekanntgegeben. Im folgenden wird der Inhalt kurz zusammengefaßt.

Drei Hauptforderungen müssen an die Thorakoplastik bei Lungentuberkulose, die eigentlich eine Kavernentherapie ist, gestellt werden: 1. Es muß ein vollständiger Zusammenfall der Kaverne erzeugt werden. 2. Der Zusammenfall muß sich auf die Kaverne beschränken und 3. die Operationsgefahr ist auf ein Mindestmaß, z. B. 1—2% Sterblichkeit, herabzudrücken.

Zu 1. Der vollständige Zusammenfall der Kaverne ist nötig, weil sonst immerhin die Gefahr der Streuung und der Rückfälle besteht.

Bleibt nach einer Plastik eine Restkaverne, so ist stets nach längerer oder kürzerer Zeit ein positiver Tuberkelbefund zu erheben. Umgekehrt finden sich im Sputum Bazillen, so ist fast immer eine Kaverne die Ursache.

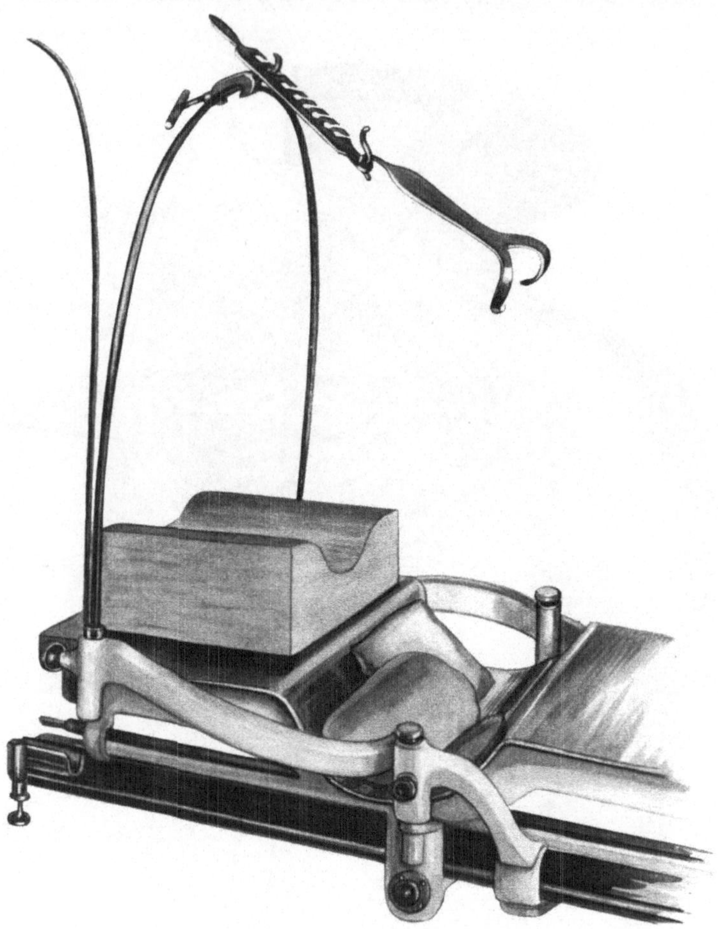

Abb. 399. Der tiefe subskapulare Zugang zu den oberen Rippen nach FRUCHAUD. 3. Der besonders konstruierte Operationstisch für den Eingriff nach FRUCHAUD, an dem der Sonderhaken zum Halten des Schulterblattes befestigt ist.

Zu 2. Die Beschränkung des Zusammenfallens auf die Kaverne ist erforderlich, da das gleichzeitige Zusammenfallen von funktionstüchtigem Lungengewebe den Kranken gesunder Organteile beraubt, eine unter Umständen notwendige doppelseitige Kollapsbehandlung nicht mehr erlaubt und schließlich ein sehr ausgedehntes Zusammenfallen der Lunge auch gefährlich ist.

Zu 3. Die Operationsgefahr bei einem chronischen Leiden darf nicht hoch sein, da die Kranken, wenn sie in leidlichem Allgemeinzustand sind, den Eingriff ablehnen oder sie wenigstens dazu veranlassen, die Operation hinauszuschieben, bis sie in schlechtem Zustand sind. Die Operationstechnik muß sich im einzelnen Falle der Widerstandskraft des Kranken anpassen können, so daß auch solche mit geringer Widerstandskraft operiert werden können.

Der Sitz der Kaverne ist fast immer ein typischer. Nach FRIMANN-DAHL, HOLST und SEMB findet sich die Kaverne in 90% der Fälle im Oberlappen, in keinem Falle allein im Mittellappen oder Unterlappen. Sind Kavernen im Mittel- oder Unterlappen (10%), dann sind auch Kavernen im Oberlappen nachweisbar. Bei der Plastik besteht also das Bedürfnis, den Oberlappen ausschließlich in 90% und in den restlichen 10% den Oberlappen und den unteren Teil der Lunge zum Zusammenfallen zu bringen. In der Seitenansicht liegt die Kaverne in 84% im hinteren Feld, wenn man die Spitze in 3 Felder, ein hinteres, ein mittleres und ein vorderes, einteilt. Einzelne Kavernen nur im vorderen Feld finden sich nicht. Sind im vorderen oder mittleren Feld Kavernen, so sind sie auch im Hinterfeld. Das Zusammenfallen der Lunge muß also im oberen und hinteren Abschnitt erstrebt werden.

Den besten Zusammenfall der Lunge ergibt der verwachsungsfreie, künstliche Pneumothorax, da er der Lunge die Möglichkeit einer konzentrischen Entspannung erlaubt. Ist die Lunge im Zustand einer schrumpfenden Erkrankung, wie bei manchen Formen der Tuberkulose, so wird der Schrumpfung beim adhäsionsfreien, künstlichen Pneumothorax kein Widerstand entgegengesetzt. Daher sollte der künstliche, adhäsionsfreie Pneumothorax den Thorakoplastiken zum Vorbild dienen. Über die Möglichkeiten des Pneumothorax hinaus sollte aber die Thorakoplastik einen Dauerkollaps erzielen. Alle bisherigen Verfahren der Thorakoplastik bestehen im wesentlichen in Rippenresektionen, sowohl die SAUERBRUCHsche, als die paravertebrale Oberlappenplastik von MORRISTON-DAVIS, als auch die GRAFsche obere Entrippung und die vollständige Entfernung der obersten 4 oder noch weiterer Rippen nach ALEXANDER, MAURER u. a. Der Erfolg aller dieser Plastiken ist der, daß die Kavernen des Oberlappens, die hinten oben und medial gelegen sind, nach der Plastik nicht oder nur mangelhaft zusammenfallen. Das gelingt, wie gesagt, selbst bei der ausgedehntesten Entrippung über der Spitze nicht (GRAF, MAURER), da sie kein ausschließliches Zusammenfallen der Kaverne erzielen. Alle diese Verfahren machen eben die Lunge nicht nach denselben mechanischen Grundsätzen frei, wie sie der adhäsionsfreie, künstliche Pneumothorax herbeiführt. Es besteht eben durch die Rippenresektion nur ein Zusammenfallen von einer zur anderen Seite, also im wesentlichen in einer Ebene, viel weniger von vorn nach hinten und von oben nach unten. Die Lungenspitze bleibt selbst nach der ausgedehntesten Rippenresektion oben, in der Mitte am Gefäßnervenstrang, an der Wirbelsäule und am Mittelfell befestigt. Die Plastik muß also mit einer Apikolyse oder Pneumolyse vereinigt zur Ausführung kommen. Diese Vereinigung ist in den letzten 20 Jahren zuerst von LILIENTHAL, PETER BULL, HOLST u. a. als extrapleurale Apikolyse ausgeführt worden. Dabei wird die Pleura parietalis aus der Fascia endothoracica herausgeschält. Sie hat keine guten Erfolge gehabt, und zwar aus folgenden Gründen: 1. Das erzielte Zusammenfallen ist unvollkommen und 2. die Ausführung kann sehr schwer, geradezu unmöglich sein.

Zu 1. Macht man eine extrapleurale Apikolyse durch paravertebrale Plastik, z. B. nach SAUERBRUCH usw., so entsteht ein Hohlraum zwischen Lungenspitze mit der Pleura parietalis unten und der Brustwand mit dem Rippenstumpf (Periost und Zwischenrippenmuskulatur) oben. Unmittelbar nach dem Eingriff ist ein guter Zusammenfall der Lunge vorhanden, da sich der Hohlraum mit Luft und Wundsekret füllt. Werden beide vom Körper allmählich aufgesogen, so dehnt sich die Lungenspitze ebenfalls wieder aus. Die Höhle kann sogar geradezu durch reichliches Wundsekret erweitert werden. Sie kann auch in ihrer ausgedehnten Stellung bleiben, wenn während des Exsudatbestehens neue Rippen gebildet werden, dann dehnt sich sogar die Lunge noch weiter aus als früher nach dem Aufsaugen des Exsudats. Daher muß man, um ein dauerndes Zusammenfallen der Spitze zu erzielen, die Rippen so weit, oder noch weiter, entfernen, als die Apikolyse gewünscht wird. Schließlich muß die Bildung eines Hohlraumes zwischen dem Periost der entfernten Rippen und der Lungenoberfläche verhindert werden.

Daher reseziert SEMB die 1. Rippe vollständig, oft auch die 2., zum mindesten aber größere Teile der 2. und Stücke der 3., 4. usw. wenn nötig. Er nimmt außerdem die Rippen medial an der Wirbelsäule nach Exartikulation im Kostovertebralgelenk noch weiter medialwärts fort. Die Proc. transversus läßt er im Gegensatz zu MAURER stehen (wegen der Gefahr des Eintretens einer Skoliose). Aber damit begnügt sich SEMB nicht. Da die Rippenstümpfe oder das Periost der entfernten Rippen noch unter dem Zug einiger Muskeln stehen, so können sie das Zusammenfallen der Weichteile verhindern und müssen daher durchtrennt werden. Es handelt sich im einzelnen um die Mm. scaleni und den oberen Teil des M. serratus ant., die einen Zug auf die obersten 4 Rippen nach aufwärts bzw. lateralwärts gegen die Skapula ausüben, und die Mm. intercostales mit den Mm. levatores costarum, die das leere Periost der Rippen nach hinten ziehen und später zur Schrumpfung führen können. Um die Wirkung dieser Muskeln auszuschalten, müssen sie nahe an ihrem Ansatz am Rippenperiost durchtrennt werden. Da aber die Rippenknochenhaut zusammen mit den übrigen Weichteilen (Zwischenrippenfaszie, Zwischenrippennerven und Gefäße) immer noch hinten mit der Wirbelsäule und vorn mit dem Brustbein in Verbindung stehen und dadurch immerhin noch beim Zusammenfallen der Lunge ein Hohlraum zwischen der Rippenknochenhaut mit der Fascia endothoracica und den übrigen Weichteilen einerseits und der Lungenoberfläche andererseits entstehen könnte, so müssen die erwähnten Verbindungen nach der Wirbelsäule und nach dem Brustbein durchschnitten werden, so daß sie, an der Lungenoberfläche hängen bleibend, mit der Lunge zusammensinken. So bildet sich eine Wundhöhle außerhalb der Fascia endothoracica, die sich mit Exsudat und Luft füllt und in der ersten Zeit den Lungenzusammenfall vermehrt. Von der mit der Lunge zusammengefallenen Knochenhaut der Rippen können sich nun Rippen bilden, die schließlich eine dauerhafte Verkleinerung der Lunge herbeiführen und sie an der Wiederausdehnung verhindern.

Zu 2. Da die Ausführung der extrapleuralen Apikolyse infolge von Peripleuritis im Spitzenbereich schwierig oder unmöglich sein kann, so sollte man darauf verzichten und nach Entfernung der obersten Rippe eine offene Durchtrennung der Verbindung zwischen Lungenspitze und Brusthöhlenkuppel vornehmen. Solche Verbindungen bestehen mit der Fascia endothoracica, dem Gefäßnervenstrang, der Wirbelsäule und dem Mittelfellraum.

Diese strangartigen Verbindungen sind von SEBILEAU-ZUCKERKANDL als Ligamente bezeichnet worden. Während normalerweise die Verbindungen zwischen F. endothoracica und Pleura parietalis im Spitzenbereich sehr dünn und locker sind, können sie infolge von Peripleuritis so stark sein, daß man sie stumpf nicht lösen kann, ohne daß eine Kaverneneröffnung droht. In solchen Fällen geht man am besten extrafaszial vor, indem man die Verbindung zwischen F. endothoracica und Wirbelsäule, der Gefäßnervenscheide und dem Mediastinum durchschneidet. Auch diese Verbindungen sind bei der Peripleuritis tuberculosa wesentlich stärker als beim Gesunden. In über 200 Fällen ist diese Durchtrennung SEMB ohne weiteres gelungen.

Über den Aufhängeapparat der Pleurakuppel ist viel geschrieben worden. Bekannt ist er zuerst durch die Arbeiten von ZUCKERKANDL und SÉBILEAU geworden. In neuerer Zeit haben sich besonders TRUFFERT (1931) und HAFFERL (1939) mit den anatomischen Verhältnissen beschäftigt. Auf anatomische Einzelheiten kann hier nicht eingegangen werden. Aus den Arbeiten von HAFFERL geht hervor, daß eine stumpfe Trennung zwischen Fascia endothoracica und Pleura costalis im Kuppelbereich wohl möglich ist, so daß man praktisch von einer extrapleuralen Apikolyse reden kann. Von einer extrafaszialen Apikolyse in demselben Sinne kann aber nicht gesprochen werden. In die Fascia endothoracica, die im Bereich der Brustwandkuppel sehr ungleichmäßig stark entwickelt ist, strahlen von allen Seiten her Bindegewebszüge aus den benachbarten Organen in dieses fasziale Gewebe ein. Nur in wesentlich geringerem Maße kommt es zur Durchstrahlung dieser Bindegewebszüge durch die Fascia endothoracica in die Pleura costalis, wodurch gelegentlich festere

Verbindungen, die sich bei der extrapleuralen Auslösung bemerkbar machen, entstehen können. Zu den Organen, die durch diese Bindegewebszüge zu Trägern der Brusthöhlenkuppel gemacht werden, gehören 1. die Gefäße und Nerven mit dem sie umgebenden Bindegewebe, 2. die Mm. scaleni, 3. das sogenannte Lig. costo-pleuro-vertebrale, 4. das Lig. costo-pleurale, 5. das Lig. vertebro-pleurale und 6. das Lig. oesophago und tracheo-pleurale. Die festesten Verbindungen liefert der M. scalenus minim., der in etwa einem Viertel der Fälle vorhanden ist. Will man also eine extrafasciale Apikolyse durchführen, so ist das, wie gesagt, im Sinne der stumpfen Ablösung, wie sie bei der extrapleuralen Apikolyse möglich ist, nicht möglich. Es müssen vielmehr die einzelnen Bindegewebsstränge, die von den verschiedenen Nachbarorganen zur Fascia endothoracica Verbindung aufgenommen haben, durchtrennt werden.

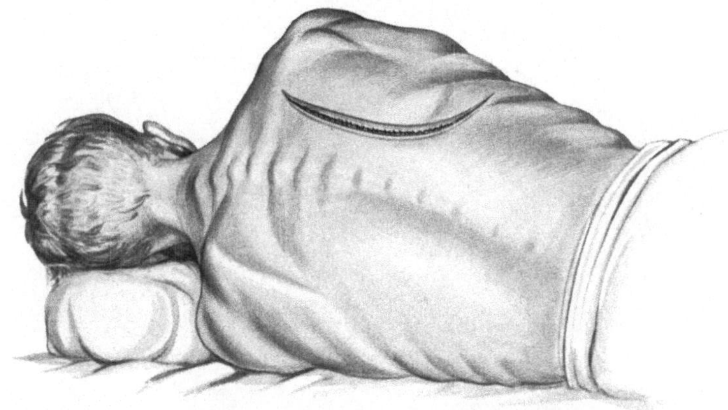

Abb. 400. Thorakoplastik mit extrafaszialer Apikolyse nach SEMB. 1. Der paravertebrale Hautschnitt schont den oberen Teil des M. trapezius.

Praktisch geht SEMB, wie wir sehen, auch in dieser Weise vor, indem er alle diese einzelnen Verbindungen zerstört. Ist eine ausgedehnte spezifische Pleuritis vorausgegangen, so ändert sich das Bild insofern wesentlich, als alle Bindegewebe eine Änderung im Sinne einer Verdickung erfahren und auch neue Verbindungen eingehen, so daß von einer regelmäßigen Anordnung und Trennung in anatomischen Bahnen wohl nur noch mit starken Einschränkungen gesprochen werden kann.

Nach SEMB kann man nur mit der extrafaszialen Apikolyse eine sichere und ungefährliche Ablösung der Lungenspitze erzielen. Sie kann bei starker Peripleuritis etwas länger dauern, aber unter gewöhnlichen Verhältnissen geht sie sehr einfach vonstatten. Die Forderung, die SEMB an die genannte extrafasziale Apikolysenplastik stellt, sind folgende: 1. Eine ausgedehnte Beweglichmachung der Brustwand. a) Erweiterte obere Entrippung. b) Durchtrennung der Mm. scaleni, serratus ant. und intercostales. c) Entfernung der hinteren medialen Rippenstücke noch über die Proc. transversi hinaus. d) Die Abtrennung des Rippenperiostes und der übrigen Weichteile, die Abtrennung der F. endothoracica, der Knochenhaut, der Zwischenrippengefäße und Nerven der oberen Rippen hinten von der Wirbelsäule und, wenn nötig, auch vorn vom Brustbein. 2. Darauf folgt die Beweglichmachung der Lunge. Die Spitzenlösung wird mit offener anatomischer Durchschneidung unter Leitung des Auges extrafaszial ausgeführt. Dabei werden durchschnitten, zum Teil auch durchrissen: a) Die Ausläufer der F. endothoracica, die die Lungenspitze mit dem Gefäßnervenstrang, mit der Wirbelsäule und dem Mediastinum verbinden. b) Die Weichteile der Brustwand (Rippenknochenhaut, Zwischenrippenfaszie, Zwischenrippenmuskulatur). Gefäße und Nerven werden an der Wirbelsäule, unter Umständen auch am Sternum, abgetrennt.

Seinen Eingriff beschreibt SEMB mit folgenden Unterteilungen: 1. Resektion der 3. (gegebenenfalls auch der 4.), der 2. und der 1. Rippe. 2. Apikolyse. 3. Etwaige Resektion weiter abwärts liegender Rippen.

Der Kranke wird in folgender Weise vorbereitet: Sehr sorgfältige Hautpflege, insbesondere Beseitigung von Akne mit Elektrokoagulation, Röntgen- oder Quarzlicht, Umschlägen, Salben, Pudern. Schmerzbetäubung: Vor

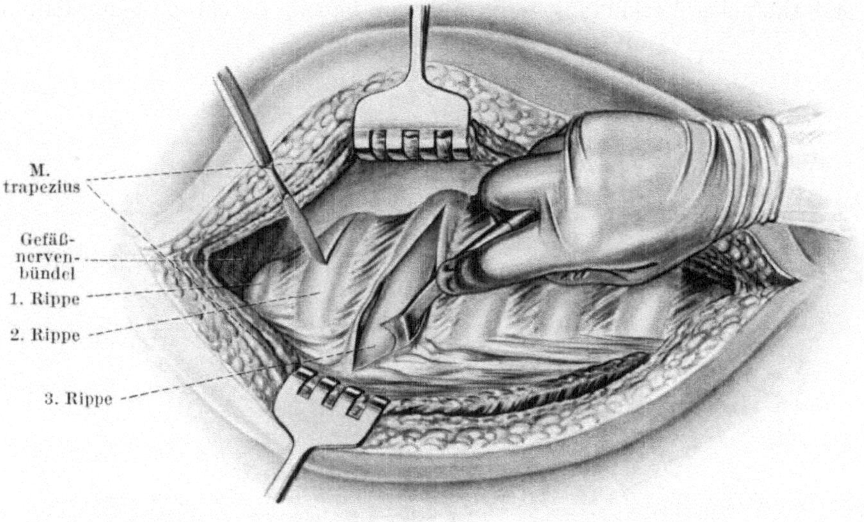

Abb. 401. Thorakoplastik mit extrafaszialer Apikolyse nach SEMB. 2. Nach Ablösung der Ursprungszacke des M. serratus ant. von der 2.—4. Rippe wird das Schulterblatt weit nach lateral abgehoben und mit Haken zurückgehalten. Als erste ist die 3. Rippe subperiostal freigelegt. Das Periost über der 2. Rippe wird gerade gespalten. Man sieht die 1. Rippe und darüber das Gefäßnervenbündel in der Tiefe.

der Operation 0,01 g Morphin und 0,0003—0,0005 Skopolamin. Inhalationsnarkose wird wegen der angestrengten Atmung möglichst vermieden, während eine gute örtliche Betäubung ruhigere Atmung und Erhaltung des Hustenreflexes gewährleistet. Ist die örtliche Betäubung einmal nicht ausreichend, so kann Skopolamin intravenös gegeben werden. Nervöse Kranke erhalten kleine Gaben von Evipan (2—3—4 ccm). Zur örtlichen Betäubung reicht bis zu dreistündiger Dauer folgende Lösung aus: 0,5%iges Novokain 150 g, 0,06%iges Pantokain 150 g, 0,1%iges Adrenalin 16 Tropfen. Mit 200—250 ccm dieser Mischung wird von C 5 ab nach unten paravertebral Leitungsanästhesie gemacht. Die Nadel wird, abgesehen von dem gewöhnlichen Einstich, auch noch nach der Wirbelsäule zu gedreht, so daß der Nerv noch dicht vor dem F. intervertebrale betäubt wird. An jede Rippe kommen 15—20 ccm der Lösung. Die 3 oberen Rippen werden auch vorn betäubt. 50 ccm der Lösung werden im Verhältnis 1:1 verdünnt und in das Gewebe über der Lungenspitze und gelegentlich im Schnitt verwendet. Die hohe Epiduralanästhesie mit Einstich zwischen dem 4. und 5. Brustwirbel wurde zweimal bei der zweiten Sitzung versucht, da hier die örtliche Betäubung schwieriger zu sein pflegt. Erfolgangaben werden nicht gemacht (s. S. 50).

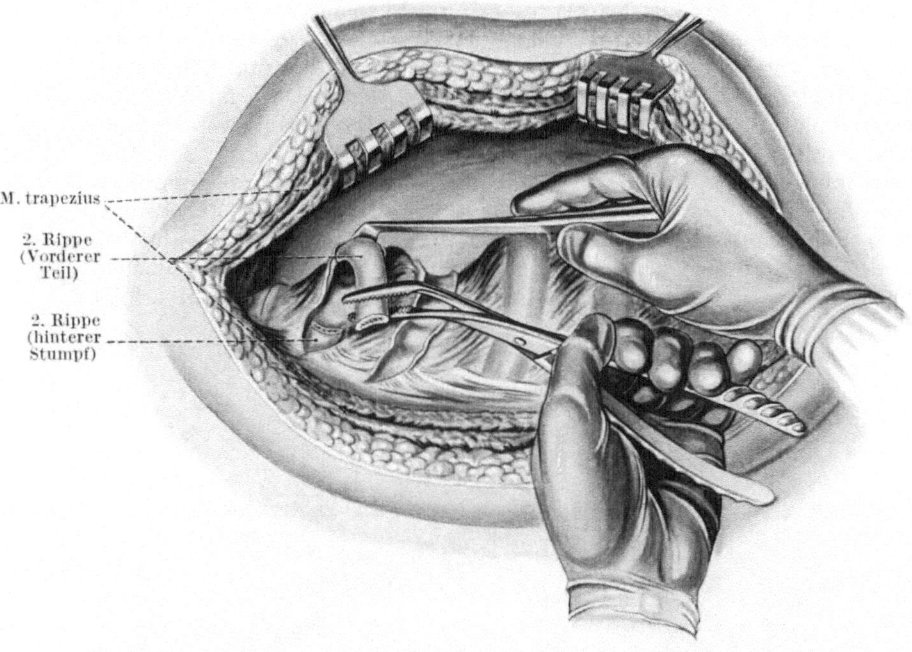

Abb. 402. Thorakoplastik mit extrafaszialer Apikolyse nach SEMB. 3. Die 3. Rippe ist bereits reseziert. In derselben Weise wird jetzt die 2. reseziert, d. h. sie ist subperiostal ringsherum freigelegt und wird am Angulus durchtrennt. Der vordere Teil wird mit der Sequesterzange gefaßt, nach unten gezogen und mit einer gekrümmten Rippenschere entweder im Knorpel, oder 1—2 cm davon entfernt durchtrennt.

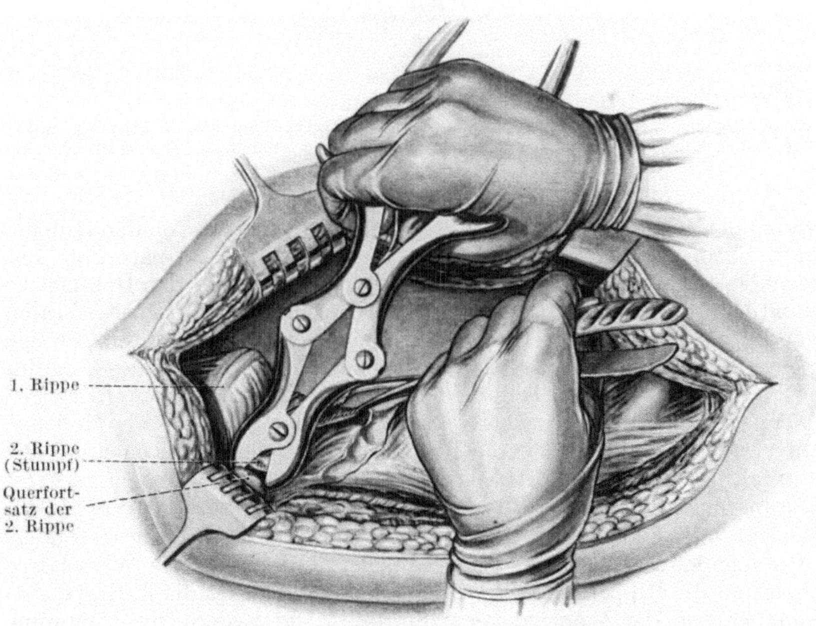

Abb. 403. Thorakoplastik mit extrafaszialer Apikolyse nach SEMB. 4. Die 2. und 3. Rippe sind entfernt. Der hintere Stumpf der 2. Rippe ist von seinem Querfortsatz mit einem meißelförmigen Messer abgelöst. Eine übersetzte Hohlmeißelzange wird bis an die Wirbelsäule herangeführt und die Rippe da abgeschnitten.

Der Hautschnitt verläuft paravertebral, reicht oben 1—2 cm über die Spina scapulae hinaus, so daß der obere Teil des M. trapezius unversehrt bleibt. Das untere Ende verläuft um die Spitze des Schulterblattes herum (Abb. 400). Der Schnitt soll gleich so groß angelegt werden, daß alle zu entfernenden Rippen gut erreichbar sind. Auch wenn die Operation zweizeitig ausgeführt werden muß, ist es besser im alten Schnitt vorzugehen, als einen neuen anzulegen. Die Mm. rhomboideus min. und lev. scapulae werden geschont. Die oberen Ursprungszacken des M. serratus ant. werden von der 2.—4. Rippe scharf abgetrennt, so daß sich das Schulterblatt nun leicht nach oben und seitlich abheben läßt. So bekommt man eine sehr gute Übersicht über das ganze Operationsfeld mit Einblick in die Achselhöhle und gegen das Brustbein hin. Nun erfolgt

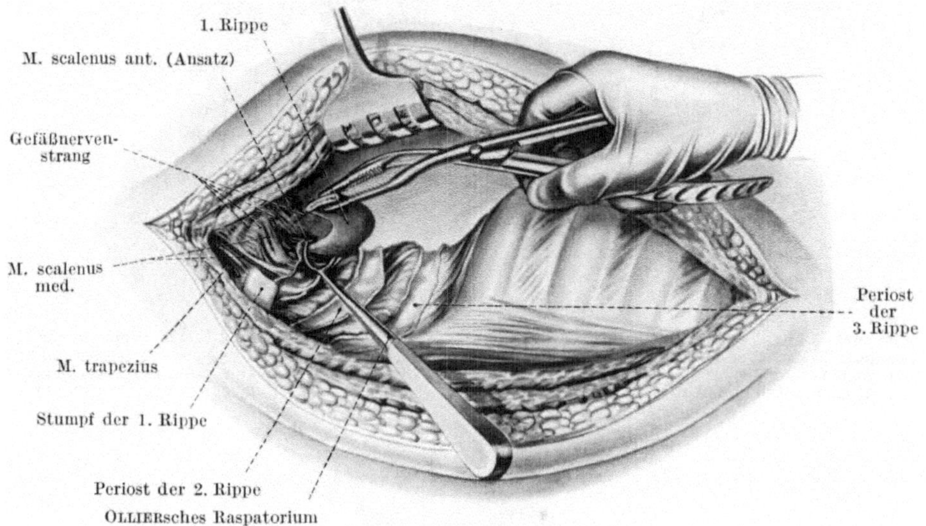

Abb. 404. Thorakoplastik mit extrafaszialer Apikolyse nach SEMB. 5. Die 1. Rippe ist hinten durchtrennt. Sie wird nach unten gezogen und gleichzeitig angehoben und mit dem OLLIERschen Raspatorium von den Weichteilen befreit.

die Entfernung der 3 ersten Rippen. Die Ablösung des Periostes von den Rippenkanten führt SEMB mit einem mit Einschnitt versehenen Raspatorium aus. Sonst verwendet er im wesentlichen das SAUERBRUCHsche und das OLLIERsche Raspatorium (Abb. 404). Die Rippen werden nach Ablösung des Periostes hinten in der Gegend des Angulus in 2 Teile zerlegt und der vordere und hintere für sich entfernt. Man beginnt mit der 3. Rippe. Ist sie in der Gegend des Angulus durchtrennt, so wird der vordere Teil in der Wunde nach vorn und unten gezogen und mit einer gekrümmten Rippenschere — sehr gut ist das BRUNNERsche Modell — durchtrennt. Die Länge des entfernten Rippenstückes richtet sich nach den gegebenen Verhältnissen. Mit der Ablösung des hinteren Teiles dringt man bis zum Proc. transversus vor, und an diesem entlang exartikuliert man im Kostovertebral-Gelenk mit einem etwas gebogenen Meißel. Nun wird eine besonders geformte Hohlmeißelzange entlang dem Rippenstumpf bis an die Wirbelsäule vorgeschoben und die Rippen hier durchtrennt (Abb. 403). Ist die 3. Rippe entfernt, so geht man bei der 2. ebenso vor (Abb. 402). Die vordere Durchtrennung kann im Bereich des Knorpels oder schon im Bereich der knöchernen Rippen vorgenommen werden. Die 1. Rippe wird nach Abtrennung der Mm. scalenus post. und med. vom Periost befreit. Dazu benutzt SEMB das im Winkel gebogene

OLLIERsche Raspatorium (Abb. 404). Ist die Rippe durchtrennt, so wird der vordere Teil in der Wunde wieder nach abwärts gezogen, der M. scalenus ant. mit

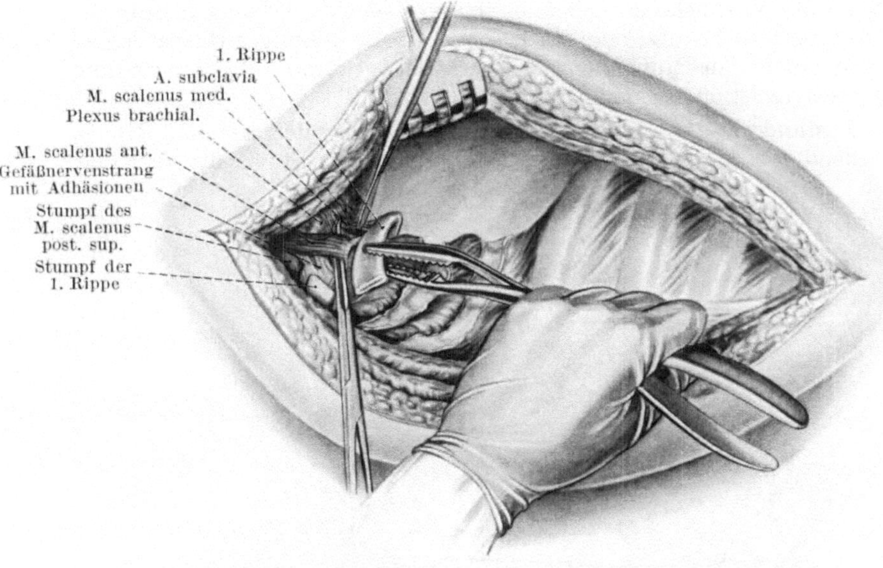

Abb. 405. Thorakoplastik mit extrafaszialer Apikolyse nach SEMB. 6. Die Auslösung der 1. Rippe. Zunächst wird das Periost weitgehend abgelöst. Dann wird nach der hinteren Durchtrennung der vordere Rippenteil nach abwärtsgezogen, der Ansatz des M. scalenus ant. mit Hilfe einer untergeschobenen Spreizzange freigelegt und mit dem Messer abgeschnitten.

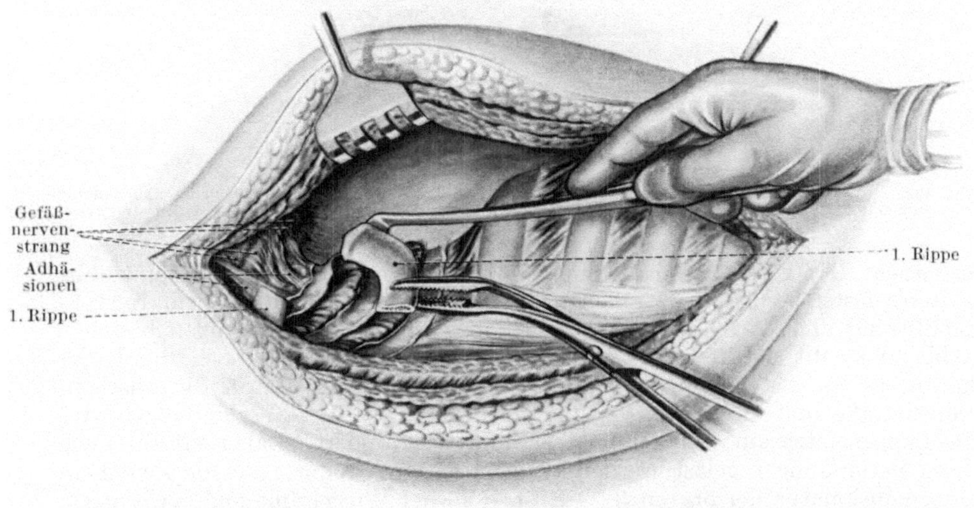

Abb. 406. Thorakoplastik mit extrafaszialer Apikolyse nach SEMB. 7. Nach Durchtrennung des M. scalenus ant. ist das Periost nach vorne bis zum Knorpel abgelöst. Hier droht die Gefahr einer Verletzung der V. subclavia oder anonyma. Mit einem klauenförmigen Raspatorium wird von der Vene weg gearbeitet und der Knorpel durchtrennt.

Stieltupfern freigemacht, die Rippe mit der Sequesterzange gefaßt und der sehnige Ansatz des M. scalenus ant. unmittelbar oberhalb des Tub. scaleni abgetragen (Abb. 405). Nun läßt sich die Rippe weiter herunterziehen, halb scharf-halb stumpf vom Periost befreien und nach vorn verfolgen, bis der Knorpel sichtbar wird. Dieser Teil des Eingriffes ist am gefährlichsten, weil man in nächster Nähe der V. subclavia oder anonyma vorbeigeht. Gelangt man in die Nähe des Knorpels, so benutzt man ein besonders klauenförmiges Raspatorium, mit dem man auch den Rippenknorpel durchtrennen kann. Die Anwendung einer Rippenschere ist meist unnötig (Abb. 406).

Ist der Zustand des Kranken nach der Entfernung der ersten 3 Rippen zufriedenstellend, so kann man auch noch ein kurzes Stück der 4. Rippe

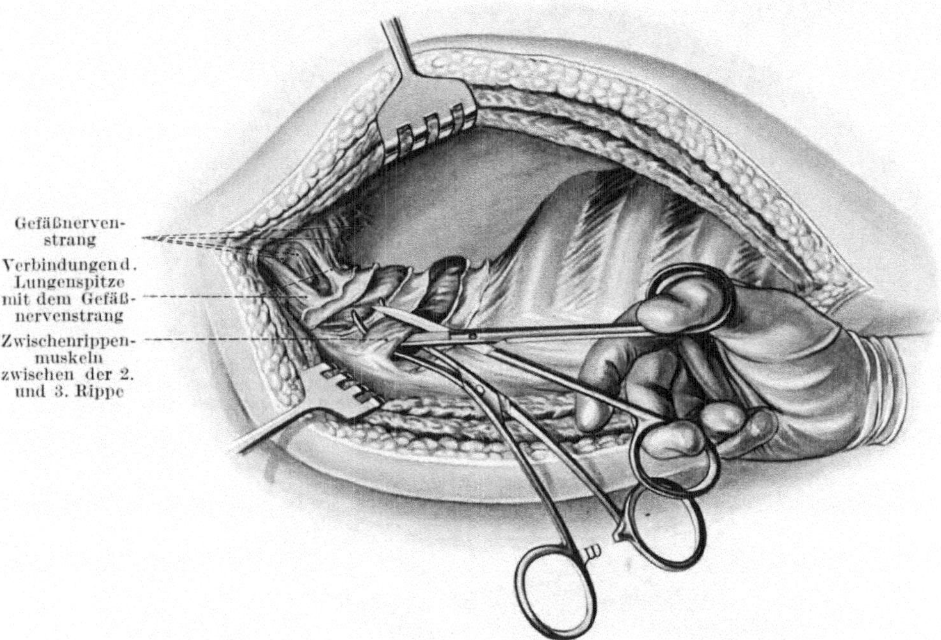

Abb. 407. Thorakoplastik mit extrafaszialer Apikolyse nach SEMB. 8. Die Zwischenrippenmuskulatur zwischen der 2. und 3. Rippe ist auf die Spreizzange aufgeladen und wird mit der Schere durchtrennt.

entfernen. Trotz der Entfernung der ersten 3—4 Rippen kann man nun ohne weiteres feststellen, daß zwischen dem oberen Teil der Lunge, dem Nervengefäßstrang und der Wirbelsäule noch teilweise feste Verbindungen bestehen (Abb. 406). Mit der letzteren steht die Lungenspitze auch noch durch das Periost der entfernten Rippen durch die Zwischenrippenmuskulatur, die Zwischenrippengefäße und -nerven in Verbindung. Durch alle diese Verbindungen wird die Lungenspitze am vollständigen Absinken verhindert. Daher müssen auch diese Verbindungen gelöst werden. Zunächst durchtrennt man die Zwischenrippenmuskulatur der oberen 3—4 Rippen an der Wirbelsäule und entfernt am besten 3—4 cm lange Stücke aus den Muskeln (Abb. 407). Man sieht deutlich den Gefäßnervenstrang, von dem aus man die Abtrennung der Verbindungen beginnt. Zunächst werden mit einer kleinen Spreizzange die bandartigen, von der Lungenspitze zum Nervengefäßstrang führenden Bindegewebszüge gelöst; sie sind sehr verschieden stark entwickelt. Sind sie nicht durch Pleuritis verstärkt, so lassen sie sich meist stumpf von oben nach unten abschieben. War aber eine Peripleuritis vorausgegangen, so können sie so stark und unnachgiebig sein, daß sie vorsichtig in einzelne Lagen geteilt und unterbunden werden müssen (Abb. 408). Solche Züge finden sich als „Ligamente“ hinter dem und um den

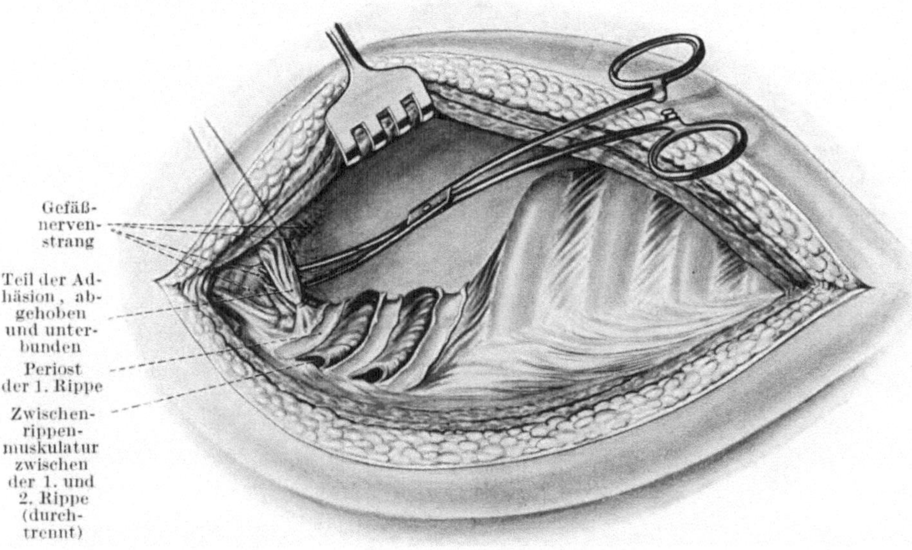

Abb. 408. Thorakoplastik mit extrafaszialer Apikolyse nach SEMB. 9. Die Verbindungen zwischen dem Gefäßnervenstrang und der Lungenspitze werden durch die Spreizzange in einzelne Lagen geteilt, unterbunden und durchtrennt.

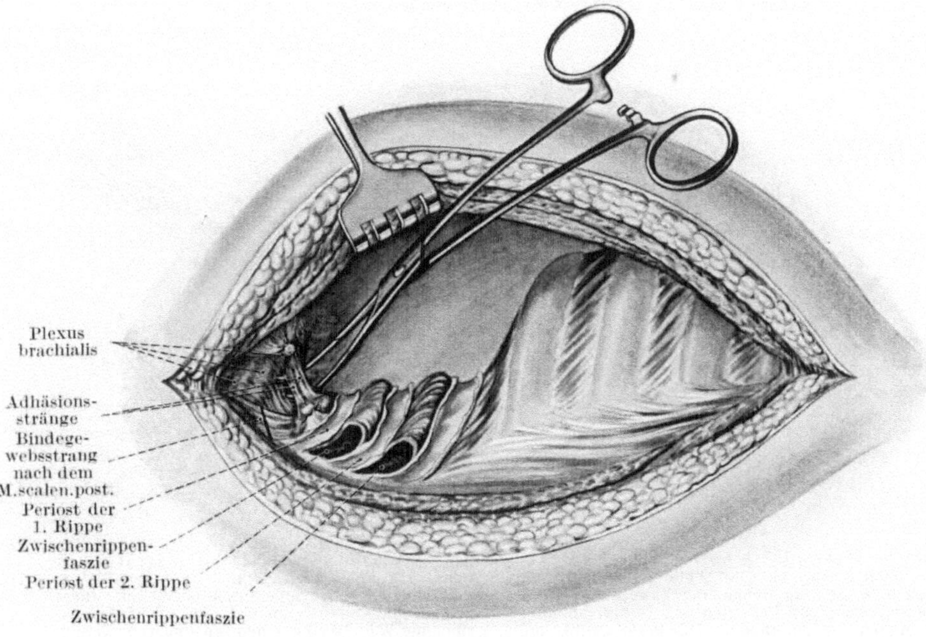

Abb. 409. Thorakoplastik mit extrafaszialer Apikolyse nach SEMB. 10. Die Durchtrennung von Bindegewebszügen zwischen der Lungenspitze und den großen Gefäßen.

Plexus brachialis, zwischen dem Plexus und der A. subclavia und zwischen A. und V. subclavia. Da sie nicht selten Gefäße enthalten, müssen sie vorsichtig doppelt unterbunden und durchtrennt werden (Abb. 410 und 411). Auch vom

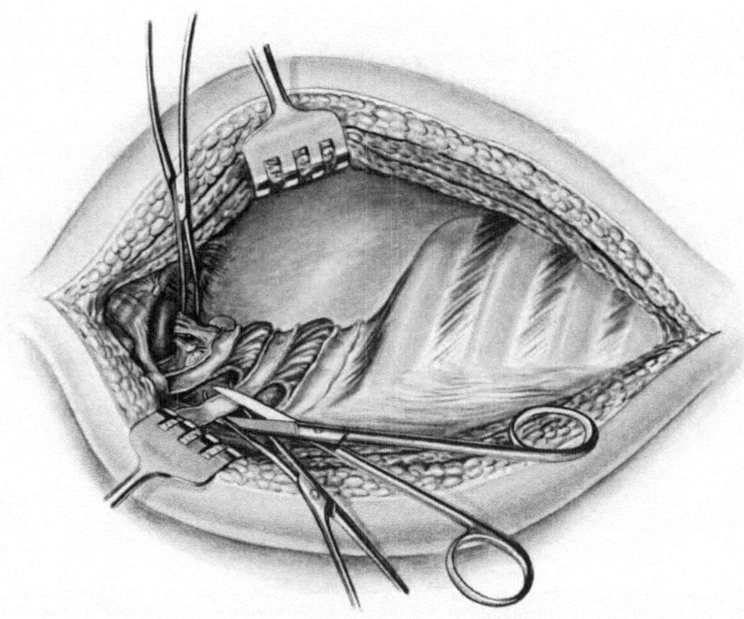

Abb. 410. Thorakoplastik mit extrafaszialer Apikolyse nach SEMB. 11. Mit der Spreizzange sind noch einzelne Verwachsungen zwischen Lungenspitze und Gefäßen zur Durchtrennung aufgehoben. Das hintere Periost der 2. Rippe wird gerade mit der Schere durchtrennt.

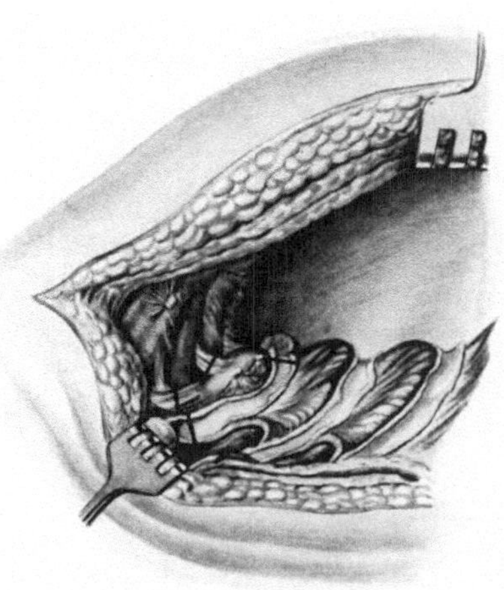

Abb. 411. Thorakoplastik mit extrafaszialer Apikolyse nach SEMB. 12. Die Abbildung zeigt die verschiedenen Stellen, an denen, durch schwarze Striche angedeutet, quer zur Faserrichtung Durchtrennungen vorgenommen werden müssen. Das Periost wird vorne und hinten am Proc. transversus durchtrennt, ebenso die Verwachsungsstränge nach der Wirbelsäule und nach dem Gefäßnervenbündel.

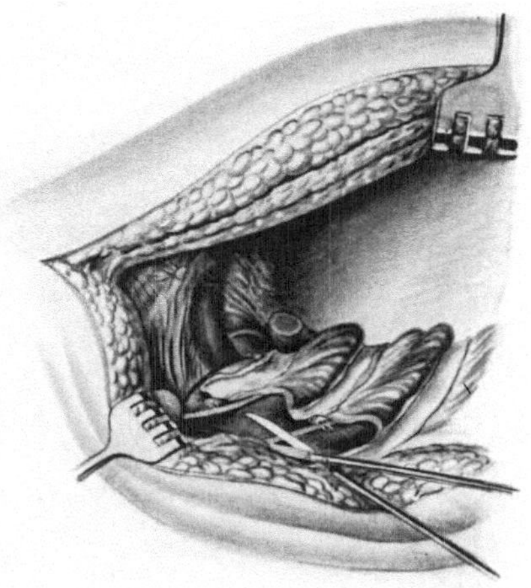

Abb. 412. Thorakoplastik mit extrafaszialer Apikolyse nach SEMB. 13. Das Periost und die Zwischenrippenmuskulatur mit ihrer Faszie sind durchtrennt, ebenso die Zwischenrippengefäße. Die Zwischenrippennerven werden mit der Schere abgeschnitten.

M. scalenus ant. gehen gelegentlich strangartige Ausläufer zur Pleurakuppel und müssen durchtrennt werden. Wie schon erwähnt, findet man solche strangartige Verbindungen von der Lungenspitze zur Wirbelsäule, zum Hals der obersten Rippe, zu dem Proc. transversus und den Wirbelkörpern. Sitzt die Kaverne hinten und hat eine Peripleuritis stattgefunden, so sind gerade die letztgenannten Verwachsungen unter Umständen sehr fest; auch sie müssen durchtrennt werden. Sind sie gelöst, so durchschneidet man auch das Periost der oberen Rippen dicht an der Wirbelsäule, ebenso die Zwischenrippenfaszie, die Zwischenrippengefäße und Nerven (Abb. 411 und 412). Die Zwischenrippengefäße werden nach doppelter Unterbindung durchtrennt. Als letzte Verbindung besteht nun noch die zwischen Lungenspitze und Mittelfellraum. Da sie gewöhnlich locker ist, läßt sie sich meist stumpf lösen (Abb. 413). Nur wenn die Höhle mittelfellwärts gelegen ist, kann eine scharfe Abtrennung nötig

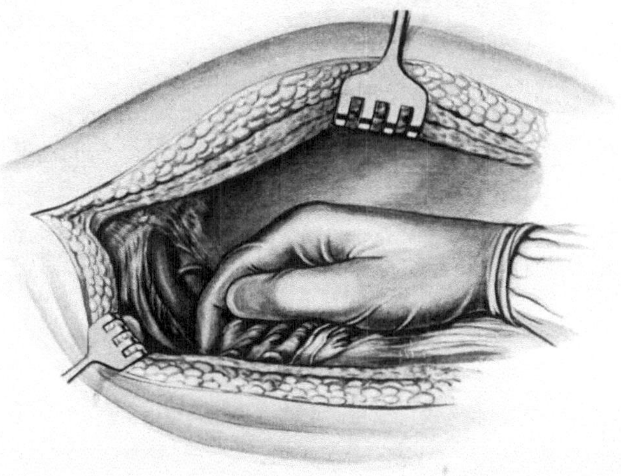

Abb. 413. Thorakoplastik mit extrafaszialer Apikolyse nach SEMB. 14. Nach völliger Ablösung der Spitze wird sie mit der Hand vorsichtig, auch nach dem Mittelfell zu, nach unten geschoben.

werden. Das Periost der 1. Rippe vorne wird zu dem Zweck nahe am Sternum freigelegt und durchtrennt. Wenn nötig werden 1—2 cm herausgeschnitten. Ist dann die Spitze noch nicht frei, so werden Periost, Zwischenrippenfaszie und Muskulatur der 2. Rippe ebenfalls durchtrennt. Durch diese ausgedehnte extrafasziale Apikolyse sinkt die Lunge nun nach unten hinten bis in die Höhe der 3. oder 4. Rippe und vorn bis unterhalb des Knorpels der 1. Rippe ein (Abb. 414). Der früher freigelegte Gefäßnervenstrang zieht etwa 5—8 cm über der Spitze vorbei. Die Spitze ist bedeckt von der F. endothoracica, dem durchschnittenen Periost der entfernten Rippen, den Resten der Zwischenrippenmuskulatur, der Zwischenrippenfaszie und der durchtrennten Gefäße und Zwischenrippennerven (Abb. 415). Blickt man in die Höhle, so erkennt man medial hinten oben den Plexus brachialis, davor die A. subclavia, weiter nach vorn die V. subclavia oder anonyma, während die A. und V. mammaria int. schräg nach vorn abwärts gegen das Brustbein verläuft. Unter Umständen sieht man auch den N. phrenicus.

Liegt die Kaverne weiter hinten und unten, so müssen noch weitere Rippen entfernt und die Lungenspitze ebenfalls noch weiter nach unten abgelöst werden (Abb. 415). Die Durchtrennung von Periost, Zwischenrippenmuskulatur usw. müssen selbstverständlich auch hier durchgeführt werden, so daß sich die Lunge weiter nach vorn ziehen lassen kann. Oft gelingt es während der Spitzenlösung den Infiltrationsherd in der Lunge abzutasten und die Ausdehnung des Eingriffes danach einzurichten.

Nach SEMBs Angaben stellt diese Form der Apikolyse bei guter Schmerzbetäubung für den Kranken eine verhältnismäßig geringe Belastung dar. Seine

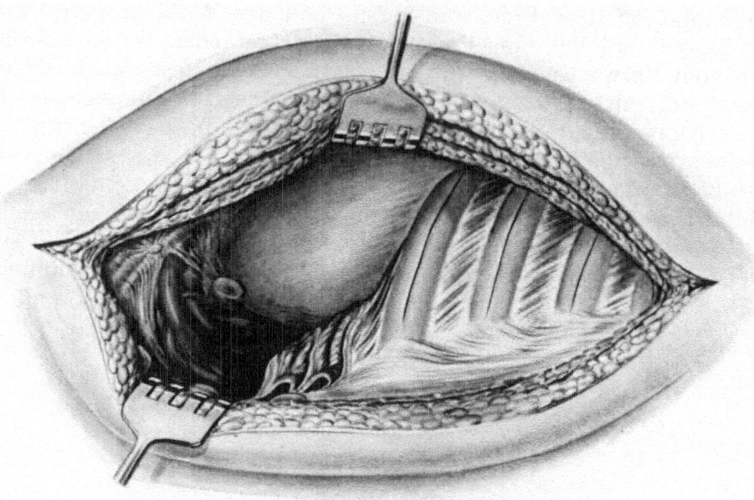

Abb. 414. Thorakoplastik mit extrafaszialer Apikolyse nach SEMB. 15. Durch das weitgehende, 6—8 cm ausmachende Herunterdrängen der Lungenspitze liegt jetzt das Gefäßnervenbündel mit der A. mammaria frei. Das Periost der 3., 4. und 5. Rippe ist in abnehmender Länge gespalten, um, wenn nötig, aus diesen Rippen ein Stück resezieren zu können.

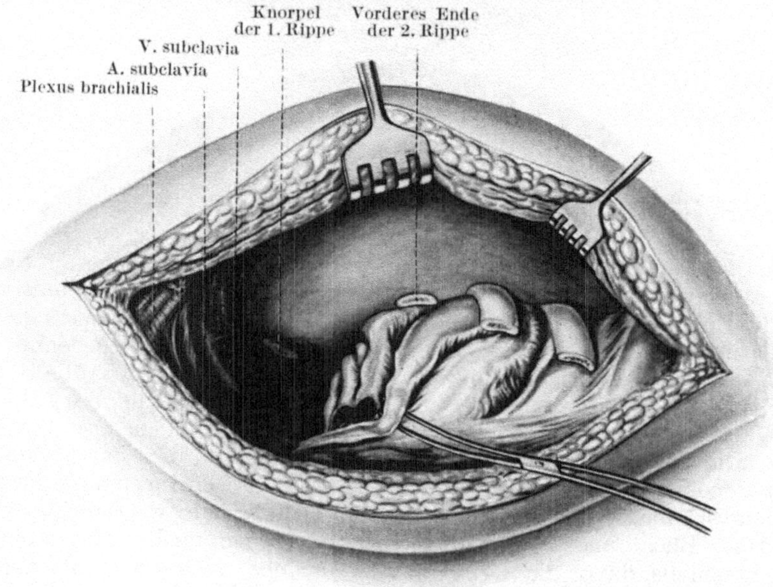

Abb. 415. Thorakoplastik mit extrafaszialer Apikolyse nach SEMB. 16. Die 4., 5. und 6. Rippe sind auf ein größeres Stück reseziert. Man sieht die Stümpfe. Das Periost dieser Rippen wird ebenfalls in der Höhe der Querfortsätze abgeschnitten.

Operationssterblichkeit ist bei 68 Kranken 0%. Meist beendet SEMB die erste Sitzung nach der Entfernung der 4. Rippe und der Spitzenlösung. Der Wundverschluß erfolgt schichtweise. Ein luftdicht eingenähter PEZZER-Katheter sorgt für 24 Stunden für Abfluß des Wundsekretes. In selteneren Fällen werden nach der Spitzenlösung auch noch Stücke aus unterhalb liegenden Rippen entfernt, meist aber nicht mehr als 6 in einer Sitzung. Die Entfernung dieser weiteren Rippen erfolgt auf dieselbe Weise wie sie eben geschildert wurde. Die Entfernung besonders großer Stücke ist in der ersten Sitzung nicht zweckmäßig. Operiert man zweizeitig, so legt man in der zweiten Sitzung den Schnitt in die alte Narbe und entfernt die 5., 6. und 7. Rippe. Die Länge der Stücke nimmt nach unten zu ab. Die Zahl der Rippen hängt von dem Sitz der Höhle und der Widerstandskraft des Kranken ab. Unter Umständen kann man auch vorne von der 4., 3. und 2. Rippe noch kleine Stücke entfernen und, wenn zwischen den beiden Sitzungen längere Zeit verstrichen war, so müssen gelegentlich auch in den Periostschläuchen neugebildete Rippen entfernt werden. Ist von der ersten Sitzung her noch die Wundhöhle über der Lungenspitze offen, so eröffnet man sie, durchschneidet das Dach, die laterale und hintere Wand und erreicht so eine noch stärkere Ablösung der Lunge.

Auch nach der zweiten Sitzung wird eine ausgiebige Vernähung der Wunde vorgenommen, eine 24stündige Dränage eingerichtet und leicht gesaugt.

Nach allen Sitzungen wird ein Verband angelegt, der mit Hilfe eines nierenförmigen Kissens, das in der Achselhöhle und dicht unterhalb des Schlüsselbeines liegt und die Brustwand nach innen drängt. Das Kissen wird mit Elastoplast befestigt. So wird von vornherein die Wundhöhle verkleinert und das Aushusten erleichtert. Wird bis zur 5. oder 6. Rippe reseziert, so soll die untere Ecke des Schulterblattes nicht über die Kante der obersten Rippe in den Brustkorb hineingedrängt werden, da sonst Beweglichkeitsstörungen des Schulterblattes entstehen.

Die Gefahren des Eingriffes nach SEMB sind deshalb nicht groß, weil man immer bei guter Sicht arbeiten kann. Am schwierigsten ist die Ablösung des Periostes der 1. Rippe von der V. anonyma oder subclavia. Hier besteht auch eine gewisse Gefahr der Verletzung mit folgender Luftembolie, die sich aber bei vorsichtigem Vorgehen vermeiden lassen wird. Dasselbe gilt für eine von der Regel abweichend verlaufende V. intercostalis suprema. Bei der Auslösung der Spitze muß natürlich auch sehr vorsichtig vorgegangen werden, um den Plexus und Zwischenrippengefäße nicht zu verletzen. Jede eintretende Blutung muß gewissenhaft gestillt werden. Auch der Grenzstrang des N. sympathicus darf nicht verletzt werden. Die Ablösung vom Mittelfell macht meist keine Schwierigkeiten, falls nicht gerade hier eine große Kaverne sitzt, deren Ablösung besondere Vorsicht verlangt. Die Ausdehnung des Eingriffes muß dem einzelnen Fall angepaßt werden, daher ist es unbedingt notwendig, den Sitz der Kaverne durch Sagittal- und seitliche Aufnahmen festzustellen. Für die Ausdehnung kommt es auch darauf an, ob es sich um einen starren oder elastischen Brustkorb handelt. Bei letzterem genügt die Entfernung kleiner Rippenteile. Der N. phrenicus wird nie vor der Plastik durchtrennt, da die Zwerchfelllähmung dem Kollaps entgegenwirkt und Lungenkomplikationen heraufbeschwört. Nach der Plastik wird die Phrenikusdurchtrennung gelegentlich mit Erfolg zur Anwendung gebracht.

Was die Ein- und Zweizeitigkeit betrifft, so ist nach SEMB mit seiner Methode auch bei zweizeitigem Eingreifen ein absolut sicherer Lungenzusammenfall zu erzielen; man kann selbst lange Pausen einschieben. Die Sterblichkeit steigt im ganzen proportional mit der Zahl der in einer Sitzung resezierten Rippen.

BRUNNER hat 1936 noch einmal das Wort ergriffen und sich über die chirurgische Behandlung der Lungentuberkulose zusammenfassend geäußert. Er hat sich hier hauptsächlich mit den beiderseitigen Erkrankungen auseinandergesetzt und dabei als Grundsatz angegeben, für den besonderen Fall das Verfahren herauszufinden, das bei möglichster Schonung von tätigem Lungengewebe eine möglichst starke Einengung des erkrankten, insbesondere des Kavernengebietes, erzielt. Versagt die Pneumothoraxbehandlung, so muß von der wahllosen

Anwendung der Phrenikusexairese gewarnt werden. Sie kann auf der linken Seite den sogenannten gastrokardialen Symptomenkomplex hervorrufen, den auch schon andere Autoren beobachtet haben (s. S. 487), abgesehen davon, daß der Eingriff an sich gelegentlich Nebenverletzungen verursacht und man zum mindesten bei den starren, in den oberen Feldern liegenden Kavernen kaum Erfolge erzielt. Durch Röntgenkymographie kann man vor der Operation unter Umständen die

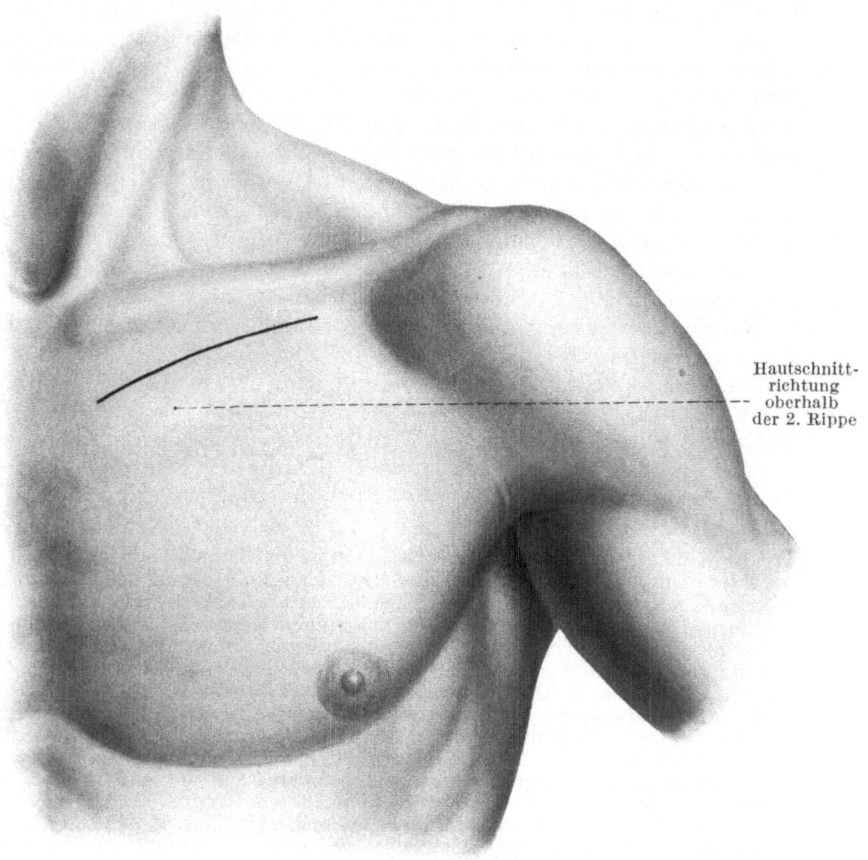

Abb. 416. Die Resektion der ersten beiden Rippen von vorne und von hinten als Voroperation zur oberen Teilplastik nach HELLER. 1. Anzeichnung des Hautschnittes.

Wirkung der Zwerchfellatmung auf die Kavernen feststellen (KREMER s. S. 481). Ist diese Wirkung zweifelhaft, so kann eine zeitweise Phrenikusausschaltung zur Anwendung kommen. Die vollständige paravertebrale Plastik ist bei Kavernen in den Oberlappen nicht mehr angebracht, da es gelingt, sie auch durch Teilresektion zur Ausheilung zu bringen. Dagegen ist es notwendig, die 1. Rippe vollständig, zum mindesten bis in den Knorpel hinein, zu entfernen. Wie weit dann die Rippenresektion nach unten geht, muß für den einzelnen Fall nach der Ausdehnung der Erkrankung bestimmt werden, wobei stereoskopische Aufnahmen vorteilhaft sind. Manchmal genügen 4—5 Rippen, meistens müssen aber 6—7 reseziert werden. Auch die Knorpel der 1. und 2. Rippe müssen mitentfernt werden, wenn die Kaverne vorn sitzt. Die Knorpelentfernung wird der paravertebralen Resektion angeschlossen, da sie dann leichter vertragen wird. Liegt die Höhle im Bereich der Wirbelsäule, so soll man auch die entsprechenden Querfortsätze entfernen. Die Sterblichkeit von über 200 Teilplastiken betrug etwa durchschnittlich 7% und ist von 11 auf 2% in den letzten Jahren gesunken. Auch die Späterfolge scheinen ebensogut zu sein, wie nach der vollständigen Plastik.

Heller hat im selben Jahre (1936) seine Technik der oberen Teilplastik bekanntgegeben. Er vertritt den Grundsatz, daß bei der Oberlappentuberkulose die

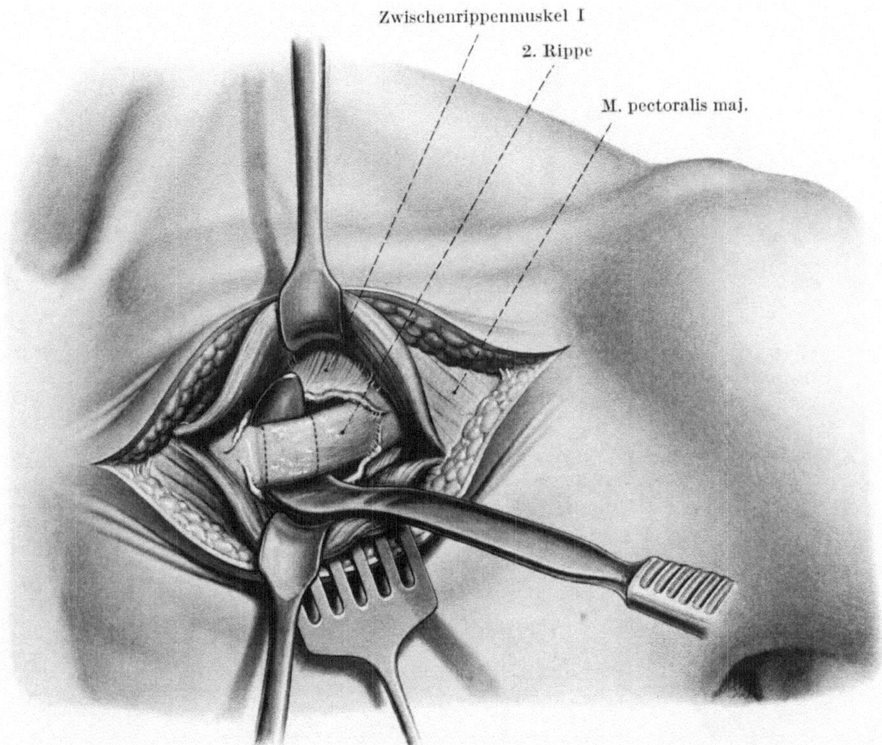

Abb. 417. Die Resektion der ersten beiden Rippen von vorne und von hinten als Voroperation zur oberen Teilplastik nach Heller. 2. Der M. pectoralis maj. ist über der 2. Rippe in der Faserrichtung auseinandergedrängt. Die 2. Rippe ist freigelegt. Aus ihr wird entsprechend der punktierten Linie über einem untergeführten Elevatorium ein Stück entfernt.

Einengung der Lungenspitze so radikal wie möglich gestaltet werden muß. Von den Wegen, die dazu führen, d. h. 1. von rückwärts, 2. von vorne, erlaubt der erstere an der 1. Rippe nicht weiter vorzudringen als bis an die Knorpelgrenze. Da aber der knorpelige Teil immerhin eine Länge von 3 cm hat, so können sich bei der Lungenschrumpfung Kavernen dahinter verkriechen. Auf diese Tatsache hat Graf mehrfach hingewiesen. Der vordere Schnitt dagegen bietet eine größere Übersichtlichkeit und gewährleistet einen leichteren Heilungsverlauf und die Möglichkeit, die Rippenknorpel zu entfernen. Im einzelnen geht Heller folgendermaßen vor: Der Hautschnitt verläuft parallel zum Schlüsselbein zwischen der 1. und 2. Rippe (Abb. 416). Der M. pectoralis maj. wird in der Faserrichtung durchtrennt und das vordere Ende der 1. und 2. Rippe freigelegt. Die 2. Rippe wird subperiostal an der Knorpelknochengrenze freigelegt, mit dem gebogenen Elevatorium unterfahren und ein etwa 1 cm langes Stück herausgenommen (Abb. 417). Dann wird von dieser Lücke aus die subperiostale Auslösung weiter fortgesetzt. Er benutzt dazu ein rechtes und ein linkes Raspatorium, das dem BRAUERschen nachgebildet, aber länger und schlanker ist (Abb. 418 und 419). Dann wird die 1. Rippe ebenfalls subperiostal freigelegt. Zunächst wird das Perichondrium und Periost am unteren Rande der Rippe eingeschnitten und der Ansatz des M. subclavius abgetrennt (Abb. 420). Dadurch wird der Ansatz des M. scalenus ant. frei und im äußeren Wundwinkel erscheint die V. subclavia (Abb. 421). Von der Periostlücke aus wird nun die Rückseite der 1. Rippe freigelegt und der Ansatz des M. scalenus ant. am Tuberculum scaleni

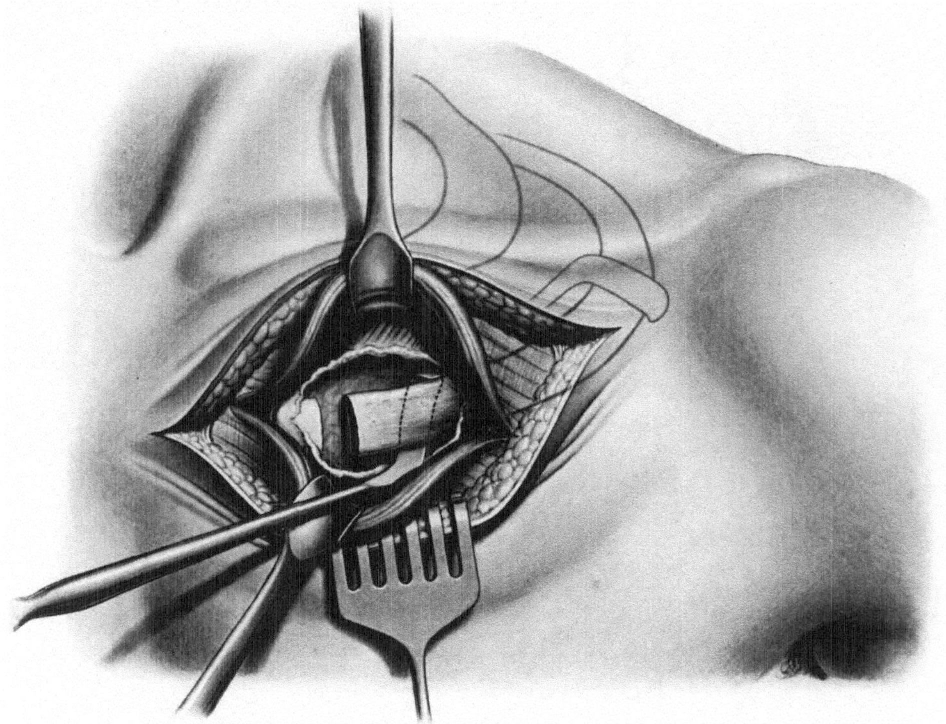

Abb. 418. Die Resektion der beiden ersten Rippen von vorne und von hinten als Voroperation zur oberen Teilplastik nach HELLER. 3. Mit den gebogenen Raspatorien (s. Abb. 419) wird die 2. Rippe weitgehend vorne und hinten subperiostal freigemacht.

abgetrennt. Nun wird die subperiostale Lösung zu Ende geführt. Ein stark gebogenes Elevatorium wird unter die Rippe eingelegt und ihre Durchtrennung hart am Ansatz des Manubriums mit einer kleinen Hohlmeißelzange vorgenommen (Abb. 422). In die laterale Durchtrennungslinie wird ein scharfer einzinkiger Haken eingesetzt, der Rippenstumpf etwas heruntergezogen und nun mit dem Raspatorium, wie bei der 2. Rippe, die subperiostale Auslösung zu Ende geführt (Abb. 423). Die Wunde wird dann durch Naht verschlossen. Der Kranke kommt in Seitenlage mit erhöhtem Oberkörper, die die Schultergegend und den Rücken der kranken Seite gut zugänglich macht. Ein kleiner bogenförmiger Weichteilschnitt durchtrennt Haut und M. trapezius. Unterhalb dieses Muskels findet sich ein Venenplexus in Fettgewebe eingehüllt, der etwas abgelöst und beiseitegeschoben werden kann (Abb. 424). In der Furche zwischen den Mm. levator scapulae und rhomboideus sup. dringt man stumpf ein, zieht die beiden Muskeln auseinander und legt in dieser Lücke die ersten beiden Rippen frei (Abb. 425). In der üblichen Weise wird zunächst die erste in ihrem hinteren Ende subperiostal freigelegt und mit der SAUERBRUCHschen Zange weit hinten durchtrennt. Das distale Stück wird dann mit der Knochenfaßzange gefaßt und mit den Raspatorien subperiostal nach vorn so weit ausgelöst, bis man das bereits vorn durchtrennte Rippenstück herausziehen kann (Abb. 426). In derselben Weise verfährt man mit der 2. Rippe. Die proximalen Stümpfe werden mit dem Raspatorium bis unter den Querfortsatz freigelegt und mit der Hohlmeißelzange abgetragen (Abb. 427). Diese kleine Voroperation wird leicht ertragen, beseitigt aber gleichzeitig die Hauptschwierigkeit einer weitergehenden Plastik. HELLER betrachtet den Eingriff gleichzeitig als Versuchsoperation zur Feststellung der Widerstandsfähigkeit des Kranken. Da sie meist leicht überstanden wird, so kann in der zweiten Sitzung nach 2—3 Wochen die Plastik vollendet werden. Muß aber der Zeitpunkt des zweiten Eingriffes etwas hinausgeschoben werden, so ist das ohne wesentliche Bedeutung, da bei der Resektion der beiden 1. Rippen und der Ablösung ihrer starken Muskelansätze ein großer Teil des Periostes verlorengeht und nur eine geringe Regeneration erfolgt. In der zweiten Sitzung werden meistens die 3.—7. oder 8. Rippe reseziert. In allen Fällen, in denen breitverwachsene, starrwandige Kavernen im Kuppelraum der Pleura ihren Platz haben, genügt auch die vollständige Entfernung der 1. und 2. Rippe oft nicht, so daß Restkavernen übrigbleiben. Das hat seine Ursache darin, daß diese Kavernen durch Vermittlung der Pleura und der Fascia endothoracica infolge schwieliger Verdickung der Aufhängebänder in der Subklavikulargrube, insbesondere in dem Winkel zwischen Wirbelkörpern und Querfortsätzen haften. Dieser Winkel kann aus anatomischen Gründen leider durch keinen Eingriff wirksam angegangen werden. Auch selbst die Ausdrehung der Rippen aus den Gelenken und die Resektion der Querfortsätze beseitigen den toten Winkel nicht. In diesen Fällen ist daher außer der vollständigen Entknochung eine sorgfältige Apikolyse notwendig. Erst dadurch gelingt es, die Kaverne mit Pleura und Fascia endothoracica aus dem toten Winkel herunter zu verlagern. HELLER hat sich in dieser Beziehung nach SEMB, HOLST und seinen Mitarbeitern gerichtet. Ist die 1. und 2. Rippe entfernt, so werden zunächst die Aufhängebänder, die zum Gefäßnervenbündel ziehen, durchschnitten. Sie zeigen sich oft als derbe, gefäßhaltige Stränge und Bänder, während sie unter regelrechten Verhältnissen oft kaum darstellbar sind. Dann wird das Periost der 1. und 2. Rippe, die Zwischenrippenmuskulatur, Nerven und Gefäße im selben Bereich durchtrennt. Erst dann gewinnt man Einblick in den Winkel zwischen den Wirbelkörpern und Querfortsätzen, und die hier bestehenden Verwachsungen können teils stumpf, teils scharf gelöst werden, so daß man schließlich die ganze

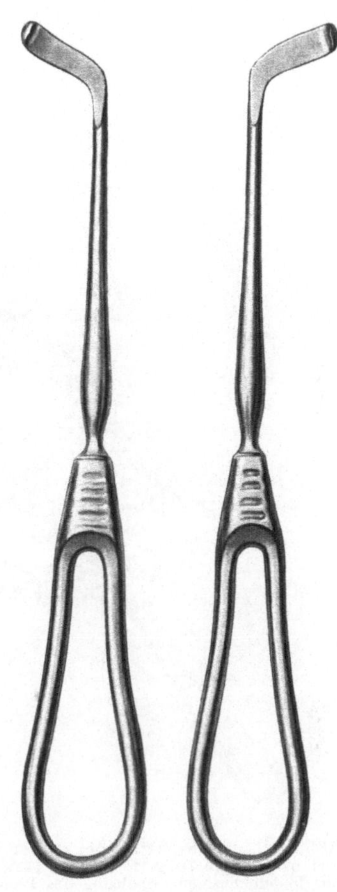

Abb. 419. Abgeänderte BRAUERsche Raspatorien nach HELLER.

Pleurakuppel mit der Hand bis in die Höhe des Ansatzes der 4. und unter Umständen bis zur 5. Rippe herunterstreifen kann (s. S. 585). Der Hohlraum, der oberhalb der heruntergesunkenen Lungenspitze bleibt, hat naturgemäß die Neigung zu schrumpfen und dadurch die Lungenspitze wieder in die Höhe zu ziehen. SEMB läßt den extrapleuralen Pneumothorax bestehen. Die Wundhöhle kann aber auch tamponiert oder plombiert werden. GRAF füllt den extrapleuralen Pneumothorax nach oder wendet einen Oleothorax an (s. S. 631). Wird die Plastik bis

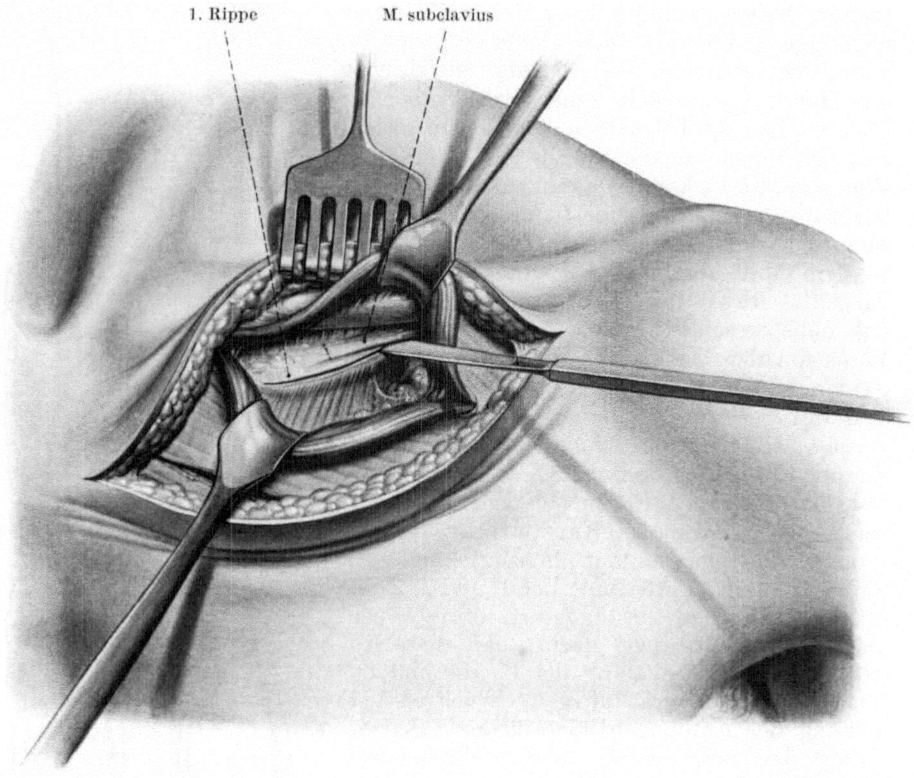

Abb. 420. Die Resektion der ersten beiden Rippen von vorne und von hinten als Voroperation zur oberen Teilplastik nach HELLER. 4. Der M. pectoralis maj. ist über der 1. Rippe in der Faserrichtung auseinandergezogen. Spaltung des Periostes der 1. Rippe. Abtragung des M. subclavius von der 1. Rippe (punktierte Linie).

zur 7. oder 8. Rippe fortgesetzt, so kann das Einsinken des Schulterblattes den extrapleuralen Pneumothorax aufheben. HELLER hat sowohl mit dem extrapleuralen Pneumothorax, als mit der vorübergehenden Plombierung, als mit der Tamponade gute Erfolge erzielt. Wählt man die Plombierung, so muß die Apikolyse vorausgehen. Wird die Ablösung der Pleura von einer kleinen Rippenlücke blind gemacht, so bleiben oft die festen Adhäsionen bestehen, besonders die im hinteren und oberen Winkel. Die Plombe kommt dadurch in eine schiefe Lage und ihre Druckwirkung ist mehr seitlich nach der Mitte zu gerichtet (s. S. 617). Wie die Kaverne beeinflußt wird, kann man dann auch selbst durch ein Röntgenbild erkennen. HELLER glaubt, daß durch diese fehlerhafte Ablösung ein Teil der Mißerfolge bei der Plombierung verursacht werden. Deshalb sollte man unter allen Umständen das resezierte Rippenstück größer wählen, etwa vom Querfortsatz bis zum hinteren Rand des nach vorn gezogenen

Schulterblattes. Dadurch erhält man einen guten Einblick und kann bei guter Beleuchtung die Lösung der Verwachsungen auch in dem genannten toten Winkel und am Gefäßnervenbündel durchführen. Ist die Pleurakuppe auf diese Weise abgelöst, so gelingt die sachgemäße Einlagerung der Plombe, die nun eine waagerechte Lage über der Lungenspitze einnimmt, richtig und das Röntgenbild zeigt die zusammengefallene Kaverne unterhalb des Plombenschattens.

Die Entfernung der 1. Rippe allein ist, obwohl sie schon von LILIENTHAL (1927) als Schlüssel der Brustkuppel bezeichnet wurde, kaum je genügend. Eine radikale Entfernung

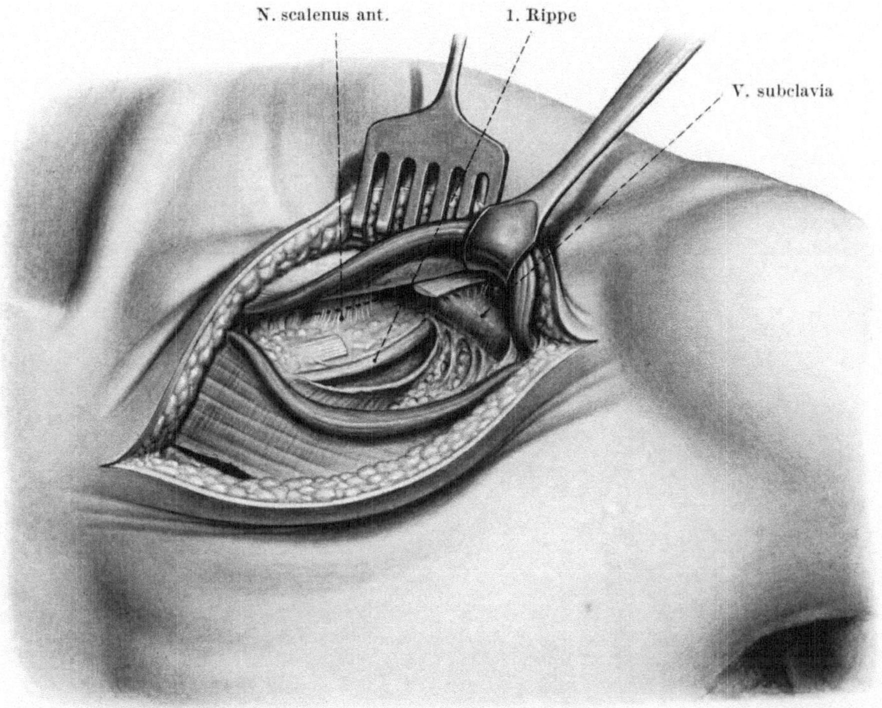

Abb. 421. Die Resektion der ersten beiden Rippen von vorne und von hinten als Voroperation zur oberen Teilplastik nach HELLER. 5. Der untere Rand der 1. Rippe wird freigelegt. Der sehnige Ansatz des M. scalenus ant. wird an der punktierten Linie durchtrennt. Die V. subclavia wird sichtbar.

von einem Einschnitt aus ist weder vone hinten noch von vorn vollständig möglich. Dagegen ist der Zugang von vorn zugleich oberhalb und unterhalb des Schlüsselbeines ausreichend. Bei der Resektion soll das Periost mitentfernt werden. Dieser Zugang, den LARDENNOIS verwendet, entspricht also wohl im wesentlichen dem von MAURER und DREYFUS-LE FOYER (s. S. 566).

SELLORS (1937) hat darauf aufmerksam gemacht, daß der Operationsschock bei Mitentfernung der Querfortsätze der obersten Rippen bei der Thorakoplastik wesentlich schwerer ist. Er glaubt, daß dieser Schock durch eine Reizung des sympathischen Grenzstranges bedingt und durch eine betäubende Einspritzung des oberen Teiles des N. sympathicus verhütet werden kann. Eine ähnliche Beobachtung hat EDWARDS (1937) gemacht.

IVEY (1937) hat mit der Skalenotomie und der Phrenikusexairese Besserungen erzielt. Die Verbindung des Verfahrens mit dem Pneumothorax hat sich als nicht zweckmäßig erwiesen.

Zur Entfernung der 1. Rippe hat OSTROWSKI (1937) eine besondere Schnittführung empfohlen. Die beiden Weichteilschnitte liegen oberhalb und unterhalb des Schlüsselbeines, dürften also auch den von MAURER, DREYFUS-LE FOYER empfohlenen ähnlich sein.

HOLMAN (1937) hat bei der Spitzenplastik die 1.—3. Rippe vollständig und die 4. in ihrem hinteren Abschnitte entfernt. Um das Anstoßen der Schulterblattspitze an den Rippen zu verhindern, hat er entsprechend der Rippenzahl den unteren Teil des Schulterblattes reseziert und damit dem Rest die Möglichkeit gegeben, eine Pelottenwirkung auszuüben. OVERHOLT (1939) empfiehlt ebenfalls die Resektion des unteren Schulterblattrandes bis zu 5 oder 8 cm, um das Einsinken bei Spitzenplastiken und kleinen Oberfeldplastiken zu ermöglichen.

CHIARIELLO (1937) bringt einen Beitrag zur antero-lateralen Thorakoplastik nach MONALDI.

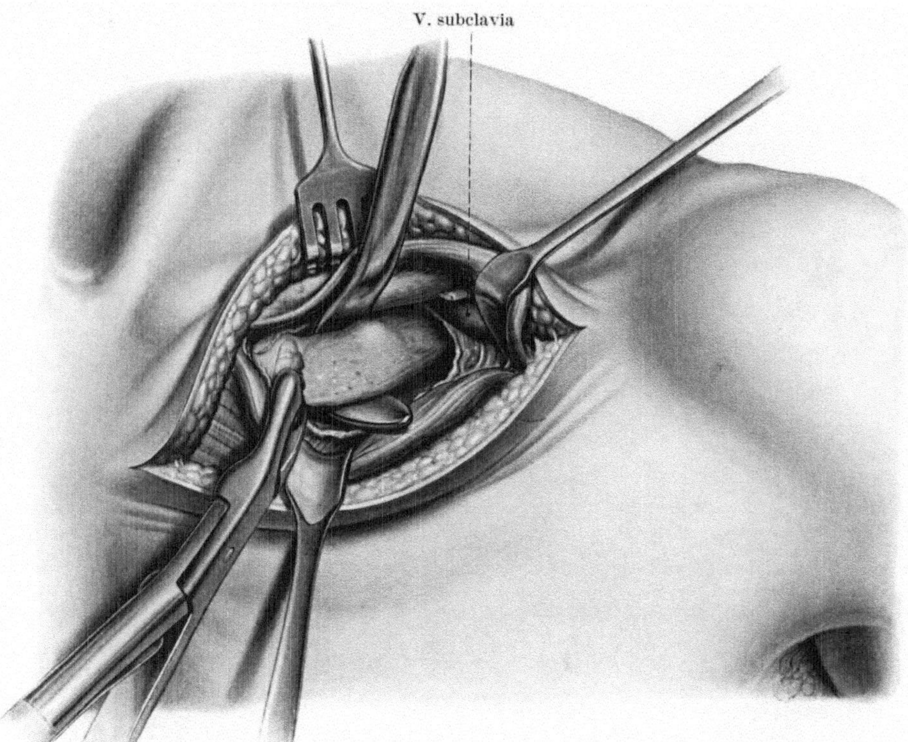

Abb. 422. Die Resektion der ersten beiden Rippen von vorne und von hinten als Voroperation zur oberen Teilplastik nach HELLER. 6. Die subperiostal ausgelöste Rippe wird in der Nähe des Brustbeinrandes mit einer schlanken LUERschen Zange durchtrennt.

OVERHOLT (1937) übt das SEMBsche Vorgehen, bei dem der Kollaps in einer wesentlich höheren Zahl genügend war, als bei anderen Verfahren ohne Apikolyse.

MAURER, DREYFUS-LE FOYER betonen die Vorteile einer paravertebralen extraperiostalen Brustwandplastik, da es dabei möglich ist, mehrzeitig zu operieren, ohne die frühzeitige Rippenregeneration befürchten zu müssen.

OMODEI-ZORINI (1937) hat seine früher (1932) angegebene ,,Einfache Apikolyse“ in ihrer Bedeutung wesentlich eingeschränkt und will sie nur bei der runden Frühkaverne der Lungenspitze und bei der kleinknotigen Tuberkulose der Lungenspitze angewendet wissen. Sonst führt er eine Teilplastik aus mit vollständiger Entfernung der 1. Rippe bis in die Knorpel. Von den folgenden Rippen, die so weit weggenommen werden, daß die unterste, nach dem Röntgenbild bestimmt, unterhalb des unteren Kavernenrandes gelegen ist, werden wenigstens 10 cm lange Stücke entfernt. Auch die Querfortsätze werden reseziert. Reicht die Entfernung von 5 Rippen aus, so wird die Operation einzeitig durchgeführt.

HOHENNER (1937) preist die Erfolge der anterolateralen Plastik nach MONALDI.

LILIENTHAL (1937) läßt neuerdings bei der oberen Teilplastik die 1. Rippe stehen. Die Höhle wird zunächst mit dünnen, schmalen Gummibändern ausgefüllt und die Weichteilwunde darüber geschlossen. Nach 3—5 Tagen ist die Höhle nach der Eröffnung deutlich größer geworden. Die weitere Behandlung wird durch Tamponade mit Gaze so lange durchgeführt, bis die Höhle durch Granulationen ausgefüllt ist. Vorteilhaft ist bei diesem Verfahren die

Zeit- und Kraftersparnis und das Ausbleiben von Störungen von seiten des Plexus und der großen Gefäße.

Ascoli (1937) berichtet über Beobachtungen an 113 anterolateralen Plastiken nach Monaldi. Er bespricht die beste Anzeigestellung und die Erfolge.

Balanesco, Adamesteano und Teodoreano (1937) empfehlen zur Hyperämieerzeugung in den Lungenspitzen die operative Entfernung des oberen Brustsympathicus. Kavernöse Erkrankungen haben sie ausgenommen. Über Erfolge konnten sie noch nicht berichten.

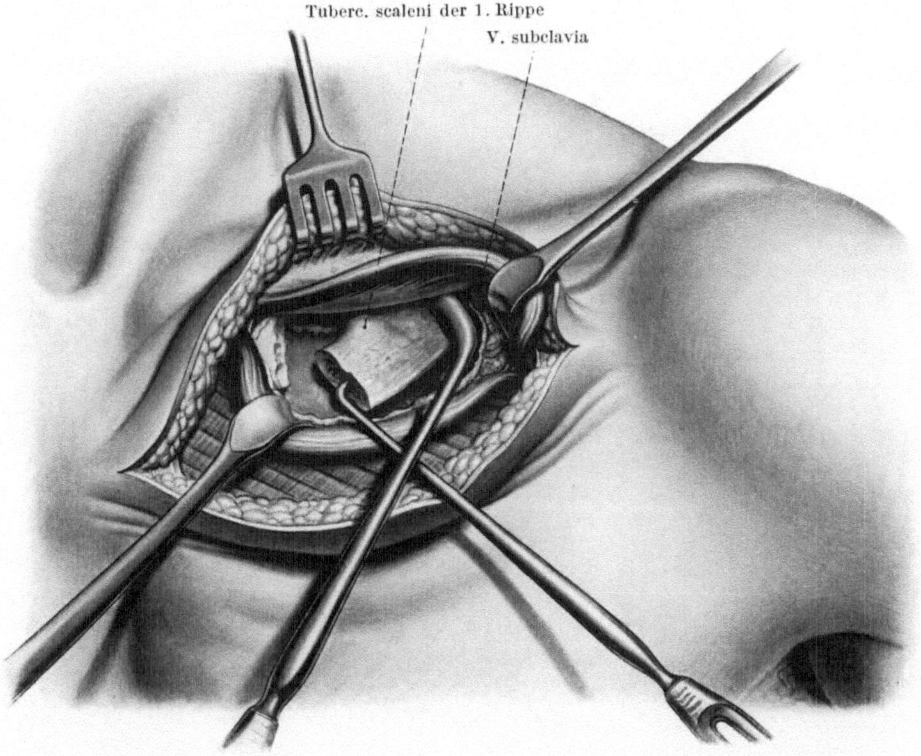

Abb. 423. Die Resektion der ersten beiden Rippen von vorne und von hinten als Voroperation zur oberen Teilplastik nach Heller. 7. In das zentrale Ende der 1. Rippe ist ein scharfer Haken eingesetzt. Die Rippe wird weiter mit dem gebogenen Raspatorium subperiostal ausgelöst.

Zur Behandlung der Lungentuberkulose mit Hyperämie hat Kerschner (1931) die transpleurale Unterbindung der Lungenlappenvenen empfohlen und auch in einer Reihe von Fällen durchgeführt. Wegen der Schwierigkeit des Eingriffes und der nach dem Verfahren von Kerschner beobachteten unangenehmen Nebenerscheinungen hat Valkanyi (1938) das Verfahren abgeändert. Er ist auf einem extrapleuralen transperikardialen Wege vorgegangen und hat 5 Kranke operiert. Irgendwelche Schlüsse für die praktische Anwendung dieser Verfahren können schon wegen der Kürze der nach dem Eingriff verstrichenen Zeit nicht gezogen werden.

Stegemann hat 1938 zur Behandlung der Riesenkavernen die Ausstanzung der Lungenhaftfläche aus der Brustwand empfohlen. Seine Erfahrungen mit der Spitzenplastik gehen dahin, daß sie mehr in die Breite als in die Tiefe gehen, und daß die Apikolyse durchgeführt werden muß. Er macht eine Pektoralisplastik, der er verschiedene gute Eigenschaften nachrühmt. Sie hält die Spitze zurück, sie trägt zur Resorption eines auftretenden Exsudates bei und liefert das Material zur Granulationsbildung.

Fahri Arel (Nissen) (1938) empfiehlt bei der extrafaszialen Apikolyse nach Semb das Periost und die Zwischenrippenmuskeln zu entfernen. Die Kavernen können sonst ohne Apikolyse in der Kuppel hängen bleiben oder zu tief absinken, wenn eine Apikolyse durchgeführt wird.

Poix, Dreyfus-Le Foyer und Etienne (1938) heben die Vorteile der Vereinigung des Pneumothorax mit der Teilplastik für geeignete Fälle hervor. Maurer und Dreyfus-

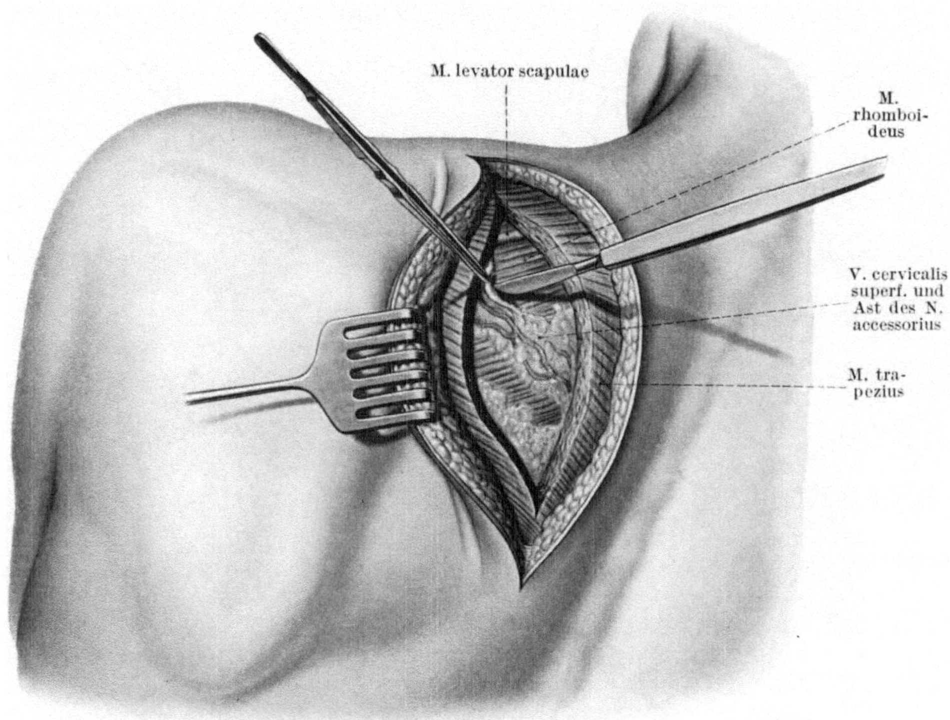

Abb. 424. Die Resektion der ersten beiden Rippen von vorne und von hinten als Voroperation zur oberen Teilplastik nach Heller. 8. Hautschnitt auf der Schulter, beginnend zwischen Wirbelsäule und Schulterblatt bis etwa zu dessen Mitte verlaufend. Der M. trapezius ist gespalten. Es erscheint der M. rhomboideus und im obersten Abschnitt der M. levator scapulae. Der in Fett eingebettete Ast des N. accessorius mit V. cervicalis superf. werden etwas freigelegt und kaudal verschoben.

Le Foyer (1938) haben den extrapleuralen Pneumothorax nach Graf in ihre Behandlungsverfahren aufgenommen. Sie gehen mit der Pleurolyse hinten bis zur 6. oder 7., vorne bis zur 3. Rippe herunter, in der Mittelfellgegend ähnlich wie Schmidt bis zur Lungenwurzel. Wangensteen, Carlson und Bobers (1938) empfehlen eine in wenigstens 3 Sitzungen durchgeführte obere Teilplastik. In der ersten Sitzung werden von vorne Teile der drei obersten Rippen subperiostal entfernt. In der zweiten paravertebralen erfolgt die vollständige Entfernung der drei ersten Rippen. In einer dritten Sitzung werden dann meist noch 3—4 Rippen paravertebral reseziert. Besonderer Wert wird auf eine 6—10 Wochen dauernde Druckbehandlung des Operationsfeldes durch einen Gummischwamm gelegt.

Sarno, Plaggio-Blanco, Esteves und Sciuto (1938) berichten über die Ausführung des extrapleuralen Pneumothorax, den sie ähnlich wie Graf und mit denselben Anzeigestellungen anwenden.

Die zur Verhütung der Wiederausdehnung der Lungenspitze nach der Apikolyse empfohlene Gewebshärtung, wie sie Lauwers durch das Einbringen von einem Gemisch von 6 Teilen Chloroform, 10 Teilen Alkohol und 4 Teilen Eisessig angegeben hat, hat Stegemann

(1938) nur Mißerfolge gebracht. Mit der Anwendung des extrapleuralen Pneumothorax ist Vorsicht geboten.

GAETA (1938) berichtet über seine Erfahrungen mit der anterolateralen Thorakoplastik nach MONALDI. Von 23 Kranken war über die Hälfte geheilt worden. GALE und OATWAY (1938) resezieren bei der Spitzenplastik die ersten vier Rippen. Die erste wird ganz entfernt, von den darunterliegenden allmählich kürzer werdende Stücke. Sie schlagen die paravertebral durchtrennten Zwischenrippenmuskeln mit dem Periost über die abgelöste Kuppel und nähen sie am oberen Rande der ersten stehengebliebenen Rippe fest. Auch die Serratusbündel werden über die Kuppel eingeschlagen und am Rippenrand befestigt. Da bei Dränage Wundinfektionen häufig sind, unterlassen Verf. sie

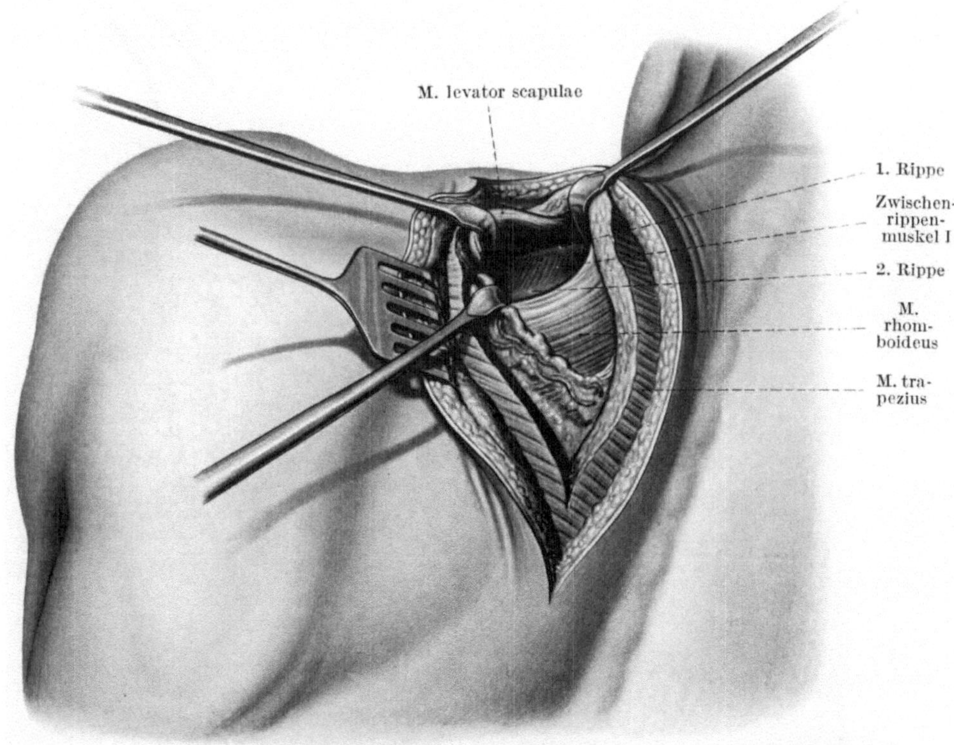

Abb. 425. Die Resektion der ersten beiden Rippen von vorne und von hinten als Voroperation zur oberen Teilplastik nach HELLER. 9. Die Mm. levator scapulae und rhomboideus sind in ihrer Berührungslinie durchtrennt und dadurch sowohl die 1. als auch die 2. Rippe und die Zwischenrippenmuskulatur freigelegt.

neuerdings. Eine zweite Sitzung wird von vorn durchgeführt. Wird eine weitere paravertebrale Rippenresektion nötig, so soll eine längere Pause eingeschoben werden, bis die vorhergehenden Maßnahmen sich voll ausgewirkt haben.

Durch den Weltkrieg 1914/18 ist nach der Ansicht GRAFs der Abwehrkampf gegen die Lungentuberkulose erheblich beeinträchtigt worden. Die neuen Kriegsverhältnisse und die dadurch den Tuberkulösen drohenden Gefahren sind zwar infolge der von Deutschland gleich zu Kriegsbeginn getroffenen Maßnahmen, insbesondere eine ausreichende Ernährung, bedeutend geringer als in den früheren Kriegen, aber der Kampf von seiten der Ärzteschaft, besonders aber auch der Heilstätten und Krankenhäuser darf auch trotz mancher Schwierigkeiten nicht erlahmen. Dazu gehört auch, daß die Heilstättenärzte, insbesondere die Chirurgen, die Behandlungsverfahren wählen, die imstande sind, möglichst wirksam und in kurzer Zeit den Kranken zu helfen, während andere Behandlungsversuche, die lange Zeit in Anspruch nehmen und unter Umständen auch noch eine langdauernde fachärztliche Nachbehandlung verlangen, zurücktreten müssen. Aus diesem Grunde hat GRAF die Behandlung mit dem extrapleuralen Pneumothorax (s. S. 625ff.) etwas zurückgestellt, da die Nachbehandlung hier nicht nur besondere Sorgfalt verlangt, sondern auch den verschiedensten Störungen ausgesetzt ist, die nur mit einer großen Zahl geschulter Kräfte vermieden werden können. Er hat an Stelle des extrapleuralen Pneumothorax seit Kriegsbeginn ein anderes Verfahren bevorzugt verwendet und weiter ausgebaut, das er als kombinierte Pleurolyse-Spitzenplastik bezeichnet.

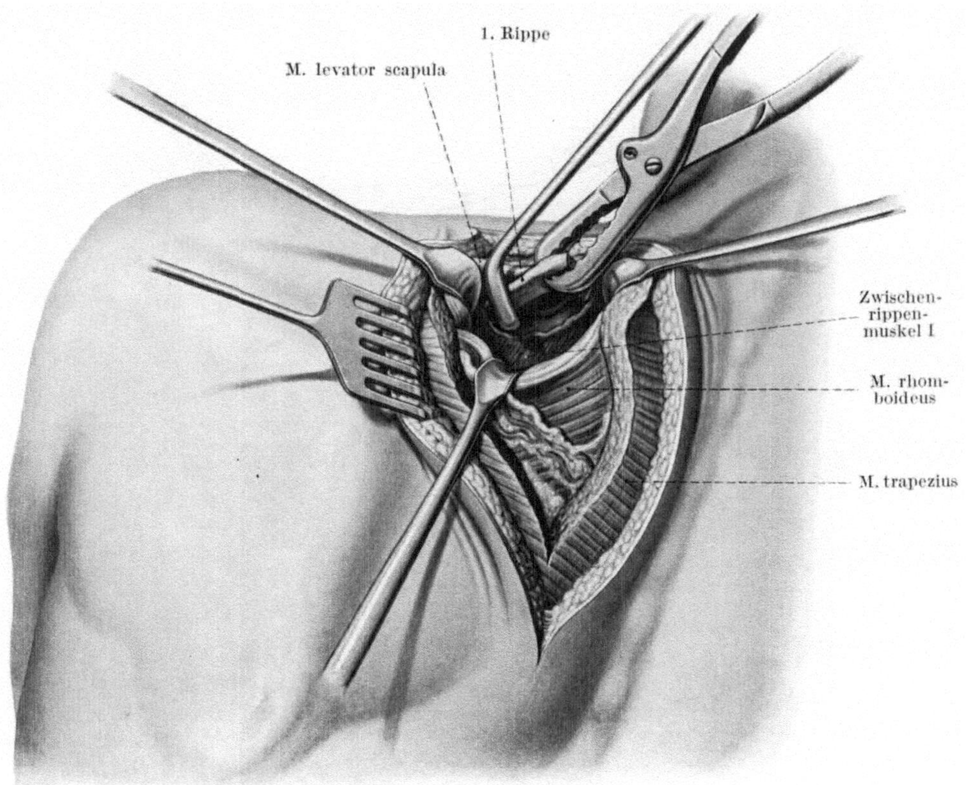

Abb. 426. Die Resektion der ersten beiden Rippen von vorne und von hinten als Voroperation zur oberen Teilplastik nach HELLER. 10. Die 1. Rippe ist nach Spaltung des Periostes gefaßt, wird mit dem Raspatorium subperiostal ausgelöst und vorsichtig aus dem Periostschlauch herausgezogen.

Er baut dieses Verfahren auf seinen früheren Arbeiten, insbesondere auf seiner Plastik und Pleurolysetechnik auf. GRAF will die Bezeichnung Spitzenplastik klinisch nur für die Eingriffe angewendet wissen, die sich oberhalb der unteren Schulterblattauflage abspielen. Sie müßten richtiger als Spitzenoberfeldplastik bezeichnet werden, im Gegensatz zur oberen Teilplastik (SAUERBRUCH). Bei der Spitzenoberfeldplastik sollen im allgemeinen mindestens 4 Rippen paravertebral reseziert werden. Sie kann aber auch bis zur 6., aus bestimmten Gründen auch einmal bis zur 7. ausgedehnt werden. Dann dürfen aber aus den Rippen keine längeren Stücke entfernt werden, da sonst das Schulterblatt seine gute Auflage verlieren würde. Muß also aus Dränagegründen aus der 7. Rippe ein Stück entfernt werden, so darf die seitliche Resektionslinie die Schulterblattlinie nicht überschreiten. Dasselbe gilt für die 6. und 5. Rippe. Im Gegensatz dazu reicht die obere Teilplastik unter Entfernung größerer Stücke mindestens bis zur 7., meist bis zur 8. Rippe, da hier ja der Wunsch besteht, das Schulterblatt pelottenartig in den Brustkorb einsinken zu lassen. Die Pleurolyse stellt in ihrer praktischen Bedeutung als Behandlungsmethode einen extrapleuralen Pneumothorax dar.

Soll durch einen operativen Eingriff ein kavernesiertes Lungengebiet zur vollständigen Ausheilung kommen, so muß er unter allen Umständen einen Totalkollaps dieses Gebietes herbeiführen. Alle älteren und neueren Plastikverfahren, die letzten Endes auf die Gedanken BRAUERs, die er bei der Empfehlung des intrapleuralen Pneumothorax aufgestellt hatte, zurückgehen, erstreben dieses Ziel, und auch GRAF hatte es im Auge, als er den extrapleuralen Pneumothorax zunächst zur Vervollständigung seiner Spitzenplastik hinzufügte. Aus dieser Art Hilfsstellung zur Spitzenplastik trat der extrapleurale Pneumothorax

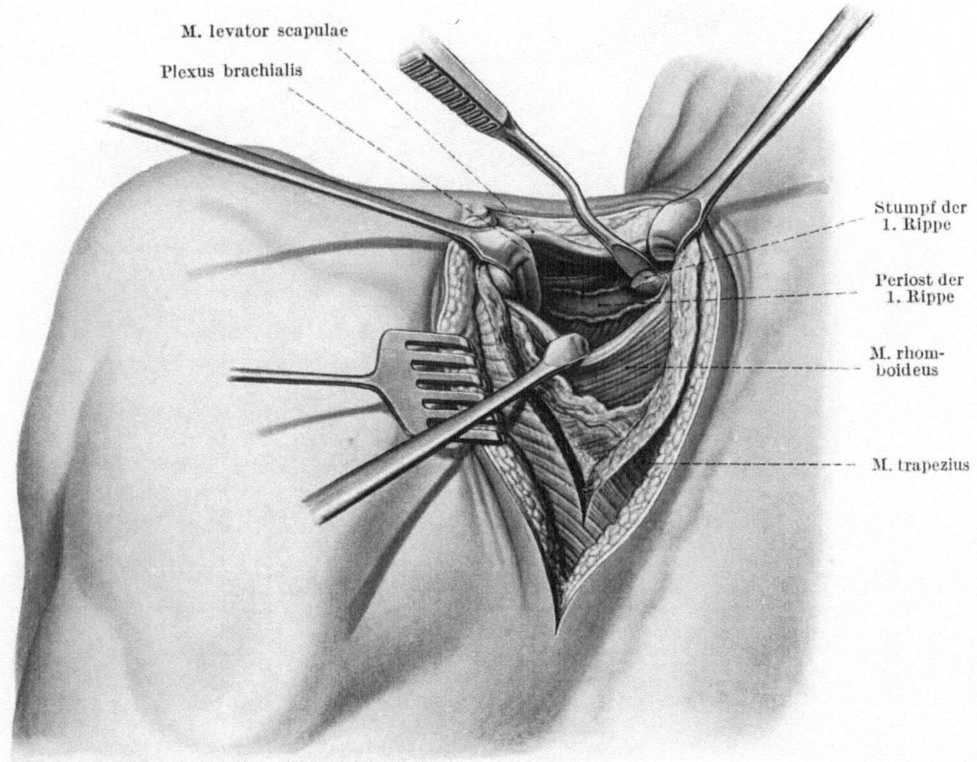

Abb. 427. Die Resektion der ersten beiden Rippen von vorne und von hinten als Voroperation zur oberen Teilplastik nach HELLER. 11. Man sieht den leeren Periostschlauch nach Entfernung der 1. Rippe, kranial davon den Plexus brachialis. Der zentrale Stumpf der 1. Rippe wird ausgelöst und abgetragen.

im Laufe der Jahre bei GRAF immer mehr in den Vordergrund. Und so entstand ein Verfahren, das mit Hilfe des extrapleuralen Pneumothorax und des meist folgenden Oleothorax, die Spitzenerkrankung zur Ausheilung bringen soll und zwar unter Kavernenvernichtung. Der noch bestehende extrapleurale Raum sollte dann durch eine Spitzenplastik (sekundäre) zum Verschluß gebracht werden. So erhoffte GRAF dreierlei zu erreichen: 1. den totalen Kollaps des Kavernengebietes, 2. die Vermeidung eines Fortschreitens des tuberkulösen Herdes in die Nachbarschaft oder in die basalen Lungenabschnitte, 3. die von ihm auch sonst geforderte volle Elastizität des Lungenkollapses, d. h. im Sinne einer weiteren Schrumpfungsmöglichkeit über eine dem Lungenbefund angepaßte Zeitdauer (positiv elastischer therapeutischer Kollaps) und im Sinne einer Wiederauflassung des Kollapses nach der Kavernenvernichtung (negativ elastischer therapeutischer Kollaps).

Etwa in derselben Zeit, in der GRAF seine ersten Spitzenplastiken zur Ausführung brachte, wurde von LAUWERS (1929) die Spitzenlösung empfohlen. GRAF hat sie, wie er immer wieder betont, zur Verbesserung seiner Spitzenplastik ausgenützt (s. S. 510). Aber auch andere, wie HOLST und SEMB, haben diese Grundsätze aufgenommen. Da bei deren Eingriffen aber sehr viel gesundes Lungengewebe geopfert wird, hat GRAF andere Wege beschritten und die schon früher erwähnte (s. S. 511) „vordere obere Rippenstückelung“ und die „vordere obere Brustwandmobilisierung mit Lungenspitzenstützplombe“ angegeben (s. S. 547). Als er

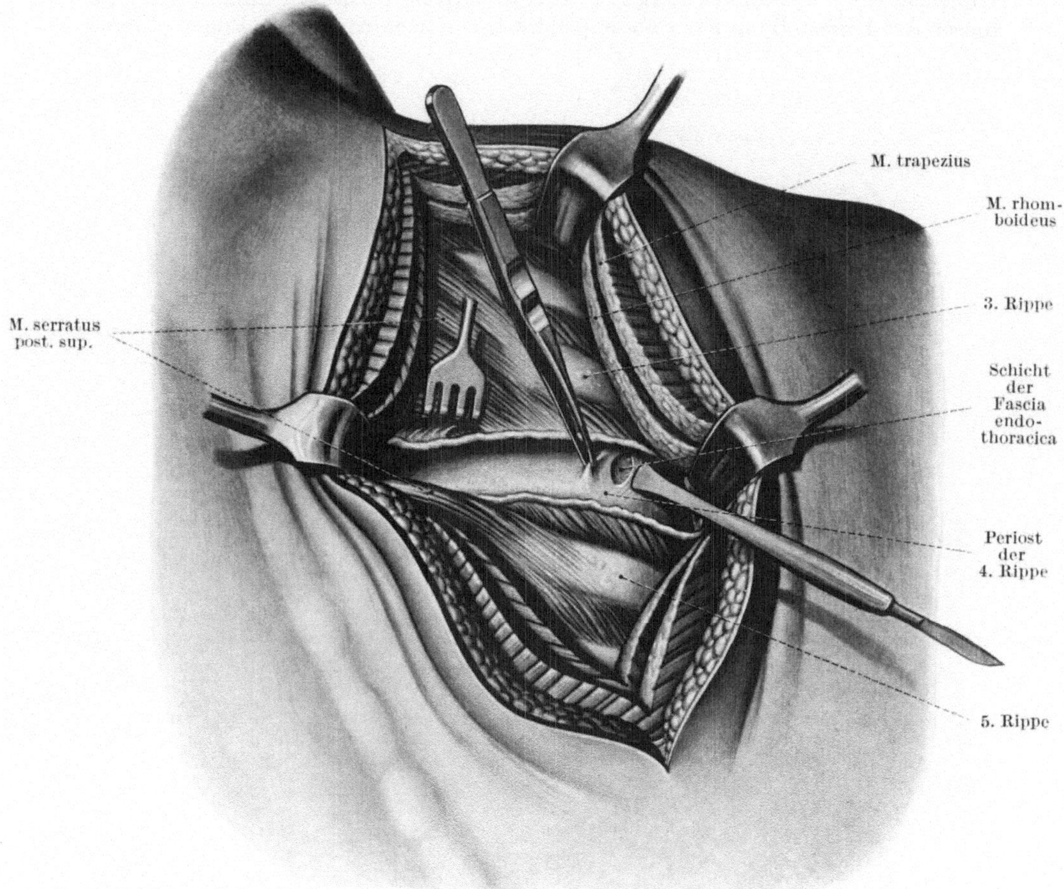

Abb. 428. Die kombinierte Pleurolyse-Spitzenplastik nach GRAF. 1. Drei Querfinger von der Wirbelsäule entfernt ist der Weichteilschnitt durch Haut und Muskulatur paravertebral angelegt. Aus der 4. Rippe ist ein Stück subperiostal entfernt. Der Ansatz der entsprechenden Zacke des M. serratus post. sup. ist abgeschoben und wird mit einem Haken zurückgehalten. In das hintere Periost ist ein kleiner Einschnitt gemacht, durch den man die Fascia endothoracica erkennen kann.

auch damit den Totalkollaps des kavernesierten Lungenspitzenbereiches nicht zustande brachte, begann er den Versuch mit dem extrapleuralen Pneumothorax.

Seine Erfahrungen mit dem extrapleuralen Pneumothorax gipfelten in dem folgenden Satz: Es gelingt, bei exaktem Aufsuchen der richtigen Schicht völlige Mobilisierung des kavernesierten Spitzenoberfeldgebietes bis auf eine genau zu dosierende zuverlässige Haftstelle am Mediastinum oberhalb des Hilus und Schaffung einer dem Befund genau angepaßten „Kollapsreserve“, den gleichen therapeutischen Effekt zu erzielen, wie wir ihn vom ideal sitzenden intrapleuralen Selektivpneumothorax her kennen.

Nachdem dieses Ziel als erreichbar gelten konnte, mußte noch ein Weg gefunden werden, diesen Grundsatz mit dem der Spitzenplastik zu einem harmonischen Ganzen zu verschmelzen. Die ersten Versuche in dieser Richtung hatten sich von selbst bei den Kranken ergeben, bei denen der angelegte extrapleurale Pneumothorax nicht ausreichte, also durch eine Plastik ergänzt werden mußte. Beide Verfahren mußten miteinander in Einklang gebracht werden. So

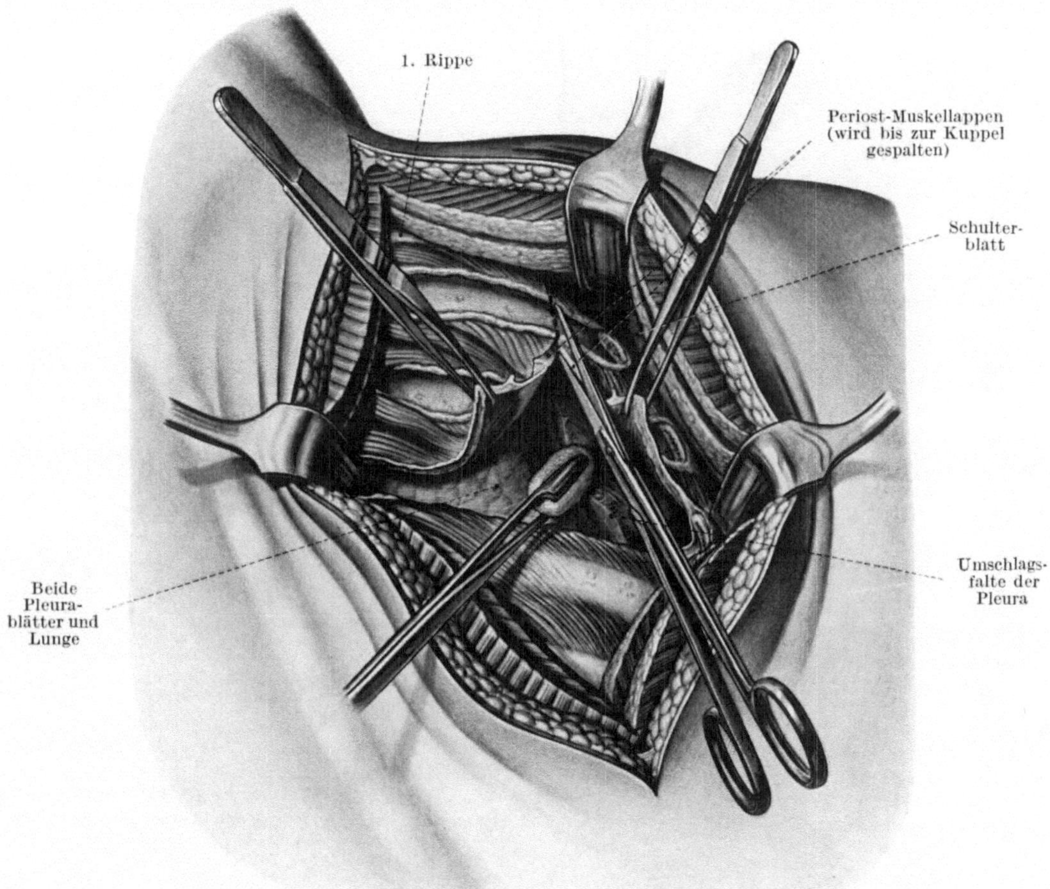

Abb. 429. Die kombinierte Pleurolyse-Spitzenplastik nach GRAF. 2. Das hintere Periost der 4. Rippe ist nach beiden Seiten gespalten und in der Schicht der Fascia endothoracica die extrapleurale Ablösung der Lunge erfolgt. Die 3., 2. und 1. Rippe (aus der letzteren ist nur ein kleines Stück entfernt) sind ebenfalls subperiostal reseziert. Die Zwischenrippenweichteile und das Periost werden etwa in der Richtung des Weichteilschnittes mit der Schere durchtrennt. Die Gefäße und Nerven sind versorgt. Die Pleurolyse im Spitzengebiet wird zu Ende geführt.

entstand die Pleurolyse-Spitzenplastik als Enderfolg einer langen Reihe von Entwicklungsstufen, die beide Verfahren sinnvoll miteinander zu vereinigen hatte, bei dem gleichzeitig die stärkste Kollapswirkung auf den kavernesierten Lungenabschnitt bei möglichster Schonung des Lungengewebes, aber auch des Kreislaufes und der Statik des Brustkorbes erreicht werden mußte. Bei seinem neuen Verfahren behielt GRAF die Zweiteilung in einen vorderen und hinteren Eingriff bei. Ebenso die Bildung von Kalluslücken (s. S. 546ff.), die aber größer gestaltet werden. Zur Ausfüllung der Höhle werden alle verfügbaren Brustwandweichteile verwendet. Dabei werden die Periostreste der Rippen so angeordnet, daß sie keine starre Höhle über der kollabierten Lunge bilden können, im Gegensatz zu dem KREMERschen Verfahren (s. S. 618ff.). Zuerst wird die paravertebrale Sitzung ausgeführt, und zwar die Rippen 4—2 entfernt, aber nicht in zu großer Ausdehnung, da sonst starke Lungenreaktionen und rechts auch Kreislaufstörungen eintreten können. Nur die erste Rippe wird bis in den Knorpel hinein

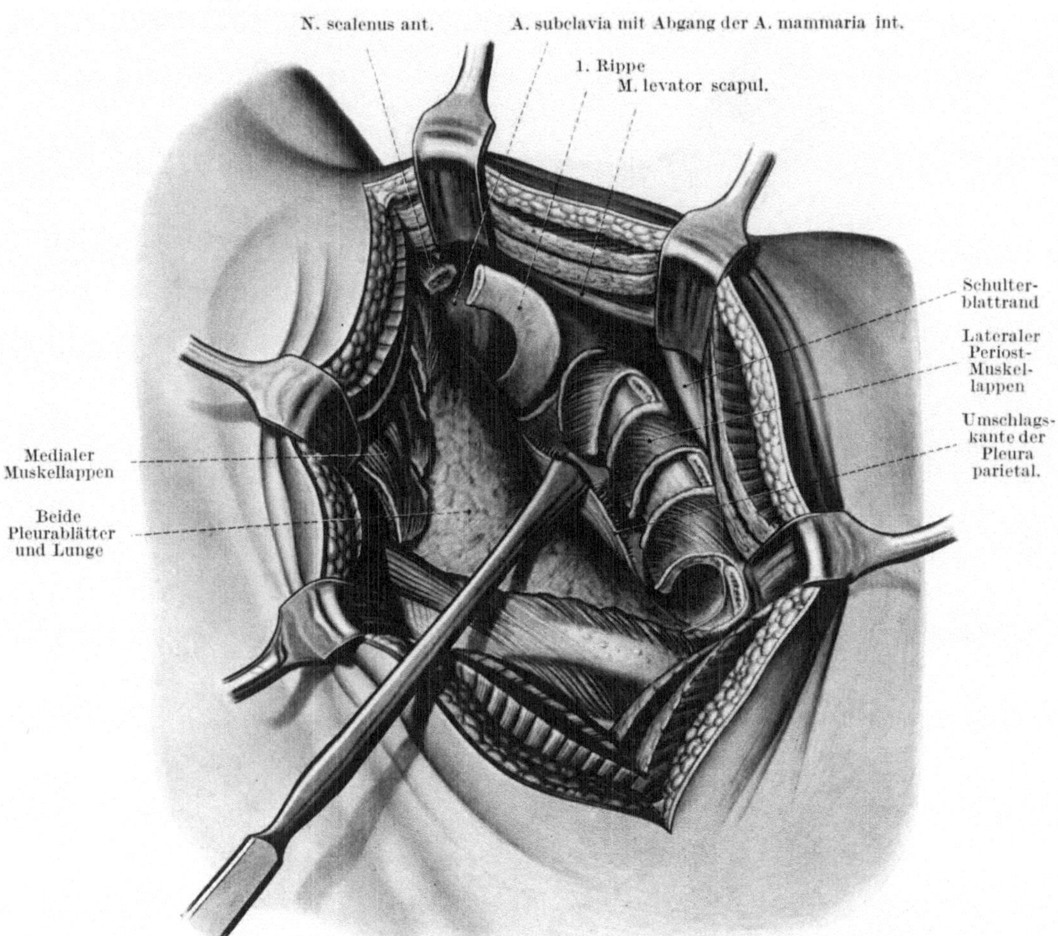

Abb. 430. **Die kombinierte Pleurolyse-Spitzenplastik** nach GRAF. 3. Die Pleurolyse ist bis an die Spitze weit nach vorn durchgeführt. Die 1. Rippe ist von ihren Weichteilen befreit und kann nun subperiostal vorn in ihrem Knorpelabschnitt durchtrennt werden. Der mediale Teil des Zwischenrippenmuskelperiostlappens kann in der kleinen Mulde oberhalb der gelösten Lungenpleurakuppel eingelegt werden. Der laterale Teil des Lappens rollt sich von selbst nach seitwärts und vorn ein.

weggenommen. Die paravertebralen Rippenenden werden exartikuliert, um den Brustwandmuskeln einen möglichst guten Zugang in den Brustkorb zu gestatten. Bei der vorderen Sitzung werden die Rippen 2, 3 und manchmal auch 4 bis an den Brustbeinansatz beweglich gemacht, während ein Teil der Rippenknorpel 2 und 3 (auch 4) mit längeren oder kürzeren Stücken der angrenzenden knöchernen Rippenteile als Schutzschild für den Mittelfellraum bleiben. Bei der vorderen Sitzung wird dann auch ein Teil des M. pectoralis maj. in die Tiefe eingeschlagen. Durch dieses Vorgehen wird der obere erkrankte Lungenteil sehr weitgehend ausgeschaltet, während der untere Teil unter regelrechten physiologischen Verhältnissen erhalten bleibt, so daß die Gefahr der Entstehung eines Emphysemes und von Bronchiektasien vermindert wird, die sonst durch die Schwarten- und Kallusbildung droht. GRAF bezeichnet es als unerläßliche Voraussetzung einer guten therapeutischen Wirkung, daß der allseitig beweglich

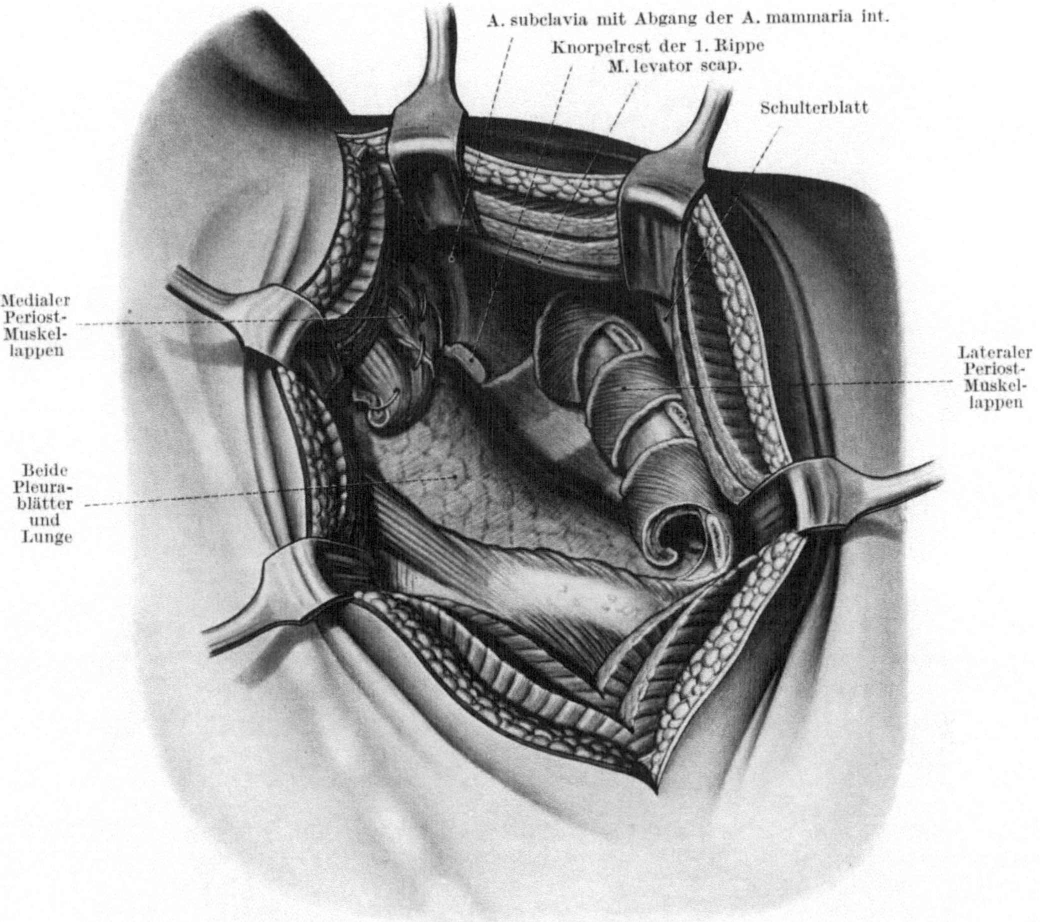

Abb. 431. Die kombinierte Pleurolyse-Spitzenplastik nach GRAF. 4. Der mediale Zwischenrippenmuskelperiostlappen ist durch einige Nähte in der zusammengerollten Stellung erhalten und liegt über der kollabierten Lungenspitze.

gemachte kavernesierte Lungenspitzenteil am Mittelfell oberhalb des Hilus befestigt bleibt (im Gegensatz zu W. SCHMIDT).

Die besondere Technik der kombinierten Pleurolyse-Spitzenplastik nach GRAF ist folgende. In der paravertebralen Sitzung, die in Leitungs- und Infiltrationsanästhesie durchgeführt wird, wird in Rückenlage des Kranken aus der 4., manchmal auch der 5. Rippe ein Stück reseziert. Dann wird die Schicht der Fascia endothoracica freigelegt und in dieser Schicht (Abb. 429) die extrapleurale Lösung so weitgehend wie möglich vorgenommen. Stößt die Lösung an einzelnen Stellen auf Schwierigkeiten, so wird sie zunächst abgebrochen. Der extrapleurale Raum wird mit in heiße Kochsalzlösung getauchten Rollgazen ausgestopft. Dann erfolgt die weitere Rippenresektion bis zur 1. Rippe, aus der zunächst nur ein kleines mediales Stück entfernt wird, während aus den übrigen die Stücke der Ausdehnung des jeweiligen Lungen- und Pleurabefundes angepaßt werden. Die Zwischenrippenweichteile und das Rippenperiost werden nun etwa drei Querfinger seitlich von der Querfortsatzreihe nach oben durchtrennt (Abb. 429).

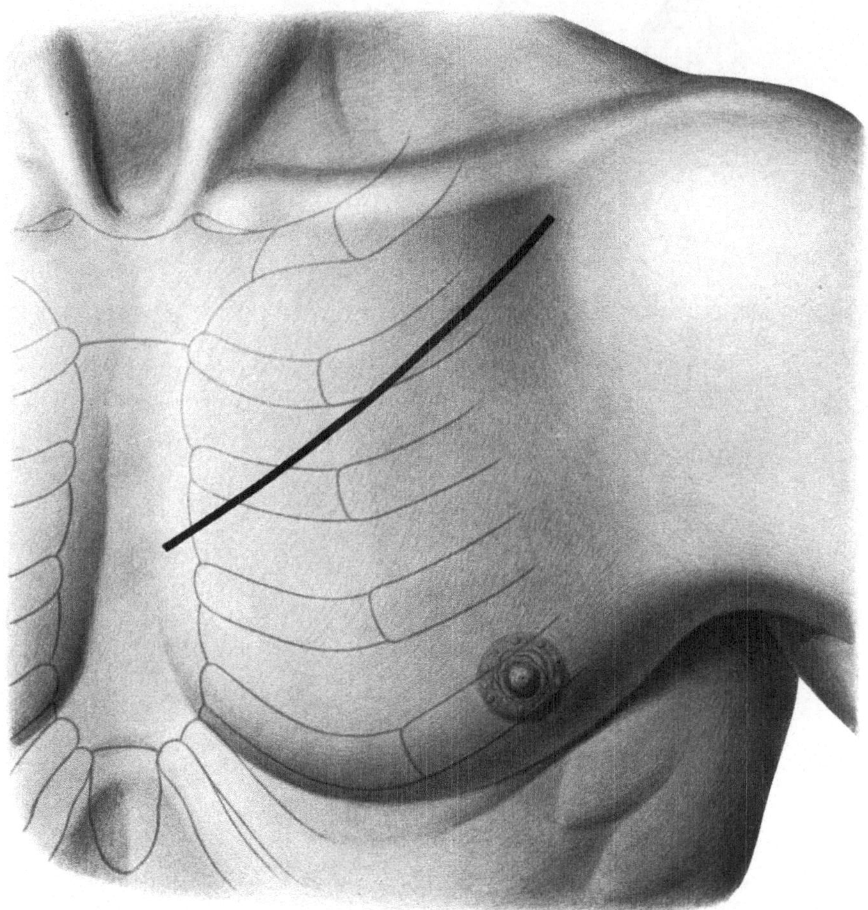

Abb. 432. Die kombinierte Pleurolyse-Spitzenplastik nach GRAF. 5. Halbschematische Darstellung der linken Brustseite mit durchgezeichnetem Brustbein, Rippenknorpeln und Rippen. Die bogenförmige Linie deutet die Weichteilschnittrichtung an.

Die Gefäße werden abgeklemmt und koaguliert. Die zentralen Nervenstümpfe können besonders versorgt werden. Danach gelingt die Pleurolyse meist im ganzen Spitzengebiet, wenn sie vorher auf Schwierigkeiten gestoßen war, bis in den vorderen costomediastinalen Winkel. Je nach Ausdehnung des Lungenherdes sollen die Innenflächen der 1. und 2. oder auch der 3. Rippe frei sichtbar sein. Die Pleurolyse im hinteren mediastinalen Rippenwinkel gelingt leichter, wenn man den vorher gebildeten Zwischenrippenweichteillappen hoch zieht, da man jetzt unter guter Sicht die Pleurakuppel „in der richtigen Schicht“ lösen kann. Ist das geschehen, so wird nun von der Rippenbresche der 1. Rippe aus die subperiostale Resektion der 1. Rippe bis in den Knorpel hinein vorgenommen

(Abb. 430). Der erwähnte Zwischenrippenweichteillappen kann nun in die neben den Wirbelkörpern entstandene kleine Mulde oberhalb der gelösten Lungenpleurakuppel eingelegt und, wenn es geht, durch einige Nähte befestigt werden (Abb. 431). Der laterale Zwischenrippenweichteillappen rollt sich von selbst nach seitwärts vorn ein. Er kann, wenn nötig, noch weiter beweglich gemacht werden, um als

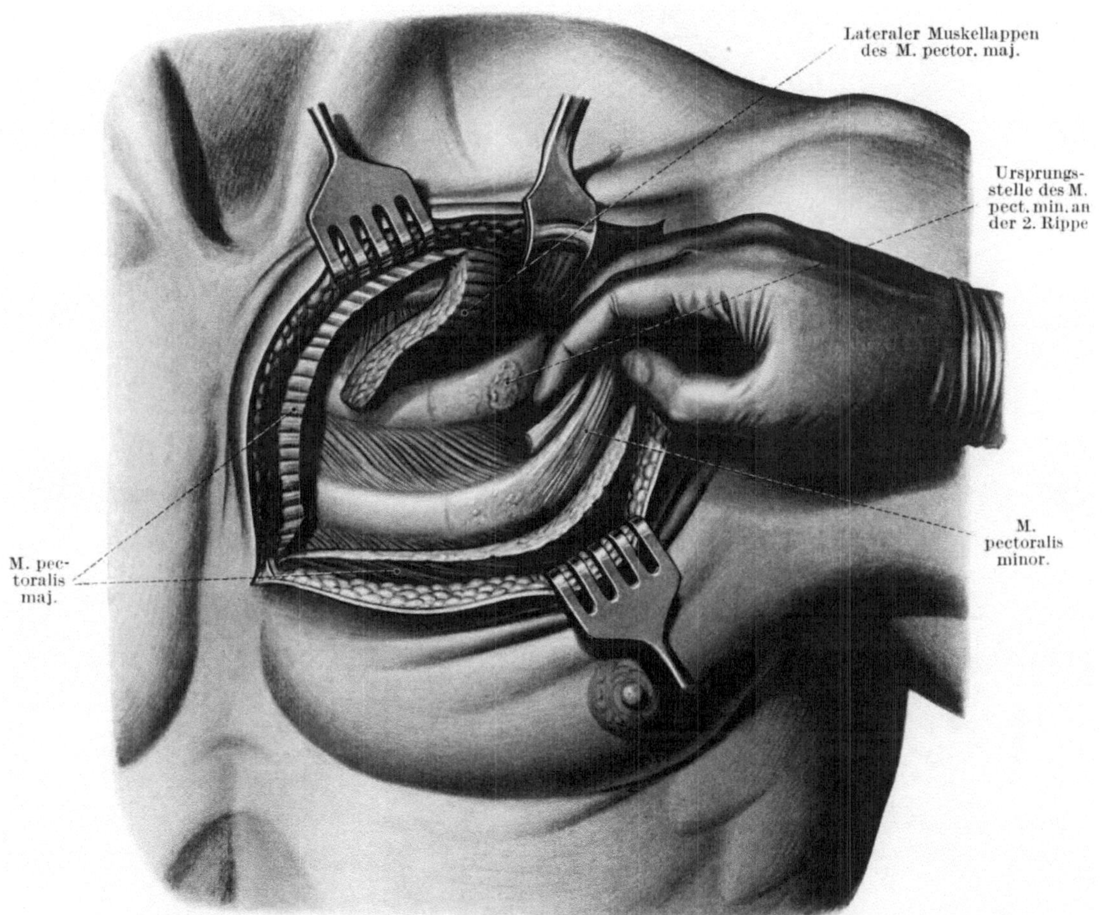

Abb. 433. Die kombinierte Pleurolyse-Spitzenplastik nach GRAF. 6. In der Hautschnittrichtung ist auch der M. pectoralis maj. zum Teil scharf, zum Teil stumpf durchtrennt. Vom vorderen oberen Rande dieses Muskelschnittes wird ein zweiter Schnitt, zunächst etwa parallel dem Brustbein dann bogenförmig nach außen oben bis in die Nähe des Schlüsselbeines geführt. So entsteht ein lateral gestielter Muskellappen. Die 2. und 3. Rippe sind zunächst freigelegt und der Ursprung des M. pectoralis min. von ihrem Stumpf abgelöst.

Polster zwischen der Lungenpleurakuppel und den vorderen oberen Rippenstümpfen zu dienen. Noch blutende Gefäße werden koaguliert. In den unteren medialen Wundwinkel wird ein Gummirohr eingelegt. Die durchtrennten Mm. rhomboidei können bei der folgenden Brustwandnaht teilweise ungenäht bleiben. Man läßt die Wundränder ebenfalls in die Pleurolysenhöhle hineinsinken. Der M. trapezius wird mit Katgut, die Faszie mit Katgut gedoppelt, die Haut mit Seide genäht. Der Verband ist elastisch komprimierend, der Kranke wird auf die operierte Seite über ein genau angepaßtes, auch die Achselhöhle ausfüllendes Rollkissen gelagert. Tropfeinlauf, Herz- und Gefäßmittel usw. werden nach

Bedarf verabreicht. Meist wird der Kranke erst am nächsten Morgen aufgerichtet und verbunden. Das Dränrohr wird gekürzt oder auch schon entfernt, sonst erfolgt die Entfernung am nächsten Tage. Der komprimierende Verband soll,

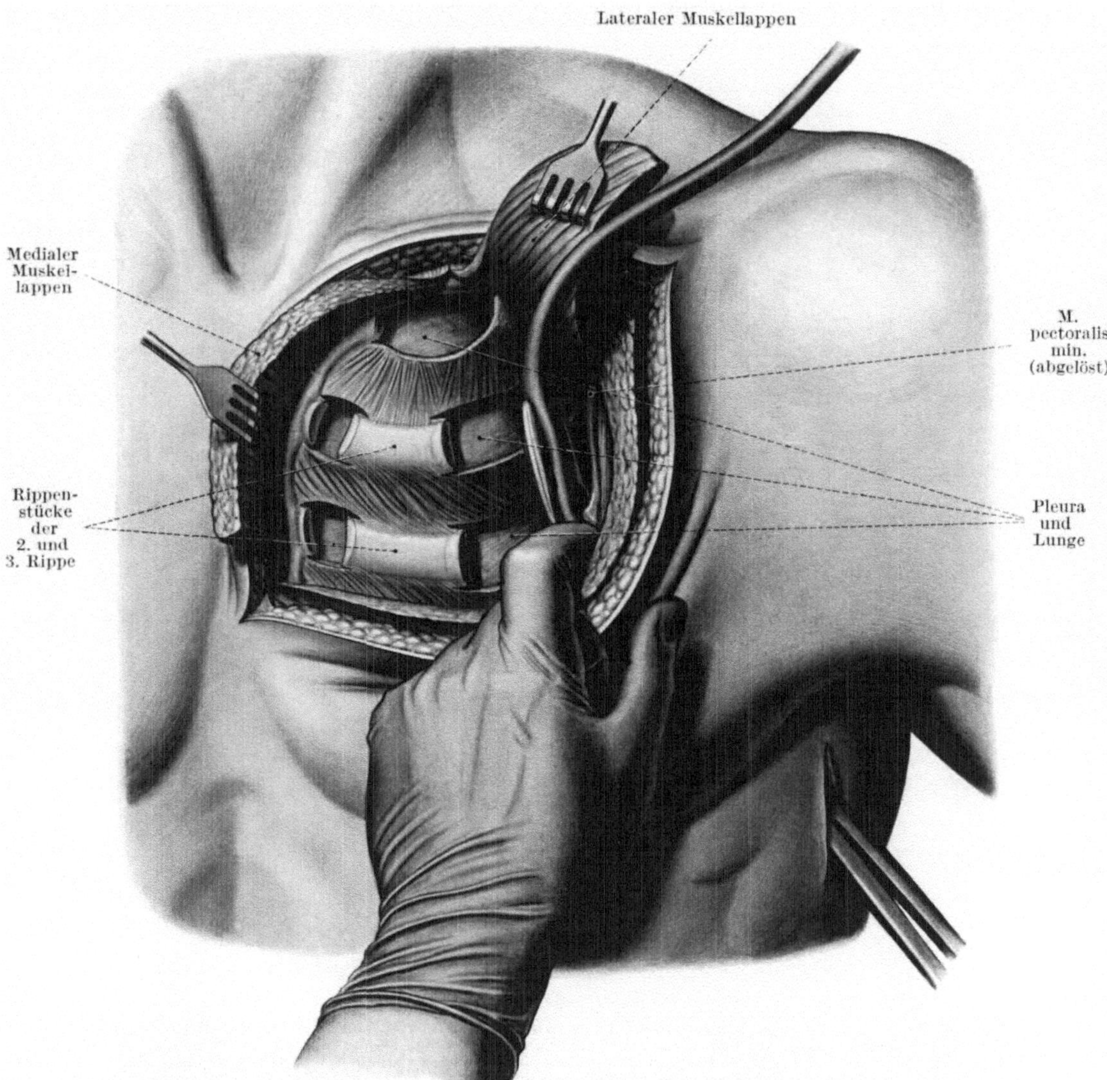

Abb. 434. Die kombinierte Pleurolyse-Spitzenplastik nach GRAF. 7. Neben dem Brustbeinansatz sind aus dem Rippenknorpel der 2. und 3. Rippe (manchmal auch der 4.) je ein 2 cm langes Stück entfernt. Die Zwischenrippenweichteile sind am unteren Rande der 1. Rippe durchtrennt. Von hier aus kann der von hinten bereits eröffnete extrapleurale Raum mit dem langsam vordringenden Finger erreicht werden. Aus der 2., 3., manchmal auch aus der 4. Rippe ist nun noch ein Stück mitsamt des Periostes entfernt. Zum Schluß ist auch der Rest des 1. Rippenknorpels entfernt worden. Ein Gummirohr wird von der tiefsten Stelle des Wundgebietes hinter dem M. pectoralis maj. hindurch nach außen geführt.

wenn er stark durchtränkt ist, erneuert werden. Von diesem ersten Verbandwechsel ab wird der Kranke mit leicht erhöhtem Oberkörper gelagert. Das Abhusten muß unter Unterstützung des Pflegepersonals und durch Expektorantien gefördert werden. Transpulmin wird meist 4—6 Tage lang gegeben.

Nach 10—14 Tagen kann bei der meist geringen postoperativen Rückwirkung der **zweite Teil des Eingriffes** vorgenommen werden. Er wird meist in Evipan-Basisnarkose durch etwas Äther ergänzt in steiler **Beckenhochlagerung** ausgeführt. Der Weichteilschnitt beginnt etwa 2 cm medial vom Unterrand des Knorpelansatzes der 3. oder 4. Rippe am Brustbein. Er zieht schräg nach oben

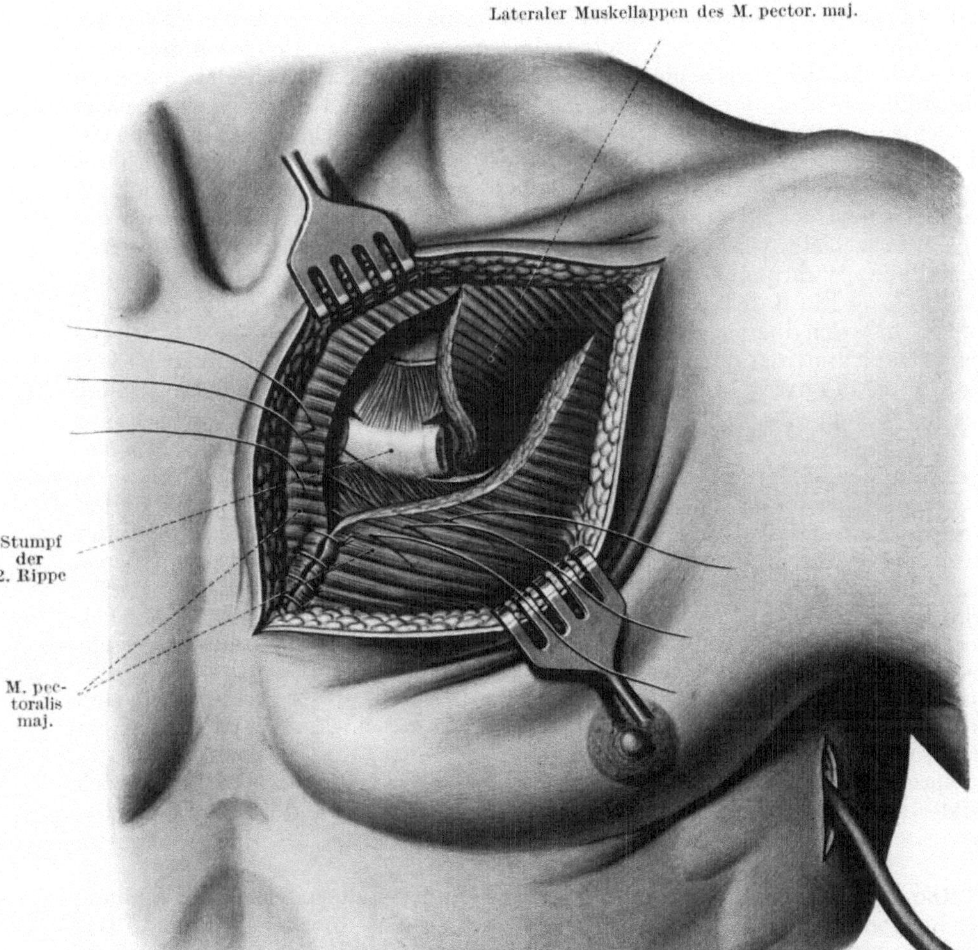

Abb. 435. Die kombinierte Pleurolyse-Spitzenplastik nach GRAF. 8. Der lateral gestielte Lappen aus dem M. pectoralis maj. wird in der Gegend der Wundbetten der resezierten 2. und 3. Rippe eingelegt, unter Umständen durch einige Nähte befestigt. Auch die Zacken des M. pectoralis min. kommen in diese Gegend zu liegen. Der untere Rand des M. pectoralis maj. wird mit dem oberen Schnittrand durch einige Nähte verbunden soweit es die Nahtspannung erlaubt.

außen bis unterhalb der Schulterhöhe und kreuzt so teilweise den Faserverlauf des M. pectoralis maj., der in der Schnittrichtung durchtrennt wird (Abb. 432).

Vom oberen vorderen Muskelschnittrand wird ein zweiter Schnitt durch den Muskel geführt, der zunächst parallel zum Brustbein und dann bogenförmig nach lateral bis in die Nähe des Schlüsselbeines verläuft. So entsteht ein lateral gestielter Muskellappen (Abb. 433). Die 2.—4. Rippe werden freigelegt und der M. pectoralis min. von ihrer Vorderfläche stumpf abgelöst und dadurch beweglich gemacht. Neben dem Brustbeinansatz werden aus der 2. und 3. Rippe, manchmal auch aus der 4. Rippe, je ein 2 cm langes Stück entfernt. Die entstandenen Wundhöhlen werden vorläufig mit Verbandstoff gefüllt. Dann werden die Zwischenrippenweichteile, wie das früher beschrieben, am unteren Rand des Restes des ersten Rippenknorpels abgelöst (s. S. 550). Dadurch wird ein extrapleuraler Raum, wenn er nach der ersten Sitzung noch erhalten geblieben ist, eröffnet. Nach Entleerung von etwas dünnem, flüssigem Wundsekret, auch manchmal einiger Blutgerinnsel wird der Raum zunächst mit trockenen Rollgazen ausgetupft, dann mit $^1/_2$%iger Chloraminlösung getränkten Rollgazen gesäubert und schließlich bis nach Schluß des Eingriffes ebenfalls mit Kochsalzkompressen ausgefüllt. Je nach der Beweglichkeit des Mittelfelles und seiner Nachbarschaft werden nun lateral, in oder medial von der Knorpelknochengrenze beginnend, die lateralen Reste der 2., 3., manchmal auch der 4. Rippe, einschließlich ihres Periostes, reseziert. Alle frischen Wundhöhlen werden tamponiert. Dann wird auch der Rest des ersten Rippenknorpels entfernt. Von der tiefsten Stelle des Operationsgebietes wird ein Gummirohr submuskulär in die Gegend der vorderen Achsellinie geführt und etwa in der Brustwarzenhöhe nach außen geleitet (Abb. 434). Die durch den ersten Eingriff beweglich gemachte Lungenpleurakuppel hat sich in der Zwischenzeit seitlich und hinten oben an der Kuppel des extrapleuralen Raumes etwas angelegt. Durch den zweiten Eingriff wird die Kuppel des extrapleuralen Raumes, die bei der Freilegung und Entfernung des ersten Rippenknorpelrestes eröffnet wird, nach unten bis zum tiefsten Punkt des extrapleuralen Raumes aufgespalten. Dadurch erhält auch die Lungenpleurakuppel wieder größere Bewegungsfreiheit. Der lateral gestielte Lappen aus dem M. pectoralis maj. wird in die Gegend der Wundbetten der resezierten Reste der 2. und 3. Rippe eingelegt und dort durch einige Nähte befestigt (Abb. 435), während der untere Rest des M. pectoralis maj. an die Schnittfläche des nahe am Brustbeinrande abgetrennten Teiles desselben Muskels angenäht wird, soweit es die Spannung erlaubt. Dadurch wird die Spannung der Muskeldecke der vorderen Brandwand wieder bis zu einem gewissen Grade hergestellt (Abb. 435). Der aus Resten der 2. und 3. Rippe mit den Rippenknorpeln bestehende Schutz für das Mittelfell legt sich durch die Naht dem Mittelfall auf. Die Haut wird durch Seidennähte verschlossen. Auch hier erfolgt ein elastisch komprimierender Verband. Die Sorge für die Nachbehandlung entspricht der oben beschriebenen. Der postoperative Verlauf pflegt noch milder zu sein als nach der ersten Sitzung.

V. Die Pleurolysen.

Die Pleurolyse hat schon in den ersten Jahren der chirurgischen Behandlung der Lungentuberkulose eine Rolle gespielt. Nach seinen Angaben (1910 und 1911) hat TUFFIER schon 1891 Pleurolysen durchgeführt. Auch nach seiner Veröffentlichung im Jahre 1910, in der er die Pleurolyse und den extrapleuralen Pneumothorax unter den Behandlungsverfahren der Lungentuberkulose aufzählt, scheinen seine Erfolge noch gering gewesen zu sein, so daß das Verfahren weder Anerkennung noch Verbreitung fand. Das mag zum Teil daran gelegen haben, daß in dieser Zeit die Verbreitung des intrapleuralen Pneumothorax begann und seine großen Vorzüge allmählich erkannt wurden. Zwar liegt zwischen den ersten erfolgreichen Versuchen von FORLANINI (1894), der etwas ausgedehnteren Anwendung durch MURPHY und seine Schüler (1898) und der wirklich weiten Verbreitung des Verfahrens durch die Arbeiten von BRAUER (1906) eine ganz erhebliche Spanne von Jahren. Aber der intrapleurale Pneumothorax hatte doch den großen Vorteil aufzuweisen, daß seine Gefahren gering waren und bei vorsichtiger Anzeigestellung und Anwendung kaum in Betracht kamen. Um den extrapleuralen Pneumothorax war es trotz der Empfehlungen TUFFIERs recht still geworden. Nur einzelne Versuche ihn durchzuführen, wurden von MAYER gemacht. Dagegen feierte die Pleurolyse kurz nach dieser Zeit ihre ersten Erfolge, aber nicht als extrapleuraler Pneumothorax, sondern im Sinne der extrapleuralen Plombierung, die zwar auch von verschiedenen Seiten versucht, aber erst durch die Verwendung des Paraffins als Plombenmasse zu praktischer Bedeutung und weiter Verbreitung kam. Diese Entdeckung verdanken wir BAER (1913). Die extrapleurale Plombierung mit Paraffin hat, wie aus dem Folgenden zu ersehen ist (s. S. 611 ff.), zeitweise eine große Bedeutung als selbständiges Behandlungsverfahren im Kampf gegen die Lungentuberkulose erstrebt, ist aber dann im Laufe der Zeit auf den berechtigten Stand eines Hilfsverfahrens zurückgedrängt worden.

Der extrapleurale Pneumothorax ist aber auch in der Folgezeit nicht vollständig in Vergessenheit geraten. Diese Tatsache ist nur zu natürlich. Die Ausführung der Pleurolyse ist fast immer sehr einfach und hat daher immer wieder einzelne Chirurgen dazu veranlaßt, den Weg zu finden, sie ohne Einlegung einer Plombe wirksam zu machen. Denn schließlich scheiterte die extrapleurale Plombierung an der Plombe, die als Fremdkörper wirkt und infolgedessen über kurz oder lang entweder nach innen oder außen ausgestoßen werden mußte.

Auf die sämtlichen Verfahren, die zum Zwecke der Aufrechterhaltung des extrapleuralen Raumes versucht wurden, soll hier nicht näher eingegangen werden. Wir nennen nur die Namen JESSEN (1914), NISSEN (1932) und GRAF (1934). Bis auf die Arbeiten des letzteren sind die Verfahren ohne nachhaltige Bedeutung geblieben. Erst seit GRAF sich mit dem extrapleuralen Pneumothorax, in dem er den vollgültigen Ersatz des intrapleuralen Pneumothorax sehen möchte, in eingehender Weise beschäftigt hat, hat dieses Verfahren ständig Anhänger gewonnen (s. S. 600 und 625). Die große Bedeutung der GRAFschen Arbeiten hat WALTER SCHMIDT erkannt und seit 1936 in derselben Richtung an der weiteren Ausarbeitung des Verfahrens mitgearbeitet (s. S. 638).

Neben der Pleurolyse, oder wie sie von anderen genannt wird, der extrapleuralen Pneumolyse, entstand ein Verfahren, das wohl noch stärker zu einer vollständigen Einengung des ganzen Lungenoberfeldes, insbesondere des Kavernengebietes, führen muß. Dieses Verfahren der extrafaszialen Pneumolyse nach SEMB (1936) bringt nicht nur die Lungenspitze mit der Pleura pulmonalis und costalis, sondern auch im Zusammenhang damit die Fascia endothoracica, deren Aufhängeapparat, die Zwischenrippenmuskeln, das Rippenperiost, die Zwischenrippennerven und -gefäße zum Einsinken (s. S. 573 ff.). Welches der genannten Verfahren einmal in Zukunft zur Methode der Wahl werden könnte, müssen die zukünftigen Erfolge lehren.

a) Die Pleurolyse mit Plombierung. (In diesem Abschnitt ist nur die Plombierung mit Paraffinplomben berücksichtigt. Plombierungen mit anderen, auch lebenden Plombenstoffen [Gaze, Gummi, Muskelfett] sind im vorigen Abschnitt zu finden.)

Zu den Ergänzungseingriffen gehört auch die Plombierung der die Kavernen tragenden Lungenabschnitte. Nachdem die meisten Versuche der Pleurolyse mit Plombierung (s. unten) mit allen möglichen lebenden und toten Stoffen zu Mißerfolgen geführt hatten, war der Gedanke der Pneumolyse und Plombierung, so oft er gedacht war, auch wieder aus den brauchbaren Verfahren der Lungentuberkulosebehandlung ausgeschieden worden. Erst nachdem BAER (1913) die Paraffinplombe angegeben hatte, gewann das Verfahren wieder an Boden. BAER glaubte das Verfahren in vielen Fällen an Stelle der „thorakoplastischen Operationen mit gleicher Indikationsbreite" anwenden zu können. Es sollte also als selbständiges Verfahren Verwendung finden. SAUERBRUCH hat zwar schon 1914, nachdem er die Plombierung mehrfach angewendet hatte, dieser Ansicht BAERS widersprochen. Er hat aber auch schon damals die Überzeugung vertreten, daß die Plombe in den Fällen, in denen die Plastik nicht zu einem vollen Zusammenfallen der Kavernengebiete geführt hat, durch unmittelbare Kompression dieses Gebietes gute Dienste leisten könnte. Es handelte sich also zunächst um eine rein mechanische Wirkung. Er vertrat den Standpunkt, daß nicht allein auf die Kaverne, sondern auf die ganze tuberkulös erkrankte Lunge eingewirkt werden muß, da selbst bei guter Wirkung auf die Kaverne die Lungenerkrankung fortschreiten kann. Außerdem bedeutet die umschriebene Plombierung eine gewisse Gefahr (Aspiration), so daß auch aus diesem Grunde eine Plombe über einer Oberlappenkaverne nur in Verbindung mit einem Pneumothorax oder einer Plastik über der übrigen Lunge angewendet werden sollte. SAUERBRUCH weist des weiteren darauf hin, daß auch die Pneumolyse nicht ungefährlich ist, daß außerdem die Durchbruchsgefahr der Plombe besteht und daß nicht einmal immer der gewünschte Erfolg im Kavernengebiet selbst eintritt. Er kommt daher zu dem Schluß, daß das Anwendungsgebiet der Plombierung verhältnismäßig eng ist, daß sie aber als Zusatzeingriff zur umschriebenen Kompression der Lunge nach ungenügender operativer Brustkorbeinengung zu empfehlen ist.

Geschichtliches. Den Gedanken, das Zusammenfallen einer Kaverne bei einer Blutung durch die Lösung der Lungenspitze zu unterstützen, hatte zuerst SCHLANGE (1907). Er hat ihn auch nach Resektion der 2. Rippe von vorn in die Tat umgesetzt. Der Fall blieb vereinzelt. Der Eingriff schien deshalb nicht aussichtsreich, weil die künstliche Höhle oberhalb der Kaverne sich wieder ausfüllen und durch diesen Schrumpfungsprozeß die zusammengefallene Kaverne wieder auseinandergezogen werden mußte. Dasselbe gilt für die Apikolyse nach FRIEDRICH (1909). TUFFIER (1911 und 1913) hat daher bewußt nach extrapleuraler Ablösung die Höhle durch einen freitransplantierten Fettlappen aus dem Gesäß eines anderen Kranken geschlossen. Nach seinen Angaben (1913) hat er schon 1892 solche Transplantationen zu ähnlichen Zwecken vorgenommen. Seitdem sind alle möglichen Stoffe zum Verschluß solcher nach Apiko- oder Pneumolyse entstandenen Höhlen herangezogen worden. Körpereigenes Gewebe, lebend gestielt oder frei transplantiert (P. BULL 1916, LILIENTHAL 1918, ALEXANDER 1934, GOFFAERTS und DE WINTER 1927, NISSEN 1931, HOLST 1933), aber auch homioeplastisches Fett (TUFFIER 1911), Humanol (THEIS, EDEN 1920) und tote Massen, wie z. B. Gummischwamm (SCHULZE 1933), Gummitamponade (LILIENTHAL 1936, WELLES), Schweinsblase (JACHIA), Gummiballon (GWERDER 1913, SCHOENLANK 1914, FONSO 1932), Wachsvaseline (JESSEN 1913), Paraffin (BAER 1913, SAUERBRUCH 1914), Verbandgaze (FOSSATI 1934 u. a.).

Die Pneumolyse wurde in der Folgezeit von verschiedenen Chirurgen mit mehr oder weniger Erfolg durchgeführt, sowohl intra- als auch extrapleural. So haben MAYER und GEERAERD (1913) ein 6 cm langes Rippenstück reseziert, und zwar aus einer der Kaverne möglichst nahe gelegenen Rippe. Es wurde dann eine extrapleurale Pneumolyse versucht, das Brustfell wurde aber durchbrochen. So ließen sich die Verwachsungen mit einer Sonde lösen. Sie stellten fest, daß der Kollaps der Lunge auch ohne Plombe genügt. Besteht Neigung zur Wiederanlegung der Lunge, so wird die Höhle mit Stickstoff gefüllt. JESSEN (1913) hat in 6 Fällen die extrapleurale Pneumolyse ausgeführt und eine Wachsvaselineplombe verwendet. Ein Kranker hat sie ausgehustet. Auch er hielt, falls eine ausreichende Pneumolyse möglich ist, das Einlegen einer Plombe nicht für nötig. Ließ sich die extrapleurale Pneumolyse nicht durchführen, so sollte eine extrapleurale Thorakoplastik angewendet werden. JESSEN hat auch schon den Vorschlag gemacht, die Pneumolyse bei doppelseitigen vereinzelten Kavernen doppelseitig vorzunehmen. Ebenso hat er schon Pneumothorax und Pneumolyse gemeinsam zur Anwendung gebracht (1914). TOREK hat (1914) in intratrachealer Insuflationsnarkose im 6. oder 7. Zwischenrippenraum im Bereich der Rücken-

und Seitenfläche etwa 15 cm eröffnet. Schon vor Eröffnung der Pleurahöhle wird Beckenhochlagerung durchgeführt, damit, falls eine Entleerung der Kaverne stattfindet, diese in die Trachea und nach außen abfließt. Dann hat er mit der Fingerspitze die Verklebung der Pleurablätter, die in breitester Ausdehnung verklebt waren, gelöst. Schließlich ging er mit der ganzen Hand ein. Feste, bandartige Verwachsungen, die angetroffen wurden, wurden durchschnitten. Die Lunge fiel zusammen, so weit es ihr Infiltrationszustand zuließ, und blieb in diesem Zustande, bis die Brustwand durch perkostale Nähte verschlossen war. Die weitere Behandlung war die, wie bei einem künstlichen Pneumothorax. Kavernenverletzung, selbst eine haarfeine, muß wegen der Gefahr des Spannungspneumothorax, des Hautemphysems und der Pleurainfektion vermieden werden. Daher muß an der Stelle einer oberflächlich sitzenden Kaverne die Ablösung mit äußerster Vorsicht erfolgen, oder die Verwachsungen müssen an dieser Stelle bestehen bleiben. Bei Verdacht einer Kavernenverletzung soll man durch Aufblähen der Lunge die genaue Feststellung der Verletzung machen und die Öffnung vernähen. Solche intrapleurale Pneumolysen sind auch sonst des öfteren im Anschluß an Brustfellverletzungen beim Versuch der extrapleuralen Pneumolyse durchgeführt worden.

Einen wesentlichen Fortschritt in der Plombenbehandlung der Lungentuberkulose brachte der Vorschlag BAERs (1913), als Plombenmaterial Paraffin zu verwenden. Das Verfahren erwies sich als technisch einfach und der Anfangserfolg als gut. Er bezeichnete als besondere Vorteile 1. die technische Einfachheit, 2. die aseptische Einheilung, 3. den auf mechanischem Wege erzielten Erfolg, der zu einer erheblichen Verminderung des Auswurfs führte, 4. den Wegfall einer Aspirationsgefahr, 5. fast müheloses Aushusten schon vom Operationstage ab, und 6. den guten kosmetischen Erfolg. Die leichte und zum mindesten anfangs erfolgreiche Durchführung der Plombierung nach BAER ist damals von vielen Chirurgen anerkannt worden. Man fand sogar noch mehr Vorzüge. Das Allgemeinbefinden wurde wenig beeinträchtigt. Das Verfahren ist auch noch anwendbar, wenn auf derselben oder anderen Seite ein Pneumothorax oder eine Plastik durchgeführt war (PERERA 1933). Der unheilvolle Einfluß auf das Herz und die Gefäße stellte sich als wesentlich geringer heraus als bei der Resektion (BEHRENS 1933). Die Mechanik der Atmung wird nicht oder nur unwesentlich gestört (HANKE 1928). So wurden Paraffinplomben bald an vielen Stellen und, wie das zu geschehen pflegt, auch bei ungeeigneten Fällen zur Anwendung gebracht, und es stellte sich allmählich heraus, daß, wie das SAUERBRUCH schon 1914 ausgesprochen hatte, die Plombenbehandlung niemals an Stelle der Thorakoplastik treten kann, und daß ihr doch allerhand Mängel anhaften (Plombenwanderung, Plombenperforation, Infektion des Plombenbettes, Mittelfellverdrängung usw.). Als Hauptnachteil der Plombe bezeichnete SAUERBRUCH schon damals die Eigenschaft, daß sie die Lunge nur in einem beschränkten Bezirk zusammendrängt. Es fehlt der Einfluß auf die gesamte Lunge, d. h. auf ihre funktionelle Ausschaltung und Ruhigstellung. Infolgedessen kann es leicht zu einer Weiterentwicklung der Krankheit in den nicht beeinflußten Lungenabschnitten, insbesondere im Unterlappen, kommen. SAUERBRUCH rechnet auch immer mit der Möglichkeit einer Aspiration des Sekretes infolge des begrenzten Druckes auf den Herd. KRAMPF hat darauf aufmerksam gemacht, daß die Plombe das Gebiet der Höhle verfehlen und den Kavernenausgang verlegen und zu Sekretstauung führen kann, während DANIEL (1933) wie SAUERBRUCH betont hat, daß die Plombe zwar eine isolierte Kompression ausübt, aber keinen ausgedehnten Lungenkollaps, der ja für die Heilung der Lungentuberkulose so bedeutungsvoll ist. Schließlich bemerkt JESSEN, daß die Plombe kaum einen Einfluß auf die Lymphzirkulation ausüben kann, die durch den Kollaps günstig beeinflußt wird. Es drohen außerdem von seiten der Plombe noch andere Gefahren. Nicht selten entwickelt sich im Plombenbett ein Exsudat. Wird es punktiert, so droht die Sekundärinfektion (KRAMPF 1936). Läßt man es bestehen, so besteht die Gefahr der Infektion infolge Durchwanderung. Die Infektion kann erfolgen von der Lunge aus auf dem Lymphwege. Diese Infektion ist meist harmlos und erfordert keine sofortige Entfernung der Plombe. Die Plombe kann aber auch durchbrechen in den Pneumothorax oder in die Kaverne. Dann muß die Plombe sofort entfernt werden. Tritt eine sog. Spätinfektion des Plombenbettes ein, so hat sie meistens ihre Pflicht getan und soll, bevor sie von selbst ausgestoßen wird, entfernt werden. Das Plombenverfahren hat also allerhand Vor- und Nachteile. Die letzteren haben dem Verfahren doch soweit geschadet, daß es von vielen Chirurgen ganz abgelehnt oder doch wenigstens nur noch angewandt wird, wo es ausgesprochene Vorteile besitzt. Mechanische Störungen können durch zu großes Plombengewicht hervorgerufen werden. Herz und Gefäße können beeinträchtigt werden. Die Folge kann eine starke Herzbeschleunigung (SEBESTYÉN 1932) sein. Letzterer hat auch den HORNERschen Symptomenkomplex und Schlingbeschwerden beobachtet. Ist die Plombe nicht genügend waagerecht gelagert, so kann sie abrutschen und wandern (HELLER 1936).

Auf Grund der längeren Beobachtungen, auf die wir heute zurückschauen, und unter Berücksichtigung der Vor- und Nachteile, hat sich nun die Anzeigestellung für die Plombenbehandlung entwickelt. Wie alle Heilverfahren bei der Lungentuberkulose, sind es bestimmte Fälle, für die die Plombenbehandlung in Frage kommt. Die Plombe wird im Anschluß an die Pneumolyse eingelegt. Nur selten ist aber die Pneumolyse mit Plombierung als selbständige Heilmethode anwendbar. Sie wird vielmehr häufiger als Voroperation oder als unterstützender Eingriff durchgeführt in Fällen, in denen andere Maßnahmen nicht zu einem vollen Erfolg, d. h. zum Verschwinden einer Höhle, geführt haben. Als im wesentlichen selbständiges Verfahren wird die Plombierung heute noch gelegentlich bei folgenden Fällen in Anwendung gebracht. 1. Bei der umschriebenen Oberlappenkaverne (BAER, SAUERBRUCH, ASCOLI, KRAMPF, SACK, ROTH), wenn sie nicht zu groß und das Lungengewebe in der Umgebung nicht wesentlich infiltriert ist. Es handelt sich also meist um produktiv cirrhotische Tuberkulosen, bei denen der Pneumothorax nicht anwendbar ist. Vereinzelte Unterlappenkavernen können ebenfalls mit Pneumolyse und Plombe behandelt werden, wenn die Phrenikotomie vergeblich oder nicht anwendbar ist. 2. Ein Hauptanwendungsgebiet der Plombe sind auch die doppelseitigen Fälle [GRAF, NISSEN (1931), WALTUCH (1931), WINTERNITZ (1932), ASCOLI (1932), JOHN (1933), TROJAN (1933), PERERA (1933), BEHRENS (1933)]. Hier kann unter Umständen auf derselben oder auf der anderen Seite auch ein Pneumothorax oder eine Plastik zur Ausführung gekommen sein (JOHN). 3. Viele haben die Plombierung zur Beseitigung der Kavernenblutung empfohlen (SAUERBRUCH, DENK, ROTH, VAHALA). 4. NISSEN betont den Vorzug der Plombierung bei Kranken, die das 45. Lebensjahr überschritten haben. 5. Als bedeutendstes, nicht mehr selbständiges Anzeigengebiet betrachtet SAUERBRUCH die Plombierung zur Vervollständigung einer im Kavernenbereich nicht genügenden Plastik, d. h. die Plombierung zur Beseitigung von Restkavernen [auch DENK (1932), BEHRENS (1933), ROTH (1930)]. In Fällen, in denen im Anschluß an einen Pneumothorax, bei Verwachsungen der Spitzen oder auch nach Ausführung einer ausgedehnten Plastik eine Restkaverne übrigbleibt, kann erst die extrapleurale Apikolyse und die Plombierung die Kaverne zum völligen Verschwinden bringen. Hier handelt es sich eben nicht um die Behandlung der Lungentuberkulose an sich, die nur durch eine Kollapsbehandlung zu beeinflussen ist, sondern um den umschriebenen Druck auf einen ganz bestimmten Lungenabschnitt. 6. Schließlich ist eine allgemeine Anzeigestellung zur Plombierung noch dann gegeben, wenn ausgedehnte Herde bei Schwerkranken, die eine Plastik nicht aushalten würden, beeinflußt werden soll. Freilich darf die Plombe auch dann nicht zu groß gehalten werden, da zu leicht eine Plombenwanderung oder eine Perforation in die Kaverne zu befürchten ist. SAUERBRUCH hat die Anzeigestellung für die Plombierung später wieder etwas erweitert und besonders die Anwendung bei geeigneten doppelseitigen Erkrankungen empfohlen. So ist z. B. bei schweren exsudativen, mit fortschreitender Einschmelzung einhergehenden Tuberkulosen nach Anlegen einer Plombe mehrfach schlagartig ein Stillstand der Erkrankung eingetreten. Die früher so gefürchtete Aspiration wurde nicht beobachtet, da der Brustkorb in seiner Tätigkeit nicht beeinträchtigt und das Aushusten nicht gehemmt wird. Auch die früher zu hoch angeschlagene Gefahr der Mittelfellverschiebung besteht nur dann, wenn große Plomben bei nachgiebigem Mittelfell verwendet werden, während das starr gewordene Mittelfell große Belastung verträgt. Auch die Beobachtungen, daß nach Entfernung der Plombe das zusammengedrückt gewesene Lungengewebe sich wieder auszudehnen vermag, die bei Plombierung von Lungeneiterungen gemacht worden waren, lassen den Schluß zu, daß nach Ausheilung einer plombierten spezifischen Kaverne das übrige Lungengewebe wieder funktionstüchtig wird. Bei doppelseitiger Erkrankung wird nach SAUERBRUCH zuerst die schwerer betroffene Seite durch eine Plombe eingeengt. In solchen Fällen läßt sich unter Umständen später eine paravertebrale Rippenresektion anschließen. Ebenso verwendet wird die Plombe bei schnell fortschreitenden exsudativen Tuberkulosen, wenn der Brustfellspalt verschlossen und die andere Seite nicht ganz sicher ist. Auch hier kann, wenn es gelingt, die Krankheit zum Stillstand zu bringen, später eine Plastik ausgeführt werden. Auch bei schweren Lungenblutungen wird das Verfahren empfohlen, wenn der Sitz der Blutung bestimmt werden kann.

Bei der Technik der Plombierung im Einzelfalle gilt allgemein der Grundsatz, daß der Eingriff in örtlicher Betäubung, d. h. unter Leitungsanästhesie der entsprechenden Zwischenrippennerven, und Infiltrationsanästhesie des Wundgebietes, durchgeführt werden kann. Der erste Versuch der Apikolyse nach SCHLANGE ist von vorn ausgeführt worden. BAER hat diesen Weg beibehalten (auch ELOESSER 1932). Er hat aus der 2. Rippe ein Stück von 5—7 cm reseziert und die Zwischenrippenmuskulatur parallel zur Rippe durchtrennt. Nach guter Blutstillung wird das Rippenfell mit dem eingeführten Finger so weit wie nötig von der F. endothoracica abgelöst. Zuerst hat er die so gebildete Höhle mit Verbandstoff ausgefüllt und nach 8 Tagen die eigentliche Plombe eingelegt. Sie bestand zuerst aus Paraffin mit dem Schmelzpunkt 42° und Wismut- und Vioformzusatz. Später hat er die Plombenmasse dahin abgeändert, daß sie zu $^3/_4$ aus Paraffin vom Schmelzpunkt 58°, zu $^1/_4$ aus Paraffin vom Schmelzpunkt 50°, dazu 1 g auf 100 Bismut. carbon. und 0,05 g Vioform auf 100 bestand. Die Anfangserfolge der Plombenbehandlung waren gut, so daß BAER zunächst glaubte, die Plombierung an Stelle der Plastik setzen zu können.

NISSEN (1931) (SAUERBRUCH) verwendet in derselben Zusammensetzung $^3/_4$ Paraffin vom Schmelzpunkt 58° und $^1/_4$ Paraffin vom Schmelzpunkt 43—44°, dazu 1% Bismut. carbon. und 0,5 pro Mille Vioform.

REHN hat 1937 für eine neue Plombe geworben, die als Polyviolplombe bezeichnet wurde. Die Vorteile dieser Plombe bestehen darin, daß sie durch Bindegewebe ersetzt und durch den Zusatz einer antiseptischen Masse eine antibakterielle Wirkung, z. B. auch auf die Tuberkelbazillen, ausübt. Sie sollte hauptsächlich bei Bronchiektasien und mischinfizierten Pleuraempyemen zur Anwendung kommen. Für die letzteren Fälle wurde noch ein Zephirolzusatz empfohlen. MUTSCHLER (1937) hat die REHNsche Polyviolplombe angewendet und glaubt durch ihre Anwendung Vorteile erkannt zu haben.

Die Technik BAERs ist im allgemeinen auch von den meisten Chirurgen beibehalten worden. Die Plombenmasse wird mehrmals bei 120° sterilisiert. Vor Gebrauch wird die Masse in der geschlossenen Flasche erwärmt und vor

Eröffnung durchgeschüttelt, so daß alle Teile gut gemischt sind. Sie wird vor Gebrauch so weit abgekühlt, daß sie bequem mit der Hand gehalten und zu kleinen Stücken geformt werden kann.

Die SAUERBRUCHsche Schule benutzt meist den Weg von hinten, da die Kavernen meist in den hinteren Lungenabschnitten sitzen. Nur wenn schon

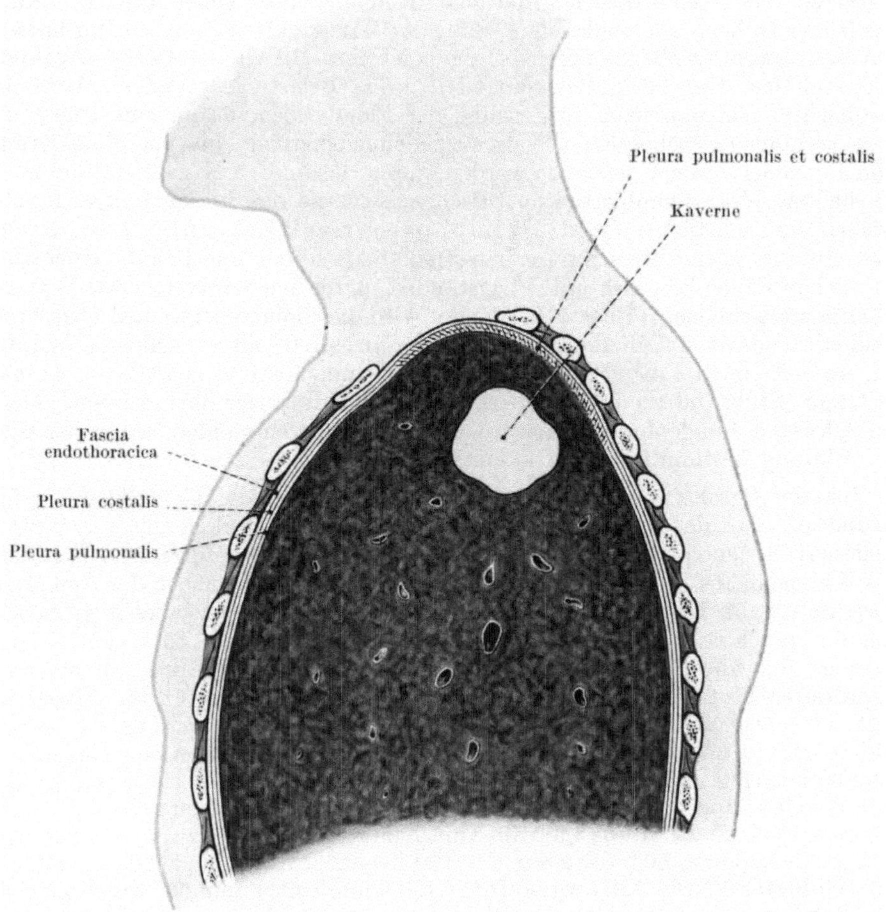

Abb. 436. Schematische Darstellung des Brustdurchschnittes mit einer Kaverne im Oberlappen. 1. Die Lunge ist eingehüllt von der Pleura pulmonalis, Pleura costalis und Fascia endothoracica. An der Spitze bestehen Verwachsungen zwischen den beiden Pleurablättern.

eine ausgedehnte Plastik vorausgegangen und eine Restkaverne übriggeblieben ist, wird nach BAER von vorn operiert, und zwar von der 2. Rippe aus. Wird von vorn vorgegangen, so werden von der 2. oder 3. Rippe 3—4 cm entfernt. Der Verschluß des Plombenbettes ist nach SAUERBRUCH in der Höhe der 3. Rippe zuverlässiger. Das weitere Vorgehen ist dasselbe wie es von BAER beschrieben wurde. Es sei darauf hingewiesen, daß GRAF empfohlen hat, den Zwischenrippennerven freizulegen, da man dessen Verlauf entsprechend, mühelos in die richtige Schicht gelangt (Abb. 458). SAUERBRUCH betont, daß man meist zwischen F. endothoracica und Pleura costalis vorgehen soll, daß aber die Ablösung auch häufig zwischen den beiden Brustfellblättern vor sich geht, daß also strenggenommen eine intrapleurale Ablösung durchgeführt wird. Besondere Instrumente zur Ablösung haben sich im allgemeinen als überflüssig erwiesen (s. unten). Viele Chirurgen sind sogar der Überzeugung, daß man wegen der Gefahr der Pleura- und Lungenverletzung keine Instrumente benutzen soll (FRUCHAUD). WINTERNITZ empfiehlt,

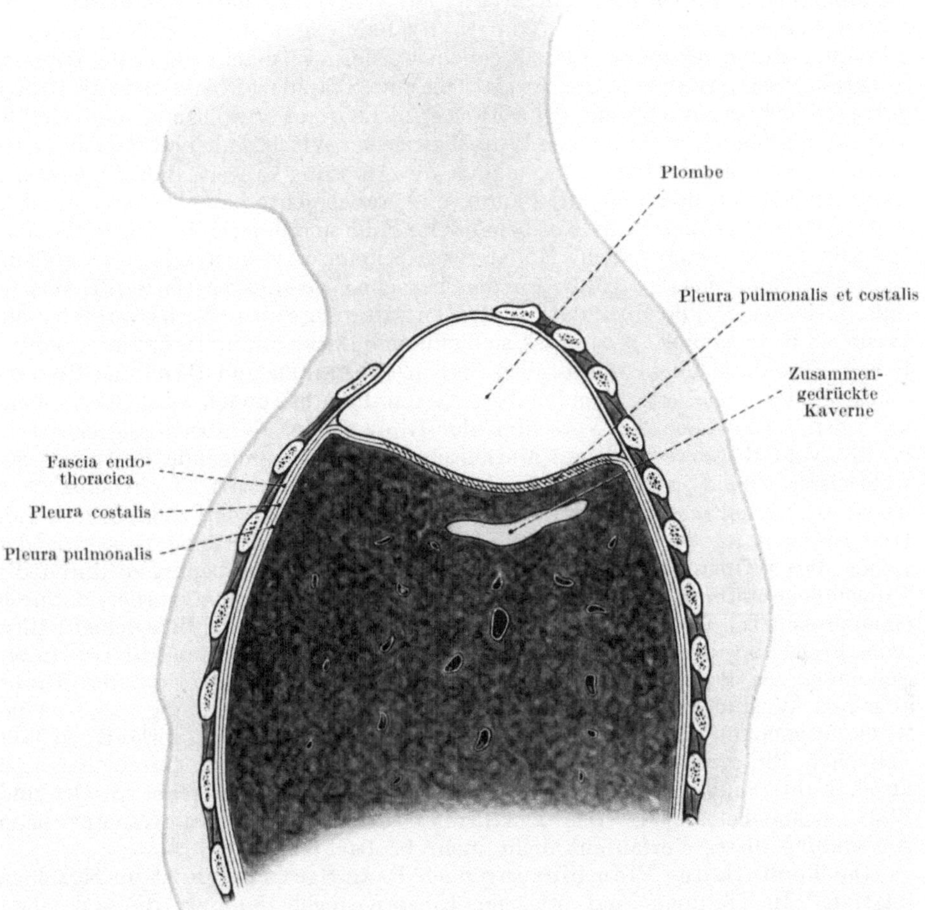

Abb. 437. Schematische Darstellung des Brustdurchschnittes mit einer Kaverne im Oberlappen. 2. Die Ablösung der Lungenspitze ist zwischen Pleura costalis und pulmonalis einerseits und Fascia endothoracica andererseits erfolgt und die Plombe eingefüllt. Die Kaverne ist bis auf einen schmalen Spalt zusammengedrückt.

die Ablösung abzubrechen, wenn sie mit dem Finger auf Schwierigkeit stößt. Wird die Lungenoberfläche verletzt, was am Austritt von Luftbläschen bemerkt wird, so ist es besser, den Eingriff abzubrechen und zu tamponieren und in einer späteren Sitzung weiterzugehen. Ist die Ablösung in genügender Ausdehnung erfolgt und die Höhle ganz bluttrocken, so wird die Plombenmasse in einzelnen, fingergliedgroßen Stücken in die Höhle eingedrückt (Abb. 444). Dabei ist zu beachten, daß die Plombe nicht zu groß wird. Viele empfehlen als äußerste Grenze 300 g, andere gehen bis zu 500 (WINTERNITZ), NISSEN läßt auch 600 gelten. Die Einführung durch die Zwischenrippenräume (ZIEGLER, HERTEL 1934) ohne Durchtrennung der Rippen erschwert die richtige Einführung der Plombe. Noch schwieriger muß sie sich gestalten, wenn die Plombe durch ein mit der Kugelfräse durch die Rippe gebohrtes Loch eingeführt werden soll (GÜNTHER 1934). HELLER (1936) glaubt, daß die Bildung des Plombenbettes von einer kleinen Lücke aus, ohne Sicht, nur dem Gefühl nach, unzweckmäßig ist, da die zarten Verwachsungen gelöst werden, die festen aber bleiben. Damit bleibt aber auch die Kaverne hängen und die Wirkung der Plombe findet mehr von seitlich nach medial, statt von oben nach unten statt (Abb. 437). Er hatte mit diesem Verfahren keinen guten Erfolg. Von 16 Kranken sind nur 3 geheilt worden, 5 konnten durch sekundäre Plastik geheilt werden. Er macht daher die Rippenresektion etwas größer vom Querfortsatz bis zum Skapularfortsatz und kann unter guter Beleuchtung die Lösung der schwer erreichbaren Verwachsungen am Gefäß- und Nervenbündel, und im toten Winkel zwischen Wirbelsäule und Rippen unter Leitung des Auges ausführen. So gelingt die Ablösung so weit, daß die gesamte Lungenspitze heruntersinkt, die Plombe eine waagerechte Lage gewinnt und ihre volle Wirkung ausüben kann. 6 so behandelte Fälle sind innerhalb weniger Wochen sputumfrei gewesen, und nach 3 Monaten waren keine Kavernen mehr festzustellen. Füllt die Plombe das Plombenbett in der richtigen Weise aus, so werden die Weichteile, insbesondere die Muskulatur und Haut, durch genaue Naht verschlossen. Wenn ein Rippenstück reseziert ist, so bleibt eine Lücke nur in der entsprechenden Rippe. Um diese Lücke auszufüllen, haben SCHREIBER und BAER das Rippenstück wieder eingefügt. Handelt es sich um Plombierungen von Oberlappenkavernen, so hat sich der Verschluß der Rippenlücke als überflüssig erwiesen, da die Naht der verschiedenen Muskelschichten eine genügende Festigkeit gewährleistet, zumal ja meist ein gewisses Regenerat entsteht. Nicht so einfach liegen die Verhältnisse nach KRAMPF an der unteren und seitlichen Brustwand. Hier ist nicht nur die Muskelschicht dünner, sondern auch eine Belastung der Lücke durch Hustenstöße zu befürchten, so daß die Plombenmasse durch die Rippenlücke unter die Haut gepreßt werden kann. Die Plombe verliert dadurch einen großen Teil ihres Druckwertes. KRAMPF (1930) hat daher in solchen Fällen nach Freilegung der betreffenden Rippe die Zwischenrippenmuskulatur, unter Schonung des Periostes, mit Gefäßen und Nerven sorgfältig von der Rippe abgelöst. Wird nun die vom Periost bedeckte Rippe in Ausdehnung von 3—4 cm so herausgenommen, daß die Schnittfläche schräg nach innen verläuft, so läßt sich nach Einlegen der Plombe das Rippenstückchen wieder einschieben und durch Naht (Seide oder Draht) nach Anlegung einiger Bohrlöcher an Ort und Stelle sicher befestigen. Das Durchtreten des Paraffins hat KRAMPF nach Anwendung dieses Verfahrens nicht mehr beobachtet.

Die Technik der Plombierung nach BAER-SAUERBRUCH ist im einzelnen folgende. In Leitungs- und örtlicher Einspritzungsbetäubung, die sich etwa auf die obersten 5—6 Zwischenrippennerven erstreckt, wird zunächst ein paravertebraler Schnitt angelegt, der dem oberen Teile des SAUERBRUCHschen Hakenschnittes entspricht (Abb. 438). Der obere Teil des M. trapezius wird nicht durchschnitten (Abb. 439). Etwa in Höhe der 3. Rippe dringt man stumpf in der Faserrichtung durch die Muskelfasern des M. rhomboideus maj., legt die 3. Rippe frei und entfernt aus ihr subperiostal ein etwa 3—4 cm langes Stück. Nun wird das hintere Periost vorsichtig gespalten, und der Finger dringt in die Schicht der Fascia endothoracica vorsichtig, die feinen Verwachsungen lösend (s. das Vorgehen GRAFs, S. 628ff.), extrapleural vor. SAUERBRUCH nimmt an, daß die Ablösung gelegentlich auch zwischen Pleura costalis und pulmonalis vor sich geht. Man muß sich daher immer möglichst nahe an die Brustwand halten. SAUERBRUCH empfiehlt zur Ablösung von festeren Verwachsungen ein kreisförmiges Messer, wenn der Ablösung durch den Finger Widerstände entgegenstehen. Es wird auf der Brustfelloberfläche vorsichtig hin- und hergeführt und die Verwachsungen durchtrennt. Kommt es beim Ablösen mit einem solchen Instrument zu einem Einschnitt in das Lungengewebe oder zur Eröffnung der Kaverne, so muß der Eingriff abgebrochen und eine Tamponade angelegt werden. Daher sind viele Chirurgen gegen die Anwendung scharfer Instrumente und verzichten, wenn sich die Verwachsung nicht langsam stielen läßt, auf die weitere Pleurolyse. HELLER glaubt, daß man durch die Anwendung eines größeren Schnittes (Abb. 440) in der Lage ist, bei guter Beleuchtung die Verwachsungen unter Leitung des Auges

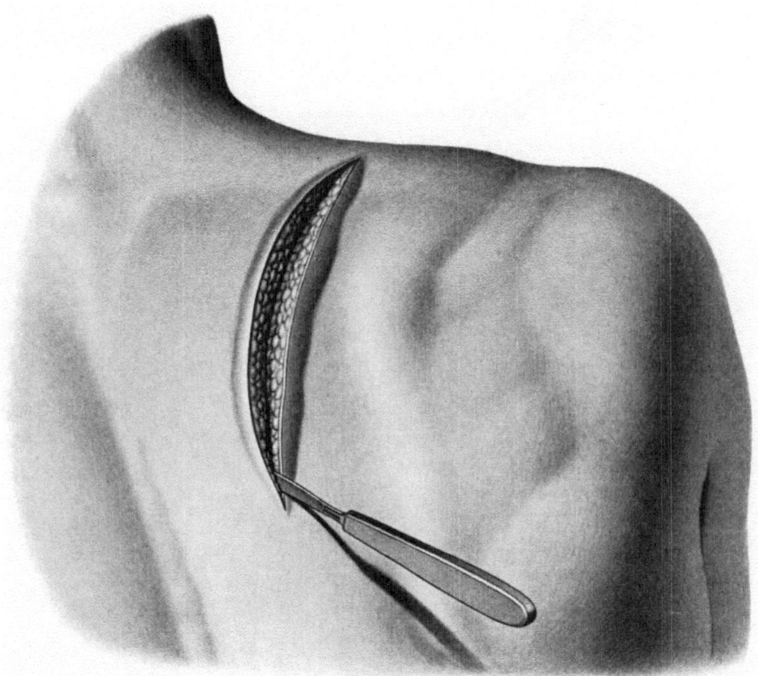

Abb. 438. Einlegung einer Plombe über dem rechten Oberlappen nach SAUERBRUCH. 1. Der Weichteilschnitt verläuft zwischen Schulterblatt und Dornfortsatzreihe.

stumpf vorzunehmen, besonders die im Winkel zwischen Wirbelkörpern und Querfortsätzen befindlichen (Abb. 441 und 442). Er legt großen Wert darauf, daß gerade die hinteren und oberen Winkel freigelegt werden, da es nur dann möglich ist, der Plombe eine waagerechte Lage zu geben. Beim stumpfen Vordringen nach der Spitze zu stößt man nach HELLER meist im Bereich der 2. und 1. Rippe auf festere Verwachsungen. Dann wird am besten nach Einsetzen eines stumpfen Hakens in den oberen Wundrand eine Spaltung des Periostes am unteren Rippenrand vorgenommen (Abb. 443) und erst von dieser Spalte aus weiter nach oben vorgedrungen. Unter Umständen muß auch im Bereich der 1. Rippe ein Einschnitt in das Periost gemacht werden. Ist so oder so die extrapleurale Ablösung gelungen, so daß die Lungenspitze wie ein sanft geneigter Hügel frei vorliegt, so erfolgt die Plombierung mit fingerdicken Paraffinstücken (Abb. 444), die in der üblichen Weise zusammengedrängt (Abb. 445) einen waagerechten Abschluß der gleichmäßig eingesunkenen Lungenspitze bilden (Abb. 437). Dadurch bekommt die Plombe einen wesentlich besseren Halt. Hat die Plombe ihren guten Sitz erreicht, so werden die Weichteile darüber wieder durch Naht vereinigt.

Die immer wieder gemachten Versuche, die Paraffinplombe zu verdrängen, haben bisher nicht zu einem brauchbaren Erfolg geführt. KREMER hat 1937 eine Abänderung des üblichen Operationverfahrens empfohlen. In örtlicher Betäubung, die sich auch auf die vorderen Zwischenrippennerven erstreckt, in derselben Lagerung, wie sie auch SAUERBRUCH vorzieht, wird ein Stück aus der 3. Rippe entfernt. Dieses Stück braucht nicht zu klein zu sein. Es ist ein Vorzug, wenn man unter Leitung des Auges in der Höhle arbeiten kann. Mit einem besonders geeigneten,

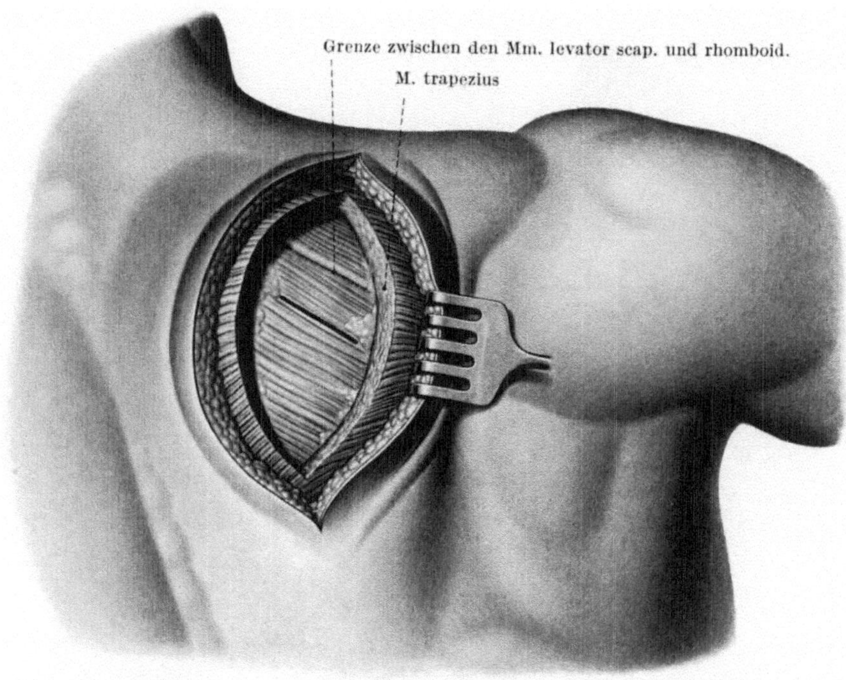

Abb. 439. Anlegung einer Plombe über dem rechten Oberlappen nach SAUERBRUCH. 2. Der M. trapezius ist durchtrennt. Der M. rhomboideus maj. wird in der Faserrichtung gespalten, entsprechend der schwarzen Linie.

stumpfwinklig gebogenen Raspatorium dringt man nun von beiden Rippenstümpfen aus unter das hintere Periost und hebt es so weit wie möglich ab. Es ist von großer Bedeutung und wird durch die Form des Raspatoriums erleichtert, daß man keine Nebenverletzungen setzt. Wird nun mit dem scharfen Haken die Zwischenrippenmuskulatur zwischen dem stehengebliebenen Periost und der nächst höheren Rippe angehoben, so kann sie von der Unterlage abgelöst werden. Dabei bleibt die äußere Zwischenrippenmuskulatur mit dem vorderen Periost der resezierten Rippe im Zusammenhang, während die innere Muskellage auf der Lunge bleibt. Dieselbe Ablösung des hinteren Periostes erfolgt nun an der 2. Rippe. Da die Lunge jetzt schon zurücksinkt, bleibt dieses hintere Periost auf der Pleuraoberfläche haften. Die Zwischenrippenmuskulatur des 2. Intercostalraumes spannt sich dabei an und wird stumpf abgeschoben. Weiter nach oben fortschreitend wird nun die Pleura und Lunge von der Zwischenrippenmuskulatur losgelöst. Dabei soll die Fascia endothoracica auf der Lunge bleiben. Schließlich wird das Vorgehen bei der ersten Rippe ebenso durchgeführt. In der dann größeren Tiefe wird dazu ein mehrfach abgebogenes Raspatorium benutzt.

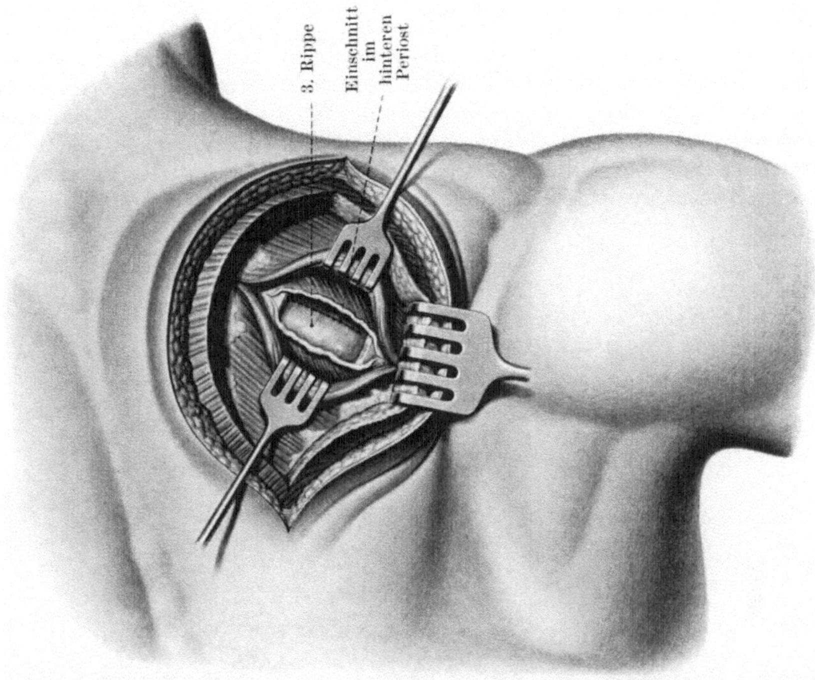

Abb. 440. Anlegung einer Plombe über dem rechten Oberlappen nach SAUERBRUCH. 3. Die 3. Rippe ist freigelegt und subperiostal auf etwa 3—4 cm entfernt. Das rückwärtige Periost wird entsprechend der punktierten Linie vorsichtig eingeschnitten.

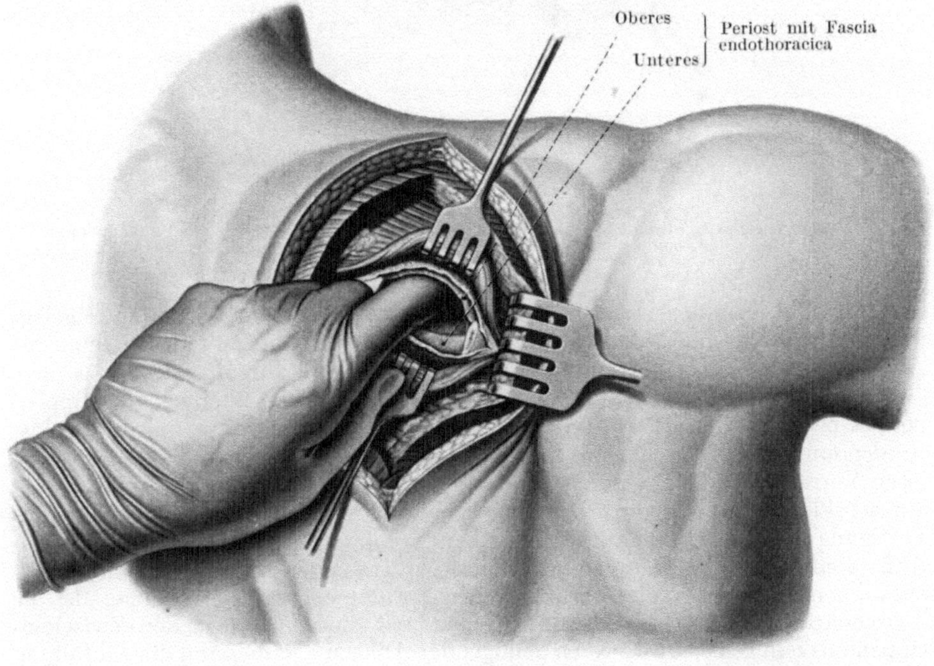

Abb. 441. Anlegung einer Plombe über dem rechten Oberlappen nach SAUERBRUCH. 4. Durch den Einschnitt im Periost dringt der Finger vorsichtig zwischen Fascia endothoracica und Pleura costalis zunächst nach oben vor.

Unter Umständen muß bei großen Kavernen auch die Ablösung des hinteren Periostes von der 4. Rippe erfolgen. Da man die Pleura und Lunge nach beiden Seiten ablöst, so erreicht man schließlich brustbeinwärts den Knorpelansatz der 1., 2. und 3. Rippe, während man hinten an die Wirbelsäule gelangt. Dann gelingt es ohne weiteres, die Pleurakuppe selbst vorsichtig freizumachen und herunter zu drängen. Bei der Ablösung nach der Wirbelsäule zu tritt durch die eintretenden Zwischenrippennerven ein Widerstand ein. Da sie mit dem Periost

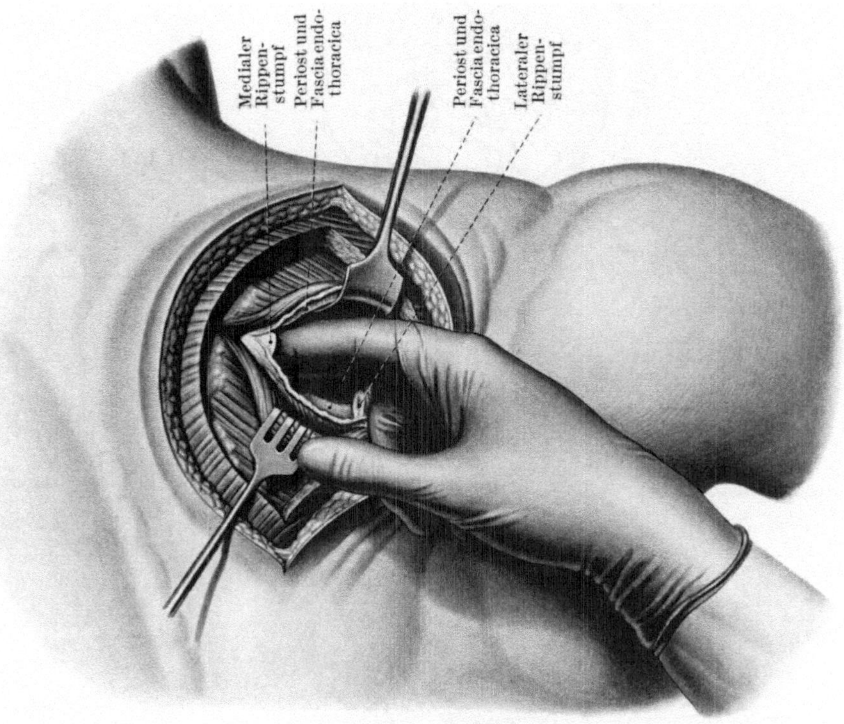

Abb. 442. Anlegung einer Plombe über dem rechten Oberlappen nach SAUERBRUCH. 5. Die Ablösung der Pleura costalis von der Fascia endothoracica erfolgt auch nach der Mitte zu.

abgelöst sind, spannen sie sich jetzt an. Sie werden einzeln stumpf freigelegt und dann durchschnitten. Nach Beseitigung dieses Widerstandes gelingt die Auslösung der Lungenspitze auch hinten vollständig, während vorn meist noch ein Hindernis durch das von der ersten Rippe auf die Pleura übergehende Rippenperiost besteht. Diese Periostverbindung muß, wenn die Spitze weiter abgelöst werden muß, scharf durchtrennt werden. Das Vorgehen KREMERs hat den zweifellosen Vorteil, daß die gewebliche Bedeckung der Lunge stärker ist und daß das auf der Pleura und Lunge zurückgebliebene Periost Ersatzrippen bildet, die zur Festigung beitragen, so daß ein Plombendurchbruch weniger zu fürchten ist. Außerdem fehlen die bei anderen Verfahren auftretenden Zwischenrippenmuskelzusammenziehungen und -Zerrungen der zusammengefallenen Lunge, da die Zwischenrippennerven durchtrennt werden und die Lunge von den Zwischenrippenmuskeln gelöst wird. Nach genügender Ablösung kann dann die Einfüllung der Paraffinplombe vor sich gehen. KREMER hat übrigens den Grundsatz seines Verfahrens auch für die Oberlappenplastik verwendet.

HELLER hat mit SCHRÖDER (1938) über seine letzten Erfahrungen mit der Plombenbehandlung berichtet. Die Ablösung der Pleura erfolgt „in Form einer exakten Apikolyse", nachdem nicht nur von der 3., sondern auch von der 2. Rippe ein etwa 4 cm langes Stück entfernt worden war. Die Plombengröße schwankt zwischen 200 und 250 g. Exsudate wurden nicht beobachtet. Behandlungsstörungen traten verhältnismäßig selten ein. SCHRÖDER (1939) betont die Vorzüge der Plombierung bei doppelseitiger Spitzentuberkulose, bei der sie

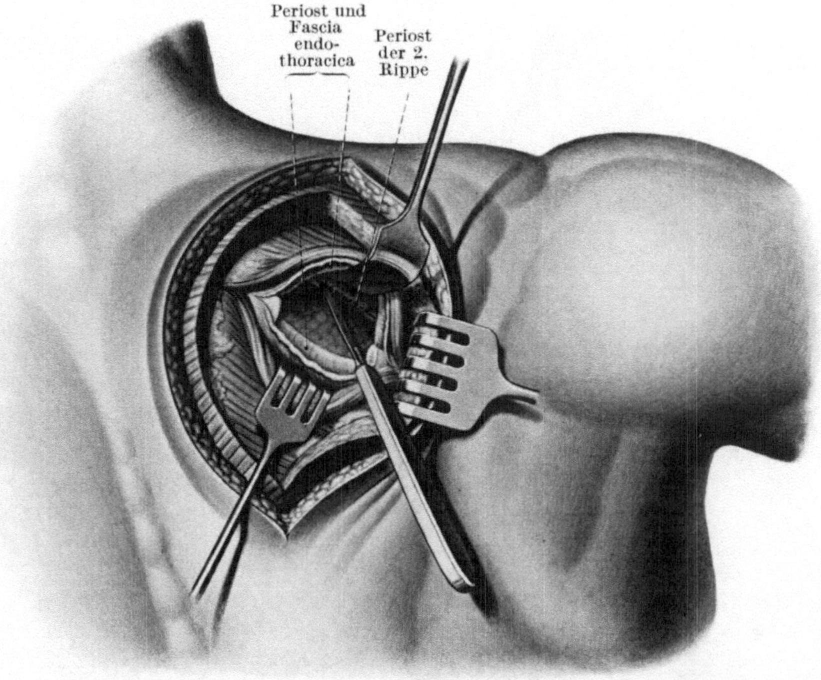

Abb. 443. Anlegung einer Plombe über dem rechten Oberlappen nach SAUERBRUCH-HELLER. 6. Nach oben zu ist das Periost der 2. Rippe erreicht. Es wird vorsichtig, entsprechend der punktierten Linie eingeschnitten, und nun kann die stumpfe Ablösung weiter erfolgen.

auch einseitig angewendet werden kann, in der Erwartung, daß nach Ausschaltung des Hauptkrankheitsherdes eine Besserung des Gesamtzustandes eintreten kann.

Postoperative Störungen. Beim Zurichten des Plombenbettes muß, wie schon oben erwähnt, mit äußerster Vorsicht vorgegangen werden, um postoperative Störungen zu vermeiden. Wird z. B. bemerkt, daß das Ablösen der Pleura costalis von der Fascia endothoracica sehr leicht vonstatten geht, so besteht zum wenigsten bei Plomben am seitlichen und unteren Brustabschnitt die Gefahr des Abrutschens der Plombe (SAUERBRUCH-KRAMPF). Sie darf dann unter keinen Umständen größere Ausdehnung haben und muß besonders befestigt werden (s. S. 338). Geht im Gegensatz dazu das Ablösen der Pleura von der Fascia endothoracica nur mit Schwierigkeiten vor sich, so kann der Versuch gemacht werden, die Ablösung zwischen den beiden Pleurablättern durchzuführen (SAUERBRUCH). Manche raten allerdings bei festen, mit dem Finger nicht ohne weiteres lösbaren Verwachsungen nicht etwa ein schneidendes Instrument zu verwenden, sondern den Eingriff abzubrechen (FRUCHAND) und eine Plastik zur Ausführung zu bringen. Denn beim Benutzen scharfer Instrumente kann, wie bei jeder Gewaltanwendung, also auch durch Fingerdruck schließlich eine Verletzung der Lungenoberfläche zustande kommen, die sich durch das Austreten von Bläschen bemerkbar macht und die unter keinen Umständen übersehen werden darf, wegen der Gefahr der Plombenbettinfektion. Aber auch, wenn sie bemerkt wird, zwingt sie zum Abbruch des Eingriffes in der geplanten Form. Der Eingriff wird dann zunächst mit einer Tamponade beendet. Bei großen

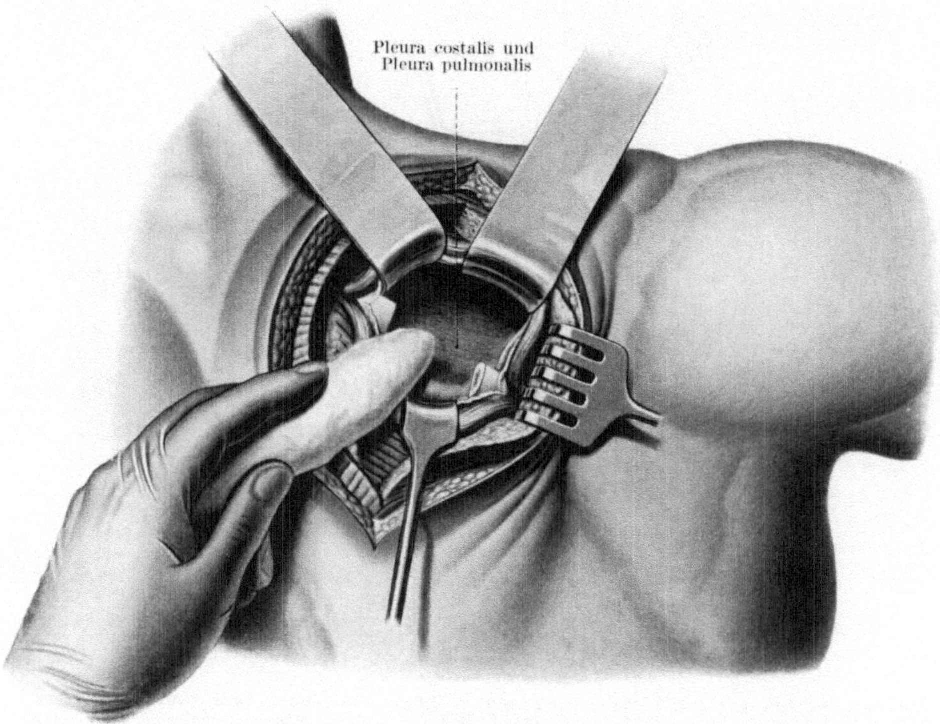

Abb. 444. Anlegung einer Plombe über dem rechten Oberlappen nach SAUERBRUCH. 7. Die Lungenspitze ist extrapleural abgelöst und heruntergesunken. Die Plombe wird in einzelnen Stücken in die Höhle eingefüllt.

Kavernen ist auch immer daran zu denken, daß schon während des Eingriffes die innere Kavernenöffnung durch den Plombendruck verlegt und dadurch eine Sekretstauung zustande kommen kann. Tritt eine solche Störung ein, so muß die Plombe baldmöglichst entfernt werden. Unmittelbar im Anschluß an die Plombenlegung kann auch durch den mechanischen Druck eine Verschiebung des Mittelfells und dadurch Einfluß auf Herz und große Gefäße stattfinden. Wenn das auch meist nur bei großen und ausgedehnten Plomben geschieht, so ist bei ungefestigtem Mittelfell doch immer damit zu rechnen. Auch derartige Verdrängungserscheinungen und Belastung einzelner Herzabschnitte, die zu Rhythmusstörungen, Tachykardie, Stauungserscheinungen und Atmungsbeschwerden Veranlassung geben, zwingen zum sofortigen Entfernen der Plombe. Mangelhaft ist der Erfolg der Plombierung, wenn die Umgebung der Kaverne infiltriert oder die Kavernenwand starrwandig ist. Wird stärkerer Druck angewandt, so kann der Abfluß aus der Kaverne gedrosselt werden und außerdem droht gerade bei starrwandigen Kavernen am häufigsten der Durchbruch, der, wenn er früh erfolgt, unter allen Umständen die rasche Entfernung der Plombe veranlassen muß. Liegt die Plombe ohne Reiz zu verursachen an Ort und Stelle, so kann sie ihre Pflicht erfüllen. Aber selbst dann entwickelt sich häufig ein Exsudat im Plombenbett, das nach KRAMPF wegen der Gefahr der Sekundärinfektion punktiert werden soll. Auf das Abrutschen der Plombe ist schon oben hingewiesen worden. Es kann auch in späteren Stadien noch eintreten, so daß sich die Plombe in den

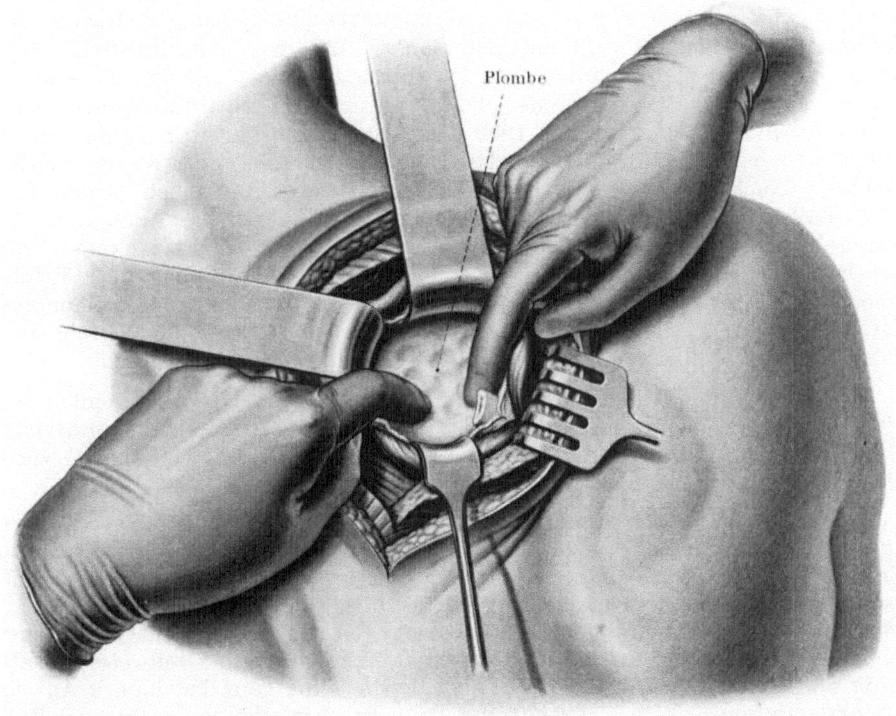

Abb. 445. Anlegung einer Plombe über dem rechten Oberlappen nach SAUERBRUCH. 8. Nachdem das Bett gefüllt ist, wird die Plombe nach außen geglättet und die Weichteile darüber vernäht.

allmählich sich verbreiternden Spalt extrapleural nach unten senkt und dadurch natürlich nicht mehr wirksam ist. Ist die Plombe über einem Pneumothorax angelegt, so kann die Plombe auch in den Pneumothorax durchwandern, so daß sie entfernt werden muß. Die Infektion des Plombenbettes von der Lunge aus kann harmlos sein, und so lange sie keine stärkeren Erscheinungen macht, kann man sich mit Punktieren begnügen oder auch zunächst ruhig abwarten und die Plombe erst, nachdem sie ihre Wirkung getan hat, später entfernen. Erfolgt aber ein Durchbruch von der Kaverne aus, so muß die Plombe sofort entfernt werden, da der giftige Kaverneninhalt eine schwere Reizung des Plombenbettes, und zwar allgemeine Vergiftungserscheinungen, ja einen raschen letalen Ausgang, herbeiführen kann. Bricht die Plombe in die Kaverne durch, so wird die Plombe stückweise ausgehustet. Auch dann ist sie sofort zu entfernen, da auch ein Spannungspneumothorax eintreten kann (SEBESTYÉN). Der Durchbruch in die Kaverne erfolgt bei pleuranahe gelegenen Höhlen verhältnismäßig häufig. Er braucht nicht bald einzutreten, er kann aber noch nach Verlauf von 3—5 Jahren erfolgen. Der Spätdurchbruch (11,4%) ist verhältnismäßig harmlos und führt meist zur Ausheilung.

Die Erfolge der Plombierung mit Pneumolyse werden sehr verschieden beurteilt. So hat SAUERBRUCH (1913) da, wo die Plombe als Ersatz für Pneumothorax oder Plastik verwandt wurde, häufig Infektion des Plombenbettes und Ausstoßung der Plombe beobachtet. Auch JESSEN (1913) hat nur mäßige Erfolge von der Plombierung gesehen. NISSEN (1931) hat 2—3% Sterblichkeit errechnet. WALTUCH (1931) fand nach 15 Plombierungen 9 Kranke gebessert, 4 nicht gebessert und 2 gestorben. WINTERNITZ (1932) hat 106 Kranke mit Kavernen behandelt und 79 nachuntersucht. 32% waren bazillenfrei. Wenn die Bazillenfreiheit nicht innerhalb der ersten 6 Monate eintritt, so sind die Aussichten sehr gering, daß sie überhaupt eintritt. Spätdurchbruch beobachtete er in 11,5%. BAER hat 1932 über seine Erfahrungen in 19 Jahren berichtet. Er hat sehr gute und langdauernde Erfolge auch in schwierigen Fällen gesehen. Nach DENK (1932) hat die Plombe nur selten einen Dauererfolg. In 31 Fällen waren nur 4 von 19 Überlebenden völlig geheilt. Auch Rückfälle waren häufiger beobachtet als nach anderen Verfahren. PIZZAGALLI (1932) hat in wenigen Fällen mit der Spitzenlösung und Plombierung gute Erfolge gemacht. PERERA (1933) Die Plombierung nach extrapleuraler Pneumolyse hat PERERA gute Erfolge gebracht. In 10 Fällen hatte er vollen Erfolg, in 2 guten und in 2 weniger guten. Störungen sind nie beobachtet worden.

In geeigneten Fällen fand TROJAN (1933) nach vergeblicher Phrenikotomie die Plombierung als Unterstützung nützlich. Er hat 33mal eine Plombe nach BAER gelegt, 5 mit vollem Erfolg. Bei 13 trat eine Besserung ein, einmal wurde die Plombe ausgehustet.

DANIEL (1933). Bei geeigneten Fällen, bei hochliegenden, vereinzelten und nicht allzugroßen Spitzenkavernen können gute Erfolge erzielt werden. Er zieht aber in solchen Fällen auch die Selektivplastik vor. BEHRENS (1933). fand bei großen Oberfeldverwachsungen die stärkere Füllung des Pneumothorax gefährlich. Apikolyse und Plombe sind besser. Bei 28 Fällen mit ausgesprochener Eignung sind 22 auswurfsfrei und arbeitsfähig geworden, 4 teilweise arbeitsfähig und 2 gestorben. Die 7 Fälle, bei denen keine ganz bestimmte Anzeige bestand, sind im Erfolge viel schlechter gewesen. 4 wurden gar nicht beeinflußt und 2 sind gestorben. SEBESTYÉN (1935) berichtet über seine Erfolge in 5 Jahren mit 126 Plombierungen. Bei größeren Plomben treten oft Herzbeschwerden auf. Die Heilung aller Plomben ging glatt vor sich. 1,5% Sterblichkeit. 20 Kranke husteten die Plombe aus innerhalb der ersten 5 Jahre, die meisten im 2. Jahre. Er betrachtet die Plombierung als veraltete Methode und benützt sie nur noch ausnahmsweise, und dann nur für kurze Zeit. In 30 Fällen hat VAHALA (1936) die Plombierung bei Spitzenkavernen, bei blutenden Kavernen, bei Restkavernen und bei beiderseitiger Erkrankung durchgeführt. Er hat neben totem Material auch zweimal Muskelplomben angewendet. 5 Kranke sind kurz nach der Operation gestorben. Er kommt zu dem Schluß, daß die Plombierung bei extrapleuraler Pneumolyse das nicht gehalten hat, was man von ihr erwartete und ist mehr für die obere Teilplastik. TALLYAI-RÓTH berichtet 1936 über seine Erfolge bei 23 Plombierungen und hat bei 60,7% einen Dauererfolg beobachtet. Diese 14 Behandelten fanden sich bazillenfrei und waren arbeitsfähig. Bei manchen waren allerdings noch andere Eingriffe notwendig und ausgeführt. Bei 9 war die Besserung allein auf die Plombierung zurückzuführen. HELLER (1936) hat schon, wie oben erwähnt, mit der gewöhnlichen Plombierung nach Spitzenlösung nur geringe Erfolge erzielt (s. oben). Erst seitdem er von etwas größerer Öffnung unter Leitung des Auges die Verwachsungen allseitig gut löst, hat er in 6 operierten Fällen sehr gute Erfolge. Die Patienten waren sputumfrei und keine Kaverne mehr nachweisbar.

b) Die Pleurolyse ohne Plombierung. Der extrapleurale Pneumothorax. GRAF hat 1938 ausführlich über die Technik seines extrapleuralen Selektiv-Pneumothorax und -Oleothorax, den er 1934 eingeführt hat, berichtet. Seine Erfahrungen mit diesem Eingriff gehen also auf 4 Jahre zurück. Die Ausarbeitung und allmähliche Ausgestaltung wurden immer beherrscht von dem Gedanken „zum Gesamtproblem der Anzeigestellung zur Lungenkollapstherapie überhaupt". Im Verfolg dieses Gedankens hebt er zunächst die Ursachen für die Überlegenheit des erfolgreich angelegten intrapleuralen Pneumothorax hervor. Neben der fast ungefährlichen Anlegung ruft er einen vollelastischen Kollaps der Lunge hervor, der sich einerseits dem Schrumpfungsbedürfnis der Lungen (positiv elastischer therapeutischer Kollaps), andererseits der Wiederausdehnung der Lungen nach der Heilung anzupassen vermag (negativ elastischer therapeutischer Kollaps). Dazu kommt, daß er von allen Methoden der Kollapsbehandlung die Funktionen des Brustkorbes und der Lunge am wenigsten beeinträchtigt. Außer diesen genannten Eigenschaften ergibt sich als wertvollste Eigenschaft des intrapleuralen Pneumothorax der weitgehende Ausgleich von Unzulänglichkeiten und Fehlern unserer ärztlichen Diagnostik und zweitens die Anpassung an die von uns nicht feststellbaren oder vorauszusehenden Änderungen des Charakters der Erkrankung. Demgegenüber steht als einziger Nachteil die Notwendigkeit der langen Führung. GRAF ist daher der Meinung, die wir schon früher erwähnten, daß der künstliche intrapleurale Pneumothorax „bis zur äußersten Grenze der Möglichkeit ausgewertet werden muß", bevor eine Operation vorgenommen werden darf. GRAF bekennt damit, daß er nicht davon überzeugt ist, daß die heute so ausgezeichnet durchgebildete Diagnostik den voraussichtlichen Verlauf der Krankheit so sicher voraussagen kann, daß man daraus ohne weiteres die Anzeigestellung zu einem großen chirurgischen Eingriffe stellen könnte. Der voll elastische Kollaps, wie ihn der intrapleurale Pneumothorax darstellt, paßt sich, wie schon oben erwähnt, am ehesten den verschiedenen Erkrankungsstadien an und übt seine Wirkung aus, ohne daß gesundes Lungengewebe vernichtet würde. Bei seinen Beobachtungen am extrapleuralen Pneumothorax hat GRAF die Erfahrung gemacht, daß auch schwer verändertes Lungengewebe regenerationsfähig, und daß sogar schwielig verändertes Bindegewebe ab- und umgebaut wird, wenn nur genügend lange Zeit zur Verfügung steht. Für Erkrankungen, bei denen der intrapleurale Pneumothorax nicht anwendbar ist, müßte der schon in den 90er Jahren von TUFFIER versuchte extrapleurale Pneumothorax einen Ersatz bieten können (s. S. 608). Der Gedanke ist auch immer wieder erwogen und in die Tat umgesetzt worden. Der Grund für die Mißerfolge trotz der guten theoretischen Begründung liegt darin, daß der extrapleurale Raum nur sehr schwer längere Zeit offengehalten werden kann. Die größte Gefahr droht durch die Infektion der Höhle. Ohne einen gewissen Überdruck kann der Raum nach GRAFs und anderer Erfahrungen nicht aufrechterhalten werden. Dadurch ist aber eine gewisse Möglichkeit zur Entstehung eines Mediastinalemphysems gegeben. Die verschiedenen zum Teil sehr mühevollen und auch den Kranken und das Pflegepersonal belastenden Versuche, die GRAF unternommen hat, um den Raum offen zu halten, wie Dränage, Anschluß an den Pneumothoraxapparat, erwähnt er ausführlicher. Keines der Verfahren konnte zunächst vollständig befriedigen, bis er zuletzt dazu kam, einen gleichmäßig geringen bis mittleren Überdruck von 8—16 cm Wassersäule für die ersten 2—4 Tage aufrecht zu erhalten. Dabei wurde gleichzeitig eine Dränage durchgeführt, um häufigere Punktionen zu vermeiden. Der extrapleurale Pneumothorax kann auch in einen Oleothorax übergeführt und durch eine Plastik ergänzt werden.

Die Anzeigestellung zum extrapleuralen Pneumothorax entspricht im wesentlichen der des intrapleuralen. Kann nach entsprechender Allgemeinbehandlung der intrapleurale nicht voll durchgeführt werden, so soll der extrapleurale Pneumothorax angelegt werden.

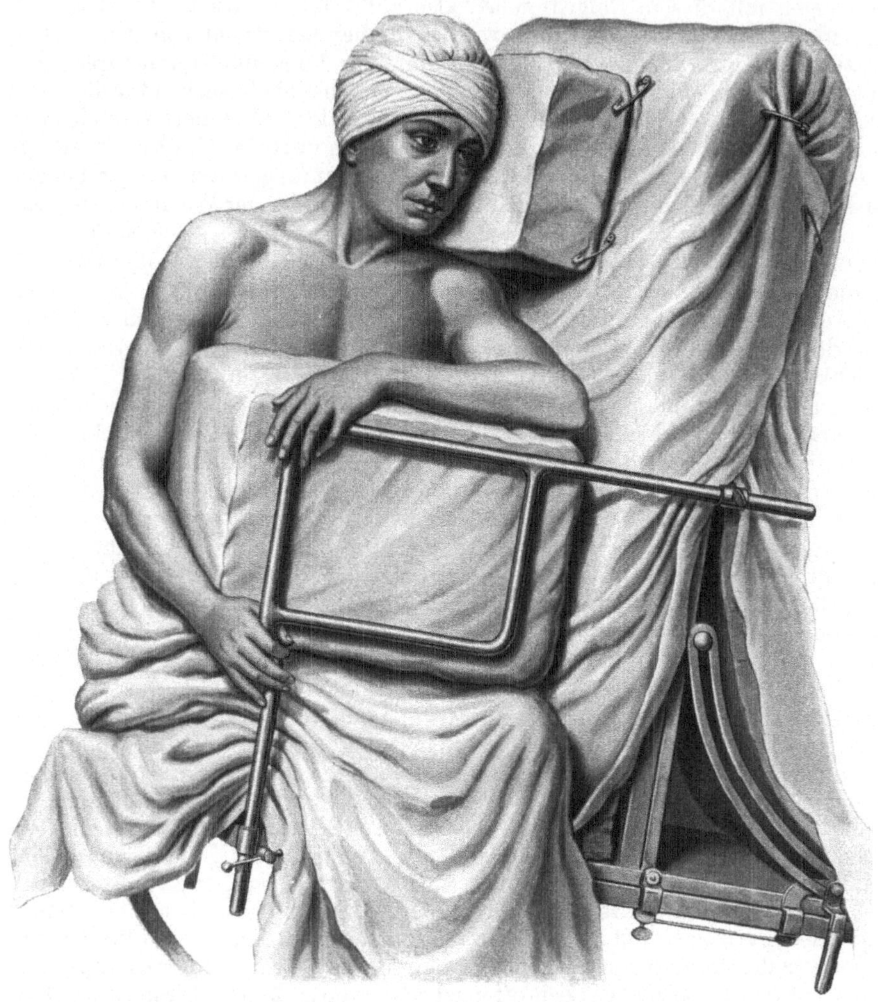

Abb. 446. Die Anlegung des extrapleuralen Selektiv-Pneumo- und Oeleothorax nach GRAF. 1. Die Lagerung des Kranken, der vollkommen frei sitzt und gut gestützt ist (von vorn).

Die Ausführung des extrapleuralen Selektiv-Pneumothorax wird von GRAF in folgender Weise geschildert. Nach genügender Vorbereitung, die sich besonders auch auf die Behebung von Begleitbronchitiden beziehen muß, soll das Abhusten vor der Operation eingeübt werden. Der Eingriff wird fast immer in örtlicher Betäubung ausgeführt. GRAF verwendet das basisch gepufferte Novokain P., da es viel verträglicher ist und in $^1/_2$%iger Lösung bis zu 400 ccm eingespritzt werden können. Der Kranke sitzt auf dem Operationstisch fast völlig aufrecht (Abb. 446, 447) und frei, aber gut gestützt. Dadurch wird das „disziplinierte Abhusten jeweils auf Weisung“ ermöglicht. Die Einspritzung erfolgt um die zentralen Rippenabschnitte, wie es die Abb. 448, 449 zeigt. Es wird in zwei Zeiten eingespritzt, so daß völlige Schmerzlosigkeit gewährleistet ist. Der Weichteilschnitt erfolgt paravertebral und durchtrennt nach Haut, Subkutan-

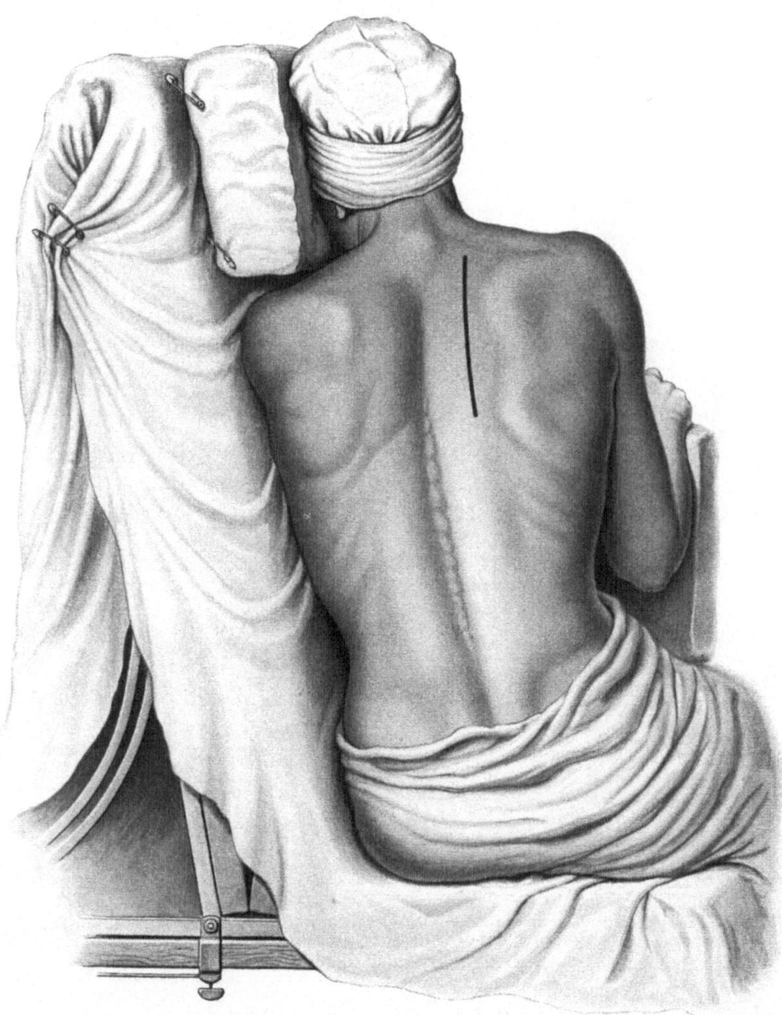

Abb. 447. Die Anlegung des extrapleuralen Selektiv-Pneumo- und Oleothorax nach GRAF. 2. Die Lagerung des Kranken in der Ansicht von hinten.

gewebe und Faszie die Mm. trapezius und rhomboidei maj. und min. (Abb. 451). Von dieser Muskellücke erfolgt die stumpfe Ablösung des Schulterblattes. Die ablösende Hand geht in der gleichen Schicht bis zur ersten Rippe, um von da aus die 4. abzuzählen (Abb. 450). Wird die Muskelwunde auseinandergezogen, so erscheinen die Zacken des M. serratus post. sup. Am unteren Rande der Zacke, die nach der 4. Rippe zieht, wird die Spaltung vorgenommen, oder der Muskel wird stumpf von der 4. Rippe abgelöst. Ist das geschehen, so wird das Periost und einzelne Fasern des M. iliocostalis dorsi eingeschnitten (Abb. 452).

Nun wird das Periost der 4. Rippe in der üblichen Weise nach oben und unten mit dem SAUERBRUCHschen und DOYENschen Raspatorium abgelöst. Die Vorschriften entsprechen denen, die wir auch für die gewöhnliche Rippenresektion gegeben haben (s. S. 267 und Abb. 452—456). Ist ein etwa 6—8 cm langes Rippenstück subperiostal entfernt, so wird durch Spaltung des unteren hinteren Periostes der entsprechende N. intercostalis freigelegt und in größerer Ausdehnung reseziert (Abb. 457). Ebenso werden die Zwischenrippengefäße freigelegt (Abb. 458) und doppelt unterbunden. Vom Lager dieser Gebilde gelangt man

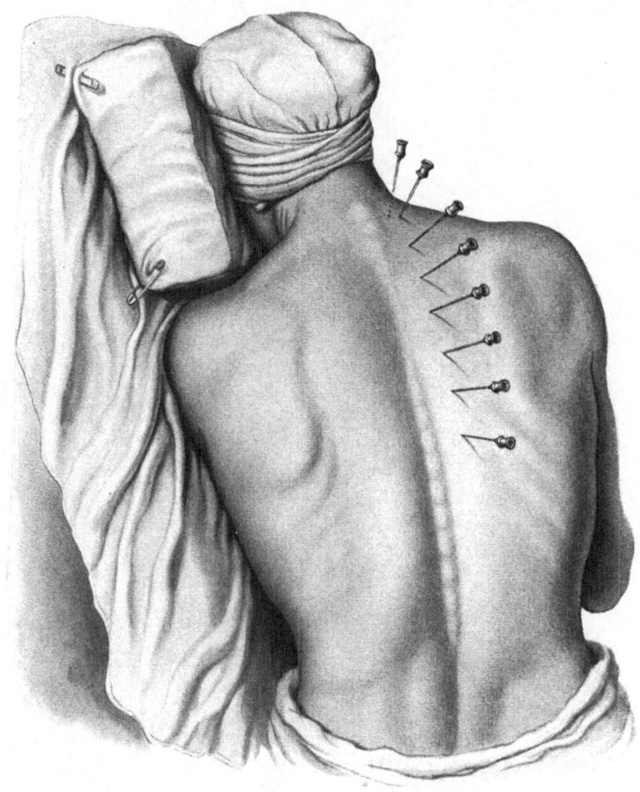

Abb. 448. Die Anlegung des extrapleuralen Selektiv-Pneumo- und Oleothorax nach GRAF. 3. Die Abbildung zeigt die Ausführung der örtlichen Betäubung. Die Einspritzung an die obersten 8 Rippen erfolgt zunächst am unteren Rande.

nun ohne weiteres in die richtige Schicht, d. h. die Schicht der Fascia endothoracia, nachdem die Fasern des M. intercostalis int. etwas stumpf auseinandergeschoben sind. Um das Vordringen zu erleichtern, werden die Fasern des M. intercostalis int. nach beiden Seiten vorsichtig durchtrennt (Abb. 458). Nun kann man leicht mit dem Zeigefinger der linken Hand in die richtige Schicht vordringen und die Pleura costalis ablösen (Abb. 459). Dasselbe führt man dann auch kopfwärts aus. Zur weiteren Ablösung verwendet man nun mit großer Vorsicht Stieltupfer, indem man langsam nach allen Seiten vorschreitet. Kommt man in größere Tiefe, besonders nach vorderen der Brustwand zu, so ist es zweckmäßig, das Abschieben nach Einführen einer Leuchtsonde unter Sicht vorzunehmen (Abb. 460). Ist die Pleurolyse bis zu einem gewissen Grade gelungen, so wird der ganze extrapleurale Raum mit Rollgazen straff ausgefüllt.

Dadurch wird einerseits die Blutstillung gesichert und andererseits der Lunge eine Stütze beim Aushusten gegeben (Abb. 461).

Stößt man auf festere Verwachsungen, so versucht man nicht sie sofort abzulösen, sondern sie werden durch konzentrisches Vorgehen aus der Umgebung allmählich gestielt und erst dann abgelöst (Abb. 462). Feste strangartige Verwachsungen werden gequetscht und durchtrennt. Solche Verwachsungen finden

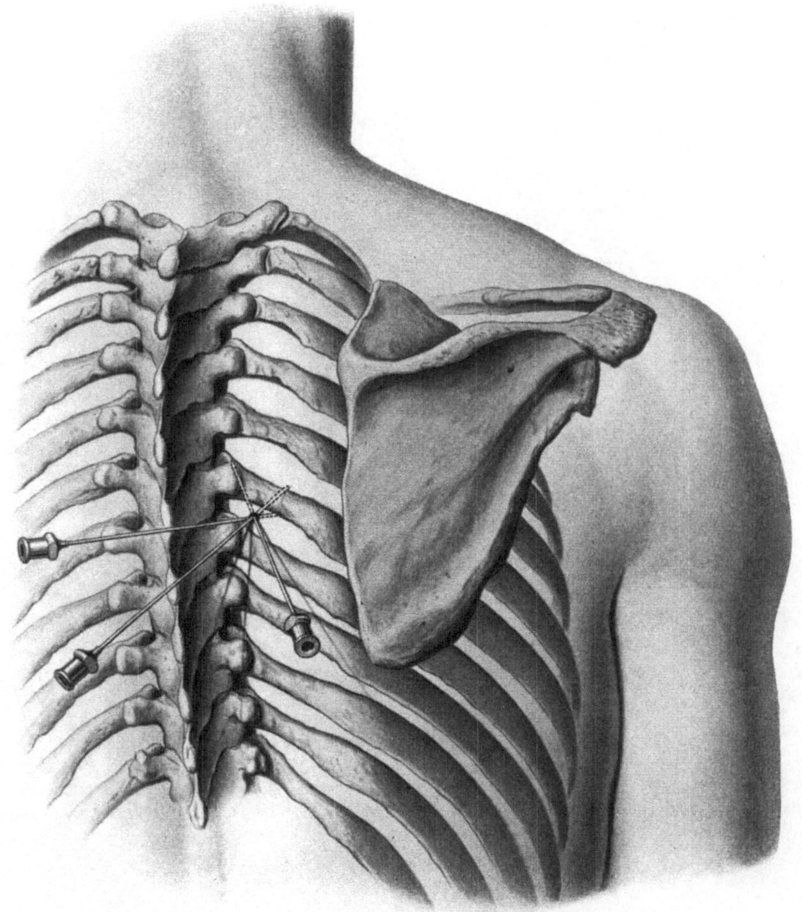

Abb. 449. Die Anlegung des extrapleuralen Selektiv-Pneumo- und Oleothorax nach GRAF. 4. Die Abbildung zeigt die 3 Nadelstellungen bei der Injektion. Besonders zu bemerken ist die Stellung der am weitesten rechts gelegenen Nadel, deren Spitze bis an den oberen Rippenhals vorgeschoben wird.

sich am häufigsten vorn und im Bereich der Lungenspitze. Nachgiebigere Stränge in der Tiefe werden mit dem langen scharfen Raspatorium unter Beleuchtung mit der Leuchtsonde abgelöst (Abb. 462). Ist die Lungenspitze frei, so wird die Ablösung nach der Mediastinalseite durchgeführt. GRAF warnt aber davor, im Gegensatz zu W. SCHMIDT (s. S. 647), die Ablösung weiter als bis etwa $1^1/_2$ Querfinger breit oberhalb des Hilus vorzunehmen. Nur dann kommt die gewünschte gleichmäßig konzentrische Retraktion des kavernisierten Lungenteiles nach dem Hilus zustande. Ist das geschehen, dann wird der Zeigefinger der linken Hand in die Wunde eingeführt und tastet den oberen Rand der 2. Rippe ab. Der Zeigefingerspitze entgegen wird dann die Anästhesierungsnadel eingeführt und das Gewebe von der Haut bis zur Fascia endothoracica eingespritzt. Nach Schmerz-

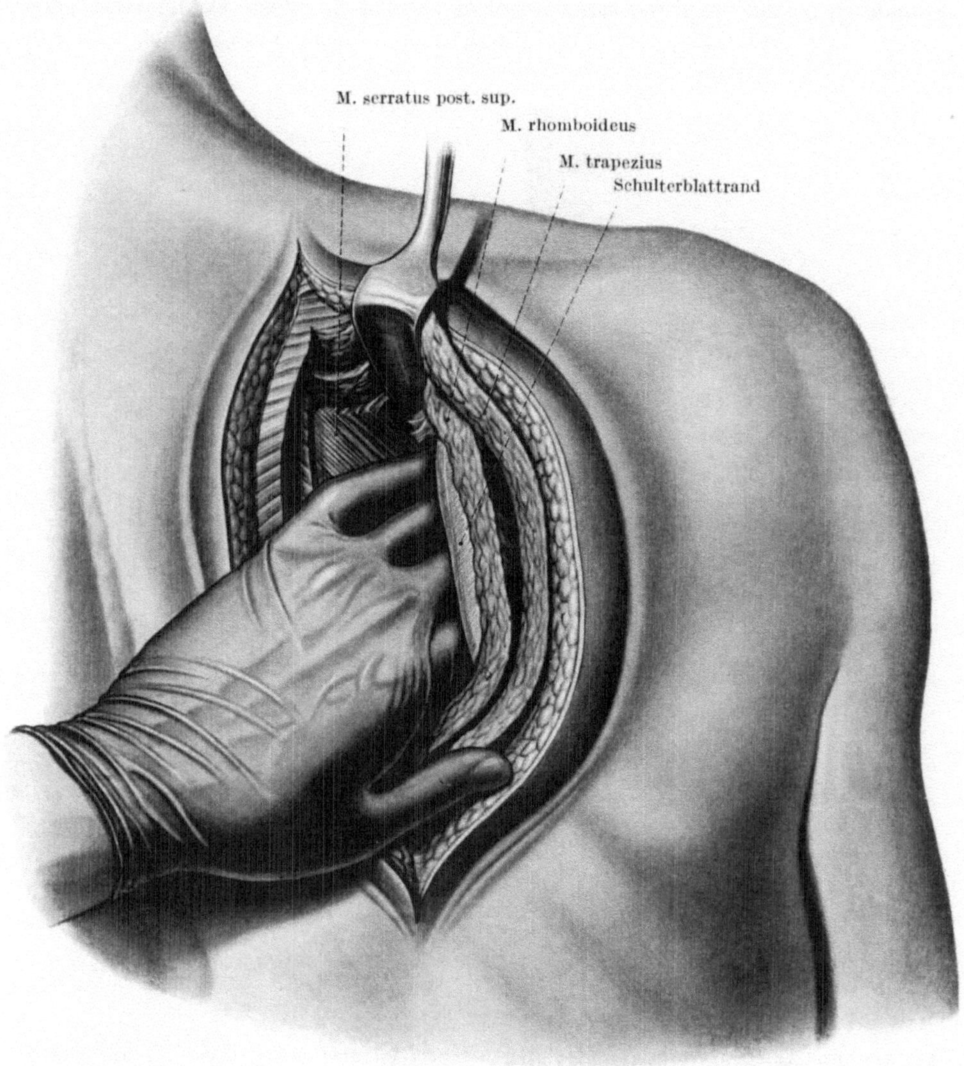

Abb. 450. Die Anlegung des extrapleuralen Selektiv-Pneumo- und Oleothorax nach GRAF. 5. Der Hautmuskelschnitt ist ausgeführt. Das Schulterblatt wird mit der Hand unterfahren und abgelöst. Die Hand dringt in derselben Schicht nach oben bis zur 1. Rippe hinauf vor. Dabei wird die zu resezierende Rippe (meist die 4.) abgezählt.

betäubung wird oberhalb der 2. Rippe ein kleiner Einschnitt gemacht, eine schlanke Kornzange eingeführt und mit ihrer Hilfe ein Katheter zu der Schulterwunde herausgezogen (Abb. 463, 464). Damit ist der eigentliche Eingriff vollendet und es erfolgt der Wundverschluß. Nachdem die Zwischenrippenmuskulatur und das Periost zunächst vernäht sind, wird der gespaltene M. serratus und seine in das Periost übergehenden Fasern durch Naht vereinigt. So entstehen bereits 2 Nahtschichten (Abb. 465). Dann werden die Mm. rhomboidei für sich und der M. trapezius für sich, und schließlich die vordere Faszie darüber ebenfalls durch Naht verschlossen (Abb. 466). Nach Abschluß der Hautwunde wird der Katheter in Schlingen an dem Verbandpflaster festgenäht (Abb. 467). Durch eine

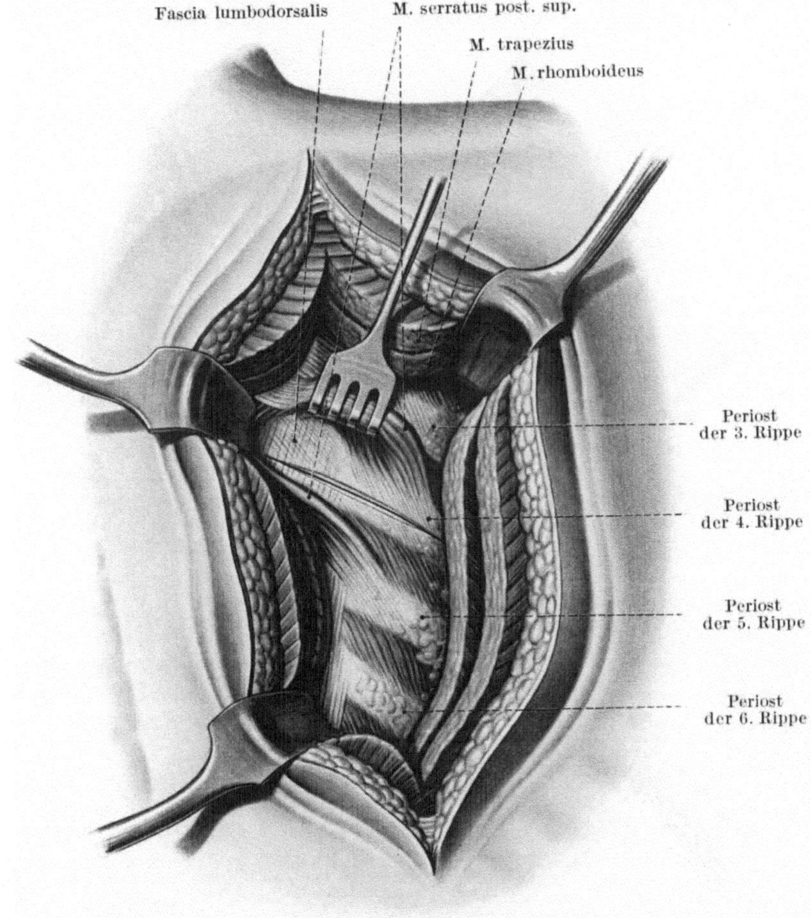

Abb. 451. Die Anlegung des extrapleuralen Selektiv-Pneumo- und Oleothorax nach GRAF. 6. Die äußere Muskulatur wird auseinandergehalten. Die 4. Rippe liegt frei. Medial wird der Ansatz des M. serratus post. sup. in der Höhe des unteren Randes der 4. Rippe gespalten. Die Spaltung setzt sich auf das Periost der 4. Rippe fort.

Glasröhre wird dann eine Verbindung mit einem Gummischlauch hergestellt, der über die Schulter nach vorn und dann durch die Achselhöhle nach hinten geleitet wird. Ist der Eingriff vollendet, so erfolgt die Luftfüllung zur Aufrechterhaltung des geschaffenen extrapleuralen Raumes, zur Vermeidung von Nachblutungen und zur Verhütung der Aktivierung des spezifischen Lungenprozesses.

Auf die verschiedenen Versuche GRAFs zur Offenhaltung des Raumes ist schon oben hingewiesen. Es wird, wie schon erwähnt, ein gleichmäßiger geringer bis mittlerer Überdruck von 8—16 cm Wassersäule für die ersten Tage durchgeführt. GRAF macht darauf aufmerksam, daß eine zu lange durchgeführte

Luftfüllung Schaden anrichten oder gegen den Schonungsgrundsatz verstoßen kann. Er empfiehlt daher die rechtzeitige Einfüllung von Öl, die eher den Verlust von wiederausdehnungsfähigem oder regenerationsfähigem Lungengewebe vermeidet. Zur Verhütung von Spätperforationen wird schweres Öl nur für den unteren Teil der Höhle verwendet, um Wiederverklebungen zu verhüten.

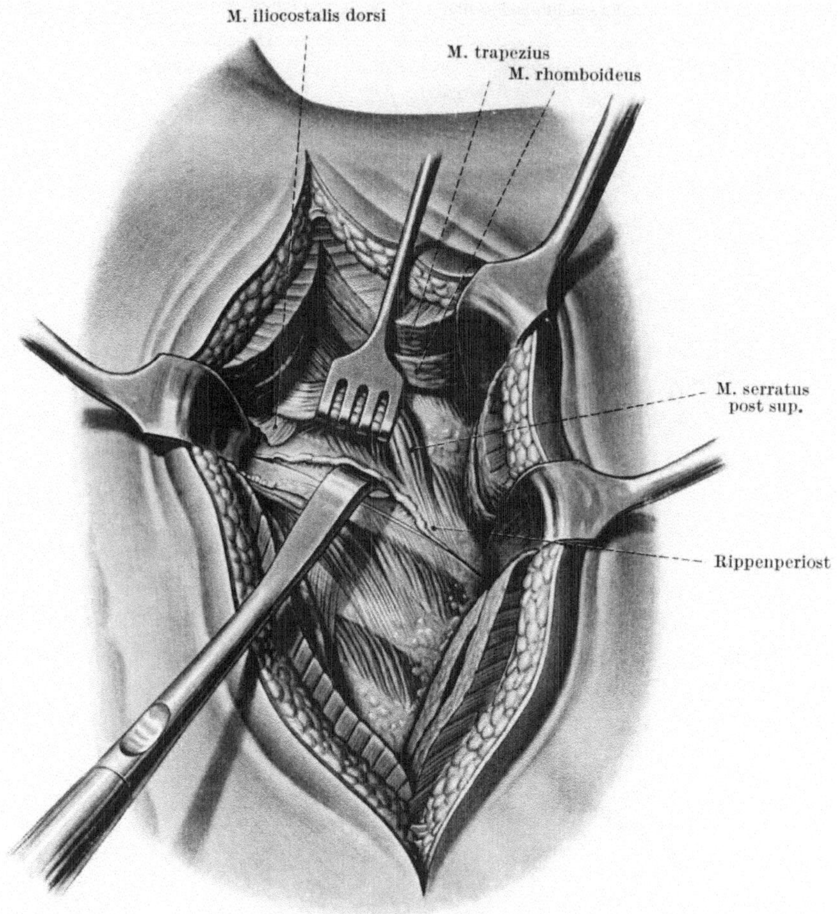

Abb. 452. Die Anlegung des extrapleuralen Selektiv-Pneumo- und Oleothorax nach GRAF. 7. Der M. serratus post. sup. ist nach oben gezogen. Das Periost der 4. Rippe wird abgelöst.

Der größte Teil der Höhle wird mit $2^1/_2$%igem, auf dem Exsudat schwimmenden Jodipin ausgefüllt. Beim Ölwechsel wird das schwere Öl ganz entfernt. Das weitere Bestreben in der Nachbehandlung muß dahin gehen, die in der extrapleuralen Höhle bestehende Kollapsreserve wieder zum Verschwinden zu bringen, den Schonungsgrundsätzen entsprechend. Nur wenn das gesunde Lungengewebe sich wieder ausdehnen kann, wird die Gesamtkrankheitsabwehr wieder voll wirksam. GRAF betont zum Abschluß selbst, daß das Verfahren des extrapleuralen Pneumothorax durch Mißerfolge und Komplikationsmöglichkeiten schwer belastet ist. Trotzdem hat das Verfahren aber so viele Vorteile, daß neue Versuche der technischen Verbesserung gerechtfertigt erscheinen.

Wie schon oben erwähnt, wird von SCHMIDT auch über die Erfahrungen mit der Pneumolyse berichtet. Er gibt auch eine gute Übersicht über die Bestrebungen, die GRAF zu der Ausarbeitung des Verfahrens geführt haben. Über

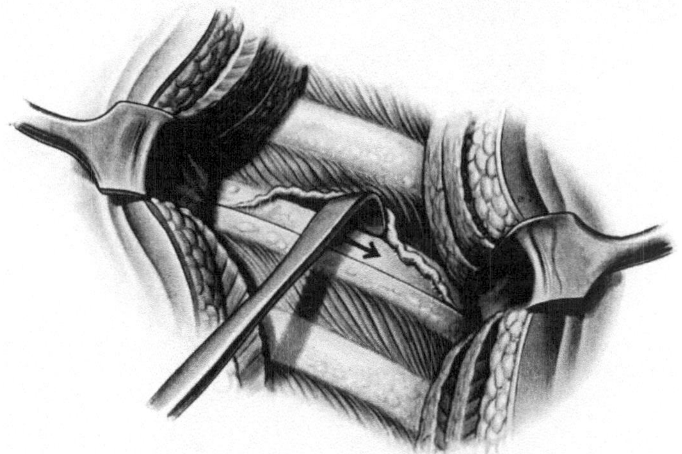

Abb. 453. Die Anlegung des extrapleuralen Selektiv-Pneumo- und Oleothorax nach GRAF. 8. In typischer Weise wird nun am oberen Rande von proximal nach distal das Rippenperiost abgelöst. Der Ansatz des M. serratus post. sup. ist der besseren Übersicht halber auf den nächsten Abbildungen weggelassen.

die Technik siehe S. 643. Das ganze Bestreben der Tuberkuloseärzte ist auf Früherfassung und Frühbehandlung der Tuberkulose gerichtet, da nur auf diesem Wege eine Ausrottung dieser Volksseuche möglich ist. Während die

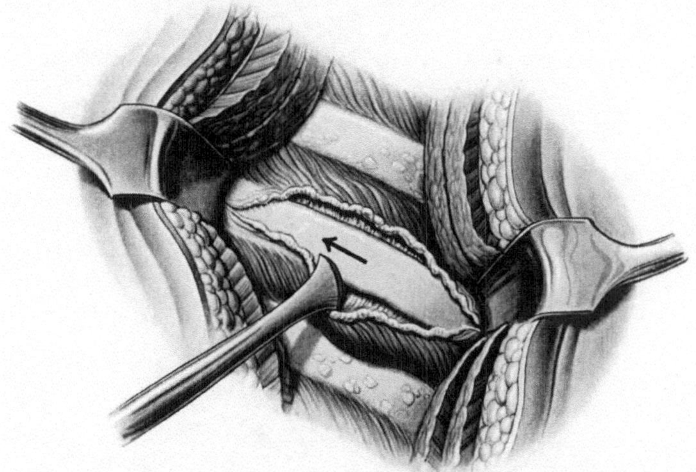

Abb. 454. Die Anlegung des extrapleuralen Selektiv-Pneumo- und Oleothorax nach GRAF. 9. In umgekehrter Richtung (Pfeil) wird das Periost vom unteren Rippenrand abgelöst.

Möglichkeiten für die Früherfassung und die allgemeine klimatische Frühbehandlung in Deutschland weitgehend vorhanden sind, und auch vermittels der Pneumothoraxbehandlung, ergänzt durch die Kaustik, gute Erfolge in Frühfällen erzielt werden, bestehen immer noch Schwierigkeiten für die Fälle, bei

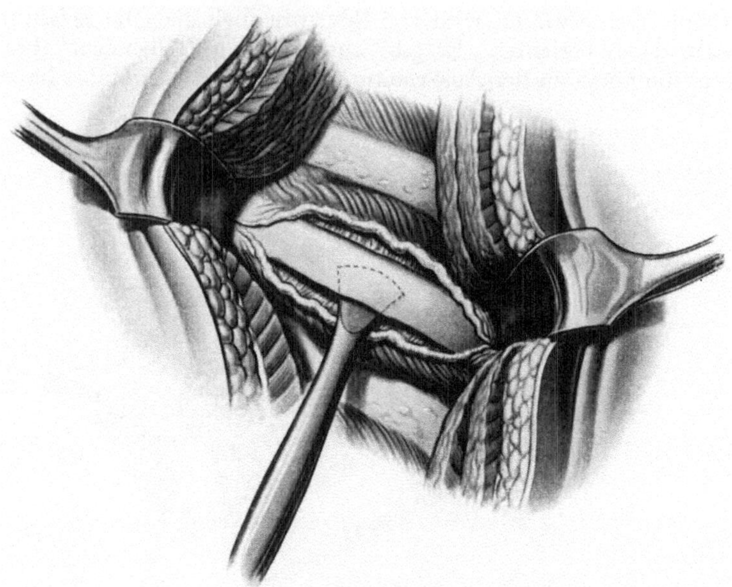

Abb. 455. Die Anlegung des extrapleuralen Selektiv-Pneumo- und Oleothorax nach GRAF. 10. Das hintere Periost wird mit dem Raspatorium vorsichtig abgelöst. Das Gefäßnervenbündel darf nicht verletzt werden.

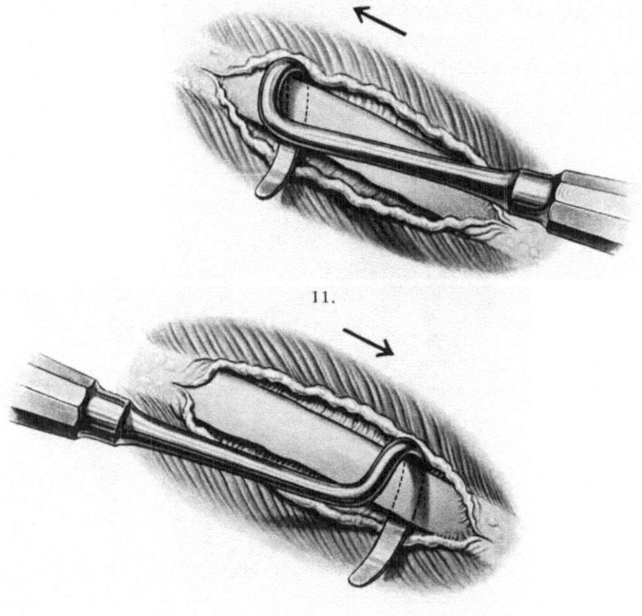

Abb. 456. Die Anlegung des extrapleuralen Selektiv-Pneumo- und Oleothorax nach GRAF. 11. und 12. Die typische Ablösung des Periostes mit dem DOYENschen Raspatorium.

denen die Pneumothoraxbehandlung aus den bekannten Gründen nicht durchgeführt werden kann. Zeitweise wurde in solchen Fällen die Phrenikusexairese mit längeren konservativen Heilverfahren zur Anwendung gebracht, aber zur

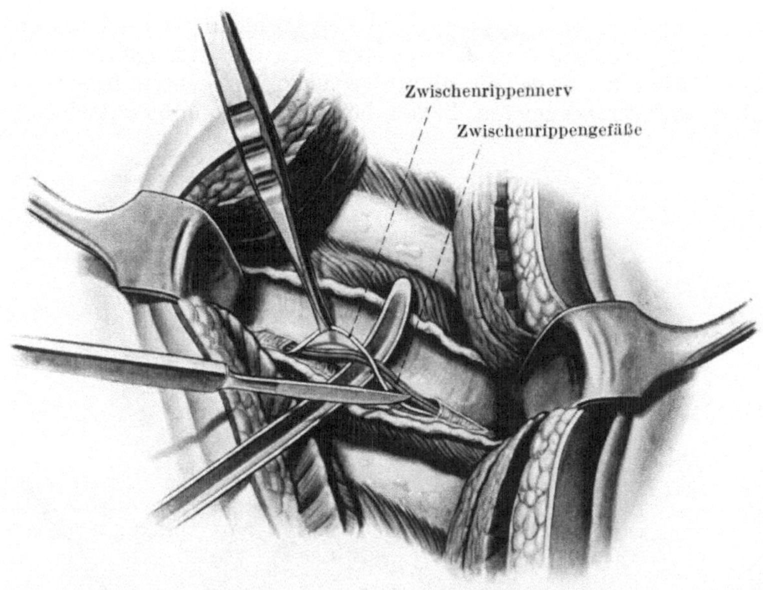

Abb. 457. Die Anlegung des extrapleuralen Selektiv-Pneumo- und Oleothorax nach GRAF. 13. Das untere hintere Periost ist gespalten, das Gefäßnervenbündel freigelegt. Der N. intercostalis wird reseziert.

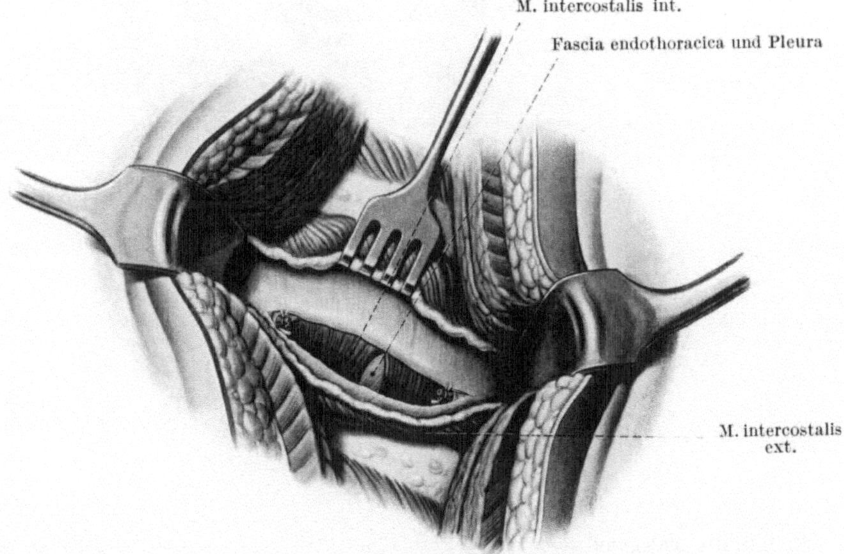

Abb. 458. Die Anlegung des extrapleuralen Selektiv-Pneumo- und Oleothorax nach GRAF. 14. Die A. und V. intercostalis sind unterbunden und durchtrennt, das Zwischenstück entfernt. Hinter dem Periost erscheinen die dünnen Fasern des M. intercostalis int. mit der Fascia endothoracica. Sie werden vorsichtig auseinandergedrängt. Die punktierte Linie deutet die Durchtrennungslinie der Muskulatur und der Fascia endothoracica an.

Ausheilung kam es selten, und diesen Menschen mußte entweder nach einiger Zeit eine Plastik gemacht werden, oder sie gingen zugrunde. Für die Frühkaverne ist die Methode der Wahl der Pneumothorax, der zu einer echten

Kavernenvernichtung und damit völligen Ausheilung der Erkrankung führen kann. Für die Tertiärkaverne kommt nur noch die Einengungsbehandlung in Form der Plastik in Frage, die allerdings nicht zur echten Kavernenvernichtung, aber doch in geeigneten Fällen bei guter immunbiologischer Lage zur

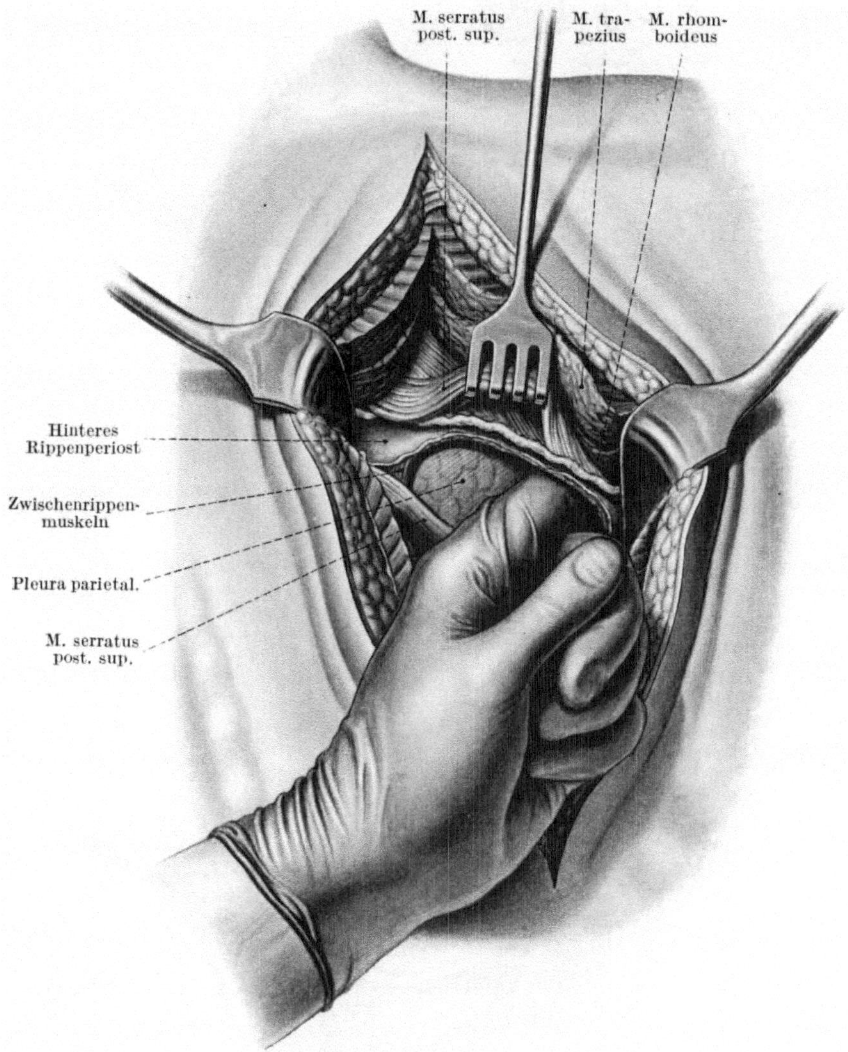

Abb. 459. Die Anlegung des extrapleuralen Selektiv-Pneumo- und Oleothorax nach GRAF. 15. Der in die Lücke eingeführte Zeigefinger löst seitlich die Verbindungen der Pleura in der Schicht der Fascia endothoracica.

Ausheilung führt. Zwischen der Frühkaverne und der Spät- oder Tertiärkaverne spielt sich die Entwicklung der Tuberkulose beim Erwachsenen ab. In dieser Zeit kommt es bei der schubweisen Ausbreitung der Erkrankung in Lunge und Brustfell zu den Pleuraadhäsionen, die dem vollkommenen Pneumothorax im Wege stehen, die aber gelegentlich noch durch Kaustik zu beseitigen sind. Gelingt das nicht, so ist die Wahl des weiteren Vorgehens besonders schwierig. Für diese Fälle waren die Gedanken GRAFs segensreich. Er hat die Pneumolyse auf dem

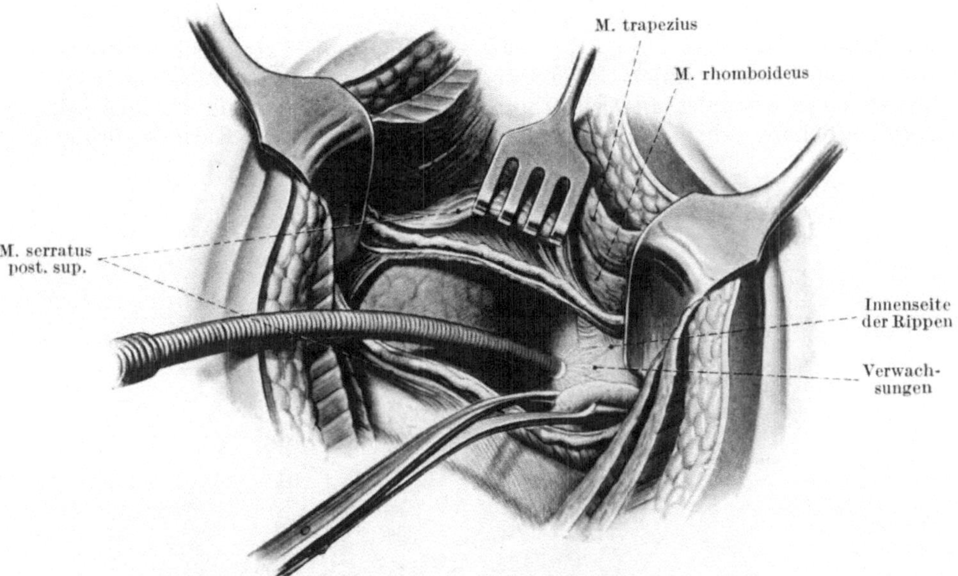

Abb. 460. Die Anlegung des extrapleuralen Selektiv-Pneumo- und Oleothorax nach GRAF. 16. Die Ablösung der Pleura parietalis erfolgt weiter seitlich unter Leitung des Auges im Lichte der Leuchtsonde mit Stieltupfern. So gelangt man bis an den vorderen Brustbeinrand.

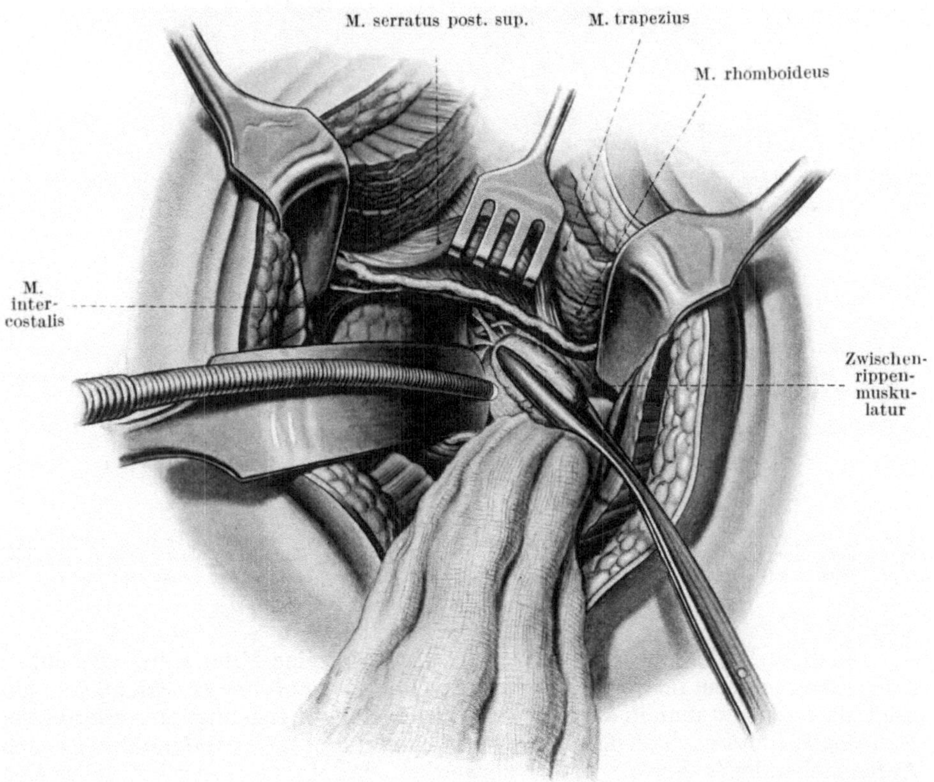

Abb. 461. Die Anlegung des extrapleuralen Selektiv-Pneumo- und Oleothorax nach GRAF. 17. Der so geschaffene extrapleurale Raum wird durch Rollgazen ausgestopft, um die Lunge im Kollaps zu erhalten. Die Lunge erhält dadurch auch beim Husten eine Stütze. Es werden vorn seitlich feste Stränge mit dem Stieltupfer gelöst.

extrapleuralen subfascialen Weg auf Grund seiner guten Erfahrungen empfohlen und darauf aufmerksam gemacht, daß es gelingt, die extrapleurale Höhle in Form eines extrapleuralen Pneumothorax, oder wenn das nicht gelingt, in Gestalt eines extrapleuralen Oleothorax offen zu halten. Wie wir aus seiner Veröffentlichung sehen, hat er die Höhle mit einem PEZZER-Katheter dräniert.

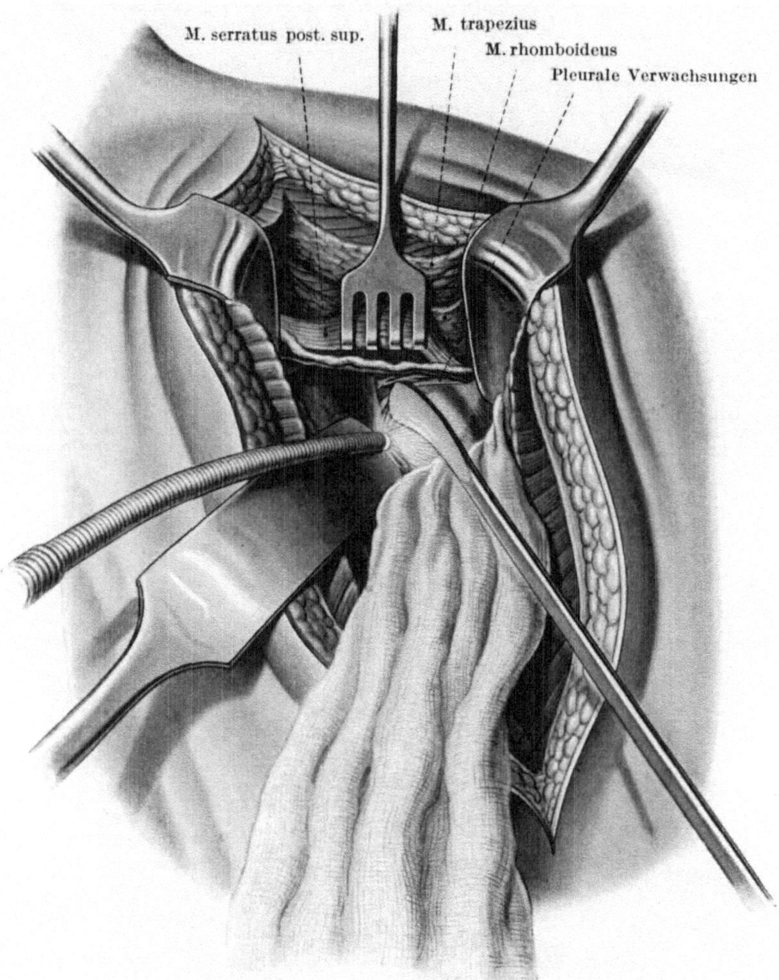

Abb. 462. Die Anlegung des extrapleuralen Selektiv-Pneumo- und Oleothorax nach GRAF. 18. Im Spitzengebiet finden sich nicht selten festere Verwachsungen, die mit einem langen schmalen Raspatorium abgeschoben werden müssen. Unter Umständen müssen strangartige Verbindungen gequetscht und mit der Schere durchtrennt werden.

Auf diese Maßnahme haben W. SCHMIDT und seine Mitarbeiter verzichtet. Auch ihnen hat sich im übrigen der extrapleurale Weg als der zweckmäßigste gezeigt, da es, sobald man in die richtige Schicht gelangt ist, gelingt, den erkrankten Lungenabschnitt nach Bedarf abzulösen, ohne durch die extrafaszial gelegenen Aufhängebänder (s. S. 576) gestört zu werden. Die Vorteile der extrapleuralen Höhlenbildung sind, abgesehen von der verhältnismäßig einfachen Technik der Ablösung, die auf der Mittelfellseite bis zur Lungenwurzel fortgesetzt werden kann, daß die Wände der Höhle nicht mit wucherndem Granulationsgewebe ausgekleidet werden, da sie durch feste Zellverbände gebildet sind. Ist die Ablösung in der richtigen Schicht erfolgt, so ist es auch nicht schwierig, diese

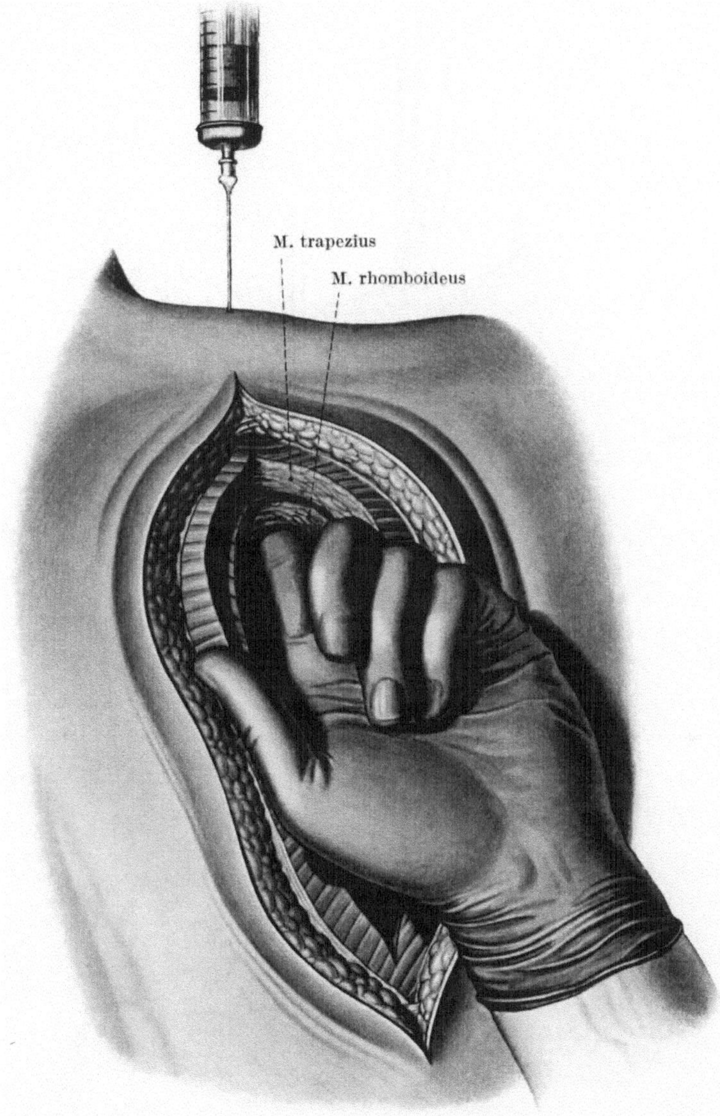

Abb. 463. Die Anlegung des extrapleuralen Selektiv-Pneumo- und Oleothorax nach GRAF. 19. Nach völliger Ablösung wird der Zeigefinger der linken Hand in die Wundhöhle eingeführt und stellt den oberen Rand der 2. Rippe fest. Die Weichteile werden von oben mit der Spritze anästhesiert.

Höhle in Form eines extrapleuralen Pneumothorax offenzuhalten. Infolge der Elastizität der mit den festen Zellverbänden ausgekleideten Wände gelingt das ohne wesentlichen Überdruck. GRAF hat den extrapleuralen Pneumothorax bis zu 1 Jahr geführt, SCHMIDT auch einige Monate. Der Pneumothorax muß, wie der intrapleurale, 2—3 Jahre, d. h. also bis zur Ausheilung des Lungenherdes geführt werden, und SCHMIDT ist der Überzeugung, daß das Verfahren nur dann allgemeine Verbreitung finden wird, wenn die genügend lange Aufrechterhaltung der Höhle durch den Pneumothorax gelingt. Die extrapleurale

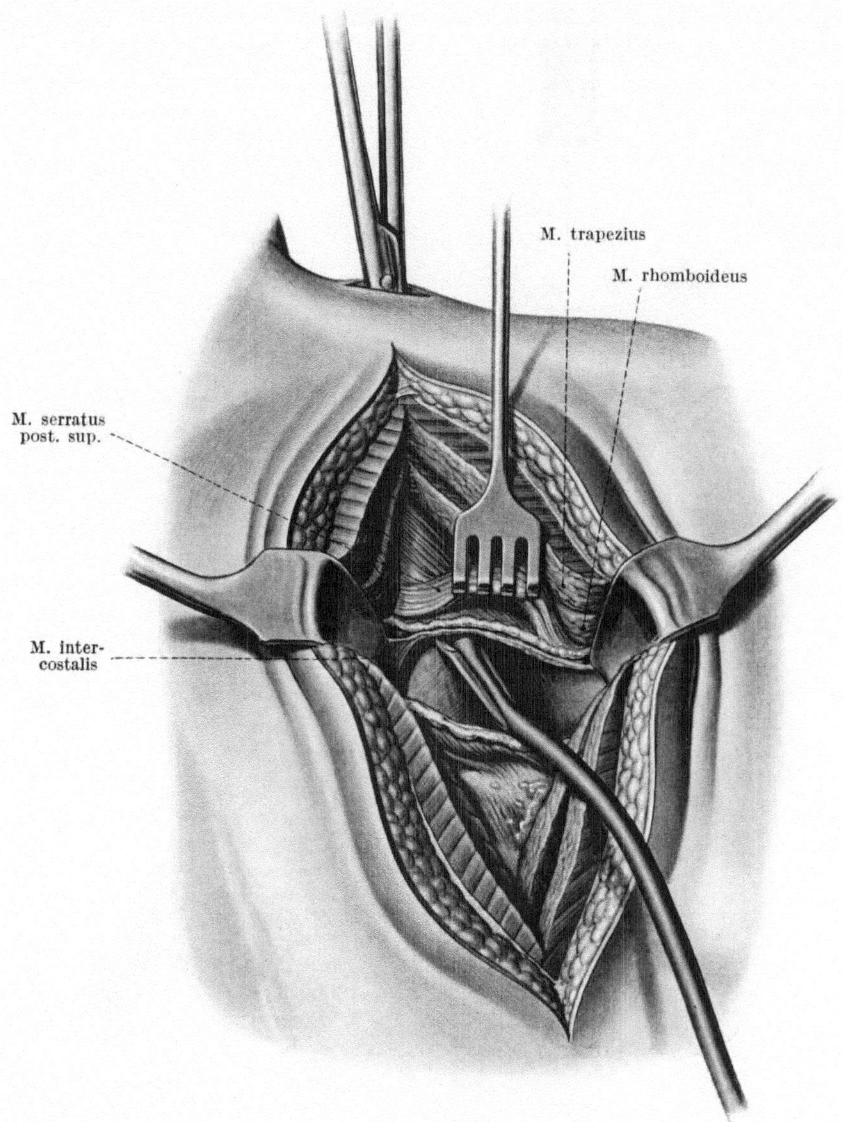

Abb. 464. Die Anlegung des extrapleuralen Selektiv-Pneumo- und Oleothorax nach GRAF. 20. Über dem oberen Rand der 2. Rippe ist nach kleinem Einschnitt eine Kornzange in die Höhle eingeführt. Sie faßt den Katheter und zieht ihn nach oben durch. Der kleine Einstich wird genäht.

Pneumolyse wird immer über die Grenze des erkrankten Lungenabschnittes hinaus ausgedehnt, sie kann auch mit dem intrapleuralen Pneumothorax kombiniert werden (s. Abb. 471). Im letzteren Falle darf der Brustfellabschnitt, der die beiden Pneumothoraces begrenzt, nicht wie ein Strang oder Segel wirken und dadurch womöglich die Kaverne offenhalten. Sehr wichtig ist die richtige

Anlegung des extrapleuralen, örtlich genau bestimmten Pneumothorax bei fortgeschrittenen Fällen, besonders bei doppelseitigen kavernösen Oberlappenerkrankungen oder bei einseitigen Höhlen, die eine Einengungsbehandlung verlangen, bei denen aber ein noch unruhiger oder in Heilung begriffener Herd auf der

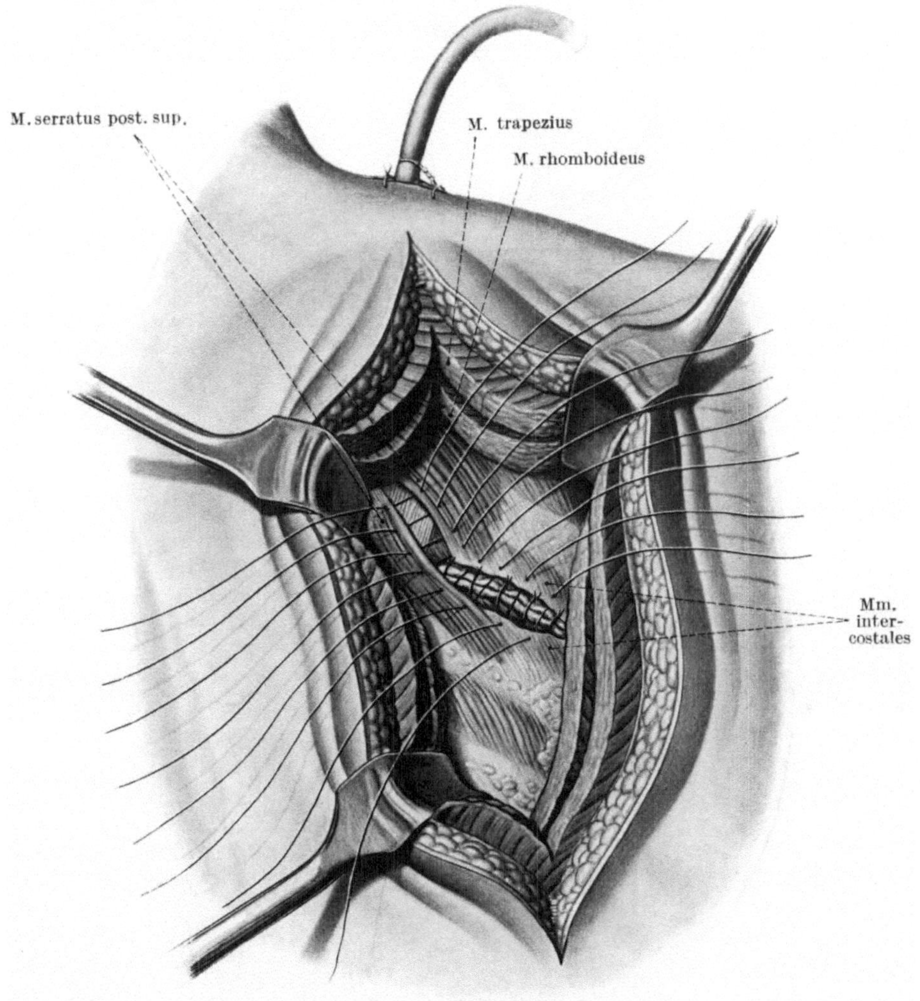

Abb. 465. Die Anlegung des extrapleuralen Selektiv-Pneumo- und Oleothorax nach GRAF. 21. Die Zwischenrippenmuskulatur und das Periost werden zunächst genäht. Dann werden der früher gespaltene M. serratus post. sup. und die Aponeurosefasern dieses Muskels und das angrenzende Bindegewebe unter den Mm. rhomboidei verschlossen.

anderen Seite eine vollständige Ausschaltung der am stärksten erkrankten Seite nicht zuläßt. Das gilt auch für die Kranken, die infolge von starken pleuralen Schwartenbildungen nur noch eine sehr eingeschränkte Atmungsfläche besitzen, und bei denen auf der anderen Seite eine umschriebene Höhle beobachtet wird. Dasselbe trifft für Fälle mit kompensatorischem Emphysem, mit schweren Bronchitiden, Asthma usw. zu. Hier kommt die Behandlung mit dem extrapleuralen, örtlich bestimmten und dosiertem Pneumothorax in Frage.

Was die Anzeigestellung betrifft, so wäre der extrapleurale Pneumothorax dem intrapleuralen gleichzusetzen. Trotzdem wird man zunächst den intrapleuralen ausführen, da er der technisch leichtere Eingriff ist, und wird die Möglichkeit, den extrapleuralen anzulegen oder hinzuzufügen, immer noch

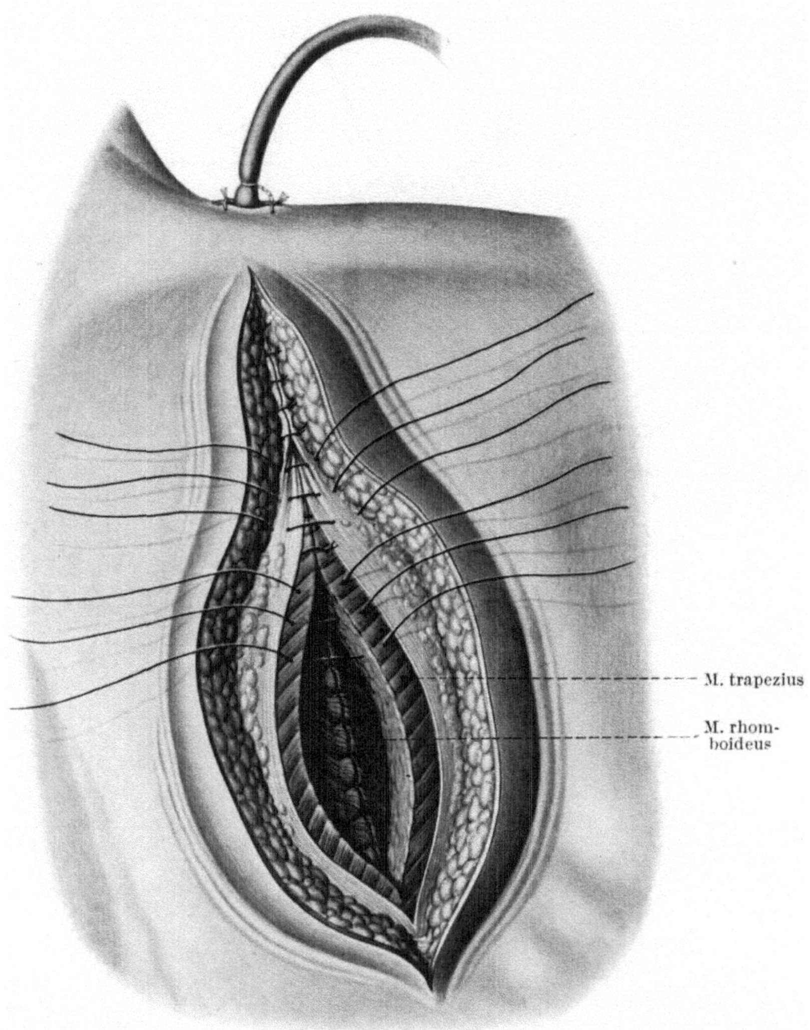

Abb. 466. Die Anlegung des extrapleuralen Selektiv-Pneumo- und Oleothorax nach GRAF. 22. Der Mm. rhomboideus und trapezius sind bzw. werden durch Naht verschlossen. Dann wird durch eine besondere Nahttechnik die oberflächliche Muskelfaszie eingefaltet. Schließlich erfolgt die Hautnaht.

haben, wenn nach einer längeren Wartezeit die Kaverne nicht zur Ausheilung kommt oder eine ungünstige immunbiologische Lage die Heilung aus mechanischen Gründen verzögert oder verhindert. Die für die extrapleurale Plastik am meisten geeigneten Fälle sind also solche mit Frühkavernen und solche mit kavernösen Erkrankungsherden, die „der Periode des Frühinfiltrates pathogenetisch noch nahestehen", wenn der intrapleurale Pneumothorax nicht oder nur unvollständig gefüllt werden kann und eine Kavernenheilung durch die konservative Behandlung nicht zustande kommt. Hier vermag der extrapleurale Pneumothorax, 2—3 Jahre gefüllt, wie der vollständige intrapleurale, die Kavernenvernichtung zu veranlassen. Die Folgeerscheinungen des frühzeitigen Auflassens des extrapleuralen Pneumothorax sind dieselben, wie wir sie unter diesen Umständen beim intrapleuralen beobachten. Neben dieser hauptsächlichsten Anzeigestellung ist der extrapleurale Pneumothorax noch anzuwenden bei älteren Herden, z. B. bei Spätkavernen, wenn die Plastik wegen der größeren Gefahr für den Kranken noch nicht in Frage kommt. Ferner kann bei großen Tertiärkavernen, deren Ausheilung nach KREMER durch die Pneumothoraxbehandlung allein nicht in Frage kommt, der extrapleurale Pneumothorax zum wenigsten als vorbereitende Operation in Betracht kommen. Darauf hat GRAF schon mit großem Nachdruck hingewiesen und gute Erfolge erzielt. Die Gefahr einer Plastik wird durch den Erfolg der Pneumolyse mit extrafaszialem Pneumothorax und die dadurch bedingte zeitweise Kavernenverkleinerung wesentlich herabgesetzt. Die Erfahrungen SCHMIDTs erstrekken sich bei der Veröffentlichung im November 1936 auf 72 primär geschlossene Pneumolysen mit extrapleuralem Pneumothorax.

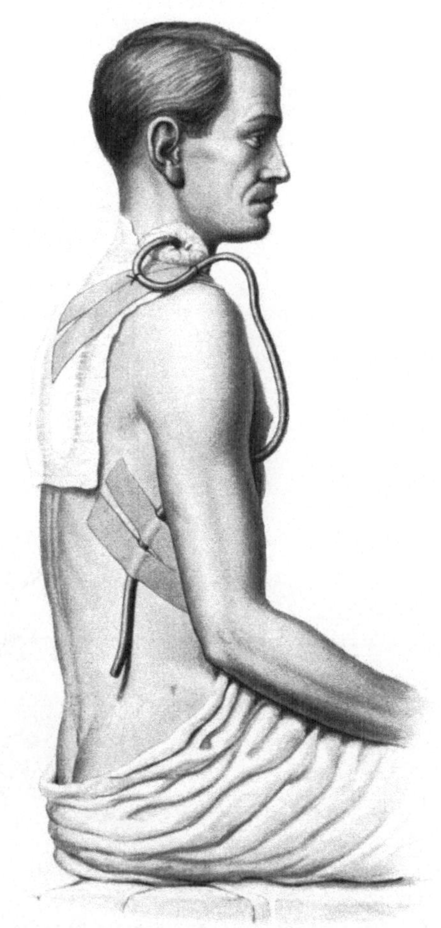

Abb. 467. Die Anlegung des extrapleuralen Selektiv-Pneumo- und Oleothorax nach GRAF. 23. Nach Abschluß des Eingriffes wird der Verband gezeigt. Das Dränrohr dient zur Füllung mit Luft bzw. Öl.

Die Technik der extrapleuralen subfaszialen Pneumolyse verläuft nach ADELSBERGER in folgender Weise:

Als Zugangsweg zu der Apikolyse wählt SCHMIDT wie GRAF den von SAUERBRUCH zur Plombierung 1913 empfohlenen Weg. Man hat von diesem Schnitt eine gute Übersicht, und er ist gleichzeitig schonend. Außerdem ist es nur auf diesem Wege möglich, im schwierigsten Bereich, nämlich an der A. subclavia, unter Leitung des Auges die Spitze in der richtigen Schicht abzulösen.

Die Ausführung ist im einzelnen folgende. Ein vielleicht vorhandener intrapleuraler Pneumothorax wird meist am Tage vor dem Eingriff abgesaugt. Die Kranken werden, wenn nötig, mit leichten Beruhigungsmitteln vorbereitet. Der Kranke befindet sich auf dem Operationstisch sitzend, ähnlich wie bei GRAF, vorn gegen ein breites Polsterkissen gelehnt und gestützt, während der Kopf nach der gesunden Seite geneigt wird. Der Arm der kranken Seite umfaßt das Stützkissen, so daß das Schulterblatt möglichst weit nach außen abgespreizt wird (Abb. 468 und 469).

Die Schmerzbetäubung wird mit dem KIRSCHNERschen Hochdrucklokalanästhesieapparat ausgeführt. Zunächst werden die Weichteile paraskapular von der 2.—5. Rippe eingespritzt. Dann wird Haut, Unterhaut und unterer Teil des M. trapezius und des M. rhomboideus min. und der obere Teil des M. rhomboideus maj. durchtrennt.

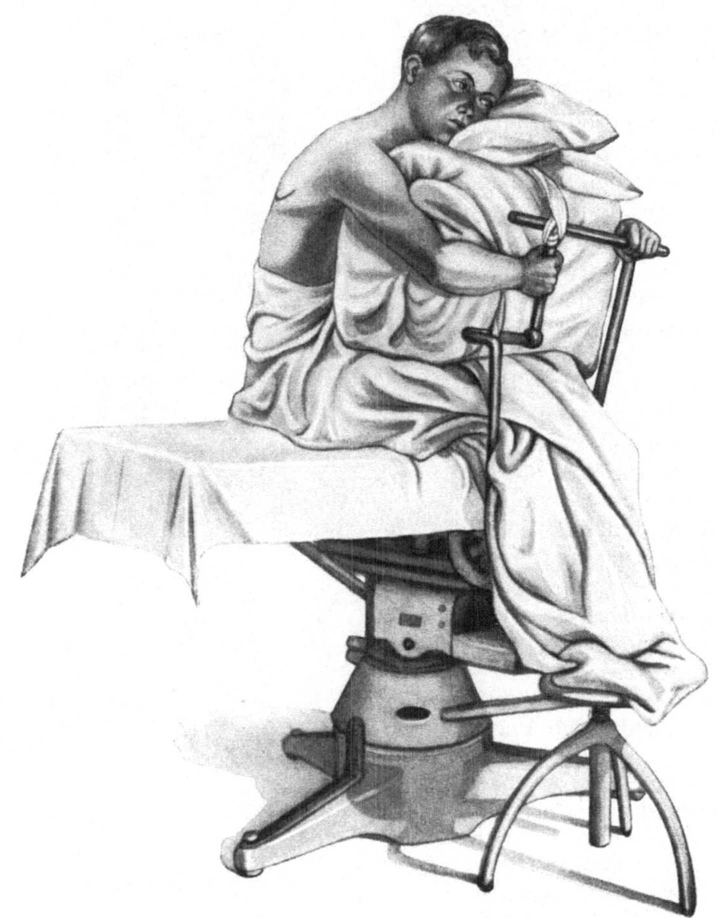

Abb. 468. Die extrapleurale subfasziale Pneumolyse nach W. SCHMIDT. 1. Der Kranke sitzt auf dem Operationstisch. In Anlehnung an das Vorgehen GRAFs sitzt der Kranke frei auf dem Operationstisch, d. h. er wird nicht angebunden. In seiner Stellung wird er durch Kissen gehalten und gestützt. (Nach ADELSBERGER.)

Die zu Gesicht kommenden Zacken des M. serratus post. sup. bleiben unberührt. Das Schulterblatt wird nun mit einem breiten Schaufelhaken (Bauchdeckenhaken) nach außen abgezogen (Abb. 470).

Es folgt der 2. Teil der Schmerzbetäubung, in Form der perineuralen Injektion der Zwischenrippennerven 2—5 oder 2—6. In den ersten Zwischenrippenraum wird ein größeres Lager des Betäubungsmittels eingespritzt. Es soll zunächst die erste Rippe umspülen und sich dann langsam nach unten senken. Eine zusätzliche örtliche oder allgemeine Schmerzbetäubung war nie erforderlich.

Das Wundgebiet wird nun von neuen steril abgedeckt. Aus der vorliegenden 3., manchmal auch aus der 4. Rippe entfernt man nun subperiostal ein 5 bis 6 cm langes Stück (Abb. 470). Die Ansätze des M. serratus post. werden nicht vom Periost abgetrennt, so daß sie bei der späteren Naht mitgefaßt werden können.

Nach Entfernung der Rippe legt man den zugehörigen N. intercostalis frei und entnimmt ein Stück daraus (Abb. 470). Dieser kleine Kunstgriff (GRAF) erleichtert den Zugang in die richtige Schicht vom Nervenbett aus. Die Entfernung des Nerven hat außerdem den Vorteil, für längere Zeit ein unempfindliches Gebiet zu erhalten, was für die Ausführung und Aufrechterhaltung des extrapleuralen Pneumothorax angenehm ist. Auch die Zwischenrippengefäße der betreffenden Rippen werden manchmal nach doppelter Unterbindung weggenommen.

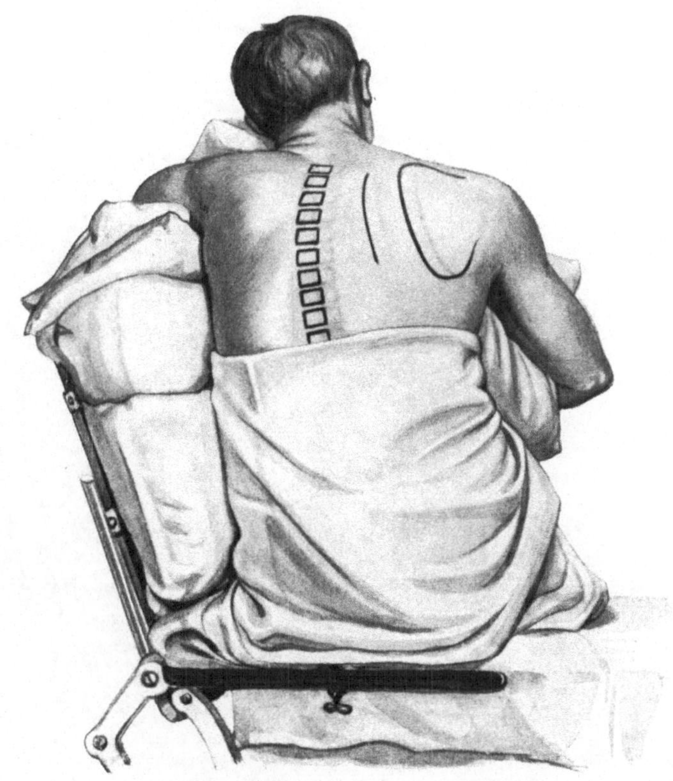

Abb. 469. Die extrapleurale subfasziale Pneumolyse nach W. SCHMIDT. 2. Die Lage des Kranken auf dem Operationstisch mit Einzeichnung der Wirbelsäule, des Schulterblattes und der Weichteilschnittrichtung. (Nach ADELSBERGER.)

Kommt man vom Bett des Nerven aus nicht ohne weiteres in die richtige Schicht, so gelingt es leicht, oberhalb des Sulcus intercostalis nach Spreizen der Zwischenrippenmuskulatur mit 2 anatomischen Pinzetten zwischen die rötliche Zwischenrippenmuskulatur und das weißschimmernde Brustfell einzudringen. Unter gewöhnlichen Verhältnissen gelingt es von hier aus, mit dem mit Gummihandschuh überzogenen Finger nach Einkerben der Fascia endothoracica lateral und medial die extrapleurale Pneumolyse vorzunehmen. Ein fühlbares und hörbares Knirschen erweist beim Vordringen des Fingers, daß man sich in der richtigen Schicht befindet. Zunächst unter Leitung des Auges in der Umgebung der Öffnung, dann unter Zuhilfenahme einer Leuchtsonde geht man vorsichtig und langsam vor.

Sind ältere und entzündliche Verklebungen vorhanden, so können Schwierigkeiten entstehen. Dann versucht man zunächst in der Nachbarschaft dieser

Verklebungsherde vorzugehen, um so den Herd immer mehr einzugrenzen und gewissermaßen zu stielen (GRAF). Es darf keine größere Gewalt angewendet werden bei der Sprengung dieser Verklebungsherde. Gelingt die Ablösung nicht leicht, so muß unter Umständen der Stiel in der Nähe der Brustwand

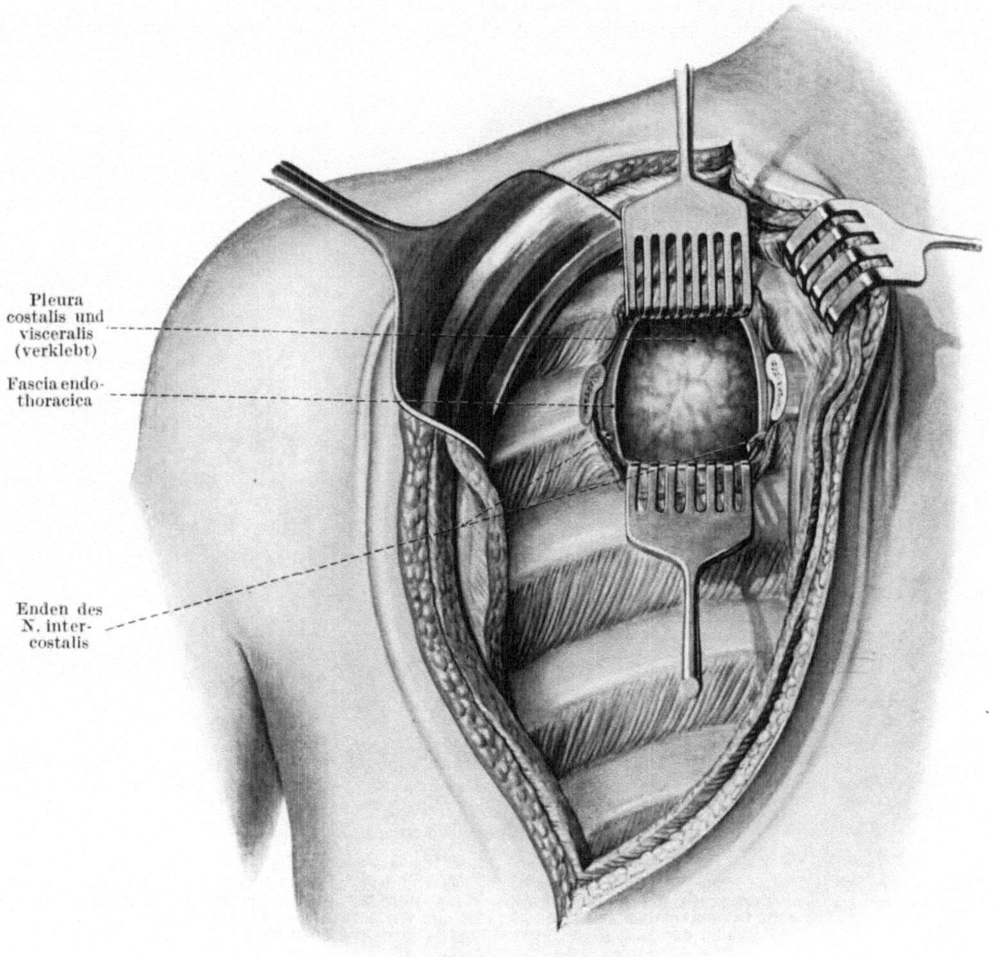

Abb. 470. Die extrapleurale subfasziale Pneumolyse nach W. SCHMIDT. 3. Aus der 3. Rippe ist ein etwa 5—6 cm langes Stück subperiostal entfernt worden. Vom freigelegten N. intercostalis, der später reseziert wurde, ist die extrapleurale Ablösung nach beiderseitigem Einkerben der Fascia endothoracica mit dem Finger durchgeführt worden. Das Fenster in der Fascia endothoracica zeigt die freiliegende abgelöste Pleura costalis. (Nach ADELSBERGER.)

eingekerbt werden, da man dadurch weniger schaden kann als durch die erzwungene stumpfe Ablösung. Findet man in der Verklebung oder Verwachsung kleine Gefäße, so soll man sie lieber mit Katgut unterbinden, auch dann, wenn das Gebilde möglicherweise ein Nerv ist, denn eine Blutung muß unter allen Umständen vermieden werden. Starke Verwachsungen sind außerordentlich selten, auch dann, wenn eine sog. breite Spitzenkappe durch das Röntgenbild nachweisbar ist.

Sind aber einmal breite, starke, flächenhafte Verwachsungen vorhanden, so muß man die Lösung aufgeben und zur paravertebralen subskapularen Plastik übergehen. Gelingt die Ablösung, so findet sie dann eine Grenze, wenn die Länge des Fingers nicht mehr ausreicht. Er wird dann durch einen weichen, mit Kochsalzlösung getränkten Stieltupfer ersetzt. Die Lösung muß jedenfalls weitgehend seitlich vorn und hinten erfolgen.

Die Lungenspitze wird medial bis zum Hilus herab beweglich gemacht. Das gelingt nach Ablösung der Pleurakuppel, die mit einem Stieltupfer nach unten angespannt wird unter Leitung der eingeführten Leuchtsonde mit einem zweiten Stieltupfer. Die Ablösung muß außerordentlich vorsichtig durchgeführt

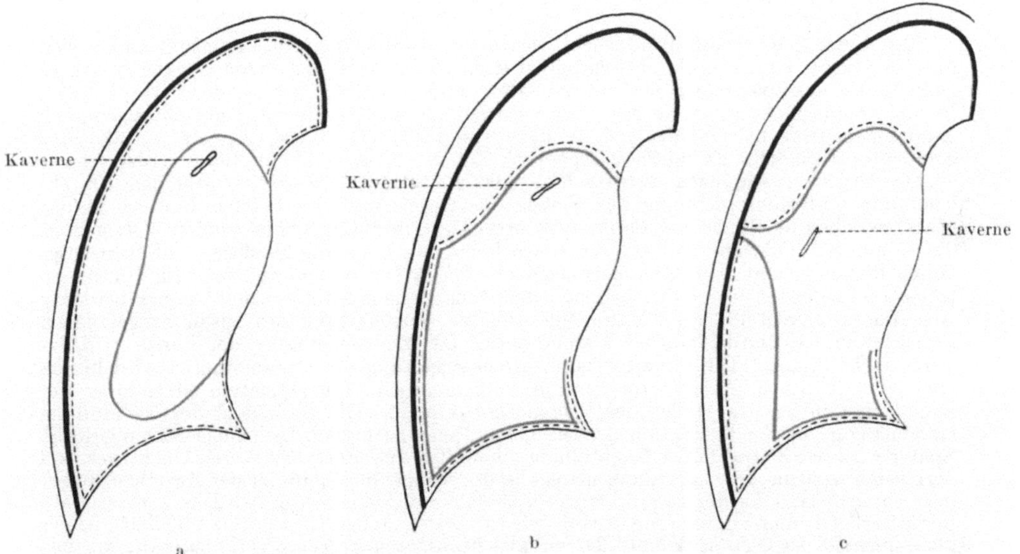

Abb. 471 a—c. Schematische Darstellung des intra- und des extrapleuralen Pneumothorax und der Kombination von intra- und extrapleuralem Pneumothorax. a Intrapleuraler Pneumothorax. b Extrapleuraler subfaszialer Pneumothorax. c Kombination von basalem, intrapleuralem und extrapleuralem Pneumothorax. (Nach W. SCHMIDT.)

werden, um eine Schädigung des Mittelfelles sicher zu vermeiden. Dieselbe Technik mit 2 Stieltupfern muß auch im vorderen Abschnitt der Lungenspitze in der Höhe des 1. und 2. Brustwirbels vorgenommen werden, da hier allmählich die großen Gefäße in Erscheinung treten. Auch dann, wenn ein intrapleuraler Pneumothorax vorliegt, muß die Lösung mit ganz besonderer Vorsicht durchgeführt werden, um keine Eröffnung der Brusthöhle befürchten zu müssen. Bei basalem intrapleuralem Pneumothorax muß die extrapleurale Pneumolyse weit nach kaudal ausgeführt werden. Unter Umständen muß die intrapleurale Luftmenge verringert oder entfernt werden, um die richtige Wirkung auf die Kaverne zu erzielen.

Wird der ganze Eingriff vollkommen innerhalb der F. endothoracica ausgeführt, so werden größere Blutungen nicht beobachtet. Kleinere im Verlauf der Rippen stehen nach kurzem Zusammendrücken mit einem Tupfer, der mit heißer Kochsalzlösung getränkt ist. Steht die Blutung nicht ohne weiteres, so benutzt man die Elektrokoagulation zur Verschorfung. Macht die Ablösung der Kuppe Schwierigkeiten, so daß längere Zeit vergeht, so wird die allmählich sich vergrößernde Höhle durch größere, mit Kochsalzlösung getränkte

Mullplatten zugedeckt, um Abkühlung und Eintrocknung des Gewebes zu verhüten. Außerdem wird das Sekret leichter abgehustet. Eine Abknickung des das Kavernensekret ableitenden Bronchus ist nie beobachtet worden. Die Ablösung muß weiter kaudalwärts erfolgen, als der erkrankte Lungenabschnitt reicht.

Eine Dränage der Höhle erfolgt nicht, die Wunde wird vielmehr restlos geschlossen. Bei der Nachprüfung der Exsudatmenge und bei Einhaltung eines entsprechenden Druckes während der ersten Tage besteht, wie sich an 72 Fällen gezeigt hat, eine Gefahr für den Mittelfellraum nicht.

Die Infektionsgefahr wird sogar auf ein Mindestmaß herabgedrückt. Der Wundverschluß wird zunächst mit einer tiefgreifenden Naht durchgeführt. Ein geringes Hautemphysem ist gelegentlich beobachtet worden. Die einzelnen Gewebsschichten werden dann getrennt genäht.

Der Eingriff wird auffallend leicht vertragen. Herz- und Kreislaufmittel haben sich nur bei älteren Kranken als notwendig erwiesen. Der Erfolg ist davon abhängig, daß es gelingt, die extrapleurale Höhle offenzuhalten und die Überwachung des extrapleuralen Pneumothorax nicht zu vergessen. Daher werden bei allen Röntgendurchleuchtungen auch Aufnahmen gemacht. In den ersten Tagen entwickelt sich meist ein seröses, mit Blut gemischtes Exsudat. Es mußte gelegentlich am 2.—5. Tage abpunktiert werden, da es leichte Druckerscheinungen verursachte. Die Punktion wird nach vorheriger Durchleuchtung und Kennzeichnung des Flüssigkeitsspiegels und des tiefsten Punktes in der Mitte zwischen diesen beiden Punkten in örtlicher Betäubung vorgenommen. Oft genügt die einmalige Punktion. Bei starker Blutbeimengung kann die Punktion auf Schwierigkeiten stoßen, gelingt aber dann meistens nach einigen Tagen ohne weiteres. Die Blutungen treten am häufigsten etwa 6 Stunden nach dem Eingriff beim Aufhören der Adrenalinwirkung ein. Das Röntgenbild ergibt dann eine wolkige Verschattung des zusammengefallenen Lungenstumpfes, ähnlich wie bei Hämothorax. Das Zusammenfallen der Lunge wird dadurch nicht gestört. Die Punktion zur Aufrechterhaltung des Pneumothorax wird hinten oder vorn im 1.—3. Zwischenrippenraum vorgenommen. Ein Hämatom oder ein seröser Erguß hindern das Nachfüllen des Pneumothorax nicht. Die Häufigkeit der Nachfüllung ist abhängig von der Resorption. In den ersten Tagen ist täglich Drucküberwachung nötig. Später wird der Zeitraum der Nachfüllung allmählich erweitert. Stärkerer Überdruck soll vermieden werden. Die Auffüllung erfolgt in der Rippenlücke, in der der Zwischenrippennerv entfernt ist. Ist der Erguß bis zu dieser Höhe angestiegen, so wird er zunächst abpunktiert. Ob man Öl verwenden soll, wie es Graf empfiehlt, ist noch zweifelhaft, besser als Gomenolöl ist Oleum Miaouli. Ist ein gleichzeitiger intrapleuraler Pneumothorax vorhanden, so ist er zu beachten.

Außer Graf und Schmidt haben sich bisher nur noch verhältnismäßig wenige Lungenchirurgen der Durchführung des extrapleuralen Pneumothorax zugewendet. Das ist insofern sehr bedauerlich, als dieses Verfahren theoretisch wohl die größten Aussichten bietet, leicht an die Stelle des intrapleuralen Pneumothorax zu treten, wenn dieser aus irgendwelchen Gründen nicht zur Ausführung kommen kann. Maurer und Dreyfus-Le Foyer haben 1938 über ihre ersten Beobachtungen mit dem extrapleuralen Pneumothorax, den sie sehr ausgedehnt anlegen, berichtet. Stegemann hat im selben Jahre zur Vorsicht gemahnt. Nach seiner Ansicht empfiehlt es sich nicht, ihn bei größeren Kavernen zur Anwendung zu bringen, weil die Gefahr besteht, daß sich „in der unphysiologischen Höhle“ Exsudat ansammelt, das, wenn es eitrig wird, für Schwerkranke eine bedeutende Gefahr bietet. Er hat für den extrapleuralen Oleothorax Unguentolansalbe benutzt. Sarno, Plagio-Blanco, Esteves und Siuto (1938) führen den extrapleuralen Pneumothorax nach den Anzeigestellungen und Vorschriften von Graf durch. Graf hat, wie schon oben bemerkt, die Durchführung des extrapleuralen Pneumothorax zunächst zurückgestellt (s. S. 598). Veranlaßt wurde dieser Schritt durch den Ausbruch des Weltkrieges, der die Möglichkeiten nimmt, das Verfahren in der gewünschten Weise durchzuführen. Zwar ist die technische Durchführung leicht, aber die Nachbehandlung verlangt eine ganz besondere Sorgfalt, die nur mit zahlreichen, gut geschulten und sehr zuverlässigen Personen durchgeführt werden kann. Er hat daher so, wie schon ausgeführt (s. S. 602) zunächst an Stelle des extrapleuralen Selektiv-Pneumo- und Oleothorax eine genau ausgedachte kombinierte Pleurolyse-Spitzenplastik gesetzt, die den Chirurgen von der Sorge der Aufrechterhaltung der Pleurolysenhöhle entbindet.

VI. Kurze Zusammenfassung der chirurgischen Eingriffe bei der Lungentuberkulose.

Überblickt man die chirurgischen Eingriffe, die zur Bekämpfung der Lungentuberkulose angegeben worden sind, so ist man zunächst erstaunt über ihre große Zahl. Es soll aber nicht noch einmal ausführlich der ganze Entwicklungsgang, der in etwas verschlungenen Pfaden verlief, geschildert werden. Von den Anfängen einer Teilplastik über die Totalplastik, neben der die Pleurolyse und die Plombierung eine Zeitlang einhergingen, zur umschriebenen Spitzenplastik zurück, dann zur erweiterten oberen Teilplastik, zu der Kombination der Spitzen- und Teilplastik mit der Pleurolyse und Apikolyse und schließlich zum extrapleuralen Pneumothorax ging der lange Weg. Dieser Entwicklungsgang war aber nötig, um die besten Verfahren der Kollapstherapie zu finden, d. h. die Verfahren, die eine Ausheilung des Erkrankungsgebietes auch für die Dauer gewährleisteten und dabei das nicht erkrankte Lungengewebe soweit wie möglich leistungsfähig erhielten.

Die ideale chirurgische Lösung wäre in einem solchen Sinne die restlose Entfernung des Erkrankungsherdes unter Schonung des gesunden Lungengewebes. Eine solche Lösung können die Verfahren der Kollapstherapie nicht erreichen. Es sind aber schon früher und auch in neuerer Zeit derartige Versuche unternommen worden. Sie gehen bekanntlich auf TUFFIER (1897) zurück. FREEDLANDER hat (1935) eine Lungenresektion wegen Tuberkulose vorgenommen. Es sind aber auch Lungenlappen- und Lungenflügelentfernungen durchgeführt worden (W. MÜLLER 1911 und LUNDSKOG 1938, allerdings unter falscher Diagnose). ARCHIBALD 1934 hat ebenfalls eine Lappenentfernung vorgenommen. In neuester Zeit haben JONES und DOLLEY (1939) über 4 erfolgreiche Lappen- bzw. Flügelentfernungen berichten können.

Solche Fälle werden immer vereinzelt bleiben. Das liegt in der Natur der Erkrankung und ihrer Ausbreitung begründet. Außerdem stehen uns chirurgische Verfahren zur Verfügung, die den oben aufgestellten Grundsätzen entsprechend, wenn auch nicht in dem strengen Sinn, in der Praxis aber das gesteckte Ziel zu erreichen erlauben. Mit der ausgedehnten paravertebralen Plastik nach SAUERBRUCH und der paravertebralen subskapularen nach BRAUER allein konnte das Ziel nicht immer erreicht werden. Trotz der guten Erfolge wurde doch zu viel gesundes Lungengewebe geopfert. Diese Tatsache erklärt die immer wieder erneut auftretenden Bestrebungen die Totalplastik zugunsten von Teilplastiken einzuschränken. Aus den eingehenden Schilderungen des Abschnittes über die Teilplastiken (s. S. 489ff.) geht hervor, daß eine Reihe von Voraussetzungen erfüllt werden mußte, um der Teilplastik dieselbe Wirksamkeit zu geben, wie der ausgedehnten. Abgesehen davon, daß nur umschriebene Krankheitsherde für eine solche Teilbehandlung in Frage kommen, war es nötig unmittelbar auf das Ziel losgehen zu können. Da die Herderkrankungen zu einem großen Hundertsatz in den Lungenspitzenbereichen ihren Platz haben, so mußte der Angriff, wenn er beschränkt werden sollte, im Spitzengebiet beginnen. Dem standen die Erfahrungen von SAUERBRUCH und BRAUER entgegen, die nach raumbeschränkenden Einwirkungen auf die Spitzenkavernen eine Aspiration in die gesunden Lungenabschnitte, besonders in den Unterlappen, befürchteten. Daher begannen sie ihre Eingriffe immer über den unteren Lungenabschnitten. Eine Ausnahme machte SAUERBRUCH (1912), nur beim ungenügenden Pneumothorax, durch dessen Wirkung auf die unteren Lungenabschnitte eine Aspiration nicht zu befürchten war (s. S. 490).

Der Grundsatz des unteren Beginnens wurde zuerst durch LAMBERT und MILLER (1924) und J. ALEXANDER (1925) durchbrochen (S. 496, s. WILENS S. 490).

Die ersteren resezierten zunächst die oberen 5 Rippen, und da der Eingriff gut vertragen wurde, konnte der Erfolg abgewartet werden, um dann erst, wenn nötig, die unteren Rippen zu entfernen. J. ALEXANDER (1925) entschloß sich zur oberen Teilplastik, nachdem er aus verschiedenen Nachuntersuchungsergebnissen die Feststellung gemacht hatte, daß ein Zusammenhang zwischen oberer Plastik und Aspiration ausgeschlossen werden könne. Er schickte der oberen Teilplastik, die sich auf 7 Rippen erstreckte, die künstliche Zwerchfelllähmung voraus.

Durch diese gelungenen oberen Plastiken war die erste Voraussetzung zum primären Eingreifen von oben her geschaffen, und die obere Teilplastik wurde von dieser Zeit ab von verschiedenen Chirurgen angewendet. Es fehlte aber noch eine weitere Voraussetzung, um das Vorgehen gegen den Herd wirksam zu gestalten. Die Beobachtung hatte gelehrt, daß selbst die ausgedehnte paravertebrale Thorakoplastik nicht immer zum völligen Kollaps führte. Das gilt besonders für die großen Spitzenkavernen und Riesenkavernen (s. S. 472 und 507). SAUERBRUCH und nach ihm viele andere sind daher zur Ergänzung des ersten Eingriffes durch eine axillare oder parasternale ausgedehnte Entfernung der vorderen oberen Rippenabschnitte oder auch zum unmittelbaren Vorgehen gegen die Kaverne gezwungen worden. Durch vollständige Entfernung der 1. Rippe suchte BONNIOT einen Ausweg aus den Schwierigkeiten zu finden, da er die Überzeugung gewonnen hatte, daß der in der Regel stehengebliebene vordere große Abschnitt der ersten Rippe den Spitzenkollaps verhindere (S. 506). GRAF ist dann 1928, unabhängig von BONNIOT, auf denselben Gedanken gekommen. Er hat ihn aber noch strenger durchgeführt und hat die 1. Rippe bis in den Rippenknorpel hinein, später auch noch den vorspringenden Teil des Brustbeinhandgriffes, entfernt (S. 509). Mit der Erfüllung dieser beiden Voraussetzungen waren die Aussichten für die Teilplastik gewachsen. Zur späteren Unterstützung von Teileingriffen konnten schon länger bekannte Hilfsmittel, wie die Phrenikotomie, die Apikolyse, die Plombierung und später empfohlene Eingriffe, wie z. B. die Skalenotomie und die Durchtrennung der die Pleurakuppel haltenden Bänder herangezogen werden.

Zunächst versprach man sich von der ausgedehnten Resektion der ersten Rippe weitgehende Erfolgsmöglichkeiten. JACOBOVICI (1925) hat die Entfernung der ersten Rippe mit der Phrenikotomie zusammen versucht (S. 497). COFFEY (1927) ist ähnlich vorgegangen und hat die Entfernung der ersten Rippe als selbständigen Eingriff oder auch als Vorbereitung zur ausgedehnten Thorakoplastik ausgearbeitet (S. 497). Ein weiteres Hilfsmittel haben LOESCHKE und ROST (1930) in Gestalt der Skalenotomie hinzugefügt (S. 511). In ähnlicher Weise haben ANTELAWA (1931), ELVING (1931), DURANTE (1931), GALE und MIDDLETON (1931), MAURER-MONOD und BENZARD (1936) die Frage der Spitzenplastik zu lösen versucht (S. 515ff.).

Mit der *Apikolyse* hat LAUWERS (1928) die Resektion der ersten Rippe verbunden (S. 508). Mit allen diesen Verfahren sind teilweise gute Erfolge erzielt worden; mit dem LAUWERSschen z. B. von FRANGENHEIM (1930), BREMER und UHLENBRUCK (1931), MANTAU (1931). Die Spitzenlösung hat bekanntlich FRIEDRICH bereits 1909 der ausgedehnten Plastik hinzugefügt. Ohne Resektion der ersten Rippe und ohne Plombe glaubte OMODEI ZORINI (1932) auskommen zu können.

Er hat übrigens 1937 die Anzeigestellung für diesen Eingriff aufs äußerste beschränkt, d. h. nur für die runde Frühkaverne und die kleinknotige Tuberkulose der Spitze aufrechterhalten.

Da die Resektion der ersten Rippe auch mit den zusätzlichen Eingriffen der Phreniko- und Skalenotomie nicht genügte, wurde die Entfernung der 2., oft auch der 3. und 4. Rippe hinzugefügt. Schon WILMS (1912) hat bekanntlich einen solchen Eingriff empfohlen (S. 490), dann BÉRARD (1924), MALLET-GUY und DESJACQUES (1927) (S. 509), GRAF (1930), KLEESATTEL (1933). GRAF hat die vollständige Resektion der 1. Rippe auch in seine Teilplastiken eingegliedert. Zuerst hat er das von ihm als „Obere Entrippung" (1930) bezeichnete Verfahren versucht. Dieser Eingriff konnte aber mit verschiedenen unangenehmen Nebenerscheinungen (paradoxe Atmung, Mittelfellflattern, Gefahr der Kavernenperforation) belastet sein. Deshalb hat er ihn durch die sog. „Obere Rippenstückelung" ersetzt (1933) (S. 546). Auch mit diesem Verfahren konnten nicht alle Wünsche erfüllt werden. Es wurde aber von verschiedenen Chirurgen (ZIEGLER 1930, ULRICI 1932, STEGEMANN 1932, SEBESTYÉN 1935, HELLER 1936) mit mehr oder weniger gutem Erfolg angewendet.

Aber auch andere Chirurgen machten Vorschläge zur Spitzenplastik. So hat TOUSSAINT (1926) die Resektion der ersten drei bis vier Rippen mit der Phrenikotomie verbunden. HOLMAN (1937) hat die drei bis vier oberen Rippen reseziert und den unteren Schulterblattabschnitt entfernt, um das Schulterblatt als Pelotte einwirken zu lassen. Ähnlich ist OVERHOLT (1938) vorgegangen.

Mit diesen reinen Spitzenplastiken sind augenscheinlich nur bei sehr hochsitzenden kavernösen Herden durchschlagende Erfolge erzielt worden. Da aber nun die auf die oberste Spitze beschränkten Herderkrankungen seltener sind als die ausgedehnteren, bis in die Schlüsselbein- und Unterschlüsselbeingegend reichenden, so ergab sich die notwendige Folgerung, die Spitzenplastik zu einer oberen Teilplastik in kaudaler Richtung zu erweitern. Die früher genannten beiden Voraussetzungen des Beginnes der Plastik im oberen Lungenabschnitt und der weitgehenden Entfernung der ersten Rippen wurde aber fast überall auch für die erweiterte obere Teilplastik übernommen. Nachdem bereits SAUERBRUCH (1912) und v. MURALT (1915) (s. S. 490) eine obere Teilplastik bei ungenügend wirksamem Pneumothorax durchgeführt hatten, wurde dieses Verfahren später wieder von verschiedenen Chirurgen aufgenommen (BÉRARD und DUMAREST 1927, COURCOUX und BERNOU 1932, KLEESATTEL 1933, FISCHEL 1933, SAYAGO und WOLAJ 1935) (S. 507ff.). Diese obere Teilplastik, die von den genannten Chirurgen von einem Paravertebralschnitt durchgeführt wurde, wurde dann auch in Erweiterung der Spitzenplastik zur oberen Teilplastik ohne einen bestehenden Pneumothorax durchgeführt (GRAF 1930, GRAVESEN 1930, THOMSEN 1931, BÉRARD 1932, KREMER 1932, MICHELSSON 1934, FOSSATI 1934, ČUKONOV 1934, DANIEL 1934, FRUCHAUD und BERNOU 1934, GILMANN 1935, CORYLLOS 1936) (S. 515—565). Während die ersten Eingriffe entsprechend den Vorschriften für die paravertebrale Plastik nach SAUERBRUCH nur auf die obersten sieben bis acht Rippen beschränkt durchgeführt wurden, ist später, wie schon erwähnt, von der Wirkung der ausgedehnten Entfernung der ersten oder auch der ersten bis dritten bis vierten Rippe Gebrauch gemacht worden (THOMSEN 1931, KREMER 1932, KLEESATTEL 1933 u. a.). Sie alle operierten lediglich von einem Paravertebralschnitt aus. Dagegen hat GRAF seit 1933 wegen der bei der vollständigen Entfernung der ersten Rippen drohenden Gefahren (s. oben) den Eingriff von zwei verschiedenen Einbruchstellen aus in zwei Sitzungen vorgenommen, nachdem er die Obere Entrippung zunächst von einem Paravertebralschnitt aus ausgeführt und gelegentlich auch bis auf die 7. Rippe ausgedehnt hatte. Bei der „Vorderen oberen Rippenstückelung" (1933) und bei der „Vorderen oberen Brustwandmobilisierung" hat er in der ersten Sitzung vorne angefangen und dieses Verfahren bei allen diesen Eingriffen auch beibehalten (S. 545ff.).

Dieses letztgenannte Verfahren hat große Vorteile aufzuweisen. Es ist technisch leicht auszuführen. Der Einriff wird selbst von Schwererkrankten verhältnismäßig leicht vertragen. Da Periostlücken gesetzt werden, kann mit dem zweiten Eingriff abgewartet und die Zahl der zu resezierenden Rippen auf das notwendigste beschränkt werden. Ein weiterer

Vorteil besteht darin, daß man in zwei getrennten Wundgebieten arbeitet, also bei nicht ganz primärer Heilung des ersten Eingriffes eine Wundinfektion beim zweiten nicht zu befürchten braucht (HELLER 1936, W. SCHMIDT 1936).

Die obere Teilplastik der 1. bis 7. bis 8. Rippe mit vollständiger oder fast vollständiger Entfernung der 1. (2. und 3.) hat sich in verschiedenen Formen viele Freunde erworben, da sie sich in zahlreichen Fällen als ausreichend und dabei lungengewebsschonend erwiesen hat. Sie ist wohl bei den auf den Oberlappen beschränkten Erkrankungen weitgehend an Stelle der ausgedehnten paravertebralen und paravertebralen subskapularen Plastik getreten. Welcher von den genannten Eingriffen gewählt wird, hängt im wesentlichen von den im einzelnen Falle gegebenen Erkrankungsverhältnissen und von der Einstellung des Chirurgen zu dieser oder jener Technik ab. Als großer Vorteil der Teilplastik muß erwähnt werden, daß sie auch bei doppelseitigen Erkrankungen zur Anwendung gebracht werden und bis zu einem erheblichen Grade der Ausdehnung der Erkrankung angepaßt werden kann. Das gelingt allerdings am besten, wenn zunächst eine Einengung der Spitzenerkrankung stattfindet, bei der das Rippenperiost mitentfernt wird, also bei zweizeitigem Eingreifen.

Am Ausbau der oberen Teilplastik haben außer den vielen genannten Chirurgen PODLAHA (1936), JACHIA (1936), CORYLLOS (1936), BRUNNER (1936), BERNOU und FRUCHAUD (1936), TOBÉ und JOLLY (1936), E. HELLER (1936), HOLMAN (1937), WANGENSTEEN, CARLSON und BOBERS (1938) u. a. teilgenommen.

Andere Kollapsverfahren, wie der Pneumothorax, die Phrenikusexairese, die Skalenotomie, die Apikolyse, die Pleurolyse, die extrafasziale Pneumolyse sind vielfach im Verein mit der oberen Teilplastik durchgeführt worden. Auf die Verbindung von Pneumothorax und oberer Teilplastik von SAUERBRUCH u. a. ist schon hingewiesen worden s. S. 490). Die Phrenikusexairese ist von J. ALEXANDER (1925), DE WINTER und SEBRECHTS (1932), PAOLUCCI (1934) u. v. a. (S. 497ff.) zur Unterstützung der oberen Teilplastik herangezogen worden. Die Apikolyse haben BERNOU, FRUCHAUD und BERNARD (1930), PROUST, MAURER und ROLLAND (1932), HOLST (1933), NISSEN (1933), GRAF (1934), GILMANN (1935), SZELÖCZEY (1935), SAYAGO und WOLAJ (1936) mit der Spitzenplastik verbunden. Nach Ausführung der Apikolyse wurde von GRAF eine Spitzen- oder Stützplombe aus Paraffin nach dem Vorgang von BAER in die Höhle eingeführt. Andere haben die Pleurolysenhöhle mit Verbandgaze vorübergehend ausgefüllt [PETERS, LE ROY und CORNISH (1930), FOSSATI (1934)]. LILIENTHAL (1932) hat Gummibänder zur Ausübung eines elastischen Druckes benutzt. Aber auch lebende Gewebe (s. S. 610) sind vielfach zur Ausfüllung der extrapleuralen Spitzenhöhle angewendet worden. So verwendeten gestielte Muskellappen DE WINTER und SEBRECHTS (1932), HOLST (1933), ALEXANDER (1934), STEGEMANN (1938) und in neuester Zeit auch GRAF. Fett wurde von TUFFIER (1911), P. BULL (1916), ARCHIBALD (1921), DIETERICHS (1924) frei in die Höhle verpflanzt.

Die Apikolysen- oder Pleurolysenhöhle wurde ohne Ausfüllung mit einem festen Stoffe von TUFFIER (1891), SCHLANGE (1907), LAUWERS (1928) gewissermaßen als extrapleuraler Pneumothorax belassen. Die großen Schwierigkeiten, die der Aufrechterhaltung einer solchen extrapleuralen Höhle entgegenstehen, sind auch bis heute noch nicht vollständig überwunden. Die meiste Aussicht, die Pleurolyse zu einem extrapleuralen Selektiv-Pneumothorax auszubauen, hatten die Vorgehen von GRAF und W. SCHMIDT u. a. (s. S. 605ff). Der extrapleurale Pneumothorax ist in einem besonderen Abschnitte (s. S. 608ff.) mit den Pleurolysen mit und ohne Plombierung zusammengefaßt.

Für manche Chirurgen erschien die extrapleurale Apikolyse nicht wirksam genug, da die Pleura- und Lungenkuppel durch strang- und bandartige Verbindungen, teilweise angeborener, teilweise durch Entzündungsprozesse erworbener oder verstärkter Art mit den die Brustkuppel bildenden Organen in Verbindung steht. Diese Verbindungen müssen nach Ansicht dieser Chirurgen durchtrennt und dadurch erst ein vollständiges Einsinken der Spitze ermöglicht werden. Die Durchtrennung der Bänder ist nur im extrafaszialen Raum möglich, so daß dieses Vorgehen als extrafasziale Apiko- oder Pneumolyse zur Anwendung kommt [Goffaerts und de Winter (1927), Holst, Semb, Frimann und Dahl u. a.].

Semb hat die extrafasziale Pneumolyse zur, bis ins einzelne beschriebenen Operationsmethode ausgearbeitet (s. S. 573ff.).

Die obere Teilplastik wird mit verschiedenen Zugangswegen erreicht. Viele bevorzugen den paravertebralen Weg und resezieren von hier aus die 1. oder die 1. bis 2. oder 3. Rippe in großer Ausdehnung, um dann von der 2. bis 4. nach unten kürzer werdende Stücke zu entfernen (s. S. 580f.). Graf, W. Schmidt, Heller u. a. dringen von vorn und von hinten vor, wobei in der ersten Sitzung entweder der vordere oder hintere Zugangsweg gewählt wird. Zur Resektion der ersten Rippe ist von verschiedenen Seiten ein supra- und subklavikulärer Weichteilschnitt gewählt worden [Maurer und Dreyfus-Le Foyer (1936), Fresnais (1936), Ostrovski (1937) (S. 566)]. Einen „tiefen subskapularen Zugang“ haben nach Roux, Bernou, Fruchaud und Bernard (1930, 1934) angegeben (s. S. 526). Ein antero-superiorer Weg zur Entfernung der ersten Rippen ist von Antelawa und Bodungen (1934 und 1935) aus dem Vorgehen von Coffey entwickelt worden (s. S. 537, 539). Besonders gute Eigenschaften für die Ruhigstellung der erkrankten Lunge rühmen Monaldi (1934) (s. S. 524), Ascoli (1937), Leiner (1934), Ronzoni (1936), Katjar (1936), Chiariello (1937), Hohenner (1937), Gaeta (1938) u. a. der antero-lateralen Plastik nach. Ascoli (1937) hat das Verfahren besonders bei frischen Kavernen im schrumpfungsfähigen Lungengewebe empfohlen.

Mit Vorteil haben die Spitzen- und obere Teilplastiken doppelseitig zur Anwendung gebracht [Gravesen (1932), Jessen (1932), Holst (1933), Graf (1934), Coryllos (1934), Stoiko (1934), Overholt (1935), Brunner (1936).

Wie schon oben erwähnt, hat von allen chirurgischen Eingriffen, bei denen die Rippenresektion nur soweit durchgeführt wird, als sie zur Ruhigstellung und Einengung oder Ausschaltung des kavernisierten Lungenabschnittes nötig ist, während möglichst viel gesundes Lungengewebe funktionstüchtig erhalten bleibt, die obere Teilplastik I.—VII.—VIII. Rippe mit vollständiger Entfernung der I.—(II.—III.) die weiteste Verbreitung gefunden.

Andere Vorschläge zur Bekämpfung der Lungentuberkulose im Sinne der Ruhigstellung der Lunge haben keine große praktische Bedeutung gewonnen, z. B. die Resektion der Zwischenrippennerven (Friedrich und Warstat 1915, S. Alexander 1929) auch die Alkoholeinspritzung in die Zwischenrippennerven und in den N. phrenicus (Leotta 1928, brachte keine Dauererfolge.

Das Pneumoperitoneum im Kampf gegen die Lungentuberkulose anzuwenden (Trimble und Wardrip 1937) oder eine venöse Hyperämie der erkrankten Lunge durch Drosselung des venösen Kreislaufes [intrapleural (Kerschner 1931) oder transperikardial-extrapleural (Valkányi 1938)] zu Hilfe zu nehmen, ist von den genannten Chirurgen vorgeschlagen worden. Die Erzeugung von Hyperämie der Lungenspitzen durch operative Entfernung des oberen Brustsympathikus, die Balanesco, Adamesteano und Teodoreano (1937) vorgeschlagen haben, scheint noch nicht nachgeprüft worden zu ein. Irgendwelche praktische Bedeutung kommt diesen Vorschlägen nicht zu.

3. Die Eingriffe im Mittelfellraum.

a) Anatomische und physiologische Vorbemerkungen.

Die anatomischen und die topographisch anatomischen Verhältnisse des Mittelfellraumes sind auf S. 27ff. beschrieben. Auf einzelne Besonderheiten, die zum Teil auf Grund neuer Forschungen bekanntgeworden sind, sei hier kurz hingewiesen. SAUERBRUCH hat 1931 darauf aufmerksam gemacht, daß die beiden hinteren Mittelfellblätter zwischen Herz und Wirbelsäule eine Doppelung bilden, die man geradezu als Halteband für das Herz im hinteren Mittelfellraum ansehen muß.

Er hat außerdem betont, daß die Lymphgefäße und Lymphknoten im Mittelfellraum außerordentlich stark entwickelt sind. Im Mittelfellraum treffen sich die Lymphbahnen des Halses, der Brusthöhle und ihrer Organe einschließlich der Speiseröhre und der Bauchhöhle. Da nun aber von den Lymphbahnen des Mittelfellraumes unmittelbar über die Halsbahn Verbindungen nach dem sub- und perimeningealen Lymphnetzen des Schädels ziehen, so ist es erklärlich, daß im Anschluß von Eiterungsprozessen im Brust- und Mittelfellraum Hirnhautentzündungen und Hirnabszesse entstehen können. Es bestehen auch Verbindungen zwischen den intrathorakalen und extrathorakalen Lymphbahnen, so z. B. mit den Achselhöhlenlymphknoten (BOIT und KÖNIG 1920), so daß auch von hier aus Infektionsprozesse auf den Mittelfellraum übergreifen können.

Das Lymphgefäßnetz der Brusthöhle wird gebildet 1. von einem zusammenhängenden Netz der Brustwand, zu dem in den vorderen Abschnitten die Lgll. sternales gehören, seitlich und hinten die Lgll. intercostales int. an der Seiten- und Hinterfläche des Brustkorbes. Die letzteren stehen in unmittelbarer Verbindung mit den Lgll. mediastinales post. die zum 2., dem mediastinalen Netz gehören. Diese letzteren liegen an der Aorta thoracalis und begleiten die Speiseröhre. Die untersten Lymphknoten liegen auf dem Zwerchfell. Im vorderen Mediastinum befinden sich die Lgll. mediastinales ant. Diese Lymphknoten liegen vor dem Herzbeutel, am Thymus und entlang der großen Gefäße. Hier erreichen sie den oberen Brustkorbeingang. Diese obersten nennt BARTELS (1909) Lgll. anguli anonymi. Sie sammeln die Lymphe aller Organe des vorderen Mittelfellraumes und der benachbarten Lymphknotengruppen. Von großer Bedeutung sind die Lymphknoten und Bahnen, die unter dem Sammelnamen Lgll. bronchiales zusammengefaßt werden. SUKIENNIKOW (1903) hat sich um ihre Kenntnis sehr verdient gemacht. Er hat die extra- und intrathorakalen längs der Trachea gelegenen Lymphknoten mit denen des gesamten Atmungsrohres in einer gemeinsamen Gruppe vereinigt. BARTELS hält das nicht für richtig, da nach seiner Ansicht die Verbindung nur nach einer Richtung, d. h. vom Thorax nach dem Venenwinkel zu, durchgängig ist. Die extrathorakalen Lymphknoten gehören zweifellos einer funktionell getrennt verlaufenden Bahn an. BARTELS unterscheidet 1. Lgll. tracheobronchiales (dextrae et sinistrae), 2. Lgll. bifurcationis, 3. Lgll. bronchopulmonales, 4. Lgll. pulmonales (ventrales dextrae et sinistrae) zuweilen Lgll. subpleurales. Die folgende Abb. 472 nach SUKIENNIKOW zeigt die außerordentlich starke Entwicklung der bronchialen Lymphbahnen mit den Bezeichnungen, die BARTELS für richtiger hält.

LERCHE (1927) hat eine Reihe von Fällen beschrieben, bei denen die Symptome und die röntgenologische Untersuchung auf eine eiterige Mittelfellerkrankung von den tracheobronchealen Lymphknoten ausgehend, hinweisen. Darunter waren 2 Kinder.

SAUERBRUCH hebt weiter hervor, daß aus der großen Zahl der neben den großen Gefäßstämmen im Mittelfellraum verlaufenden Blutgefäße auf die erhöhte Entzündungsbereitschaft dieses Raumes geschlossen werden muß.

Da auch ein sehr ausgebreitetes vago-sympathisches Nervengeflecht die Organe des Mittelfellraumes eng umspinnt, so nimmt es nicht wunder, daß bei operativem Vordringen von allen möglichen Stellen aus störende Reflexe ausgelöst

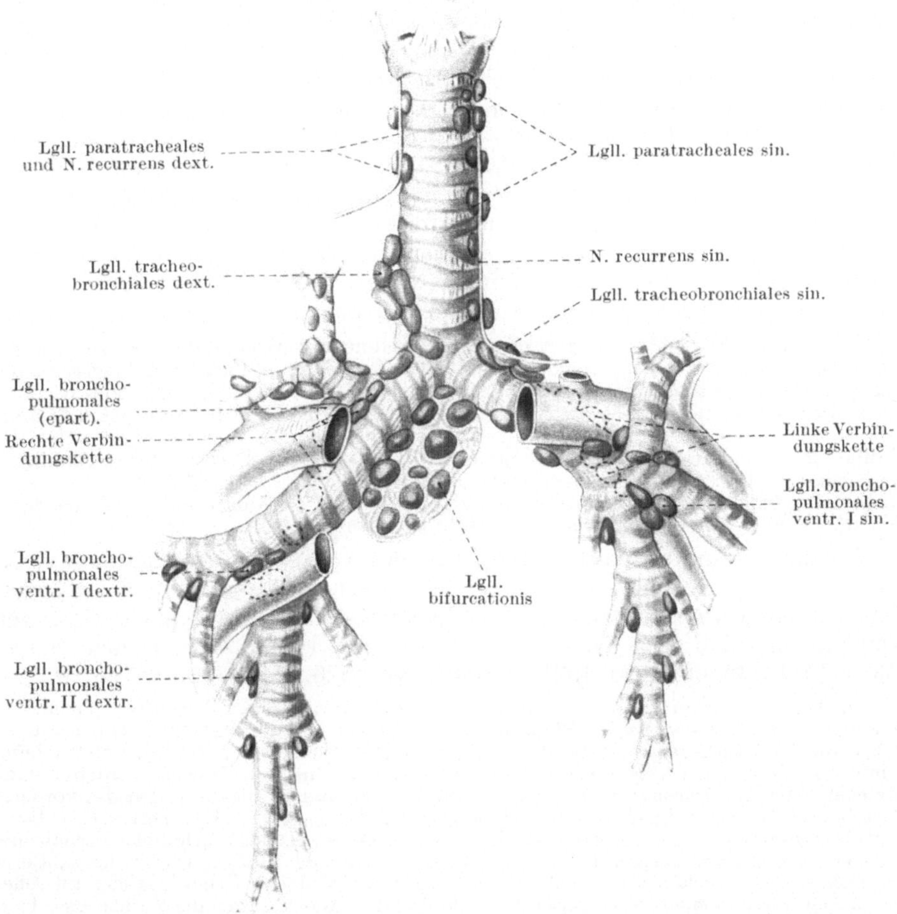

Abb. 472. Darstellung der bronchialen Lymphknoten (SUKIENNIKOW) nach BARTELS umbenannt. Die 4. Gruppe, die Lgll. pulmonales liegen schon in der Lunge selbst und sind nicht gezeichnet. Ebensowenig die Lgll. subpleurales.

werden können. NEUMANN (1926) weist darauf hin, daß durch einen krankhaften Mittelfellherd die zahlreichen Nervenbahnen, die durch den Raum hindurchziehen, bedrängt oder geschädigt werden und dadurch in den bauchwärts gelegenen Organen Störungen eintreten müssen. Er hat 3 Fälle beobachtet, bei denen es zu atonischen Erweiterungs- und Stauungszuständen im Magen und Duodenum gekommen war. Im ersten Falle infolge einer großknotigen Tuberkulose, im zweiten Falle durch Sarkommetastasendruck auf die Mittelfellnerven und im dritten Falle durch einen Schrumpfungsprozeß der mediastinalen Lymphknoten mit folgender Verziehung der beiden Vagusstämme.

Durch die Beobachtungen bei Pleuraergüssen, besonders aber bei dem künstlichen Pneumothorax, war schon festgestellt worden, daß gelegentlich die Ausdehnung einer Pleurahöhle über die Mittelfellinie in das Gebiet der anderen hineinreicht. Diese Feststellung konnte durch Perkussion gemacht werden. Am deutlichsten trat sie aber bei der Röntgendurchleuchtung in Erscheinung. Bei verstärktem Pneumothoraxdruck traten Überblähungen auf (BRAUER) und es stellte sich heraus, daß diese Überblähungen immer an denselben Stellen, den sog. schwachen Stellen, zum Vorschein kamen. NITSCH (1911) hat sich schon mit der Anatomie dieser schwachen Stellen eingehender beschäftigt. Die eine (vordere) schwache Stelle liegt im vorderen oberen Mittelfellraum und entspricht etwa dem Raum, den beim Kinde der Thymus eingenommen hat. Sie breitet sich aus zwischen den Ansätzen der 2.—3.—4. Rippe und reicht etwa 3—4 cm in die Tiefe. Die hintere schwache Stelle liegt im hinteren Mittelfellraum. Hier treten, etwa entsprechend dem 5.—8. Brustwirbelkörper, die beiden hinteren Pleuraumschlagfalten zwischen Wirbelsäule und der mit ihr in Verbindung stehenden Aorta einerseits und der Speiseröhre andererseits oft dicht aneinander. Bei erhöhtem Pneumothoraxdruck, insbesondere von der rechten Seite her, wölbt sich der rechte Pleuraraum zwischen Speiseröhre und Aorta in den linken Pleuraraum vor.

Bei Pleuraergüssen hat man zeitweise den Standpunkt vertreten, daß das sog. RAUCHFUSSsche Dreieck durch eine solche Verlagerung der hinteren Pleuraumschlagfalte nach der gesunden Seite hin zustande käme [BANUEL und SIZILIANO (1904), zit. nach NITSCH]. Diese Ansicht hat sich jedoch nicht aufrechterhalten lassen. Die RAUCHFUSSsche Dämpfung kommt vielmehr dadurch, daß die Wirbelsäule und ihre Nachbarschaft unter den Einfluß des Exsudates kommt und dadurch der sonst laute Schall, der unter gewöhnlichen Verhältnissen durch die darunterliegende lufthaltige Lunge bedingt ist, gedämpft wird. Diese Dämpfung setzt sich nach der gesunden Seite fest, ohne daß die Mittellinie durch den flüssigkeitgefüllten Brustfellsack überschritten würde.

Bei der experimentellen Prüfung des künstlichen Pneumothorax war die Tatsache festgestellt worden, daß bei manchen Tieren, z. B. bei Hunden, jeder einseitige Pneumothorax sich in kurzer Zeit in einen doppelseitigen verwandelte und daß diese Tiere infolgedessen nach kurzer Zeit zugrunde gingen (BOIT 1914, BURCKHARDT 1921, HABERLAND 1926, TSUNODA 1927).

Als Erkärung nahm man an, daß das Mittelfell dieser Tiere gelegentlich offene Verbindungen zwischen den beiden Pleurahöhlen aufweisen müsse. SEIFERT (1928) ist dieser Frage auf den Grund gegangen durch histologische Untersuchungen. TSUNODA stellte feine, dünne, membranartige Abschnitte im vorderen Mittelfellraum fest. Nur das vordere kommt für eine räumliche Verbindung in Frage. SEIFERT hat nun an diesen Teilen des vorderen Mittelfellblattes seine histologischen Untersuchungen angestellt. Das netzartig gebaute Gewebe erinnert in seinem Aufbau an das große Netz des Hundes. Ähnliche Verhältnisse fand er auch bei der Katze, dem Meerschweinchen und der Ratte. Durch die zahllosen mikroskopischen Lücken dieses netzartigen Gewebes findet der Druckausgleich zwischen den beiden Pleurahöhlen für Gas und Flüssigkeit statt. Anders liegen die Verhältnisse beim Menschen, bei den niederen Affen und beim Kaninchen, die keine derartigen Lücken enthalten, obwohl der biologische Aufbau ebenfalls netzartigen Charakter trägt.

Auch PERIN (1937) hat sich mit den anatomischen Verhältnissen des vorderen Mittelfellraumes beschäftigt. Er fand dabei drei Hauptformen der gegenseitigen Beziehungen der vorderen Umschlagsfalten der Rippenfelle zueinander. Bei der ersten Form verlaufen die Ränder der beiden Pleurablätter bis zum Brustbein, ohne einander zu berühren. Bei der zweiten Form berühren sich die Blätter hinter dem Brustbein, und bei der dritten stehen sie miteinander in inniger Berührung, so daß, genau genommen, ein vorderer Mittelfellraum nicht mehr besteht. Da nun der Mittelfellraum zunächst in funktioneller Hinsicht zum Ausgleich der Druckschwankungen zwischen den beiden Pleurahöhlen dienen muß, so spielen diese vorderen Pleurabegrenzungen eine gewisse Rolle. Auch für die Entspannung der anderen Lunge durch den Pneumothorax einer Seite sind diese Verhältnisse von Bedeutung. Sie wird am größten sein bei der dritten Form.

Die Bedeutung des Mittelfellraumes für den traumatischen und für den operativen Pneumothorax bzw. für die Thorakoplastik, ist schon mehrfach betont worden, da das sog. Mittelfellflattern mit seinem unheilvollen Einfluß auf die Atmung und die Zirkulation durch GARRÈ, BRAUER und SAUERBRUCH bekannt ist. Wir wissen auch aus den Arbeiten von SAUERBRUCH und BRAUER, wie die Erscheinungen des Mittelfellflatterns und der Pendelluft (s. S. 52ff.) durch die Anwendung von Druckdifferenzapparaten zu beseitigen sind. Da die Druckdifferenz aber nur während des operativen Eingriffes durchgeführt werden kann, die Erscheinungen des Mittelfellflatterns aber auch postoperativ weiterbestehen und Schaden anrichten können, so haben E. REHN und seine Schüler versucht, diese Gefahr dadurch zu beseitigen, daß sie eine künstliche Versteifung des Mittelfellraumes und dadurch Bedingungen schufen, wie wir sie im Anschluß an entzündliche Vorgänge der Pleuren beobachten. Durch Entzündungsvorgänge mit Schwartenbildung werden die lockeren, bandartigen, jedem Druck nachgebenden Verbindungen zwischen Brustbein und Herz so versteift, daß die paradoxe Bewegung bei Ein- und Ausatmung aufhört. REHN hat 1931 zur Versteifung des Mittelfellraumes die Einspritzung einer 5%igen Gummilösung (etwa 50 ccm), vom Jugulum aus mit Hilfe einer hinter das Brustbein eingestochenen Nadel durchgeführt. Es wurde auch RINGER-Lösung und Vivocoll (POLANO 1932) empfohlen. BERCK (1932) hat zum selben Zweck 30%iges Akazienöl verwendet, dessen Einspritzung er für unschädlich hält, nachdem er Agar und Paraffinöl ausprobiert hatte. In der Weiterverfolgung dieser Untersuchungen wurde von REHN (1931) und v. PANNEWITZ (1935) die sog. Mediastinographie ausgearbeitet. Als Kontrastmittel benutzte REHN 20%iges Abrodil in einer Menge von 10—20 ccm. Es gelingt mit diesem Verfahren, Größe, Form und Lageveränderungen des vorderen Mittelfellraumes festzustellen. PÖLLINGER (1934) hat festgestellt, daß unter regelrechten Verhältnissen der vordere untere Mittelfellraum, d. h. die Verbindung zwischen Herzbeutel und den unteren Abschnitten des Brustbeines, auch nicht ausreichend versteift ist.

Auch hier sind bandartige, auf Druck nachgiebige Verbindungen, die bei einseitigem Pleuradruck Mittelfellverschiebungen zulassen und sich daher in ungünstiger Weise auf Kreislauf und Atmung auswirken können. Er hat daher vorgeschlagen, die Versteifung auch auf den unteren Mittelfellraum auszudehnen.

Zur Technik der Versteifung wird bemerkt, daß man entweder nach dem Vorschlag von LEXER an der Grenze zwischen Körper und Schwertfortsatz des Brustbeines ein Loch fräst und hierdurch die Nadel einführt, oder daß man bei stark zurückgebeugtem Oberkörper links neben der Spitze des Schwertfortsatzes eingeht und die Nadel an der Rückfläche des Schwertfortsatzes, etwa 5—6 cm vorschiebt.

Über die besonderen anatomischen Verhältnisse des Brustabschnittes der Speiseröhre s. S. 861.

b) Die Erkrankungen des Mittelfellraumes, die einen chirurgischen Eingriff erfordern können.

α) Die Verletzungen. — β) Die Entzündungen. — γ) Die Geschwülste im weitesten Sinne des Wortes.

Zu α (s. S. 659). Die Verletzungen können den Mittelfellraum sowohl von außen als auch von innen erreichen. Die Ursachen für die Verletzungen von außen sind in der Mehrzahl der Fälle Schuß- und Stichverletzungen, die meist den oberen vorderen oder hinteren Mittelfellraum treffen. Seltener sind stumpfe Verletzungen des Mittelfellraumes ohne äußere Verletzung durch starke Druckeinwirkungen auf den Brustkorb. Die Verletzungen von innen erreichen den Mittelfellraum durch die Speiseröhre oder durch die Luftröhre. Die Ursachen für innere Verletzungen sind 1. verschluckte Fremdkörper, insbesondere bei Kindern, und 2. in die Speise- oder Luftröhre zu diagnostischen oder Behandlungszwecken eingeführte Instrumente. Die Folgeerscheinungen der Verletzungen sind Blutungen, Emphysem und Infektion.

Zu β (s. S. 660). Die Entzündungen des Mittelfellraumes verdanken ihre Entstehung in der Mehrzahl der Fälle dem Eindringen von Keimen von außen. Seltener sind Entzündungsprozesse durch Blutung oder andere entzündungserregende Stoffe. Erfahrungsgemäß werden die meisten bakteriellen Infektionen durch Verletzung herbeigeführt (s. oben). An zweiter Stelle stehen die Entzündungsprozesse, die auf dem Wege über das ausgedehnte Lymphgefäß- und Lymphknotennetz zustande kommen. Hierzu gehören alle die fortgeleiteten intra- und extrathorakalen Infektionen. SAUERBRUCH (s. S. 654) hat besonders darauf aufmerksam gemacht, daß Eiterungsprozesse der Hand über den Umweg der axillaren Lymphknoten und der Subpektoralphlegmone in das Mediastinum eindringen können (s. auch BOIT und KÖNIG 1926, S. 654). Infektionskeime können aber auch unmittelbar durch Fortschreiten eines intrathorakalen Entzündungsprozesses in das Mittelfell gelangen. So können Eiterungsprozesse der großen Luft- und Speisewege, die allerdings meist wieder Verletzungsfolgen sind, oder Eiterungsprozesse der Lunge nach Pleuradurchbruch unmittelbar in den Mittelfellraum gelangen. Es können aber auch vom Magen oder von der Leber ausgehende Eiterungen durch das Zwerchfell in den Mittelfellraum gelangen. Auch die eiterige Perikarditis führt gelegentlich zur Mittelfellinfektion, ebenso wie nicht zu selten auch das Pleuraempyem zu einer eiterigen Mediastinitis führen kann. Schließlich werden auch Mittelfelleiterungen auf dem Umweg über das Blutgefäßsystem als metastatische Abszesse beobachtet.

Von den mehr chronisch verlaufenden Infektionen erreicht die Tuberkulose den Mittelfellraum wohl immer über das Lymphgefäßsystem oder unmittelbar aus der Nachbarschaft, während die Aktinomykose, entsprechend ihrem sonstigen Verlauf, meist in unmittelbarer Fortleitung eines Hals- oder Lungenherdes in den Mittelfellraum vordringt. Die akuten Infektionen verlaufen in dem außerordentlich lockeren Gewebe meist zunächst in Form einer rasch fortschreitenden Phlegmone. Seltener bilden sie von Anfang an einen abgeschlossenen Abszeß (Symptome und Diagnose der Mittelfelleiterungen, s. S. 660).

Zu γ (s. S. 670). Unter dem Sammelnamen Geschwülste des Mittelfellraumes werden meist eine große Zahl von grundsätzlich verschiedenen Erkrankungen zusammengefaßt. Das hat seinen Grund darin, daß die Differentialdiagnose der einzelnen geschwulstartigen Erkrankungen häufig äußerst schwierig ist, wenn es auch in vielen Fällen gelingt, besonders mit Hilfe des Röntgenverfahrens, die Erkrankungen schärfer zu trennen als früher (s. S. 673). Aus praktischen Gründen werden auch hier alle geschwulstartigen Erkrankungen zunächst zusammengefaßt. Zu ihnen gehören:

a) die angeborenen Geschwülste und Zysten, von denen am häufigsten die Dermoidzysten sind. Es folgen die festen Teratome und die sog. Mediastinalzysten. (Über die Differentialdiagnose gegenüber den echten Geschwülsten, s. S. 672ff.) Auch die angeborenen Geschwülste werden häufig erst im Erwachsenenalter infolge zunehmender Druckerscheinungen festgestellt.

b) Einen besonderen Raum unter den Mittelfellgeschwülsten nehmen die in den Mittelfellraum vorgedrungenen Kropfanteile ein (s. S. 674). Man unterscheidet substernale und mediastinale Kröpfe, von denen die letzteren nach SAUERBRUCH in keinem unmittelbaren Zusammenhang mit der Schilddrüse stehen.

c) Von den eigentlichen Mittelfellgeschwülsten werden unterschieden die gutartigen und bösartigen. Zu den gutartigen gehören die seltenen Fibrome und Lipome, die Neurinome und die Ganglioneurome. Die bösartigen Geschwülste sind hauptsächlich primäre Lymphosarkome und sekundäre Karzinome der mediastinalen Lymphknoten (zur Differentialdiagnose, s. S. 672). Das Lymphogranulom des Mediastinums nimmt die bekannte Sonderstellung ein. Zu den Geschwülsten des Mittelfellraumes im weitesten Sinne des Wortes werden aus praktischen Gesichtspunkten häufig auch die Aneurysmen und die parasitären Zysten (insbesondere die Echinokokkusblasen) des Mittelfellraumes gerechnet (s. S. 685).

α) Die Eingriffe bei den Verletzungen des Mittelfellraumes.

Die Verletzungen des Mittelfellraumes von außen sind verhältnismäßig selten, mit Ausnahme der Schußverletzungen. Diese sind fast immer mit Verletzungen der Pleurahöhlen verknüpft, falls nicht gerade ein sagittal gerichteter Schuß den Mittelfellraum durchbohrt. Selbst diese eröffnen aber fast immer entsprechend der Anordnung der Umschlagsfalten der Pleurahöhlen zum mindesten eine Brusthöhle. Viele Durchschüsse führen infolge der Verletzung der im Mittelfellraum so eng beieinander gelegenen lebenswichtigen Organe zum Tode, ehe eine wirksame ärztliche Hilfe zur Anwendung kommen könnte (über die Herzschüsse s. S. 729ff.). Merkwürdigerweise sind die Durchschüsse der großen Gefäße nicht immer unbedingt tödlich. Es sind mehrere Fälle bekannt und durch Operation sichergestellt worden, bei denen das Geschoß die großen Gefäße durchschlagen hat, ohne daß eine unmittelbare Verblutung zustande kam (s. S. 735). Die den Mittelfellraum in querer oder schräger Richtung durchbohrenden Geschosse können fast ohne Erscheinungen bleiben und man würde sie vielleicht nicht weiter beachten, wenn nicht ein Pneumo- oder Hämothorax oder ein Hautemphysem, vielleicht auch Mediastinalemphysem, durch einen Spannungspneumothorax verursacht, die ärztliche Behandlung notwendig machte.

So berichtete KUMMANT (1935) über einen Verletzten, bei dem das Geschoß in Höhe der 2.—3. Rippe in den Mittelfellraum eingedrungen war und als Steckschuß in der linken Achselhöhle saß. Es muß also an den großen Gefäßen vorbei in die Lunge eingedrungen sein und hat nur ein Mediastinalemphysem verursacht, das von selbst wieder verschwand.

Nicht so selten kommen Steckschüsse des Mittelfellraumes in ärztliche Behandlung. Über solche Fälle haben BARBIERI (1922), SCHÖLLER (1922), DOUMER (1925), STRAUCH (1933), BRUGEAS (1934), KUMMANT (1935) und LEFORT und DECOULX (1938) berichtet.

BARBIERI fand das Geschoß in 5 cm Tiefe. Es wurde am 27. Tage entfernt und hatte außer dem Loch im Sternum keine Erscheinungen gemacht. BRUGEAS hat 5 Fälle beobachtet mit wechselnden Erscheinungen je nach dem Sitz. So hat ein Geschoß in der Nähe des Querfortsatzes des ersten Brustwirbels eine KLUMPKEsche Lähmung verursacht. Nach Entfernung aus der Plexusgegend verschwand zwar der Schmerz, die Lähmung blieb. Ein Geschoß vor dem 9. Brustwirbel verursachte keine Beschwerden, ebensowenig ein in der Nähe des 3. Rippenwirbelgelenkes. Die Geschosse, die in der Nähe der Aorta sitzen, verursachen oft erhebliche Beschwerden. BRUGEAS fand eine starke Tachykardie durch eine Kugel, die am Aortenbogen saß. Der Sitz in der Nähe des Aortenbogens kann auch Angina-pectoris-Anfälle herbeiführen, wie aus den von DOUMER beschriebenen Fällen hervorgeht. Das Geschoß saß wenige Millimeter vom aufsteigenden Teil des Aortenbogens entfernt, und war jahrelang ohne Reizung ertragen worden. Nachdem es aber zu einer pleuropulmonalen Entzündung mit blutigem Auswurf Veranlassung gegeben hatte, trat plötzlich ein typischer Anfall von Angina pectoris ein. Dieser Anfall wird als Reizzustand der zentripetalen Fasern des Plexus cardiacus aufgefaßt.

Solch einen Reizzustand beobachtete auch STRAUCH. Etwa 6 Jahre, nachdem das Geschoß eingedrungen war, traten heftige Beschwerden in der Brust und im Epigastrikum auf, die auf Vagusreiz zurückgeführt wurden. LEFORT (1919, 1938) hat über die Notwendigkeit der Entfernung von Steckgeschossen aus dem Mittelfellraum an Hand von 100 Kriegsverwundungen berichtet. 6 Geschosse saßen im oberen Mittelfellraum in der Gegend der großen Gefäße, 13 am Lungenhilus, 7 im hinteren Mittelfellraum und 9 paravertebral. Abgesehen von vier wurden alle operativ behandelt. Die Operationen wurden im Durchschnitt 3 Monate nach der Verwundung durchgeführt. LEFORT hält die Folgeerscheinungen der Geschosse im Mittelfellraum, die manchmal zunächst oder auch für längere Zeit verschwindend gering sind, doch für gefährlich. Blutungen und Abszesse sind besonders bei der Anwesenheit von Granatsplittern keine Seltenheit. Große Geschoße müssen immer entfernt werden, da sie nicht ruhig bleiben, im Gegensatz zu den kleinen. Ihre Entfernung macht auch gewöhnlich keine Schwierigkeiten. SCHÖLLER hat den Winkel zwischen der Herzbeutelwand und dem Zwerchfell häufig als Sammelraum für alle möglichen Fremdkörper im Mittelfellraum festgestellt. Der Raum ist am besten bei dorso-ventralem Strahlengang bei halblinker Stellung des Kranken sichtbar. Bei 1000 Durchleuchtungen fand er 35mal einen Fremdkörper.

Das Vorgehen zur Entfernung von Fremdkörpern muß sich nach den gegebenen Verhältnissen richten. Je nach dem Sitz muß der beste der zahlreichen vorderen oder hinteren Zugangswege gewählt werden (s. S. 686ff.).

β) Die Eingriffe bei den Entzündungen des Mittelfellraumes.

I. Die Eingriffe bei den Mittelfelleiterungen.

In der Einleitung ist schon kurz auf die verschiedenen Arten der Mediastinaleiterungen hingewiesen worden (s. S. 657). Die Ursachen der Mediastinaleiterungen sind zahlreich und verschieden. Äußere Verletzungen scharfer und stumpfer Art können durch unmittelbare Infektion zur Mediastinaleiterung führen.

So hat MEYER eine durchgehende Holzsplitterverletzung neben dem Brustbein beobachtet, die einen Abszeß verursacht hatte. Die Luft strömte durch die Verletzungsöffnung bei der Atmung ein und aus. Stumpfe Verletzungen (ZIMMERMANN 1936) können zu einer Brustfellquetschung mit ausgedehntem Erguß in das Mediastinum führen, auch ohne daß, wie das allerdings meistens der Fall zu sein pflegt, Rippen- oder Schlüsselbeinverletzungen vorhanden sind. Ein solcher Bluterguß kann resorbiert werden, aber auch vereitern.

Sehr häufig wird die Mediastinaleiterung verursacht, im Anschluß an eine septische Angina, meist über den Umweg über einen pertonsillären Abszeß (LERCHE 1924, WAGNER 1928, WESSELY 1935, VITOLS und KELTERBORNS 1938, KEEFER 1938). Am häufigsten tritt die Mediastinaleiterung aber im Anschluß an Speise- und Luftröhrenverletzungen auf. Die Speiseröhrenverletzung, die nach SEGURA (1935) aus anatomischen Gründen meist an der Hinterwand erfolgt, verdankt ihrerseits ihre Entstehung meist der Anwesenheit von Fremdkörpern, insbesondere bei Kindern, oder dem Versuch der Herausnahme der Fremdkörper, der Sondierung der verengten Speiseröhre oder auch der Oesophagoskopie. In manchen Fällen genügt eine oberflächliche Schleimhautverletzung, wie sie schon v. HACKER (1901) beschrieben hat, an die sich dann eine Perioesophageitis und eine mediastinale Phlegmone oder ein mediastinaler Abszeß anschließt (LEGURA 1935).

MEINHARDT (1931) hat unter 50 Beobachtungen 14mal Perforation durch Fremdkörper, 3mal nach Oesophagoskopie, 27mal beim Versuch der Fremdkörperentfernung, festgestellt. WESSELY (1935) hat 6mal nach Oesophagoskopie Mediastinitis gesehen. Beobachtungen über Mediastinaleiterungen im Anschluß an Speiseröhrenverletzung sind von BRUNNER (1926), WAGNER (1928), ILJIN (1929) (Verletzung durch Fischgräte), v. HACKER (1931), MEINHARDT (1931), WESSELY (1935), KRAMER (1935), SEGURA (1935) gemacht worden.

Verletzungen der Luftröhre und der großen Bronchien, die zu Mediastinaleiterungen führen, können durch aspirierte Fremdkörper zustande kommen.

So hat SEULBERGER (1936) eine Verletzung in der Nähe der Bifurkation durch eine Pfeifenspitze bei einer stumpfen Brustbeinverletzung festgestellt. Luftröhren- und Bronchialverletzungen sind nicht selten auch sonst im Anschluß an schweren Brustkorbdruck mit und ohne Knochenverletzung beobachtet worden. Auch Sturz aus großer Höhe kann die Veranlassung dazu geben.

Mediastinaleiterungen werden auch gelegentlich von Entzündungsprozessen aus der Nachbarschaft fortgeleitet.

So fand DUNHAM (1922) unter 531 Fällen, die an ihrer Brustfelleiterung im Laufe einiger Wochen zugrunde gingen, 12,6% eine Mediastinaleiterung. FONTANA (1935) hat eine Spätmediastinitis beobachtet im Anschluß an einen Rippenbruch, der 7 Jahre vorher stattgefunden und 4 Jahre später ein Empyem verursacht hatte. Das Übergreifen eines Empyems findet unmittelbar durch die Pleura mediastinalis statt.

Ebenfalls fortgeleitet kann auch eine Brustwandphlegmone oder ein Erysipel der Brustwand mit Abszeßbildung auf das Mediastinum unmittelbar übergreifen (STRAWINO 1931).

Auch im Anschluß an Infektionskrankheiten (Masern: MELNIKOFF 1930, Diphtherie: ROBERTS 1935, Gastroenteritis beim Säugling: FARR 1935) können auf dem Lymph- oder Blutwege Mediastinaleiterungen eintreten. Auch Infektionsherde, die im Körper an anderer Stelle ihren primären Herd haben, können metastatisch in das Mediastinum übergehen (s. S. 658), durch die ausgedehnte Verbindungen der Lymphbahnen und Lymphknoten außerhalb und innerhalb der Brusthöhle. Außerhalb des Brustkorbes ist von allen Infektionsprozessen der Extremitäten ein unmittelbarer Lymphweg in das Mediastinum vorhanden. Die Übertragung kann aber auch auf dem Blutwege stattfinden, wie wahrscheinlich in dem Fall von Schienbeinosteomyelitis (MAURO 1934). Als letzte Quelle für die Mediastinaleiterungen ist der kalte Abszeß im Anschluß an Tuberkulose der Körper der Hals- und Brustwirbelsäule zu nennen, auf die besonders SGALITZER (1926) hingewiesen hat (s. unten).

Die Krankheitserscheinungen bei Mediastinaleiterungen sind außerordentlich verschieden. Oft sind sie zunächst sehr gering. In anderen Fällen treten die Verletzungsfolgen außerordentlich stürmisch auf. Das hängt im wesentlichen von der Infektionsquelle, von der Größe der Verletzung und der Virulenz und Art der Keime ab. Eine langsame Entwicklung führt meist zur Entstehung eines Abszesses, eine rasche ist oft das Zeichen für eine rasch fortschreitende Phlegmone. Auch die Beimischung von Luft oder Gas spielt dabei eine Rolle (SEGURA 1935). Im Gegensatz zu den Geschwülsten treten zunächst die Druckerscheinungen auf die Mediastinalorgane zurück, gegenüber den heftigen Schmerzen, die bei Entzündungen im vorderen Mediastinum hinter dem Brustbein, im hinteren Mittelfellraum zwischen den Schulterblättern geäußert werden (KEEFER 1938). Bei Eiterungen im Anschluß an Speiseröhrenverletzungen können Aufstoßen und übler Geruch aus dem Munde beobachtet werden (BRUNNER u. a. 1926). Dazu kommen dann weiter subjektive Zeichen, Atemnot und Schluckbeschwerden. Bei größerer Ausdehnung treten schließlich doch immer Druckerscheinungen auf, die wahrscheinlich schon für die Erschwerung der Atmung verantwortlich zu machen sind.

Die Infektion des Mittelfellraumes, die durch eine Verletzung der Luft- oder Speisewege verursacht ist, dehnt sich sehr häufig rasch unter Gasansammlung aus (s. Mediastinalemphysem S. 665ff.). Auch gasbildende Bakterien rufen eine rasche Ausbreitung einer Phlegmone hervor.

Die objektiven klinischen Krankheitszeichen treten häufig erheblich hinter den Beschwerden zurück. Gelegentlich wird eine breite Dämpfungszone zu beiden Seiten des Brustbeines oder der Wirbelsäule gefunden. Diese Erscheinungen fehlen allerdings schon bei den luft- und gashaltigen Eiterungen. Die Röntgenuntersuchung wird bei Verdacht auf Mediastinaleiterung, abgesehen von den bekannten allgemein klinischen Anzeichen eines versteckten Eiterherdes, die örtliche Diagnose sicherstellen. Am häufigsten ergibt das Röntgenbild einen mehr oder weniger umschriebenen, einseitig in das Lungenfeld vorspringenden eiförmigen oder bogenförmigen Schatten zu erkennen (COOK 1923, UTZSCHNEIDER 1931). KEEFER (1938) beobachtete eine Herzfigur oder auch dreieckige, abgerundete Verschattungen, unter Umständen mit Verdrängung der

Speiseröhre. Ungehörige Gasansammlungen werden ebenfalls als kennzeichnend beobachtet (s. Mediastinalemphysem). Die Speiseröhren- und Luftröhrenfüllung mit Kontrastmitteln kann unter Umständen unmittelbar zur Darstellung des Herdes, oder der Verlagerung dieser Organe und auch die örtliche Bestimmung der Verletzung bringen.

Trotz dieser Hilfsmittel ist die Diagnose manchmal nicht leicht zu stellen. Die örtliche Herdbestimmung ist für die Wahl des Eingriffes doch immerhin von recht großer Bedeutung, insofern, als häufig eine eigentümliche Ausbreitung des Abszesses erfolgt.

Es kann von der Verletzungsstelle aus zunächst eine Senkung des Eiters stattfinden, während gleichzeitig das beigemischte Gas nach oben steigt und am Halse zum Vorschein kommt. Für die kalten Abszesse hat SGALITZER (1926) ebenfalls nachgewiesen, daß gelegentlich von den unteren Brustwirbeln ausgehende Abszesse sich zunächst bis auf das Zwerchfell senken, um dann, da sie hier Widerstand finden, nach oben zu steigen, um am 2.—1. Brustwirbel zum Vorschein zu kommen.

Unter Umständen kann eine Perforation aus dem Mediastinum in die Brusthöhle stattfinden und ein gleichzeitiges Empyem herbeiführen. Hinter einem solchen kann sich, da es die stärkeren Erscheinungen zu machen pflegt, die Mediastinaleiterung verbergen.

Die Behandlung der Mediastinaleiterung kann wohl, wenn einigermaßen stürmische Erscheinungen bestehen, nur eine chirurgische sein. Es sind zwar mehrfach Selbstheilungen beobachtet worden, und zwar fast immer durch Perforation des Abszesses in die Speiseröhre (PAAS 1935, BORCHERS 1936, VITOLS und KELTERBORNS 1938), manchmal mit recht stürmischem Verlauf. Sind die Erscheinungen nicht sofort lebensbedrohlich, so wird man Prontosil in großen Dosen per injectionem geben. VITOLS und KELTERBORNS haben 3—4 Ampullen pro die und außerdem noch Neosalvarsan gegeben (0,15 intravenös, am Abend noch einmal 0,45 intravenös). Unter dieser Behandlung haben sie den Durchbruch in die Speiseröhre beobachtet. Die Spontanperforation ist wohl auch die Veranlassung gewesen für die peroesophageale Spaltung des Mediastinalabszesses mit Hilfe des Oesophagoskopes, wie sie SEIFFERT schon 1925 empfohlen hat. VOGEL (1932) hat mit dieser Methode ebenfalls Erfolge erzielt. Es kann aber wohl mit Sicherheit angenommen werden, daß nur zu einer gewissen Abgrenzung gelangte Abszesse mit diesem Verfahren behandelt werden können.

Phlegmonen und größere Abszesse werden doch besser von außen angegangen. HEIDENHAIN (1898) und v. HACKER (1901) haben solche Abszesse durch die sog. kollare Mediastinotomie oder Mediastinotomia cervicalis sup. (MARSCHIK) eröffnet. In der Mehrzahl der Fälle scheint dieses Verfahren auch zur Anwendung gekommen zu sein. MARSCHIK (1935) empfiehlt für Gasbrandabszesse die Injektion von polyvalentem Gasbrandserum. Die kollare Mediastinotomie kommt schon deshalb in der Mehrzahl der Fälle zur Anwendung, weil der Ursprung der Eiterung häufig im Halsbereich sitzt, oder dort die wesentlichsten Erscheinungen macht. Die kollare Mediastinotomie wird am besten nach v. HACKER auf demselben Wege ausgeführt, auf dem die Speiseröhre am Hals freigelegt wird (s. Bd. III/2, S. 374), d. h. man dringt zwischen dem Kopfnicker und den großen Gefäßen einerseits, und der Schilddrüse und der Luftröhre andererseits ein und kann so zu gleicher Zeit den vorderen und den hinteren Mittelfellraum eröffnen. (Das etwas umständlichere und gefährlichere Vorgehen HEIDENHAINS s. S. 718). Man kann auch die kollare Mediastinotomie nach JEHN-NISSEN (s. S. 669) oder eines der vielen anderen Verfahren zur Eröffnung des vorderen oberen Mittelfellraumes anwenden (s. S. 686). Ist der Abszeß eröffnet, so muß man sich unter allen Umständen über die Ausdehnung kaudalwärts unterrichten, um dann, wenn er besonders weit im hinteren Mediastinalraum nach abwärts reicht, eine hintere Mediastinotomie (s. S. 718) anzuschließen. Sie kann unter Umständen auch nach einigen Tagen noch angeschlossen werden (HEIDENHAIN, v. HACHER). Nach dem Eingriff ist eine ausgiebige Dränage am Hals, am besten in Beckenhochlagerung, durchzuführen (FÜRSTENBERG und YGLESIAS 1937). Die Nachbehandlung muß in jedem Falle lange Zeit fortgesetzt werden, bis sich die Wunde aus der Tiefe heraus geschlossen hat.

KONJETZNY (1926) hat in einem Falle von schwerer, rasch fortschreitender Mediastinitis die Entscheidung nicht treffen können, ob der vordere oder der hintere Mittelfellraum der Sitz des Herdes war. Solche Fälle werden des öfteren beobachtet, da naturgemäß um eine ausgedehnte rasch fortschreitende Phlegmone auch die Umgebung entzündlich geschwollen und ödematös ist. Dann können alle Untersuchungsmethoden im Stich lassen und die Beschwerden sowohl auf den vorderen als auch den hinteren Mittelfellraum hindeuten.

KONJETZNY hat in seinem Falle zunächst die vordere obere Brustbeinspaltung nach SAUERBRUCH gemacht und nur trübes, seröses Exsudat gefunden. Er hat von da aus eine Punktion des hinteren Mediastinums vorgenommen und die Phlegmone gefunden, um dann das hintere Mediastinum, etwa nach der HEIDENHAINschen Vorschrift zu eröffnen. Es ist denkbar, daß auch einmal umgekehrt zunächst der hintere Mittelfellraum eröffnet wird und bei negativem Befund dann nachträglich der vordere Weg eingeschlagen werden müßte.

Eine Zeitlang hat die Frage eine Rolle gespielt, ob nicht nach jeder Speiseröhrenverletzung prophylaktisch eine Mediastinotomie ausgeführt werden sollte, wie das zuerst MARSCHIK vorgeschlagen hat. Da sich aber immer wieder herausgestellt hat, daß im Anschluß an kleine Verletzungen keine schweren Erscheinungen einer Mediastinitis auftreten müssen, und oft, wenn überhaupt eine Infektion eintrat, nur ein umschriebener Abszeß entstand und daß diese Abszesse gelegentlich sogar von selbst in die Speiseröhre durchgebrochen sind und sich entleert haben, so ist dieser Vorschlag nicht allgemein anerkannt worden. LEDERER und FISHMAN (1934) sind gegen die schematische Mediastinotomie nach Speiseröhrenverletzung. Andererseits ist aber sicher, daß im Anschluß an jeden Eiterungsprozeß im Bereiche der Tonsillen und auch im Anschluß an jede Speiseröhrenverletzung eine absteigende Infektion des Mittelfellraumes möglich ist und daß solche Kranke deshalb mit großer Sorgfalt überwacht werden müssen. Die Spaltung der Speiseröhre zur Eröffnung eines entzündlichen Herdes im Mediastinum nach SEIFFERT (s. oben) kommt im wesentlichen für umschriebene Abszesse in Frage. Sie setzt eine gute öesophagoskopische Technik voraus.

II. Die Eingriffe bei der Mittelfelltuberkulose.

Unter den Mediastinaleiterungen müssen auch die oben schon kurz genannten kalten Abszesse, die von der Wirbelsäulentuberkulose ausgehen, erwähnt werden. Es ist schon darauf hingewiesen worden, daß die Höhe des tuberkulös erkrankten, eingeschmolzenen Wirbelkörpers oft nicht ohne weiteres aus den Erscheinungen, die der Abszeß verursacht, bestimmt werden kann, da die Abszesse sich während ihres chronischen Verlaufes zunächst häufig senken, und wenn sie auf Widerstand stoßen, z. B. am Zwerchfell, wieder nach oben aufsteigen, und so manchmal am Halse erscheinen, trotzdem der erkrankte Wirbelkörper der unteren Brustwirbelsäule angehört.

Nach DE CANDIA (1935) sind bei 150 Wirbelkörpertuberkulosen in 84% Mittelfellabszesse beobachtet worden. Im übrigen kommen, abgesehen von der Wirbelkörpertuberkulose, auch unmittelbare Durchbrüche von Lungenherden (ARESKY 1933) und Kavernenperforationen (ETCHEVERRY und EGÜES 1934) vor.

Entsprechend ihrem chronischen Verlauf sind die Symptome der Tuberkulose der Brustwirbelsäule oft nur geringfügig, so daß etwa die Hälfte der Fälle während des Lebens nicht erkannt wird (SICK 1924). Tritt ein kalter Abszeß auf, so beginnen oft die Erscheinungen, die auf eine Schädigung des Rückenmarkes oder der Rückenmarksnerven hinweisen.

Die Ausbreitung auf dem Lymphweg geht neben der Abszeßentwicklung einher, oft auch unter Beteiligung der Halslymphknoten. Dadurch kann manchmal die Diagnose erleichtert werden. Trotz einer größeren Zahl von Symptomen, die auch schon bei den tuberkulösen Lymphknotenerkrankungen im hinteren Mittelfellraum in Erscheinung treten sollen (DE SIMONE 1923), ist die Diagnose oft schwer zu stellen, wenn sich der Abszeß nicht weiter ausdehnt. Auf die Aufzählung der von DE SIMONE (1923) und SICK (1924) nach verschiedenen Autoren benannten Symptome (D'ESPINE, HEUBNER, MAGNY, OELSNITZ, PETRUSCHKY, NEUMANN, KORANY) wird verzichtet, da sie scheinbar alle mehr oder weniger unsicher sind.

Die Röntgenuntersuchung erlaubt die Stellung der Diagnose selbst bei verhältnismäßig geringgradigen Abszeßbildungen fast immer. Besteht aber keine Einschmelzung der mediastinalen Lymphknoten, sondern nur eine tuberkulöse Adenitis und Periadenitis, so kommt ein chirurgischer Eingriff nicht in Frage. Er wird naturgemäß so lange wie möglich vermieden und erst wenn wesentliche Druckerscheinungen auftreten, muß die Entleerung, zunächst durch Punktion, erwogen werden. Das Röntgenbild zeigt meist die scharfe Begrenzung des Abszesses zu beiden Seiten der Wirbelsäule. Das seitliche Bild läßt den erkrankten Wirbelkörper am ehesten erkennen.

Die Punktion wird nach SICK auf Grund des Röntgenbildes an der am stärksten ausgebuchteten Stelle, die vorher am Kranken genau festgelegt wird, etwa $2^1/_2$ cm seitlich der Dornfortsatzreihe ausgeführt, und zwar so, daß nach Einspritzung eines schmerzbetäubenden Mittels in die Weichteile, der oberen Kante des zugehörigen Wirbels entsprechend, eine nicht zu dünne Nadel 7 bis 10 cm mit leichter Neigung gegen die Mittellinie eingestochen wird. Wenn möglich soll man rechts punktieren wegen der Möglichkeit, auf der linken Seite die Aorta zu verletzen. Die Punktion ist schmerzlos, falls man nicht das Wirbelperiost oder einen Zwischenrippennerven trifft. Nach möglichster Entleerung des Abszesses werden 10 ccm Jodoformöl oder -glyzerin eingespritzt.

SCHEDE (1922) hat ein von STAUB ausgearbeitetes Röntgenverfahren bekanntgegeben, mit dem man die Tiefe des Abszesses bestimmen kann. Dadurch soll man davor bewahrt bleiben die großen Gefäße anzustechen, d. h. zu tief einzudringen.

Eine weitere Verbreitung scheint dieses Verfahren nicht gefunden zu haben und die Notwendigkeit der Maßnahme ist nicht einzusehen, wenn man bei der Punktion in der Weise vorgeht, wie wir das bei der Lumbalpunktion zu machen pflegen. Man stößt zunächst die Nadel, mit dem Stachel verschlossen, durch die Haut und die Weichteile, bis man in die Nähe der flüssigkeitsgefüllten Höhle kommt, d. h. man punktiert in der üblichen Weise nahe der Wirbelsäule etwa 5—6 cm tief. Erst jetzt wird der Stachel entfernt, und nun schiebt man die offene Hohlnadel ganz langsam und vorsichtig vor. In dem Augenblick, in dem die Nadelöffnung in die Höhle eindringt, erscheint der erste Tropfen. Bei der Punktion eines kalten Abszesses muß man naturgemäß einen nicht zu dünnen Trokar wählen.

Hat man den kalten Abszeß gefunden, so muß die Punktion zunächst öfters wiederholt werden. Später kann man Pausen von 5—6 Wochen einschieben (SICK, s. oben). Selbstverständlich geht neben dieser örtlichen Behandlung die Behandlung des kranken Menschen mit allen zur Verfügung stehenden Hilfsmitteln.

Neben der Punktion kann die Frage der chirurgischen Eröffnung der Höhle spruchreif werden. Handelt es sich um einen reinen tuberkulösen Abszeß, so kann man zu der Schnitteröffnung nicht raten, da die Gefahr der Mischinfektion besteht, die bekanntlich bei allen tuberkulösen Abszessen nach der Eröffnung droht, wenn man die Öffnung nicht sofort wieder schließen, d. h. wie eine aseptische Wunde behandeln kann. Damit erreicht man aber den Zweck der operativen Behandlung nicht, denn dieser besteht ja darin, eine dauernde Entlastung zu erzielen, und die ist nur durch ein Offenhalten zu erreichen. Damit ist aber die Gefahr der Mischinfektion gegeben. Wenn aber zunehmende Druckerscheinungen bestehen, die sich bis zu Lähmungen steigern, so kann man am ehesten das von MONDOLFO (1938) vorgeschlagene Dauerdränageverfahren empfehlen. Er hat beobachtet, daß nach dem Auftreten von Fisteln die Lähmungserscheinungen zurückgehen und hat daraufhin in einer Reihe von Fällen in der Höhe des Abszesses einen paravertebralen Hautschnitt angelegt und von da aus mit einem dicken Trokar zunächst punktiert und dann durch diesen Trokar ein dünnes Gummirohr eingeführt. Das Rohr blieb in der Abszeßhöhle liegen. Die pathologischen Reflexe und die Sensibilitätsstörungen verschwanden meist sofort. Die Fisteln bestanden 3 Monate bis 2 Jahre. MONDOLFO hat es sogar bei teilweise verkalkten Abszeßwänden erfolgreich durchgeführt.

Bestehen schwere Knochenzerstörungen und Druckerscheinungen auf das Rückenmark und hilft auch die Dauerdränage nicht, so kann man unter Umständen einen chirurgischen Eingriff nicht vermeiden. Es wird dann eine typische hintere Mediastinotomie in der entsprechenden Höhe ausgeführt, die Knochenherde aufgesucht und die Sequester nach Abtragung der Querfortsätze, wie das bereits TREVES empfohlen hat, entfernt. Auf diese Weise kann es gelingen, umschriebene Druckherde zu beseitigen. Man wird dann die Höhle wieder so gut wie möglich schließen. Eine möglichste Ruhigstellung kann durch das Anlegen eines gefensterten Gipsbettes durchgeführt werden. Ist der tuberkulöse Abszeß mischinfiziert, so muß der chirurgische Eingriff in Gestalt einer ausgedehnten hinteren Mediastinotomie mit folgender ausgedehnter Tamponade mit MIKULICZ-Schleier vorgenommen werden.

III. Die Eingriffe beim Mittelfellemphysem.

Das Mediastinalemphysem kann auf ganz verschiedene Weise zustande kommen und kann relativ harmlos verlaufen. Es kann aber andererseits, und zwar tritt der Umschlag meist plötzlich ein, zu den schwersten Atmungs- und Kreislaufstörungen führen. Die Luft kann aus verschiedenen Quellen stammen. Sie gelangt in das Mediastinum: 1. Nach Verletzungen am Halse, insbesondere der Luftröhre und des Kehlkopfes. Bei Verschluß der äußeren Wunde sammelt sich die Luft zunächst in den Bindegewebsräumen zwischen den verletzten Luftwegen und dringt auch bis in das Unterhautzellgewebe vor. Durch die Atmungsbewegungen wird sie, den Gewebsspalten folgend, in das Mediastinalgewebe hineingesogen. Kommt eine Preßatmung hinzu, so wird sie auch hineingepreßt. Nicht ganz selten scheint das Mediastinalemphysem im Anschluß an Kropfoperationen vorzukommen [PFANNER, GOLD (1925), SAUERBRUCH, BLÜMEL (1930), KEIS (1934)]. Aus dem Mediastinalemphysem nach Kropfoperationen entsteht gelegentlich als weitere unangenehme Folge durch Ansaugen der Luft in der Hilusgegend in das subpleurale Gewebe ein doppelseitiger Pneumothorax (KEIS), oft ohne nachweisbare Pleuraverletzung.

2. Am häufigsten gelangt die Luft in das Mediastinum bei Verletzungen der großen Luftwege und der Speiseröhre im Brustabschnitt. Die vollständige Durchtrennung größerer Bronchien führt regelmäßig zum Mediastinalemphysem,

wenn sie in der Nähe des Hilus durchtrennt sind und der zentrale Stumpf sich in das Mediastinum zurückzieht. Die Verletzung der Speiseröhre führt weit seltener zum Mediastinalemphysem und wird nur bei Preßatmung gefährlich. Es tritt häufig erst nach der Ösophagoskopie in Erscheinung (VOGEL 1937). Die Verletzungen der Lunge selbst, sowohl größerer als auch kleinerer Teile des Bronchialbaumes und auch der Alveolen können ebenfalls zu Mediastinalemphysem führen. Beim Zerreißen bzw. Platzen, auch im Anschluß an stumpfe Verletzungen, kommt es zu interstitiellem Emphysem, das dann entlang dem

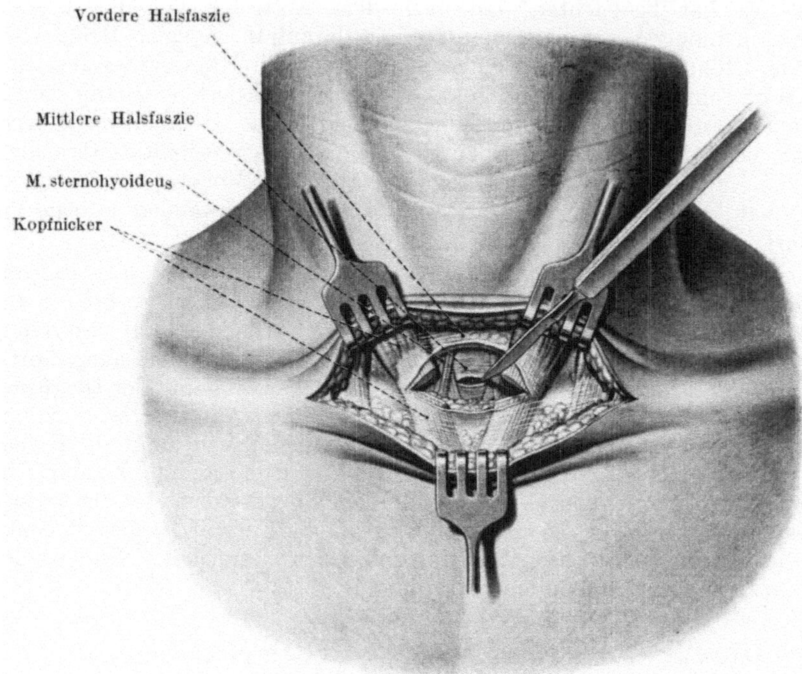

Abb. 473. Die Mediastinotomia cervicalis ant. nach JEHN-NISSEN. 1. Mit einem Querschnitt in der Jugulumgegend ist der obere Brustbeinrand und die Ansätze des Kopfnickers am Brustbein freigelegt. Die vordere Halsfaszie ist eingeschnitten, ebenso die Brustbeinansätze des Kopfnickers. Man sieht in der Tiefe die geraden Halsmuskeln und die mittlere Halsfaszie, die sie überzieht. Sie wird vorsichtig eingeschnitten, ebenso die geraden Halsmuskeln.

Bronchialbaum durch kleine Verletzungen in der Pleura mediastinalis in den Mittelfellraum gelangt. Bei starker Preßatmung kann das Lungengewebe bersten und die austretende Luft auf dem eben geschilderten Wege, oder auch auf dem Umweg über einen zuerst sich entwickelnden Spannungspneumothorax in das Mediastinum eindringen (SAUERBRUCH). Daher wird die Erscheinung auch gelegentlich bei Preßatmung in der Narkose beobachtet (SCHWARZMANN 1935).

Nach Brustwandverletzungen, besonders mit Beteiligung des Schlüsselbeines und der Rippen [auch als Späterscheinung bei Rippenbruch (DICK 1933)], aber auch nach operativen Eingriffen mit Eröffnung der Brustwand, kann mit und ohne Beteiligung der Lunge über den Umweg eines Spannungspneumothorax das Mediastinalemphysem eintreten.

3. Magenverletzungen und Verletzungen der Speiseröhre im abdominellen Abschnitt können bei Zwerchfellrissen ebenfalls zu Luftansammlung im Mediastinum Veranlassung geben.

4. Schließlich besteht die Möglichkeit, daß ein sehr ausgedehntes Hautemphysem des Halses und der Brust auf dem Weg über das Jugulum in das Mediastinum eindringt.

Die Diagnose des Mittelfellemphysems gründet sich auf die Vorgeschichte, die auf eine Verletzung eines der genannten Organe und die besonderen Verhältnisse, die zum Mediastinalemphysem führen, hinweisen müssen und auf die Ansammlung der kennzeichnenden Krankheitserscheinungen. Im Vordergrund

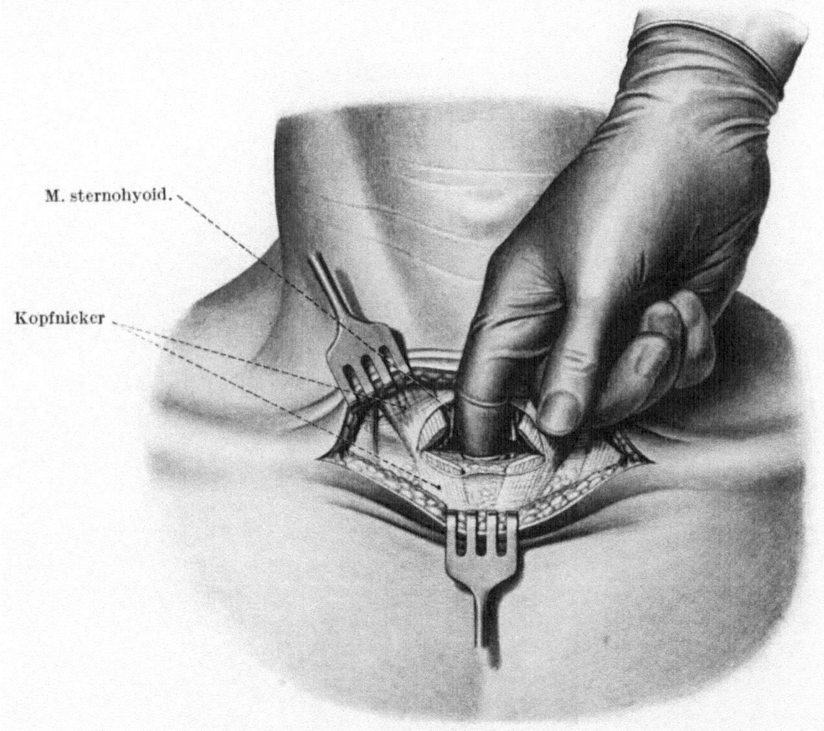

Abb. 474. Die Mediastinotomia cervicalis ant. nach JEHN-NISSEN. 2. Durch die Öffnung der mittleren Halsfaszie ist der Finger in den vorderen Mittelfellraum eingedrungen.

der Krankheitserscheinungen steht das Gefühl der schwersten Beklemmung, der Atemnot und der allgemeinen Schwäche. COURTY (1936) fand öfters frühzeitig einen Zwerchfellschmerz (N. phrenicus). Die Atmung kann bald die Erscheinung der Preßatmung zeigen. Objektiv fällt die bläuliche Blässe des Gesichtes auf, die pralle Füllung der Halsvenen, der kleine, schlecht gefüllte und meist auch unregelmäßige Puls, bedingt durch einen oft plötzlich einsetzenden Blutdrucksturz (JEHN), wie überhaupt die schweren Erscheinungen fast immer schlagartig einsetzen. Ein unbedingt sicheres Zeichen ist das Auftreten der luftkissenartigen Anschwellung im Jugulum. Die Herzdämpfung ist verschwunden (JEHN, COURTY). Geschieht nichts, so tritt unter Lungenödem, Ödem der Schleimhaut der Luftwege unter schnappender Atmung der Tod ein (JEHN 1927, BALLON und FRANCIS 1929). Röntgenologische Anzeichen sind nach VOGEL (1937) und JESSUP (1931) ein typischer Luftstreifen im mediastinalen Schatten, besonders bei seitlichem Bild. Die Ursache der schweren Erscheinungen beruht nach JEHN und NISSEN (1927) auf einem zunehmenden Druck auf die Mediastinalgefäße [dieser Druck kann bis auf + 16 mm Quecksilber ansteigen JESSUP (1931)], von denen zunächst die extrapulmonalen Lungenvenenabschnitte und der linke Vorhof (extraperikardiale Herztamponade) betroffen werden, wodurch es zur Blutstauung in der Lunge und Beschleunigung der Atmung kommt.

KILLIAN (1938) glaubt, daß es durch die Ansammlung von Luft im Mittelfellraum mit Verkleinerung der Lungenoberfläche zunächst zur anfänglichen ausgleichenden Einatmungsstellung des Brustkorbes kommt. Erst wenn diese Möglichkeit erschöpft ist, tritt die übermäßige Atmung und Notatmung ein mit Steigerung der Häufigkeit und des Volumens,

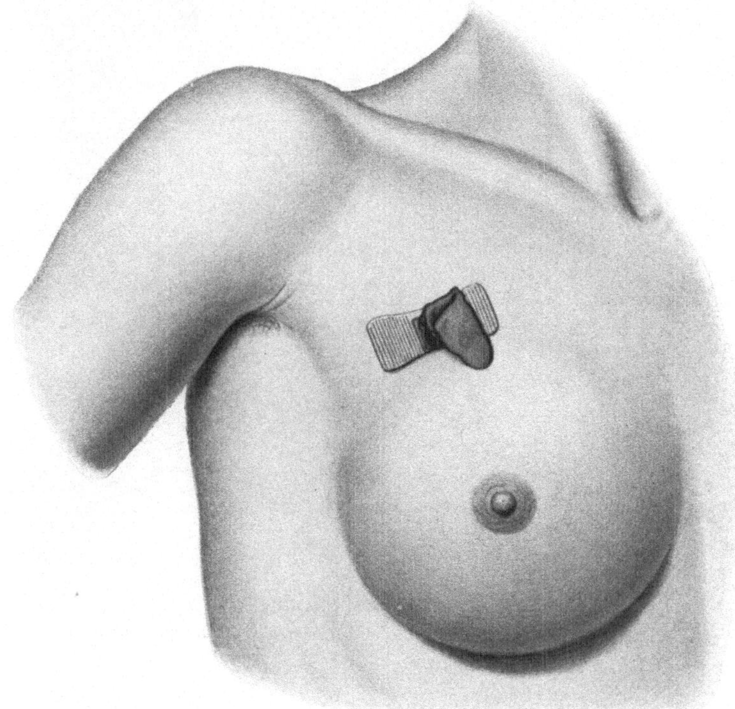

Abb. 475. Darstellung des THIERSCHschen Ventiles. 1. Bei der Einatmung.

die dann mit Preßatmung endet. Die Erschöpfung der Lüftungsreserven tritt mit dem Beginn der extraperikardialen Herztamponade zusammen.

Wir haben das Krankheitsbild deshalb etwas genauer gezeichnet, weil so häufig trotz der Anhaltspunkte aus der Vorgeschichte, dem Verletzungsverlauf und den klinischen Erscheinungen die richtige Diagnose nicht rechtzeitig gestellt wird. Wie man sieht, muß man aber bei vielen Arten von Erkrankungen und Verletzungen des Halses, der Brustwand und der Lungen des Zwerchfelles usw. an die Möglichkeit des Mediastinalemphysems denken. Der Kranke muß unter genauester Beobachtung stehen, auch wenn er zunächst keine oder nur geringe Erscheinungen aufweist, d. h. wenn nur Atmungsbeschwerden bestehen und vielleicht die erste luftkissenartige Schwellung am Hals auftritt, die kennzeichnend für das verhängnisvolle Auftreten der Luft im Mediastinum ist.

JEHN und NISSEN (1927) empfehlen bei intrathorakalen Verletzungen sich so lange abwartend zu verhalten, als die Atmung und die Kreislauferscheinungen gering sind. Das Abwarten muß aber unter strengster Beobachtung vor sich gehen. Die ersten Anzeichen zunehmenden Druckes, die, wie schon oben bemerkt, oft plötzlich eintreten, beginnen mit Preßatmung. Ist als Ursache des Mediastinalemphysems ein Pneumothorax zu vermuten, so soll nun baldigst mit dem Pneumothoraxapparat der Druck in den Pleurahöhlen bestimmt werden. Hat man ihn nicht zur Verfügung, so kann unter Umständen der Versuch mit einer Spritze gemacht werden. Am Druck des Spritzenstempels kann man den ungefähren Druck im Thorax feststellen, den fehlenden Druck am geringen Widerstand des Spritzenstempels abschätzen. Bei genügender

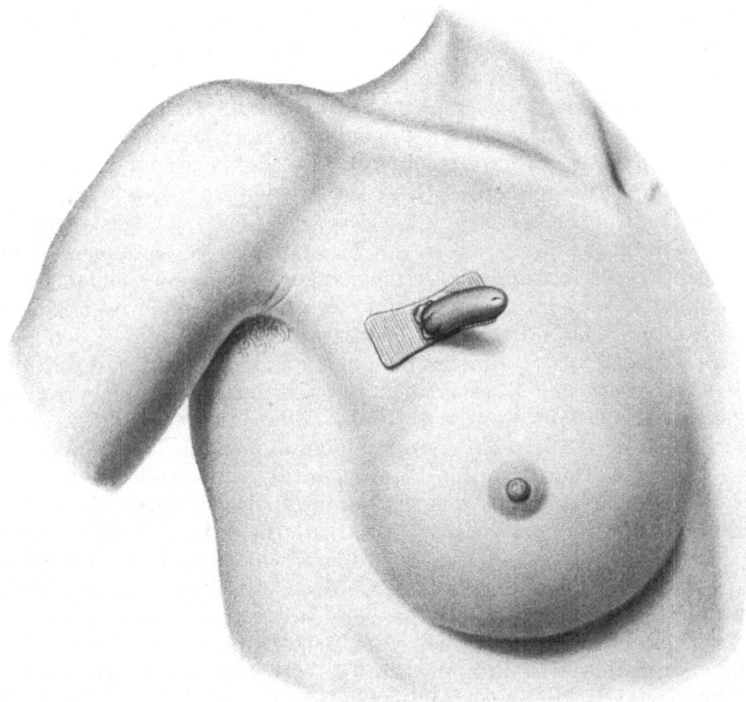

Abb. 476. Darstellung des THIERSCHschen Ventiles. 2. Bei der Ausatmung.

Aufmerksamkeit muß die Diagnose und damit die Anzeige für einen Eingriff gestellt werden.

Wird die Diagnose nicht gestellt, so ist das um so bedauerlicher, da in der Mehrzahl der Fälle mit verhältnismäßig einfachen Mitteln Hilfe gebracht werden kann (TIEGEL, 1911).

Der Eingriff vollzieht sich folgendermaßen: Nach einer Morphiumgabe und der Verabreichung von Herzmitteln wird von einem KOCHERschen Kragenschnitt auf der Vorderseite der Basis des Halses, der im Jugulum bis auf den Knochen geht und die oberflächliche und die mittlere Halsfaszie spaltet (Abb. 473), mit dem Finger in das vordere Mediastinum eingedrungen (Abb. 473). TIEGEL ging von einem Längsschnitt im Jugulum vor und setzte eine Saugglocke auf. Entleert sich nicht reichlich Luft und hat man den Verdacht, daß auch im hinteren Mediastinum Luft sein könnte, so werden die geraden Halsmuskeln auseinandergezogen und nun kann man unterhalb der Schilddrüse mit dem Finger langsam vordringend an der Luftröhre vorbei in das periösophageale Gewebe vordringen.

Einen solchen Kragenschnitt hat auch bereits LEJARS (1906) zur Ausführung gebracht bei einem schweren Fall von allgemeinem Hautemphysem, bei dem aber wohl nach der Schilderung des Krankheitsbildes auch ein Mediastinalemphysem vorlag.

KAISER hat den Kragenschnitt auch in beide Supraklavikulargruben fortgesetzt. Besteht gleichzeitig ein Spannungspneumothorax als Ursache oder Folge des Mediastinalemphysems, so wird man selbstverständlich eine Ventildränage (TIEGEL 1911, CLAIRMONT 1924 und S. 97), oder wie das schon v. BRAMANN (1893) empfahl, ein behelfsmäßig hergestelltes Ventil nach dem Muster von THIERSCH (1891) mit Hilfe eines in den Brustkorb eingeführten Gummirohres, auf dem ein dünnwandiges Gummistück (Gummihandschuhfingerling) mit feiner Öffnung aufgebunden wird, zur Anwendung zu bringen Dieses einfache Ventil läßt sich jederzeit einrichten (Abb. 475 und 476).

SAUERBRUCH (1909) hat in mehreren Fällen von Mediastinalemphysem, das als Folgeerscheinung eines Spannungspneumothorax aufgetreten war (im 1. Falle im Anschluß an eine Lungenlappenentfernung, in den beiden anderen wegen schwerer Brustquetschung), die notwendigen Eingriffe in der Unterdruckkammer vorgenommen und dabei beobachtet, wie die Luftblasen aus dem Mediastinum abgesaugt und die bestehende Lebensgefahr beseitigt wurde. Besteht eine Lungenwunde als Ursache des Spannungspneumothorax und des folgenden Mediastinalemphysems, so muß in einem solchen Falle natürlich die Lungenwunde luftdicht vernäht werden, um den weiteren Austritt von Luft zu verhüten. SAUERBRUCH vertritt auf Grund seiner Beobachtungen den Standpunkt, daß bei Spannungspneumothorax und dem dadurch bedingten Mediastinalemphysem der Brustkorb in der Unterdruckkammer eröffnet und die Lungenwunde vernäht werden soll. In Fällen, in denen die in das Mediastinum eingetretene Luft nicht durch einen einfachen Eröffnungsschnitt im Jugulum (s. oben) entfernt werden kann, schreitet man nach JEHN und NISSEN (1927) zur breiten Eröffnung des vorderen Mediastinums. Sie schlagen zu diesem Zwecke nicht etwa die Mediastinotomia longitudinalis totalis (MILTON, s. S. 703) vor, sondern die Mediastinotomia parasternalis der 2.—4. Rippe. Nach Eröffnung des Brustkorbes werden die Bindegewebsblätter des Mittelfellraumes in möglichst großer Ausdehnung durchtrennt. Genügt auch dieser Eingriff nicht, so werden vom Brustbein noch größere Teile mit der LUERschen Zange entfernt, um die großen Venen und den Herzbeutel übersichtlich freilegen zu können. Bei der außerordentlichen seitlichen Erweiterung des Mittelfellraumes durch das Emphysem macht die Schonung der Brusthöhlen keine Schwierigkeit. Liegt dem Mediastinalemphysem ein Spannungspneumothorax zugrunde, dessen Ursache in einer Bronchus-, Lungen- oder Brustwandverletzung liegt, so wird man auf alle Fälle den Vorschlag von SAUERBRUCH beherzigen und die Eröffnung des Brustkorbes möglichst unter Unterdruck vornehmen. Da heute nicht überall Unterdruckkammern vorhanden sind, während Überdruckapparate meist zur Verfügung stehen, wird man, falls die Ventildränage nicht ausreicht, die Wundversorgung unter Überdruck vornehmen und damit die Ursache für das gefährliche Fortschreiten des Emphysems beseitigen.

γ) Die Eingriffe bei den Geschwülsten und Zysten des Mittelfellraumes.

I. Klinische Vorbemerkungen zur chirurgischen Behandlung der Mittelfellgeschwülste.

Die klinischen Erscheinungen der Mittelfellgeschwülste sind in ausgezeichneter Weise bereits im Jahre 1877 von BOCKENHEIMER beschrieben worden. Die Grundlage für die Erscheinungen einer jeden größeren Geschwulst ist der

Druck auf die großen Gefäße und die übrigen Organe des Mittelfellraumes. Der perkutorische Nachweis der Größe einer Mediastinalgeschwulst steht in keinem Verhältnis zu der wirklichen Größe. Nach seinen Untersuchungen entspricht die Perkussionsfigur nur etwa einem Drittel der wirklichen Größe; zu etwa zwei Drittel werden sie von der Lunge bedeckt. Jede größere Geschwulst übt einen Druck auf die V. cava aus. Viele führen zu einer Verengerung der Luftröhre und manche auch der Speiseröhre. Nach seiner Ansicht sind für die Diagnose noch zwei Punkte von Wichtigkeit. Bei einer gewissen Größe kommen sie in Berührung mit dem Herzen und sind mit dem Perikard öfters verwachsen. Dadurch werden die Herztöne in der Entwicklungsrichtung des Tumors ganz besonders deutlich fortgeleitet und die Erschütterung des Herzschlages überträgt sich auf die Geschwülste. Bei den größeren Geschwülsten, die unter Umständen zu einem vollständigen Verschluß der V. cava führen, entwickelt sich ein ausgedehnter Kollateralkreislauf, der oft die Diagnose erleichtert. Abgesehen von den äußeren Kollateralgefäßen sind besonders wichtig für den unteren Körperabschnitt die im Inneren des Brustkorbes verlaufenden, z. B. die V. hemiazygos beim Verschluß der Einmündungsstelle der V. azygos und umgekehrt. Bei kleineren Geschwülsten sind die äußeren Erscheinungen oft zunächst gering. Die Venenerweiterung im Gesicht und an den oberen Extremitäten und das Ödem des Gesichtes sind Zeichen, die die Diagnose auf den ersten Blick gestatten (LYTKIN 1926). Dagegen können Geschwülste nach NISSEN (1928), schon verhältnismäßig früh nachweisbar werden und Druckerscheinungen verursachen, z. B. beim Sitz im vorderen Mediastinum, wenn sie inspiratorische Dyspnoe und Stridor bei gleichzeitigem Anstieg des Blutdruckes veranlassen. Diese Erscheinungen können sich sehr rasch entwickeln bei unveränderter Schlagfolge des Herzens. Sitzt der Tumor im hinteren oberen Mittelfellraum, so werden unregelmäßige Herztätigkeit und erhebliche Blutdruckschwankungen beobachtet und die Atmung kann lange unverändert bleiben. ALEKSANDROWICZ (1938) hat ähnliche Beobachtungen gemacht. Er fand auch Schlaflosigkeit und subfebrile Temperaturen. Nach PFANNER (1922) entsteht bei intrathorakalem Druck auf die Trachea unterhalb der Glottis eine exspiratorische Ventilstenose mit folgender Anämie der Lunge bei gleichzeitiger Blähung. Man beobachtet ein interstitielles Lungenemphysem, von dem aus es auch zu Mediastinalemphysem, Hautemphysem und spontanem Pneumothorax kommen kann. Die Atmungsbehinderung wird durch einen Reflex, der von der Anämie der Lunge ausgeht, ausgelöst.

Nach HARRINGTON (1932) sind alle Mittelfellgeschwülste bis zu einem gewissen Grade bösartig (s. unten). Unter den selteneren Symptomen führt RADONICIC (1932) die Phrenicuslähmung auf, die sich durch eine verstärkte thorakale Atmung der erkrankten Seite bemerkbar macht, außer den übrigen bekannten Anzeichen. PILGER II und OVERHOLT (1934) haben sich besonders mit der Diagnose der im oberen Mittelfellraum sitzenden Geschwülste beschäftigt. Selbst wenn noch zyanotische Erweiterung der Hals-, Arm- und Brustvenen, Schmerzen über den großen Venenstämmen, Hirnstörungen, Atemnot nach Anstrengungen, Trockenheit und Ödem der Haut fehlen, kann man unter Umständen schon die Druckerhöhung in der V. brachialis nachweisen. Der Venendruck beträgt regelmäßig 8 cm Wasser. Bei den Druckerhöhungen im Mittelfellraum haben sie 15—40 cm gefunden. Als auslösend sind Geschwülste mit Druck auf die Venen, narbige Veränderungen im Mittelfellraum und Verlagerungen oder Drehungen der Venen durch außerhalb des Mittelfellraumes liegende Erkrankungen anzusehen. Bei fortgeschrittenen Fällen von Mediastinalgeschwülsten findet sich nicht selten auch Beteiligung des Brustfelles (Entzündungen und Ergüsse) (ADAMS 1938).

Die bösartigen Geschwülste (BARJON 1921, LYTKIN 1926, HARRINGTON 1932) verursachen naturgemäß ähnliche Erscheinungen wie die gutartigen. Nach BARJON (1921) kann man zwei Stadien unterscheiden. Im ersten (mediastinalen) treten Heiserkeit und Atemnot auf, ohne daß ein Lungenbefund zu erheben wäre. Dann folgen Zyanose des Gesichtes und der Extremitäten, Schluckbeschwerden und eine Verbreiterung des Hilusschattens. Infolge ihres meist infiltrierenden Wachstumes verursachen sie aber auch oft erst spät Druckerscheinungen, dagegen treten Schmerzen und Husten frühzeitig auf. Der Husten kann beinahe als Frühsymptom gelten, wenn Lungenerscheinungen fehlen (HARRINGTON). Dieser hat den HORNERschen Symptomenkomplex, wenn auch selten, beobachtet. Greift die Geschwulst auf das Brustfell über, so tritt das zweite Stadium nach BARJON auf. Alle Symptome verstärken sich. Nach LYTKIN ist der blutige Pleuraerguß an sich nicht kennzeichnend, aber seine rasche Wiederkehr nach der Punktion. Abgesehen davon betrachtet er bei negativem Punktionserfolg als kennzeichnend die steigende Atemnot und zunehmende Dämpfung. Die Röntgenuntersuchung ist für die Diagnose der Mediastinalgeschwülste von anerkannter Bedeutung (LEDOUX und PAQUET 1924). Sie wird beeinträchtigt bei allen Erkrankungen, die gleichzeitig einen Pleuraerguß hervorrufen (CHARMANDARJAN und SCHLIEFER 1932). Sie unterscheiden zwei Gruppen von Mediastinalgeschwülsten. Die erstere umfaßt die mit symmetrischer Lagerung des Schattens mit mäßig scharfer kulissenartiger Begrenzung, geringer Verlagerung der Nachbarorgane, schnellem und infiltrativem Wachstum. Sie zeigen deutliche Empfindlichkeit gegen Bestrahlung. Es handelt sich um die primären und sekundären Geschwülste der Lymphknoten und des Thymus. In der zweiten Gruppe finden sich die Geschwülste mit asymmetrischer Lagerung, glatten Grenzen, starker Verlagerung der Nachbarorgane, langsamem Wachstum, geringer oder Unempfindlichkeit gegen Röntgenstrahlen. In diese Gruppe gehören die Neurinome, Fibrome, Dermoidzysten und Teratome. Am stärksten werden durch die Bestrahlung beeinflußt die Lymphosarkome, weniger die Lymphogranulome. Sehr gering ist die Strahlenwirkung auf sekundäre Geschwülste der Lymphknoten und des Thymus. Die Neurinome liegen meist im hinteren Mittelfellraum, die Dermoidzysten und Teratome (s. S. 673) im vorderen, ebenso die seltenen Lipome.

Die Diagnose einer Mittelfellgeschwulst ist in fortgeschrittenen Fällen leicht. Die Druckerscheinungen, die bald das Venensystem des Mittelfellraumes zusammenpressen, verursachen rasch die Erscheinungen einer Stauung im Venensystem. Bald werden mehr der Kopf und obere Extremitäten beteiligt durch Stauung der V. cava superior, bald bei Sitz im unteren Hohlvenengebiet in erster Linie die Leber und das Pfortadergebiet und die unteren Extremitäten. Je nach dem Grad der Stauung ist das Gebiet rot oder auch blau, wobei dann meist deutlich sichtbare und geschlängelte Venen, als Ausdruck eines Kollateralkreislaufes, erkennbar sind. Nächst der venösen Stauung kommt es zu einer außerordentlich starken Lymphstauung. Bei sehr fortgeschrittenen Fällen ändert sich die blaue Stauungsfarbe in ein eigentümliches, bleiartiges Grau, insbesondere im Gesicht. Durch das starke Ödem werden die Gesichtszüge aufgedunsen. Bei ausgedehnten Tumoren können beide Hohlvenensysteme beteiligt sein. Ein Unterschied zwischen rasch wachsenden Zysten, gutartigen und bösartigen Geschwülsten ist oft nicht zu finden. Der zunehmende Druck aller dieser geschwulstartigen Bildungen macht sich aber nicht nur durch Stauungserscheinungen bemerkbar, sondern es treten auch Atmungsbeschwerden, die nach HESS und KILLIAN und KUHLMANN (1938) den Erscheinungen am Kreislauf vorausgehen. Es handelt sich um eine durch die

Raumbeschränkung des Mediastinums bedingte erhöhte Einatmungsstellung, die ihre Grenzen dann findet, wenn keine genügenden Atmungsbewegungen mehr ausgeführt werden können. Dieser Augenblick fällt mit der extraperikardialen Herztamponade zusammen, so daß höchste Gefahr droht. Die Druckgefühle in der Brust, die sich zunächst häufig bei körperlicher Ruhe weniger bemerkbar machen als bei Bewegung, steigern sich in kurzer Zeit. Manchmal sind es zuerst ganz bestimmte Bewegungen, wie z. B. das Rückwärtsbeugen des Kopfes oder das Erheben der Arme, die solche Druck- und meist auch zugleich Stauungserscheinungen hervorrufen, auch wenn sie in der Ruhe noch fehlen. Die Atmung wird mit zunehmender Größe der Geschwulst immer mehr erschwert, wobei natürlich außer dem unmittelbaren Druck auf die Luftröhre auch die Schwellungszustände durch die Stauung eine Rolle spielen. Liegt der Tumor unmittelbar auf dem Herzbeutel, so kann natürlich auch die zunächst meist wenig veränderte Herztätigkeit leiden. Auch die Speiseröhre kann selbstverständlich von außen bedrängt werden, während die Beteiligung der den Mittelfellraum durchziehenden Nerven meist nur dann eine stärkere Beteiligung zeigen, wenn eine infiltrierend wachsende, also meist bösartige Geschwulst sie in den Tumor einschließt. Eine große Rolle bei der Diagnose spielt das Röntgenverfahren (ASSMANN, CHAOUL, HOLZKNECHT). Es bietet auch die meiste Möglichkeit für eine Unterscheidung des Geschwulstsitzes und der Geschwulstart. Das Röntgenverfahren spielt auch eine gewisse diagnostische Rolle in Form der Röntgenbestrahlung, da die Geschwülste die Bestrahlung in ganz verschiedener Weise beantworten. Verhältnismäßig einfach ist das Ausschließen von substernalen und mediastinalen Kröpfen.

BÁRSONY und WALD (1935) haben auf die Zusammensetzung des supraaortalen Mittelfellschattens und seine Veränderungen bei verschiedenen krankhaften Zuständen hingewiesen. Sehr wichtig ist die Durchleuchtung in vorwärtsgebeugter Stellung, da man dabei erkennt, ob eine Struma einen substernalen Anteil hat oder nicht. Eine substernale Struma verursacht im Mittelfellschatten keinen besonderen Rand. Er zeigt sich aber beim Schlucken. Dabei hebt er sich aus dem Mittelfellschatten heraus. LEDOUX und PAQUET (1924) haben festgestellt, daß ein gleichzeitiger Pleuraerguß die röntgenologische Diagnose einer Geschwulst erschwert. LAMBERT und BERRY (1927) haben die *Röntgenuntersuchung* des Mittelfellraumes bis ins einzelne durchgearbeitet. Eine Röntgendiagnose kann erst gestellt werden, wenn der Mittelfellschatten verbreitert ist. Der Raum wird hauptsächlich durch das im Perikard liegende Herz ausgefüllt. Die einzelnen, das Mittelfell bildenden Räume werden nach dem Perikard bestimmt. So erhalten wir einen prä-, einen post- und einen supraperikardialen, einen rechten und einen linken seitlichen Raum usw. Der post- und der supraperikardiale Raum, die miteinander in Verbindung stehen, die auch mit dem retroperitonealen Raum zusammenhängen, sind besonders wichtig. BROWN und REINECKE (1930) glauben, daß eine seitliche Thoraxaufnahme neben den sagittalen für die Diagnose vieler Mittelfellerkrankungen von großer Bedeutung sind, insbesondere für die Divertikel und Karzinome der Speiseröhre, die retrotrachealen Drüsen und auch für den Ursprung der Aortenaneurysmen und ihre Art, die Trachea zu verlagern (CHARMANDARJAN und SCHLIEFER 1932).

Ähnliche Beobachtungen hat LENK (1933) gemacht. Er hat festgestellt, daß die Schatten gut- und bösartiger Geschwülste so lange gleich scharf begrenzt sind, solange die sie umgebende Pleura unberührt ist. Falls diese begrenzenden Gebilde eine Zerstörung zeigen, handelt es sich meist um maligne. Sehr wichtig ist die Lage und Organzugehörigkeit. So läßt sich das Aortenaneurysma vom kalten Abszeß und die im vorderen Mittelfellraum gelegene Dermoidzyste von dem im hinteren Mittelfellraum gelegenen Ganglionneurom trennen. Geradlinige Begrenzungen sprechen für ein Exsudat oder Schwielen. Die Geschwülste sind meist nicht kugelig, sondern eiförmig mit senkrechter langer Achse. Ist die Längenachse quergestellt, so hat das besondere Ursachen [DU MESNIL DE ROCHEMONT (1934)].

RÜTZ (1935) fand Strumen, Dermoidzysten, Fibrome, Lipome und die meist bösartigen Geschwülste im vorderen Mittelfellraum. Echinokokkenblasen liegen entweder mitten im Lungengewebe oder randständig oder tracheobronchial. Die Flimmerepithelzysten finden sich im hinteren Mittelfellraum, während die solitäre Lungenzyste mitten im Lungengewebe liegt. Die Zysten zeichnen sich röntgenologisch dadurch aus, daß infolge der fortgeleiteten Pulsation des Herzens die Randlinie fein gezackt ist.

Über die Röntgenbestrahlung auch zu diagnostischen Zwecken und zur Behandlung haben sich EVANS und LEUCUTIA (1925), LAPENNA (1925), SCHAAFF (1926), STROPENI (1933), der die Röntgenbehandlung nach vollständiger Brustbeinspaltung durchführte, CHARMANDARJAN und SCHLIEFER (1932), DU MESNIL DE ROCHEMONT (1934) geäußert. Letzterer unterscheidet 3 Gruppen von Geschwülsten mit Rücksicht auf die Röntgenbestrahlung. In der ersten sind die vollständig widerstandsfähigen, histologisch gutartigen. In der zweiten die beschränkt beeinflußbaren, bösartigen Geschwülste und die Geschwulstmetastasen und in der dritten die, wenn auch nicht heilbaren, doch oft gut rückbildungsfähigen Mittelfelldrüsengeschwülste untergebracht. Auch das Bronchialkarzinom soll einer Bestrahlungsbehandlung unterzogen werden.

II. Die Eingriffe bei den Geschwülsten des Mittelfellraumes, die von der Schilddrüse ausgehen.

Zu den sekundären Geschwülsten, die außerhalb der Brusthöhle entstehen und bei stärkerem Wachstum in den Mittelfellraum vordringen können, gehören die sog. retrosternalen und endothorakalen Kröpfe und manche Schilddrüsengeschwülste. Sie werden fast immer bei Menschen in höherem Lebensalter (LAHEY 1936), d. h. nach dem 50. Lebensjahre, beobachtet. PEARSONS (1930) beobachtete einen solchen Kropf bei einem 79jährigen Manne.

Den Ausgang nehmen diese Geschwülste meistens von einem der beiden seitlichen Kropfabschnitte, seltener vom Isthmus. Die letzteren entwickeln sich im vorderen Mediastinum und vor den Gefäßen, die ersteren nicht selten in ihrer retrosternalen und retroklavikularen Ausbreitung hinter der Luftröhre und hinter den großen Gefäßen. Sie können also Erscheinungen einer im hinteren Mittelfellraum gelegenen Geschwulst verursachen (SAUERBRUCH 1925, BREITNER 1935, DIVIŠ 1936, GARLOCK 1936, HUBER 1936, v. HABERER 1938). Nicht immer wird bei diesen Geschwülsten der Zusammenhang mit der Schilddrüse festgestellt, zumal die Verbindung oft verhältnismäßig schmal ist, oder, wie im Falle v. HABERERS, vom unteren hinteren Abschnitt der Schilddrüse ihren Ausgang nimmt. Oft wird durch die Röntgenuntersuchung der Zusammenhang geklärt. Das betrifft aber mit Sicherheit auch nur die Fälle, in denen der Strumaknoten im vorderen Mittelfellraum sitzt. Auf die besondere Bedeutung der röntgenologischen Verhältnisse im supraaortalen Mittelfellraum bei der Durchleuchtung sei ausdrücklich hingewiesen (BÁRSONY und WALD 1935). Vollständig retrosternal gelegene Kröpfe sind außerordentlich selten (CLUTE 1929, LAHEY 1931, ELANSKY 1933, MÁTYÁS 1934). Dazu gehören die sog. aberrierenden und Nebenkröpfe (CATELL 1931, ELANSKY 1933, MÁTYÁS 1934).

CATELL berichtet über 13 seitlich gelegene Kröpfe und seitlich gelegene Nebenkröpfe. Sie zeigten alle tumorartigen Aufbau. Sie entwickeln sich auf dem ganzen Abschnitt zwischen Warzenfortsatz und Schlüsselbein. Meistens wird die Schilddrüsennatur vor der Operation nicht festgestellt. Das Wachstum ist zum Teil gut- zum Teil bösartig. Bei MÁTYÁS lag ein großer Strumaknoten, der allseits von Lungengewebe umgeben, im linken Oberlappen. Er nimmt an, daß zunächst eine Verbindung bestand, die dann allmählich durch Druck verschwunden ist. In ELANSKYS Fall lag der völlig abgetrennte, zystisch veränderte Knoten im vorderen Mittelfellraum.

Auf die Symptome der retrosternalen und endothorakalen Strumen soll hier nicht näher eingegangen werden, da sie sich im wesentlichen nicht von denen unterscheiden, die bei allen anderen Mittelfellgeschwülsten beobachtet werden. Es tritt vielleicht häufiger Heiserkeit, Stridor und Rekurrenslähmung ein. Infolge ihres hohen Sitzes verursachen sie, wie im übrigen alle hochsitzenden Mittelfellgeschwülste, leichte Erscheinungen bei Lagewechsel, besonders bei seitlicher Entwicklung, und beim Zurückbeugen des Kopfes. Solche Geschwülste, die gerade am Eingang der oberen Brustkorböffnung sitzen, können starke Atmungsbeschwerden beim Anheben der Arme und gleichzeitigem Zurückbeugen des Kopfes hervorrufen. Auf die Bedeutung der Röntgenuntersuchung für die Diagnose ist schon hingewiesen. Differentialdiagnostisch kommen alle anderen Geschwülste des oberen Mittelfellraumes in Frage.

Es sei noch darauf aufmerksam gemacht, daß SGALITZER (1936) häufig im Anschluß an die Entfernung eines retrosternalen Kropfes zunächst einen Schatten beobachtet hat, der als zurückgelassener Strumateil gedeutet werden könnte. Es handelte sich aber um einen Erguß in das leere Strumabett. Das geht schon daraus hervor, daß der Schatten in verhältnismäßig kurzer Zeit allmählich verschwindet.

Über die Behandlung der retrosternalen Struma ist zu sagen, daß sie fast immer, selbst bei ausgedehnter Entwicklung, mit Hilfe des einfachen KOCHERschen Kragenschnittes entfernt werden kann (KOCHER, PAYR, E. REHN u. v. a.). Nach Unterbindung der Hauptgefäße gelingt es meist mit Hilfe des entlang des unteren Poles eingeführten Zeigefingers den Pol zu fassen und vorsichtig aus dem Brustkorb herauszubefördern (s. Bd. III/2). Sehr zweckmäßig ist es mit dicker Seide Haltefäden, im Sinne der Kletterligaturen, anzulegen [HARTERT (1919), KÜTTNER, CLAESSEN (1920)]. Da meist nur die eine Kropfseite einen großen retrosternalen Zapfen entwickelt hat, gelingt die Luxation verhältnismäßig einfach. Schwierig wird sie dann, wenn beiderseits die Entwicklung retrosternal vor sich gegangen ist. Dann kann die Luxation der einen Seite durch den unnachgiebig festsitzenden oder sich beim Luxationsversuch einklemmenden Kropf auf große Schwierigkeiten stoßen. Es ist dann unter allen Umständen zunächst nötig, beide Seiten völlig frei zu machen, wie das ja überhaupt die Regel sein sollte, bevor man eine Luxation versucht. Gelingt das nicht, so muß in diesem Falle unter Umständen der Brustkorbeingang erweitert werden. Zerstückeln nach Spaltung der Kapsel (KOCHER) sollte man nur im äußersten Notfall.

Nach Einkerben der beiden sternalen Ansätze des Kopfnickers kann schon etwas Platz gewonnen werden. Sonst nimmt man nach SAUERBRUCH mit der LUERschen Zange einen Teil des oberen Manubriumendes weg. Genügt auch das noch nicht, so kann die Spaltung des Manubriums von oben nach unten auf 2—3 cm genügend Platz geben. Bei sehr großen und festsitzenden Knoten (SAUERBRUCH 1925, LAHEY 1936, LANGE 1936, v. HABERER 1938) wird manchmal die von SAUERBRUCH angegebene Mediastinotomia ant. sup. (s. S. 687) notwendig werden. Ein ähnliches Vorgehen hat HEYROWSKY empfohlen (PLENK 1920). Er spaltet das Brustbein in umgekehrter Y-Form. Wie verhältnismäßig selten die Brustbeinspaltung notwendig ist, geht aus den Angaben von HÜNERMANN, v. HABERER (1924), der unter 500 intrathorakalen Kröpfen nur eine Sternumspaltung fand und von LAHEY (1936) hervor, der unter 13—1400 endothorakalen Kropfoperationen nur 3mal eine Brustbeinspaltung nötig hatte, während DIVIŠ (1936) bei 244 operierten Kröpfen auch 3mal die Mediastinotomie machen mußte. LANGE (1936) brauchte sie bei 14 intrathorakalen Kröpfen nur 1mal. Er hat, wie SAUERBRUCH, den Vorschlag gemacht, bei Schwerkranken den Eingriff zweizeitig vorzunehmen. SAUERBRUCH gibt zuerst Morphium, wodurch die Atemnot weitgehend beseitigt wird, und operiert dann die eine, und dann die andere Seite, während LANGE in der ersten Sitzung die Sternumspaltung, und nach eingetretener Besserung 14 Tage später die Entfernung des endothorakalen Knotens durchführt. HUBER (1936) hat einen bis zur Bifurkation reichenden Knoten ohne Brustbeinspaltung entfernen können. STICH (1927) hat in einem Falle von stärkster lebensbedrohlichen Raumbeengung die 1., 2. und 3. Rippe links am Sternalrand abgetragen, also eine parasternale Mediastinotomie vorgenommen. Bei Geschwülsten, die in das mittlere Mediastinum vorgedrungen sind, muß unter Umständen die Resektion transthorakal nach Resektion einiger Rippen (2.—5.) vorgenommen werden (Diviš 1936).

III. Die Eingriffe bei den Geschwülsten des Thymus und bei den Lymphogranulomen.

Selbstverständlich nehmen auch die Vergrößerungen des Thymus an der Bildung mediastinaler Geschwülste im weitesten Sinne des Wortes teil. Die Hyperplasien des Kindesalters spielen kaum eine Rolle. Dagegen gibt es eine Reihe verschiedener geschwulstartiger und zystischer Vergrößerungen, die nicht so selten sind wie man zunächst annehmen sollte.

Alexandrovskij (1929) hat 154 Fälle zusammengestellt, von denen die meisten Sarkome waren (84 gegenüber 34 Karzinomen). Der Rest bestand aus andersartigen Geschwülsten, von denen die meisten zu den sog. Thymomen (Simmonds) oder „bösartigen Thymusgeschwülsten" (Schridde) gehörten. Karzinome sind noch von Parabucev (1929), Doub (1930), Baer (1930), Decker (1935) beschrieben worden. Sie sind meist sehr bösartig und machen frühzeitig Metastasen in allen möglichen Organen, besonders in der Lunge und der Pleura. Sie sind so gut wie immer inoperabel, wenn sie gefunden werden. Wie schon gesagt, überwiegen die Sarkome. Alexandrovskij (1929), Simmers (1932), Crosby (1932) haben ebenfalls Thymussarkome beschrieben. Decker fand ein Viertel Karzinome und drei Viertel Sarkome unter 206 Fällen. Die sog. Thymome, die, wie schon gesagt, meistens bösartig sind und lymphoid gebaute Geschwülste darstellen, werden von Schmincke unter die lymphoplastischen Sarkome gerechnet, da nach seiner Ansicht die Thymusrindenzellen zu den Lymphozyten gerechnet werden müssen, was nicht mehr bezweifelt werden kann. Kneringer (1922), Zanetti (1925), Doub (1930), Kisilowa (1931), Bettman (1932), Katz (1934), Andrus de Witt und Chandler Foot (1937) haben in neuerer Zeit solche lymphozytären Thymusgeschwülste beschrieben.

Klinisch scheint in der Mehrzahl der Fälle zwischen diesen sog. Thymomen und den Sarkomen kein wesentlicher Unterschied zu sein. Sie verursachen meist rasch zunehmende Druckerscheinungen, insbesondere auch Atmungs- und Schluckstörungen, wachsen stark infiltrierend und sind fast immer inoperabel. Es gibt aber wohl einzelne Fälle von Thymomen, die scheinbar verhältnismäßig langsam wachsen (Kisilowa 1931). Dann scheinen sie auch spät Metastasen zu setzen. Eine Besonderheit ist durch die bisher nicht ganz geklärten Beziehungen des Thymus zur Myasthenia gravis pseudoparalyt. gegeben. Nach Adler (1937) besteht wohl die Möglichkeit, daß auch einmal eine Thymusgeschwulst die Muskelerkrankung hervorruft. Die Diagnose der Thymusgeschwulst ergibt sich meist unschwer aus den klinischen Erscheinungen. Oft finden sich die Geschwülste bereits im Kindesalter und die Erscheinungen sind die typischen Druckerscheinungen durch Einengung des oberen Mittelfellraumes mit zunehmender Dämpfung, Veränderung des Atemgeräusches mit Verlagerung von Luft- und Speiseröhre, mit Drüsenschwellung im Jugulum, in den Supraklavikulargruben usw. Das Röntgenbild stellt die Diagnose fast immer sicher. Es finden sich dann auch häufig bereits Metastasen in Pleura, Lunge und Perikard, Ergüsse in die Brusthöhlen und schließlich auch Knochenmetastasen (Craver). Sehr selten sind scheinbar die Teratome des Thymus (Wolfsohn 1929). Sie werden, wie die Thymusgeschwülste, häufig zunächst mit substernalen Kröpfen verwechselt. Diese kommen differentialdiagnostisch überhaupt am häufigsten in Frage, besonders die sog. eisenharte Struma nach Riedel scheint öfters diagnostiziert zu werden (Alexandrovskij). Noch seltener wird wohl ein kalter Abszeß bei Tuberkulose der Halswirbelsäule mit einer Thymus- oder Kropfgeschwulst verwechselt worden sein (Gerulanos 1930).

Chirurgisches Eingreifen ist bei den Thymusgeschwülsten bisher selten zur Anwendung gekommen. Sie sind zwar mehrfach freigelegt und meist als inoperabel erkannt worden. Eine Probeexzision kann dann die histologische Natur, die meist nicht ohne weiteres erkennbar ist, klarstellen. Ein Teratom ist erfolgreich entfernt worden (Wolfsohn 1929).

Andrus de Witt und Chandler Foot (1937) haben bei einem 13jährigen Jungen, bei dem seit Jahren Müdigkeit und Atmungsbehinderung bestand, nachdem sich die ganzen Erscheinungen seit 7 Monaten gesteigert hatten, einen über dem Oberlappen der linken Lunge sitzenden, vom Mediastinum ausgehenden Tumor entfernt. Es stellte sich heraus, daß es eine Thymusgeschwulst war. Die Geschwulst wog 2235 g und hatte den linken Oberlappen völlig zusammengedrängt. Das Kind wurde geheilt. Einen ähnlichen Fall beschreibt Bettman (1932). Hier wurde die Geschwulst für einen Lungentumor gehalten. Nach Resektion mehrerer Rippen wurde er freigelegt, konnte aber nicht entfernt werden, da er bereits zahlreiche Metastasen im Mittelfellraum gesetzt hatte. Hier handelte es sich um ein Thymom.

Da die bösartigen Thymusgeschwülste mit lymphozytärem Charakter, ähnlich wie die Lymphosarkome und die Lymphogranulome, gut auf Röntgen- und Radiumbestrahlung ansprechen, so werden sie in der Mehrzahl der Fälle der Strahlenbehandlung zugewiesen werden müssen.

Neben den Thymusgeschwülsten verursacht auch das Lymphogranulom der Mediastinallymphknoten die bekannten Druckerscheinungen der Mittelfellgeschwülste. Lemon und Doyle (1921) erwähnen 26 Fälle von Hodgkinscher Krankheit mit besonderer Beteiligung des Mittelfellraumes.

In 23 Fällen wurde die Diagnose durch Probeschnitt festgelegt. Abgesehen von den üblichen Druck- und Reizsymptomen fand sich in keinem Falle eine Störung der Nn. recurrens, vagus oder sympathicus. Auch der Duct. thoracicus war nie beteiligt. Ergüsse in den Pleuren wurden in etwa $^1/_3$ der Fälle festgestellt. Der röntgenologische Befund gab meist den diagnostischen Ausschlag. Der günstige Einfluß der Röntgenbestrahlung ist, wenn er auch nur vorübergehend ist, bekannt.

Lerche (1929) konnte bei einer jungen Frau, bei der schon Lymphogranulome aus den Supraklavikulargruben entfernt worden waren, leicht nach Durchtrennung des Knorpelansatzes der 2. Rippe ein großes Drüsenpaket aus dem Mittelfellraum entfernen. Das Drüsenpaket hatte einen großen Teil der rechten Brustseite ausgefüllt. Es war nirgends mit der Umgebung verwachsen. Nach der Operation wurde eine Reihe von Röntgenbestrahlungen durchgeführt und die Kranke erwies sich nach 7 Jahren noch rezidivfrei.

IV. Die Eingriffe beim Ganglioneurom des N. sympathicus und beim Neurinom im Bereiche der Brusthöhle.

Das Ganglioneurom der Brusthöhle ist selten, auch heute sind wohl kaum mehr als etwa 25—30 Fälle bekannt.

Es handelt sich um eine angeborene Geschwulst, die ihren Sitz in der Brusthöhle immer in derselben Gegend, d. h. in dem Winkel zwischen Wirbelsäule und Rippen hat, und zwar meist auf der linken Seite. Das weibliche Geschlecht und jugendliches Alter werden bevorzugt befallen. Das Wachstum der Geschwulst, die im wesentlichen gutartig ist, nur außerordentlich selten einmal bösartiges Wachstum und Metastasenbildung gezeigt hat (Brunner 1924, Calzolari 1935), ist ungewöhnlich langsam. Diese Tatsache ist zum Unterschied gegenüber anderen bösartigen Mediastinalgeschwülsten, die meist ein rasches Wachstum zeigen, von Bedeutung (Redlich 1926). Sie sitzen meist breitbasig im Bereiche mehrerer Rippen und der entsprechenden Wirbelabschnitte auf, wachsen in die Brusthöhle vor, die Pleura costalis bzw. mediastinalis vor sich herschiebend. Wird die Geschwulst nicht zufällig bei einer Untersuchung des Brustkorbes wegen einer anderen Erkrankung durch eine physikalische oder besonders durch eine Röntgenuntersuchung festgestellt, so wird sie meist erst gefunden, wenn sie eine erhebliche Größe erreicht hat. Kindskopfgröße ist keine Seltenheit. Sie bedrängt zwar die Lunge, die aber ausweicht. Kennzeichnende Erscheinungen verursacht die Geschwulst selten, oft gibt sie überhaupt keine Anzeichen für ihren Bestand (Ranzi 1931). In seltenen Fällen kommt es zu Nervenstörungen durch Schädigung oder Druck auf den N. sympathicus (DE QUERVAIN). Geschwülste, die sich durch besondere Größe auszeichnen, verursachen schließlich Schmerzen im Rücken beim Liegen, die unter Umständen beim Stehen und Sitzen sofort verschwinden und die auf Geschwulstdruck hinweisen (BRUNNER 1924). Selten ist ein unmittelbarer Druck auf die Luftröhre mit Atmungsbeschwerden (PLAATS-KEYZER 1927 und RIGGS 1929). Gleichzeitig werden dann bei großen Geschwülsten Brustenge- und Einschnürungsgefühl und Atemnot schon bei geringsten Anstrengungen beobachtet, ebenso Halsvenenschwellung als Zeichen des intrathorakal erhöhten Druckes (CALZOLARI 1935). Dagegen fehlt fast immer Husten, Auswurf und Fieber. Das Blutbild ist selten wesentlich verändert. Differentialdiagnostisch kommen von den anderen Geschwülsten des hinteren Mittelfellraumes am ehesten das Neurinom in Frage, das noch weitgehendere Beziehungen zur Wirbelsäule unterhalten kann (Knopflochgeschwülste, GULEKE 1916 und 1924). Daneben unter Umständen die intrathorakale Struma und die Dermoidzyste, die allerdings fast ausschließlich im vorderen Mittelfellraum sitzen, der Echinokokkus und der Senkungsabszeß bei Wirbelkörpertuberkulose (s. u.). Das Röntgenbild wird meist die kennzeichnende Form der auf der Wirbelsäule festsitzenden, vom Mediastinum ausgehenden, sich gegen die Lunge mit bogenförmiger Linie scharf abgrenzenden Geschwulst erkennen lassen (REDLICH 1926, BRUNNER). Ist die Abgrenzung gegen eine Lungengeschwulst nicht möglich oder der Zusammenhang mit der Wirbelsäule und den Rippen nicht sicher feststellbar, so ist es zweckmäßig einen diagnostischen Pneumothorax anzulegen (HARVEY 1930).

Entsprechend dem langsamen Wachstum und der geringen, dadurch hervorgerufenen Erscheinungen, wird, wie gesagt, die Diagnose oft sehr spät gestellt, wenn starker Druck oder Verdrängungserscheinungen der Mediastinalorgane und Lunge aufgetreten sind. Ist die Diagnose gestellt, so wird man in jedem Falle eine chirurgische Behandlung einleiten. Eine Bestrahlungsbehandlung hat nach CALZOLARI keinerlei Erfolg. Bei kleineren, bis apfelgroßen Geschwülsten, die zufällig gefunden werden, kann, was HARRINGTON (1934) für die Operation solcher Geschwülste fordert, der Versuch der hinteren extrapleuralen Mediastinotomie gemacht werden (s. S. 718ff.). Sitzt der Tumor mehr seitlich, so wird man auch bei kleineren Geschwülsten transthorakal vorgehen (s. S. 681). Dasselbe gilt wohl für alle großen Geschwülste. Meist ist nach ausgedehnter Rippenresektion, dem Sitz der Geschwulst angepaßt, ein breiter Zugang zur Brusthöhle geschaffen worden. Es empfiehlt sich die Anwendung von Überdruck oder die Anlage eines künstlichen Pneumothorax, wie BRAUER (1926) vorgegangen ist. Nur so kann man sich über die Möglichkeit, die Geschwulst zu entfernen, in genügender Weise unterrichten. Man wird dann, wenn möglich, den Pleuraüberzug spalten und die Geschwulst auszuschälen versuchen. Auch das gelingt meist nur bis zu einem gewissen Grade und bei nicht zu großen Geschwülsten. Im Falle SAUERBRUCH (BRUNNER 1924) wurde in zwei Sitzungen die Geschwulst entfernt. Sie war so groß, daß sie auch in der zweiten Sitzung zunächst nur zum größten Teil abgetragen und dann erst der Rest entfernt werden konnte, so daß nur einzelne kleine Knoten in der Gegend des Mediastinums zurückblieben. Der Fall verlief weiterhin sehr kompliziert durch einen Spontanpneumothorax und eine vollständige Nekrose der zur Blutstillung auf den Geschwulstrest aufgenähten Lunge. Nicht selten treten schwere Kollapse auf, durch Reflexe vom N. sympathicus ausgelöst. Die größte Schwierigkeit macht nach RANZI häufig die Deckung der großen zurückbleibenden Lücken in Pleura costalis und mediastinalis. Die ungenügende Deckungsmöglichkeit führt zu allen möglichen Folgeerscheinungen im Sinne der Lungenfunktionsstörung und zu Infektionen.

Wie schon oben erwähnt kommen differentialdiagnostisch, abgesehen von den gutartigen Geschwülsten, dem Echinokokkus, dem Dermoid (s. S. 679ff.) auch noch andere, im Bereich der Wirbelsäule entwickelte Geschwülste in Frage. Es wurde schon darauf hingewiesen, daß von ihnen das bedeutungsvollste das Neurinom ist, das, wie viele Geschwülste, in der Umgebung der Wirbelsäule in Form einer sog. Sanduhr- oder Zwergsackgeschwulst wachsen kann. Wenn auch diese Geschwülste häufig erst durch ihre mehr oder weniger frühzeitige

Beteiligung des Rückenmarkes in Erscheinung treten und ihre Hauptausbreitung in den seitlichen Gegenden neben der Wirbelsäule haben, so kommt doch gelegentlich auch ein Einwachsen der Geschwulst in den Mittelfellraum vor und kann durch seine klinischen Erscheinungen und auf dem Röntgenbild mit anderen Geschwülsten der Lunge oder des Mittelfellraumes verwechselt werden (GULEKE 1924, DYGGVE 1936). Die Entfernung solcher ausgedehnter, oft zentral zystisch umgewandelter, teilweise im Rückenmarkkanal, teilweise in der Rückenmuskulatur und teilweise im Mittelfellraum sitzenden Geschwülste, kann gelingen (SAUERBRUCH 1923, GULEKE 1924, CALZOLARI 1935). Oft wird eine Probethorakotomie erst imstande sein, den Ausgangspunkt der Geschwulst und ihre wahre Natur zu erkennen. Große Geschwülste können auch nur transthorakal entfernt werden.

V. Die Eingriffe bei den Teratomen des Mittelfellraumes.

Unter den raumbeengenden Erkrankungen des Mittelfellraumes stehen an erster Stelle die angeborenen, von den Keimblättern abstammenden Zysten und feste Geschwülste. HOUGHTON (1936) hat 216 im Schrifttum bekannt gegebene Fälle gezählt. Unter diesen sind am häufigsten wieder die Zysten, und zwar die einfachen Dermoidzysten, von einem oder auch von allen drei Keimblättern abstammend. Ihr Sitz ist wohl ausschließlich der vordere Mediastinalraum, und zwar meist der obere. Andere zystische Geschwülste sitzen entweder im hinteren Mediastinum, wie die Flimmerepithelzysten, während die Lungenzysten mitten im Lungengewebe sitzen, ebenso wie die Echinokokkenblasen, die allerdings auch nicht selten subpleural angetroffen werden. Dagegen entwickeln sich mancherlei solide Geschwülste im vorderen Mediastinum, die Struma, das Lipom, Sarkom und das Karzinom (RÜTZ 1935).

Die Dermoidzysten machen trotz ihres langen Bestehens meist erst spät Erscheinungen. Das kommt daher, daß sie sich nur langsam vergrößern und daß sie infolge der langsamen Vergrößerung erst dann raumbeengend wirken, wenn sie schon eine beträchtliche Größe erreicht haben. Immerhin werden sie meist vor dem 30. Lebensjahre festgestellt. Später auftretende Geschwülste sind häufig bösartiger Natur und ihre Entstehungszeit ist fast immer eine kurze [DANGSCHAT (1903)]. Die Krankheitserscheinungen stellen sich meist allmählich ein. In anderen Fällen tritt aber die Erkrankung ganz plötzlich auf. Während bei langsamem Entstehen leichte Schmerzen hinter dem Brustbein, zunehmende Atmungsbeschwerden, meist krampfartiger Husten, Auswurf, selten mit Blutbeimengungen, in Erscheinung treten, so daß zunächst eine verschleppte Bronchitis oder ein chronischer Entzündungsprozeß der Lunge vermutet wird, kann sich das Bild plötzlich ändern, oder es tritt, wie gesagt, scheinbar ohne vorherige Erscheinung akut auf. Zu den erwähnten Krankheitserscheinungen treten starke Schmerzen und Husten, reichlicher Auswurf, Fieber, pleuritische Reizerscheinungen und ähnliches. In solchen Fällen muß angenommen werden, daß die Dermoidzyste gegen die Lunge vorgedrungen oder wie meist in sie eingebrochen ist. In letzterem Falle ändert sich der Auswurf insofern, als nun schleimig-schmierige Massen, oft mit Blut mit Haaren oder auch Zähnen untermischt, ausgehustet werden. Es handelt sich um den nicht so seltenen Durchbruch einer Dermoidzyste, die dann ihrerseits infiziert wird, in den Bronchialbaum. Bronchitische und pleuritische Reizerscheinungen scheinen am häufigsten beobachtet zu werden bei im vorderen unteren Mittelfellraum entwickelten oft nicht einmal Druckerscheinungen verursachenden Dermoidzysten. Die langsam wachsenden Zysten, die nicht vereitern und nicht in den Bronchialbaum durchbrechen, können ganz erhebliche Größen erreichen und schließlich stark raumbeengend wirken. Diese Raumbeengung ist auf der rechten Seite gefährlicher als links (RÜTZ 1935). Auch die großen Zysten haben aber schließlich noch Neigung, in den Bronchialbaum oder die Brusthöhle durchzubrechen. Dann tritt meist sofort eine äußerst schwere Reaktion ein. Entwickelt sich eine Zyste im oberen Mittelfellraum, so kann sie bei weiterer Vergrößerung auch im Jugulum oder im oberen Schlüsselbeinraum zum Vorschein kommen, nachdem sie meist vorher auch den ersten oder zweiten Zwischenrippenraum schon vorgewölbt hatte. Da sie den Gefäßen aufliegt, so kann es auch zu einer Pulsation kommen, die leicht den Gedanken an ein bestehendes Aneurysma erwecken könnte. DZANELIDZE (1929) fand unter 140 zusammengestellten Mediastinaldermoiden 5 Fälle sog. Pseudoaneurysmen, d. h. pulsierender Dermoidzysten. Er zitiert die schon von v. LANGENBECK festgestellten Symptome, nämlich das Fehlen der Hypertrophie des Herzens und das Fehlen von Geräuschen bei der Auskultation. Heute wird die Röntgenuntersuchung für die Differentialdiagnose von größerer Bedeutung sein. Es scheint aber, daß auch sie gelegentlich im Stich läßt. Außer der Perforation in die Lunge kann auch eine Perforation in die Pleurahöhle zustande kommen, und es kommt nicht selten vor, daß der pleuritische Reiz und der folgende Pleuraerguß zu Punktionen und Thorakotomien Veranlassung gegeben haben. Erst durch die Untersuchung des Inhaltes wurde dann der wahre Grund der Erkrankung festgestellt. Die Diagnose wird sich in vielen Fällen schon aus der Vorgeschichte stellen lassen. Sie ist dann sicher, wenn typischer Zysteninhalt ausgehustet wird. Sonst kann die Differentialdiagnose gegenüber anderen raumbeengenden, das Herz und die Lunge bedrängenden Geschwülsten, manchmal schwierig sein. Am ehesten kann noch die Röntgenuntersuchung, besonders die Durchleuchtung, und die dadurch festgestellte Form, Größe und äußere Begrenzung der Geschwulst Anhaltspunkte geben (s. S. 673). Dermoidzysten sind fast immer glattwandig. Enthalten sie reichlich Inhalt, so kann die Pulsation eine gezackte Linie der Außenwand zeigen (Rütz 1935). Die festen Teratome und die anderen Geschwülste sind meist höckerig und von unregelmäßiger Form. Differentialdiagnostisch kommen, wie gesagt, andere Zysten, die aber fast immer in der Lunge oder im hinteren Mittelfellraum sitzen, das Aneurysma und solide Geschwülste in Frage. Auf eine sehr seltene Art von Mediastinalzysten hat Böss (1937) hingewiesen. Es handelt sich um, mit Magenschleimhaut ausgekleidete, entwicklungsgeschichtlich aus abgeschnürten Teilen des Vorderdarmes oder aus dem Duct. omphalo-mesentericus hervorgegangene Zysten. Selten sind auch die Bronchuszysten und die Nebenlungenzysten (Hückel 1937, Sauerbruch, Alford 1937, Santy 1938).

Die Behandlung der Mediastinaldermoide muß eine chirurgische sein, da, abgesehen von den Gefahren der wachsenden Zyste für Gefäße, Herz und Lunge durch Druckerscheinungen, nicht selten Infektionen der Zyste beobachtet werden mit den Reizerscheinungen auf ihre Umgebung und mit der drohenden Perforation in das Mediastinum, in die Pleura oder in die Lunge. Schließlich droht in allen Fällen auch noch die Gefahr der bösartigen Umwandlung, die allerdings besonders bei Teratomen besteht (Harrington 1933 und 1937, Hougton 1936).

Die erste vollständige Entfernung ist 1893 von Bastianelli ausgeführt worden. Nach ihm haben v. Eiselsberg (1903), Madelung (1903), Sauerbruch (1925), Garrè (1918), Payr (Kleinschmidt 1920) u. v. a. Mediastinaldermoide erfolgreich operiert. Harrington (1933) (Mayo) hat allein 16 Fälle operiert. Die Art des Vorgehens muß sich zunächst nach dem Sitz und nach der Ausdehnung der Zyste richten. Auch muß die Frage entschieden werden, ob es sich um eine einfache Dermoidzyste oder um eine vereiterte und mit der Lunge oder dem Bronchialbaum in Verbindung stehende Zyste handelt. In der Mehrzahl der Fälle ist das Vorgehen transpleural, da, wie gesagt, die Zysten meist erst dann in Erscheinung treten, wenn sie bereits eine gewisse Größe erreicht haben und sich dann fast immer in die eine oder andere Pleurahöhle vorwölben.

Die im oberen vorderen Mediastinum sitzenden und gelegentlich in der Oberschlüsselbeingrube oder im Jugulum zum Vorschein kommenden Dermoide machen die sog. kollare Mediastinotomie wohl immer mit gleichzeitiger oberer Brustbeinspaltung nach Sauerbruch notwendig, d. h. es wird die Mediastinotomia ant. sup. longitudinalis nach Sauerbruch (s. S. 687) ausgeführt. Sie hat wohl im wesentlichen die mit Resektion oder wenigstens zeitweiliger Resektion des Brustbeinhandgriffes einhergehenden Verfahren verdrängt. Für tiefer im vorderen Mittelfellraum sitzende Zysten kommt als typischer Zugangsweg die Mediastinotomia ant. inf. longitudinalis nach Sauerbruch (s. S. 699) in Betracht. Schließlich könnte auch einmal vollständige mediale Brustbeinspaltung nach Milton (Mediastinotomia ant. longitudinalis totalis) (s. S. 703) in Frage kommen. Die bisher genannten Eingriffe kommen nur für vollkommen in der Mittellinie gelegene oder nur wenig nach der Brusthöhle zu ausgedehnte Zysten in Frage. In der Mehrzahl der Fälle sind aber die

Zysten nach der einen oder anderen Seite in den Brustfellraum vorgedrungen. Schon aus diesem Grunde wird häufig ein Verfahren gewählt werden müssen, das ein weiteres seitliches Vorgehen, zum mindesten eine gute Übersicht, gestattet. Hier kommen entweder von vornherein das parasternale Vorgehen nach MADELUNG (s. S. 706), unter Umständen unter Resektion oder zeitweiliger Resektion des Schlüsselbeines, oder falls einer der mittleren Zugänge gewählt ist, die Erweiterung durch Resektion der entsprechenden Brustbein- und Rippenabschnitte in Frage. Gerade bei größeren Dermoidzysten, die weit in den Brustfellraum hineinragen, unter Verdrängung der Pleura mediastinalis, ist auch der parasternale oder erweiterte mediale Zugang oft noch nicht übersichtlich genug. Zum mindesten gelingt es häufig nicht ohne Eröffnung der entsprechenden Brusthöhle fragliche Verbindungen mit der Lunge oder gar einen Durchbruch in das Lungengewebe genau genug feststellen zu können. Es muß daher nach Einsetzen des Überdruckapparates die entsprechende Brusthöhle eröffnet werden. Sind aus der Voruntersuchung die topographischen Zusammenhänge mit der Zystenwand und den Organen der Brusthöhle nicht mit Sicherheit zu übersehen oder nachgewiesen, so empfiehlt es sich von vornherein nach Resektion mehrerer Rippen die Brusthöhle breit zu eröffnen. HARRINGTON (1937), der über eine verhältnismäßig große Zahl selbstbehandelter Fälle verfügt (im ganzen 16), stellt folgende technische Regeln zur Freilegung der Mediastinaldermoide auf: 1. Möglichst übersichtliche Freilegung der Geschwulst unter möglichst geringer Verletzung der Brustwand. 2. Vermeidung des Zuges am Mittelfell. 3. Möglichst vollständige Wiederherstellung der Lagebeziehungen der Brustorgane und des Brustkorbes. Da von vielen Chirurgen die möglichst radikale Entfernung der Zysten gefordert wird, so sind die genannten Forderungen HARRINGTONs nicht immer leicht zu erfüllen. Sind keinerlei entzündliche Veränderungen in der Umgebung der Zysten vorhanden, so scheint die Ausschälung der Zyste nach Spaltung des Pleuraüberzuges manchmal verhältnismäßig leicht zu gelingen. In PAYRs zweitem Fall (KLEINSCHMIDT 1920) ließ sich die vorher schon mehrmals punktierte Zyste, deren Natur erst durch die mikroskopische Untersuchung vollständig klar war, da sie keine Talgmasse und keine Haare enthielt, im ganzen ausschälen, nachdem sie eröffnet und der Inhalt entleert worden war. Die Ausschälung gelang stumpf mit der Hand und mit Stieltupfern ohne Eröffnung der drei in Frage kommenden Höhlen, auf denen die Geschwulst breitbasig aufsaß, d. h. weder die Pleura mediastinalis rechts noch links, noch der Herzbeutel wurden verletzt. Am schwierigsten scheint es oft, die Geschwulst, die beim Auslösen fast immer einreißt und dann am besten so rasch wie möglich entleert wird, von ihrer Basis am Herzbeutel und den großen Gefäßen zu entfernen. SAUERBRUCH u. a. empfehlen, in solchen Fällen lieber einen Rest der Zystenwand auf dem gefährdeten Gebilde stehen zu lassen, als sie durch radikales Entfernen der Gefahr der Verletzung auszusetzen.

SCHMIEDEN hat 1924 sehr ausführlich über die Entstehung und die operative Behandlung der Teratome des Mediastinums berichtet. In seinem Falle handelt es sich um einen ausgedehnten, in der rechten Brusthälfte sitzenden Tumor, der der vorderen Brustwand breit anlag. Die Diagnose wurde mit Wahrscheinlichkeit auf Teratom gestellt, Echinokokkus und Sarkom erwogen.

Nach ausgedehnter Resektion der 5. und 6. Rippe wurde festgestellt, daß kein freier Pleuraspalt vorhanden war. Zwischen dem nach links verdrängten Herzen und der lateral und rückwärts abgedrängten Lunge fand sich der in einer entzündlichen Schwiele eingebettete Tumor. Er ließ sich allmählich vorn und außen halb stumpf halb scharf auslösen. Um die Auslösung zu erleichtern, wurde eine Verkleinerung durch Punktion vorgenommen. Die Auslösung, die dadurch tatsächlich zunächst erleichtert wurde, machte dann beim weiteren Vorgehen außerordentlich große Schwierigkeiten. Beim Versuch der Ablösung vom Herzbeutel, der in großer Ausdehnung eröffnet werden mußte, blieb ein Teil desselben auf der Tumorwand sitzen. Bei der Lösung der lateralen und oberen Abschnitte brach die dünne Wand an mehreren Stellen infolge Nekrose ein. Da der Inhalt, der aus trübflüssigen, bröckeligen, mit Haaren und Talg vermischten Massen bestand, sich nun über das Operationsfeld ergoß, wurde die Brusthöhle zunächst einmal ausgespült. Die größte Schwierigkeit bestand aber darin, den Sack, in den die Hand nun eindringen konnte,

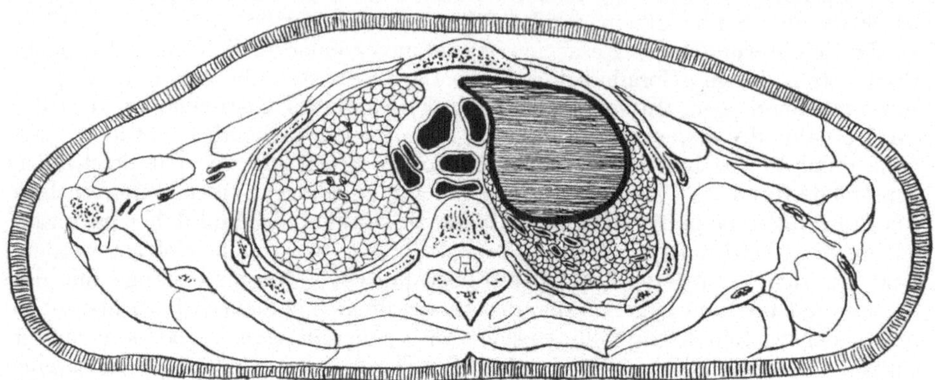

Abb. 477. Schematischer Querschnitt durch den Brustkorb bei Anwesenheit eines großen Mediastinalteratoms nach SCHMIEDEN. 1. Der Querschnitt geht durch die Höhe der Lungenspitzen. Nur die Hälfte des Brustraumes wird durch die Geschwulst eingenommen.

von der V. cava sup. und der Aorta ascendens zu lösen, da sich hier breite entzündliche Schwielen befanden. Dabei wurde die V. cava einmal verletzt, aber sofort wieder vernäht. Nach Lösung von den großen Gefäßen stand der schwierigste Teil des Eingriffes noch bevor. Der immer noch festsitzende hintere Abschnitt mußte von der Lungenwurzel (Gefäße und Bronchusstämme) und von der V. azygos abgetrennt werden. Auch hier traten mehrfach kleine Gefäßeverletzungen ein, die aber durch Umstechung und seitliche Gefäßnaht zum

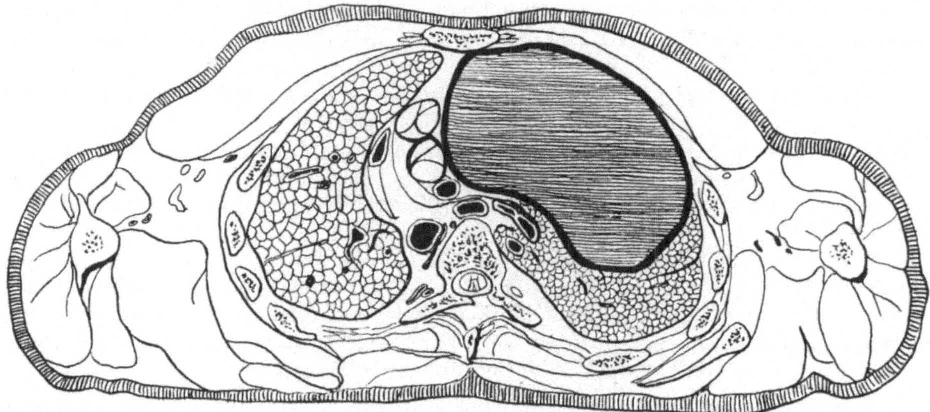

Abb. 478. Schematischer Querschnitt durch den Brustkorb bei Anwesenheit eines großen Mediastinalteratoms nach SCHMIEDEN. 2. Ein tieferer Querschnitt in der Höhe des Abganges der großen Gefäße aus dem Herzen. Der Tumor überschreitet hier die Mittellinie und drückt die Gefäße zusammen. Er drängt außerdem die Lunge stark nach hinten.

Stehen gebracht werden konnten. Ganz zum Schluß wurden die auf dem rechten Stammbronchus und seinen Verzweigungen festsitzenden, zum Teil verkalkten und mit Schwielen umgebenen Tumorreste entfernt. Erneute Kochsalzspülung und Tamponade. Im Herzbeutel bleibt eine lorbeerblattförmige Öffnung zurück, die nicht ohne Druckerscheinungen auszulösen hätte geschlossen werden können. Die Höhle wird mit einem MIKULICZ-Schleier tamponiert. Die Nachbehandlung machte keine großen Schwierigkeiten. Die Wunde verkleinerte sich rasch. Etwa 6 Wochen nach dem Eingriff wurde eine Thorakoplastik ausgeführt, die rasch zu einer völligen Heilung führte.

Schmieden macht darauf aufmerksam, daß die vollständige Entfernung eines Dermoides zu den schwierigsten Eingriffen in der Chirurgie gehören kann. Es ist meist nicht mit Sicherheit festzustellen, ob der Brustfellraum frei ist oder ob Verwachsungen vorliegen. Daher ist immer ein Überdruckapparat bereitzustellen, um ihn bei freier Pleura sofort einsetzen zu können. Bei freier Pleurahöhle läßt sich der Tumor oft leicht aus den geringfügigen Verwachsungen ausschälen (v. Eiselsberg, Payr). Bei ausgedehnten pleuritischen Verwachsungen ist die ganze Geschwulst meist entzündlich und verwachsen, und die Lösung dieser Verwachsungen erfordert, wie in den Fällen von Schmieden und Stich, die größte Sorgfalt. Die fünf von Schmieden gegebenen Abbildungen zeigen eindeutig die nahen Beziehungen der Geschwulst zu den Mediastinalgebilden und lassen ohne weiteres erkennen, wie groß die Schwierigkeit

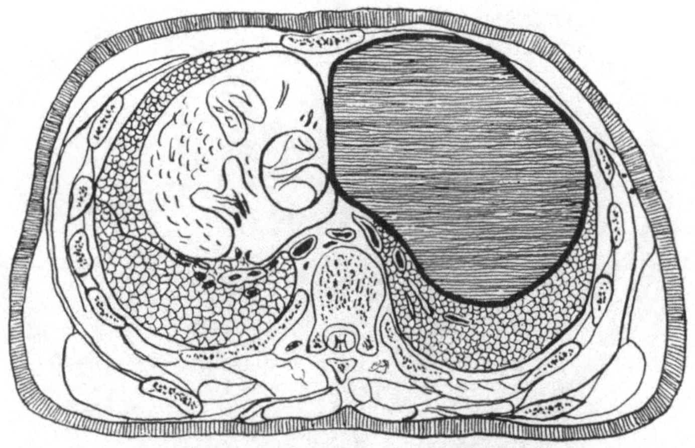

Abb. 479. **Schematischer Querschnitt durch den Brustkorb bei Anwesenheit eines großen Mediastinalteratoms** nach Schmieden. 3. Querschnitt in Höhe der Herzmitte. Das Herz ist im ganzen weit nach links gedrängt, ebenso ist die Lunge zu einem sichelförmigen Gebilde zusammengeschoben.

der Auslösung einer Geschwulst sein kann, die infolge ihrer Größe nicht nur eine weitgehende Verlagerung von Herz und Lunge (Abb. 477—479), sondern auch ein In-die-Länge-ziehen der dem rechten Lungenhilus angehörigen Gebilde verursacht hat (Abb. 481). Wenn das Perikard nicht geschont werden kann, so muß es, wie im Falle Schmieden, teilweise mitgenommen werden (Abb. 481). Er macht zum Schluß mit Recht noch einmal darauf aufmerksam, daß die Zyste, wie im zweiten Falle Payrs, ohne große Schwierigkeiten zwischen den beiden uneröffneten Brusthöhlen und neben dem ebenfalls uneröffneten Herzbeutel herausgeschält werden konnte, während man in anderen Fällen auf so ausgedehnte Verwachsungen stoßen kann, daß die Entfernung der Geschwulst zunächst unmöglich erscheint. Genaue Kenntnis der topographisch-anatomischen Verhältnisse des Mittelfellraumes und die Auslösung in der richtigen Schicht sind unerläßliche Voraussetzungen für ein erfolgreiches Vorgehen. Daß dabei trotz größter Vorsicht mehrfache Gefäßverletzungen vorkommen können, zeigt der Fall Schmiedens. Eine sofort durchgeführte Blutstillung durch Gefäßnaht, Unterbindung oder Umstechung kann das weitere Vorgehen nur vorübergehend aufhalten. Schmieden betont noch, daß er als zweckmäßigsten Zugang die parasternale Rippenknorpelresektion in großer Ausdehnung (etwa nach Madelung, s. S. 706), d. h. vom 2.—6. Rippenknorpel, für besser hält als Sternumspaltung oder die ausgedehnte Resektion von Rippen, wie er es in seinem Falle durchgeführt hatte.

Einen sehr ähnlichen Fall, wie der eben von SCHMIEDEN erwähnte, hat STICH (1927) beschrieben. Er war vielleicht insofern noch schwieriger zu operieren, als das Dermoid bereits in einen Bronchus durchgebrochen war, zweifellos sehr feste Verwachsungen mit der Lungenwurzel eingegangen hatte und infolgedessen auch im Inneren mischinfiziert war.

Der Versuch, die Geschwulst zunächst von hinten zu erreichen, mißlang. Er wurde daher dann nach Resektion der 2.—4. Rippe und einem Teil des Sternalrandes freigelegt und bis auf einen daumenförmigen Fortsatz, der mit der Lunge untrennbar in Verbindung stand, und der von seinem Epithelbelag mit einem scharfen Löffel befreit war, entfernt. Die kleine Bronchusfistel schloß sich von selbst in kurzer Zeit. Ich habe die beiden Fälle, besonders den ersten, ausführlicher gebracht, da er nicht nur die Schwierigkeiten beweist,

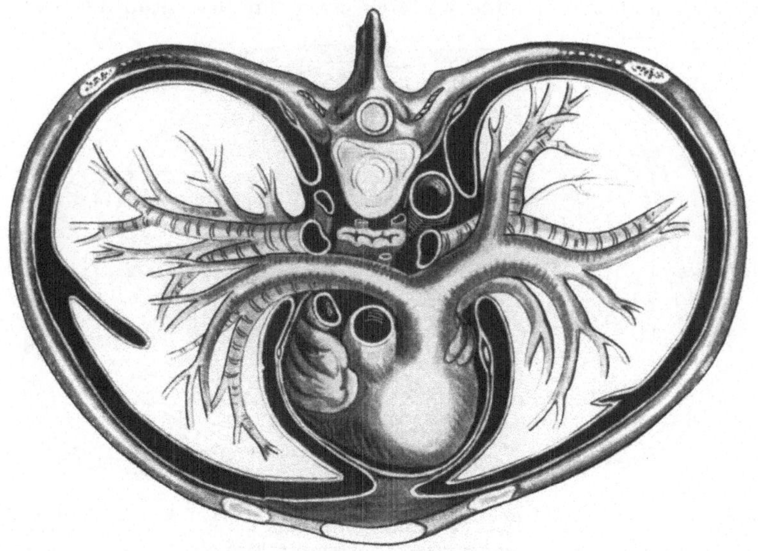

Abb. 480. Querschnitt durch den Brustkorb in der Höhe der Herzbasis mit den Stammgefäßen der Lunge nach OCHSNER. Man sieht die Abgänge der A. aorta und V. cava sup. aus dem Herzen. Rechts davon ist die A. pulmonalis, uneröffnet mit ihren beiden Hauptästen, die sich in den Lungen verteilen. Darüber befinden sich die beiden Öffnungen der durchschnittenen Hauptbronchien und noch weiter zurück die Lichtungen der V. azygos, des Ösophagus und der Aorta descendens (nach SCHMIEDEN).

die bei der Entfernung länger bestehender und durch entzündliche Vorgänge in ihrer Umgebung befestigter Dermoiden entstehen, sondern auch die Wege und Möglichkeiten gezeigt, selbst solche Geschwülste bei sorgfältigstem Vorgehen auch noch radikal zu entfernen.

Viel unangenehmer ist die Entfernung einer vereiterten Dermoidzyste, die durch entzündliche Wandveränderungen viel fester mit der Umgebung in Verbindung steht. Hat eine Perforation nach außen oder eine versehentliche Eröffnung in der Annahme, daß es sich um ein Pleuraempyem handelte, stattgefunden, so bleibt eine Fistel bestehen, aus der sich der Zysteninhalt entleert. In solchen Fällen kann es gelingen die Fistelöffnung zu umschneiden, zu verschließen und nun nach ausgedehnter Rippenresektion den geschlossenen Zystensack möglichst weitgehend und vollständig aus einer Umgebung zu lösen (PAYR, SAUERBRUCH). Auch hier ist immer ein transpleurales Vorgehen notwendig. Am unangenehmsten erscheinen die in die Lunge bzw. in den Bronchialbaum eingebrochenen Zysten. Hier bestehen breite Verbindungen mit dem Lungengewebe und eine Ausschälung scheint außerordentlich schwer zu sein (s. oben Fall STICH). Selbst wenn auch die Trennung gelingt, so bleibt die Gefahr einer Bronchialfistel und einer Infektion der Pleurahöhle außerordentlich groß. Die Infektionsgefahr scheint im übrigen nach Entfernung aller großen Zysten zu bestehen. In vielen Fällen ist nach den Berichten der Verlauf nach dem Eingriff durch eine Pleura- oder Mediastinalinfektion gestört worden. Im letzteren Falle war der Ausgang fast immer ein schlechter, während viele Fälle nach Überstehen eines Pleuraempyems doch noch geheilt werden konnten. Selbstverständlich drohen allen Operierten nach Entfernung größerer raumbeengender zystischer Geschwülste noch andere Gefahren, z. B. durch plötzlich einsetzende Atmungs- und Kreislaufstörungen. Daher ist es von größter Bedeutung die drei Forderungen HARRINGTONs zu erfüllen und möglichst die Beziehungen der Brustorgane usw. wieder herzustellen. Wenn auch die Dermoidzysten des Mediastinums im vorderen Mediastinum ihren Sitz haben, so scheint es doch,

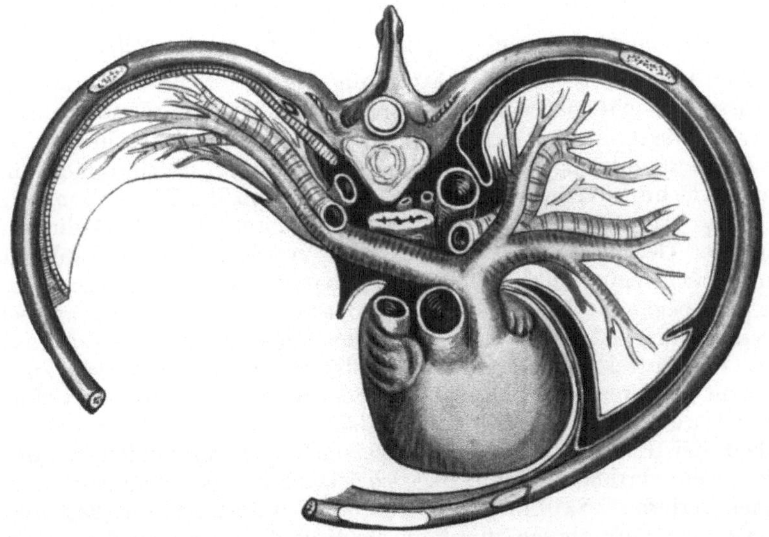

Abb. 481. Querschnitt durch den Brustkorb in der Höhe der Herzbasis mit den Stammgefäßen der Lunge mit der Verlagerung der Organe durch ein großes Mediastinaldermoid nach SCHMIEDEN. Die Geschwulst ist nach Rippenresektion entfernt. Die rechte Lunge ist stark zurückgedrängt, die Hilusgebilde sind ausgezogen und eingeengt, der Herzbeutel ist eröffnet. Die Pleurahöhle ist rechts vollständig verschlossen.

daß sie sich auch nach dem hinteren Mediastinum zu ausdehnen. Daher kann es unter Umständen auch nötig werden, die Zyste nach Eröffnung des hinteren Mittelfellraumes freizulegen. HARRINGTON hat unter 16 Fällen 11mal die Freilegung und Entfernung von der Rückseite durchgeführt.

VI. Die Eingriffe beim Echinokokkus des Mittelfellraumes.

Sehr selten scheint sich der Echinokokkus im Mittelfellraum niederzulassen. Immerhin sind eine Reihe von Fällen bekannt geworden, aus neuerer Zeit von PENA (1921), KALMANOWSKY (1929), PALADINI (1930) und BOLOGNESI (1935). Im zweiten Falle wurde der vordere Mittelfellraum nach Resektion des 2. Rippenknorpels ohne Pleuraverletzung eröffnet. Die Blase wurde entleert und die Höhle mit 4%iger Formalinglyzerinlösung ausgewischt. Abgesehen von einem vorübergehenden Hautemphysem keine Störungen. PALADINI legte nach Resektion der 4. Rippe die Lungenoberfläche frei und nähte sie in der Gegend der Zyste ein. Es entwickelte sich ein Mediastinalemphysem, das trotz Eröffnung des Mediastinums zum Tode führte. Im BOLOGNESIs Falle handelte es sich um etwa 10 Jahre lang bestehende Beschwerden Schmerzen hinter dem Brustbein und Atemnot bei gelegentlichem Fieber. Vor 7 Jahren war bereits eine apfelsinengroße Geschwulst an der linken Seite des Herzschattens festgestellt worden, der weder bei der Atmung, noch pulsatorische Bewegungen zeigte. Auch durch das Schlucken blieb er unbeeinflußt. Auch serologisch keine Anzeichen für Echinokokkus. Als er nach 9 Jahren den größten Teil der linken Brusthöhle einnahm, wurde die Zyste freigelegt und zunächst pleuritische Verwachsungen erzeugt. Nach 14 Tagen wurde die Zyste eröffnet. Der Zystensack konnte dann einige Tage später entfernt werden. Die Bronchusfistel schloß sich von selbst.

c) Die Eingriffe zur Eröffnung des Mittelfellraumes.

α) Die allgemeinen Grundregeln für die Eröffnung des Mittelfellraumes.

Bei allen Operationen, die der Eröffnung des Mittelfellraumes dienen sollen, sind gewisse Vorsichtsmaßregeln notwendig, auf die schon GARRÈ aufmerksam gemacht, aber besonders SAUERBRUCH mit großem Nachdruck hingewiesen hat. Da bei allen raumbeengenden Erkrankungen des Mittelfellraumes mit einer starken Blutüberfüllung zu rechnen ist, so muß die Blutstillung eine sehr genaue sein. Daher empfiehlt sich langsames Vorgehen und möglichst Unterbindung aller Gefäße, bevor sie durchtrennt werden. Nur so kann man sich vor Blutüberschwemmung des Operationsgebietes und vor der Gefahr der Luftembolie, die bekanntlich in dieser Gegend außerordentlich groß ist, schützen. Selbstverständlich ist auch an das Vorhandensein und die topographische Lage der wichtigsten, durch den Mittelfellraum ziehenden Nerven zu denken, um sie nicht versehentlich zu verletzen. Schließlich soll unter allen Umständen ein Überdruckapparat zur Verfügung stehen, da sich nicht selten die Notwendigkeit der Eröffnung einer oder gar beider Pleurahöhlen ergibt. Wird aber die zweite versehentlich eröffnet, so ist der Kranke ohne Anwendung von Überdruck verloren. SAUERBRUCH macht darauf aufmerksam, daß auch noch die Gefahr der Thrombosen durch mechanische Schädigung der Venenwände bestehen, so daß sich ganz besonders schonendes Vorgehen nötig macht.

β) Die Eröffnung des vorderen oberen Mittelfellraumes.

I. Die Eröffnung ohne Knochenoperation.

Die Eröffnung des vorderen, oberen Mittelfellraumes ohne Knochenoperation kann nur eine kollare sein, reicht daher nur für die obersten Abschnitte des Mittelfellraumes aus. SAUERBRUCH hat aber mit Recht darauf aufmerksam gemacht, daß die Organe des oberen Mittelfellraumes viel weitgehender zugänglich werden, wenn man den Kranken in steile Beckenhochlage bringt und den Kopf in stärkster Weise zurückbeugt. Dann sinken die Organe um einige Zentimeter herunter und können nach Eröffnung der oberen Brustkorböffnung durch einen Querschnitt oft in genügender Weise freigelegt werden. Die Freilegung nach SAUERBRUCH von einem Kragenschnitt aus, der den oberen Rand der Schlüsselbeine und des Brustbeines nach Durchtrennung der Kopfnickeransätze und der Ansätze der sämtlichen geraden Halsmuskeln freilegt, ist in Bd. III/2 dieser Operationslehre, S. 319 eingehend dargestellt und abgebildet. Eine Vorstufe dieses Vorgehens, die kollare Mediastinotomie nach JEHN-NISSEN zur Beseitigung des Mittelfellemphysems findet sich S. 669. Ist die Zugänglichkeit nach dem Brustkorb zu durch das Brustbein behindert, wie das gelegentlich bei sehr großen retrosternalen Strumen vorkommt, so empfiehlt SAUERBRUCH die Einkerbung des Manubrium nach Ablösung der Weichteile auf etwa 2—3 cm mit der Brustbeinschere. Dadurch wird bereits eine wesentliche Erweiterung des Brustkorbeinganges herbeigeführt.

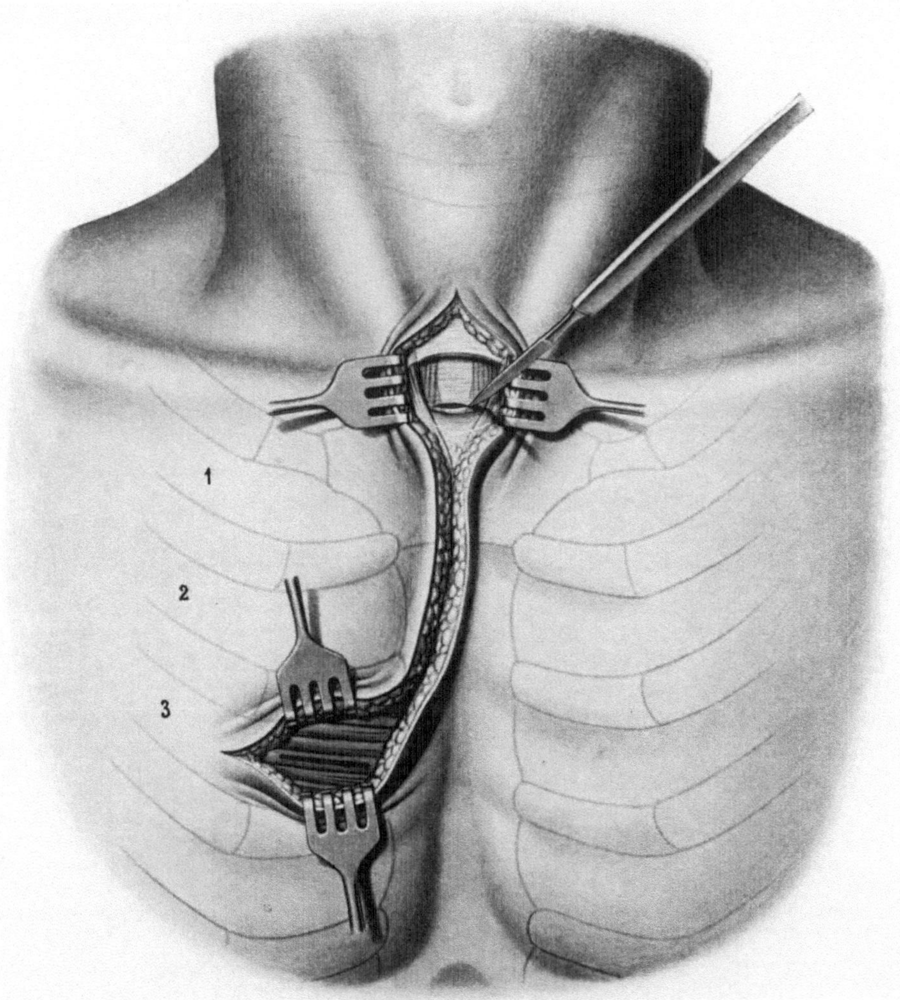

Abb. 482. Die Mediastinotomia longitudinalis anterior superior nach SAUERBRUCH. 1. Der Weichteilschnitt beginnt etwa am Ringknorpel, verläuft über die Mitte des Brustbeines und biegt dann in den 3. Zwischenrippenraum rechts um. Am Jugulum ist unmittelbar oberhalb des Brustbeinhandgriffes Haut und Halsfaszie gespalten. Der schwarze Strich im 3. Zwischenrippenraum deutet die Durchtrennungslinie des M. pectoralis maj. an.

II. Die Eröffnung des vorderen oberen Mittelfellraumes durch Spaltung des Brustbeines. Die Mediastinotomia longitudinalis anterior superior nach SAUERBRUCH.

Die Technik ist einfach. Nach örtlicher Umspritzung legt man den Hautschnitt an, der etwa vom unteren Ringknorpelrand in der Mitte über das Jugulum und das Manubrium sterni bis zum Ansatz der 3. Rippe zieht und dort in den 3. Zwischenrippenraum nach rechts umbiegt (Abb. 482). Haut und Unterhautzellgewebe werden am Halse bis auf die Raphe zwischen den geraden Halsmuskeln, über dem Brustbein bis auf die Knochen gespalten. Die Muskeln im Jugulum werden nach Spaltung der oberflächlichen Faszie auseinandergedrängt und

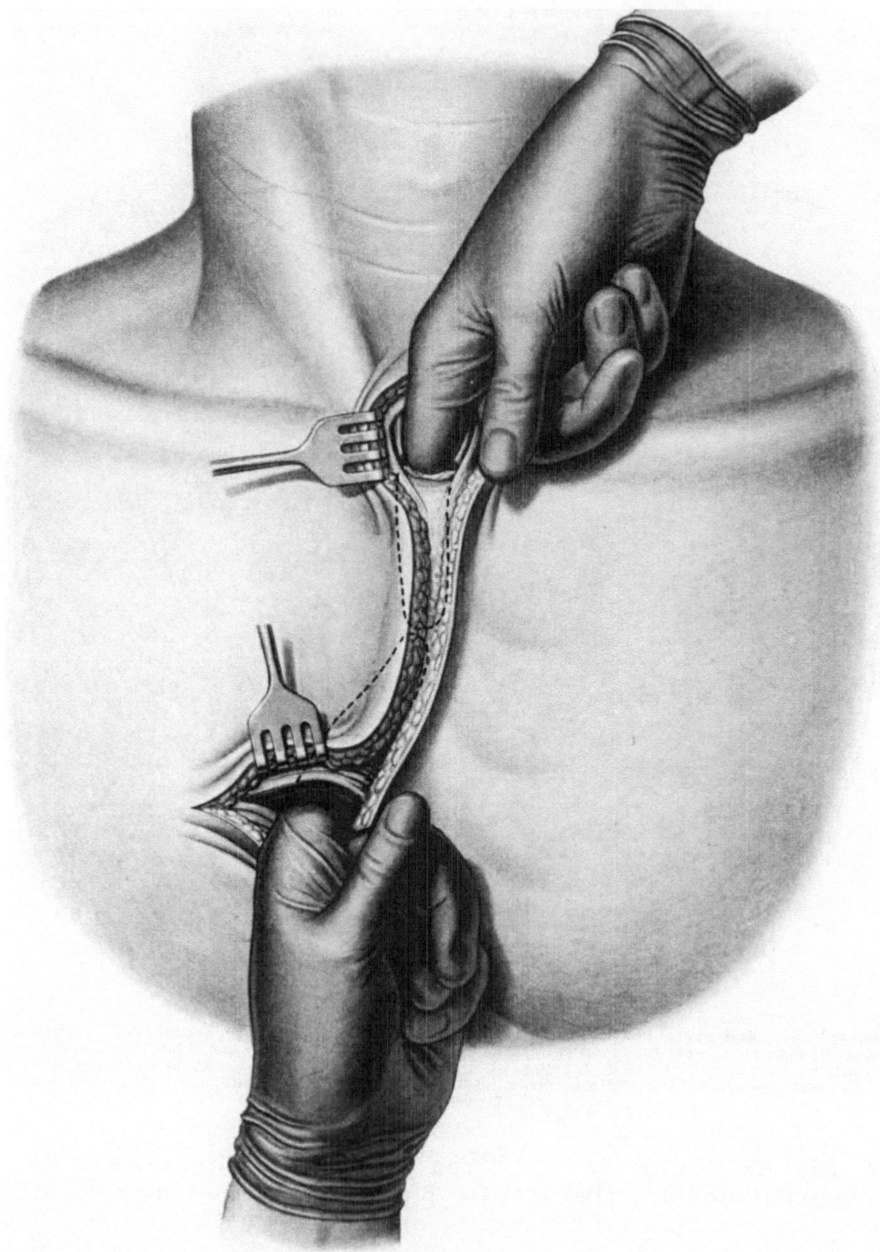

Abb. 483. Die Mediastinotomia longitudinalis anterior superior nach SAUERBRUCH. 2. Der rechte Zeigefinger ist vom Jugulum aus in Fühlung mit der Rückseite des Brustbeines in das vordere Mediastinum von oben her, der Zeigefinger der linken Hand vom 3. Zwischenrippenraum rechts ebenfalls in Brustbeinfühlung eingeführt. Die Durchtrennung erfolgt nach Ablösung der Weichteile mit der Brustbeinschere nach SCHUMACHER (s. Abb. 302 und 496).

nun wird vorsichtig der rechte Zeigefinger, unmittelbar am Knochen bleibend, in das Mediastinum vorgeschoben (Abb. 483). Im 3. Zwischenrippenraum wird der M. pectoralis maj. in der Faserrichtung auseinandergezogen (Abb. 482), ebenso

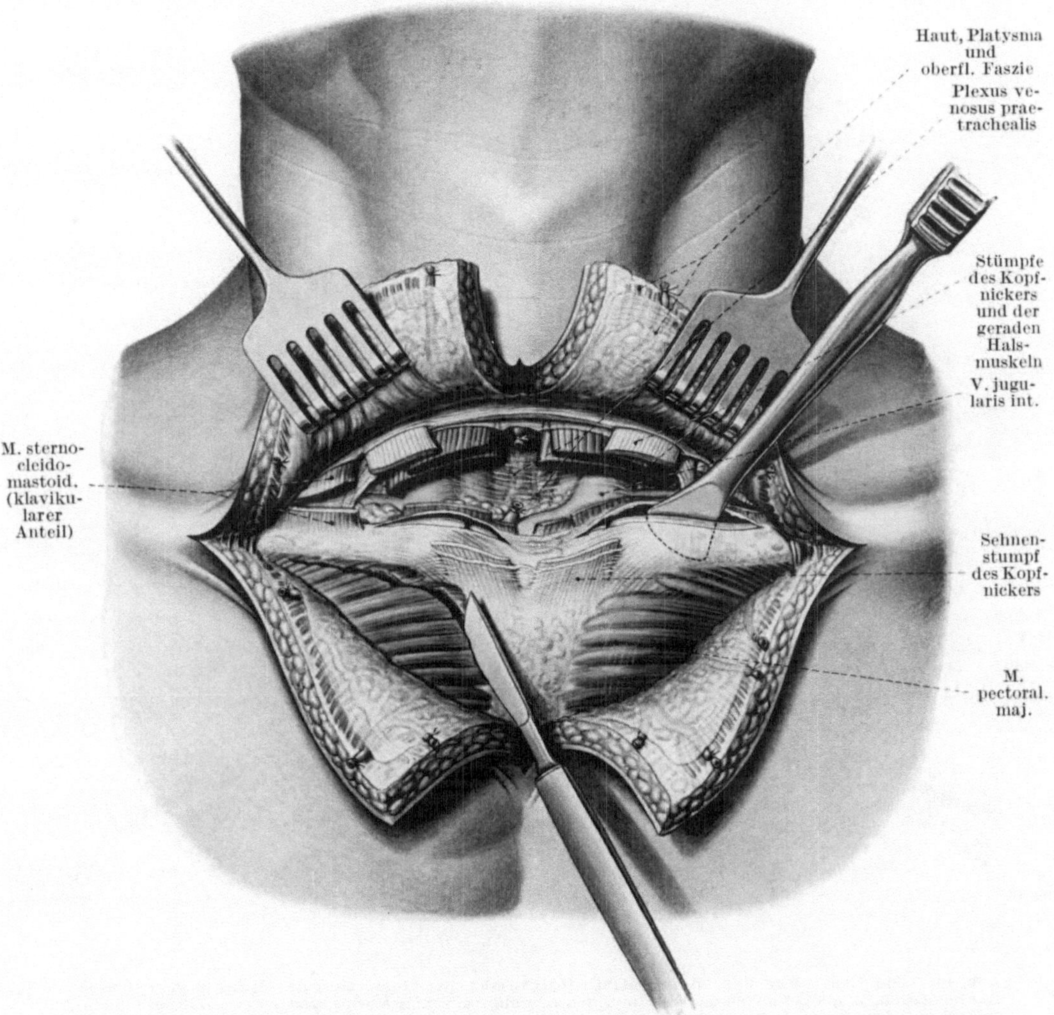

Abb. 484. Die Eröffnung des oberen Mittelfellraumes mit Resektion des Manub. sterni nach BARDENHEUER. 1. Mit einem kreuzförmigen Schnitt ist das Jugulum und der obere Teil des Brustbeines freigelegt. Mit Hilfe des Querschnittes werden die Muskelverbindungen vom Halse nach dem Brust- und Schlüsselbein abgelöst. Das Elevatorium schiebt das Periost auf der linken Seite von der Rückseite des Schlüsselbeines ab. Der Ansatz des M. pectoralis maj. ist scharf abgetrennt.

die Zwischenrippenmuskulatur darunter, bis man auf die A. und V. mammaria int. stößt. Unmittelbar darunter liegen bekanntlich in den oberen Zwischenrippenräumen die Fascia endothoracica und Pleura. Die A. und V. mammaria werden unterbunden. Nun wird mit dem Zeigefinger der linken Hand, ebenfalls unmittelbar am Knochen bleibend, von dem Zwischenrippenraum die Fascia endothoracica und das Brustfell allmählich abgelöst, nach oben dem Zeigefinger der linken Hand entgegen vorgedrungen (Abb. 483). So werden die lebenswichtigen Gebilde der Rückseite vom Brustbein so weit abgedrängt, daß die folgende Durchtrennung mit der SCHUMACHERschen Schere oder dem Brustbeinmeißel von LEBSCHE (s. S. 704) ohne Gefahr durchgeführt werden kann. In die

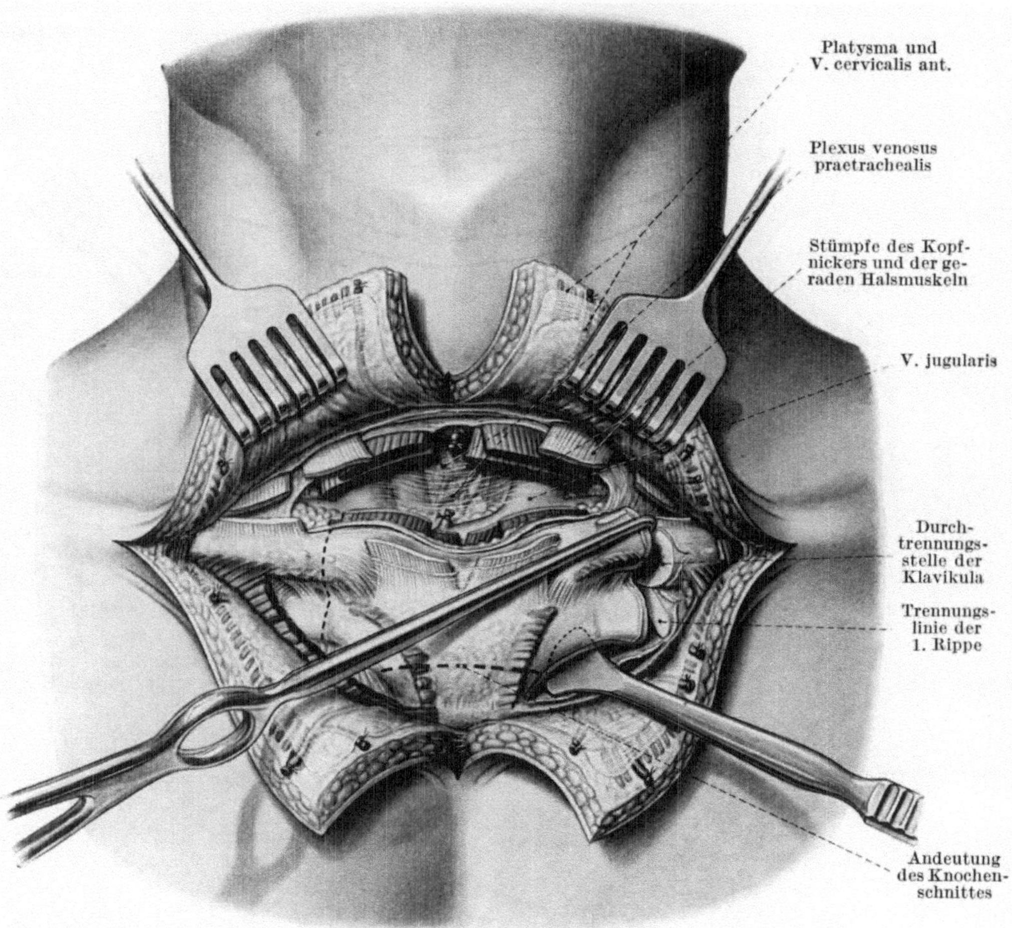

Abb. 485. Die Eröffnung des oberen Mittelfellraumes mit Resektion des Manub. sterni nach BARDENHEUER. 2. Auf der linken Seite ist die Durchtrennung des Schlüsselbeines und der ersten Rippen durchgeführt, auf der rechten durch punktierte Linie angedeutet. Die quere Durchtrennungslinie des Brustbeines im 1. Zwischenrippenraum ist durch eine gestrichelte Linie angedeutet. Mit dem Raspatorium werden die Weichteile von der Rückseite des Brustbeines abgelöst. Der auf der linken Seite eingesetzte einzinkige Haken hebt zur weiteren Auslösung des oberen Teiles des Brustbeinhandgriffes den medialen Stumpf des Schlüsselbeines an.

Schnittfläche des Brustbeines werden nun scharfe Knochenhaken eingesetzt und so weit auseinandergezogen, daß man eine gute Übersicht über die Gebilde des oberen Mittelfellraumes hat. Unter Umständen ist es nötig, um bessere Sicht zu gewinnen, das Brustbein vollständig quer zu durchtrennen. Diese Ergänzung ist nach SAUERBRUCH selten notwendig. Das doppelseitige Vordringen in den 3. Zwischenrippenraum wird bei Abänderung des SAUERBRUCHschen Vorgehens von HEYROWSKY (PLENK 1920) durchgeführt. Er durchtrennt das Brustbein in Form eines umgekehrten Y.

III. Die Freilegung des vorderen oberen Mittelfellraumes nach teilweiser oder zeitweiliger Entfernung des Brustbeinhandgriffes.

Eine Reihe von Eingriffen eröffnet den oberen Mittelfellraum mit vollständiger oder teilweiser endgültiger oder zeitweiliger Resektion des Manubrium sterni.

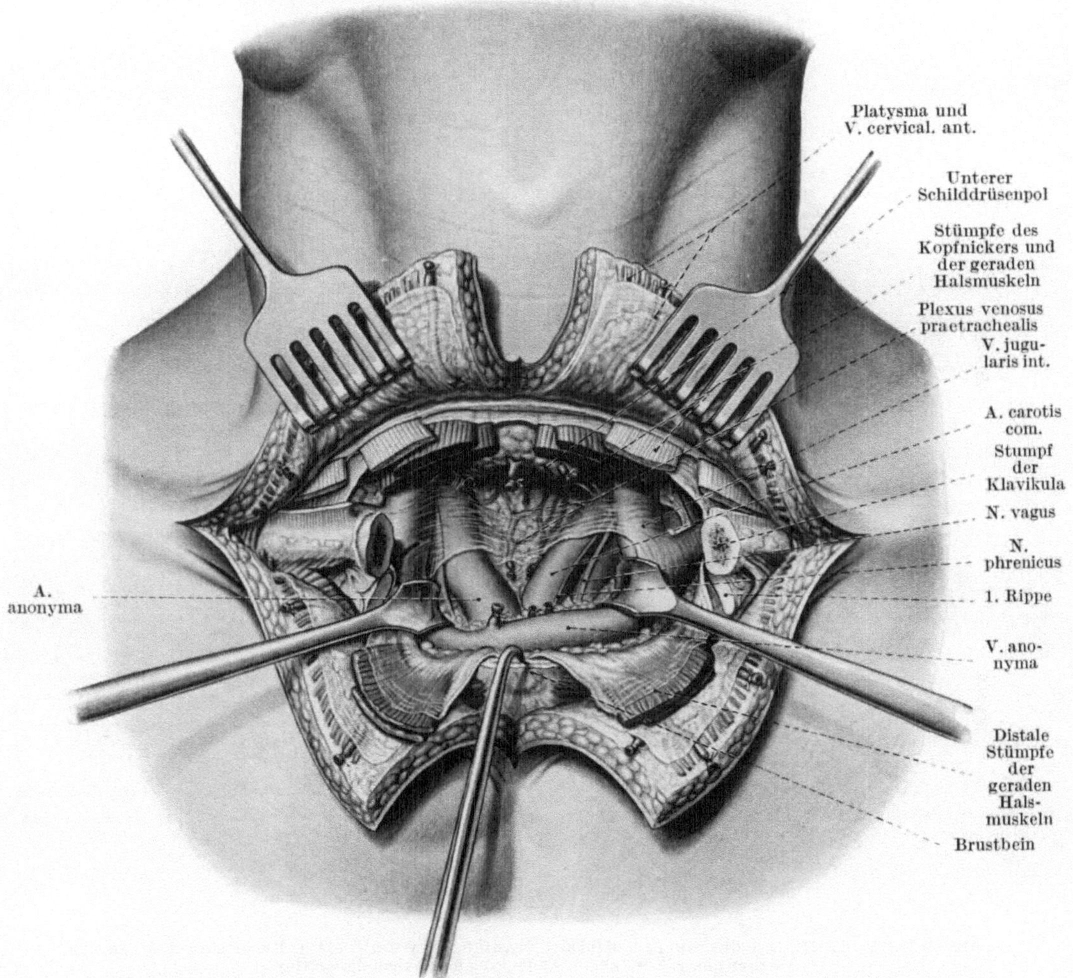

Abb. 486. Die Eröffnung des oberen Mittelfellraumes mit Resektion des Manub. sterni nach Bardenheuer. 3. Die Resektion des Brustbeines ist vollendet. Mit Venenhaken wird die V. anonyma beiseite gezogen, so daß die arteriellen Gefäße zum Vorschein kommen.

Bardenheuer (1885) hat zur Freilegung der großen Gefäße im oberen vorderen Mittelfellraum die teilweise Entfernung des Manubrium sterni empfohlen. Durch sein Vorgehen ist zweifellos der obere vordere Mittelfellraum freigelegt, aber wir wissen, daß die dauernde Entfernung des Manubrium sterni (Rehn) den Mittelfellraum seiner wichtigsten vorderen Stützen, d. h. des Ansatzes der für die Herz- und Gefäßfunktion so bedeutungsvollen sternoperikardialen Bänder beraubt (s. S. 657). Wir werden daher die Resektion des Brustbeinhandgriffes nur dann vornehmen, wenn der Knochen selbst erkrankt, insbesondere durch Geschwülste teilweise zerstört ist. Für substernale Kröpfe kommt ein solcher Eingriff nicht in Frage, da nach der Ansicht KOCHERS, doch wohl eines der erfahrendsten Kropfchirurgen, selbst die größten intrathorakalen Strumen, so lange sie beweglich sind, sich ohne Resektion des Brustbeines entfernen lassen (s. S. 675). Es handelt sich also im wesentlichen um die operative Behandlung bösartiger Geschwülste des Mediastinums.

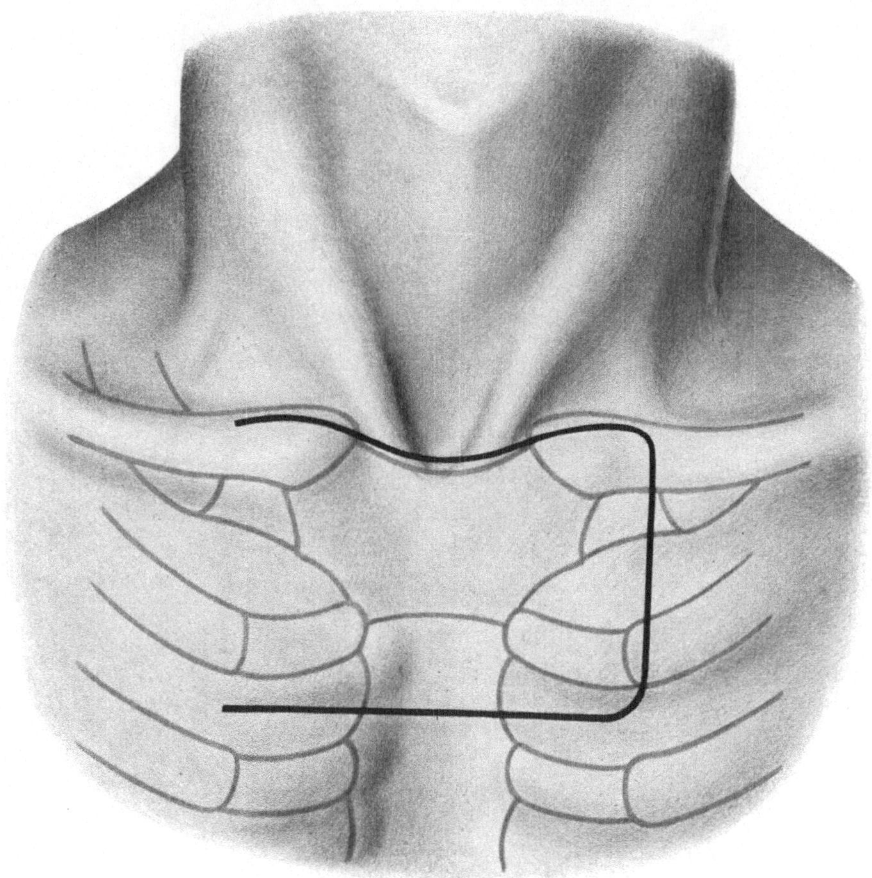

Abb. 487. Die Eröffnung des oberen Mittelfellraumes mit zeitweiser Resektion des Manub. sterni nach KOCHER. 1. Andeutung des Weichteilschnittes.

a) Die Eröffnung des vorderen oberen Mittelfellraumes nach teilweiser Resektion des Brustbeinhandgriffes. Der Eingriff nach BARDENHEUER vollzieht sich in folgender Weise: Großer Kreuzschnitt am oberen Rande des Jugulum bis zu der Grenze des inneren und mittleren Drittels der beiderseitigen Schlüsselbeine reichend (Abb. 484). Schrittweise Durchtrennung des Platysma, der Kopfnickeransätze, der oberflächlichen Halsfaszie, der geraden Halsmuskeln und des hinteren Blattes der mittleren Halsfaszie. Stumpfes Abschieben der Weichteile vom hinteren Rande der Schlüsselbeine und der ersten Rippen in der Umgebung des Jugulums. Durchtrennung des linksseitigen Schlüsselbeines etwa 2 Finger breit vom Schlüsselbein-Brustbeingelenk und in derselben Höhe Durchtrennung der 1. Rippe

(Abb. 485). Während nun das Brustbein etwas angehoben wird, dringt man von der Seite her hinter das Brustbein und löst das Periost vom Manubrium ab. Dann wird der Brustbeinhandgriff etwa $1^1/_2$ Finger breit unterhalb seines oberen Randes quer durchtrennt (Abb. 485). Dann folgt die Durchtrennung des Schlüsselbeines und der 1. Rippe auf der rechten Seite jetzt unmittelbar neben dem Schlüsselbeinbrustbeingelenk. Das ganze Knochenstück wird entfernt. Nun liegt das hintere Periost noch unverletzt vor. Es wird in der Mittellinie gespalten

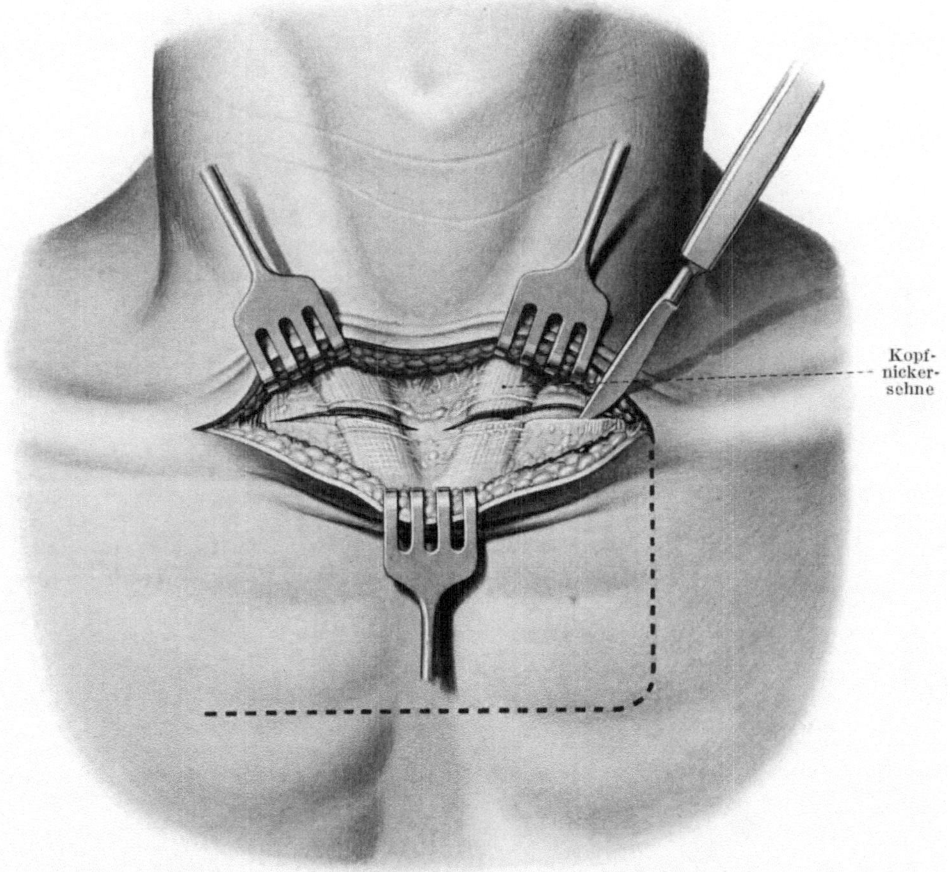

Abb. 488. Die Eröffnung des oberen Mittelfellraumes mit zeitweiser Resektion des Manub. sterni nach KOCHER. 2. Der Weichteilschnitt ist im oberen Teile bis auf den Knochen durchgeführt.

und gibt so einen guten Einblick frei, und es gelingt nach Beiseiteziehen der V. anonyma an den Stamm der A. anonyma heranzukommen (Abb. 486). Die Pleurahöhlen bleiben uneröffnet.

b) Die Eröffnung des vorderen oberen Mittelfellraumes nach zeitweiliger Resektion des Brustbeinhandgriffes nach KOCHER und POIRIER. Eine Eröffnung des vorderen oberen Mittelfellraumes kann durch eine osteoplastische Resektion des Manubrium sterni nach KOCHER (1907) durchgeführt werden. Zwar ist diese Methode durch die Mediastinotomia longitudinalis sup. (s. S. 687) (SAUERBRUCH) fast vollständig verdrängt worden. Sie soll trotzdem hier, da sie unter Umständen für besondere Fälle Verwendung finden kann, erwähnt werden. Der Zugangsschnitt ist ein Türflügelschnitt mit rechtsseitiger Basis. Der Türflügel umfaßt ein Rechteck, dessen obere Kante links etwas seitlich vom rechten Schlüsselbeinbrustbeingelenk beginnend durch das Jugulum zieht und etwas seitlich des linken Schlüsselbeinbrustbeingelenkes in den senkrechten Teil übergeht (Abb. 487). Ein weiterer rechter Winkel führt in die Höhe des unteren

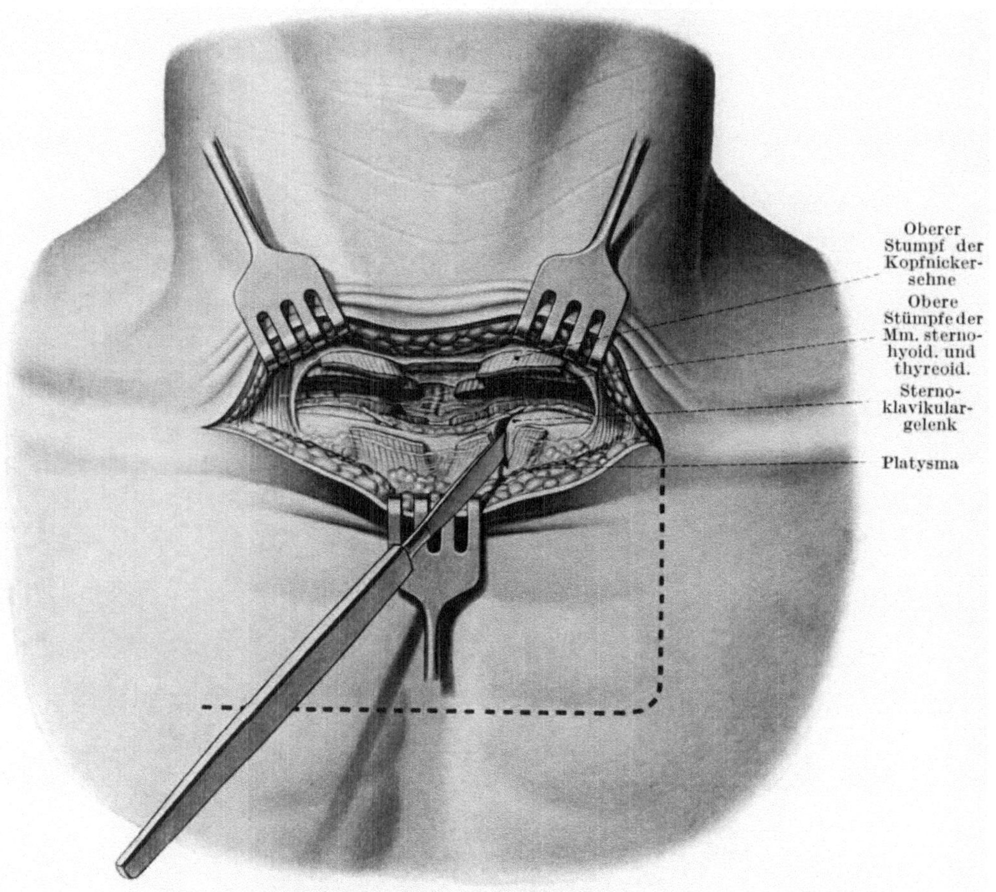

Abb. 489. Die Eröffnung des oberen Mittelfellraumes mit zeitweiser Resektion des Manub. sterni nach KOCHER. 3. Eröffnung des linken Schlüsselbeinbrustbeingelenkes. Die Muskelansätze am Brustbein und Schlüsselbein sind bereits völlig gelöst.

Randes der 2. Rippe in den unteren waagerechten Schenkel des Türflügels. Im Jugulum wird der Schnitt bis auf den Knochen geführt und im Bereich des oberen Querschnittes rechts und links vom Jugulum Periost und Gelenkkapsel der Schlüsselbein-Brustbeingelenke mit dem Ansatz der beiden Kopfnicker von den Schlüsselbeinen abgelöst (Abb. 489). Dann wird mit dem Periost der Ansatz der oberflächlichen Halsfaszie und die Ansätze der geraden Halsmuskel durchtrennt. Nun wird das linke Schlüsselbein-Brustbeingelenk vollständig eröffnet und die Durchtrennung auf dem ersten Rippenknorpel fortgesetzt (Abb. 490). Dann läßt sich von der Seite her die Knochenhaut des Manubrium einschneiden und gleichzeitig ist der zweite Rippenknorpel freigelegt (Abb. 490). Nachdem er ringsherum vom Perichondrium befreit ist, wird er vorsichtig mit der Knochenschere durchtrennt. Dann wird auf dieselbe Weise der erste Rippenknorpel durchgeschnitten. Setzt man nun einen kräftigen scharfen Haken in die linksseitige Kante und Unterfläche des Manubrium ein, so kann die Knochenhaut abgelöst und unterhalb der 2. Rippe, die Quertrennung zwischen Handgriff und Körper des

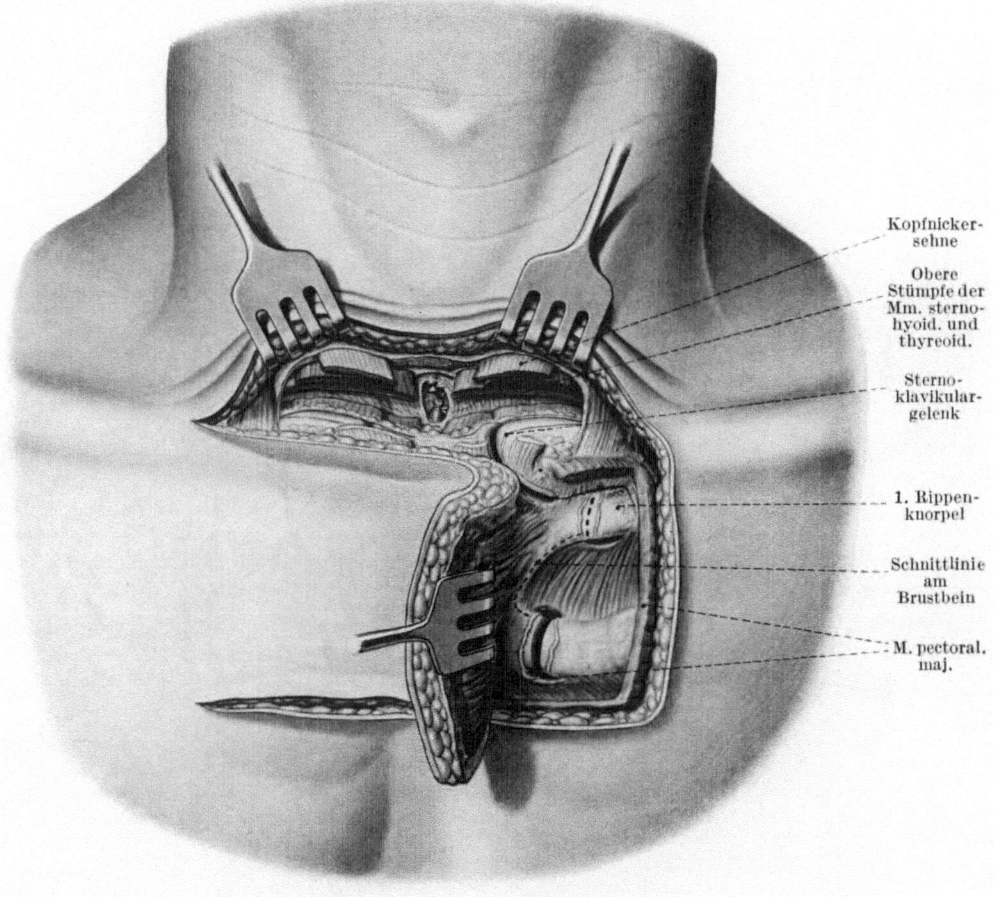

Abb. 490. Die Eröffnung des oberen Mittelfellraumes mit zeitweiser Resektion des Manub. sterni nach KOCHER. 4. Der Knorpel der 2. Rippe links ist durchtrennt. Die Durchtrennung des ersten ist mit punktierter Linie angedeutet.

Brustbeines vorgenommen werden (Abb. 490). Während nun links und unten das abgelöste Manubrium langsam von der linken Kante her abgehoben werden, werden die Weichteile von seiner Unterfläche abgeschoben, bis der Knorpel der anderen Seite einbricht (Abb. 491). Es empfiehlt sich sehr vorsichtiges Vorgehen, um das Manubrium nicht ganz aus seinen rechtsseitigen Verbindungen zu lösen. Das KOCHERsche Vorgehen entspricht etwa dem von GIORDANO (1899) und AUVRAY. Nach KOCHER hat POIRIER die osteoplastische Operation so vorgenommen, daß er den oberen Teil des Handgriffes aus seinen Verbindungen gelöst und an der Durchtrennungsstelle nach unten geklappt hat (Abb. 492). KOCHER schlägt vor, das Aufklappen nach aufwärts auszuführen nach Durchtrennung des Brustbeines und der entsprechenden Rippenknorpel. Auf diese Weise kann die Gelenkkapselverbindung mit den Schlüsselbeinen teilweise erhalten werden.

c) Die Eröffnung des vorderen oberen Mittelfellraumes nach zeitweiliger Resektion des Brustbeinhandgriffes nach Lexer. Diesen Weg ist Lexer (1934)

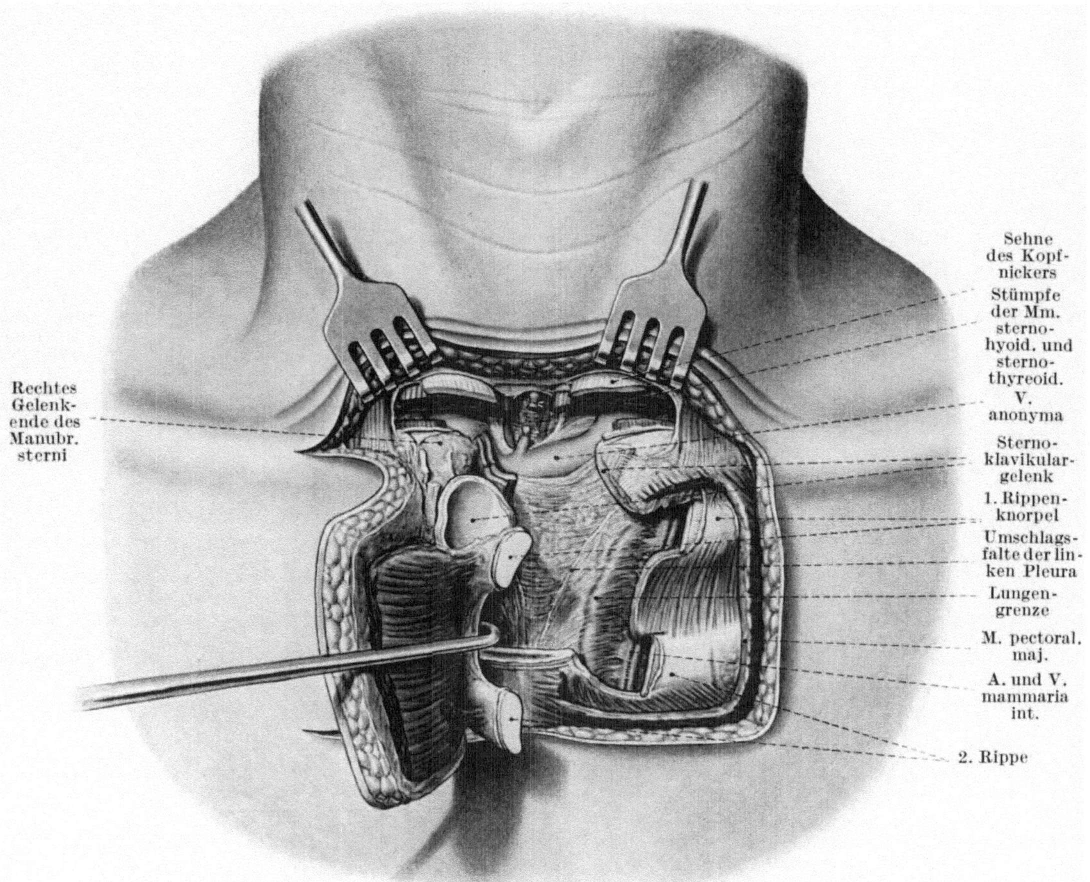

Abb. 491. Die Eröffnung des oberen Mittelfellraumes mit zeitweiser Resektion des Manub. sterni nach Kocher. 5. Das Brustbein ist an der Grenze zwischen Manubrium und Corpus durchtrennt. Der Hautweichteilknochenlappen wird nun umgebrochen.

bei Freilegung eines arterio-venösen Aneurysmas des oberen Mittelfellraumes gegangen. Ein Lappenschnitt beginnt über dem rechten Schlüsselbein etwa 3 cm vom Schlüsselbeinbrustbeingelenk entfernt. Der senkrechte Teil des Lappenschnittes verläuft bis unterhalb des zweiten Rippenknorpels. Die Fasern des großen Brustmuskels werden so gleich mit durchtrennt und die Vorderfläche der beiden ersten Rippen freigelegt (Abb. 493). Derselbe Schnitt wird auf der linken Seite ausgeführt und dann die beiden Schnittenden unterhalb des zweiten Rippenknorpels durch einen waagerechten Schnitt, der auch das Periost des Brustbeines durchtrennt, verbunden (Abb. 493). Die beiden Schlüsselbeine, die durch den Schnitt freigelegt worden sind, werden im Bereich der Schnittlinie vom Periost befreit. An dieser Stelle wird mit einer Unterbindungsnadel die Drahtsäge durchgeführt und die Schlüsselbeine schräg von innen hinten nach außen vorne durchtrennt. Nun erfolgt die Brustbeindurchtrennung, die mit einer schmalen

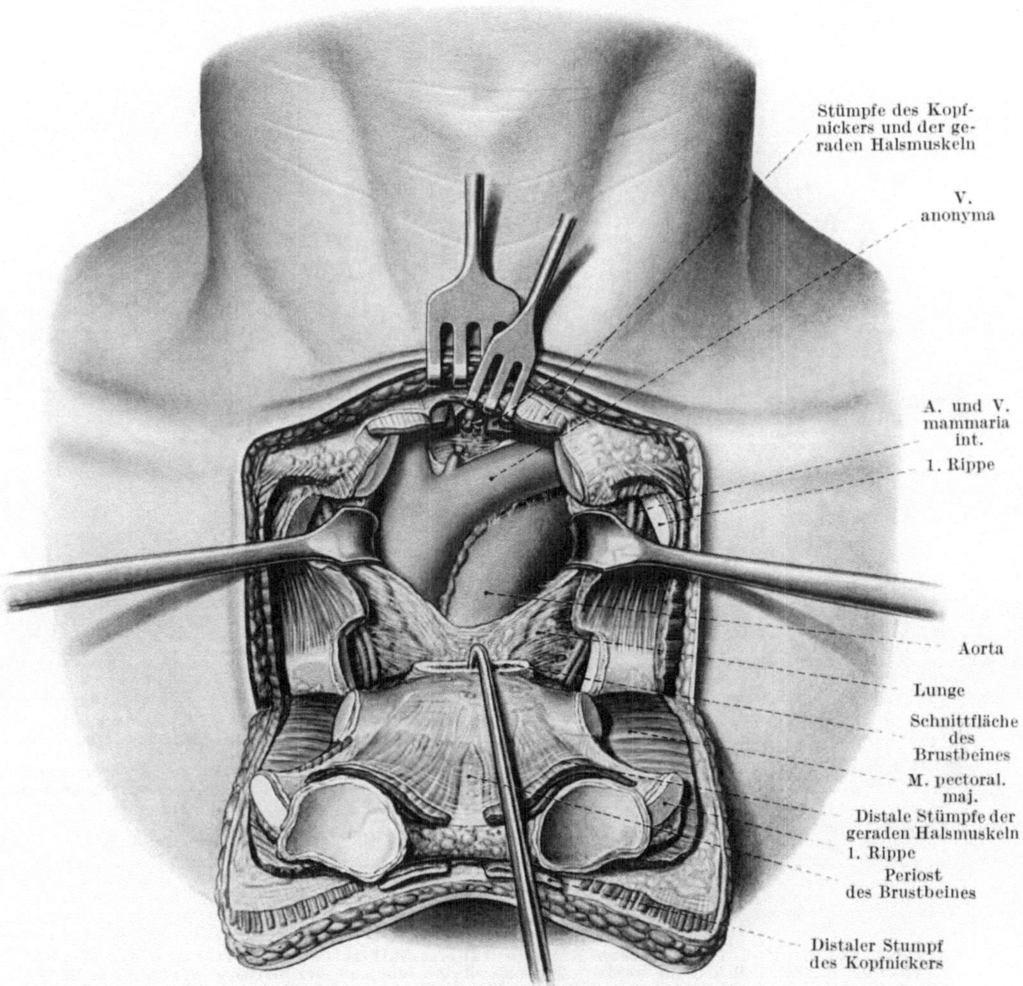

Abb. 492. Die Eröffnung des oberen Mittelfellraumes mit zeitweiser Resektion des Manub. sterni nach POIRIER. Ein kaudalwärts gestielter Weichteilknochenlappen, der nach Eröffnung der Sternoklavikulargelenke und Durchtrennung der 1. und 2. Rippe gebildet ist, zeigt einen Blick in den oberen Mittelfellraum.

Knochenkneifzange in Form eines querverlaufenden Grabens durchgeführt wird. Man kann natürlich auch eine GIGLI-Säge nehmen. Um nun den Lappen stielen und nach oben umklappen zu können, werden auf beiden Seiten etwa fingerbreit vom Brustbeinrand entfernt, die freigelegten Rippenknorpel und die Zwischenrippenmuskeln durchschnitten (Abb. 493). Werden nun die Rippen stumpf etwas auseinandergezogen, so können die A. und V. mammaria und die Zwischenrippengefäße doppelt unterbunden und durchtrennt werden. Nun spaltet man vorsichtig das hintere Periost des Brustbeines, nachdem man den oberen Knochenrand desselben mit einem einzinkigen Haken nach oben und vorn gezogen hat. Von unten nach oben wird nun unter stetigem Zug des Hakens unter vorsichtiger Durchtrennung aller noch seitlich und nach der Tiefe zu bestehenden Verbindungen der Weichteilknochenlappen gestielt (Abb. 494). Die Verbindungen mit der Tiefe sind oft recht erheblich. Ist der Eingriff ausgeführt,

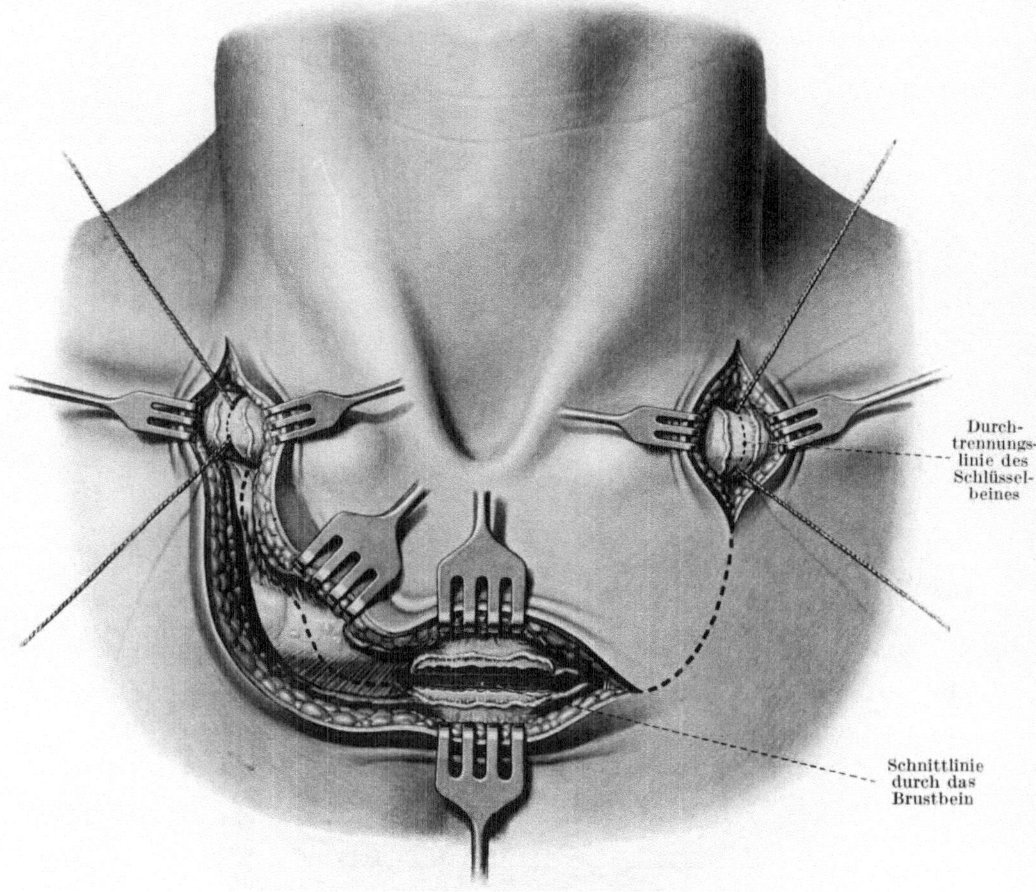

Abb. 493. Die Eröffnung des oberen Mittelfellraumes mit zeitweiser Resektion des Manub. sterni nach Lexer. 1. Beiderseits werden die Schlüsselbeine außerhalb der Sternoklavikulargelenke durchtrennt. Von den Einschnitten aus ist ein U-förmiger Weichteillappen zum Teil schon gebildet, zum Teil durch eine punktierte Linie angedeutet; ebenso die Durchtrennung der 1. und 2. Rippe rechts. Auch das Brustbein ist an der Grenze zwischen Handgriff und Körper durchtrennt.

so kann der Lappen ohne Schwierigkeiten wieder heruntergeklappt und sowohl an den Schlüsselbeindurchtrennungslinien als auch an der des Brustbeines eine Drahtnaht angebracht werden. Die Rippenknorpelverbindung wird durch Naht der Muskeln wieder hergestellt. Lexer lobt besonders für den schwierigen Fall eines arterio-venösen Aneurysmas die gute Übersicht. Er betont die Leichtigkeit, mit der die ein- und austretenden Halsgefäße weit genug sichtbar gemacht werden können. Bei Leichenversuchen mit Durchtrennung der Brustbeinschlüsselbeingelenke ohne Durchtrennung der Schlüsselbeine war diese Übersicht wesentlich schlechter.

γ) Die Freilegung des vorderen unteren Mittelfellraumes.

Die Mediastinotomia ant. inf. nach SAUERBRUCH.

Wird eine übersichtliche Freilegung der unteren Abschnitte des Mittelfellraumes notwendig, so kommt die von SAUERBRUCH angegebene Mediastino-

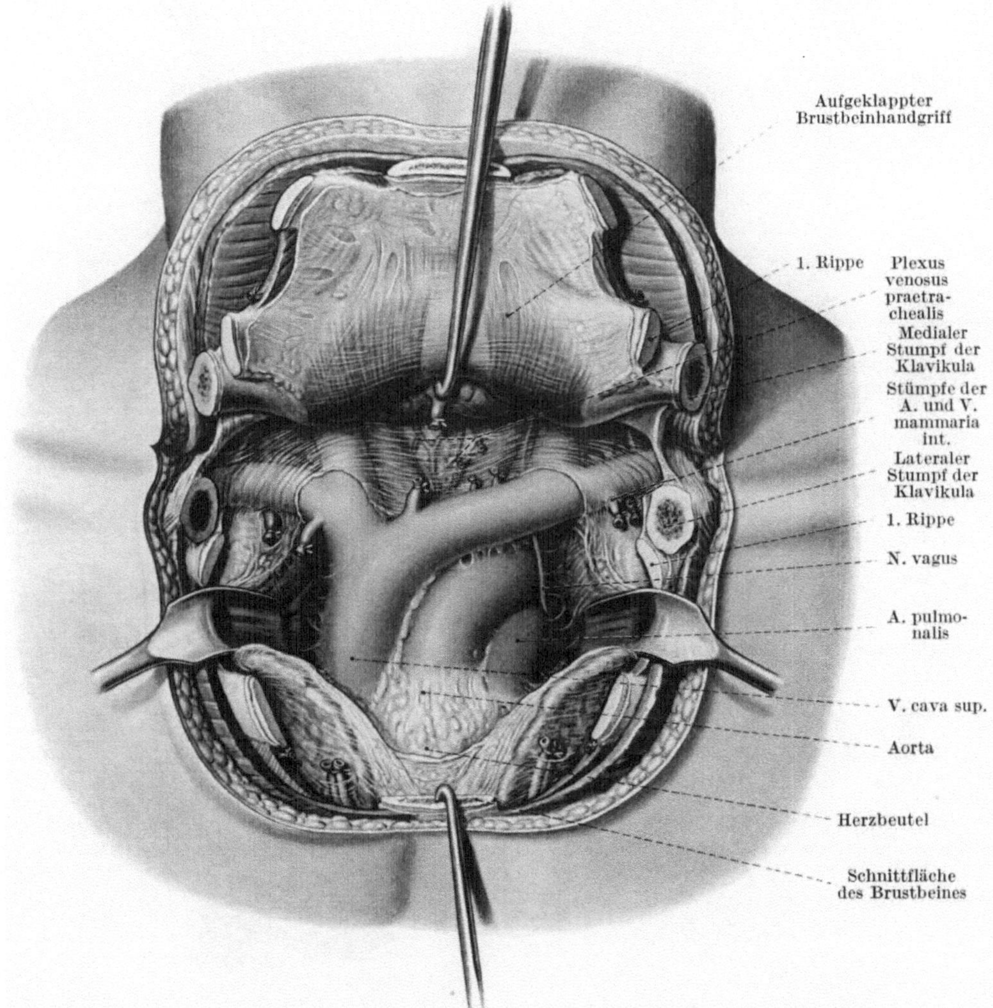

Abb. 494. Die Eröffnung des oberen Mittelfellraumes mit zeitweiser Resektion des Manub. sterni nach LEXER. 2. Der aus den Weichteilen und dem Manubrium mit Teilen der 1. und 2. Rippe und des Schlüsselbeines gebildete Lappen ist vollkommen ausgelöst und nach oben geklappt. Die Gebilde des vorderen Mediastinums sind nach Spaltung der Weichteile gut übersichtlich.

tomia anterior inferior zur Anwendung. Auch dieser Eingriff kann in örtlicher Betäubung ausgeführt werden. Zunächst wird ein Querschnitt, der die beiden 4. Zwischenrippenräume miteinander verbindet, angelegt und darauf ein senkrechter bis über den Schwertfortsatz hinaus verlaufender Schnitt über der Mittellinie des Brustbeins, angelegt (Abb. 495). Die beiden so entstandenen Hautlappen werden mit dem Messer so weit von der Unterlage abgetrennt, daß das

Brustbein und die Ansätze der Rippenknorpel freiliegen. Der Schwertfortsatz wird dann von seinen Muskelansätzen befreit, mit der Zange gefaßt, in die Höhe gehoben und an der Basis abgeschnitten. So erhält man, wie bei der Pericardiotomia inferior longitudinalis (s. S. 800) einen Zugang unter das Brustbein,

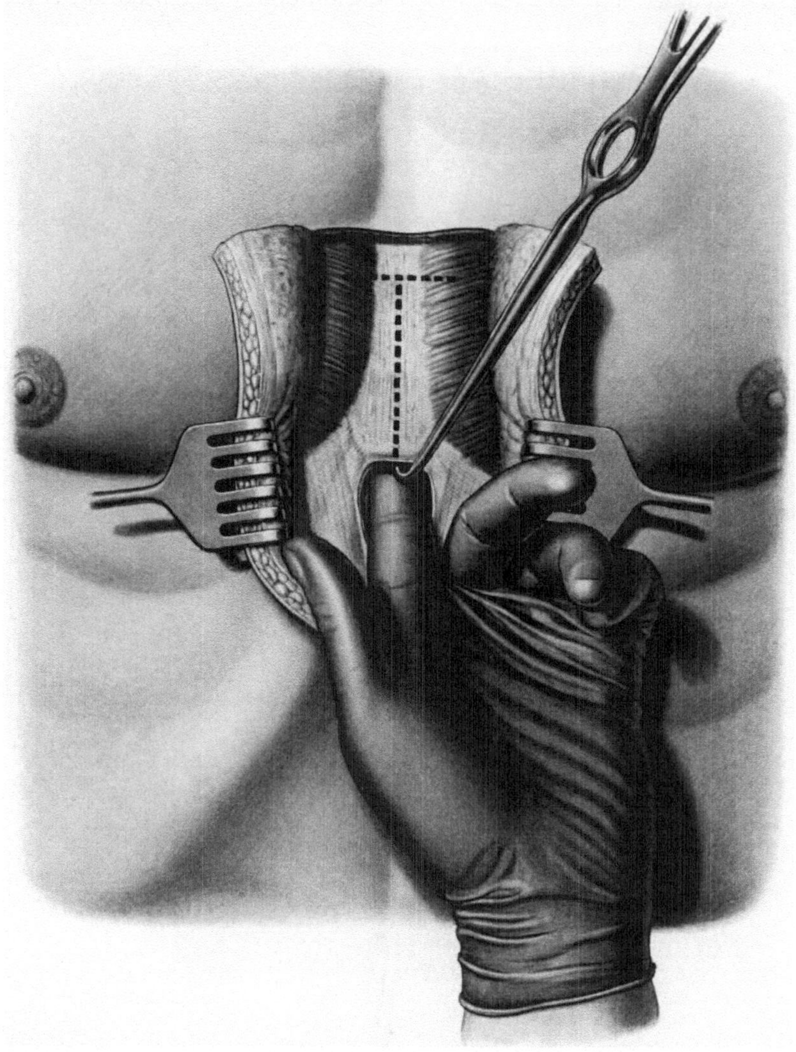

Abb. 495. Die Mediastinotomia longitudinalisi nferior nach SAUERBRUCH. 1. Ein T-förmiger Hautschnitt, dessen Querbalken im 4. Zwischenrippenraum, dessen senkrechter Balken über die Mittellinie des Brustbeines verläuft bis 2 Finger breit unterhalb des Schwertfortsatzes, legt den unteren Brustbeinabschnitt frei. Der Schwertfortsatz ist abgetragen. Die punktierte Linie zeigt die Durchtrennungslinie des Knochens an. In das untere Brustbeinende ist ein einzinkiger scharfer Haken eingesetzt. Mit dem Finger wird die Rückseite des Brustbeines vorsichtig von den Weichteilen befreit.

den man durch stumpfes Abdrängen der Muskulatur (M. transversus thoracis) und der mittleren Zwerchfellzacken vom Brustbein, am schonendsten mit dem eingeführten Finger, unmittelbar an der hinteren Fläche des Brustbeines, erweitern kann (Abb. 495). Durch vorsichtiges Abdrängen nach rechts und links gelingt es den Herzbeutel und die beiden Umschlagsfalten, falls sie so weit nach der Mittellinie reichen, abzudrängen. Führt man nun die Brustbeinschere ein, so kann man ohne Gefahr das Brustbein bis zur Höhe des 4. Rippenknorpels spalten (Abb. 496). Zur Freilegung der Herzspitze und der unteren Abschnitte der beiden Kammern genügt es nun in die Brustbeinwunde scharfe Haken einzusetzen und sie

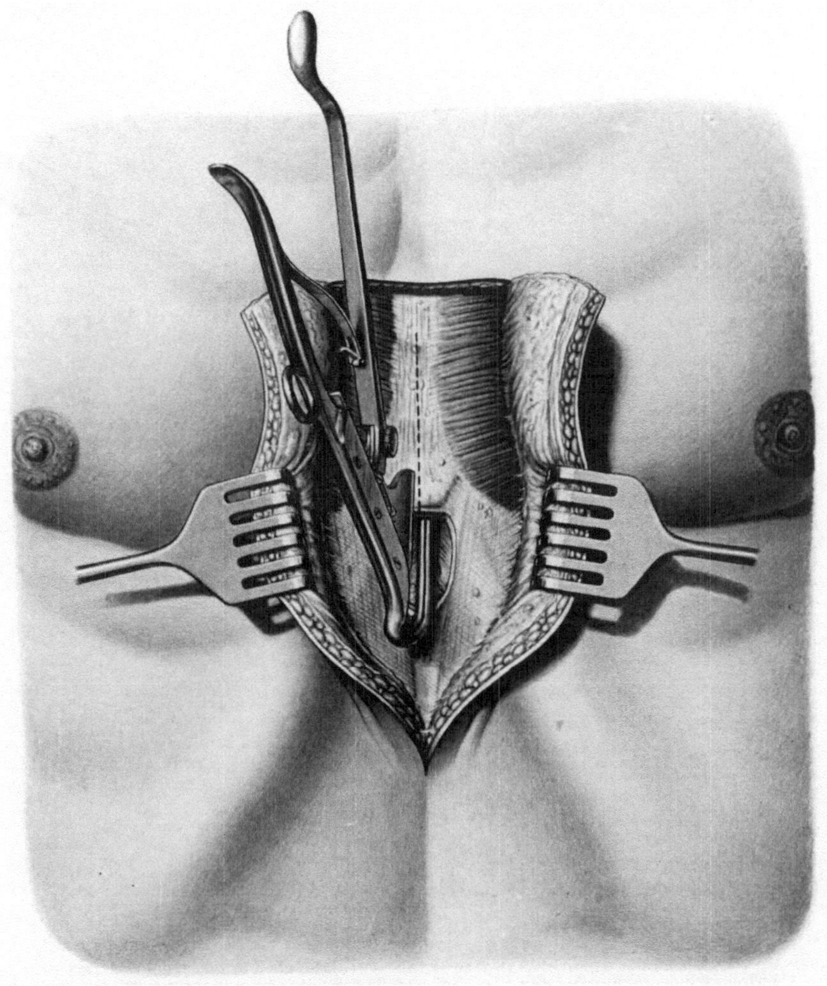

Abb. 496. Die Mediastinotomia anterior longitudinalis inferior nach SAUERBRUCH. 2. Die SCHUMACHERsche Rippenschere ist jetzt mit ihrem nicht schneidenden Teil unter das Brustbein geschoben. Das Brustbein wird entsprechend der punktierten Linie gespalten. In der Höhe des 4. Zwischenrippenraumes wird dann die Querdurchtrennung vorgenommen.

anzuheben. Jetzt können unter Leitung des Auges die beiden Pleuraumschlagsfalten, wenn nötig, noch weiter zurückgedrängt werden. Da das gespaltene Brustbein dem Auseinanderziehen doch immerhin einen erheblichen Widerstand entgegensetzt, so empfiehlt es sich, wenn eine größere Freilegung nötig ist, das Brustbein am oberen Ende, d. h. also in der Gegend des 4. Rippenzwischenraumes, quer zu durchtrennen (Abb. 497). Die Weichteile werden bis dahin abgeschoben und nun beiderseits, am besten vom 4. Zwischenrippenraum aus, mit dem Finger vorsichtig eingedrungen und eine quere Spaltung des Brustbeins mit der Brustbeinschere oder Durchsägung mit der GIGLI-Säge, vorgenommen. Die Mammariagefäße dürfen dabei nicht verletzt werden. Sind sie im Wege, so werden sie unterbunden. Ist der Widerstand des Brustbeines gebrochen, so lassen sich nun die, die beiden Brustbeinknorpel enthaltenden, Lappen leicht so weit anheben, daß eine ausgedehnte Übersicht über den Herzbeutel in der Mittellinie vorhanden

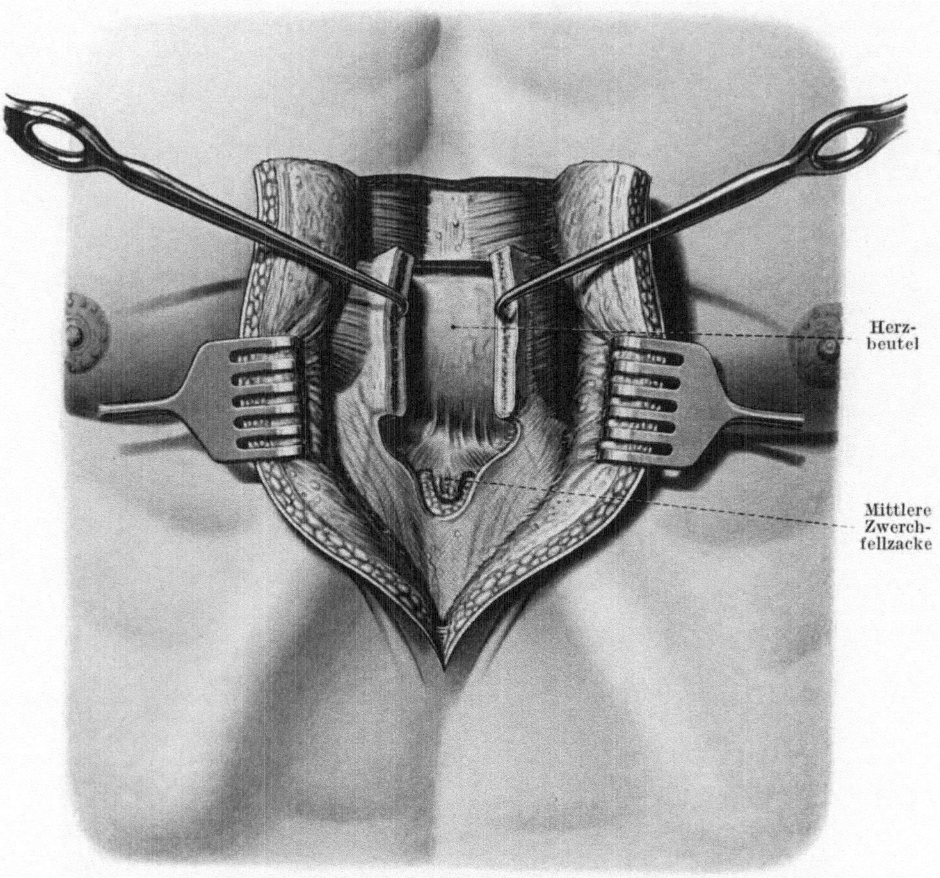

Abb. 497. Mediastinotomia anterior longitudinalis inferior nach SAUERBRUCH. 3. Das Brustbein ist bis zum 4. Zwischenrippenraum gespalten. Die Zwerchfellmuskulatur ist mit ihrer mittleren Zacke deutlich sichtbar. Der Herzbeutel liegt in großer Ausdehnung frei.

ist. SAUERBRUCH betont, daß von diesem Schnitt aus der Herzbeutelleberwinkel gut zugänglich ist. Sollen die großen Gefäßstämme freigelegt werden, so kann die Durchtrennung des Brustbeines bis zum 2. Zwischenrippenraum nach oben verlängert werden. Ist der Eingriff am Herzen abgeschlossen, so wird der Herzbeutel vernäht. Dann werden einige Bohrlöcher beiderseits der Mittellinie durch die Brustbeinhälften gelegt, und ehe man die beiden Hälften zurückfedern läßt, werden Nähte durch die Bohrlöcher geführt. Nach genauer Aneinanderlagerung der zurückfedernden Brustbeinabschnitte werden die Nähte geknüpft. Je nach Bedarf kann im unteren Wundwinkel ein Dränrohr eingelegt werden. Zum Schluß wird die Weichteilwunde durch Naht geschlossen.

δ) Die Freilegung des ganzen vorderen Mittelfellraumes.

I. Die Mediastinotomia longitudinalis totalis nach Milton (1897).

Milton hat mit seiner Operation nicht nur das vordere, sondern auch das hintere Mediastinum eröffnen wollen, um dort die Speiseröhre, den Brustlymphgang usw. zu erreichen.

Miltons Vorschrift läßt dem Operateur in mancher Beziehung freies Handeln. Die ersten Schnitte verstehen sich von selbst, d. h. es werden von einem langen Schnitt vom Kehlkopf bis zum Schwertfortsatz in der Mittellinie alle Weichteile bis auf den Knochen gespalten. Auch die Ablösung der Weichteile im Jugulum durch einen Schnitt bis auf den Knochen und das stumpfe Eindringen mit dem Finger an die Rückseite des Handgriffes gehört zu den Selbstverständlichkeiten, ebenso das schonende Abdrängen aller retrosternalen Weichteile mit dem Finger. Die Knochendurchtrennung nimmt er mit einer Säge vor, er durchsägt aber zunächst nicht die ganze Dicke. Das betrifft besonders den Brustbeinhandgriff. Das Durchdringen der Säge in die Weichteile muß durch einen in den Mittelfellraum eingeführten Finger verhindert werden. Mit der vollkommenen Durchtrennung kann man vom Jugulum oder auch vom distalen Ende des Brustbeines aus beginnen. Dieser letztere Weg ist vorteilhafter und ungefährlicher. Wenn der Schnitt etwas nach links gelegt wird, kann hier kaum die Pleura verletzt werden, was beim Vorgehen vom Jugulum aus bei den nahen Beziehungen der beiden Pleuraumschlagsfalten wesentlich eher möglich ist. Geht man vom distalen Ende aus vor, so trennt man zunächst den Schwertfortsatz ab, bei Jugendlichen mit der Schere, bei älteren Menschen mit dem Messer oder der Knochenzange. Ist das geschehen, so werden in die teilweise durchtrennte Schnittflächen seitlich starke Haken eingesetzt, mit denen sie etwas nach außen und oben gezogen werden. Bei vorsichtigem Vordringen mit dem Finger unter das Brustbein unmittelbar unterhalb der Abtrennungsfläche vom Schwertfortsatz gelingt es auch eine Verletzung der Bauchhöhle zu vermeiden (s. S. 498). Die vollkommene Durchtrennung kann nun mit einer Knochenschere oder mit der Säge, während die starken Haken seitlich ziehen, durchgeführt werden. Während des Vordringens wird das retrosternale Gewebe immer weiter zurückgeschoben. Geht man von oben vor, so werden die retrosternalen Weichteile oben möglichst weitgehend entfernt und dann der Knochen vollkommen durchsägt, immer unter dem Schutz des eingeführten Fingers. Der mittlere Teil kann dann, während der obere Teil bereits auseinandergezogen ist, ebenfalls vorsichtig mit der Säge durchtrennt werden. Mit einem oberflächlich in den Knochenschnitt eingesetzten stumpfen Meißel werden dann die Schnittflächen etwas auseinandergehebelt. So gelingt es unter gleichzeitigem Zug der eingesetzten Haken den Spalt auf etwa 1 cm Breite zu bringen. Das genügt, um sich anspannende Weichteile zu erkennen und unter Leitung des Auges durchtrennen zu können. Die festesten Verbindungen bestehen unterhalb des Manubrium und sie müssen wegen der darunterliegenden V. anonyma besonders vorsichtig durchtrennt werden. Ebenso finden sich am unteren Ende des Brustbeines meist etwas festere Stränge. Die beiden Brustbeinabschnitte können selbst an der Leiche auf eine Entfernung von 5—6 cm auseinandergezogen werden. Man kann nun sehr gut die Gebilde im oberen Mittelfellraum übersehen und bei einiger Vorsicht die Eröffnung einer der beiden Pleurahöhlen vermeiden. Will man ins hintere Mittelfell eindringen, so kann man das nach stumpfer Ablösung der rechten Pleura mediastinalis vom Herzbeutel. Zum Schluß werden etwa 6 Silberdrähte, die durch Haut und Bohrlöcher der beiden Brustbeinabschnitte gelegt sind, verwendet. Nach der Heilung werden sie entfernt. Eine Dränage des oberen und unteren Wundwinkels empfiehlt sich. Bei diesem Eingriffe ist man auch in der Lage größere Teile des Brustbeines im Erkrankungsfalle zu entfernen, wie das Milton durchgeführt hat.

Heute wird man den Eingriff etwa folgendermaßen zur Ausführung bringen:

Der Weichteilschnitt verläuft vom Ringknorpel bis zum Schwertfortsatz des Brustbeines. Der Schnitt dringt in der Mitte des Brustbeines bis auf den Knochen vor (Abb. 498). Der obere Rand des Brustbeinhandgriffes und der Schwertfortsatz werden freigelegt, der letztere am besten abgetragen. Nach Spaltung der oberflächlichen und mittleren Halsfaszie am oberen Rande des Manubriums dringt man in diese Lücke zunächst mit dem Zeigefinger vorsichtig, sich immer an die Hinterwand des Knochens haltend, kaudalwärts in der Mitte des Brustbeines vor. Dasselbe führt man vom unteren Mittelfellraumeingang, ebenfalls unmittelbar am Knochen bleibend, für den unteren Brustbeinabschnitt aus (Abb. 498). Dadurch werden schon ungefähr drei Viertel der gesamten Länge des Brustbeines an der Rückseite von dem locker am Brustbein ansetzenden

Mediastinalgewebe befreit. Um den letzten Rest abzulösen, bedient man sich eines langen, durch dieselbe Öffnung eingeführten, etwa $1^1/_2$ cm breiten Raspatoriums. Die schneidende Kante dieses Instrumentes darf unter keinen Umständen die Berührung mit der Hinterfläche des Brustbeines verlieren. Man muß daran denken, daß gerade unter dem Mittelstück des Brustbeines die beiden Pleuraumschlagsfalten sehr nahe beieinanderliegen, sich manchmal fast berühren, daß andererseits gelegentlich die eine oder andere Umschlagsfalte bis zur oder

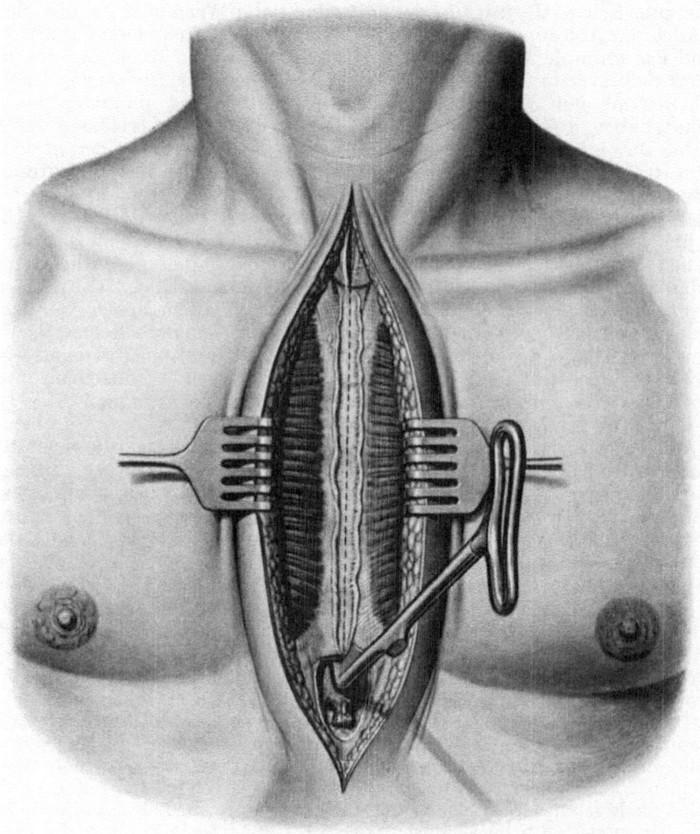

Abb. 498. Die Mediastinotomia longitudinalis anterior totalis nach MILTON. 1. Durch einen Längsschnitt in der Mittellinie, der etwa vom Ringknorpel bis 2 Finger breit unterhalb des Schwertfortsatzes reicht, ist das Brustbein freigelegt und das Periost gespalten. Die gestrichelte Linie zeigt die Schnittlinie an. Der Schwertfortsatz ist ausgelöst und abgetragen. Man sieht die mittlere Zwerchfellzacke vorliegen. Vom unteren Rand her ist der Brustbeinmeißel nach LEBSCHE zur Längsspaltung des Brustbeines eingeführt.

gar über die Mittellinie hinaus vordringt. Hält man sich unmittelbar an den Knochen, so kann in keinem Falle eine Eröffnung der Brusthöhle stattfinden. Jetzt wird mit einer Brustbeinschere oder mit dem von LEBSCHE empfohlenen Brustbeinmeißel, in der Mitte des Brustbeinhandgriffes beginnend, eine mediale Spaltung des Brustbeines vorgenommen. Man kann auch am kaudalen Brustbeinende mit der Spaltung beginnen (Abb. 498). Das hintere Periost wird dabei gleichzeitig gespalten. Setzt man nun scharfe Haken in die beiderseitigen Brustbeinränder ein und zieht sie zunächst vorsichtig auseinander, so können die Mediastinalweichteile weiter abgeschoben werden. Bei Jugendlichen mit biegsamem Rippenknorpel läßt sich ein Zugang von etwa 6—8—10 cm Breite erreichen, so daß der Herzbeutel und das Herz nach halb stumpfer, halb scharfer Ablösung der Pleuraumschlagfalten, also ohne Eröffnung der Brusthöhlen, in größerer Ausdehnung freigelegt werden können (Abb. 499). Auch der Zugang zum oberen Mediastinum, also zu den großen Gefäßen, ist dadurch ohne wesentliche Schwierigkeit gegeben. Nach Abschluß des Eingriffes macht es gewisse Schwierigkeiten, die beiden Brustbeinhälften, die mehr oder weniger stark auseinanderklaffen,

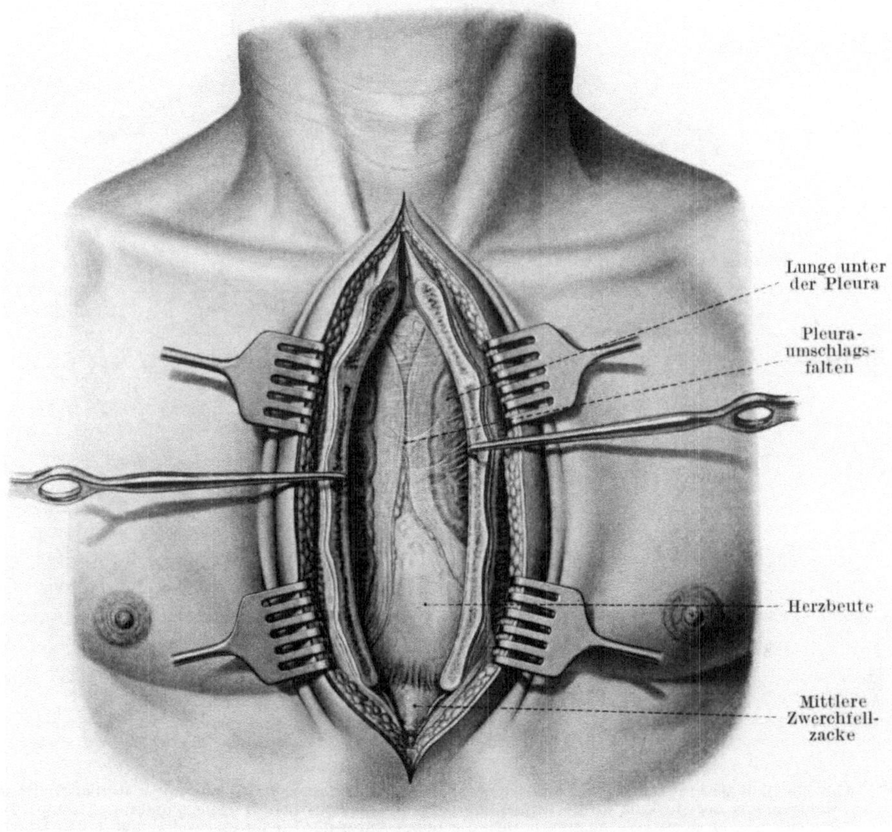

Abb. 499. Die Mediastinotomia longitudinalis anterior totalis nach MILTON. 2. Das Brustbein ist in ganzer Ausdehnung gespalten. Durch 2 einzinkige Haken sind die beiden Stücke auseinandergezogen. Man erkennt den vorderen Mittelfellraum mit den sich fast berührenden Umschlagsfalten der Brusthöhlen und den Lungengrenzen. Im unteren Abschnitt sieht man den Herzbeutel vorliegen.

wieder miteinander in Berührung zu bringen bzw. in Berührung zu erhalten. Man kann mehrere Bohrlöcher anlegen und mit durchgeführtem Draht die beiden Teile zusammenbinden. Man kann den Draht oder auch mehrere starke Katgutfäden peristernal legen und so eine dauernde Berührung der beiden Brustbeinabschnitte herstellen. Zweckmäßig ist auch die Anlegung mehrerer Katgutknopfnähte durch das vordere Periost, wenn es genügend stark entwickelt ist. Die Brustbeinspaltung nach MILTON wird wohl heute nur noch selten ausgeführt. Die Gesamtspaltung des Brustbeines ist besonders in der ersten Zeit für die Mechanik der Atmung nicht gleichgültig (s. S. 657). Nach kurzer Zeit legen sich allerdings die Weichteile wieder an, und die Beschwerden verschwinden. Heute zieht man im allgemeinen die teilweise Durchtrennung, d. h. die obere oder die untere Mediastinotomie nach SAUERBRUCH vor, je nachdem man im oberen oder im unteren Mittelfellraum zu arbeiten hat (s. S. 687 und 699). Zwar ist nach allen Brustbeinspaltungen mit einem gewissen störenden Einfluß auf die Atmungs- und Herztätigkeit zu rechnen, aber er ist entsprechend dem kleineren Eingriffe auch geringer.

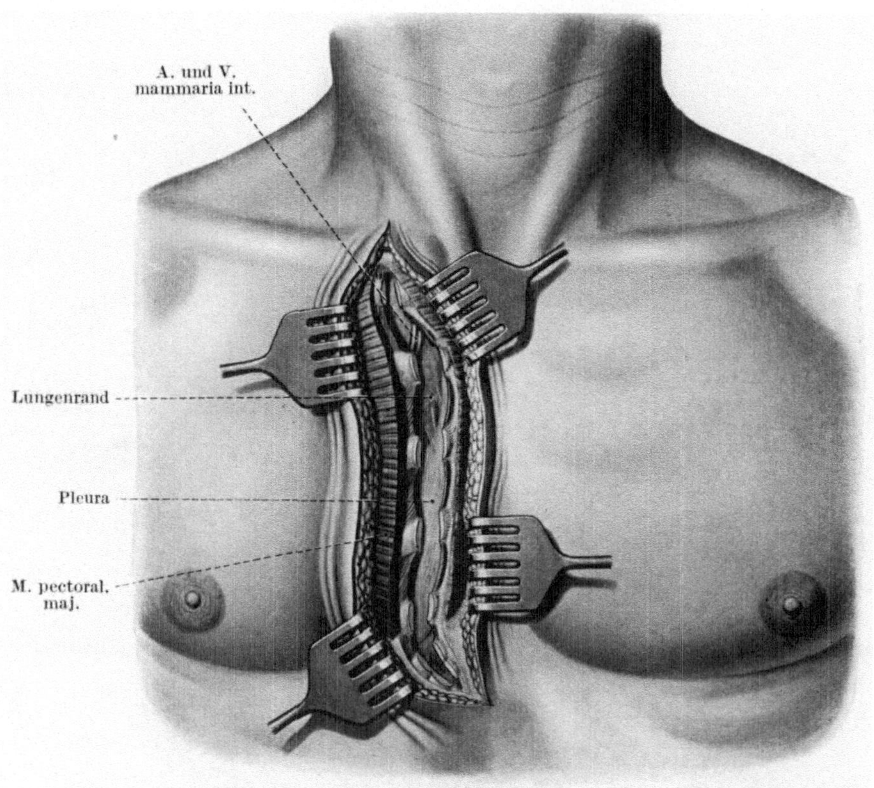

Abb. 500. Die Mediastinotomia parasternalis nach MADELUNG. 1. Mit einem Parasternalschnitt sind nach Durchtrennung der Muskulatur die Rippenknorpel nahe am Brustbein freigelegt und durchtrennt. Man sieht in der Tiefe die A. und V. mammaria int., die Lunge unter der Pleura und weiter unten den Herzbeutel.

II. Die Mediastinotomia parasternalis nach MADELUNG (1903).

Bei der Eröffnung des vorderen Mediastinums zur Entfernung einer großen vereiterten Dermoidzyste, deren Hautzapfen in einer Höhle etwa in der Höhe der 2. Rippe hinter dem Brustbeinhandgriff saß, fand MADELUNG einen neuen Weg, den er für ähnliche Fälle als sehr zweckmäßig erklärt. Dieser Weg führt unmittelbar neben dem Brustbein nach Abtrennung aller Rippenknorpel vom Brustbein in das Mediastinum hinein. Eine genauere Beschreibung dieses Vorgehens gibt MADELUNG nicht.

Man wird den Eingriff in folgender Weise zur Ausführung bringen. Ein Längsschnitt zieht am rechten oder linken Brustbeinrand vorbei und dringt durch den M. pectoralis maj. bis auf die Knorpelansätze ein (Abb. 500). Die einzelnen Rippenknorpel werden am Brustbein nach Einschneiden des Perichondriums auf eine kurze Strecke freigelegt und nun entweder mit der LUERschen Zange schrittweise, wie das SAUERBRUCH bei der FREUNDschen Operation empfiehlt, oder nach Unterfahren mit einem gebogenen Elevatorium mit der Rippenschere durchtrennt. Sind alle Rippenknorpel durchschnitten, so werden auch die Mm. interossei ext. in der Schnittrichtung geteilt oder stumpf auseinandergezogen. Es wird sich empfehlen, die A. und V. mammaria interna, wenn man sie zu Gesicht bekommt, am oberen und unteren Wundwinkel doppelt zu unterbinden

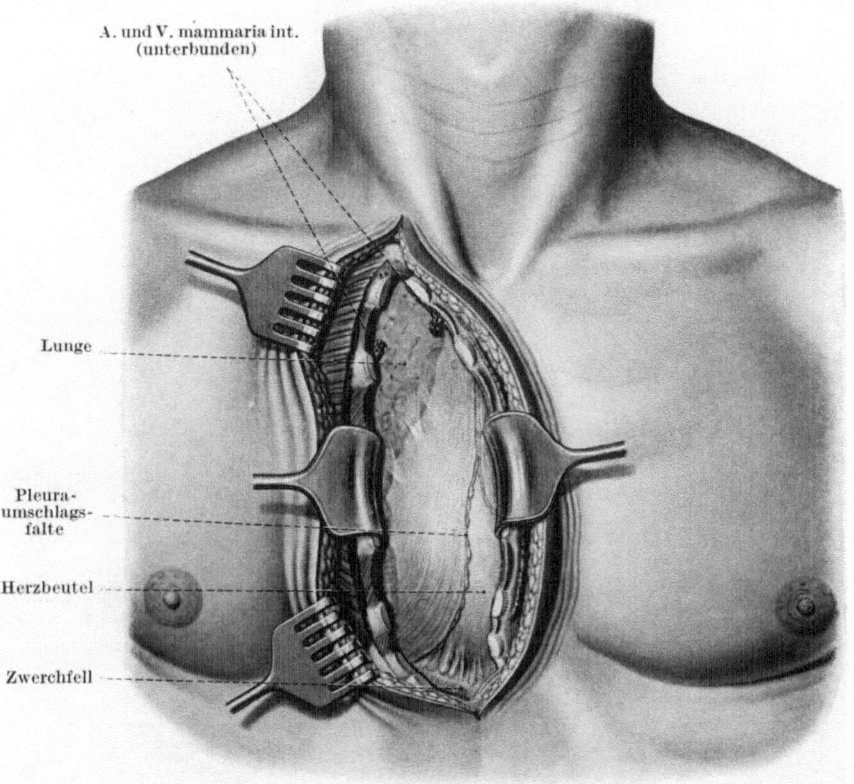

Abb. 501. Die Mediastinotomia parasternalis nach MADELUNG. 2. Medial ist unter das Brustbein, latera unter die Rippenstümpfe ein breiter Bauchdeckenhaken eingesetzt, mit dem die Wunde auseinandergezogen wird. Die Mammariagefäße sind unterbunden. Man sieht die Pleuraumschlagsfalte fast in der Mittellinie, die rechte Lunge durch die Pleura durchschimmern und den Herzbeutel, der nach Zurückschieben der Pleuraumschlagsfalte weiter freigelegt werden kann.

und zu durchschneiden (Abb. 501). Nun werden vorsichtig von der Spalte aus die Fascia endothoracica und Pleura vom Brustbein und von den Rippenknorpeln nach beiden Seiten abgelöst. Diese Ablösung macht meist keine Schwierigkeiten. Kann man eben unter das Brustbein gelangen, so wird in das Brustbein ein stumpfer Haken eingesetzt und die Spalte dadurch vorsichtig erweitert (Abb. 501). Während des langsamen Anhebens des Brustbeines, löst man die Weichteile mehr und mehr von dessen Rückseite ab, bis man mehr und mehr in den Mittelfellraum eindringen kann. Man sieht nun die Pleuraumschlagsfalte und medial davon den eigentlichen Eingang in den Mittelfellraum (Abb. 501).

MADELUNG selbst glaubt, daß die Voraussetzung für die Ausführung dieses Zuganges eine noch vorhandene Biegsamkeit der Rippenknorpel ist, daß also der Eingriff sich am ehesten bei Kindern und Jugendlichen durchführen läßt. Nur bei vorhandener Biegsamkeit der erhaltenen Rippenknorpel der anderen Seite ist eine ausgiebige Anhebung des Brustbeines möglich. Ist der Eingriff bei einem Erwachsenen vorgenommen worden, und reicht die Biegsamkeit der Rippenknorpel nicht mehr aus, so muß, wenn die Übersichtlichkeit durch das Anheben des Brustbeines nicht ausreichend ist, ein Teil des Brustbeines mit der LUERschen Zange entfernt werden, wie das JEHN und NISSEN (1927) empfohlen haben. MADELUNG rühmt der Mediastinotomia parasternalis

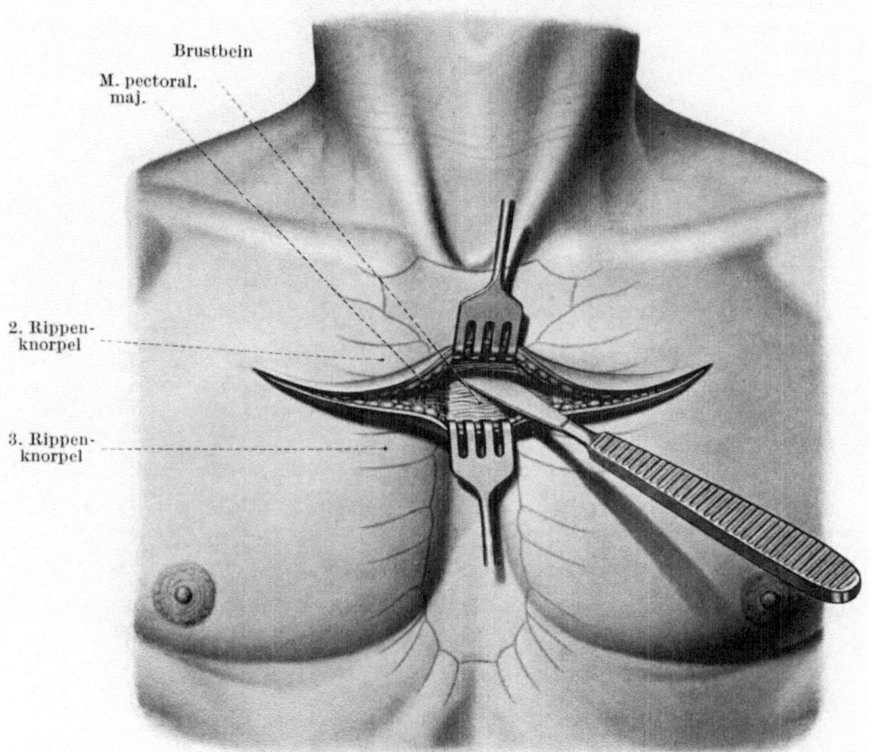

Abb. 502. Mediastinotomia anterior transversalis nach FRIEDRICH. 1. Hautschnitt im 2. Zwischenrippenraum. Freilegung des Brustbeines.

folgende Vorzüge nach. Die Ausführung des Eingriffes ist außerordentlich einfach und die Übersicht über das gesamte Mediastinum sehr gut unter den obengenannten Voraussetzungen. Nach dem Eingriff bildet das Brustbein nach der Zurücklegung einen wertvollen Schutz des vorderen Mittelfellraumes im Gegensatz zu allen Eingriffen, bei denen das Brustbein in größerer Ausdehnung gespalten oder gar entfernt wird.

Die Mediastinotomia parasternalis hat auch SCHMIEDEN (1924) zur Entfernung ausgedehnter Mediastinaldermoide als besten Zugangsweg gerade für diese oft vom Mittelfellraum sich weit seitlich in die Brusthöhle hinein entwickelnden Geschwülste empfohlen (s. S. 681).

III. Die Mediastinotomia transversalis nach FRIEDRICH (1910).

FRIEDRICH hat 1910 einen neuen Zugangsweg zum vorderen oberen Mittelfellraum gesucht. Die bis zu dieser Zeit am häufigsten geübten oben geschilderten

Vorgehen der zeitweiligen Brustbeinresektion oder die einseitige Rippendurchtrennung ohne Brustbeindurchsägung nach MADELUNG (1904) sind entweder zu eingreifend oder geben nicht genügend Überblick in solchen Fällen, in denen größere Abschnitte des vorderen Mittelfellraumes freigelegt werden müssen. FRIEDRICH hat daher Versuche angestellt, einen breiten Zugang zum oberen Mittelfellraum unter einfacher Querdurchtrennung des Brustbeines und der

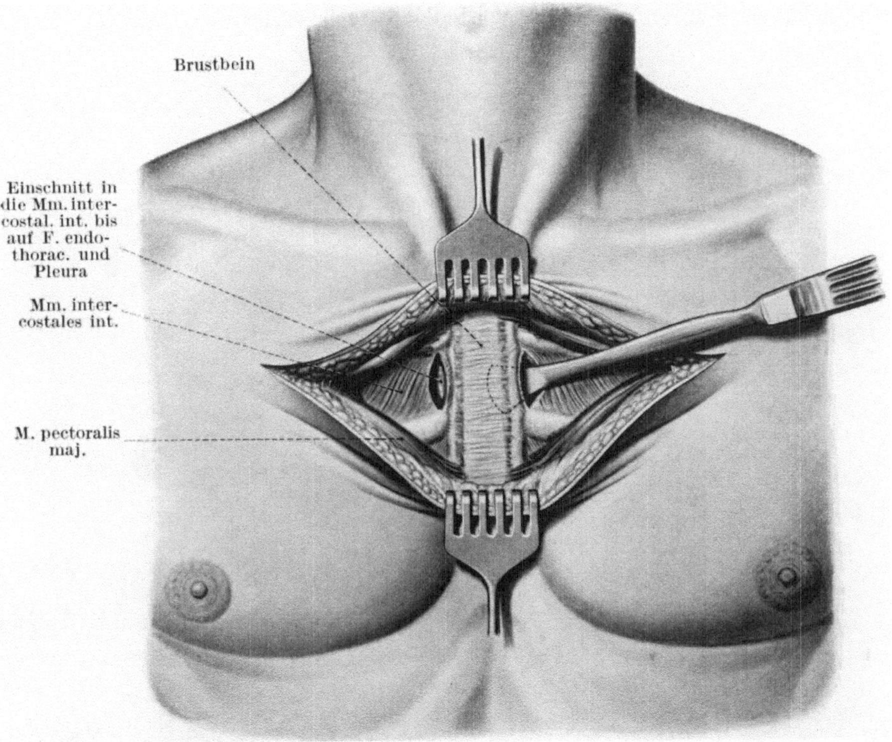

Abb. 503. Mediastinotomia anterior transversalis nach FRIEDRICH. 2. Der M. pectoralis maj. ist in der Faserrichtung gespalten. Zu beiden Seiten des Brustbeines werden im 2. Zwischenrippenraum die Zwischenrippenmuskeln eingeschnitten. Ein gebogenes Raspatorium wird vorsichtig unter das Brustbein geschoben.

benachbarten Zwischenrippenräume zu erzielen. Dringt man in der Höhe des 2. Zwischenrippenraumes in die Tiefe, so eröffnet man den Mittelfellraum, auf die Luftröhre bezogen, etwas oberhalb der Teilungsstelle dieses Organs, also in einer für Eingriffe im Mittelfellraum geeigneten Höhe.

Im einzelnen wird der Eingriff nach FRIEDRICH folgendermaßen ausgeführt: Zunächst wird ein Schnitt quer über das Brustbein, am oberen Ende der 3. Rippe angelegt. Er wird gleichzeitig etwa je 10—12 cm in die beiden Zwischenrippenräume weitergeführt (Abb. 502). Die Zwischenrippenmuskulatur wird vorsichtig durchtrennt unter Vermeidung einer Eröffnung der Brusthöhle. Unmittelbar am Brustbein durchtrennt man nun die Weichteile so weit, daß man dessen hinteren Rand durchtasten kann und schlägt mit einigen Meißelschlägen das Brustbein durch oder durchschneidet es mit der GIGLI-Säge von hinten nach vorne (Abb. 502 und 504). Dann werden auch seitlich die Zwischenrippenmuskeln, und wenn eine Erweiterung der Öffnung nötig ist, die 2. und 3. Rippenknorpel fingerbreit vom Brustbein durchtrennt (Abb. 507). Der Knorpelschnitt soll außerhalb der A. und Vv. mammariae liegen. Setzt man nun scharfe Knochenhaken in die Schnittflächen des Brustbeines oben und unten ein und zieht mit kräftigem Zug allmählich beide Teile auseinander, während man am Mittelfell die Umschlagsfalte des Brustfelles und den Herzbeutel mit dem Finger vorsichtig trennt, gelingt es in überraschender Weise den vorderen Mittelfellraum auf etwa 5—7 cm übersichtlich freizulegen (Abb. 506 und 507). Die A. und Vv. mammariae brauchen nicht verletzt zu werden. Werden sie doch verletzt, so müssen sie

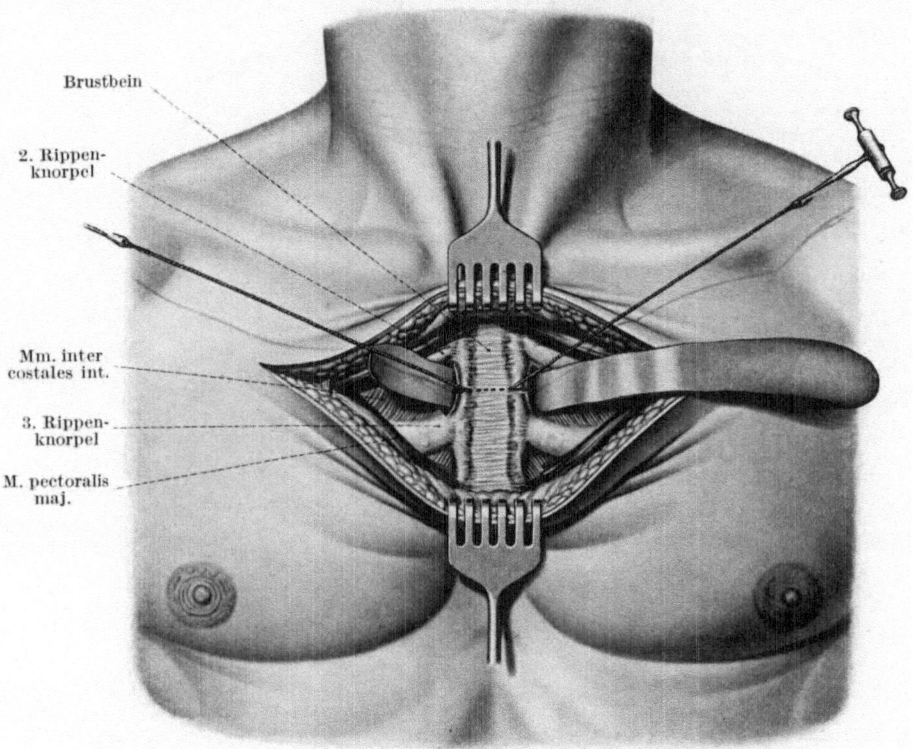

Abb. 504. Mediastinotomia anterior transversalis nach FRIEDRICH. 3. Über einen untergeschobenen Spatel wird mit der GIGLI-Säge das Brustbein durchtrennt.

unterbunden werden. Soll der Zugang noch breiter werden, so ist die Durchtrennung der Zwischenrippenmuskulatur noch weiter durchzuführen. Schließlich kann man auch weitere benachbarte Rippenknorpel in der gleichen Entfernung vom Brustbein durchtrennen (Abb. 507). Geht man weiter seitlich vor, so gelingt es, falls nicht gerade eine Verwachsung der Pleura mit einem Tumor oder ein Entzündungsprozeß besteht, die Pleurahöhle zu schonen. FRIEDRICH betrachtet den Eingriff als besonders schonend; insbesondere glaubt er, daß nach Abschluß des Eingriffes die Tätigkeit des Brustkorbes weniger beeinträchtigt wird als nach anderen Eingriffen. Falls keine Verletzung der Brustfellhöhle zustande kam, hält er eine Sicherung durch eine Rippennaht, die man im Verletzungsfalle allerdings unter Umständen anweden sollte, nicht für nötig. ISELIN (1910) hat den Vorschlag FRIEDRICHs auch für die Freilegung des Herzens empfohlen. Dieser Vorschlag ist auch schon von D'ESTE (1908) und SALOMONI (1909) gemacht worden. In beiden Fällen wird der Querschnitt im 3. Zwischenrippenraum angelegt.

ε) Die druckentlastende Eröffnung des vorderen Mittelfellraumes.

Die entlastende Eröffnung des Mittelfellraumes kommt nur für solche Fälle in Frage, bei denen eine radikale Beseitigung der Druckerscheinungen nicht

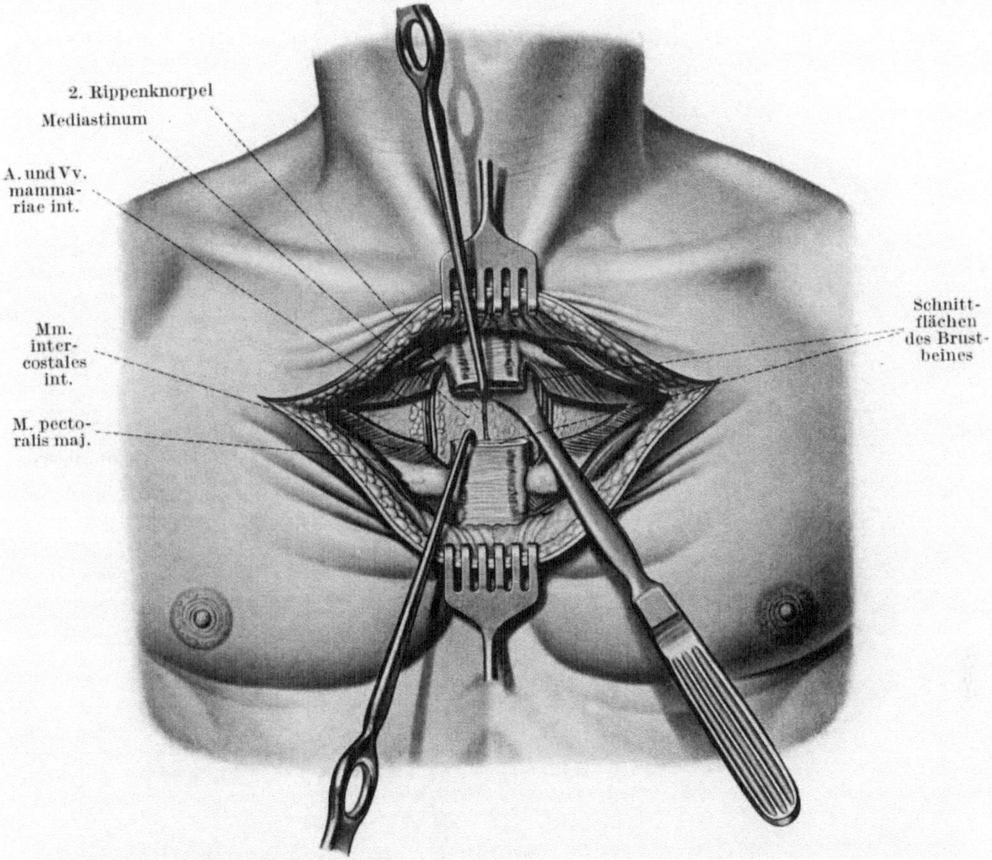

Abb. 505. Mediastinotomia anterior transversalis nach FRIEDRICH. 4. Das vordere Mediastinum liegt nach Einsetzen zweier scharfer Haken in die Brustbeinwunde frei. Die Weichteile werden mit dem Raspatorium weiter abgeschoben.

in Frage kommt. Ausnahmen von dieser Regel bilden Fälle, in denen eine rechtzeitige Eröffnung des Mittelfellraumes vorgenommen wird, um dann etwa in einer zweiten Sitzung eine Beseitigung der raumbeengenden Geschwulst herbeizuführen. Es handelt sich also in erster Linie um Kranke, die entweder überhaupt nicht oder wenigstens zur Zeit aus irgendwelchen Gründen nicht endgültig von ihren Leiden befreit werden können. Unter den Krankheitsursachen derartig inoperabler Fälle stehen in erster Linie die Geschwülste, und hier wieder stehen an der Spitze die bösartigen Geschwülste des Mittelfellraumes. Von den primären hier vorkommenden Geschwülsten werden am häufigsten die verschiedensten Arten von Sarkomen beobachtet. Sie nehmen ihren Ausgang von der Brustwand (AMBURGER 1901), von dem Thymusrest

(STOICHITZA 1920, ZANETTI 1925, CLELAND 1922, KARLIN 1936), oder von den Lymphknoten, und sind schon bei Säuglingen beobachtet worden (LANGE und VAN GOOR 1921). Es kommen außer den Lymphosarkomen (KÖNIG 1914, SAUERBRUCH 1912, HAUDEK 1922, SORGE 1922) auch Fibrosarkome (OLLÉ 1923), Angiosarkome (KOTT, LILIENTHAL 1936, CERNOEVIC 1937) und Chondrosarkome (OLLÉ 1923) in Frage. Das Chondrosarkom hat seinen Platz im hinteren Mittelfellraum, ebenso wie das Fibromyxosarkom (BULL 1936), während

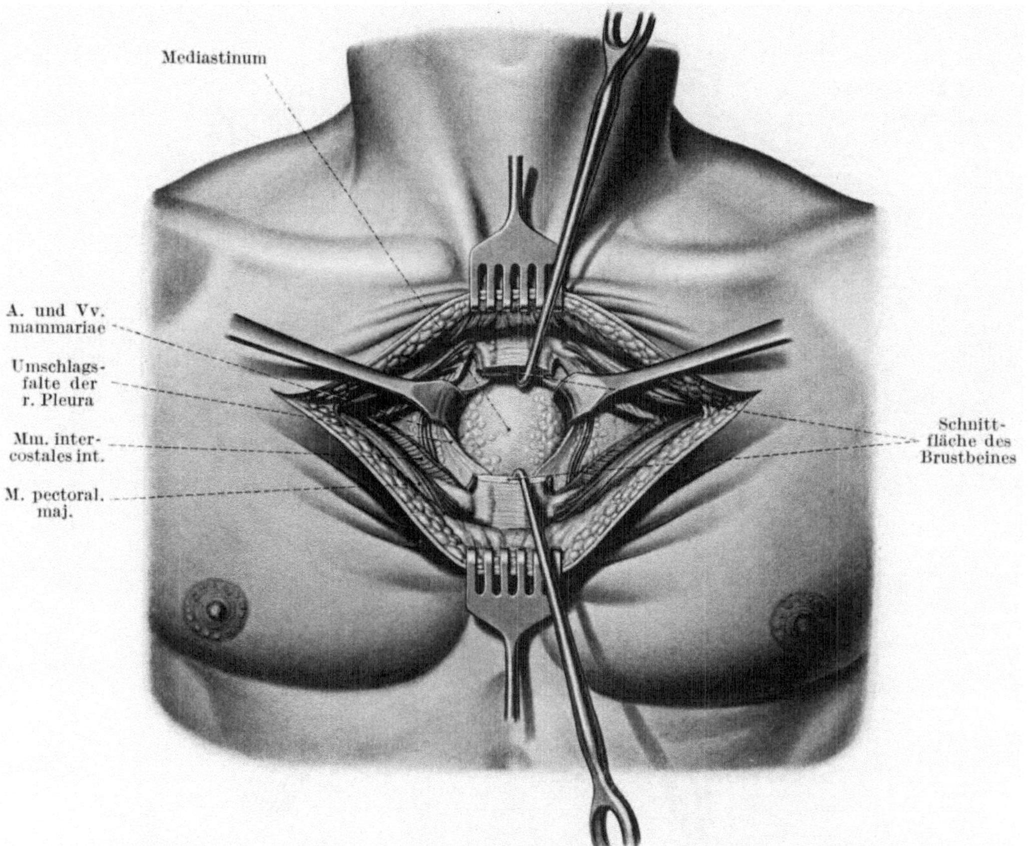

Abb. 506. Mediastinotomia anterior transversalis nach FRIEDRICH. 5. Nach Spaltung des Mittelfellgewebes werden die beiden Pleuraumschlagsfalten auseinandergezogen und der obere Teil des Mittelfellraumes liegt frei.

die übrigen Geschwülste dem vorderen Mittelfellraum angehörten. LERICHE (1931) hat ein großes Sarkom des vorderen Mittelfellraumes, das zu Schluck- und Atembeschwerden und Erschwerung der Nahrungsaufnahme, außerdem zu ausstrahlenden Schmerzen in der rechten Schulter geführt hatte, teilweise entfernt. Sonst sind augenscheinlich bösartige Geschwülste des Mittelfellraumes außer von SAUERBRUCH (1912), der sich auf teilweise Entfernung inoperabler Geschwülste beschränken mußte, nicht chirurgisch angegangen worden. Zu den primären bösartigen Geschwülsten des Mittelfellraumes müssen auch die bösartigen substernalen und endothorakalen oder mediastinalen Schilddrüsengeschwülste gerechnet werden (Struma maligna, Schilddrüsensarkom und Karzinom). Außer den Sarkomen und den genannten Karzinomen sind auch noch die Lymphogranulome des Mittelfellraumes zu nennen (LEMON und DOYLE 1921, die bei 23 von 26 Fällen die Diagnose durch Probeexzision sichergestellt haben, LERCHE 1929 und PRINZ 1937). Im letzteren Falle wurde eine Entfernung eines großen Lymphogranulomes erfolgreich vorgenommen.

Neben den primären Geschwülsten und den Lymphogranulomen bilden die sekundären bösartigen Geschwülste die Veranlassung für ein nicht radikales Vorgehen. Es handelt sich hauptsächlich um Metastasen von

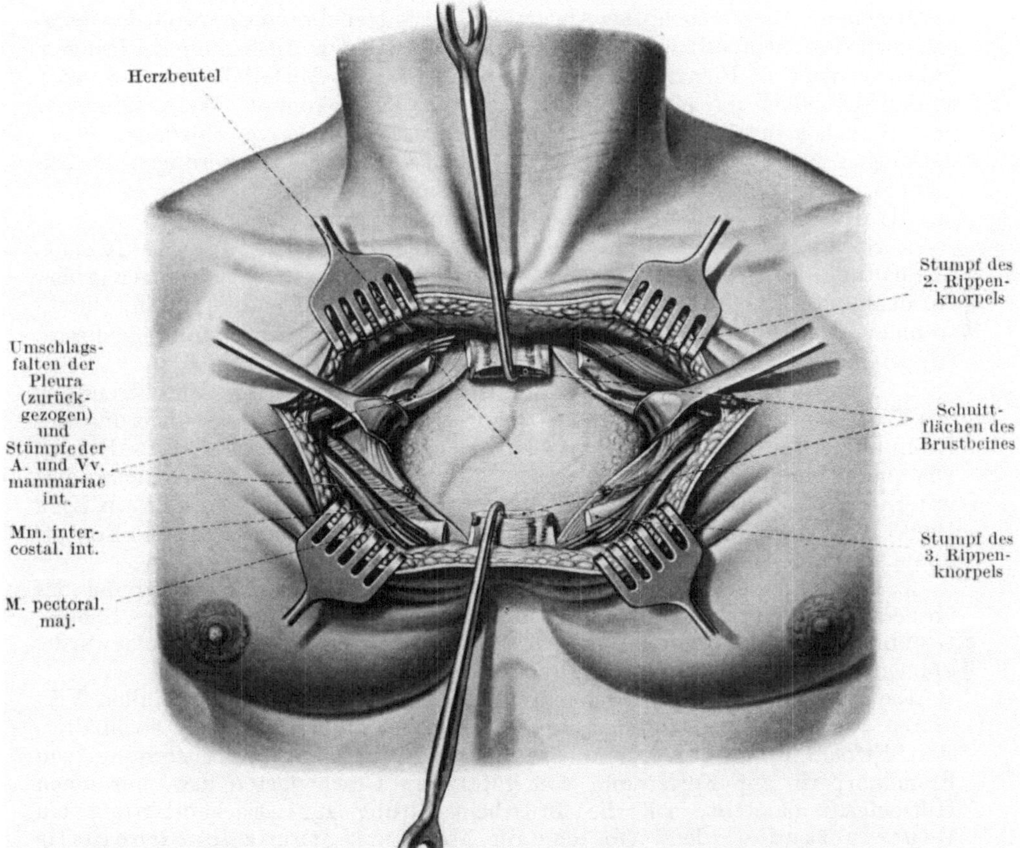

Abb. 507. Mediastinotomia anterior transversalis nach FRIEDRICH. 6. Genügt die Übersicht nicht, so wird aus den Rippenknorpeln ober- und unterhalb des Querschnittes beiderseits ein kleines Stück reseziert. Auf diese Weise läßt sich der Raum so erweitern, daß ein ausgedehnter Überblick nach Zurückziehen der Pleuraumschlagsfalten ermöglicht werden kann. Die A. und Vv. mammariae sind unterbunden.

Karzinomen, meist der Lunge, aber auch des Bronchialbaumes usw. Auch Fernmetastasen können gelegentlich im Mittelfellraum ihren Sitz haben. Außer den genannten gut- und bösartigen Geschwülsten kann auch eine retrosternale Struma eine druckentlastende Spaltung des Mittelfelles nötig machen. In der Mehrzahl der Fälle wird allerdings die Spaltung des Brustbeines hier nur zu dem Zweck ausgeführt, um die vollständige Entfernung der retrosternalen Strumaanteile vorzunehmen. Es gibt Fälle (SAUERBRUCH 1912), in denen eine Luxation des retrosternalen Kropfes ohne Erweiterung des oberen Brustkorbringes nicht möglich ist. STICH (1927) hat aber einen Fall beschrieben, in dem es sich höchstwahrscheinlich um eine Art eisenharte Struma (RIEDEL) gehandelt hat, bei der eine radikale Entfernung unmöglich war, so daß er sich hier mit der Spaltung des Brustbeines als lebensrettendem Eingriff begnügen mußte. Außer der retrosternalen Struma kommt auch noch die Struma mediastinalis, d. h. Struma ohne Zusammenhang mit der Schilddrüse, sei es, daß er nicht bestanden hat oder gelöst ist, für die zeitweilige Brustbeinspaltung in Frage.

Ein weiteres Anzeigegebiet für die Druckentlastung im Mittelfell bilden die Aneurysmen der Aorta, wenn sie eine gewisse Größe erreicht haben (Sauerbruch 1915, Marschik 1921, Guleke 1922) und schwere Druckerscheinungen verursachen. Alle Versuche das Aneurysma des Mittelfellraumes sowohl das intra- als auch das extraperikardiale durch einen Eingriff zur Ausheilung zu bringen, haben versagt (s. Eingriffe an großen Gefäßen des Mittelfellraumes S. 827), so daß schließlich nur eine Druckentlastung in Frage kommt. Wenn sie naturgemäß auch keine Heilung bringt, so hat sie, wie das aus verschiedenen Beobachtungen hervorgeht, doch zum Teil länger dauernde Besserungen herbeigeführt.

Als druckentlastende Eingriffe kommen in Frage:

1. Sprengung des Brustkorbes in der Richtung der Meridiane. a) Spaltung des Brustbeines in der Längsrichtung in mehr oder weniger großer Ausdehnung [Milton 1897, Sauerbruch 1912 (s. S. 687 und 703)]. b) Durchtrennung des Rippenringes in der Parasternallinie unter Abtrennung mehrerer Rippenknorpel vom Brustbein [Madelung 1904 (s. S. 706)].

2. Sprengung des Brustkorbes in querer Richtung. Durchtrennung des Brustbeines in Höhe des 2. Zwischenrippenraumes unter Verlängerung des Eröffnungsschnittes in beide Zwischenrippenräume (Friedrich 1910, s. S. 708). Die quere Durchtrennung des Brustbeines in Höhe des 3. Zwischenrippenraumes unter einseitiger Erweiterung des Schnittes im Zwischenrippenraum (d'Este 1908, Salomoni 1909, Wilms 1910) kommt als druckentlastender Eingriff kaum in Frage.

3. Die Fensterbildung des Brustkorbes, wie sie zur Eröffnung des vorderen Mittelfellraumes und zur Freilegung des Herzens von Poirier (s. S. 693), Giordano (s. S. 695), Kocher (s. S. 693) und Lexer (s. S. 696) angegeben wurde, können nur eine umschriebene Druckentlastung herbeiführen.

Die Beobachtung nach solchen Eingriffen hat gezeigt, daß von allen Verfahren augenscheinlich die Brustbeinlängsspaltung die besten und nachhaltigsten Erfolge bringt. Während die Brustbeinspaltung zur Entfernung von Fremdkörpern, zur Entfernung von gutartigen Geschwülsten usw. nur einen Hilfseingriff darstellt, soll die Brustbeinspaltung zur Druckentlastung ein Dauerzustand werden. Ob man die Mediastinotomia longitudinalis sup. nach Sauerbruch (s. S. 687) anwendet, oder die Mediastinotomia longitudinalis inferior (Sauerbruch) (s. S. 699), die Mediastinotomia totalis nach Milton (s. S. 703), oder die Mediastinotomia parasternalis nach Madelung (s. S. 706), muß nach Lage des Einzelfalles entschieden werden. Sauerbruch, Guleke und Harttung kamen mit der Mediastinotomia long. sup. aus, da es sich um Geschwülste bzw. Aneurysmen, die auf den oberen Abschnitt des Mittelfellraumes beschränkt waren, handelte. Fritz König zog das Miltonsche Verfahren vor, da er glaubte, daß da, wo ein großer Druck ausgeglichen werden muß, das Sauerbruchsche Verfahren nicht ausreicht. Um nun die Wirkung des Eingriffes zu einer dauerhaften zu machen, sind zwei Forderungen zu erfüllen: 1. Das hintere Periost bzw. die Fascia endothoracica soll nach Spaltung des Brustbeines ebenfalls durchtrennt werden (Fritz König), eine Forderung, die besonders Guleke (1922) unterstreicht. Erst dadurch tritt ein ausreichendes Klaffen des Brustbeines ein. 2. Das Zurückfedern der getrennten

Brustbeinabschnitte muß durch das Einlegen eines oder mehrerer Sperrstücke aufrechterhalten werden. FRITZ KÖNIG (1914) hat dazu zwei entsprechend vorgerichtete Elfenbeinstücke verwandt (Abb. 508). Das eine wurde in Höhe des 4.—5. Rippenknorpels, das andere 5 cm höher eingefügt, nachdem der Brustbeinspalt an den angegebenen Stellen durch Fugenbildung mit Hilfe der LUERschen Zange etwas erweitert worden war. Die von KÖNIG angewandten Elfenbeinstücke sind ohne Schwierigkeit eingeheilt. Ihr Sitz war durch die Fugenbildung durchaus

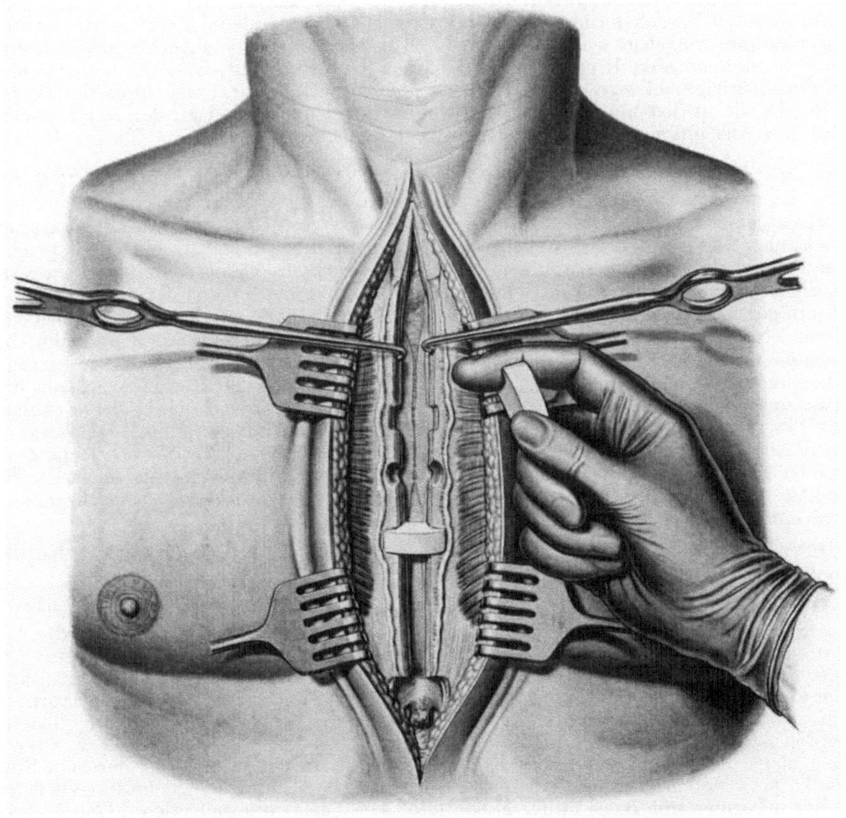

Abb. 508. Die Mediastinotomia longitudinalis anterior totalis nach MILTON. In ihrer Anwendung als druckentlastender Eingriff nach FRITZ KÖNIG. Das Brustbein ist nach MILTON gespalten (s. S. 703). Die Spaltung ist hier von einem Bohrloch in der Mittellinie nach oben und unten vorgenommen worden. An 2 Stellen sind Falze in den inneren Brustbeinrand eingeschnitten, in die Elfenbeinkeile zur dauernden Auseinanderhaltung der Wundflächen eingesetzt werden können.

fest, zumal sie durch die Federkraft des Brustkorbes gehalten wurden. GULEKE hat in seinen Fällen den beim Eröffnungsschnitt entnommenen 3. Rippenknorpel, der zuerst steril aufgehoben wurde, als Sperrkeil in den Brustbeinspalt eingefügt. Um ihn an Ort und Stelle festzuhalten, wurde er mit zwei Drahtnähten an den Brustbeinrändern befestigt. Er hält diese Drahtbefestigung für unbedingt notwendig, insbesondere bei Aneurysmen, da durch die Verschiebung der Brustbeinstücke bei der Atmung eine Wandschädigung des Aneurysmasackes und ein Bersten desselben verursacht werden könnte. Die Einlegung von Fremdkörpern (Aluminiumkeil, DE FERNO 1937) ist weniger zu empfehlen.

ζ) Die Eingriffe zur Eröffnung des hinteren Mittelfellraumes.

I. Geschichtliche Vorbemerkungen.

NASSILOW hat bereits 1888 die Freilegung des hinteren Mediastinums empfohlen, um auf diesem Wege an die Speiseröhre zu kommen.

Der Kranke befindet sich in Bauchlage mit erhobenem linken Arm. Etwa 10 cm von der Wirbelsäule entfernt und parallel zu dieser werden die Weichteile bis auf die Rippen eingeschnitten. Der senkrechte Schnitt wird durch zwei waagerechte am oberen und unteren Ende zu einem rechtwinkeligen Lappen vervollständigt. Zur Freilegung des oberen Abschnittes der Brustspeiseröhre wird der Lappen auf der linken Seite gebildet und im weiteren Vorgehen die 3.—6. Rippe entfernt. Soll jedoch der untere Brustabschnitt der Speiseröhre freigelegt werden, so wird der Lappenschnitt nach rechts gebildet und die entsprechenden unteren Rippen entfernt. Nach Unterbindung der Zwischenrippengefäße wird die Pleura geschlossen, vorsichtig von den Rippen abgelöst und ohne die Eröffnung der Brusthöhle in den hinteren Mittelfellraum vorgedrungen und an der Aorta vorbei die Speiseröhre aus ihrem lockeren Bindegewebe ausgelöst.

In ähnlicher Weise sind QUÉNU und HARTMANN (1892, 1895) vorgegangen.

Sie legen ihren Schnitt auf der linken Seite (wegen der zu erwartenden Tiefe des Operationsgebietes auf der rechten) über die Anguli costarum. Er verläuft parallel zur Wirbelsäule. Der Schnitt hat ungefähr 15—20 cm Länge und seine Mitte entspricht der Gegend unterhalb der Spina scapulae. Der M. trapezius kann oben geschont werden, während man die Mm. rhomboidei durchtrennt. An der Grenze des langen Rückenstreckers geht man nun gegen die Rippen vor. Es werden nur kurze Stücke von der 3.—5. oder 6. Rippe entfernt. Nach vorsichtiger Ablösung der Pleura von den Rippen kann man nun in der Rippenlücke gegen den Mittelfellraum vordringen. QUÉNU und HARTMANN hatten sich für die linke Seite entschieden wegen der tiefen Einsenkung der rechten Pleura in das hintere Mediastinum, die den Zugang ohne Verletzung der Pleurahöhle sehr erschwert. ZIEMBICKI (1895) hat, nach vergeblicher Eröffnung eines im hinteren Mittelfellraum gelegenen Abszesses vom Hals her, das Fortschreiten der Eiterung nach der Tiefe zu nicht aufhalten können. Er hat an dieser Leiche die hintere Mediastinotomie nach NASSILOWS Vorschlag ausgeführt und dabei trotz besonders darauf gerichteter Aufmerksamkeit die Pleura eingerissen.

BRYAND (1895) hat ebenfalls einen hinteren Zugangsweg zum Ösophagus gesucht.

Er stellte an der Leiche fest, daß die Speiseröhre in ihrem oberen Abschnitt in etwa gleicher Weise und mit den gleichen Gefahren von rechts und links erreicht werden könne, daß man aber naturgemäß zur Freilegung eines Bronchus die betreffende Seite wählen müsse. Durch eine Sonde mit Maßeinteilung stellte er die Entfernung des Fremdkörpers in der Speiseröhre von der Zahnreihe und damit den entsprechenden Wirbelkörper und Dornfortsatz fest, ein Verfahren, das heute durch die Röntgenuntersuchung überflüssig geworden ist. Unterhalb des Aortenbogens dringt er von rechts ein. Der Kranke wird in Bauchlage operiert, nachdem der Körper des entsprechenden Wirbels, der dem Sitz des Fremdkörpers entspricht, angezeichnet wurde. Er umschneidet ebenfalls einen rechtwinkeligen Lappen mit Basis in der Mittellinie. Die Basis entspricht den 3 Dornfortsätzen, deren mittelster durch die Anzeichnung des Fremdkörpersitzes gekennzeichnet ist. Die Schnitte werden bis auf den Knochen geführt, der Weichteillappen von dem Knochen abgetrennt und an der Basis zurückgeschlagen. Die mittelste freigelegte Rippe wird subperiostal entfernt, während die obere und untere nur zurückgeschlagen werden. Die Pleura darf dabei nicht verletzt werden, auch die Zwischenrippenarterien sollen geschont werden. Nun kann der ganze Pleurasack vorsichtig nach außen abgeschoben werden und es gelingt die Speiseröhre, die nach Einführung einer Sonde leicht aufgefunden werden kann, freizulegen. Eine Verletzung der V. azygos, der Aorta, der Lungengefäße und des Vagus muß vermieden werden.

Auch L. REHN hat sich etwa zur selben Zeit (1898) mit der Freilegung des Brustabschnittes der Speiseröhre beschäftigt.

Auch er bildete bei seinen beiden Fällen auf der rechten Seite einen mit der Basis an der Wirbelsäule liegenden Hautmuskellappen, der vom 3. bis zum 8. oder 9. Dornfortsatz reichte und seitlich durch den hinteren Schulterblattrand begrenzt wurde. Von den entsprechenden Rippen werden mehrere Zentimeter subperiostal entfernt und nun die Pleura costalis von der Fascia endothoracica bis zur Wirbelsäule abgelöst. So leicht dieser Eingriff an der Leiche ausgeführt werden kann, so schwierig kann er beim narkotisierten Kranken werden. Besonders bei schwieriger Narkose geschieht eine Pleuraverletzung außerordentlich leicht und stört den Verlauf und die Aussichten des Eingriffes ganz erheblich. Daher ist es sehr günstig, wenn die Pleurablätter bereits verklebt sind. REHN hat anläßlich eines einschlägigen Falles, wie 1 Jahr später HEIDENHAIN, festgestellt, daß es vielleicht zweckmäßiger ist, nahe der Wirbelsäule die Weichteile und die Rippen zu durchtrennen. In diesem Falle waren die Rippenköpfchen der 2.—5. Rippe freigelegt und nach vorsichtiger Ablösung der Pleura von einer Rippe war diese zunächst unmittelbar neben der Wirbelsäule reseziert worden. Dann wurden auch die benachbarten oberen und unteren Rippen vorsichtig teilweise entfernt, und nun gelang es ohne Schwierigkeiten mit einem Finger einzudringen und die Pleura lateralwärts abzulösen, was sehr viel leichter gelingt, als der umgekehrte Weg nach mehr seitlicher Durchtrennung der Rippen. Von dieser Bresche aus ist nach Ablösung der Pleura eine Erweiterung des Operationsfeldes außerordentlich leicht.

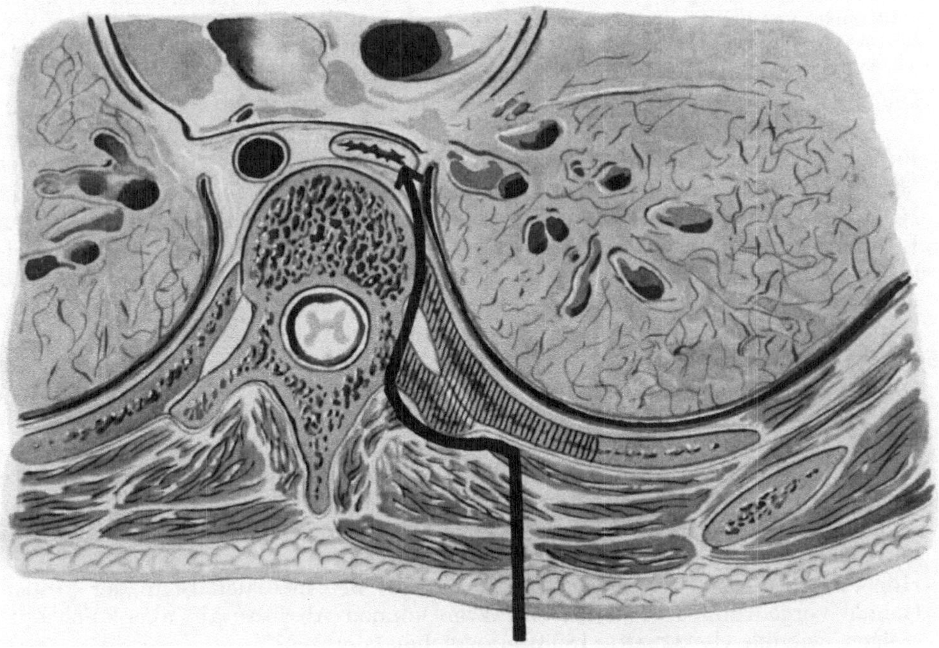

Abb. 509. Querschnitt durch den hinteren Teil der Brustwirbelsäule, Mittelfellraum und Lungen. Die schwarz ausgezogene Pfeillinie deutet den Zugang zur Speiseröhre nach HEIDENHAIN unter Resektion der Querfortsätze an.

Ähnlich hat W. LEVY im selben Jahre die Freilegung des Brustteiles der Speiseröhre geschildert (s. Abschnitt Speiseröhrenkarzinom).

Er operierte auf der linken Seite, trotzdem er zugibt, daß der Weg auf der rechten Seite etwas kürzer ist. Der Weg wird aber etwas versperrt durch die V. azygos, die nach Zurückschieben der Pleura costalis über die Speiseröhre hinwegzieht. Reseziert man aber auf der linken Seite 10—12 cm lange Stücke, so kann man die Speiseröhre leicht freilegen. Er hielt aber die Zeit für die Resektion der Speiseröhre, besonders der krebsig erkrankten, noch nicht für gekommen, da eine sichere ringförmige Naht, selbst ohne daß eine Lücke gesetzt wurde, ihm unmöglich erschien.

POTARCA hat ebenfalls 1898 seine Untersuchungen über die Eröffnung des hinteren Mittelfellraumes bekanntgegeben. Auch er hat festgestellt, daß die Pleurahöhle sich von rechts her zwischen die Speiseröhre und die Wirbelsäule hineinschiebt, was in besonders hohem Grade in der Höhe des 10. Brustwirbels geschieht, so daß sie hier völlig den Zugang zur Speiseröhre verlegen kann. Bei Eröffnung von Abszessen spielt diese Tatsache keine wesentliche Rolle. Sie müssen ja nach ihrer Entwicklung rechts oder links eröffnet werden. Will man aber die Speiseröhre freilegen zur Entfernung von Fremdkörpern, Narben, Divertikeln oder Geschwülsten, so muß man trotz der Schwierigkeiten, die die Pleuraausstülpung nach links verursachen kann, von rechts vordringen wegen der großen Gefahren, die eine drohende Blutung aus den Ästen der den Zugang versperrenden Aorta hervorrufen kann.

Dagegen läßt sich die vorspringende Pleuraumschlagsfalte auf der rechten Seite fast immer abschieben, wenn nicht narbige Verwachsungen bestehen. Selbst wenn sie einmal eröffnet wird, ist das nicht von so großer Bedeutung, da der entstehende Pneumothorax sofort bekämpft werden kann (s. E. Rehn, S. 935).

In derselben Sitzung der Deutschen Gesellschaft für Chirurgie (1898), in der Rehn sein Vorgehen geschildert hatte, machte von Hacker darauf aufmerksam, daß wegen eines Fremdkörpers an der Billrothschen Klinik keine Speiseröhreneröffnung mehr notwendig geworden sei, da alle Fremdkörper mit Hilfe des Ösophagoskops entfernt werden könnten (seit 1887). Für die Speiseröhrenerkrankungen, die der Ösophagusskopie nicht zugänglich sind, oder die ohne Operation rettungslos verloren sind, wie z. B. Kranke mit Mediastinitis posterior im Anschluß an eine Halsphlegmone, Speiseröhrenverletzung und -zerreißung usw., schlägt v. Hacker auf Grund von Operationen an der Leiche ebenfalls den Zugang zum Mittelfellraum von der rechten Seite vor.

Auch Obalinski (1896) ist derselben Ansicht, die außerdem dahin geht, daß die Seitenwahl mehr von der Lage des einzelnen Falles, als von den allgemein anatomischen Verhältnissen abhinge.

Diese Fragen wurden fast ausschließlich in Leichenversuchen zu lösen versucht, die naturgemäß den Verhältnissen am Lebenden nicht völlig entsprechen.

Heidenhains Bericht (1899) beruht auf der Beobachtung eines klinischen Falles. Aus den anatomischen Grundlagen (Braune) geht hervor, daß der obere Teil des hinteren Mittelfellraumes zu beiden Seiten der Speiseröhre in Höhe des 1. Brustwirbels, also noch oberhalb des Jugulums, aus einem breiten Lager lockeren Bindegewebes besteht, das rechts breiter als links dem Wirbelkörper aufliegt und nach vorn von der Schilddrüse und der A. carotis und weiter nach außen von den Vv. jugulares begrenzt wird. Der Zugang zu diesem Bindegewebsraum ist beiderseits leicht, wenn man mit einem großen Längsschnitt zwischen dem Brustbein- und Schlüsselbeinanteil des Kopfnickers vorgeht. Besser ist das Vorgehen von einem Querschnitt unter Durchtrennung des Schlüsselbeinanteiles des Kopfnickers. Dringt man unmittelbar oberhalb des Brustbein-Schlüsselbeingelenkes senkrecht in die Tiefe, so gelangt man rechts zwischen A. carotis und V. jugularis int., links aber an der Außenseite der beiden großen Halsgefäße vorbei unmittelbar in jenes Bindegewebslager und kann nun stumpf in diesem an Speiseröhre und Wirbelsäule entlang nach abwärts in den hinteren Mittelfellraum eindringen, und zwar etwa bis in die Höhe des 3. Brustwirbels. v. Hacker ist auf der medialen Seite der großen Gefäße vorgedrungen. Auf diesem Wege können Abszesse ab- aber auch aufsteigen, wie das Cavazzani (1898) gezeigt hat (s. unten).

II. Die Mediastinotomia post. nach Heidenhain.

Um bei tiefreichenden Eiterungen des hinteren Mittelfellraumes einen Gegeneinschnitt vom Rücken her anlegen zu können, hat Heidenhain nach früheren und neueren Leichenversuchen empfohlen, unmittelbar neben der Dornfortsatzlinie mit einem Längsschnitt, unter Umständen mit einem darauf gesetzten Querschnitt, in die Tiefe zu gehen (Abb. 510). Es werden dann ein oder mehrere Querfortsätze in der Höhe, in der der Mittelfellraum eröffnet werden soll, unmittelbar an seiner Basis abgetragen (Abb. 511). Dann wird das dazugehörige zentrale Rippenende subperiostal freigelegt und entfernt (Abb. 512). Zur Eröffnung des Abszesses genügt die Entfernung eines Querfortsatzes und eines Rippenstückes. Auf diese Weise gelangt man nun auf das Schnellste zur Seiten- und Vorderfläche jedes beliebigen Wirbels (Abb. 513). Auf diesem Wege gelingt es leicht die geschlossene Brusthöhle zur Seite zu schieben. Ist man gezwungen gewesen zur besseren Übersicht die Rückenlängsmuskulatur zu durchtrennen, so bedeutet das keine weitere Störung, da die Muskelnerven quer verlaufen und nicht verletzt werden. Heidenhain ist es an der Leiche gelungen, ohne Schwierigkeiten von oben und hinten zugleich gegen die Speiseröhre vorzugehen (hinten unter Opferung eines Querfortsatzes), und so die Hälfte ihres Verlaufes freizulegen.

CAVAZZANI (1898) ist es, wie erwähnt, auf diesem gemeinsamen Wege gelungen, einen großen Abszeß des hinteren Mittelfellraumes erfolgreich zu eröffnen. Er hat allerdings

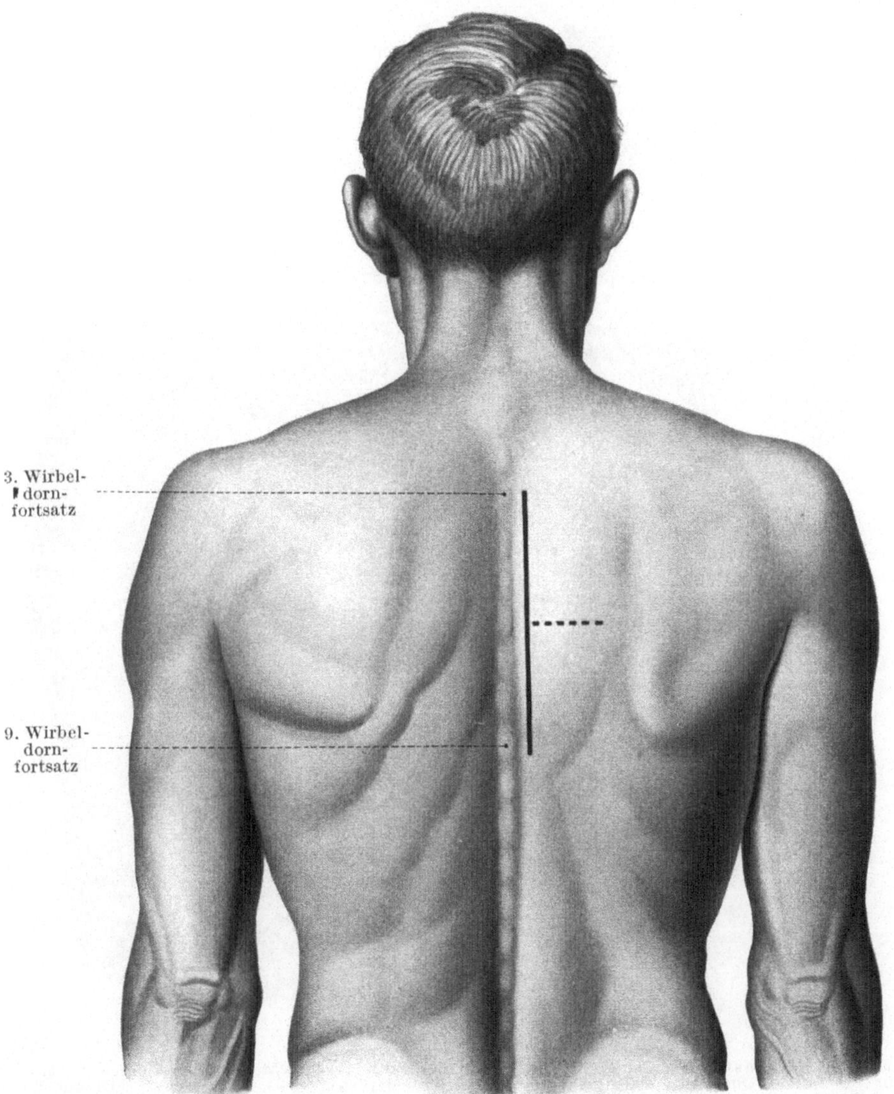

Abb. 510. Die Mediastinotomia post. nach HEIDENHAIN. 1. Der Weichteilschnitt dringt unmittelbar neben der Dornfortsatzreihe auf der rechten Seite ein. Unter Umständen muß ein Querschnitt daraufgesetzt werden, entsprechend der gestrichelten Linie.

den hinteren Eingriff von der linken Seite und nach teilweiser Entfernung der 5. und 6. Rippe durchgeführt.

Zweifellos gelingt es auf dem von HEIDENHAIN empfohlenen Wege leicht in den Mittelfellraum zu gelangen, und auch die Verletzung des Brustfelles läßt sich leichter vermeiden. Andererseits wird auf die Gefäßverhältnisse auch von ihm wenig Rücksicht genommen.

Aus den bisher angeführten Berichten geht hervor, daß der Zugang zum hinteren Mittelfellraum für den oberen Abschnitt bald auf der rechten, bald auf der linken Seite gewählt wurde. Dieser Zugang bis zur Höhe des Aortenbogens ist im wesentlichen, was die anatomischen Verhältnisse betrifft, auf

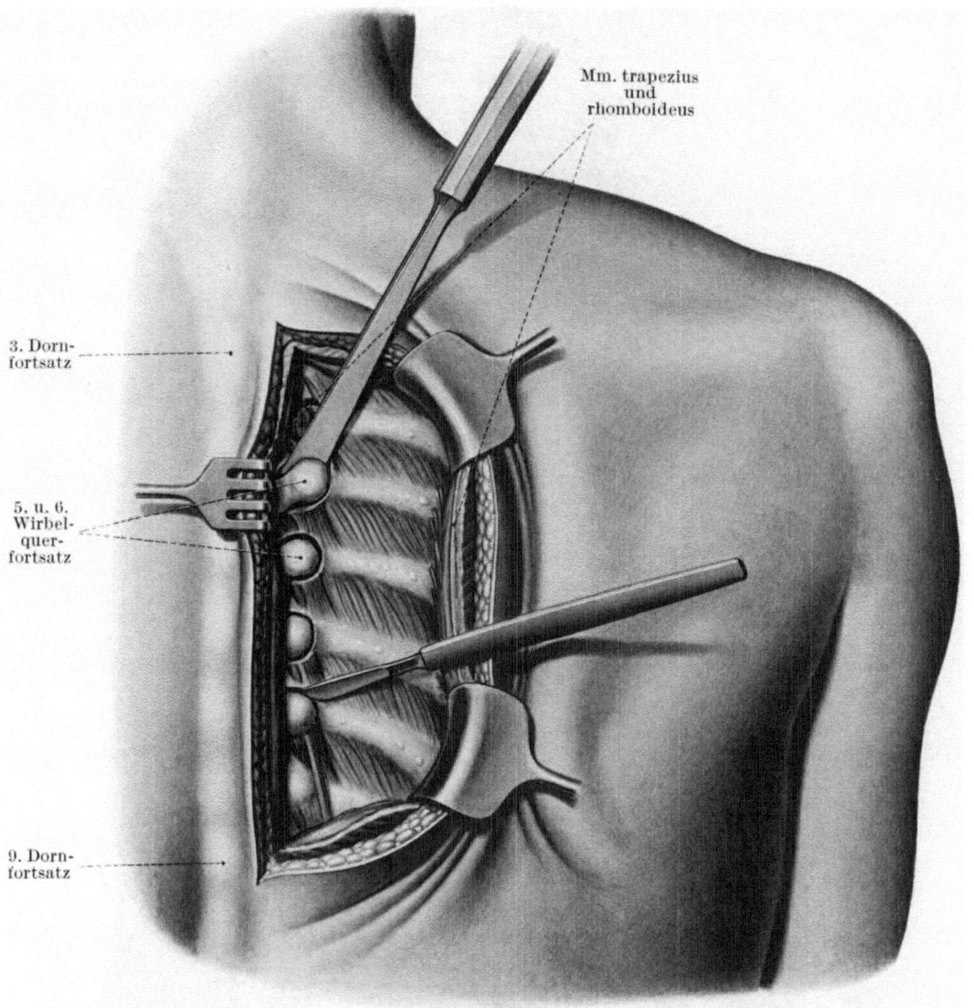

Abb. 511. Die Mediastinotomia post. nach HEIDENHAIN. 2. Der Weichteilschnitt ist durch die Muskulatur bis auf die Querfortsatzlinie geführt. Nach Bedarf werden 1—4—5 Querfortsätze entfernt. Die Querfortsätze werden von ihren Muskelansätzen befreit und unmittelbar an der Basis abgetragen.

beiden Seiten gleich. Dagegen wurde der Zugang zum unteren Mittelfellraum bald rechts, bald links gewählt. Im unteren Abschnitt sind die anatomischen Verhältnisse verschieden. Auf der linken Seite stößt man beim Vorgehen zuerst auf die Aorta und läuft Gefahr ihre Seitenäste zu verletzen, wenn man tiefer in das Mediastinum eindringen muß. Auf der rechten Seite dagegen ist nach QUÉNU und HARTMANN und POTARCA (s. oben) der Zugang zur Tiefe des Mittelfellraumes zunächst durch eine oft sich zwischen Wirbelsäule und Speiseröhre einschiebende Brustfellumschlagsfalte behindert (Abb. 18). Außerdem ist die V. azygos und der Duct. thoracicus unter Umständen im Wege. Die ersten Operationsversuche an der Leiche haben besonders die letzteren, gegen das Vorgehen auf der rechten Seite sprechenden Hindernisse betont und in der nicht immer zu

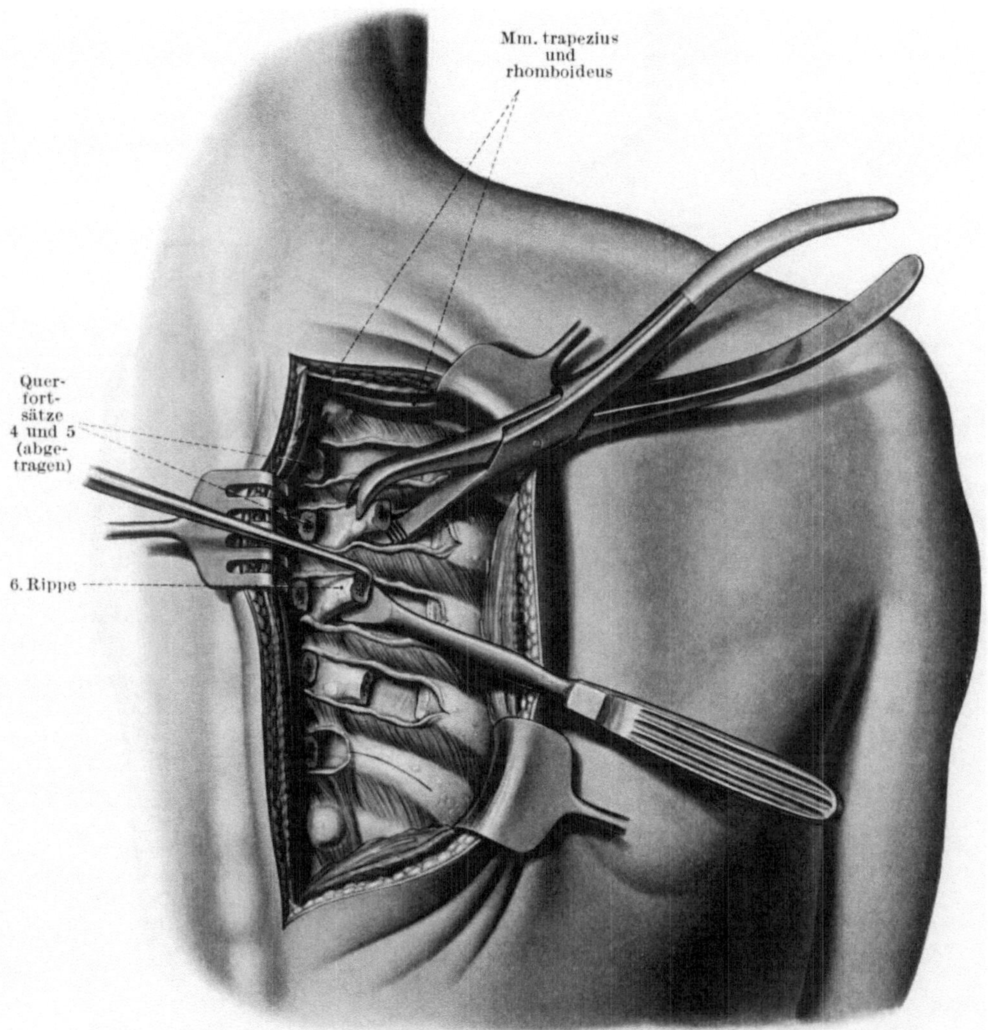

Abb. 512. Die Mediastinotomia post. nach HEIDENHAIN. 3. Die nach der Entfernung der Querfortsätze freigelegten Rippen werden auf einige Zentimeter subperiostal entfernt.

vermeidenden Verletzung der Brustfellumschlagsfalte eine so schwere Gefahr erblickt, daß sie sich für die linke Seite entschieden haben. Demgegenüber schien die Möglichkeit einer Gefäßverletzung auf der linken Seite die geringere Gefahr.

III. Die Mediastinotomia post. nach ENDERLEN.

Erst durch die gründliche Arbeit von ENDERLEN (1901) sind die anatomischen Fragen wohl endgültig beantwortet worden.

Was die Seitenwahl betrifft, so meint ENDERLEN, daß der Weg auf der linken Seite, wie ihn QUÉNU und HARTMANN (1892), FORGUE und BOURIENNE vorgeschlagen haben, bei oberflächlicher Betrachtung der bessere ist, weil er

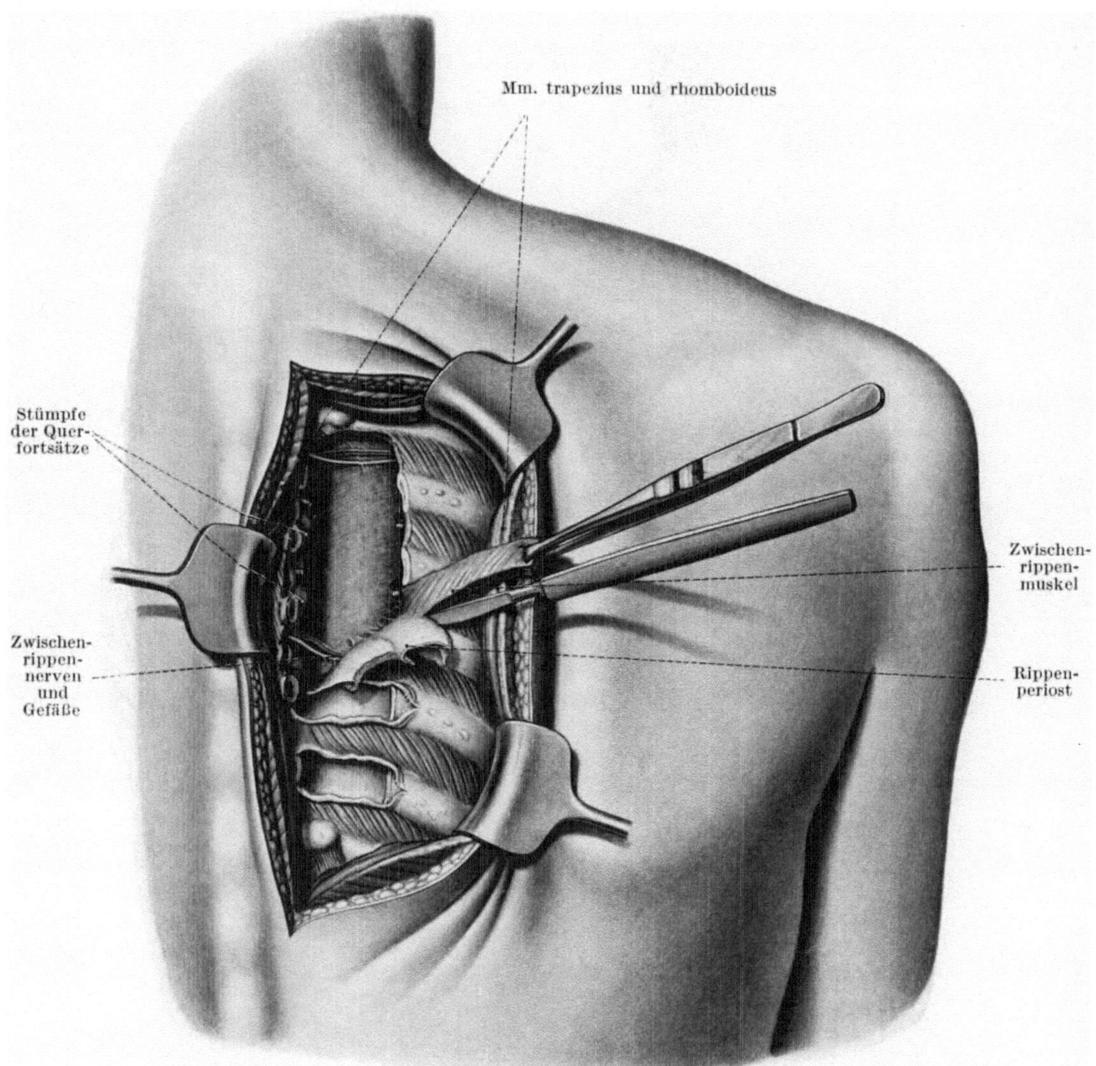

Abb. 513. Die Mediastinotomia post. nach HEIDENHAIN. 4. Nach Entfernung der Rippen wird der Periostzwischenrippenmuskellappen ebenfalls abgetragen. Die Zwischenrippennerven und Gefäße werden durchtrennt. Durch vorsichtiges Vordringen an den nun freiliegenden Wirbelkörpern gelingt das Vordringen in das hintere Mediastinum leicht. Zur Freilegung der Speiseröhre s. Abb. 518 und Abb. 519.

als der nächste zur Speiseröhre gelten kann. Bei genauerer Betrachtung liegt aber in den oberen und mittleren Abschnitten der Brustspeiseröhre die Aorta mit ihren Seitenästen im Wege. Nur im untersten Ende wird der Zugang durch die Aorta weniger beeinträchtigt. Versucht man aber von links her vorzudringen, so muß man entweder hinter oder vor der Aorta vorbeigehen. Den hinteren Weg haben bereits QUÉNU und HARTMANN verworfen. Man wird auf diesem Wege unter allen Umständen durch die arteriellen und venösen Zwischenrippengefäße behindert. Die Verletzung eines solchen Gefäßes macht sehr unangenehme und schwer stillbare Blutungen. Wählt man den vorderen Weg

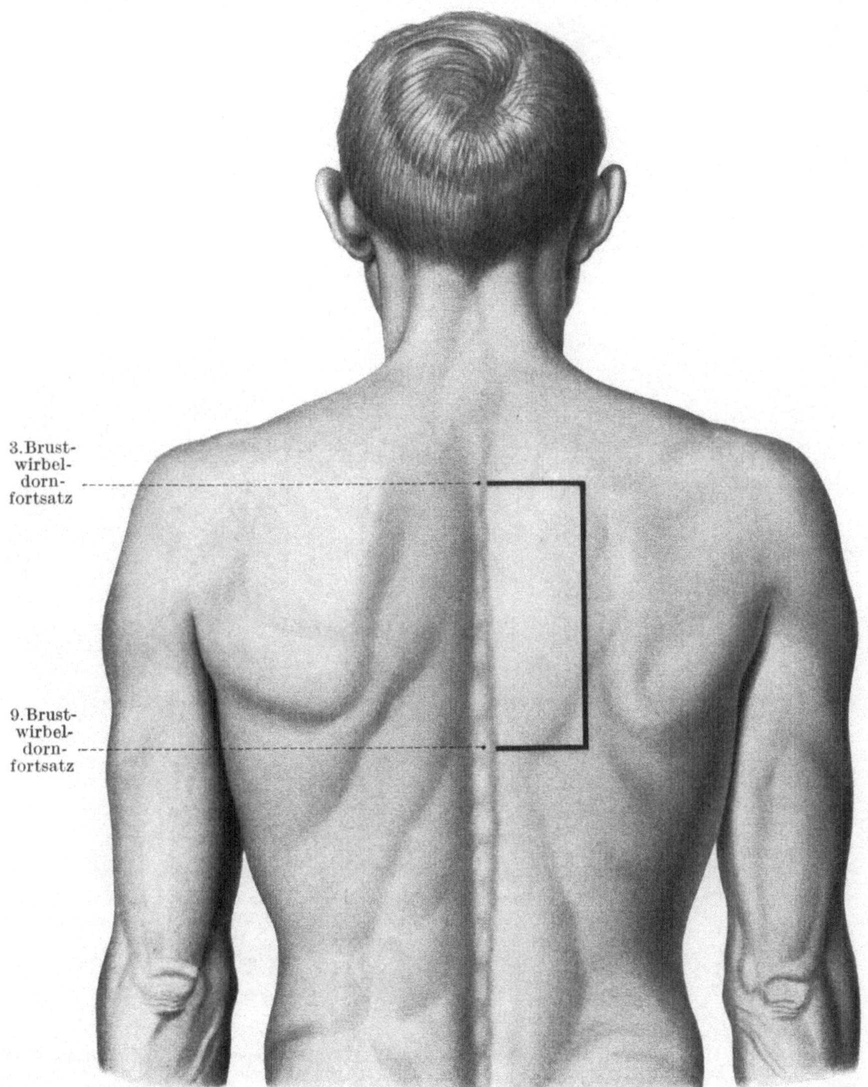

Abb. 514. Die Mediastinotomia post. nach ENDERLEN. 1. Ein rechteckiger Weichteillappen reicht vom 3.—9. Brustwirbeldornfortsatz seitlich bis zum inneren Schulterblattrand.

nach QUÉNU und HARTMANN, so kommt man zwar an den Zwischenrippengefäßen ventral vorbei, statt dessen bekommt man aber mit den Gefäßen zu tun, die von der Vorderseite der Aorta abgehen, und die bei Verletzung noch unangenehmere und schwerer stillbare Blutungen hervorrufen. Ganz abgesehen davon steht die linke Pleura fast immer in großer Ausdehnung mit der Aorta in unmittelbarer Verbindung, so daß das Vordringen gegen die Speiseröhre nur nach Ablösung der leicht verletzlichen Pleura von der Aorta vor sich gehen kann. Das Vorgehen auf der linken Seite ist daher nach ENDERLEN besonders im Bereiche des 5. und 6. Brustwirbels nicht zweckmäßig, während unterhalb davon nach seiner Ansicht, soweit die Behinderung durch die Aorta in Frage kommt,

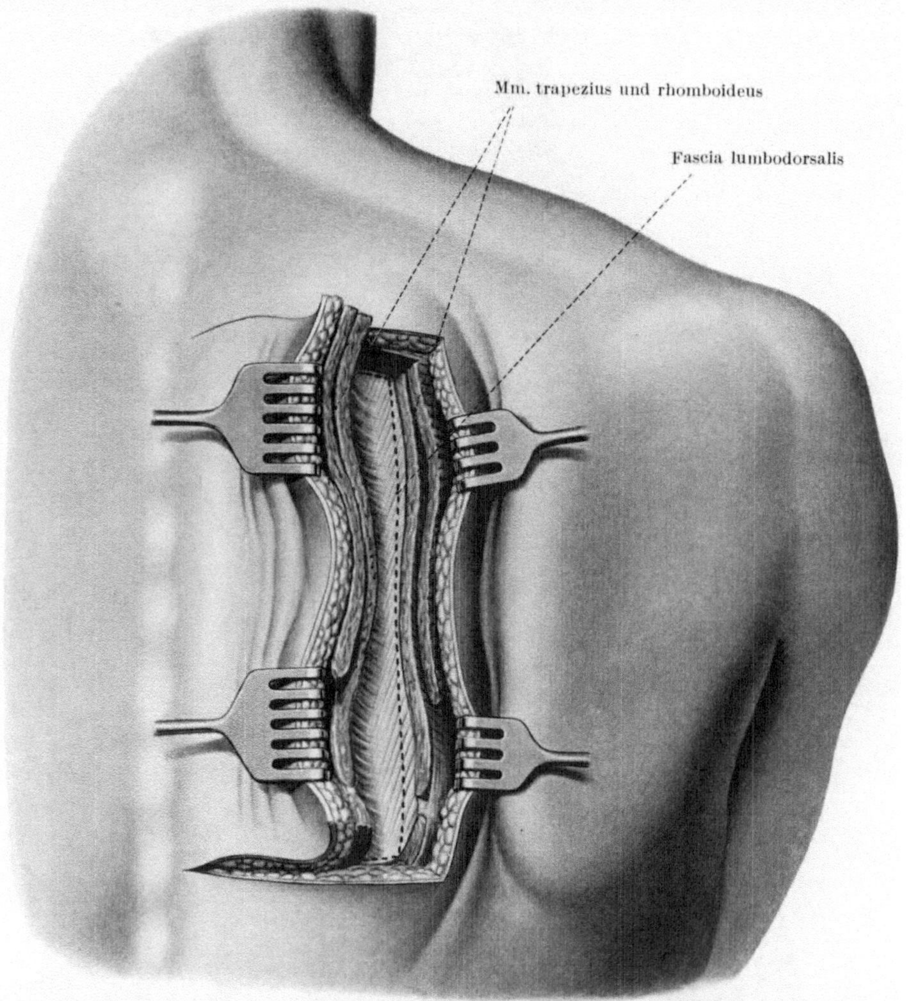

Abb. 515. Die Mediastinotomia post. nach ENDERLEN. 2. Der Türflügellappen ist durch die ganzen Weichteile bis auf die tiefe Faszie durchgeführt. Die Mm. trapezius und rhomboideus und unten der M. latissimus dorsi sind durchtrennt. Die Fascia lumbodorsalis liegt frei. Auch sie wird entsprechend der gestrichelten Linie durchtrennt.

die Verhältnisse auf beiden Seiten gleich sind. Was von Gebilden des hinteren Mediastinums außerdem noch im Wege ist, ist auf beiden Seiten unterhalb des 6. Brustwirbels ohne wesentliche Verschiedenheit. Auf der rechten Seite ist zwar die Entfernung von der Oberfläche bis zur Speiseröhre meist etwas weiter als links, abgesehen von den Fällen, in denen die Speiseröhre in diesem Abschnitt eine Biegung nach rechts ausführt. Dagegen besteht das von QUÉNU und HARTMANN (1892) u. a. besonders betonte Hindernis der weit nach der Mitte zu vorgestülpten Pleurahöhle auf der rechten Seite nicht. ENDERLEN betont mit Recht, daß die Verletzung der Brusthöhle nicht da droht, wo die Pleura sich hinter den Ösophagus vorwölbt, sondern da, wo die scharfen Rippenkanten nach der Rippenresektion gegen die zarte Pleura andrängen.

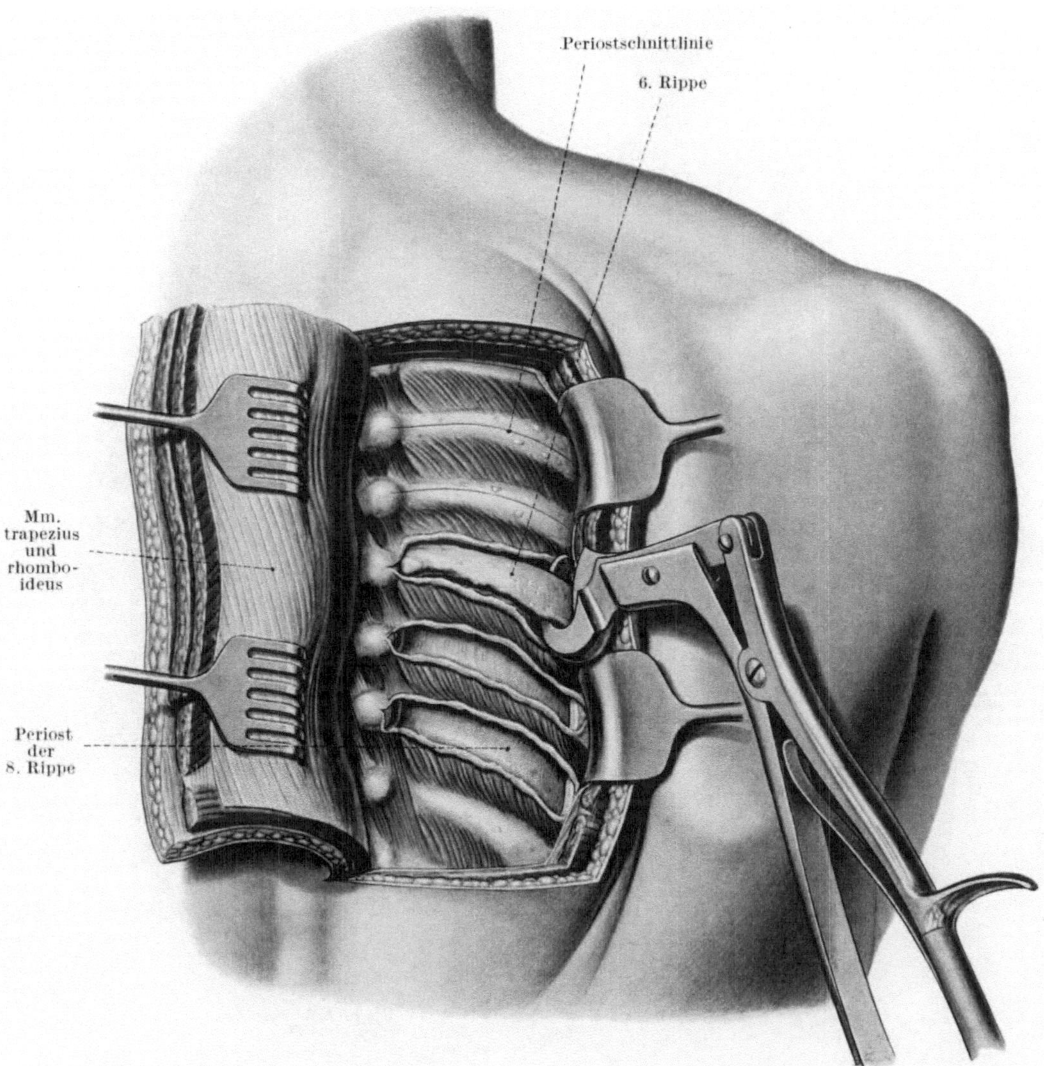

Abb. 516. Die Mediastinotomia post. nach ENDERLEN. 3. Alle Weichteile sind bis auf die Rippen durchtrennt nach der Mittellinie zurückgeschlagen und werden mit Haken zurückgehalten. Die 8. und 7. Rippe sind bereits subperiostal reseziert. Die 6. wird nach subperiostaler Freilegung distal durchtrennt.

Nach ENDERLEN wird sowohl die Gefäßverletzung als auch die Pleuraverletzung auf der rechten Seite bei folgendem Vorgehen am leichtesten vermieden. Es wird ein rechteckiger Lappen vom 3. bis zum 9. Brustwirbeldornfortsatz umschnitten mit der Basis an der Wirbelsäule (Abb. 514). Das freie Ende des Lappens reicht bis zum Schulterblatt. Alle Weichteile werden zusammen bis auf die Rippen durchtrennt und der Lappen nach der Mittellinie zurückgeschlagen (Abb. 515). Nach Freilegung der 8. Rippe wird sie in etwa 10 cm Länge subperiostal entfernt (Abb. 516). Dabei muß mit größter Vorsicht vorgegangen werden, um eine Pleuraverletzung zu vermeiden. Ist die Rippenbresche gesetzt, so gelingt es leicht von hier aus die nächst höhere und die weiteren oberen Rippen

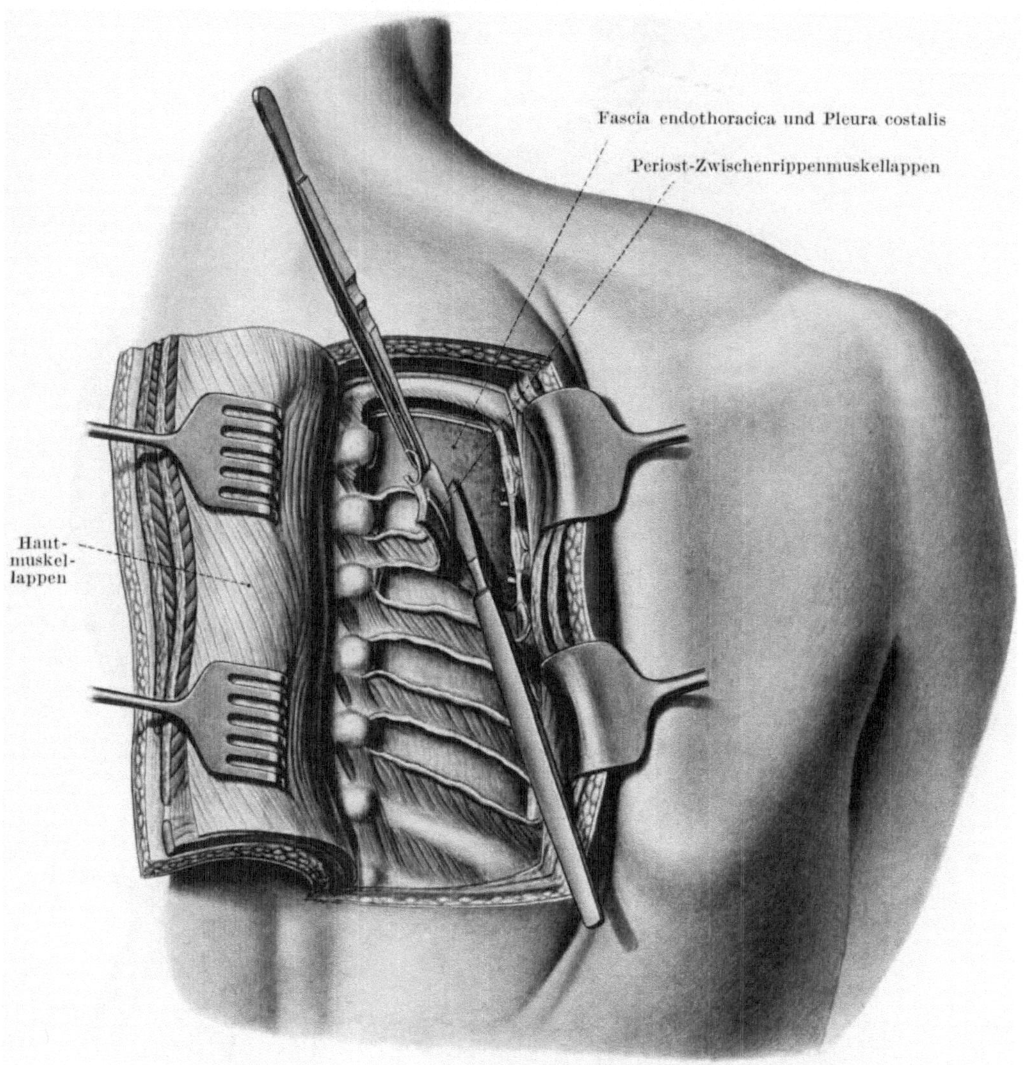

Abb. 517. Die Mediastinotomia post. nach ENDERLEN. 4. Die Rippen 4—8 sind subperiostal bis an die Querfortsätze durchtrennt. Der freiliegende Periostzwischenrippenmuskellappen wird nun im Zusammenhang von der Fascia endothoracica bzw. Pleura halb stumpf halb scharf abgelöst.

vom Brustfell stumpf abzulösen und mit den Zwischenrippenmuskeln zu durchtrennen, so daß man schließlich einen bis zur 4. Rippe reichenden Periostmuskellappen aufklappen kann (Abb. 517). Dieser ganze Lappen wird am besten entfernt, da eine Reposition überflüssig erscheint. Nun wird vorsichtig die Pleurahöhle gegen die Wirbelsäule und ventralwärts abgelöst. Der Grenzstrang des N. sympathicus soll geschont werden. Es muß daher Rücksicht darauf genommen werden, daß er gelegentlich mit der Pleura costalis zugleich von der Unterlage abgehoben werden kann (Abb. 518). Unter langsamem Vordringen in die Tiefe gelangt man an die Vorderseite der Wirbelsäule (Abb. 518). Um die Speiseröhre nicht zu verfehlen, wird nun eine Magensonde eingeführt. Die

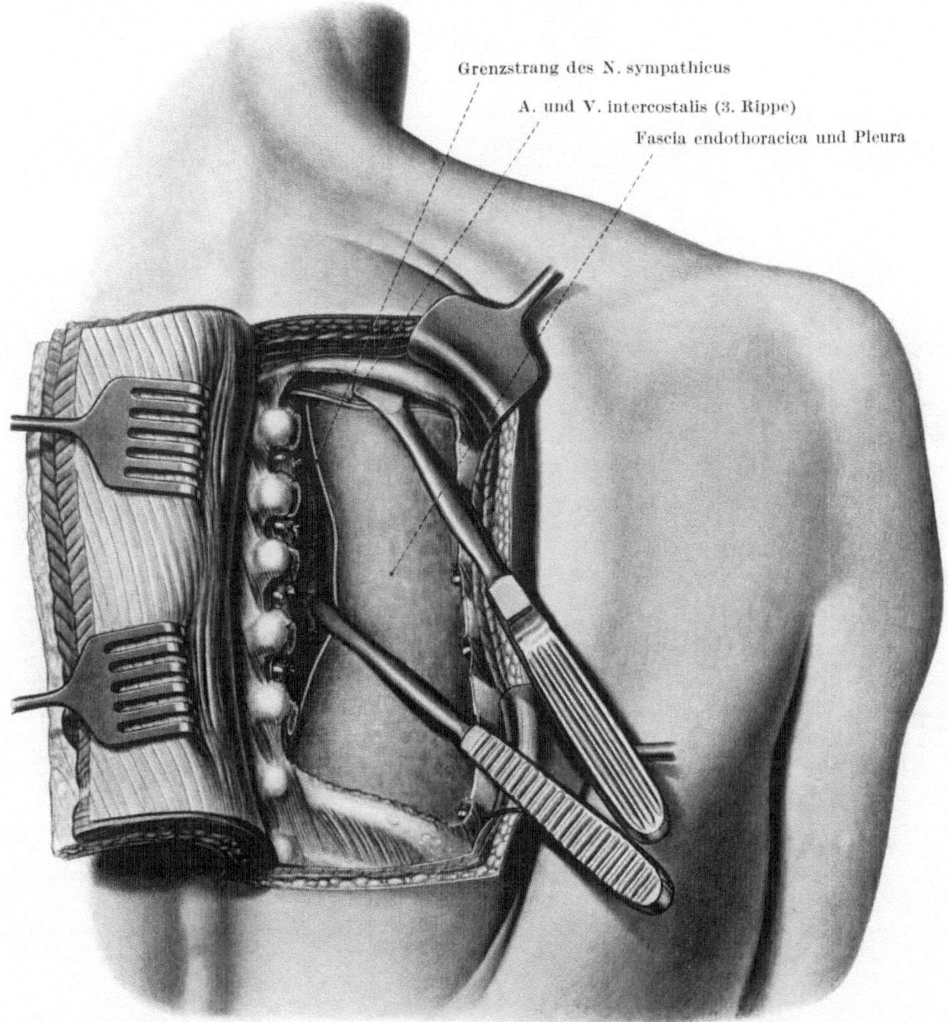

Abb. 518. Die Mediastinotomia post. nach ENDERLEN. 5. Nach Ablösung des Periostzwischenrippenmuskellappens dringt man vorsichtig gegen das Mittelfell vor. Der Grenzstrang des N. sympathicus liegt frei. Beim tieferen Vordringen stößt man auf die Wirbelkörper.

V. azygos und der Duct. thoracicus dürfen nicht verletzt werden (Abb. 519). Ist die Speiseröhre freigelegt, so ist darauf Rücksicht zu nehmen, daß der N. vagus auf der Speiseröhre verläuft (Abb. 519). Größere Zweige müssen möglichst geschont werden, was bei der Tiefe des Operationsfeldes von 12—14 cm nicht ganz leicht ist, insbesondere bei der Freilegung der seitlichen und der vorderen Wand. Zwar ist das Gewebe locker und die Auslösung der gesunden Speiseröhre verhältnismäßig einfach. Man muß sich aber davor hüten, die fast ungeschützte

Muskularis stärker zu schädigen. An der Vorderseite muß unter allen Umständen die Verletzung des Herzbeutels vermieden werden. Die Pulsation des Herzens wird deutlich gefühlt und da der Raum, falls er nicht verklebt ist,

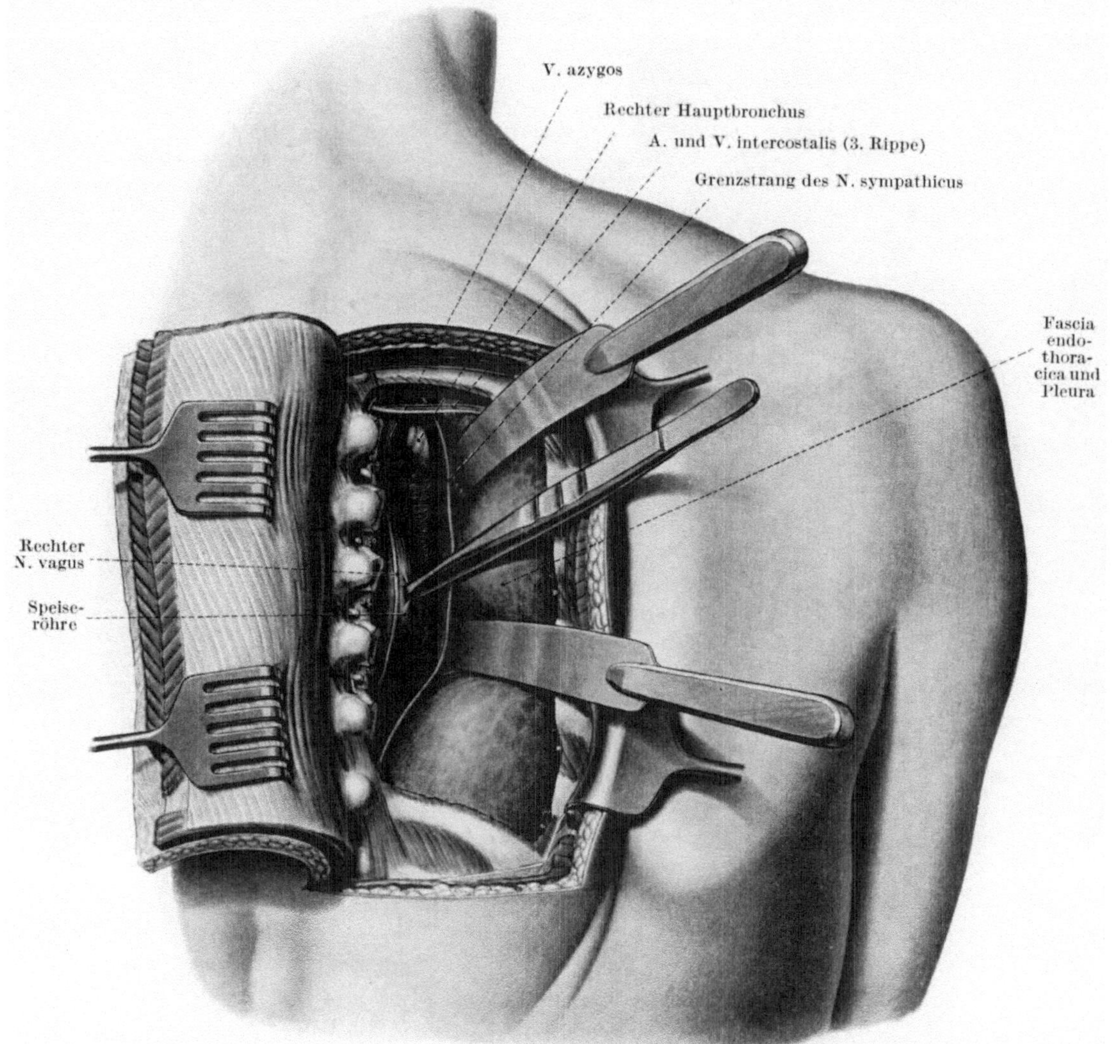

Abb. 519. Die Mediastinotomia post. nach ENDERLEN. 6. Die Pleura ist so weit abgeschoben, daß man in der Tiefe im oberen Wundwinkel die V. azygos und den rechten Bronchushauptstamm erkennt. Die Speiseröhre mit dem darauf verlaufenden rechten Vagus ist aus der Tiefe hervorgezogen.

mit lockerem Bindegewebe ausgefüllt ist, so ist die Verletzung auch vermeidlich. Die Auslösung macht natürlich besondere Schwierigkeiten, wenn der Ösophagus durch Entzündung oder Geschwulst Beziehungen zu der Nachbarschaft aufgenommen hat. Auf die Frage der Möglichkeit der Ösophagusnaht soll hier nicht eingegangen werden (s. dort).

Bei der Seitenwahl muß man nach unserer Ansicht unterscheiden, ob man die Eröffnung des hinteren Mittelfellraumes wegen eines Eiterungsprozesses macht oder, was wohl die nächst häufige Ursache ist, ob man den Ösophagus selbst aus einem der bekannten Gründe freilegen will. Handelt es sich um einen Abszeß oder eine Phlegmone, so wird man sie am besten da eröffnen, wo sie sich am weitesten seitlich ausdehnen. Da das Vorgehen bis zur Seiten- und Vorderfläche der Wirbelkörper auf beiden Seiten gleich ist, und man von da aus in der Mehrzahl der Fälle stumpf in die Abszeßhöhle vordringt, so ist die Gefahr der Nebenverletzung verhältnismäßig gering. Will man jedoch bis zum Ösophagus vordringen, so muß man einen Weg wählen, der einen breiten Zugang ermöglicht und der nicht durch zahlreiche Gefäße behindert wird. Da auf der linken Seite die Aorta mit ihren großen Seitenästen, besonders den nach der rechten Seite ziehenden, ein sehr viel größeres Hindernis bildet, so wird man diesen Weg vermeiden. Aus vielen Untersuchungen hat sich dazu noch gezeigt, daß die Pleuraumschlagsfalte nur in den unteren Abschnitten weitgehend zwischen Wirbelsäule und Speiserohr vorspringt, und daß es bei vorsichtigem Vorgehen immer gelingt die Brustfellhöhle geschlossen zur Seite zu schieben. Ein breiter Zugang ist aber, wie das schon ENDERLEN betont hat, unbedingt notwendig, da, wenn es auch gelungen ist die Brustfellhöhle geschlossen nach lateral abzuschieben, das weitere Vorgehen doch immer möglichst unter Leitung des Auges stattfinden sollte, denn man muß den Grenzstrang des Sympathikus, die V. azygos, den Duct. thoracicus und die Äste des N. vagus möglichst schonen. Bei der beträchtlichen Tiefe des Operationsfeldes von 12—14 cm kann nur ein ausgedehnter, gut beleuchteter Operationstrichter vor Nebenverletzungen schützen. Da das Vorgehen ENDERLENs auf alle diese Gefahren Rücksicht nimmt, so ist es zweifellos als das beste, heute zur Verfügung stehende zu bezeichnen. Will man aber nach dem Vorschlag von REHN und HEIDENHAIN (s. oben) auf dem kürzesten Wege unmittelbar an der Wirbelsäule vorgehen, so ist es ebenfalls zweckmäßig, auf der rechten Seite vorzugehen. Dann darf man sich aber auch nicht mit dem Entfernen eines Querfortsatzes begnügen, sondern muß 3—5 Querfortsätze und die dazugehörigen zentralen Rippenstücke beseitigen, um auf diese Weise näher an der Mittellinie, d. h. unmittelbar an den Seitenflächen der Wirbelkörper, in den Mittelfellraum einzudringen. Es ist wohl sicher, daß es bei diesem Vorgehen, was sowohl REHN, als auch HEIDENHAIN hervorheben, leichter gelingt, die Brustfellumschlagsfalte nach der Seite abzuschieben. Das trifft ganz besonders für die Freilegung der Speiseröhre etwa in der Höhe des 8. Brustwirbelkörpers zu.

d) Die Eingriffe am Herzen und am Herzbeutel[1].

α) Die Eingriffe bei den Herz- und Herzbeutelwunden.

I. Geschichtliches.

Die erste große deutsche Arbeit über Herzwunden stammt aus dem Jahre 1868 von G. FISCHER, Hannover. Er hat 452 Fälle von Herzverletzung gesammelt, so weit die geschichtliche Medizin zurückreicht. Die große Mehrzahl der Verletzten wurde konservativ behandelt, wobei besonders Ruhebehandlung, innere Arzneimittel und äußere Verbände zur Anwendung kamen. Außerdem wurden häufig Blutegel angesetzt, und FISCHER empfiehlt sehr lebhaft als das beste Mittel den Aderlaß, der in der damaligen Zeit wohl noch eine große Rolle spielte und scheinbar bei Hämoperikard mit Druckerscheinungen (Tamponade) gelegentlich eine gewisse Besserung des Zustandes veranlaßte. Auch DUPUYTREN und LARREY haben ihn angewendet, FRIEDREICH u. a. haben ihn nicht erwähnt. Die operative Behandlung spielt keine Rolle, abgesehen von Versuchen, von

[1] Über die Anatomie des Herzens und des Herzbeutels s. S. 28ff.

der Wunde aus den Herzbeutel zu entleeren (DUPUYTREN, LARREY). Diese Eingriffe sind augenscheinlich nur Erweiterungen der Verletzungswunde und Dränage durch eingeführte Katheter gewesen. Nach OLLENROTH hat SCHMUCKER (1785) eine erfolgreiche derartige Dränage durchgeführt. LARREY hat bei einem Falle (Fall 246 bei FISCHER) jedenfalls die Absicht gehabt, den Herzbeutel an der später von ihm vorgeschlagenen Stelle zu eröffnen, mußte aber von dem Eingriff absehen, da der Kranke zu schwach war. Von den 401 Wunden, die sicher das Herz betroffen hatten, sind 50 geheilt, 33 davon sind durch die Obduktion sichergestellt. Er fand den rechten Ventrikel in 9,7%, den linken in 5% betroffen und stellte fest, daß die das Herz durchbohrenden Wunden bedrohlicher als die nicht durchgehenden waren, und daß die Schnittwunden häufiger zum Tode führten als Stiche. Die Verletzung beider Herzkammern war fast immer tödlich, aber es gab doch immerhin zwei Ausnahmen. Was die Lebensdauer nach der Verletzung betraf, so starben von den 44 Stichverletzten sofort 9,3%, später 26 und 18% heilten. Von den 72 Schußwunden waren 19 sofort tödlich, das sind 26%, während 26 später starben und 8,4% heilten. Von den 76 Quetschwunden und Zerreißungen des Herzens starben 36% sofort, 18 später, während 7 heilten. Allerdings ist diese Zahl unsicher. Die Gesamtsterblichkeit der konservativ behandelten Fälle berechnet FISCHER auf 84%.

Experimentell wurde die Frage der Nahtversorgung von Herzwunden zuerst von BLOCK (1882) geprüft. Er fand zwei verschiedene Todesursachen bei Herzverletzungen: 1. Die Erstickung durch das im Herzbeutel angesammelte Blut, 2. die Verblutung. Er rät zur Wundversorgung das Herz zu einem Schlauch auszuziehen, dadurch zeitweilig blutstillend zu wirken und in dieser Zeit die Naht anzulegen.

ROSE (1884) ist besonders auf Grund der häufigen Todesfälle, die zu Lasten einer Herztamponade gehen (s. S. 735), gegen die konservative Ansicht BILLROTHs in der Frage der Herzoperationen eingetreten. Er hat beobachtet, daß die Herztamponade unter Umständen außerordentlich rasch eintritt, und daß sie nicht übersehen werden darf, auch nicht bei Nadelverletzungen, die unbemerkt stattfinden, und bei stumpfen Herzverletzungen, bei denen unter Umständen Rippenstücke den Herzbeutel und das Herz verletzen können.

Zur Behandlung empfiehlt er, wie die früheren Chirurgen, im wesentlichen absolute Ruhe mit Sprechverbot, Diät (flüssige Nahrung), Beruhigungsmittel und Eisbeutel. Bei zunehmender Atmungs- und Herzstörung starke Aderlässe und schließlich bei weiterer Verschlimmerung operative Entlastung durch Punktion oder Schnitt.

Die Punktion ist unter Umständen zur Sicherung der Diagnose notwendig. Zur Behandlung soll sie aber nicht mehrmals wiederholt, sondern durch den Schnitt ersetzt werden. Der Schnitt kommt bei der eitrigen Perikarditis sofort zur Anwendung. Als Punktionsstelle empfiehlt er die Mitte der Dämpfungszone, meist im 4. Zwischenrippenraum nach Anlegen eines Schnittes bis zur Fascia endothoracica.

Häufigere Beobachtungen zeigten immer wieder, daß Herzstiche, wenn sie nicht sofort zum Tode führen, auch manchmal konservativ behandelt werden können (s. unten). Allerdings sind solche Herznarben nicht ganz sicher und können noch nach Wochen zur Zerreißung führen (KIAKOFF 1888). Im selben Jahre haben BONOME und MARTINOTTI festgestellt, daß schräg die Herzwand durchbohrende Wunden oberflächlich heilen können, während die Herzinnenwand klafft und infolgedessen Aneurysmen entstehen können. DALTON hat 1895 beobachtet, daß eine Pleura- und Perikardwunde erst nach 10 Stunden Erscheinungen verursachten, die eine Perikardnaht notwendig machten. Im selben Jahre hat v. EISELSBERG nach dreimaliger Punktion des Hämoperikards nach einem Herzstich den Herzbeutel nach Resektion des 4. Rippenknorpels eröffnet und die Herzbeutelränder an die Muskulatur herausgenäht, um einen Schutz der Brustfellhöhle und einen dauernden Abfluß des Eiters zu ermöglichen.

Strenggenommen gehört dieser Fall von v. EISELSBERG eigentlich nicht hierher, da die Veranlassung des Herzbeutelschnittes die Eiteransammlung im Herzbeutel gewesen ist. Im Jahre 1895 hat DEL VECCHIO ähnliche Versuche unternommen, wie schon früher BLOCK. Für den Eingriff am Menschen hat er einen besonderen Schnitt empfohlen. Auch ROSENTHAL hat im selben Jahre an Hunden experimentiert, ebenso SALOMONI ein Jahr später.

FARINA (1896) hat dann als einer der ersten eine Verletzung des linken Ventrikels genäht. Der Verletzte ist zwar einige Tage später gestorben, die Herznaht hat aber gehalten. CAPPELEN hat ebenfalls 1896 eine Herznaht ausgeführt bei einer nicht durchgehenden Schußverletzung. Der Verletzte starb nach $2^1/_2$ Tagen an einer Nachblutung aus der A. coronaria und an einer Herzbeutelentzündung.

Das Jahr 1896 ist aber erst eigentlich dadurch das Geburtsjahr der Herznaht geworden, daß es L. REHN gelungen ist, eine erfolgreiche Herznaht auszuführen.

Der Kranke hatte in der Nacht einen Messerstich im 4. Zwischenrippenraum erhalten. Er konnte sich noch eine Zeitlang fortschleppen und fiel dann um. Er wurde gegen Morgen in das Krankenhaus gebracht. Der Puls war kaum zu fühlen, es bestand große Atemnot. Die Wunde im 4. Zwischenrippenraum blutete nicht mehr. Die Herzdämpfung war nach rechts vergrößert, die Herztöne rein. Am nächsten Morgen hatte sich der Zustand etwas gebessert. Es war jetzt in der linken Brusthöhle eine Dämpfung entstanden, die bis zum 7. Brustwirbel reichte. Die Herzdämpfung hatte sich nicht wesentlich verändert. Im Laufe des nächsten Tages trat eine wesentliche Verschlechterung ein. Die Herzgrenze hatte sich nach rechts vergrößert und ging nach links in die Dämpfungszone der Brusthöhle über. Gegen Abend wurde der Zustand noch schlechter. Der Puls war wesentlich kleiner, die Atmung oberflächlich. Die Dämpfung im linken Brustraum war angestiegen, die Punktion ergab reines Blut. Die Frage, ob das Herz, die großen Gefäße, die Zwischenrippenarterie oder die A. mammaria verletzt war, konnte nicht geklärt werden. Die eingeführte Sonde hatte ergeben, daß der Wundkanal nach dem Herzen führte.

Daher wurde die operative Blutstillung beschlossen. Einschnitt im 4. Zwischenrippenraum, Durchtrennung der 5. Rippe in der Mamillarlinie, Umbiegen des Rippenknorpels am Sternalansatz nach medial. Der Weg führte in die eröffnete Brusthöhle, unmittelbar auf den Herzbeutel. Die A. mammaria ist unverletzt. Es entleert sich massenhaft dunkles Blut und es tritt Luft ein. Im Herzbeutel ist eine kleine Stichwunde, aus der es ohne Unterbrechung blutet. Da es sehr stark blutet, ist zunächst die Übersicht gestört. Der Herzbeutel wird dann quer eingeschnitten. Das Herz liegt nun frei, die Herztätigkeit ist außerordentlich. In der Diastole kann man trotz der fortwährenden Blutung eine etwa $1^1/_2$ cm große Wunde des rechten Ventrikels erkennen. Sie hat glatte Ränder und klafft. Der auf die Herzwunde gelegte Finger beherrscht die Blutung. In der Systole blutet es nicht. Trotz der bedrohlichen Lage wurden interessante Beobachtungen an dem freigelegten Herzen vorgenommen. Da die Diastole etwas länger währte als die Systole, wurden in ersterer mit einer feinen Darmnadel tiefgreifend Nadel und Faden durch den linken Wundwinkel geführt. In der nächsten Diastole wird er geknüpft. Schon nach dem Knüpfen der ersten Naht wurde die Blutung schwächer. Unter Benutzung der ersten Fadenschlinge als Haltefaden wurden 2 weitere Nähte angelegt. Nach der letzten stand die Blutung vollständig. Die Pleurahöhle wurde mit Kochsalzlösung ausgespült, ein Jodoformgazestreifen eingelegt, das Rippenstück zurückgeklappt und die Weichteilwunde durch Naht verkleinert. Der Allgemeinzustand besserte sich sofort. Nach einigen geringfügigen Heilungszwischenfällen wurde der Kranke geheilt.

Der zweite, ausführlichere Bericht, der bis zum Jahre 1899 reicht, stammt von LOISON. LOISON hat 277 Fälle zusammengefaßt mit einer Gesamtsterblichkeit von etwas über 84%. Dabei rechnet er 23 Fälle von Nadelverletzungen mit, von denen 39% geheilt wurden. Es ist eine bekannte Tatsache, daß Nadelstichverletzungen leichter zur Ausheilung kommen als alle anderen. Im übrigen hat er über 90 Stichverletzungen (Messer und andere Waffen), 110 Schußverletzungen und 54 Quetschungen und Zerreißungen berichtet. Die größte

Zahl der Verletzten geht mit oder ohne Operation an Blutung zugrunde. Als zweite Ursache kommt die Infektion in Frage. Während wir bei FISCHER nur einzelne chirurgisch behandelte Fälle finden, sind von den 90 Stichverletzungen bei LOISON bereits 21 chirurgisch behandelt worden. Davon sind 13 gestorben und 8 geheilt worden, das sind immerhin etwa 38% geheilte. Auch LOISON hat wie FISCHER schon die Beobachtung gemacht, daß der Tod nach Herzverletzung verhältnismäßig häufig nicht sofort, sondern erst später eintritt. Er fand den Eintritt des Todes 40mal in den ersten 24 Stunden, 15mal in den ersten 8 Tagen, 23mal in der 1.—4. Woche und 12mal in 1—12 Monaten, 5 sind erst nach mehreren Jahren an den Folgen ihrer Verletzung zugrunde gegangen. Von der Gesamtzahl der beobachteten Fälle waren 30,3% sofort, 69,7% später gestorben.

Ein weit größerer Bericht stammt ebenfalls aus Frankreich von GUIBAL (1906). Seine Statistik umfaßt zum ersten Male nur operierte Fälle, und zwar 65 Fälle von Herznaht, bei denen er 39,3% Heilung feststellen konnte. Er hat im übrigen noch gefunden, daß fast alle durchgehenden Herz- und Herzbeutelwunden die Brusthöhle eröffnen. Selbst die dicht am Sternalrand im 5. Zwischenrippenraum eintreten, verletzten die Pleura noch in einem Drittel der Fälle. Auch er beobachtete, daß der rechte Ventrikel häufiger verletzt ist als der linke. Die Verletzung der Koronargefäße ist nicht immer tödlich. Die Vorhofverletzungen sind fast immer durchgehend, während bei den Kammerverletzungen nicht so selten die Wand nur teilweise durchbohrt ist. Der Tod durch Verblutung in die miteröffnete Brusthöhle erfolgt häufig. Sichere Herzbeutelverletzungen können auch ohne Operation heilen. Es treten aber gelegentlich nachträglich Zerreißungen und Aneurysmenbildung auf. Über den zweckmäßigsten Zugang zum Herz muß die Lage im einzelnen Falle entscheiden.

Die späteren Statistiken (BORCHARDT 1905, WENDEL 1906) berichten über eine weitere Verbesserung der Heilungsziffer nach chirurgischer Behandlung von Herzverletzungen. Nach BORCHARDT sind 41% der operierten Fälle in Heilung ausgegangen. Fast dieselbe Zahl findet sich bei WENDEL, der im ganzen 102 Fälle zusammengefaßt hat. Weitere Beobachtungen sind bekannt geworden von E. HESSE (1921), der 48 Fälle von Herznaht beobachten konnte mit einer Heilungsziffer von 31,25%, während SIMON (1912) über 241 berichtete. Aus späteren Statistiken geht hervor, daß sich mit zunehmender Vervollkommnung der Diagnose und der Technik auch die Erfolge gebessert haben. SCHÖNFELD (1928) führt die Statistik auf von POOL von 1909—1912: 77 Fälle mit 54,5% Heilung, SMITH von 1912—1923 mit 79 Fällen und 71,4% Heilung. SCHÖNFELD selbst berichtet über 25 Fälle von 1923—1926 mit 64% Heilung. DSHANELIDZE (1924) hat schon 535 operierte Herzverletzungen aus dem Weltschrifttum gesammelt mit einer Heilungsziffer von 44%, 1929 berichtete MUCHADZE über 32 operativ behandelte Fälle aus Rußland mit 62,5% Heilung. DOUGHDY, Amerika (1919), hat 300 Fälle von Herznähten zusammengestellt, von denen nur 50 in Amerika operiert wurden. Genaue Heilungsziffern gibt er nicht an. STOCKER, Graz (1931), rechnet mit 40—70% Sterblichkeit bei der operativen Behandlung. SEIRO, Finnland (1932), beobachtete über 69 Fälle aus den Jahren 1919—1930. Davon sind nur 29 operiert und 9 am Leben geblieben. KMENT, Prag (1932), konnte 619 Fälle zusammenstellen, indem er 84 Fälle aus den Jahren 1921—1931 zu den 535 von DSHANELIDZE hinzurechnete. Er schätzt die Heilungsaussichten ohne Operation auf 10—15%. GENKIN (1934) zählt 550 Fälle und fügt einen erfolgreichen hinzu. Die Statistik von LUDLUM und KATZ (1937) ergibt nichts Neues.

Zu diesen klinischen Beobachtungen kommen noch solche aus pathologischen Instituten, die das Bild vervollständigen können. Nicht jede beobachtete operierte Herzverletzung kommt zur Veröffentlichung. So ergibt sich z. B. aus dem Sektionsmaterial (1917—1925) Rostows (MUCHADZE 1929), daß von 63 Herzverletzungen nur eine operiert worden ist. Aus der Zahl von 1413 Obduktionen in Tiflis (1922—1928) mit 93 Herzverletzungen war ebenfalls nur eine operiert worden. HALLERMANN hat 1935 aus dem pathologischen Institut Berlin über 467 Brustverletzungen durch stumpfe Gewalt berichtet, von denen bei 124 = 26,5% das Herz beteiligt war. Aus seinen Beobachtungen geht hervor, daß auch bei stumpfen Verletzungen sicher in manchen Fällen chirurgische Behandlung in Betracht gekommen wäre.

II. Klinische Vorbemerkungen zu den Verletzungen des Herzens.

Aus diesen zuletzt genannten Arbeiten geht hervor, daß verhältnismäßig viele Herzverletzungen auch noch nach dem Kriege (1914) einer chirurgischen Behandlung nicht unterzogen wurden, obwohl sicher in der Mehrzahl der Fälle die Diagnose gestellt oder der Verdacht auf Herzverletzung erwogen wurde. Des weiteren ist festgestellt worden, daß Herzverletzungen aller Art auch von selbst heilen können. Zwar sind solche Fälle selten und es besteht die Gefahr, daß die frisch verklebte Wunde keine feste Narbe bildet, so daß es besonders in den ersten Tagen, manchmal aber auch erst nach Wochen, zu neuen Zerreißungen (Spätruptur) oder zum Nachgeben der bindegewebigen Narbe und zu Herzaneurysmabildung kommen kann. Von noch größerer Bedeutung ist die vielfältige Beobachtung, daß die Herzverletzten häufig nicht sofort sterben. Der Tod tritt nur bei großen Herzverletzungen, und zwar besonders bei Schnittwunden, sofort ein, insbesondere dann, wenn eine breite Wunde nach außen oder eine breite Wunde nach dem Pleuraraum besteht. Die Stich- und Schnittwunden sind in der Beziehung gefährlicher als die Schußwunden. Gefährlich ist auch der Herzstich in der Systole, da die unter Umständen kleine Wunde sich in der Diastole stark erweitern kann. Die Stich- und Schnittverletzungen machen aber dafür weniger Nebenverletzungen als die Geschosse. Zwar wird bei den meisten Stichverletzungen, d. h. in 70—80% der Fälle, auch die Pleurahöhle eröffnet und es besteht die Gefahr der gleichzeitigen Lungenverletzung und der Blutung in die Pleurahöhle. Schon wesentlich seltener sind die Stichverletzungen, die das Zwerchfell durchbohren oder tief in das Mediastinum eindringen. Aber auch diese Gefahren lassen sich in der Regel beherrschen. Die Schußverletzungen führen meist zu Nebenverletzungen. Sie eröffnen nicht nur häufig die Pleurahöhle einseitig oder doppelseitig, sondern die Geschosse durchbohren auch das Zwerchfell, verletzen Bauchorgane, durchbohren das Mediastinum, verletzen hier die auf engem Raum zusammenliegenden Organe, ja sie können von weit her durch die Bauchhöhle oder die Wirbelsäule das Herz verletzen. Geschosse mit großer Durchschlagskraft haben die Eigenschaft, daß sie dann, wenn sie das Herz im Zustande der Blutfüllung treffen, explosiv wirken können, also gefährlicher sind als im systolischen Zustand, in dem das kleinkalibrige Geschoß oft nur kleine Löcher verursacht. Weniger gefährlich sind dementsprechend auch die Wunden des muskelstarken linken Ventrikels im Gegensatz zu denen des dünnwandigen rechten. Vorhof und große Gefäße werden fast immer vollständig durchbohrt, während matte Kugeln manchmal im starken Herzmuskel stecken bleiben, oder nur das Herzinnere erreichen. Sehr gefährlich sind die zackigen Granatsplitter, die, häufig aus allen möglichen Körpergegenden herkommend, große Löcher reißen.

Nach dem Vorausgesagten ist es klar, daß man vom Standpunkt des Klinikers aus die Häufigkeit der Verletzungen einzelner Herzteile nicht einfach zahlenmäßig betrachten darf, da zu viele Einflüsse mitsprechen. Ein großer Teil der Kriegsverletzungen des Herzens und auch der Friedensverletzungen erreicht das Krankenhaus nicht mehr lebend. Dazu gehören viele Stich- und Schußverletzungen des rechten Ventrikels und der Vorhöfe mit Beteiligung der Pleura usw., während Verletzungen des widerstandsfähigeren linken Ventrikels häufiger noch in ärztliche Behandlung kommen, obwohl sie an sich seltener eintreten.

Von den stumpfen Verletzungen des Herzens sind bisher nur wenige operativ behandelt worden. Als Ursachen für die stumpfen Herzverletzungen, Quetschung, Zerreißung und Berstung kommen hauptsächlich Brustquetschung durch grobe Kräfte (Pufferverletzung, Überfahrung, Verschüttung und ähnliches) in Frage. Bei den stumpfen Verletzungen kann das Herz in verschiedener Weise beteiligt werden. Die Vorhöfe reißen leichter ein als die Kammern. Der Brustkorb kann eingeschlagen oder -gedrückt werden und dabei können Brustbein- oder Rippenabschnitte das Herz unmittelbar verletzen, mit oder ohne Eröffnung der Herzhöhlen (BRIGHT und BECK, 1935). Das Herz kann auch zwischen Brustbein und Wirbelsäule bei elastischem Brustkorb gequetscht werden ohne daß die Brustwand selbst zerbricht. Nach BABA und RYU (1935) ist dabei die Füllung des Herzens mit Blut von Bedeutung (hydrodynamische Sprengwirkung [JORDAN 1936], plötzliche Erhöhung des Herzinnendruckes [BRIGHT]). Die Art der Herzwunde zeigt dabei eine besondere Form. Oft findet sich nur ein oberflächlicher kleiner Riß im Epikard, während die Muskelschicht eine größere Wunde aufweist und das Endokard in schwerster Form zerrissen ist. Dabei werden durch das Blut die Muskelbalken auseinander getrieben, besonders im Vorhof und den Herzohren. Merkwürdigerweise tritt auch nach Berstungen mit großer Wunde der Tod nicht sofort ein. BABA und RYU haben einen Fall nach 23 Stunden beobachtet. Es waren schon leichte Verklebungen eingetreten. Schließlich kann das Herz abreißen oder einreißen. Das geschieht gewöhnlich bei Sturz aus großer Höhe, bei denen das Herz, der Schwerkraft folgend, in der Gegend der dünnwandigen Herzabschnitte von den großen Gefäßen ab- oder einreißt. Auch starke seitliche Verschiebung des Herzens führt zum Ab- oder Einreißen (JORDAN). Auch ohne unmittelbare Einwirkung auf die Brust kann ein Einreißen des Herzens entstehen (MUNCK 1937). JORDAN trennt von den Zerreißungen durch Druck oder Zug eine Erschütterung des Herzens ab, ähnlich wie BRIGHT. Bleibt der Herzbeutel bei der Herzzerreißung unverletzt, so tritt eine Herztamponade ein. Ist der Herzbeutel verletzt, so kommt es ebenso, wie sonst, zur Blutung, unter Umständen Verblutung, in den Brustfellraum. Die Quetschung ist am häufigsten (44%), dann folgt die Berstung mit 12% und schließlich die Zerrung bei plötzlicher starker Verschiebung der Herzbasis. Zum Abriß des Herzens gehören Zerrung und Berstung in der Diastole. Die Herzerschütterungen äußern sich nach MUNCK in kleinen Blutungen unter dem Epi- und Endokard. Auch der Herzbeutel allein kann durch stumpfe Gewalt zerrissen werden dadurch, daß das in gewissen Grenzen bewegliche Herz gegen den stark befestigten Herzbeutel gepreßt wird (PETER 1938). SCHLEITER (1937) macht darauf aufmerksam, daß die Verletzungen der großen Arterien und Venen stets tödlich sind. Wenn die Innenwand der Aorta verletzt ist, so entsteht ein Aneurysma. Ist das HISsche Bündel beschädigt, so tritt Herzblock mit Vorhofflimmern und -flackern ein, wahrscheinlich durch Blutung in die Scheidewand bedingt. Die Herzverletzungen durch stumpfe Gewalt kommen schon deshalb selten in ärztliche Behandlung, weil es sich immer um sehr schwere Verletzungen des Herzens und häufig ebenso schwere Nebenverletzungen handelt. So war nach BRIGHT und BECK (1935) von 175 Verletzten 88mal der knöcherne Brustkorb mitverletzt. Die Hälfte der Fälle ging an Herztamponade zugrunde. Die Sterblichkeit beträgt 92,9%. An die stumpfen Verletzungen schließen sich sehr häufig später schwere Herzmuskelschädigungen an.

Schlechte Aussichten bestehen bei den Verletzungen der Herzgefäße und der aus dem Herzen austretenden bzw. in das Herz eintretenden Gefäße (SCHLEITER 1937). KMENT (1932) hat 54 Fälle von Koronargefäßverletzungen gesammelt mit einer Sterblichkeit von 50%. Am gefährlichsten sind die Verletzungen der Gefäßstämme. Hier scheint eine Rettung nicht möglich zu sein. Nach GRONWALD (1933), der 59 Fälle von Verletzungen der Koronargefäße beobachtet hat, ist die gefährlichste die Stammverletzung der A. coronaria sin., die immer sofort zum Tode führt (URBINO 1911). Dagegen ist die Verletzung der Seitenäste, besonders des häufig betroffenen absteigenden vorderen Astes (CARELL und TUFFIER 1914) weniger gefährlich (DSHANELIDZE 1924). Es kommt zwar auch dann zu Infarkten und Myomalazien der Herzvorderwand, die aber auch durch Muskelverletzungen der Vorderwand allein bedingt sein können (KMENT). KMENT und GRONWALD betonen noch, daß die Heilungsaussichten nach Verletzung von Ästen der Koronararterien nur dann günstig sind, wenn die von SPALTEHOLZ (1924) geforderten Bedingungen einer guten Gefäßversorgung erfüllt sind und wenn keine schweren arteriosklerotischen Veränderungen vorhanden sind, die nach MÖNCKEBERG bereits am Ende des zweiten Jahrzehnts auftreten.

Die Verblutungsgefahr ist bei Verletzungen der großen Gefäße außerhalb des Herzbeutels besonders groß, da das Blut sich in die Brusthöhle oder das Mediastinum ohne wesentliche Hemmung ergießen kann (s. S. 77). Ähnliches gilt für die Herzverletzungen mit gleichzeitiger Pleuraverletzung, da auch hier die Möglichkeit des Blutergusses in die Pleurahöhle besteht. Verhältnismäßig günstig sind die Herzschüsse und Stichverletzungen mit und ohne Eröffnung der Pleura, bei denen die Herzbeutelwunde und die Herzwunde sich nicht genau decken, wie das ja bei der Möglichkeit der gegenseitigen Verschiebung im Augenblick der Verletzung und nach der Verletzung ziemlich häufig beobachtet wird. Es besteht auch ein Unterschied zwischen der Verletzung der rechten und der linken Herzkammer und der Vorhöfe. Die Verletzung der letzteren gilt als besonders gefährlich. Ist eine Verletzung des Herzens im Herzbeutel eingetreten, so ergießt sich das Blut zunächst in den Herzbeutel und, falls die Wunden sich nicht decken, wird das Ausströmen bis zu einem gewissen Grade behindert. Füllt sich nun der Herzbeutel, was nur möglich ist, wenn seine Öffnung klein und schlitzförmig ist, so wird das Ausströmen des Blutes aus dem Herzbeutel noch mehr behindert. In noch höherem Grade kann eine Füllung des Herzbeutels eintreten, wenn er überhaupt nicht verletzt ist, trotzdem der Herzmuskel selbst eine Verletzung aufweist. Solche Fälle sind mehrfach beschrieben. Der elastische Herzbeutel wird von einem Geschoß mit verminderter Durchschlagskraft in den Herzmuskel hinein vorgestülpt. Der Muskel zerreißt durch den Schlag, der Herzbeutel bleibt unberührt oder zeigt nur einen Bluterguß. Bei stärkerer Füllung des Herzbeutels ohne die Möglichkeit einer raschen Entleerung kommt es häufig zu einer Verklebung der Herzbeutelwunde durch ein Gerinnsel oder durch einen Thrombus. Auch die Herzwunde selbst kann durch einen Thrombus verschlossen werden. Die Selbstheilungsaussichten sind aber, wie sich gezeigt hat, auch in solchen Fällen gering, da die erwähnten Wundverschlüsse meist nur trügerisch und von kurzer Dauer sind. Wie bei den Gefäßverletzungen wird durch eine Bewegung oder durch den wieder steigenden Blutdruck das Gerinnsel oder der Thrombus weggeräumt und eine erneute Blutung setzt ein, die dann häufig dem ausgebluteten Verletzten den Rest gibt. Daher müssen solche Verletzte unter strengster Beobachtung bleiben, um, wenn eine Blutung einsetzt, sofort eingreifen zu können.

Verklebt und verschließt sich die Herzbeutelwunde allein durch einen Thrombus, so droht eine weitere Gefahr durch die Blutansammlung im Herzbeutel. Das gilt besonders für die Verletzungen der linken Herzkammer, bei denen das Blut mit großer Kraft aus dem Herzen herausgepreßt wird. Durch seine besonders kräftige Muskelwirkung bleibt der linke Ventrikel zunächst auch gegenüber der allmählich einsetzenden Druckwirkung durch das im Herzbeutel sich ansammelnde Blut verschont. Diese Druckwirkung macht sich am ehesten an den muskelschwachen Abschnitten, insbesondere den Vorhöfen und der rechten Herzkammer und an den Einmündungsstellen der großen Venen in das Herz, bemerkbar. Dadurch wird allmählich der Zufluß von venösem Blute zum Herzen unterbunden und es kommt zur sog. Herztamponade

(Morgagni 1761, Rose 1884, Cohnheim). Wird bei anfänglich geringgradigen Erscheinungen die zunehmende Wirkung der Tamponade übersehen, so geht der Verletzte verhältnismäßig rasch zugrunde.

Da also den Herzverletzten eine Reihe von lebensbedrohlichen Gefahren umgeben, wie die Verblutung in die Brusthöhle, die Verblutung in das Mediastinum, die Herztamponade, so muß es als selbstverständliche Forderung gelten, oft schon beim Verdacht einer Herzverletzung chirurgisch vorzugehen. Das gilt auch, wie wir gesehen haben, für einzelne Fälle, bei denen zunächst die Aussicht auf eine Selbstheilung durch vorläufigen Verschluß der Herz- und Herzbeutelwunden eingetreten ist. Es gilt aber ganz besonders für die Fälle von Stichverletzungen, bei denen ein Teil des eingedrungenen verletzenden Körpers noch in der Herzwunde steckt. Selbst bei Nadeln ist die Entfernung doch immerhin mit der Gefahr einer stärkeren Blutung verknüpft. Bei Messern, Bajonetten usw. kann das Herausziehen mit dem sofortigen Verblutungstod beantwortet werden. Sie dürfen daher nur nach Freilegung des Herzens, und bei vorhandener Möglichkeit einer vorläufigen Blutstillung durch Druck und einer sofortigen Wundversorgung herausgenommen werden. Selbstverständlich muß eine bestehende gleichzeitige Brustfell- oder auch Lungenverletzung nach der Versorgung der Herzwunde berücksichtigt werden. Um den Eintritt einer Herzbeutel- oder Brustfellinfektion möglichst zu verhüten, soll die Brusthöhle nach Austupfen des darin befindlichen Blutes unter Überdruck geschlossen werden.

Über die Freilegung des Herzens und die Versorgung von Herzwunden s. S. 748ff.

Selbstverständlich muß, ehe ein operativer Eingriff vorgenommen wird, eine möglichst genaue Diagnose gestellt werden, und das ist trotz der Verbesserung der diagnostischen Hilfsmittel nicht immer möglich. Wir kennen eine große Zahl von Verletzungserscheinungen, die auf eine Herzverletzung hinweisen. Selten treffen sie aber im einzelnen Falle alle zusammen. Daher sind wir zur gewissenhaftesten Beobachtung aller Fälle, in denen einzelne dieser Erscheinungen festgestellt werden, verpflichtet, und dürfen mit dem Eingreifen nicht zögern, wenn der Zustand sich verschlimmert, auch wenn andere kennzeichnende Krankheitszeichen zu fehlen scheinen. Das gilt für alle Arten von Verletzungen durch scharfe oder stumpfe Gewalt. Eine unbedingt scharfe Trennung der Erscheinungen der Herzverletzungen, von denen einer Brustfell- oder Lungenverletzung, oder Gefäßverletzung der Brustwand ist nicht möglich.

Wichtige Verletzungserscheinungen sind: Der Ort der Verletzung. Liegt die äußere Wunde in der Gegend der auf die Brustwand übertragenen Herzgrenzen, so ist dieser Hinweis bedeutungsvoll. Wir wissen aber einerseits, daß Wunden in dieser Gegend in ihrem weiteren Verlauf das Herz nicht zu treffen brauchen, und andererseits, daß Wunden außerhalb der auf die Brustwand übertragenen Herzgrenzen in ihrem weiteren Verlauf das Herz getroffen haben können. Hier ist es wichtig die Richtung des Wundkanals festzustellen, den man aber nicht sondieren darf. Man muß ihn vielmehr operativ verfolgen. Bei Schußverletzungen ist unter Umständen durch die Lage von Ein- und Ausschuß oder durch die Lage von Einschuß und Geschoßlage bei Steckschüssen der Verletzungskanal feststellbar. Allerdings zeigen solche Kanäle bei verschiedenen Körperlagen oder -stellungen ganz verschiedene Verlaufsrichtungen, so daß die Gerade zwischen den beiden festzulegenden Punkten niemals sicher dem Geschoßweg entspricht. Die äußere Verletzung kann äußerst gering sein. Es kann z. B. ein Nadelstich, der eine kaum sichtbare Wunde hinterläßt, das Herz verletzt haben. Im übrigen ist die Art der Wunde nicht maßgeblich. Wir finden bei großen und kleinen, glatten oder zerfetzten Wunden reine Brustwand- oder auch Herzbeteiligung. Auch hier kann nur die Freilegung Klarheit schaffen. Die Blutung aus der äußeren Wunde kann schwach, stark, auch massig sein, selten ist sie pulsierend. Das Blut kann auch bei starker Blutung aus der verletzten A. mammaria oder einer Zwischenrippenarterie stammen. Aus dem Herzen blutet es zunächst in den Herzbeutel und nur bei größerer Herzbeutelwunde nach außen. Auf die Verschiebung der einzelnen Schichten zwischen Haut und Herz nach der Verletzung und die dadurch bedingte Abflußbehinderung des Blutes ist bereits aufmerksam gemacht worden. Daher ist aus der Stärke der Blutung kein bindender Schluß zu ziehen. Die Blutung kann völlig fehlen, sie kann bereits aufgehört haben dadurch, daß der Patient sehr viel Blut verloren hat. Dann besteht eine sehr starke Anämie. Auch der verletzte Herzbeutel kann bluten und zur Herztamponade führen. Das Herz kann auch verletzt sein und bluten, ohne daß der Herzbeutel verletzt ist. Auch dann folgt die Herztamponade. Bei der Perkussion können die Herzgrenzen regelrecht oder vergrößert sein. Häufig geht die Herzdämpfung scheinbar ohne wesentliche Vergrößerung in die Brustfelldämpfung über. Wir können ein Pneumo- oder Hämoperikard, einen Pneumothorax, einen Hämopneumothorax oder einen Hämothorax finden. Mit dem Hörrohr vernehmen wir oft regelrechte Herztöne, manchmal sind sie besonders leise oder dumpf. Letzteres spricht für Bluterguß in den Herzbeutel. Manchmal sind sie kaum oder gar nicht hörbar. Auch das spricht für eine Blutung in den Herzbeutel und Brusthöhle.

Der Herzspitzenstoß findet sich häufig an regelrechter Stelle. Besondere Herzgeräusche werden selten gefunden. Zum mindesten läßt sich nicht leicht feststellen, ob sie intra- oder extraperikardial sind. Die Röntgenuntersuchung (Becker, Haecker 1907, Nather und Urban 1927, Hoche 1929) kann Hinweise auf den Herzbeutelerguß, Pleuraerguß, Veränderung der Herzform und Lage, Verstrichensein der Zwerchfellwinkel, gestörte Herztätigkeit, fehlende Pulsation usw. geben. Auch die Lage eines Steckgeschosses kann nachgewiesen werden. Sehr wichtig erscheint die Möglichkeit durch die Röntgenuntersuchung eine Herzverletzung auszuschließen. Sie sollte daher, wenn der Zustand des Verletzten es irgend erlaubt, durchgeführt werden. Aus dem Blutbild sind meist in der ersten Stunde Schlüsse nicht zu ziehen. Erst wenn die verlorene Blutflüssigkeit durch die Gewebsflüssigkeit ersetzt ist, kommt es zur Herabsetzung von Hämoglobin und Erythrozytenzahl. Die subjektiven Verletzungserscheinungen sind auch nicht eindeutig. Wir finden die Verhältnisse, die wir bei einer inneren Blutung beobachten. Der Allgemeinzustand ist stark beeinträchtigt, der Verletzte ist blaß, neigt zur Ohnmacht, schreit häufig nach starkem Blutverlust und zeigt Neigung zu Bewußtseinstrübung. In seinen Zügen spricht sich deutliche Angst aus. Selten bestehen Schmerzen in der Herzgegend und Herzdruckerscheinungen. Atemnot wird bei geringfügigen Bewegungen beobachtet. Sehr bedeutungsvoll ist eine auffällige Verschlechterung des Allgemeinzustandes. In einzelnen Fällen ist Bauchschmerz auch ohne Zwerchfellverletzung beobachtet worden. Alle subjektiven Verletzungserscheinungen sprechen, wie gesagt, nur für eine zunehmende innere Blutung. Sie sind aber geeignet im Verein mit unseren objektiven Beobachtungen so eindeutig auf eine Herzverletzung hinzuweisen, daß sie uns zum Eingreifen veranlassen.

Der Verlauf der Herzverletzungen ist ganz verschieden. Aus dem früher Gesagten geht hervor, daß einzelne Herzverletzungen in Selbstheilung ausgehen (1. Gruppe), während bei anderen der Ausgang der sofortige Tod ist (3. Gruppe). Dazwischen liegen die Fälle, bei denen die Verletzung nach mehr oder weniger langer Dauer zum Exitus führt (2. Gruppe). Die Fälle dieser letzten Gruppe sind für den Chirurgen die bedeutungsvollsten, da bei ihnen die nötige Zeit vorhanden ist, um zur richtigen Diagnose zu kommen und chirurgisch einzugreifen. Die Fälle der ersten Gruppe, die auch in Selbstheilung ausgehen können, verursachen oft große diagnostische Schwierigkeiten, da die oben erwähnten Erscheinungen, die für eine Herzverletzung sprechen, nur zum Teil vorhanden sind, und den Allgemeinzustand und die subjektiven Verhältnisse so wenig zu beeinflussen brauchen, daß nicht mehr als eine Vermutungsdiagnose zustande kommt. Die Beurteilung dieser Fälle ist daher

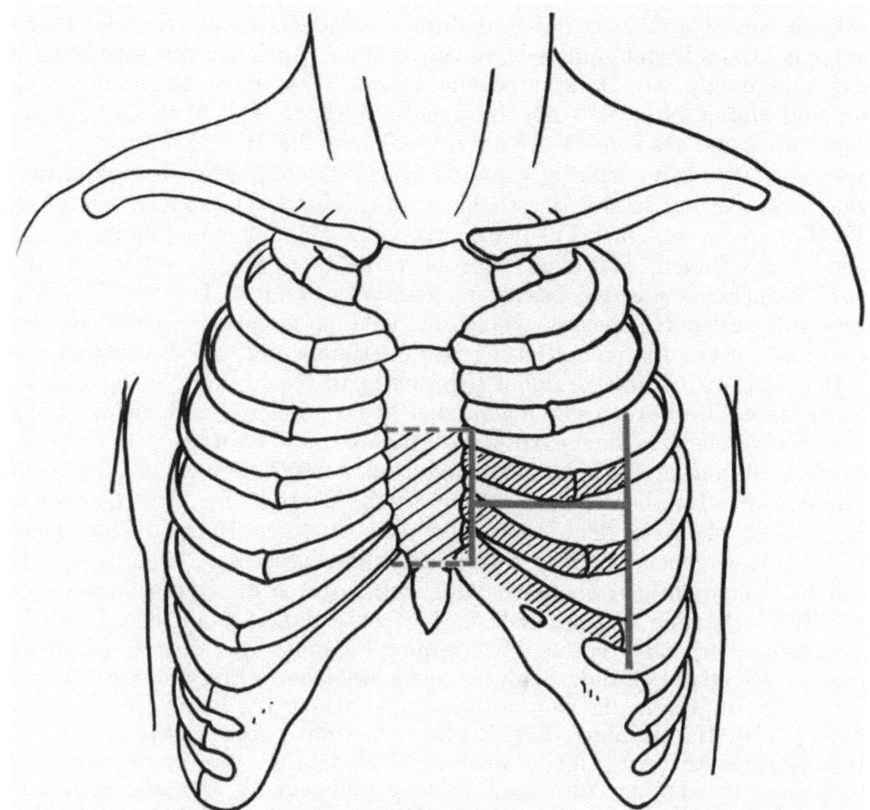

Abb. 520. Schnitte zur Freilegung des Herzens nach DEL VECCHIO (1895). Die rot ausgezogene Linie bezeichnet den Hautschnitt DEL VECCHIOS. Die gestrichelte Linie und die breit gestrichelte Zeichnung auf dem Brustbein deuten die Erweiterung durch LOISON (1899) an. (Nach WENDEL 1906.)

äußerst schwierig, und wenn die Wahrscheinlichkeit nach der Seite der Herzverletzung größer ist, so sollte man unter allen Umständen einen Probeschnitt zur Erkennung der Wundkanalrichtung anlegen, wodurch man den Verletzten, wenn man den Eingriff in örtlicher Betäubung vornimmt, bestimmt nicht schaden kann. Man macht dabei die typische Wundrandausschneidung und schafft so, selbst wenn die Verlaufsrichtung des Kanals nicht in das Herz führt, bessere Heilungsverhältnisse. Bei den Fällen der dritten Gruppe (s. oben) handelt es sich meist um ausgedehnte Verletzungen. Grobe Stich-, Schnitt- oder Schußverletzungen verursachen einen mehr oder weniger weiten Zugang durch die Brustwand, durch den Herzbeutel in das Herz hinein. Sie führen meist zu einer sofortigen Verblutung entweder nach außen oder in die Pleurahöhle. Hier ist die Zeit zum Eingreifen nicht mehr gegeben, wenn auch die Diagnose klar ist. In der zweiten Gruppe finden sich dagegen alle die Fälle, bei denen kleinere äußere und innere Wunden vorhanden sind, aber doch so viel der oben geschilderten Verletzungserscheinungen für eine Herzverletzung sprechen, daß die Diagnose mit großer Wahrscheinlichkeit gestellt werden kann. Es handelt sich hier um die, ohne Eingriff, wenn auch nach kürzerer oder längerer Verlaufsdauer unbedingt verlorenen Verletzten, bei denen das Blut sich in der Pleurahöhle oder im Herzbeutel ansammelt. Im ersten Falle droht die Gefahr der Verblutung nach innen, im zweiten Falle die der Herztamponade. Die

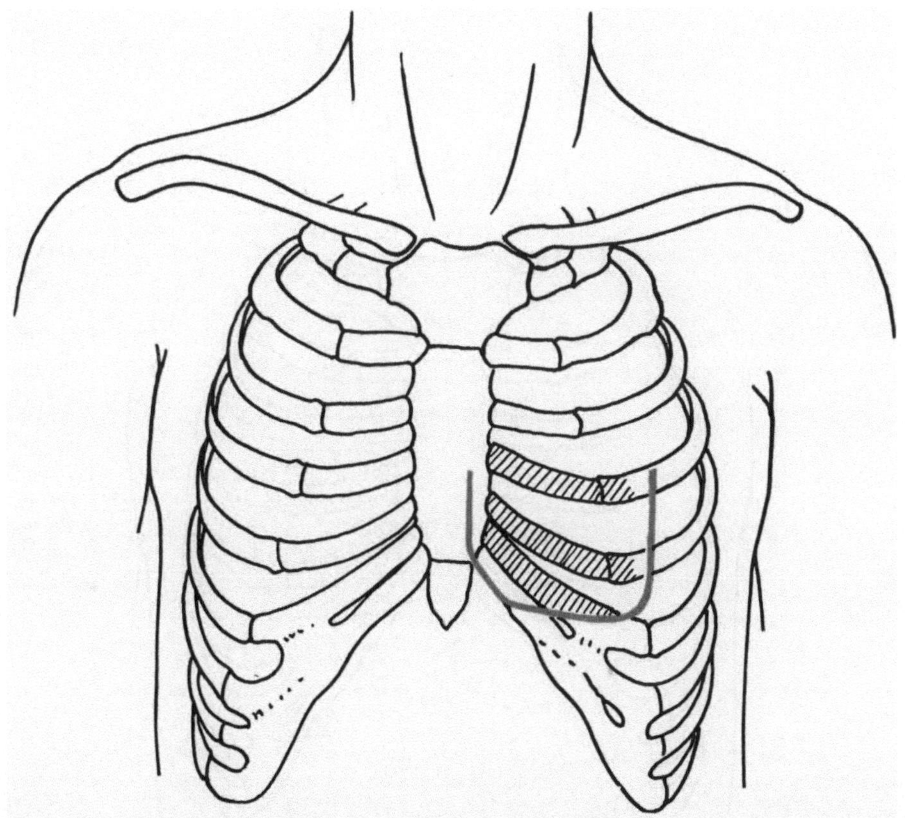

Abb. 521. Schnitt zur Freilegung des Herzens nach ROBERTS (1897). Die rot ausgezogene Linie zeigt den Hautschnitt. (Nach WENDEL 1906.)

ersteren Fälle sind am stärksten gefährdet, da bei größerer Herz-, Herzbeutel- und Pleuraverletzung das Abströmen des Blutes in sehr kurzer Zeit stattfinden kann. In einzelnen derartigen Fällen geht der Blutverlust so rasch vor sich, daß, wenn nicht sofort ärztliche Hilfe vorhanden ist, die tödliche Verblutung eintritt. Glücklicherweise gibt es aber viele Fälle, in denen das Ansteigen des Blutes in der Pleurahöhle nachgewiesen und rechtzeitig eingegriffen werden kann. In all diesen Fällen wird man einen Überdruckapparat bereitstellen und ihn sofort in Gebrauch nehmen, falls die Brustfellhöhle mitverletzt ist. Selbst wenn in solchen Fällen die Herzverletzung nicht mit Sicherheit nachgewiesen werden kann, muß eingegriffen werden, auch auf die Gefahr hin, keine Herzverletzung zu finden. Tritt dieser Fall ein, so werden wir versuchen, die aus einer anderen Quelle stammende Blutung (A. mammaria, A. intercostalis, Lungengefäße) zu stillen. Sammelt sich das Blut im Herzbeutel, so besteht ein Abflußhindernis irgendwelcher Art. Entweder liegen sich die Wunden des

Herzbeutels und des Herzens nicht gegenüber, oder die Herzbeutelverletzung liegt unter dem Brustbein oder ist sonst irgendwie gedeckt, so daß ein Abfluß nach außen nicht oder nur in geringerem Grade stattfinden kann. Dann tritt in kürzerer oder längerer Zeit der Herzdruck (Tamponade) ein, der besonders die dünnwandigen Venen und Vorhöfe zusammendrückt und dadurch den Blutkreislauf immer mehr hemmt. Zwar gibt es auch Fälle, in denen der Herzdruck sich so rasch entwickelt, daß auch hier ärztliche Hilfe zu spät kommt, aber in

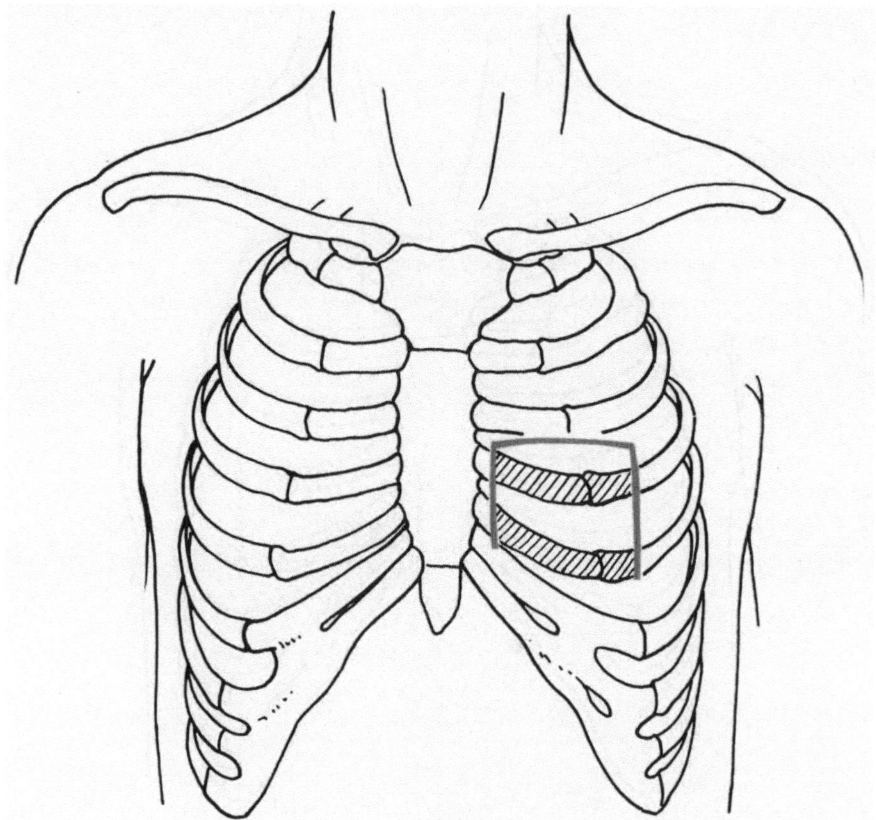

Abb. 522. Schnitt zur Freilegung des Herzens nach RAMONI (1899). Die rot ausgezogene Linie zeigt den Hautschnitt. (Nach WENDEL 1906.)

der Mehrzahl der Fälle ist die Möglichkeit einer richtigen Diagnosen- und Anzeigestellung gegeben. Dasselbe gilt für solche Fälle, in denen zunächst eine Blutung in den Brustfellraum stattgefunden hat, dann aber infolge der sinkenden Herzkraft die Blutung geringer geworden, die Herzbeutel-Brustfellwunde verklebt und erst nachträglich eine stärkere Blutung in den Herzbeutel stattgefunden hat. Die größten Schwierigkeiten für die Anzeigestellung zum Eingreifen findet man nach stumpfen Herzverletzungen. Denn dabei sind fast immer sehr schwere Nebenverletzungen, Brustbeinbrüche, Rippenbrüche, Wirbelbrüche, Lungenrisse usw. vorhanden und außerdem sind die Herzverletzungen meist selbst sehr schwer. Bei den Abrissen, Zerreißungen und Berstungen finden sich meist große Wunden, ebenso bei den Quetschungen. Trotzdem gibt es augenscheinlich nach den Beobachtungen, die von BRIGHT und BECK (1935) gemacht wurden, einzelne Fälle, die chirurgisch hätten behandelt werden können.

Von den Nebenverletzungen bei Herzverletzungen ist, wie schon erwähnt, die der Pleura die häufigste. Sie kann auch verletzt sein, ohne daß die Lunge verletzt ist. Da wir in keinem Falle sicher sein können, daß die Pleura nicht verletzt ist, so gehört zu den Vorbereitungen des Eingriffes die Bereitstellung eines Überdruckapparates. Bei kleinen Pleuraverletzungen durch Schuß oder Stich ist die Ingangsetzung des Überdruckapparates jedoch nicht unbedingt nötig. Um den häufig bestehenden Hämothorax wird man sich zunächst

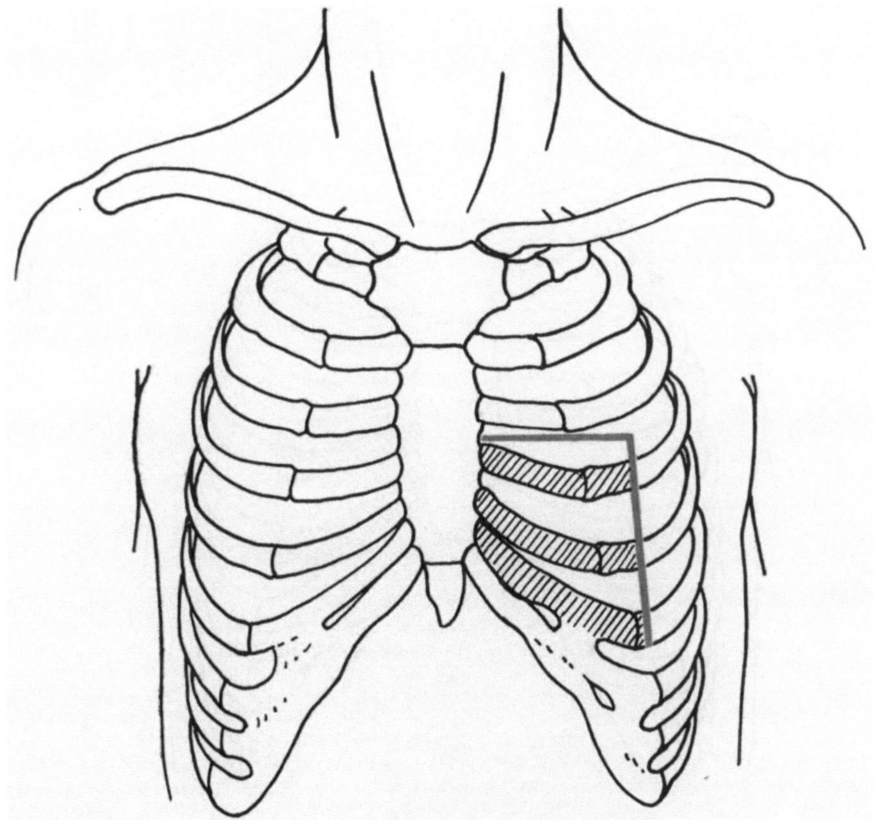

Abb. 523. Schnitt zur Freilegung des Herzens nach PARROZANI (1896—1897). Die rot ausgezogene Linie zeigt den Hautschnitt. (Nach WENDEL 1906.)

nicht zu kümmern haben, d. h. man wird nicht etwa das Blut aus dem Pleuraraum zu entfernen versuchen. Den dann auch meist bestehenden Pneumothorax kann man durch den eingeleiteten Überdruck während des Verschlusses der Pleurawunde in seiner Wirkung aufheben. Um die Versorgung einer mutmaßlichen Lungenwunde wird man sich nur dann bemühen, wenn sie nachweislich blutet. Sonst wird man also die Pleurawunde zunächst verschließen und die Entleerung des Blutes aus dem Brustfellraum später durch Punktion vornehmen. Die Verletzung beider Pleurahöhlen ist bei Schußverletzungen immerhin möglich. Da ein doppelseitiger Pneumothorax mit breiter Öffnung fast immer sofort tödlich ist, so ist die Eröffnung zur Wundversorgung in Fällen, in denen eine doppelseitige Pleuraverletzung vermutet werden kann, mit größter Vorsicht auszuführen. Hier ist unter allen Umständen der Überdruckapparat zur Anwendung zu bringen, und zwar schon bei der Freilegung des Wundkanals.

Was die übrigen Nebenverletzungen betrifft, so können sie derart verschieden sein, insbesondere bei Schußverletzungen, daß Angaben über ein für alle Fälle anwendbares Versorgungsverfahren nicht gegeben werden können. Es sei nur noch auf eine Nebenverletzung besonders aufmerksam gemacht, die unter keinen Umständen übersehen werden darf, da, wenn sie nicht operativ behandelt wird, ein Ausgang in Tod zu erwarten ist. Das ist die gleichzeitige Eröffnung

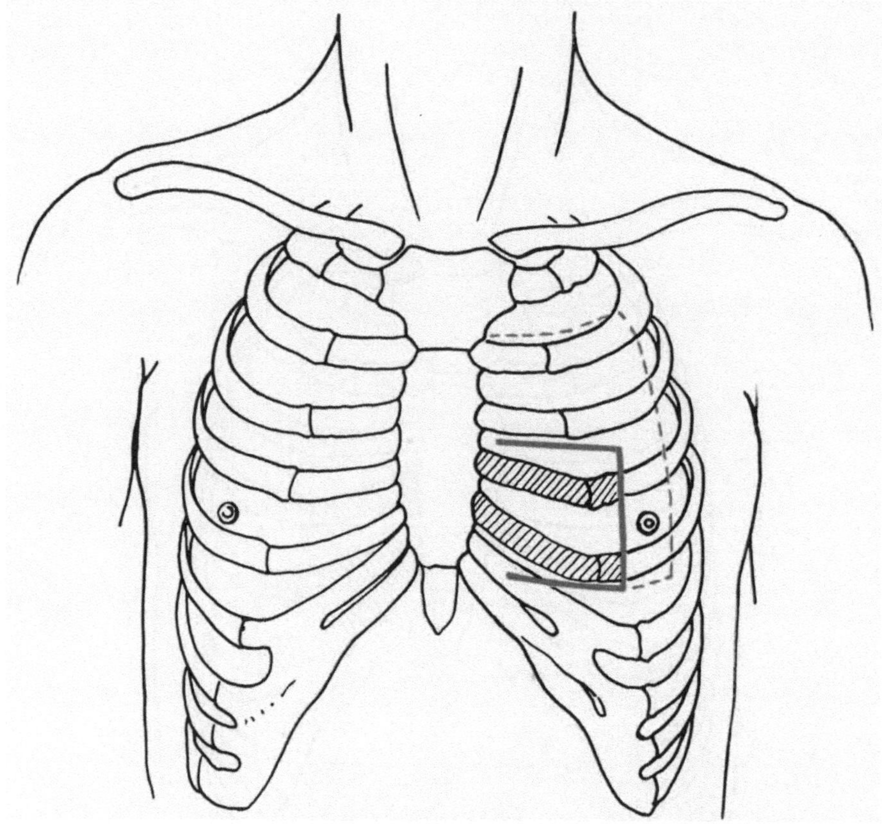

Abb. 524. Schnitte zur Freilegung des Herzens nach ROTTER (1900). Die rot ausgezogenen Linien zeigen den Hautschnitt ROTTERs und BRUCHINIs, die rot gestrichelte Linie zeigt den Hautschnitt MANZINI-JANARIS (1903). (Nach WENDEL 1906.)

von Teilen des Magen-Darmkanals. Auch in diesem Falle sind es meistens Schußverletzungen, aber es sind auch Stichverletzungen beobachtet worden, in denen ein langes Messer oder ein Säbel durch das Herz und das Zwerchfell in den Magen eingedrungen ist. Die Leber ist dabei immer mitverletzt worden. Andererseits besteht ebenfalls in erster Linie bei Schußverletzungen die Möglichkeit, daß ein Geschoß von der Bauchhöhle aus nach Verletzung des Magen-Darmkanals das Herz verletzt. In diesem Falle muß unter allen Umständen an die Versorgung der Herzwunde eine Eröffnung der Bauchhöhle und Versorgung der Magen- oder Darmwunde durchgeführt werden, da sonst der Eintritt einer Peritonitis fast unvermeidlich erscheint.

Eine Sonderstellung unter den Fremdkörpern des Herzens nehmen die Steckschüsse des Herzens und des Herzbeutels ein. Es ist erstaunlich, wie viele Steckschüsse des Herzens zufällig bei einer Durchleuchtung des Herzens gefunden werden. STEFFENS (1936) hat ausführlich über solche Fälle berichtet. Er schätzt die Zahl der Steckschußverletzungen aus dem Weltkrieg auf 450 und hat selbst 38 Fälle beobachtet. Es handelt sich um 34% Infanteriegeschosse, 44% Granatsplitter und 14% Schrapnellkugeln. Die Feststellung des Fremdkörpersitzes in bezug auf den befallenen Herzabschnitt ist oft schwierig. Nur mit der Durchleuchtung in den verschiedensten Richtungen gelingt es mit

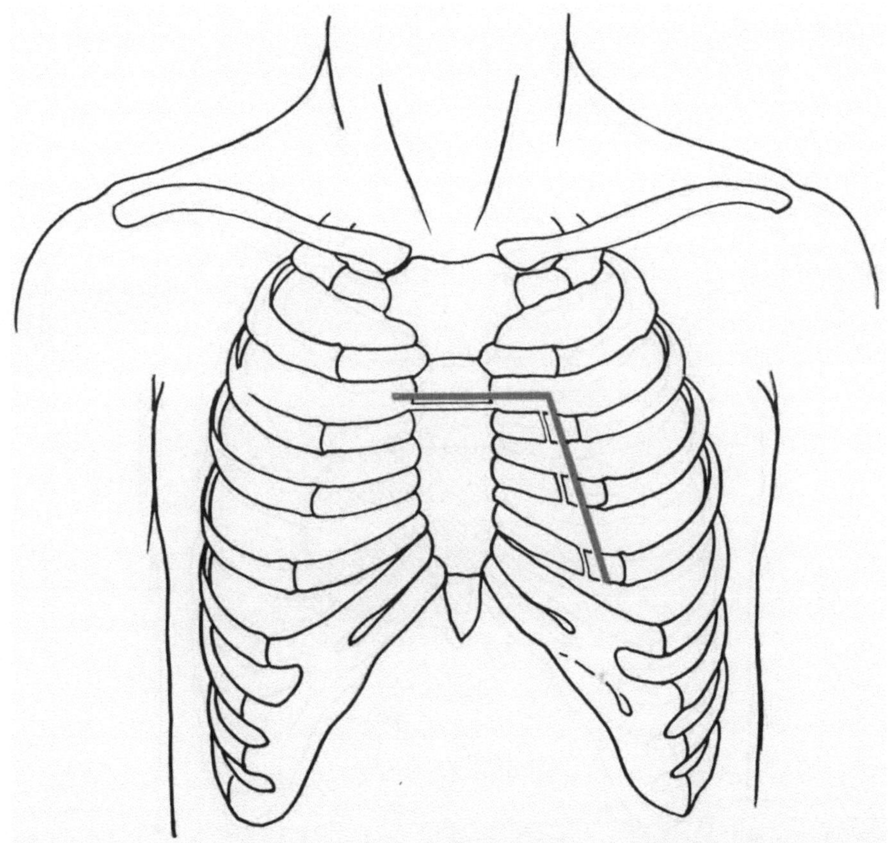

Abb. 525. Schnitt zur Freilegung des Herzens nach RYDYGIER (1898). Die rot ausgezogene Linie zeigt den Hautschnitt. Die Stellen der Rippendurchtrennung sind durch unterbrochene Linien gekennzeichnet. (Nach WENDEL 1906.)

einiger Sicherheit. Am häufigsten ist der linke Ventrikel befallen entsprechend seiner starken Muskulatur, seltener der rechte, noch seltener die Vorhöfe und die Aorta. Sehr häufig fehlen nach der Steckschußverletzung anfänglich subjektive und objektive Krankheitserscheinungen. Merkwürdigerweise sind Herzbeutelentzündungen, besonders auch Ergüsse, selten. Dagegen sind Späterscheinungen, und zwar im wesentlichen nur subjektive, fast immer vorhanden: Atemnot, Beklemmungen, Stiche, erregte Herztätigkeit. Objektiv ist meist nicht viel nachweisbar. Häufig sind die subjektiven Beschwerden erst dann beobachtet worden, wenn die Diagnose gestellt war. Es sind also sicher viel seelische Einflüsse vorhanden. Die Prognose wird von STEFFENS im allgemeinen als gut bezeichnet. Geschoßwanderungen und Muskelrisse scheinen nach der Einheilung kaum vorzukommen. Der Fremdkörper sitzt fest eingeschlossen im Bindegewebe und verursacht (wie das auch für andere Narben nach Herzverletzungen vielfach beobachtet worden ist), keine wesentliche Herzmuskelschädigung. Herzbeutelsteckschüsse hält Verfasser für gefährlicher. Da bei der Mehrzahl der Herzsteckschüsse im Spätstadium keinerlei ernstliche Gefahren drohen, so ist ein Eingriff nicht angebracht. Verfasser hat einige Fälle, die operativ behandelt worden waren, untersucht. Die Beschwerden hatten sich gesteigert. Auch von anderen Beobachtern sind ähnliche Feststellungen gemacht worden.

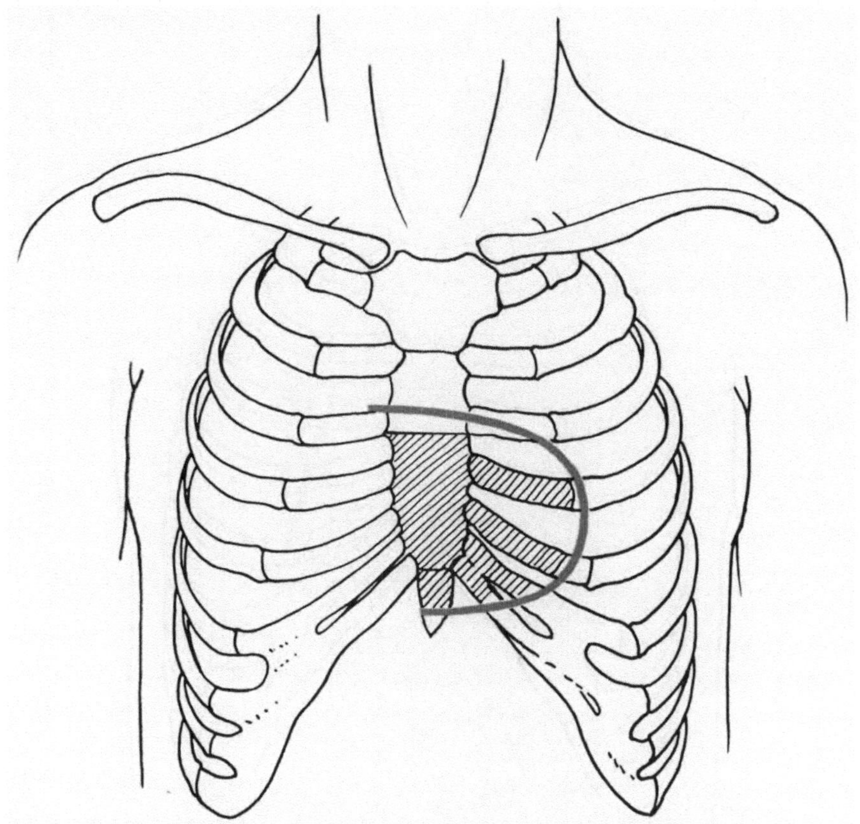

Abb. 526. Schnitte zur Freilegung des Herzens nach MARION (1899), NAPALKOW (1900). Die rot ausgezogene Linie zeigt den Hautschnitt. (Nach WENDEL 1906.)

Eine weitere Übersicht, die die Frage der Herzsteckschüsse berücksichtigt, ist die Zusammenstellung von LE FORT (1938). Er hat seine Nachuntersuchungen etwa 20 Jahre nach der Kriegsverletzung durchgeführt. In der großen Mehrzahl der Fälle waren die Geschosse entfernt worden. Von 100 wegen Steckschuß Operierten waren 7 gestorben. Die Verletzten waren etwa 3 Monate nach der Verwundung operiert worden. Am häufigsten waren Granatsplitter, dann Infanteriegeschosse, nur 2mal Handgranatensplitter und eine Nadel. 55 Verletzte konnte LE FORT nachuntersuchen, 4 davon waren später gestorben, nur einer an den Folgen der Verwundung. Die Geschosse saßen im Herzen, Herzbeutel oder auch im Mediastinum. Bei 4 waren die Geschosse nicht entfernt worden. Verfasser betont, daß Steckschüsse im Mittelfellraum gefährlich sind. So machte ein Geschoß in der Nähe des Lungenhilus einen Abszeß, Nachblutung und schließlich Tod. Einmal fand sich ein

Geschoß nach 40 Jahren im Zentrum eines Speiseröhrenkrebses. LE FORT kommt zu dem Schluß, daß die Geschosse in der Herzwand, auch solche in der Nähe des Lungenhilus, wenn sie klein sind, oft jahrelang ohne Schaden ruhen, während die großen Geschosse entfernt werden müssen. LE FORT empfiehlt also im allgemeinen bei Steckschüssen doch mehr die Operation.

Tatsächlich gibt es immer wieder einzelne Fälle, bei denen auch nach jahrelanger Ruhe Steckgeschosse Beschwerden verursachen, entzündliche Veränderungen und wohl auch

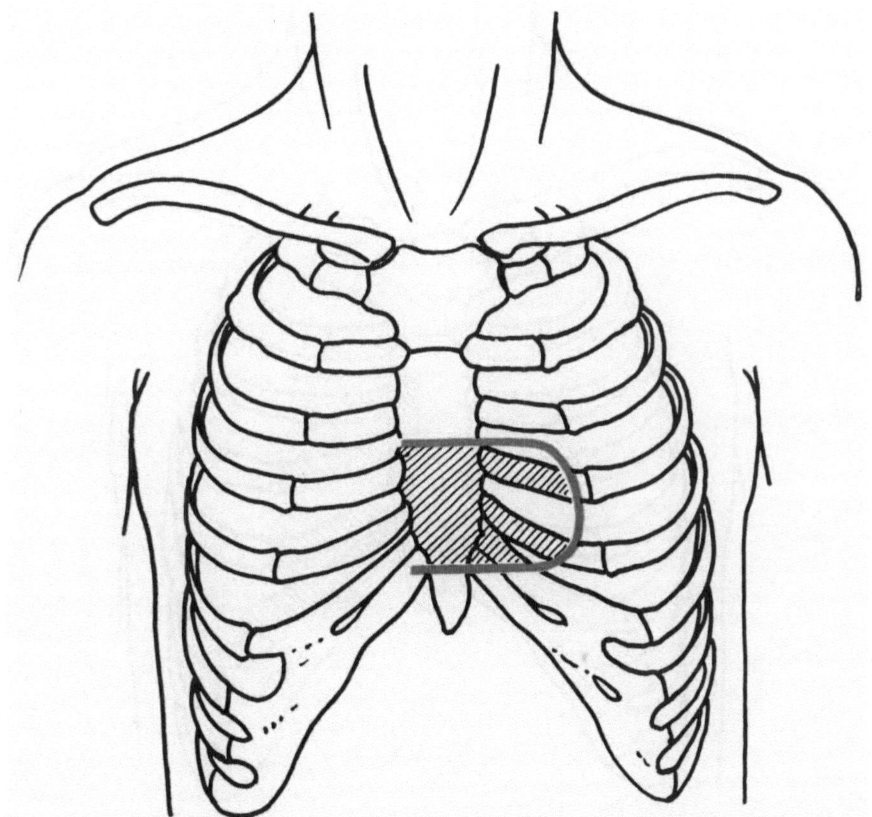

Abb. 527. Schnitte zur Freilegung des Herzens nach WEHR (1899), PAGENSTECHER (1899), LORENZ (1902). Die rot ausgezogene Linie zeigt den Hautschnitt. (Nach WENDEL 1906.)

Abszesse hervorrufen. Aus dem neuesten Schrifttum stammt ein Fall von PROPESCU, TRYBALSKI und PUIU (1938). Das Geschoß war 1916 in die Brust eingedrungen. Es war eingeheilt, machte aber dann nach einigen Jahren Beschwerden, die nach etwa 18 Jahren so stark wurden, daß der Kranke schlaflos wurde und Erstickungsanfälle bekam. Bei der Operation nach 20 Jahren fand sich in der Herzspitze in der Wand der linken Kammer eine Höhle, aus der braunrötliches, krümliches Sekret entleert wurde. Aus dieser Höhle wurde das Geschoß vorsichtig herausgeholt. Im übrigen stehen die Verfasser auf dem Standpunkt, daß Geschosse nur wenn sie schwere und zunehmende Beschwerden verursachen operiert werden sollen. Tatsächlich sind es auch häufiger die größeren Fremdkörper, insbesondere Granatsplitter, die hier in Frage kommen.

Muß man sie operieren, so muß eine richtige operative Freilegung des Herzens durchgeführt werden, und es ist sicher nicht ratsam, wie es BRUGEAS (1938) empfohlen hat, bei einem Steckschuß durch einen Zwischenrippenschnitt mit einer Zange einzugehen, den Herzbeutel zu durchbohren und vor dem Röntgenschirm den Splitter aus der Herzwand herauszuziehen.

Eine besondere Bedeutung unter den Fremdkörpern, die zu Herzverletzungen Veranlassung geben, kommt auch den Nadeln zu. Es sind sehr viele Fälle im Schrifttum bekannt geworden, in denen Nadeln in die Brustwand, meist in der Herzgegend, eingedrungen und in den Herzmuskel eingewandert sind. Aus dem neueren Schrifttum: NEHRKORN (1928 und 1931), BENEDETTI-VALENTINI (1929), SIMEONI (1932), GÜTIG (1932), SCRIMGER (1933), GOLDBERGER und CLARC (1935), NISSEN und MUZAFFER GÜCHAN (1935), GORDON (1935), SCHMIDT

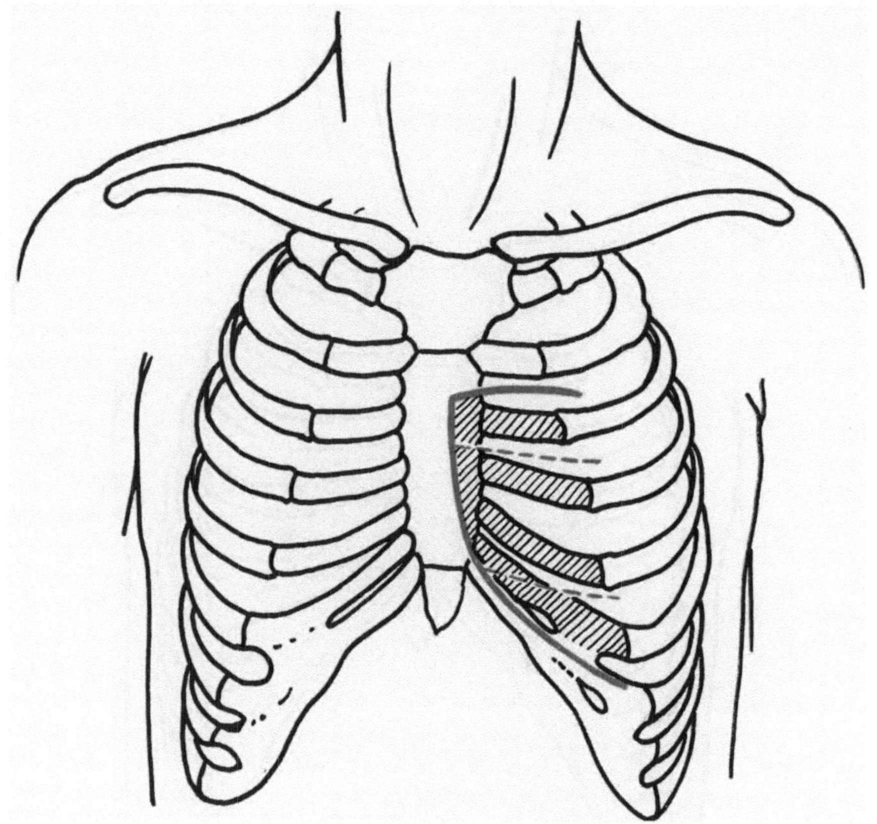

Abb. 528. Schnitte zur Freilegung des Herzens nach PODREZ (1898). Die ausgezogene rote Linie bezeichnet den Hautschnitt. Nach ISNARDI (1903); die rot gestrichelte Linie bezeichnet den Hautschnitt. (Nach WENDEL 1906.)

(Ungarn, 1937), REA und HOOVER (1937) geht hervor, daß Nadeln im Herzen gefährlich sind, wie schon früher, z. B. in der Arbeit von LOISON (1899) u. a. (s. oben S. 731) darauf aufmerksam gemacht wurde, daß man in das Herz eingedrungene Nadeln entfernen sollte. Die Mehrzahl der Nadeln dringt durch den Zwischenrippenraum ein, sie werden häufig beim Versuch von Angehörigen oder auch vom Arzt, sie zu entfernen, wenn sie eben noch aus der Wunde heraussehen, tiefer in die Wunde hineingedrückt und verschwinden. Es sind mehrere Fälle bekannt, in denen der Weg der Nadel röntgenologisch verfolgt wurde.

So hat z. B. NEHRKORN die Nadel zuerst am Rande des Herzschattens gesehen. Es wurde daher das Herz freigelegt, Brustfell und Herzbeutel eröffnet. Im Herzbeutel fand sich ein linsengroßes Loch, an der Herzspitze sah das Öhr der Nadel 1 mm heraus. Beim Versuch, sie zu entfernen, verschwand sie ganz im Herzmuskel. Nach 8 Tagen ergab die neue Röntgenaufnahme die Lage der Nadel links neben der Wirbelsäule außerhalb des Herzens. 3 Wochen später wurde sie aus dem 2. Zwischenrippenraum links entfernt. GÜTIG sah eine in die Brustwand eingedrungene Nadel zunächst auf dem Zwerchfell, dessen Bewegung sie mitmachte. Nach 34 Stunden machte sie die Herzbewegungen mit, nach 2 weiteren Stunden fand sich die Nadel im Herzschatten. Sie konnte dann bei der Operation aus der Herzspitze entfernt werden. In SCRIMGERs Fall hatte die neben dem Brustbein eingedrungene Nadel das Herz vom rechten Herzohr bis zum linken Ventrikel durchbohrt. Nach 6 Monaten traten unerträgliche Schmerzen auf. Bei der Operation wurde die Nadel, die nicht sichtbar war, durch Tasten zu erreichen versucht. Jedesmal, wenn sie gefühlt wurde, trat Herzstillstand und Blässe auf. SCRIMGER nimmt an, daß diese Erscheinungen

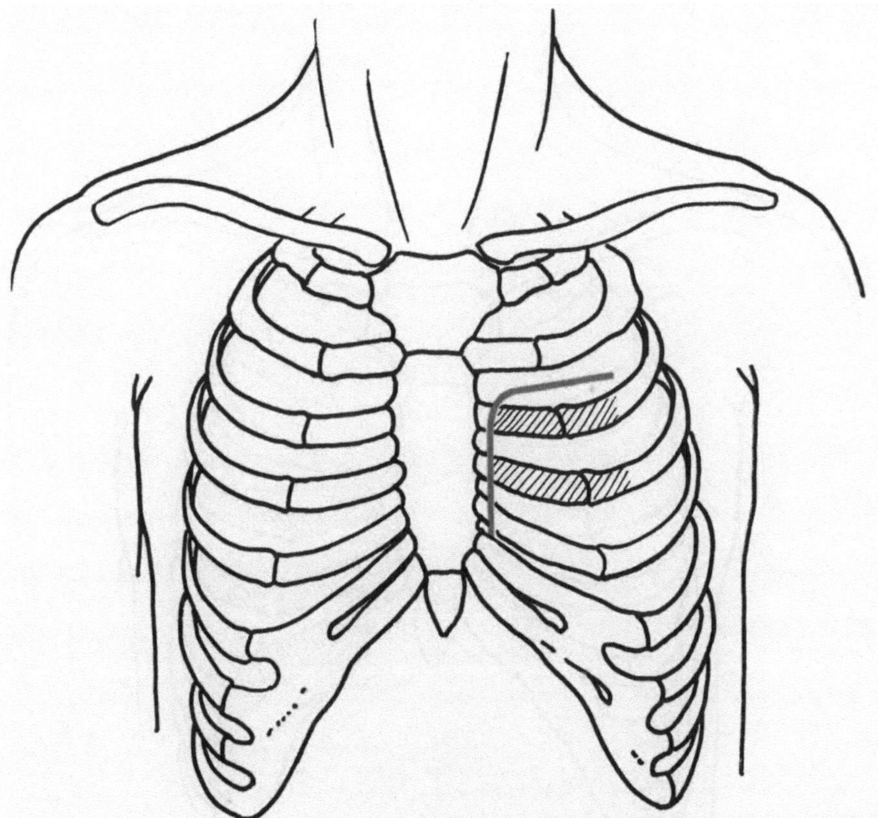

Abb. 529. Schnitt zur Freilegung des Herzens nach GIORDANO (1898—1899). Die rot ausgezogene Linie zeigt den Hautschnitt. (Nach WENDEL 1906.)

durch Druck auf das Herzohr zustande kamen. Die Nadel wurde dann durch den Herzmuskel an der Spitze des linken Ventrikels durchgestoßen und herausgezogen. Auch in dem einen Falle von SCHMIDT und von REA und HOOVER war die Nadel durch die Brustwand eingedrungen und im Herzen gefunden worden. Die Nadel war bei einzelnen der Verletzten ohne deren Kenntnis in die Brustwand eingedrungen (SCHMIDT) und hatte erst später Beschwerden verursacht. Als Beschwerden werden genannt: Ohnmachten, Stiche in der Herzgegend, Atembeschwerden, objektiv sind gelegentlich Reizleitungsstörungen und im Ekg. die Erscheinungen eines Herzmuskelinfarktes festgestellt worden. Im Falle von REA und HOOVER ist die Diagnose nicht gestellt worden. Die Nadel fand sich erst bei der Obduktion im Herzen. Über Zeit und Art des Eindringens war nichts Sicheres bekannt geworden.

In der Mehrzahl der Fälle ist es gelungen durch einen einfachen Eingriff die Nadel herauszuziehen, wenn die Diagnose rechtzeitig gestellt worden war. Daß gelegentlich auch eine Selbstheilung angebahnt wird, geht aus dem Fall NEHRKORN hervor. Nachdem die Nadel sicher im Herzen gewesen war, wanderte sie in den Zwischenrippenraum und kam hier zum Vorschein. Trotzdem wird man sich darauf nicht verlassen dürfen und Nadeln, wenn sie Erscheinungen machen, operativ entfernen.

III. Die besonderen Eingriffe bei den Herzverletzungen.

Die Vorbereitungen zur Freilegung des Herzens unterscheiden sich im übrigen nicht von denen, die wir etwa bei einer Lungen- oder Bauchverletzung durchführen. Die Mehrzahl der Chirurgen zieht heute zur Schmerzbetäubung

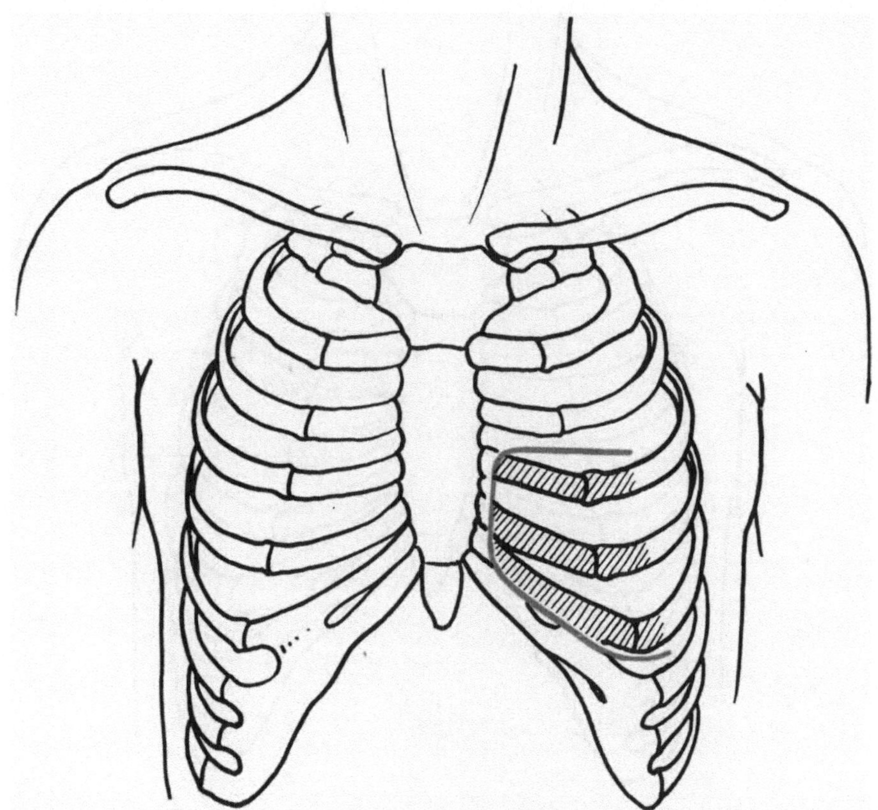

Abb. 530. Schnitt zur Freilegung des Herzens nach FONTAN (1898—1899). Die rot ausgezogene Linie zeigt den Hautschnitt. (Nach WENDEL 1906.)

die örtliche Betäubung vor. Sie hat auch bestimmt große Vorteile und läßt sich sehr gut in Form einer Leitungsanästhesie der betreffenden Zwischenrippennerven durchführen (wenn nötig doppelseitig) mit folgender Umspritzung des Operationsgebietes.

Zur Ausführung der Freilegung wird der Verletzte am besten mit etwas erhobenem Oberkörper auf dem Rücken gelagert. Eine Streitfrage bildete lange Zeit die Anlage des Weichteilschnittes. Sie spielte schon eine Rolle, ehe die erste erfolgreiche Herzoperation ausgeführt wurde. Diese Streitfrage drehte sich zum Teil darum, ob man bei dem Eingreifen die Pleurahöhle eröffnen sollte oder dürfte oder nicht. Diese Frage ist wohl heute dahin entschieden, daß in der Mehrzahl der Fälle die Pleura durch die Verletzung selbst eröffnet ist, und daß, selbst wenn das nicht der Fall ist, die Eröffnung der Pleurahöhle keinen bedeutenden Schaden bringt, da wir in der Lage sind, diese Gefahr durch das Druckdifferenzverfahren aufzuheben. Wir werden aber immer darum besorgt sein, die Pleurawunde möglichst rasch zu schließen, wenn es sich um kleine Wunden und geringfügigen Pneumothorax handelt. Ist aber ein breit eröffneter Pneumothorax vorhanden, so werden wir das Überdruckverfahren vor und während des Verschlusses einsetzen, um die in dem Pleuraraum befindliche Luft möglichst restlos zu entfernen. Zwar ist die von NÖTZEL und BURCKHARDT beobachtete Gefahr der Brustfellinfektion beim Zurückbleiben von

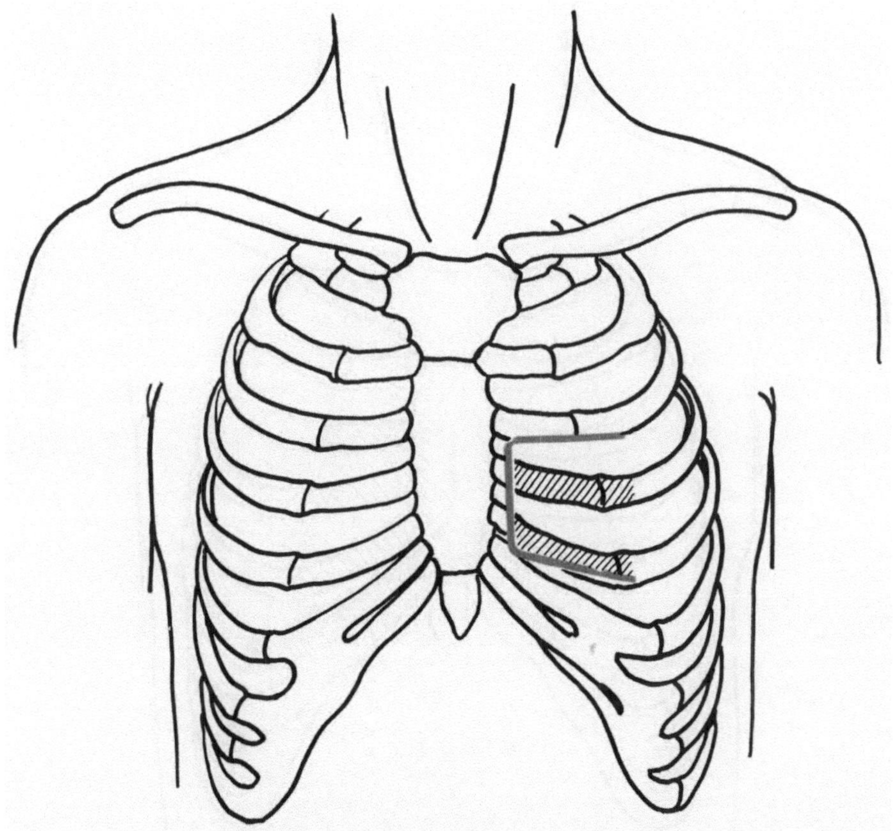

Abb. 531. Schnitt zur Freilegung des Herzens nach SANDULLI (1904). Die rot ausgezogene Linie zeigt den Hautschnitt. (Nach WENDEL 1906.)

Luft im Brustfellraum in der Praxis nicht so hoch einzuschätzen, aber Lungen- und Herzfunktion erfahren doch eine Erleichterung, wenn der Pneumothorax beseitigt ist, und das ist doch sicher gerade bei bestehender Herzverletzung von größter Bedeutung. Die zweite Frage, die immer wieder aufgeworfen worden ist, ist die: Soll man die Freilegung des Herzens zu einem für alle Fälle geeigneten typischen Eingriff machen, oder soll man den Zugangsweg den Wundverhältnissen des einzelnen Falles anpassen? In der Beziehung sind die Meinungen der verschiedenen Chirurgen nicht einheitlich. So viel kann man aber wohl sagen, daß die große Mehrzahl der für die Freilegung des Herzens angegebenen Lappenschnitte, die den Eingriff als typisch kennzeichnen und besonders dem Anfänger die Freilegung des Herzens erleichtern sollten, sich nicht immer bewährt haben. Zunächst ist behauptet worden, daß die Anlegung von Lappenschnitten, besonders osteoplastischer Lappenschnitte, längere Zeit in Anspruch nehme als die Anlage eines Zwischenrippenschnittes im Wundbereich, der dann beliebig erweitert werden könnte. Diesen Einwand hat WENDEL mit Recht beiseite geschoben. Kommt ein Herzverletzter überhaupt auf den Operationstisch, so ist in der Mehrzahl der Fälle die Blutung so weit zum Stehen gekommen, daß es auf einige Minuten mehr oder weniger nicht ankommt, die für die Ausführung des Zugangsweges benötigt werden. Die Gefahr der lebensgefährlichen Blutung beginnt erst in dem Augenblick, in dem der Herzbeutel eröffnet ist.

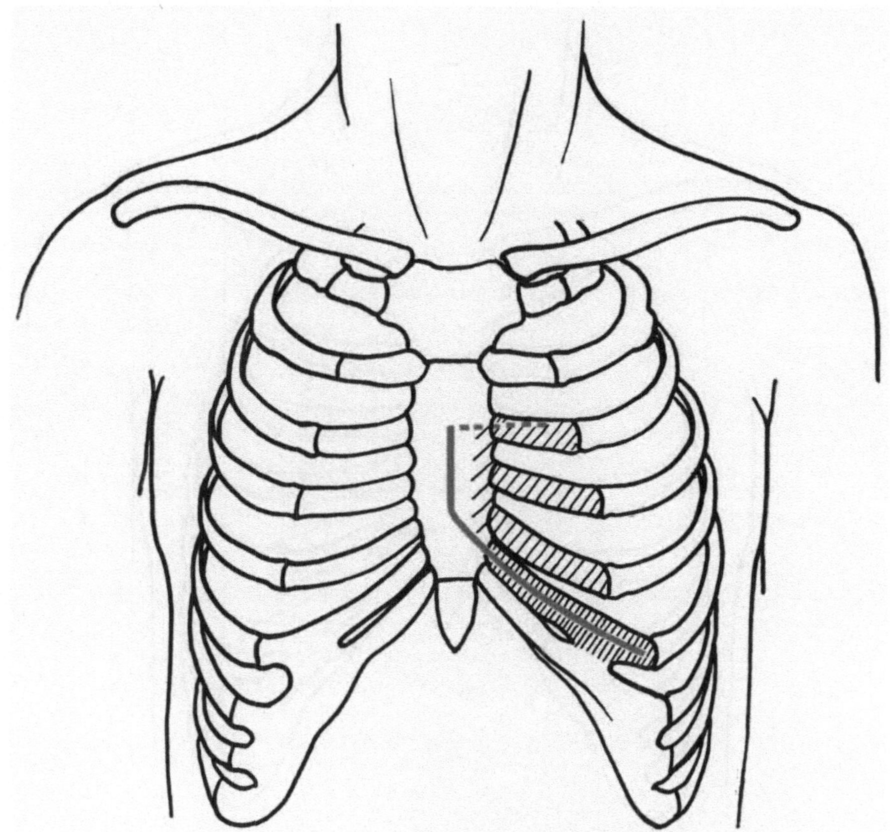

Abb. 532. Schnitt zur Freilegung des Herzens nach KOCHER (1902) (s. S. 753). Die punktierte rote Linie zeigt die Erweiterung des Hautschnittes an. Der eng gestrichelte Rippenknorpel wird beim einfachen Vorgehen, die breit gestrichelten beim erweiterten Vorgehen entfernt. (Nach WENDEL 1906.)

Erfahrungsgemäß ist aber die Anlegung von manchen Lappenschnitten im Bereich der Brusthöhle schon deshalb nicht günstig, weil danach sehr leicht Ernährungsstörungen mit folgenden Wundrandnekrosen beobachtet werden. Das gilt besonders für alle Lappenschnitte mit mittlerer und waagerechter Basis. Bei allen diesen Lappen werden wichtige Äste der Zwischenrippenarterien durchtrennt. Darauf haben insbesondere für die Lappen mit waagerechter Basis schon TERRIER und REYMOND hingewiesen. Damit fallen eine ganze Reihe der zahlreichen von WENDEL aufgezählten Verfahren von vornherein weg. Zu nennen sind die Schnittführungen von DEL VECCHIO, von ROBERTS und RAMONI (Abb. 520—522) mit waagerechter Basis. Wenig zweckmäßig sind auch die Schnitte von PAROZZANI (Abb. 523), ROTTER, BRUCHINI (Abb. 524), v. RYDYGIER (Abb. 525), MARION, NAPALKOW (Abb. 526), WEHR, PAGENSTECHER und LORENZ (Abb. 527) mit medialer senkrechter Basis. Alle diese Schnitte haben, abgesehen von der Gefahr der Wundrandnekrose, noch die Unannehmlichkeit, daß sie, wie sich in der Praxis des öfteren gezeigt hat, nicht genügen, um bei Herzverletzungen, die nicht gerade an der Vorderwand sitzen, oder bei denen eine gleichzeitige Verletzung der Hinterwand besteht, eine zur Wundversorgung ausreichende Freilegung des Herzens zu gestatten. Das trifft allerdings hauptsächlich für die Lappenschnitte mit waagerechter Basis, aber auch für die Mehrzahl derjenigen, die eine senkrechte mediale Basis haben, zu, insbesondere wenn diese links vom Brustbein gelegen ist. In Erkenntnis dieses Mangels haben daher schon verschiedene Autoren die Lappenbasis von der linken Seite des Brustbeins auf die rechte verlegt und nicht nur die Rippenknorpel seitlich durchtrennt, sondern einen osteoplastischen Lappen gebildet, der außer den linken Rippenknorpeln auch noch den unteren Teil des querdurchtrennten Brustbeines enthielt [Marion, Napalkow (Abb. 526), Wehr, Pagenstecher, Lorenz (Abb. 527)]. Solche osteoplastischen Lappenbildungen sind aber durchaus nicht einfach. Die Gefahr der Pleuraverletzung liegt nahe. Die beiden Aa. mammariae müssen unterbunden werden, da die Gefahr ihrer Verletzung droht. Am einfachsten ist es, wenn ein Lappen mit senkrechter medialer Basis gebildet werden soll, auf die Erhaltung der knöchernen Abschnitte zu verzichten, die Rippenknorpel dauernd zu resezieren und das Brustbein, soweit es nötig ist, zu resezieren. Das ist schon deshalb besser, weil dadurch die Querresektion des Brustbeins wegfällt, die häufig Störungen hinterläßt. Nimmt man mit der Luerschen Zange nur einen 1—2 cm breiten Streifen des linken Brustbeinabschnittes, entsprechend dem Ansatz der entfernten Rippenknorpel, weg, so bleibt der Strebepfeiler des Brustbeins erhalten.

Da die Nachteile der Lappenschnitte mit waagerechter oder senkrechter medialer Basis immer wieder im Ernstfalle festgestellt wurden, so ist man auf Vorschläge zurückgegangen, die schon in der ersten Zeit der Herzchirurgie gemacht worden sind. Der erste Vorschlag stammt von Podrez (1898) (Abb. 528). Er bildete einen Hautknochenlappen mit lateraler Basis. Dieser Lappen enthielt die linke Hälfte des unteren Brustbeinabschnittes und die Knorpel der 3. bis 6. Rippe. Der Lappen wurde nach außen umgebrochen. Die an einem 16jährigen Mädchen bei einer Schußverletzung des rechten Ventrikels ausgeführte Operation, wobei die Herzwunde bei der Operation schon verklebt gefunden wurde, war erfolgreich. Einen ähnlichen Schnitt empfahl Isnardi (1898) (Abb. 528). Er beschränkte sich auf eine wesentlich schmalere Lappenbildung mit entsprechender Resektion eines kurzen Brustbeinabschnittes. Der Lappen enthielt noch die Knorpel der 4., 5. und 6. Rippe. Diese beiden Lappenbildungen sind zweifellos nicht leicht herzustellen. Die Abtrennung des Brustbeinstückes dürfte nicht so ganz einfach sein. Größere Vorteile haben die im folgenden aufgeführten Schnitte. Giordano (1898) (Abb. 529), der einen Winkelschnitt, dessen waagerechter Schenkel im 3. Zwischenrippenraum, dessen senkrechter parallel und links vom Brustbein verläuft und in dem Knorpel und ein Teil des Knochens der 3. und 4. Rippe enthalten sind. In der Form genügt der Schnitt nur für die Freilegung des linken oberen Herzbeutelabschnittes. Für ausgedehntere Freilegungen des Herzens ist dagegen der von Fontan (1901) (Abb. 530) empfohlene Schnitt zu nennen. Er macht einen Lappenschnitt, dessen oberer waagerechter Schenkel im 3. Zwischenrippenraum, dessen unterer Schenkel im 6. Zwischenrippenraum, und dessen freies Ende parallel und neben dem linken Brustbeinrand verläuft. Die senkrecht verlaufende Basis des Lappens entspricht etwa der linken Mamillarlinie. Die am Brustbeinansatz durchtrennten 4., 5. und 6. Rippenknorpel werden im Bereich der entsprechenden Rippen in der Gegend der Lappenbasis durchtrennt und bleiben im Lappen erhalten. Dieser Schnitt ergibt einen sehr guten Überblick. Der Lappen nach Fontan konnte bei vorsichtiger Ablösung ohne operative Verletzung der Brusthöhle gebildet werden. Das war besonders auch das Bestreben von SANDULLI (1904) (Abb. 531), der einen wesentlich kleineren, aber sonst ähnlichen Lappen, der den 4. und 5. Rippenknorpel und die zugehörigen Rippen enthält, bildet.

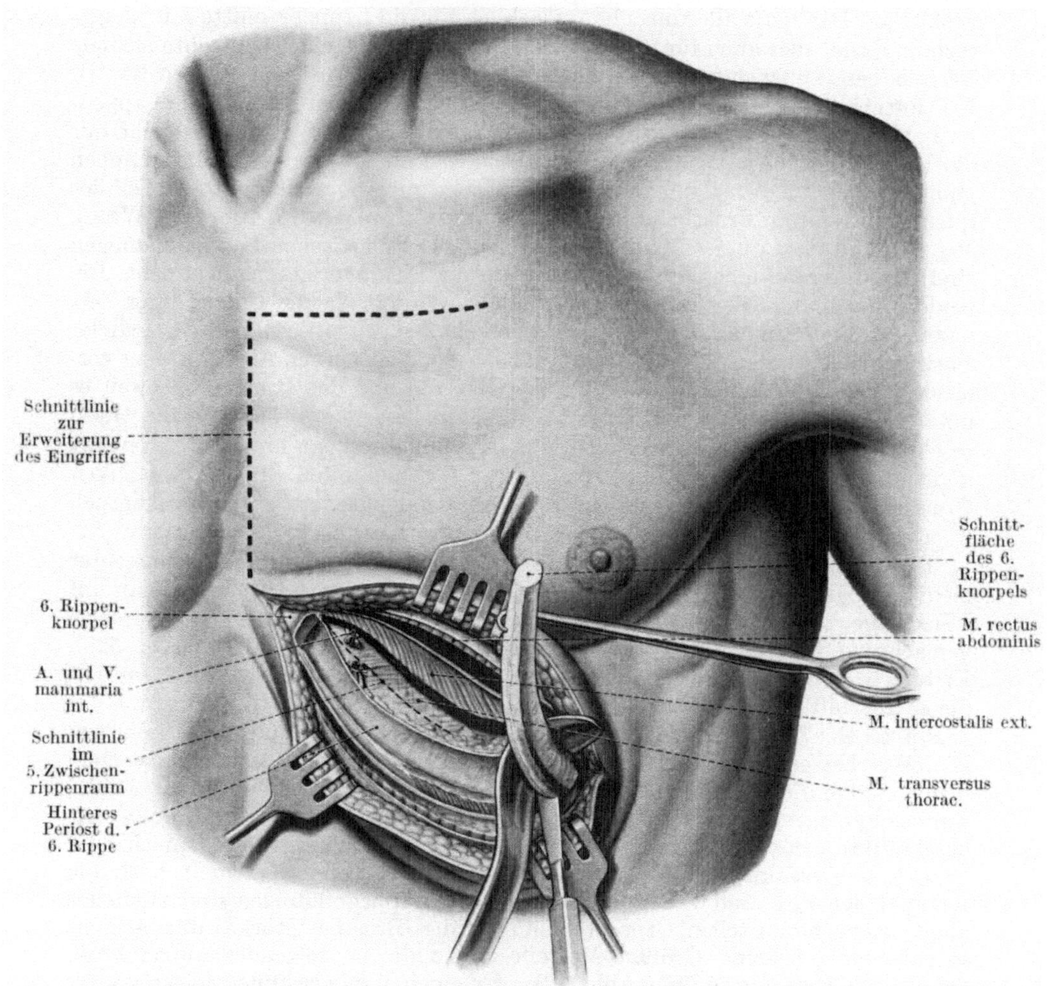

Abb. 533. Die Freilegung des Herzens nach KOCHER. 1. Der 6. Rippenknorpel ist nach Durchtrennung der Muskulatur freigelegt, am Brustbein abgetrennt, nach außen umgeschlagen und wird an der Knorpelknochengrenze abgeschnitten. Die gestrichelte Linie auf der Haut zeigt die Erweiterungsmöglichkeit des Schnittes an. Die gestrichelte Linie am 5. Zwischenrippenraum zeigt die Durchtrennungslinie zur Freilegung des Herzbeutels an. Im linken Wundwinkel ist die A. und V. mammaria int. unterbunden.

Die zuletzt angeführten Lappenschnitte werden besonders deshalb gelobt, weil es dabei möglich ist, eine Pleuraverletzung zu verhüten. Zweifellos ist es besser die Pleura zu schonen, ob sie verletzt ist oder nicht.

Wir sehen aber den Grund nicht ein, warum man bei der Anlage eines den Wundverhältnissen angepaßten Zwischenrippenschnittes die Verletzung der Brusthöhle nicht ebenfalls vermeiden kann. Der einzige Nachteil, den die erwähnten Lappenschnitte von FONTAN und SANDULLI haben, besteht darin, daß sie unter Umständen nicht genügend Platz für die Freilegung des Herzens nach rechts haben. Hier genügt aber die Entfernung von Brustbeinabschnitten mit der großen LUERschen Zange, die sich nach Abdrängen des Periostes und des Herzbeutels von der Rückseite des Brustbeines unschwer und rasch in gewünschtem Maße durchführen läßt.

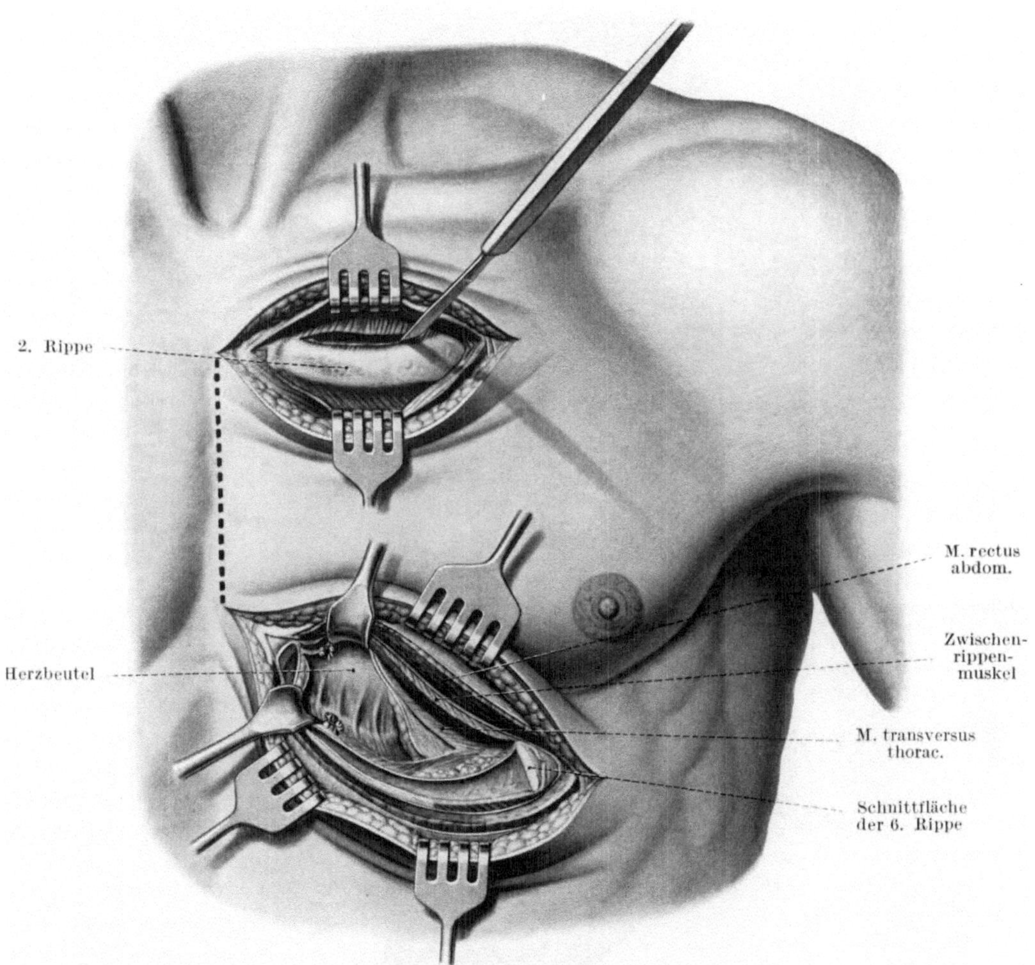

Abb. 534. Die Freilegung des Herzens nach KOCHER. 2. Der 6. Rippenknorpel ist abgetragen, der Zwischenrippenraum zwischen der 5. und 6. Rippe gespalten. Der Herzbeutel liegt frei. Zur ausgedehnten Freilegung des Herzens ist die 2. Rippe durch den waagerechten Schnitt freigelegt und wird zur Bildung eines Rippenmuskellappens hergerichtet.

WENDEL hat schon darauf aufmerksam gemacht, daß unter Umständen jedoch der Schnitt nicht genügenden Raum zur Freilegung der Herzbasis bietet, und empfiehlt daher besonders den Schnitt von KOCHER (Abb. 532), der wieder die Erfahrungen von TERRIER und REYMOND zugrunde legt. Er geht zunächst von einem Winkelschnitt aus, der in der Höhe des Ansatzes des 3. Rippenknorpels auf der Mitte des Brustbeines beginnt, bis zum Ansatzpunkt des 6. Rippenknorpels verläuft, dann diesem folgt bis etwa zur Knorpelknochengrenze (Abb. 533). Die Weichteile werden dann vom Knochen und Knorpel der 6. Rippe stumpf abgelöst. Der freigelegte 6. Rippenknorpel wird auf einige

Zentimeter entfernt (Abb. 533). So kommt man unmittelbar auf den Herzbeutel und kann nach Zurückziehung des Weichteillappens die linke Pleuraumschlagsfalte erkennen (Abb. 534). Dieser Schnitt, den man, falls der Lappen sich nach oben zur Freilegung der Herzbasis nicht genügend zurückschlagen

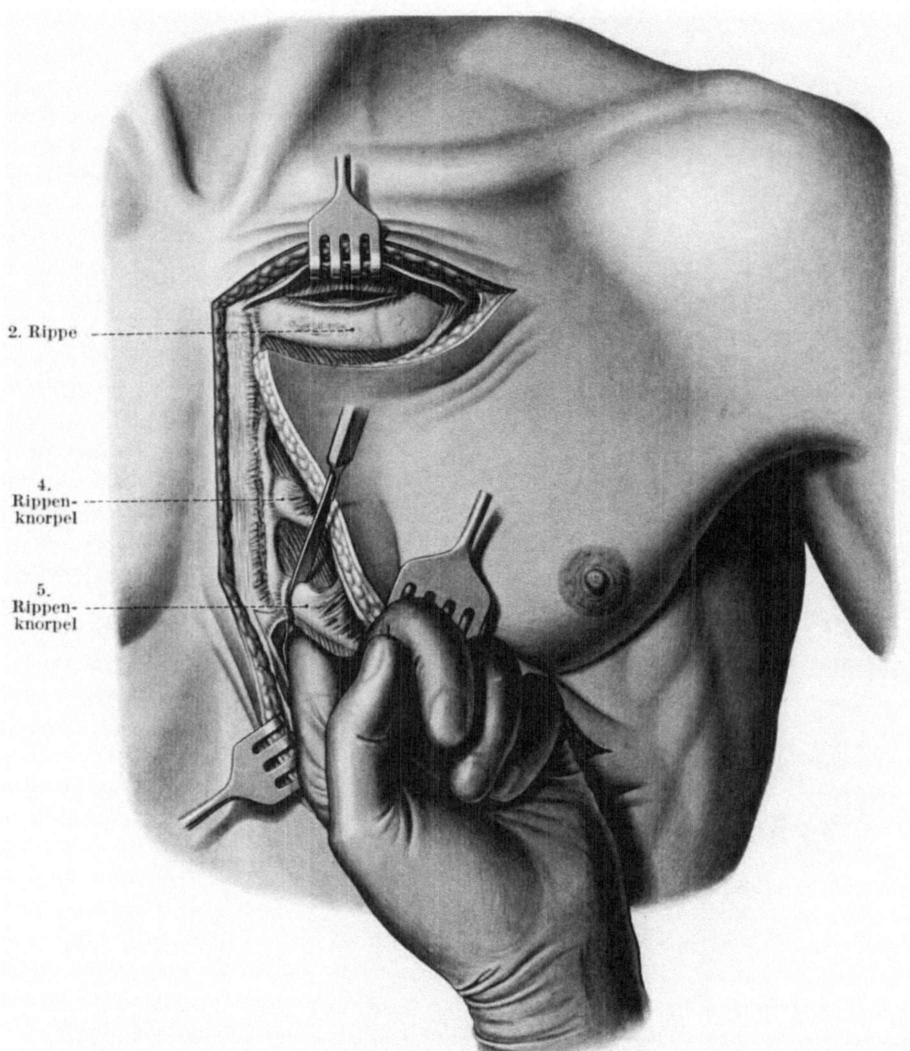

Abb. 535. Die Freilegung des Herzens nach KOCHER. 3. Der linke Zeigefinger ist nach Ablösung der Weichteile hinter die 5. und 4. Rippe eingeführt. Unter seinem Schutz wird der 5., 4., 3. und 2. Rippenknorpel am Brustbein durchgeschnitten.

läßt, nach KOCHER noch dadurch ergänzen kann, daß man einen waagerechten Schnitt am oberen Rande des Winkelschnittes, entlang dem Verlaufe der 3. oder auch 2. Rippe aufsetzt (Abb. 533—535), ermöglicht die Freilegung des ganzen Herzens in großer Ausdehnung. Reicht der Zugang nach rechts nicht aus, so läßt er sich ohne weiteres durch Beseitigung eines ausreichenden Streifens des linken Brustbeinrandes mit der LUERschen Zange erweitern. Auch die Erweiterung nach links ist durch Verlängerung der Weichteilschnitte unter Umständen auch durch Entfernung der Rippen und Rippenknorpel aus dem Weichteilschnitt ohne weiteres möglich. Diese Form des Lappenschnittes nach FONTAN-KOCHER hat sich in vielen Fällen ausgezeichnet bewährt und wird

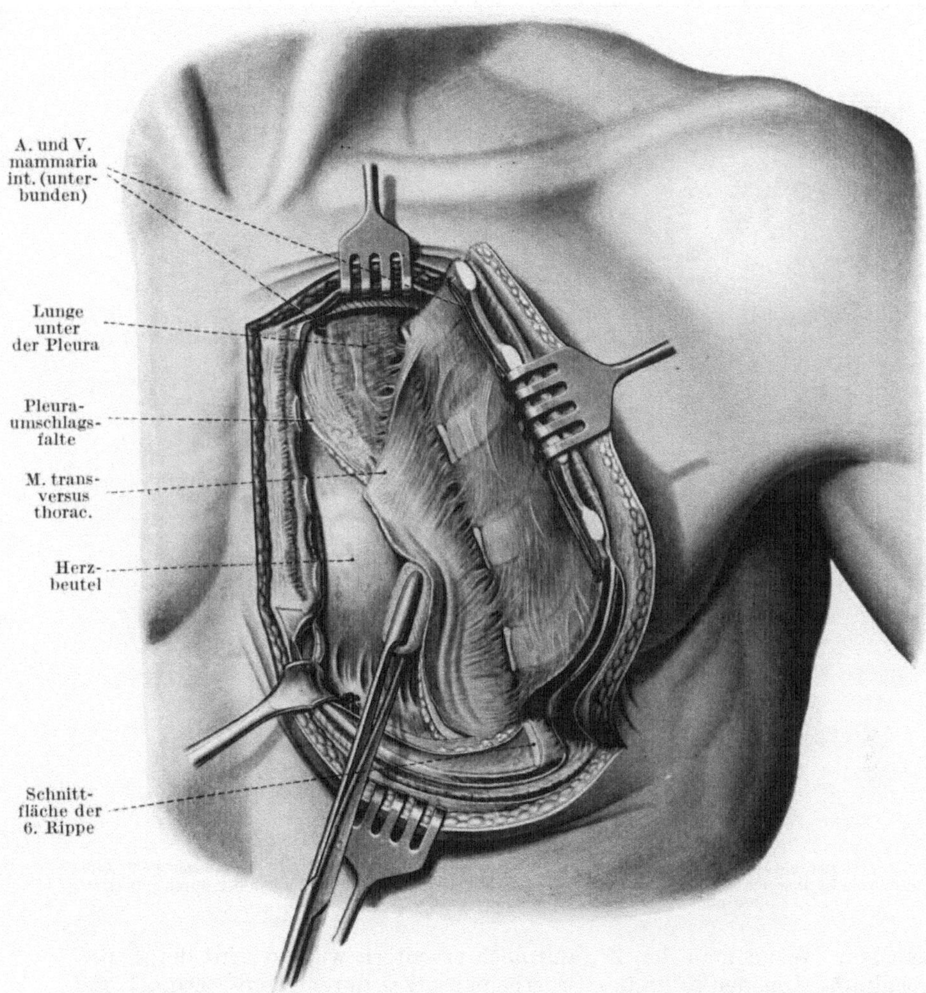

Abb. 536. Die Freilegung des Herzens nach KOCHER. 4. Der große Muskel-Rippenknorpellappen, ist nach außen umgebogen und an der Knorpelknochengrenze eingebrochen. Er wird mit einem scharfen Haken zurückgehalten. Die Pleuraumschlagsfalte mit der Fascia endothoracica und dem M. transversus thoracis wird halb stumpf halb scharf zurückgeschoben, so daß der Herzbeutel freiliegt.

z. B. auch von SCHMIEDEN für die Perikardektomie ausschließlich herangezogen (s. S. 810).

Der großen Zahl der Lappenschnitte gegenüber stehen die Schnitte, die unmittelbar der Lage der Wundverhältnisse im besonderen Falle angepaßt werden. Die Vorzüge eines derartigen Vorgehens liegen auf der Hand, besonders wenn es sich um zweifelhafte Fälle von Herzverletzung handelt. Darauf haben schon WILMS (1906), REHN (1907), D'ESTE (1907), SALOMONI (1909), ISELIN (1910) hingewiesen. WILMS (1906) hat bei der Versorgung einer Herzwunde, bei der die Kugel das ganze Herz durchbohrt hatte, auf die Anwendung eines Lappenschnittes verzichtet und einen langen Zwischenrippenschnitt, wie ihn v. MIKULICZ und SAUERBRUCH bei endothorakalen Operationen angewendet haben, ausgeführt. Er hat dabei einen so freien Zugang gefunden, daß er diesen Schnitt im 4. oder 5. Zwischenrippenraum, je nach der Stelle der Verletzung, empfiehlt. Es gelingt von diesem Schnitt aus nach Eröffnung des Herzbeutels das Herz vollständig

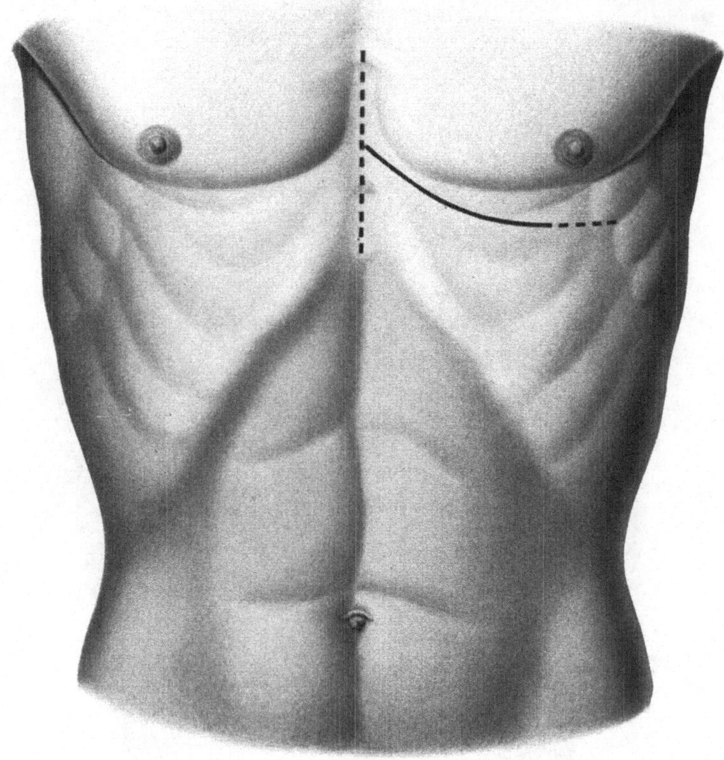

Abb. 537. Freilegung des Herzens nach Schußverletzung nach L. REHN. 1. Die ausgezogene Linie bezeichnet den meist ausreichenden Hautschnitt. Ist eine Erweiterung nötig, so können die durch punktierte Linien angegebenen Erweiterungsschnitte gemacht werden.

zu übersehen. Wenn man den Zugang noch erweitern will, so wird der 4. und 5. Rippenknorpel in der Nähe des Brustbeinansatzes durchtrennt. Dann bietet der Schnitt eine weit bessere Übersicht als alle Lappenschnitte. WILMS hebt hervor, daß der Schnitt wesentlich schneller ausführbar, und daß die Blutung äußerst gering ist. Wenn auch ein Pneumothorax entsteht, so bedeutet das keine weitere Schädigung, zumal bei den meisten Eingriffen wegen einer Herzschußverletzung, auch dann, wenn man Lappenschnitte anwendet, ein Pneumothorax nicht vermieden werden kann. Heute wird man zur Ausführung des Eingriffes Überdruck anwenden, zum mindesten vor der Ausführung der Verschlußnaht der Pleurahöhle. Lungenwunden müssen häufig gleichzeitig versorgt werden (s. S. 82 ff.).

D'ESTE (1907) hat an Leichen Versuche vorgenommen und schon festgestellt, daß der Zwischenraum zwischen den beiden Pleurahöhlen im vorderen Mittelfellraum außerordentlich wechselt und oft so klein ist, daß ihre Verletzung, z. B. bei Punktion, unvermeidlich ist. Was die Freilegung des Herzens betrifft, so zieht er die Verfahren von FARINA und WILMS vor.

SALOMONI (1909) hat zur Freilegung des verletzten Herzens ebenfalls den Zwischenrippenschnitt empfohlen. Um den Zugang besser gestalten zu können, können die Rippenknorpel vom Brustbein gelöst werden. Ist aber das rechte Herz oder die Herzbasis verletzt, so empfiehlt es sich das Brustbein quer zu durchtrennen. Dadurch erhält man nach Ablösung der Weichteile einen bis zu 8 cm breit klaffenden Zugang.

ISELIN (WILMS) (1910) empfiehlt den WILMSschen Schnitt, am besten unter Einkerbung einer Rippe und von langer Ausdehnung als guten Zugang zum

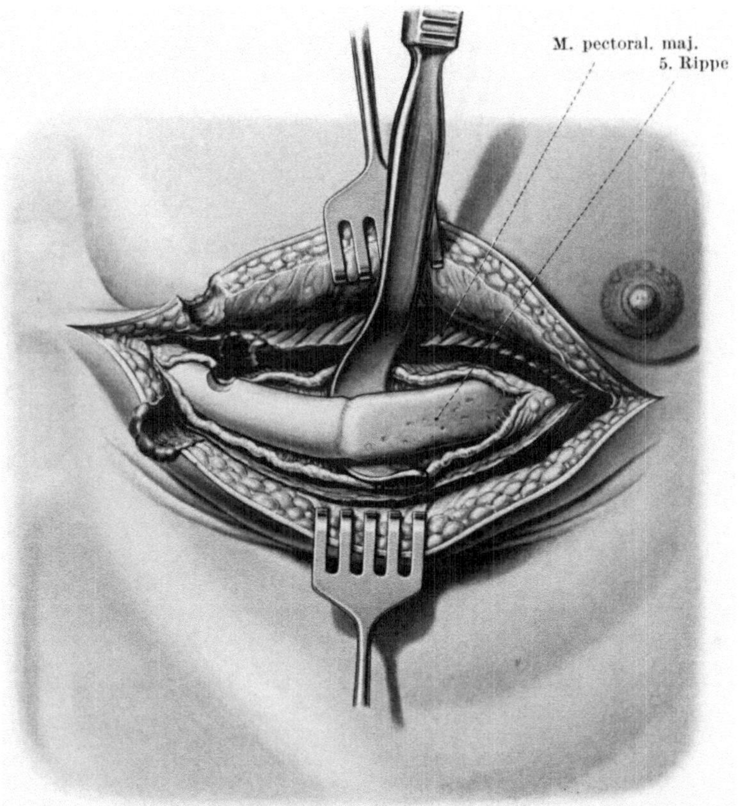

Abb. 538. Freilegung des Herzens nach Schußverletzung nach L. REHN. 2. Der Schnitt geht durch die Schußöffnung über der 5. Rippe. Die 5. Rippe ist subperiostal freigelegt.

Herzen. Soll aber der Mittelfellraum weitgehend freigelegt werden, so ist es zweckmäßig das Brustbein mit einer SUDECKschen Fräse oder der DAHLGRENschen Zange quer zu durchtrennen. Er glaubt, daß auch die senkrechte Durchtrennung des Brustbeines unter Umständen vorteilhaft sein kann.

Zur weiteren Freilegung des Herzens, insbesondere der Basisabschnitte, und um gleichzeitig das Mediastinum bis zu einem gewissen Grade überblicken zu können, hat SAUERBRUCH die Mediastinotomia ant. inf. ausgearbeitet (s. S. 699).

Jeder noch so gut ausgedachte typisch angelegte Lappenschnitt kann den Operateur im Stich lassen, wenn die fragliche Herzverletzung in einem durch den Lappenschnitt unerreichbaren Abschnitt liegt. Daher muß er zum mindesten nach allen Richtungen erweiterungsfähig sein. Man soll daher nach REHN in fraglichen Fällen die äußere Wunde erweitern, den Wundkanal verfolgen und möglichst rasch die Herzwunde zu erreichen versuchen. Gelingt das von einem Zwischenrippenschnitt aus, so ist das Vorgehen sehr einfach. Müssen eine oder mehrere Rippen oder das Brustbein reseziert werden, so geht das rasch und ist ungefährlich (Abb. 538, 539). Dabei kann man die Eröffnung der Pleura genau so gut vermeiden wie bei der Anlage eines Lappenschnittes. Jedenfalls soll man sie zu vermeiden versuchen. Unter allen Umständen, auch

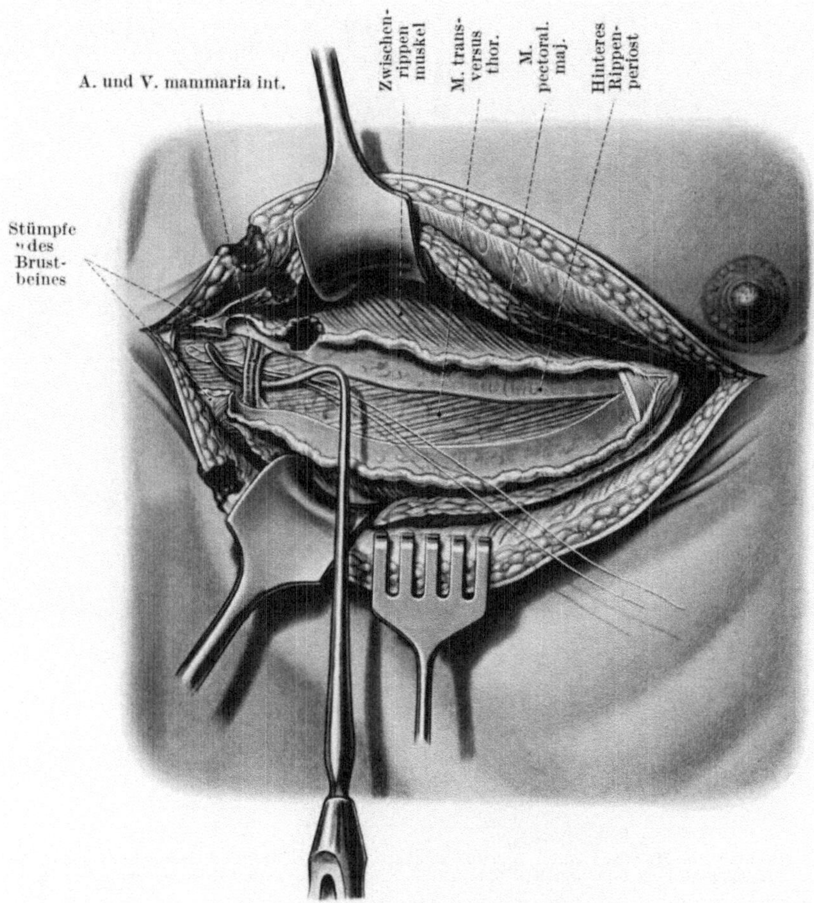

Abb. 539. Freilegung des Herzens nach Schußverletzung nach L. Rehn. 3. Das hintere Periost der 5. Rippe ist gespalten. Die A. und Vv. mammaria werden zur Durchtrennung abgebunden. Der M. transversus thoracis liegt frei. Die Pleura bzw. Lungenoberfläche schimmert durch die Muskulatur.

darauf hat Rehn schon aufmerksam gemacht, muß man die Eröffnung beider Pleurahöhlen vermeiden. Zur Vermeidung der Pleuraeröffnung ist es daher immer zweckmäßig, die ursprüngliche Wunde so zu erweitern, daß man möglichst in die Gegend des 6. Rippenknorpels kommt, nach dessen Entfernung man dann unter allen Umständen auf den Herzbeutel kommt und die Pleuraumschlagsfalten erkennen und abschieben kann (Abb. 540). Erlaubt der Sitz der Wunde ein solches Vorgehen nicht, so muß unter Umständen die Pleuraeröffnung in Kauf genommen werden. Rehn hat schon betont, daß es sogar unter Umständen von Bedeutung ist die Pleura zu eröffnen, wenn es sich um eine die Herzverletzung begleitende und erschwerende blutende Lungen- oder Zwerchfellverletzung handelt, die versorgt werden muß. Ein solcher zunächst als Zwischenrippenschnitt begonnener Zugang kann nun durch Aufsetzen von Winkelschnitten in einen Lappenschnitt oder in einen T-förmigen Schnitt, dessen oberer Balken auf der Mitte des Brustbeines verläuft, erweitert werden (Abb. 537). So ist uns die Möglichkeit gegeben, Rippen und Brustbein nach Bedarf zu entfernen und damit nach Einsetzen eines Rippensperrers (Abb. 541) die Zugänglichkeit

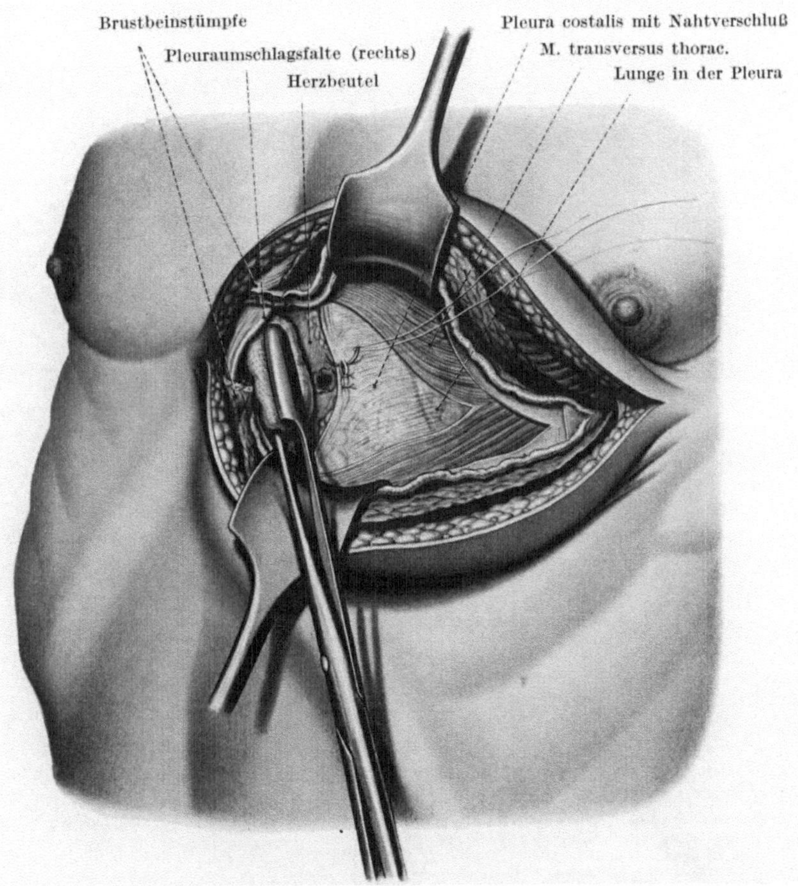

Abb. 540. Freilegung des Herzens nach Schußverletzung nach L. REHN. 4. Auch der M. transversus thoracis und die Fascia endothoracica sind gespalten. Man sieht die Umschlagsfalte der Pleura, die ebenfalls verletzt war. Der kleine Schlitz im Brustfell wird zugenäht. Die Umschlagsfalten werden stumpf zurückgeschoben.

zu allen gewünschten Herzabschnitten so günstig zu gestalten, daß die Versorgung der Herz- und Herzbeutelwunden ohne Schwierigkeit vor sich geht (Abb. 541).

Die Versorgung der Herzwunde selbst macht, wenn es gelungen ist den Herzbeutel in genügender Ausdehnung freizulegen und zu eröffnen, kaum wesentliche Schwierigkeiten. Zunächst überrascht meist bei der Eröffnung des Herzbeutels die starke Blutung. Hat sich das Blut aus dem Herzbeutel entleert und blutet es aus dem Herzen weiter, so muß mit allen zur Verfügung stehenden Mitteln eine zeitweilige Blutleere versucht werden. Alle Versuche durch Umschnürung der Herzbasis usw., die Blutung zum Stillstand zu bringen, haben im Ernstfalle versagt. Dagegen ist der von SAUERBRUCH angegebene

Handgriff, mit dem die Einflußvenen zeitweilig zusammengedrückt werden können, von großem Vorteil (Abb. 542). Zu diesem Zwecke wird die linke Hand des Operateurs in den Herzbeutel eingeführt und der Eintritt der V. cava unmittelbar oberhalb des Zwerchfells zwischen den 4. und 5. oder 3. und 4. Finger zusammengedrückt. Benutzt man den 4. und 5. Finger, so kann der 3. durch den Sinus pericardii unter den großen Schlagadern hindurchgeführt werden und

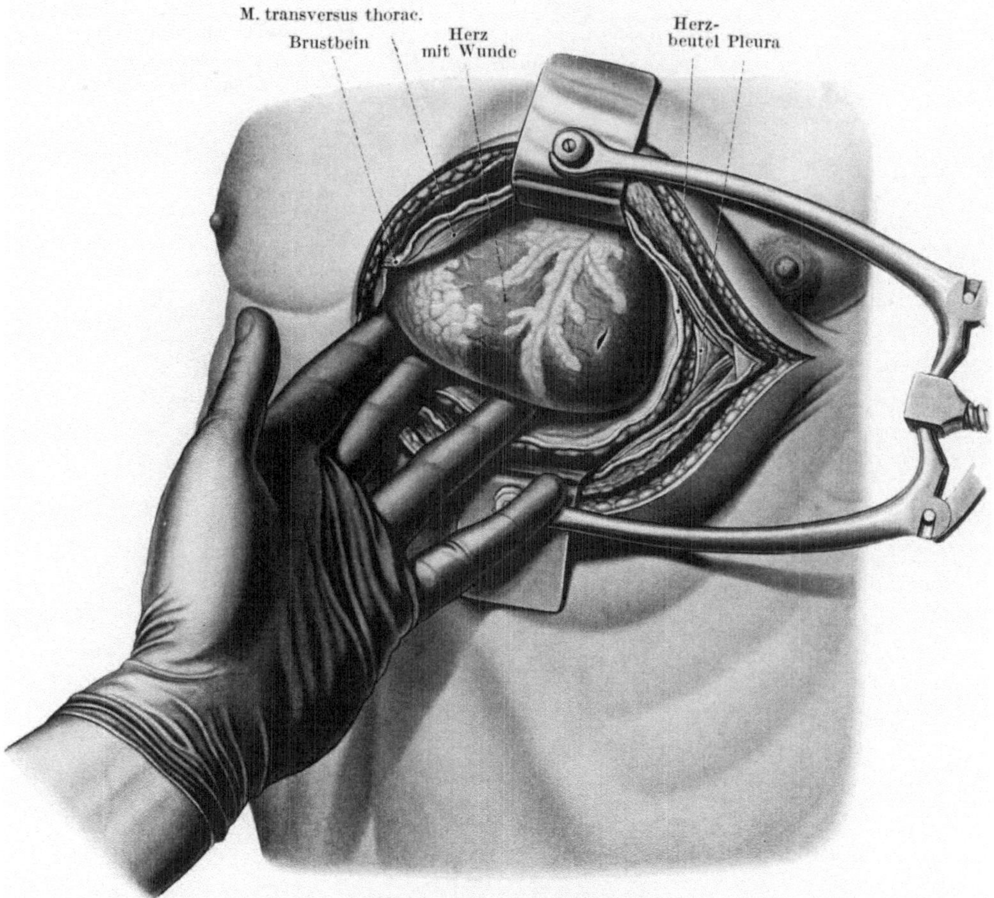

Abb. 541. Freilegung des Herzens nach Schußverletzung nach L. REHN. 5. Das Herz ist freigelegt, man sieht die kleine schlitzförmige Wunde im linken Ventrikel.

damit das Herz noch besser in der Hand gehalten werden (Abb. 542). Nebenbei wird selbstverständlich die sichtbare Wunde der Herzoberfläche mit Stieltupfern komprimiert. Der SAUERBRUCHsche Handgriff erlaubt aber nicht nur das Einströmen des Blutes in das Herz zu hemmen, sondern auch das Herz festzuhalten und aus der Herzbeutelwunde so weit wie möglich herauszudrängen, wodurch die zeitweise Blutstillung noch verbessert wird. Wird in der angegebenen Weise das Herz gehalten, so besteht die weitere Möglichkeit, die Herzspitze zwischen Daumen und Zeigefinger zu fassen, das Herz nach oben umzuschlagen und dadurch eine bestehende Wunde der Hinterwand zu sehen und durch Naht zu verschließen (Abb. 543). Das Halten des Herzens ist deshalb von großer Bedeutung, weil durch die oft sehr beschleunigten und kräftigen Herzbewegungen das Anlegen der Wundnaht wesentlich erschwert werden kann. Es sind Vorschläge gemacht worden, durch Haltenähte an der Herzspitze das Herz hervorzuziehen und dadurch so weit zur Ruhe zu bringen, daß das Anlegen der Naht erleichtert wird. Eine solche Haltenaht ist aber gefährlich, da sie leicht ausreißt und dadurch eine weitere Wunde gesetzt wird. Andere haben zunächst eine Naht gelegt und diese Naht lang gelassen und als Haltefaden für die Anlegung der weiteren Nähte verwendet. Auch da besteht, wie das mehrfach

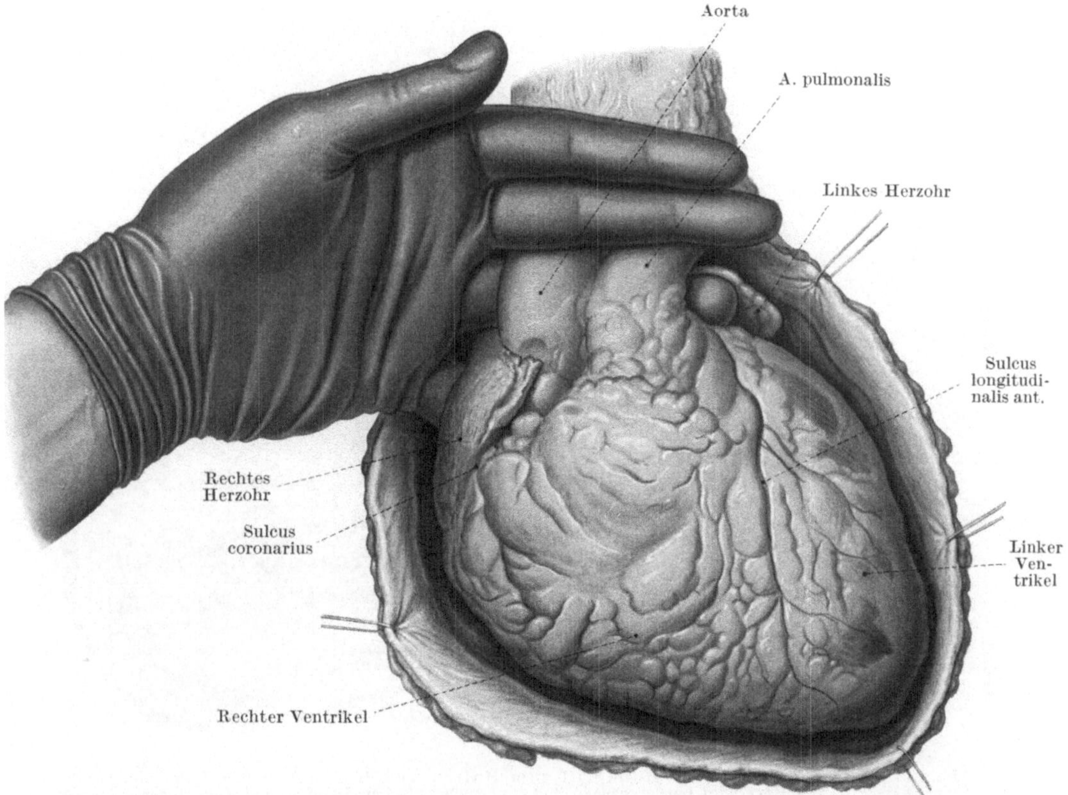

Abb. 542. Der SAUERBRUCHsche Handgriff zum Halten und Hochheben des Herzens an der Herzbasis. 1. Er dient gleichzeitig zur Blutstillung durch Kompression der großen Gefäße zwischen den Fingern.

beobachtet worden ist, die Gefahr des Ausreißens. Daher darf sie nur eben gespannt gehalten werden. Die Herznähte, zu denen man zeitweise Katgut, zeitweise Seide verwendete, können mit dem heute erst nach längerer Zeit resorbierbaren Katgut ausgeführt werden. Es genügen meistens 2—4, die Lichtung des Herzens möglichst nicht erreichende Nähte. Schon die erste Naht wirkt meistens so weit blutstillend, daß das Anlegen der weiteren keine Schwierigkeiten mehr bereitet. Es wird gelegentlich plötzlicher Herzstillstand beobachtet, der jedoch glücklicherweise meist nur von kurzer Dauer ist. Ist die Herzwunde versorgt, so tritt meistens sehr schnell eine wesentliche Besserung des Allgemeinzustandes und der Herztätigkeit ein. Der Herzbeutel wird ebenfalls vernäht. Viele legen ein kleines Gummidrän in den untersten Winkel des Herzbeutels und dränieren auch die äußere Wunde für 1—2 Tage, da in den ersten Tagen doch oft eine starke Wundsekretion stattfindet.

In der Nachbehandlung muß zunächst hauptsächlich für Ruhe gesorgt werden. Daher ist mit Morphiumpräparaten in den ersten Tagen nicht allzusehr zu sparen. Findet sich ein Fremdkörper (Nadel, Messerspitze oder Geschoß) erreichbar im Herzen, so wird er erst nach völliger Freilegung der Wunde entfernt und dann die Wunde versorgt. Fremdkörper im Herzinnern sind schwer festzustellen, da sie häufig keine Erscheinungen verursachen. Sie werden daher in der Mehrzahl der Fälle auch nicht entfernt werden können.

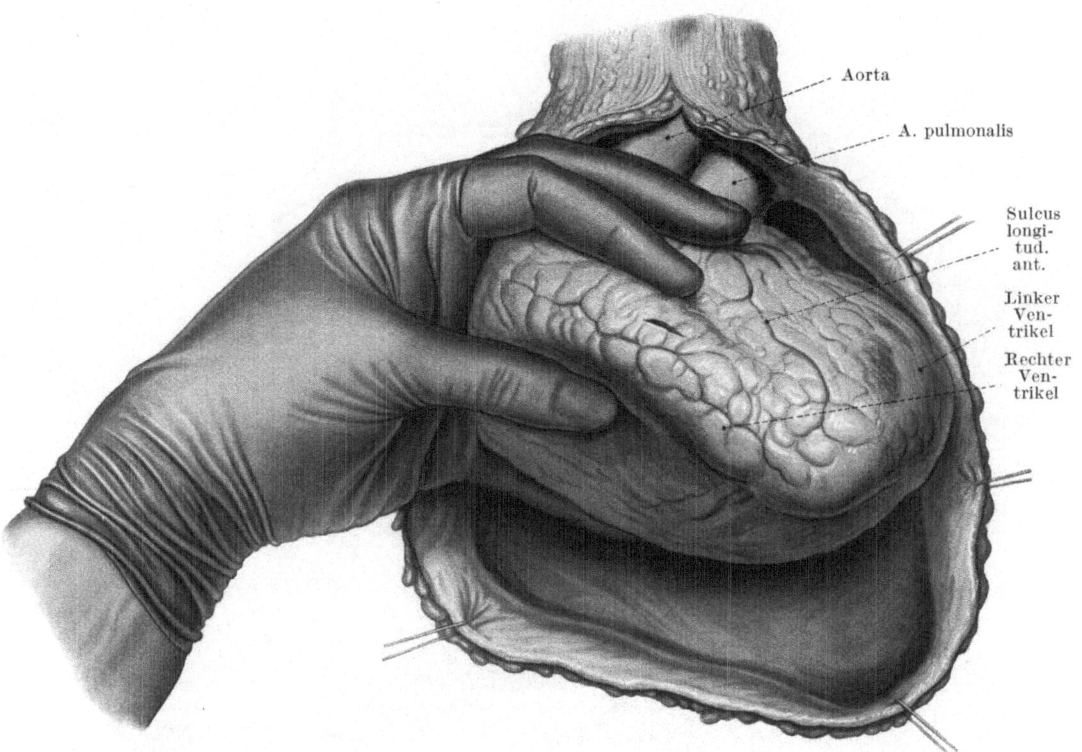

Abb. 543. Der SAUERBRUCHsche Handgriff zum Halten und Hochheben des Herzens an der Herzbasis. 2. Das Herz wird hervorgezogen und nun auch zwischen Daumen und Zeigefinger so gefaßt, daß die verwundete Stelle zur Nahtversorgung übersichtlich freiliegt.

β) Die Eingriffe bei der Angina pectoris und bei den Herzerkrankungen mit gestörter Gefäßversorgung.

Es war ein kühner Entschluß, die Angina pectoris in den Kreis der chirurgischen Behandlung einbeziehen zu wollen. Erst die genauere Kenntnis des weitumfassenden klinischen Begriffes gab einige Berechtigung dazu. Die Beobachtung hatte gezeigt, daß der klinische Begriff sehr wechselvolle anatomische Grundlagen hat. Bei manchen, ja selbst bei im Anfall tödlich geendeten Kranken wird jeder stichhaltige Anhaltspunkt für die Todesursache am Herzen vermißt, während bei anderen deutlich nachweisbare oft schwere Herzmuskel- und Gefäßveränderungen im Vordergrund stehen. Dieser eigentümlichen Tatsache gegenüber steht eine zweite, ebenso merkwürdige, daß nicht selten bei Menschen, die plötzlich im Anfall gestorben sind, und die auf dem Obduktionstisch schwerste pathologisch-anatomische Veränderungen im Sinne der Koronarsklerose und Muskelinfarkte darboten, während ihres Lebens keine auf das Herz oder den Kreislauf hinweisenden Beschwerden bestanden hatten. Die ersterwähnte Tatsache und ihre Umkehrung deuten darauf hin, daß trotz der vielen, auf die Kenntnis der Herznerven und Herzgefäßnerven und ihren Beziehungen zur Muskulatur und Blutversorgung des Herzens gerichteten Arbeit, wichtige Fragen ungeklärt geblieben sind. Naturgemäß mußte die Lösung vieler der bisher noch unbeantworteten Fragen durch experimentelle Untersuchungen an Tieren versucht werden. Die aus solchen Untersuchungen stammenden Schlüsse lassen sich aber nicht immer auf den Menschen übertragen. Ebenso sind viele Ansichten der Physiologen nicht maßgebend für die besonderen Verhältnisse bei einem chirurgischen Eingriff am kranken Herzen, worauf schon LAMPERT hingewiesen hat. Tatsächlich widersprechen sich die Untersuchungsbefunde und mehr noch die Deutungsversuche der einzelnen Forscher so sehr, daß nicht einmal in allen anatomischen, aber noch weniger in den physiologischen und pathologischen Befunden Einigkeit herrscht.

Eine große Zahl anerkannter Forscher hat sich auf diesem Gebiet Verdienste erworben. Wir nennen hier nur FR. FRANK (1899), JONNESCO und GOMOIU (seit 1916), KAPPIS (1923, 1925, 1929), BRÜNING und STAHL (1924), HESSE (1924, 1932), HOFER (1924), L. R. MÜLLER (1924), SCHITTENHELM und KAPPIS (1925), ENDERLEN und seine Mitarbeiter (1927, 1930), EPPINGER (1927), HOCHREIN (1929), HERING (1931) und EDENS (1931). Für die rein chirurgischen Fragen kommen hauptsächlich JONNESCO (1923—1926), DANIELOPOLU (seit 1924—1938), E. K. FREY (1924 und 1939), ADSON und BROWN (1925, 1930), LERICHE (seit 1928), LAMPERT und DAMIR (1929, 1931), LERICHE und FONTAINE (seit 1929), DELMAS und LAUX (1933) in Frage.

So viel scheint aus den zahlreichen und oft außerordentlich schwierig zu beurteilenden Beobachtungen am Tier und Menschen mit einiger Sicherheit hervorzugehen, daß die extrakardialen Herznerven für die gesamte Gefäßversorgung des Herzens, ebenso für die Motilität und Sensibilität von großer Bedeutung sind, wenn auch der Herzmuskel nach der größtmöglichsten Trennung von den extrakardialen Nerven, und sogar nach Ausschaltung der im Herzen verlaufenden Nerven noch arbeitet (E. K. FREY). Vagus und Sympathikus haben die Steuerung und Anpassung der Herztätigkeit übernommen. Eine Änderung des Elektrokardiogrammes tritt nach MANDELSTAMM (1926) nach der ein- und beiderseitigen Entfernung der sympathischen Halsnerven nicht ein. Der Mechanismus der Herztätigkeit wird also nicht gestört. Da der Sympathikus im wesentlichen als der schmerzleitende Nerv festgestellt worden war, und da die Möglichkeit eines chirurgischen Einflusses auf die bei der Angina pectoris festgestellten Grunderkrankungen am Herzen selbst und an den Herzgefäßen, falls solche gefunden wurden, unmöglich schien, so wollte man wenigstens den Versuch machen, dem Kranken seine Beschwerden abzunehmen. Das konnte nach Ansicht von FR. FRANK, JONNESCO-GOMOIU (1916) dadurch geschehen, daß man die Leitung im N. sympathicus unterbrach. So tauchte der erste Plan der ausgedehnten Resektion des gesamten Halssympathikus, einschließlich der Ganglien, auf. Dieser große Eingriff hatte eine hohe Sterblichkeit zu verzeichnen und infolgedessen versuchte man auf Grund der sich allmählich klärenden anatomischen und physiologischen Verhältnisse die Größe des Eingriffes zu verringern und die Anzeigestellung genauer festzulegen. Unter diesen Eingriffen spielt in den letzten Jahren die sog. Stellektomie (LERICHE) die hervorragendste Rolle.

Durch die Untersuchungen von FRIEDENTHAL, ENDERLEN und BOHNENKAMP, ENDERLEN und EISMEYER war festgestellt worden, daß die Stellektomie das Herz in der Ruhe wenig in seiner Tätigkeit beeinflußt, desto mehr aber für stärkere Leistungen unfähig macht. Da man festgestellt hatte, daß durch das Ganglion stellatum alle wesentlichen sensiblen und motorischen Bahnen für das Herz hindurchgehen, so waren die Bedenken, die gegen seine Entfernung geäußert wurden, verständlich. Diese Bedenken, die zunächst auch LERICHE teilte, wurden dann durch die Arbeiten von LAMPERT (1929 und 1931) und LERICHE insofern beseitigt, als sie feststellen konnten, daß nach Entfernung des Ganglion stellatum eine volle Leistungsfähigkeit des Herzens auch

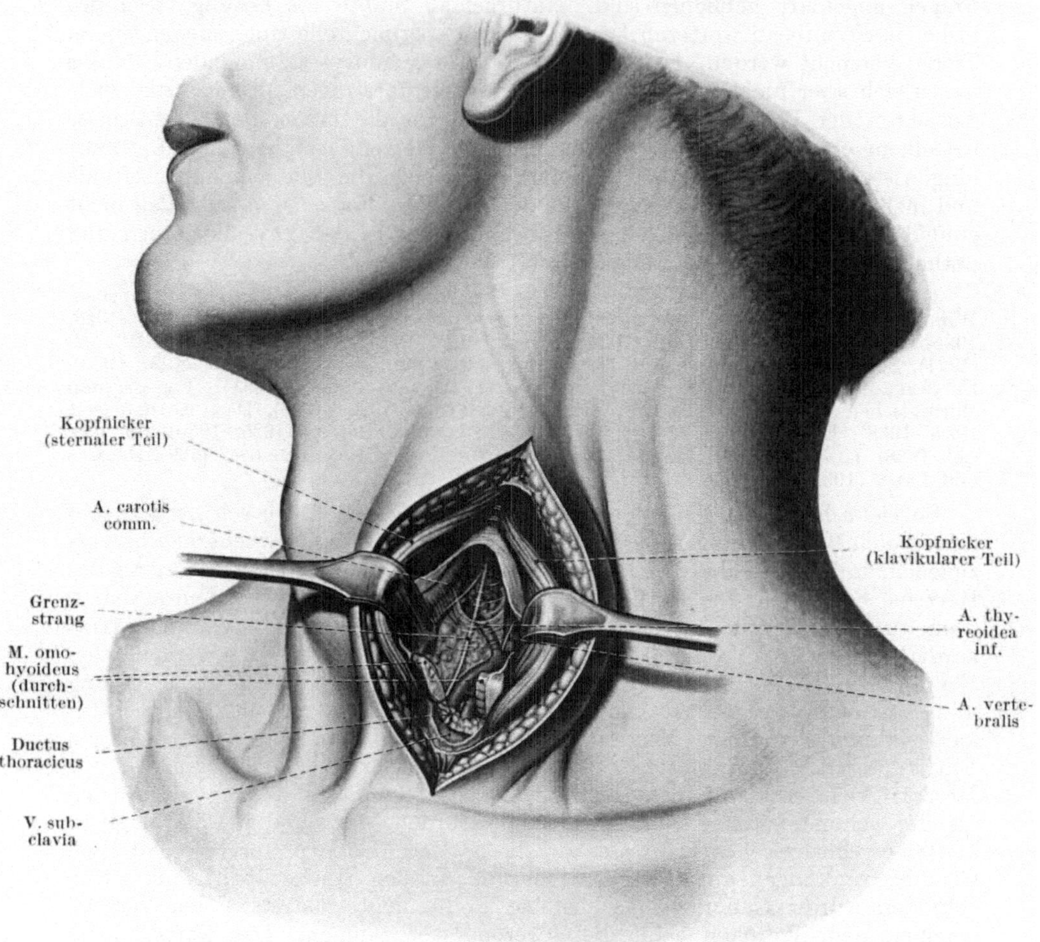

Abb. 544. Die Stellektomie nach LERICHE. 1. Der Hautschnitt zieht vom Schlüsselbein bis über die Mitte des Kopfnickers nach oben. Er dringt zwischen den sternalen und klavikularen Ansätzen dieses Muskels, die auseinandergezogen werden, in die Tiefe. Der M. omohyoideus ist samt der mittleren Halsfaszie durchtrennt. Die großen Gefäße werden nach medial gezogen, während der M. scalenus ant. unter einem Haken nach lateral genommen wird. Die A. thyreoidea inf. kreuzt den Weg. Darüber verläuft der Grenzstrang. Von der A. thyreoidea inf. aus ist der Truncus thyreocervicalis freigelegt.

nach starker Beanspruchung blieb. Im Elektrokardiogramm (Ekg.) zeigten sich keine bleibenden Veränderungen (LAMPERT). Auch die Eingriffe am Menschen hatten gezeigt, daß die einseitige und doppelseitige Stellektomie keine bleibenden Schädigungen für die Herzfunktion auslösten (LERICHE). Dagegen blieben die Anginaanfälle nach dieser Operation aus. Dieselbe Erfahrung hatten SCHITTENHELM und KAPPIS (1925) insofern gemacht, als nach Novocaininjektion in das Ganglion, wie sie MANDL, PAL (1924), BRUNN (1924) vorgeschlagen hatten, der Schmerzanfall bei der Angina pectoris sofort beseitigt war. Auf Grund dieser Beobachtungen hat sich allmählich die Stellektomie zu einem typischen Eingriff entwickelt, dessen Ausführung keine großen Schwierigkeiten bietet, und dessen Technik unten dargestellt werden soll. Die Freilegung des Ganglion stellatum ist schon in Bd. III/2 dieser Operationslehre

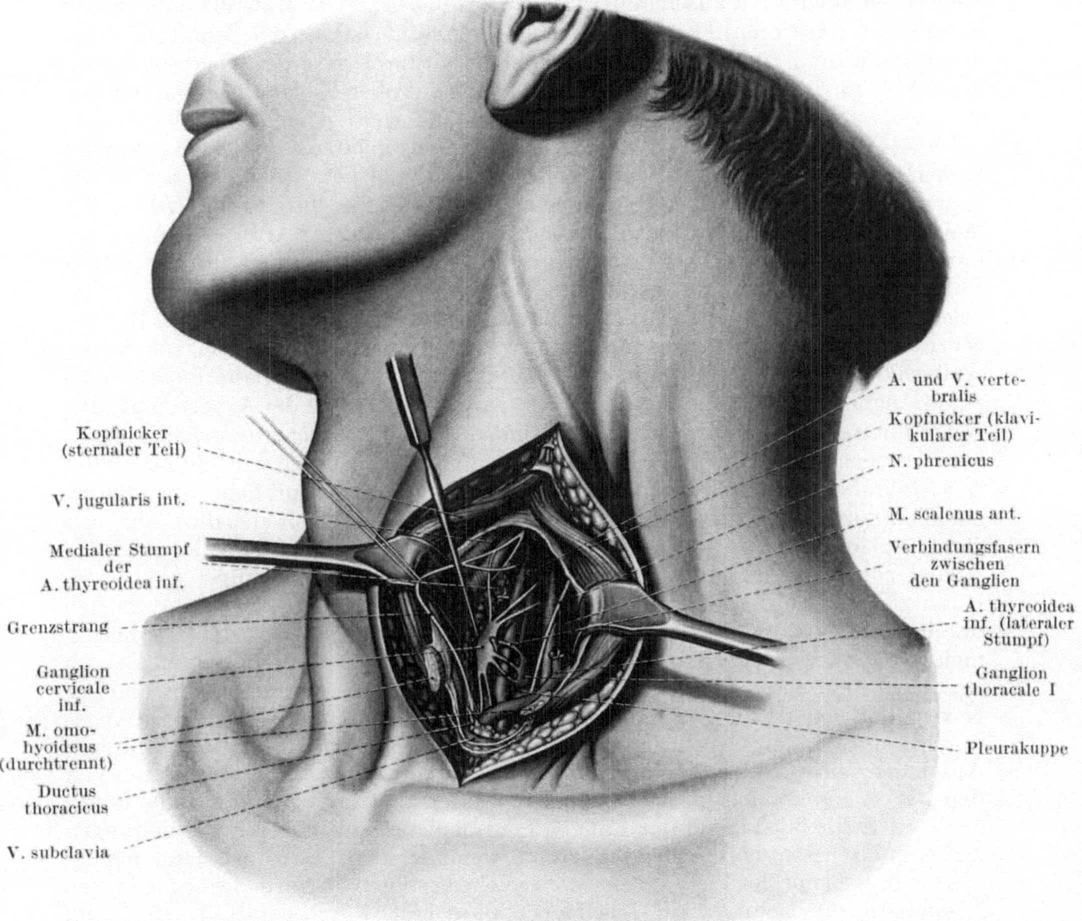

Abb. 545. Die Stellektomie nach LERICHE. 2. Die A. thyreoidea inf. ist doppelt unterbunden und beiseite gezogen. In der Tiefe erscheinen die A. und V. vertebralis. Man sieht auf den Gefäßen das Ganglion cervicale inf. Von ihm ziehen feine Stämmchen sowohl vor als auch hinter der A. und V. vertebralis zum 1. Brustganglion. Beide bilden zusammen das Ganglion stellatum, das durch Zug am Ganglion cervicale inf. deutlich zutage tritt. Unter Umständen müssen die Nervenstämmchen durchtrennt werden, wenn die hinter den Gefäßen verlaufenden Verbindungen zu stark sind.

anläßlich der Beschreibung der Technik zur Entfernung der Rami communicantes dargestellt.

Da der Eingriff aber seitdem größere praktische Bedeutung gewonnen zu haben scheint, so soll er mit der Technik LERICHEs wiederholt werden. Der Eingriff wird meist auf der linken Seite ausgeführt, unter Umständen doppelseitig. Der mit halb aufgerichtetem Oberkörper auf dem Tisch sitzende Kranke sieht nach der entgegengesetzten Seite. Der Kopf wird auch nach der anderen Seite geneigt. Nach Umspritzung des Operationsgebietes, das die unteren zwei

Drittel des Kopfnickers in Form eines langgestreckten Rhombus einschließt, durchtrennt man die Haut in der Gegend zwischen den beiden Kopfnickeransätzen etwa vom oberen Rande des Kehlkopfes bis unter das Schlüsselbein. Zwischen den beiden Muskelansätzen an Brust- und Schlüsselbein dringt man vor. Sie werden mit Haken auseinandergezogen (Abb. 544). Der M. omohyoideus, der unter seiner (mittleren) Faszie zum Vorschein kommt, wird in der Schnittrichtung durchtrennt und für Blutstillung im oberen Stumpf gesorgt. Geht man nun vorsichtig in die Tiefe, so kommt man an den großen Gefäßen lateral vorbei, sie bleiben mit dem N. vagus in ihrer Scheide und werden nach medial verzogen (Abb. 544). Der M. scalenus ant. wird unter einen nach lateral ziehenden stumpfen Haken genommen. In dem Spaltraum, der sich so öffnet, stößt man auf die A. thyreoidea inf. Sie wird am besten doppelt unterbunden und durchtrennt (Abb. 545). Meist verläuft der Grenzstrang des N. sympathicus vor dieser Arterie. Man nimmt ihn mit einem Nervenhäkchen nach medial oder besser schlingt ihn mit einem Faden an. Geht man am zentralen Stumpf der Schilddrüsenarterie langsam gegen ihren Ursprung aus der A. subclavia vor, d. h. gegen den Truncus thyreocervicalis, so trifft man nun auf die etwas weiter zentral und rückwärts entspringende A. vertebralis, die in der Gegend ihres Ursprunges nahe Beziehungen zum Ganglion stellatum besitzt. Zunächst wird das meist vor der A. vertebralis liegende untere Halsganglion festgestellt und mit einem Häkchen vorsichtig etwas hervorgezogen (Abb. 545). Nach Leriche bestehen sehr häufig vor und hinter der A. vertebralis ziehende Nervenstämmchen, die das G. inferius mit dem ersten Brustganglion zum Ganglion stellatum verbinden (Abb. 545). Läßt sich durch Zug am Ganglion inferius das Ganglion stellatum nicht hinter der nach lateral oder medial zur Seite genommenen A. vertebralis und der Pleurakuppel (Abb. 545) herausziehen, so werden die vor der Arterie verlaufenden Nervenstämmchen durchschnitten. Dann gelingt das Herausziehen hinter der A. vertebralis hervor meist ohne Schwierigkeiten. Kann man das Ganglion vollständig übersehen, dann werden alle einzelnen Verbindungsäste, zunächst die Rr. communicantes und der N. vertebralis, dann die Verbindungen nach medial unten, unter Leitung des Auges durchtrennt. Eine gelegentlich von der A. subclavia zum Ganglion im unteren Abschnitt ziehende kleine Arterie muß unterbunden werden. Sie ist oft schwer von den Nervenstämmchen zu unterscheiden, blutet aber im Verletzungsfalle unangenehm. Schließlich hängt das Ganglion nur noch an seinen oberen Verbindungen mit dem Grenzstrang, die ebenfalls durchtrennt werden. Dabei werden auch die Verbindungen mit der Pleurakuppel, wo solche bestehen, in Form der sogenannten Ligamente, die Leriche für Leichenprodukte hält, durchschnitten. Hat man das Ganglion freigelegt und berührt, was der in örtlicher Betäubung operierte Kranke mit einem Schmerz in der Schulterblattgegend bestätigt, so ist es gut mit Novokain einzuspritzen. Abgesehen von der Schmerzstillung gelingt die Auslösung dann leichter.

Anschließend schildern wir die Technik der Einspritzung in das Ganglion stellatum.

Die Punktion des Ganglion stellatum, insbesondere zur Einspritzung von Novokain, um einen Anfall von Angina pectoria zu unterbrechen, kann nach dem Vorgehen von Leriche ausgeführt werden. Ähnlich wie bei der Operation sitzt der Kranke mit nach der anderen Seite gewendetem und gesenktem Kopfe. Oberhalb der Mitte des Schlüsselbeines wird eine etwa 10 cm lange dünne Nadel waagerecht außerhalb der A. subclavia gegen den Körper des 7. Halswirbels vorgeschoben. Da das Ganglion weiter seitlich und etwas mehr kaudal liegt, wird nach geringer Zurückziehung der Nadel der Spritzenansatz etwa um die Höhe eines Wirbelkörpers angehoben und gleichzeitig um etwa 30° nach außen gedreht, wieder vorgeschoben. Berührt die Spitze das

Ganglion, so wird vom Kranken ein Schmerz in der Schulterblattgegend geäußert.

Da die Punktion des Ganglion stellatum nach LERICHE oder WHITE und GOINARD von vorn, von hinten oder von der Seite freihändig vorgenommen wird, so ist sie unsicher und auch nicht ganz ungefährlich. PHILIPPIDES (1940) hat daher einen Zielbügel bauen lassen, der aus einem U-förmigen Rahmen mit parallelen Schenkeln besteht. An dem einen U-Schenkel befindet sich ein Ansatz, der bei der Punktion auf den Proc. spinosus des 1. Brustwirbels aufgesetzt wird. Auf dem anderen ist ein kleiner Ansatz angebracht, in dem die Punktionsnadel geführt wird. Da die seitliche Entfernung des Köpfchens der 1. Rippe, vor dem das Ganglion stellatum liegt, vom Proc. spinosus 2,5—3 cm, je nach

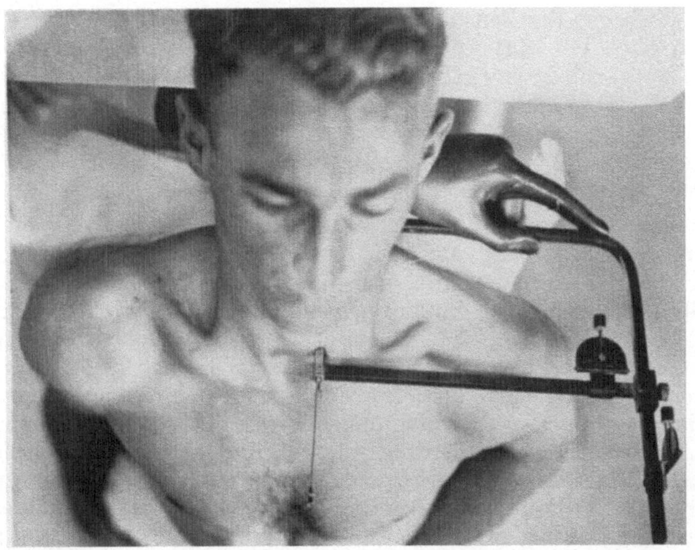

Abb. 546. Zielapparat zur Punktion des Ganglion stellatum nach PHILIPPIDES. Am Kranken angelegt.

Größe des Kranken, beträgt, so werden die beiden Ansätze an den U-Schenkeln in entsprechende Entfernung voneinander gebracht. Wird der eine Ansatz auf dem Dornfortsatz des 1. Brustwirbels aufgesetzt, und der Apparat im übrigen genau senkrecht zur Körperachse gehalten (s. Abb. 546), so trifft bei richtiger Seiteneinstellung des Apparates die durch den Führungsansatz geschobene Nadel auf das Köpfchen der 1. Rippe und damit das vor ihm liegende Ganglion. Die Nadel muß sehr fein sein. Es werden zunächst nur 2 ccm einer 0,75%igen Betäubungslösung eingespritzt, der nach einigen Minuten noch 2—3 ccm nachgespritzt werden. Der HORNERsche Symptomenkomplex zeigt die Wirkung des Betäubungsmittels an. Soll eine Dauerwirkung erzielt werden, so werden 2 bis 3 ccm 70%igen Alkohols nachgespritzt.

Im Gegensatz zu der bisher geschilderten Auffassung und der darauf aufgebauten Behandlung durch die Stellektomie (LERICHE) stehen die Ansichten DANIELOPOLUS, die er neuerdings (1938) noch einmal in folgender Weise zusammengefaßt hat.

Das Ziel der Sympathikusoperation ist bei der Angina pectoris nicht die Beseitigung der Schmerzen, die ja dem Kranken als Warnungszeichen vor dem nahenden Anfall dienen, sondern der Zweck der operativen Behandlung ist es, dem Anfall vorzubeugen. Dabei ist es nicht möglich die Kranzaderschädigung oder die Veränderung des kardio-aortischen

Plexus zu beheben, da sie ja unbeeinflußbar sind. Diese Störungen sind aber an sich vereinbar mit einem langen Leben, wenn nicht noch etwas Neues, das den anginösen Anfall auslöst, dazukäme. Eine Anhäufung von giftigen Ermüdigungsstoffen reizt die sensiblen Nervenendigungen. Dieser Reiz wird auf dem Wege über den Bulbus und das Rückenmark weitergeleitet und ruft den Pressorreflex (DANIELOPOLU) hervor, d. h. eine Steigerung der fundamentalen Herzmuskeleigenschaften (Blutdruckerhöhung, Verengerung der Kranzgefäße), die dazu beitragen, die Vergiftung durch die Ermüdungsstoffe zu verschlimmern. Das kann man ohne Schädigung der Herznervenversorgung nur dadurch verhindern (im Gegensatz zu JONNESCO), daß man den Vagusstamm und das Ganglion stellatum schont, während die wichtigsten zentripetalen Fasern in möglichst großer Zahl durchtrennt werden. Er schlägt daher folgenden Eingriff vor: Zervikale Sympathektomie ohne Ganglion stellatum, Durchschneidung der Rr. communicantes C 6 bis D 1, des N. vertebralis und der senkrecht in den Brustkorb verlaufenden Verzweigungen des N. vagus.

Wir sind hierauf noch einmal etwas näher eingegangen, weil dieses Verfahren im Bd. III/2 noch nicht ausführlicher besprochen worden ist. Nach DANIELOPOLU sind doch mit der Zeit zahlreiche Fälle von schweren Herzstörungen und Todesfällen nach der Entfernung des Ganglion stellatum bekannt geworden. Man kann zwar bei gesunden Tieren das Ganglion stellatum doppelseitig entfernen. Ist der Herzmuskel aber erkrankt, wie bei der Angina pectoris, so antwortet er mit schweren Funktionsstörungen, ja unter Umständen mit plötzlichem Herzstillstand. Nach solchen Erfahrungen haben sich viele Chirurgen der Ansicht von DANIELOPOLU angeschlossen.

Wir haben die Eingriffe an den extrakardialen Herznerven, die scheinbar bisher am häufigsten ausgeführt wurden, eingehender dargestellt, trotzdem sich über die Berechtigung ihrer Ausführung in diesen Formen auch heute noch streiten läßt. Die in der Einleitung geschilderte Unsicherheit der in Betracht kommenden anatomischen, physiologischen und pathologischen Grundlagen gibt zu manchen Bedenken Anlaß, besonders da es sich doch nicht um einen ganz gleichgültigen Eingriff handelt und eine Aussicht auf eine Besserung bestehender anatomischer Veränderungen nicht besteht. Der Eingriff kommt also nur zur Besserung der allerdings für den Kranken außerordentlich schwerwiegenden Schmerzen in Frage. Nach den Statistiken sind zwar oft Anfangserfolge, aber keine dauernden Besserungen erzielt worden. In vielen Fällen mußten schwere Neuralgien in den oberen Rumpfabschnitten in Kauf genommen werden. Dem entspricht die Anzeigestellung und die Operationserfolge. Nach LERICHE sind alle Fälle mit schweren Herz- und Gefäßveränderungen auszuschließen und die besten Erfolge geben die Kranken, bei denen der *spastische* Anteil im Vordergrunde steht. Man kann sich dabei des Gedankens nicht erwehren, daß unter diesen Kranken viele sind, deren Krankheit den Namen einer echten Angina pectoris nicht verdient. Da aber nicht einmal darüber Einigkeit herrscht, wo der Sitz des Schmerzes ist, und durch welche Bahnen er geleitet wird, wird der Entschluß zum Eingriff noch wesentlich erschwert, zumal manche, wie schon MACKENZIE (1927) und später DANIELOPOLU (1938) die Ansicht vertreten, daß der Schmerz, der gleichzeitig ein Warner für den Kranken ist, nicht ohne weiteres beseitigt werden darf.

Als Folge von *Herzgefäßerkrankungen* aller Art, insbesondere bei der Arteriosklerose der Kranzgefäße des Herzens, die ja schon verhältnismäßig früh beginnt, treten typische Herzmuskelerkrankungen auf. Es handelt sich im wesentlichen um die Auswirkung von Ernährungsstörungen durch plötzliche, meist aber allmählich zunehmende Gefäßverschlüsse im Kranzgefäßsystem. Der hohe Sauerstoffbedarf des Herzmuskels, der größer ist als der der Skeletmuskeln (MACKUTH 1938), wird nicht mehr befriedigt, und so kommt es zu akuten oder chronischen Ernährungsstörungen des Muskels. Bei plötzlichen Gefäßverschlüssen der Stämme oder der Hauptäste der Kranzgefäße tritt ohne nachweisbare Veränderung des Herzmuskels unter Umständen sofort der Tod ein. Werden kleinere Äste verschlossen, so kommt es zu umschriebenen Ernährungsstörungen des Muskels, kleineren oder größeren Infarkten. Pathologisch anatomisch finden wir später bindegewebigen Ersatz des schlecht ernährten Muskelgewebes. Diese bindegewebigen Schwielen können weit verbreitet den Herzmuskel durchsetzen oder mehr oder weniger umschrieben sein, oder im Anschluß an größere Infarkte ausgedehntere Teile der Herzmuskelwand des spezifischen Muskelgewebes berauben. An solchen Stellen können sich Aneurysmen, aber auch endokardiale Thrombosen und nach außen Verwachsungen mit dem Herzbeutel entwickeln. Bei allmählich zunehmenden Gefäßverengerungen treten dieselben Erscheinungen, nur wesentlich weniger stark ausgeprägt, auf, in Gestalt von oft vielfach, ja über das ganze Herz verstreuten Schwielen.

Die Erscheinungen sind sehr verschieden. Die Erkrankung kann ohne wesentliche Beschwerden plötzlich durch Versagen des Herzmuskels oder das Platzen eines Aneurysmas zu Tode führen, andererseits kann sie auch Embolien in dem großen Kreislauf verursachen. In wieder anderen Fällen treten schon frühzeitig sehr erhebliche Schmerzgefühle in der Herzgegend auf. Diese anfallsweise auftretenden Schmerzen werden vom Kranken in die Herzgegend, meist in die Gegend hinter dem Brustbein, verlegt. Sie können mit Angstanfällen usw. einhergehen. Bei wieder anderen fehlt der Schmerz, und im Vordergrund der Erscheinungen steht das Vernichtungsgefühl. Jeder Anfall kann mit starker Atemnot und Blausucht verbunden sein. Diese Fälle der Angina pectoris sind lange Zeit nicht der Gegenstand chirurgischer Behandlung gewesen. Erst als man glaubte, an dem das Herz versorgenden Nervensystem, insbesondere am N. sympathicus, angreifen und dadurch die Erscheinungen, zum wenigsten die subjektiven, verhindern zu können, beschäftigte man sich im Chirurgenlager eingehender mit dieser Erkrankung (s. oben S. 762).

Auf einem ganz anderen Wege versucht CLAUDE S. BECK seit dem Jahre 1932 die durch Kranzgefäßerkrankungen verursachten Störungen der Herzmuskelernährung zu beheben. Die klinische Beobachtung hatte gelehrt, daß die Muskelabschnitte, die in ihrer Ernährung gestört werden, sich durch Verklebungen und Verwachsungen mit dem Herzbeutel verbinden, und daß andererseits zwischen dem Fett an der Herzbasis und einzelnen Aortenästen regelmäßige Gefäßverbindungen bestehen. BECK kam auf den Gedanken, solche Verbindungen zwischen den umliegenden Organen und dem Herzmuskel künstlich herzustellen. Er hat darüber ausführlich zuerst im Jahre 1935 berichtet, nachdem er jahrelang an zahllosen Hunden derartige Eingriffe vorgenommen und ihre Erfolge geprüft hatte. Nach seiner Ansicht kann es keinem Zweifel unterliegen, daß es mit verschiedenen, aus der Nachbarschaft stammenden Geweben gelingt, sie in ernährende Verbindung mit dem Herzmuskel zu bringen, und daß, wenn diese Verbindung besteht, die Kranzgefäße allmählich alle unterbunden werden können, ohne daß lebensbedrohliche Folgen auftreten. Bekannt war, daß nach plötzlicher Unterbrechung der Blutzufuhr durch Unterbindung der Stämme der Kranzgefäße der sofortige Tod eintrat, während die Unterbindung einzelner der absteigenden Äste der vorderen Kranzarterie z. B. ertragen wurde (s. S. 734). In der Diskussion zu dem Vortrage von BECK (1935) hat RIENHOFF zuerst über Versuche berichtet, bei denen er das große Netz zu demselben Zweck mit dem Herzbeutel in Verbindung gebracht hat, während BECK als das zweckmäßigste Verfahren die Überpflanzung von gestielten Skeletmuskeln, in diesem Falle Teile des M. pectoralis maj., bevorzugte. Bevor er am Menschen operierte hat er festgestellt, daß die Verwachsungen des Herzens mit den Skeletmuskeln die Herztätigkeit nicht beeinträchtigt. BECK konnte damals schon über 6 Operationen am Menschen berichten.

Die Ausführung des Eingriffes ist folgende: Um den M. pectoralis maj. beweglich zu machen, wird zunächst sein Ansatz am Oberarm von einem kleinen Hautschnitt aus abgetrennt. Dann wird ein bogenförmiger Schnitt links vom Brustbein angelegt und Haut und Unterhautzellgewebe nach lateral zurückgenommen. Aus dem unteren Abschnitt des freigelegten und von der Unterlage stumpf abgelösten M. pectoralis maj. wird nun ein medial gestielter Lappen gebildet, nachdem er etwa 10 cm vom Brustbeinrand durchtrennt war. Der laterale obere Abschnitt des M. pectoralis maj. wird abgelöst und zurückgeschoben. Es folgt die Resektion des so freigelegten 4.—6. Rippenknorpels. Die Zwischenrippenmuskeln werden dann lateral von den Mammariagefäßen durchtrennt und ebenfalls nach lateral zurückgenommen. Jetzt liegt der Herzbeutel frei, der von unten bis oben gespalten wird. Die Innenseite des Herzbeutels und das Epikard werden mit einem besonderen Instrument angerauht. Der vorher aus dem M. pectoralis gebildete mediale Stiellappen wird nun längs gespalten und beide Lappen um das Herz herumgeschlagen und lateral und hinten am Herzbeutel vernäht. Außerdem wird die Zwischenrippenmuskulatur mit den Mammariagefäßen und der mediale Rand des abgelösten oberen Brustmuskelabschnittes ebenfalls auf den Herzmuskel gelagert und am parietalen Herzbeutelblatt befestigt. Auch der laterale Rand des großen Brustmuskels wird noch mit dem Herzmuskel in Verbindung gebracht. Dann wird die Wunde vollkommen geschlossen. Die Heilung ging glatt vonstatten und der Erfolg der Operation war noch nach 7 Monaten so gut, daß keinerlei Beschwerden mehr bestanden. Von den übrigen 5 Patienten ist einer gestorben, wahrscheinlich an einer Embolie und Thrombose der Teilungsstelle der Aorta. Einer hat alle seine Beschwerden verloren, einer fühlt sich gebessert, hat aber doch wieder einzelne Anfälle von Angina pectoris gehabt. Bei den beiden letzten lag die Operation noch nicht lange genug zurück, um den Erfolg beurteilen zu können. Im Jahre 1936 hatte Beck das Verfahren im Tierexperiment dahin erweitert, daß er doppelseitig einen Muskellappen aus dem M. pectoralis maj. bildete und auf der linken Seite den einen Teil des gespaltenen Muskellappens, entlang des Ramus circumflexus der linken Kranzarterie, den anderen unter die Spitze des linken Ventrikel geführt hat. So kam die A. mammaria int. auf die Oberfläche des Herzens unter den Muskellappen. Auch das parietale Herzbeutelblatt wird ebenfalls an die Muskulatur angenäht. Auf der rechten Seite wird der Lappen des M. pectoralis maj. ebenfalls gespalten und die eine Hälfte auf die Oberfläche des Herzens, die andere auf die Hinterfläche des rechten Ventrikels gelagert und das parietale Blatt des Herzbeutels auch mit dem Muskellappen verbunden.

O'Shaugnessy (1937) hat, wie Rienhoff, das große Netz mit dem Herzmuskel in Verbindung gebracht. Der Eingriff wurde nach genügender Vorbereitung des Kreislaufes in Allgemeinnarkose unter Anwendung des Henle-Tiegelschen Überdruckapparates in folgender Weise durchgeführt: Im 5. Zwischenrippenraum wird zunächst der Weichteilschnitt angelegt vom Brustbein bis zur vorderen Achsellinie. Der 5. und 6. Rippenknorpel werden an der Knochengrenze durchtrennt. Unter Umständen wird der Herzbeutel transpleural festgelegt. Der linke N. phrenicus wird zur zeitweiligen Ausschaltung gequetscht. Die vorliegende linke Zwerchfellkuppel wird eingeschnitten, ein Netzzipfel aus der Bauchhöhle herausgezogen und die Zwerchfellwunde sofort wieder vernäht. Der Netzzipfel wird durch die Herzbeutelwunde an das Herz geführt und in Ausdehnung von Kleinhandtellergröße auf die Herzspitze aufgenäht. Dann werden noch einige Nähte zwischen dem Netzzipfel und dem perietalen Blatt des Herzbeutels angelegt. Schließlich folgt eine Schichtnaht der Wunde.

O'SHAUGNESSY konnte 1937 über 6 in dieser Weise operierte Kranke berichten. Die operative Sterblichkeit war gleich Null.

Der erste Kranke starb an einer Magengeschwürsblutung. Beim zweiten konnte eine subjektive Besserung und eine Besserung des Ekg. nach 4 Monaten festgestellt werden. Der dritte Kranke ging 3 Monate nach dem Eingriff an einer Urämie zugrunde. Der vierte zeigte sich subjektiv und objektiv nach 4 Wochen gebessert. Der fünfte fühlte sich wohl, ohne daß das Ekg. eine Besserung aufwies. Der sechste wurde in gutem Allgemeinzustand entlassen.

Der gute Verlauf nach diesem Eingriff ist nach Verf. auf die Operationsmethode zurückzuführen, die scheinbar weniger eingreifend ist als die BECKsche. Besonders wird auf den dabei verwendeten Überdruck, die Vermeidung von Blutverlust und die Unterbrechung der nervösen zentripetalen Leitung durch die Phrenikusausschaltung hingewiesen.

LEZIUS (1937) hat auf Grund theoretischer Überlegungen eine andere Blutquelle für den aus seiner regelrechten Ernährung durch die Kranzgefäße ausgeschalteten Herzmuskel vorgeschlagen. Er benutzte im Tierexperiment dazu die Lunge, die ihm infolge ihrer hervorragenden quantitativen und qualitativen Blutversorgung und durch ihre benachbarte Lage besonders günstig erschien. Die technische Frage konnte einfach gelöst werden. Die Anrauhung durch hobelnde Tangentialschnitte riefen eine zu starke Blutung und ein zu dickes Bindegewebe zwischen den beiden Organen hervor. Mit einem viel einfacheren Verfahren gelingt die Verbindung. Das Herz wird durch einen Zwischenrippenschnitt und Entfernung der vorderen und linken Herzbeutelhälfte freigelegt. Die Schnittränder des Herzbeutels werden angeklemmt und damit das Herz vorgezogen. Der räumlich am meisten geeignete Lungenlappen, der sich möglichst ohne Spannung auf das freiliegende Herz auflegen läßt, wird nun mit seiner Basis mit 2—4 Nähten am hinteren Herzbeutelrand festgenäht. Nun werden die beiden sich darüberlegenden Herz- und Lungenflächen mit 30- bis 50%igem Trypaflavin bestrichen und der Lungenlappen weit unter den medialen Rand des Perikards geschoben, so daß die ganze linke Fläche des Herzens bedeckt ist und in dieser Lage am Herzbeutel festgenäht wird. So erfolgt nach kurzer Zeit eine feste Verbindung. Schon 14 Tage nach dem Eingriff war die Kapillarverbindung hergestellt. Daß diese Verbindung ausreichend war, ergaben Parallelversuche, bei denen der Stamm der linken Kranzarterie oberhalb der A. circumflexa im Sulcus coronarius unterbunden wurde. Die Tiere, bei denen die Anlagerung der Lunge 3 Wochen vorher vorausgegangen war, überstanden die Ausschaltung der Kranzgefäße ohne weiteres, während die nicht durch Aufnähen der Lunge vorbehandelten Tiere nach Unterbindung des gleichen Kranzgefäßes rasch zugrunde gingen.

1937 wurden die Versuche von CLAUDE S. BECK von GRASSI experimentell nachgeprüft. Die Erfolge waren gut, auch das Ekg. zeigte kurze Zeit nach dem Eingriff kaum Veränderungen. 1938 haben DAVIES, MANSELL, O'SHAUGNESSY und VISCOUNT DAWSON OF PENN ihre Erfahrungen an 20 Kranken mit der Cardioomentopexie berichtet. 15 litten an Angina pectoris und 5 an anderen Herzernährungsstörungen. Von der ersten Gruppe waren 8 frei von Beschwerden, wobei allerdings zur endgültigen Beurteilung die Beobachtungszeit noch zu kurz ist. Von der zweiten Gruppe ist ein Kranker gestorben, einer wurde anfallsfrei. Alle Kranke waren durch interne Behandlung nicht gebessert worden. In einzelnen Fällen wurde nicht die Herz-Netzverbindung ausgeführt, sondern durch die Anwendung von Aleuronat Herzbeutelverwachsungen zu erzielen versucht.

γ) Die Eingriffe zur operativen Behandlung von Herzklappenfehlern.

Nachdem BRUNTON (1902) durch Operation an der Leiche festgestellt hatte, daß die Möglichkeit besteht, eine Herzklappenstenose mit einem durch die Ventrikelwand in das Herz eingeführten Messer nach Durchschneidung des Narbenringes in eine weniger gefahrvolle Insuffizienz überzuführen, sind in Verfolgung dieses Zieles zunächst zahlreiche Tierversuche unternommen worden.

Sie konnten nur einigermaßen zum Ziel führen, wenn es gelang bei den Tieren vorher Herzklappenfehler experimentell zu erzeugen. Solche Versuche waren schon früher zuerst von ROSENBACH ausgeführt. Durch Einführung einer Sonde, bzw. durch ein von KLEBS angegebenes Valvulotom erzeugte er zunächst durch Zerstörung der Klappen Aorten- und Mitralinsuffizienzen. Das Instrument wurde durch die rechte Karotis eingeführt. Die Erfolge waren nicht eindeutig, was die Erhöhung des arteriellen Druckes betrifft. GODDARD stellte aber nach Erzeugung einer Aorteninsuffizienz ein Sinken des Blutdruckes fest. DE JAGER konnte keine Veränderung des Aortendruckes feststellen. KORNFELD entfernte ein Stück der Aortenklappe und fand eine starke arterielle Drucksenkung. ROMBERG und HASENFELDT konnten nach Zerstörung der Aortenklappe eine starke Hypertrophie des linken Ventrikels beobachten. Auch TANGEL machte ähnliche Versuche. HAECKER (1907), dessen Arbeit die eben gemachten Angaben entnommen sind, versuchte in zahlreichen Experimenten an die einzelnen Klappen heranzukommen. Nach Freilegung des Herzens von einem Zwischenrippenschnitt aus eröffnete er den linken Ventrikel nach zeitweiliger Abklemmung der Vv. cavae. Ein Segel der V. mitralis wurde vorgezogen und abgeschnitten. Das Tier ging zugrunde. Im ganzen hat HAECKER 13 Versuche gemacht zur Erzeugung von Herzklappenfehlern. (Mitralinsuffizienz, Aortenstenose, Aorteninsuffizienz, Pulmonalinsuffizienz, Lücken im Septum ventriculorum, Resektion eines Stückes der V. cava, Resektion eines Teiles der Brustaorta.) Von den Tieren mit Mitralinsuffizienz blieb nur eines längere Zeit am Leben. Eine Aorten- oder Pulmonalinsuffizienz konnte nicht erzielt werden. Zur Erzeugung von Stenosen empfiehlt HAECKER eine Schnürnaht um das Herzostium. HAECKER konnte sowohl bei der künstlichen Mitralinsuffizienz, als auch bei der Aortenstenose ein geringes Sinken des Blutdruckes feststellen. Er hat bei seinen Versuchen festgestellt, daß die Vv. cava sup. und inf. zeitweilig abgeklemmt werden können, um kurzdauernde Operationen am Herzen unter Blutleere auszuführen. So konnte er nach genügender Freilegung des Herzens experimentell leicht Herzklappenfehler erzeugen. CUSHING und BRANCH (1908) haben ohne und mit Eröffnung der Brusthöhle das Herz experimentell freigelegt und ein Valvulotom in den rechten oder linken Ventrikel nach Anlegung einer Haltenaht an der Herzspitze eingeführt und die Atrioventrikularklappe eingeschnitten. 10 von 25 Tieren überlebten den Eingriff. BERNHEIM (1909) erzeugte ähnlich wie HAECKER durch Umschnürung des Klappenostiums mit einem Seidenfaden eine Mitralstenose. 10 von 30 Tieren überlebten den Eingriff. Bei diesen Tieren hat er mit einem Valvulotom durch eine lose gelegte, aber nicht geknüpfte Tabaksbeutelnaht an der Herzspitze die verengte Klappe durchtrennt. Nach dem Herausziehen des Instrumentes wurde die Tabaksbeutelnaht geknüpft. Eines der 10 Tiere blieb am Leben. SCHEPELMANN (1912) hat ebenfalls Versuche unternommen, um zunächst künstliche Klappenstenosen zu erzielen. Er benutzte dazu, zuerst Draht und dann wie HAECKER Seidenfäden, die sich besser knüpfen ließen. Er spricht allerdings den eigenen Versuchen den praktischen Wert ab, da die Stenosen nicht durch Veränderung der Klappen, sondern durch Veränderung der ganzen Herzlichtung zustande kommen. Er operierte links transpleural unter Überdruck. Die rechte Pleura wurde stets geschont. Sein Ziel richtete sich auf die Erzeugung einer Insuffizienz. Nach Anlegung von zwei starken Haltefäden an der Herzspitze drang er innerhalb einer Tabaksbeutelnaht an der Vorderwand mit einem spitzen Messer durch die linke Herzkammerwand ein, suchte vorsichtig tastend das Ostium venosum auf und durchschnitt das Segel mit dem Messer. Später hat er dann ein geknöpftes Messer eingeführt und anstatt der Segel die Sehnenfäden durchtrennt, nachdem er sie zuerst auf das geknöpfte Messer aufgeladen hatte. Bei der Durchtrennung der Sehnen tritt keine Blutung ein, aber bei Verletzung der Muskeln. Abgesehen von diesen Versuchen hat SCHEPELMANN auch noch die Klappen durch die freigelegte Kammerwand nach Anlegung einer zeitweiligen Blutstillung durchtrennt. Diese Operation muß aber nach 1—$1^1/_2$ Minuten beendet sein, da bei Operationen am Herzen die früher festgestellte Möglichkeit der Abklemmung von 9—10 Minuten (HAECKER, LÄWEN und SIEVERS) nicht möglich ist. Über die Ausführung am Menschen äußert sich SCHEPELMANN sehr skeptisch, da nach seiner Erfahrung nur junge, gesunde Tiere den Eingriff aushalten, während ältere nach kurzer Zeit zugrunde gehen, dadurch, daß die Herzen brüchig sind, also ähnliche Verhältnisse vorliegen, wie beim Menschen mit geschädigtem Herzmuskel.

SCHEPELMANN (1913) hat sich noch ein zweitesmal mit der Herzklappenchirurgie beschäftigt, und zwar diesmal mit dem Ziel eine Verbindung zwischen den Vorhöfen und Kammern herzustellen, um z. B. bei einer Stenose der V. tricuspidalis die Stauung im rechten Vorhof auszugleichen und den anderen Herzabschnitten genügend Blut zuzuführen. Der Versuch ist ihm wohl auch gelungen. Die Verbindung der Vorhöfe stellte er durch eine in die beiden Herzohren eingeführte und einem anderen Tiere entnommene Aorta her. Eine praktische Bedeutung kommt diesem Eingriff in der vorgeschlagenen Form nicht zu. JACOBÄUS und LILJESTRAND (1914) haben mit Hilfe eines in den Ventrikel eingeführten Trokars bei nach MELTZER und TAUER narkotisierten Tieren die linke Kammer teilweise nach Freilegung, teilweise durch den Herzbeutel, teilweise transpleural und durch den Herzbeutel, ohne dabei einen Pneumothorax zu erzeugen, durchbohrt. Durch den Trokar wurde eine Schere geschlossen eingeführt, die Klappe abgetastet und ein Teil der Aorten- oder Mitralklappe oder ein Sehnenfaden der letzteren abgeschnitten. 6 von 12 Tieren überlebten den Eingriff. Die extraperikardiale Methode war die bessere. Allerdings besteht die Gefahr der Herzgefäßverletzung. Eine Blutung nach Herausziehen des Trokars fand in keinem Falle statt, trotzdem der Trokar einen Durchmesser von 3—5 mm hatte.

Im selben Jahre hat PIERI über die Frage der Operation bei Herzklappenfehlern berichtet. Die Durchtrennung der Klappen kann sowohl von innen, als auch von außen vorgenommen werden. Sie ist auch stumpf möglich. CARELL (1914) hat ebenfalls Experimente durchgeführt, um die Möglichkeit, Herzklappenfehler operativ zu behandeln, praktisch zu erproben. Es ist ihm gelungen nach vorheriger Anreicherung des Blutes mit Sauerstoff die Aorta und A. pulmonalis $2^1/_2$ Minuten lang abzuklemmen und so die nötige Blutleere zum Eingriff an den Klappen herzustellen. In die Aorta darf nach der Eröffnung unter keinen Umständen Luft eintreten, da sie sonst auch in die Koronararterien gelangt und den Tod herbeiführt. Ist Luft eingetreten, so muß sie abgesaugt werden. CARELL hat im übrigen festgestellt, daß die beste Art der Blutstillung durch zeitweise digitale oder mit Instrumenten durchgeführte Kompression der in das Herz eintretenden Venen gelingt. Unter solcher Blutleere gelang es CARELL verschiedene Eingriffe an den Klappen auszuführen.

Die ersten Versuche, am lebenden Menschen eine Klappe zu durchtrennen, rühren von DOYEN und TUFFIER her. DOYEN (1913) hat die Valvulotomia int. durchgeführt. Der Kranke ist aber kurz nach der Operation gestorben. TUFFIER (1914) hat bei einer Aortenstenose die Wand des linken Ventrikels mit einem kleinen Schnitt eröffnet und mit dem Finger den verengten Durchgang erweitert. Eine gewisse Besserung soll nach diesem Eingriff eingetreten sein. Eine größere praktische Bedeutung haben auch diese Versuche insofern nicht gehabt, als sie zunächst keine Nachahmer fanden.

ALLEN und GRAHAM (1922) haben ein Kardioskop konstruiert. Es wurde durch den linken Vorhof eingeführt und angeblich unter Sicht im strömenden Blut eine Durchtrennung des Mitralsegels vorgenommen. GOODALL, STRICKLAND und ROGERS (1924) schlagen ebenfalls ein chirurgisches Vorgehen bei Mitralstenosen, die durch innere Maßnahmen nicht beeinflußt werden können, vor. Sie haben im Tierexperiment den besten Weg gesucht. Die Ursachen für das Versagen des Herzens liegen einmal in der Verengerung der Ostien, die ein ausreichendes Einströmen von sauerstoffhaltigem Blut in den Ventrikel verhindern, so daß dieser nicht genügend ausgedehnt wird. Zum andern ist das allmähliche Versagen eine Folge der Überdehnung des linken Vorhofes. Dadurch kommt es zum Vorhofflattern. Der Weg zur verengten Klappe führt durch Vorhof oder Ventrikel. Beide Wege haben Vor- und Nachteile. Der Ventrikel ist leichter zugänglich. Man kann extrapleural vorgehen und die Dicke der Wandung und geringe Blutfüllung verhütet eine starke Blutung. Als Nachteil gilt, daß das Durchführen des Messers durch die verengte Klappe schwierig ist. Außerdem ist die Muskelnarbe nach Ansicht des Verfassers im linken Ventrikel unsicher. Die Vorzüge des Weges durch den Vorhof bestehen in: 1. Leichter Durchführung des Instrumentes durch den verengten Klappenring. 2. In der Möglichkeit einer sicheren Naht der verdickten Muskulatur. Außerdem reicht auch der dilatierte linke Vorhof weiter nach vorn und ist daher besser zugänglich.

CUTLER (1925) hat zuerst bei 4 Mitralstenosen mit hohem Vorhofdruck am Menschen einen Trokar durch die Ventrikelwand eingestoßen und ohne Leitung des Auges mit einem aus der Trokarhülse vorgeschobenen Messer einen Teil aus der Klappe herausgeschnitten. Von den 4 Fällen ist einer am Leben geblieben. Es handelte sich um eine Mitralstenose mit Insuffizienz. Auch dieser Eingriff konnte zunächst keine Nachahmer finden.

Daher sind in der nächsten Folgezeit mehr referierende und theoretische Arbeiten über diese Frage erschienen (BRÜNING 1925, DIVIŠ 1926, JAROTZKI 1926). JAROTZKI weist auf den guten Verlauf von Fällen von Mitralstenosen hin, bei denen ein offenes Foramen ovale vorhanden war, da durch diese Verbindung ein Teil des im linken Vorhof gestauten

Blutes abfließen kann. Er glaubt, daß die Durchbohrung des Vorhofseptums nach Freilegung des Herzens vom Herzohr aus gemacht werden kann, oder sogar durch ein dem Urethrotom entsprechendes von der V. jugularis aus in den rechten Vorhof eingeführtes Durchbohrungsinstrument. Der Vorschlag würde etwa dem Gedanken von SCHEPELMANN entsprechen. DMITRIEV (1926) hat bei Kaninchen ohne Eröffnung des Herzens das Herzohr in den Vorhof eingestülpt und den Vorhofkammerverschluß stumpf erweitert. Er behauptet, daß man sogar durch die erweiterte Mitralklappe durch die Kammer die Aortenklappe erreichen kann. Stülpt man beide Herzohren zu gleicher Zeit ein, so kann man die Mitte des Vorhofseptums genau feststellen, das linke Herzohr durch einen kleinen Schnitt eröffnen und das Septum durchbohren. Der Schnitt im Herzohr wird nachher wieder verschlossen.

CUTLER und BECK (1929) berichten über 12 Fälle von Operationen an Herzklappen beim Menschen, darunter sind 2 eigene Fälle. Es handelte sich 10mal um Mitralstenosen, 1mal um eine Aorten- und 1mal um eine Pulmonalstenose. Von den 10 Kranken mit Mitralstenose ist nur einer am Leben geblieben, und zwar sind 8 so rasch gestorben, daß postoperative Änderungen des Kreislaufes nicht festgestellt werden konnten. Auch der eine überlebende Kranke ($4^1/_2$ Jahre) bot als Einzelbeobachtung nicht die Möglichkeit einer einwandfreien Entscheidung über die Berechtigung der Operation. In der Mehrzahl der Fälle (7) war eine mittlere Brustbeinspaltung als Zugang zum Herzen gewählt worden. Zwar gibt dieser Eingriff einen guten Überblick, aber er ist zu schwer für die Kranken. Von den übrigen 3 Fällen wurden bei 2 kleine Rippen- und Brustbeinresektionen gemacht und 1mal ein osteoplastischer Lappen gebildet. Liegt die gesuchte Klappe in der Nähe der Herzohren, so genügt die Rippenresektion. Das Herz wurde 7mal vom Ventrikel aus eröffnet, 3mal vom Herzohr. Geht man transpleural vor, so kann die V. mitralis mit einem geraden Instrument erreicht werden, während man ohne Eröffnung der Pleura ein gebogenes Instrument benutzen muß. Verfasser glauben, daß man mit einem einfachen Einschnitt nicht auskommt, daß man vielmehr ein Stück aus der Klappe herausschneiden muß. 1932 hat CUTLER von neuem über seine Erfahrungen berichtet. Er hat mittlerweile 7 Valvulotomien ausgeführt, von denen 6 innerhalb der ersten Woche gestorben sind. Nur der früher erwähnte Patient lebte noch. RUGGIERI (1932) referiert über die bisherigen Erfahrungen der Amerikaner. Das gleiche tun LENORMANT und LERICHE (1932) in einem ausführlichen Übersichtsreferat und BOREMA (1936). Letzterer sieht die Ursache der Mißerfolge darin, daß bei dem Eingriff die Klappenränder zerstört werden, statt ihre Wirksamkeit zu erhalten.

Von einem ganz anderen Gesichtspunkt aus hat vor Jahren WILLY FELIX (1925) die chirurgische Behandlung von Herzklappenerkrankungen angefaßt. Seinen Vorschlägen, die er experimentell durchgeprüft hat, liegen Beobachtungen an kranken Menschen mit Herzklappenfehlern zugrunde. Die Veränderungen im Sinne einer Dilatation mit folgender Hypertrophie lassen den Gedanken aufkommen, daß in manchen Fällen die notwendige Dilatation durch die Sperre des das Herz umschließenden Herzbeutels verhindert wird. Der Gedanke von FELIX, den er, wie gesagt, experimentell geprüft hat, befaßt sich mit der Behandlung der verschiedenen Klappeninsuffizienzen und -stenosen, die er vorher experimentell erzeugt hat. Seine Beobachtungen sind außerordentlich interessant, und wenn auch die Experimente, wie er selbst zugibt, nicht in jeder Beziehung auf die menschlichen Verhältnisse übertragen werden können, so ist doch vielleicht auf diesem Wege bei weiterer Ausarbeitung der Vorschläge eine aussichtsreichere Behandlung möglich, als sie sich bisher durch die Eingriffe an den Klappen selbst durchführen ließ. Gewisse Beobachtungen und operative Eingriffe, bei Herzvergrößerung, besonders bei Kindern, dessen Arbeitsmöglichkeit durch Befreiung aus ihrer Umgebung (Brustwandresektion im Sinne einer Kardiolyse) experimentell und klinisch durchgeführt wurden, könnten auf die Richtigkeit des grundlegenden Gedankens hinweisen [MORISON, MERLE D'AUBIGNÉ (zit. nach GIROUX 1929, GRAHAM 1929, ALLEN und GRAHAM 1929), H. FISCHER 1929, LENORMANT 1935].

d) Die Thyreoidektomie in der Behandlung von Herzerkrankungen.

Die Behandlung von Herzkrankheiten durch Entfernung der Schilddrüse, wie sie im folgenden geschildert wird, gehört eigentlich in den Bd. III/2 dieses Werkes. Da die wesentlichsten Arbeiten aber erst nach Fertigstellung dieses Bandes erschienen sind, so soll dieser Abschnitt hier eingefügt werden. Ein zunächst etwas merkwürdig anmutender Gedanke zur Behandlung von Herzkrankheiten nahm seinen Ausgang von Amerika. Die Schöpfer der Idee waren LEVINE und BLUMGART und ihre Mitarbeiter RISEMAN, DAVIS und BERLIN (1933). Wohl angeregt durch die Beobachtungen von Herzerkrankungen bei Thyreotoxikosen und der gegenseitigen über das sympathische Nervensystem bestehenden Beziehungen dieser Organe, wie sie durch die Arbeiten von FR. KRAUS, besonders aber auch von SUDECK (1914), STEINER (1922), WILLIUS (1923), HAMILTON (1924) bekannt geworden waren. Während der toxische Einfluß der Schilddrüse das Herz zunächst reparabel beeinflußt, läßt sich erkennen, daß dieser schädigende Einfluß verschwindet, wenn die Schilddrüse entfernt wird (SUDECK u. a.). Dieser günstige Einfluß der Schilddrüsenentfernung führt aber nur zu einem sofortigen Verschwinden der Krankheitserscheinungen (Tachykardie und Irregularität), wenn die Herztätigkeit nicht, was im Laufe der Zeit geschieht, zu einer echten Hypertrophie und Dilatation des Herzens geführt hat. Aber auch in solchen Fällen ist ein günstiger Einfluß der Schilddrüsenentfernung, wenn auch nicht so schlagartig, zu erwarten. BLUMGART (1932) und seine Mitarbeiter haben nun beobachtet, daß bei der Thyreotoxikose der Grundumsatz proportional der Blutumlaufgeschwindigkeit gesteigert ist, daß aber bei dekompensierten Herzfehlern bei normalem Grundumsatz die Blutumlaufsgeschwindigkeit erheblich vermindert ist. Soll zwischen den beiden Funktionen des Körpers wieder das richtige Verhältnis eintreten, so muß der Grundumsatz heruntergedrückt werden, um dem Herzen die Arbeit zu erleichtern. Zu dem Zweck wird eine vollkommene Entfernung der Schilddrüse vorgenommen. Eine teilweise Einschränkung dieses Organs führt nur vorübergehend zu Erfolgen. BLUMGART (1934) und seine Mitarbeiter glauben dementsprechend, daß ein chronischer Herzfehler durch eine künstliche Hypothyreose gebessert werden müßte, und deshalb wurde bei solchen Kranken die unveränderte Schilddrüse vollständig entfernt. Die Kranken vertragen den Eingriff auch schon deshalb gut, weil die unveränderte Schilddrüse keine Giftstoffe liefert. Dieselben Verfasser haben festgestellt, daß beim gewöhnlichen Myxödem durch die Gabe von Schilddrüsenpräparaten Angina pectoris-Anfälle auftreten, also eine gewisse Umkehrung dieses therapeutischen Gedankens. CUTLER und SCHNITTKER (1934) glauben, daß die vollständige Entfernung der Schilddrüse einen Einfluß auf das Verhältnis der sympathischen Herznervenversorgung zur Adrenalinwirkung bedingt. Solche Beziehungen haben EPPINGER und LEVINE insofern festgestellt, als bei Tieren nach Entfernung der Schilddrüse eine veränderte Reaktion auf Adrenalineinspritzung eintritt. SHAMBAUGH und CUTLER (1934) zweifeln daran, daß die Wirkung der Schilddrüsenentfernung bei Angina pectoris die Folge der Herabsetzung des Grundumsatzes sein können, da diese erst nach etwa 8 Tagen eintritt, während die Wirkung auf die Herzerkrankung eine sofortige ist. Um diese Fragen zu klären haben sie Tierversuche angestellt, die insofern negativ verlaufen sind, als die Entfernung der Schilddrüse die experimentell eingeleitete Reaktion der Koronargefäße nicht beeinflußte. Die Verfasser haben daher festzustellen versucht, ob die von EPPINGER und LEVINE gefundene Veränderung der Reaktion auf Einspritzung von Adrenalin nach der Schilddrüsenentfernung tatsächlich bestätigt werden konnte. Die Versuchsergebnisse waren nicht eindeutig. Trotzdem halten sie es für möglich, daß der Herzanfall bei Koronarsklerose durch den zeitlich verstärkten Zufluß von Adrenalin in das Blut bedingt sei. GILLIGAN, VOLK, DAVIS und BLUMGART (1934) glauben, daß das Plasmacholesterin, das nach den Untersuchungen von MASON, HUNT und HURXTHAL beim Myxödem vermehrt gefunden wird, während es bei Hyperthyreosen nicht selten eine Verminderung erfährt, gewissermaßen als Maßstab bei der Behandlung von Schilddrüsenerkrankungen betrachtet werden kann. Tatsächlich nimmt es nach der vollständigen Schilddrüsenentfernung im gleichen Maße zu, wie der Grundumsatz sinkt, gleichzeitig mit dem Auftreten von Myxödemerscheinungen. Werden die letzteren zu stark, so müssen kleine Gaben von Schilddrüsenpräparaten gegeben werden, wodurch der Cholesterinspiegel sinkt und der Grundumsatz wieder etwas steigt. BLUMGART und DAVIS (1934) empfehlen, wenn der Cholesterinanstieg 300 mg-% übersteigt, mit kleinen Dosen Schilddrüsensubstanz nachzubehandeln. RISEMAN, GILLIGAN und BLUMGART (1935) haben ihre frühere Ansicht, daß erstens das Sinken des Grundumsatzes, zweitens die verringerte Empfindlichkeit gegen Adrenalin die günstige Wirkung der Schilddrüsenentfernung herbeiführt, nachdem sie entsprechende Versuche an ihren operierten Kranken angestellt hatten, nicht aufrechterhalten können. Sie nehmen jetzt an, daß die günstige Wirkung auf eine Unterbrechung von sensorischen Impulsen vom Herzen zum Zentralnervensystem beruht. SINGER (zit. nach MANDL 1937) nimmt an, daß die Entfernung der Schilddrüse beim Menschen mit krankhaft erhöhtem Sauerstoffbedarf und Verbrauch diesen Sauerstoffbedarf des ganzen Organismus stark herabsetzt. Daher werden die Atemnot und die Schmerzen und andere Beschwerden beseitigt. Alle die aufgezählten Versuche haben bis heute keine eindeutige Erklärung für die Wirkung der Schilddrüsenentfernung geben können. SCHERF (1937) legt großen Wert auf sog. Blutdruckkrisen bei der Angina pectoris und Aortenklappeninsuffizienz, aber auch bei Mesaortitis, Hypertension, Atheromatose, die sehr gut durch die Operation beeinflußt werden. v. JAGIĆ und v. ZIMMERMANN (1939) glauben nach ihren Erfahrungen an 18 Fällen darauf schließen zu können, daß im wesentlichen nur die Fälle wirklich günstig beeinflußt werden, bei denen eine Übererregbarkeit des vegetativen Nervensystems die Herzerkrankung begleitet. Daher die günstigen Erfolge bei der Angina pectoris und beim intermittierenden Hinken. In diesem Sinne würde auch die gute Beeinflussung des Falles von MANDL (1937) mit Endarteriitis obliterans, bei dem ausdrücklich spastische Zustände betont werden, zu beurteilen sein.

Die Anzeigestellung für die Schilddrüsenentfernung bei Herzkrankheiten scheint nicht leicht. Während man diese Eingriffe augenscheinlich in Amerika zunächst auf alle möglichen Herzerkrankungen von der Myodegeneratio bis zu den organischen Klappenstenosen, und von der Angina pectoris mit und ohne Hochdruck bis zu den Hypertensionen ausdehnte, und zwar ohne Berücksichtigung der Ursachen, der Dauer usw., so ist man später mit der Anzeigestellung doch etwas vorsichtiger geworden, da die Erfolge schlecht waren, wenn auch häufig ein leichter Anfangserfolg beobachtet wurde. BLUMGART und seine Mitarbeiter haben zuerst einige der inneren Behandlung widerstehende Kranke mit dekompensierten Herzfehlern rheumatischer, arteriosklerotischer und syphilitischer Natur, operiert. Außerdem wurden Kranke mit angeborenen Herzfehlern, mit Herzmuskelerkrankungen und solche mit Hochdruck und Asthma cardiale, mit Angina pectoris auf atherosklerotischer Basis mit Hochdruck dem Eingriff unterzogen. LEVINE und EPPINGER (1935) haben Fälle von Angina pectoris mit Blutdruckerhöhung, Kranke mit Thrombangitis obliterans, chronischer Myokarditis mit Hochdruck, Mitralstenosen, Aortenstenosen und Koronarthrombosen operiert. Bei den überlebenden Kranken war eine meist kurz dauernde Besserung, oft auch nur mäßige Besserung ihrer Beschwerden zu beobachten. Sie haben daher eine stärkere Auswahl ihrer Fälle getroffen und manche Erkrankung ausgeschlossen. CLARK, MEANS und SPRAGUE (1936) stellten fest, daß von den ersten Kranken nur ein Viertel eine Besserung zeigte, während später bei besserer Auswahl 50% gebessert wurden. Zuerst wurden zu schwere Fälle operiert, die leichten sind im wesentlichen auch nur vorübergehend gebessert worden. WELTI, FACQUET, BARRAYA und LEVEN (1935) empfehlen die Schilddrüsenentfernung bei allen Kranken mit rheumatischen Klappenfehlern ohne akute Entzündung und Herzmuskelschwäche mit mäßigem arteriellen Hochdruck. BANKOFF (1935) erwähnt Klappenfehler, Angina pectoris, paroxysmale Tachykardie. MANDL (1937) hat, abgesehen von Fällen mit Hyperthyreosen schwerste chronische Herzklappenfehler, die mit inneren Mitteln nicht mehr zu beeinflussen waren, und die Stauungserscheinungen zeigten, dann Fälle von Angina pectoris mit Hochdruck, Endarteriitis obliterans und Asthma cardiale operiert. Im ganzen 17 Fälle. Die von den oben erwähnten Autoren aufgestellten Gegenanzeigen sind ebenfalls nicht einheitlich. MIXTER, BLUMGART und Mitarbeiter (1934) lehnen Fälle mit Grundumsatzerniedrigung bis zu minus 20 ab. Sie wollen außerdem Fälle ausschließen, bei denen keinerlei Besserung nach Anwendung aller inneren Mittel beobachtet wird, ganz besonders aber die Fälle, bei denen eine rasche Verschlechterung während der Behandlung beobachtet wird. Kranke mit vorausgegangenen Koronarthrombosen haben ebenfalls eine ungünstige Prognose. LEVINE und EPPINGER (1935) schließen ebenfalls Kranke mit Angina pectoris mit Koronarthrombose aus, ebenso bakteriell bedingte Endokarditis, rheumatische Herzerkrankungen mit Niereninsuffizienz, auch solche mit irreparabler Leberschädigung. WELTI, FACQUET, BARRAYA und LEVEN (1935) halten alle Fälle mit akuten oder subakuten oder kürzlich abgelaufenen Erkrankungen des Herzmuskels, des Klappenapparates oder der Aorta für ungünstig. Auch die Nephrosklerose, Lues, allgemeine Arteriosklerose, Niereninsuffizienz, frischer Herzmuskelinfarkt, rekurrierende Endokarditis, Endocarditis lenta und sehr fortgeschrittene Fälle von Herzfehlern mit Aszites sind auszuschließen. CLARK MEANS und SPRAGUE (1936) stellen folgende Gegenanzeigen auf. Von der Operation ausgeschlossen werden solche Kranke, die nicht lange genug mit inneren Mitteln behandelt worden sind, die auch bei völliger Ruhe mit Digitalis nicht mehr zu kompensieren sind, besonders wenn sie sich rasch verschlechtern. Kranke mit hochgradiger Mitralstenose und anderen mechanischen Kreislaufbehinderungen, auch ein sehr niedriger Grundumsatz, chronische Lungenerkrankung, schwerer Hochdruck bei allgemeiner Arteriosklerose, Niereninsuffizienz, akute rheumatische Erkrankung, frische Koronarthrombosen und Status anginosus sollen nicht operiert werden.

Man kann nicht sagen, daß durch Aufzählung dieser vielen, eine schlechte Operationsaussicht bietenden Herzerkrankungen die Anzeigestellung erleichtert würde. SCHERF (1937) weist darauf hin, daß die Anzeigestellung bei den Amerikanern viel zu allgemein gefaßt ist und manche Gegenanzeigen dagegen nicht gelten. Ausschließen soll man besonders Kranke mit Angina pectoris und fortschreitender Mesaortitis und Sklerose, auch solche mit Herzerweiterung und Stauung, da diese Fälle mit und ohne Operation eine schlechte Prognose haben. v. JAGIĆ und v. ZIMMERMANN machen auch darauf aufmerksam, daß von den früheren Bearbeitern eine klare Anzeigestellung nicht festzustellen ist, daß es vielmehr merkwürdig ist, daß die Herzfehler mit den verschiedensten Ursachen, die mit inneren Mitteln eine ganz verschiedene Behandlungsweise erfordern, alle gleich auf die Schilddrüsenentfernung antworten sollten. Sie glauben, daß weder die Anzeige- noch Gegenanzeigestellung bisher gründlich genug durchgearbeitet ist, um sicher die Fälle bestimmen zu können, die mit Schilddrüsenentfernung zu behandeln sind. Aus der genauen Beobachtung der eigenen Fälle schließen die Verfasser, daß bei den kardialen Dekompensationszuständen kein besserer Erfolg zu erzielen ist, als mit inneren Mitteln. Daß dagegen alle die Fälle, bei denen eine Übererregbarkeit des vegetativen Nervensystems besteht, die zum Auftreten von spastischen Gefäßerscheinungen führt, wie es z. B. häufig bei Angina pectoris und beim intermittierenden Hinken der Fall ist, die Schilddrüsenentfernung auch dann in Frage kommt, wenn schwere organische Gefäßveränderungen vorliegen. Die Aussicht auf Erfolg wird durch eine begleitende schwere kardiale Dekompensation allerdings getrübt.

Die Technik des Eingriffes ist nicht schwierig. Die Operation wird in der großen Mehrzahl der Fälle in örtlicher Betäubung ausgeführt. Brenner, Donovan und Murtagh (1934) empfehlen das Avertin. Mixter hat vorgeschlagen nach der Auslösung der einen Seite eine Kehlkopfspiegelung vorzunehmen zur Feststellung der Erhaltung des N. recurrens. Auch Denk und Mandl befolgen diesen Rat, da die Rekurrensprüfung durch Phonieren nicht zuverlässig ist. Von den meisten Autoren werden zunächst die oberen Gefäße unterbunden, dann die unteren und dann der betreffende Schilddrüsenlappen so weit wie möglich abgelöst. Auf typisch gelegene Epithelkörperchen an den Gefäßen ist streng zu achten. Ebenso muß der N. recurrens, der ja bekanntlich einen sehr verschiedenen Verlauf hat, und oft durch eine Gefäßschlinge der Äste der unteren Schilddrüsenarterie zieht, ängstlich geschont werden. Sind die beiden Lappen frei, wie bei der im Band III/2 geschilderten doppelseitigen Resektion, so wird nun der Isthmus mit einer Rinnensonde unterfahren und getrennt, und die beiden Hälften herausgenommen. Dabei muß nochmals streng darauf geachtet werden, daß die Epithelkörperchen nicht mitgenommen werden. Die Ablösung von der Trachea muß meist mit dem Messer vorgenommen werden. Von Blumgart (1933) und seinen Mitarbeitern, von Cutler usw. wird darauf gesehen, daß die Schilddrüse vollständig entfernt wird, daß auch nach akzessorischen Schilddrüsen gefahndet und diese ebenfalls entfernt werden (Antonucci 1935). Nach der Entfernung der Schilddrüse muß das Präparat genau daraufhin untersucht werden, ob nicht vielleicht doch Epithelkörperchen (Berlin 1933, Mandl 1937) mitentfernt wurden, die dann wieder zurückgepflanzt werden sollen. Sie sind sehr schwierig zu erkennen. Nach Mandl nur durch Gefrierschnitt während der Operation. Manche Bearbeiter dieser Fragen halten die vollständige Schilddrüsenentfernung nicht für nötig, lassen vielmehr einen ganz kleinen, etwa bohnengroßen Rest der Drüse zurück (Scherf 1937, Mandl 1937). Merkwürdigerweise sind übrigens auch nach völliger Schilddrüsenentfernung die Symptome des Myxödems häufig ausgeblieben. Manchmal sind sie im weiteren Verlauf beobachtet worden (Blumgart und Davis 1934). Sie werden dann mit geringen Dosen von Schilddrüsenpräparaten bekämpft. Es wird aber von verschiedenen Seiten darauf aufmerksam gemacht, daß diese Schilddrüsengaben, ebenso wie beim spontanen Myxödem, Anfälle von Angina pectoris auslösen können.

Der N. recurrens kann bei vorsichtiger Unterbindung der A. thyroidea inf. und Auslösung der Schilddrüsenlappen aus der Gegend der Furche zwischen Luft- und Speiseröhre sicher geschont werden. Selten sind daher auch Schädigungen, die bekanntlich auch durch Zerren der Umgebung der Nerven zustande kommen kann, beobachtet werden. Die früher schon von v. Eicken vorgeschlagene und verwendete, jetzt von BLUMGART und MANDL (s. oben) wieder empfohlene Einführung eines Endoskopes bringt wohl mehr Unbequemlichkeit als Nutzen.

Auch die Tetanie scheint im Anschluß an die vollständige Schilddrüsenentfernung verhältnismäßig selten zu sein. Vereinzelte Fälle sind allerdings bei den meisten Chirurgen, die größere Zahlen von Kranken operiert haben, beobachtet worden, so z. B. CUTLER unter 35 Kranken 5mal. Die Tetanie läßt sich ja verhältnismäßig leicht medikamentös beeinflussen.

Die Erfolge der Schilddrüsenentfernung bei Herzfehlern festzustellen, ist außerordentlich schwer. Da zuerst zahlrciche Kranke ohne ausreichende Anzeigestellung operiert wurden, und da die zahlreichen Veröffentlichungen aus denselben Krankenhäusern scheinbar auch zum Teil über dieselben Fälle berichteten, so ist eigentlich nur ein allgemeiner Eindruck zu gewinnen. Bei strenger Anzeigestellung scheinen die anfänglich, sehr mäßigen Erfolge besser geworden zu sein. So berichten MIXTER, BLUMGART, BERLIN (1934), daß sie zuerst bei Herzfehlern mit Stauung 12% Sterblichkeit hatten, daß aber bei den letzten 22 Fällen kein Todesfall mehr zu beklagen war. 13% waren nach mäßiger Besserung gestorben und 55% angeblich wieder arbeitsfähig. BERLIN (1935) hat berichtet, daß bei den letzten 62 Operierten keiner gestorben ist. Für eine genauere Beurteilung kommt noch hinzu, daß die Berichte oft kurz nach der Operation abgefaßt sind, während nach längerer Zeit sich die Erfolge wesentlich verschlechtert haben. Auch sind die Bezeichnungen über die Erfolge sehr allgemein gefaßt und viele Bearbeiter haben über sehr kleine Operationszahlen berichtet. CUTLER (1935) hatte 23 Kranke mit kardialer Dekompensation, 15 mit Klappenfehlern und 8 Herzmuskelerkrankung operiert. 2 Kranke starben bei der Operation, 6 starben später an ihrer Grundkrankheit. Dazu kommen 31 Kranke mit Angina pectoris mit 2 sofortigen Todesfällen, während 5 später erfolgten. Von diesen 54 Patienten lebten noch 34 länger als 3 Monate. 5 erkrankten an Tetanie und 4 hatten die Erscheinungen einer Rekurrensstörung. MCCREERY hat 1936 150 Kranke gesammelt, bei denen der Eingriff wegen Herzfehlern radikal durchgeführt worden war. Unmittelbare Todesfälle 9,3%, später 16%. Von 112 Überlebenden waren 41,9% deutlich, 39,2% mäßig und 8% nicht gebessert. Bei Kranken mit Angina pectoris waren 100 Eingriffe ausgeführt worden mit 3% unmittelbarer, 15% späterer Todesfälle. 51% waren deutlich gebessert, 40% mäßig und 8,5% nicht beeinflußt.

PARSONS und PURKS (1937) haben die gesamten, ihnen zur Verfügung stehenden Operationszahlen noch einmal zusammengefaßt und sind dabei auf die Zahl 359 gekommen. Um möglichste Klarheit über die Erfolgszahlen zu bekommen, haben sie nicht nur aus dem gesamten Schrifttum, sondern auch auf Grund einer weitgehenden Umfrage in Amerika ihre Statistik aufgebaut. 226 Kranke waren wegen Herzkrankheit mit Stauungserscheinungen und 133 wegen Angina pectoris operiert worden. Von den genannten 226 Operierten wiesen 34,63% ausgezeichnete, 28,78% mäßige, 2,92% unbedeutende und 63,65% keinerlei Erfolge auf. Die Zahl der Mißerfolge ist also recht erheblich. Dagegen waren die Erfolge bei den 133 wegen Angina pectoris operierten Kranken besser. 55,46% brachten ausgezeichnete, 28,12% mäßige, 3,9% geringe und 12,5% keinerlei Erfolge. Rechnet man die beiden ersten Erfolgszahlen, also die ausgezeichneten und die mäßig gebesserten, zusammen, was uns allerdings nicht berechtigt erscheint, so erhält man bei den operierten Herzfehlern mit Stauungserscheinungen 50%, und bei den Kranken mit Angina pectoris mehr als 75% erfolgreiche Eingriffe. Trotz der guten Zahlen betonen die Verfasser, daß nur unter strenger Anzeigestellung operiert werden darf, daß außerdem bis jetzt noch fraglich ist, ob die Operation das Leben verlängert, da sie ja den wirklichen Krankheitszustand des Herzens nicht bessert. Es tritt vielmehr an die Stelle des Herzfehlers unter Umständen das Myxödem.

Wenn diese Autoren trotz gewisser Einschränkungen den Eingriff immerhin noch empfehlen, so gibt es viele andere, die von dem Eingriff abraten. Zunächst soll er nur ausgeführt werden, wenn alle Versuche mit inneren Mitteln zum Ziel zu kommen, fehlgeschlagen sind. Es gibt allerdings dabei auch eine gewisse soziale Anzeigestellung um baldige Arbeitsmöglichkeit zu erreichen (v. JAGIĆ und v. ZIMMERMANN u. a.). Im übrigen haben sich viele Chirurgen über den fraglichen Eingriff sehr skeptisch geäußert (WOLFERT 1935). PRATT (1935) weist auf allerhand Gefahren hin. HERTZLER (1935) glaubt, daß in Fällen, die gebessert werden, keine normale Schilddrüse vorhanden war, sondern daß von der Schilddrüse ein toxisches Sekret geliefert wurde. BOURNE (1936) u. v. a. finden die Anzeigestellung trotz genauester Untersuchung sehr schwierig. LION, WELTI und FACQUET (1937) haben ihre frühere Anzeigestellung infolge der Beobachtungen mangelhafter Dauerwirkung und des Auftretens psychischer Erscheinungen eingeschränkt. EWALD (1937) warnt vor dem Eingriff, der nur rein symptomatisch ist, und der nur vollständig sein kann, wenn Ausfallserscheinungen eintreten. Er denkt auch an fragliche Zahlungsverpflichtungen der Kassen und der Haftpflicht. Auch andere Autoren glauben, daß bei den Fällen, die keine Ausfallserscheinungen erleiden, Schilddrüsenreste oder akzessorische Schilddrüsen zurückbleiben. PUGLIESE (1935) nimmt an, daß die Epithelkörperchen vikariierend für die entfernte Schilddrüse eintreten.

Wie gesagt, ist die Frage der Berechtigung dieses Eingriffes noch nicht endgültig zu beantworten. Dazu gehören scharf begrenzte Anzeigestellung und genaueste Beobachtungen, nicht nur des postoperativen, sondern auch des weiteren Verlaufes. Dann werden sich immer mehr die Fälle erkennen lassen, bei denen subjektive und objektive Erfolge erzielt werden. Es scheint, daß die Kranken mit Angina pectoris zum mindesten subjektiv häufig sehr wesentlich gebessert werden. Es scheint aber auch, daß hier der Eingriff durch Beseitigung einer Blutdruckkrise (SCHERF) oder durch Herabsetzung der Übererregbarkeit des vegetativen Nervensystems bei gleichzeitiger psychischer Beruhigung (v. JAGIĆ, v. ZIMMERMANN) seine Wirkung tut.

ε) Die Eingriffe bei den Geschwülsten des Herzens und des Herzbeutels.

Von den primären, sehr seltenen Geschwülsten des Herzens werden nach KAUFMANN folgende beobachtet: Fibrome, auch kavernöse, Lymphangiome, Endotheliome, Lipome, Myome, Myxome, Rhabdomyome (AMERSBACH und HANDORF, 21 Fälle, 1921), Sarkome (BRADLEY und MAXWELL, zit. nach LERICHE und BAUER 1930). In neuerer Zeit sind besonders die Myxofibrome und Myxosarkome als die häufigsten Endokardtumoren beobachtet worden (MARTIN 1929, CLERI, GAUTHIER-VILLARS, DELAMARE und ROGÉ 1937). Nach LENORMANT und LERICHE (1932) sind ungefähr 150 Fälle von gutartigen der Bindegewebsreihe angehörigen Geschwülste bei Leichenöffnungen im Innern des Herzens, meistens im linken Vorhof, festgestellt worden. Haben sie ihren Sitz an den Klappen und sind sie gestielt, so führen sie öfters zum Herzblock. LERICHE und BAUER haben ein Sarkom des Herzohres, das die Erscheinungen eines Mediastinaldermoids verursachte, unter dieser Falschdiagnose operiert. Der Tumor hatte eine ausgedehnte Mittelfelldämpfung hervorgerufen, war auch röntgenologisch als zweifaustgroßer Tumor nachgewiesen, hatte aber, wie sich dann herausstellte, das Mittelfell, den Herzbeutel und die Pleura durchwachsen. Ein Lymphosarkom, das in das Herz hineingewachsen war, hat auch schon früher ROMBERG beschrieben. JELLEN und FISHER haben ein intraperikardiales Teratom beschrieben. Sekundäre Geschwülste sind nach KAUFMANN ebenfalls sehr selten. Am häufigsten sind Sarkommetastasen (HEDENIUS und HENSCHEN 1913), besonders melanotische, seltener Karzinome. Beobachtet sind noch weiter Chondrome und ein Hypernephrom. Einen Tumor, und zwar eine pendelnde Geschwulst des rechten Herzohres, fand CARNOT (1929). Es stellte sich heraus als die Metastase eines sarkomähnlichen Magentumors. MEAD (1932) fand die Metastase eines primären Lungenkarzinoms, das als die häufigste Quelle der sekundären Herz- und Herzbeutelkarzinome gilt.

Unter den Geschwülsten des Herzbeutels scheinen die Lipome vorzuherrschen. Derartige Geschwülste sind von DOYEN und SAUERBRUCH operiert worden. Sekundäre Geschwülste des Herzbeutels sind entweder Metastasen oder auf den Herzbeutel übergegangene Geschwülste aus der Nachbarschaft. Krebsmetastasen findet man nicht selten ähnlich wie auf der Pleura in mehrfachen kleinen Knoten.

Die Herz- und Herzbeutelgeschwülste verursachen keine derartig typischen Erscheinungen, daß sie mit Sicherheit diagnostiziert werden könnten. Die Krankheitserscheinungen erstrecken sich hauptsächlich auf Atemnot und Störungen der Herztätigkeit. Gelegentlich tritt Herzblock und plötzlicher Tod ein. Das scheint besonders bei pendelnden Geschwülsten der Herzklappen der Fall zu sein. Entwickeln sich größere Geschwülste in der Wand des Herzbeutels, so verursachen sie Druckerscheinungen, ähnlich wie die Pericarditis adhaesiva. HORNEFFER und GAUTHIER (1913) fanden bei einem primären Myxosarkom des linken Herzohres Erscheinungen, die sie für so bedeutungsvoll halten, daß sie zu einer Diagnose führen könnten. Abgesehen von einer Störung der Herztätigkeit und einer sehr erheblichen Atemnot, für die sonst keine Erklärung gefunden werden konnte, beobachteten sie bei plötzlichem Lagewechsel tiefe Ohnmachten. Die subjektiven und objektiven Krankheitserscheinungen zeigen sich sehr veränderlich.

Eine operative Behandlung der in der Herzwand sitzenden Geschwülste erscheint ausgeschlossen. Dagegen erscheint es möglich, Geschwülste, die den Herzbeutel ergriffen haben, insbesondere solche, die von außen in ihn eingedrungen sind, zu entfernen. So hat SAUERBRUCH ein Sarkom des Brustbeines, das den Herzbeutel ergriffen hatte, von diesem Stück von 7 : 4 cm Größe entnfernt. Dasselbe gilt von einem Mammakarzinom, das in die Brustwand und den Herzbeutel durchgebrochen war.

Der Echinokokkus des Herzens, den man früher als sekundär auffaßte, ist nach DÉVÉ meist primär. DÉVÉ hat nach LENORMANT und LERICHE (1932) 137 Fälle von Herzechinokokkus festgestellt, bei denen das Herz meist primär und als einziges Organ erkrankt war. Besonders der linke Ventrikel ist der häufigste Sitz. Auch bei der Echinokokkuskrankheit des Herzens scheinen keine für die genaue Diagnose ausreichenden Krankheitserscheinungen beobachtet zu werden. Wie bei den Geschwülsten findet sich Atemnot, Unregelmäßigkeit der Herztätigkeit und Herzblock. In solchen Anfällen kann plötzlicher Tod eintreten. In Gegenden, in denen die Echinokokkuskrankheit häufig ist (Argentinien, Bulgarien), ist beim Auftreten derartiger Erscheinungen immerhin an einen Echinokokkus des Herzens zu denken.

DÉVÉ und JIROU (1922) fanden multiple Echinokokken des Herzens und des Herzbeutels, der etwa 10% bei Herzechinokokkus beteiligt ist. In diesem Fall war ein Durchbruch in den Herzbeutel und ein Durchbruch einer im Herzohr sitzenden Blase in die Aorta erfolgt und der Kranke war an einem anaphylaktischen Shock zugrunde gegangen. PICO DUNI (1929) hat 5 Fälle von Herz- und Herzbeutelechinokokkus beobachtet, die klinisch symptomlos verliefen. VARA LOPEZ (Spanien) (1931) hat einen Echinokokkus des rechten oberen Mittelfellraumes diagnostiziert. Er eröffnete transpleural und zweizeitig. Bei der Obduktion fanden sich Zysten im Herzmuskel und Herzbeutel, der Aorta, der A. pulmonalis und eine in den rechten Vorhof durchgebrochen, die wahrscheinlich den Tod herbeigeführt hatte.

POŽARISKI (1934) beschreibt einen Sektionsbefund mit mehreren Echinokokkuszysten in den Wänden des Herzens. Die Lichtung der A. pulmonalis war vollständig mit kleinen Blasen verstopft und im Lungengewebe waren zahllose Blasen zu finden. In anderen Organen fanden sich keine Blasen.

Abgesehen von dem erwähnten Fall von VARA LOPEZ scheint der Versuch eines chirurgischen Eingriffes bisher beim Herzechinokokkus noch nicht gemacht worden zu sein, was nicht Wunder nimmt, da bisher eine einigermaßen sichere Diagnose aus den Krankheitserscheinungen nicht gestellt werden konnte.

ζ) Die Eröffnung des Herzbeutels.

I. Die Eröffnung durch Punktion.

Wenn auch die Entleerung von Herzbeutelergüssen schon von GALEN für möglich gehalten wird, so scheint der erste tatsächliche Vorschlag zu diesem Eingriff erst in der Mitte des 17. Jahrhunderts gemacht worden zu sein. RIOLANUS (1653) erwog die Herzbeutelpunktion, wenn der Erguß schwere Krankheitserscheinungen verursachte. Ebenfalls auf theoretischen Erwägungen beruhen die Angaben von SENAC (1749), der glaubte, daß man durch die Zwischenrippenräume vom 3.—8. und einige Zoll seitlich vom Brustbein den Trokar einstoßen könnte.

Dieser Weg zur Eröffnung des Herzbeutels durch die Zwischenrippenräume wurde von einer ganzen Reihe von Ärzten zum Muster genommen. VAN SWIETEN (1742), B. BELL (1783), DESAULT (1798), RICHTER (1796), CAMPER, RICHERAND (1818), VELPEAU, CORVISART, v. GRÄFE, ZANG, BLASIUS u. a. Es traten allerdings schon einzelne Verschiedenheiten auf insofern, als bestimmte Zwischenrippenräume ausgewählt wurden. Die deutschen Chirurgen wählten den 4. oder 5. und einige querfingerbreit links vom Brustbein. DESAULT schlug vor, den Zwischenraum zwischen dem 6. und 7. Rippenknorpel zu nehmen. KARAWAJEW (1840) (zit. nach DIEFFENBACH) wählte auch den Zwischenraum zwischen dem 5. und 6. Rippenknorpel, ähnlich wie später DIEULAFOY (1873). DESAULT hat übrigens schon das Messer zur Freilegung vorgezogen. RICHERAND schlug die Entfernung eines Rippenknorpelstückes vor, um den Herzbeutel breit freizulegen und VELPEAU wollte aus dem Herzbeutel ein Stück entfernen, um die Dränage zu erleichtern. Da die meisten der geschilderten Eingriffe mit Eröffnung der Pleurahöhle einhergehen mußten, so lehnte sie DIEFFENBACH (1848) als zu gefährlich ab. Nur mit dem Vorgehen von KARAWAJEW schien man diesen Fehler vermeiden zu können. Auch den zweiten, von DIEFFENBACH erwähnten Weg zur Eröffnung des Herzbeutels hielt er für unzweckmäßig. Es handelt sich um die Trepanation des Brustbeines, die SKJELDERUP (1818) vorgeschlagen hatte. Nach Durchbohrung des Brustbeines soll sich der Kranke vorbeugen, so daß der Herzbeutel sich in die Knochenwunde vorwölbt. So konnte die Eröffnung ohne irgendwelche Nebenverletzung ermöglicht werden. Ob der Verfasser den Eingriff selbst ausgeführt hat, ist nicht festzustellen. Dagegen soll ROMEIRO in Barcelona (1819) den Gedanken als erster in die Tat umgesetzt haben. Dieses Verfahren der Trepanation des Brustbeines hat scheinbar später niemals eine Rolle gespielt. Während die oben geschilderte Punktion in der Nähe des Brustbeines durch 2 Gefahren belastet war, nämlich 1. die Verletzung der Mammariagefäße und 2. die Durchbohrung der Pleurahöhle, ist schon frühzeitig ein drittes Verfahren vorgeschlagen worden, mit dem den beiden Gefahren aus dem Weg gegangen werden kann. Merkwürdigerweise hat sich dieses Verfahren des so erfahrenen Wund- und Kriegsarztes LARREY nicht durchgesetzt, sondern ist völlig in Vergessenheit geraten und erst in neuester Zeit mehrfach neu entdeckt worden. LARREY (1824 und 1829) hat bei einer Herzverletzung im 5. Zwischenrippenraum am unteren Rande des M. pectoralis maj. den Herzbeutel freigelegt, hat aber dann später bei Beobachtung einer Stichverletzung, die zwischen dem Schwertfortsatz und dem 7. Rippenknorpel links eingedrungen war, festgestellt, daß der Stich den Herzbeutel verletzt haben mußte. Bei dem Schwerverletzten zeigte sich ein schwerer Herzdruck und kaum fühlbarer Herzschlag. Da die Erscheinungen trotz mehrfachen Aderlassens in den nächsten Tagen nicht verschwanden und der Kranke mit höchster Atemnot kämpfte, eröffnete er die Wundränder und führte einen Katheter ein, durch den sich mehrere Becken weingelber Flüssigkeit entleerten. Er stellte daraufhin die richtige Diagnose auf einen Herzbeutelerguß. Der Herzbeutel wurde dräniert und der Verletzte geheilt. Er versuchte dann diesen Zugang mehrfach an der Leiche, schon um die Diagnose zu sichern und empfahl später dieses Vorgehen zur Eröffnung des Herzbeutels von einem Schnitt, der am Schwertfortsatz begann und parallel dem 7. Rippenknorpel verlief, und nach Durchtrennung der Muskulatur zwischen Zwerchfell und vorderer Brustwand an den Herzbeutel führte.

Dieser Weg zur Eröffnung des Herzbeutels wurde von MINTZ im Jahre 1904 empfohlen. Unabhängig von ihm hat ihn 1907 L. REHN angegeben und erst durch seine Veröffentlichung ist er in weiten Kreisen bekannt geworden. Der Winkel zwischen dem Schwertfortsatz und dem 7. Rippenknorpel dient auch als Eingangspunkt für die Herzbeutelpunktion nach REHN (s. unten). Einen ähnlichen Weg hat angeblich JABOULAY vorgeschlagen, ebenso FUCHSIG (1911). Dieser Weg führt aber durch die Mittellinie nach Entfernung des Schwertfortsatzes. MARFAN (1911) hat die Punktion des Herzbeutels von der Mittellinie aus, unter dem Schwertfortsatz eingehend, als den besten Weg gepriesen und große

Erfahrungen damit gesammelt (s. unten). Auf eine sichere Grundlage wurde die Herzbeutelpunktion wohl erst durch die Arbeiten von SKODA und SCHUH 1839 und 1840 gestellt. Von da an mehren sich die Arbeiten, die der Theorie und Praxis in gleicher Weise gelten. Beteiligt sind hauptsächlich KYBER (1845) (SELLHEIM, Dissert. Dorpat 1848), der schon über 7 Heilungen berichten konnte. Dann OPPOLZER (1866), FRIEDREICH, TROUSSEAU (1866), LASÈGUES (1866), KUSSMAUL (1877) u. a. Trotzdem HINDELANG (1879) über 50, WEST (1883) schon über 80 und STEWART (1885) über 97 Fälle berichten konnten, hat etwa in derselben Zeit merkwürdigerweise BILLROTH (1882) den Eingriff noch als unberechtigt und gefährlich abgelehnt. Die Entwicklung wurde aber dadurch nicht gehemmt. FIEDLER (1881) und die anderen genannten Ärzte förderten durch ihre Arbeiten die Vornahme des Eingriffes, so daß er allmählich zur Erkennung und Behandlung von Herzbeutelergüssen unter die allgemein gebräuchlichen Verfahren eingereiht wurde. Die Punktion wurde in der Mehrzahl der Fälle in den Zwischenrippenräumen 4, 5 und 6 zum Teil innerhalb, zum Teil außerhalb der A. und V. mammaria durchgeführt. Die Furcht vor der Verletzung dieser Gefäße stand mehr im Vordergrund, als die der Durchbohrung der Brustfellhöhle. Allerdings schätzten auch immer einzelne diese Gefahr nicht zu gering ein und schlugen die Punktion in der Gegend des 5. oder 6. Zwischenrippenraumes und mehrere querfingerbreit vom Brustbein entfernt vor, um den Herzbeutel an der Stelle zu erreichen, an der die Umschlagsfalte des linken Brustfellsackes durch die bekannte bogenförmige Ausbiegung den Herzbeutel frei läßt. Einen derartigen Weg hat DIEULAFOY 1873 vorgeschlagen, und sein Verfahren ist unter Verwendung des von ihm empfohlenen Aspirators in der Folgezeit das gebräuchlichste gewesen.

DELORME hat 1895 mit MIGNON zusammen ein etwas anderes Vorgehen für die Punktion und den Schnitt zur Eröffnung des Herzbeutels angegeben. Ein kleiner Hautschnitt wird auf dem linken Brustbeinrand in Höhe des 5. oder 4. Zwischenrippenraumes angelegt. Dann wird die Nadel des Aspirators unmittelbar am Rande des Brustbeins eingeführt und folgt dann dem hinteren Rande dieses Knochens ungefähr 1 cm weit. Dann wird sie unmittelbar nach kaudal und ein wenig nach dorsal geführt, und zwar mehrere Zentimeter tief, bis die Flüssigkeit in den Aspirator eindringt. Die Nadel verläuft so der Vorderwand des Herzens parallel und dringt in den unteren vorderen Sinus des Herzbeutels ein. Auf diese Weise soll weder die Arterie, noch die Pleura verletzt werden.

Abgesehen von diesem letzten Verfahren, das parallel zur vorderen Herzwand verläuft, droht bei allen Punktionen, die im Bereich des Herzkörpers den Herzbeutel eröffnen, die Gefahr der Herzverletzung, die nicht zu gering angeschlagen werden darf, da plötzlicher vorübergehender oder auch bleibender Herzstillstand die Folge sein kann. Auch unstillbare Blutungen sind nach Verletzung des Herzmuskels im unmittelbaren Anschluß an die Punktion beobachtet worden. Die Gefahr der Herzverletzung läßt sich nur dadurch vermeiden, daß die Nadel in den Herzbeutel an einer Stelle eindringt, an der er durch den Erguß erweitert und mit Flüssigkeit gefüllt ist. Eine solche Stelle erreicht man auf dem Wege, den REHN und MARFAN (s. oben) angegeben haben. Die Gefahr der Herzverletzung ist aber auch noch auf einem anderen Wege vermeidbar und diesen Weg hat HEINRICH CURSCHMANN gezeigt. Wenn er auch nur für seröse, serofibrinöse usw., aber nicht für infizierte Ergüsse zur Anwendung kommen kann, da er die Pleurahöhle nicht vermeidet, so ist das Verdienstvolle seiner Arbeit hauptsächlich in der Klärung vieler, die Herzbeutelerkrankungen betreffenden Fragen zu sehen. Aus seiner im Jahre 1895 erschienenen Arbeit entnehmen wir folgendes:

Der Herzbeutel faßt 150—200 g Flüssigkeit. Damit sind auch die Komplementärräume ausgefüllt. 400—800 g beträgt das größte Fassungsvermögen, wenn der Herzbeutel unter Druck gesetzt wird.

Tritt aber eine Exsudation, also eine Inhaltsvermehrung, auf Grund einer Entzündung ein, so wird die Herzbeutelwand aufgelockert und nachgiebig und es sind Mengen von 2 bis annähernd 3 Liter bekannt geworden. Der Herzbeutel wird dadurch wesentlich verändert, und zwar in Form und Größe. Die Form hängt aber nicht allein von dem Herzbeutel selbst ab, sondern auch von dem umgebenden Gewebe. Während die Lungen ohne weiteres nachgeben können, wodurch die schornsteinförmige Herzdämpfungszone in der Brustmitte erklärt wird, kann das Zwerchfell auf der linken Seite wesentlich besser nachgeben als auf der rechten, wo es durch die Leber gestützt wird. Auch die Bauchdecken spielen für die Nachgiebigkeit nach unten eine gewisse Rolle. Nach oben wird die Grenze durch den Kuppelraum des oberen Umschlags des Herzbeutels bereits im Bereich der großen Gefäße begrenzt. Der Ausdehnung des Herzbeutels nach vorn und hinten wird durch die knöcherne Begrenzung der Wirbelsäule und des Brustbeines eine Schranke gesetzt. Sind besonders die schon früher bestehenden Veränderungen im Bereich dieser knöchernen Abschnitte vorhanden, so muß sich die Ausdehnung des Herzbeutels danach richten. Die Frage nach dem Einfluß des Herzens selbst auf den Erguß ist von nicht geringerer Bedeutung. Unter regelrechten Verhältnissen ist das Herz so befestigt, daß die fast senkrecht verlaufende Befestigungsachse von der Einmündungsstelle der V. cava inf. nach oben durch den aufsteigenden Teil der Aorta hindurchzieht. Diese Befestigungsachse ist exzentrisch und entspricht dem äußersten Abschnitt des Herzkegels. Infolgedessen ist der ganze links der Achse liegende Abschnitt des Herzens viel größer und auch wesentlich beweglicher (Abb. 16). Durch die feste Achse und die Einspannung zwischen die knöcherne vordere und hintere Brustwand kann das Herz bei einem Erguß nicht nach hinten sinken. Es bleibt auch bei Ergüssen in seiner Lage, was schon daraus geschlossen werden kann, daß selbst bei großen Ergüssen häufig das Reiben an der Vorderwand zu hören ist. Die Ausdehnung des Herzbeutels kann nach dem Vorausgesagten nur in bestimmter Richtung erfolgen. Zunächst werden die Komplementärräume angefüllt und es ändert sich nichts. Sammeln sich stärkere Flüssigkeitsmengen an, so erweitert sich zuerst der Raum unterhalb des Herzens besonders nach links (Abb. 17), dann auch nach rechts, und schließlich erweitert sich auch der obere Rezessus. Da nun auf der Vorderseite das Herz wenig Raum läßt, so ist hier nur wenig Flüssigkeit vorhanden. Die Strömung zwischen der rechten und linken Ansammlung, die auch in die hinteren Rezessus reicht (L. Rehn), wird aber dadurch nicht behindert. Eine Vorwölbung der Brustwand durch einen Herzbeutelerguß findet daher auch nicht statt, am ehesten vielleicht noch bei kleinen Kindern. Während sich nun der Herzbeutel auf der rechten Seite seitlich und bis zu einem gewissen Grade nach hinten ausdehnen kann und durch Zurückdrängen des vorderen Lungenrandes die Herzdämpfung nach rechts rückt, ohne daß häufiger der rechte Brustbeinrand überschritten würde, geht die Ausdehnung des Ergusses auf der linken Herzbeutelhälfte sehr viel rascher vor sich. Er kann sich so rasch und stark ausdehnen, daß die hintere Brustwand erreicht wird, während der linke Unterlappen sich nach oben und hinten zurückzieht. In solchen Fällen ist auf das Genaueste darauf zu achten, daß nicht der Herzbeutelerguß mit einem abgesackten Brustfellerguß verwechselt wird. Heute, im Zeitalter der Röntgenuntersuchung, wird die Differentialdiagnose keine großen Schwierigkeiten mehr verursachen. Bei größerer Ausdehnung der linken Herzbeutelseite steigt auch allmählich das linke Zwerchfell herunter. Der Herzbeutel erhält dadurch eine Vierecksform. Auch in solchen Fällen mit großer Ausdehnung des Herzbeutels nach links ändert das an sich gesunde Herz seine Lage kaum und der Spitzenstoß bleibt entweder an der gewöhnlichen Stelle oder steigt sogar ein oder zwei Rippenzwischenräume nach oben. Wird er tiefer als regelrecht festgestellt, so handelt es sich meist um eine Herzerkrankung mit Vergrößerung des linken Ventrikels. In manchen Fällen verschwindet allerdings der Spitzenstoß, besonders in Rückenlage, manchmal aber auch im Sitzen. Es wird dann doch gelegentlich von großer Flüssigkeitsmenge überlagert. Eine stärkere Verlagerung des ganzen Herzens nach oben und hinten findet dagegen nicht statt.

Die Diagnose wird nicht verfehlt werden, wenn bei allen in Betracht kommenden Kranken an die Möglichkeit einer Herzbeutelbeteiligung im Sinne eines Ergusses gedacht wird. Die Röntgenuntersuchung wird zur Diagnosestellung herangezogen. Ganz sicher wird die Diagnose immer erst durch die Punktion gestellt werden. Insbesondere wird es oft nur durch die Punktion gelingen, sich über die Natur (ob infiziert oder nicht infiziert) des Ergusses Klarheit zu schaffen. Das trifft besonders für die idiopathischen Ergüsse zu.

Die Anzeigestellung zur Punktion ist dann noch nicht gegeben, wenn ein Erguß festgestellt ist, da die Mehrzahl der Ergüsse wieder aufgesogen wird, wenn die ursächliche Krankheit heilt. Nach Curschmann sind es aber 2 Gründe, die die Vornahme einer Punktion nötig machen. 1. Wenn durch die Zunahme des Exsudates Herz und Lunge bedrängt werden, was sich durch Atemnot, Zyanose, Undeutlichwerden der Herztöne, kleinen, unregelmäßigen Puls, bemerkbar macht. 2. Wenn große Ergüsse längere Zeit in derselben Höhe bestehen

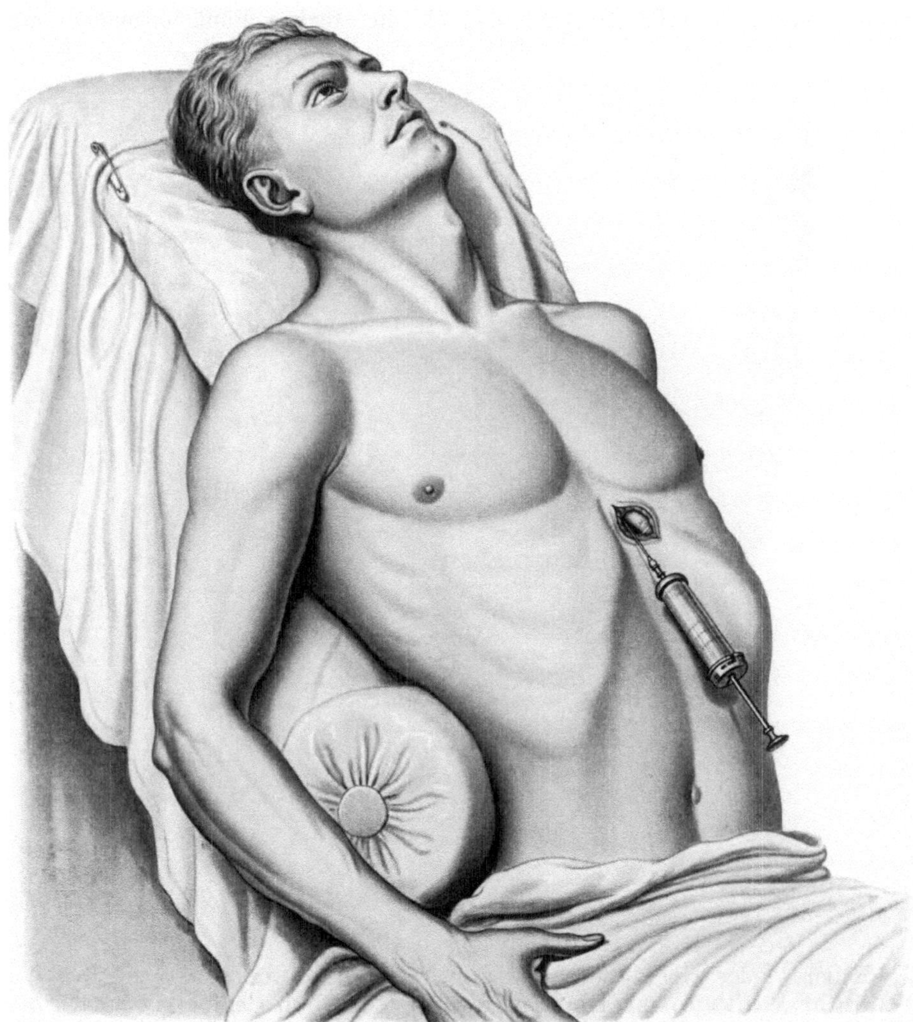

Abb. 547. Die Punktion des Herzbeutels von einem kleinen kostoxiphoidealen Einschnitt aus nach LARREY-REHN.

bleiben, was besonders dann vorkommt, wenn der Allgemeinzustand schlecht ist und Auflagerungen im Herzbeutel das Verschwinden der Ausschwitzungen erschweren. Besonders wichtig ist es dann, mit der Punktion nicht zu zögern, wenn die Ausschwitzung sich rasch bildet und gefährliche Druckerscheinungen verursacht. Dann muß die Punktion aus lebenswichtigen Gründen baldmöglichst ausgeführt werden.

Die Wiederholung der Punktion kann gefährlich werden, da Verklebungen und Kammerbildungen eingetreten sind, die das Auffinden der Flüssigkeit erschweren.

Das Instrumentarium zur Herzbeutelpunktion wird verschieden gewählt.

CURSCHMANN bevorzugte einen dünnen Trokar mit abgeflachtem Querschnitt, dessen Spitze lanzettförmig gestaltet in Form eines Dornes mit Handgriff versehen, durch den Trokar hindurchgesteckt wird. Das Rohr ist mit einem Hahn zum Abschließen versehen.

Die Flüssigkeit soll nicht abgesaugt werden, sondern nur durch ein einfaches Heberverfahren abfließen. Die mit Hahn versehenen Trokare haben ebenso viele Anhänger gefunden, als die starken Punktionsnadeln auf

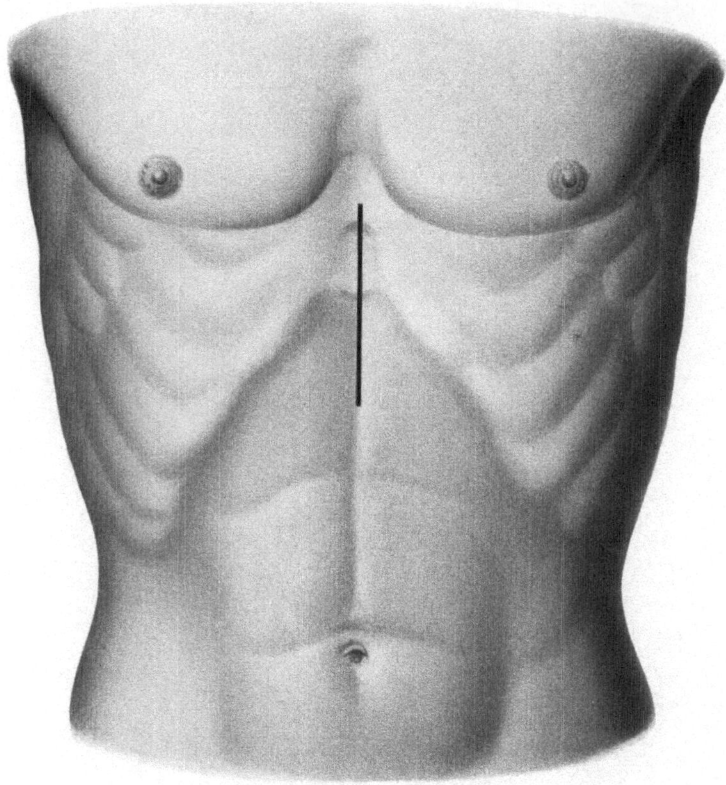

Abb. 548. Pericardiotomie inf. longitudinalis simplex nach SAUERBRUCH (FUCHSIG). 1. Andeutung des Hautschnittes von etwa 5—6 cm Länge.

der Rekord- oder einer anderen Glasspritze. CURSCHMANN hat sich bei der Wahl der Punktionsstelle nicht festgelegt, sondern richtete sich nach der nachweisbaren Ausdehnung des Exsudates im einzelnen Falle.

Die älteren Ärzte wählten für die Herzbeutelpunktionen eine bestimmte Stelle, aber nach verschiedenen Gesichtspunkten, d. h. die einen suchten die Stelle, an der der Herzbeutel am nächsten erreichbar war. Das sind die, die auf der linken Seite nahe dem Brustbein die Zwischenrippenräume aufsuchten. Da die Gefahr der Verletzung der A. mammaria int. nahelag, wählten andere den Einstich mehrere querfingerbreit seitlich des Brustbeins (s. oben). Da bei allen Punktionen oberhalb des 4. Zwischenrippenraumes notwendigerweise, besonders wenn in einiger Entfernung vom Brustbein punktiert wurde, die Brustfellhöhle durchbohrt werden mußte, so wurde z. B. schon von KARAWAJEW und DIEULAFOY die Punktion im 5. bis 6. Zwischenrippenraum und einen querfingerbreit seitlich vom Brustbein vorgenommen, in der Erwartung, daß in diesem Raume der Herzbeutel in der Aussparung zwischen den beiden Pleuraumschlagsfalten ohne deren Verletzung erreichbar sei. Wieder andere (s. oben) haben zur Vermeidung der Gefäße zunächst das Brustbein durchbohrt, um von da unmittelbar in den Herzbeutel zu gelangen. Endlich haben wieder andere (s. oben) aus demselben Grunde, keine Nebenverletzungen zu verursachen, von einer Stelle unterhalb der Schwertfortsatzes, oder seitlich von ihm, punktiert.

CURSCHMANN hat nun auf Grund seiner eingehenden Untersuchungen alle diese Wege verworfen, denn es bleibt bei allen diesen Verfahren eine Gefahr, das ist die Verletzung des Herzens selber, die zum augenblicklichen Tode führen

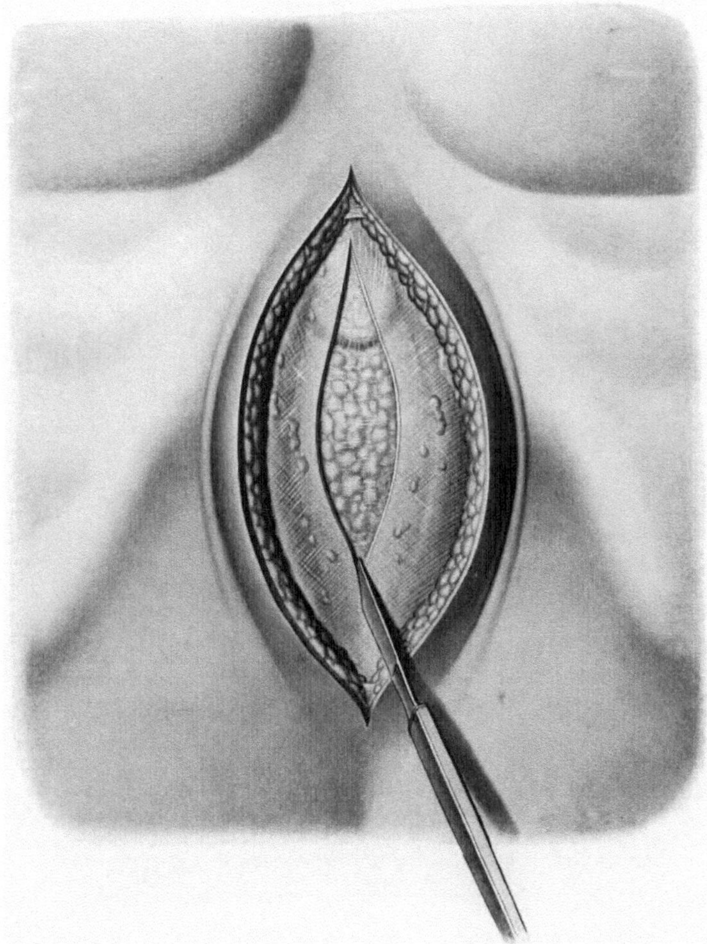

Abb. 549. Pericardiotomie inf. longitudinalis simplex nach SAUERBRUCH (FUCHSIG). 2. Freilegung des Schwertfortsatzes nach Spaltung der Faszie.

kann. Die Verletzung kann aber nur vermieden werden, wenn man in einem Raum punktiert, der außerhalb den Herzkörpers liegend nur mit Flüssigkeit an gefüllt ist. Da das Herz trotz größerer Ergüsse meist der vorderen Brustwand anliegt, was sich aus dem häufigen Befund des Reibegeräusches ergibt, so schließen alle Wege, die innerhalb der Herzgrenzen von vorn den Herzbeutel zu erreichen versuchen, die Gefahr der Herzverletzung ein. Da nun bei allen größeren Ergüssen die Hauptansammlung in der Richtung nach links über die Herzgrenze hinaus seitlich und nach unten stattfindet, so kann man damit rechnen, daß man an einer Stelle, die außerhalb des Spitzenstoßes oder auch des Reibegeräusches, aber innerhalb der Dämpfungszone im 5. oder 6. Zwischenrippenraum gelegen ist, den Herzmuskel mit der Punktion nicht verletzen wird. Daß man bei diesem Weg die Brustfellhöhle durchbohrt, spielt nach CURSCHMANN keine Rolle, da bei allen größeren Ergüssen die Lunge sich weitgehend zurückgezogen hat und die Pleurablätter an der Punktionsstelle nur einen Spaltraum darstellen, den man ohne Gefahr durchbohren kann.

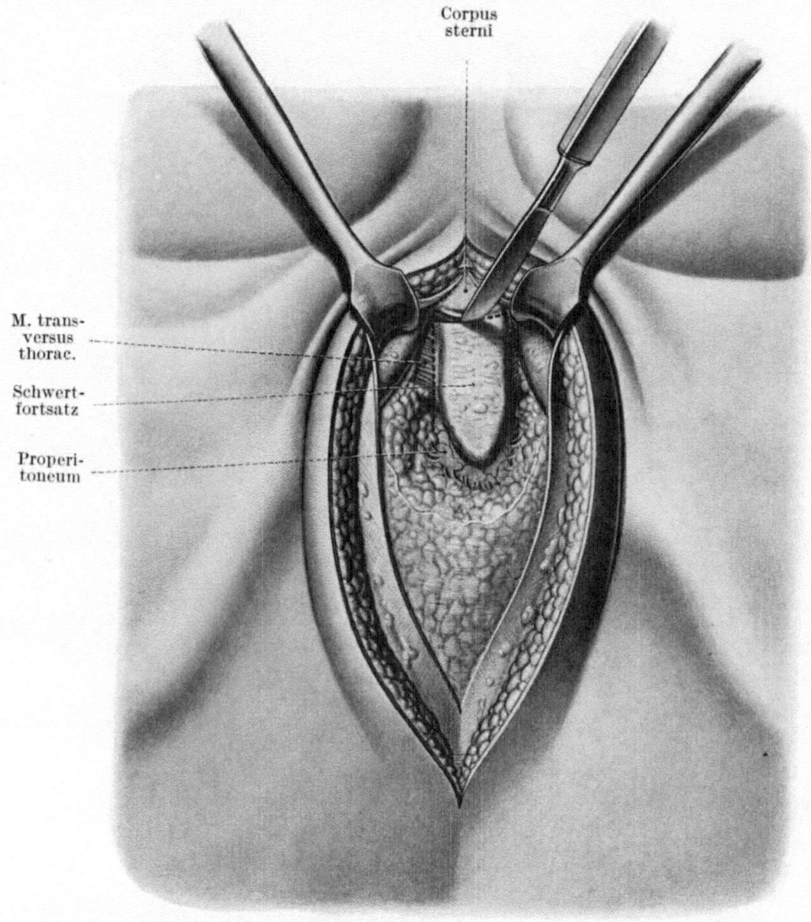

Abb. 550. Pericardiotomie inf. longitudinalis simplex nach SAUERBRUCH (FUCHSIG). 3. Die Muskulatur (punktierte Linie) wird am Schwertfortsatz abgetragen. Der Schwertfortsatz selbst wird quer eingeschnitten.

Bei sehr großen Ergüssen dehnt sich der Herzbeutel auch stark nach seitlich und hinten aus, so daß er der hinteren Brustwand anliegt. Da sich in solchen Fällen die Lunge nach oben zurückzieht, so wird auch dieser Teil der Brustfellhöhle ebenfalls in einen Spaltraum verwandelt, und die Punktion an dieser Stelle bringt angeblich keinen Schaden. HEINRICH CURSCHMANN (1905) ist diesen Weg gegangen, nach ihm HANS CURSCHMANN (1912) und später auch KLEMPERER, WANDEL und KÜLBS (1922) u. a.

Vom Standpunkt des Chirurgen ist dazu zu bemerken, daß dieser Weg nur erlaubt ist, wenn es sich um einen sicher nicht infizierten Erguß handelt, da sonst, genau wie bei der Punktion von Lungenherden, die Gefahr der Brustfellinfektion bei der Durchbohrung der Brustfellhöhle doch viel zu groß wäre. Deshalb darf unter keinen Umständen eine Probepunktion unter bewußter Durchbohrung der Brustfellhöhle vorgenommen werden. Der von CURSCHMANN empfohlene Weg hat sich daher wohl auch in Chirurgenkreisen weniger eingebürgert, als der von REHN (1913) vorgeschriebene. Der

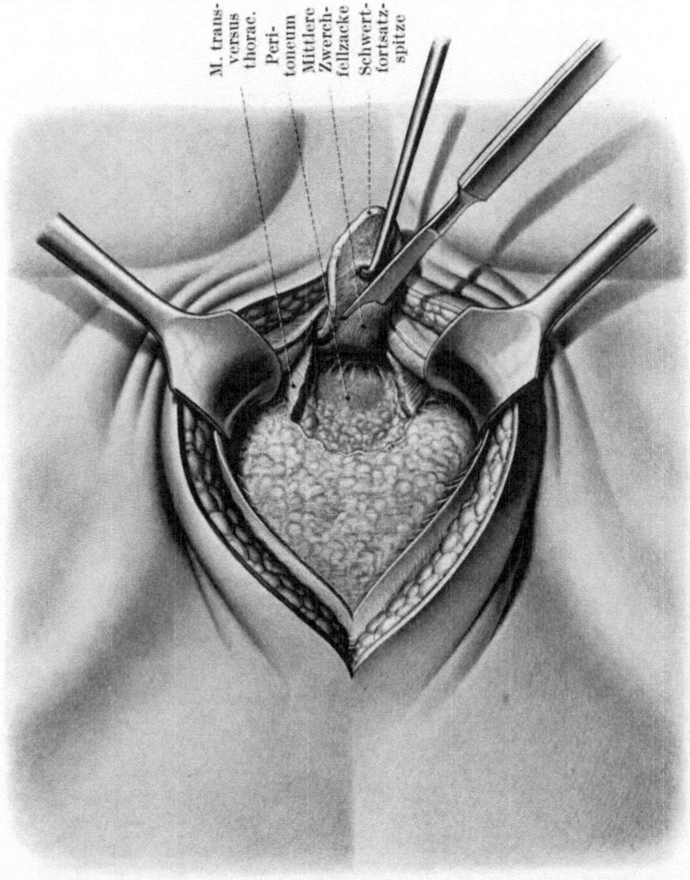

Abb. 551. Pericardiotomie inf. longitudinalis simplex nach SAUERBRUCH (FUCHSIG). 4. Nach SAUERBRUCH wird der Schwertfortsatz nicht sofort abgetragen, sondern nach Ablösung der seitlichen Muskeln mit dem Haken gefaßt und nach oben gezogen. Die mittlere Zwerchfellzacke wird mit dem Messer vom Schwertfortsatz abgetragen.

von REHN beschrittene Weg dient hauptsächlich als Zugang für den Herzbeutelprobeschnitt (s. S. 796ff.), ist aber auch für die Punktion von ihm empfohlen (s. S. 792) und hat zweifellos große Vorzüge. 1. Man trifft den Herzbeutel mit der Punktionsnadel an einer Stelle, an der das Herz selbst nicht unmittelbar getroffen werden kann. 2. Da das Exsudat sich am tiefsten Punkt des nach unten und nach links ausgedehnten Herzbeutels ansammelt, so erreicht die Punktionsnadel bei einiger Vorsicht den Flüssigkeitserguß, bevor das höher gelegene Herz verletzt werden kann. 3. Die Gefahr der Herzverletzung wird vermindert, wenn man eine halbsitzende Lage des Kranken wählt und wenn man, zunächst eine mit einer Spritze bewehrte Punktionsnadel nimmt, in die die Flüssigkeit sofort beim Einstechen in den Herzbeutel eindringt. Einen sehr ähnlichen Weg ist MARFAN (1911) gegangen. Er führt die Nadel in der Mittellinie unterhalb der Proc. xiphoideus ein (s. unten).

Handelt es sich um einen infizierten Erguß, so wird man auf die Punktion besser verzichten und auf dem unten beschriebenen Weg den Herzbeutel mit Hilfe eines mehr oder weniger großen Einschnittes an derselben Stelle, im Epigastrium, eröffnen.

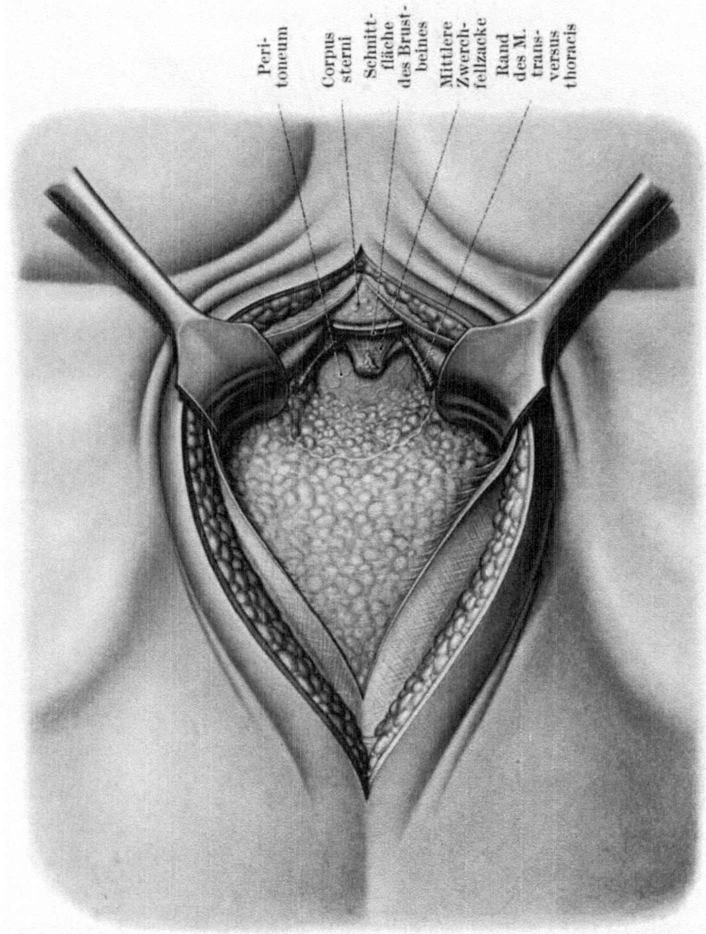

Abb. 552. Pericardiotomie inf. longitudinalis simplex nach SAUERBRUCH (FUCHSIG). 5. Der Schwertfortsatz ist entfernt, das Peritoneum ist freigelegt, ebenso sieht man die mittlere Zacke des Zwerchfellmuskels, die von der Rückseite des Schwertfortsatzes abgetragen ist.

Die Erfolge der Herzbeutelpunktion als Behandlungsmethode sind im Gegensatz zur diagnostischen Punktion nicht so, daß das Verfahren eine allgemeine Verbreitung gefunden hätte. Nach den älteren Statistiken (SCHROETTER (1894), DELORME und MIGNON (1895) und VENUS (1908) sind etwa 30—50% Heilungen beobachtet worden. Auch später haben sich augenscheinlich die Heilungsaussichten nicht wesentlich gebessert. DIAZ SARASOLA (1930) hat nach Punktion 31% Heilungen, 6,5% Besserungen und 62,5% Todesfälle errechnet. Nach LOUCKS (1929) konnten bei infizierten Ergüssen von 29 nur 14 gerettet werden. LEITNER (1932) hatte Erfolg mit Punktion und Spülung mit

$^1/_2$% Optochinlösung. Besonders im Kindesalter scheint die Punktion selten zu einem glücklichen Ausgang zu führen. Nach FORNARA (1934) gehen alle Kinder unter 4 Jahren zugrunde, gleichgültig, ob der Erguß durch Punktion oder durch Schnitt eröffnet wird. Auch die Versuche [WENCKEBACH (1910), GERCKE (1934)] Luft in den Herzbeutel einzuführen zur Verhütung von Verwachsungen,

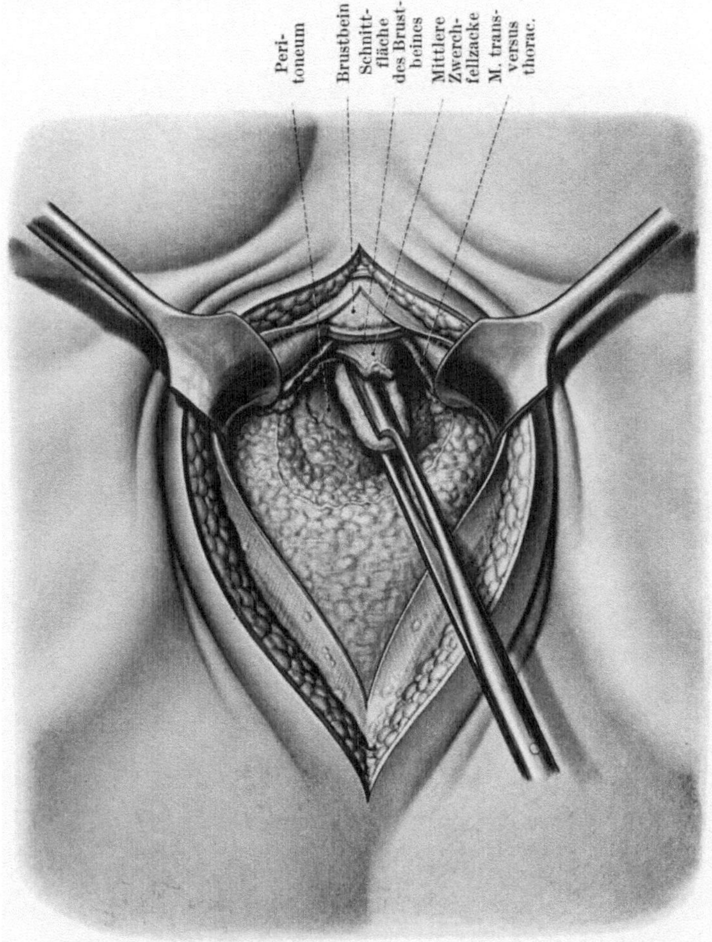

Abb. 553. Pericardiotomie inf. longitudinalis simplex nach SAUERBRUCH (FUCHSIG). 6. Zwischen Peritoneum einerseits und Mm. transversi und der Zwerchfellzacke andererseits wird die Verbindung stumpf gelöst.

scheinen die Erfolge nicht verbessert zu haben. BUME (1935) hat bei infizierten Ergüssen nach der Punktion mit einer dünnen Jodjodkalilösung gespült und damit Erfolg gehabt. SHIPLEY hat Spätergebnisse nach operativer Behandlung von eitrigen Herzbeutelentzündungen veröffentlicht (1936). Von 12 Kranken waren 5 gestorben, 6 von den 7 Überlebenden wurden nachuntersucht und völlig gesund befunden. Das bedeutet die Bestätigung der Tatsache, daß nach Perikarditis purulenta, wenn sie entleert wird, eine Concretio nicht leichter entsteht als aus anderen Gründen. Die besten Erfolge mit der Punktion scheint MARFAN (1936 und 1938) zu haben, der, wie schon erwähnt, in der Mitte unterhalb des

Brustbeins den Trokar einführt. Er benutzt einen etwas gebogenen Trokar und betrachtet als Gegenanzeige starke Auftreibung des Oberbauches und Veränderung des Brustskelets (Trichterbrust). Nach seiner letzten Veröffentlichung (1938) hat er bei 133 Punktionen 70,6 % glatte Entleerungen beobachtet mit 3,7 % Herzverletzungen.

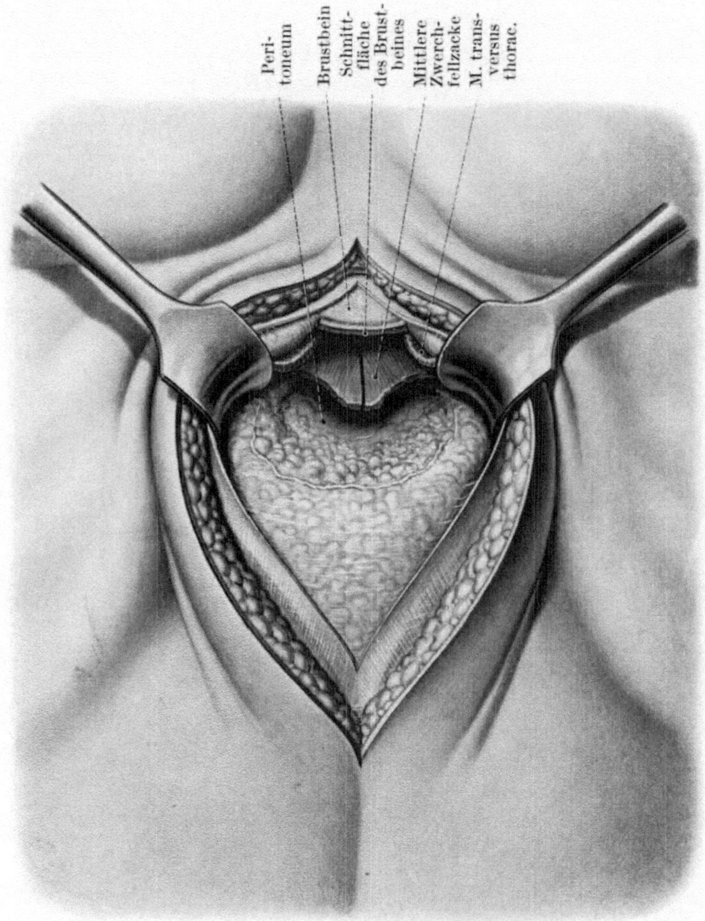

Abb. 554. Pericardiotomie inf. longitudinalis simplex nach SAUERBRUCH (FUCHSIG). 7. Nach der Ablösung des Zwerchfelles vom Peritoneum wird die mittlere Zwerchfellzacke gespalten.

Die Punktion des Herzbeutels nach REHN hat vor allen übrigen Verfahren den Vorteil, den auch die Eröffnung durch Schnitt an derselben Stelle hat, daß man nämlich den Herzbeutel am tieften Punkt erreicht. Die Technik der Punktion ist sehr einfach. Der Kranke wird in halbsitzender Stellung gelagert (Abb. 547). Unter die Lendengegend kommt eine etwas größere Rolle, so daß eine starke Lordose der Wirbelsäule eintritt und dadurch der gesamte Rippenbogen in stärkster Weise sich unter den Weichteilen abzeichnet. Die Arme des Kranken können nach hinten über die Rolle gelegt oder mit den Ellenbogen aufgestützt werden. Dadurch wird das Vortreten des unteren Brustkorbeingangs noch stärker vorgedrängt. In dieser Lage ist die Zwerchfellfläche des Herzbeutels, falls flüssiger Inhalt darin ist, am stärksten gefüllt. Man sucht sich auf der linken Seite mit dem tastenden Finger den Winkel zwischen dem Schwertfortsatz und dem Ansatz der 7. Rippe, macht hier eine etwas größere Hautquaddel und stößt eine dicke, etwa 8 cm lange, an eine Punktionsspritze angesetzte Nadel oder einen dünnen Trokar mit Verschlußstachel etwa fingerbreit unterhalb des Winkels, ein (Abb. 547). REHN hat schon empfohlen, einen kleinen

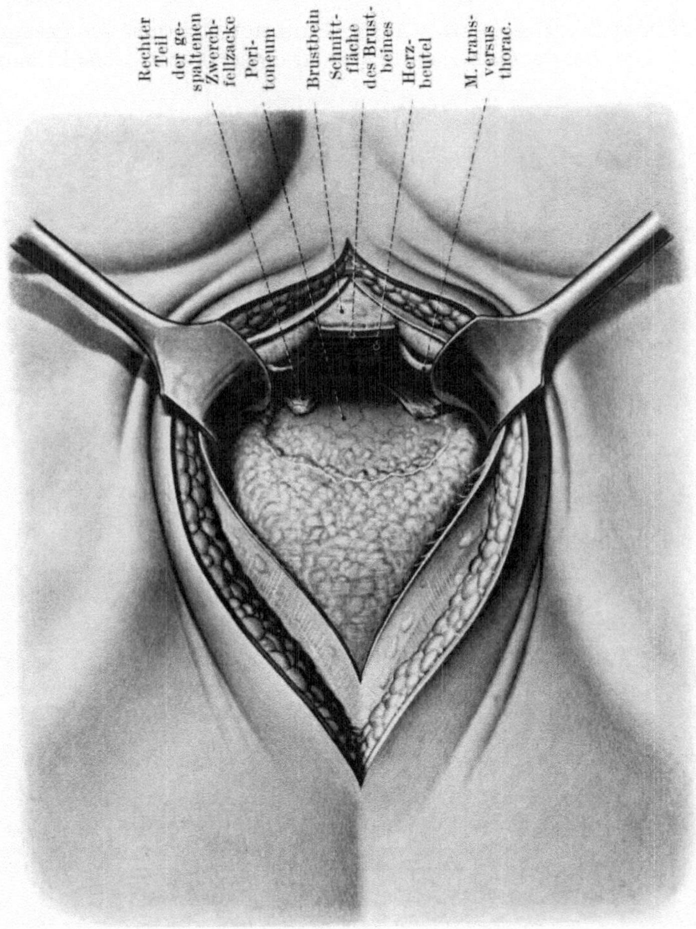

Abb. 555. Pericardiotomie inf. longitudinalis simplex nach SAUERBRUCH (FUCHSIG). 8. Die Spaltung der mittleren Zwerchfellzacke ist soweit nach oben fortgesetzt, bis der Herzbeutel sichtbar ist. Die quer verlaufende Linie bezeichnet den Einschnitt zur Eröffnung des Herzbeutels.

Hautschnitt im Bereich der Quaddel vorauszuschicken, um dadurch das Einstoßen der Nadel durch ein zartes Einfühlen zu ersetzen. Die Nadelspitze, die am besten kurz abgeschliffen ist, wird nun zunächst in einem Winkel von etwa 45° in die Tiefe geführt, bis sie die Innenfläche des knöchernen bzw. knorpeligen Brustkorbs erreicht hat. Dann wird die Nadel durch Senken des Trokargriffes ungefähr parallel zum Brustbeinverlauf gestellt und langsam und vorsichtig in dieser Richtung in der Nähe der inneren Brustkorbwand bleibend, vorgeschoben (Abb. 547). Das Durchbohren des Herzbeutels erkennt man im Augenblick durch das Aufhören des Widerstandes. Ein weiteres Vorschieben ist nicht zweckmäßig, um das Herz selbst nicht zu verletzen. Sehr zweckmäßig ist es, während des Vorschiebens den Spritzenstempel etwas anzuziehen, da im Augenblick des Durchbohrens der Herzbeutelwand das Eindringen in den Herzbeutel sich durch das Einströmen der Herzbeutelflüssigkeit bemerkbar macht. Die Entleerung des Herzbeutels soll nach REHN langsam vor sich gehen.

II. Die Eröffnung des Herzbeutels durch Schnitt.

Die Eröffnung des Herzbeutels durch Punktion kommt, wie gesagt, nur für die Fälle in Frage, bei denen meist auf Grund eines akuten Gelenkrheumatismus

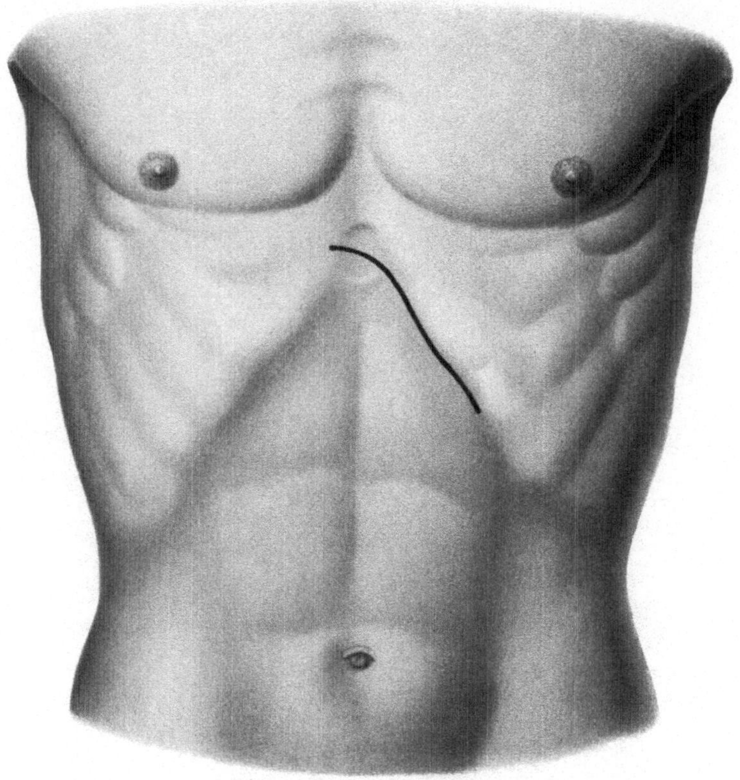

Abb. 556. Freilegung des Herzbeutels nach LARREY-REHN. 1. Anlage des Hautschnittes. Der obere Teil überschreitet den Schwertfortsatz, der untere Teil verläuft entlang des 7. und 8. Rippenknorpels.

oder einer Herzbeuteltuberkulose ein seröser, serofibrinöser oder auch seröshämorrhagischer Erguß festgestellt wird. Für alle infizierten Ergüsse, die häufiger im Anschluß an Infektionen mit Eitererregern und nach Herz- und Herzbeutelverletzungen, seltener übergeleitet von einem Empyem, entstehen, kann die Punktion im höchsten Falle zu diagnostischen Zwecken verwendet werden. Die obenerwähnten Wege zur Einführung der Punktionsnadel sind mit ganz wenigen Ausnahmen bei infizierten Ergüssen nicht anwendbar, nicht einmal zur Sicherung der Diagnose. Der Weg darf in solchen Fällen nicht durch die aneinanderliegenden Pleurablätter, also durch die Brustfellhöhle, hindurchführen. Daher kommen alle Punktionsstellen, die mehrere fingerbreit seitlich des Brustbeines liegen, nicht in Frage, mit Ausnahme etwa der pleurafreien Gegend des Herzbeutels im 5. oder 6. Interkostalraum außerhalb der A. und V. mammaria.

Da aber bei dem Einstich an dieser Stelle das durch den Erguß der vorderen Brustwand genäherte rechte Herz sehr leicht verletzt werden kann, so ist auch vor dem Einstich an dieser Stelle zu warnen, ganz abgesehen davon, daß man niemals mit Sicherheit damit rechnen kann, die Pleura in der Nähe der Umschlagsfalte nicht doch zu durchbohren. Für solche Fälle bleiben daher

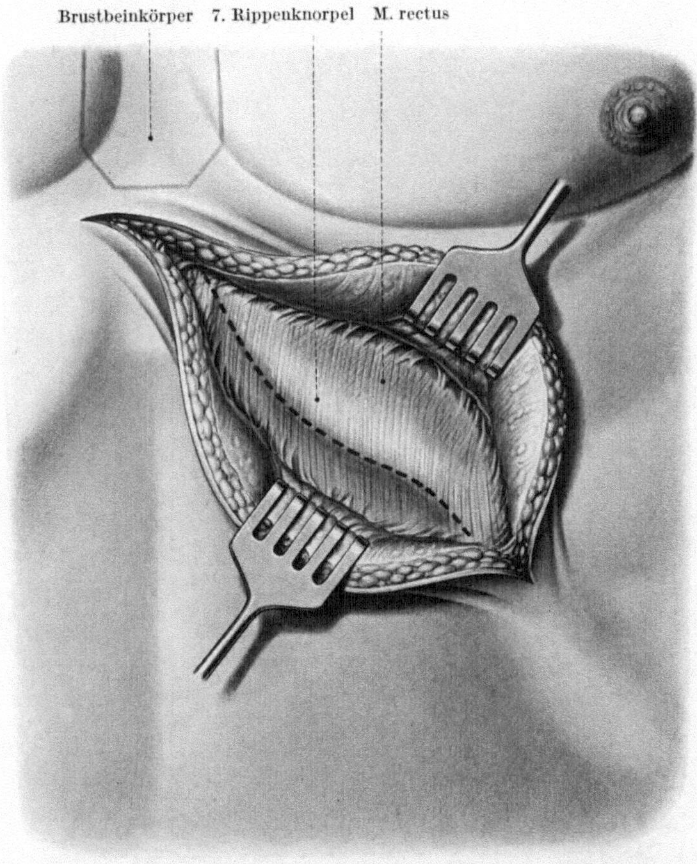

Abb. 557. Freilegung des Herzbeutels nach LARREY-REHN. 2. Der Hautschnitt ist angelegt. Die punktierte Linie zeigt die Schnittrichtung durch den M. rectus.

zur diagnostischen Punktion nur die von REHN und MARFAN angegebenen Stellen (s. oben), bei denen die Pleura und die A. und V. mammaria nicht verletzt werden können, und bei denen es nur bei ungeschicktem oder unvorsichtigem Vorgehen zu einer Verletzung des Herzens selbst kommen kann, wenn man halbsitzende Lage wählt und dadurch mit einer Flüssigkeitsschicht unterhalb des Herzmuskels rechnen kann (s. oben). Daher ist dieser Weg zu diagnostischen Zwecken in der oben beschriebenen Form erlaubt.

Aber zur Behandlung ist auch dieser Weg nicht geeignet. Zwar liegt ein eingeführtes Dränrohr am tiefsten Punkt, so daß eine restlose Entleerung des Ergusses wohl möglich ist. Aber es bilden sich, wie bei dem Empyem der Brusthöhle, leicht Absackungen durch Verklebungen und schließlich Verwachsungen, so daß es zweckmäßiger ist, den Herzbeutel breit durch Schnitt zu eröffnen.

Wie schon oben erwähnt, haben LARREY, JOBERT (1854) TROUSSEAU (1856) [zit. nach HINDELANG (1879)] die Eröffnung des Herzbeutels mit Hilfe eines Einschnittes vorgenommen und es sind schon frühzeitig Verfahren dazu mit und ohne Rippenresektion empfohlen worden (s. oben). Unter dem Einfluß der Punktionsbehandlung, besonders mit dem DIEULAFOYschen Apparat, ist später

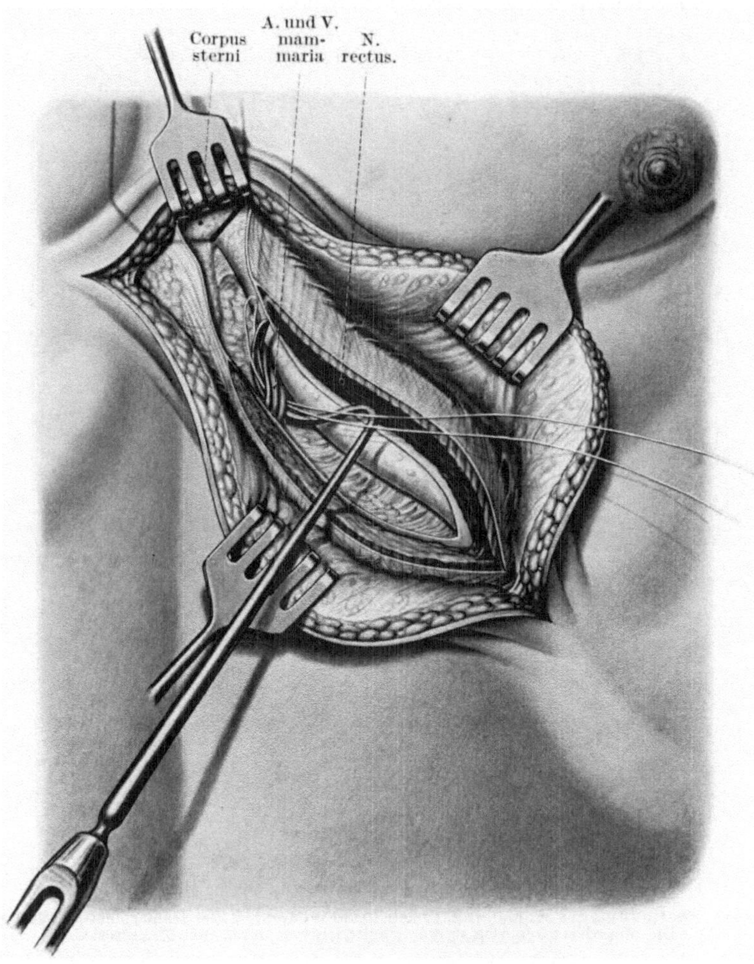

Abb. 558. Freilegung des Herzbeutels nach LARREY-REHN. 3. Der M. rectus ist durchtrennt, man sieht seine vordere und hintere Scheide. Der Rippenknorpel liegt in seinem Perichondrium frei und ist am Brustbeinansatz durchtrennt. Im inneren Wundwinkel werden die A. und Vv. mammariae unterbunden.

das Schnittverfahren wohl wieder etwas in den Hintergrund getreten und erst wieder gebräuchlich geworden, als man für die operative Behandlung von Herzwunden den besten Zugang zum Herz suchte. Dieser Zeitpunkt ist scharf bestimmt durch die erste gelungene Operation einer Herzverletzung durch REHN im Jahre 1896. Über die ersten Versuche, den Herzbeutel durch Schnitt zu eröffnen, haben wir oben (S. 782) das Wesentliche zusammengefaßt. LARREY (1828) hat zunächst ebenfalls einen Schnitt im 5. Zwischenrippenraum ausgeführt, ist aber später auf den glücklichen Gedanken gekommen, den Zugang im Rippenwinkel entlang dem 7. Rippenknorpel einzuschneiden und nach

Durchtrennung der Bauchmuskulatur das Zwerchfell zurückzuschieben und von hier aus den sich vorwölbenden Herzbeutel zu eröffnen,

Larrey hatte einen verwundeten Soldaten behandelt, bei dem ein Säbelstich in dem Winkel zwischen Schwertfortsatz und 7. Rippenknorpel eingedrungen war. Im Laufe der ersten Tage entwickelte sich ein Herzbeutelerguß, den er nach Erweiterung der Wunde

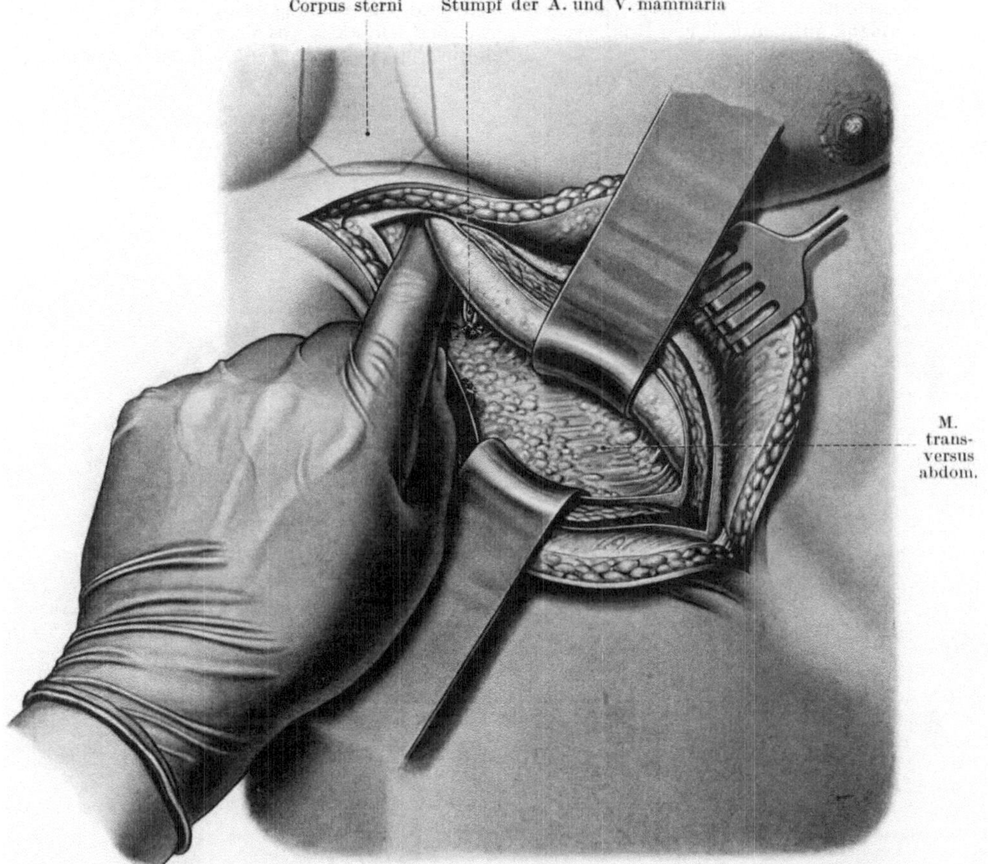

Abb. 559. Freilegung des Herzbeutels nach Larrey-Rehn. 4. Der linke Zeigefinger dringt vorsichtig im medialen Wundwinkel unter den Rippenknorpel ein und löst die Weichteile, Zwerchfell und M. transversus thoracis vom Rippenbogen ab. Die punktierten Linien entsprechen den Durchtrennungslinien des Knorpels, wenn er reseziert werden soll.

mit Hilfe eines Katheters zu entleeren vermochte. Auf diese Beobachtung hin empfahl er den oben erwähnten Weg. Versuche, durch die Brustwunde das Blut aus dem Herzbeutel abzusaugen, wurden auch von Dupuytren (1839) gemacht, während Ollenroth (Schmucker 1785) bei einem verwundeten Soldaten die Stichwunde zwischen dem 5. und 6. Rippenknorpel erweiterte und dadurch dem Herzbeutelerguß Abfluß verschaffte, so daß schließlich nach längerer Eiterung Heilung eintrat.

Larreys Vorschlag ist, wie gesagt, später in Vergessenheit geraten und erst in neuester Zeit (Mintz, Rehn) wieder aufgegriffen worden. Wurden später bei Blutung in den Herzbeutel oder bei eiteriger Perikarditis Schnitte zur Freilegung des Herzbeutels vorgenommen, so geschah das meist im 4. oder 5. Zwischenrippenraum, oder auch nach Resektion des 4., 5. oder 6. Rippenknorpels.

Solche Fälle sind beschrieben von JOBERT (1854), der im 5. Zwischenrippenraum 3 cm vom Brustbein entfernt einschnitt und die bestehende Perikarditis heilte. TROUSSEAU (1856) schnitt unterhalb der Brustwarze ein und eröffnete auch den Herzbeutel, wahrscheinlich auch die Pleura. Der Kranke starb am 8. Tage. Die Punktion des Herzbeutels trat dann im wesentlichen an die Stelle der Operation, wenn auch immer wieder betont wurde, daß die eiterige Perikarditis durch die Punktion nicht zur Ausheilung kommen könnte. Die ersten Erfahrungen mit einer Perikardiotomie mit Hilfe des Messers wurden erst wieder in den 80er Jahren gesammelt. ROSENSTEIN, Leiden (1881), konnte einen Patienten nach Einschnitt in den 2. oder 3. Zwischenrippenraum zur Heilung bringen. ROBERTS (1881) empfahl, auf den Fall von ROSENSTEIN hinweisend, ein aktiveres Vorgehen bei der Behandlung von Herzbeutelexsudaten. Wird durch die Punktion ein eiteriges Exsudat festgestellt,

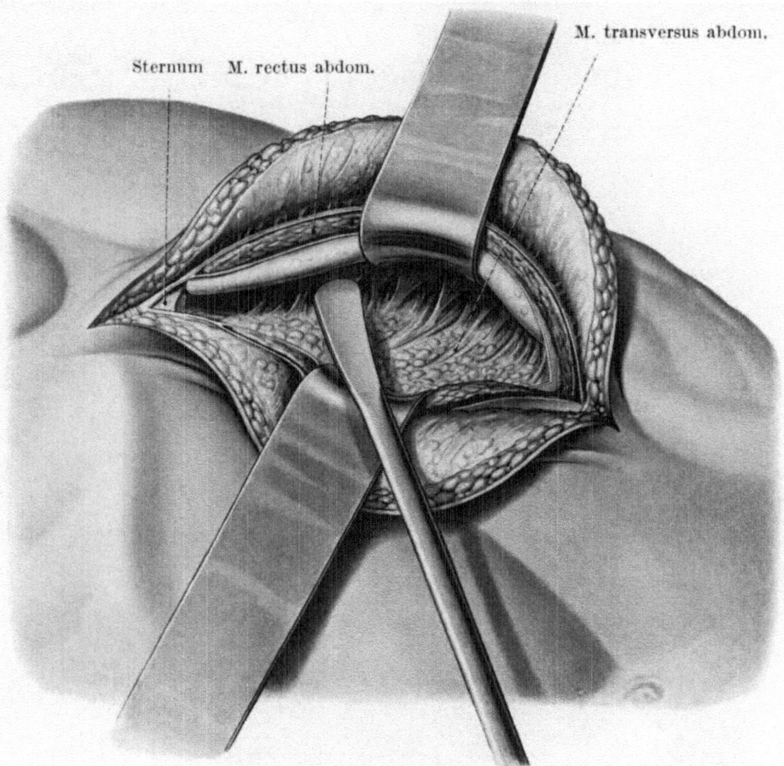

Abb. 560. Freilegung des Herzbeutels nach LARREY-REHN. 5. Der 7. Rippenknorpel ist durchtrennt. Mit einem Raspatorium werden die Weichteile vorsichtig oben und seitlich von der Rückseite des Rippenknorpels entfernt. (Zwerchfell und M. transversus thoracis.)

so soll eingeschnitten werden. BLOCK (1882) lieferte bereits Experimente zur Naht von Herzwunden (s. S. 730). GUSSENBAUER hat 1884 eine Herzbeuteleröffnung, allerdings mit tödlichem Ausgang, vorgenommen. Bei einem Fall von eiteriger Perikarditis hat 1885 MICHAILOW nach mehrfacher Punktion im 4. Zwischenrippenraum hart am Brustbein eingeschnitten, allerdings ohne den Kranken retten zu können. 1891 beschreibt BRONNER einen Herzbeutelschnitt wegen eiteriger Perikarditis mit Eingehen im 4. Zwischenrippenraum, ebenfalls mit tödlichem Ausgang. Herzbeutelvereiterungen im Anschluß an Herzbeutelverletzungen sind ebenfalls öfters mit Einschnitt behandelt und geheilt worden.

In der Mehrzahl der Fälle wurden Schnitte im 4., 5. oder 6. Zwischenrippenraum vorgenommen, mit oder ohne Rippenknorpelentfernung. Letztere ist wohl erst von EISELSBERG (1895) als zweckmäßiger Eingriff angewendet worden. 1904 hat dann MINTZ den Schnitt am Rippenbogenrand entlang dem 7. Rippenknorpel empfohlen, während REHN, der bei der Versorgung von Herzwunden mehr für den Einschnitt im Zwischenrippenraum, den er bei seinem ersten

Eingriff am Herzen (1896) durchgeführt hatte, eintrat. Er hält den Zwischenrippenraumschnitt, der sich unmittelbar der äußeren Wunde anschließt, für besser, als die Lappenschnitte, die oft nicht genügend Zugang bieten (s. S. 748ff.). Ähnlich haben etwa zur selben Zeit BARTH und WILMS geurteilt.

Will man aber eine Herzbeuteleröffnung als Probeschnitt machen, so soll man den L. REHNschen, den kostoxiphoidealen Schnitt wählen.

Er ist besonders für solche Fälle gedacht, in denen die Diagnose einer Herzbeutel- oder Herzverletzung nicht sicher ist, oder in denen die Natur eines Herzbeutelergusses, ob infiziert oder nicht infiziert, nicht mit Sicherheit gestellt

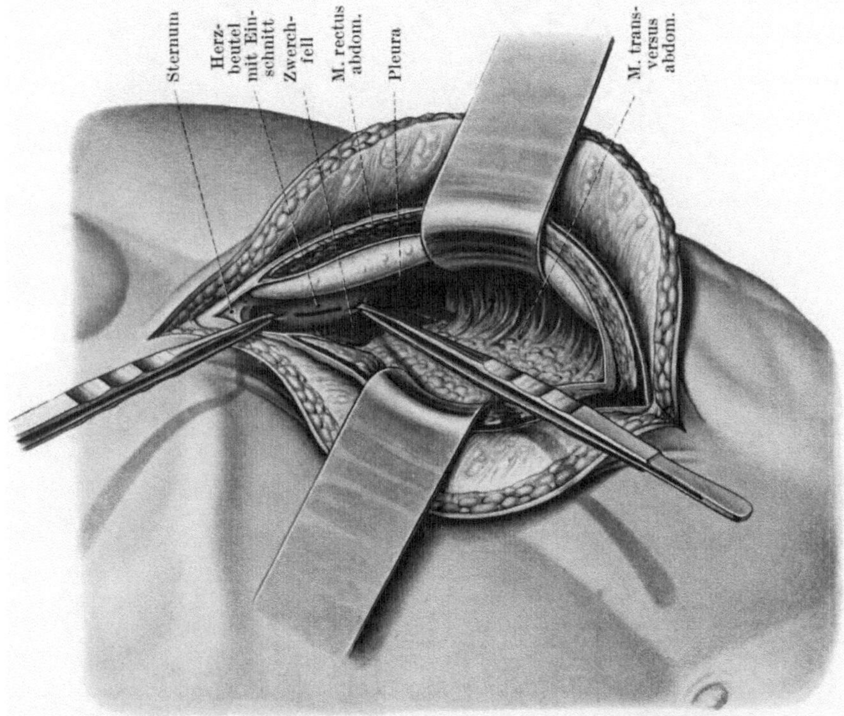

Abb. 561. Freilegung des Herzbeutels nach LARREY-REHN. 6. Der durchtrennte Rippenknorpel wird mit einem Haken zurückgehalten. Im oberen Wundwinkel erscheint zwischen dem Rippenknorpel und dem zurückgeschobenen Zwerchfell der Herzbeutel an dem die Schnittlinie angegeben ist.

werden kann. Für alle diese Fälle ist es zweckmäßig, die Möglichkeit zu haben, zunächst den Herzbeutel zu eröffnen, ohne Verletzung der A. und V. mammaria ohne Verletzung der Brustfellhöhle und außerdem am tiefsten Punkte. Dieser Schnitt hat den großen Vorteil, daß er, wenn nötig, ohne große Schwierigkeiten erweitert werden kann, um das Herz selbst in größerer Ausdehnung freizulegen. Dieser Schnitt hat daher als Probeschnitt zur Eröffnung des Herzbeutels alle übrigen Schnitte aus dem Felde geschlagen. Geringe Abänderungen in der technischen Ausführung des Verfahrens, wie z. B. die Wahl des Zugangs durch die Mittellinie, wie ihn FUCHSIG empfohlen hat, und wie ihn auch SAUERBRUCH als Pericardiotomia inferior longitudinalis simplex bezeichnet, können gegebenenfalls ebenso zur Anwendung kommen. FUCHSIG (1911) spaltet in der Mittellinie (Abb. 548) von der Basis des Schwertfortsatzes etwa 12—15 cm nach abwärts, durchtrennt die Faszie in der Mittellinie (Abb. 549), schiebt das properitoneale Fett zur Seite (Abb. 550) und legt so den Schwertfortsatz auf der

Unterseite frei (Abb. 551). Dann wird dieser gespalten oder abgetragen (Abb. 552). Während Haken in die Rippenbögen eingesetzt und diese auseinandergezogen und angehoben werden, kann man den Ansatz des Zwerchfells vom Brustbein stumpf lösen (Abb. 553). Damit werden auch die Pleuraumschlagsfalten zur Seite geschoben. Nun schiebt man das Peritoneum vom Zwerchfell vorsichtig

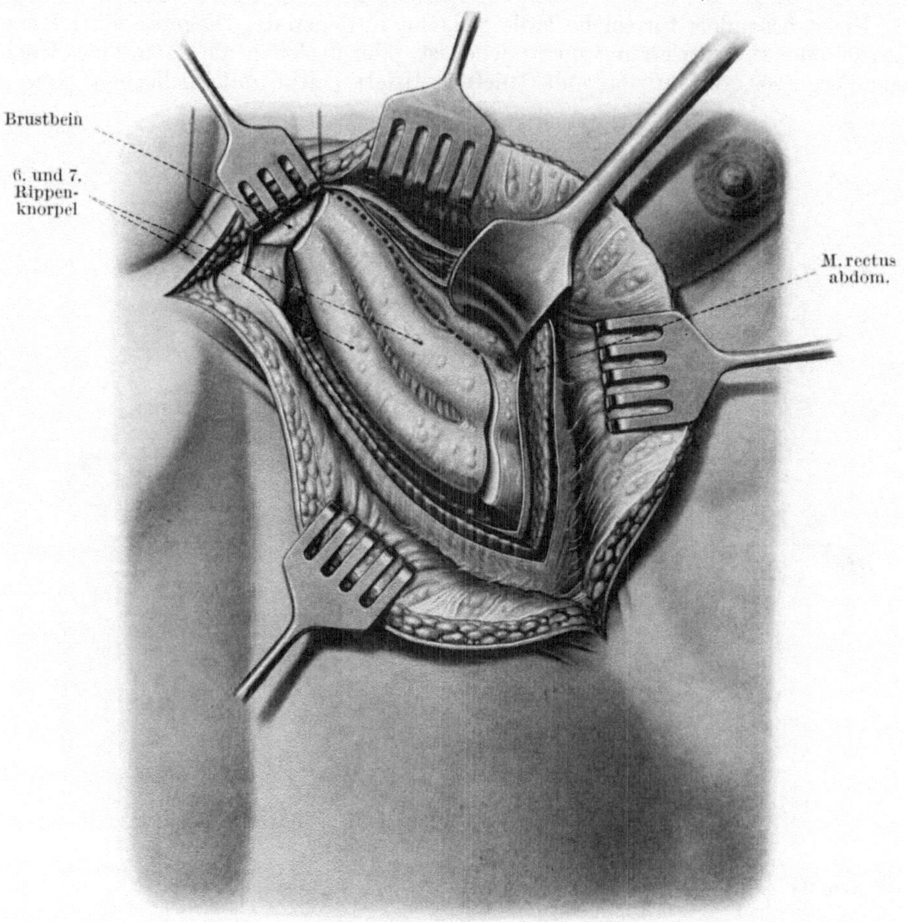

Abb. 562. Freilegung des Herzbeutels nach LARREY-REHN. Erweiterung nach SAUERBRUCH. 7. Der 6. und 7. Rippenknorpel sind am Brustbein und etwa an der Knorpelknochengrenze durchtrennt. Die gestrichelte Linie im 5. Zwischenrippenraum zeigt die Auslösungslinie an.

auf etwa 2 cm ebenfalls stumpf ab und schneidet das Zwerchfell dann in der Mittellinie ein (Abb. 554). Auf diese Weise findet man leicht und streng anatomisch die Grenze des Herzbeutels (Abb. 555). Ein Einschnitt erlaubt einen guten Einblick, so daß die untere Hälfte des Herzens gut übersehen werden kann, ja es kann sogar das Herz in die Wunde hineingezogen werden.

Der SAUERBRUCHsche Eingriff wird von ihm in folgender Weise beschrieben: Nach Umspritzung und Unterspritzung des Schwertfortsatzgebietes in Gestalt eines längsgestellten Rhombus wird die Haut genau in der Mittellinie auf etwa 5—6 cm Länge gespalten und der Schwertfortsatz auf der Vorderseite freigelegt. Während man ihn dann abhebt, werden die beiden Seiten des Schwertfortsatzes bis in die Winkel mit der 7. Rippe hinein von den Muskelansätzen des M. transversus thoracis befreit und nun der Schwertfortsatz mit einem Haken gefaßt, und nach oben umgeschlagen. In der Mitte der Schwertfortsatzbasis setzt sich die Pars sternalis des Zwerchfells an, die vorsichtig durchtrennt werden muß, um an den Herzbeutel gelangen zu können. Im Fall eines Ergusses

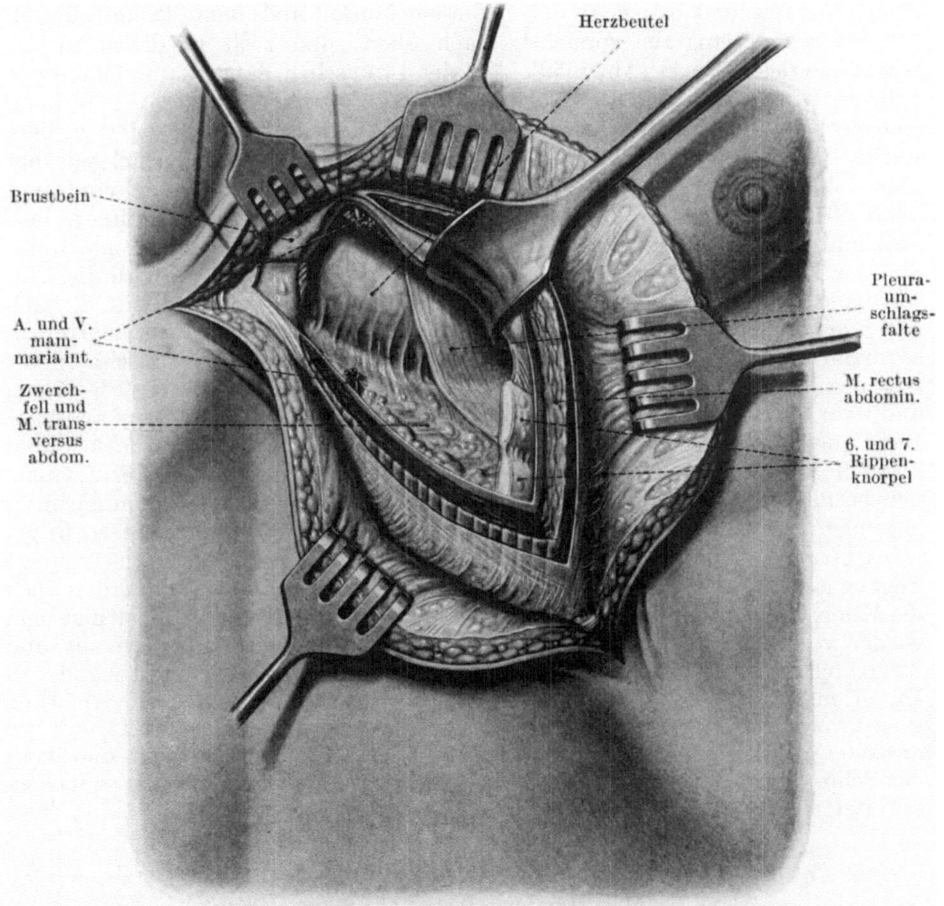

Abb. 563. **Freilegung des Herzbeutels nach Larrey-Rehn. Erweiterung nach Sauerbruch. 8. Die beiden Rippenknorpel sind entfernt. Man sieht das Zwerchfell, die Pleuraumschlagsfalte und den Herzbeutel in großer Ausdehnung vorliegen. Durch Beiseiteschieben der Pleuraumschlagsfalte kann die Herzbeutelfläche noch vergrößert werden.**

wird die dünne Zwerchfellzacke meist mit nach unten gedrängt, so daß dann bei dem Einschnitt zwischen zwei eine Falte aufhebenden Pinzetten durchtrennt wird. Ist die Höhle zunächst mit kleinen Schnitten eröffnet, um ein langsames Abfließen restlos zu gewährleisten, so wird ein kleinfingerdickes Gummirohr eingeführt, das eben in den Herzbeutel hineinreicht.

Das Rehnsche Verfahren, von Sauerbruch als Pericardiotomia inf. obliqua bezeichnet, wird in folgender Weise ausgeführt. In örtlicher Umspritzung wird die Gegend des Schwertfortsatzes und der 7. Rippe bis etwa zum Ansatz der 8. an der 7. unempfindlich gemacht. Auch unter dem Rippenbogen wird von der $^1/_2$ %igen Novokainsuprareninlösung etwas gespritzt. Dann wird der sogenannte kostoxiphoideale Schnitt von REHN genau am Rand des 7. Rippenknorpels bogenförmig über die Basis des Proc. ensiformis ausgeführt (Abb. 556) und der M. rectus abdominis bis auf den Knorpel durchtrennt (Abb. 557). Der Knorpel wird am Brustbeinansatz durchgeschnitten (Abb. 558). Auch die hintere Rektusscheide wird durchtrennt (Abb. 558). So gelangt der nun eingeführte Finger unmittelbar unterhalb des Schwertfortsatzes auf den M. transversus thoracis und dringt zwischen diesem Muskel und dem darunterliegenden Zwerchfell langsam vorsichtig nach oben, und zwar möglichst in der Mittellinie des Körpers (Abb. 559). Mit der LUERschen Zange kann man einen Teil des Brustbeines und des 7. Rippenknorpels abtragen. Auch den 6. kann man noch teilweise entfernen (Abb. 562). Die Weichteile (mehr oder weniger starke Fettschicht) mit dem Zwerchfell werden langsam zurückgedrängt (Abb. 560), bis der gefüllte Herzbeutel sich im Grunde der Wunde vordrängt (Abb. 561). Er wird mit 2 Pinzetten gefaßt, etwas angehoben, eröffnet, entleert und wenn nötig dräniert. Nach REHN am besten nach rechts und links. Soll der Herzbeutel in größerer Ausdehnung eröffnet werden, so wird die Umspritzung des Operationsfeldes bis zur 5. Rippe nach oben und zur 8. nach unten erweitert oder in Form einer Leitungsanästhesie in den Zwischenrippenraum durchgeführt. Nach SAUERBRUCH entfernt man dann nach Einschnitt entlang des 7. Rippenknorpels diesen und den 6. in Ausdehnung von etwa 6—7 cm, und zwar mit dem Perichondrium (Abb. 562). Der Schwertfortsatz wird an seiner Basis quer abgeschnitten. Der durchtrennte M. rectus wird etwas nach lateral abgeschoben. Dann dringt man unmittelbar auf dem nun freiliegenden M. transversus, den man allmählich von der Innenwand sanft ablöst, mit dem darunter liegenden Zwerchfell in der Mittellinie des Körpers vor und erreicht so in gewünschter Ausdehnung den Herzbeutel (Abb. 563). Wird ein noch breiterer Zugang gewünscht (Pericardiotomia transversa [SAUERBRUCH]), so werden auch die Knorpel der 6. und der 5. Rippe entfernt. Ist das geschehen, so dringt man wieder vorsichtig zunächst nahe der Mittellinie zwischen M. transversus und Zwerchfell einerseits und der Brustwand andererseits gegen den Herzbeutel vor. Die A. mammaria int. sin., die hier das Operationsfeld in der Längsrichtung kreuzt, wird nach doppelter Unterbindung durchtrennt. Ist der Herzbeutel erreicht, so wird er nahe der Mittellinie in querer Richtung eröffnet und dann der Schnitt nach links so weit, wie es gewünscht wird, nach der Herzspitze zu erweitert.

η) Die Eingriffe zur Beseitigung der Auswirkung von Herz- und Herzbeutelverwachsungen.

I. Geschichtliche und klinische Vorbemerkungen.

Das Krankheitsbild der Pericarditis adhaesiva ist lange bekannt. Es war auch bekannt, daß die Schwielenbildung eine Folgeerscheinung vieler Herzbeutelentzündungen ist. Alle Arten von Herzbeutelentzündung, sowohl solche mit serösem als mit eiterigem Erguß, als auch ohne Erguß können diese schwieligen Verwachsungen herbeiführen. Auch Blutergüsse im Anschluß an Verletzungen stumpfer oder scharfer Art führen öfters zu denselben Folgeerscheinungen. Die Schwielenbildung findet nun nicht nur zwischen beiden Blättern des Herzbeutels statt, sondern an der Schwielenbildung beteiligt sich auch das den Herzbeutel umgebende Gewebe und auch das Muskelgewebe des Herzens selbst. Dadurch kommen die verschiedensten Krankheitsbilder zustande, zumal die Verwachsungen nicht gleichmäßig das Herz umklammern, sondern gewisse Herzbeutel- und Herzabschnitte bevorzugen. Ebenso unregelmäßig wird die Umgebung des Herzbeutels, entweder mehr nach der Brustwand zu oder auch mehr nach der Pleura mediastinalis oder mehr nach dem Zwerchfell zu befallen. Außerdem können die Schwielen zart sein oder derb und dickwandig. Sie können zwischen sich einzelne Lücken enthalten, die mit Flüssigkeit angefüllt sind. Sie können zwiebelschalenartig in mehreren Lagen angeordnet und sie können auch verkalkt oder seltener verknöchert sein. Aus der Verschiedenheit der Schwielenentwicklung ergeben sich naturgemäß auch weitgehende Abweichungen der Krankheitsbilder und des Krankheitsverlaufes. Um einigermaßen Klarheit zu schaffen, glaubte man früher zwei verschiedene Krankheitsformen scharf voneinander trennen zu müssen. Man faßte sie unter den Sammelnamen Concretio und Accretio pericardii zusammen. Bei der Concretio werden nur schwielige Herzbeutelverwachsungen und Schrumpfungsprozesse im Bereich des Herzbeutels und des Herzens angenommen, während bei der Accretio auch außerhalb des Herzbeutels Verwachsungen mit der vorderen Brustwand, dem Zwerchfell, dem Mediastinum usw. vorhanden sein müssen. Diese letzteren Fälle wurden daher auch unter dem Sammelnamen Mediastinopericarditis adhaesiva zusammengefaßt. Die praktische Bedeutung dieser Krankheitsbilder war lange Zeit verhältnismäßig gering, da man mit inneren Mitteln keine wirksame Hilfe bringen konnte. Oft wurde die Diagnose nicht einmal richtig gestellt. Man begnügte sich mit der Annahme eines im jugendlichen Alter, in dem die schwielige Herzbeutelentzündung am häufigsten beobachtet wird, erworbenen Herzfehlers, mußte aber bald die Aussichtslosigkeit der angewandten Mittel erkennen. Um die Erkenntnis des Krankheitsbildes haben sich seit VIRCHOW besonders BRAUER (1902), KUSSMAUL (1904), VOLHARD (1907, 1923), ORTNER (1908), WENCKEBACH (1910), L. REHN (1913) und viele andere verdient gemacht. Es handelt sich hauptsächlich darum, Klarheit über die zur Diagnose führenden Krankheitserscheinungen zu gewinnen und es sind manche der für kennzeichnend gehaltenen ihrer Bedeutung entkleidet worden. Als kennzeichnend für die schwielige Perikarditis mit Beteiligung der Brustwand gelten nach WENCKEBACH 1. die allgemeine Kreislaufstörung, die meist sehr stark ist. Die Venen des ganzen Körpers sind überfüllt. Es besteht starke Atemnot, die aber nur zum Teil auf mangelhaftem Kreislauf beruht. 2. Die Leber ist unverhältnismäßig geschwollen, häufig findet sich Aszites (WEISS 1876, ROSENBACH 1882, PICK). Dieser kann aber auch von einer chronischen Bauchfellentzündung herrühren (Polyserositis). 3. Die systolische Einziehung in der Herzgegend. Dieses Zeichen als kennzeichnend für die Herzbeutelverwachsung anzugeben ist nach ORTNER nicht angängig. Er steht auf dem Standpunkt von EDLEFSEN, daß alle endothorakalen Ursachen, die die Herzbewegung nach links und unten und vorn (ORTNER) hemmen, die nach ORTNER aber auch subdiaphragmal liegen können, diese Erscheinung hervorrufen können. Sie kommt außerdem auch bei gesunden Menschen vor, und zwar dann, wenn die Spitze des Herzens vom rechten Ventrikel gebildet wird (MACKENZIE). WENCKEBACH nimmt an, daß die systolische Einziehung des Herzens für Verwachsungen spricht: a) wenn nicht nur die Zwischenrippenräume, sondern auch die Rippen mit eingezogen werden; b) wenn nicht nur das Spiegelbild des positiven Spitzenstoßes, sondern eine deutliche Spitzeneinziehung im Kardiogramm sich abzeichnet; c) wenn bei der Einatmung die Verwachsungen das Herz herunterziehen. Als 4. Krankheitszeichen gilt der Pulsus paradoxus (HOPPE (1854), d. h. das Kleinerwerden des arteriellen Pulses bei der Atmung. Dieses ursprünglich von KUSSMAUL (1873) als kennzeichnend angegebene Symptom ist seiner Bedeutung hauptsächlich durch SOMMERBRODT, TRAUBE (1874), BÄUMLER (1874), ROSENBACH (1882), WENCKEBACH u. a. entkleidet worden. WENCKEBACH hält es dann für kennzeichnend, wenn die spezifische Form des Sphygmogrammes auftritt. 5. Ist das paradoxe Verhalten der Halsvenen bei der Atmung zu nennen, insbesondere wenn sie bei der Einatmung anschwellen und gleichzeitig ein Pulsus paradoxus beobachtet wird. 6. Der diastolische Kollaps der Halsvenen, den WENCKEBACH in allen seinen Fällen vermißt hat, der also wohl ohne jeden diagnostischen Wert ist. Schließlich aber 7. der fehlerhafte Atemmechanismus. Die schwieligen Verwachsungen des Herzens mit der Brustwand hindern bei der Atmung die Vorwärtshebung der vorderen Brustwand (WENCKEBACHsches Zeichen, das auch mehrfach als kennzeichnend bestätigt worden ist).

L. REHN (1913 und 1920) hat sich mit der Frage der perikardialen Verwachsungen auch sehr eingehend beschäftigt, besonders mit den Folgeerscheinungen. Geschädigt werden hauptsächlich die dünnwandigen Herzabschnitte, also im wesentlichen das rechte Herz. Der rechte Vorhof wird in seiner systolischen Tätigkeit gehemmt und kann sich nicht vollständig entleeren, so daß Restblut zurückbleibt. Bei dem mangelhaften Abschluß gegen die Hohlvenen findet auch ein Zurückfluten des Blutes in die Hohlvenen statt. Die Folge davon ist zunächst eine schlechte Füllung des rechten Ventrikels. Bei der Vorhofdiastole strömt die ganze Masse des vor dem Herzen gestauten Blutes auf einmal in den Vorhof ein. Die große Blutmenge findet im rechten Ventrikel nicht Platz, fließt daher teilweise wieder zurück. Der an sich muskelschwache rechte Vorhof wird nach einiger Zeit durch die dauernde Überfüllung mit Blut seiner Entleerungsfunktion nicht mehr gewachsen sein. Im Gegensatz dazu wird sich der linke Ventrikel, der zwar ebenfalls durch die Verwachsungen in seiner Systole gehemmt ist, infolge seiner viel größeren Muskelkraft leichter den gestellten Anforderungen anpassen.

REHN weist darauf hin, daß TÜRK bei Schilderung der Verwachsungsfolgen auf die Ähnlichkeit der Stauungserscheinungen mit denen bei der Trikuspidalinsuffizienz hingewiesen hat. Der Unterschied besteht darin, daß das Blut bei den Verwachsungen in der Vorhofsystole zurückflutet, während es bei der Trikuspidalinsuffizienz in der Kammersystole erfolgt. In beiden Fällen, im letzteren häufiger, entsteht ein positiver Venenpuls.

Auch die übrigen Erscheinungen am linken Herzen und an der Leber, die Entwicklung von Ödemen, Aszites, Pleuraergüssen usw., lassen sich nach REHN ohne weiteres durch die Verwachsungsfolgen erklären. Tritt starke Schrumpfung der Verwachsungen ein, so muß eine teilweise oder vollständige Umschnürung des Herzens die Folge sein. Dadurch wird die ganze Herztätigkeit erheblich geschädigt. Auch die Diastole muß gehemmt werden. Beteiligt sich auch das Epikard, so leidet auch die Ernährung des Herzmuskels.

Treten die Verwachsungen schnürringförmig auf, so sind sie ganz besonders gefährlich und führen oft rasch zum Tode. Es können aber auch Verlagerungen und abnorme Befestigungen des Herzens im Herzbeutel und mit dem Herzbeutel zusammen in der Umgebung entstehen. REHN weist dann noch weiter auf die Verengerung oder Abknickung der V. cava inf. hin, die besonders dazu beiträgt die Stauungsleber zu erzeugen. Ebenso kann auch das PICKsche Syndrom durch die Herzbeutelverwachsung erklärt werden.

Die eben geschilderten Krankheitszeichen sind von den meisten, auch neueren, Nachuntersuchern bestätigt worden (DE QUERVAIN und SCHÜPBACH 1934, GRISWOLD 1936, TORRACA 1936, HANEEBUTH und NÄGELI 1927, WINKELBAUER und SCHUR 1935, PIERSOL, GRIFFITH, O'HARA und LEE 1934, BOGGILD 1937), und wenn sie auch oft nur zum Teil vorhanden sind, so geben einzelne doch meist schon Hinweise genug. Als wichtiges Zeichen wird noch das röntgenologisch feststellbare, kaum pulsierende Herz erwähnt (GRISWOLD), dessen Bewegungsarmut nach DE QUERVAIN und SCHÜPBACH sehr auffällig ist. Neben der Leber- findet sich häufig auch eine Milzschwellung, während der Hydrothorax oft bei Einengung der V. cava sup. in Erscheinung tritt. Bestehen keine vollständigen Verwachsungen, sondern nur einzelne Stränge oder breite Bänder, so treten oft Schmerzen in der Herzgegend und Herzklopfen auf (TORRACA). BRAUER hat schon festgestellt, daß häufig Pleuraschwarten nachweisbar sind. Kinder bleiben häufig im Wachstum zurück und weisen eine Hypoplasie des Genitales auf (DE QUERVAIN und SCHÜPBACH). VOLHARD hat darauf aufmerksam gemacht, daß es auf den Nachweis der einzelnen Symptome weniger ankommt als auf den Gesamteindruck, der mit einer dauernden Leistungsminderung des Betreffenden einhergeht. VOLHARD hat sich gegen die Trennung in ein Concretio und Accretio ausgesprochen und beide Krankheitsbilder als Spielart eines und desselben erklärt. Das eine Mal steht mehr der Verwachsungs- und Schrumpfungsvorgang im Herzbeutel im Vordergrund bzw. ruft stärkere Erscheinungen hervor, während im anderen Falle die entzündliche Schwielenbildung den Herzbeutel samt Herz im Mediastinum unter der Brustwand festlegt. Im ersteren Falle ist durch die Umklammerung des Herzens die Diastole beeinträchtigt, während im zweiten eine Belastung der Muskulatur in der Systole dadurch auftritt, daß die Brustwand mitbewegt werden muß. Das gelingt allerdings nur solange das Herz noch genügend Kraft besitzt und in der Diastole noch genügend gefüllt werden kann. Das Fehlen der diastolischen Einziehung bei einer schwieligen Perikarditis kann also auch durch die Concretio, d. h. durch die Umklammerung des rechten Herzens, verursacht sein. Andererseits ist mit jeder Concretio auch eine Accretio verbunden, da Verwachsungen mit der vorderen Brustwand und dem Zwerchfell ja schon normalerweise bestehen. Wird der Wert der Brustwandsymptome für die Diagnose der Pericarditis adhaesiva zu sehr betont, so entgehen der Untersuchung die Fälle, bei denen die Brustwandsymptome fehlen, d. h. also die reinen Konkretionen mit gleichzeitiger Brustwandbeteiligung, bei denen das Herz nicht mehr in der Lage ist, die Brustwand in der beschriebenen Weise zu bewegen. Um aber diese Fälle nicht zu verkennen hat VOLHARD betont, daß das wichtigste Zeichen der Concretio, also der Umklammerung des Herzens durch das auffallende „Mißverhältnis zwischen den hochgradigen offensichtlich kardialen Stauungserscheinungen und dem geringfügigen objektiven Herzbefund" kennzeichnend sind. Bei beiden Spielarten kommt nach VOLHARD das WENCKEBACHsche Zeichen (s. oben) in Frage. VOLHARD legt bei den Fällen von Concretio noch besonderen Wert auf die Krankheitserscheinung, die sich in der Überfüllung der gestauten Halsvenen bemerkbar macht. WESTERMANN (1939) hat zur Bestimmung des Venendruckes beim Panzerherzen die Infrarotaufnahme erfolgreich herangezogen. Dieser Venenstauung entspricht die Leberstauung und die Neigung zu Ergüssen in die Brust- und Bauchhöhle. Durch diese Erscheinungen kommt auch der sogenannte PICKsche Syndrom der Pseudoleberzirrhose zustande. Die Stauungserscheinungen vor dem Herzen, und zwar bei kleinem Herzen, sprechen unbedingt für die Unmöglichkeit der diastolischen Füllung. VOLHARD hat diese Erscheinung als Einflußstauung bezeichnet. Die bei hochgradiger Mitralstenose vorkommende Venenstauung mit ähnlichen Erscheinungen geht mit einer starken Erweiterung des rechten Herzens einher, bei dauernder Pulsunregelmäßigkeit. VOLHARD ist auf Grund seiner Forschungen zur Überzeugung gekommen, daß die beiden Spielarten der Pericarditis adhaesiva auch insofern einer besonderen Behandlung bedürfen, als naturgemäß bei den Fällen von reiner Concretio oder solchen, bei denen die Concretio vielleicht in ursächlicher Weise besteht, die sog. Kardiolysis nach BRAUER keinen Erfolg versprechen kann. In solchen Fällen muß gleichzeitig mit der Herstellung eines großen Brustwandfensters auch eine Beseitigung der schrumpfenden Schwielen vorgenommen werden (s. S. 810ff.). Um vor operativen Mißerfolgen bewahrt zu bleiben, ist die Stellung einer möglichst genauen *Diagnose* über die Ausbreitung der Erkrankung notwendig. Der Gedanke VOLHARDs, die schrumpfenden Schwielen im Herzbeutel selbst anzugreifen und dadurch den Herzmuskel zu entlasten, ist von DELORME schon im Jahre 1898, wenn auch mit weniger aussichtsreichen Maßnahmen, theoretisch geäußert worden. Nach seiner Ansicht, die auch von vielen anderen geteilt wird, machen gewisse Fälle von Pericarditis adhaesiva kaum Erscheinungen, während andere schwere Störungen verursachen, ja unter Umständen rasch zum Tode führen. Für die letzteren ist der Versuch eines Eingriffes zur Beseitigung der Verwachsungen gerechtfertigt. Frische, geringfügige Verwachsungen lassen sich leicht entfernen. Andere, lange bestehende, schwielige können nicht ohne weiteres entfernt werden. Er schlägt daher vor, bei jungen Leuten mit ausgedehnten Verwachsungen den Herzbeutel nach Entfernung des 5. Rippenknorpels freizulegen. Dann wird der Herzbeutel durch einen waagerechten Schnitt gespalten. Nach Anhebung des oberen Schnittrandes wird der rechte Herzrand zunächst von den Verwachsungen befreit. Bei vollständigen ausgedehnten Verwachsungen wird auch der 4. oder auch der 3. Rippenknorpel mitentfernt und man löst die Verwachsungen im Bereich der Kammern und der großen Gefäße. Bei der Ablösung sollen stumpfe Instrumente verwendet werden oder der Finger, und man soll sich an das äußere Herzbeutelblatt halten. Ist eine Trennung der Verwachsungen infolge zu fester Schwielenbildung nicht möglich, so wird wenigstens der Zwerchfellansatz vom Brustbein bis zur Herzspitze abgetrennt, um dadurch die systolische Herzeinziehung und das diastolische Vorschleudern zu beseitigen. Bestehen Herzbeutelverwachsungen mit der vorderen Brustwand, so werden diese zunächst von Brustbein und Rippen abgelöst. Ähnliche Behandlungsvorschläge hat CARL BECK, New York (1901) gemacht. Außer den bisher erwähnten Autoren hat besonders SAUERBRUCH sich schon frühzeitig (1913) mit der operativen Behandlung der Pericarditis adhaesiva beschäftigt.

Er hat die DELORMEsche Operation mehrmals zuerst im Jahre 1913 von einem rechts konvexen, bogenförmigen Schnitt, der neben dem Brustbein von der 3. bis zur 8. Rippe verlief, ausgeführt. Die Auslösung des schwer verwachsenen Herzbeutels aus seiner Umgebung war schwierig. Die Brustfellumschlagsfalten waren auch schwielig verdickt und mit dem Herzbeutel verwachsen. Nachdem er an der Vorderfläche des freigelegten Herzbeutels, der ungefähr 8 mm dick war, das Herz in einem Umkreis von etwa 1 qcm freigelegt hatte, konnte er den Finger zwischen Herzwand und dem schwieligen Herzbeutel einführen und die ganze Schwiele im Zusammenhang bis weit seitlich ablösen. Die Hinterfläche des Herzbeutels zeigte sich nicht verdickt und nicht verwachsen. Aus dem schwielig verdickten Herzbeutel wird nun ein handtellergroßes Stück entfernt, dabei fällt der linke N. phrenicus mit. Die Befreiung des Herzens zeigt sich sofort durch die Änderung der ursprünglich blassen in eine dunkelrote Farbe. Die Wunde wird nun sorgfältig ausgetupft und ohne Dränage geschlossen. Der Fall verlief voll erfolgreich.

SAUERBRUCH hat den Erfolg noch 11 Jahre nach der Operation beobachtet. Die DELORMEsche Operation, wie sie von SAUERBRUCH in diesem Falle ausgeführt werden konnte, gehört wohl zu den Seltenheiten. Meist besteht nicht die Möglichkeit in so großzügiger Form die Herzbeutelschwielen vom Herzen abzutrennen, da ja vielfach starke Verbindungen nicht nur das Epikard betroffen haben, sondern auch zwischen die Herzmuskeln selbst hineingewachsen sind, so daß eine stumpfe Ablösung in sehr vorgeschrittenen Fällen kaum möglich ist (s. weiter unten). Es sind wohl in der Nachkriegszeit noch einige Fälle operiert worden, eine neue Ära begann aber erst dann, als sich auf Grund der Arbeiten VOLHARDS (1907), SCHMIEDEN mit verbesserter Technik der operativen Behandlung der ausgedehnten Herzbeutelverwachsungen annahm (s. S. 811). In der Zwischenzeit hat ein Eingriff, dessen Grundgedanke von BRAUER stammt, und der technisch sehr viel leichter auszuführen war, die schwierige und gefahrvolle DELORMEsche Operation etwas in den Hintergrund geschoben. Es zeigte sich aber, daß der BRAUERsche Eingriff, der bei bestimmten Fällen erfolgversprechend ist, nur selten Dauererfolge bringen konnte, wenn nämlich die Verwachsungen mit der vorderen Brustwand im Vordergrund der Krankheitserscheinungen stehen.

BRAUER (1902) trennt die Fälle mit inneren Herzbeutelverwachsungen in eine Gruppe ab und steht auf dem Standpunkt, daß sie vielfach nicht zu diagnostizieren sind und auch keinen unmittelbar schädlichen Einfluß auf die Herzfunktion haben. In der zweiten Gruppe mit den äußeren Verwachsungen, die das Herz mit dem Herzbeutel und die großen Gefäße an die Nachbarorgane heften (Sternum, hinteres Mediastinum, Lunge), sind die Krankheitserscheinungen sehr viel heftiger, da das Herz, eine genügende Herzkraft vorausgesetzt, je nach Lage und Festigkeit der Verwachsungen die benachbarten Organe, die mit ihm in Verbindung stehen, zwingen, die Herzbewegungen mitzumachen. Tun sie das nicht, so behindern sie die Herztätigkeit, insbesondere die Entleerung des Blutes durch die großen Gefäße. Für diese Gruppe ist sein Eingriff gedacht. Die bekannten oben geschilderten Erscheinungen der gestörten Herztätigkeit, der Stauungsleberzirrhose, des Aszites, des diastolischen Vorschleuderns und der systolischen Einziehung der ganzen Brustwand, waren in diesen Fällen vorhanden. Das Herz, an dem sich sehr häufig eine Myokarditis findet, besitzt auf die Dauer nicht die Kraft, die große Mehrarbeit zu leisten.

II. Die Kardiolyse nach BRAUER.

Daher schlug BRAUER den Chirurgen vor, den knöchernen, stark elastischen Rippenring zu sprengen und das Herz in seiner Tätigkeit zu entlasten. Und zwar sollte dieses Ziel nicht durch einen schweren Eingriff mit Lösung der Verwachsungen, sondern dadurch erreicht werden, daß die knöchernen Teile, die das Herz bedecken und belasten, entfernt werden und an deren Stelle ein nur aus Weichteilen bestehender Lappen die Brustwand bilden. BRAUER hat im selben Jahre 3 Fälle von Mediastinoperikarditis mit den Erscheinungen der Brustwandverwachsung operieren lassen.

Im ersten Falle wurde von PETERSEN nach Resektion von der 3., 4. und 5. Rippe 7—8—9 cm entfernt. Nach dem Eingriff stieg die Pulszahl, die vorher nur 40—52 in der Minute betragen hatte, und der Kranke fühlte sich nach Heilung der Wunde viel freier, hatte keine Beklemmungen mehr und konnte ohne Beengung Treppen steigen. Etwa 1 Jahr später war der Kranke vollständig arbeitsfähig, der knochenfreie Lappen machte deutlich die Herzbewegungen mit. Die Leberdämpfung ist kleiner geworden, der Aszites verschwunden, Ödeme bestehen nicht, Puls noch etwas unregelmäßig, aber keine Klagen. Im 2. und 3. Fall (SIMON) wurde ein Hautmuskellappen mit rechtsseitiger Basis gebildet und dann links 2 oder 3 Rippen teilweise entfernt, das Brustbein im Bereich des Operationsfeldes oben und unten mit der Stichsäge durchtrennt, nach oben umgebrochen und dann schließlich auch noch das hintere Periost des Brustbeines weggenommen, um die Knochenneubildung zu verhindern. Die Blutstillung der verhältnismäßig großen Wunde muß sehr genau vorgenommen werden, da sonst leicht Hämatome entstehen. SIMON hat die Zwischenrippenarterie aus diesem Grunde zentral umstochen. Alle Operateure heben hervor, wie schlagartig der Erfolg nach diesem Eingriff einsetzt, wie Puls und Atmung besser wurden, die Zyanose verschwand und kurze Zeit nach der Operation der Aszites und der Brustfellerguß resorbiert wurde.

Bei der Besprechung dieser Fälle wurde von PETERSEN noch betont, daß man sich erst während des Eingriffs entscheiden sollte, ob man sich auf Rippen- und Rippenknorpelresektion beschränken, oder auch vom Brustbein Teile wegnehmen soll, und zwar je nachdem die Veränderungen bei der Diastole und Systole durch die Rippenresektion allein beeinflußt werden. PETERSEN meint, daß man sich auch mit einer teilweisen Längsresektion des Brustbeines begnügen könne, da die Lockerung und Unterbrechung „dieses Strebepfeilers des Thorax" nicht gleichgültig ist. Er glaubt, daß eben durch die Rippenresektion mit gewissenhafter Wegnahme des Periostes in der Mehrzahl der Fälle ohne den Patienten durch den schwereren Eingriff zu gefährden, dasselbe erreicht wird. Zum Schluß faßt BRAUER (1903) auf dem Chirurgenkongreß seine Vorschläge dahin zusammen: 1. Die einfache Herzbeutelobliteration kommt nicht in Frage, da die inneren Adhäsionen eine funktionelle Schädigung des Herzens nicht bedingen 2. Die Fälle von Mediastinoperikarditis, die ohne Einziehung der Brustwand verlaufen, machen die Entscheidung, ob oder ob nicht eingegriffen werden soll, deshalb schwer, weil es nicht sicher ist, ob von dem Herzen eine Mehrarbeit verlangt wird. Diese bildet aber die eigentliche Anzeige zur Kardiolysis.

Da aber heute allgemein angenommen wird, daß auch ohne Einziehung der Brustwand durch Herzbeutelverwachsungen die Herzbewegung derartig behindert sein kann, daß gröbere Kreislaufstörungen, insbesondere Stauungsleberzirrhose, entsteht, so soll in diesen Fällen auch die Kardiolysis in Erwägung gezogen werden, während die vorgeschlagene TALMAsche Operation nicht angezeigt ist. 3. Die Form mit systolischer Einziehung breiter Brustwandabschnitte geben die unbedingte Anzeigestellung für die Kardiolysis ab. Nur dann, wenn die Herzkraft infolge von Überanstrengung nachläßt und dadurch die Brustwandbewegungen undeutlicher sind, ist die Kardiolysis zwar noch zu versuchen, aber der Erfolg fraglich.

SAUERBRUCH führt die BRAUERsche Operation in folgender Weise aus (über die Schmerzbetäubung s. S. 810): Ein bogenförmiger Schnitt, der am linken Brustbeinrand entlang läuft, an der 3. Rippe beginnt und bis zur 8. Rippe herunterreicht, legt die Ansätze der 3.—8. Rippe frei. An der 4. Rippe beginnend, wird dann eine Resektion von Rippenknorpeln und Rippen in der Ausdehnung von 6—10 cm vorgenommen. Die Knochen- und Knorpelhaut wird mitentfernt, um den Wiederersatz der Rippe zu verhüten. Bestehen starke schwielige Verwachsungen zwischen Herzbeutel und vorderer Brustwand, so ist die Entfernung des Periostes schwierig und daher mit größter Vorsicht vorzunehmen. Unter Umständen muß das oberflächliche Schwielengewebe mit flachen Schnitten entfernt werden. Ist die 4. Rippe entfernt, so sinken die freigewordenen Weichteile ein. Die Entknochung wird dann fortgesetzt bis zur 8., unter Umständen sogar bis zur 9. Rippe. Auch die Fascia retrosternalis und ein 1—2 cm breiter Saum des Brustbeines werden mit weggenommen. SAUERBRUCH meint, daß die Mißerfolge nach der BRAUERschen Operation darauf zurückzuführen seien, daß die Entfernung der knöchernen Brustwand nur in zu kleinem Umfang geschah.

Über Erfahrungen mit der Kardiolyse nach BRAUER haben berichtet:

SCHMIEDEN und FISCHER konnten schon 1926, abgesehen von den Fällen von PETERSEN und SIMON (BRAUER) über einige erfolgreiche Kardiolysen nach BRAUER berichten. Sie zählen die Namen UMBER, KÖNIG, BECK, KÜTTNER, MEYER-WESTFELD, URBAN, DANIELSEN, ENSGRABER-BRUNS, V. JAGIĆ, SCHMIDT-LINDNER, PASCHKIS, SCHWARZMANN, SAUERBRUCH, BLAUEL, POYNTON-TROTTER, SOYESHIMA, CURCHOD auf. SAUERBRUCH hatte damals schon 7 Fälle ohne Todesfall operiert. Vier von ihnen wurden praktisch geheilt, einer gebessert und bei zweien war der Eingriff ohne Erfolg geblieben. Bei den Versagern schloß SAUERBRUCH schon darauf, daß in diesen Fällen die Diastole erschwert war. Von großer Bedeutung ist der Grad der Herzmuskelbeteiligung und die sekundären Veränderungen innerer Organe. ROUX-BERGER hatten schon 1910 30 Fälle von Kardiolyse zusammenstellen können. Dazu kommen noch 6 Fälle von GERCKE, DUERAND und TURRETINI, HAIM und SPANGENBERG, STREBEL, MARWIN und HARVEY.

Seit SCHMIEDENs Veröffentlichungen sind weitere Fälle zusammenfassend beobachtet worden von LENORMANT und MERLE D'AUBIGNÉ (1928). Letzterer hat über 63 Beobachtungen berichtet. Von diesen Fällen waren 57 gebessert, aber nur 33 über 4 Monate beobachtet. Von den 24 nicht länger beobachteten war in 9 Fällen bereits festgestellt, daß der Erfolg nur vorübergehend gewesen war. Von den 16 Eingriffen bei Kindern hatten 10 gute Erfolge aufzuweisen, 6 davon waren über 2—5 Jahre beobachtet. Es kommt darauf an, daß die Operation früh genug ausgeführt wird. MARTINI und JOSELEVICH (1929) sprechen sich zugunsten der BRAUERschen Operation, im Gegensatz zu der nach ihrer Ansicht zwecklosen DELORMEschen aus. Der Eingriff kann nur dazu dienen, dem Herzen freie Beweglichkeit zu verschaffen, und er kann nicht früh genug ausgeführt werden. Besitzt das Herz keine Kraft mehr gegen die Umklammerung anzukämpfen und ist der Zustand der passiven Herzerweiterung erreicht, so hat die Operation keinen Zweck mehr. Ist die Tuberkulose Ursache, so bildet diese eine Gegenanzeige, wenn bereits andere Organe von dieser Erkrankung ergriffen sind. Bestehen Herzklappenfehler nach Rheumatismus, so bilden sie auch eine Gegenanzeige. Dauererfolge sind weniger häufig, weil ja die Grundkrankheit unverändert bleibt. CLERC, SOUPAULD und NOËL DESCHAMPS (1931) haben über 84 Fälle berichtet und den 85. hinzugefügt. Die Fernerfolge sind oft zufriedenstellend. Etwa 40% sind nach einem Jahre noch beschwerdefrei. Aus dem französischen Schrifttum sind längere Dauererfolge in 9 Fällen nach 2 Jahren, in 7 nach 4- oder 5jähriger Beobachtungsdauer bekannt. Die fortschreitende Endokarditis an den Klappen und die Perikarditis selbst, die als solche nicht beeinflußt werden, beeinträchtigen die Dauererfolge. Gewisse Beschwerden bleiben fast immer zurück. Die Leistungsverminderung des Herzens spricht sich in einem gewissen Grade von Atemnot, nervöser Stauung und Lebervergrößerung aus. Ausheilen können nur die Fälle, bei denen das Herz noch genügende Muskelkraft besitzt. Das beste Alter liegt zwischen 16 und 20 Jahren. KARRENBERG (1936) bringt zwei Krankengeschichten von Kardiolyse nach BRAUER, die erfolgreich waren. 1938 haben SALOZ und ROUX-BERGER über einen erfolgreichen Fall nach Kardiolyse berichtet. Alle Erscheinungen waren nach 3 Jahren geschwunden. BASSET berichtet ebenfalls 1938 über eine erfolgreiche BRAUERsche Operation. Er gibt an, daß etwa bei 60% Heilung eintritt bei einer geringen Sterblichkeit von 4—5%. Der Heilungserfolg ist abhängig vom Allgemeinzustand des Kranken, vom Zustand des Herzmuskels und der Ursache der Erkrankung.

Nach den bisher gemachten Beobachtungen kann man sagen, daß die BRAUERsche Kardiolyse in allen Fällen, in denen die Verwachsungen des Herzens mit der vorderen Brustwand im Vordergrund der Erscheinungen stehen, wenigstens gute Anfangserfolge erzielt werden. Ist das Herz aber bereits so weit überanstrengt, daß es nicht mehr imstande ist die Brustwand seinen Bewegungen folgen zu lassen, so ist der Kranke durch die Operation gefährdet. Wenn sie auch zunächst erfolgreich ist, so ist doch oft nicht mit einer längeren Erfolgsdauer zu rechnen. Allerdings kann auch in solchen Fällen eine vorübergehende Besserung durch die Entlastung des Herzmuskels eintreten. Ob ein Dauererfolg zustande kommt, das hängt von dem Zustand der im Herzbeutel bestehenden Schwielenverhältnisse ab. Ist eine weitgehende Umklammerung vorhanden, die sich durch die VOLHARDsche Einflußstauung nachweisen läßt, und mit deren Fortschreiten zu rechnen ist, so kann der Erfolg nicht von Dauer sein. Das gilt in verstärktem Maße für die Fälle, in denen der Herzmuskel selbst an der Erkrankung beteiligt ist.

Die Operation nach DELORME hat zuerst L. REHN ausgeführt. Er hat aber schon festgestellt, daß die einfache Herzbeutelspaltung mit folgender Lösung der Verwachsungen zwischen den beiden Herzbeutelblättern nicht genügt und die teilweise Entfernung des schwieligen Herzbeutels zur Befreiung des Herzens gefordert. L. REHN ist also als Begründer der neuzeitlichen Perikardektomie zu betrachten.

Im Anschluß an seine pathologisch-anatomischen und klinischen Beobachtungen (s. S. 804) hat L. REHN seine Ansicht über die chirurgischen Aufgaben dahin zusammengefaßt, daß die Hilfe in einer Entlastung des Herzens durch Beseitigung der aufgelagerten Schwielen bestehen muß. Er schlägt folgenden Eingriff in 3 Akten vor: 1. Spaltung des Brustbeines rechts von der Basis des Schwertfortsatzes beginnend bis in den 3. linken Zwischenrippenraum. Diese Erweiterung des Brustkorbes in der Herzgegend ist die Vorbedingung für den weiteren Eingriff. (Diese Forderung hat sich später als nicht notwendig erwiesen.) 2. Der schwielig veränderte Herzbeutel wird der Länge nach ausgiebig gespalten. Dieser Schnitt muß sehr vorsichtig gemacht werden. Dann wird der Herzbeutel vom Epikard abgelöst. 3. Unter Rücksicht auf die Nn. phrenici wird ein größeres

Stück der vorderen Herzbeutelwand entfernt und ein Fettfaszienlappen nach KLOSE in die Lücke eingenäht. Diese Maßnahme soll der drohenden Wiederverwachsung des Herzens mit dem Herzbeutel entgegenarbeiten.

Die Operation wurde bei 4 Kindern erfolgreich durchgeführt. 2 Fälle litten an schwerer Perikardialtuberkulose, so daß diesen ein Dauererfolg nicht beschieden war. In beiden anderen Fällen gingen auch alle Sekundärerscheinungen zurück.

Die von REHN vorgeschlagenen chirurgischen Maßnahmen erschienen aussichtsreich und bedeuteten gegenüber allen früheren Vorschlägen einen großen Fortschritt, indem sie nicht nur einen Teil der Schwielen beseitigten und dadurch dem Herzen die Arbeit erleichterten, sondern auch dafür zu sorgen versuchten, Wiederverwachsungen zu verhüten. Trotzdem fand der Eingriff nach den von REHN empfohlenen Vorschriften keine allgemeine Anerkennung. Die Ausdehnung der Resektion der Schwielen genügt noch nicht.

III. Die Perikardektomie nach VOLHARD-SCHMIEDEN.

Die radikale Entfernung der Schwielen zu fordern, insbesondere auch um die Einflußstauung (s. oben) zu beseitigen und dadurch die Herzfunktion dauerhaft zu bessern, blieb VOLHARD vorbehalten. Auf seinen Wunsch ist diese Operation von HENLE (1907) und HEUCK im selben Jahre ausgeführt worden. In beiden Fällen bestand eine schwere, jahrelang bestehende Perikarditis, und beim Versuch der Ablösung riß die geschädigte rechte Herzkammerwand ein. Nach VOLHARD hat auch BRAUER einen derartigen vergeblichen Versuch ausgeführt. Von größter Bedeutung war nach diesen Fehlschlägen ein glücklich verlaufener Fall, den SCHMIEDEN (1918) in örtlicher Betäubung operierte. Zunächst wurde nach Resektion der 4. und 5. Rippe ein fünfmarkstückgroßes Herzbeutelstück entfernt. Aber der Erfolg war nur vorübergehend. Daher wurde 2 Monate später unter Überdrucknarkose von SCHMIEDEN die vordere Herzbeutelfläche transpleural unter Schonung des N. phrenicus abgetragen. Der Erfolg war ein sehr guter. In 2 weiteren Fällen, die VÖLCKER operierte, gelang zwar die Befreiung des Herzens von den Schwielen, aber beide Patienten gingen an ihrer Tuberkulose zugrunde. In einem 3. von VÖLCKER operierten Fall gelang es nicht, den ganzen Panzer vom linken Herz zu entfernen. Es war immer noch eine dicke Schwiele zurückgeblieben, die das Herz umklammerte. Der Fall, der einwandfrei die Berechtigung zu dem Eingriff erwies, war der zweite von SCHMIEDEN 1921 operierte. Es bestanden schwerste Erscheinungen von Herzbeutelverwachsungen mit Andeutung einer systolischen Einziehung.

Sowohl die Kardiolyse als auch die Perikardektomie werden am besten in örtlicher Schmerzbetäubung ausgeführt. Man beginnt mit einer Leitungsanästhesie durch Einspritzen in die zwischen den zu entfernenden Rippen gelegenen Zwischenrippenräumen. Dann wird das ganze Operationsfeld umspritzt, auch die Gegend des Brustbeines. Letzteres wird auch unterspritzt. Nur selten wird man den Eingriff in Allgemeinnarkose machen. Als unschädlichstes Mittel hat der Äther zu gelten. Da es immerhin möglich ist, daß man die Brusthöhle bewußt eröffnen muß, oder unabsichtlich eröffnet, so ist es in jedem Falle gut, einen Überdruckapparat für solche Fälle bereitzustellen.

Kommt eine kleine versehentliche Eröffnung der Brusthöhle, etwa beim Ablösen der Pleuraumschlagsfalten vom Herzbeutel zustande, so hat das wenig Bedeutung, wenn es bemerkt und die Öffnung gleich wieder durch Naht verschlossen wird. Das langsame Einstreichen von Luft ruft nicht sofort die Störungen eines Pneumothorax hervor. Trotzdem ist es aber besser, schon wegen der drohenden Pleurainfektion, die in verschiedenen Fällen von Herzschwielenentfernung den postoperativen Verlauf empfindlich gestört hat, die kleine Wunde sofort zu verschließen. Größere Einrisse oder bewußt breite Eröffnungen müssen selbstverständlich genau genäht werden.

SCHMIEDEN (1923) selbst beschreibt seine Operationstechnik in folgender Weise: Der Weichteilschnitt wird meist als Winkel- oder Lappenschnitt nach KOCHER angelegt (Abb. 564). Der 3.—5. Rippenknorpel und ein Teil der Rippenknochen werden zugleich mit den Weichteilen entfernt (Abb. 565, 566 und 577). Dann wird das Brustbein im Bereich der entsprechenden Rippenknorpelansätze weitgehend mit der LUERschen Zange abgetragen (Abb. 568 und 569). SCHMIEDEN legt großen Wert auf ein großes Brustwandfenster, das er zur Verhütung der Entstehung neuer Verwachsungen, und damit für die spätere Beweglichkeit des Herzens für bedeutungsvoll hält. Der Zugang entspricht also etwa dem BRAUERschen, wie ihn PETERSEN beschrieben hat (s. S. 807). Dann soll der Versuch gemacht werden, zwischen den beiden Pleurablättern vorsichtig auf den Herzbeutel vorzudringen (Abb. 576). Die Pleuraumschlagsfalten sind verdickt, so daß ihre Verletzung vermieden werden kann. Ein Überdruckapparat sollte aber doch bereitstehen, damit ein etwa eintretender Brustfellriß sofort wieder vernäht werden kann. SCHMIEDEN lehnt die grundsätzliche Eröffnung der Brusthöhle, die vielleicht ein rascheres Vorgehen ermöglichte, ab. Sie bleibt für Fälle, bei denen auf dem extrapleuralen Wege das Ziel der genügenden Schwielenentfernung besonders am linken Ventrikel nicht zu erreichen ist. Dann kann sogar ein zweizeitiger Eingriff in Frage kommen. Die Blutstillung muß eine sehr gewissenhafte sein. Es blutet naturgemäß aus vielen kleinen Gefäßen. Die Blutstillung macht Schwierigkeiten und bleibt trotz großer Sorgfalt oft unvollständig, deshalb muß die Wunde nach Abschluß der Operation dräniert werden. Außer dem Blut werden noch erhebliche Mengen eines serösen Ergusses in den ersten Tagen entleert. Sind die Umschlagsfalten des Brustfells vom Herzbeutel abgeschoben, so hat nun die Befreiung des Herzens aus den Schwielen zu erfolgen (Abb. 570). SCHMIEDEN vergleicht die Auslösung mit dem Abschälen einer Orange, d. h. sie muß in der richtigen Schicht erfolgen. Die Ablösung soll in der Gegend des linken Ventrikels beginnen (Abb. 571).

Diese Forderung hat bereits VOLHARD erhoben, da die Grenze zwischen dem schwielig verdickten Perikard und dem Epikard, das natürlich auch schwielig verändert ist, sehr schwer aufzufinden ist. Im Bereich der muskelstarken linken Kammer ist die Gefahr, das Herzinnere zu eröffnen oder auch nur die Herzwand zum Einreißen zu bringen, selbst wenn man den Muskel etwas verletzt, sehr viel geringer. GULEKE (1925) hat bei seinem Fall die Feststellung machen müssen, daß die unterste, scheinbar leicht und mit stumpfem Instrument vom Herzbeutel abzulösende Schicht histologisch Muskelfasern enthielt, daß also die Ablösung bereits im Bereich der Muskulatur erfolgt ist. Am besten geht man wohl so vor, daß man den Schnitt weit seitlich links möglichst noch lateral von dem allerdings nicht erkennbaren Sulcus longitudinalis ant. anlegt und ihn so weit vertieft, daß die Muskulatur erkannt werden kann (s. auch Abb. 542). Stellt man bei der Durchtrennung des Schwielenpanzers einzelne Schichten fest, die unter Umständen geringe Flüssigkeitsmengen zwischen sich fassen, so schält man nun mit einem schlanken, stumpfen Elevatorium eine Schicht nach der anderen ab, d. h. man schält das Herz wie eine Frucht mit mehreren Schalen. Es bleiben selbst nach der Entfernung der auf dem Muskel liegenden Schale häufig auch noch gewisse Reste übrig, die man, um nach SCHMIEDEN bei dem Bild der Apfelsinenschälung zu bleiben, noch nachputzen muß, so daß schließlich überall „die Muskelfarbe des Herzens“ zum Vorschein kommt. Im Falle von GULEKE wurden 5 übereinanderliegende Schalen der Reihe nach entfernt, bis die Muskeloberfläche deutlich zum Vorschein kam. Alle Beobachter stimmen darin überein, daß während der Abschälung die Herztätigkeit kräftiger wird, und daß unmittelbar nach Entfernung umschriebener Schalenstücke der Herzmuskel sich an dieser Stelle vorwölbt. Dieses Vorwölben bedeutet naturgemäß dann eine Gefahr, wenn es im Bereich des dünnwandigen rechten Ventrikels stattfindet und bei einigen der ersten Eingriffe ist es zum Einreißen oder Platzen dieser vorgewölbten Herzabschnitte gekommen. Beginnt man aber die Abschälung

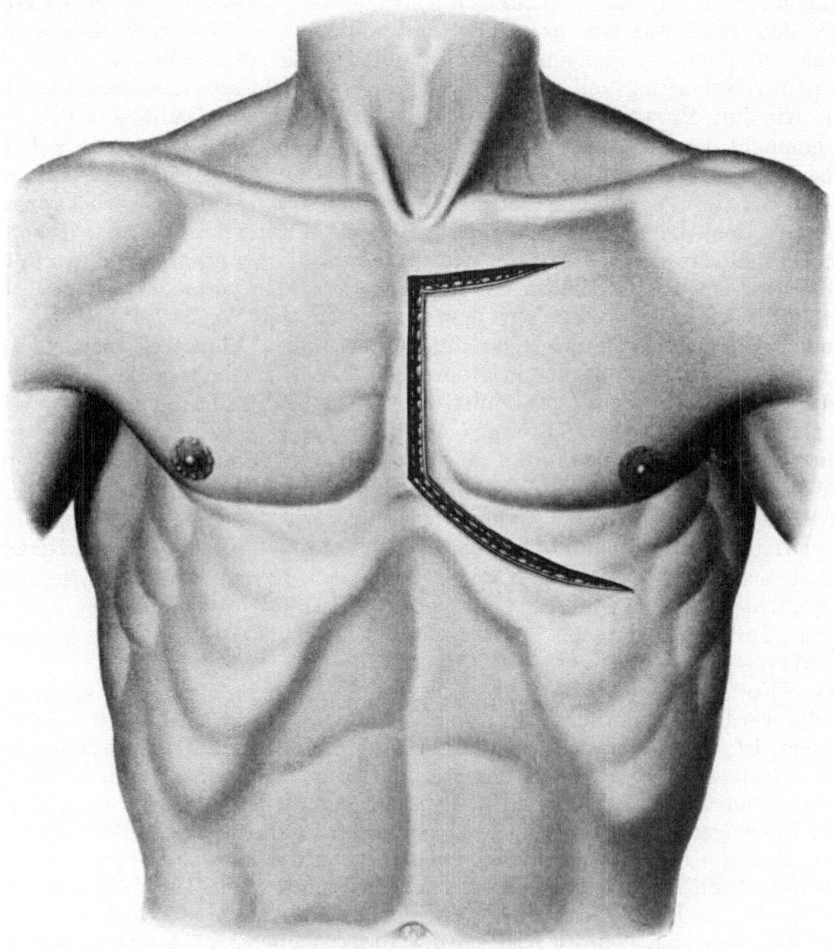

Abb. 564. Der Eingriff zur Beseitigung der Herzbeutel- und Herzschwielen bei Mediastino-Pericarditis adhaesiva mit dem Kocherschen Schnitt nach Schmieden. 1. Der Hautschnitt verläuft oben auf der 2. Rippe bis etwa zur Mitte des Schlüsselbeines, dann in der Mitte des Brustbeines und schließlich bogenförmig auf der 6. Rippe bis zur Mamillarlinie.

im Bereich des linken Ventrikels und setzt sie hier so weit fort, daß dieser zuerst möglichst frei ist, bevor man den rechten in Angriff nimmt, so ist damit zuerst der widerstandsfähigere Teil des Herzens befreit und kann den Druck bis zu einem gewissen Grade auffangen, so daß dann der muskelschwache rechte Ventrikel nicht mehr überlastet wird. Schmieden hat in seinen ersten Fällen nach dem Vorschlage von Volhard möglichst die ganze vordere Hälfte des Herzens im Bereich der Ventrikel (bis zu den seitlichen Meridianen) befreit. Auf der linken Seite opferte er sogar den N. phrenicus, wie auch schon Sauerbruch, den er in den Schwielen, die den linken Ventrikel umgaben, wußte.

Auch in der neuen zusammenfassenden Veröffentlichung aus der SCHMIEDENschen Klinik (WESTERMANN 1936) wird besonders betont, daß bei der unbedingt notwendigen Befreiung des linken Ventrikels möglichst über den linken Herzmeridian hinaus der linke N. phrenicus meist unbewußt mit den Schwielen

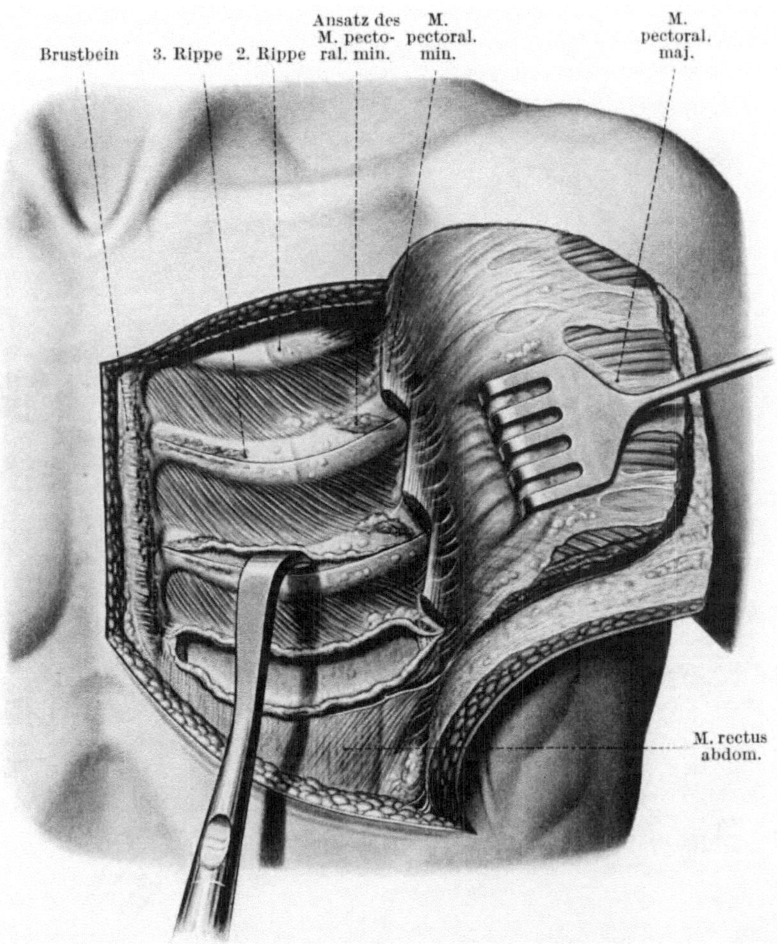

Abb. 565. Der Eingriff zur Beseitigung der Herzbeutel- und Herzschwielen bei Mediastino-Pericarditis adhaesiva mit dem KOCHERschen Schnitt nach SCHMIEDEN. 2. Der Hautmuskellappen ist abgelöst. An der 3. Rippe ist der Schnitt zur subperichondralen bzw. -periostalen Auslösung ausgeführt. An der 4. Rippe wird das Periost zurückgeschoben. Im Bereiche der 5. Rippe hat die Entfernung bereits stattgefunden.

durchtrennt wird, daß aber die dadurch bedingte Zwerchfellähmung der regelrechten Herztätigkeit zugute kommt, insbesondere wenn die Herzbeutelverwachsungen im Zwerchfellabschnitt weitgehend sind. Ja man soll sogar dann, wenn die Befreiung des Herzens im Zwerchfellabschnitt nicht gelingt, den N. phrenicus bewußt zerstören, um der Herzspitze die normale systolische Bewegung wieder zu ermöglichen. Im übrigen wird das Maß der Schwielenentfernung in derselben Arbeit, im Gegensatz zu der früheren Ansicht, dahin eingeschränkt, daß das schwielige Epikard zur Stütze schwacher Herzwandteile erhalten bleiben soll. Solche Teile sind in erster Linie die Herzohren, aber auch die Vorhöfe. SCHMIEDEN hat sich mit dem Gedanken getragen, in den Fällen, in denen eine Schlußunfähigkeit der Atrio-Ventrikularklappen droht, die durch Entfernung der Schwielen im Bereiche des Sulcus coronarius veranlaßt werden könnte, im Bereich dieses Sulkus ein serviettenringförmiges epikardiales Band stehen zu lassen.

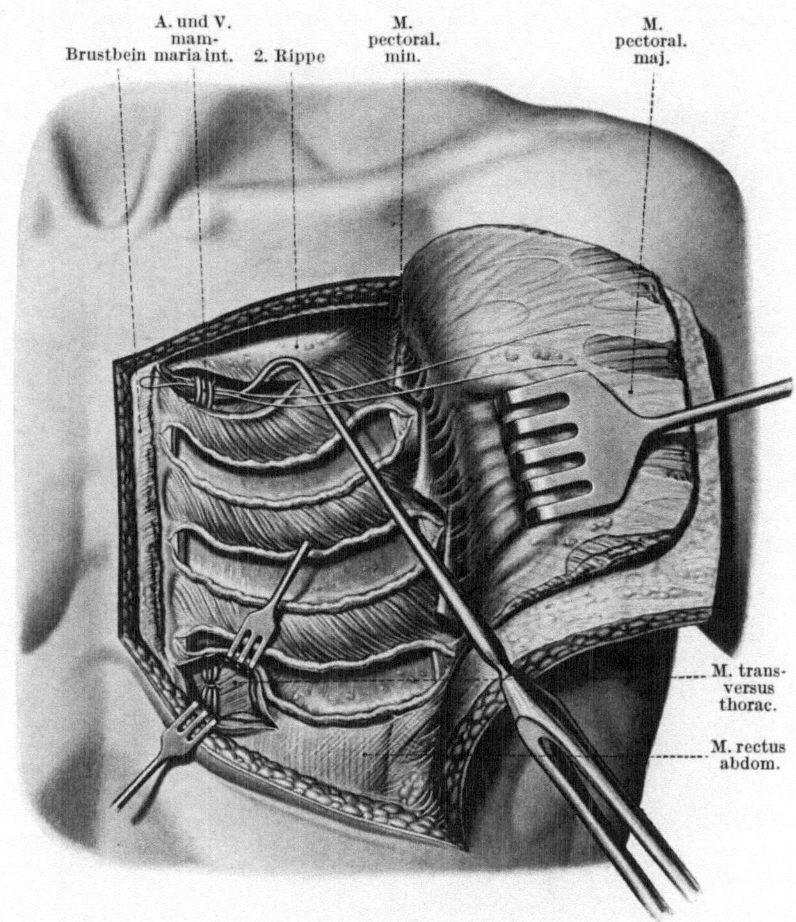

Abb. 566. Der Eingriff zur Beseitigung der Herzbeutel- und Herzschwielen bei Mediastino-Pericarditis adhaesiva mit dem KOCHERschen Schnitt nach SCHMIEDEN. 3. Einschnitt im zweiten Zwischenrippenraum. Freilegung und Unterbindung der A. und Vv. mammariae. Dieselbe Unterbindung ist kaudalwärts bereits durch Einschnitt unterhalb der 5. Rippe durchgeführt.

SCHMIEDEN hatte schon früher darauf aufmerksam gemacht, daß gelegentlich einzelne strangartige Adhäsionen mit dem Zwerchfell oder mit der Brustwand bestehen, die die Bewegung des Herzens nach einer bestimmten Richtung zu hemmen vermögen, oder auch einzelne Herzabschnitte ausziehen. Bestehen solche Verbindungen mit dem Zwerchfell, so können diese Erscheinungen sehr leicht durch die Zwerchfellähmung infolge der Phrenikusdurchschneidung behoben werden. Schmale bandartige Verbindungen können natürlich ohne weiteres durchtrennt werden, aber breitbasige Verwachsungen mit dem Zwerchfell lassen sich oft nicht so leicht lösen, und dann ist eben die dauernde Zwerchfellähmung bewußt durchzuführen.

Ist das Herz von Schwielen befreit, so wird der Hautlappen wieder zurückgelegt, nachdem man vorher den M. pectoralis maj. von der Haut losgetrennt hat. Das hat den Vorteil, daß eine Verwachsung dieses Muskels mit der Herzoberfläche keine Zerrungen am Herzen bei Bewegung des linken Armes hervorrufen können. Die Hautwunde wird ringsherum geschlossen, bis auf einige

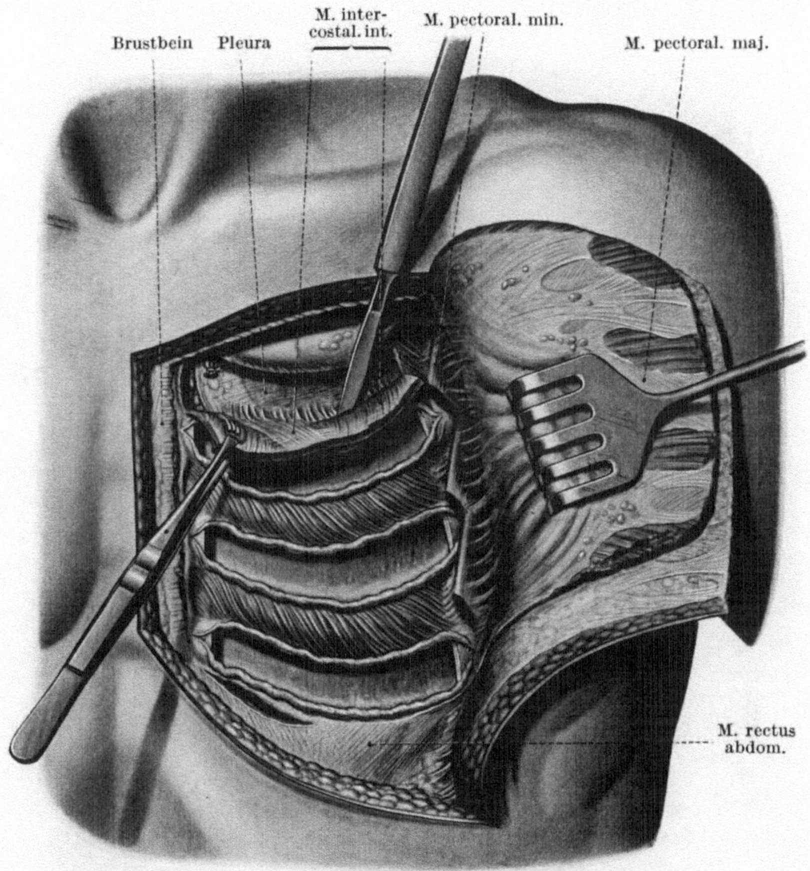

Abb. 567. **Der Eingriff zur Beseitigung der Herzbeutel- und Herzschwielen bei Mediastino-Pericarditis adhaesiva mit dem KOCHERschen Schnitt nach SCHMIEDEN.** 4. Der Weichteillappen, Periost und Zwischenrippenmuskulatur werden möglichst im Zusammenhange entfernt.

kleine Gummiröhren, die in die Winkel eingelegt werden, da es erfahrungsgemäß (SCHMIEDEN, GULEKE), trotz bester Blutstillung, nicht nur etwas nachblutet, sondern auch in den ersten Tagen eine starke Sekretion seröser Flüssigkeit beobachtet wird.

Von den Anzeigen gegen die Perikardektomie sind besonders zu nennen: Höheres Alter, lange Dauer der Erkrankung, schlechter Allgemeinzustand, ausgesprochene Myokardschädigung, Herzklappenfehler, besonders Stenosen, und schwere allgemeine Kreislaufstörungen. Als schlechtes Zeichen gilt das Verschwinden der Brustwandmitbewegung in Fällen, in denen sie früher deutlich nachweisbar war. Gewarnt wird vor dem Eingriff, wenn die Ursache eine aktive Tuberkulose ist. Schwer gefährdet sind Alkoholiker und chronisch Nierenkranke. Besteht starker Aszites und andere sehr erhebliche

Stauungserscheinungen, so wird dadurch die Anzeigestellung auch beeinträchtigt. Bestehen einzelne dieser, die Operationsaussichten trübenden Erscheinungen, so wird man den Eingriff grundsätzlich nicht ablehnen. Ein

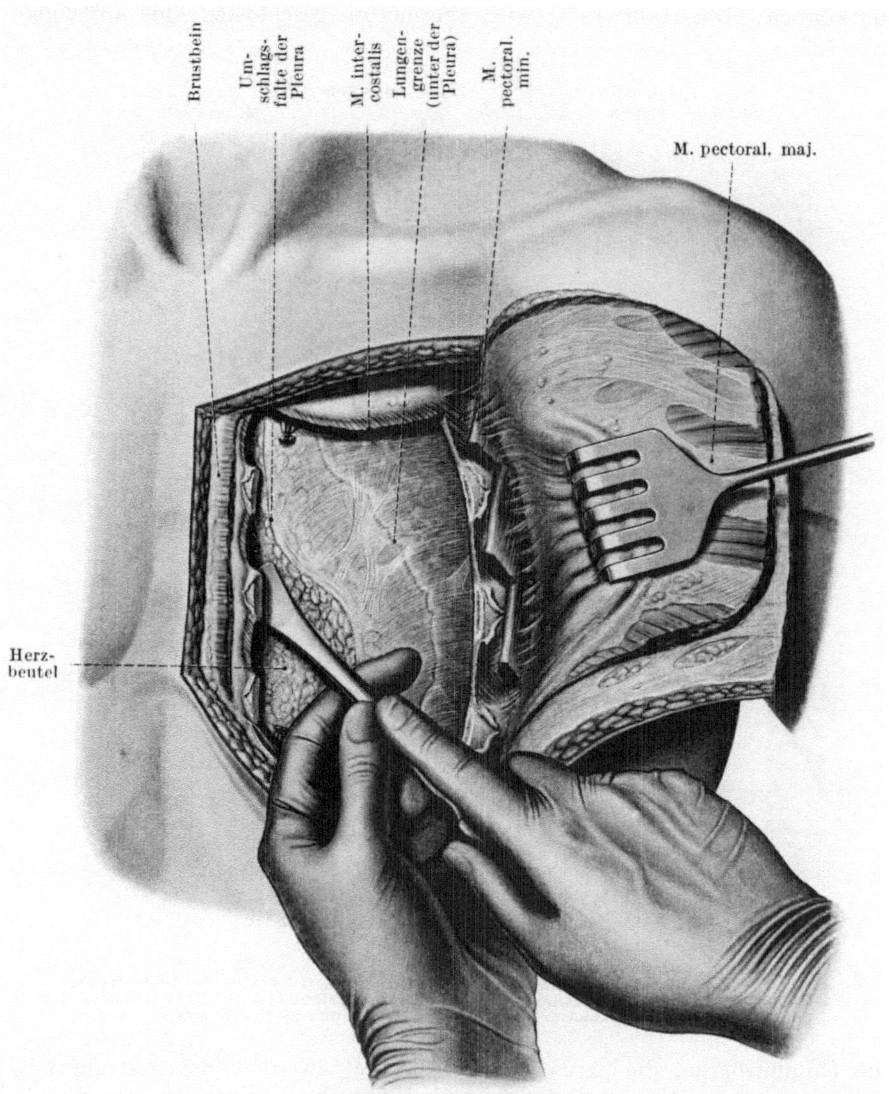

Abb. 568. Der Eingriff zur Beseitigung der Herzbeutel- und Herzschwielen bei Mediastino-Pericarditis adhaesiva mit dem KOCHERschen Schnitt nach SCHMIEDEN. 5. Der Periostmuskellappen ist entfernt. Der Herzbeutel, die Pleura- und die Lungengrenzen sind sichtbar. Mit dem Raspatorium wird die Rückseite des Brustbeines von den Weichteilen befreit.

gewisses Wagnis bleibt er ja in jedem Falle, da wir nicht mit Sicherheit sagen können, ob der Grad der zurückbleibenden Kraft und Beschaffenheit des Herzens (SCHMIEDEN) ausreichen wird, um die Zirkulation aufrechtzuerhalten. Davon hängt aber die Operationsaussicht ab. LAUBRY und MALINSKY (1937) wollen auch den Eingriff ablehnen, wenn die Erkrankung einen gutartigen und langsamen Verlauf zeigt, so daß der Kranke auch ohne Operation einer ruhigen Beschäftigung nachgehen kann. Finden sich während des Eingriffes schwierige Verhältnisse, d. h. sind die Schwielen unlöslich mit dem Herzen verwachsen, erstrecken sie sich besonders über Herzabschnitte, die eine dünne Wand haben (Vorhöfe, Herzohren, Einmündungen der großen Venen) oder umklammern sie gerade den Sulcus coronarius, so sind dem Eingriff Grenzen

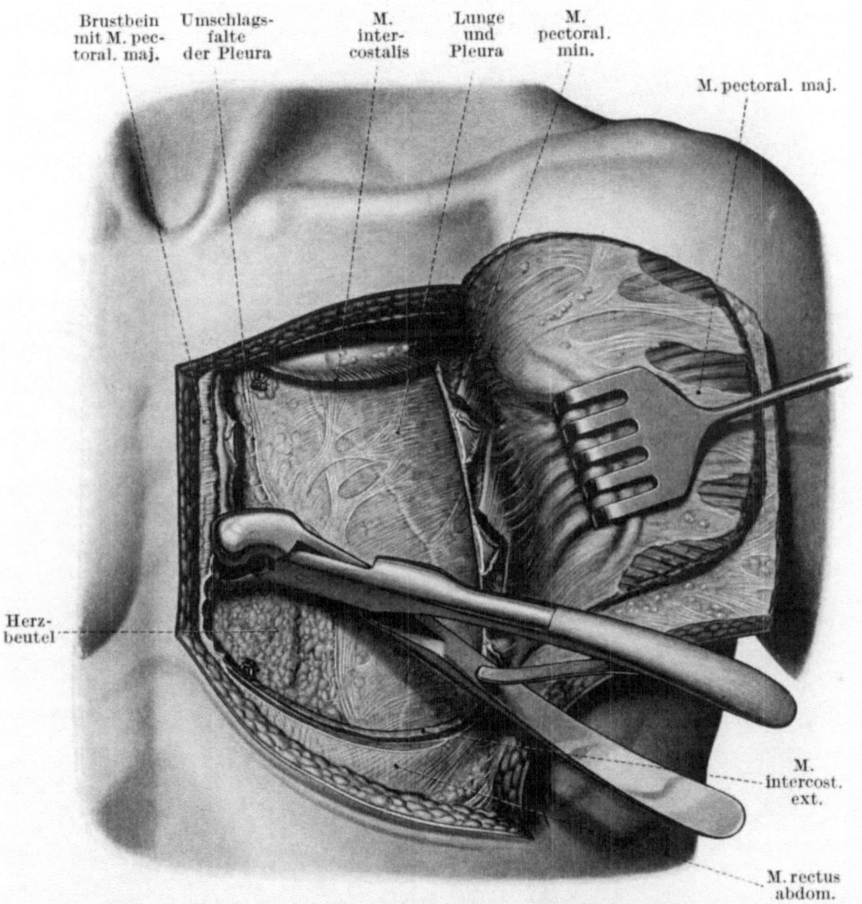

Abb. 569. Der Eingriff zur Beseitigung der Herzbeutel- und Herzschwielen bei Mediastino-Pericarditis adhaesiva mit dem KOCHERschen Schnitt nach SCHMIEDEN. 6. Der Herzbeutel wird nach Ausführung des Weichteilschnittes nach KOCHER durch Brustwandresektion in genügender Ausdehnung freigelegt.

geboten, die man nicht überschreiten soll. Man muß dann wünschen, daß die teilweise Befreiung des Herzmuskels genügt. Die Aufforderung WINKELBAUERs, bei bestehendem Aszites, besonders die V. cava inf. von Schwielen zu befreien, wird meist auf große Schwierigkeiten stoßen. Wird der Puls während der Aushülsung des Herzens schlecht, so muß der Eingriff abgebrochen werden. Man kann dann zunächst hoffen, daß die Kardiolyse für sich einen so günstigen Einfluß hat, daß in einer zweiten Sitzung die Entfernung der Schwielen möglich ist (SCHMIEDEN, WINKELBAUER). In solchen Fällen kann auch transpleural vorgegangen werden. Nach dem oben Gesagten wird die Kardiolyse allein nicht zur Dauerheilung führen, so daß man also mit einer Schwielenentfernung in einer zweiten Sitzung rechnen muß. TORRACA hat wohl mit Recht darauf aufmerksam gemacht, daß zwar die Perikardektomie eine größere Frühsterblichkeit, die Kardiolyse aber die größere Spätsterblichkeit aufweist.

Finden sich verkalkte Schwielen, so bilden sie kein unüberwindliches Hindernis. KIRSCHNER, LÄWEN, DAX, PIERSOL, GRIFFITH, O'HARA und LEE, TAMMANN

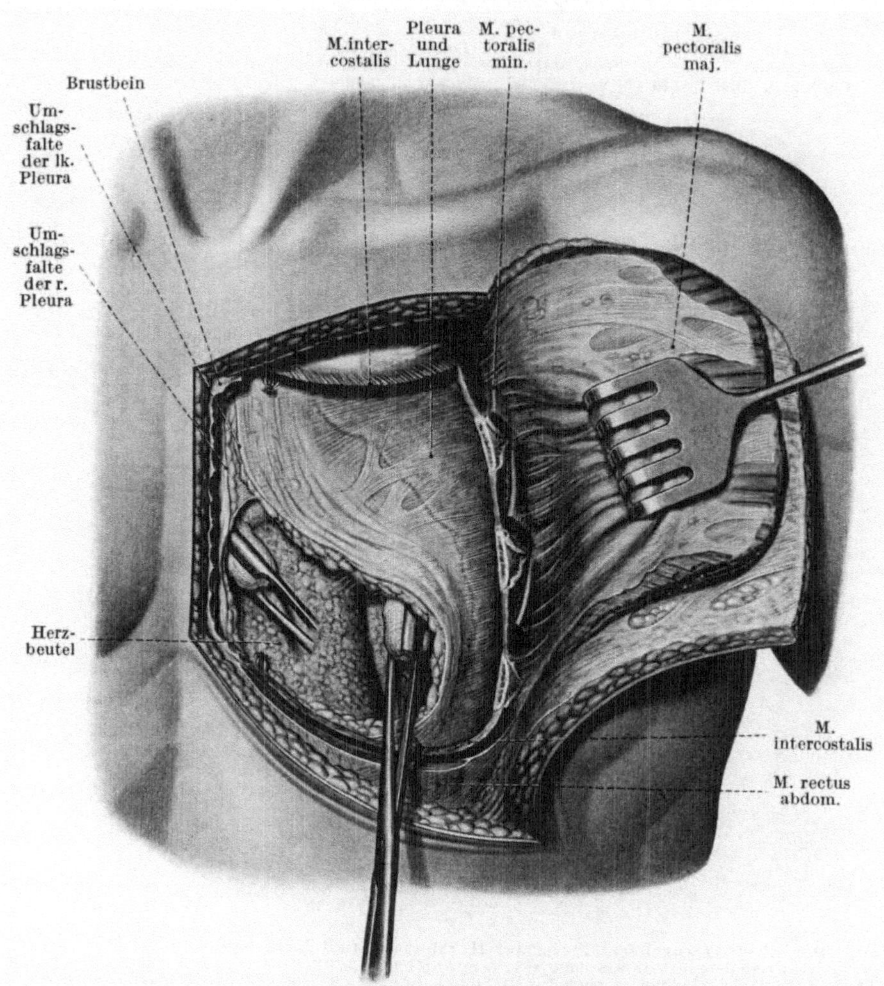

Abb. 570. Der Eingriff zur Beseitigung der Herzbeutel- und Herzschwielen bei Mediastino-Pericarditis adhaesiva mit dem KOCHERschen Schnitt nach SCHMIEDEN. 7. Entlang der Umschlagsfalte der Pleura ist ein Einschnitt gemacht und die Umschlagsfalte wird halb scharf halb stumpf seitlich abgeschoben, so daß die perikarditische Schwiele in größerer Ausdehnung zum Vorschein kommt.

(1936) haben Kalkplatten in den Schwielen entfernt. DAX (1935) hat dabei den rechten Ventrikel eingerissen, was ja wohl bei der Entfernung solcher starren Platten leichter vorkommen kann als bei bindegewebigen Schwielen. Er hat die Blutung durch 3 Nähte gestillt. Der Kranke konnte gebessert entlassen werden. In TAMMANNs Fall waren die Herzbeutelverwachsungen die Folge einer 15 Jahre zurückliegenden Schußverletzung. Die Verkalkung betraf besonders den linken Ventrikel. Er war zunächst während des Eingriffes von den Kalkschwielen befreit. Als Folge trat ein ausgedehntes Mittelfell- und Brustwandemphysem auf, so daß der Eingriff abgebrochen wurde. Trotzdem war er erfolgreich.

Über die Erfolge der Herzbeutelentfernung nach DELORME, REHN, SCHMIEDEN hat zuletzt WESTERMANN (1936) berichtet. Es sind im ganzen 110 Fälle operiert worden. Die größten Zahlen hatten WHITE mit 11 Fällen und SCHMIEDEN mit 22 Fällen im Jahre 1926 aufzuweisen. Sonst haben sich 48 Chirurgen an

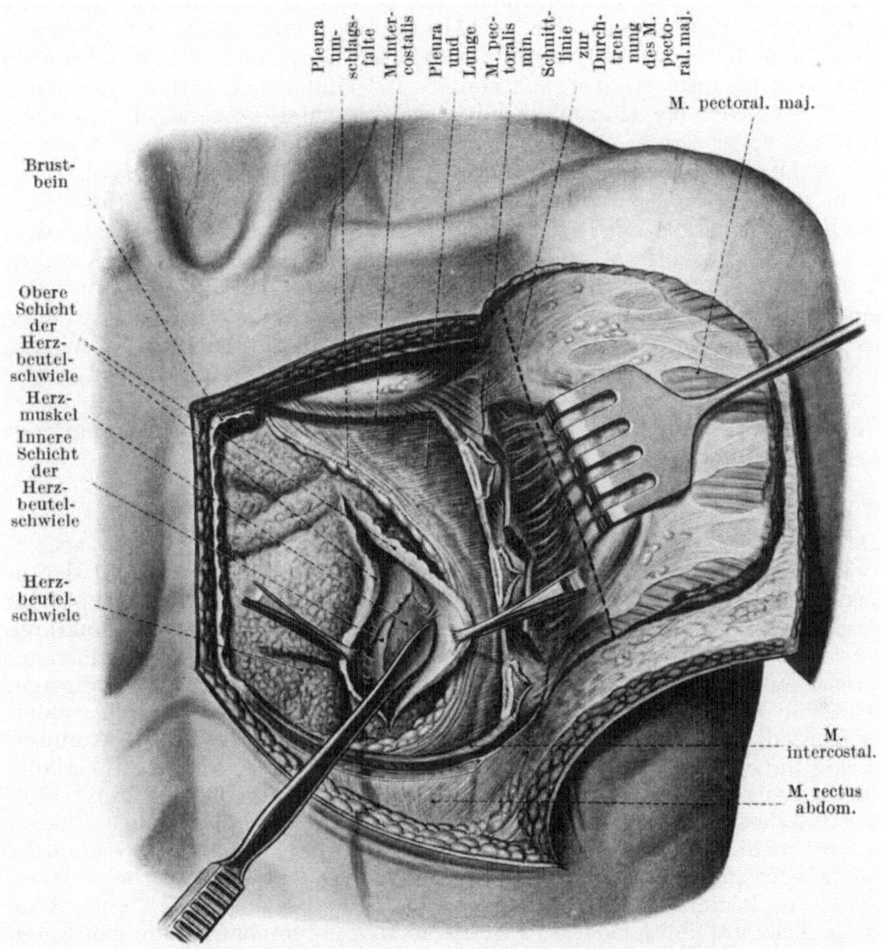

Abb. 571. Der Eingriff zur Beseitigung der Herzbeutel- und Herzschwielen bei Mediastino-Pericarditis adhaesiva mit dem KOCHERschen Schnitt nach SCHMIEDEN. 8. Die Herzbeutelschwiele ist in der Gegend des linken Ventrikels eingeschnitten, bis die rosa durchschimmernde Herzmuskulatur zum Vorschein kommt. Es sind mehrere Schichten zu durchtrennen gewesen. Es wird versucht mit dem Raspatorium die Ablösung in der richtigen Schicht durchzuführen.

der Aufstellung dieser Statistik beteiligt, von denen die meisten allerdings nur 1—3 operiert haben. Eine Seltenheit sind schon 5 einzelne Fälle (LÄWEN, L. REHN, SPRAGUE). Die SCHMIEDENsche Zahl hat sich inzwischen noch weiter erhöht. Von den 110 Fällen sind im ganzen geheilt 22, gebessert 36, gestorben 38, während der Ausgang unbekannt blieb bei 14 Operierten. Da SCHMIEDEN die größte Erfahrung besitzt, so seien seine Zahlen besonders erwähnt. Von 20 Fällen wurden 6 völlig geheilt, 5 waren arbeitsfähig, 1 arbeitsunfähig gebessert entlassen. 1 starb während der Operation, 5 im Verlauf der Nachbehandlung und 2 nach vorübergehender Besserung. Die geheilten Fälle blieben bis über 7 Jahre hinaus rückfallsfrei. Die gebesserten Fälle blieben ebenfalls lange ohne Rückfall, gingen aber doch meist nach einem längeren Zeitraum an ihrer Grundkrankheit, meist Tuberkulose, zugrunde. SCHMIEDEN hat also immerhin 60% seiner Operierten heilen oder bessern können, während die Gesamtzahl der gebesserten Fälle der übrigen Operateure nur 42,1% beträgt.

Seit der letzten zusammenfassenden Arbeit aus der SCHMIEDENschen Klinik (WESTERMANN 1936) ist nur über verhältnismäßig wenige Fälle von Perikardektomie berichtet worden. NEUHOF (1935) hat ausgedehnte Verwachsungen zwischen den Pleurablättern an der Vorder- und Hinterwand entfernt und einen dicken Strang, der die Herzspitze mit dem Zwerchfell verband, durchtrennt. Es trat ein voller Erfolg ein, der auch nach $2^1/_2$ Jahren anhielt.

WINKELBAUER und SCHUR berichteten über 8 Fälle, von denen allerdings 5 schon in der Statistik von WESTERMANN aufgenommen waren, also über 3 neue Fälle. TAMMANN hat 1936 über einen erfolgreichen Fall berichtet, bei dem starke Kalkplatten entfernt wurden. GRISWOLD hat ebenfalls seinen Kranken nach der Entfernung des schwieligen Perikards zur Heilung gebracht. Das Kymogramm zeigte normale Herzbewegungen. BØGGILD (1936) hat 2 Fälle schwieliger Perikarditis auf tuberkulöser Basis, die die zweifelhafteste Prognose hat, operiert. Über den Erfolg ist in dem Referat nichts ausgesagt. LAUBRY und MALINSKY (1937) berichten ebenfalls über 2 Fälle.

SCHMIEDEN hatte 1939 bereits 33 Fälle von Pericarditis adhaesiva operiert (WESTERMANN 1939).

ϑ) Die Eingriffe zur Wiederbelebung des Herzens.

Der Herzstillstand ereignet sich selten während der Narkose. Er ist scheinbar wesentlich seltener geworden als früher. Diese Tatsache ist wohl darauf zurückzuführen, daß das Chloroform weitgehend als Inhalationsnarkotikum ausgeschaltet worden ist. Im Stadium des Beginnes der Chloroformnarkose ereignet sich der durch plötzliche Überdosierung hervorgerufene Herzstillstand, der immer mit einem gleichzeitigen Atmungsstillstand einhergeht, am häufigsten. Er wird von KILLIAN, auf Grund der Untersuchungen REINS, als Folge plötzlicher Konstriktion der Koronargefäße bei zu hoher Konzentration des Atmungsgemisches aufgefaßt. Daneben kommt als zweithäufigste Ursache im Verlaufe der Narkose der Herz- und Atmungsstillstand infolge von allmählicher Überdosierung durch Unachtsamkeit des Narkotiseurs in Frage. Neben dem Chloroform wird auch das Chloräthyl beschuldigt zu Beginn des Rausches ähnliche Zustände herbeiführen zu können. Höchstwahrscheinlich spielen beim Herzstillstand im Beginn der Narkose konstitutionelle Besonderheiten eine Rolle und es ist bekannt, daß Kinder im sog. Status thymo-lymphaticus am häufigsten davon betroffen werden. Darauf soll aber hier nicht näher eingegangen werden. Der Herz- und Atmungsstillstand durch allmähliche Überdosierung ist bei allen Narkosemitteln möglich. Er ereignet sich aber auch wesentlich leichter beim Chloroform und verwandten Mitteln, als z. B. beim Äther, wegen der geringen Narkosebreite. Er wird aber auch bei allen intravenös, spinal und rektal verabreichten Präparaten beobachtet. Außerdem sehen wir ihn gelegentlich als Folgeerscheinung von Starkstromverletzungen, Verbrennungen und Erfrierungen, wobei in den letzteren Fällen zweifellos auch Vergiftungserscheinungen eine Rolle spielen. Der Herzstillstand zu Beginn der Narkose tritt fast immer schlagartig mit dem Atmungsstillstand ein und ist durch eine unmittelbare Vergiftung des Herzens selbst infolge unvorsichtiger Verabreichung des Mittels zu erklären. Dagegen spielt bei langsamer Überdosierung eine allmählich zunehmende Vasomotorenlähmung die ausschlaggebende Rolle, bei gleichzeitiger ungenügender Atmung und Kreislaufverlangsamung.

Der akute Herzstillstand zu Beginn der Narkose hat meist eine schlechte Vorbedeutung, da es sich um die Vergiftung des Herzmuskels selbst handelt, und es nur sehr schwer gelingen kann das mit Gift überladene Blut aus dem Herzen zu entfernen. Aber auch jeder andere Herzstillstand ist eine bedrohliche Erscheinung. Es ist selbstverständlich, daß alle Maßnahmen, die Kreislauf und Atmung wieder in Gang zu bringen vermögen, möglichst rasch zur Anwendung kommen müssen. Als erstes muß festgestellt werden, daß die Luftwege frei sind. Dann wird sofort in sachgemäßer, nicht überstürzter Weise die künstliche Atmung eingeleitet, am wirksamsten nach dem SILVESTERschen Verfahren, wobei es zweckmäßiger ist die Bewegungen der Arme von zwei Gehilfen ausführen zu lassen, anstatt vom Narkotiseur allein. Kommt nach etwa einer Minute die Herztätigkeit nicht wieder in Gang, so soll man zunächst einen Versuch mit der extrathorakalen Herzmassage nach KÖNIG und MAASS machen. Durch rasch aufeinanderfolgende Stöße des auf die Herzgegend aufgelegten Daumenballens kann besonders bei Kindern und Jugendlichen mit weichem Brustkorb eine unmittelbare Einwirkung auf den Herzmuskel selbst hervorgerufen werden. Die Zahl der Stöße entspricht etwa der Pulszahl. Manche empfehlen für die ersten Stöße eine raschere Folge, andere eine langsamere. Zugleich gibt man, wenn auch zunächst nur prophylaktisch, Lobelin, Cardiazol oder Coramin subkutan. Diese Mittel können natürlich erst wirken, wenn der Kreislauf wieder in Gang gekommen ist. Am ehesten könnte man sich von einer intravenösen Dauertropfinfusion mit Adrenalin- und Coraminzusatz etwas versprechen. Sie behindert aber die übrigen Maßnahmen, besonders die künstliche Atmung zu stark. Die extrathorakale Herzmassage nach KÖNIG und MAASS, und die künstliche Atmung, die bei richtiger Ausführung zweifellos auch einen Einfluß auf die Entleerung und Wiederfüllung des Herzens ausüben, genügen häufig, besonders bei der langsamen Überdosierung, um die Herztätigkeit und die Atmung wieder herzustellen. Genügen auch diese Maßnahmen nicht, so müssen energischere zur Anwendung gebracht werden, da mit längerer Dauer des Herz- und Atmungsstillstandes zunehmende Gefahren drohen. Ist das Ereignis während einer Laparotomie eingetreten, so wird man sich nicht lange besinnen und zunächst die sogenannte subdiaphragmale Herzmassage durchführen. Sie kann technisch allerdings nur dann mit einiger Vollkommenheit angewendet werden, wenn die Bauchöffnung in der Oberbauchgegend sitzt. Es steht aber nichts im Wege einen tiefersitzenden Bauchschnitt rasch so zu erweitern, daß das Zwerchfell an der Herzbasis erreicht werden kann. Die Herzbasis wird durch das Zwerchfell hindurch durch rhythmische Stöße getroffen und damit naturgemäß ein wesentlich wirksamerer mechanischer Einfluß auf die Herzoberfläche hervorgerufen als bei der extrathorakalen Methode. Ist keine Laparotomiewunde vorhanden, so erhebt sich die Frage, ob man bei längerer Dauer des Herzstillstandes dazu verpflichtet ist durch einen Bauchschnitt in der Mittellinie oberhalb des Nabels die Bauchhöhle zu eröffnen und die Kompression des Herzmuskels von hier aus durchzuführen. Bei Kindern und Jugendlichen, d. h. bei ungeschädigtem Herzen sollte man den Eingriff machen und es ist nur die Frage, ob man nicht vorher eine intrakardiale Einspritzung vornehmen soll (s. unten). Entschließt man sich zum Eingreifen, so ist keine Zeit zu verlieren. Auch wenn keine Laparotomie vorhanden ist, ist es ein Fehler mit dieser Maßnahme zu lange zu warten. Durch die Untersuchungen von BATELLI (1908), WREDE (1913) u. a. ist festgestellt worden, daß der Herzmuskel trotz aller Widerstandsfähigkeit gegenüber mangelnder Blut- und Nervenversorgung doch nicht unbegrenzt lange reaktionsfähig bleibt. Das trifft naturgemäß stärker für einen schon geschädigten Herzmuskel und für ein altes Herz zu. Wesentlich schlimmer ist es aber, daß, selbst wenn es gelingt die Herztätigkeit nach längerer

Dauer wieder in Gang zu bringen, das gegenüber mangelhafter Blutversorgung viel weniger widerstandsfähige Zentralnervensystem bereits so schwer geschädigt sein kann, daß es seine Tätigkeit nicht wieder aufnimmt. Daher ist es außerordentlich wichtig vom Beginn des Herz- und Atmungsstillstandes an die künstliche Atmung, am besten mit Sauerstoffverabreichung vereinigt, mit größter Regelmäßigkeit durchzuführen.

Der Zeitpunkt, in dem das Zentralnervensystem bei völligem Kreislaufstillstand nicht mehr ansprechbar ist, wird in 10—15 Minuten nach Eintritt der Kreislaufstörung festgelegt (Batelli, Wrede). Es ist daher mit weiteren unsicheren Maßnahmen keine Zeit zu verlieren.

Der Einfluß durch äußere Reizmaßnahmen, wie sie durch die Herzmassage im wesentlichen dargestellt wird, wurde zeitweise überschätzt. D'Halluin (1904), Wrede (1913) u. a. haben den Standpunkt vertreten, daß durch die Herzmassage der Herzmuskel 1. mechanisch gereizt würde, 2. daß es gelingt, das prall gefüllte rechte Herz zu entleeren, eine Beobachtung, die auch Läwen und Sievers (1910) bei ihren Experimenten gemacht haben, 3. daß es möglich sei eine Art künstlichen Kreislauf durch das Auspressen des Blutes aus dem Herzen zu erzielen.

Auf Einzelheiten, die meist auf experimentelle Beobachtungen zurückgehen, kann hier nicht eingegangen werden (s. Thiel 1928). Thiel hat selbst durch seine Versuche festgestellt, daß durch die unmittelbare Herzmassage weder eine ausreichende Blutversorgung des Kranzgefäßkreislaufes, noch eine solche der Kapillaren des Gehirns erzielt wird. Die Herzmassage ist daher nur als mechanischer Reiz auf den Herzmuskel selbst aufzufassen. Bei stärkeren Stößen und heftigem Drücken kommt es zu Blutungen und Muskelrissen (Wrede). Trotz dieser Einwendungen muß die Herzmassage in geeigneten Fällen, in schonender Weise am besten in der subdiaphragmalen Form, durchgeführt werden. Mit ihr werden nach v. Cackovic (1909) die besten Erfolge erzielt (s. S. 824).

Es steht uns aber glücklicherweise noch ein zweites Verfahren zur Wiederbelebung der Herztätigkeit zur Verfügung. Ehe man sich dazu entschließt, z. B. eine transpleurale Freilegung des Herzens zur Ausführung einer unmittelbaren Herzmassage zur Anwendung zu bringen, oder auch nur einen Bauchschnitt zum Zweck der Durchführung der subdiaphragmalen oder gar der transdiaphragmalen Herzmassage vorzunehmen, wird man den Versuch machen durch Einspritzung eines wirksamen Arzneimittels in das Herz selbst seine Tätigkeit wieder in Gang zu bringen. Die ersten Punktionen des Herzens liegen lange zurück. Sie sind zur Bekämpfung der Luftembolie ausgeführt worden (Henschen). Winter (1905) hat wohl als erster empfohlen, bei Zwischenfällen während der Chloroformnarkose Adrenalin in das linke Herz einzuspritzen.

Auf die pharmakologischen und physiologischen mit diesen Einspritzungen zusammenhängenden Fragen kann hier nicht eingegangen werden (s. Bachlechner 1923).

Das Verfahren hat zweifellos, vorher durch Tierexperimente geprüft, seine Berechtigung zur Anwendung auch beim Menschen längst bewiesen. Von allen Mitteln, die empfohlen worden sind, Kampfer, Coffein, Digitalis-Präparate, besonders Strophanthin und Adrenalin, hat sich zweifellos das Adrenalin als das vorteilhafteste gezeigt. Es hat vor allen anderen Arzneimitteln den Vorzug, daß es neben einer allgemeinen Blutdrucksteigerung eine deutliche Erweiterung des Kranzarterienkreislaufes herbeiführt (Morawitz und Zahn 1914). Freilich ist die Verabreichung von Adrenalin auch nicht gleichgültig, da es, besonders in größeren Dosen, zu systolischem Herzstillstand führen kann. Außerdem ist gelegentlich Kammerflimmern beobachtet worden. Daher wird von Gunn (1935) u. a., ehe die regelrechte Atmung eintritt, eine Atropineinspritzung empfohlen, um den „2 Tod“ durch Kammerflimmern zu verhüten. Diese Erscheinung ist auch von Montanari (1938) festgestellt worden. Die Wirkung ist außerdem flüchtig. Trotzdem wird sich nach den zahlreichen guten Erfahrungen, die mit der Einspritzung von Adrenalin gemacht wurden, niemand davon abhalten lassen es zur Anwendung zu bringen. Es ist zweckmäßig zunächst mit kleinen Mengen zu beginnen, d. h. mit 0,3—0,5 mg und als Maximaldosis für einmalige Injektion 1 mg, d. h. 1 ccm der gewöhnlichen Adrenalin- oder Suprareninlösung 1:1000 einzuspritzen. Montanari (1938) hat empfohlen zunächst $^1/_4$, später bis 5 mg einzuspritzen. Gläser (1935) hat ein Gemisch von 0,5 mg Strophanthin in 15—20 ccm physiologischer Kochsalzlösung empfohlen, während Hesse ein Gemisch von Digipuratum, Coffein, Kampfer und Adrenalin in den linken Ventrikel einspritzt. Ronzini hat ebenfalls ein Gemisch von 0,1—1 mg Adrenalin, 0,3—0,5 mg Atropin, $^1/_2$—1 ccm Pituitrin und 1—3 mg Lobelin für zweckmäßig erklärt.

Als Einstichstelle ist möglichst der kleine dreieckige Raum zu benutzen (s. S. 782ff), an dem der Herzbeutel ohne Brustfell- und Lungenbedeckung der vorderen Brustwand anliegt. Diese Stelle entspricht der Gegend unmittelbar links seitlich vom unteren Brustbein im 4. und 5. Zwischenrippenraum. Da außer Lungen- und Pleuraverletzungen auch noch die Gefahr der Verletzung der A. und V. mammaria int. und ihrer Seitenäste nicht von der Hand zu weisen sind, so wird die Einspritzung nach Ansicht der meisten Chirurgen unmittelbar neben dem Brustbein, also medial von den genannten Gefäßen, und am Oberrand der 5. Rippe durch den 4. Zwischenrippenraum vorgenommen. Noch genauere Bestimmungen, wie sie von Philippelli (1937) u. a. gegeben worden sind, erübrigen sich wohl. Die Einspritzung soll mit einer etwa 7 cm langen, etwa 0,8 mm dicken Nadel erfolgen. Die Nadel wird langsam mit aufgesetzter Spritze und etwas angezogenem Spritzenstempel eingeführt, um den sofortigen Austritt von Blut beobachten zu können. Damit ist das Zeichen für das Eintreten der Spritze in den Ventrikel (meist dem rechten) gegeben. Einspritzungen in die Perikardhöhle (Henschen 1920) sind technisch wohl außerordentlich schwer durchzuführen. Der längere Zeit geführte Streit, ob die Injektion in den Herzmuskel oder in den Hohlraum erfolgen soll, hat sich heute dahin geklärt, daß die Wirksamkeit des Mittels erhöht wird, wenn es mit dem Blutgemisch in die Blutbahn hineingelangt. Der von manchen für besonders wirksam gehaltene Reiz durch das Einspritzen in den Herzmuskel selbst ist mehr mechanischer Natur und erfolgt wohl auch beim Durchbohren des Herzmuskels beim Einstich ohne Einspritzung. Die Wirkung der Einspritzung wird zweifellos herbeigeführt durch die mechanische Reizung infolge der Durchbohrung der Herzmuskulatur, dann aber durch die Wirkung des Arzneimittels auf die Herzmuskelzellen und die Herzgefäße (Gohrbandt 1927). Es gehört also der mechanische Anstoß zur Auslösung der ersten Kontraktion dazu, um die nachhaltigere Wirkung des Arzneimittels zu einer regelrechten Folge von Herzkontraktion und Ingangsetzung des Kreislaufes herbeizuführen.

Andere Wege, die zur Einspritzung angegeben worden sind, haben wenig Bedeutung gewonnen. Der intraperikardiale ist schon erwähnt (Henschen). Die Einspritzung in die linke Herzkammer (Hesse) von der Gegend der Herzspitze aus, ist gefährlicher und hat keinen Vorzug vor der Einspritzung in den rechten Ventrikel, abgesehen davon, daß die Wirkung auf die Koronargefäße vielleicht etwas rascher eintritt.

Zu betonen ist, daß die Injektion nur ausgeführt werden darf, wenn der Herzstillstand sicher nachgewiesen ist, da es sonst unter Umständen zu schweren Verletzungen der Herzwand mit folgender Blutung und Herztamponade (s. S. 735) kommen kann (GOHRBANDT 1927). Weiter ist hervorzuheben, daß die Injektion nur dann Sinn hat, wenn sie innerhalb der ersten 10—15 Minuten durchgeführt wird und wenn der Herzmuskel nicht durch vorausgegangene Erkrankungen schwer geschädigt ist.

Was die Anzeigestellung betrifft, so wird man die Adrenalininjektion bei allen Kranken mit plötzlichem Herzstillstand nicht nur bei Narkose- und Operationszwischenfällen, sondern auch bei Vergiftungen, Blitzschlag, Starkstromverletzungen, Erfrierungen und Erstickungen zur Anwendung bringen.

Andere oben erwähnte Hilfsmittel werden selbstverständlich auch neben der intrakardialen Einspritzung durchgeführt. Während der Einspritzung muß die künstliche Atmung einen Augenblick ausgesetzt werden, um keine Nebenverletzungen herbeizuführen (MONTANARI 1938). Auch die intravenöse Dauertropfinfusion, wie sie CRILE (1903) zuerst empfohlen und FRIEDEMANN (1913) zuerst in Deutschland eingeführt hat, kann als gutes Unterstützungsmittel empfohlen werden.

A. MÜLLER (1935) glaubt einen künstlichen Kreislauf durch besondere Maßnahmen durchführen zu können. Der Kranke befindet sich in Rückenlage, wie zur künstlichen Atmung. Zuerst wird der Kopf und später Arme und Beine angehoben, um das Blut nach den zentralen Venen strömen zu lassen. Durch einen Druck auf den Bauch wird das Blut dann den Lungen zugeführt. Nun läßt man den Kopf sinken und führt Arme und Beine nach unten. Bei gleichzeitigem Druck auf den Bauch strömt nun das Blut aus den Lungen und linkem Herz in die Peripherie.

Ob man beim Versagen der intrakardialen Injektion dann doch noch einen Eingriff unmittelbar zur Herzmassage, d. h. also einen Bauch- oder Brustschnitt durchführen soll, bleibt dem Ermessen des einzelnen Operateurs vorbehalten. Ist die Zeit von 10—15 Minuten verstrichen, so wird man selbst bei der unmittelbaren transpleuralen (NIEHANS 1888, MAUCLAIRE 1901, ZESAS 1903) oder transdiaphragmalen (POIRIER 1902, REHN u. a.) Herzmassage keinen Erfolg mehr erwarten dürfen.

Die transpleurale Freilegung erfolgt am besten von einem Zwischenrippenschnitt (TUFFIER 1900) oder von einem seitlich gestielten Brustwandlappen unter Druckdifferenz. Die in die Brusthöhle eingeführten 4 Finger der rechten Hand drücken unter Umfassen des Herzbeutels das Herz gegen den auf dem Brustbein ruhenden Daumen und damit gegen die vordere Brustwand. Zur transdiaphragmalen, von einem Laparotomieschnitt durchzuführenden Herzmassage muß der Herzbeutel, am besten parallel zur vorderen Brustwand, so weit gespalten werden, daß die 4 Finger der rechten Hand eingeführt werden können. Von den Verfahren der unmittelbaren Herzmassage, den subdiaphragmalen, transdiaphragmalen und transpleuralen hat das erste die besten Erfolge erzielt, wie aus den Zusammenstellungen von v. CACKOVIC (1909) und PIERI (1913) hervorgeht. Die Dauererfolge sind aber auch bescheiden. Von 46 Kranken, bei denen die Herzmassage durchgeführt worden war, ist bei 17 = 37% ein positiver Erfolg, aber nur bei 9 = 19,6% ein bleibender Erfolg eingetreten. 16 Kranke waren subdiaphragmal behandelt worden. Von diesen wurde bei 10 ein Erfolg erzielt = 62,5%. 7 davon blieben dauernd geheilt = 43%. Dagegen sind nach der thorakalen Methode von 24 behandelten Kranken nur 2 = 8,3% dauernd geheilt worden. Mit dem transdiaphragmalen Verfahren waren nur Mißerfolge, nicht einmal ein vorübergehender Erfolg zu verzeichnen. Auch PIERI (1913) hält nach seiner Zusammenfassung von 76 Fällen die subdiaphragmale Methode für die beste, da sie am einfachsten und schonendsten durchgeführt werden kann und die besten Erfolge aufweist. CAMPEANU (1936) bringt eine Übersicht über eigene Fälle, von denen zwei erfolgreich mit dem subdiaphragmalen Verfahren behandelt wurden.

e) Die Eingriffe an den großen Gefäßen des Mittelfellraumes.

α) Die Eingriffe bei den Verletzungen und Erkrankungen der großen Gefäße des Mittelfellraumes.

Die Verletzung der großen Gefäße des Mittelfellraumes führt in der Mehrzahl der Fälle zu einer raschen Verblutung, zumal diese Verletzungen nur selten ein einzelnes Gefäß betreffen, insbesondere bei der häufigsten Art der Verletzung durch Schuß. Die Regel ist daher, daß die an den großen Gefäßen Verletzten entweder nicht mehr in ärztliche Behandlung kommen, oder, wenn die Überführung in ein Lazarett oder Krankenhaus noch gelingt, sich häufig in einem so ausgebluteten Zustand befinden, daß ihnen ein größerer Eingriff nicht mehr zugemutet werden kann. In solchen Fällen kann der Versuch gemacht werden, gleichzeitig mit der Freilegung der Gefäßwunde eine Bluttransfusion durchzuführen, da bei derartig ausgebluteten Menschen die Infusion von Blutersatzmitteln wegen des Fehlens des Hämoglobins bzw. der Erythrozyten kaum über eine augenblickliche Besserung der Herztätigkeit hinaus zu helfen imstande ist. Stehen Druckerscheinungen im Vordergrunde, die auf eine Entwicklung eines Mediastinalhämatomes hinweisen, und ist der Verletzte nicht so stark ausgeblutet, so daß eine operative Wundversorgung in Frage kommt, wird man trotzdem die Bluttransfusion in Aussicht nehmen, und damit später keine Verzögerung eintritt, sofort die Blutgruppenbestimmung vornehmen und den Spender besorgen.

Trotzdem also, wie gesagt, die Mehrzahl der an den großen Mittelfellgefäßen Verletzten verloren ist, gibt es doch einige Glücksfälle, in denen aus irgendwelchen Gründen die Verblutung nicht sofort stattfindet, sondern sich unter Ansammlung großer Blutmengen im Mediastinum und in der einen oder anderen, fast immer gleichzeitig verletzten Brusthöhle die Möglichkeit einer sofortigen chirurgischen Hilfe besteht. Im Abschnitt über die Verletzungen des Herzens sehen wir, daß auch dort die den Muskel durchbohrenden Verletzungen nicht gar zu selten ärztlich versorgt werden können (s. S. 731ff).

Von den Verletzungen der großen Gefäße, Aorta, A. und V. pulmonalis, V. cava sup. und inf., A. und Vv. anonyma, sind naturgemäß die der Aorta und A. pulmonalis am gefährlichsten, und es gibt nur ganz wenige Fälle, in denen die Wundversorgung auch nur versucht werden konnte.

PERTHES (1897) konnte schon über 12 Fälle berichten, in denen trotz Verletzung der Aorta eine sofortige Verblutung nicht eingetreten war. Bleibt die sofortige Verblutung aus, und kommt der Verletzte in ärztliche Behandlung, so muß beim Verdacht einer Verletzung der großen Gefäße auf jeden Fall der Versuch der operativen Blutstillung gemacht werden, denn es hat sich gezeigt, daß bei konservativer Behandlung, wie z. B. im Falle PERTHES, eine Heilung wohl immer nur unter gleichzeitiger Entstehung eines sog. traumatischen Aneurysmas möglich ist. Das betrifft besonders die Fälle, in denen ein Steckschuß vorliegt, der, wie im Falle PERTHES, nicht nur die Aorta, sondern auch die A. pulmonalis durchschlagen hatte. Daß es nicht zu einer Verblutung im Falle PERTHES kam, ist wohl darauf zurückzuführen, daß große Gefäße infolge eines chronischen Empyems in Schwielen eingebettet waren.

(Über die Behandlung der Aneurysmen s. weiter unten.)

FRITZ KÖNIG (1919) hat eine Granatsplitter, der in der schwielig veränderten Wand der Aorta descendens saß, erfolgreich entfernt. Auch SAUERBRUCH hat im Anschluß an eine Schußverletzung ein großes periaortales Hämatom ausgeräumt und die Blutung aus einem verletzten Seitenast der Aorta durch Unterbindung gestillt. DZANELIDZE (1922) gelang wohl als erstem der unmittelbare Nahtverschluß einer frisch verletzten Aorta im aufsteigenden Teil. Es handelt sich hier um einen besonders günstig verlaufenen Fall insofern, als keine der beiden Brusthöhlen eröffnet war und die Wunde verhältnismäßig klein und durch

Thrombusmassen teilweise verschlossen war. Durch einen Hautmuskellappenschnitt mit Resektion der 2. und 3. Rippe und eines Teils des Sternums links gelang es extrapleural in das Mediastinum vorzudringen, das Perikard zu eröffnen und den Anfangsteil der Aorta freizulegen. Die Verletzung saß etwa 1 cm vom Herzen entfernt, war 8 mm lang, quergestellt und ließ sich durch drei Gefäßnähte verschließen. Im übrigen sind Nähte an der Aorta außerhalb der Brusthöhle verschiedentlich erfolgreich ausgeführt worden (BRAUN, LEXER, WILDEGANS 1926), so bei den immer häufiger werdenden Embolektomien in der Gegend der Teilungsstelle der Bauchaorta, über deren letzte von DREVERMANN, SIEGEL (1930), USADEL (1932) und GOHRBANDT (1933), der bereits 7 Fälle aus dem Weltschrifttum erwähnt, und DE QUERVAIN (1933) berichtet haben.

Eine Verletzung der A. anonyma wurde von SAUERBRUCH (1925) durch Naht verschlossen. KRAMPF (1926) berichtet über diese erfolgreiche Naht. Die Naht der A. pulmonalis ist im Anschluß an Verletzungen scheinbar bis heute nicht erfolgreich gelungen. Sie ist aber nach operativer Freilegung und Eröffnung anläßlich der TRENDELENBURGschen Operation (s. S. 837ff) (KIRSCHNER 1924, A. W. MEYER) sehr häufig erfolgreich ausgeführt worden. Eine Verletzung der V. pulmonalis haben v. EISELSBERG (1909), SAUERBRUCH (1911), PRIBRAM (1920), A. HOFMANN (1921) durch Naht verschlossen. HEILE (1911) hat durch doppelte Unterbindung eine Blutung aus dem einen Hauptast der V. pulmonalis gestillt.

Eine Wundnaht der V. cava ist von SAUERBRUCH im Anschluß an die Entfernung eines bösartigen retrosternalen Kropfes erfolgreich ausgeführt worden.

Wie schon erwähnt, tritt häufig als Folge einer nicht versorgten Verletzung der Aorta und der A. anonyma ein traumatisches Aneurysma auf, das dann gelegentlich die Veranlassung zum chirurgischen Eingreifen geben kann. Die traumatischen Aneurysmen sind aber verhältnismäßig selten im Vergleich zu den Aneurysmen, die im Anschluß an luische Infektionen, atheromatöse und rheumatische Erkrankungen auftreten.

Da die Aneurysmen des oberen Mittelfellraumes mit erheblichen Beschwerden einhergehen, da außer den fast immer bestehenden erheblichen Schmerzen auch schwere Druckerscheinungen auf die anderen Gebilde des Mittelfellraumes und Zerstörungen sowohl des Brustbeines und der Rippen als auch der Wirbelsäule beobachtet werden, und da schließlich das Schicksal der Aneurysmenträger meist durch das Platzen des Aneurysmasackes besiegelt wird, so ist es nur natürlich, daß man schon frühzeitig die chirurgische Behandlung der Aneurysmen in Erwägung gezogen hat.

Die Zahl der Behandlungsverfahren der Aneurysmen ist außerordentlich groß. Auf die abwartenden Verfahren soll hier nicht näher eingegangen werden.

Es ist wohl selbstverständlich, daß bei einem Aneurysma auf luischer Basis eine antiluische Behandlung, insbesondere eine Jodkaliumkur, durchgeführt wird, die anscheinend bei gleichzeitiger Ruhe und Diätbehandlung gute Erfolge bringt. Allerdings sind Heilungen nicht bekannt geworden, aber doch jahrelange Besserungen, wie ja überhaupt das Leiden einen sehr wechselnden Verlauf mit gleichzeitigen Besserungen und Rückfällen aufzuweisen hat. Es sind Fälle bekannt, in denen ein Aneurysma 20 und 30 Jahre bestanden hat. Dieser stark wechselnde Verlauf ist immer dann zu berücksichtigen, wenn ein neues Verfahren empfohlen wird, das scheinbar eine rasche und unter Umständen länger dauernde Besserung bringt. Die in früheren Zeiten auf Veranlassung von v. LANGENBECK geübte Injektionsbehandlung mit Ergotin hat wohl wenig Bedeutung gewonnen. Ebenso wie das Aneurysma auf luischer Basis wird man auch die auf atherosklerotischer und rheumatischer Basis, der Grundkrankheit entsprechend, zu behandeln versuchen.

Bei rascher Ausbildung eines Aneurysmas hat der Arzt aber doch oft den Wunsch nach einem Behandlungsverfahren, das mit einiger Sicherheit die weitere Ausdehnung der Sackbildung oder der spindelförmigen Erweiterung verhindert.

Das gilt auch für die oft verhältnismäßig rasch wachsenden traumatischen Aneurysmen. Eine rasche Hilfe kann in manchen Fällen die Chirurgie bringen. Man soll aber bei keiner Form des Aneurysmas ohne eine gewisse Vorbereitungszeit eingreifen, falls nicht gerade ein drohender Durchbruch zu erwarten ist. Das gilt wieder besonders für die traumatisch entstandenen Aneurysmen. In dieser Wartezeit bildet sich nicht nur der Nebenkreislauf aus, sondern es ist auch die Möglichkeit gegeben, die Entwicklung des Nebenkreislaufes zu fördern. Diese Förderung des Nebenkreislaufes kann durch regelmäßig durchgeführte Druckbehandlung auf das zuführende Gefäß in allen Fällen, in denen diese erreichbar ist, gefördert werden.

Es gibt auch Chirurgen, die anderer Ansicht sind. So ist H. HANS (1915—1916) dafür, daß das traumatische Aneurysma schon nach 1—3 Wochen operiert werden solle. Er meint, daß bei längerem Zuwarten der Sack sich vergrößere, was ja auf Kosten des umgebenden Gewebes geschehe. Durch die Gewebsquetschung und die blutige Durchtränkung, unter Umständen auch das Platzen des Sackes, wird auch die Asepsis gefährdet. Für ihn gilt nur die Schußkanaleiterung als Gegenanzeige gegen die frühe Operation.

Da es Spontanheilungen des traumatischen Aneurysmas gibt (BIER, GENNEWEIN), so sollte man doch mit dem Eingriff etwas zurückhaltend sein, zumal diese Fälle bis zu einem gewissen Grade zu erkennen sind. Es handelt sich meist um kleine, derbe, wenig pulsierende Tumoren. Wenn man aber innerhalb der ersten 3 Wochen operiert, so kommt man doch zum mindesten fast immer in die Zeit des sog. pulsierenden Hämatomes, in dem die anatomischen Verhältnisse oft unklar sind durch die blutige Durchtränkung des Gewebes, so daß die Freilegung auf Schwierigkeiten stößt. Deshalb gilt im allgemeinen die Forderung, daß man erst nach völliger Ausbildung eines Aneurysmasackes eingreifen soll, falls nicht, wie schon oben erwähnt, Druckerscheinungen auf die benachbarten Gewebe und Organe ein rasches Weiterwachstum verkünden, oder gar eine Ruptur droht. Als Anzeige zum Eingreifen kann auch das Bestehen von starken Schmerzen (KÜTTNER) gelten.

Noch mehr Zurückhaltung muß man wohl bei dem Aneurysma auf Grund von Gefäßerkrankungen walten lassen. Alle Eingriffe an den aneurysmatisch erkrankten Gefäßen sind gefahrvoll. Das gilt am wenigsten für die Aneurysmen der Extremitäten. Hier können die meisten der unten erwähnten chirurgischen Verfahren zur Anwendung kommen. Es ist eine selbstverständliche Voraussetzung, daß man aber da zunächst die Feststellung zu treffen hat, daß auch nach Ausführung des Eingriffes die Blutversorgung der Extremität gewährleistet ist. Technische Schwierigkeiten verursachen die Aneurysmen in der Nähe des Stammes und die Aneurysmen an den Gefäßen der großen Körperhöhlen. Hier ist die Feststellung einer ausreichenden Gefäßversorgung oft schwierig, ja unmöglich. Schon die Unterbindung der A. carotis comm. ruft häufig die bekannten schweren Störungen hervor, so daß sie nur in zwingenden Fällen unternommen werden darf. Nach GUINARD ist zum mindesten zu fordern, daß die Karotis der anderen Seite gut entwickelt ist. Nicht selten muß bei den tiefsitzenden Aneurysmen der A. carotis die zentrale Unterbindung im Bereiche der A. anonyma durchgeführt werden. Dadurch kann eine weitere Schädigung infolge mangelhafter Blutversorgung der oberen Extremität bedingt werden. Wenn es sich auch in der Praxis häufig gezeigt hat, daß die Nebenbahnen in der Schulter- und Hüftgegend sehr gut entwickelt sind und verhältnismäßig rasch den unterbundenen Hauptstamm zu ersetzen vermögen, so ist ein solcher Ausgang nie mit Sicherheit vorauszusehen. Schwieriger liegen die Verhältnisse bei den Aneurysmen der A. anonyma und der Aorta. Die zentrale Unterbindung der A. anonyma bei Aneurysmen dieses Gefäßes (s. unten) ist oft ausgeführt und auch scheinbar in einem gewissen Hundertsatz der Fälle ohne Schaden. Trotzdem wird man zum mindesten zu vermeiden suchen, die beiden Hauptäste dieses Gefäßes mit der A. anonyma zugleich zu unterbinden. Zwar ist auch diese Unterbindung des öfteren erfolgreich, auch mit Entfernung des Sackes, durchgeführt worden. Aber ein Nebenkreislauf entwickelt sich dann wesentlich schwerer. Für die Aneurysmen der A. anonyma scheint die periphere Unterbindung manchmal gute Anfangserfolge zu bringen (s. S. 830 und 833). Am schwierigsten liegen die Verhältnisse natürlich bei der Aorta. Hier kann von einer zentralen oder peripheren Unterbindung nur schwerste Störung erwartet werden, zum mindesten so weit der thorakale Abschnitt in Betracht kommt (s. unten). Für das sackförmige Aneurysma der Aorta kommt daher von den streng chirurgischen Verfahren nur das ideale, d. h. die Entfernung des Sackes mit Naht der Gefäßwand in Frage. Dieser Eingriff ist mehrfach versucht worden, hat aber bisher zu keinem Erfolg geführt (s. S. 831). Aber auch alle anderen später erwähnten Verfahren sind beim Aortenaneurysma mit größter Vorsicht anzuwenden. SAUERBRUCH hat mit Recht darauf aufmerksam gemacht, daß das Aortenaneurysma infolge von Gefäßerkrankung das Leben nicht rasch zu begrenzen pflegt, daß es vielmehr bei guter innerer und medikamentöser Behandlung mit langdauernden Besserungen einhergehen kann, so daß man nicht berechtigt ist, in solchen Fällen ohne weiteres einen lebensgefährlichen Eingriff vorzunehmen.

Dazu kommt noch, daß die Diagnose des Aortenaneurysmas, besonders des endothorakalen, oft nicht ganz einfach ist. Manchmal wird lange Zeit nicht an die Erkrankung gedacht, und die Druck- und Atmungsbeschwerden auf andere Erkrankungen zurückgeführt. Das gilt auch für das traumatische Aneurysma insbesondere dann, wenn z. B. ein Steckschuß vorhanden ist, der für die Beschwerden verantwortlich gemacht wird, wie das z. B. im Falle von DELAGÉNIÈRE (1934) geschehen ist. Auch nach anderen Verletzungen, z. B. durch Pressung oder durch Sturz aus großer Höhe mit folgender Verletzung des Gefäßes, ist die Entwicklung eines Aortenaneurysmas möglich. Solche Gefäßzerreißungen finden sich nicht selten bei Fliegerabstürzen, bei Eisenbahnverletzungen und Überfahrungen.

ORSÓS hat Zerreißungen am Isthmus festgestellt und glaubt, daß die Narben des Duct. Botalli dabei eine Rolle spielen. FENZ (1929) hat nach einem Autounfall eine Verletzung der A. anonyma durch Aufschlagen des Brustkorbes auf das Steuerrad beobachtet. Wenn auch in diesen Fällen die Entstehung eines Aneurysmas nicht erwähnt ist, so wäre an sie doch ohne weiteres zu denken.

Häufig wird die Röntgenuntersuchung die Klärung bringen (s. weiter unten).

Selbst wenn man aber an das Vorhandensein eines Aortenaneurysmas denkt, kann die Differentialdiagnose gegenüber anderen Mediastinaltumoren im weitesten Sinne des Wortes auf Schwierigkeiten stoßen. Die Verwechslung mit bösartigen Geschwülsten kommt am häufigsten zustande, wenn das Aneurysma die Wirbelsäule zerstört und das ganze Krankheitsbild mit dem plötzlichen Auftreten einer Hemi- oder Paraplegie beginnt.

DEVIC und JANIN (1928) haben einen solchen Fall beschrieben, in dem erst durch die Laminektomie wegen eines fraglichen Tumors das Aneurysma gefunden wurde. Die Verfasser zählen eine ganze Reihe ähnlicher Beobachtungen auf.

Von den gutartigen Geschwülsten sind die Teratome die scheinbar am häufigsten differentialdiagnostisch in Frage kommenden. Das gilt besonders für die Aneurysmen, die durch weitgehende Thrombosen verschlossen und daher keine oder nur geringfügige Pulsation zeigen (BEHRENS und BOLES 1935), während andererseits die Dermoidzyste eine Scheinpulsation aufweisen kann.

DZANELIDZE (1929) beobachtete unter 140 Mittelfellraumdermoiden 5 mit Pulsation. Er führt als Zeichen, die gegen Aneurysma sprechen, die schon von v. LANGENBECK gemachte Beobachtung an, daß bei anderen Geschwülsten die dem Aneurysma zugehörige Hypertrophie des Herzens und die typischen Geräusche fehlen. SCHLEMMER (1921) fand in seinem Falle ebenfalls alle Anzeichen für einen Mediastinaltumor, allerdings bei positivem Wassermann, aber sonst keine Symptome eines Aneurysmas, das aber in apfelgroßer Form bei der Obduktion festgestellt wurde. Er warnt in solchen Fällen vor der Ausführung einer Tracheotomie, die PELS-LEUSDEN (1900) bei stenosierendem Aortenaneurysma empfohlen hatte, und zwar mit der KÖNIGschen Trachealkanüle. HOCHE (1926) ist es nicht gelungen, ein Aneurysma des Aortenbogens trotz aller Untersuchungsmittel, einschließlich der Röntgenuntersuchung, von einem Mediastinaltumor zu unterscheiden. Der Tumor zeigte keine Pulsation, die Luftröhre war nach rechts verschoben und in den Brustkorb hineingezogen, aber ohne Kompression. Anzeichen für Lues bestanden nicht. Trotzdem deckte die Sektion ein Aneurysma auf. HUGENIN und ALBOT (1931) haben an ein Aneurysma gedacht, einen Lungentumor durch Bronchoskopie und Bronchographie ausgeschlossen und schließlich das Aneurysma durch Punktion (!) auszuschließen versucht. Bei der Obduktion fand sich tatsächlich ein extrapleural gelegenes Fibrom des hinteren Mediastinums. In der Diskussion zu diesem Fall hat DUPONT (1931) berichtet, daß er ein Aneurysma des vorderen Mediastinums bei negativem Wassermann für einen Tumor gehalten und erst nach der Eröffnung der Geschwulst das Aneurysma festgestellt hat. Der Kranke hat sich verblutet.

Es wird immer Fälle geben, in denen die Differentialdiagnose Schwierigkeiten macht. IGNATOVSKAJA (1934) hat für die Differentialdiagnose als klinisches Zeichen eine eigenartige fibrierende Pulsation festgestellt, die mit dem im 2. oder 3. Zwischenrippenraum aufgesetzten Finger parasternal gefühlt, teilweise sogar gesehen werden kann. Dieses Zeichen trifft nur beim Aneurysma und nur bei naher Verbindung mit der Brustwand, nie aber bei Tumor oder Exsudat zu.

Abgesehen von den erwähnten Geschwülsten kommen auch andere glattwandige Mediastinalzysten in Frage, z. B. die Bronchuszysten (SAUERBRUCH, ALFORD 1937). Böss hat 1937 eine mit Magenschleimhaut ausgekleidete Mediastinalzyste beschrieben, in der sich ein Ulcus pepticum entwickelt hatte, das in die Lunge durchgebrochen und durch Gefäßarrosion eine tödliche Blutung verursacht hatte. Durch leichte Blutbeimischung im Sputum darf man sich von der Diagnose eines Aneurysmas nicht abbringen lassen. Sie kommen nach KREYZEWSKI und IGODA (1931) öfters allmählich bei Durchbruch des Aneurysmen in die Lunge vor, ebenso sind Durchbrüche in die Speiseröhre mit tödlicher Blutung mehrfach beobachtet worden (SMAGIN und KSAGANSKAJA 1931).

Von den zahlreichen operativen Verfahren, die, wie schon angedeutet, angegeben worden sind, sind wohl alle ohne weiteres bei den Extremitätenaneurysmen zur Anwendung zu bringen, während die Durchführung einzelner Verfahren bei den Aneurysmen am Stamme, und besonders der der großen Körperhöhlen, unmöglich erscheint, oder auf solche technischen Schwierigkeiten stößt, daß man von vornherein auf ihre Ausführung verzichtet. Das gilt, strenggenommen, für alle rein chirurgischen Methoden.

Die ältesten chirurgischen Verfahren zur Behandlung der Aneurysmen sind: Die einfache zentrale Unterbindung (RUFUS v. EPHESUS 97 n. Chr.), die Eröffnung des Sackes mit folgender Unterbindung des zu- und abführenden Gefäßstammes (ANTYLLUS 340 n. Chr.), die Unterbindung oberhalb und unterhalb des Sackes und die Entfernung desselben (AETIUS 543 n. Chr.), genau beschrieben von PURMANN (1686). Die doppelte Unterbindung des Gefäßes oberhalb und unterhalb des Sackes, ohne diesen zu eröffnen (ANEL 1710). Die Unterbindung der Arterie zentral vom Aneurysma „am Orte der Wahl" (HUNTER 1785). Die drei Verfahren der Endoaneurysmorrhaphie nach MATAS (1903) und schließlich die „ideale" Versorgung des Aneurysmas durch seitliche oder ringförmige Naht nach MURPHY (1896), GARRÉ (1904), LEXER (1907) und BIER (1922) und die Transplantation bei Vorhandensein größerer Lücken nach der Entfernung des Sackes (LEXER 1907). Viele dieser rein chirurgischen Verfahren sind beim Aortenaneurysma versucht worden. Keines hat aber zu einem vollen Erfolg geführt (s. S. 831ff.). Für das Aortenaneurysma könnte von den chirurgischen Verfahren nur das sog. „ideale" mit Erhaltung der Lichtung dieses Hauptgefäßes in Betracht kommen. Bisher ist trotz mehrfacher Versuche eine Naht nach Entfernung des Aneurymasackes nicht gelungen (s. S. 831). Dagegen ist die erfolgreiche Ausführung einzelner dieser Methoden bei Aneurysmen der A. anonyma gelungen.

Es wäre also mit der chirurgischen Behandlung der Aortenaneurysmen schlecht bestellt, wenn es nicht noch andere Möglichkeiten gäbe, mit chirurgischen Mitteln zum mindesten das Weiterschreiten der Sackbildung zu verhüten. Während die obengenannten, rein chirurgischen Verfahren darauf ausgehen, den Aneurysmasack aus der Zirkulation auszuschalten, entweder durch Entfernung oder durch

Eröffnung des Sackes, mit, oder, wie bei der idealen Methode, ohne Unterbrechung des Blutstromes in dem erkrankten Gefäß, gibt es eine Reihe von Eingriffen, die ein anderes Ziel haben.

Die schon lange bekannte Tatsache, daß durch Druck auf das Aneurysma selbst (DE VIGO 1514, A. PARÉ 1556) aber auch auf den zuführenden Gefäßabschnitt (BLIZARD, BOYER, RICHTER, HEBENSTREIT [zitiert nach HASSE 1830], BILLROTH u. a.) ein allmähliches Verschwinden des Aneurysmas zustande kommen kann, wurde in neuerer Zeit begreiflicherweise auch auf das Aortenaneurysma angewendet. Zur Behandlung von Aneurysmen größerer Gefäße wurde von DUBOIS versucht, durch zunehmenden Druck oder allmähliche Zuschnürung das Blut in die Kollateralgefäße zu zwingen, während ASSALINI, SCARPA (1804, 1821) u. a. einen besonderen Arterienpresser oder einen Leinwandzylinder oder Bändchen zur Ausübung des Druckes benutzen (zitiert nach HASSE 1830).

Als letztes rein chirurgisches Verfahren wäre noch die Herstellung einer arteriovenösen Fistel distal vom Aneurysma zu nennen. Dieses Verfahren hat BABCOCK (1925) vorgeschlagen und auch mehrfach angeblich mit gutem Erfolg zur Ausführung gebracht (s. S. 835). Das Ziel der folgenden Verfahren besteht in der Unterstützung der natürlichen Heilbestrebungen des Körpers. Kein Aneurysma kann von selbst zur Ausheilung kommen, ohne daß es durch eine Thrombusmasse verschlossen wird. Je kleiner der Sack und je kleiner die seitliche Öffnung des Gefäßes, desto eher scheint die seltene sog. Spontanheilung des Aneurysmas vorzukommen. Die Ursachen für die Thrombenbildung im strömenden Blut beruhen bekanntlich (ASCHOFF) auf der Stromverlangsamung und Wirbelbildung im toten Raum. Eine unregelmäßige Wandoberfläche, wie sie ja bei den Aneurysmen, besonders bei den sackförmigen und traumatischen beobachtet wird, fördert diese Thrombusbildung. Der Gedanke, diese natürlichen Vorgänge zu unterstützen, lag nahe, er ist auf verschiedene Weise in die Tat umgesetzt worden. Derartigen Gedanken verdanken wir die folgenden Verfahren. Das älteste ist das nach BRASDOR-WARTROP.

Hier handelt es sich auch um eine Unterbindung. Diese Unterbindung wird aber peripher vom Aneurysma an dem erkrankten Gefäß angelegt. Auch dieses Verfahren ist beim Aortenaneurysma mehrfach, aber erfolglos versucht worden, soweit die Unterbindung der Aorta selbst in Frage kommt. Dagegen hat es augenscheinlich einen gewissen Nutzen gebracht, wenn Seitenäste der Aorta, deren Abgang von dem Gefäßstamm in der Nähe des Aneurysmas liegt, unterbunden wurden, also beim Aneurysma der aufsteigenden Aorta, die Unterbindung der A. anonyma, oder der Aa. carotis und subclavia, oder auch die einzelne Unterbindung dieser 3 Gefäße, beim Aneurysma des Aortenbogens die Unterbindung der linken Aa. carotis und subclavia.

Eine bedeutende Rolle hat dieser Eingriff nach BRASDOR-WARTROP beim Aneurysma der A. anonyma gespielt. Das betrifft auch Fälle, in denen die Hauptäste der A. anonyma, insbesondere der A. carotis, an der Aneurysmenbildung beteiligt war (s. S. 833).

Während diese Methode durch Änderung der Strömungsverhältnisse (s. S. 833) die Thrombenbildung zu unterstützen versucht, soll das nächstälteste Verfahren auf einem anderen Wege dasselbe Ziel erreichen. MOORE, MURCHISON (1864) in England, BACELLI, CORRADI in Italien unterstützen die Thrombusbildung durch Einbringen von Fremdkörpern in den Sack. Eisendraht (MOORE), Uhrfederspirale (BACELLI), Pferdehaare (LEVIS), Katgut (QUINCKE), karbolisierte Darmsaite (VAN DER MEULEN) (s. S. 834).

Es ist fast selbstverständlich, daß außer diesen Fremdkörpern auch noch gerinnungsbefördernde Flüssigkeiten in den Aneurysmensack eingespritzt wurden. Am häufigsten scheint zu diesem Zwecke die Gelatine in Verbindung mit Kochsalzlösung benutzt worden zu sein (s. S. 834).

Aber auch Eisenchlorid wurde in Vorschlag gebracht (v. SCHRÖTTER).

Im folgenden sind die Erfahrungen der bisher aufgezählten Verfahren der chirurgischen Aneurysmabehandlung in ihrer Anwendung auf das Aorten- und Anonymaaneurysma zusammengefaßt.

Versuche, die Aorta bei Aneurysmen zu unterbinden oder nach Entfernung des Sackes zu nähen, sind verschiedentlich und fast immer erfolglos gemacht worden. Die erste Unterbindung der Aorta zentral vom Aneurysma zu machen, wurde von MILTON (1891) gemacht. Eine Unterbindung der Aorta thoracica in der Höhe des 9. Brustwirbels versuchte mit tödlichem Ausgang GUINARD (1894). Das Aneurysma platzte. TUFFIER (1902) hat mit einem anderen Verfahren unmittelbar chirurgisch einzuwirken versucht, indem er den Sack (auch beim Aneurysma des Aortenbogens) freilegte, den Stiel aufsuchte, abband oder das Gefäß gegen den Stiel abklemmte, den Sack abtrug und die Wunde durch Naht zu verschließen versuchte. Keiner der Fälle hat den Eingriff überstanden. Ähnlich ging es KÜMMELL (1914). Nach Abtragen des Aneurysmensackes blieb ein 10 cm langer Schlitz zurück, den er zunähte. Auch dieser Patient ging zugrunde. VAUGHAN (1921) erwähnt 19 Fälle von Aortenunterbindungen, alle mit tödlichem Ausgang. Er selbst hat einen Verschluß mehr im Sinne der BRASDOR-WARTROPschen Operation, d. h. distal vom Aneurysmensack der Aorta abdominalis durch ein Baumwollband ausgeführt. Die Unterbindung wurde so fest angezogen, bis der Puls in den Aa. iliacae verschwand. Der Patient lebte nach 1 Jahr 4 Monaten noch und fühlte sich wohl. In dem einen Bein war der Puls zurückgekehrt, im anderen fehlte er. BEHRENS und BOLES (1935) haben bei einem Aortenaneurysma, das das Brustbein bereits stark beschädigt hatte, den Sack versehentlich eröffnet und wieder durch Naht verschlossen. Der Kranke hat noch 8 Monate gelebt.

Eine Unterbindung der Aorta ist von BROOKS (1926) beschrieben. Er hat das Gefäß oberhalb des Aneurysmas abgebunden, das Aneurysma ist kleiner geworden. In der Diskussion zur Vorstellung dieses Kranken erwähnt MATAS einen Eingriff mit Unterbindung der Aorta oberhalb des Aneurysmas. Den Kranken hat er $1^1/_2$ Jahre beobachtet.

KRESTOVSKIJ (1927) legte ein sackartiges Aneurysma frei, nach Resektion des 2.—4. Rippenknorpels und des entsprechenden Teiles des Brustbeines. Die verdünnte Aneurysmenwand, die am Brustbein und am 2. Rippenknorpel festhing, riß ein. Die sehr starke Blutung wurde zunächst mit Fingerdruck gestillt. Von dem Assistenten wurde der Aneurysmensack aus der Umgebung abgelöst und 2 Klemmen angelegt. Mit einer doppelten fortlaufenden Matratzennaht wurde das Gefäß verschlossen. Der Operierte verblutete. Der Lappenstiel war unzweckmäßigerweise links angelegt. Für solche Fälle eignet sich eher ein kaudalgelegener Stiel. Dann könnte der Aneurysmensack mit dem Knochen und den Weichteilen zunächst im Zusammenhang bleiben, bis Klemmen angelegt werden können.

LA ROQUES (1931) hat die Aorta wegen eines Aneurysmas der A. iliaca communis erfolgreich unterbunden. Er erwähnt dabei, daß im ganzen 11 Fälle den Eingriff so weit überlebten, daß man den Erfolg beurteilen konnte.

Die Unterbindung der A. anonyma hat CUNÉO (1911) wegen eines Aneurysmas der Aorta ausgeführt. Die Druckerscheinungen und die Atmungsbeschwerden nahmen rasch ab, die Pulsation des Aneurysmas wurde geringer. Der Kranke war nach 5 Jahren noch am Leben.

IMAY (1913) hat bei einem Aneurysma der A. anonyma zentral und peripher des Aneurysmas das Gefäß unterbunden und den Sack ohne unangenehme Folgeerscheinungen entfernt. Es scheint das der einzige Fall einer radikalen Entfernung des Aneurysmas der A. anonyma. Von THOMPSON (1915) sind 52 Fälle von Unterbindung der A. anonyma mit 16 Heilungen zusammengestellt. Von DREISSLAMPL (1924) wurde zuerst wegen Aneurysma der A. anonyma die A. carotis und subclavia, und vorläufig die A. anonyma unterbunden. Als sich weder am Arm noch im Karotisgebiet Ernährungsstörungen bemerkbar machten, unterband er das Gefäß endgültig. JUKELSON (1925) hat die A. anonyma ebenfalls erfolgreich unterbunden, ebenso LESNOI (1928) bei einem Aneurysma der A. anonyma. Der Sack wurde eröffnet und das zuführende Gefäß unterbunden. 1929 berichtet LESNOI über eine erfolgreiche Unterbindung der A. anonyma wegen einer Schußverletzung. Der Verletzte wurde geheilt.

Eine größere Zahl von Unterbindungen der A. anonyma (70 Fälle) hat STRELKOW (1926) zusammengestellt. 24 Kranke sind geheilt worden, 46 gestorben. Er empfiehlt vorherige Kompressionsbehandlung.

RUNDLE (1937) hat in 2 Fällen erfolgreich den Stamm der A. anonyma, die Aa. carotis und subclavia unterbunden. In einem weiteren Falle hat er nach diesen Unterbindungen auch noch den Sack entfernt.

SOUTARE (1934) begnügte sich mit der Unterbindung des zentral vom Aneurysma gelegenen Gefäßabschnittes. Dasselbe versuchten MILLER-DALBERG und BALLANCE (1934). Da aber der Sack noch pulsierte, mußten sie auch die Aa. carotis und axillaris unterbinden.

Die Druckbehandlung der Aneurysmen ist schon oben erwähnt worden (s. S. 830). Auf das Aneurysma der Aorta scheint die Druckmethode erst in neuerer Zeit zur Anwendung gekommen zu sein (s. weiter unten). Sie besteht in der Umschlingung des Gefäßes bis zum annähernden Verschluß, d. h. bis der Puls in den Leistenbeugen verschwindet. VAUGHAN (1921) konnte 19 Versuche feststellen, die alle an ihren Aneurysmen zugrunde gegangen sind. Er selbst hat mit einem baumwollenen Band die Kompression vorgenommen. Bei keinem der vorher erwähnten 19 Fälle war ein völliger Verschluß der Arterie zustande gekommen. Ganz bestimmte Vorschläge zur Druckbehandlung hat HALSTED (1904—1914) zunächst im Tierexperiment ausgearbeitet. Er hat den Eingriff dann später auch am Menschen durchgeführt. Mit Metallbändern wird die Aorta so weit eingeengt, bis der Puls verschwindet und Schwirren auftritt, aber der Blutstrom noch erhalten bleibt. Er hat festgestellt, daß gesunde Gefäße diese Abschnürung für Wochen und Monate aushalten, daß aber die erkrankte Aorta, wie ein Fall von KOCHER zeigt, mit Geschwürsbildung und Zerreißung antwortete. HALSTED (1913) hat daher statt der Metallbänder auch Faszienbänder und Bänder aus Gefäßen, schließlich auch Leinenbänder zugleich mit Faszien verwendet. Diese Umschnürung löst sich meist im Laufe einiger Wochen, so daß der Blutstrom sich wieder durch die volle Lichtung ergießen kann. Er hat es auch am Menschen bei einzelnen Aneurysmen, z. B. an der A. iliaca, erreicht, daß das Aneurysma fast völlig verschwand. Vor der Anlegung der Bänder, besonders der Metallbänder an der Aorta, hat er selbst gewarnt.

Spätere Untersuchungen mit Umschnürung der Gefäße sind teilweise erfolgreich gewesen.

Während die bisher genannten Verfahren der Umschnürung in erster Linie den Blutstrom auf das stärkste vermindern und dadurch den Druck im Aneurysma bis zum Unschädlichwerden herabsetzen sollten, hat TUFFIER (1921) auf Grund eines anderen Gedankens eine Umschnürung des Sackes vorgenommen. Dieser Gedanke, den KIRSCHNER (1910 und 1913) schon in seinen ersten Arbeiten über die Faszientransplantation erwog, entsprang dem Wunsche, die verdünnte und durch den dauernden Innendruck gefährdete Wand des Sackes zu verstärken und zu stützen. Er hat zu diesem Zwecke zunächst versucht, nachdem der den Aortenbogen von der V. cava und A. pulmonalis getrennt hatte, mit Hilfe eines durch diesen Schlitz geführten Katgutfadens einen breiten Streifen aus der Fascia lata hindurchzuziehen und das Gefäß damit ringsherum einzuhüllen. Auf der Rückseite war der Durchgang zu schmal, so daß er die Faszie nur auf der Vorderseite ausbreiten und annähen konnte.

Während alle die bisher genannten Verfahren kaum für die im Mittelfellraum sich entwickelnden Aneurysmen in Frage kamen bzw. die Kranken beim Versuch der Durchführung zum Opfer fielen, ist eine zeitweise weit verbreitete Methode gerade für das Aortenaneurysma und noch in höherem Grade für das Aneurysma der A. anonyma zur Anwendung gekommen. Dieses Verfahren hat BRASDOR schon in den 80er Jahren des 18. Jahrhunderts vorgeschlagen. DESAULT hatte nach BICHAD den gleichen Gedanken. DESCHAMPS (1799) hat ihn zum ersten Male in die Tat umgesetzt bei einem Aneurysma der A. femoralis, dann ASTLEY COOPER (1804) an der A. iliaca ext., während WARTROP (1825) die erste periphere Unterbindung bei einem Aneurysma der Aorta bzw. der A. anonyma oder dem Anfangsteil der A. subclavia zu danken ist. Der Vorschlag der Gefäßunterbindung peripher vom Aneurysma, der zunächst nicht ganz verständlich erscheint, leuchtet bei näherer Betrachtung ein. Durch die teilweise Absperrung des Blutstromes wird nicht nur eine Verlangsamung der Strömung, die an sich schon eine Thrombusbildung begünstigt, sondern auch eine Wirbelbildung im Sack herbeigeführt, die in demselben Sinne wirkt. Ähnlich wirkt wahrscheinlich auch die von den englischen Autoren als wichtig hervorgehobene Änderung der Richtung des Blutstromes.

Der BRASDOR-WARTROPsche Eingriff der peripheren Unterbindung hat weniger bei der operativen Behandlung des Aortenaneurysmas als des Aneurysmas der A. anonyma eine bedeutsame Rolle gespielt. KÜSTER (1879) hat schon 19 nach diesem Verfahren operierte Fälle zusammenstellen können, von denen 5 geheilt, zum Teil bis zu 9 Jahren, geheilt waren, 9 waren allerdings bald nach der Operation gestorben, aber keiner an frühzeitiger Ruptur. Diese Fälle wurden wegen Aneurysmas der A. anonyma operiert. Es sind aber dabei einige Aortenaneurysmen gewesen, bei denen die Diagnose fälschlicherweise auf Aneurysma der A. anonyma gestellt war. In 7 Fällen wurde dieses Verfahren bewußt bei Aortenaneurysmen angewendet. Beim Aortenaneurysma waren allerdings die Erfolge durchweg mehr oder weniger schlecht. Ähnlich waren auch die Erfahrungen, die in der Folgezeit mit dem Verfahren gemacht wurden. So von v. BERGMANN (1883), FERGUSSON (1886), BURNEY (1887), WHARTON (1887). v. BERGMANN konnte bereits 24 Fälle zusammenstellen mit 16 Besserungen. Diese zuletztgenannten Fälle betrafen alle erfolgreiche BRASDOR-WARTROPsche Operationen, mit Ausnahme des Falles von FERGUSSON, der sich auch später als Aortenaneurysma herausstellte. Dasselbe gilt für die Fälle von LEDIARD (1880), MARSH (1883) und ALY (1884). In beiden Fällen trat nach verhältnismäßig kurzer Zeit nach scheinbar geringem Erfolg die Ruptur ein. Auch in neuerer Zeit sind noch viele Aneurysmen der Anonyma mit dem BRASDOR-WARTROPschen Eingriff behandelt worden. Berichte finden wir von GÉRARD-MARCHANT (1900), THIELE (1900), DA COSTA (1910), JAKOBSTHAL (1902), RUTGERS (1911), STRÄTER (1911), GUINARD (1911), BALDWIN (1912). In allerneuester Zeit ist das Verfahren augenscheinlich seltener zur Anwendung gekommen bzw. lediglich für die Aneurysmen der A. anonyma, und da meist mit gutem Erfolge, zum mindesten mit gutem Anfangserfolge durchgeführt worden.

Da man scheinbar mit dem BRASDOR-WARTROPschen Verfahren (s. S. 830) zwar gute Anfangserfolge, aber doch durchschnittlich keine Dauererfolge erzielen konnte (JAKOBSTHAL 1902), so wurden immer wieder andere Versuche zur Beseitigung des Aortenaneurysmas vorgeschlagen. Solche Versuche konnten nur zum Ziele führen, wenn sich, was man ja auch bei der BRASDOR-WARTROPschen Operation erreichen wollte, Thrombosierungen im Aneurysmensack entwickelten.

Das älteste Verfahren, das zeitweise, insbesondere in Amerika, alle anderen in den Schatten stellte, beruht auf dem Grundgedanken der Erzeugung von

Thrombosen im Sack durch das Einbringen von Fremdkörpern. Dem Gedanken liegt die Erfahrung zugrunde, daß sich oft in der unebenen Wand des Aneurysmas Thromben niederschlagen. Geeignet für dieses Verfahren erscheinen nur die sackförmigen Aneurysmen, da durch die Wirbelbildung und Stromverlangsamung bei möglichst enger Sacköffnung die Thrombenbildung erfahrungsgemäß leichter eintritt als bei den spindelförmigen Aneurysmen. Der Gedanke wurde zuerst von MOORE und MURCHISON (1864) in England in die Tat umgesetzt. MOORE soll bereits 26 Ellen feinen Eisendrahtes in den Aneurysmensack hineingebracht haben (zitiert nach KÜSTER 1879). Das Verfahren fand zunächst viele Anhänger und wurde auch auf verschiedene Weise abgeändert. In Italien haben sich hauptsächlich BURESSI und CORRADI dafür eingesetzt. BACELLI hat statt des Eisendrahtes eine Uhrfederspirale angewendet. LEVIS hat Pferdehaare zu demselben Zweck empfohlen. QUINCKE hatte zuerst den Gedanken, Katgut in den Sack hineinzubringen. Diesen Gedanken hat, unter Verwendung von karbolisierten Darmsaiten, VAN DER MEULEN ausgeführt. CINISELLI hat die sog. Elektropunktur angegeben, von der BOWDITSCH (1876) bereits 37 Fälle bekanntgeben konnte, von denen 11 gestorben sind. Die Einführung des elektrischen Stromes durch eine in den Aneurysmensack eingeführte Nadel ist dann später vielfach (BACELLI) gleichzeitig mit dem MOORE-CORRADIschen Verfahren zur Anwendung gekommen. Im Laufe der 80er Jahre des 19. Jahrhunderts ist das Verfahren der Drahteinbringung in den Aneurysmensack mit und ohne Einleitung des elektrischen Stromes häufig geübt worden, meist ohne Freilegung des Aneurysmas, im wesentlichen perkutan. FRANZOLINI (1877), BRANCACCIO (1884), BARWELL (1886), WILSON (Elektropunktur) (1886), LORETA (1885), RANSCHOFF (Elektropunktur) (1886).

Die Behandlung des Aneurysmas nach MOORE und CORRADI ist auch später noch durchgeführt worden. FOREST-WILLARD (1901) hat darüber berichtet. Etwa die Hälfte der Fälle ging frühzeitig zugrunde. Es sind aber Beobachtungen von Heilungen über $3^1/_2$ und 11 Jahre bekannt geworden. Weitere Beobachtungen über diese Eingriffe stammen von MAUNSELL (1904), COLLINS und BRAINE, HARTWELL (1913), MEYER (1913), der Goldplatindraht vorschlug. Bei einem der verstorbenen Kranken COLLINS (1913) zeigte sich, daß der Draht nicht richtig im Sack lag. HARE (1914) empfiehlt Gold-, statt Silberdraht. HARE (1919) gibt die Anzeigestellung für das MOOREsche Verfahren. Es soll nur bei sackförmigen Aneurysmen angewendet werden. POWER 1921), HENSCHEN (1924), SACHAROFF (1926), LEGRANDE und MOREAU (1927), MACNEALY (1927) haben das Verfahren mit mehr oder weniger Erfolg angewendet. MACNEALY hat es 2mal im Laufe eines Jahres bei demselben Kranken erfolgreich zur Anwendung gebracht. HENSCHEN (1924) beschreibt ausführlich das COLTsche Instrument, das in neuerer Zeit von vielen Chirurgen angewendet wurde. Durch einen Trokar werden vergoldete federnde Stahldrähte von 3—5 m Länge, die im Aneurysmasack regenschirmartig auseinandergehen, eingeführt. Bei einem Aneurysma der Bauchaorta waren 8 solcher Schirme nötig. Sie wurden in 3 Sitzungen eingeführt. Das Aneurysma platzte nach einiger Zeit, es fanden sich aber ausgedehnte Thrombosen um den Draht.

Es ist schon oben darauf aufmerksam gemacht worden, daß zur Unterstützung der Thrombenbildung im Aneurysmensack Einspritzungen von gerinnungsfördernden Flüssigkeiten in die Aneurysmen vorgeschlagen wurden (PRAVAZ † 1853). Die Methode scheint auch eine Zeitlang bei Aortenaneurysmen versucht worden zu sein. Die Erfolge waren allerdings scheinbar nicht sehr überzeugend. ZARAGOZA (1904) hat zugleich mit der Einspritzung (Gelatine in Kochsalzlösung) die Kompression angewandt. LANCEREAUX (1905) berichtete über einige Fälle und erwähnt dabei einen geheilten Fall von REYNIER. CHALIER und NOVÉ-JOSSERAND (1914) haben nach zahlreichen Einspritzungen einer Gelatinelösung angeblich reichliche Thrombenbildung beobachtet.

Auf das Bestreben, den Blutstrom im Aneurysma zu beschleunigen und dadurch den Druck zu vermindern, ist oben schon hingewiesen worden (BABCOCK 1925).

Das Ziel der Blutstrombeschleunigung wird dadurch erreicht, daß A. und V. z. B. die A. carotis und die V. jugularis int. kurz oberhalb des Schlüsselbeines durchtrennt, die distalen Abschnitte blind verschlossen und die zentralen miteinander vereinigt werden, so daß der Blutstrom unmittelbar vor der A. carotis comm. in die V. jugularis int. und damit in die V. cava abfließen kann. Die genaue Technik beschreibt McCARTHY (1930). Das Verfahren kommt, wie gesagt, für die A. aorta und wohl auch nicht für die A. anonyma in Betracht. BABCOCK (1932) hat die oben erwähnte Anastomose 9mal ohne Todesfall durchgeführt.

MATAS (1931) wendet sich gegen das Grundsätzliche dieses Eingriffes, der das Gegenteil von dem erreicht, was zur Thrombose des Sackes führen kann. BROZOVSKY (1932) hat das Verfahren ohne Erfolg angewendet.

GOYANES hat 1923 eine Anastomose oberhalb und unterhalb des Aneurysmas hergestellt, um dadurch die Druckverhältnisse zu bessern. Es scheint nicht, daß eines dieser Verfahren für die großen intrathorakalen Gefäße in Frage kommt.

Überblickt man die Zusammenstellung der für das Aneurysma angegebenen Behandlungsverfahren, so kommen für das Aortenaneurysma nur wenige in Frage. Strenggenommen kann nur die Entfernung der Geschwulst und die Naht der Gefäßwunde Erfolg bringen. Es ist nicht einzusehen, warum eine solche Operation, die zwar mehrfach versucht, aber bisher nicht geglückt ist, nicht einmal zum Erfolg führen soll. Allerdings ist fast übereinstimmend von allen Chirurgen, die den Versuch der Entfernung und Naht gemacht haben, festgestellt, daß die Freilegung des Aortenaneurysmas, das sehr ausgedehnte Verwachsungen des Sackes mit der Nachbarschaft, insbesondere auch mit den großen Venen eingehen kann, auf große Schwierigkeiten stößt. Selbst wenn es aber gelingt, den Sack und das Gefäß freizulegen, scheitert die Naht meistens daran, daß die Gefäßwand in der Nähe des Aneurysmas außerordentlich brüchig ist und die Fäden sehr leicht durchschneiden. Das trifft allerdings nur für das Aneurysma zu, während die Naht der Aorta (s. oben) bei einfacher Gefäßverletzung ohne Wandschädigung keine Schwierigkeiten verursacht. Die Technik würde sich im übrigen nicht von der der seitlichen Gefäßnaht an anderen Gefäßen unterscheiden. Man wird am zweckmäßigsten nach Anlegung einer seitlich fassenden Klemme, die den Blutstrom zum Teil freiläßt, oder, wenn es möglich ist, durch teilweise Abklemmung des Gefäßes durch die Hand des Assistenten eine Matratzennaht mit möglichst breiter Berührung der Intimaflächen durchführen (LEXER 1906, HANS 1915, HOHLBAUM 1925). Man kann natürlich auch einzelne U-Knopfnähte verwenden. Die Gefäßlichtung wird zwar durch die Matratzennaht etwas stärker eingeengt, da das aber selbst bei kleineren Gefäßen keine wesentliche Bedeutung hat, so kann sie auch an der Aorta kaum Schaden bringen. Ist die Naht nicht ganz dicht, so kann man mit einer fortlaufenden feinen Gefäßnaht die Wundränder noch einmal übernähen.

Für die Naht der großen Gefäße im Mediastinum kommt unter Umständen die Faltnaht des Gefäßes nach SCHAACK (1930) in Frage. Er hat bei einer Rißwunde der Aorta abdominalis, die er nur in kleinem Umfang übersehen konnte, da der Riß bei der diagnostischen Freilegung einer retroperitonealen Geschwulst zustande gekommen war, folgende Nahttechnik, die er als Faltnaht bezeichnet, angewendet. Die Gefäßwunde wurde mit einer feinen Gefäßklemme gefaßt, nachdem durch Handdruck auf die Aorta die Blutung augenblicklich zum Stillstand gebracht war. Zur dauernden Blutstillung konnte nur eine Gefäßnaht in Frage kommen. Während die Gefäßklemme an der Rißwunde sitzen blieb, wurden oberhalb und unterhalb des Risses je 2 feine Seidennähte so angelegt, daß die Nadeln, wie bei einer LEMBERT-Naht am Darm, die Aortenwand möglichst oberflächlich faßte. Nachdem die 4 Nähte gelegt waren, wurden zuerst die am weitesten von der Rißwunde entfernten Fäden geknotet, wodurch sich 2 Falten erhoben und aneinanderlegten. Dann wurden die beiden nähergelegenen Fäden geknotet und erst beim Knüpfen des letzten Fadens die Klemme entfernt. Die Blutung stand sofort, auch die aus den Stichkanälen, nachdem sie unter den Druck von 2 Tupfern gesetzt war.

Von den sämtlichen übrigen obenerwähnten Verfahren kann im Notfall das Brasdor-Wartropsche versucht werden, da es doch für eine gewisse Zeit die subjektiven Beschwerden beseitigt und auch scheinbar ein gewisses Hinausziehen der Katastrophe veranlaßt. Um die Ausfüllung des Aneurysmasackes mit Draht, am besten nach dem Coltschen Verfahren (s. oben), ist es in der letzten Zeit recht still geworden. Dieses Verfahren ist, wie die Naht, nur beim sackförmigen Aneurysma anzuwenden. Man wird wohl heute kaum noch perkutan vorgehen, sondern nur nach Freilegung des Aneurysmas, wie es Henschen empfohlen hat. Schließlich blieben sowohl für die sackförmigen als auch für die spindelförmigen Erweiterungen die Verfahren übrig, die durch Verstärkung der Wand, am besten mit Hilfe von Faszienstreifen, den Durchbruch zu verhindern suchen. Aber auch dieser Eingriff ist nicht leicht. Selbst wenn die Freilegung des Aneurysmas so weit gelingt, daß man es umgehen kann, um einen breiten Faszienstreifen darum zu legen, bestehen augenscheinlich Schwierigkeiten bei der Nahtbefestigung an dem brüchigen Sackgewebe. Rückschauend muß zugegeben werden, daß trotz der Vielzahl der empfohlenen Verfahren die chirurgische Behandlung des Aneurysmas auch heute noch eine ungelöste Aufgabe ist.

Oft wird man von der entlastenden Mediastinotomie Gebrauch machen müssen. Sie ist geeignet, die Beschwerden des Kranken oft für längere Zeit zu lindern (Friedrich, König, Guleke u. a., s. S. 711).

Die Freilegung der Gefäße im oberen Brustabschnitt läßt sich ohne und mit Eröffnung des knöchernen Brustkorbes durchführen. Ohne Eröffnung des Brustkorbes kann es gelingen die in der Brustwand selbst verlaufenden verletzten Gefäße zu versorgen. Es wird sich meist um Stich- und Schnittverletzungen handeln, seltener um Schußverletzungen, da diese fast immer gleichzeitig den Brustkorb durchbohren. In Frage kommen die Aa. mammariae, die größeren Gefäße in der Umgebung der Schulterblätter und die Stämme und Seitenäste der Aa. subclaviae. Bei alleiniger Verletzung der Brustwandgefäße ohne Eröffnung des Brustkorbes gelingt an den zuerst genannten kleineren Gefäßen nach Freilegung der Wunde die Unterbindung fast immer ohne wesentliche Schwierigkeiten. Über die Verletzung der Brustwandgefäße Aa. intercostales usw. siehe S. 74. Dagegen kann die Versorgung der verletzten Aa. und Vv. subclaviae, selbst wenn nur die Gefäße ohne Eröffnung des Brustkorbes verletzt sind, zu erheblichen Schwierigkeiten führen (s. S. 70). Dort ist der gewöhnliche Zugang zur A. und V. subclavia dargestellt. Ein solcher Zugang genügt in der Mehrzahl der Fälle aber nur zur Freilegung und Versorgung einer frischen Gefäßverletzung. Liegt aber, wie so häufig, ein pulsierendes Hämatom infolge einer übersehenen Gefäßverletzung, oder gar ein traumatisches Aneurysma vor, so genügen diese einfachen Zugänge nicht. Es müssen daher Zugangswege gesucht werden, die es ermöglichen, die großen Gefäßstämme in solcher Ausdehnung freizulegen, daß weder die schalenförmigen Bildungen eines pulsierenden Hämatoms, noch der Sack eines Aneurysmas unmittelbar angegangen zu werden brauchen. Der Zugang muß nach Bier (1915) und Lexer (1916 und 1934) so übersichtlich sein, daß auch die in das Hämatom oder Aneurysma hineinziehenden Seitenäste im einzelnen freigelegt und geschont werden können, da sie, falls eine Unterbindung im Bereiche der großen Schlagadern notwendig sein sollte, für die Inganghaltung des Kreislaufs von allergrößter Bedeutung sein können. Auf Grund der Arbeiten der genannten Chirurgen, deren Ansichten sich auch Hotz (1915) und Zahradniky (1916) anschlossen, muß, wenn möglich, die Gefäßnaht größerer Arterien sowohl nach frischen Verletzungen, als auch nach der Beseitigung von Aneurysmen gefordert werden. Unter Umständen kommt auch die Gefäßüberpflanzung in eine zu groß erscheinende Lücke in Frage (V. saphena; LEXER 1913). Es ist LEXER Recht zu geben, daß man, wenn irgendmöglich, die frischen Gefäßverletzungen so bald wie möglich operieren soll. Da bei der Versorgung der A. subclavia und ihrer Seitenäste der Eingriff nicht in gewöhnlicher Blutleere ausgeführt werden kann, wie bei den Gefäßverletzungen an den Gliedern, so muß eben der erweiterte Zugangsweg die Gefäße so weit freilegen, daß sowohl zentral als peripher durch eine Gefäßklemme, oder was LEXER mehr empfiehlt, durch einen starken Seidenfaden oder ein schmales Leinenbändchen, zeitweise abgeklemmt werden können, und darf erst, wenn diese vorläufige Blutstillung durchgeführt ist, an die Verletzungsstelle selbst herangehen. Die erweiterten Zugangsoperationen sind in Bd. III/2, S. 314ff. eingehend beschrieben. Es geht daraus hervor, daß die weitgehende Freilegung der Gefäßstämme dann ausgeführt werden muß, wenn die Unterschlüsselbeingefäße auch außerhalb des eigentlichen Brustraumes, d. h. oberhalb der Schlüsselbeine, verletzt sind. Als zweckmäßigster Eingriff zur ausgedehnten Freilegung, besonders der zentralen Abschnitte der A. und V. subclavia, sind zu nennen die Operation nach LEXER (s. Bd. III/2, S. 315) mit zeitweiliger Exartikulation der Schlüsselbeine im Schlüsselbeinbrustbeingelenk und ebenso zeitweiliger Durchtrennung des Schlüsselbeines etwa in der Mitte. Das so abgelöste mediale Schlüsselbeinstück bleibt in dem abgelösten Muskellappen und wird mit diesem nach Ausführung des eigentlichen Eingriffes wieder zurückgelagert. Der zweite demselben Ziel dienende Eingriff ist die Freilegung der A. subclavia im distalen Abschnitt nach GULEKE (s. Bd. III/2, S. 321). Schließlich kommen die Freilegung der A. und V. anonyma nach SAUERBRUCH (s. Bd. III/2, S. 319) und die Eröffnung des Mittelfellraumes mit teilweiser Resektion des Brustbeines nach KÜTTNER (s. Bd. III/2, S. 317) in Frage.

Diese Eingriffe gehen zum Teil mit der Eröffnung des knöchernen Brustkorbes einher, ohne daß jedoch die Pleurahöhlen eröffnet zu werden brauchen. Die Mediastinotomie ist immer erforderlich, wenn es sich um eine Verletzung der im Mittelfellraum gelegenen großen oder der unmittelbar benachbarten Gefäße handelt (Aortenbogen, V. cava sup. und die abhehenden bzw. einmündenden großen Gefäße). Über die Ausführung der Eingriffe (s. S. 686ff.).

β) Die Eingriffe bei der Lungenembolie. Die TRENDELENBURGsche Operation.

Der geniale Gedanke, einen Embolus aus der A. pulmonalis zu entfernen und damit ein verlorenes Leben zu retten, stammt von TRENDELENBURG. Nachdem er sich schon im Jahre 1907 auf Grund von Tierexperimenten über die technische Möglichkeit der Operation geäußert hatte, konnte er schon 1908 auf dem Chirurgenkongreß über den Versuch, diesen Eingriff beim Menschen auszuführen, berichten. Er glaubte damals selbst schon, daß nur technische Fehler daran schuld waren, daß der Fall unglücklich verlief. Im Laufe der nächsten Jahre haben sich TRENDELENBURG und seine Schüler LÄWEN und SIEVERS weiter experimentell mit der Verbesserung der aussichtsreichen Operation beschäftigt. In neuerer Zeit haben sich ISHIHAMA (1930), MARTIN (1930), SZABO (1934), POLÁK (1934), GIBBON und CHURCHILL (1936) mit anatomischen und experimentellen Arbeiten an der Erweiterung und Verbesserung der Erfolgsaussichten beteiligt. Auch andere Autoren griffen den Gedanken auf und bewiesen die Ausführungsmöglichkeit, und wenn es auch nicht gelang einen Dauererfolg zu erzielen, so lebten doch einige Patienten Stunden und Tage. Aus der großen Zahl der erfolglos operierten Fälle ergab sich mehr und mehr die Tatsache, daß tatsächlich die technische Ausführung auf nicht allzugroße Schwierigkeiten stieß. Dagegen war es sehr schwer, unter richtiger Anzeigestellung zu operieren. Allmählich begann man daran zu zweifeln, daß es gelingen könnte, einen Kranken am Leben zu erhalten, da auch mancherlei theoretische Gründe dagegen sprachen, daß z. B. der Tod an Lungenembolie überhaupt nicht auf Grund des grobmechanischen Verschlusses der Pulmonalarterie, sondern reflektorisch bedingt sei, da auch kleine Emboli den Tod herbeiführen konnten (SAUERBRUCH 1924, s. unten).

Erst 17 Jahre nachdem der geniale Gedanke von TRENDELENBURG ausgesprochen war, konnte KIRSCHNER (1924) dem Erfinder der Operation den ersten geheilten Patienten vorstellen. Seit dieser Zeit ist die Operation wohl einige Hundert Male ausgeführt worden. EICHELTER (1932) konnte im ganzen 160 Fälle im Schrifttum auffinden. In Wirklichkeit sind naturgemäß sehr viele unglücklich ausgegangene Fälle nicht bekanntgegeben worden. Seit aber durch KIRSCHNERs Operation der Bann gebrochen war, sind, KIRSCHNERs Fall eingeschlossen, doch immerhin zehn erfolgreiche TRENDELENBURGsche Operationen zur Ausführung gekommen. Davon haben A. W. MEYER (1927—1931) vier und CLARENCE CRAFOORD (GIERTZ) (1928) zwei operiert. Die beiden folgenden Fälle sind durch Eingriffe von NYSTRÖM (1928 und 1929) und der zehnte Fall von VALDONI (1936) am Leben erhalten worden.

Im Laufe der letzten Jahre ist in klinischen und pathologisch-anatomischen Schriften über eine Vermehrung von Thrombosen und Embolien berichtet worden (v. LINHARDT 1926, KAPPIS 1927, MARTIN 1927, NORDMANN 1927, OEHLER 1927, COENEN 1928, PROCHNOW 1928, SELLHEIM 1929, DOMRICH 1930 u. a.). Zuletzt haben HÜBNER und FREUDENBERG (1931), SULGER (1931) und A. DIETRICH (1932) zusammenfassend über die Frage gearbeitet. Trotz aller Versuche zur Erklärung dieser Vermehrung — die übrigens z. B. von PROCHNOW bestritten wird, wenn die Statistik richtig aufgestellt wird — ist eine einheitliche Ursache dafür nicht gefunden worden, so daß wir in erster Linie immer noch auf die schon lange bekannten Vermutungen angewiesen sind. Eine Rolle spielen zweifellos, besonders bei den postoperativen Thrombosen, das Alter, da sie am häufigsten im 4., 5. und 6. Dezennium beobachtet werden, dann Veränderungen des venösen Kreislaufes im Sinne einer Verlangsamung des Blutstromes, Veränderungen der Gefäße selbst und der Blutzusammensetzung. Viele nehmen auch jahreszeitliche und klimatische Einflüsse an. Dazu kommt noch die Infektion, die zweifellos bei vielen Fällen als mitschuldig erachtet werden muß. Es scheint, daß es auch unaufklärbare Schwankungen in bezug auf die Häufigkeit von Thrombosen und Embolien gibt, wie aus fast allen Statistiken hervorgeht. Dagegen haben sich die beschuldigten häufigen intravenösen Einspritzungen von Arzneimitteln nicht sicher als Ursache von Thrombosen nachweisen lassen (s. Verh. dtsch. Ges. Chir. 1927).

Am wichtigsten erscheint es, den Eintritt einer postoperativen Thrombose zu verhüten. Daher müssen alle Möglichkeiten zur Anwendung kommen, die es uns erlauben, nach einer Operation Herzkraft und Blutströmung zu stärken, Gewebsschädigungen und Infektionen zu vermeiden bzw. in ihrer Wirkung abzuschwächen.

Was die Embolien betrifft, so ist eine Thrombose die Voraussetzung. Häufig ist sie allerdings klinisch nicht nachweisbar, und selbst auf dem Sektionstisch gelingt es öfters nicht, den ursprünglichen Sitz des Thrombus nachzuweisen. Am häufigsten werden Embolien nach Operationen an den unteren Extremitäten und in der Unterbauchgegend beobachtet, häufiger bei etwas gestörtem Wundverlauf und Infektionen schwerer Art, aber auch bei scheinbar vollständig aseptisch verlaufenden Fällen. Lungenembolie kommt aber auch nach Operationen in allen anderen Körpergegenden vor, die längeres Krankenlager nötig machen. Bei infektiösen Erkrankungen häufiger als bei ganz aseptischem Verlauf.

Der plötzliche Eintritt der Lungenembolie erfolgt in der großen Mehrzahl der Fälle nach einer körperlichen Anstrengung, d. h. beim Aufrichten im Bett, bei der Stuhlentleerung und beim ersten Aufstehen. Gelegentlich erfolgt sie aber auch erst einige Tage, nachdem die Kranken das Bett verlassen haben. Es ist selbstverständlich, daß man bei Kranken, die besonders gefährdet sind, d. h. solche, die schon Anzeichen einer Herzerkrankung oder einer Kreislaufschwäche aufgewiesen haben, in den ersten Tagen nach der Operation nach Thrombosen fahndet. Nach PAYR (1930) entstehen die ersten Thrombosen wahrscheinlich in den Fußsohlenvenen, um dann allmählich auf die tiefen Unterschenkelvenen überzugreifen. Bei Druck auf die Fußsohlen, bei Druck auf die Waden, besonders in ihren unteren Abschnitten, und bei Druck auf die Kniekehlen werden Schmerzen geäußert. Auch Schmerzen in diesen Gegenden bei Bewegung des Fußes, beim Auftreten usw. sind fast immer vorhanden. Aber wie gesagt, Thrombosen brauchen nicht nachweisbar zu sein, und es scheint geradezu häufig, daß die Thromben, die eine Embolie hervorrufen, keinerlei nachweisbare klinischen Erscheinungen verursachen (Beckenvenen). Die Verhütung der Thrombenentstehung spielt, wie schon bemerkt, eine große Rolle. Wenn sie auch nicht immer erfolgreich ist, so ist sie es doch in vielen Fällen. Sobald der Kranke in das Bett gebracht ist, müssen alle Möglichkeiten, den Kreislauf zu bessern, eingeleitet werden. Regelmäßig kontrollierte, etwa stündlich wiederholte Bewegungen der Zehen, der Füße und der ganzen Beine, das Treten gegen eine feste Sohlenrolle, tragen dazu bei, den Kreislauf zu fördern. Sind Varizen vorhanden, so sollten die unteren Extremitäten in den ersten Tagen mit elastischen Binden gewickelt werden. Auf guten Sitz der Binden ist dabei besonders zu achten, da sie sonst mehr schaden als nützen. Bewegungen müssen trotz Wickelung ausgeführt werden. Auch sonst ist möglichst darauf zu achten, die Zirkulation durch Bewegungen zu beleben (Aufrichten des Oberkörpers, Anheben der Arme, dabei tiefes, von den Schwestern geleitetes Ein- und Ausatmen, Lagewechsel usw.). Die Bewegungsübungen im Bett werden an der KIRSCHNERschen Klinik unter Leitung eines Wärters oder einer Schwester mit Musikbegleitung durchgeführt.

Bei geschwächter Herzkraft und nach stärkeren Blutungen müssen Herzmittel verabreicht werden. Am besten hat sich das Cardiazol, das rasch wirksam ist und auch, wenn nötig, stündlich verabreicht werden kann, erwiesen. Sehr empfehlenswert ist besonders dann, wenn eine stärkere operative Blutung stattgefunden hat, durch Tröpfcheneinlauf den Kreislauf zu heben. 1—3 Liter Flüssigkeit können in 24 Stunden meist leicht und schonend dem Körper zugeführt werden, besonders nach Magen- und Darmoperationen, mit Ausschluß der Dickdarmoperationen In dringenden Fällen können subkutane oder intravenöse Infusionen, dann auch intravenöse Dauertropfinfusionen, angebracht sein. Wenn es auch vielfach durch die genannten Maßnahmen gelingt, auch bei besonders gefährdeten Kranken die Entstehung von Thromben in den Extremitäten zu vermeiden, wobei besonders die Bewegungsübungen eine große Rolle spielen, so sind wir gegenüber der Entstehung von Thromben in den Beckenvenen und in den Venengebieten der Bauchhöhle und hinteren Bauchwand, abgesehen von den allgemein kreislaufhebenden und herzstärkenden Maßnahmen, ziemlich machtlos. Ebenso lassen sich Gewebsschädigungen nur bis zu einem gewissen Grade vermeiden und Infektionen bestehen häufig schon vor der Operation, so daß ihre Wirkung dann überhaupt nicht auszuschließen ist.

Das zuerst von Amerikanern, dann von Krönig und Kümmell zur Thrombosenverhütung empfohlene frühe Aufstehen nach Operationen und Geburten hat keinen nachweisbaren Erfolg gezeitigt.

Wenn wir daher auch in der Lage sind, zur Verhütung von Thrombosen mancherlei zu tun, so ist es andererseits kaum möglich, den Eintritt einer Embolie zu verhüten. Ist eine Thrombose festgestellt — am häufigsten wird sie in den unteren Extremitäten nachgewiesen werden können —, so werden wir natürlich alles tun, was eine Embolie verhüten kann. Dazu gehört absolute Bettruhe, Hochlagerung der betreffenden Extremität, reizlose Umschläge, föhnen. Das Verabreichen von herzkraft- und kreislauffördernden Mitteln darf nur unter großer Vorsicht und Zurückhaltung geschehen. Am besten wird es ganz vermieden. Jede heftige Bewegung muß vermieden werden, ebenso das Aufrichten im Bett. Auch die Erschütterung durch Husten muß durch Codein- oder Dicodidgaben eingeschränkt werden. Zur Unterstützung der Stuhlentleerung sind Abführmittel zu verabreichen.

In neuerer Zeit ist in der Behandlung der Thrombose wieder ein altes Verfahren zu Ehren gekommen: Das Ansetzen von Blutegeln (Termier 1922, 1925, Julliard 1925, Martin 1925, Jentzer 1925, Henschen 1928).

Henschen hat gute Erfahrungen gemacht mit der prophylaktischen Verwendung unmittelbar vor der Operation. Er hat versucht, eine Hirudinisierung zu erzielen. Außerdem gibt er bei thrombosegefährdeten Kranken Chinin in kleinen Dosen und legt einen Zinkleimverband an. Sulger und Boszin (1928) haben die Frage der Blutegelwirkung eingehend studiert und festgestellt, daß eine spezifische Wirkung, d. h. eine Umstimmung des Blutes im Sinne einer Gerinnungsverzögerung nicht oder nur kurze Zeit eintritt. Die Wirkung ist vielmehr die eines Aderlasses. Blumenthal (1936) hat behauptet, daß durch das Ansetzen der Blutegel an die thrombosierte Extremität die Gerinnungsfähigkeit des Blutes herabgesetzt und der Thrombus schneller resorbiert werde. Außerdem soll der Lymphkreislauf gesteigert, die Leukozytenzahl erhöht werden und eine gewisse bakterizide Wirkung eintreten.

Fründ (1928—1930) hat auf Grund seiner Beobachtungen nach Schilddrüsenoperationen und Hypothyreosen das Thyreoid von Burrough und Welcome, nicht das Thyroxin Merck, zur Verhütung der postoperativen Thrombose empfohlen. Er hat 1930 seine Empfehlung wiederholt und Walters an der Mayo-Klinik angeführt, der über zahlreiche Erfolge berichten konnte. Von anderer Seite (Popper 1928, A. W. Meyer 1930, Schöne 1930, Wilmanns 1930) ist der Erfolg bezweifelt worden.

Schöne hat Blutzuckersteigerung beobachtet. Martin empfahl 1930 prophylaktische subkutane Einspritzungen von Calcium chloratum, konnte aber das Auftreten von Embolien damit nicht verhindern.

Die Frage der operativen Behandlung von Thrombosen soll hier nicht näher erörtert werden. Sie kommt unseres Erachtens auch nur dann in Frage, wenn ein rasches Fortschreiten beobachtet wird, und wenn es die übrigen postoperativen Verhältnisse erlauben. Die Erfahrung zeigt, daß bei klinisch nachweisbarer Thrombose, wenn die erwähnten Vorsichtsmaßregeln zur Anwendung kommen, in einer großen Zahl der Fälle eine Embolie vermieden werden kann. Man wird jedoch immer mit der Möglichkeit einer Embolie rechnen und die Vorsichtsmaßregeln jedenfalls über längere Zeit zur Anwendung bringen.

Ganz machtlos sind wir gegenüber plötzlich aus heiterem Himmel eintretenden Embolien ohne vorausgegangene Warnungszeichen. Man wird jedoch nach allen Operationen an den unteren Extremitäten und in der Bauchgegend damit rechnen müssen, besonders dann, wenn es sich um einen schweren Eingriff oder stärkeren Blutverlust gehandelt und wenn eine Infektion dabei eine Rolle gespielt hat. Alle sog. Warnungszeichen sind praktisch unbrauchbar; so die subfebrilen Temperaturen und die Pulszahlvermehrung ohne gleichzeitige Temperaturerhöhung. Beide Erscheinungen sind häufige Begleiterscheinungen nach jeder Operation, so daß darauf nicht viel Wert gelegt werden kann. So kommt es nicht selten vor, daß man auch bei Fällen, bei denen man keinerlei Veränderung im postoperativen Verlauf feststellen konnte, und bei denen auch keine Gefährdung vorzuliegen schien, durch den plötzlichen Eintritt einer Embolie vollkommen überrascht wird.

Da erfahrungsgemäß oft im Anschluß an eine vielleicht geringfügige Embolie eine zweite tödliche folgt, oder, wenn auch die zweite nicht tödlich war, eine dritte, die dann so gut wie immer tödlich ist, auch wenn der Embolus nicht groß ist, so ist schon vor langer Zeit der berechtigte Gedanke aufgetreten, entweder prophylaktisch dann, wenn die Thrombose festgestellt worden ist, eine Freilegung des Gefäßes und eine Entfernung des Thrombus vorzunehmen.

Nach ROSENSTEIN (1918) hat ihn schon J. HUNTER in die Tat umgesetzt. Später ist die Venenunterbindung, mit und ohne Eröffnung und Ausräumung des Thrombus meist bei septischen Thrombophlebitiden zur Verhütung der Ausbreitung der Infektion auf dem Blutwege ausgeführt worden (DEMONS 1882, BENNET 1911, TUFFIER, QUÉNU, ROBINEAU 1898, GLUCK, KRAMER [mit Venenausräumung 1901], W. MÜLLER 1902 u. a.).

Später haben dann W. MÜLLER (1902), ROSENSTEIN (1915), BIRCHER (1924), DREYFUSS (1929) u. a. das Verfahren auch bei blanden Thrombosen aufgenommen, ohne jedoch damit erreichen zu können, daß es allgemeine Anerkennung gefunden hätte. Es traten vielmehr verschiedene Gegner auf, besonders mit Rücksicht darauf, daß die sichtbare Thrombose der V. saphena fast nie zur Embolie führt, ebensowenig wie die völlig abschließende und nur dann erkennbare Thrombose der V. femoralis. Dagegen hat in neuerer Zeit das Verfahren unter etwas anderen Voraussetzungen an Bedeutung gewonnen. Es soll, wie auch schon früher von einzelnen Chirurgen gefordert wurde, hauptsächlich dann zur Anwendung kommen, wenn bereits kleinere oder größere Embolien mit folgenden Infarkten stattgefunden haben, oder zum wenigsten die Thrombose bis in die V. iliaca hinein nachweisbar ist. Die Hauptvorkämpfer dieser Methode sind FRÜND, LÄWEN und KULENKAMPFF.

FRÜND (1937) hat zweimal nach erfolgter Embolie und einmal bei der Beobachtung eines wachsenden Thrombus die Vv. saphena und femoralis eröffnet und den Thrombus entfernt.

Er hat in allen Fällen die V. saphena an ihrer Einmündungsstelle aufgeschlitzt und, nachdem er diese Eröffnung auch auf die V. femoralis fortgesetzt hatte, einen großen Thrombus entfernt. In einem Falle hat er mit der Gallensteinzange durch die Wunde in der V. femoralis mehrere große Thrombusstücke aus der V. iliaca herausgezogen. Die V. femoralis wurde doppelt unterbunden. In keinem Falle trat eine weitere Embolie auf. Dieser Eingriff kann sich schon bei leichten Embolien empfehlen, die nur zu einem Infarkt führen.

So hat LÄWEN (1938) empfohlen, nach dem zweiten Infarkt, oder, wenn der erste Infarkt ein erheblicher war, dann schon nach dem ersten, den Thrombus aus der V. femoralis oder iliaca zu entfernen. Außer durch Infarkte kann die Anzeige für den Eingriff auch durch das Auftreten einer akuten Venenthrombose mit gleichzeitigem Arterienspasmus, oder durch den thrombotischen Verschluß der abführenden Hauptvene mit starken peripheren Stauungen und Ödemen, auch wenn eine Embolie noch nicht eingetreten ist, gegeben sein. LÄWEN fordert mit Recht, daß der Sitz des Thrombus nachgewiesen sein muß und daß der Erfolg davon abhängt, daß die Thromben auf die Hauptvenen begrenzt sind und sich vollständig entfernen lassen.

LÄWEN legt die Vv. femoralis und iliaca externa bis zum Zusammenfluß mit der V. hypogastrica frei und sperrt die abführende Hauptvene oberhalb des Thrombusendes ab. Die V. femoralis wird eröffnet und nach der Entfernung des Thrombus die Venenöffnung fortlaufend zugenäht. LÄWEN hat, wie andere, in der V. femoralis einen positiven Blutdruck festgestellt. Um die Vene herum fand er Entzündungen, trotzdem es sich um blande Thromben handelte.

KULENKAMPFF (1938) berichtet über 12malige Thrombenausräumung aus der V. saphena. 8mal reichte der Thrombus bis in die V. iliaca hinein. Da er 2mal die Vene leer fand, und 5mal der Thrombus augenscheinlich weiter distal saß, hat er die genaue Feststellung des Sitzes der Thromben, die LÄWEN fordert, nicht streng durchgeführt. Auch er stellte einen positiven Blutdruck fest. Mit einer schlanken Kornzange wird von der V. saphena aus die V. iliaca auf Thromben untersucht, bis das Blut in dunklem Strom ausströmt. Außer den genannten Chirurgen haben BOSHAMMER [zitiert bei FRÜND (1938)] und BIEBL (1938) vorbeugende Thrombenentfernungen durchgeführt.

In BIEBLs zweitem Falle hat nach der Entfernung von reichlichen Blutgerinnselmassen aus den Vv. saphena und femoralis und nach Naht der V. femoralis, als der Blutstrom wieder freigegeben wurde, eine tödliche Embolie stattgefunden. Aus dem letzten Fall erkennt man, daß die Forderung LÄWENs, das zentrale Ende des Thrombus festzustellen und ihn vollständig zu entfernen, eingehalten werden muß. Gelingt das nicht mit Sicherheit, so ist es wahrscheinlich besser, das Gefäß doppelt zu unterbinden, wie das FRÜND empfohlen hat. Sehr wahrscheinlich wird dadurch eine Embolie eher verhütet als im Anschluß an eine Naht bei noch vorhandenem Thrombus, der durch die teilweise Entfernung gelockert und mit dem wieder einsetzenden Blutstrom fortgeschwemmt wird.

Wie man sieht, ist die Thrombusentfernung in neuerer Zeit auch nach bereits eingetretener erster Embolie mehrfach erfolgreich ausgeführt worden (FRÜND, LÄWEN).

Es gibt aber noch eine zweite Möglichkeit, die schweren Erscheinungen der plötzlich eingetretenen Embolie wesentlich abzuschwächen. Nach COLLINS (1936) hat PAL bereits 1914 und 1916 die Einspritzung von Papaverin zur Lösung des die Embolie begleitenden Arterienspasmus empfohlen und sie 1934 zuerst angewandt. Dieser begleitende Spasmus ist bereits seit COHNHEIMs Experimenten bekannt. 1924 hat auch SAUERBRUCH auf den wesentlichen Anteil des Arterienspasmus bei den schweren Folgeerscheinungen der Lungenembolie hingewiesen. DENK (1933) empfahl als erster das Eupaverin zur Lösung dieses Spasmus, und BURK (1938) hat in ausführlichen Darlegungen auf die Bedeutung dieses Mittels hingewiesen.

Er hat vorgeschlagen, 0,03 Eupaverin mit 0,005 Morphium oder Eukodal langsam intravenös einzuspritzen. Da als zweite Gefahr die Verengerung der Kranzarterien bei der Lungenembolie infolge heftiger Vagusreizung eintritt, empfiehlt BURK dem Eupaverin-Morphium unmittelbar eine Spritze von 0,06 Sympatol intravenös bei genauer Pulskontrolle folgen zu lassen. Die Injektion von Eupaverin kann nach 2—3 Stunden ohne Morphiumbeigabe wiederholt werden und, falls der Puls unregelmäßig sein sollte, kann eine weitere intravenöse Sympatoleinspritzung stattfinden. GOSSET, BERTRAND und PATEL (1932) sind für das Papaverin eingetreten, das auch verschiedene andere englische und amerikanische Chirurgen erfolgreich angewendet haben. COLLINS (1936) hat gute Erfolge mit Spasmalgin erzielt.

In Deutschland hat sich die Verabreichung von Eupaverin hauptsächlich auf die Empfehlung von DENK durchgesetzt. Er empfiehlt sofort nach eingetretener Embolie die langsame Injektion von 0,06 g (2 Ampullen) Eupaverin intravenös, dazu Coramin, Sauerstoffverabreichung und unter großer Vorsicht Morphium. Tritt überhaupt eine Wirkung ein, so erfolgt sie meist schlagartig oder wenigstens in einigen Minuten. Der Kranke muß von der Einspritzung ab dauernd beobachtet werden. Ist die Wirkung nicht zu merken oder verschlechtert sich der Zustand, so wird die Einspritzung in derselben Dosis wiederholt. Bis Ende 1937 sind an der DENKschen Klinik 37 Embolien und 4 schwere Infarkte mit Eupaverin behandelt worden. 9 Lungenembolien und die 4 schweren Infarkte wurden geheilt. Selbstverständlich kann eine Wirkung nicht eintreten, wenn der Hauptstamm der A. pulmonalis oder beide Hauptäste verstopft sind. Für diese Fälle bleibt selbstverständlich die TRENDELENBURGsche Operation als letzte Rettung. Auf andere Weise haben LERICHE und FONTAINE (1936—1937) und DESPLAS und PERTUS (1938) versucht, die subjektiv und objektiv schwerwiegende Gefäßkrampfbildung bei der Lungenembolie auszuschalten. Durch Injektion in das Ganglion stellatum (Technik s. S. 766) kann eine augenblickliche Lösung des Gefäßkrampfes und damit der Beschwerden erzielt werden. Bei größeren Embolien kann naturgemäß lediglich eine subjektive Besserung erzielt werden. Es scheint aber, daß einzelne Kranke durch die Injektion gerettet werden konnten.

Was die chirurgische Behandlung betrifft, so kann bei einer massigen Embolie das Leben des Kranken nur durch die TRENDELENBURGsche Operation gerettet werden, d. h. wenn es zu einer vollständigen oder nahezu vollständigen Verstopfung der A. pulmonalis gekommen ist. Ehe man sich aber zu einem so folgenschweren Eingriff entschließt, muß zum wenigstens die Diagnose Embolie so sicher wie möglich gestellt werden, aber auch dann befindet man sich als verantwortlicher Chirurg noch häufig in der schwierigen Lage, den richtigen Zeitpunkt für den Eingriff zu bestimmen. Differentialdiagnostisch kommt eigentlich nur das akute Versagen des Herzens in Frage, da die Erscheinungen im ersten Augenblick zum wenigsten sehr ähnlich sein können. Es ist daher genaueste Beobachtung notwendig. Wenn auch dem akuten Versagen der Herzkraft nicht immer ähnliche Anfälle in der Vorgeschichte vorangegangen zu sein brauchen, so ist das doch häufiger der Fall, besonders wenn es sich um ältere Menschen handelt, bei denen schon eine Herzmuskelerkrankung bestand oder gar stenokardische Anfälle vorausgegangen sind. Das sofortige Verabreichen von Herzmitteln, das ja in jedem Falle die erste therapeutische Handlung sein muß (Cardiazol, Hexeton), kann bis zu einem gewissen Grade, wenn überhaupt eine längere Beobachtung möglich ist, die Stellung der Differentialdiagnose erleichtern. Aber wie die praktische Erfahrung gezeigt hat, ist in vielen Fällen die Diagnose nicht richtig gestellt worden, so daß einerseits trotz stattgehabter Lungenembolie die Operation wegen der Annahme einer Herzschwäche nicht ausgeführt wurde, während andererseits eine ganze Reihe von Fällen bekanntgeworden sind, in denen bei der Operation und nachfolgenden Obduktion eine Embolie nicht nachgewiesen werden konnte. Die genaueste Beobachtung aller derartiger Fälle und das Abwägen des Für und Wider befähigen den Erfahrenen schließlich doch meist die richtige Entscheidung zu treffen, auch wenn er nicht absolut sicher im einzelnen die Gründe für seine Handlungsweise anzugeben vermag. Beinahe noch größere Schwierigkeiten gilt es vielfach bei der Wahl des richtigen Zeitpunktes zum Eingreifen zu überwinden, selbst wenn die Diagnose nicht zweifelhaft erscheint.

Das augenfälligste Zeichen bei der Lungenembolie ist der plötzliche Eintritt der Katastrophe. Bei jüngeren und kräftigen Menschen mit gesundem Herzen ist daher die Diagnosestellung häufig so leicht, daß sie von jeder einigermaßen erfahrenen Schwester sofort richtig gestellt wird.

Bei älteren Menschen wird die Diagnose auch in den meisten Fällen vom Arzt gestellt werden können, doch kommt, wie schon oben erwähnt, hier besonders das akute Versagen des Herzens differential-diagnostisch in Frage. Die massige Embolie mit einem vollkommenen oder fast vollkommenen Verschluß der Lungenschlagader hat sehr häufig den sofortigen Tod zur Folge, so daß irgendwelche Hilfe nicht mehr in Frage kommt (synkopale Form, ROCHET, GIBBON und CHURCHILL 1936). Ist der Verschluß kein vollkommener, so hört der Blutstrom im Lungenkreislauf nicht vollständig auf. Er ist aber ungenügend und dadurch kommt es zu ungenügender Blutströmung in den Lungenschlagadern und zu ungenügendem Gasaustausch. Als nächste Folge wird auch das linke Herz nur mangelhaft mit Blut gefüllt und der große Kreislauf läuft mehr oder weniger leer. Äußerlich macht sich das durch die Leichenblässe des Gesichtes und der übrigen Haut sofort bemerkbar. Durch den mangelhaften Gasaustausch erklärt sich die fast immer sofort einsetzende schwere Behinderung der Atmung. Das Blut staut sich zunächst im rechten Herzen und in den großen Hohlvenen. Führt der Zustand nicht zum sofortigen Tod, so tritt nach kurzer Zeit eine Rückstauung des venösen Blutes ein, und es wird eine zunehmende Zyanose des Gesichtes beobachtet (asphyktische Form, GIBBON und CHURCHILL 1936). KIRSCHNER hat beobachtet, daß während der 8 Minuten lang dauernden Beobachtung zweimal die Leichenblässe des Gesichtes für kurze Augenblicke durch eine rote Blutwelle unterbrochen wurde. Er hat wohl mit Recht angenommen, daß durch Verschiebung bzw. Lockerung des Embolus für kurze Augenblicke der Blutstrom freigegeben worden war. Die Erscheinungen waren aber nur ganz vorübergehend. Von den Organen im großen Blutlauf, die am meisten unter der mangelhaften Blutzufuhr leiden, sind besonders das Herz und das Gehirn zu nennen. Hierdurch erklären sich die häufig weiter beobachteten Folgeerscheinungen. Das mit Kohlensäure überladene Blut regt im Gehirn durch Reizung des Atemzentrums die Atmung zunächst sehr stark an. Krampfhafte und beschleunigte Atemzüge sind die Folge. Allmählich tritt dann, falls nicht eine Besserung der Durchströmung eintritt, Lähmung des Atemzentrums ein. Dabei werden die Atemzüge immer seltener und oberflächlicher. Auf dem Umweg über das Gehirn wird wohl auch die Herztätigkeit angeregt. Der klinische Ausdruck dafür ist eine starke Beschleunigung. Der Puls ist dabei ausgesprochen wechselnd, bald stärker, bald schwächer, bei im ganzen schlecht gefüllter Arterie.

Durch die mangelhafte Blutversorgung des Gehirns tritt im unmittelbaren Anschluß an die Embolie eine wesentliche Herabsetzung der Großhirnfunktionen ein, die sich in einer völligen Apathie bemerkbar machen. Erst allmählich kommt es dann zu einer zunehmenden Bewußtseinstrübung, bis zur völligen Bewußtlosigkeit. KIRSCHNER macht noch darauf aufmerksam, daß in dem Stadium der vermehrten Herzaktion das vom rechten Herzen gegen das Hindernis geschleuderte Blut zum größten Teil zurückströmt und infolgedessen bei der Auskultation eine Verstärkung des zweiten Pulmonaltones beobachtet wird. Durch die starke Stauung in den Hohlvenen in dem rechten Herzen vor dem Hindernis kommt es auch zu einer Kalibererweiterung der A. pulmonalis und beim allmählichen Versagen der Herzkraft zu einer Vergrößerung des rechten Ventrikels, die sich durch eine Verbreiterung des Herzens nach rechts kenntlich macht. Der Nachweis dieser Verbreiterung ist insofern von größter Bedeutung, als sich daraus objektiv auf eine Erschöpfung des Herzens schließen läßt.

Während für den plötzlichen Tod bei vollkommenem Verschluß als Todesursache der plötzliche Sauerstoffmangel angenommen werden muß, ist bei unvollständigem Verschluß bei teilweisem Ingangbleiben des Kreislaufes und des Gasaustausches als Todesursache ein allmähliches Versagen der Herzkraft vorauszusetzen. Eine wirksame Hilfe kann nur bei unvollständigem Verschluß in Frage kommen. Schon TRENDELENBURG hat die Fälle als geeignet zur Operation bezeichnet, bei denen eine massige Embolie angenommen werden muß, die aber infolge des unvollständigen Verschlusses noch einige Zeit am Leben gehalten werden können. Da es aber häufig im ersten Augenblick nach dem Eintritt der Embolie nicht ohne weiteres entschieden werden kann, ob eine massige Embolie oder kleinere Embolien die schweren Erscheinungen hervorrufen, so müssen alle die Kranken sofort nach dem Eintritt der Embolie für einen operativen Eingriff in Aussicht genommen werden, d. h. alle Vorbereitungen zu dem Eingriff sofort getroffen werden. Die weitere Beobachtung wird dann den richtigen Zeitpunkt zum Eingriff bestimmen können. Bei kleineren Embolien werden die schweren Symptome die furchtbare Herzangst, die Atemnot, der unregelmäßige und stark beschleunigte Puls nach der Verabreichung von Herzmitteln sich ganz allmählich bessern, um schließlich, manchmal allerdings erst nach Tagen, völlig zu verschwinden bzw. durch einen Lungeninfarkt kenntlich zu werden.

Bei einer massigen Embolie bessert sich die Erscheinung durch Verabreichung von Herzmitteln vielleicht für kurze Zeit oder die Wirkung bleibt vollständig aus. Trotzdem wird man sich auch dann nicht sofort für einen so folgenschweren Eingriff, wie ihn die TRENDELENBURGsche Operation darstellt, entschließen, aber vollkommen zur Operation vorbereitet, den weiteren Verlauf beobachten. Es tritt doch scheinbar verhältnismäßig häufig auch bei der massigen Embolie eine ganz allmähliche Besserung ein, und auch solche Fälle können zur völligen Heilung kommen. Wendet sich aber während der Beobachtung das Krankheitsbild zum Schlechteren, d. h. tritt zunehmende Bewußtseinstrübung auf, wird die Atmung sichtlich schwerer und machen sich die obengenannten Zeichen am Herzen durch häufigeres Schlechterwerden des Pulses und durch Verbreiterung des Herzens nach rechts bemerkbar, d. h. beginnt trotz aller Anstrengung die Herzkraft zu erlahmen, so darf mit dem Eingriff nicht länger gezögert werden. Die allmähliche Verschlechterung kann sich fortlaufend im unmittelbaren Anschluß an die Embolie bemerkbar machen, sie kann aber auch erst im Verlauf einiger Stunden eintreten. Das hängt wohl von dem Grad des Verschlusses der A. pulmonalis ab, aber auch von dem Zustande der Herzmuskulatur. An Mitteln, die während der Zeit verabreicht werden können, stehen uns besonders das Eupaverin, das Cardiazol und ähnliche Präparate, das Lobelin und schließlich die Sauerstoffatmung, die die erschwerte Atmung erheblich erleichtern kann, zur Verfügung.

Hat man sich zum Eingreifen entschlossen, so wird der am besten schon gleich nach dem Eintritt der Embolie in den Operationssaal gebrachte Kranke so rasch wie möglich zum Eingriff vorbereitet. Instrumente und Assistenz müssen ebenfalls sofort nach Eintritt der Embolie bereit sein. Die TRENDELENBURGschen Operationsinstrumente müssen in jedem größeren Betrieb dauernd steril aufbewahrt zur Verfügung stehen. Die Asepsis muß auch bei diesem Eingriff selbstverständlich, so gut es die schließlich immer notwendige Eile erlaubt, gewahrt werden. Bei Männern muß meist, und zwar möglichst sofort im Anschluß an die Embolie, ob operiert wird oder nicht, die Brust rasiert werden. Die übrige Desinfektion geschieht durch Anstrich mit Tanninspiritus oder Jodtinktur. Da fast in allen Fällen, die auf den Operationstisch kommen, das Bewußtsein bereits im Schwinden begriffen ist oder schon geschwunden ist, erübrigt sich eine Narkose. Was die Technik der eigentlichen Operation betrifft, so ist es unbedingt notwendig, sich einen breiten Zugang zu den großen Gefäßen zu verschaffen. Nach TRENDELENBURGschem Vorgehen haben LÄWEN, SIEVERS, KRÜGER, SAUERBRUCH, SCHUMACHER u. v. a. operiert. Auch KIRSCHNER operierte seinen ersten erfolgreichen Fall nach den Vorschriften von TRENDELENBURG.

Wir wollen zunächst die TRENDELENBURGsche Methode mit gewissen Abänderungen, wie sie sich besonders aus der KIRSCHNERschen Operation ergeben haben, beschreiben.

I. Die ursprüngliche Technik der TRENDELENBURGschen Operation.

[Wir geben nur ein Lagebild der ursprünglichen TRENDELENBURGschen Operation (Abb. 572). Dafür eine Reihe von Abbildungen des von A. W. MEYER ausgearbeiteten Operationsverfahrens, da von den 10 gelungenen Eingriffen nur einer (KIRSCHNER) nach dem ursprünglichen, 9 nach dem etwas abgeänderten Verfahren von A. W. MEYER durchgeführt sind.]

Ein leicht bogenförmiger Schnitt auf dem Sternum, in der Höhe der 2. Rippe beginnend, folgt dem Verlauf der 2. linken Rippe. Er soll etwa 10 cm lang sein.

Ein zweiter senkrecht dazu verlaufender Schnitt wird auf dem Sternum am linken Rand des Manubrium bis zum Ansatz der 4. Rippe geführt. Der so entstandene T-förmige Schnitt begrenzt zwei Weichteillappen, die rasch nach

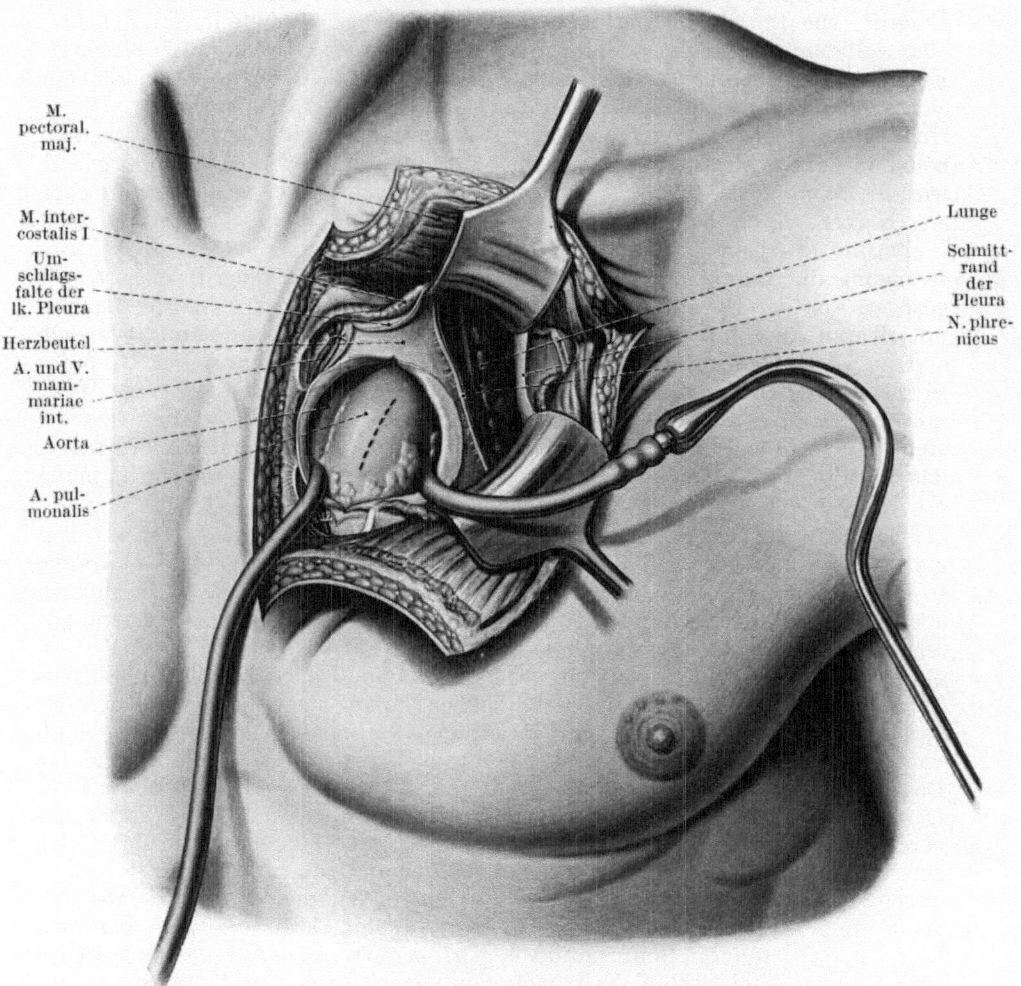

Abb. 572. Die TRENDELENBURGsche Lungenembolieoperation. 1. Der T-förmige Hautschnitt ist so ausgeführt, daß der obere Balken über dem Brustbein verläuft, der senkrechte Balken über der 2. Rippe. Dieser Schnitt ist auch durch die Muskulatur geführt, so daß der M. pectoralis maj. weit auseinandergezogen ist. Der 2. Rippenknorpel ist in größerer Ausdehnung entfernt, der 3. ist am Brustbein nur durchschnitten. Die A. und V. mammaria int. sind doppelt unterbunden. Die linke Pleurahöhle ist eröffnet, der Lungenrand liegt vor. Auf dem Herzbeutel ist der N. phrenicus sichtbar. Der Herzbeutel ist eröffnet. Die prall gefüllte A. pulmonalis liegt vor, dahinter die Aorta. Die gestrichelte Linie zeigt die Einschnittlinie in die A. pulmonalis an. Ein Gummischlauch ist mit dem TRENDELENBURGschen Instrument unter den beiden großen Gefäßen hindurchgeführt.

oben und unten von der Unterlage abgelöst und mit Haken zurückgehalten werden (Abb. 572). Die Weichteillappen enthalten auch den M. pectoralis major. Im seitlichen Schnittwinkel wird zunächst die 2. Rippe mit der Rippenschere unterfahren und quer durchtrennt. Sie wird dann von lateral nach medial umgeschlagen und am Sternalrand abgeschnitten. Dabei ist die Pleura eröffnet worden (Abb. 572). Sie wird entsprechend dem senkrechten Schnitt ebenfalls gespalten, und zwar etwa 1 cm vom Brustbein entfernt. Die Durchtrennung reicht von der 1. bis zur 3. Rippe. Nach TRENDELENBURG wird der 3. Rippenknorpel bei der Anlegung des senkrechten Pleuraschnittes einfach durchtrennt (Abb. 572). KIRSCHNER empfiehlt aus der 3. Rippe ebenfalls ein kleines Stück zu resezieren, wie das auch schon SCHUMACHER (1914) vorgeschlagen hatte. KIRSCHNER hat dann mit der LUERschen Zange noch den Ansatz der 2. Rippe am Brustbein abgetragen. Jetzt erfolgt im obersten und untersten Wundwinkel die Unterbindung der A. und V. mammaria int. KIRSCHNER macht den Vorschlag, im Moment der Eröffnung des Brustkorbes Überdruck einzuleiten, um das plötzliche Zusammensinken der Lunge und damit einen weiteren Shock zu verhüten. Während der eigentlichen Operation wird der Überdruck weggelassen bzw. der Apparat nur zur Sauerstoffatmung benutzt, um dann schließlich erst bei Verschluß der Pleurahöhle mit Überdruck wieder in Tätigkeit zu kommen.

Die Weichteile werden mit stumpfen Haken zurückgehalten und der Herzbeutel liegt frei. Man erkennt auf seiner linken Seitenfläche den N. phrenicus (Abb. 572). Das Perikard wird nun zwischen zwei Pinzetten in Höhe der 3. Rippe eingeschnitten, ohne den N. phrenicus zu verletzen. Höher hinauf darf der Schnitt nicht geführt werden, um nicht über die Umschlagfalte des Perikards hinauszugehen. Die A. pulmonalis wird nun deutlich sichtbar. Sie liegt unter normalen Verhältnissen links und hinter der Aorta, drängt sich aber infolge der starken Füllung wie z. B. im Falle KIRSCHNERs, stark vor. Ehe die Eröffnung stattfinden kann, muß selbstverständlich die Möglichkeit des Zuflusses von Blut aus dem Herzen verhütet werden. Zu diesem Zwecke dient der mit der TRENDELENBURGschen Knopfsonde innerhalb des Herzbeutels um die Aorta und A. pulmonalis herumgeführte Gummischlauch (Abb. 572). Da bei der Durchführung der Knopfsonde gelegentlich eine Zerreißung der großen Gefäße zustande gekommen sind, schlägt KIRSCHNER vor, zunächst den Zeigefinger der linken Hand von rechts nach links unter den Gefäßen hindurchzuführen und erst dann den gegen den Zeigefinger gedrängten Knopf der Knopfsonde von links nach rechts nachzuführen. Ist die Knopfsonde um die Gefäße herumgeführt, so wird mit Hilfe des Bajonettverschlusses der Gummischlauch angesetzt und die Knopfsonde zurückgeführt (Abb. 572). Der Schlauch wird dann kräftig angezogen und dient, abgesehen davon, daß er den Blutnachfluß aus dem Herzen unterbricht, gleichzeitig zum Herausheben der Gefäße aus der Wunde.

Nach TRENDELENBURG soll, ehe die Arterie eröffnet wird, ihr perikardialer Überzug an ihrer Vorder- und Außenseite eingerissen werden, bis die Gefäßwand deutlich zutage liegt. An dieser Stelle wird dann die Arterie in der Längsrichtung eingeschnitten, und zwar auf etwa $^3/_4$ cm, und unmittelbar oberhalb ihres Austrittes aus dem Herzen, da der Stamm sehr kurz ist. Um die Blutsperre wirksam zu machen, muß der Schlauch stark angezogen werden. Da es sich um den wichtigsten Teil der Operation handelt, bei dem das Herz oft zum vollkommenen Stillstand kommt, so müssen die nun folgenden Handgriffe so schnell wie möglich ausgeführt werden. Nach TRENDELENBURG darf die völlige Absperrung des Blutkreislaufes nicht länger als 45 Sekunden dauern. In dem geheilten Falle von NYSTRÖM dauerte die Absperrung übrigens 104 Sekunden. In dem Moment der Eröffnung der A. pulmonalis ergießt sich ein starker Strom schwarzroten Blutes aus dem gestauten Gefäß. Es wird nun zunächst die TRENDELENBURGsche Faßzange in die Pulmonalisöffnung eingeführt, zuerst nach der rechten Seite, die nicht durch den Pneumothorax geschädigt ist und für die Zirkulation daher am ehesten freigemacht werden muß. Die Zange wird geschlossen eingeführt, und zwar fast horizontal, in der Richtung nach der rechten Achselhöhle zu (KIRSCHNER) und ohne jede Gewalt. Die Zange wird dann geöffnet, die Thromben gefaßt und vorsichtig herausgezogen. Man darf sich aber mit dem einmaligen Absuchen nicht begnügen, sondern man muß die Zange noch einmal und auch ein drittes Mal einführen, um keine Emboli zurückzulassen. Erst dann wird die linke Pulmonalarterie abgesucht.

Kirschner bezeichnet die Richtung des linken Astes als sagittal, senkrecht nach dem Rücken, etwa handbreit links vom Dornfortsatz des 4. Brustwirbels. Auch die Absuchung des linken Astes wird dreimal wiederholt, zum mindesten bis man die Sicherheit hat, keine größeren Emboli zurückzulassen. Leider gelingt auch bei größter Gründlichkeit die Extraktion oft nicht vollkommen, besonders wenn es sich um kleinere, weit vorgeschleuderte Äste handelt oder wenn sie sich infolge ihrer Weichheit nicht im Zusammenhang herausziehen lassen. Schon Schumacher hat vorgeschlagen, die Absperrung der Arterie nach dem Einschneiden des Gefäßes für einige Pulsschläge durch Lockern des Schlauches zu unterbrechen, um dadurch etwa im Herzen liegenden Emboli die Möglichkeit zu geben, aus dem Herzen herausbefördert zu werden.

Nach Trendelenburg wird dann die von ihm konstruierte Sperrpinzette in die Wunde der A. pulmonalis eingesetzt, das Gefäß damit hochgehoben und die von ihm konstruierte Klemmzange so angelegt, daß die Strombahn der Arterie zum Teil freigegeben wird, andererseits aber die Wundstelle zur Naht freiliegt. Dann kann der absperrende Schlauch losgelassen werden, und es wird mit feiner Gefäßseide fortlaufend, alle Gefäßwändeschichten durchstechend, die Naht ausgeführt. Da in dem Moment des Loslassens des Schlauches die Herzaktion wieder einsetzt, macht die Naht einige Schwierigkeiten, sie muß mit großer Ruhe und Sicherheit ausgeführt werden, um keine Einrisse der Gefäßwand zu verursachen. Nach Vollendung der Naht wird auch die Klemmzange abgenommen. Blutet es nicht mehr, so wird der Herzbeutel genäht. Da die Zirkulation wieder hergestellt ist, zeigen sich jetzt auch Blutungen aus durchschnittenen, bisher nicht versorgten Gefäßen. Die Blutstillung muß daher jetzt genau durchgeführt werden. Schließlich wird nun unter Überdruck die Pleurahöhle luftdicht durch Naht der Weichteile abgeschlossen.

Ist während der Abklemmung ein völliger Herzstillstand eingetreten und bleibt er auch nach Freigabe der Zirkulation bestehen, so wird man zunächst 1 ccm einer Adrenalinlösung 1 : 1000 in den linken Ventrikel einspritzen. Bleibt auch das erfolglos, so muß die Ingangsetzung des Herzens durch direkte Herzmassage versucht werden (s. S. 821).

Nachdem durch den ersten glücklich verlaufenen Fall Kirschners der Bann gebrochen war, ist es, wie schon oben erwähnt, auch anderen Chirurgen gelungen, die Operation erfolgreich durchzuführen.

II. Die Abänderung der Trendelenburgschen Operation nach A. W. Meyer.

A. W. Meyer hat wohl bei seinen Vorstudien die Erfahrung gemacht, daß die Aussichten dadurch wesentlich verbessert werden können, wenn die linke Pleurahöhle nicht eröffnet werden muß, da sie einen „gewaltigen Shock für das schon geschädigte Herz bedeutet“. Er hat weiter festgestellt, daß die Original-Gefäßklemme von Trendelenburg zu breit ist und daher der Blutstrom auch nach Aufhebung der Schlauchsperre ungenügend ist. Schließlich nimmt er an, daß die Absperrzeit von 45 Sekunden ebenfalls eine schwere Schädigung für das Herz bedeutet. Er hat zunächst eine bessere Klemme mit schmaleren Faßarmen konstruieren lassen. Dann hat er die Operation dahin abgeändert, daß er die Eröffnung der Pleurahöhle vermied. Abgesehen von den vorbereitenden Maßnahmen, die nichts Besonderes enthalten, rät er zu folgendem

Vorgehen: Die Operation findet auf dem Operationstisch und nicht im Bett statt, was ja auch schon KIRSCHNER vorgeschlagen hatte. Der Operateur steht zur rechten Seite des Kranken. Zunächst wird ein senkrechter Hautschnitt angelegt vom Anfang der 1. Rippe links am Sternum bis über den Ansatz der 3. Rippe hinaus. Der Querschnitt verläuft in der Mitte des 2. Interkostalraumes 10—15 cm

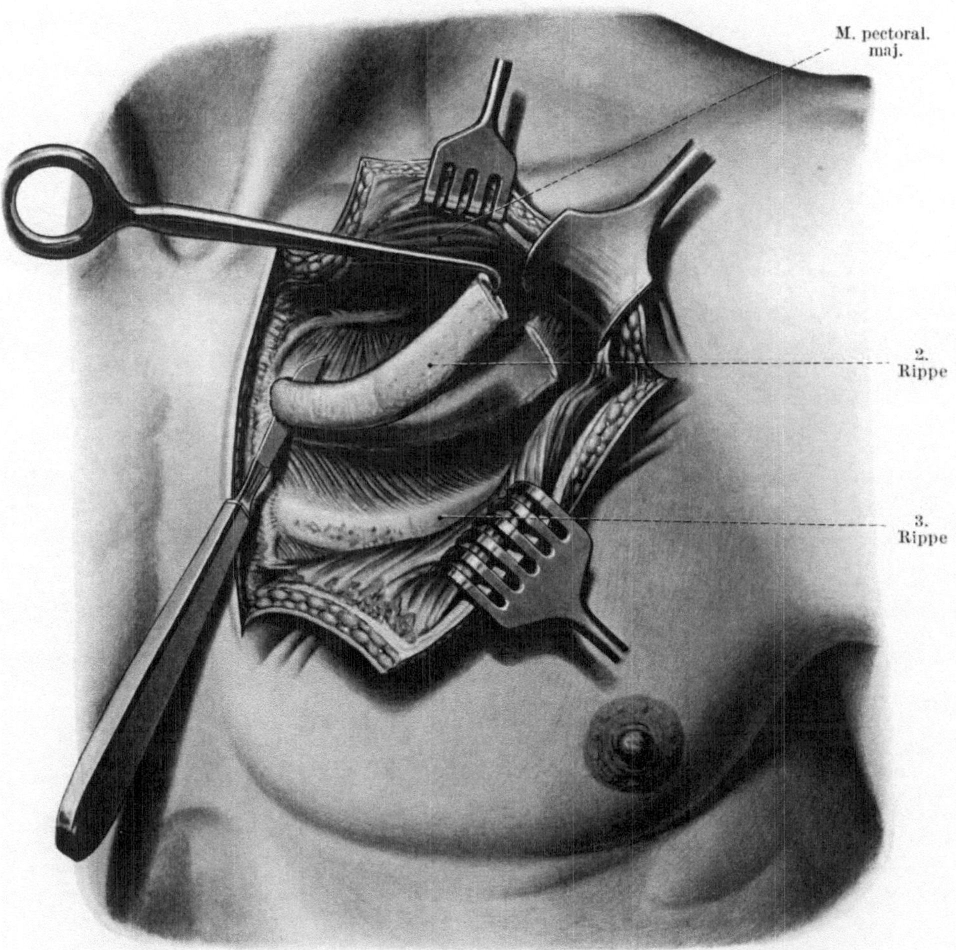

Abb. 573. Die TRENDELENBURGsche Lungenembolieoperation mit den Abänderungen nach A. W. MEYER. 1. Der Zugangsschnitt ist T-förmig, wie bei TRENDELENBURG. Der Querschnitt verläuft aber etwas tiefer im 2. Zwischenrippenraum. Die 2. und 3. Rippe sind freigelegt, die 2., bereits subperiostal ausgelöst, wird hart am Brustbeinrand abgeschnitten.

lang (Abb. 573). Die beiden so entstehenden Hautlappen werden mit scharfen Haken zurückgehalten und die 2. und 3. Rippe mit großen Messerzügen freigelegt. Diese beiden Rippen werden dann mit dem DOYENschen Raspatorium schnell, aber mit größter Vorsicht vom Periost befreit und dann zunächst die 2. möglichst weit seitlich abgekniffen, in die Höhe gehoben und mit dem Knochenmesser bogenförmig am Sternum abgetragen (Abb. 573). Bei der Luxation wird das hintere Perichondrium abgerissen. Dasselbe geschieht mit der 3. Rippe. Die Mammariagefäße werden oben und unten in der Wunde, nach Unterfahren mit der Rinnensonde unterbunden. Ebenso werden auch die 2. und 3. Interkostalarterie unterbunden (Abb. 574). Nun wird vorsichtig, mit dem Zeigefinger der rechten Hand, etwas unter das Brustbein eingehend, und zwar im unteren Winkel, die A. mammaria mit der Pleura seitlich abgeschoben. Dadurch erscheint nun

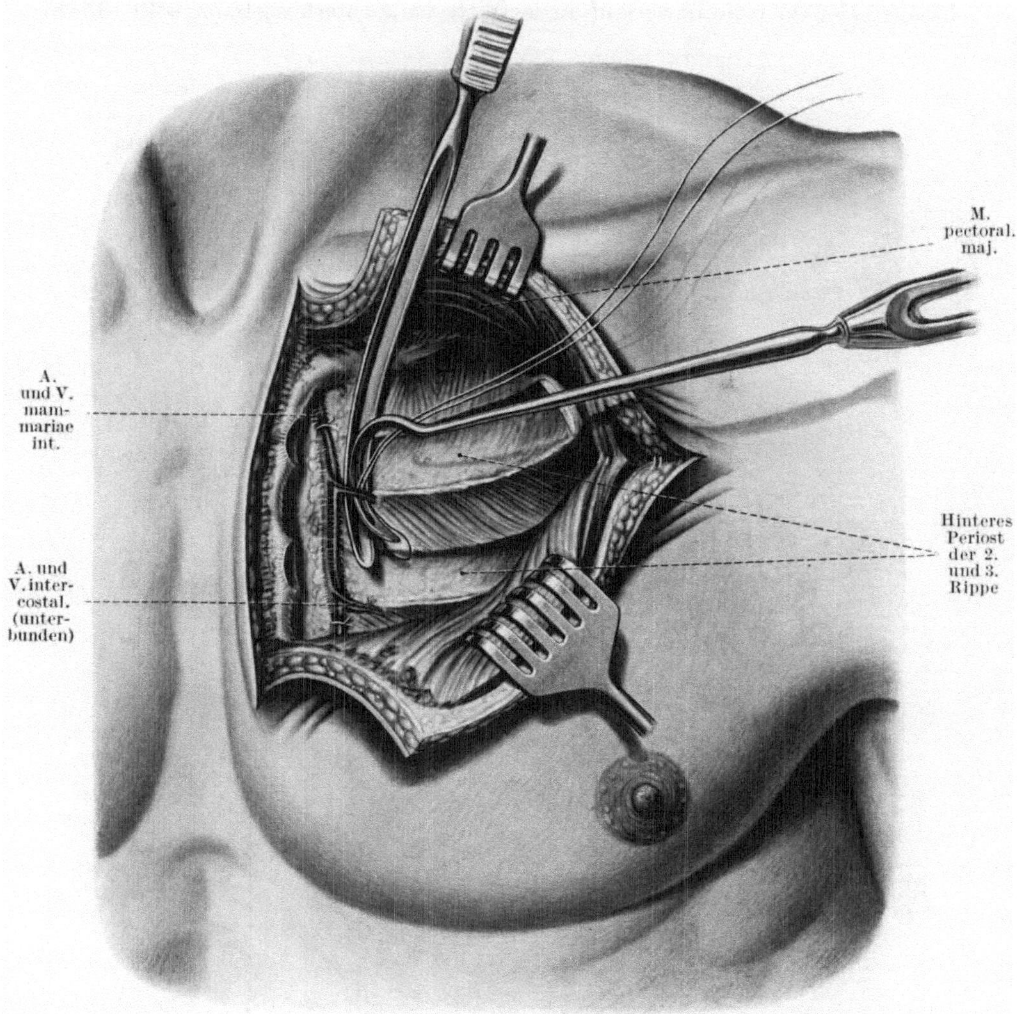

Abb. 574. Die TRENDELENBURGsche Lungenembolieoperation mit den Abänderungen nach A. W. MEYER. 2. Der 2. und 3. Rippenknorpel sind subperiostal mit einem Teil der knöchernen Rippen entfernt. Die A. und V. mammariae int. sind unterbunden, die Zwischenrippengefäße der 2. Rippe werden gerade unterbunden.

der Herzbeutel im Operationsfeld (Abb. 575). Der eine Assistent läßt den oberen Wundhaken los, hält mit der linken Hand die Mammariagefäße und die Pleura zurück, mit der anderen Hand faßt er mit einer Hakenpinzette den Herzbeutel dem Operateur entgegen, der mit der linken Hand den Herzbeutel ebenfalls anhebt (Abb. 576). Zwischen beiden Pinzetten schneidet der Operateur ein. Es entleert sich perikardiale Flüssigkeit. Dann wird die Herzbeutelwunde mit der stumpfen Schere nach oben und unten erweitert und nach Einführen beider Zeigefinger die Herzbeutelwunde breit eröffnet. Dadurch läßt sich auch die Pleura weiter nach der Seite schieben. An dem Perikard werden nun nach außen drei, nach der Sternalseite zwei MIKULICZ-Klemmen eingesetzt (Abb. 577). Es folgt nun die Einführung der TRENDELENBURGschen Knopfsonde. MEYER hat ein neues, zierlicheres Modell konstruieren lassen, das er bevorzugt. Er erleichtert das

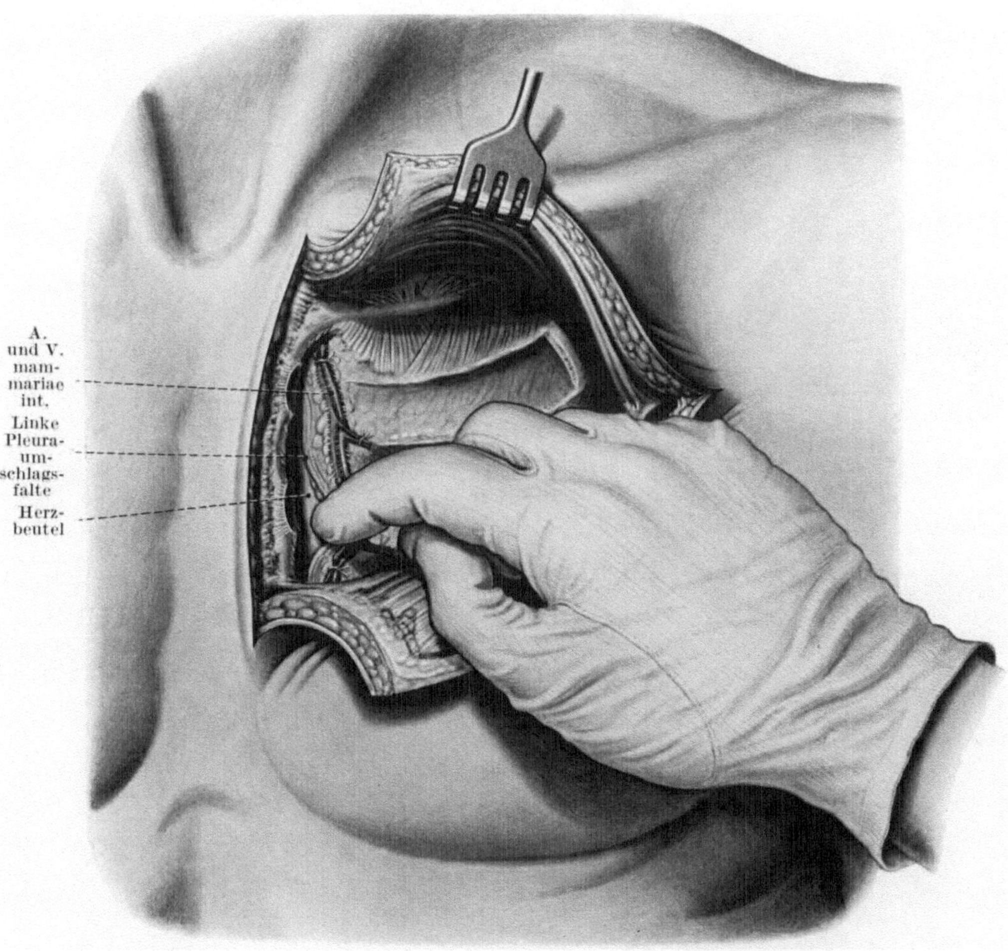

Abb. 575. Die TRENDELENBURGsche Lungenembolieoperation mit den Abänderungen nach A. W. MEYER. 3. Der Zeigefinger der rechten Hand dringt vorsichtig unter dem Brustbein zwischen die Umschlagsfalten der Pleura vor und schiebt die linke nach lateral. So kommt der Herzbeutel unter dem Brustbein zum Vorschein.

Durchführen der Sonde durch Einführen des Zeigefingers von links her (lateral) um die Gefäße herum. Dann führt er, wie das schon KIRSCHNER empfahl, den Zeigefinger von der sternalen Seite unter die Gefäße ein, bis er den Sondenknopf erreicht und das Perikard etwas unter das Sternum drückend, die Sonde gut durchführen kann. Der Gummischlauch wird eingesetzt und durchzogen, er wird vor dem Sondenknopf abgeschnitten. Eine KOCHER-Klemme faßt die beiden Schlauchenden, damit der Schlauch nicht zurückgleiten kann (Abb. 579). Der Schlauch wird zunächst nur mäßig angezogen, der Epikardüberzug bzw. das

54*

epikardiale Fett auf dem Ansatz der Pulmonalis mit schabenden Messerzügen entfernt, und die A. pulmonalis eröffnet, bei noch locker gehaltenem Schlauch (Abb. 578). Der Schnitt soll etwa $1^1/_2$ cm betragen. Mit den reichlich hervorstürzenden schwarzen Blutmassen können auch Emboli aus dem Herzen

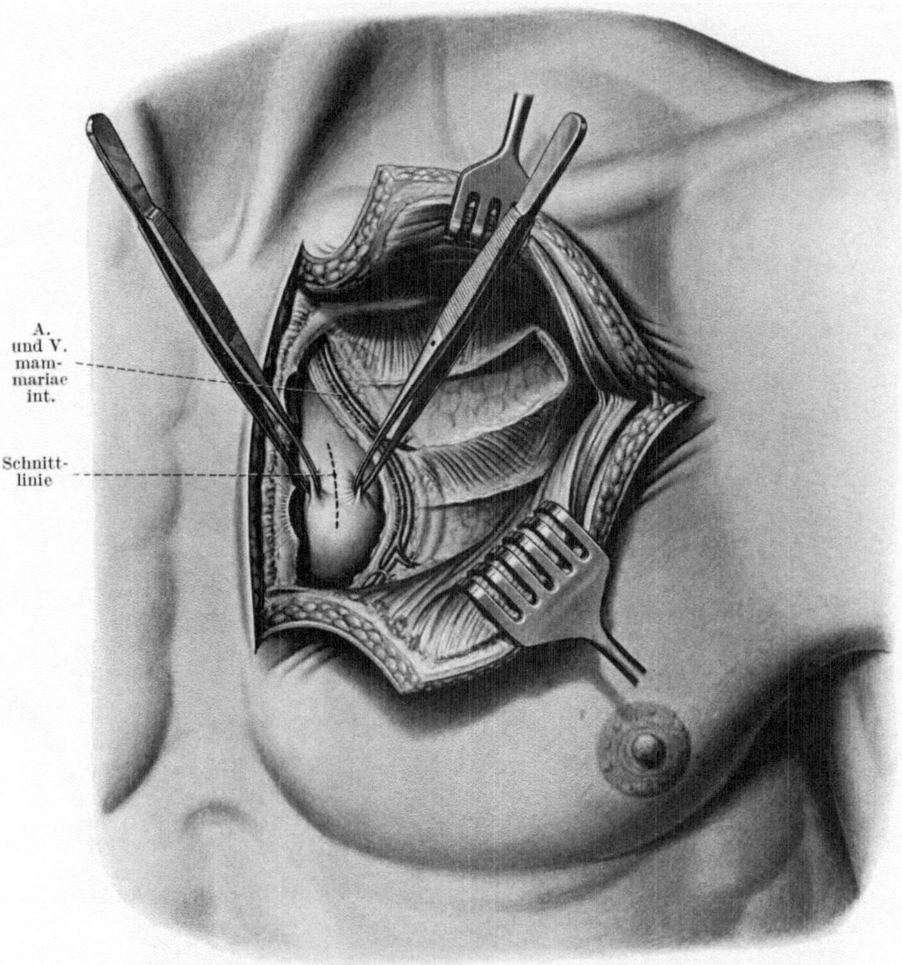

Abb. 576. Die TRENDELENBURGsche Lungenembolieoperation mit den Abänderungen nach A. W. MEYER. 4. Die Pleuraumschlagsfalte ist weit zurückgeschoben. Der Herzbeutel liegt so weit vor, daß er entsprechend der gestrichelten Linie zwischen 2 Pinzetten durchtrennt werden kann.

herausgeschwemmt werden. Dann wird der Schlauch stark angezogen und die Pulmonalisäste mit der Emboluszange abgesucht, zunächst der rechte Hauptast unter mehrmaligem Hineingehen (Abb. 579). Dann faßt die linke Hand mit Daumen und Zeigefinger den Pulmonalisschlitz und drückt ihn fest zu, während der Schlauch für einige Sekunden gelockert wird, um dadurch den Blutstrom einige Sekunden freizugeben (Abb. 580). Nun wird der Schlauch wieder fest angezogen und die Emboluszange in den linken Ast mehrmals in senkrechter Richtung eingeführt und die Emboli entfernt. Dann wird von neuem die Pulmonaliswunde mit Daumen und Zeigefinger der linken Hand zugedrückt und der Schlauch gelockert. Nach einigen Sekunden wird der Schlauch erneut stark angezogen, der obere Rand des Pulmonalschlitzes mit einer feinen Hakenpinzette gefaßt und die Gefäßklemme angelegt. Ist dies geschehen, so wird der Blutstrom endgültig freigegeben (Abb. 581). Ist die

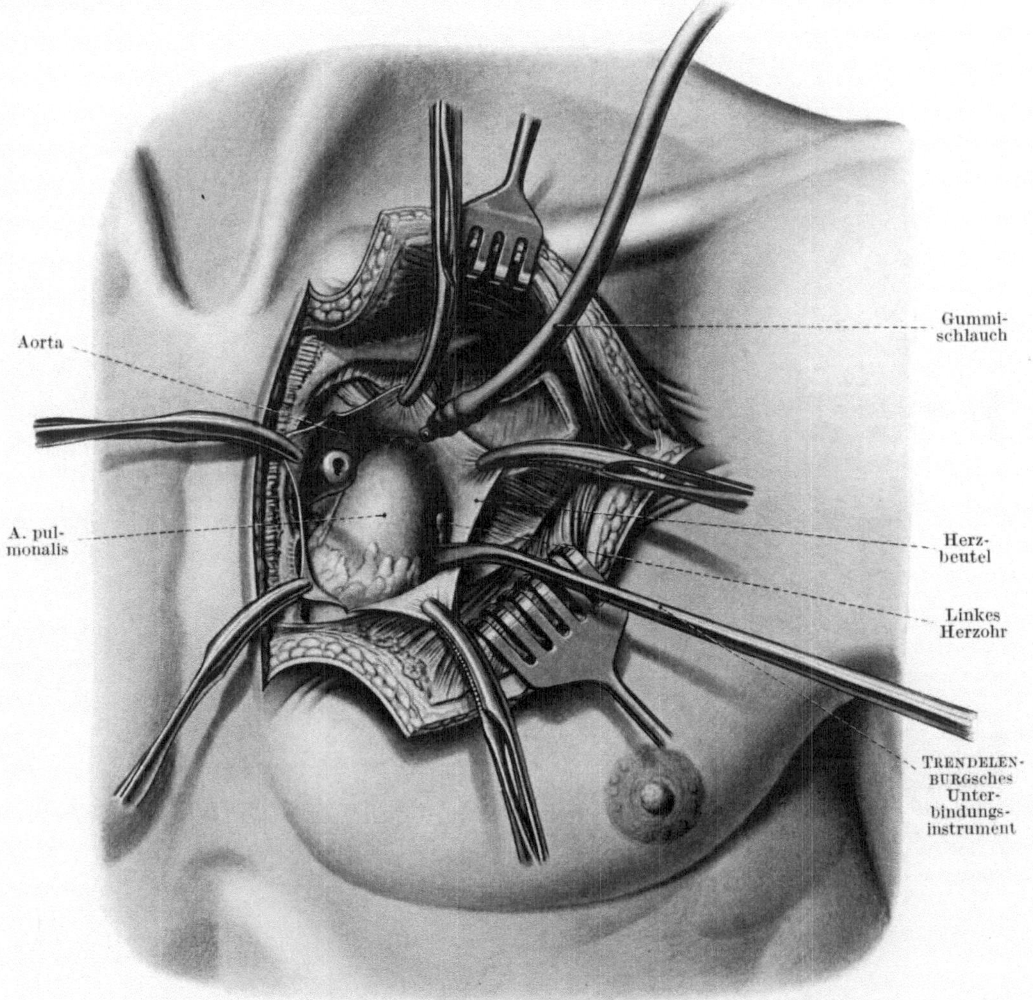

Abb. 577. Die TRENDELENBURGsche Lungenembolieoperation mit den Abänderungen nach A. W. MEYER. 5. Der Herzbeutel ist breit eröffnet. Mit Hilfe der TRENDELENBURGschen Sonde sind die beiden großen Gefäße innerhalb des Herzbeutels unterfahren. In den Bajonettverschluß wird der Gummischlauch eingesetzt.

Gefäßklemme angelegt und ist ein Herzstillstand eingetreten, so kann durch Eingehen in den Herzbeutel Herzmassage ausgeübt werden. Zur Anregung der Atmung ist nach MEYER Kohlensäureinhalation unentbehrlich. Sind Atmung und Herztätigkeit im Gang, so wird die Gefäßnaht ausgeführt. Da das Anlegen der Naht durch das Anheben der Gefäßklemme erleichtert wird, da aber andererseits der Blutstrom dadurch beeinträchtigt wird, so ist es zweckmäßig, nach dem Durchstechen der Gefäßwand zunächst die Klemme für einige Pulsschläge gesenkt zu lassen, sie erst dann wieder zu erheben und den Faden zu knüpfen. MEYER wählt Knopfnähte. Er prüft nach Abschluß der Naht durch Anheben an einem langgelassenen Faden unter Eröffnung der Gefäßklemme die Nahtdichte. Tritt noch Blut aus, so wird die Klemme wieder angelegt. Da der Kreislauf wiederhergestellt ist, bluten nun auch die Muskelgefäße, und es

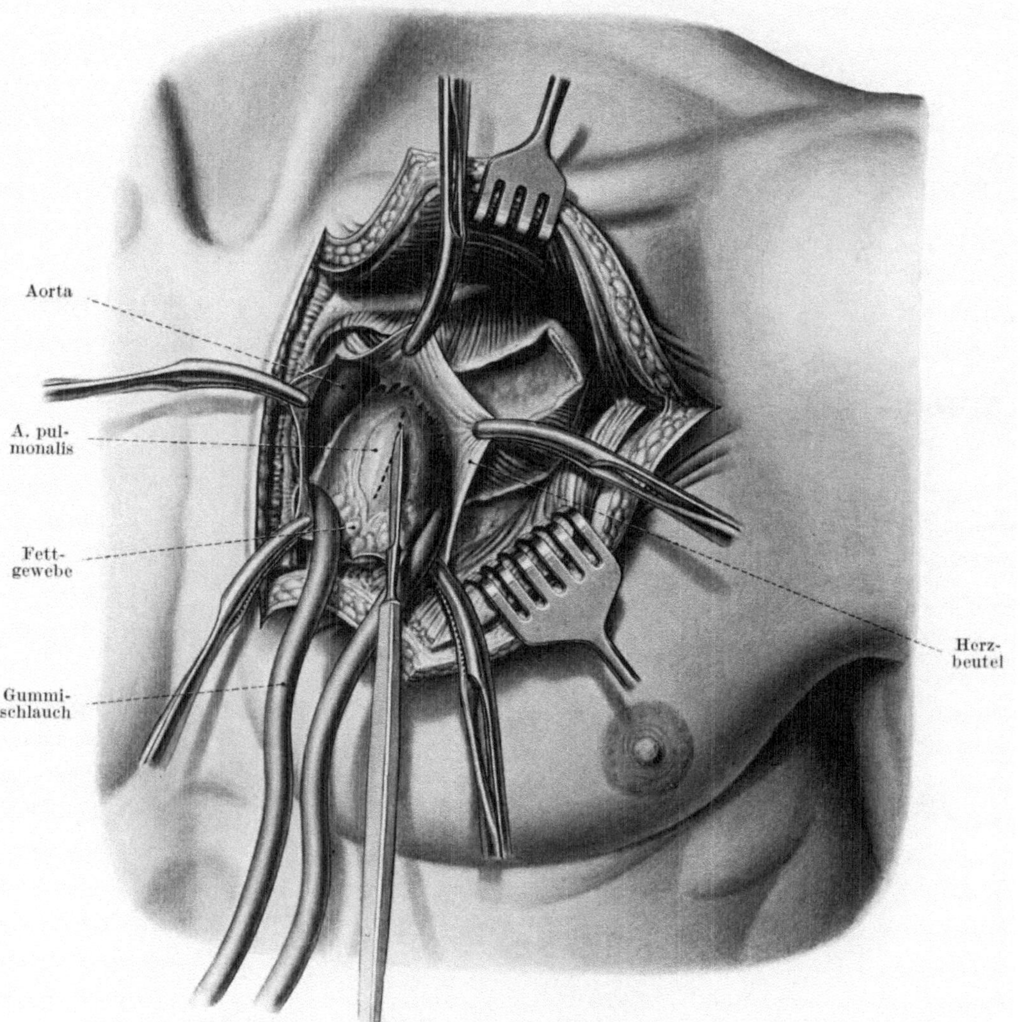

Abb. 578. Die TRENDELENBURGsche Lungenembolieoperation mit den Abänderungen nach A. W. MEYER. 6. Das lockere Fett auf der A. pulmonalis ist abgeschoben. Die A. pulmonalis wird entsprechend der gestrichelten Linie eingeschnitten. Der Gummischlauch ist dabei gelockert.

macht sich daher eine exakte Blutstillung notwendig. Im übrigen erfolgt dann der Schluß der Herzbeutelwunde und Schluß der Weichteilwunde.

Von den zehn durch den Eingriff am Leben erhaltenen Kranken sind neun nach dem von A. W. MEYER abgeänderten TRENDELENBURGschen Verfahren operiert worden. Auch NYSTRÖM (1928 und 1929) hat noch einige kleine Abänderungen hinzugefügt. Er resezierte zunächst grundsätzlich auch den 2. und den 3. Rippenknorpel. Später, bei seinem letzten Eingriff, ist er mit dem Schnitt auf der linken

Seite des Brustbeines so weit nach unten gegangen, daß er den 4. Rippenknorpel resezieren und von da aus leichter in den Mittelfellraum zwischen den beiden Pleuraraumschlagsfalten gelangen konnte, während höher oben sehr leicht ein Einriß der seidenpapierdünnen Pleurablätter schon beim Durchtrennen oder

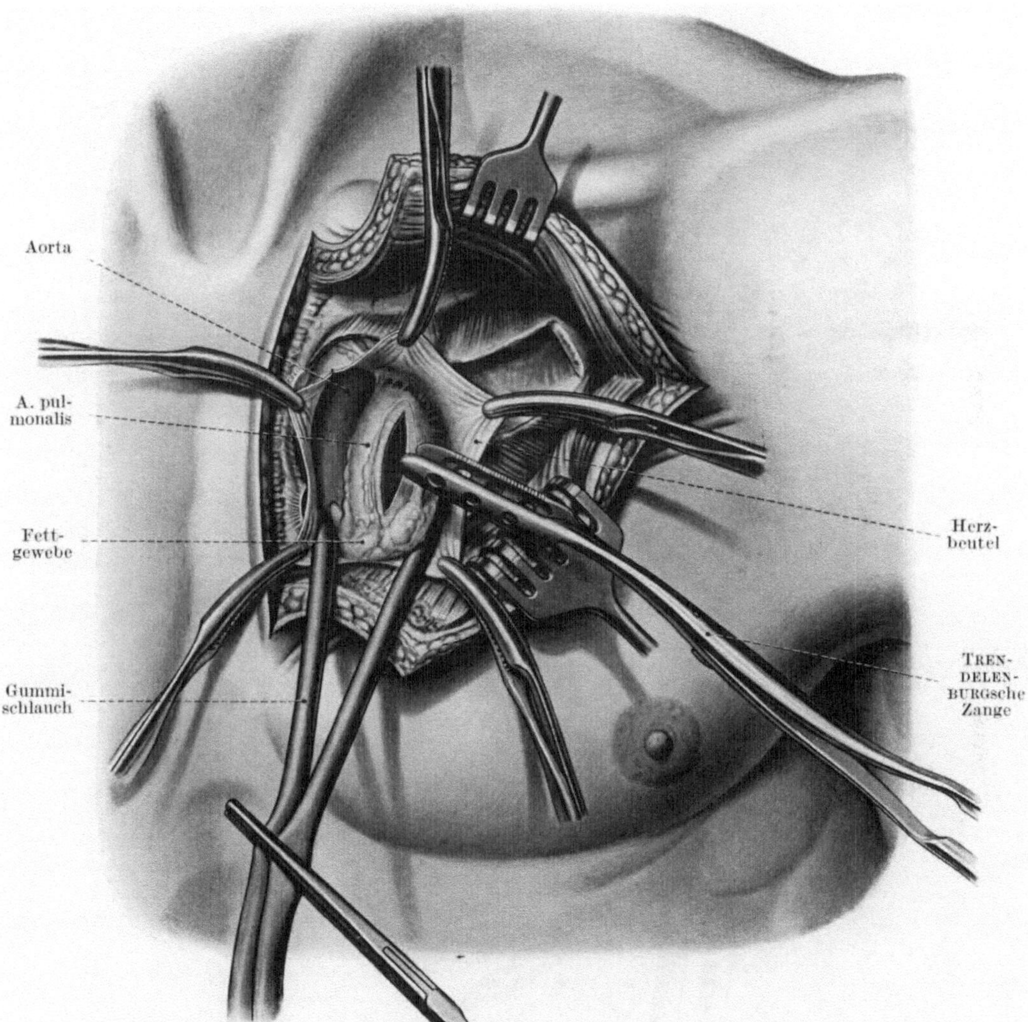

Abb. 579. Die TRENDELENBURGsche Lungenembolieoperation mit den Abänderungen nach A. W. MEYER. 7. Der Gummischlauch ist angezogen. Mit der TRENDELENBURGschen Zange wird in die Pulmonalisäste eingegangen.

beim Entfernen der Rippenknorpel zu befürchten ist. Tatsächlich ist bei den neun Eingriffen 5mal die Pleura eröffnet worden. Wenn die Fälle trotzdem geheilt sind, so machten sie doch zum Teil durch Pleurainfektion und andere Störungen länger dauernde Schwierigkeiten. Geht man nach Resektion des 4. Rippenknorpels vor, so kann man mit dem Finger zunächst die Pleuraumschlagsfalten beiseite schieben und dann weiter nach oben resezieren. Was die Dauer der Abklemmung der großen Gefäße betrifft, so hat sie bei NYSTRÖM in dem ersten geretteten Fall 104 Sekunden gedauert, also annähernd 2 Minuten, während nach TRENDELENBURG die Abklemmung nur 45 Sekunden dauern sollte. Die Technik der Abklemmung muß äußerst vorsichtig geschehen. Das Gefäß soll eben in die Weichteilwunde hineingezogen werden, so daß man es gut von der Aorta

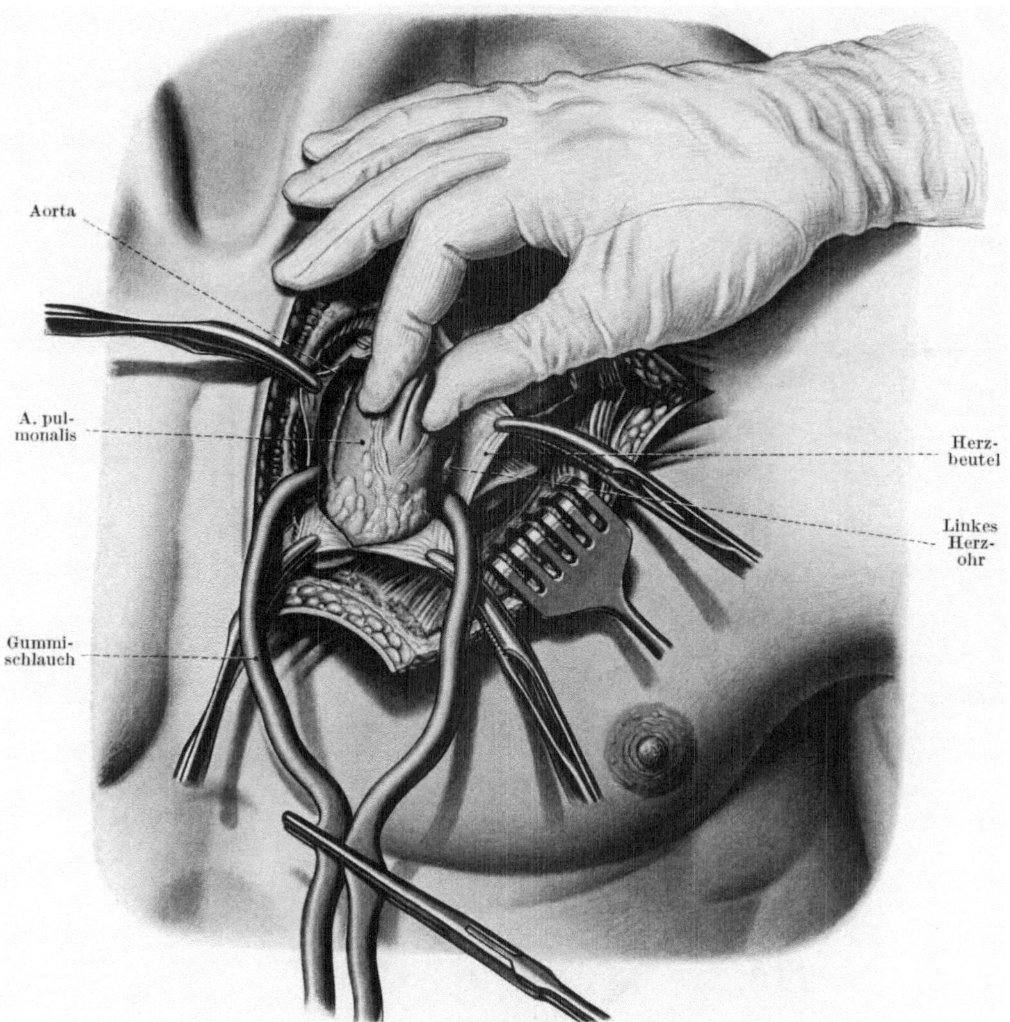

Abb. 580. Die TRENDELENBURGsche Lungenembolieoperation mit den Abänderungen nach A. W. MEYER. 8. Die Wunde in der A. pulmonalis wird, während der Schlauch gelockert wird, mit Daumen und Zeigefinger der rechten Hand verschlossen.

unterscheiden kann, da ja mehrfach die versehentliche Eröffnung der Aorta anstatt der A. pulmonalis dem betreffenden Operateur unterlaufen ist. Wird der Schlauch zu stark oder gar mit einem Ruck angezogen, so kommt es, wie das mehrfach beobachtet ist (NYSTRÖM u. a.) zu Querrissen, an denen sich dann Thromben ansetzen, die schließlich durch Weiterwachstum das Leben des Kranken von neuem auf das Schwerste gefährden. Sehr wichtig ist es aus demselben Grunde nach NYSTRÖM, daß der Pfropf ganz entfernt wird. Bei festen

Pfröpfen macht das keine Schwierigkeiten. Ist der Pfropf aber weich und zerreißlich, so kann leicht etwas zurückbleiben und dann kann auch da ein Weiterwachsen des Thrombus dem Kranken den Rest geben, wie das in einem Falle von NYSTRÖM beobachtet wurde. Daher verwendet er neben der Zange von

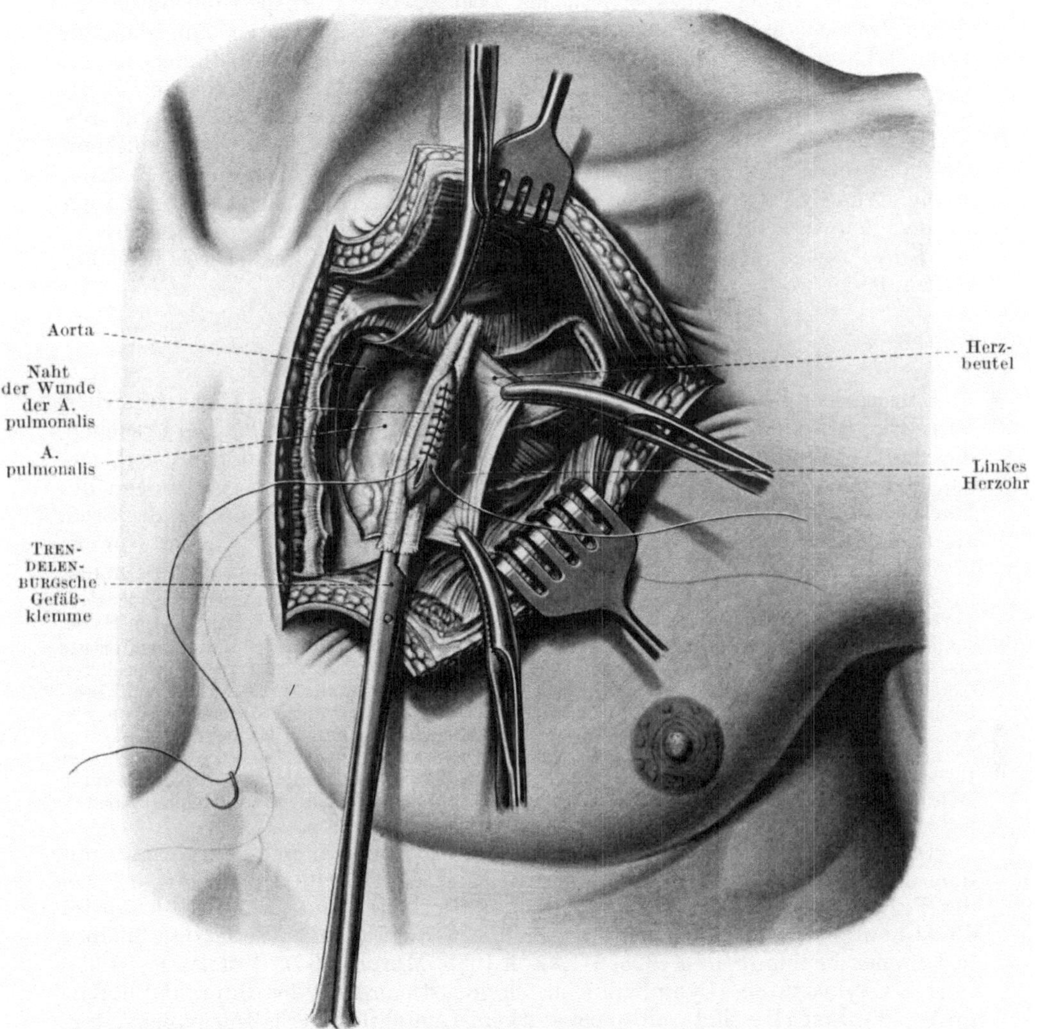

Abb. 581. Die TRENDELENBURGsche Lungenembolieoperation mit den Abänderunen nach A. W. MEYER. 9. An Stelle der abklemmenden Finger ist die TRENDELENBURGsche Gefäßklemme angesetzt, während der Schlauch entfernt wurde. Die Wunde der A. pulmonalis wird mit feinsten Knopfnähten vernäht.

TRENDELENBURG eine Saugvorrichtung mit verschiedenen Glasröhren, was ja auch schon TRENDELENBURG empfohlen hat. Das stillstehende Herz wird durch Klopfen zur Tätigkeit angeregt, aber noch besser durch Injektion von Adrenalin, nach NYSTRÖM am besten in den Aortenbulbus, da hiernach scheinbar eine rasche und gute Versorgung des Koronargefäßsystemes eintritt. Sind alle Thromben entfernt, so glaubt NYSTRÖM zunächst die Unterbrechung des Gefäßes aufheben zu müssen, so daß die nach der Saugung mit Luft gefüllten Pulmonaläste sich wieder mit Blut füllen können, da sonst immerhin die Gefahr der Luftembolie droht. Auch CRAFOORD (GIERTZ 1928) operierte nach A. W. MEYER. Er macht den Schnitt in der A. pulmonalis größer als TRENDELENBURG und MEYER, d. h. etwa 2 cm. Auch er legt großen Wert darauf, daß der Schlauch vorsichtig angezogen wird. Er empfiehlt, ähnlich wie MEYER, den Einschnitt in die A. pulmonalis, nach Umlegen des Schlauches, aber bevor die Absperrung durch Anziehen des Schlauches durchgeführt wird. Bei diesem Verfahren kann das zum Teil mit Thromben vermischte Blut, das sich im rechten Herzen befindet, aus der Wunde herausstürzen. Erst zur Einführung der TRENDELENBURGschen Zange wird dann die vorsichtige Abklemmung durchgeführt. Daß trotz der gut ausgearbeiteten Technik und trotz der genauen Kenntnisse der anatomischen, physiologischen und pathologischen Verhältnisse noch immer eine verhältnismäßig geringe Zahl erfolgreicher Eingriffe zu verzeichnen ist, liegt in erster Linie an der Schwierigkeit der Anzeigestellung zu dem Eingriff, insbesondere an der Schwierigkeit der Bestimmung des richtigen Zeitpunktes. Diese Ursachen werden leider wohl auch in Zukunft bestehen bleiben.

f) Die Eingriffe am Ductus thoracicus.

Chirurgische Eingriffe sind nur am Halsteil des Ductus thoracicus ausführbar. Diese Eingriffe sind im Bd. III/2, S. 350ff., ausführlich behandelt. Die Ursachen, die die Notwendigkeit chirurgischen Eingreifens bedingen können, sind, um das hier noch einmal kurz zu wiederholen, im wesentlichen Verletzungen des Ductus, und zwar sowohl Gelegenheitsverletzungen durch Schuß, Stich als auch durch Rippen-, Wirbelsäulen- und Schlüsselbeinbrüche, oder operative Verletzungen, die häufiger vorkommen als die Gelegenheitsverletzungen.

ZESAS (1912) konnte über 58 solche Fälle berichten, während er nur 24 nicht operative Verletzungen aufzählen konnte. Bei den letzteren sind nicht nur die Verletzungen am Halse, sondern auch die Verletzungen am Brustteil durch stumpfe Gewalt eingerechnet (Sturz aus großer Höhe, Überfahrungen, Schleuderungen u. ä.). Die operativen Verletzungen treten am häufigsten bei der Entfernung von erkrankten Lymphknoten in der Oberschlüsselbeingrube auf. Bei der früher so häufigen Entfernung der tuberkulösen Halslymphknoten ist auch am häufigsten der Ductus verletzt worden. Heute tritt diese Veranlassung, da der Eingriff seltener geworden ist, gegenüber der früher zweithäufigsten Ursache, der Entfernung von Krebsmetastasen, zurück. Diese Metastasen verdanken ihre Entstehung meist primären Karzinomen des Magendarmkanales und des weiblichen Geschlechtsapparates, insbesondere der Gebärmutter (PATOIR und BÉDRINE 1934).

Die übrigen Eingriffe, die neuerdings in unangenehme Berührung mit dem Ductus thoracicus führen können, sind die Phrenikusexairese, bei der P. KLEINSCHMIDT (1927) eine Verletzung erlebte, und die Stellektomie, die ja häufig auf der linken Seite ausgeführt wird. Nach der Verletzung bleiben fast immer Fisteln (SMITH 1928, WANACH 1928, MEIER 1934). VOLKMANN (1929) fand 3 Chyluszysten (Lymphangioma chylocysticum) in der Supraklavikulargrube. Todesfälle sind selbst bei starkem Lymphfluß verhältnismäßig selten. Meist handelt es sich, wie in den Fällen von VAUTRIN, SCHOPF (1901), NIERMANN (1901) um Erschöpfung, und zwar häufig bei bereits durch die Grundkrankheit heruntergekommenen Kranken.

Die Behandlungsmöglichkeiten der Duktusverletzungen im Halsbereich setzen sich folgendermaßen zusammen (s. Bd. III/2, S. 351f.): 1. Tamponade mit aseptischen oder antiseptischen Verbandstoffen. Die Behandlung ist langwierig und führt nicht immer zum Ziele. 2. Die Unterbindung des zu- und abführenden Gangendes. Sie ist zweifellos die Methode des Chirurgen. Sie führt zum sofortigen Versiegen des Lymphstromes, vorausgesetzt, daß alle Gänge des manchmal deltaartig einmündenden Duktus betroffen sind. Zur leichteren Freilegung des Duktus hat KÜMMELL jun. (1924) empfohlen, vorher eine reichliche Mahlzeit zu verabreichen, da dann bei der Freilegung am herausquellenden gelblichweißlichen Lymphstrom der Gang erkannt werden kann. 3. Die Naht. Sie wurde zuerst von KEEN (1894), dann von CUSHING (1898), LOTSCH, GOBIET (1909) zur Ausführung gebracht. Während bei den ersten meist zunächst Fisteln zurückblieben, die sich dann schlossen, gelang die Naht, die GOBIET nach CARELL-STICH ausführte, ohne Schwierigkeit. 4. SCHOPF hat 1901 die Einpflanzung des zentralen Gangendes in eine größere Vene empfohlen. Dieser Eingriff ist von DEANESLY (1903) erfolgreich durchgeführt worden.

Andere Eingriffe an der Einmündung des Duktus sind zwar vorgeschlagen worden, haben aber zu keiner praktischen Bedeutung geführt. Hier ist die sog. Lymphatikostomie nach COSTAIN (1922) zu nennen. Er hatte die Vorstellung durch die Ableitung der Lymphe bei der Bauchfellentzündung die Vergiftungserscheinungen zum Schwinden bringen zu können. Das Verfahren ist von COX (1922), CAMBRESSIER (1925), MCGUIRE (1925), STEINBERG (1925), LEHMANN und GLOVER (1925) ohne Erfolg durchgeführt worden. Von den meisten Chirurgen wurde es als unbrauchbar abgelehnt.

Der Verlauf des Duktus ist im Brustabschnitt sehr einfach, aber auch sehr versteckt. Nach dem Durchtreten durch den Hiatus aorticus vor der Wirbelsäule begibt er sich in die Furche zwischen der Aorta thoracica und dem Brustabschnitt der Speiseröhre. Zu seiner Rechten verläuft die V. azygos bis in die Höhe des 4. Brustwirbels, also bis etwa in die Höhe der Bifurkation. Erst im obersten Brustabteil geht der Duktus zwischen der A. carotis comm. sinistra und der A. subclavia sinistra hindurch, um in verschieden hohem Bogen unter Umständen bis zum 5. und 6. Halswirbel (LISSIZYN 1924, CACIRO 1925, MINKIN 1926) aufsteigend, dann absteigend sich in den Venenwinkel zwischen V. subclavia und V. jugularis int. zu ergießen. Der Duktus ist daher chirurgisch schlecht erreichbar. Man könnte ihn zwar von dem Eröffnungseingriff für das hintere Mediastinum (s. S. 718ff.) zu erreichen versuchen, aber eine Naht wäre kaum ausführbar. Sie hat sich, wie die Ergebnisse der Duktusverletzungen im Brustbereich beweisen, auch als unnötig erwiesen, trotzdem diese Verletzungen zunächst meist außerordentlich schwere Folgeerscheinungen hervorrufen. Außer den Verletzungen kennen wir kaum eine im Verlauf des Duktus auftretende Erkrankung, abgesehen von der Tuberkulose (MAGALDI 1935) und dem Krebs. Letzterer breitet sich meist an der Einmündungsstelle des Duktus aus und bildet hauptsächlich in den an dieser Stelle liegenden Lymphknoten Metastasen (VIRCHOWsche Drüse, MENETRIERscher Symptomenkomplex). Dadurch können Stenosen und Rückstauungserscheinungen (Ödeme, pleurale und peritoneale Ergüsse) auftreten. Eines chirurgischen Eingriffes bedürfen die seltenen Entzündungen bzw. Eiterungen im Verlauf des Duktus nicht. Sie sind häufig die Folgeerscheinungen im Körper bestehender Eiterungen und führen ihrerseits zu septischen Erkrankungen (KRYLOFF 1927, WURM 1927, MAGALDI 1935 und POLAYES 1936).

Außer den seltenen, eben erwähnten Erkrankungen finden wir im Bereich des Brustabschnittes des Ductus thoracicus nur Verletzungen. Auch diese sind nicht so zahlreich wie im Halsabschnitt. Im wesentlichen handelt es sich um 2 Arten von Verletzungen, nämlich um Schußverletzungen und Verletzungen durch stumpfe Gewalt, die letzteren häufig in Verbindung mit Wirbel- und Rippenbrüchen.

Die älteste bekanntgegebene Verletzung von LONGOLET (1663) war eine Schußverletzung. Die in der Geschichte der Chirurgie als zweite gemeldete von DIENENBROECK (1685) war eine stumpfe infolge von Schlägen und Fußtritten, die dritte seltene Verletzungsform im Brustabschnitt war eine Stichverletzung, die HOFFMANN (1700) beschrieben hat (zitiert nach ZESAS).

Spätere Beobachtungen sind zahlreich. Heute stehen die stumpfen Verletzungen, abgesehen von Kriegszeiten, durch Sturz aus großer Höhe, durch Kompression oder durch Überfahrung im Vordergrunde. Es scheint nicht selten vorzukommen, daß eine starke Rückwärtsbeugung des Körpers bzw. der Wirbelsäule, auch ohne daß gleichzeitig eine Wirbel- oder eine Rippenverletzung stattgefunden hat, zu einer Zerreißung des Duktus meist an der Durchtrittsstelle durch den Zwerchfellschlitz führt. Verletzungen durch stumpfe Gewalt sind in neuerer Zeit von PÂITRE (1929), ARNSPERGER (1935), LILLIE und FOX (1935), BROWN (1937), PIŠA (1937) beobachtet worden. Eine Schußverletzung hat STRAUSS (1938) beschrieben. Der Verlauf der Verletzungen ist weitgehend übereinstimmend. Im Anschluß an die meist schweren Verletzungen, die fast immer mit einem schweren Shock einhergehen, bessert sich der Zustand, abgesehen von vorhandenen Frakturen, nach richtiger Lagerung und Verabreichung von schmerzstillenden Mitteln rasch. Ist der Shock abgeklungen, so sind Erscheinungen von seiten des Kreislaufes und der Atmung verhältnismäßig geringfügig. Während der Allgemeinzustand allmählich besser wird, tritt oft plötzlich ein schwerer Kollaps ein mit Atemnot, schlechtem Puls, verfallenem Aussehen, Zyanose. Dieser zeitliche Abstand zwischen den ersten Unfallsfolgen und dem Auftreten des Kollapses beträgt meist 36—48 Stunden. Es können aber auch mehrere Tage dazwischen liegen. Mit dem Auftreten des Kollapses steigt oft die Temperatur rasch an und die Untersuchung ergibt eine ausgedehnte Dämpfung der einen oder der anderen Brusthöhle. Die rechte wird bevorzugt. Der plötzliche Zusammenbruch ist das Zeichen dafür, daß ein Chylothorax aufgetreten ist. Ob eine Chylomediastinitis vorausgegangen ist oder nicht ist belanglos. Es ist mit Recht darauf aufmerksam gemacht worden, daß im Anschluß an die Verletzung zunächst häufig Nahrungsenthaltung geübt wird, und daß infolgedessen auch der Chylus aus einer Öffnung des Duktus nur in verhältnismäßig geringer Menge austritt. Erst wenn der Kranke sich wohler fühlt, wenn die Nahrungsaufnahme wieder in Gang gebracht wird, tritt plötzlich der Chylothorax ein. Daß er häufiger rechts wie links gefunden wird, kommt wohl daher, daß auf der linken Seite unterhalb der 4. Brustwirbel die Aorta weitgehend die linke Pleurahöhle schützt (PIŠA). Er kann auch rechts und links bei beiderseitigen Pleurarissen eintreten. Selten kommt es gleichzeitig mit dem Chylothorax zu einem chylösen Aszites (HALL und MORGAN 1909, BROWN 1937). Die Diagnose wird gesichert durch die Punktion. Vorher kann man schon mit einem gewissen Grade von Wahrscheinlichkeit mit dem Vorhandensein eines Chylothorax rechnen, wenn man hört, daß der Kranke sehr hungrig und durstig ist (PIŠA 1937). Differentialdiagnostisch kommt nach der Verletzung ein Hämothorax in Frage, bei dem dieses Hunger- und Durstgefühl fehlt, abgesehen davon, daß das Auftreten in der Regel unmittelbar im Anschluß an die Verletzung stattfindet und Anzeichen für eine innere Blutung gefunden werden. Die Behandlung besteht im wesentlichen in der Entleerung durch Punktion oder besser durch Aspiration. Es ist ZESAS u. a. zuzugeben, daß man die Punktion nicht zu früh ausführen soll, d. h. nicht ohne dringliche Anzeichen. 1. Gehen viel Nährstoffe verloren, 2. wird der negative Druck im Thorax erhöht und der an sich schon leicht ausfließende Chylus wird geradezu angesaugt. Schließlich wird durch die Anwesenheit des Chylus in der Brusthöhle und den dadurch bestehenden Druck die Entwicklung anderer Abflußbahnen begünstigt. Stehen aber die akuten entzündlichen Erscheinungen durch Verletzung der Pleura im Vordergrunde, so muß die Entleerung stattfinden auf die Gefahr hin, daß sie öfters wiederholt werden muß. Das pflegt die Regel zu sein. Oft muß die Punktion oder Aspiration einige Wochen oder gar Monate durchgeführt werden. Im Falle STRAUSS wurde 36mal punktiert und im ganzen 79 Liter Chylus entnommen. LILLIE und FOX mußten 61 Tage lang punktieren. Während dieser Behandlung kommen die Kranken außerordentlich stark herunter. Trotzdem sie gut ernährt werden, haben sie dauernd Hunger und Durst. Eine

Thorakotomie wird dagegen von den meisten abgelehnt, obwohl sie nach HELFERICH auch gewisse Vorteile bringt, da die Sekretion rascher aufhört. Durch den positiven Druck im Brustraum kann tatsächlich die Sekretion eingeschränkt werden.

g) Die Eingriffe an der Speiseröhre.

α) Anatomische Vorbemerkungen.

Über die Anatomie, die Lagebeziehungen und die Physiologie der Speiseröhre siehe in den anatomisch-physiologischen Vorbemerkungen S. 28, außerdem in Bd. III/2 dieses Werkes S. 229ff.

Aus neueren Arbeiten ist nachzutragen, daß die Muskelverhältnisse nach den Untersuchungen von KISHI (1935) etwas anders sind als früher angenommen wurde. Während früher nur für den obersten Abschnitt der Speiseröhre das Vorhandensein von quergestreifter Muskulatur, im übrigen aber nur glatte Muskulatur festgestellt wurde, reicht die quergestreifte nach den Untersuchungen des Verfassers bis zur Mitte des Speiserohres herunter, manchmal auch noch weiter nach abwärts. Die äußere Muskelschicht enthält mehr quergestreifte als die innere. KISHI u. a. haben auch ein Muskelbündel aus quergestreiften Muskeln gefunden, das von der Zwerchfellmuskulatur seinen Ausgang nimmt und die Kardia umgibt. Was die Stärke der Muskulatur betrifft, so ist sie am dicksten in der P. diaphragmatica, am schwächsten in der P. pharyngea. Im Gegensatz zu anderen neueren Untersuchungen konnte KISHI keinen deutlichen Sphinkter nachweisen. Die äußere Muskelschicht ist oben im Anfangsteil und im unteren Endstück verhältnismäßig stark, in der Gegend der Bifurkation am dünnsten, während die innere Muskelschicht oben am dünnsten, an Dicke nach unten ständig zunimmt. Eine genauere Prüfung des unteren Speiserohrabschnittes hat FULDE (1934) vorgenommen. Er stellte dort 3 physiologische Sperren fest. Die erste findet sich an der oberen Einstrahlungsstelle der Membrana phrenico-oesophagea. Die zweite ist bedingt durch die Zusammenziehung der Zwerchfellpfeiler, während die dritte durch Schleimhautfalten an der Einmündung des Speiserohres in den Magen gebildet wird. Während des Atmungsablaufes ändern sich diese Sperren in ihrer Lage. Die oberste Sperre ist dabei bald oberhalb, bald unterhalb des Zwerchfelles.

Die Kenntnis der Gefäßversorgung der Speiseröhre ist durch die Untersuchungen von DEMEL (1924), OGAI (1932), KEGARIES (1934) erweitert worden. Nach DEMEL haben die 4 Abschnitte der Speiseröhre, Pp. cervicalis, bifurcalis, thoracalis, abdominalis verschiedenwertige Gefäßversorgung, was für die praktische Chirurgie der Speiseröhre doch von Bedeutung ist. Der Halsabschnitt wird von der A. thyreoidea inf. und A. subclavia versorgt, und zwar der obere Abschnitt von der ersteren, der untere von der letztgenannten Arterie. Die Versorgung ist leidlich nach OGAI, der im übrigen dann noch dazu Gefäße, links eine A. costo-cervicalis feststellt. Der zweite Abschnitt der Speiseröhre, die P. bifurcalis, wird von den Aa. oesophago-tracheales ant. und post. versorgt. Es handelt sich um kurze Gefäße. Die Versorgung ist nach DEMEL gut, nach OGAI im oberen Abschnitt schlecht. Die P. thoracalis wird von den Aa. oesophageales propr. ant. und post. aus der Aorta versorgt. Hier gehen die Meinungen DEMELs und OGAIs auseinander. Ersterer findet den oberen Teil des Brustabschnittes, und zwar besonders den vorderen und rechten, mäßig versorgt, während umgekehrt OGAI den unteren Teil, in dem er Äste der rechten und linken Bronchialarterie feststellte, für schlechter ernährt hält als den oberen. Der letzte Abschnitt, die P. abdominalis, wird hauptsächlich von den Aa. gastrica sin. und phrenica inf. sin. ernährt, gilt aber für gut durchblutet, wenn auch nach DEMEL der vordere linke Teil schlechter als der rechte Abschnitt versorgt wird. Über die elastischen Elemente hat ENACHESCU (1932) Untersuchungen bekanntgegeben. Sie finden sich 1. unterhalb der Schleimhaut, 2. zwischen Submukosa und Muskularis und 3. außerhalb der Muskelschicht, während einzelne elastische Fasern in der Submukosa und den Muskeln selbst vorhanden sind.

Das normale Venengeflecht der Speiseröhre liegt im wesentlichen submukös (KEGARIES) und kann von der V. coronaria des Magens gefüllt werden. Außerhalb des Ösophagus ist kein eigentliches Geflecht, es findet sich aber eine Reihe von starken Venen ohne Querverbindungen um den Ösophagus herum. Das Venensystem ist außerordentlich verletzlich. Es bestehen Anastomosen zwischen der V. portae und der V. cava durch die kardio-ösophagealen Verbindungen.

FUNAOKA hat sich 1932 sehr ausgedehnterweise mit den Lymphbewegungen im Körper beschäftigt und dabei auch Untersuchungen über das Mediastinum und den Ösophagus angestellt. Er hat hauptsächlich die paradoxen Lymphbewegungen, wie sie bei Anwesenheit von Stromhindernissen, also insbesondere bei Geschwülsten, in Betracht kommen, festgestellt.

Die Nervenversorgung der Speiseröhre ist sehr mannigfaltig. Oberhalb der Kardia bildet nach FULDE (1934) der linke Vagus den Plexus oesoph. ant. Aus demselben Vagusstamm geht unterhalb der Kardia der Plexus gastr. ant. hervor. Der rechte, hinter dem Speiserohr gelegene Vagusstamm bildet den hinteren Plexus. Es bestehen zahlreiche Anastomosen zwischen den verschiedenen Plexus. Die Endäste münden im Plexus myentericus. Dazu kommen die sympathischen Fasern vom Mesenterium her. Sie treten zum AUERBACHschen Plexus. Nach STARK sind entgegengesetzt wirkende Kräfte die Veranlassung für den Verschluß der Kardia. Die kontrahierende Kraft liegt in der Kardia, die entgegengesetzt wirkende kommt vom Vagus her. Daher bleibt die Kardia beim Schluckakt nach Vagusdurchtrennung geschlossen. FULDE hat durch Tierexperimente versucht die Wirkung der verschiedenen Nerven zu ergründen. Durch die nervöse Beeinflussung der Druckverhältnisse im Pleuraraum und im Ösophagus, und die Druckdifferenz kommt die Erweiterung der Speiseröhre nach Eintritt eines Bissens in die Speiseröhre zustande. Der ganze Vorgang ist ein sehr komplizierter. Abgesehen von den verschieden wirkenden Nerven spielt auch die Zwerchfellbewegung bei der Atmung eine Rolle. Einzelheiten müssen im Original nachgelesen werden (FULDE)[1]. Mit der Frage der Nervenversorgung hat sich auch KNIGHT (1934) beschäftigt. Er nimmt an der Speiseröhre, die sympathisch innerviert ist, das Bestehen eines ausgesprochenen Sphinkters an. Vagusreizung verursacht eine tetanische Kontraktion des oberen Drittels der Speiseröhre, das aus quergestreifter Muskulatur besteht. Sympathikusreizung erhöht die Kontraktion. Gleichzeitig wird das untere Drittel, das aus glatter Muskulatur besteht, durch Vagusreizung in Tonus und Motilität erhöht, während Tonus und Motilität dieses Abschnittes durch Sympathikusreizung herabgesetzt wird. Wird der Vagus doppelseitig ausgeschaltet, so tritt Kardiospasmus auf, während gleichzeitige Entfernung der sympathischen Fasern diesen Spasmus verhütet. Diese sympathischen Fasern aus dem Gangl. solare können in der Nähe des Eintrittes der A. gastr. sin. in den Sphinkter durchtrennt werden. Auch GUNS (1927) hat sich mit der Frage der Entstehung des Kardiospasmus beschäftigt.

Mit der Frage des Kardiospasmus und der Nervenversorgung der Kardia haben sich HELLER, PRIBRAM, TIEDING, PAL und PALUGYAY, HOFER (1926), GUISEZ, RIEDER (1934), KÜSS und HICGUET (1934) beschäftigt.

HIGASHI (1932) hat sich ebenfalls um die Kenntnis der Nervenversorgung der Speiseröhre bemüht. Während bei einseitiger Durchtrennung des N. vagus die Peristaltik der Speiseröhre und ihre Beweglichkeit, besonders in ihrem kardialen Abschnitt, herabgesetzt wird, tritt bei beiderseitiger Durchtrennung des N. vagus Lähmung der Speiseröhre bis auf den obersten Abschnitt ein. Wird das oberste oder das Sternganglion entfernt, so wird die peristaltische Tätigkeit der Speiseröhre im unteren Abschnitt verlängert, wenn vorher oder nachher der N. vagus einseitig durchtrennt wurde. Dasselbe findet man bei doppelseitiger Resektion des N. splanchnicus oder des Bauchsympathikus. Der N. sympathicus beeinflußt also die Beweglichkeit der Speiseröhrenmündung, und der Bauchsympathikus fördert die Erweiterung. Der zentrifugale Weg geht über das Sternganglion. FELDMAN und MORRISON (1934) haben den Einfluß der Phrenikusdurchschneidung und des Zwerchfelles auf den unteren Speiseröhrenabschnitt und den Mageneingang experimentell geprüft. Sie konnten im Gegensatz zu JACKSON (1927) keine abschließende Tätigkeit des Zwerchfelles auf die Kardia feststellen. Ebensowenig stellten sie einen Einfluß der Atmung auf die Regelmäßigkeit der Speiseröhrenkontraktion fest. Die beiderseitige Durchtrennung des N. phrenicus wirkte sich nur passiv während der Atmung auf die Bewegungen aus, während die Kardia nach ihrer Ansicht unter einem eigenen Nerveneinfluß steht. APRILE (1934) hat den Einfluß der Durchtrennung der Nn. recurrentes auf die Speiseröhrenfunktion erforscht und räumt dieser Nervenschädigung einige Bedeutung ein.

ANSSEROV (1925) stellte die Unterschiede in den anatomischen Verhältnissen zwischen dem Kinde und dem Erwachsenen fest. Auch diese können für den Chirurgen von Bedeutung sein. Die Speiseröhre wird im Verhältnis zur Wirbelsäule mit zunehmendem Alter kürzer. Dieses Verhältnis beträgt im Alter bis zu 1 Jahre 0,42—0,36, im Alter von 1 Jahre bis zu 12 Jahren schwankt die Zahl zwischen 0,35—0,31. Die Speiseröhre ist sehr dehnbar, ihre Länge daher nicht beständig. Bei gerader Lage des Kopfes war sie z. B. 113 mm bei einer Wirbelsäulenlänge von 354 mm. Bei stärkster Extension des Kopfes war die Länge 147 mm, bei fast ebensolanger Wirbelsäule 374 mm. Der Beginn in der Höhe der unteren Kehlkopfgrenze liegt nach GEGENBAUER in der Mitte des 4. Halswirbels. Mit zunehmendem Wachstum wird sie nach Verfasser herabgesetzt, im Alter von 2 Jahren zwischen 4. und 5. Halswirbel, im

[1] FULDE: Dtsch. Z. Chir. **242**, 580 (1934).

Alter von etwa 12 Jahren zwischen dem 5. und 6. Halswirbel. Beim Anheben des Kopfes verschiebt sich diese Grenze um etwa $^1/_2$ Wirbelhöhe nach oben. Die untere Grenze ist bei Kindern von 12 Jahren in der Mitte des 10. Brustwirbels, entspricht also dem Befund beim Erwachsenen. Die untere Grenze ändert sich auch nicht bei verschiedener Kopfhaltung. Die Form ist schon im ersten Lebensjahre sehr ähnlich der der Erwachsenen. Die größte Entfernung der Speiseröhre von der Wirbelsäule in der zervikalen Krümmung ist nicht wie beim Erwachsenen in der Höhe des 2. oder 3. Brustwirbels, sondern im 7. Halswirbel oder dem 1. Brustwirbel.

Holzmann (1934) hat den Einfluß, den die Organe des Mediastinums (Herz, A. pulmonalis, Aorta) unter regelrechten Verhältnissen und bei Vergrößerung oder Verlagerung dieser Organe auf die Lage der Speiseröhre üben, geprüft. Röntgenuntersuchungen in schrägem und frontalem Strahlengang zeigen eher als der sagittale Strahlengang die Folgen der Vergrößerung des Herzens bzw. Perikarderweiterung. Der Ösophagus wird in einem schwachen Bogen zurückgedrängt gefunden. Die Erweiterung des linken Vorhofes läßt meist schon bei sagittalem Strahlengang eine nach rechts oder links ausbiegende Verlagerung des Speiserohres erkennen. Sie beginnt meist in der Höhe der Bronchuskreuzung. Mit stärkerer Vorhofserweiterung nimmt der Bogen zu, und zwar besonders der unterhalb der Bronchuskreuzung gelegene. Die Vergrößerung des Stammes der A. pulmonalis macht sich oft durch eine bogenförmige Verlagerung nach rechts bei sagittalem Strahlengang bemerkbar. Die Erweiterung der Aorta führt eine Vertiefung des Aortaeindruckes herbei, während aneurysmatische Erweiterungen und Schlängelungen der Aorta die Speiseröhre in der entsprechenden Höhe bei sagittalem Strahlengang nach rechts verlagert. Diese Verlagerung macht sich bei schrägem Strahlengang bogenförmig kenntlich. Bei allen Erkrankungen, die die Luftröhre oder die Hauptbronchien nach hinten drängen, kann ein sichtbarer Knick an der Überkreuzungsstelle mit dem Bronchialbaum entstehen. Veränderungen bei Aortenerkrankung (Sklerose, Lues, Hypertonie mit Vergrößerung des ganzen Herzens oder des linken Ventrikels) im Sinne von Verlagerungen der Speiseröhre, sind durch Verwachsungen mit dem Bindegewebe um die Aorta bedingt. Es kann so eine bajonettförmige Knickung der Speiseröhre unterhalb des Aorteneindruckes entstehen, da der untere Teil des Speiserohres stärker lateral verschoben ist.

β) Die Eingriffe zum Ersatz der Speiseröhre.

I. Einleitung und Vorarbeiten.

Die Chirurgie des Brustteiles der Speiseröhre scheiterte bis in die neuere Zeit immer wieder daran, daß, selbst wenn es gelang einen erkrankten Teil zu entfernen, eine Wiederherstellung des Rohres nicht zustande zu bringen war. Bei den gutartigen Verengerungen, meist infolge von Verätzungen, seltener von Verletzungen, wurde auch häufig der Wunsch des behandelnden Chirurgen rege, einen Ersatz für das verengte Rohr in Form einer künstlichen Speiseröhre herstellen zu können. In diesen Fällen war es nicht nötig, den verengten Teil selbst anzugreifen. Es konnte daher ein Eingriff genügen, der die verengte Stelle umging. Bei den bösartigen Verengerungen, die meist durch Speiseröhrenkrebs verursacht sind, liegen die Verhältnisse wesentlich anders. Hier konnte eine künstliche Speiseröhre allein nichts nützen oder nur ganz vorübergehenden Erfolg bringen. Hier mußte der Herd selbst angegriffen und möglichst radikal entfernt werden. Auf diese Fälle kommen wir noch zurück (s. S. 918ff.). Als die ersten Versuche, eine künstliche Speiseröhre zu bilden, mit Hilfe einer Umgebung des verengten Abschnittes gelungen waren, wurde dieser Gedanke mit Begeisterung vielerseits aufgegriffen, trotzdem die Wege, die zum Ziele führten, alle erhebliche Schwierigkeiten machten, fast alle nur durch mehrfache Eingriffe zu erreichen waren und sich häufig bis zur wirklichen Fertigstellung über Jahre hinzogen. Man hoffte aber mit Abänderungen der zuerst vorgeschlagenen Verfahren und mit zunehmender Verbesserung der Technik einfacher und rascher zum Ziele zu kommen. Und so wurden wohl gelegentlich Fälle in Angriff genommen, bei denen nicht alle Versuche unternommen worden waren, um die verengte Speiseröhre wieder wegsam zu machen. Dieser Vorwurf wurde von verschiedenen Seiten erhoben (v. HACKER, BLAUEL 1917, KAUSCH 1920, 1921, BIER 1921). Infolgedessen wird mit Recht die Forderung aufgestellt, daß nur solche Fälle von Speiseröhrenverengerung einem der verschiedenen plastischen Eingriffe unterzogen werden dürfen, bei denen keinerlei entzündliche Erscheinungen mehr bestehen, d. h. nur solche, die in ein endgültiges Narbenstadium eingetreten sind (BLAUEL 1917, ROUX 1920, LOTHEISEN 1922) u. a. Am besten ist es freilich, wenn die Erweiterungsbehandlung der Speiseröhrenverengerung schon eingeleitet wird, bevor es zu einer schrumpfenden Narbenbildung gekommen ist. Diesem Zwecke dient die frühzeitige Bougierung. Im unmittelbaren Anschluß, d. h. meist einige Tage nach der Verätzung, ist sie schon früher einige Male vorgeschlagen worden (v. ZOEGE MANTEUFFEL 1920 u. a.), zu einem gebrauchsfähigen Verfahren ist sie aber erst durch die häufige Empfehlung SALZERS (1920) geworden und hat sich seitdem auch als wirksame Behandlungsmaßnahme erhalten. Ist aber diese Frühbehandlung vom 2. bis spätestens vom 6. Tage ab, sobald es der Wundzustand erlaubt, versäumt und die Narbenstenose eingetreten, so müssen auch alle Versuche konservativer Behandlung unternommen worden sein, bevor ein operativer Eingriff ausgeführt wird. Die konservative Behandlung darf sich nicht auf Versuche der Erweiterung der Stenose mit Darmsaiten, Lacksonden, Metallsonden, konischen Sonden, auch unter Anwendung des Ösophagoskopes (s. Bd. III/2, S. 225ff.) beschränken, sondern es muß auch Elektrolyse (PENDL 1921) versucht und die Sondierung ohne Ende nach v. HACKER eingeleitet werden. Schon um dieses Verfahren durchführen zu können, muß wohl bei jeder undurchgängigen Verengerung der Speiseröhre eine Gastrostomie angelegt werden. Um sie durchführen zu können, muß nämlich zunächst eine an einem Faden befindliche Kugel verschluckt werden, die dann oft erst nach längerer Zeit den Weg durch die verengte Stelle in den Magen findet. Ist durch Röntgenbild oder Durchleuchtung festgestellt, daß die Kugel im Magen gelandet ist, so wird der Faden aus der Gastrostomieöffnung herausgezogen und mit Hilfe des Fadens werden nun kleine, olivenartige Gebilde langsam durch die verengte Stelle hindurchgezogen, bis es gelingt auch ein Bougie einzuführen und die allmähliche Erweiterung zu erzielen. Nur wenn auch diese Versuche vollständig ohne Erfolg bleiben, darf die Bildung eines künstlichen Speiserohres in Betracht gezogen werden. LOTHEISEN (1926) hat folgenden Versuch empfohlen, um die Durchgängigkeit der Speiseröhre zu prüfen: Von einer 2—5%igen Lösung von Ferrum lact. werden 15—20 ccm in kleinen Schlucken getrunken. Nach 5—10 Minuten wird der Magensaft aufgefangen und mit Salzsäure angesäuert. Zusatz von Ferricyankaliumlösung ergibt Berlinerblau-Färbung.

Wie gesagt, sind viele Vorschläge zum Ersatz der Speiseröhre gemacht worden, aber alle Eingriffe sind schwer und langwierig und bei keinem ist der gute Enderfolg mit Sicherheit vorauszusagen. Die ersten Versuche, bei verengter Speiseröhre eine ausreichende Ernährung durchzuführen, brachte die Gastrostomie, die zunächst in Form einer einfachen Magenfistel von EGGEBERG (Paris 1837) vorgeschlagen wurde. Sie wurde nach JIANU (1912) zuerst von BLANDLOT (1841) und BASSOW (1843) experimentell, von NÉLATON (1843) und SÉDILLOT (1846) am Menschen durchgeführt. Die ersten Versuche gelangen zwar, und es war eine ausreichende Ernährung möglich, aber die Fisteln klafften und entleerten häufig, wenn auch nicht gerade die aufgenommene Nahrung, so doch Verdauungssekret in reichlichen Mengen, so daß die Verdauung gestört und die Haut in der Umgebung angedaut und durch schmerzhafte Entzündungen gereizt wurde. Daher wurden zahlreiche Abänderungsvorschläge gemacht, von denen die wichtigsten die folgenden sind. Der Weg zum Magen wurde dadurch bis zu einem gewissen Grade unter Verschluß gebracht, daß er in einfacherer oder umständlichererWeise durch den M. rectus geführt wurde (v. HACKER 1886, GIRARD 1888, HARTMANN 1891, JABOULAY 1894) oder der Weg wurde noch verwickelter gewählt, z. B. die Fistelöffnung um 90—180° gedreht (ULLMANN 1894), oder über einen Rippenknorpel geführt (HAHN 1890, FRANK 1893, SSABANIEW 1894). Als zweckmäßigste Verfahren haben sich aber diejenigen gezeigt, bei denen der Weg in den Magen verlängert und röhrenförmig gestaltet wurde. Das konnte dadurch gelingen, daß entweder wie bei dem WITZELschen Vorgehen (1891) ein sog. Schrägkanal durch Einlegen des Katheters in ein durch Seroserosanähte auf der Magenwand gebildetes Rohr geführt (s. Bd. II, S. 98), oder daß ein solches Rohr um den Katheter durch mehrfache, ebenfalls seroserös übereinandergelegte Tabaksbeutelnähte gewissermaßen senkrecht zur Magenwand gebildet wurde (PÉNIÈRE 1893, SENN 1896, STAMM 1894, KADER 1896). (Die eingehende Technik s. Bd. II, S. 97ff.) Ein Vorschlag, der ebenfalls der Dichtung einer Magenfistel dienen sollte, der aber wohl kaum häufiger in die Tat umgesetzt wurde, weil er umständlicher und gefährlicher ist als die ausreichenden zuletzt genannten Verfahren, stammt von TAVEL (1906). Dieser Vorschlag sollte aber für die Speiseröhrenplastik Bedeutung gewinnen (ROUX 1907, LEXER 1911 u.v. a.). Er bestand in der Auslösung einer etwa 20 cm langen Dünndarmschlinge, die in Verbindung mit ihrem Mesenterium blieb und durch einen Mesokolonschlitz geführt wurde und deren eines Ende mit der Magenlichtung in Verbindung gesetzt, deren anderes durch die Bauchwand nach außen geleitet wurde. Häufiger scheint sie in der Praxis nicht zur Anwendung gekommen zu sein. Ein zweiter Vorschlag, eine verschlußfähige Gastrostomie herzustellen, wurde von DEPAGE (1902) gemacht. Er bildete aus der vorderen Magenwand einen in der Nähe der kleinen Kurvatur gestielten Lappen. Aus diesem wurde durch doppelreihige Naht eine Röhre gebildet, die in den ebenfalls durch Naht wieder verschlossenen Magen hineinführte. Das freie Ende dieses Rohres wurde aus der Bauchhöhle herausgeleitet. Auch dieser Vorschlag hat später die Grundlage für eine Form der Speiseröhrenplastik abgegeben (K. BECK 1905, M. HIRSCH 1911, JIANU 1912, RÖPKE 1913).

Zu den Grundlagen, die durch die eben genannten beiden Formen der Gastrostomie für die Ösophagusplastik geschaffen wurden, kommt noch eine weitere, die wohl mit als die bedeutungsvollste angesehen werden muß. Es handelt sich um die Bildung eines Hautschlauches, der die Verbindung zwischen dem am Hals nach außen geleiteten Speiserohr und dem Magen herstellen soll. Die Bildung eines solchen Hautschlauches gelang zuerst H. BIRCHER (1894), veröffentlicht wurde der Gedanke aber erst von E. BIRCHER (1907). Versuche, eine Lücke in der Speiseröhre am Hals mit Hautlappen zu überbrücken, waren schon vorher von v. HACKER (1887, 1891), GLUCK (1898), LEXER (1908) unternommen worden (s. S. 918).

II. Die verschiedenen Verfahren der antethorakalen Speiseröhrenplastik.

Die Frage der Verbindung zwischen dem am Hals herausgeleiteten Speiserohr mit einer Gastrostomie drängte in diesen Zeiten auf Beantwortung. Die Versuche, das Karzinom der Speiseröhre auszuschalten bzw. die Möglichkeit zu schaffen, vor, während oder nach der Resektion des geschwulsttragenden Abschnittes der Speiseröhre den Kranken ausreichend zu ernähren, machten, eine solche Verbindung nötig, da sich immer wieder zeigte, daß die Ernährung unmittelbar durch eine einfache Magenfistel nicht genügte. TRENDELENBURG

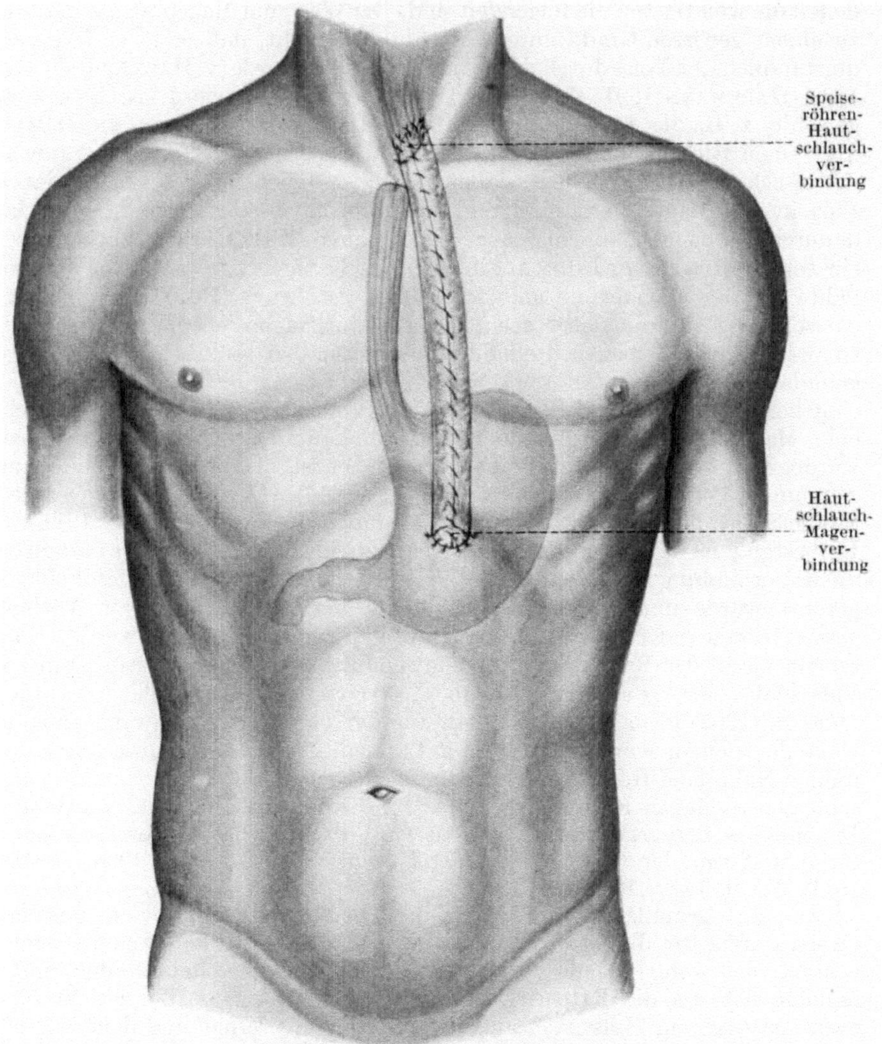

Abb. 582. Speiseröhrenersatz durch antethorakale Plastik nach BIRCHER. Aus der Brusthaut ist ein Hautschlauch gebildet und ins Unterhautzellgewebe verlagert. Er ist am oberen Ende mit der Speiseröhre, am unteren mit dem Magen vereinigt.

ließ die Kranken kauen und den Brei in einen weiten Magenschlauch spucken. GLUCK (1905) und PERTHES (1905) verbanden erfolgreich die Speiserohrfistel am Halse mit der Gastrostomieöffnung. Dieses Verfahren wurde später von TOREK (1913), TURNER (1929) u. a. angewendet, konnte aber nicht voll befriedigen. Daher sind auch fast alle Eingriffe, die Speiseröhre plastisch zu umgehen, bei Karzinomkranken ausgeführt worden (H. BIRCHER 1894, GLUCK, KOCHER, LEXER 1911, LAMBOTTE, HERZEN 1908, TUFFIER zit. nach WULLSTEIN, GRAMSE zit. nach HERZEN, SCHNITZLER zit. nach HIRSCH u. a.). Alle diese Versuche, die zum Teil ohne weiteres die Möglichkeit der Bildung einer künstlichen Speiseröhre bewiesen, waren aber deshalb zum Scheitern verurteilt, weil sie an Karzinomkranken durchgeführt wurden, und wenn auch die ersten Stufen des Gebäudes

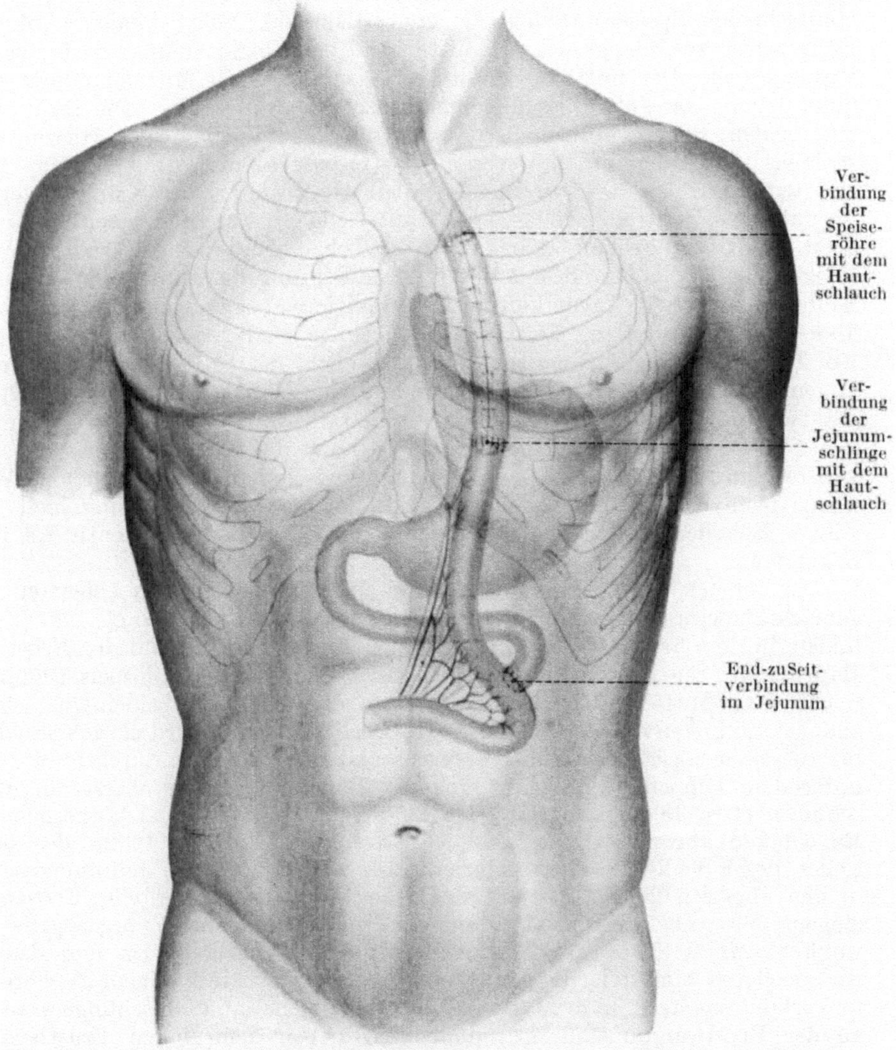

Abb. 583. Speiseröhrenersatz durch antethorakale Plastik nach WULLSTEIN. Eine hohe Jejunumschlinge ist durchtrennt. Das orale Ende ist in das aborale End-zu-Seit eingepflanzt. Das aborale Ende ist durch einen Kanal im Unterhautzellgewebe nach oben verlagert und durch einen Hautschlauch mit der Halsspeiseröhre in Verbindung gesetzt.

errichtet waren, wurde die Vollendung durch das Fortschreiten des Grundleidens verhindert. Der erste Versuch, der fast völlig gelang, war der von ROUX (1907), der den Eingriff bei einer Speiseröhrenverengerung infolge von Verätzung ausführte. Ihm gelang die Bildung einer künstlichen Speiseröhre vom Magen bis in die Nähe des Jugulums. Der von ROUX veröffentlichte Fall einer gelungenen Speiseröhrenplastik regte überall zur Nachahmung an.

Außerdem wurden dadurch früherer Versuche, die Speiseröhre zu ersetzen, bekannt, die bisher, da sie zu keinem vollen Erfolg geführt hatten, gar nicht veröffentlicht worden oder in Vergessenheit geraten waren (H. BIRCHER 1894, WULLSTEIN 1904, CARL BECK und CARREL 1905).

H. BIRCHER hatte versucht, durch einen auf der Brust extrathorakal gebildeten Hautschlauch Speiseröhre und Magen miteinander zu verbinden (Abb. 582). Er machte zwei lange Hautschnitte von der Regio submaxillaris bis zum Rippenbogen. Der mittlere Schnitt verlief parallel zur Mittellinie und etwas links davon, der äußere rechts innerhalb der Mamillarlinie. Die Haut wurde auf beiden Seiten unterminiert, so daß die Ränder des mittleren Hautstreifens durch Knopfnähte vereinigt werden konnten und so eine Röhre bildeten. Darüber wurden die lateralen Hautränder der Schnitte vernäht, so daß das Hautrohr völlig von Haut bedeckt war und nach unten und oben eine Öffnung blieb. Nach etwa 6 Wochen wurde eine Gastrostomie angelegt und der Fistelrand mit der unteren Öffnung der Hautröhre verbunden. Schon nach etwa 10 Tagen konnte dünnflüssige Nahrung durch das Rohr in den Magen gegeben werden. Es traten dann einige Undichtigkeiten der Naht auf. Ein Zuendeführen des Eingriffes war unmöglich, da die Patientin nach einigen Tagen an einer Lungenembolie zugrunde ging. Die Verbindung zwischen dem Hautschlauch und dem Magen hatte gehalten. Ein zweiter Fall wurde in ähnlicher Weise operiert. Hier gelang die Deckung des Hautschlauches durch die äußere Haut nicht glatt. Die Verbindung zwischen Hautschlauch und Magen wurde nach etwa 3 Wochen hergestellt. Auch diese Verbindung hielt nicht völlig. Ehe der Fall vollendet werden konnte, starb die Patientin an ihrem Karzinom.

Der Versuch WULLSTEINS (1904) (Abb. 583) wurde zwar am Lebenden nicht gemacht, bewies aber, wie der erste, die Möglichkeit der Ausführung. WULLSTEIN bildete in dem ersten Operationsakt einen Türflügellappen auf der Brust- und Bauchhaut. Ein Mittelschnitt, in der Höhe des 6. Rippenknorpels beginnend, reicht bis zur Mitte zwischen Schwertfortsatz und Nabel. Die beiden Querschnitte endigen am linken äußeren Rektusrand. Der Hautlappen wird zurückgeschlagen bis zu seiner Basis. Der linke M. rectus abdom. wird quer durchtrennt, dicht unter dem Rippenbogen. Eröffnung der Bauchhöhle. Die oberste Jejunumschlinge, etwa 30 cm unterhalb der Pl. duodenojejunalis wird vorgezogen, die Bauchhöhle abgestopft, die Schlinge durchtrennt. Etwa 15 cm des oralen Teiles dieser Schlinge werden reseziert. Dann wird der orale Jejunumabschnitt in den aboralen 20—25 cm unterhalb der Durchtrennungsstelle End-zu-Seit eingepflanzt. Die Peritonealöffnung wird um das einfach vorgezogene oder vorher durch eine Lücke das Mesocolon transversum und das Lig. gastrocolicum hindurch gezogene Jejunum, das noch mit seinem Mesenterium in Verbindung steht, verschlossen. Die vorgezogene Jejunumschlinge wird nun an der Brustwandmuskulatur unmittelbar neben dem linken Brustbeinrand befestigt, so daß es bis an den oberen Querrand des Türflügelschnittes reicht. Der Türflügellappen wird an seiner Basis noch etwas weiter beweglich gemacht, zunächst durch Subkutannähte bis an den Darm herangezogen und dann über die Darmschlinge herübergezogen, so daß die Schlinge vollständig bedeckt ist. Im zweiten Operationsakt wird oberhalb des Austrittes der Darmöffnung in der Brusthaut ein Hautschlauch gebildet. Die Haut vom linken Sternalrand bleibt 3—4 cm fest auf ihrer Unterlage. Der untere Rand dieses Hautabschnittes wird mit dem hinteren Teil des Jejunums vernäht. Auf einem Gummischlauch, der fingerlang in das Jejunum eingeführt wird, werden zwei türflügelartige Hautlappen gebildet, die bis zum zweiten Rippenknorpel reichen und etwa 2,5—3 cm breit sind. Sie werden über dem Gummischlauch zusammengeschlagen und mit dem Jejunum ohne Durchstechung der Epithelschicht möglichst genau vernäht. Die Wundfläche des so gebildeten Hautschlauches wird durch die von beiden Seiten herangezogene, von der Unterlage abgelöste Haut in Gestalt von zwei Lappen bedeckt. Im dritten Operationsabschnitt wird das Speiserohr am Hals vor der vorderen Brustwand befestigt. Dadurch wird ein lateral gestielter Hautlappen gebildet, dessen freies Ende am rechten Brustbeinrand bis etwa 5 cm oberhalb des Jugulum geführt wird, während der obere waagerechte Schnitt bis zum äußeren Rand des linken Kopfnickers reicht. Der linke Kopfnicker wird durchtrennt, ebenso die geraden Halsmuskeln unmittelbar oberhalb des Brustbeinhandgriffes. Das Speiserohr wird freigelegt, stumpf ausgelöst unter Schonung des N. recurrens. Dann soll es so weit wie möglich aus dem Mittelfellraum hervorgezogen und tief unten durchtrennt werden. Der aborale Stumpf wird durch Naht verschlossen und versenkt. Der vorgezogene obere Stumpf wird über den Brustbeinhandgriff herübergeleitet und dicht neben dem linken Brustbeinrand in Höhe des 2. Zwischenrippenraumes befestigt. Ein durch Nase, Rachen und oberes Speiserohr geführter Gummischlauch wird in den oberen Hautschlauch geleitet und das Speiserohr mit dem Hautschlauch vernäht. Der vorher zurückgeschlagene, seitlich gestielte Halshautlappen wird darüber gelegt.

Der Gedanke (Wullstein), die gebildete Speiseröhre zum Teil aus einem Hautschlauch, zum Teil aus einer oberen Jejunumschlinge zu bilden, hat später die reifsten Früchte getragen.

In das Jahr 1905 fällt der Vorschlag Karl Becks und Carrels (zit. nach Lotheisen 1922) die Speiseröhre mit Hilfe eines aus der Magenwand geschnittenen Lappens zu bilden. Eine eingehendere Beschreibung dieses Vorschlages konnte ich nicht erhalten. Auf ähnliche Gedanken kommen wir noch zurück. In der zeitlichen Reihenfolge folgt auf die drei bisher erwähnten Vorschläge der von Roux (1907) der, obwohl er im strengen Sinne nur eine Erweiterung der Tavelschen Gastrostomie war, und auch schließlich bei seiner ersten Anwendung nur im Sinne einer gut arbeitenden Gastrostomie endete, also nicht vollendet wurde, doch den bedeutendsten Anstoß für die weitere Ausarbeitung der antethorakalen Ösophagusplastik gab. Denn nun folgte Schlag auf Schlag der praktischen Ausführungen. Das Rouxsche Verfahren wurde im Jahre 1907 in die Tat umgesetzt.

Tavel (1906) hatte bereits den Gedanken, daß die peristaltische Tätigkeit einer ausgeschalteten, mit der Außenwelt und mit der Magenwand in Verbindung gesetzten Dünndarmschlinge gastropetal sein müßte. Obwohl Roux nicht so sehr von der Bedeutung dieses Einflusses überzeugt war, wählte er bei seinem Vorgehen ebenfalls eine hohe Dünndarmschlinge und pflanzte sie so in den Magen, daß die Richtung der Peristaltik nach dem Magen zu ging.

Roux' Vorgehen (Abb. 584) ist im einzelnen folgendes: Es handelte sich um einen kindlichen Kranken, bei dem eine vollständige Speiseröhrenverengerung vorhanden war. Es war zwar eine Gastrostomie angelegt, aber das Kind magerte trotz guter Ernährung ständig weiter ab. Der Gedanke bei der Ausführung des Eingriffes war der, die isolierte, in ihrer mesenterialen Ernährung belassene mit dem Magen anastomosierte Dünndarmschlinge nicht nur bis zur Bauchwand, wie das Tavel empfohlen hatte, sondern bis zum Hals hinauf zu führen, um möglichst eine Verbindung mit der Speiseröhre herstellen zu können. Er führte den Darm nicht durch das Zwerchfell, sondern lagerte ihn antethorakal in das Subkutangewebe. Außer der guten topographischen Lage und der kräftigen Muskulatur des oberen Jejunums war es auch die besonders geeignete Gefäßversorgung, die die Wahl dieses Abschnittes veranlaßte. Die Arterien des oberen Jejunumabschnittes sind besser sichtbar. Sie verlaufen parallel und haben verhältnismäßig weite Zwischenräume. Man kann daher zwischen zwei Unterbindungen einzelne Äste abschneiden und stört die Ernährung des Darmes dadurch nicht, wenn die Arkadenreihe erhalten bleibt, d. h. wenn man in genügender Entfernung vom Darm unterbindet.

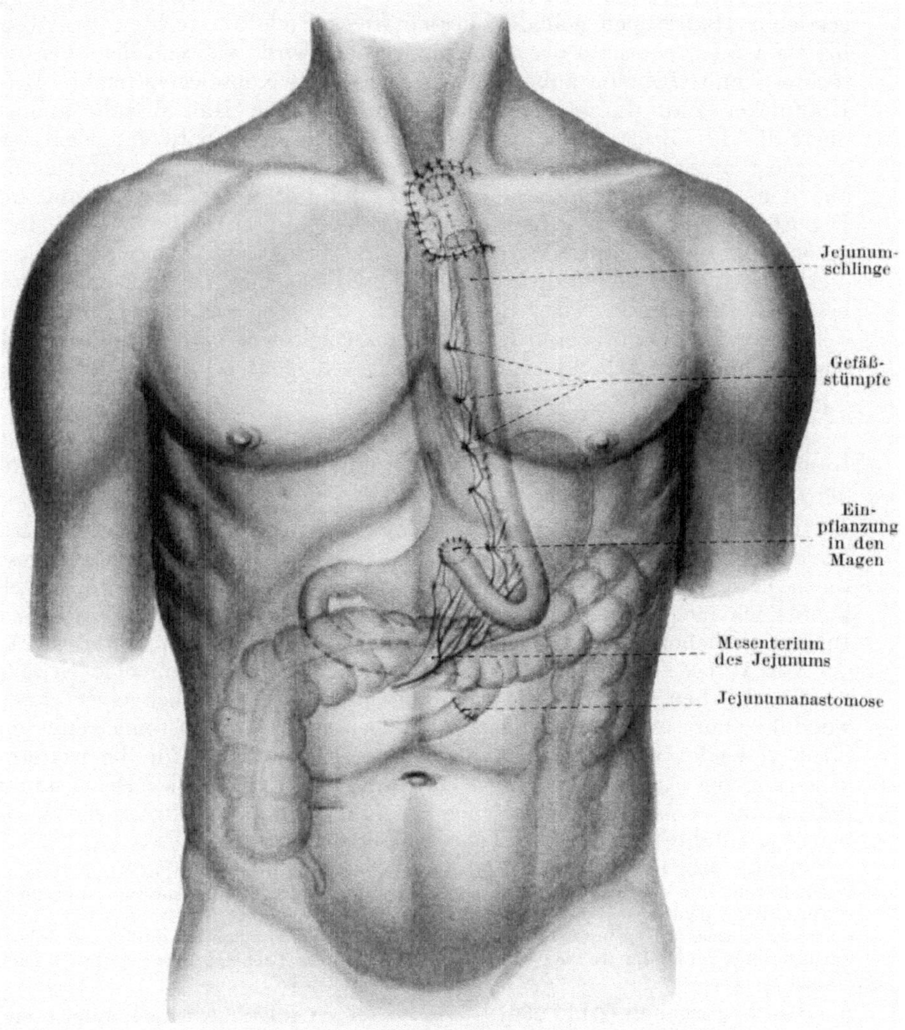

Abb. 584. Schematische Darstellung der antethorakalen Speiseröhrenplastik nach ROUX. Eine ausgeschaltete lange Dünndarmschlinge ist mit ihrem aboralen Ende in den Magen eingepflanzt. Das orale ist durch einen Kanal im Unterhautzellgewebe bis in die Gegend der 2. Rippe geführt. Dort ist eine Verbindung mit der Speiseröhrenfistel plastisch hergestellt. Die beiden Dünndarmschenkel, zwischen denen die ausgeschaltete Schlinge entnommen ist, sind End-zu-End vereinigt.

Zur Ausführung des Eingriffes nimmt man die Jejunalschlinge vor, die man auch für die vordere Gastroenterostomie wählt wegen ihres verhältnismäßig langen Mesenteriums. Die Länge des ausgeschalteten Jejunumstückes muß so bestimmt werden, daß das obere Ende, über das Colon transversum und den Magen nach oben geführt, bis zum Hals reicht, während das andere, auch mit dem Mesenterium in Verbindung bleibend, ebenfalls über das Colon transversum geführt, mit der vorderen Magenwand in Verbindung gesetzt werden kann. Dieses Stück wird abgemessen und am oberen und unteren Ende nach Anlegung zweier Darmklemmen durchtrennt. Dann wird die Verbindung zwischen dem oberen und unteren Jejunalstumpf wieder hergestellt. Roux benutzte, der damaligen Zeit entsprechend, dazu den Murphy-Knopf. Dann wird das abgetrennte Darmstück vorgenommen und, am oberen Ende beginnend, 4 oder 5 der Aa. jejunales doppelt unterbunden, und das Mesenterium an diesen Stellen durchtrennt. Diese Durchtrennung hat selbstverständlich zentral von den Randarkaden zu erfolgen. Die nächste (sechste) Arterie wird geschont und besorgt die Ernährung der gesamten Schlinge mit Hilfe der Randarkaden. Um den unteren Abschnitt des Jejunums ebenfalls beweglich machen zu können, da er ja bis an die vordere Magenwand über das Colon transversum geführt werden muß, wird unterhalb der ernährenden Arterie noch einmal eine Unterbindung im Bereiche der Randarkaden gemacht (s. Abb. 584). Das ganze ausgelöste Jejunumstück soll also von einer A. jejunalis ernährt werden. Bevor die Gefäße unterbunden werden, muß der Pulsschlag in den Randarkaden festgestellt werden. Das gelingt am Jejunum leicht, da das mesenteriale Fett nur gering entwickelt ist. Ist die ausgeschaltete Schlinge genügend beweglich gemacht, so wird das untere Ende an die vordere Magenwand herangebracht und so nahe wie möglich an der kleinen Kurvatur eine End-zu-Seitverbindung mit dem Magen hergestellt. Es bleibt nur noch übrig das obere Ende so hoch wie möglich hinaufzuführen. In seinem Falle konnte Verfasser leicht das Kinn berühren. Bevor dieser letzte Akt ausgeführt wird, wird dem geschwächten Kranken durch den Schlauch vorläufig Nahrung zugeführt, dann wird mit einer langen Kornzange ein Hautkanal vom Brustbeinhandgriff entlang dem Sternum bis zu dessen Spitze nach Einschneiden der Haut gebohrt und durch Spreizen der Zange erweitert. Der Kanal verläuft etwas links der Mittellinie, um nach Einführung der Darmschlinge deren Gefäße nicht zu stark zu bedrängen. Das Jejunum wird nun, in eine Kompresse eingehüllt, leicht durch den Unterhautkanal hindurchgezogen. Man kann feststellen, daß die Schleimhaut am oberen Ende unverändert ist und die kleinen Arterien pulsieren. Auch zieht sich die Wand peristaltisch zusammen. Zur Ernährung wird eine Sonde in das Jejunum eingeführt. Es wird dann die Faszie des linken Rektus und der Muskel selbst etwas eingeschnitten um das Jejunum bei dem Übertritt durch die Bauchwand nicht zu drücken. Die Peristaltik in der neuen Schlinge setzt sofort beim Einführen eines Bissens ein. Die Sorge, die sich Verfasser wegen der mangelnden Innervierung gemacht hatte, war überflüssig.

Wie schon oben erwähnt, führte die Tatsache der fast völligen Vollendung der, wie Roux den Eingriff genannt hatte, Ösophago-Jejuno-Gastrostomose zur Aufnahme dieses Verfahrens in die plastische Chirurgie. Es fehlte nur noch die Verbindung der oberen Jejunumfistel mit der Halsspeiseröhre, von der Roux annahm, daß sie leicht herzustellen sei.

Die meisten der in der nächsten Zeit unternommenen Versuche, die Rouxsche Methode in die Tat umzusetzen, mißlangen, und zwar wohl im wesentlichen immer aus dem Grunde, daß der plastische Eingriff bei Karzinomkranken versucht wurde. Erwähnt werden Fälle von Kocher, Tuffier, Lambotte, Gramse, Herzen, Schnitzler, Lexer und Wullstein (s. S. 866). Die meist körperlich stark heruntergekommenen Kranken erlebten entweder eine Durchführung des Eingriffes, der ja immerhin in mehreren Abschnitten ausgeführt werden mußte, nicht, oder ihre Widerstandskraft war so geschädigt, zumal es sich fast immer um ältere Menschen mit Gefäßveränderungen handelte, daß mehr oder weniger große Teile der verpflanzten Darmschlinge der Nekrose verfielen.

WULLSTEIN hat die Ansicht geäußert, daß eine Durchführung des ROUXschen Eingriffes überhaupt nur bei jugendlichen Menschen wegen der günstigeren Gefäßverhältnisse möglich sei. Manche kamen daher zunächst wieder auf den

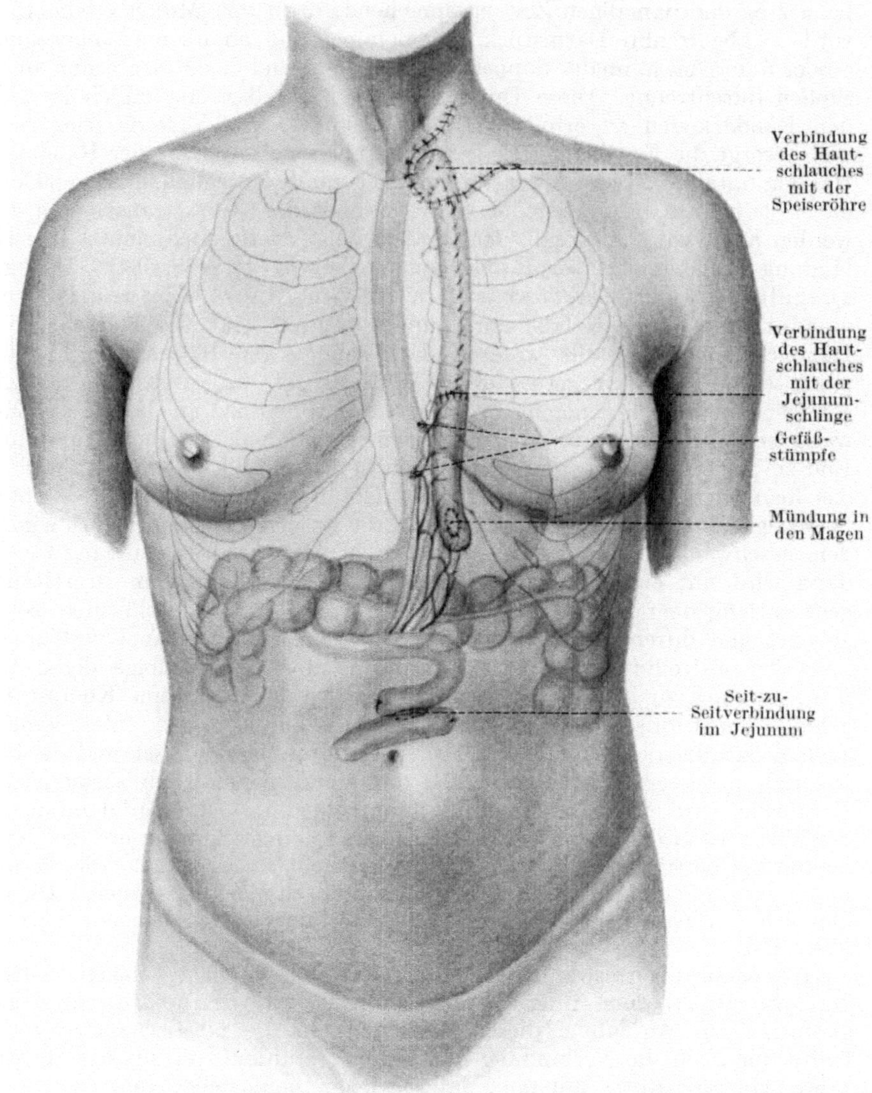

Abb. 585. Schematische Darstellung der anthethorakalen Speiseröhrenplastik nach LEXER. Eine kurze Dünndarmschlinge ist mit ihrer Mesenterialversorgung ausgeschaltet. Das orale Ende ist mit dem Hautrohr in Verbindung gesetzt, das distale blind verschlossen und Seit zu Seit mit dem Magen vereinigt. Die beiden Dünndarmschlingen sind durch Seit-zu-Seitverbindung miteinander vereinigt. Am Hals ist der Hautschlauch seitlich in die vorgelagerte Halsspeiseröhre eingepflanzt.

BIRCHERschen Vorschlag zurück, z. B. LEXER, der im Jahre 1907 einen großen Hautschlauch antethorakal bildete, aber auch damit nicht zu Ende kam, da es sich um einen Karzinomkranken handelte, der an einer Perforation seines Krebses in die Luftwege vorzeitig zugrunde ging. Da sich bei mehreren Eingriffen unter ausschließlicher Bildung eines Hautschlauches gezeigt hatte, daß die unmittelbare Verbindung des Magens mit dem Hautschlauch zu Unträglichkeiten führt durch das Eindringen des sauren Magensaftes in den Hautschlauch, wodurch Nahtinsuffizienz und Fistelbildung, auch Hautreizungen entstanden,

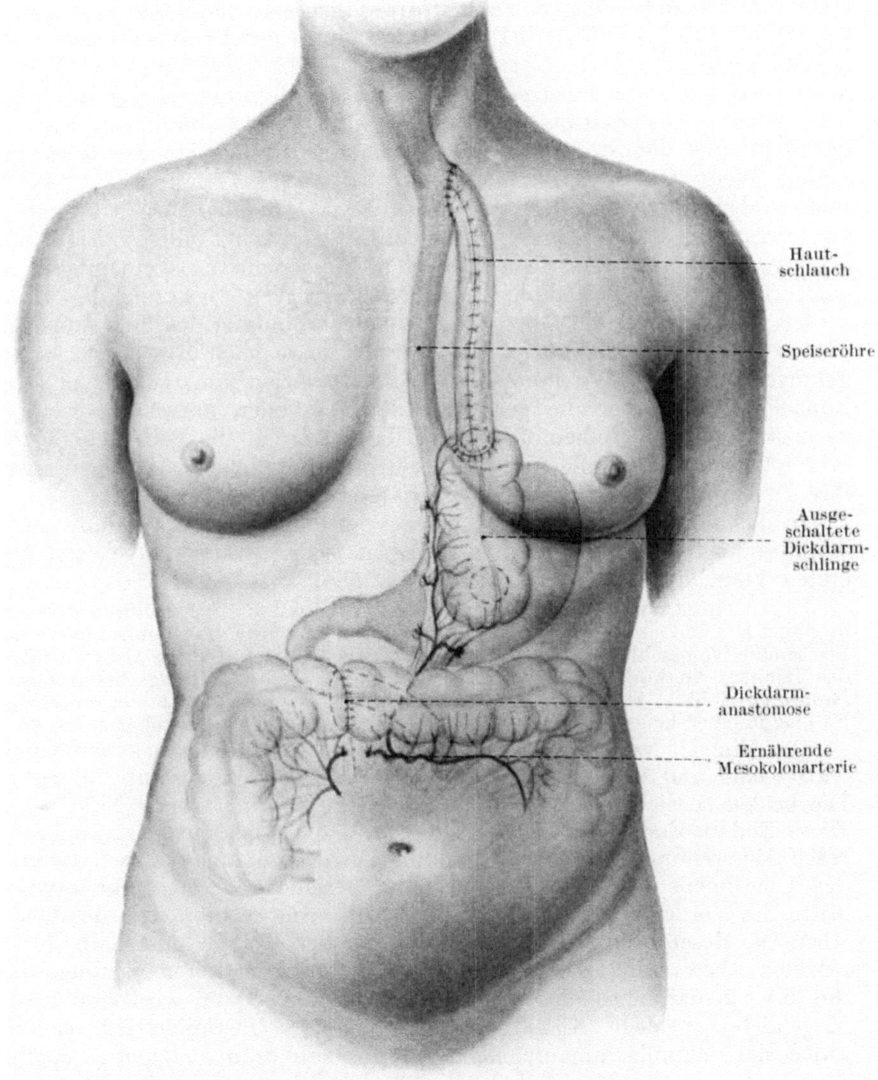

Abb. 586. Schematische Darstellung der antethorakalen Speiseröhrenplastik nach KELLING. Das mittlere Dünndarmstück ist unter Erhaltung der Gefäße ausgeschaltet und das aborale Ende mit dem Magen vereinigt. Die beiden Dickdarmschenkel sind ebenfalls durch Naht wieder vereinigt. Das aborale Ende des ausgeschalteten Dickdarmstückes ist durch einen Kanal im Unterhautzellgewebe bis zur Brustwarze hochgeführt. Von da bis zur Speiserohrfistel wird die Lücke durch einen antethorakalen Hautschlauch überbrückt.

so hat LEXER auch dieses Verfahren wieder aufgegeben. Da auch er andererseits eine ausgedehnte Nekrose des Jejunums bei einem Plastikversuche nach ROUX beobachten mußte, hat er den Gedanken gefaßt und in die Tat umgesetzt, den oberen Teil antethorakal aus einem Hautschlauch, den unteren aus einem ausgeschalteten Jejunumstück zu bilden (Abb. 585). Er hat also die Gedanken von H. Bircher und Roux vereinigt und damit denselben Gedanken verfolgt, den Wullstein bereits im Jahre 1904, wenn auch nur am Tier und an der Leiche, zur Ausführung gebracht hatte. Wullstein hat allerdings eine Verbindung des einseitig durchtrennten Jejunums mit dem Magen nicht hergestellt. Also eine Ösophago-Dermato-Jejunoplastik geschaffen. Der geistige Vater des in der Folgezeit wohl am häufigsten geübten und auch erfolgreichsten Verfahrens ist trotzdem Wullstein gewesen. Lexer hat durch sein Verfahren einerseits die Gefahr der Jejunumnekrose durch wesentlich kürzere Ausschaltung beschworen, andererseits durch die Einschaltung des Jejunums die Störungen im Bereich des Hautschlauches beseitigt. Auf andere Weise hat Herzen (1908) das Rouxsche Verfahren zu vereinfachen und gefahrloser zu gestalten versucht. Er hat nämlich, was übrigens bereits Wullstein in seiner ersten Arbeit vorgeschlagen hat, die isolierte Jejunumschlinge durch eine künstliche Lücke im Mesocolon transversum und im Lig. gastrocolicum hindurchgeführt, dadurch den Weg verkürzt, die Ernährung besser gestaltet und die Möglichkeit einer Verbindung des Jejunums mit dem Magen vereinfacht. Herzens Fall war der erste nach Roux operierte, völlig gelungene Eingriff. Wir kommen auf die Operation von Herzen noch zurück. Zunächst sollen aber die grundlegenden Methoden aufgezählt werden, und zwar in zeitlicher Reihenfolge. Erst dann werden die gebräuchlichsten Verfahren, die sich fast alle aus mehreren grundsätzlichen zusammensetzen, und ihre zweckmäßigsten Abänderungsverfahren besprochen werden.

In das Jahr 1911 fallen die beiden Vorschläge zur Verwendung des Dickdarmes an Stelle des Jejunums zum plastischen Ersatz der Speiseröhre. Den ersten Vorschlag machte Kelling (Abb. 586).

Es handelte sich um eine Kranke mit Karzinom der unteren Speiseröhre. Da die Frau noch in gutem Zustande und im mittleren Lebensalter war, wurde die Bildung einer künstlichen Speiseröhre vorgeschlagen. Die Rouxsche Plastik ließ sich deshalb nicht ausführen, weil das Jejunum ein kurzes Gekröse hatte, und eine ausgelöste Schlinge bestenfalls bis zum Rippenbogen hätte geführt werden können. Dagegen schien das Querkolon sehr geeignet. Es hing in einer langen Schlinge herunter und hatte ein langes Mesokolon.

Der Eingriff verlief in folgender Weise: Das Mittelstück des Querkolons wird rechts und links abgetrennt und mit Klemmen vorläufig abgeschlossen. Die beiden seitlichen Stümpfe lassen sich durch ringförmige Naht vereinigen. Diese End-zu-Endnaht bezeichnet Kelling selbst als einen schwachen Punkt. Nach Herstellung der Darmverbindung wird nun am ausgeschalteten Stück des Querkolons das rechte Ende blind geschlossen, das linke etwa in der Mitte der vorderen Magenfläche eingenäht. Am rechten Teil des Querkolons wird das Mesenterium nach Unterbindung der Gefäße unterhalb der Gefäßarkaden abgetrennt. Die Ernährung der ausgeschalteten Schlinge besorgen die links in das Mesokolon eintretenden Gefäße. Dann wird eine Adersche Magenfistel angelegt. Das beweglich gemachte Querkolon läßt sich bis zur Höhe der Mamilla hinaufziehen. Um es subkutan zu lagern, spaltet man die Haut von der Mamillahöhe links vom Brustbein senkrecht nach unten bis in den Bauchschnitt hinein. Die Haut der Schnittränder wird nach beiden Seiten weitgehend abgelöst, die Querkolonschlinge hineingelegt und die Haut darüber vernäht. Das noch blind verschlossene Ende der Kolonschlinge näht man mit einigen Knopfnähten am oberen Hautwundrand ein. Die Heilung erfolgt ohne jede Schwierigkeit, nur machten sich in den ersten Tagen einige Magenspülungen notwendig, weil Kot aus der Kolonschlinge in den Magen fließt. Die blind vernähte Schlinge des Querkolons wird nach 7 Tagen eröffnet und die Schleimhaut der Schlinge an die Haut genäht. Nach 25 Tagen wird der Versuch gemacht, den Eingriff zu vollenden. Freilegung der Speiseröhre am Hals, Annähung ihrer vorderen Wand an die Halsfaszie ohne die Lichtung zu eröffnen. Nach völliger Einnähung wird die Speiseröhre eröffnet und die Schleimhaut im oberen Abschnitt durch Naht an der Faszie, im unteren an der Haut befestigt. In derselben Sitzung wird aus der Brusthaut zwischen der

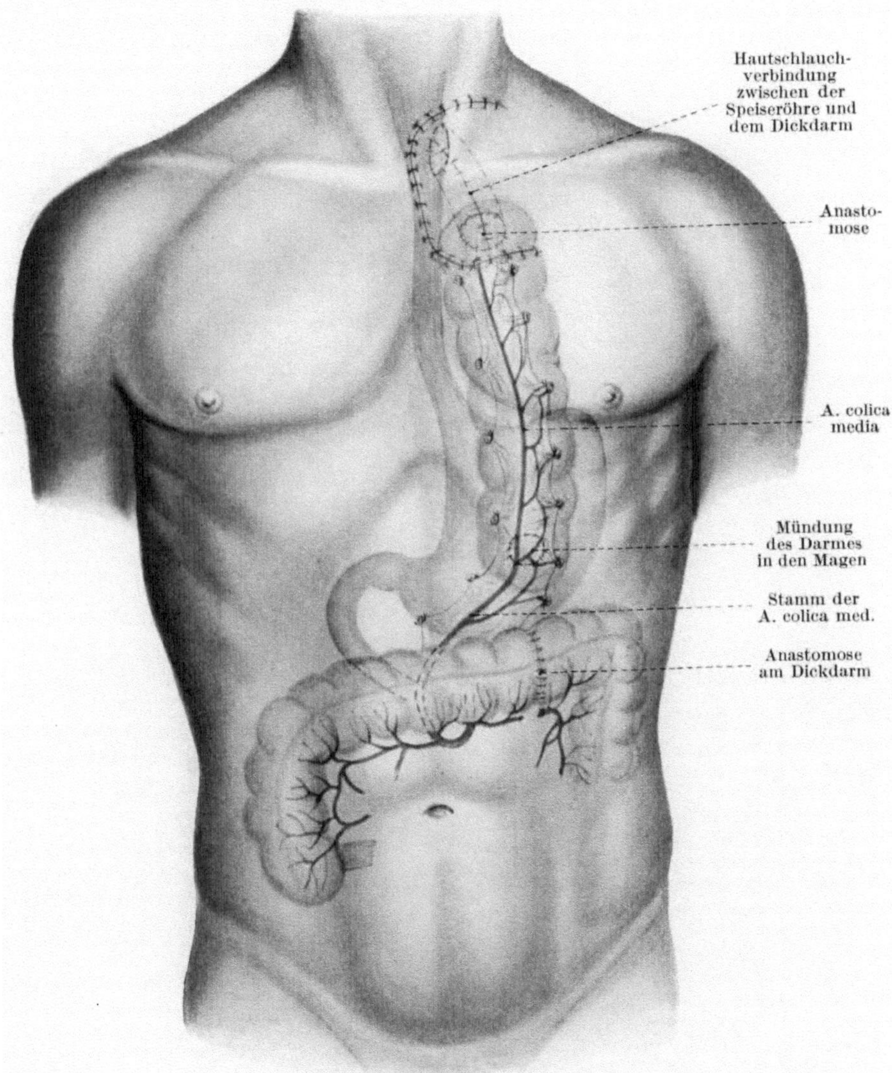

Abb. 587. Schematische Darstellung der antethorakalen Speiseröhrenplastik nach VULLIET. Der ausgeschaltete Dickdarm ist mit erhaltener Gefäßversorgung antethorakal bis fast zum Hals in die Höhe geführt. Die Verbindung mit der Speiseröhre am Halse ist nur angedeutet. Die beiden Dickdarmabschnitte sind End-zu-End miteinander vereinigt.

Speiseröhren- und Kolonfistel ein Hautschlauch gebildet. Unten wird die Öffnung des Querkolons rings umschnitten, so daß ein 3 cm breiter Hautsaum stehen bleibt. Dieser Hautsaum wird durch doppelte Naht in die Röhre mit eingeschlossen. Einlegen von Gummiröhren in den Hautschlauch. Da der Hautschlauch noch ohne äußere Hautbekleidung ist, wird nach Anlegung von 4 Entspannungsschnitten

(2 unterhalb der Klavikula und parallel dazu und 2 unterhalb der Einmündungsstelle in das Kolon), die abgelöste Brusthaut mit den beiden Mammae nach der Mitte verschoben und über dem Hautrohr vernäht. Unter die Lappen

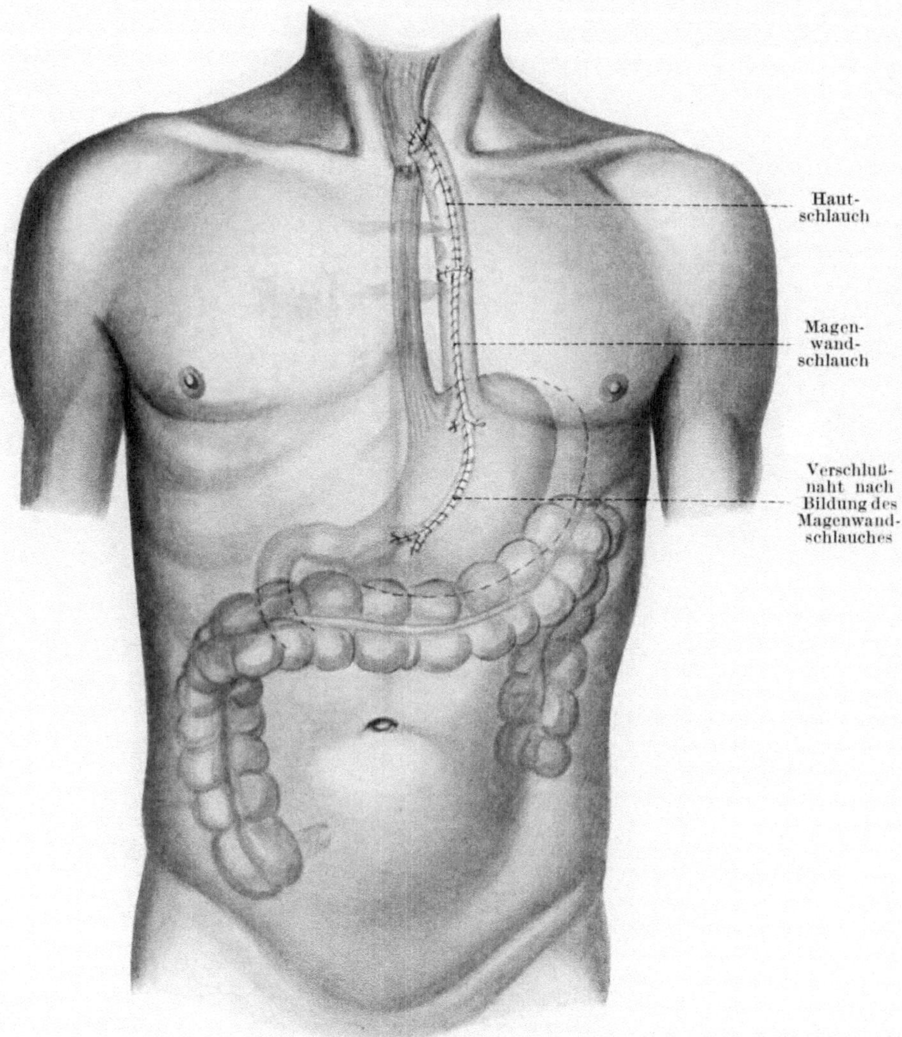

Abb. 588. Schematische Darstellung der antethorakalen Speiseröhrenplastik nach M. Hirsch. Der untere Teil der künstlichen Speiseröhre ist aus der Vorderwand des Magens gebildet und ins Unterhautzellgewebe verlagert. Die Verbindung dieses Schlauches mit der Speiseröhrenfistel am Halse wird durch einen Hautschlauch hergestellt.

kommt je ein Dränrohr. Auch am Halse wird ein Hautlappen über die Hautröhre gedeckt und mit der Hautröhre vernäht. Heilung erfolgt wieder ohne Reizung und ist in 13 Tagen abgeschlossen. Das Karzinom war indessen weiter gewachsen und so kam Patientin am 15. Tage zum Exitus. Kelling weist darauf hin, daß in Fällen, in denen eine Dünndarmschlinge nicht geeignet ist, eine ausgeschaltete Dickdarmschlinge an ihre Stelle treten kann, daß aber auch diese Plastik für Karzinomkranke nicht zur Anwendung kommen soll, da der ulzerierte Krebs die Heilung ungünstig beeinflußt und die Dauer des Eingriffes bis zum endgültigen Abschluß der Wundheilung eine zu lange ist.

Im selben Jahre hat VULLIET (1911) sein Verfahren des Ersatzes der Speiseröhre durch eine Schlinge des Colon transversum empfohlen (Abb. 587). Während

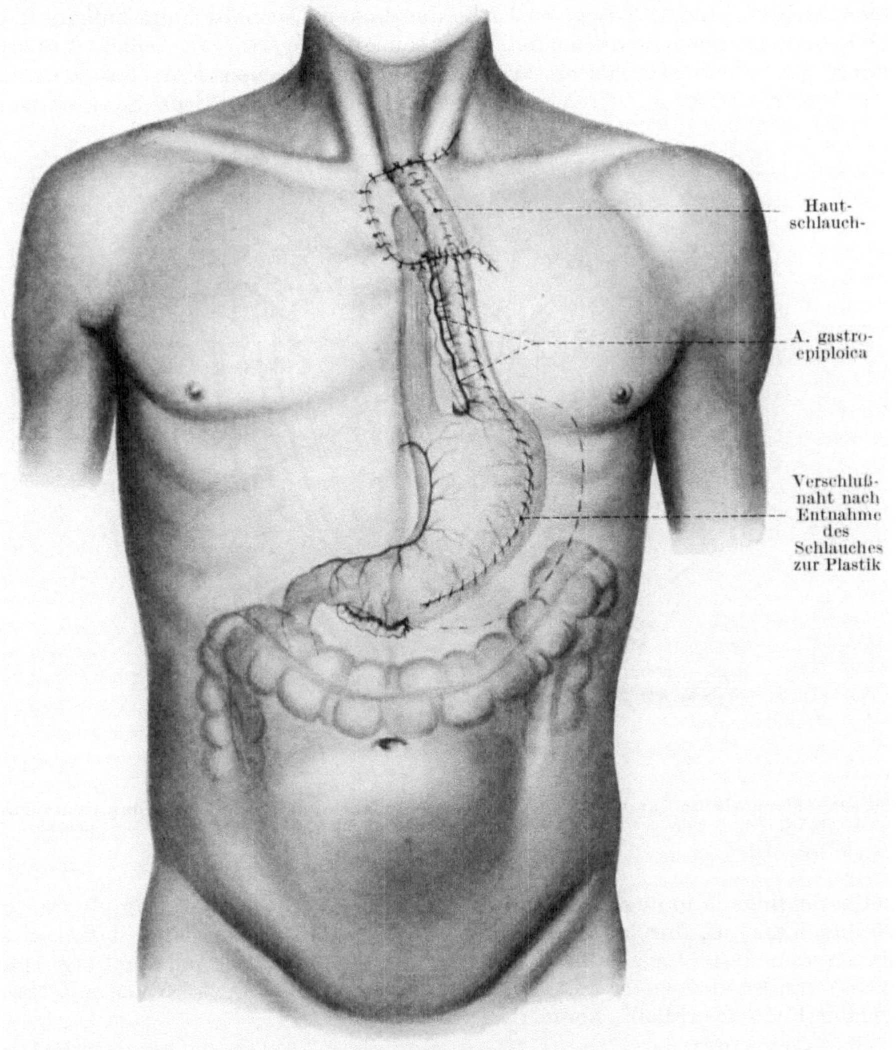

Abb. 589. Speiseröhrenersatz durch antethorakale Plastik nach JIANU. Aus dem Abschnitt der großen Kurvatur unter Mitnahme der A. gastroepiploica sin. ist ein Schlauch gebildet, der vom Fundus bis in die Höhe des 2. Zwischenrippenraumes reicht. Die Verbindung mit der Speiseröhre am Halse ist durch einen zwischengeschalteten Hautschlauch hergestellt.

KELLING die rechte Seite der Transversumschlinge nach oben geführt, die linke in den Magen eingenäht hat, also isoperistaltisch vorgegangen ist, glaubt VULLIET aus Gründen der Einfachheit die ausgeschaltete Transversumschlinge antiperistaltisch verwenden zu können. Die Gefäßverhältnisse sind, wie es schon KELLING beobachten konnte, sehr günstig. Man kann ohne Schwierigkeiten das Mittelstück des Colon transversum beiderseits durchtrennen und dabei auf der rechten Seite die Gefäßversorgung durch die Aa. colica dextra und colica media aufrechterhalten, während man auf der linken Seite nach Durchtrennung des Darmes und des Mesenteriums zwischen den Aa. colica media und colica sinistra durchführt. Dadurch, daß man in der Hauptarkade zwischen A. colica dextra, media und sinistra einen großen gefäßfreien Mesokolonabschnitt findet, gelingt es leicht den linken Darmabschnitt außerordentlich beweglich zu machen, ohne daß dabei seine Gefäßversorgung leidet. VULLIET konnte 32—40 cm ausschalten. Die Verbindung zwischen dem Dickdarm und dem Magen erfolgt an der Vorderwand des Magens ohne jede Schwierigkeit,

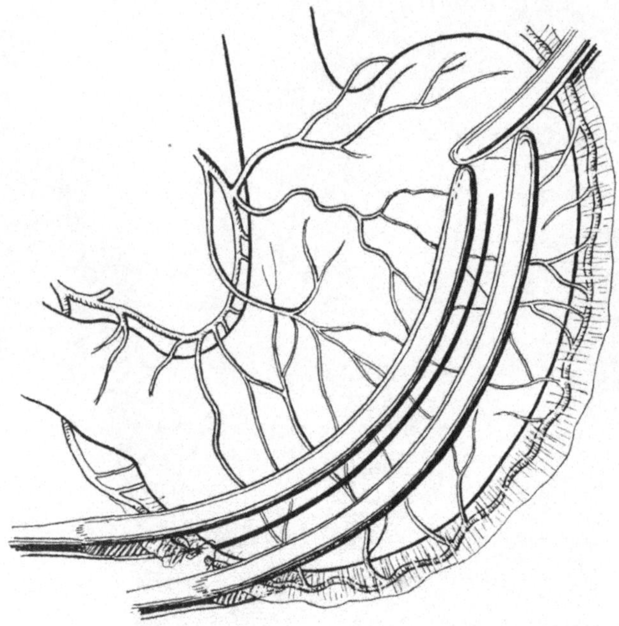

Abb. 590. Schematische Darstellung der Magenschlauchbildung nach JIANU in der Abänderung von GALPERN. Zur Erhöhung des aseptischen Vorgehens sind 2 Magenklemmen angelegt, so daß nach der Durchtrennung kein Inhalt austreten kann.

da die Schlinge ja in dieser Gegend regelrecht liegt. Die beiden Stümpfe werden, wie bei KELLING, durch Naht vereinigt. Die Schlinge ist so lang, daß man sie bis an den Hals hinaufführen kann. Die antiperistaltische Richtung spielt nach VULLIET und wie er aus den Fällen von LEXER, FRANGENHEIM mit Hautschlauchbildung schließt, keine Rolle.

Im Jahre 1911 hat auch M. HIRSCH seinen Vorschlag gemacht, die Speiseröhre durch einen gestielten, aus der vorderen Magenwand gebildeten Lappen zu ersetzen (Abb. 588). Dieser Vorschlag ist, wie schon erwähnt, nach LOTHEISEN bereits im Jahre 1905 von KARL BECK und CARREL gemacht worden.

HIRSCH wollte nicht die ganze Speiseröhre, sondern nur den unteren Teil aus der Magenwand bilden, während der obere Abschnitt je nach Bedarf durch einen längeren oder kürzeren Hautschlauch gebildet werden sollte. Sein Verfahren ist, wie schon erwähnt, aus der Gastrostomie von DEPAGE (1903) hervorgegangen, nur daß der Lappen dementsprechend länger geschnitten werden muß. HIRSCH glaubt, daß die technische Seite wesentlich einfacher ist als bei dem ROUXschen Verfahren. Er konnte auch das neugebildete Rohr, wenn nicht gerade eine Schrumpfung des Magens vorlag, bis zum Halse hinaufführen. Läßt sich der Magen nicht vorziehen, so ist das Verfahren nicht anwendbar. Nach HIRSCHS Ansicht ist der Lappen auch gut ernährt, was von anderen, z. B. JIANU, bestritten wird.

Ein Jahr später, also 1912, hat JIANU diesen Gedanken erneut aufgenommen und zweifellos in einer ebenso einfachen, aber, was die Gefäßversorgung des Rohres betrifft sicher besseren Weise durchgeführt, als das bei dem HIRSCHschen Verfahren möglich ist (Abb. 589). Nach Vorziehen des Magens durch einen mittleren Bauchschnitt bildete er den Lappen aus der großen Kurvatur des Magens, und zwar so, daß er zunächst nach Abklemmung eines parallel zur großen Kurvatur laufenden etwa 3 Querfinger breiten Magensegmentes, mit Hilfe von 2 gebogenen Magenklemmen (GALPERN) die A. gastro epiploica im Fundusabschnitt erhielt, am Ende des Lappens in der Gegend des Pylorus aber durchtrennte, nachdem vorher das große Netz und das Lig. gastrocolicum durch Massenligaturen von der großen Kurvatur abgelöst waren (Abb. 590). Ist der Lappen abgetrennt, wird die Magenwunde und in Fortsetzung davon der Magenschlauch fortlaufend doppelschichtig zugenäht. Der Fundusteil des Magens wird am oberen Teil der Bauchwunde befestigt, der neugebildete Schlauch nach Verlängerung der Bauchwunde nach oben bis zur 2. oder 3. Rippe subkutan gelagert und oben in Form einer Fistel eingenäht. Ist der Schlauch nicht lang genug, so kann zwischen der am Halse freigelegten Speiseröhre und dem Magenschlauch ein Hautschlauch eingeschaltet werden.

1913 kam zu den meist schon einige Male zur Ausführung gekommenen Vorschlägen ein neuer. v. FINK kam in diesem Jahre auf der Suche nach einem Verfahren, das die Schwierigkeiten der bisher verwendeten Ersatzteile vermeiden sollte, auf den Gedanken, den Magenkörper selbst zum Speiseröhrenschlauch umzubilden (Abb. 591). Dabei sollte der Pylorus, der waagerechte Ast des Zwölffingerdarmes und der Magenkörper die eigentliche Speiseröhre bilden, während der Fundus die Magenverdauung übernehmen sollte. v. FINK versuchte seinen Eingriff bei einem 47jährigen Manne mit Kardiakarzinom.

Sein Vorgehen ist folgendes: Schnitt in der Mittellinie vom Schwertfortsatz bis zum Nabel. Der festgestellte Krebs ist in Form eines starken Trichters von der Kardia auf den Magenfundus übergegangen und mit der Leber verwachsen. Der Magen ist etwa von regelrechter Größe und wird an der großen und an der kleinen Kurvatur aus seinen Verbindungen gelöst bis an den Rand des Karzinomes nach oben und bis zum absteigenden Duodenalschenkel nach unten. Dann wird der Zwölffingerdarm am Übergang des waagerechten in den absteigenden Ast durchtrennt und der absteigende Ast verschlossen. Um die Kardia freizulegen wird die 9. linke Rippe zwischen Parasternallinie und Mammillarlinie reseziert. In derselben Ausdehnung wird das Peritoneum eröffnet und der aus seinen Verbindungen gelöste Magen oberhalb des Rippenbogens durch die etwa 6 cm breite Durchtrittsstelle in der 9. Rippe durchgeführt und auf der vorderen Brustwand subkutan bis gegen die Brustwarze hinaufgezogen. Die Beweglichkeit des Magens war durch die starre Infiltration des Kardiaabschnittes und durch die Verwachsungen mit der Leber eingeschränkt. Der aus der Bauchhöhle herausgeleitete Magenkörper wird an der Austrittsstelle am Bauchfell festgenäht. Es folgt die Anlegung einer Gastroenterostomia post. nach v. HACKER, dann die Bildung einer antethorakalen Hautspeiseröhre nach BIRCHER. In den Magen wird vor der Durchführung durch die Bauchwunde ein Gummischlauch eingelegt, der durch die Gastroenterostomie in den Dünndarm geleitet wird. Dieser Schlauch wird dann auch nach oben durch den antethorakalen Hautschlauch bis in die Gegend oberhalb des Schlüsselbeines geführt. In zweiter Sitzung sollte die Speiseröhre im unteren Halsabschnitt freigelegt, durchtrennt und mit dem oberen Ende des antethorakalen Hautschlauches bzw. wenn die Duodenalöffnung des Magens so weit nach oben gereicht hätte, mit dieser verbunden werden. Der Verlauf des ersten Eingriffes war ohne Reizerscheinungen geblieben. Am 6. Tage ging der Kranke an der Perforation der mit der Leber verwachsenen Geschwulst zugrunde. Der Mann war vom 2. Tage ab durch Magenschlauch ernährt worden. Am 3. Tage zeigte sich, daß der Darm arbeitete.

v. FINK zieht aus seiner Beobachtung folgende Schlüsse: Magen und Duodenum sind für eine Speiseröhrenplastik brauchbar, infolge ihrer topographischen Lage, ihrer Ausschaltungsmöglichkeit mit Erhaltung der Gefäße und ihrer Länge. Außerdem bleibt ein Teil der Magenverdauung erhalten. Im Falle v. FINK hat es sich um einen Eingriff zur Ausschaltung gehandelt, der naturgemäß bei dem bestehenden Karzinom überhaupt nur vorübergehend hätte helfen können. Wie so oft ist die endgültige Beurteilung der Erfolgs-

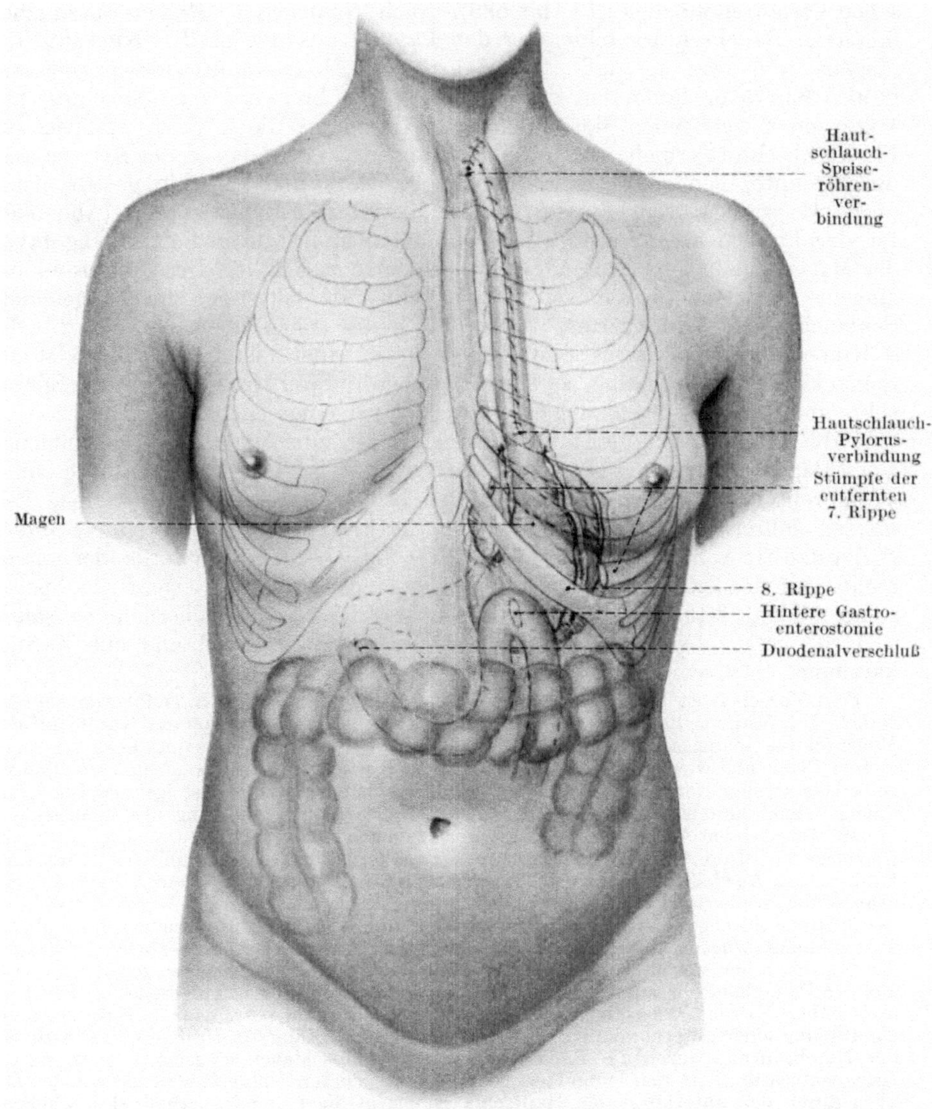

Abb. 591. Schematische Darstellung der antethorakalen Speiseröhrenplastik nach v. Fink. Der Magen, in seinem ursprünglichen Verlauf noch punktiert angedeutet, ist am Pylorus durchtrennt und das obere Ende des Duodenums blind verschlossen. Der pylorische Teil des Magens und des Antrums sind nach Resektion der 7. Rippe durch einen Schlitz im Peritoneum in das Unterhautzellgewebe antethorakal gelagert. Die Verbindung des Pylorus mit der Speiseröhre am Hals wird durch einen Hautschlauch hergestellt. Die Entleerung des Magens findet durch eine hintere Gastroenterostomie statt.

möglichkeit durch das Fortschreiten des Karzinoms verhindert worden. Die Grundlage für das Vorgehen v. Finks bestand in dem Gedanken, an Stelle der früher verwendeten Ersatzteile aus Darm oder Haut, die Speiseröhre unmittelbar durch den Magen zu ersetzen.

KIRSCHNER (Abb. 592) hat diesen Gedanken 1920 folgendermaßen gefaßt: Es bestehen zwei Möglichkeiten, zwei durch einen Zwischenraum getrennte Hohlorgane miteinander in Verbindung zu setzen: 1. die Überbrückung durch ein

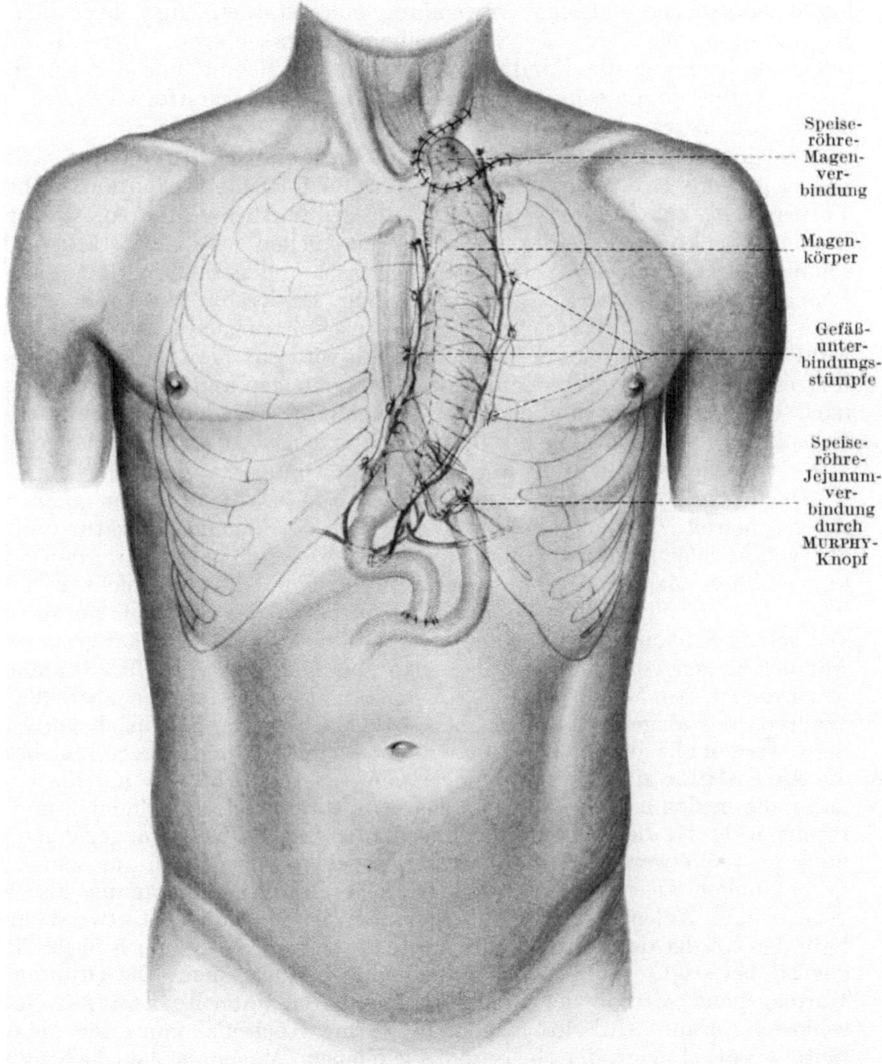

Abb. 592. Schematische Darstellung der antethorakalen Speiseröhrenplastik nach KIRSCHNER. Der Magen ist im Fundusabschnitt durchtrennt. Beide Stümpfe sind blind verschlossen. Im oralen Abschnitt ist ein MURPHY-Knopf eingesetzt, der diesen Teil mit einer ausgelösten Jejunumschlinge End-zu-End verbindet. Der Magen selbst ist aus seinen Gefäßverbindungen längs der großen und kleinen Kurvatur unter Erhaltung der A. a. gastrica dextra und gastroepiploica dextra bis in die pylorische Gegend ausgelöst. Der orale Jejunumschenkel ist End-zu-Seit in das untere Jejunum eingepflanzt. Der jetzt schlauchförmige Magen ist anthethorakal unter die Haut gelagert und mit der durchtrennten Speiseröhre am Hals plastisch verbunden.

oder mehrere Schaltstücke, oder 2. die Mobilisierung eines oder beider Hohlorgane, so daß sie unmittelbar aneinander gelagert und verbunden werden können. Diese zweite Möglichkeit hat KIRSCHNER dann selbst in einem erfolgreichen Falle zur Anwendung gebracht. Nach entsprechenden Vorversuchen an der

Leiche, bei denen er feststellte, daß man den Magen im Bereich des Körpers und des Fundes nach Unterbindung sämtlicher Gefäße an der Kardia abschneiden konnte, so daß er nur noch am Duodenum und den Stümpfen der Aa. gastrica und gastroepiploica dextra hing. Der Magen ließ sich dann frei aus der Bauchhöhle herausheben und ohne Anwendung eines starken Zuges über den linken Rippenbogen, bis über das Schlüsselbein emporschlagen. Der am höchsten reichende Teil war die Funduskuppe, nicht die Schnittlinie der Kardia. Der Magen verlor damit seine typische Gestalt, wurde wurstförmig, etwa wie ein starkes Colon transversum.

Im einzelnen wird der Ersatz der Speiseröhre durch den antethorakal gelagerten Magen nach Kirschner folgendermaßen ausgeführt: Als Vorbereitung am Tage vor dem Eingriff gründliches Abführen. Der Eingriff wird in Narkose ausgeführt. Unter den Rücken wird eine starke Rolle geschoben. Der Hautschnitt verläuft fingerbreit und parallel entlang dem linken Rippenbogen vom Schwertfortsatz bis zur vorderen Achsellinie. Man kann auch den vorderen Teil des sog. Angelhakenschnittes nach Kirschner (s. S. 958) wählen. Nach schichtweiser Durchtrennung wird das Peritoneum in der Schnittlinie eröffnet. Während die Haken den Rippenbogen und den oberen Wundrand nach oben ziehen, wird die übrige Bauchhöhle sorgfältig abgestopft. Unter Umständen ist es nötig, den linken Rippenbogen etwa in Verlängerung des 7. Zwischenrippenraumes zu durchschneiden.

Dann wird der Magenkörper und der Fundusabschnitt von allen Verbindungen befreit. Das gefäßhaltige kleine Netz der kleinen Kurvatur und ebenso das gefäßreiche Lig. gastrocolicum an der großen Kurvatur werden zwischen kurzgefaßten Massenunterbindungen durchtrennt. Das geschieht in einer gewissen Entfernung vom Magen, um den Kreislauf in den Randgefäßen zu erhalten. Das gelang Kirschner bei seinem ersten Fall nicht immer und auf große Strecken war der Magen vollkommen von seinen Randgefäßen entblößt. Bestehen Verwachsungen des Magens mit der Umgebung, so werden sie ebenfalls gelöst. Während der Magen bald nach oben, bald nach unten, bald nach vorn gezogen wird, werden alle großen ernährenden Gefäße in der Fundusgegend, insbesondere die Aa. gastricae sin., gastroepiploicae sin., gastricae breves und die Rami lienales, die beiden letzten aus der Milzarterie stammend, unterbunden und durchtrennt, während die A. und V. lienalis, an die unmittelbar herangegangen werden muß, geschont werden. Nachdem der Magen so ringsherum aus seinen Gefäßverbindungen ausgelöst ist, wird nach sorgfältiger Abstopfung der Kardiagegend nach Anlegung federnder Klemmen der Magenkörper etwa 4 cm unterhalb der Kardia quer durchtrennt und läßt sich jetzt, nur noch in der Pylorusgegend befestigt, weit aus der Bauchhöhle herausziehen. Die Öffnung in der Kardiagegend wird in der Längsrichtung durch doppelte Lembert-Nähte geschlossen. Dann wird der Magen, in warme Kochsalzkompressen gehüllt, zur Seite gelegt. Der an der Speiseröhre gebliebene Magenrest läßt sich nun durch Nähte bis auf eine kleine Stelle schließen in die die weibliche Hälfte eines Murphy-Knopfes eingelegt wird. Da der untere Abschnitt der verengten oder verschlossenen Speiseröhre unterhalb der Stenose einen Abfluß haben muß, so wird er mit dem Dünndarm in Verbindung gesetzt. Dazu wird das Jejunum $^1/_2$ m unterhalb der Fl. duodenojejunalis quer durchtrennt. Das zuführende Ende wird blind verschlossen und wird mit dem abführenden Ende etwa 25 cm analwärts der Durchtrennungsstelle mit dem abführenden Ende durch eine breite seitliche Anastomose verbunden. In die Öffnung des aboralen Dünndarmendes wird nun endständig der männliche Teil des Murphy-Knopfes eingebunden. Dieses Ende wird dann durch einen Schlitz im Mesocolon transversum emporgeleitet und mit der weiblichen Hälfte im Magenrest verbunden. Die

Verbindung wird durch einige Knopfnähte gesichert. Die Jejunumschlinge wird an die Durchtrittsstelle in den Mesokolonschlitz eingenäht. Nun wird der beiseite gelegte bewegliche Magen wieder aufgenommen und zwischen Brustbein und linker Mamma nach oben geschoben und, wenn sich an der Hinterwand einige Verwachsungen finden und einige Randgefäße die Entfaltung verhindern, so sind noch einige Unterbindungen nötig, so daß der Magen schließlich nur durch die kurzen Stümpfe der Aa. gastrica und gastroepiploica dextra ernährt wird. Er hängt im übrigen nur noch am Duodenum und läßt sich mit seiner Funduskuppe bis über das Schlüsselbein hinaufführen. Die unter den Rücken gelegte Rolle muß jetzt entfernt werden. Dann geht der Magen, wie KIRSCHNER bei den Leichenversuchen beobachtet hatte, handbreit weit über das Schlüsselbein hinaus. Jetzt wird die Haut zwischen dem Bauchschnitt und der Schlüsselbeingegend mit Messer und eingeführter stark gespreizter großer Kornzange von der Unterlage abgelöst. Am Schlüsselbein wird ein Hautschnitt in querer Richtung in 3 cm Länge gemacht. Der Magenschlauch läßt sich ohne Schwierigkeiten durch diesen Tunnel hindurchziehen, so daß die Funduskuppe aus der oberen Hautöffnung heraussieht und hier eingenäht werden kann. Der Kanal durch die Bauchdecken soll möglichst in schräger Richtung von distal innen nach proximal außen geführt werden. Dabei liegt die verschlossene Kardiaöffnung einige Zentimeter unterhalb dieser Halshautöffnung. Um den Magen beim Übertritt in die Bauchhöhle nicht zu drücken wird die Haut des distalen Teiles des Bauchschnittes in Breite von mehreren Zentimetern von der Unterlage abgelöst. An der Durchtrittsstelle unmittelbar lateral vom Schwertfortsatz, die der Magen von selbst eingenommen hat, wird die Magenwand mit dem Peritoneum parietale durch einige Knopfnähte vereinigt. Im übrigen wird die Bauchwunde schichtweise verschlossen und die Haut in ganzer Länge über dem Magen vereinigt.

KIRSCHNER hat bei seinem ersten Falle etwa nach 4 Wochen die Speiseröhrenfistel am Halse angelegt. Nach mehrfachen Eingriffen, die zur Schließung von Fistel usw. nötig waren, kam dann schließlich eine glatte Verbindung zwischen der Halsspeiseröhre und dem aus dem Magen gebildeten antethorakalen Magenösophagus zustande.

Auf Grund seiner Erfahrungen hat KIRSCHNER den Vorschlag gemacht, den Eingriff zur Verbindung der Halsspeiseröhre mit dem Magenschlauch sofort der Bildung des Magenösophagus anzuschließen. Es soll auf folgende Weise vorgegangen werden: Nachdem die endgültige Entscheidung bei der Bauchoperation gefallen ist, daß eine vollständige Magenverlagerung möglich ist, tritt eine zweite Chirurgengruppe in Tätigkeit, legt die Halsspeiseröhre am Innenrand des Kopfnickers frei, durchtrennt sie nach vollständigem Umgehen tief unten quer, stülpt das aborale Ende nach Unterbindung ein und versenkt es. Das orale Ende der Speiseröhre wird entweder in den hervorgezogenen Magenfundus hineingeleitet, oder, wenn es lang genug ist, mit dem Magen in Form einer WITZEL-Fistel verbunden. In jedem Falle wird die Haut über der Vereinigungsstelle sofort geschlossen. Ist das orale Speiserohrende nicht lang genug, so daß es nicht sofort mit dem Magen verbunden werden kann, so wird es so weit wie möglich an die Magenöffnung herangeführt und in die Haut eingenäht. Der Kranke soll in der nächsten Zeit eine vornübergeneigte Haltung einnehmen, und die Nahrungsaufnahme per os soll zunächst ganz unterlassen werden. Später kann dann durch die Nase eine dünne Schlauchsonde eingeführt werden.

Noch bevor KIRSCHNER seinen Vorschlag gemacht hatte, zum Ersatz der Speiseröhre den beweglich gemachten Magen heranzuziehen, hat ESSER (1916) den Versuch gemacht, die antethorakale Speiseröhrenbildung ohne Heranziehung eines anderen Organes durchzuführen. Er glaubte dadurch den plastischen

Eingriff nicht nur zu vereinfachen, sondern auch eine Verbindung des nach seinem Verfahren gebildeten Hautschlauches mit dem Magen herstellen zu können, ohne die Bauchhöhle überhaupt zu eröffnen.

Der Hautschlauch wurde nach den Grundsätzen gebildet, nach denen ESSER an allen möglichen Körperstellen Hohlräume epithelisiert hat, ohne eine Lappenverschiebung oder etwas ähnliches zu Hilfe nehmen zu müssen. Das Verfahren wird, ganz allgemein gesagt, so durchgeführt, daß der vorhandene, zu epithelisierende Hohlraum, oder der zu diesem Zweck geschaffene Hohlraum mit THIERSCHschen Lappen ausgekleidet wird. Um diese THIERSCHschen Lappen der Form des Hohlraumes anzupassen, wird ein der Form des Hohlraumes entsprechendes künstliches Modell mit THIERSCHschen Lappen, die Wundseite nach außen, überkleidet und in den Hohlraum für einige Zeit fest eingefügt. Handelt es sich um größere unregelmäßige Hohlräume, so wird die Form durch warm und formbar

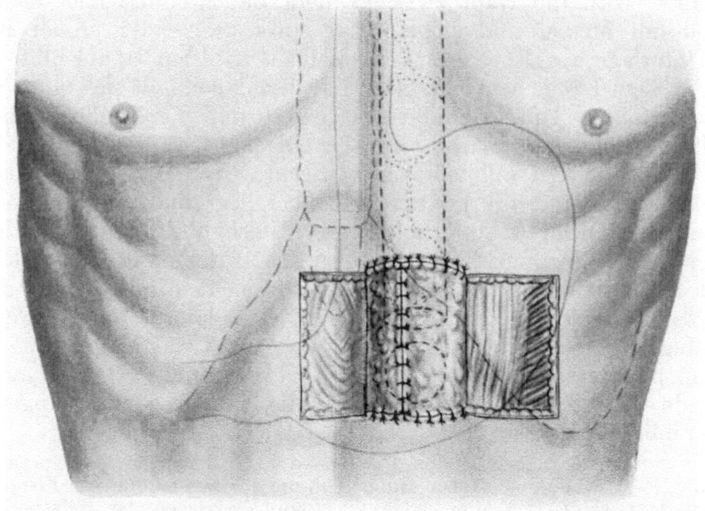

Abb. 593. Speiseröhrenersatz durch antethorakale Plastik nach ESSER. 1. Herstellung der Verbindung zwischen der Magenfistel und dem durch Epidermiseinpflanzung gebildeten Hautschlauch. Die Magenöffnung und der mit Epidermis ausgekleidete Schlauch sind rot gestrichelt. Mit Hilfe von 2 Türflügellappen ist nach Anfrischung der Magenöffnung und der Außenseite des Hautschlauches die Lücke geschlossen. Der Hautschlauch ragt einige Zentimeter in den neugebildeten Hautsack hinein. ESSER verfolgt damit den Zweck das Zurückfließen von flüssigen Speisen in das Speiserohr zu verhindern.

gemachte Stentsmasse, wie sie die Zahnärzte gebrauchen, gewonnen, nach dem Erkalten entfernt und mit den THIERSCHschen Lappen überzogen. Zur Auskleidung röhrenförmiger Hohlräume verwendet ESSER entsprechend hergerichtete Gummiröhren oder ähnliches, die ebenfalls mit THIERSCHschen Lappen bekleidet werden (s. Bd. I, S. 373f.).

Die Ausführung der ESSERschen Speiseröhrenplastik gelingt auf folgende Weise: Zunächst wird in der Mitte zwischen Jugulum und der vorhandenen Gastrostomieöffnung ein etwa 4 cm langer quergestellter Hautschnitt gemacht und die Haut aufwärts und abwärts bis über das Schlüsselbein hinaus und bis an die Gastrostomieöffnung hin in Form eines langen Kanals abgehoben. Zunächst schiebt er gerade Elevatorien ein und dann immer dickere Instrumente, bis schließlich das dickste vorhandene Dränrohr von $2^1/_2$—3 cm Durchmesser bis zum Ende nach oben und nach unten vorgeschoben werden kann, ohne daß es einer stärkeren Reibung ausgesetzt ist. ESSER verwendete nun 2 Gummiröhren von je etwa 15 cm Länge, die der Länge nach gespalten wurden. Diese Röhren wurden mit sehr dünngeschnittenen THIRESCHschen Lappen in der Weise bekleidet, daß der Überschuß in die Spalte zu liegen kommt und die Röhre vollkommen bis zu ihren Ende mit THIERSCH-Lappen, die Wundseite nach außen, bedeckt ist. Um eine Verschiebung der Epidermislappen beim Einführen der

Röhre in den Unterhautkanal zu verhüten, wird die Röhre mit Hühnereiweiß vorbehandelt. Das Ei wurde nach Reinigung $^1/_2$ Stunde in $1^0/_{00}$ Sublimatlösung aufbewahrt. Ist der Eiweißüberzug der Gummiröhre getrocknet, so werden die THIERSCHschen Lappen aufgelegt. Die beiden Röhren können nun von dem Querschnitt aus ohne Mühe nach oben und nach unten in den Unterhautkanal eingelegt werden, ohne daß eine Verschiebung der Lappen befürchtet zu werden braucht. Um den beiden Röhren eine gemeinsame Achse zu geben, wird ein in die Lichtung passendes, sterilisiertes Holzstück in die beiden aneinanderstoßenden Enden der beiden Rohre eingefügt. Die Hautwunde wird geschlossen, bis auf eine kleine Öffnung für ein Glasrohr. Nach 10 Tagen wird die Wunde wieder geöffnet, die Schläuche werden entfernt und die Wunde wieder geschlossen,

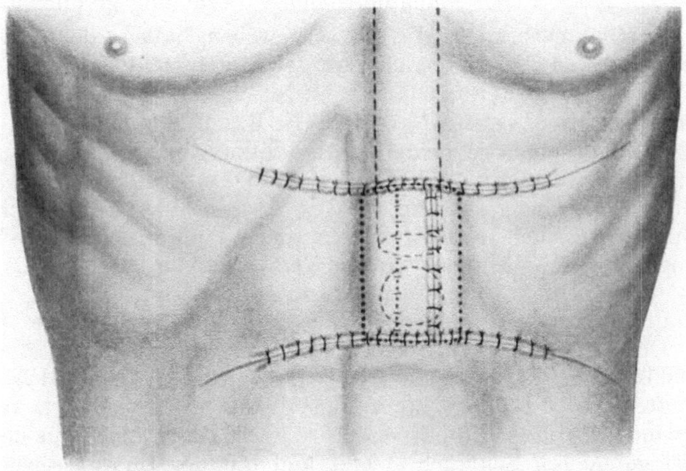

Abb. 594. Speiseröhrenersatz durch antethorakale Plastik nach ESSER. 2. Durch weitere Anfrischung ist auch die Wundfläche, die durch Bildung des unteren Hautschlauches entstanden ist, verschlossen worden.

nachdem oben und unten das Ende des nun mit Epidermis ausgekleideten Tunnels geöffnet war. In den nächsten 2 Monaten wird der Kanal mit leichter mechanischer und chemischer Reizung behandelt, mit Wasser oder Borwasser durchgespritzt, mit kleinen trockenen Tupfern ausgerieben, mit Vaseline versehen usw. Der Kanal schrumpft zwar etwas, aber die Epidermis wird kräftig, wie mit dem eingeführten Zystoskop festgestellt werden konnte. Die Verbindung des oberen Schlauchendes mit der Halsspeiseröhre gelingt dann etwa 2 Monate später, mit einiger Mühe unter Bildung eines gestielten Hautschlauches. Das distale Ende der durchtrennten verengten Speiseröhre wird ebenfalls in die Haut eingenäht. 3 Monate später wird dann die Verbindung des Magens mit dem Hautschlauch hergestellt. Um das Austreten von Mageninhalt in das gethierschte Rohr zu verhüten, bildet ESSER einen mit Haut ausgekleideten Sack, der im wesentlichen aus einem die Gastrostomieöffnung und den unteren Teil der künstlichen Speiseröhre bedeckenden Hautschlauch besteht (Abb. 593), der dann wieder durch seitlich weitgehend beweglich gemachte Hautlappen gedeckt wird. Füllt sich dieser Hautsack vom Magen aus, so übt er einen Druck auf das untere Ende des Speiserohres aus und verhindert das Eintreten des sauren Magensaftes in das mit Epidermis ausgekleidete Rohr (Abb. 594). Das Verfahren von ESSER ist von ihm selbst zweimal zur Anwendung gebracht, das eine Mal mit vollem Erfolg.

III. Beurteilung der einzelnen Verfahren.

Die große Zahl der bisher aufgezählten Vorschläge zum Ersatz der verengten Speiseröhre deutet schon darauf hin, daß es kein Verfahren gibt, das vor den anderen so viele Vorteile hätte, daß es für alle Fälle empfohlen werden könnte. Theorie und Praxis haben da verschieden geurteilt. In der Theorie müßten die Verfahren, die die wenigsten Ersatzteile nötig haben, und dabei technisch am einfachsten und in der geringsten Anzahl von Sitzungen ausführbar sind, als die besten erscheinen. In der Praxis hat sich aber gezeigt, daß die künstlichen Speiseröhren, die aus mehreren Ersatzteilen zusammengesetzt sind, die eine umständliche Herstellung in meist 3—4 Sitzungen in Anspruch nehmen, am häufigsten zur Ausführung gekommen sind und auch am häufigsten zu guten Enderfolgen in anatomischer und funktioneller Beziehung geführt haben.

Den geringsten Verbrauch von Ersatzgeweben haben die Verfahren, die nur Epidermis oder Haut verwenden. An der Spitze steht daher die Schaffung des Epidermisschlauches von Esser (1916) (s. S. 884) und an zweiter Stelle die Bildung eines Hautschlauches von H. Bircher (1894) (s. S. 868). Zur Ausführung beanspruchen sie beide mehrere Sitzungen. An dritter Stelle wäre das Verfahren von Kirschner (1920) (s. S. 881), v. Fink (1913) (s. S. 879) zu nennen, bei dem als einziger Ersatzteil der Magen selbst bis zur Halsspeiseröhre geführt wird. Nach dem Kirschnerschen Plan kann die Ausführung in einer Sitzung gelingen. Viertens wäre das Verfahren von Roux (1907) (s. S. 869) einzureihen, das ebenfalls nur einen Ersatzteil benötigt, nämlich eine ausgeschaltete, mit dem Magen und der Halsspeiseröhre verbundene Jejunumschlinge. Drei Sitzungen sind dazu nötig. Der Vorschlag von K. Beck und Carrel (1905) (s. S. 878), Hirsch (1911) (s. S. 878), Jianu (1912) (s. S. 879) folgt als fünfter in der Reihe. Nur in der Ausführung von Jianu kann er Bedeutung gewinnen. Hier soll die Speiseröhre allein durch einen aus der Magenwand selbst gebildeten Schlauch ersetzt und mit der Halsspeiseröhre in Verbindung gebracht werden. Ebenso wie beim Rouxschen Verfahren hat jedoch die Länge des gebildeten Speiserohres nicht weit genug halswärts gereicht, so daß schließlich fast immer ein Hautschlauch nach Bircher zu Hilfe genommen werden mußte.

Eine solche Verbindung von Hautschlauch und Darmschlauch (sechster Vorschlag) ist bewußt bei den beiden letzten Verfahren zur Anwendung gekommen, d. h. bei dem von Kelling (1911), der den oberen Teil der Speiseröhre aus einem Hautschlauch und den unteren aus dem isoperistaltisch mit dem Hautschlauch und dem Magen verbundenen Colon transversum bildete. Vulliet hat ebenfalls 1911 die Verwendung einer Transversumschlinge antiperistaltisch vorgeschlagen, und zwar ist es ihm bei seinen Leichenversuchen gelungen, die Schlinge bis in die Jugulumgegend hinaufzuführen. Das zweite Verfahren, das von vornherein die Bildung der künstlichen Speiseröhre aus einem Haut- und einem Darmabschnitt zusammengesetzt vorsieht, ist die Methode von Wullstein (1904) und Lexer (1908). Diese letzten Verfahren machen zum mindesten 3—4, in der Mehrzahl der Fälle aber häufigere Sitzungen bis zur Vollendung der Speiseröhre nötig.

Trotzdem hat die Praxis, wie schon gesagt, sich für die letzteren und umständlicheren Verfahren entschieden. Es ist außerordentlich schwer sich einen Überblick über die genauen Zahlen der bisher ausgeführten und erfolgreich vollendeten Ösophagusplastiken zu verschaffen. Erstens sind die meisten Plastiken in den östlichen Ländern zur Ausführung gekommen, da dort Verätzungsstrikturen durch das Trinken von Laugen und Säuren scheinbar viel häufiger vorkommen als z. B. in Deutschland. Ganz selten sind solche Plastiken in Frankreich und England ausgeführt worden. Auch in Amerika gibt es verhältnismäßig wenige. Es kommt dazu, daß die Chirurgen, die sich mit dem Ersatz der Speiseröhre beschäftigt haben, vielfach ihre Fälle mehrmals in ärztlichen Gesellschaften vorgestellt und auch mehrmals veröffentlicht haben, so daß die Zahlen, die man bei Zusammenstellungen findet, mehr oder weniger ungenau sind. Eine der letzten großen Zusammenstellungen von OCHSNER und OWENS (1934) berichtet über 240 Fälle. Ob diese Zahl und die für die einzelnen Operationsverfahren angegebenen Zahlen genau stimmen, ist nicht sicher festzustellen. Der Grund dafür liegt wahrscheinlich in der Schwierigkeit die einzelnen Fälle, ohne daß Wiederholungen vorkommen, zu sichten. Die Verfasser stellen folgende Zahlen fest:

Von den 240 Fällen fallen nach Angabe der Verfasser 32 auf die Methode von BIRCHER, also auf die Ösophago-Dermato-Gastroplastik. 9 Patienten sind gestorben, 21 geheilt, 2 fraglich. 19mal wurde der Eingriff bis zu Ende durchgeführt.

Die ROUXsche Methode (die Ösophago-Jejuno-Gastroplastik) ist 36mal erwähnt. 14 Patienten sind gestorben, bei 13 wurde der Enderfolg erreicht. Die große Mortalität war meist durch ein Gangrän der Jejunumschlinge bedingt.

Das WULLSTEIN-LEXERsche Verfahren (Ösophago-Dermato-Jejuno-[Gastro-LEXER-]Plastik) ist 100mal zur Anwendung gekommen. 18 Patienten sind gestorben, 64 sind erfolgreich zu Ende geführt worden. Ein Gangrän der Jejunumschlinge ist nur 9mal beobachtet worden.

An 4. Stelle erwähnen die Verfasser das Verfahren nach KELLING-VULLIET die Ösophago-(Dermato-KELLING-)Colon-Gastroplastik mit 20 Einzelfällen. Von 18, bei denen der Ausgang bekannt ist, sind 4 gestorben und 14 geheilt. 11mal wurde der Eingriff zu Ende geführt.

5. Das Verfahren von BECK-HIRSCH-JIANU die Ösophago-Dermato-Gastroplastik ist an 24 Kranken zur Ausführung gekommen. Ein guter Enderfolg ist angeblich nur bei 2 Kranken erzielt worden.

An 6. Stelle wird das Verfahren der Ösophago-Gastroplastik aufgeführt. Es wurde nach Angabe der Verfasser bei 22 Kranken verwendet. 16 davon sind angeblich nach KIRSCHNER operiert worden. Von den 22 operierten Kranken sind 14 gestorben. 2mal gelang der Eingriff angeblich in einem Akt. Es scheint, daß die Verfasser alle, auch die intrathorakalen Ösophago-Gastroplastiken mitgezählt haben. Ist das der Fall und sind solche Verwechselungen auch bei den anderen Verfahren unterlaufen, so ist das der Grund für die Ungenauigkeit der Statistik.

Nach unserer Durchsicht des einschlägigen Schrifttums sind die Zahlen der einzelnen angewandten Operationsverfahren der Ösophagoplastik geringer. Wir können auch aus den oben angeführten Gründen keinen Anspruch auf die lückenlose Erfassung der einzelnen Fälle machen. Es steht aber auch nach unseren Untersuchungen fest, daß bei weitem am häufigsten die Methode von (WULLSTEIN-)LEXER zur Anwendung und glücklichen Vollendung kam, die Ösophago-Dermato-Jejuno-Gastroplastik. An 2. Stelle ist in etwa gleichvielen Fällen die BIRCHERsche (Ösophago-Dermato-) und die ROUXsche (Ösophago-Jejuno-Gastroplastik) ausgeführt worden. Wesentlich seltener, aber in etwa gleichgroßer Zahl wurden die Verfahren von KELLING-VULLIET (Ösophago-Dermato-Kolon-Gastroplastik) und die BECK-JIANUsche Ösophago-Dermato-Gastroplastik verwendet. Am seltensten wurden, wie gesagt, die einfachsten Verfahren, das KIRSCHNERsche (Ösophago-Gastroplastik) und das ESSERsche Verfahren (Ösophago-Epidermio-Gastroplastik) zur Anwendung gebracht. Wie schon erwähnt, führten diese Verfahren in derselben Reihenfolge, in der sie aufgeführt wurden, auch zu guten Enderfolgen. Die Zahl der Eingriffe ist durchschnittlich bei den am häufigsten angewendeten Verfahren am größten gewesen. Einzelne Ausnahmen sind, wie immer, zu beobachten. So gelang z. B. der Eingriff nach WULLSTEIN-LEXER mehrere Male in 3 Sitzungen endgültig. Dasselbe gilt für den Eingriff nach ROUX (HERZEN) und einmal ist es gelungen (ROITH), eine Ösophago-Kolon-Gastroplastik in einer Sitzung zu vollenden.

Daß das umständlichere Verfahren der Ösophago-Dermato-Jejuno-Gastroplastik der einfachen Ösophago-Gastroplastik oder der Ösophago-Jejuno-Gastroplastik immer mehr vorgezogen wurde, hat seine Gründe. Aus den Beobachtungen der einzelnen Fälle geht hervor, daß die Ausführung der einfachen Ösophago-Dermatoplastik zwar ohne Schwierigkeiten gelingen kann, so weit die Bildung des Hautschlauches und die Freilegung der Speiseröhre und des Magens in Frage kommt, daß aber meist die Verbindung zwischen der Speiseröhre und dem Hautschlauch und zwischen dem Hautschlauch und dem Magen auf Schwierigkeiten stoßen. Es bilden sich sehr leicht Fisteln aus, die zu ihrem Verschluß fast immer mehrere Eingriffe notwendig machen. Zum größten Teil ist daran der in den Hautschlauch aufsteigende saure Magensaft schuld. Daher war es ein durchaus richtiger Gedanke, den WULLSTEIN und LEXER hatten, die Verbindung zwischen dem Magen und dem Hautschlauch durch eine dem sauren Magensaft besser angepaßte Jejunumschlinge zu überbrücken.

Der an sich ideale Gedanke die Verbindung zwischen der Halsspeiseröhre und dem Magen allein durch eine ausgeschaltete Jejunumschlinge herzustellen, scheiterte bei der Ausführung oft daran, daß die Jejunumschlinge zu lang gewählt werden muß, und daß sie infolgedessen Ernährungsstörungen erleidet und gangränös wird. Diese Beobachtung ist von vielen gemacht worden (s. S. 871) und hat daher dazu geführt, die Jejunumschlinge nur als kurzes Schaltstück zwischen dem Hautrohr und dem Magen zu verwenden. So wurde die Gefahr der Gangrän weitgehend eingeschränkt. Aus diesen Gründen wurde das WULLSTEIN-LEXERsche Verfahren dem BIRCHERschen und dem ROUXschen mit Recht vorgezogen. Allerdings bleibt auch beim WULLSTEIN-LEXERschen Verfahren immer die Schwierigkeit, die Verbindung zwischen dem Hautschlauch und der Halsspeiseröhre herzustellen. Wie das am besten bewerkstelligt wird, werden wir noch zu zeigen versuchen. Daß das Verfahren von KIRSCHNER, die Ösophago-Gastroplastik, so ausgezeichnet der Gedanke in der Theorie ist, sich in der Ausführung nicht so gut bewährt hat, liegt im wesentlichen darin, daß die Technik der vollständigen Magenausschaltung doch eine recht schwierige ist. Gelänge es den Eingriff in einer Sitzung zu Ende zu führen, verdiente er damit die Bezeichnung eines Idealeingriffes. Von den Verfahren, die den Dickdarm zur Plastik heranziehen, kommt wohl nur das von KELLING angegebene in Frage. Aber es scheint doch den meisten Chirurgen ein unangenehmer Gedanke, eine Dickdarmschlinge an Stelle des Ösophagus zu setzen. Es ist zwar technisch leichter und sicherer eine Dickdarmschlinge mit genügender Gefäßversorgung versehen antethorakal zu lagern. Man wird auf dieses Verfahren aber nur dann zurückgreifen, wenn der Verwendung einer Dünndarmschlinge ein besonderes Hindernis entgegenstünde. Die Infektionsgefahr ist infolge geringerer Nahtsicherheit größer und es hat sich gezeigt, daß (v. HACKER) die aufgenommene Nahrung sehr lange in der sich erweiternden Dickdarmschlinge liegen bleibt. Auch die Einwirkung zurückfließenden sauren Magensaftes führt eher zu Unzuträglichkeiten als beim Dünndarm (BLAUEL). Gegen die Einschaltung einer Dickdarmschlinge (VULLIET) in antiperistaltischer Richtung wehrt sich das Gefühl allerdings noch mehr.

Die Beobachtungen an fertiggestellten Ösophagoplastiken haben, man kann wohl sagen, bei allen Verfahren den Beweis gebracht, daß sie den an sie gestellten Anforderungen zu genügen vermögen. Zwar werden allerhand Beschwerden gemeldet (HEYROVSKY 1926), z. B. Brennen im Bereich des häutigen Abschnittes, Empfindlichkeit gegen Wärme, Verengerungen des Rohres, Verzögerungen des Schluckaktes, insbesondere an den Verbindungen zwischen Hautschlauch und Speiserohr, oder Hautschlauch und Magen mit divertikelartigen Erweiterungen, so daß besonders beim Einnehmen von trockenen Speisen das Trinken von Flüssigkeit notwendig wird. Außerdem ist die Verzögerung des Schluckaktes von der Länge des Hautschlauches abhängig. In mehreren Fällen wurde beobachtet, daß die Verzögerung des Durchtritts des Bissens durch die künstliche Speiseröhre durch schiebende Bewegungen mit der Hand von den Patienten selbst aufgehoben wurde (HABERLAND). Gelegentlich wurden unangenehme Geräusche durch aufsteigende Luftblasen beobachtet. CAPELLE hat das Auswachsen von Lanugohaaren bis zu 12 cm Länge beobachtet. Sonst ist merkwürdigerweise über die Störung durch Haarwachstum nichts bekannt geworden. MÜLLER (1919) hat festgestellt, daß in seinem Falle die Haarbälge zwar erhalten waren, die Haarbälge aber nirgends die Hautoberfläche überragten. Nach HEYROVSKY (1926) fehlten Haarbälge und Talgdrüsen fast völlig. In seltenen Fällen (HÜBLER 1928, SCHUSTER 1933 und v. FRIEDLÄNDER, zit. nach LOTHEISSEN 1926) sind in Speiseröhren mit Verwendung einer Jejunumschlinge peptische Geschwüre beobachtet worden. LOTHEISSEN (1926) hat versucht, den Rücktritt von Magensaft durch eine Klappenbildung zu verhüten.

Zusammenfassend kann man sagen, daß die Mehrzahl der Kranken mit fertiggestellter künstlicher Speiseröhre mit ihrem Zustande zufrieden waren, besonders im Vergleich mit dem Zustande, in dem sie sich vor dem Eingriff befanden, in dem sie sich meist durch eine Gastrostomie ernähren mußten. Pathologisch-anatomische Beobachtungen, die an künstlichen Speiseröhren von Kranken, die nach jahrelanger Benutzung der Speiseröhre aus anderen Gründen gestorben waren (P. MÜLLER 1920, AXHAUSEN 1920, BACKAY 1928, STRÄHLE 1930), zeigen, abgesehen von gewissen Verengerungen an den Verbindungsstellen (STRÄHLE) eine weitgehende Anpassung der Haut an die Speiseröhrenfunktion. In manchen Fällen konnte kaum ein Übergang von der umgebildeten Haut in die Schleimhaut des Darmes festgestellt werden. Die Verhornung der Haut verschwindet, während die Papillen des Koriums gewuchert waren. Aus diesen Beobachtungen geht hervor, daß der Verwendung von Haut zum Schleimhautersatz auch pathologisch-anatomisch nichts entgegensteht.

Nach den Erfahrungen, die sich aus der obigen Zusammenstellung über die Ösophagusplastik ergibt, können folgende Schlüsse gezogen werden:

1. Der plastische Ersatz der Speiseröhre kommt nur für Fälle von gutartiger Verengerung der Speiseröhre infolge von Verätzungen und Verbrennungen in Betracht. Er darf nur dann in Angriff genommen werden, wenn sich die Wiederherstellung der Lichtung der Speiseröhre durch erhaltende Maßnahmen als unmöglich erwiesen hat (s. S. 864). Der Eingriff ist in jedem Lebensalter ausführbar. Am aussichtsreichsten ist er im jugendlichen Alter. Aber auch das Kindesalter [HINZ (1920) hat ein $1^1/_2$ Jahre altes Kind, MADLENER (1921) eines von $2^1/_2$ Jahren erfolgreich operiert] braucht nicht ausgenommen zu werden. Auch Kranke über 50 Jahre haben den Eingriff gut überstanden. Der Gedanke, einen solchen plastischen Ersatz auch beim Karzinom der Speiseröhre in Anwendung zu bringen, lag zu allen Zeiten nahe und wurde auch häufig versucht, allerdings bisher fast immer ohne Erfolg. Daher besteht wohl die Ansicht, die schon von den ersten Chirurgen, die sich mit der Speiseröhrenplastik beschäftigt haben, zu Recht, daß ein plastischer Ersatz bei Karzinom erst dann in Frage kommt, wenn es gelungen ist, den krebsig erkrankten Speiseröhrenabschnitt zu entfernen. Es wäre also möglich gewesen, z. B. bei dem Kranken von THOREK und anderen Kranken, die nach denselben Grundsätzen operiert worden sind, eine künstliche Speiseröhre zu bilden (s. S. 932).

2. Die technische Frage des plastischen Ersatzes der Speiseröhre muß insofern als gelöst gelten, als nur die antethorakale Bildung zu Erfolgen führt. Der Gedanke, die Speiseröhre endothorakal zu bilden, ist mehrfach erwogen und versucht worden (WULLSTEIN 1904, SAUERBRUCH 1905, W. MEYER

1913, MARWEDEL 1913, ENDERLEN und HOTZ 1914). LORTHIOIR (1928) u. a. hatten versucht, nach Resektion des erkrankten Abschnittes eine Verbindung durch das Jejunum herzustellen, während KÜMMELL jun. den aus seinen Gefäßverbindungen gelösten Magen nach KIRSCHNER endothorakal mit der Speiseröhre in Verbindung zu bringen versuchte. Schon v. MIKULICZ und SAUERBRUCH, KIRSCHNER und HENSCHEN haben Operationsvorschläge (s. S. 918ff.) in dieser Richtung gemacht, aber hier handelte es sich um Karzinomkranke. Bei einer gutartigen Speiseröhrenverengerung muß ein endothorakaler Eingriff als zu schwer und gefährlich abgelehnt werden.

3. Als Ersatzgewebe oder -organ für die Speiseröhre kommen in Frage a) die Haut, b) Epidermis, c) Teile des Darmkanals. Alle Versuche z. B. granulierende Röhren der Epithelisierung zu überlassen nach Entfernung eines Speiseröhrenstückes (NEUHOF und ZIEGLER 1922) oder die Überbrückung der Lücke mit Fascia lata (ALLEN 1922), müssen als unsicher und daher gefährlich gelten. Als einheitliche Gewebsart ist die Haut in Form eines Schlauches am häufigsten verwendet worden. Die Bildung eines Hautschlauches hat in der Mehrzahl der Fälle keinerlei Schwierigkeiten gemacht, wogegen die Auskleidung eines Subkutangewebekanales mit Epidermis scheinbar außer vom Erfinder des Verfahrens (ESSER), nur von wenigen Chirurgen versucht worden ist. Die Verwendung des Dünndarmes (ROUX) hat sich ausgezeichnet bewährt unter der Bedingung, daß das ausgeschaltete Stück nicht zu lang gewählt wurde. Es muß also als fehlerhaft gelten die ganze Verbindung zwischen Speiserohr- und Magenfistel durch eine ausgeschaltete Jejunumschlinge überbrücken zu wollen. Dasselbe gilt für die Verwendung von Dickdarm, gegen die auch andere Gründe sprechen (s. S. 888).

Es ist von verschiedenen Seiten vorgeschlagen worden die Gefahr der Darmnekrose dadurch zu verhindern, daß die ausgeschaltete Schlinge zunächst mit ihrem Gekröse in Verbindung gelassen und so gelagert wurde, daß sie erst aus der Nachbarschaft ihres neuen Lagers Ernährungsquellen bezog. RITTER (1911) hat eine Dünndarmschlinge zunächst vor die Bauchwand gelagert und erst nach und nach die ernährenden Mesenterialgefäße durchschnitten. SAMOV (1926) hat die vor die Bauchhöhle gelagerte ausgeschaltete Dünndarmschlinge in einen FILATOW-Hautstiel eingeheilt und in dieser Hülle an Ort und Stelle geleitet. Einen guten Erfolg hat er damit nicht erzielt. Einen ähnlichen Gedanken hatte schon LEXER. DREVERMANN hat ihn experimentell geprüft. AGRIFOGLIO (1938) hat auch auf ähnliche Weise im Tierexperiment versucht, das vorgelagerte Darmstück mit einem Hautrohr so zu überziehen, daß es nur an den beiden Fußpunkten mit den Gefäßen des Subkutangewebes in Verbindung blieb. 3 Jahre nach der Ausschaltung zeigte sich der Darm in seinem Gewebsaufbau erhalten. Auch die Peristaltik war nachweisbar.

Wird der Magen oder eine Darmschlinge zum Ersatz der Speiseröhre gebraucht, so ist es auf alle Fälle ratsam, sie isoperistaltisch anzuschließen. Manche Chirurgen vertreten zwar den Standpunkt, daß diese Frage ohne Bedeutung sei (KÜMMELL u. a.). Demgegenüber ist festgestellt worden, daß die Peristaltik häufig unmittelbar nach der Operation einsetzt und sich deutlich bemerkbar macht. Sie konnte z. B. auch noch nach 16 Jahren in voller Kraft nachgewiesen werden (STAHL 1937). Schließlich hat SYRING (1914) einwandfrei festgestellt, daß eine antiperistaltisch eingesetzte Dünndarmschlinge nach der Nahrungsaufnahme die Speisen rückwärts treibt. Dasselbe hat er auch bei einer Plastik nach JIANU, bei der die Magenwand ja ebenfalls antiperistaltisch verwendet wird, beobachtet (s. S. 879).

4. Fast allgemein ist die Forderung aufgestellt worden, vor Ausführung der antethorakalen Plastik eine Gastrostomie anzulegen, da es sich ja fast immer um Menschen handelt, die in ihrem Ernährungszustand stark beeinträchtigt sind. Außerdem ist die Anlegung einer Magenfistel vor dem Eingriff zweckmäßig, da nur so die Sondierung ohne Ende nach v. HACKER und eine wirksame Bougierung vorgenommen werden kann. Es kann aber keinem Zweifel unterliegen,

daß die Anlegung einer Gastrostomie die spätere Ausführung der Plastik empfindlich stören kann, insbesondere wenn sie an falscher Stelle angelegt worden ist. Daher hat REHN sich gegen die grundsätzliche Anlegung einer Magenfistel gewandt, und KIRSCHNER hat sie bei der Ausführung seiner Ösophago-Gastroplastik für überflüssig erklärt. Die oben erwähnten Bedenken bleiben auch bei diesem Verfahren bestehen.

Aus dem Gesagten geht hervor, daß, wenn der Ernährungszustand, wie das meist der Fall ist, mangelhaft ist, und noch nicht alle Versuche der konservativen Behandlung durchgeführt sind, die Gastrostomie angelegt werden muß, daß sie aber so angelegt werden soll, daß sie der späteren Ausführung einer antethorakalen Plastik nicht im Wege steht. BRAIZEW (1929) hat die folgenden beherzigenswerten Grundsätze aufgestellt: Die Öffnung muß groß genug sein, um einen etwa kleinfingerdicken Schlauch aufzunehmen. Sie muß den Schlauch so eng umfassen, daß kein Mageninhalt herausläuft. Sie soll nur einen ganz kleinen Teil der Magenwand beanspruchen, was am besten mit der KADERschen Technik zu erreichen ist und so weit wie möglich von der Kardia und der kleinen Kurvatur entfernt sein. Die Fistel soll oberhalb des Nabels, aber möglichst unterhalb des linken Rippenbogens nach außen münden und bis zum Abschluß der Plastik zur Ernährung des Kranken offengehalten werden.

5. Die Reihenfolge der verschiedenen Eingriffe richtet sich im wesentlichen nach dem jeweiligen Operationsplan.

a) Von vielen Chirurgen ist es für zweckmäßig gehalten worden nach der Gastrostomie (s. S. 901ff.) zuerst die Laparotomie zu machen und sich davon zu überzeugen, ob der Magen, besonders dann, wenn eine Gastrostomie von anderer Seite vorausgeschickt worden ist, genug freie Oberfläche und genug Beweglichkeit besitzt, um ihn in irgendeiner Form zur Plastik zu verwenden. Der Beginn mit dem Bauchschnitt trifft ganz besonders für die Operationspläne zu, bei denen das Jejunum oder der Dickdarm bei der folgenden Plastik eine bedeutsame Rolle spielen. Es muß die Länge des Gekröses, die Eignung der Gefäßversorgung, die Möglichkeit einer guten Verbindung mit dem Magen usw. geprüft werden.

b) Andere Chirurgen haben an den Beginn der Plastik, nach Ausführung einer richtiggelegten Gastrostomie, die Freilegung der Speiseröhre am Hals gesetzt und diesen Vorschlag damit begründet, daß es sehr wesentlich darauf ankomme, eine sichere Verbindung zwischen der Halsspeiseröhre und der Hautoberfläche herzustellen, da, was übrigens von den meisten Chirurgen, die mehrfach Plastiken ausgeführt haben, bestätigt wird, die freigelegte Halsspeiseröhre sehr leicht bei der Vernarbung der Wunde sich in die Tiefe zurückzieht und gleichzeitig der Verengerung anheimfällt. Es ist daher sehr wichtig, sich gleich im Anfang des Eingriffes von der Möglichkeit, daß die Speiseröhre freigemacht und genügend weit in die Halshautwunde hineingezogen werden kann, zu überzeugen. Diese Möglichkeit hängt von der Narbenbildung in der Speiseröhre und um die Speiseröhre herum ab, wie sie infolge der Verätzung oder Verbrennung entstanden ist.

c) Manche Chirurgen haben vorgeschlagen, den Hautschlauch zuerst zu bilden, wie z. B. BIRCHER (1894), WULLSTEIN (1911) in ihrem zweiten Falle vorgegangen sind. Auch HIRSCHMANN (1922), SEBESTYÉN (1925) und FLECHTENMACHER (1925), die zuerst den Hautschlauch an 4. Stelle zu bilden versucht hatten, aber infolge des nicht aseptischen Operationsfeldes nicht zum Ziele gekommen waren; ROVSING (1925), KRAUSS (1937) haben nach diesem Vorschlag gehandelt. Man kann wohl damit erreichen, daß die Bildung des Hautschlauches ohne Gefahr der Infektion von seiten der bereits bestehenden Speiseröhren- oder

Magenfistel vor sich geht (s. S. 896). Es muß aber als vorteilhafter gelten, sich vor der Bildung des Hautschlauches über die Verhältnisse an der Halsspeiseröhre und in der Umgebung des Magens zu unterrichten. Abgesehen davon muß sich die Anlage und die Länge des Hautschlauches der Entfernung der zu verbindenden Fisteln anpassen können.

Man kann nach dem Vorausgehenden bei allen Verfahren, die den Ersatz der Speiseröhre aus einer ausgeschalteten Darmschlinge und einem Hautschlauch oder aus einem der beiden bilden, die Reihenfolge der Eingriffe so auswählen, wie sie im obigen geschildert und wie sie dem Chirurgen im einzelnen Falle als besonders zweckmäßig erscheinen. Die von den allgemeinen Regeln abweichenden Verfahren, wie z. B. das von KIRSCHNER (s. S. 881), schreibt die Reihenfolge der Eingriffe ganz genau vor. Hier wird auch keine Gastrostomie vorausgeschickt. Man beginnt nach KIRSCHNER immer mit der Auslösung des Magens und schließt dann, wenn möglich, in derselben Sitzung oder, wenn nicht möglich in einer späteren die Verbindung mit der Speiseröhre an. Bei den Verfahren, die keinen Hautschlauch zur Anwendung bringen, wie die Dünndarmplastik nach ROUX (s. S. 869), die Dickdarmplastik nach KELLING-VULLIET (s. S. 874), muß man selbstverständlich nach Anlegung der Gastrostomie mit der Laparotomie beginnen. Dasselbe gilt für die Verfahren, bei denen ebenfalls gelegentlich auf einen Hautschlauch verzichtet wird, z. B. dem Verfahren von BECK, HIRSCH, JIANU (s. S. 878 ff.), bei dem es gelingen kann, einen so langen Schlauch aus der großen Kurvatur des Magens zu bilden (RÖPKE 1912), daß er bis zum Jugulum hinaufreicht. Bei der praktischen Ausführung der drei letztgenannten Verfahren hat sich allerdings meist gezeigt, daß der Schlauch entweder von Anfang an nicht hoch genug reicht, oder daß der distalste Abschnitt der Nekrose verfällt, so daß schließlich doch noch eine Hautschlauchplastik angeschlossen werden muß. Die Reihenfolge der Eingriffe entspricht dann dem vorher ausgearbeiteten Operationsplan.

d) Die Verbindungen zwischen den einzelnen Abschnitten der künstlichen Speiseröhre unterliegen nicht einer bestimmten Reihenfolge. Wird eine Darmschlinge verwendet, so kann das auf verschiedene Weise geschehen, Man kann z. B. eine Darmschlinge völlig oder nur einseitig ausschalten und in der zweiten Sitzung die zweite Durchtrennung und die Verbindung mit dem Magen vornehmen usw. Eine große Auswahl verschiedener Möglichkeiten besteht hier nicht. (Näheres siehe bei der Ausführung der einzelnen Operationsverfahren, S. 901 ff.) Die Verbindungen zwischen dem Hautrohr und der Speiseröhre am Hals bzw. mit der Jejunum- oder Magenfistel kann, wenn der Hautschlauch bereits fertig war, unter Umständen in einer Sitzung vorgenommen werden. Meist wird der obere und untere Anschluß aber auf je eine Sitzung verteilt. Das letztere Verfahren ist sicher das bessere, da es sonst fast immer zu Fistelbildungen kommt. Andere Chirurgen haben die Verbindung zwischen dem eben gebildeten Hautschlauch mit der Magen- oder Jejunumfistel sofort vorgenommen und dann in einer zweiten Sitzung erst den Anschluß mit der Speiseröhre am Hals hergestellt oder auch umgekehrt. Auch dieses Verfahren empfiehlt sich aus denselben Gründen nicht, es ist vielmehr zweckmäßig den Hautschlauch in einer besonderen Sitzung zu bilden (s. S. 897).

Es scheint außerordentlich selten gelungen zu sein, die vollständige Plastik in einer Sitzung durchzuführen. Allerdings ist es öfters gelungen die künstliche Speiseröhre von der Jugulumgegend bis in den Magen hinein herzustellen, so daß in einer zweiten Sitzung nur noch die Verbindung zwischen der Halsspeiseröhre und dem antethorakalen Kanal hergestellt werden mußte (ROUX, HERZEN). (Nach dem ROUXschen Verfahren und KIRSCHNER mit seiner Ösophago-Gastroplastik.) In einer einzigen Sitzung scheint nach dem KELLING-VULLIET-Verfahren

Roith einen Fall zum Abschluß gebracht zu haben. Über die technische Ausführung der einzelnen Eingriffe siehe unter 5 d), S. 896.

Zu 5 a). Das nähere Vorgehen bei den Eingriffen, die mit einer Laparotomie beginnen, findet sich in dem Abschnitt: Die Ausführung der gebräuchlichsten Verfahren des antethorakalen Speiseröhrenersatzes (S. 901ff.).

Zu 5 b). Die Bildung der Speiseröhrenfistel am Hals ist deshalb von großer Bedeutung, weil, wie das fast alle Chirurgen, die sich mit der Speiseröhrenplastik beschäftigt haben, hervorheben, die Neigung besteht, daß die freigelegte Speiseröhre sich infolge der Narbenbildung in der Tiefe nach ihrem früheren Platz zurückzieht und wenn das vermieden werden kann, die Neigung vorhanden ist, sich zu verengern, ja sogar zu verschließen. Daher müssen bei der Anlegung dieser Fistel gewisse Voraussetzungen erfüllt werden, die das Eintreten der genannten Mißstände verhindern. Diese Bedingungen könnten am einfachsten dadurch erfüllt werden, daß man die Speiseröhre in genügender Länge am Hals freilegen, weit unten quer durchtrennen und sie nun ohne jede Spannung an der Muskulatur und Hautwunde befestigte. Diesem einfachen Verfahren stehen aber drei, durch die besonderen Verhältnisse bedingte Gefahren entgegen. Die Speiseröhre ist erstens schlecht mit Gefäßen versorgt und je weiter distal sie ausgelöst wird, desto größer ist die Gefahr der Nekrose. Zweitens besteht die Gefahr der Mediastinitis nach der queren Durchtrennung der Speiseröhre im Brustabschnitt. Drittens ist in allen diesen Fällen — und damit kommt die dritte Gefahr zum Ausdruck — die Speiseröhre im Brustteil verengt oder gar verschlossen. Wird sie nun oberhalb dieses Verschlusses durchtrennt und eingestülpt, so bleibt ein unsicherer, unter Umständen vollständig verschlossener Schleimhautsack übrig. Solche Verschlüsse sind aber nie sicher, sondern es droht Zystenbildung, Entzündung, Perforation und Mediastinitis. Daher muß man sich bei der Anlegung der Ösophagusfistel am Halse sehr wesentlich nach den gegebenen Verhältnissen richten. Sicher erscheint zunächst der Verzicht auf unmittelbare Eröffnung der Speiseröhre nach der Freilegung und dann der Verzicht auf quere Durchtrennung. Wird die Speiseröhre freigelegt, hervorgezogen und nun, wie das Lexer, Rehn, Frangenheim, Blauel, Strähle, Leischner u. a. getan haben, zunächst an der Muskulatur oder auch an der Halshaut befestigt, und die Öffnung nach dem Mittelfellraum zunächst durch eine Abstopfung mit antiseptischer Gaze gesichert, so kann man die Gefahr der Mediastinalinfektion ausschließen, am sichersten wenn man die Eröffnung erst einige Tage (10—12) nach der Freilegung vornimmt. Lexer hat empfohlen, die Speiseröhre zunächst möglichst weit seitlich herauszuziehen und am Kopfnicker zu befestigen, sie auch möglichst weit seitlich zu eröffnen, und zwar quer zur Längsachse, etwa im halben Umfang, sie dadurch abzuknicken und damit dem verschluckten Bissen die Richtung vorzuschreiben. Genaue Vorschriften geben auch Blauel und Strähle.

Blauel (1917) hat empfohlen, den Hautschnitt in Form eines umgekehrten Y, den lange Schenkel vor dem Kopfnicker, anzulegen. Das Speiserohr wird dann freigelegt, nach Längs- und Querspaltung der geraden Halsmuskeln, wenn nötig unter Resektion eines Schilddrüsenabschnittes. Quertrennung der Speiseröhre im halben Umfang da, wo die Wand sich am weitesten seitlich vorziehen läßt. Der obere Speiseröhrenmund wird dann noch längs gespalten. Die Hautlappen werden von ihrer Unterlage etwas abgelöst, und der unterste Teil des umgekehrten Y nach Abschneiden der Spitze an den unteren Speiseröhrenmund angenäht. Die senkrechten Abschnitte der Speiseröhrenwunde werden an die einwärts geschlagenen Hautränder des Y-förmigen Schnittes angenäht. Führt man diesen Eingriff zweizeitig aus, so hat man den weiteren Vorteil, daß die drohende Infektion des Mittelfellraumes vermieden wird. Strähle (1925) hat die Speiseröhre in geschlossenem Zustande mit ihrer Muskulatur an der Halsmuskulatur in dreieckiger Form angenäht (Abb. 595). Die Basis des Dreieckes am unteren Wundrand beträgt etwa 11 mm, die Höhe 28 mm. Erst nachdem feste Verklebungen eingetreten sind, wird die Speiseröhrenmuskulatur aus dem Dreieck herausgeschnitten. Die Schleimhaut wird dann ebenfalls zum

Teil entfernt, so daß allseitig einige Millimeter übrigbleiben, die dann mit der angefrischten Haut in Verbindung gesetzt werden können (Abb. 596).

WIEDEMANN (1928) und BRAIZEW haben außerdem, ähnlich wie schon früher LOTHEISSEN, empfohlen, die Halsmuskulatur unterhalb der vorgelagerten Speiseröhre zusammenzunähen. Dies geschieht am besten, so lange die Speiseröhre noch geschlossen ist. Auch damit erreicht man einen guten Schutz des Mittelfellraumes vor der gefürchteten Infektion.

Alle diese Verfahren lassen sich gut anwenden, wenn die Speiseröhre genügend beweglich gemacht werden kann. Das hängt im wesentlichen von den Verwachsungen um die verengte Stelle ab. Sitzt diese im Halsbereich, so kann die

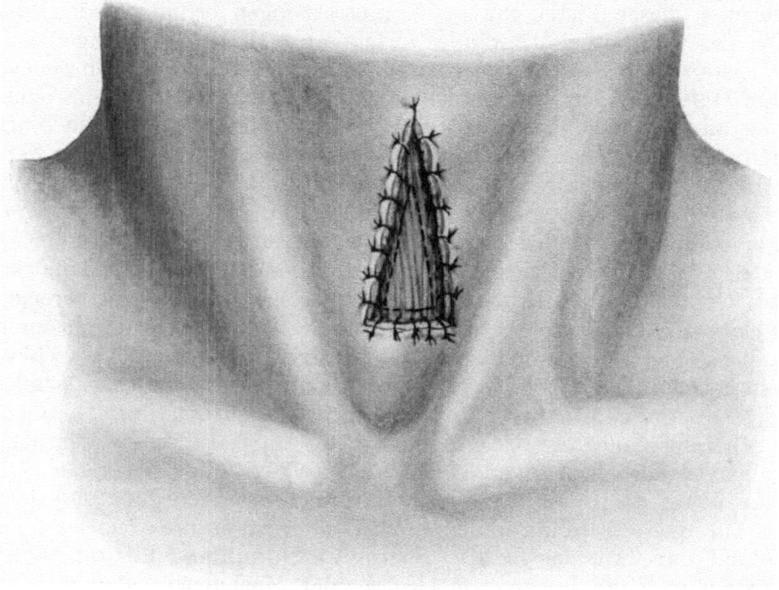

Abb. 595. Bildung der Speiseröhrenfistel am Halse nach STRÄHLE. 1. Umschneidung einer dreieckigen Hautwunde, in die die vorgezogene Speiseröhre ringsherum eingenäht wird. Die punktierte Linie deutet die Lücke an, die später in die Speiseröhrenmuskulatur hineingeschnitten wird, so daß die Submukosa freiliegt.

Auslösung mit großen Schwierigkeiten verbunden sein, und es ist schon mehrfach zu Verletzung des N. recurrens dabei gekommen. Wird die Speiseröhre, wie bei den bisher geschilderten Verfahren, seitlich eröffnet, also ihre Lichtung nur teilweise quer durchtrennt und eine seitliche Verbindung mit dem abführenden Ersatzrohr gebildet, so bleibt naturgemäß unterhalb der Verbindungsstelle ein Teil der ehemaligen Speiseröhre bis zur Verengerungsstelle bestehen. Handelt es sich nur um ein kurzes Stück, sitzt also die verengte Stelle in der alten Speiseröhre hoch, so ist ein solcher Blindsack, der sich unter Umständen divertikelartig erweitern kann, ohne wesentliche Bedeutung, da er sich mühelos entleeren kann. Sitzt jedoch die Verengerung oder gar der Verschluß weit unten im Brustabschnitt der ehemaligen Speiseröhre, so ist die Folge häufig eine dauernde Ansammlung von Speiseresten, wie beim echten Divertikel, und es sind Fälle bekannt geworden (BLAUEL), in denen nach langem Bestehen und guter Funktion eine Perforation des Sackes und tödliche Mediastinitis eingetreten ist. Daher sollte man in solchen Fällen auf eine Querdurchtrennung der Speiseröhre hinarbeiten, die aber auch erst dann zur Ausführung kommen darf, nachdem die Speiseröhre eine zeitlang geschlossen vorgelagert, durch eine Muskelunterlage gegen das Mediastinum abgeschlossen, also fest eingeheilt ist. Dann kann man sie in jedem Fall, in welcher Höhe auch die Verengerung sitzt, soweit wie möglich distal quer durchtrennen, das untere Ende nach Jodieren entweder offenlassen, oder es, wenn noch ein Abfluß nach dem Magen zu besteht, abbinden und versenken. Das obere wird aus den Verwachsungen leicht gelöst, und dann zur achsengerechten Verbindung am besten auch in der Längsrichtung etwas gespalten, mit der Hautwunde in Verbindung gesetzt. Nach den Erfahrungen BRAIZEWs vernarbt das distale Ende nach kurzer Zeit unter restlosem Verschluß.

Ist eine sichere Verbindung des oberen Endes mit der Haut zustande gekommen, so besteht noch immer die Gefahr der allmählichen Verengerung, wenn

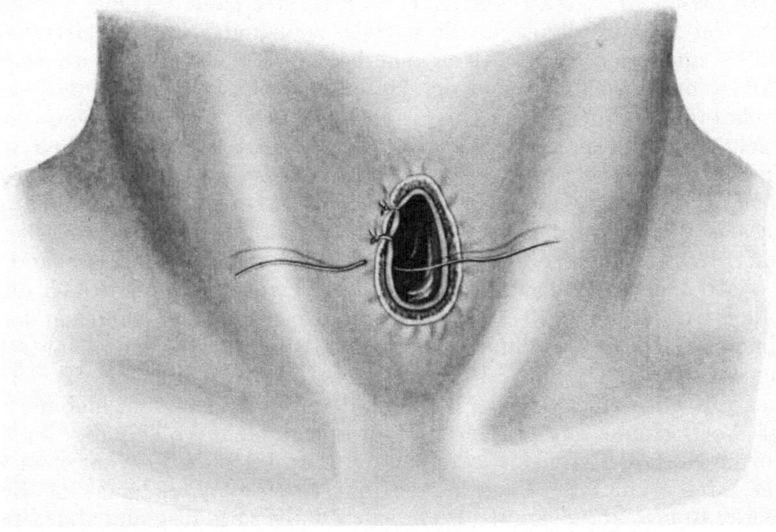

Abb. 596. Bildung der Speiseröhrenfistel am Halse nach STRÄHLE. 2. Die Wunde ist angefrischt, die Schleimhaut eröffnet und wird mit einigen Nähten an der äußeren Haut befestigt.

es nicht gelingt die Schleimhaut mit der Haut so sicher und lückenlos zu verbinden, daß sich keine Granulationen bilden können. Entsteht erst Granulationsgewebe, so zieht sich die Speiseröhre nicht nur zurück, sondern sie verengt sich auch. In solchen Fällen muß dann die Fistel durch Ausstopfen mit Gazetupfern, durch eingeführte Schläuche usw. so lange offen gehalten werden, bis die restlose Überhäutung rings um die Fistel eingetreten ist. Das dauert unter Umständen einige Wochen, in denen keine Versuche der Herstellung einer Verbindung mit dem nächsten Speiseröhrenabschnitt gemacht werden dürfen, da eine solche Verbindung niemals glatt heilen könnte, sondern Fistelbildung und erneute Verengerung die Folge wäre. Es ist daher unbedingt nötig in solchen Fällen eine Pause von einigen Wochen einzulegen. Aus diesem Grunde sind, wie schon erwähnt, manche Chirurgen dafür, an den Beginn der Plastik die Herstellung der Ösophagusfistel zu stellen. Gelingt sie nicht sofort, so kann die notwendige Pause durch die Bildung des Darmschlauches oder des Hautschlauches ausgefüllt werden.

Zu 5 c). Die Bildung des antethorakalen Hautschlauches verlangt einige technische Fertigkeit. Nur dann, wenn der Hautschlauch möglichst gleichmäßig weit hergestellt werden konnte, ist mit einer ungestörten Schlucktätigkeit zu rechnen. Der Hautschlauch soll in möglichst gerader Richtung die beiden Fistelöffnungen verbinden. Schon aus diesem Grunde ist es besser, seine Anlage nicht als erste Maßnahme zu wählen. Es ist gut, den Hautschlauch möglichst lang zu bilden, so daß der Anschluß an die Fistel am Hals und an die Magenfistel keine zu weite Überbrückung nötig macht. Da die Speiseröhrenfistel fast immer an der linken Halsseite angelegt wird, so verläuft der Hautschlauch am besten etwas links vom Brustbein. Die Brusthaut pflegt bei Männern stark behaart zu sein. Wenn auch die Haare gelegentlich scheinbar weiterwachsen (CAPELLE), so ist in anderen Fällen das Haarwachstum unterblieben, oder die Haare reichten wenigstens nicht über die Hautoberfläche hinaus (MÜLLER 1919, HEYROVSKY 1926, s. S. 889). Man braucht sich also durch eine starke Behaarung der Brusthaut nicht von der Ausführung der Ösophagoplastik zurückhalten zu lassen. Die Hautschnitte zur Hautschlauchbildung werden meist in Form von 2 Längsschnitten, die parallel zueinander in der Entfernung von etwa 6—7 cm verlaufen, zwischen den beiden Fistelöffnungen angelegt. Die Hautränder müssen so weit von der Unterlage abgelöst werden, daß sie durch eine subkutane Katgutnaht zu einer Röhre vereinigt werden können (doppelter Türflügellappen). Man kann, wie das z. B. LEXER getan hat, auch nur von einer Seite, dafür aber um so weitgehender, ablösen, so daß sie in Form eines einfachen Türflügels in einen seitlichen Schnitt eingefügt werden kann. Zur Bildung des Hautrohres ist es zweckmäßig die Naht über ein etwa fingerdickes Gummirohr vorzunehmen. Dadurch bekommt man eine bessere und gleichmäßig weite Lichtung. Nach Abschluß der Hautnaht muß jedoch das Rohr unter allen Umständen entfernt werden, da sonst mit dem Aufgehen der Nähte zu rechnen ist. Die große Wundfläche an der Brust, die durch die Hautschlauchbildung entstanden ist, läßt sich, besonders bei Jugendlichen, aber auch bei Kranken mit gut verschieblicher Brusthaut durch Lappenverschiebung decken. Gelingt die Deckung mit gestielten Hautlappen nicht vollständig, so müssen, aber nur im Notfall, THIERSCH- oder KRAUSE-Lappen zu Hilfe genommen werden. Von der guten sekundären Deckung des inneren Hautrohres hängt das Schicksal des inneren Rohres ab. Sie muß also in jedem Falle sorgfältig und ohne Spannung der Wundränder durchgeführt werden.

Um die Schwierigkeiten, die gelegentlich durch die unzureichenden Hautmengen bei der Bildung, und besonders bei der sekundären Deckung des gebildeten Hautschlauches entstehen können, zu vermeiden, haben RITTER, DREVERMANN, SAMOW und AGRIFOGLIO (s. S. 890) vorgeschlagen statt des Hautschlauches eine Darmschlinge mit Haut zu überziehen und sie so an Stelle des Hautschlauches zu verwenden. Schließlich hat ESSER (s. S. 884) den Hautschlauch durch einen Epidermisschlauch gebildet (über das Nähere der Anlage des Hautrohres s. S. 902).

Über die Reihenfolge der einzelnen Eingriffe bei den besonderen Verfahren nach ROUX, KELLING-VULLIET, KIRSCHNER, BECK-HIRSCH-JIANU, s. S. 904ff.

Zu 5 d). Die technische Ausführung der Verbindungen zwischen den einzelnen Abschnitten der künstlichen Speiseröhre kann im einzelnen in folgender Weise empfohlen werden: Die wichtigste und schwierigste Verbindung, die bei jedem antethorakalen Speiseröhrenersatz eine Rolle spielt, ist die zwischen der Halsspeiseröhre und dem nächsten Abschnitt, wobei es ziemlich einerlei ist, ob dieser aus einer Jejunumschlinge nach ROUX, aus einem Magenrohr nach BECK-HIRSCH-JIANU oder aus dem Magenfundus nach KIRSCHNER besteht. Daß das Gelingen dieser Verbindung wesentlich davon abhängig ist, daß eine weite und reizlose Speiseröhrenfistel meist am unteren Innenrand des linken Kopfnickers besteht, ist schon hervorgehoben worden, ebenso, wie man eine solche Fistel am besten herstellt (s. S. 893). So lange die Speiseröhre Neigung zur Zurückziehung und zur Verengerung besitzt, ist der Zeitpunkt für die Verbindung mit dem weiteren Speiserohrabschnitt nicht aussichtsreich. Bestehen noch Granulationen um die Speiseröhrenfistel herum, so muß abgewartet werden bis diese überhäutet sind. Haben sich in der Umgebung der Fistel bereits schrumpfende Narben gebildet, so müssen sie unter Umständen entfernt und glatte Wundverhältnisse geschaffen werden. Besteht aber gar die Neigung zur Keloidbildung, so ist wenig Aussicht jemals eine gute Verbindung zu erzielen.

Es ist sicher besser die Herausleitung der Speiseröhre am Hals und die Verbindung mit dem nächsten Abschnitt nicht in derselben Sitzung zur Ausführung zu bringen. Die Mehrzahl der in dieser Beziehung erfahrenen Chirurgen haben sich dafür erklärt, die Anlage der Speiseröhrenfistel in einen besonderen Operationsabschnitt zu verlegen und erst wenn eine völlige reizungslose Lippenfistel, also eine feste Verbindung zwischen Speiseröhrenschleimhaut und äußerer Haut entstanden ist, die Verbindung vornehmen, trotzdem die Verbindung zwischen der eben aus ihrer tiefen Lage herausgezogenen und quer durchtrennten Speiseröhre mit dem nächsten Abschnitt gelegentlich gelungen ist (HERZEN). Merkwürdigerweise hat HERZEN (1908) aber nicht die Vereinigung End zu End vorgenommen, sondern nach Verschluß des unteren Speiseröhrenendes eine schräge Anfrischung und Verbindung von Speiserohr und Jejunum hergestellt (s. S. 904).

Die achsengerechte Verbindung ist zweifellos theoretisch die aussichtsreichste. Das Nähere über die Herstellung einer Speiseröhrenfistel nach querer Durchtrennung der Speiseröhre am Hals findet man S. 893.

Die Verbindung zwischen einer solchen Endfistel und dem nächsten Abschnitt, in der Mehrzahl der Fälle einem Hautrohr, ist dann am einfachsten, wenn das obere Speiserohrende recht lang ist und die Fistel bis in die Gegend des Jugulum, also möglichst in der Nähe des Hautrohrendes, gebracht werden kann. Es genügt meist eine Hautdeckung in Gestalt eines außen gestielten Türflügellappens, wie ihn schon LEXER, BLAUEL und FRANGENHEIM bei der Verbindung der seitlichen Fistel mit dem Hautrohr (s. unten) verwendet haben, der sich leicht zu einer Röhre bilden läßt und nach Anfrischung der beiden Fistelöffnungen unmittelbar mit den die innere Auskleidung versehenden Haut- bzw. Schleimhauträndern vereinigt werden kann (Abb. 603). Über das Ganze wird dann ein weiterer gestielter Hautlappen, meist von der anderen Halsseite her genommen, gedeckt. HIRSCHMANN (1922) hat die Bildung eines doppelten Türflügellappen vorgeschlagen (Abb. 604). Die Anfrischung erfolgt nicht unmittelbar am Rande der Fistelöffnungen, sondern an der Ösophagusfistel etwas oberhalb, an der Speiseröhrenfistel etwas unterhalb, so daß oben und unten eine Art künstlichen Divertikels gebildet wird, das sich im Laufe der Zeit von selbst ausgleicht. BRAIZEW (1929) hat die Verbindung zwischen dem Hautschlauch und der Speiseröhrenfistel am Hals ebenfalls durch einen seitlich gebildeten Türflügellappen hergestellt. Die freien Ränder des Lappens werden in die angefrischten Hautränder seitlich und ober- und unterhalb von den Öffnungen eingefügt (Abb. 603). Die Wundfläche des Lappens wird durch einen Hals-Brusthautlappen (Abb. 603) gedeckt. Um zu verhüten, daß die Nahtreihen am Hautschlauchrand übereinander zu liegen kommen, wird der obere Rand des Hautschlauches auf 1—1,5 cm Breite angefrischt und durch den äußeren Lappen mitgedeckt. Die Verbindung von Hautschlauch und Magenfistel wird grundsätzlich ebenso ausgeführt.

BORSOS (1936) hat die Verbindung der Fisteln, falls sie nahe genug beieinander liegen, dadurch vor Schrumpfung behütet und sie gleichzeitig inniger gestaltet, daß er die Hautränder oben und unten sägeblattartig anfrischt, also gewissermaßen falzt, so daß breite Berührungsflächen der Wundränder entstehen.

Ist eine wandständige Speiserohrfistel am Halse angelegt worden, so darf die Verbindung mit dem Hautschlauch naturgemäß auch erst dann ausgeführt werden, wenn eine völlig zur Ruhe gekommene Lippenfistel besteht. Darauf wird von allen Seiten aufmerksam gemacht. Im übrigen sind im wesentlichen dieselben Verfahren der Verbindung zur Anwendung zu bringen, wie bei den endständigen Fisteln. Die besten Formen der Herstellung einer wandständigen Speiseröhrenfistel sind oben angegeben (s. S. 893). Sind die Öffnungen der Speiseröhrenfistel und des Hautschlauches nahe genug, d. h. nur einige Zentimeter voneinander entfernt, so bildet man am besten einen einfachen Türflügellappen, dessen waagerechte Schnitte oberhalb und unterhalb der beiden Fistelöffnungen gelegt werden und deren senkrechter Abschnitt ungefähr parallel der Verbindungslinie der beiden Fistelöffnungen verläuft (Abb. 603). Der Lappen wird im Bereich des Längsschnittes auf einige Zentimeter von der Unterlage abgelöst, bis er sich ohne Spannung zu einer Röhre formen läßt, und dann der senkrechte Rand in einer die beiden Fistelöffnungen auf der anderen Seite verbindenden Wunde eingenäht. Ebenso wird der obere und der untere Rand an die angefrischte Innenhaut der beiden Fistelöffnungen durch Katgutnähte befestigt. Die Deckung der Wundfläche des Hautrohres und der Entnahmestelle des Lappens gelingt am besten mit Hilfe eines Stiellappens aus der Umgebung (Abb. 603). Es ist auch hier darauf zu achten, daß die Nahtlinien nicht übereinander kommen. In dieser Weise sind LEXER, FRANGENHEIM, BLAUEL u. v. a. vorgegangen. STRÄHLE hat zwei verschiedene Verfahren angegeben, um eine möglichst fistellose Heilung an den Nahtstellen zu erzielen. (Das Nähere s. unten, da sein Verfahren sich im wesentlichen mit dem sicheren Verschluß der Verbindung des Hautrohres mit der Darmfistel beschäftigt.)

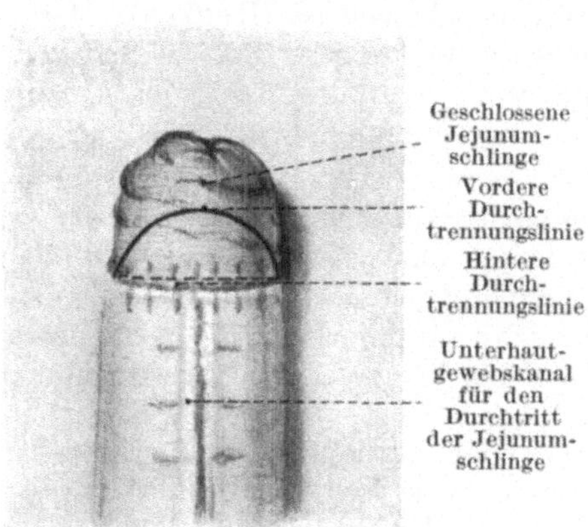

Abb. 597. Speiseröhrenersatz durch antethorakale Hautplastik nach STRÄHLE. Erstes Verfahren. 1. Durch die Bauchwunde ist das ausgeschaltete am oberen Ende verschlossene Jejunumstück herausgeleitet und überragt die Bauchwand um etwa 2—3 cm. Im Bereich der halbmondförmigen Linie wird später die vordere Darmwand abgeschnitten, während die hintere an der Grenze der Haut abgetragen wird.

Die Verbindung zwischen Hautrohr und dem Magen oder dem zwischengeschalteten Jejunumstück gilt im allgemeinen für wesentlich einfacher und die Aussichten für eine fistellose Heilung für besser. Sie ist auch häufig in einer Sitzung fistellos zu Ende geführt worden, besonders dann, wenn die beiden Öffnungen nahe beieinander lagen. BLAUEL (1917) hat bekanntlich die Jejunumschlinge in geschlossenem Zustande in die Hautwunde eingenäht. Befreit man die geschlossene Darmschlinge in der nächsten Sitzung vor der Eröffnung etwas aus ihrer Umgebung, so kann man einen so langen Darmstumpf erhalten, daß man ihn in das untere Ende des Hautrohres hineinschieben kann. Um eine gute Verbindung herzustellen, wird dann aus dem Hautschlauchende die innere Hautbekleidung etwa 1 cm ringförmig entfernt und die Schleimhaut an der angefrischten Innenhaut angenäht. Die noch vorhandene Wundfläche wird dann durch einen Brückenlappen oder durch einen einfach gestielten Lappen gedeckt. Das Verfahren BRAIZEWS, der eine unmittelbare Verbindung zwischen Hautrohr und Magen anlegte, ist weiter unten geschildert (s. S. 905). Es entspricht aber im wesentlichen dem Vorgehen, wie es für die Speiseröhren-Hautrohrverbindung geschildert ist. ESSERs Vorgehen, das sich im übrigen auch auf die Verbindung des Hautrohres mit dem Magen unmittelbar bezieht, und das eine Sackbildung vorsieht, die gleichzeitig dazu dienen soll das Ausfließen des Mageninhaltes in das Speiserohr zu verhindern, ist S. 884 geschildert. KRAUSS hat die Verbindung zwischen Hautrohr und

Magen ähnlich vorgenommen wie BLAUEL. Er hat das untere Ende des Hautrohres etwas seitlich gespalten, dann 2—3 cm ringförmig die Innenhaut entfernt und den Dünndarm eingestülpt, und die Dünndarmöffnung an den inneren Hautrand angenäht. Der äußere Hautschlauch deckt dann die Innenhaut völlig. STRÄHLE, auf dessen Vorgehen oben schon hingewiesen ist, hat bei seinen beiden Verfahren besonderen Wert darauf gelegt, eine fistellose

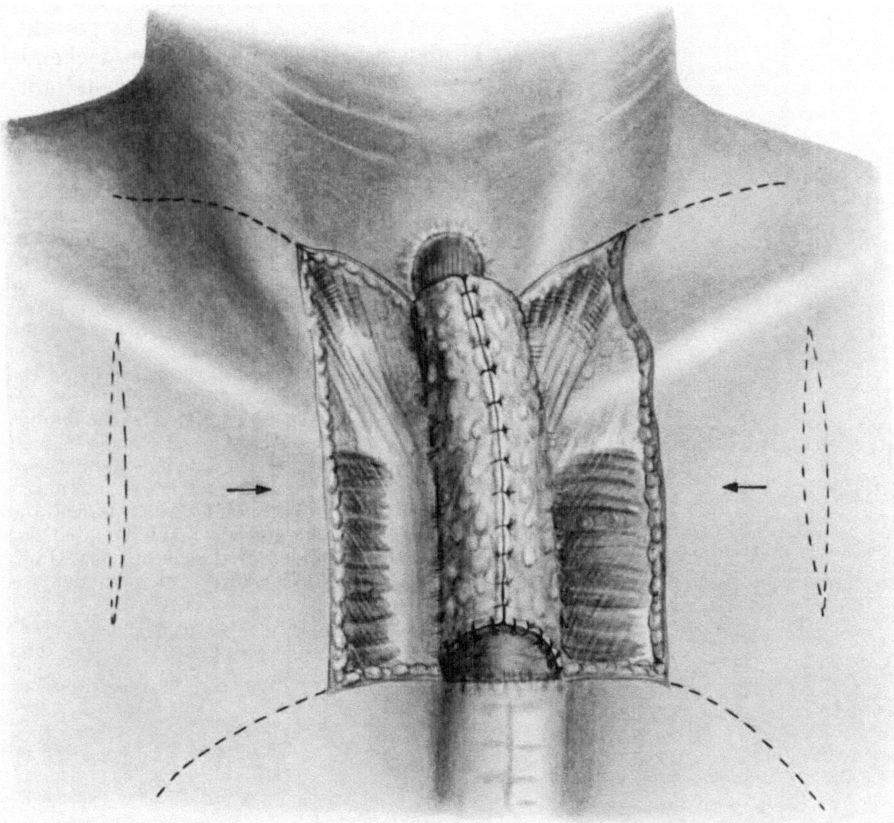

Abb. 598. Speiseröhrenersatz durch antethorakale Hautplastik nach STRÄHLE. Erstes Verfahren. 2. Zwei lange Türflügellappen bilden einen Hautschlauch, der unten unmittelbaren Anschluß an der halbmondförmig abgetragenen vorderen Darmwand findet. Zwei seitliche Lappen werden nach Anlegung von Entspannungsschnitten über die Weichteilwunde geschoben. Der Hautschlauch reicht nach oben bis zur Speiseröhrenfistel, mit der er später vereinigt wird.

Verbindung zu erzielen. Er ging folgendermaßen vor: Die ausgeschaltete Jejunumschlinge reicht subkutan im geschlossenen Zustand bis etwa in den zweiten Zwischenrippenraum. Sie überragt etwa 2—3 cm die Hautwunde. Die Ausführung der seitenständigen Speiserohrfistel am Hals nach STRÄHLE ist S. 893 dargestellt. Da die Entfernung der beiden Fistelöffnungen doch immerhin 6—8 cm beträgt, so muß die Überbrückung mit Hilfe eines Hautschlauches vorgenommen werden. Zunächst wird die Verbindung unten durchgeführt. Dazu wird das aus der Haut hervorragende Dünndarmstück an der Vorderwand in nach oben konvexen Bogen abgeschnitten, während die Abtrennung hinten dem Hautrand entspricht (Abb. 597). Dann wird das Hautrohr gebildet mit Hilfe eines beiderseitigen Türflügellappens, und zwar bis in die Nähe der Speiserohrfistel (Abb. 598). Der untere Rand des Rohres wird mit der bogenförmig vorstehenden Dünndarmwand durch Naht verbunden. Dann wird die ganze Wundfläche der unten noch sichtbaren Darmwand und des Hautrohres mit einem oder zwei gestielten Hautlappen gedeckt. Die obere Verbindung zwischen Hautrohr und Speiserohrfistel wird nach Eröffnung der letzteren, wie auf S. 898 geschildert ist, so hergestellt, daß das Hautrohr und der deckende Lappen mit den Wundrändern in Nahtverbindung gesetzt wird.

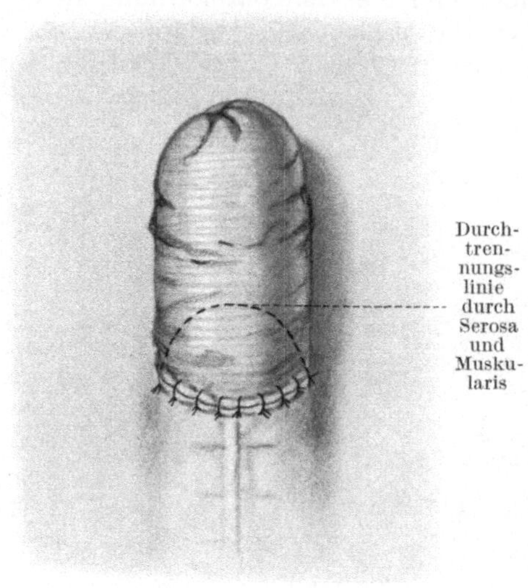

Abb. 599. Speiseröhrenersatz durch antethorakale Hautplastik nach STRÄHLE. Zweites Verfahren. 1. Die ausgeschaltete verschlossene Dünndarmschlinge ist durch die Bauchwande so weit nach außen geleitet, daß ein 4—5 cm langes Stück freiliegt. Es ist in die Hautwunde eingenäht. Im Verlauf der gestrichelten halbmondförmigen Linie wird Serosa und Muskularis des Darmes durchtrennt. Im Verlauf dieser Wunde wird der untere Rand der Türflügellappen angenäht (s. Abb. 600).

Da STRÄHLE nach diesem Vorgehen noch Fisteln beobachtete, hat er ein noch etwas umständlicheres, aber sichereres Verfahren ausgearbeitet. Der Hautschnitt, durch den die Jejunumschlinge im geschlossenen Zustand herausgeführt wird, wird kaudal konvex geführt. Das geschlossene Darmende soll etwa 4—5 cm den Hautrand überragen (Abb. 599). In der zweiten Sitzung wird zur Bildung einer sicheren Haut-Darmverbindung zunächst die Serosa und Muskularis der Darmschlinge an der Vorderseite bogenförmig konvex nach oben durchtrennt und an diesem Rand ein oder zwei 1—2 cm breite Türflügellappen mit ihrem unteren Rand befestigt, so daß unterhalb dieser Verbindung die Darmwand kreisförmig hervorsieht (Abb. 600). Diese Türflügel bilden den Anfang des Hautrohres. Über das Ganze werden ein oder zwei

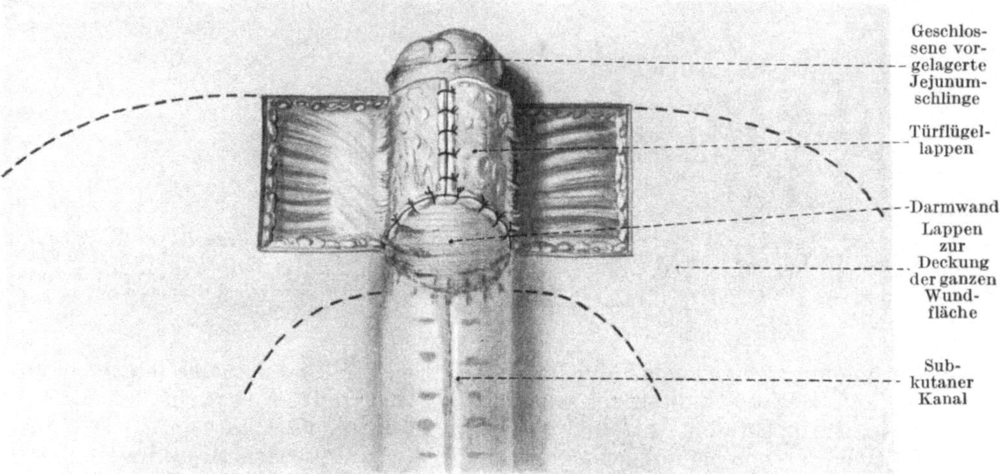

Abb. 600. Speiseröhrenersatz durch antethorakale Hautplastik nach STRÄHLE. Zweites Verfahren. 2. Der Doppeltürflügellappen ist in Höhe von etwa 2 cm gebildet und über der vorgezogenen Darmschlinge vernäht. Die gesamte Wundfläche wird nun nach Anfrischung durch zwei neue seitliche Hautlappen (s. gestrichelte Linien) gedeckt. Zur weiteren Hautschlauchbildung nach oben wird das noch vorstehende Darmstück hart am Hautrand abgeschnitten.

gestielte Hautlappen gedeckt (Abb. 600). In der dritten Sitzung wird die Speiseröhre am Hals freigemacht und mit ihrer Vorderwand in Form einer Ellipse an der Haut befestigt.

Die Speiserohrfistel kann auch schon in der zweiten Sitzung angelegt werden. In der dritten Sitzung wird dann durch die angefangene Hautröhre der Darm dicht an der Haut abgeschnitten und das Hautrohr bis zum Hals fertiggestellt. Diese Wundfläche wird durch Hautlappen gedeckt. In der vierten Sitzung kann dann die obere Verbindung, wie früher geschildert (s. S. 893), nach Wegnahme der Speiseröhrenmuskulatur und Eröffnung der Schleimhaut das Hautrohr mit der Schleimhaut in Verbindung gesetzt werden. Die noch bestehenden Wundflächen werden dann ebenfalls mit einem Hautlappen gedeckt.

Die Ausführung der gebräuchlichsten Verfahren des antethorakalen Speiseröhrenersatzes mit den beigefügten Verbesserungsvorschlägen ist im folgenden dargestellt.

IV. Durchführung der einzelnen Verfahren.

1. Das WULLSTEIN-LEXERsche Verfahren. Wie schon oben erwähnt, ist das WULLSTEIN-LEXERsche Verfahren am häufigsten zur Anwendung gekommen. In der Reihenfolge der einzelnen dazu notwendigen Eingriffe haben sich die meisten Chirurgen nach dem Vorgehen von LEXER gerichtet. War eine Gastrostomie nicht schon zur Behandlung der Stenose vorhanden, so wurde sie zunächst angelegt. Hat man die Möglichkeit, den Platz für die Gastrostomie auszuwählen, so ist hier der Rat BRAIZEWS erwähnenswert, d. h. man soll die Fistel so weit wie möglich von der Kardia und der kleinen Kurvatur entfernt, also gewissermaßen am Boden des Magens und nahe dem Pförtner anlegen. Diese Gastrostomie, die nach dem KADERschen Verfahren angelegt wird, soll bis zum völligen Abschluß der Plastik bestehen bleiben und lediglich der Ernährung des Kranken während der Herstellung der Plastik dienen. Welche Art von Plastik, d. h. unter Verwendung einer Jejunumschlinge oder ohne Darmverbindung durch einen Hautschlauch unmittelbar zur Ausführung kommt, ist dabei gleichgültig. Die für die Plastik neu zu bildende Verbindung zwischen der Speiseröhre und dem Magen wird an einem anderen, d. h. der Kardia und der kleinen Kurvatur nahen Magenabschnitt angelegt.

1. Sitzung. Die Bildung des Darmanteiles. Die eigentliche Speiseröhrenplastik beginnt nun mit der Jejunumfreilegung. LEXER hat in einer Sitzung, wie ROUX, eine Jejunumschlinge ausgeschaltet und sofort mit dem Magen und der Haut einer- und andererseits in Verbindung gesetzt. Er hat dabei die Schlinge kürzer gewählt als ROUX, sie aber wie dieser an der Gekröseschlinge um das Colon transversum herum an die vordere Magenwand geführt und hier die Verbindung hergestellt. Dann hat er die Schlinge durch einen durch das Unterhautzellgewebe gebohrten Kanal bis zur Brustwarzenhöhe geführt. Diesem Vorgehen sind wohl die meisten Chirurgen gefolgt. Es bedeutet immerhin einen recht erheblichen Eingriff und kann unter Umständen verhängnisvoll werden, wenn es sich um einen in seiner Ernährung stark heruntergekommenen Patienten handelt. BLAUEL (1916, 1912 operiert) hat daher einen neuen Gedanken in die Tat umgesetzt, den schon WULLSTEIN geplant und HERZEN ausgeführt hatte. Er hat nämlich in der ersten Sitzung die Jejunumschlinge nur einmal durchtrennt und die zuführende Schlinge in die abführende Y-förmig, also End-zu-Seit, eingepflanzt. Der abführende Schenkel wird dann, wie das ebenfalls schon WULLSTEIN vorgeschlagen hatte, durch eine Lücke in dem Mesocolon transversum hinter dem Kolon an die vordere Magenwand geführt und von da aus der Bauchhöhle heraus in den Unterhautkanal gelagert. Das obere Ende dieses abführenden Schenkels bleibt zunächst geschlossen. Erst in einer zweiten Sitzung wird dann eine Verbindung mit Magen und Jejunum hergestellt, und zwar nachdem die Bauchhöhle wieder eröffnet und die Verhältnisse übersehbar sind, erfolgt die Einpflanzung der Jejunumschlinge nach querer Durchtrennung an der Stelle, an der die Jejunumschlinge den Magen kreuzt. Der distale Stumpf

wird verschlossen und eingestülpt, der orale wird End-zu-Seit mit dem Magen, und zwar möglichst in der Nähe der kleinen Kurvatur in Verbindung gesetzt. Dieses Verfahren hat große Vorteile vor den früheren (Roux, Lexer), bei denen die Schlinge sofort beiderseits ausgeschaltet wird. Meist mußten Teile des Darmes reseziert werden, um die richtige Lagerung zu erzielen. Verfährt man aber in der von Blauel empfohlenen Weise, so wird die zweite Durchtrennung an der durch die Lagebeziehungen zwischen Magen und Jejunum vorgeschriebenen Stelle durchgeführt. Man kann selbstverständlich diese Technik auch beibehalten und sie bei Kranken, die nicht besonderer Schonung bedürfen, in einer Sitzung durchführen, denn sie hat noch einen weiteren Vorteil vor dem Rouxschen Verfahren. Die nur an einer Seite durchtrennte Schlinge kann mit viel größerer Sicherheit und geringerer Gefahr einer eintretenden Ernährungsstörung gestielt werden, da das Gekröse weniger ausgedehnt durchtrennt zu werden braucht. Man kann die Gefäßversorgung während des Stielens sehr gut prüfen und braucht sie nur so weit zu treiben, daß das obere verschlossene Ende der abführenden Schlinge bequem bis vor die Bauchwunde oder bis in Höhe der Brustwarzenverbindungslinie geführt werden kann. Der Vorschlag von Blauel ist denn auch von verschiedenen Chirurgen angenommen worden, z. B. von Strähle (1930), Solovjev (1934 und 1937), Krauss (1937). Die retrokolische Lagerung des Jejunums wird wohl heute allgemein durchgeführt. Der Weg zum Magen und zur Bauchwand ist wesentlich kürzer und das Gekröse wird mehr geschont, als wenn es um das Colon transversum herumgeführt werden muß. Auch in dieser Beziehung sind die meisten Chirurgen gefolgt.

2. Sitzung. Die Bildung des Hautrohres. Lexer hat den Hautschlauch mit einer Art einseitigen Türflügelschnittes gebildet, während die meisten späteren, wie schon Wullstein, eine Art Doppeltürflügelplastik durch Ablösen beider seitlichen Wundränder vorgezogen haben. Das Verfahren von Lexer hat den Vorteil, daß die das Rohr bildende Naht seitlich zu liegen kommt, während sie bei der beiderseitigen Ablösung der Haut in der Mitte liegt und daher leichter Schädigungen ausgesetzt ist, wenn die sekundäre Hautdeckung nicht genügt. Blauel hat wie andere großen Wert darauf gelegt, daß die das Rohr bildenden feinen Katgutnähte nur das Unterhautzellgewebe bis unmittelbar unter die Oberfläche der Haut durchbohren, ohne die letztere selbst zu verletzen. Es kann sogar häufig eine zweite Subkutangewebenaht darüber gelegt werden. Bei Jugendlichen hat es sich gezeigt, daß nach Herstellung des Hautrohres die große zurückbleibende Wundfläche des Rohres und dessen Nachbarschaft durch weitgehende Beweglichmachung der seitlichen Wundränder und unter Anlegung von Entspannungsschnitten in der Gegend der vorderen Achsellinien gedeckt werden kann. Dabei ist großer Wert darauf zu legen, daß die innere und die äußere Nahtlinie sich nicht decken. Das gelingt leichter bei dem Lexerschen Verfahren mit der seitlichen Nahtlinie als bei den anderen mit der Nahtlinie in der Mitte. Um in den letzteren Fällen eine Überlagerung der beiden Nahtstellen zu verhüten, müssen die beiden nach der Mitte zu verschiebenden Lappen ungleichlang gebildet werden. Unter Umständen muß auf der einen Seite ein Stück abgetragen werden.

Viele Chirurgen umschneiden ein längs gestelltes Rechteck von etwa 6 cm Breite zur Bildung des Hautrohres. Andere, wie z. B. Braizew, machen nur die beiden großen Längsschnitte, ohne oben und unten Querschnitte hinzuzufügen. In diesem Falle ist das Rohr oben und unten nicht scharf begrenzt, sondern hat seitlich sanft nach den Fisteln zu abfallendeänder (Abb. 602). Gleichzeitig mit der Bildung des Hautschlauches hat Lexer die Verbindung des unteren Hautschlauchendes mit der Jejunumfistel hergestellt.

3. Sitzung. Als dritter Eingriff wird dann die Freilegung der Speiseröhre am Hals und die Annähung in die Halswunde von LEXER empfohlen. Auch BLAUEL, FRANGENHEIM, AXHAUSEN, HEYROVSKY, LINDSTRÖM, DENK, HINZ, BAKAY, NOORDENBOS, SOLOVJEV u. v. a. sind in dieser Weise vorgegangen.

4. Sitzung. In der letzten (4.) Sitzung wird dann schließlich die Speiseröhrenfistel am Hals mit dem Hautschlauch in Verbindung gesetzt (LEXER). Auch in der Beziehung haben sich viele nach seinem Vorgehen gerichtet. Manche haben allerdings die Verbindung zwischen Speiseröhrenfistel und Hautschlauch schon in der dritten Sitzung vorgenommen, z. B. LINDSTRÖM (1929), LEISCHNER (1930), SOLOVJEV (1934). Andere haben für die Plastik von Anfang an fünf Sitzungen in Aussicht genommen (FIANO 1932, KRAUSS 1937). Die Reihenfolge der Eingriffe kann in der vorgeschlagenen Weise empfohlen werden. Bei der praktischen Ausführung hat es sich oft gezeigt, daß die Wundheilung der einzelnen Eingriffe nicht in der gewünschten Weise vonstatten ging. Besonders an der Verbindung zwischen dem Hautschlauch einerseits und der Halsspeiseröhre, der Jejunum- oder Magenfistel andererseits sind häufig die Nähte aufgegangen und es hat größere oder kleinere Fisteln gegeben. Die kleineren haben sich dann oft von selbst geschlossen, während die größeren meist eine oder mehrere plastische Lappenverschiebungen zur Deckung notwendig machten.

Von den Abänderungsvorschlägen des WULLSTEIN-LEXERschen Verfahrens sind, soweit die Reihenfolge der einzelnen Eingriffe in Frage kommt, nur die von Bedeutung, die die Bildung des Hautrohres an erste Stelle stellen. Die Gründe für die Änderung kommen aber alle darauf hinaus, daß durch dieses Vorgehen die Nahtunsicherheit, und damit die Entstehung von Fisteln an den Verbindungsstellen zwischen dem Hautrohr einerseits und der Ösophagus- und Magenverbindung andererseits vermieden wird. Aber nicht nur an dieser Stelle, sondern im ganzen Verlauf des Hautrohres entstehen oft Undichtigkeiten, die durch neue Lappenverschiebungen usw. gedeckt werden müssen. Die Ursache für diese Nahtunsicherheit des Hautrohres ist in der Mehrzahl eine Infektion. Besteht schon eine Speiseröhren- oder Magenfistel, so ist es fast unmöglich die Haut richtig zu desinfizieren, und selbst wenn das gelingt, sie vor dem aus der Fistel austretendem Sekret zu schützen. Die Hautrohrbildung ist aber deshalb selbst durch ganz geringfügige Infektionen gefährdet, weil die sekundäre Deckung des eigentlichen Hautrohres immer weitgehende Lappenverschiebungen von einfachen oder Brückenlappen notwendig macht, die trotz größter Ausdehnung oft immer nur unter einer mehr oder weniger großen Spannung über dem Hautrohr vereinigt werden können. Von dieser sekundären Deckung hängt, wie gesagt, im wesentlichen das Schicksal auch der inneren Rohrnaht ab. Aus diesem Grunde hat z. B. HIRSCHMANN (1922) bereits die Bildung des Hautschlauches an erste Stelle gesetzt und streng darauf gesehen, daß die sekundäre Naht ohne Spannung das Hautrohr bedeckt. Erfahrungsgemäß lassen sich die mittleren Abschnitte des Hautrohres am leichtesten durch die in der Mitte zusammengeschobenen beweglich gemachten seitlichen Lückenränder ohne Spannung bedecken, während am oberen und unteren Ende durch die geringere Verschieblichkeit der Haut leicht Spannungen der Vereinigungsnaht entstehen. HIRSCHMANN hat daher nur die mittleren Abschnitte mit dem seitlich verschobenen Hautlappen bedeckt, soweit sie sich ohne jegliche Spannung vereinigen ließen, und gestielte Lappen aus der Hals- bzw. Bauchgegend über den obersten und untersten Abschnitt gelegt. Er hat das Rohr gleich von Anfang an vom Jugulum bis zum Schwertfortsatz herab gebildet und erst nach völliger Abheilung die Dünndarmverbindung zwischen Magen und Hautrohr in einer dritten Sitzung nach querer Durchtrennung die Speiseröhre am

Hals angelegt. Erst wenn auch hier völlig reizungslose Einheilung der Speiseröhre in die Halshaut erfolgt war, wurde in der vierten Sitzung die Verschiebung zwischen Hautrohr und Speiseröhre am Hals hergestellt. FLECHTENMACHER (1925) hat ebenfalls, nachdem er zunächst nach LEXER operiert hatte, das Bedürfnis gefühlt, den Hautschlauch zuerst zu bilden, um die Infektionsgefahr zu vermeiden. Dasselbe gilt für die zahlreichen Fälle von SEBESTYÉN (1925). In neuester Zeit hat KRAUSS (1937) ebenfalls die WULLSTEIN-LEXERsche Plastik mit der Herstellung des Hautrohres aus denselben Gründen begonnen. Erst nach völliger Heilung hat er in der zweiten Sitzung die Jejunumschlinge durch Y-Anastomose ausgeschaltet und mit dem unteren Ende des Hautschlauches verbunden, ohne eine Verbindung mit dem Magen herzustellen. In der dritten und vierten Sitzung wurde die Speiserohrfistel am Hals und die Verbindung dieser Fistel mit dem oberen Ende des Speiserohres vereinigt. Erst in der fünften Sitzung hat er dann den Dünndarm mit der Magenfistellichtung vereinigt unter Aufhebung der Magenfistel nach außen.

Wie bei allen Verfahren des antethorakalen Speiserohrersatzes, die sich aus 3—5 Einzeleingriffen zusammensetzen, ist es unbedingt erforderlich, zwischen die einzelnen Sitzungen längere Pausen einzuschalten. Man kann wohl sagen, daß je länger die Pausen gewählt, d. h. je mehr die Reizerscheinungen nach dem Eingriff abgeklungen sind, mit desto ungestörterem Gelingen des nächsten Eingriffes zu rechnen ist. Das bezieht sich in erster Linie auf die Verbindungen mit dem Hautrohr oben und unten. Die technischen Möglichkeiten dieser Verbindungen findet man S. 896.

2. Das Rouxsche Verfahren. Obwohl das ROUXsche Verfahren wohl nur noch selten in reiner Form ausgeführt wird, ist es doch wichtig darauf aufmerksam zu machen, daß es wesentliche Verbesserungen durch geschickte Abänderung erfahren hat. HERZEN (1908) war es, der folgende Fehler des ROUXschen Verfahrens feststellte und zu verbessern versuchte. 1. Der Eingriff dauert zu lange. 2. Die Mesenterialwurzel muß zu ausgedehnt in ihrer Ernährung gestört werden, so daß 3. der Kreislauf in den ausgeschalteten Darmschlingen ungenügend wird. Durch das Herumführen der Schlinge um das Kolon kann 4. eine Achsendrehung der Gefäße herbeigeführt und schließlich 5. das Querkolon gedrückt werden. HERZEN hat daher den Vorschlag gemacht, die Operation in drei Abschnitte zu teilen. Im ersten wird die Jejunumschlinge einmal durchtrennt, das orale Ende in das aborale End zu Seit eingepflanzt und das letztere durch den Unterhautkanal nach dem Halse geführt. In der zweiten Sitzung wird die Verbindung zwischen der ausgeschalteten Schlinge und dem Magen hergestellt, und schließlich die Verbindung der Speiseröhre am Hals mit der Jejunumschlinge. Dadurch wird die erste Sitzung sehr wesentlich verkürzt. Sein zweiter bedeutungsvoller Vorschlag ist, daß man die Schlinge nicht, wie ROUX, um das Kolon, sondern durch einen Mesokolonschlitz an den Magen und nach außen führen soll, was übrigens schon WULLSTEIN (1904) empfohlen hat. Durch dieses Vorgehen können in der Tat die fünf schwachen Punkte des Vorgehens von ROUX zum Teil vermieden werden. HERZEN hat im Jahre 1907 in drei Sitzungen den Eingriff planmäßig durchgeführt. Zur Ausschaltung der Schlinge genügte ein Mesenterialschnitt von 28 cm Länge und die Unterbindung von drei Aa. jejunales. Sonst wie oben beschrieben. Schon nach 4 Wochen konnte die zweite Sitzung vorgenommen werden. Die Jejunumschlinge wird jetzt unten durchtrennt, ein kleines Stück reseziert und das obere Durchtrennungsende, etwa in der Mitte der kleinen Kurvatur, in der Nähe der Kardia in den Magen eingepflanzt. Das untere Ende wird blind verschlossen. Nach 6 Wochen konnte dann die dritte Sitzung vorgenommen werden. Die Darmschlinge wird in einer Länge von 12 bis 15 cm freigemacht und der Rand schräg angefrischt. Die Speiseröhre wird nach

Freilegung quer durchtrennt, das untere Ende vernäht, das obere ein Stück weit seitlich gespalten und mit dem schräg angefrischten Darm vernäht. Eine kleine Fistel, die nach 8 Tagen entstanden war, schloß sich nach 3 Wochen von selbst. Trotzdem dieser Fall zeigt, daß unter günstigen Verhältnissen die Ausführung des ROUXschen Eingriffes sehr rasch einem erfolgreichen Ende zugeführt werden kann, bleiben doch die schon früher erwähnten (s. S. 871) Mängel bestehen. Die Gefahr der Nekrose scheint auch bei vorsichtigstem Vorgehen bei der

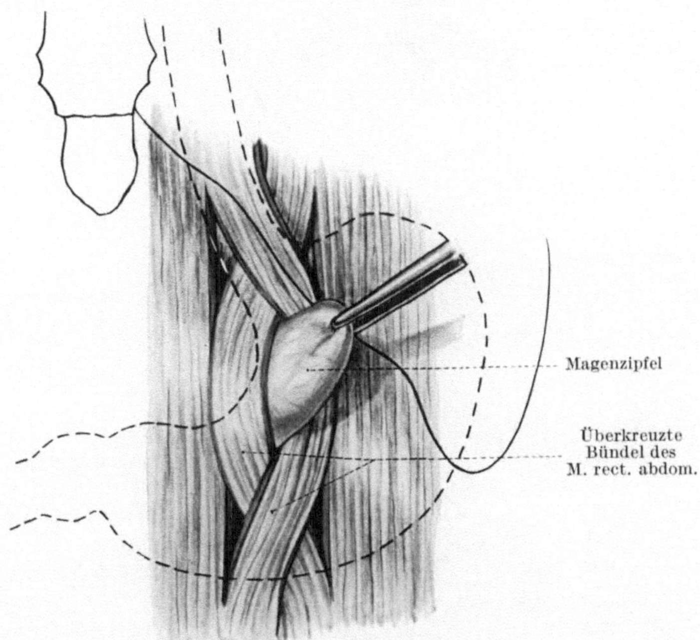

Abb. 601. Speiseröhrenersatz durch antethorakale Plastik nach BRAIZEW. 1. Die Anlegung der Magenfistel ist angedeutet. Der Schnitt zur Eröffnung der Bauchhöhle geht mitten durch den M. rectus abd. unterhalb des Rippenknorpels links. Der M. rectus ist freigelegt und in der Mitte gespalten, so daß sich 2 Längsfaserbündel dieses Muskels überkreuzen lassen. Zwischen diesen überkreuzten Muskeln ist ein Magenzipfel durchgezogen und wird am Peritoneum befestigt.

Ausschaltung der Schlinge so groß, daß die Mehrzahl der Chirurgen, die das Verfahren zunächst aufgenommen haben, später zum WULLSTEIN-LEXERschen übergegangen sind. FRANGENHEIM z. B. konnte in einem Falle trotz zweimaligen Versuches der Verlängerung die Dünndarmschlinge nur so weit stielen, daß sie gerade bis zum oberen Rande der Bauchwunde in der Nähe des Schwertfortsatzes reichte.

Die Abänderungsvorschläge von HERZEN sind aber auch für das Verfahren von WULLSTEIN-LEXER bedeutungsvoll geworden, und werden heute allgemein zur Anwendung gebracht (s. S. 901).

3. Die einfache Plastik nach BIRCHER. Sie ist mehrfach erfolgreich durchgeführt worden (ROVSING 1923 und 1926, HILAROWICZ 1926, WENDEL 1928, CHARSCHAK 1929, KATZMANN, BRAIZEW 1929, WASA 1934 u. a.). Die Reihenfolge der einzelnen Eingriffe war meist die folgende: 1. Freilegung der Speiseröhre am Hals. 2. Hautrohrbildung. 3. und 4. Verbindung des Hautrohres mit Speiseröhre und Magenfistel. Nur selten gelang eine fistellose Heilung, wie das schon BIRCHER erfahren mußte. Dadurch wurde meist eine ganze Reihe von Nacheingriffen in Form von Lappenverschiebungen usw. nötig, und die Dauer der ganzen Plastik erstreckte sich über Wochen und Monate. Nur BRAIZEW hat mit der BIRCHERschen Methode gute Erfolge erzielt. Sein Vorgehen soll deshalb als das zweckmäßigste hier eingehender geschildert werden. Er legt zunächst eine Gastrostomie an. Auf das Grundsätzliche dabei ist bereits S. 890 hingewiesen worden. Dann wird

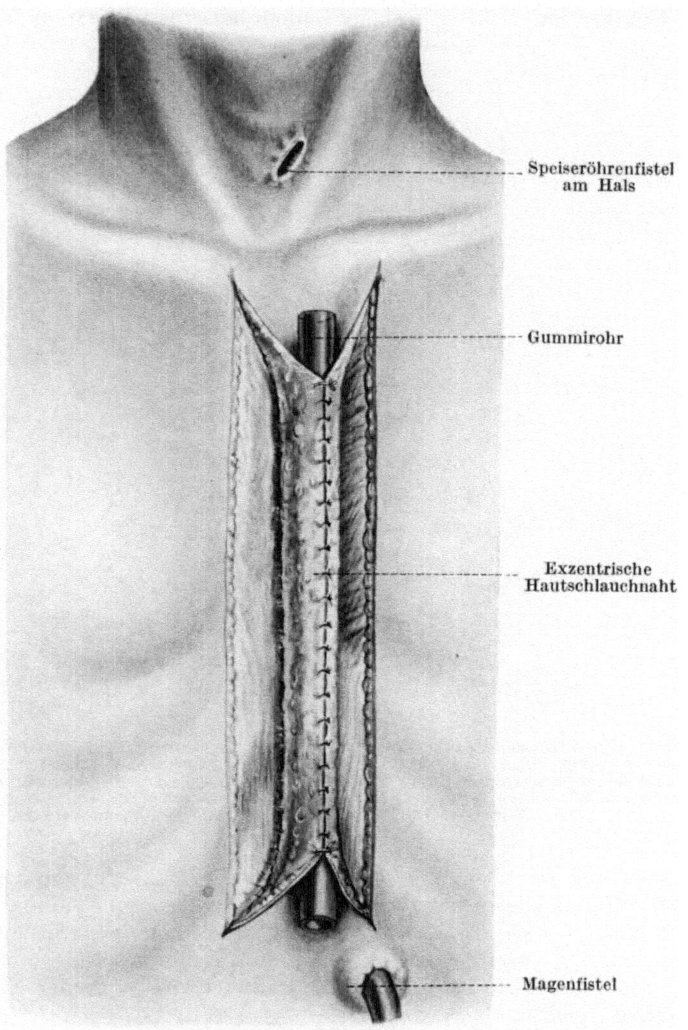

Abb. 602. Speiseröhrenersatz durch antethorakale Plastik nach BRAIZEW. 2. Bildung eines Hautrohres zwischen der Magen- und Speiserohrfistel. Dadurch, daß die Lappen nicht gleichmäßig breit gewählt sind, fällt die Naht nicht in die Mittellinie, sondern mehr nach links. Das Gummirohr wird nach Ausführung der Naht entfernt.

zunächst die Speiseröhrenöffnung am Hals gemacht, die Grundsätze dafür sind ebenfalls bereits eingehender auf S. 893 beschrieben. BRAIZEW legt, wenn möglich, eine endständige Fistel an und befestigt die beiden Enden in der Hautwunde, nachdem das Mediastinum durch Zusammennähen der Halsmuskulatur unter der Speiseröhre (am besten 10—12 Tage vor der Eröffnung) vor Infektion gesichert ist. Dann erfolgt in der dritten Sitzung die Vorlagerung eines Magenzipfels, und zwar unter Bildung eines sphinkterartigen Verschlusses durch Überkreuzung einiger Bündel des M. rectus abdominis. Der Schnitt dazu verläuft unterhalb des linken Rippenbogens etwas links von der Mittellinie durch den M. rectus abdom. (Abb. 601). Nach Eröffnung des Peritoneums wird die Vorderwand des Magens möglichst nahe der kleinen Kurvatur und der Kardia durch diese Wunde herausgezogen und die Magenwand ringsherum an

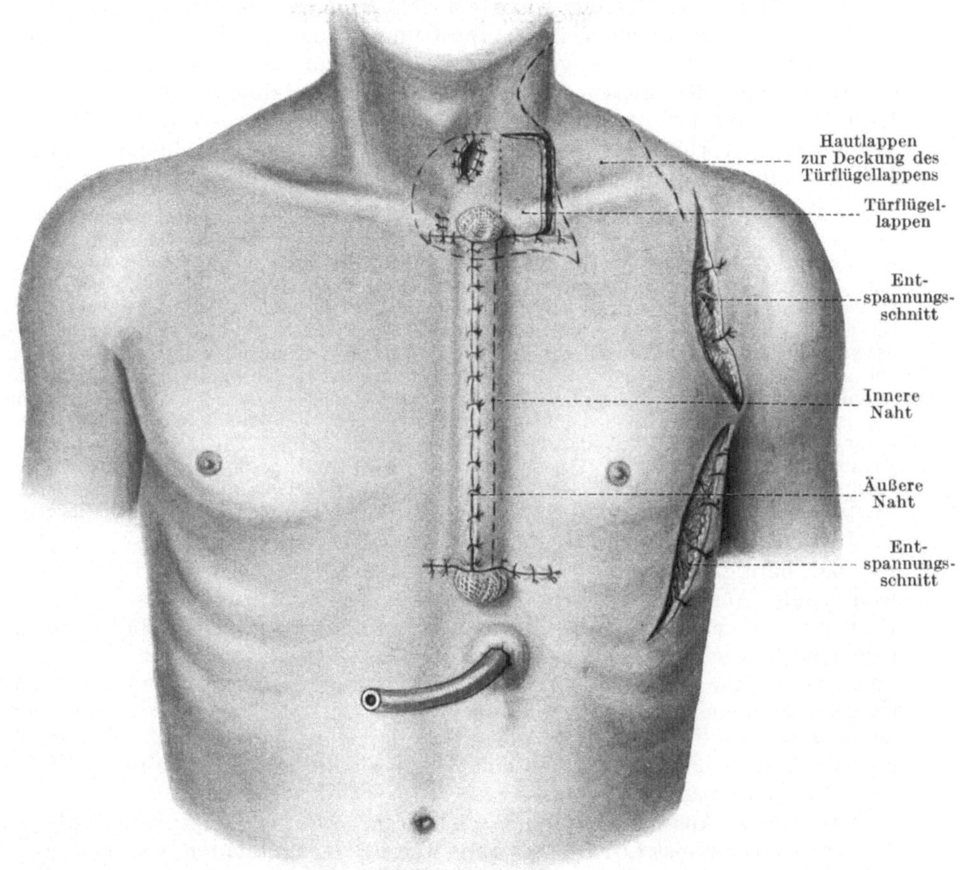

Abb. 603. Speiseröhrenersatz durch antethorakale Plastik nach BRAIZEW. 3. Der Hautschlauch ist durch ebenfalls exzentrisch gewählte seitliche Hautlappen gedeckt, so daß die Nähte nicht übereinander fallen. Seitlich sind große Entspannungsschnitte angelegt. Die Verbindung zwischen der Speiseröhre am Hals und dem Hautschlauch ist zunächst durch einen Türflügellappen und dann durch einen großen gestielten Brusthalslappen angedeutet (s. S. 897). Die Enden des Rohres sind durch kleine Verbandstücke verschlossen.

das Bauchfell und die hintere Rektusscheide angenäht. Beiderseits dieses vorstehenden Magenzipfels werden zwei fingerdicke Muskelbündel abgetrennt und um den vorstehenden Magenkonus herum schlingenartig gekreuzt (Abb. 601). Die Lücke in der vorderen Rektusscheide läßt sich durch Naht um den Magenzipfel einengen und die Hautränder werden mit der Serosa des Magenzipfels verbunden. Um das Durchschneiden von Nähten und die Entstehung von Granulationen zu verhüten ist es notwendig, den Magenzipfel so lang zu bilden und so weit vorzuziehen, daß er reichlich über die Bauchwand hinaussieht. Es ist zweckmäßig, ihn bereits nach 5—6—7 Tagen zu eröffnen, da er sonst in die Tiefe zurücksinkt und die Ränder der Magenwand mit den Hauträndern nicht mehr fest verbunden werden können. Die Bildung der Hautröhre in der vierten Sitzung entspricht etwa den Vorschlägen, die auch sonst durchgeführt werden. BRAIZEW führt die Längsschnitte bis in die Höhe der Fistelöffnungen am Hals und am Magen (Abb. 602). Der rechte der 6—7 cm parallel voneinander verlaufenden Schnitte, entspricht ungefähr dem Rand des Brustbeines. Querschnitte werden nicht gemacht und die Haut nur subkutan über ein Gummirohr zusammengenäht. Der Gummischlauch soll nach Fertigstellung der Röhre sofort herausgezogen werden. Die Wundfläche des Hautrohres und der Entnahmestelle müssen durch seitliche Verschiebung der Wundränder mit Hilfe von langen Entspannungsschnitten gedeckt werden (Abb. 603). Die Technik der Verbindung des oberen und unteren Hautrohrendes mit der Fistelöffnung am Hals und am Magen ist auf S. 897 dargestellt.

4. Das BECK-HIRSCH-JIANUsche Verfahren (s. S. 879). Dieses Verfahren ist kurz nachdem es angegeben worden war, verhältnismäßig häufig ausgeführt worden, und zwar ist meist die Abänderung von JIANU, die auch HALPERN unabhängig von JIANU angegeben hat, zur Ausführung gekommen. Nur in der SCHNITZLERschen Klinik scheint auch das HIRSCHsche Verfahren häufiger, allerdings scheinbar meist ohne Verbindung mit der Halsspeiseröhre herzustellen, ausgeführt worden zu sein (SCHNITZLER). Zuerst wurde das JIANUsche Verfahren verschiedentlich ohne Zwischenschaltung eines Hautschlauches, also wie es JIANU vorgeschlagen hat, d. h mit unmittelbarer Verbindung des Magenwandschlauches mit der Halsspeiseröhre, durchgeführt. Technisch scheint das durchaus möglich in allen Fällen, in denen der Magen groß genug ist. Erfolgreich wurde es zuerst von RÖPKE (1912) durchgeführt, dann von NICOLAYSEN (1916, 1924). Später haben dann STIEDA (1912), E. REHN (1913), W. MEYER (1913) und besonders LOTHEISSEN (1911, 1922), GREKOW (HESSE 1913) (1922), GRIGORJEW (1926), DENGEL (1930) sich mit dieser Plastik beschäftigt. LOTHEISSEN (1922) ist für sie in einer großen Arbeit warm eingetreten.

Diese Plastik ist nicht ausführbar, wenn der Magen stark geschrumpft ist, wie das häufig vorkommt (STIEDA, LOTHEISSEN). Ebenso hat die Plastik ein wenig gute Aussicht auf Erfolg, wenn die A. gastro-epiploica sin. weit vom Magenfundes entfernt in die Magenwand eintritt. In beiden Fällen ist kein genügend langer Schlauch zu erzielen. Das ist zweifellos ein Nachteil, da damit auch die Gefahr des Ausfließens von Mageninhalt groß wird, zumal die Richtung des Schlauches ja antiperistaltisch ist. Kann der Schlauch aber lang genug gebildet werden, so kann er so weit unter der Haut nach oben geführt werden, daß die Ausmündung wesentlich höher liegt als die Magenfistelöffnung. RÖPKE hat einen guternährten Schlauch von 22 cm bilden können.

Die größte Aussicht auf eine erfolgreiche Plastik ergibt wohl folgende Ausführung: Es ist LOTHEISSEN ohne weiteres beizupflichten, daß man zweckmäßigerweise, wie vor jeder anderen Plastik, eine Magenfistel anlegt. Sie ist ja schon deshalb nötig, weil die Sondierung ohne Ende zur endgültigen Feststellung der Weg- oder Unwegsamkeit der Stenose durchgeführt werden muß. Außerdem ist sie in der Vorbereitungszeit doch immer zur Ernährung nötig. Die Reihenfolge der einzelnen Eingriffe soll nach LOTHEISSEN mit der Freilegung der Speiseröhre am Hals beginnen, und zwar nicht nur deshalb, weil diese Fistel die Neigung zum Zurückziehen und zur Verengerung hat, daher öftere zeitraubende Nacheingriffe nötig macht, so daß während dieser Zeit die anderen Eingriffe durchgeführt werden können, sondern deshalb, weil die Möglichkeit besteht, die Speiseröhrenfistel durch Schlauchverbindung nach GLUCK-PERTHES mit der Magenfistel unmittelbar in Verbindung zu setzen, ein Vorgehen, das die Ernährung des Kranken sehr viel erfolgreicher gestaltet als die Ernährung durch eine Gastrostomie unmittelbar. In allen anderen Plastikfällen ist es am besten eine Querdurchtrennung der Speiseröhre unter den oben genannten Vorsichtsmaßregeln (s. S. 893) durchzuführen und beide Enden endständig in die Hautwunde einzunähen, falls die distale Lichtung in der Schnittgegend nicht unbedingt sicher vernarbt ist. In der zweiten Sitzung wird dann die Laparotomie am besten in der Mittellinie zwischen Schwertfortsatz und Nabel durchgeführt. Ist der Magen sehr klein, so kann man einen rechtwinkeligen Schnitt durch den M. rectus abdom. sin. aufsetzen. Wir finden das besser als den Rippenrandschnitt, der häufiger zu Narbenhernien Veranlassung gibt. Dann muß der Magen an der Fistelstelle von der Bauchwand abgelöst und die Fistel verschlossen werden, um den Magen genügend beweglich machen zu können. Jetzt überzeugt man sich von dem Eintritt der A. gastro-epiploica sin. und wenn dieser weit genug funduswärts liegt, wird das Ende des Magenwandschlauchendes etwa 3 Finger breit vom Pylorus entfernt an der großen Kurvatur festgelegt. Um möglichst aseptisch vorgehen zu können, sollen dann zwei gebogene Magenklemmen, die in ihrer Biegung etwa der der großen Kurvatur entsprechen, angelegt werden. Die erste etwa 3 cm von der großen Kurvatur entfernt, die zweite etwas weiter nach der kleinen Kurvatur zu, so daß zwischen beiden so viel Raum bleibt, um die Magenwand zu durchtrennen und eine doppelreihige Naht ausführen zu können. Nach dem Pylorus zu wird ebenfalls eine Klemme angelegt. Dann wird der Magen an der oben erwähnten Endstelle von der großen Kurvatur aus eingeschnitten und zwischen den beiden Magenklemmen bis in den Fundusteil durchtrennt. Die Schleimhaut soll nach PAYR jodiert und eine fortlaufende Schleimhautnaht mit Katgut am Magen beginnend, und unmittelbar auf den später zum Schlauch zu schließenden Abschnitt übergehend angelegt werden. Über diese Naht kommt eine zweite, am besten mit Knopfnähten (Seide oder Zwirn), die Serosa und Muskularis fassen. Schließlich kann dann eine fortlaufende seroseröse Seidenaht darüber gelegt werden. Man kann natürlich die erste und zweite Naht in Form der SCHMIEDEN-Naht zusammenfassen. Um den so gebildeten Magenwandschlauch ungefährdet möglichst weit halswärts bringen zu können, ist es am besten, den 7. Rippenknorpel auf einige Zentimeter zu entfernen und dann von hier aus einen Unterhautkanal so weit zu bohren, als der Schlauch halswärts geführt werden kann. JIANU hat keinen Hautkanal stumpf gebohrt, sondern das Lager für den Magenwandschlauch mit Hilfe eines Hautschnittes gebildet. Besser ist aber der subkutan angelegte Kanal, er muß allerdings so weit sein, daß er keinen Druck auf den Magenwandschlauch ausübt.

Die einst von MEYER vorgeschlagene, mit dem Glüheisen durchgeführte Durchtrennung von Vagusästen zwischen der Kardia und der Basis des Stumpfes, um die Antiperistaltik auszuschalten, hat wohl keine praktische Bedeutung gewonnen.

Das Magenschlauchende wird schließlich in die Hautwunde eingenäht und die Bauchwunde geschlossen, nachdem der Magen an der Durchtrittsstelle durch das Bauchfell an diesem mit einigen Knopfnähten befestigt wurde. Die Verbindung zwischen Speiseröhrenfistel und dem Ende des Magenwandschlauches erfolgt dann, wenn sie nicht unmittelbar möglich ist, durch eine einfache Lappenplastik mit Türflügellappen, wie sie auch sonst ausgeführt wird (s. S. 897).

5. Das KELLING-VULLIETsche Verfahren. v. HACKER (1913) war wohl der erste, der diese Plastik erfolgreich ausgeführt hat, und zwar nach VULLIET. Es gelang ihm, das Ende der ausgeschalteten Transversumschlinge durch einen Unterhautkanal bis 3 Finger breit unterhalb des Schlüsselbeines zu verlagern. Nach Anlegung der Fistel am Hals war zwischen den beiden Fistelöffnungen eine Lücke von 5 cm zu überbrücken, was ohne Schwierigkeiten gelang. Der Erfolg war gut, die Speisen hielten sich allerdings lange in dem Dickdarmsack auf. Die Antiperistaltik war noch nach 10 Monaten nachweisbar. Später wurde das Verfahren von MARWEDEL (1913), LOTHEISSEN (1917), ROITH (1924), FONIO (1924), FINKELSTEIN (1926), RUDOLF (1929), LUNDBLAD (1934), EGIDI (1935)

u. a. ausgeführt. Im großen ganzen sind die Erfolge der Dickdarmplastik als gut zu bezeichnen, die Mortalität ist gering.

Das beste Abänderungsverfahren hat wohl ROITH (1924) ausgedacht, und ROITH ist es wohl als dem einzigen gelungen, eine Speiseröhrenplastik in einer einzigen Sitzung erfolgreich zu Ende zu führen. Die Vorzüge dieses Vorgehens sind folgende: Er verwendet für den Speiseröhrenersatz das ganze rechtsseitige Kolon einschließlich des Coecums bis etwa zur Mitte des Colon transversum. Diese Darmschlinge läßt sich in der Mehrzahl der Fälle außerordentlich leicht beweglich machen, und zwar genügt dazu die Durchtrennung der Plica coecalis am unteren Ende des Coecums, und die Spaltung des parietalen Peritoneums möglichst nahe und parallel der Darmwand. Wird dann nun die letzte Ileumschlinge etwa 5—8 cm von ihrer Einmündung quer durchtrennt, und wenn nötig noch einige Äste der A. colica dextra doppelt unterbunden und durchschnitten, so läßt sich das coecale Ende ohne Schwierigkeiten bis zum Jugulum hinaufführen. Abgesehen von der leichten Beweglichkeit besteht der weitere große Vorteil darin, daß keine Verbindung zwischen den beiden blind verschlossenen Kolonenden vorgenommen zu werden braucht, wie bei KELLING-VULLIET, sondern daß durch eine Ileotransversostomie die Verbindung zwischen dem zu- und abführenden Darmschenkel in einfacherer und sicherer Weise wiederhergestellt werden kann, nachdem das Colon transversum etwa in der Mitte durchtrennt und die beiden Enden blind verschlossen worden waren. Für besonders wichtig erklärt ROITH, 1. daß der Schwertfortsatz an seiner Basis abgetragen wird, um den Austritt der Darmschlinge aus der Bauchhöhle möglichst wenig zu gefährden, und 2. daß die nach außen geleitete Darmschlinge in größerer Ausdehnung an der Bauchwand festgenäht wird, da sie die Neigung hat, sich an ihren alten Platz zurückzuziehen. Schließlich macht ROITH 3. darauf aufmerksam, daß eine möglichst weit nach links angelegte Gastrostomie bis zum endgültigen Abschluß der Plastik bestehen bleiben soll.

ROITHs Vorgehen ist im einzelnen folgendes: In der Vorbereitungszeit ist es sehr zweckmäßig, sich durch einen Kontrasteinlauf über Form, Lage und Verschieblichkeit des rechten Dickdarmabschnittes zu unterrichten. Das Coecum enthält sehr viel Inhalt und muß vor der Operation gründlich entleert werden. Der Bauchschnitt erfolgt zunächst in der Mittellinie, wenn nötig unter Durchtrennung des rechten M. rectus. Das Coecum wird vorgezogen und nach Durchtrennung des parietalen Peritoneums und der Plica coecalis so weit von der Rückwand abgelöst, daß man sich über die Möglichkeit, es antethorakal zu lagern, unterrichten kann. Sind die Aussichten dafür gut, so wird zunächst die letzte Ileumschlinge durchtrennt und beide Enden blind verschlossen. Dann wird das Mesocolon ascendens auf einige Zentimeter eingeschnitten, wobei einige Äste der A. colica dextra oder ileocolia unterbunden werden müssen. Der Schwertfortsatz wird dann an der Basis abgetragen und die Brusthaut soweit die Darmschlinge reicht, mit der Kornzange unterfahren und abgelöst. Jetzt wird die Speiseröhre am Hals freigelegt und Seit zu Seit mit dem Coecum in Verbindung gesetzt. Nun kehrt man wieder in die Bauchhöhle zurück. Man durchtrennt das Colon transversum an der Stelle, an der es den oberen Magenabschnitt kreuzt, quer und verschließt beide Enden blind. Das orale wird mit dem Magen Seit zu Seit, das distale mit der letzten Ileumschlinge ebenfalls Seit zu Seit in Verbindung gesetzt. Die Speiseröhrendarmverbindung kann, wenn nötig, mit einem gestielten Hautlappen gedeckt werden.

ROITH macht darauf aufmerksam, daß das Verfahren auch mehrzeitig ausgeführt werden kann und schlägt dafür folgendes Vorgehen vor: In der ersten Sitzung macht er in örtlicher Betäubung die Verbindung zwischen Ileum und Colon transversum mit uni- oder bilateraler Ausschaltung des rechten Dickdarmabschnittes. Im letzteren Falle schlägt er die Anlegung einer Witzel-Fistel im Coecum vor, um dieses gründlich ausspülen zu können. In der zweiten Sitzung wird in Narkose die Verlagerung des Dickdarmes unter die Haut und die Verbindung mit dem Magen hergestellt, und in der dritten wieder in örtlicher Betäubung die Verbindung zwischen der Dickdarmschlinge und der Speiseröhre am Halse.

6. Die Verfahren nach v. Fink und Kirschner. a) Die Plastik aus dem ganzen Magen nach v. Fink ist mehrmals, scheinbar mit Erfolg, ausgeführt worden (Nicolaysen 1924, Ruge und Püschel 1925). Letztere haben allerdings die Erfahrung gemacht, daß der in die Bauchwand eingepflanzte pylorische Abschnitt zu erheblichen Unzuträglichkeiten führt, und daß die Magenperistaltik mit großem Druck den durch starke Sekretion vermehrten Mageninhalt in Form von Spritzern aus der Gastrostomieöffnung heraus befördert. Dazu kommt noch der reaktive Pylorusverschluß, der auch bei anderen Chirurgen zu Stauungen in dem Hautschlauch geführt hat: Ruge und Püschel haben den Magen vorbestrahlt und dadurch erreicht, daß die saure Sekretion vermindert und die Peristaltik wesentlich abgeschwächt wurde. Durch die Nachteile werden die Vorzüge des Verfahrens aufgehoben. Es bestehen zweifellos technische Vorzüge vor dem Kirschnerschen Verfahren. Es ist sicher einfacher auszuführen. Als Vorzug muß gelten, daß der Magen mit dem Ösophagus verbunden bleibt und die schwierige Verbindung zwischen dem Ösophagus oder dem kleinen Magenrest mit dem Jejunum wegfällt.

Ruge und Püschel haben vorgeschlagen, den Eingriff in folgender Weise auszuführen: In der ersten Sitzung durchtrennt er das Duodenum im oberen waagerechten Teil. Nach Unterbrechung der Gefäßverbindungen versuchsweises Vorlagern des oralen Endes, so weit, als es ohne stärkere Spannung oder Drehung möglich erscheint. Das orale Ende wird an dieser Stelle in ein Brusthautfenster eingenäht und ein Teil des Pylorussektors entfernt. Der anale Duodenumstumpf wird in üblicher Weise verschlossen und eine Gastroenterostomia retroc. post. angelegt. Bei reizungsloser Heilung etwa nach 7—10 Tagen Röntgenbestrahlung des Magens, bis die Peristaltik und die Säuresekretion aus der Magenfistel verschwunden ist. In der zweiten Sitzung, 10 bis 14 Tage nach der ersten, wird eine quere vollständige Ösophagostomie am Hals, und wenn der Kranke in gutem Zustand ist, gleichzeitig die Hautschlauchbildung und die Verbindung mit der Speiseröhren- und Pylorusfistel durchgeführt. Ist der Kranke nicht in gutem Ernährungs- und Allgemeinzustand, so werden die Verbindungen mit dem Hautschlauch in einer dritten oder dritten und vierten Sitzung durchgeführt.

b) Das Kirschnersche Verfahren, das in Kirschners erstem Falle zu einem vollen Erfolg geführt hat, hat eine Reihe von Nachahmern gefunden.

1913 hat übrigens Ach nach Resektion eines Ösophago-Kardia-Karzinoms, da er schlechte Erfahrungen mit der Magenfistelernährung gemacht hat, den ausgelösten schlauchartigen Magenrest über den Rippenbogen subkutan nach oben gelagert und den Magen so zum antethorakalen Ösophagusersatz verwandt. Das ausgelöste obere Speiseröhrenende zog er aus der Halswunde heraus und verlegte es ebenfalls in einen Unterhautkanal, um später eine Verbindung der beiden Enden herzustellen. Dieser Kranke starb an einer Mediastinitis, die infolge eines Einrisses der Speiseröhre beim Herausziehen eingetreten war.

Kümmell hat nach seinem Bericht im Jahre 1922 5 Fälle nach dem Kirschnerschen Verfahren operiert, scheint aber nur in einem kleinen Teil der Fälle erfolgreich gewesen zu sein. Er hat in 2 Fällen die Verbindung des Speiseröhrenstumpfes mit dem Dünndarm unterlassen, da oberhalb der Durchtrennungsstelle ein vollständiger Verschluß der Speiseröhre zu sein schien. Es wurde nur ein

Nahtverschluß gemacht, der nicht hielt und zu einer Peritonitis führte. Auf derselben Sitzung hat MÜLLER-Rostock, ebenfalls über einen nicht gelungenen Fall berichtet. Zwar war die technische Durchführung des Verfahrens der ersten

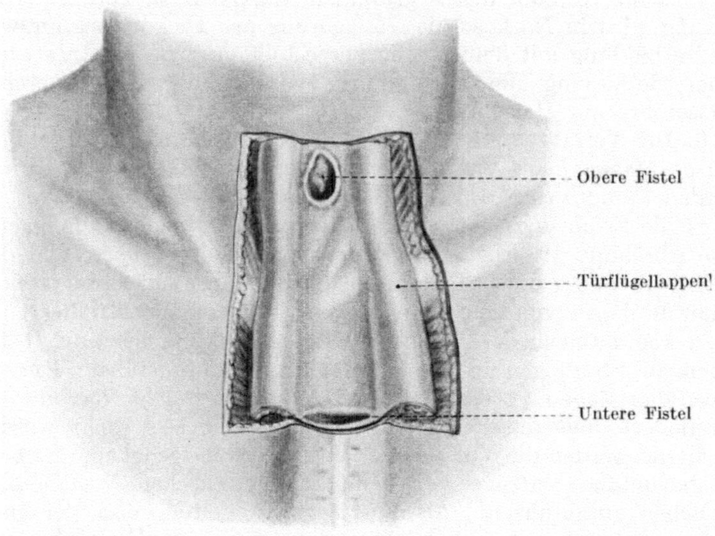

Abb. 604. Verschluß einer Restfistel nach antethorakaler Speiserohrplastik nach HIRSCHMANN. Herstellung einer Verbindung zwischen der Speiseröhrenfistel am Halse und dem Hautschlauch. Bildung eines doppelten Türflügellappens mit Anfrischung des unteren Fistelrandes.

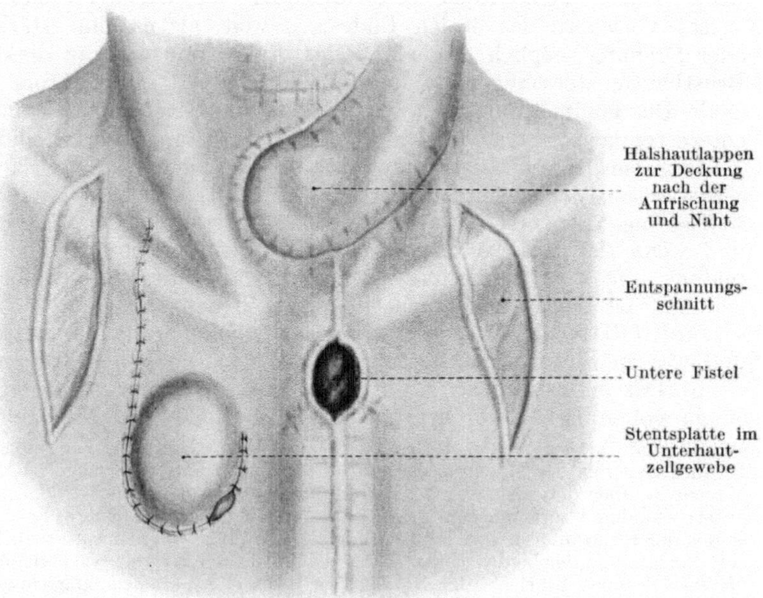

Abb. 605. Verschluß einer Restfistel nach antethorakaler Speiserohrplastik nach HIRSCHMANN. 1. Es hat sich oben und unten eine Fistel gebildet. Die obere konnte nach Anfrischung und Aufnähung eines Hautlappens verschlossen werden. Beiderseits sind die Narben der Entspannungsschnitte sichtbar, die zur Verschiebung der Brusthaut zur Deckung des Hautschlauches nötig gewesen sind. Zur Deckung der unteren Fistel wird ein doppelhäutiger Lappen vorbereitet. Dazu wird unter einem umschnittenen und wieder vernähten Hautlappen eine Platte aus Stentsmasse, die mit Epidermis, die Wundfläche nach außen, überzogen ist, eingelegt.

Sitzung nicht schwierig. Der sehr elende Kranke starb erst nach dem Versuch, den Magen mit der Speiseröhre am Hals zu vereinigen an Mediastinitis. NICOLAYSEN hat 1924 das KIRSCHNERsche Verfahren angewendet. Wegen der

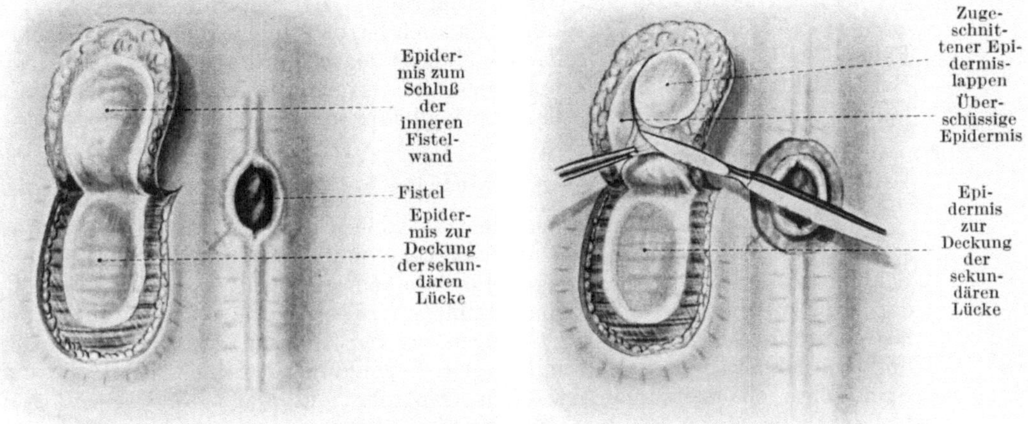

Abb. 606. Abb. 607.

Abb. 606. Verschluß einer Restfistel nach antethorakaler Speiserohrplastik nach HIRSCHMANN. 2. Der Hautlappen ist aufgeklappt. Die Stentsmasse ist nach Spaltung des Epidermissackes herausgezogen.

Abb. 607. Verschluß einer Restfistel nach antethorakaler Speiserohrplastik nach HIRSCHMANN. 3. An dem oberen Lappen, der zur Deckung der Fistel dienen soll, wird so viel von dem Epidermislappen abgeschnitten, daß er gerade in den angefrischten Wundrand der Fistelöffnung eingenäht werden kann. Der äußere Hautrand soll in den Hautwundrand eingefügt werden.

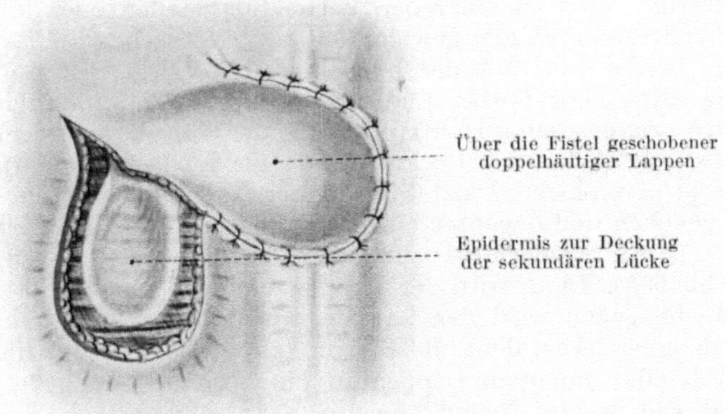

Abb. 608. Verschluß einer Restfistel nach antethorakaler Speiserohrplastik nach HIRSCHMANN. 4. Der doppelhäutige Lappen ist auf die Fistelöffnung verschoben. Der Restepidermislappen der sekundären Lücke bleibt sich selbst überlassen.

vorhandenen Gastrostomie ließ sich der Magen aber nur bis zur 2. Rippe hinaufziehen. Es wurde eine Plastik nach LEXER (s. S. 897) und eine Hautrohrverbindung mit dem Magenfundus gemacht. Der Ersatz arbeitete zunächst gut, es trat aber später eine Perforation des distalen Ösophagusstumpfes in den linken Bronchus und eine Bronchopneumonie ein, an der der Patient zugrunde ging. ROITH hat ebenfalls 1924 das KIRSCHNERsche Verfahren erfolgreich zur Anwendung gebracht. Er findet die Verbindung zwischen dem Kardiastumpf und der Jejunumschlinge sehr schwierig. WAJGIL (1926) hat an Leichen und bei Tieren festgestellt, daß die gleichzeitige Unterbindung der Aa. gastrica sin., gastro-epiploica sin. und gastricae breves zu Ernährungsstörungen am Magenfundus führt. Diese Befürchtung hat auch JSCHIHARA (1934) geäußert. In der Praxis scheint aber nach den Erfahrungen der verschiedenen Chirurgen eine solche Gefahr nicht zu bestehen, da auch bei den unglücklich ausgegangenen Fällen die Ernährung des isolierten Magens nie gestört erschien. Auch nach Berücksichtigung des Schrifttums über die Ösophago-Gastroplastik bleibt die beste Form der Ausführung die ursprünglich von KIRSCHNER angegebene.

V. Schwierigkeiten und Zwischenfälle bei der Speiseröhrenplastik.

Abgesehen von den Zwischenfällen bei den Eingriffen, die mit der Ausschaltung einer Darmschlinge einhergehen, und die gelegentlich zu einer Schlingennekrose und Peritonitis geführt haben, die sich aber bei Anwendung der oben erwähnten Vorsichtsmaßregeln (s. S. 871f.) ohne weiteres vermeiden lassen, treten die häufigsten Störungen bei der Bildung des Hautschlauches, und besonders bei der Herstellung der Verbindung zwischen Hautrohr und Speiseröhre einerseits oder zwischen Hautrohr und Magen andererseits auf. Gelegentliche Störungen durch übermäßige Sekretion aus der Speiseröhre oder aus der Magenfistel sind unter den Ursachen für das Auseinanderweichen der Nähte und die folgenden Fistelbildungen zu nennen. Übermäßige Peristaltik und Antiperistaltik scheinen keine wesentlichen Störungen zu veranlassen, wenn sie nicht gerade, wie im Falle RUGE und PÜSCHEL wirken, und dann besonders bekämpft werden müssen (s. S. 911). Auch das Haarwachstum (s. S. 896) bei Verwendung von Brusthaut von Männern scheint praktisch ohne Bedeutung zu sein. Bilden sich nur kleine Fisteln an Stellen unsicherer Nähte, so schließen sie sich bei guter Pflege nach einiger Zeit von selbst. Weicht aber die Naht an einer der Verbindungsstellen oder im Hautrohr selbst auseinander, so muß hier gewöhnlich eine weitergehende Plastik ausgeführt werden. Am besten wird aus der Umgebung ein neues Hautrohr gebildet und dieses, wie AXHAUSEN (1916) und HIRSCHMANN u. a. empfohlen haben, mit einem oder zwei gestielten Hautlappen aus der Umgebung gedeckt (Abb. 604). HIRSCHMANN (1922) hat zur Deckung größerer Lücken das Verfahren von ESSER sehr warm empfohlen. Dazu wird in der Nachbarschaft ein einfacher Hautlappen abgehoben und darunter ein der Größe der Fistel entsprechender Stentskloß mit einem Epidermislappen, die Wundseite nach außen, überzogen, eingelegt (Abb. 605). Dann wird der Lappen zunächst in sein Bett zurückgelagert. Nach 10—14 Tagen wird der Lappen erneut aufgeklappt, die Stentsmasse herausgenommen (Abb. 606) und die im Lappen eingeheilte, zugeschnittene Epidermis (Abb. 607) mit dem Lappen in die vorhandene Lücke eingenäht (Abb. 608), während der im Grund eingeheilte Epidermislappen den Ersatz für den verschobenen Stiellappen bildet (Abb. 608). Dieses Verfahren kann zum Verschluß von Hohlorganen warm empfohlen werden (s. Bd. III/1, S. 409).

γ) Die Eingriffe bei den epiphrenalen Divertikeln der Speiseröhre.

Im Brustteil der Speiseröhre kommen sowohl Traktions- als auch Pulsionsdivertikel vor (ROKITANSKY 1840), die ersteren als Folgeerscheinungen entzündlicher Prozesse um die Speiseröhre herum (Phlegmonen, Lymphknotenentzündungen akuter und chronischer Art), sitzen häufig epibronchial und können bei erhöhtem Ösophagusinnendruck auch weiter vergrößert werden (Traktionspulsiondivertikel (OEKONOMIDES 1882). Sie machen aber meist nur sackartige oder trichterförmige Ausziehungen und haben selten größere praktische Bedeutung.

WALLACE (1937) hat allerdings unter 26 Fällen 10mal Beschwerden festgestellt. Schmerzen hinter dem Brustbein, Druck oder Brennen, manchmal beim Essen zunehmend, meist von der Atmung unabhängig, manchmal in die Rippen oder Schulterblätter ausstrahlend, selten Blutbrechen, häufiger bei Männern als bei Frauen, Schluckbeschwerden selbst nach Einnahme von flüssigen und weichen Speisen.

Röntgenologisch sind diese Divertikel meist schwer darstellbar (SAUERBRUCH, STIERLIN 1916, MUZII 1930). Zu schweren Störungen kann es bei den Traktionsdivertikeln dann kommen, wenn der entzündliche Prozeß auf die Lunge übergreift und sich ein Lungenabszeß entwickelt, wie das in einem Falle von SAUERBRUCH (1923) beobachtet wurde. Hier wurde zunächst ohne Kenntnis der näheren Umstände der Lungenabszeß eröffnet und dadurch der Zusammenhang des Abszesses mit dem Speiserohr durch den Umweg über ein Divertikel festgestellt. Der Stiel des Divertikels wurde dann später von SAUERBRUCH durchtrennt und die Kranke der Heilung zugeführt.

Die Pulsionsdivertikel der Brustspeiseröhre sitzen fast ausschließlich epiphrenal. Sie entsprechen in ihrer Entstehungsweise und in ihrem Aufbau den Grenzdivertikeln (ZENKER, s. Bd. III/2). Diese Ansicht vertreten HÄNISCH (1923), DESSECKER (1924), VOGL (1925), LAURELL (1931) und NEMEC (1932). Außer dem Kardiospasmus, der sehr häufig gleichzeitig gefunden wird und der die Erweiterung der Speiseröhre verursacht, die zunächst nur in einer Schleimhautausstülpung besteht, kommt für die weitere Entwicklung auch noch der im Brustkorb herrschende Unterdruck in Frage. Die erste Diagnose wurde von KELLING (1894) gestellt. Die ersten röntgenologischen Feststellungen stammen von KAUFMANN und KIENBÖCK (1909) und STIERLIN (1916). Die Symptome verschwinden häufig zuerst hinter den Erscheinungen des Kardiospasmus. Besteht er oder besteht er nicht, immer treten die eigentlichen Symptome langsam in Erscheinung, insofern, als bei wenig gestörtem Allgemeinbefinden sich Schluckbeschwerden einstellen, die allmählich zunehmen, und zwar schließlich für jede Art von Nahrung. Wie beim Grenzdivertikel wird flüssige und breiige Nahrung oft schlechter vertragen als feste. Die Schmerzen strahlen in die ganze Nachbarschaft aus, manchmal bis in die Schulterblätter, in das Brustbein, sogar bis in die Hüftgegend (DESSECKER und EEMAN und DE WITTE 1931). Allmählich kommt dann das Ausschütten von Speise ohne Würgen, also kein eigentliches Erbrechen, hinzu (VINSON 1933). Dabei fällt auf, daß die Speisen vom Tage vorher, nicht das zuletzt Gegessene, zum Vorschein kommen. Werden die Erscheinungen heftiger, so tritt Abmagerung ein und die Beschwerden erstrecken sich nun auf Lunge, Herz und Gefäße. Es kommt zu Atemnot, zu starkem Reizhusten, besonders bei Lagewechsel und allen Erscheinungen, die wir sonst bei Divertikeln der Halsspeiseröhre beobachten.

Zunächst wird meist konservativ behandelt. Mehrfaches Schlucken jeden Bissens, häufiges Ausspülen usw. hilft oft einige Zeit. Die zur Diagnosestellung früher vielfach angewendeten Sondenuntersuchungen (KELLING 1894, ERBACH 1933) haben heute im Vergleich zur Röntgenuntersuchung keinen großen Wert mehr. Die Diagnose gründet sich im übrigen auf die Beschwerden und die Untersuchung des Ausgeschütteten. Die Röntgenuntersuchung ergibt meist ohne weiteres die sackförmige Erweiterung, die zum mindesten in einer Durchleuchtungsrichtung aus dem Speiserohrschatten heraus projiziert werden muß (SAUERBRUCH). Nicht selten findet man seitlich eine senkrechte scharfe Begrenzung durch die Aorta und eine Luftblase im Divertikelsack, besonders bei Seitenlage (DESSECKER 1924). Differentialdiagnostisch kommt bei der Röntgenuntersuchung hauptsächlich die allgemeine Erweiterung der Speiseröhre in Frage, die bei gleichzeitiger Verlängerung zu scheinbaren sackartigen Bildungen oberhalb des Zwerchfelles Veranlassung geben kann. Die Ösophagoskopie wird von vielen als unsicher und unnötig und gefährlich abgelehnt. Nach SEIFFERT (1928) kann sie allein die Diagnose sicherstellen. EEMAN und DE WITTE stellten mit dem Ösophagoskop eine hochgradige Entzündung der Schleimhaut fest. Gelegentlich ist der Eingang in das Divertikel als schlitzförmige Öffnung gesehen worden.

Wie das ZENKERsche Grenzdivertikel verursacht auch das epiphrenale gelegentlich heftige Beschwerden (ADÁM 1933), im wesentlichen Schluckbeschwerden, so daß es entfernt werden muß, insbesondere wenn entzündliche Erscheinungen bestehen und die Gefahr einer Perforation (EGLE 1913, SAUERBRUCH 1923, GIANNI 1929) droht. Die operative Behandlung ist meist als zu gefährlich abgelehnt worden (LOTHEISSEN 1931, BIRCHER 1932), besonders deshalb, weil viele Divertikel keine Symptome verursachen, oder wenn Beschwerden bestehen, diese verhältnismäßig geringfügig sind. In vielen Fällen genügt dann die Dilatationsbehandlung (BRÜNINGS).

Bei Fällen, die heftige Beschwerden verursachen, kommt die operative Behandlung doch in Frage. Der erste Eingriff ist im Jahre 1910 von ENDERLEN ausgeführt worden. Er hat das Divertikel mit Hilfe einer hinteren Mediastinotomie freigelegt und entfernt. Der Patient ist an Herzschwäche gestorben. Der zweite Versuch von HENSCHEN im Jahre 1916, der auf transthorakalem Wege vorgenommen wurde, scheiterte an einer Nahtundichtigkeit und Infektion.

Die Zugangsmöglichkeiten sind in großer Auswahl vorhanden. 1. Der extrapleurale Weg durch das hintere Mediastinum. 2. Der transpleurale Weg nach Rippenresektion oder durch Zwischenrippenschnitt. 3. Das abdomino-thorakale oder das thorako-abdominale und 4. das peroesophageale Vorgehen (s. Eingriffe beim Karzinem der Speiseröhre S. 918ff. und 949ff.).

Wie schon erwähnt, ist ENDERLEN (1910) in einem einschlägigen Falle extrapleural durch das hintere Mediastinum vorgegangen.

Von einem bogenförmigen Schnitt mit der Dornfortsatzreihe als Basis hat er die 3. bis 7. Rippe links freigelegt und diese Rippen in einer Länge von etwa 15 cm subperiostal entfernt. Beim Vordringen in den Mittelfellraum riß die Pleura ein. Es gelang aber die Speiseröhre freizulegen und das außergewöhnlich große Divertikel mit Mühe aus seinen Verbindungen zu befreien und von der Speiseröhre abzutragen. Die Speiseröhrenwunde wurde eingestülpt und übernäht. Der Tod trat nach 26 Stunden an Herzschwäche ein. Die Naht der Speiseröhre hatte gehalten.

SAUERBRUCH hat 1923 ebenfalls diesen Weg benutzt, nachdem er in einer früheren Sitzung einen Lungenabszeß, der als Folge des Durchbruches eines Traktionsdivertikels entstanden war, eröffnet und transpulmonal den Zusammenhang des Abszesses mit dem Divertikel festgestellt hatte. Er hat dann, durch das hintere Mediastinum vordringend, den Stiel des Divertikels abgebunden und durchtrennt und damit auch den Lungenherd zur Ausheilung gebracht. SAUERBRUCH hat 1932 über die erfolgreiche operative Behandlung dreier weiterer Kranker mit Traktionsdivertikeln und folgendem Lungenabszeß berichtet.

Vos (1930) ist in ähnlicher Weise vorgegangen.

Er hat zunächst die 10. und 11. Rippe rechts entfernt, ist dann in den hinteren Mittelfellraum vorgedrungen und hat zuerst die Aorta und dann die Speiseröhre in ihrem Verlauf aufgesucht. An der Vorderseite der letzteren konnte er das Divertikel feststellen und ohne Schwierigkeiten aus seiner Umgebung auslösen. In der Divertikelwand war keine Muskulatur. Nach Abklemmen mit 2 Klemmen wurde der Divertikelhals abgetragen und die Speiseröhrenöffnung in 2 Reihen mit Katgut vernäht. Nach vorübergehender Speiserohrfistel vollkommene Heilung. Kontrollaufnahme nach 5 Monaten ergab, abgesehen von einer geringen Erweiterung der Speiseröhre, gute Funktion.

Auch NEUBER (1938) hat erfolgreich vom Mittelfellraum aus ein Divertikel entfernt. Da keine genügende Übernähung der Speiserohrwunde durchgeführt werden konnte, blieb zunächst eine Fistel. Es wurde später eine Thorakoplastik ausgeführt.

Den zweiten Zugang durch die Brusthöhle benutzte zuerst SAUERBRUCH (STIERLIN 1916), dann HENSCHEN im selben Jahre. Beide Patienten sind an Nahtundichtigkeit und Mediastinitis gestorben.

HENSCHEN hat in derselben Arbeit über eine erfolgreiche Ösophago-Gastroanastomose berichtet wegen einer gutartigen Verengung der unteren Speiseröhre mit vormagenartiger Ausweitung oberhalb der verengten Stelle (s. unten).

HENSCHEN hat bei dieser Gelegenheit zum ersten Male die von ihm empfohlene zeitweilige Ausschaltung des N. phrenicus durch Einspritzung einer 2%igen Novocain-Adrenalinlösung in den Nerven erfolgreich durchgeführt.

SAUERBRUCH (1927) hat über die erfolgreiche transpleurale Entfernung eines großen Divertikels berichtet. Das Divertikel wurde nach supradiaphragmatischer Phrenikotomie zwischen zwei Klemmen abgetragen, die Wunde 3mal übernäht und die Naht mit einer aus dem Zwerchfell gebildeten Manschette gesichert. Verschluß der Brusthöhle unter Druckdifferenz. BARRETT (1933) ist ebenfalls transpleural durch den 6. Zwischenrippenraum rechts vorgedrungen. Er hat nach Freilegung das Divertikel mit dem elektrischen Messer abgetragen und die Wunde doppelt übernäht. Auch LAHEY (1937) erwähnt die glückliche Entfernung eines epiphrenalen Divertikels.

Der thorako-abdominale und der abdomino-thorakale Weg sind ebenfalls verschiedentlich erfolgreich beschritten worden. SAUERBRUCH hat zunächst einen Patienten verloren, bei dem er das Divertikel im Thorax abgetragen hatte. HENSCHEN hat, wie schon oben erwähnt, 1916 erfolgreich die zuerst von LOHEISSEN vorgeschlagene Verbindung zwischen dem Divertikelsack und dem Magen (Marsupio-Gastrostomie) durchgeführt, allerdings nicht bei einem typischen epiphrenalen Divertikel (s. oben), sondern bei einer vormagenähnlichen Erweiterung der Speiseröhre, oberhalb einer sich auf mehrere Zentimeter erstreckenden Enge. Zunächst wurde eine Gastrostomie angelegt. Dann legte er mit Hilfe eines Schnittes im 7. Zwischenrippenraum die erweiterte Speiseröhre nach Spaltung des hinteren Mediastinums frei und nach Durchtrennung des Zwerchfelles den Magen. Nachdem beide Organe genügend beweglich gemacht worden waren, wurde eine breite Verbindung hergestellt, so daß der verengte Abschnitt der Speiseröhre umgangen wurde. Zwerchfell und Mediastinum wurden durch Seidenknopfnähte wieder verschlossen und dabei die Anastomosenstelle unter das Zwerchfell verlagert. Die zeitweise Unterbrechung des N. phrenicus (s. oben) hat sich bei der schwierigen Nahttechnik ausgezeichnet bewährt. Die Heilung erfolgte ohne jede Störung. SAUERBRUCH konnte 1932 5 wegen Kardiospasmus durch transpleural hergestellte Ösophago-Gastrostomie geheilte Kranke vorstellen.

CLAIRMONT (1924) ist abdomino-thorakal vorgegangen, hat das Divertikel durch den Zwerchfellschlitz in die Bauchhöhle hereingezogen und hier abgetragen.

ADÁM (1933) hat in seinem Falle eine Anastomose zwischen dem Magen und dem Divertikel erfolgreich hergestellt, die Naht mit einem Netzzipfel gedeckt und das ganze am Zwerchfell befestigt. Sein Vorgehen war abdomino-thorakal.

E. K. FREY (1935) berichtet über eine thorako-abdominale Freilegung und erfolgreiche Entfernung eines epiphrenalen Divertikels.

Der vierte Zugangsweg durch die Speiseröhre mit Hilfe des Ösophagoskopes ist scheinbar bisher zur Beseitigung eines Divertikels nur von SEIFFERT (1937) benützt worden. Er suchte den Divertikeleingang auf, zog dessen Hals vor, spaltete ihn und konnte dadurch einen Ausgleich erzielen. Es trat nur geringe Blutung ein und der Kranke wurde geheilt.

Wir sehen aus dem Vorhergehenden, daß die Zahl der erfolgreich operierten epiphrenalen Divertikel eine verhältnismäßig kleine ist. Viele Operierte sind an dem Eingriff zugrunde gegangen. Das liegt aber nicht daran, daß der Eingriff außergewöhnlich schwer wäre, sondern die Unsicherheit der Speiseröhrennaht, die ja auch von allen anderen möglichen Eingriffen an diesem Rohr her bekannt ist, trägt hier die Schuld. Es kommt dazu, daß alle Zugangswege Schwierigkeiten bieten. Der Weg durch das hintere Mediastinum, der vor der Verletzung der Brusthöhle schützen könnte, führt in eine außerordentliche Tiefe 12—14 cm (s. S. 727). Der Zugang ist außerdem trichterförmig und auch bei ausgedehnter Rippenresektion verhältnismäßig eng und nur bei guter Beleuchtung gangbar. Der Weg durch die Brusthöhle bietet, abgesehen von den Gefahren, die allein von seiten der Brusthöhleneröffnung an sich drohen, zweifellos die beste Übersichtlichkeit. Schaltet man durch Durchschneidung (SAUERBRUCH) oder durch Quetschung (FRIEDRICH), oder noch besser durch Blockierung des N. phrenicus (HENSCHEN) die Zwerchfellbewegungen aus, so ist das Operieren wesentlich erleichtert. Die Brusthöhle soll aber dann immer unter Druckdifferenz geschlossen werden. Der abdominothorakale oder der thorako-abdominale Weg, die an sich immerhin eine erhebliche Verletzung bedeuten, sind dann vorteilhaft, wenn eine Verbindung zwischen dem Divertikelsack und dem Magen gemacht werden soll. Diese Verbindung hat zweifellos bessere Heilungsmöglichkeiten als die Naht der Speiseröhre nach Abtragung des Divertikels, da breite Berührungsflächen zwischen den beiden Organen geschaffen werden können. Außerdem kann die Naht mit einem Zwerchfell- (SAUERBRUCH) oder mit einem Netzlappen gesichert werden. Es wird im einzelnen Falle von dem Allgemeinzustand des Kranken, von dem Sitz des Divertikels und von seiner Größe abhängig sein, ob man den oder jenen Weg wählt. Der peroesophageale Weg (SEIFFERT) wird den Laryngologen vorbehalten bleiben müssen.

SAUERBRUCH (1932) hat eine in der Wand der Speiseröhre, ebenfalls epiphrenal sitzende, kleinapfelgroße Zyste operativ entfernt. Sie hatte ähnlich spastische und Druckerscheinungen auch auf den verlagerten Vagus verursacht, wie das epiphrenale Divertikel.

d) Die Eingriffe beim Karzinom der Speiseröhre.

I. Geschichtliche Vorbemerkungen und experimentelle und klinische Vorarbeiten.

Die Eingriffe beim Speiseröhrenkrebs im Halsbereich sind schon in Bd. III/2, S. 380f. beschrieben worden. Nachdem BILLROTH (1872) die Frage mit Erfolg experimentell geprüft hatte, ist CZERNY (1877) zum ersten Male eine Resektion der karzinomatösen Halsspeiseröhre, allerdings ohne eine Wiederherstellung der Lichtung zu erreichen, gelungen. An der weiteren Ausarbeitung dieses Eingriffes haben sich hauptsächlich v. MIKULICZ (1886), v. HACKER (1887, 1908), WITZEL (1890), KÜMMELL (1897), GARRÈ (1898), GLUCK (1898), LEXER (1908), KÜTTNER (1908 und 1921), KÖRTE (1908), DE QUERVAIN (1908), SAUERBRUCH (SCHELBERT 1914) u. v. a. beteiligt. Über eine größere Zahl von erfolgreichen Operationen ist im Laufe der Zeit berichtet worden. Die gute Zugänglichkeit des Halsabschnittes der Speiseröhre, die, wie der Fall von KÜTTNER (1921) gezeigt hat, sich bis in das Jugulum hinein erstreckt, die Möglichkeit eines plastischen Verschlusses der Lücke, falls eine ringförmige Resektion vorgenommen werden muß, ermöglicht solche Erfolge. Wenn auch diese Erfolgszahlen im Vergleich zu den Eingriffen bei Karzinomen am Magendarmkanal immer noch sehr bescheiden sind, so sind sie andererseits wieder wesentlich größer als die, die bei den Versuchen die karzinomatöse Brustspeiseröhre zu entfernen, erreicht wurden. Schon v. MIKULICZ (1886), dessen kühnen Chirurgengeist der Gedanke, den bedauernswerten Menschen mit einem Speiseröhrenkarzinom radikal helfen zu wollen, nicht ruhen ließ, hat festgestellt, daß zunächst die Natur des Speiseröhrenkarzinomes für einen radikalen Eingriff (1896) nicht ungünstig ist. Erstens macht das Speiseröhrenkarzinom verhältnismäßig früh Beschwerden, und wenn an die Möglichkeit des Bestehens gedacht wird, ist auch die Diagnose einfach und sicher mit Hilfe der Röntgenuntersuchung und des Ösophagoskopes zu stellen. Des weiteren macht der Speiseröhrenkrebs nur in etwa der Hälfte der Fälle weiter abliegende Metastasen. Diese Annahme wurde allerdings später von verschiedenen Seiten bestritten oder berichtigt (HELSLEY 1923, KLEIN 1927, OHSAWA 1933, TURNER 1934). Den günstigen Aussichten für einen radikalen Eingriff stehen nach v. MIKULICZ ungünstige gegenüber. Unter diesen ist zunächst die tiefe und unzugängliche Lage der Speiseröhre, umgeben von lebenswichtigen Organen zu nennen, und zweitens die oft, selbst bei scheinbar frühzeitig gestellter Diagnose festgestellte große Ausdehnung der Geschwulst im Bereiche der Speiseröhre.

Es nimmt nicht wunder, daß im Verfolg des hohen Zieles von den verschiedensten Seiten alle anatomisch vorgeschriebenen Wege zur tiefgelegenen Brustspeiseröhre begangen wurden. Naturgemäß wurden die ersten Versuche auf extrapleuralem Wege durchgeführt. Man kannte die schädigenden Folgen der Eröffnung der Pleurahöhle während und nach der Operation. Um diesen Gefahren aus dem Wege zu gehen, wurde der Zugang zunächst extrapleural vom Rücken aus gewählt. Über die geschichtliche Entwicklung und die technische Ausführung dieser extrapleuralen Eingriffe unter Freilegung des hinteren Mediastinums und der Speiseröhre s. S. 716f. Da zwar die extrapleurale Freilegung des hinteren Mittelfellraumes besonders zur Behandlung der Eiterungen in sämtlichen Abschnitten der Speiseröhre auf keine besonderen Schwierigkeiten stieß, glaubte man mit fortschreitender Technik diesen Weg auch für die Entfernung von Geschwülsten der Brustspeiseröhre verwenden zu können. Es hat sich aber gezeigt, daß der praktischen Ausführung dieses scheinbar gut begründeten Planes doch sehr große Schwierigkeiten entgegenstehen. Die erste Schwierigkeit ist die Tiefe des Operationsgebietes (s. S. 727). Selbst wenn es gelingt nach dem REHN-HEIDENHAIN oder ENDERLENschen Verfahren so weit in die Tiefe vorzudringen, daß man etwa nach Unterbindung der V. azygos und Beiseiteschieben der Fasern des N. vagus die Speiseröhre umfassen und etwas vorziehen kann, ist, wie schon SAUERBRUCH (1905) festgestellt hat, das Arbeiten in der Tiefe außerordentlich erschwert. Muß aber ein Stück der Speiseröhre entfernt werden, so kommt die zweite, und zwar die Hauptschwierigkeit hinzu, die beiden Enden der Speiseröhre wieder zu vereinigen, ja selbst eine einfache Naht ohne Resektion stößt in dieser Tiefe auf solche Schwierigkeiten, daß nur mit einer äußerst geringen Erfolgssicherheit gerechnet werden kann. Daher mußten, wenn nicht der Gedanke der Radikaloperation des Karzinoms der Brustspeiseröhre überhaupt oder doch wenigstens der primären Versorgung der Stümpfe fallen gelassen werden sollte, neue Wege gesucht werden.

Und wieder war es v. MIKULICZ, der zuerst auf den transpleuralen Weg hinarbeitete (1896). Zweifellos bietet der transpleurale Weg eine wesentlich bessere Zugänglichkeit zur Speiseröhre, und die diesem Weg entgegenstehenden Gefahren mußten eben überwunden werden. v. MIKULICZ (1904) hat zunächst mit einem Blasebalg und dann mit einer elektrisch betriebenen Luftpumpe die Gefahren des Pneumothorax auszuschalten versucht. Da diese Instrumente aber zu behelfsmäßig waren und die Frage der Druckdifferenz geklärt werden mußte, hat er seinen Schüler SAUERBRUCH beauftragt, diese Frage zu bearbeiten und zu lösen (s. S. 52).

Nachdem die Frage der Unschädlichmachung des weit offenen Pneumothorax besonders durch die Arbeiten von SAUERBRUCH und BRAUER geklärt war, so daß man nun ohne Gefahr für Atmung und Kreislauf an alle im Brustkorb gelegenen Organe chirurgisch herankommen konnte, hatte man die Hoffnung, nun auch das Karzinom der Speiseröhre ebenso wirkungsvoll angreifen zu können, wie es beim Magen- und Darmkarzinom gelungen war. Leider hat sich aber diese Hoffnung als trügerisch erwiesen und es ist bis heute nur einmal gelungen, das hohe Ziel zu erreichen, das Karzinom der Speiseröhre im Brustteil restlos zu entfernen und dann die Speiseröhre auf plastischem Wege wieder herzustellen. Die Geschichte der Resektion der Speiseröhre im Brustteil beginnt mit den ersten Versuchen der experimentellen Kardiaresektion (LEVY 1894). Der letztere hat in vielen Tierexperimenten den Nachweis erbracht, daß es beim Hunde gelingt die Kardia, ja sogar den ganzen Ösophagus, zu entfernen, ohne daß dabei schwerere Schäden zu beobachten sind. Er weist zunächst auf den Unterschied zwischen der Kardia- und Pylorusresektion hin, den er für sehr bedeutend hält, da neben der Resektion eines Teiles des Magendarmrohres bei der Kardiaresektion auch zwei sehr wichtige Nerven geschädigt werden müssen. Aus einer von LEVY angezogenen Arbeit von L. KREHL (1892) geht aber schon hervor, daß die Durchschneidung der beiden Nn. vagi keinerlei wesentliche Störungen in der Tätigkeit des Magendarmkanales hinterlassen.

LEVY hat zunächst mit einem Winkelschnitt, der die Mittellinie und den linken M. rectus durchtrennt, die Bauchhöhle eröffnet und nach Verdrängung der Leber und Durchtrennung des kleinen Netzes und der hier zuführenden Gefäße die Kardia umgangen und aus der Zwerchfellzwinge nach Durchtrennung des Peritoneums ausgelöst. So gelingt es den untersten Teil der Speiseröhre zu umgehen und herunterzuziehen, so daß eine Resektion der Kardia vorgenommen werden kann. Nach ausgiebiger Abstopfung werden zunächst die beiden Punkte an Speiseröhre und Magen bestimmt, bis zu denen die Resektion gehen soll. Bevor die Durchtrennung stattfindet wird zunächst die Rückwand der Speiseröhre etwa 1 cm oberhalb der in Aussicht genommenen Durchtrennungsstelle mit einer doppelten Nahtreihe mit der Magenwand vereinigt. Dann wird die Abtrennung der Kardia vom Magen zunächst durch einen kleinen Eröffnungsschnitt begonnen. Dieser Schnitt wird sofort wieder zugenäht. Ist die Durchtrennung am Magen vollkommen erfolgt, so hält ein Assistent die noch bestehende Restöffnung zu und der Operateur durchtrennt die Speiseröhre unterhalb der Stelle, an der sie an den Magen angenäht ist. Auch das wird zunächst mit kleinen Schnitten ausgeführt und die so entstehenden Wundränder sofort mit der Magenwunde vereinigt. Nur auf diese Weise gelingt es das Zurückgleiten der Speiseröhre in ihren Zwerchfellschlitz zu verhüten. Die Vorbeugungsnaht zwischen Magen und Darm scheint immer schwer ausführbar und unsicher gewesen zu sein, so daß er kurze Zeit nach den ersten Versuchen, nachdem er die MURPHY-Knöpfe kennengelernt hatte, diese zur Herstellung der Verbindung zwischen Speiseröhre und Magen verwendete. Er hat darüber 1898 berichtet.

Vorher, 1895, hat BIONDI zum ersten Male von der Brustfellhöhle aus die Kardia zu erreichen versucht. Er hat von einem paravertebralen Schnitt nach Resektion einiger Rippen nach Eröffnung der Brusthöhle das Zwerchfell gespalten und den sich hernienartig in die Brusthöhle vorstülpenden Magen an den Zwerchfellrändern durch eine vorläufige Naht befestigt. Dann hat er die Speiseröhre aus ihren Verbindungen gelöst, abgeschnitten und an der geeignetsten Stelle in die Magenwand eingepflanzt. Der Magen wurde dann wieder in die Bauchhöhle zurückgebracht. Er hält den Eingriff zwar auch am Menschen für ausführbar, aber wegen der Zwerchfellbewegungen für schwierig. Da beim Menschen als Grund für die Speiseröhrendurchtrennung meist eine bösartige Geschwulst vorliegt, deren Resektion mit einem großen Speiseröhrenstück gemacht werden müßte, so wäre zu befürchten, daß die Speiseröhre zu kurz werden könnte und infolgedessen, wenn auch die Vereinigung mit dem Magen gelänge, eine

Verlagerung des Magens in die Bauchhöhle unmöglich erschien. Daher sei das Verfahren für den Menschen kaum anwendbar.

Über die Herstellung einer Speiseröhren-Magenverbindung mit dem MURPHY-Knopf hat LEVY 1898 berichtet. Er hat, wie bei seinen ersten Versuchen, von der Bauchhöhle aus die Kardia aus dem Zwerchfell ausgelöst und zunächst Speiseröhre und Magen durch Klemmen abgeschlossen. Nach genügender Abstopfung wird zunächst die Kardia vom Magen oberhalb der Klemme abgeschnitten. Die Magenwunde wird dann sorgfältig fortlaufend doppelreihig zugenäht. Dann wird in der Fundusgegend der eine Teil des MURPHY-Knopfes in eine Magenöffnung eingenäht. Um das Zurückschlüpfen der Speiseröhre in das Mediastinum zu verhüten wird zunächst nur die eine Hälfte der Speiseröhre nach Abnahme der Klemmen durchtrennt und der Wundrand mit einer Gefäßklemme gefaßt. Dann wird die Speiseröhre völlig durchtrennt und mit zwei weiteren Gefäßklemmen ihr Wundrand an zwei anderen Stellen festgelegt. Nach Auswischen des Schleimes aus der Speiseröhre wird der andere Knopfteil in die Speiseröhre eingeführt und mit einer Schnürnaht befestigt. Dieser Teil des Eingriffes ist technisch am schwierigsten. Dann wird der Speiseröhrenteil mit der Kardia unterhalb der Schnürnaht abgetragen und vernäht. Zum Schlusse werden die beiden Knopfhälften vereinigt.

Mit diesem Vorgehen gelang es LEVY die Hälfte der operierten Hunde am Leben zu erhalten. Er ist bei seinen Resektionen der Kardia bewußt extrapleural vorgegangen und hat ausdrücklich davor gewarnt, bei der Auslösung der Speiseröhre aus der Zwerchfellzwinge durch unvorsichtiges Einschneiden die Pleurahöhle zu eröffnen. Er hielt sich nach seinen Versuchen dazu berechtigt die Resektion der Speiseröhre auch beim Menschen zu versuchen, wenn die Geschwulst die Kardia nicht um mehr als $^1/_2$ cm überschreitet. Tatsächlich sind eine Reihe erfolgreicher Kardiaresektionen auf diesem Wege durchgeführt worden. Da unter den Karzinomen das kardianahe das häufigste ist, so besteht, wie für das Kardiakarzinom, unter günstigen Umständen die Möglichkeit einer Speiseröhrenresektion auf rein abdominellem Wege (s. S. 927).

Da LEVY (1898) die engen Grenzen seines Verfahrens selbst erkannt, und da er auch die Überzeugung gewonnen hatte, daß das extrapleural-retromediastinale Vorgehen nach NASSILOW, QUÉNU und HARTMANN (s. S. 716) ebensowenig wie der Vorschlag des transpleuralen Weges durch BIONDI (s. S. 920) dazu beitragen konnten das Karzinom der Brustspeiseröhre wirksam anzugehen, versuchte er auf einem anderen Wege sein Ziel, die Resektion der krebsigen Speiseröhre zu erreichen. Er hat dabei den Gedanken BIONDIs, den er nach seinen Angaben nur aus einer kurzen Mitteilung kannte, wesentlich unterschätzt. Der Gedanke war, wie sich herausstellen sollte, doch in vieler Beziehung fruchtbar und v. MIKULICZ (1903, 1904) und SAUERBRUCH (1905) haben später darauf weitergebaut. LEVY war noch zu sehr in den Befürchtungen seiner Zeit, die mit der Eröffnung der Brusthöhle im Zusammenhang stehen, befangen. Sein neuer Gedanke war folgender: Wenn es auch gelingen kann, mit allen den genannten Verfahren eine Geschwulst aus der Speiseröhre herauszuschneiden, so ist keines dazu geeignet, aus der eigentlichen Brustspeiseröhre, abgesehen vom kardialen Abschnitt, nach der Resektion der Geschwulst eine Wiederherstellung des Speiseweges zur Ausführung zu bringen. Da es auch unmöglich ist, ein Karzinom aus der Speiseröhre herauszuschneiden und die Lichtungen, besonders die des oralen Speiseröhrenteiles so sicher zu verschließen, daß sie auch für die Dauer geschlossen bleiben, so gibt es nur eine Möglichkeit, das Leben nach der Resektion der Speiseröhre zu erhalten, nämlich die, die Speiseröhre vollständig zu entfernen. Zunächst lag die Frage nahe, ob es möglich ist, daß ein Mensch oder Tier nach vollständiger Entfernung der Brustspeiseröhre am Leben bleibt. Diese Frage konnte LEVY nach seinen Tierversuchen bejahen, da es wohl möglich ist das orale Ende in Form einer Dauerfistel am Halse herauszuleiten und da es andererseits ohne Schwierigkeiten gelingt, einen Menschen durch eine Gastrostomieöffnung ausreichend zu ernähren.

Seine Versuche wurden in folgender Weise durchgeführt: Zunächst wurde eine Magenfistel angelegt, dann am Hals die Speiseröhre auf eine kurze Strecke ringsherum entblößt, eröffnet und von hier aus ein Schlundrohr, in dessen Auge ein $1^1/_2$ m langer starker Seidenfaden befestigt war, in die Speiseröhre eingeführt. Das Schlundrohr mit dem Faden wird bis in den Magen vorgeschoben, sein Ende mit dem Seidenfaden zur Magenfistel herausgezogen und schließlich der ganze Seidenfaden nachgezogen. Während dessen freies Ende festgehalten wird, zieht man das Schlundrohr wieder zurück, bis das Ende, und damit der Faden, wieder in der Speiseröhrenöffnung am Halse erscheint. Das Schlundrohr wird dann entfernt. Nun wird die Speiseröhre am Hals quer abgeschnitten, das orale Ende in die Halswunde eingenäht, während das aborale mit dem heraushängenden Seidenfaden fest umschnürt und damit auch gleichzeitig verschlossen wird. Zieht man nun an dem aus der Magenfistel heraushängenden Fadenende langsam an, so stülpt sich das zugebundene Ende der Speiseröhre in die Lichtung ein und kommt bei immer weiterem Zug in den Magen zu liegen und schließlich zu der Magenfistel heraus, mit der Schleimhaut nach außen. Bei fortwährendem Weiterbestehen des Zuges erscheint auch die Kardia vor der Magenfistel und es gelingt nun leicht, nachdem die Kardia etwa 2 cm vor der Magenfistel angekommen ist, die Magenwand von der Schleimhautseite aus fest und sicher doppelt zu umschnüren und die Speiseröhre diesseits der Umschnürung abzuschneiden. Der Kardiastumpf sinkt dann in den Magen zurück. Durch seine Tierversuche ist es LEVY gelungen den Nachweis zu führen, daß Hunde auch auf die Dauer nach Entfernung der ganzen Speiseröhre am Leben bleiben können.

Damit war ein neuer Gedanke in die Chirurgie der krebsigen Speiseröhre hineingebracht, der später mehrfach neu gedacht (v. ACH 1913, DENK 1913, E. REHN 1914, TURNER 1927), abgeändert und verbessert wurde. Freilich ist der Enderfolg dieser Resektionen auch in der großen Mehrzahl der Fälle insofern kein befriedigender gewesen, als es nicht gelungen ist, die Halsspeiseröhre mit dem Magen organisch in Verbindung zu bringen. LEVY hat nach den oben gemachten Feststellungen deshalb auf weitere Versuche in dieser Richtung verzichtet, weil er der Überzeugung war, daß dieses Verfahren zur Ausführung am Menschen kaum ernstlich in Frage kommen könnte. Den Hauptgegengrund konnte er bei seinen Leichenversuchen feststellen. Während es beim Hund ohne weiteres gelingt die ganze Speiseröhre in der beschriebenen Weise in den Magen herunterzuziehen, läßt sich das beim Menschen infolge der anderen anatomischen Muskelverhältnisse nicht erreichen. Die in ungleichmäßigen Strängen angeordnete Längsmuskulatur reißt beim Versuch des Durchziehens der Speiseröhre an vielen Stellen ein und ab, so daß eigentlich nur der Schleimhautzylinder mit der dünnen ringförmigen Muskulatur zum Vorschein kommt. Daher drohen Nachblutungen, die auch andere Chirurgen beobachtet haben. Vor allen Dingen müssen aber auch, ehe man sich zu einem derartig schwerwiegenden Eingriff entschließt, Feststellungen darüber gemacht werden, ob die Geschwulst auf die Speiseröhre beschränkt und nicht in die Nachbarschaft hineingewachsen ist. Gleichzeitig muß darauf geachtet werden, daß auch die Längsmuskulatur folgt, was nur dadurch möglich ist, daß alle Bindegewebsstränge, die meist die zuführenden Gefäße begleiten, abgelöst werden. Das gelingt nur auf retromediastinalem Wege und nur dann, wenn ausgedehnte Rippenresektionen gemacht werden. LEVY mußte zu diesem Zwecke aus 6—7 Rippen 10—12 cm lange Stücke herausnehmen.

Er hat auch schon den Vorschlag gemacht, den Eingriff zweizeitig auszuführen. Längere Zeit vorher wird eine Magenfistel angelegt, um den Kranken kräftig zu ernähren. Dann wird die Rippenresektion vorgenommen und die Speiseröhre sowohl am Hals als auch in der Tiefe der Bauchwunde freigelegt. Als Schlußeingriff würde dann das Durchziehen erfolgen. Nach dieser Verstümmelung könnte dann unter Umständen durch einen geeigneten Apparat die Verbindung zwischen der Speiseröhre am Hals und der Magenfistel hergestellt werden.

Im Jahre 1900 hat DOBROMYSSLOW eine transpleurale Speiseröhrenresektion beim Hunde durchgeführt.

Sein Vorgehen unterscheidet sich von dem ebenfalls transpleuralen BIONDIS (1895). Nach dem Luftröhrenschnitt zur Einführung eines Rohres der die künstliche Atmung vermitteln soll, wird ein in der Nähe der Wirbelsäule gestielter Weichteilknochenlappen, der die 6.—10. Rippe enthält, angelegt. Die Rippenstücke in dem Lappen sind ungefähr

10—15 cm lang. Der Stiel liegt 2—3 cm von den Dornfortsätzen entfernt. Nachdem die Zwischenrippengefäße unterbunden sind und die Pleura eröffnet ist, wird das Blut ausgetupft und der Pleuraüberzug über der Speiseröhre etwa vom Hilus bis zum Zwerchfell gespalten. Der vorliegende N. vagus wird durchtrennt. Die Speiseröhre kann halb scharf halb stumpf ausgelöst und ein 3—4 cm langes Stück ohne Schwierigkeiten entfernt werden. Die zweireihige Vereinigung der beiden Enden geschieht mit Seidennähten. Bei der inneren Naht wird die Schleimhaut nicht durchbohrt, bei der äußeren die Muskulatur breit gefaßt. Nach Ausführung der Naht muß der Lappen zurückgeklappt und die Brusthöhle wasserdicht durch dreischichtige Naht verschlossen werden. Die Pneumothoraxluft wird abgesaugt und die vorher durchgeführte künstliche Atmung unterbrochen. Da häufig auch die andere Pleurahöhle und das Perikard versehentlich eröffnet werden, müssen die Öffnungen vernäht werden. Die Sektion eines Hundes, der die Operation 3 Wochen überstanden hatte, und an einer Darmstörung zugrunde ging, ergab eine gute Heilung der Speiseröhrenwunde mit geringer Erweiterung oberhalb der Nahtstelle. Versuche an der Leiche bewiesen, daß der Eingriff in der beschriebenen Weise auch beim Menschen ausgeführt werden könnte.

Zwei neue Gedanken sind in dieser Arbeit DOBROMYSSLOWS enthalten: 1. Er führt die Speiseröhrennaht so aus, daß die Schleimhaut nicht durchstochen wird. 2. Er entfernt durch Absaugen die Luft aus der Brusthöhle, so daß die Lunge sich sofort wieder ausdehnen kann. Bekanntlich ist die Beseitigung des postoperativen Pneumothorax, der die Infektionsgefahr der Brusthöhle erhöht, auch später mehrfach empfohlen worden (s. S. 52 und 379).

Eine Bereicherung der Verfahren zur Freilegung der Kardia brachte inzwischen der Vorschlag MARWEDELS (1903). Er war gedacht für alle Eingriffe im Hypochondrium und im Zwerchfellkuppelraum, also auch z. B. für Leber- und subphrenische Abszesse.

Zu diesem Zwecke waren schon die Verfahren von LANNELONGUE, das nach Resektion der 8.—11. Rippe extrapleural den Zugang gewählt hatte und das von MICHELI (1895), der einen großen Brustwandbauchwandlappen mit oberer Basis bildete, der seitlich die ganze Brustwand und gleichzeitig Zwerchfell und Bauchfell durchtrennte, die Pleura aber verschonte, empfohlen worden.

Der MARWEDELsche Schnitt ist dem schon erwähnten MIKULICZschen ähnlich. MARWEDEL kannte aber das MIKULICZsche Vorgehen nicht. Der Weichteilschnitt zieht ungefähr zweifingerbreit vom Rippenbogen entfernt vom Schwertfortsatz bis zur 10. Rippe. Zwischen der oberflächlichen und tiefen Muskulatur, d. h. also zwischen den Mm. rectus und obliquus ext. einerseits und den Mm. obliquus int. und transversus andererseits kommt der Rippenbogen zur Anschauung. Der vorliegende 7. Rippenknorpel wird nahe am Brustbein durchtrennt. Lateral legt man durch Abheben der oberflächlichen Muskeln die 9., 8. und 7. Rippe frei bis zur Knorpelknochengrenze oder auch darüber hinaus. Diese Rippenknorpel werden an der Grenze gegen den Knochen mit dem Messer durchschnitten. Der Hautmuskellappen wird wieder zurückgelegt und mit scharfen Haken, die an dem Peritonealwundrand ansetzen, gelingt es nun leicht den Brustwandrippenknorpellappen nach außen umzuklappen. Braucht man seitlich noch mehr Raum, so kann unter Umständen auch die 8. und 9. Rippe im knöchernen Anteil durchtrennt werden. Bei der 7. Rippe muß man sehr vorsichtig sein, da die Pleura unmittelbar darunter liegt. KELLING (1901) hat die Zugänglichkeit zu den hypochondrischen Räumen durch die Empfehlung der sog. Beckenhängelage verbessert. Der Kranke liegt dabei mit dem Oberkörper am Fußende des Operationstisches, so daß der Körperabschnitt unterhalb der Lendengegend fast rechtwinklig gebogen vom Tisch herunterhängt. Dadurch bietet sich die untere Brustkorböffnung dem Operateur in bester Übersicht.

Die bedeutungsvollen Vorschläge LEVYS (s. S. 921) gerieten allmählich mehr und mehr in Vergessenheit, zumal v. MIKULICZ, nachdem er zuerst am Lebenden von der Bauchhöhle aus eine Kardiaresektion ausgeführt hatte, den transpleuralen Weg zur Entfernung des Karzinomes der Brustspeiseröhre für den richtigen erklärte und es für wichtig hielt die Hindernisse, die diesem Wege in Gestalt des breit offenen Pneumothorax entgegenstanden, beiseite zu räumen. Zu diesem Zwecke wurde dann das Druckdifferenzverfahren von SAUERBRUCH (1904), wie schon erwähnt, ausgearbeitet (s. S. 52ff.). In der SAUERBRUCHschen Kammer hat dann v. MIKULICZ (1904) auch die ersten transpleuralen Ösophagusresektionen vorgenommen.

Er hat darüber 1904 auf dem Deutschen Chirurgenkongreß berichtet, obwohl es ihm bis dahin nicht gelungen war, einen vollen Erfolg zu erzielen.

Wenn auch die Freilegung der Speiseröhre unter Druckdifferenz wesentlich einfacher und leichter und unter Leitung des Auges vor sich gehen kann, so sind anatomische und technische Schwierigkeiten in so großer Zahl vorhanden, daß er die Versuche, die Speiseröhrenresektion durch einfache ringförmige Naht zum Abschluß zu bringen, aufgeben mußte. Die anatomischen Gründe sind folgende: Die Speiseröhre ist ein muskulärer Schlauch von geringer Dehnbarkeit und gerade ebensolang als notwendig, um die verschluckten Speisen auf dem kürzesten Wege in den Magen zu bringen. Daher ist schon die einfache ringförmige Naht nach Durchtrennung bis zu einem gewissen Grade schwierig und wird bei Resektionen unmöglich. Obwohl die Muskulatur ziemlich fest ist, schneiden die Nähte nach einigen Tagen durch und es gibt Nahtfisteln mit folgender Infektion. Der zweite Grund ist das Fehlen des zur Verklebung führenden Serosaüberzuges, der bei jeder Magendarmnaht die Sicherheit gegen das Aufgehen einer Naht bedeutet.

Was die technische Seite der Versuche von v. MIKULICZ' betrifft, so zieht er einen Zwischenrippenschnitt im 3.—6. Zwischenrippenraum allen anderen Wegen vor. Der von ihm empfohlene Rippensperrer hat sich bei ihm und vielen anderen ausgezeichnet bewährt. Ist der Raum einmal nicht ausreichend, so kann die nächsthöhere Rippe angebrochen werden. Der Schnitt muß genau zwischen den beiden Rippen angelegt werden, damit unter allen Umständen für die spätere Naht genügend Weichteile vorhanden sind. Die Lunge wird mit Perltüchern zurückgehalten. Erscheint die Naht der Zwischenrippenmuskeln nicht sicher, so kann eine perkostale Katgutnaht zugefügt werden (s. S. 347, Abb. 245). Lappenschnitte kommen nur in Frage an Stellen, an denen der Zwischenrippenschnitt nicht genug Platz bietet, wie z. B. in der Nähe des Brustbeines, das unter Umständen auch zeitweise reseziert werden kann.

Aus der Arbeit von v. MIKULICZ ist besonders zu erwähnen: 1. Die Ausschaltung des Pneumothorax durch die SAUERBRUCHsche Druckdifferenz erleichtert das transpleurale Vorgehen wesentlich. 2. Der schonendste, übersichtlichste Zugang wird durch den Zwischenrippenschnitt unter Verwendung des Rippensperrers erreicht.

Zum Schluß entwirft v. MIKULICZ einen allgemeinen Operationsplan für die Entfernung des Speiseröhrenkrebses. Die günstigsten Aussichten bieten die tiefsitzenden, die eine Resektion und Wiedervereinigung nach Beweglichmachung und Hervorziehung des Magens erlauben. Bei Kardiakarzinomen kann die Speiseröhre nach der Resektion des Tumors unmittelbar in den Magen eingenäht werden. In solchen Fällen bietet das Wiedereinnähen des Magens in die Zwerchfellücke die größte Sicherheit (BIONDI). Er konnte durch dieses Verfahren mehrere Tiere am Leben erhalten. Als Zugangsweg dient v. MIKULICZ ein vorderer Zwischenrippenschnitt (im 5.—6. Zwischenrippenraum beim Hund, im 4.—5. beim Menschen). Die Speiseröhre wird zwischen dem Lungenhilus und Herzbeutel freigelegt. Für die obere Hälfte der Brustspeiseröhre ist ein Zwischenrippenschnitt im 3.—4. Zwischenrippenraum hinten geeigneter. Hier wird die Speiseröhre hinter dem Lungenhilus freigelegt. Die V. azygos, die allein im Wege steht, muß meist unterbunden werden. Da die Naht der oberen Brustspeiseröhre besonders unsicher erscheint, hat v. MIKULICZ mehrfach darauf verzichtet den unteren Stumpf blind verschlossen und versenkt, den oberen ebenfalls verschlossen, ebenso die Brusthöhle und den oberen Speiseröhrenstumpf aus einer am inneren Rand des Kopfnickers angelegten Wunde herausgezogen. In einem Versuch wurde auch der untere Stumpf nach außen geleitet. Er sollte als Magenfistel mit physiologischem Kardiaverschluß dienen. Aus diesen letzten Versuchen von v. MIKULICZ ersehen wir, daß er einer ringförmigen Naht der Brustspeiseröhre wenig Vertrauen entgegenbringt, daß er er infolgedessen, wie schon früher LEVY und später ÁCH, DENK, REHN, TOREK u. a. mit einer vollständigen Ausschaltung der Speiseröhre seinen Eingriff abschloß.

SAUERBRUCH (1905) gab seine Beobachtungen zur chirurgischen Behandlung des Speiseröhrenkrebses bekannt, die er in zahlreichen Tierexperimenten gewonnen hatte. Der extrapleural-retromediastinale Weg scheidet aus. Der von v. MIKULICZ empfohlene transpleurale brachte wesentliche Fortschritte. Die schlechten Erfahrungen, die v. MIKULICZ zunächst gemacht hatte, die durch die oben erwähnten Gründe bedingt sind, und die hauptsächlich die Nahtundichtigkeit verschulden, erfordern eine Änderung der Technik. Den ersten Fortschritt hat v. MIKULICZ dadurch erzielt, daß er die Speiseröhren-Magennaht wieder

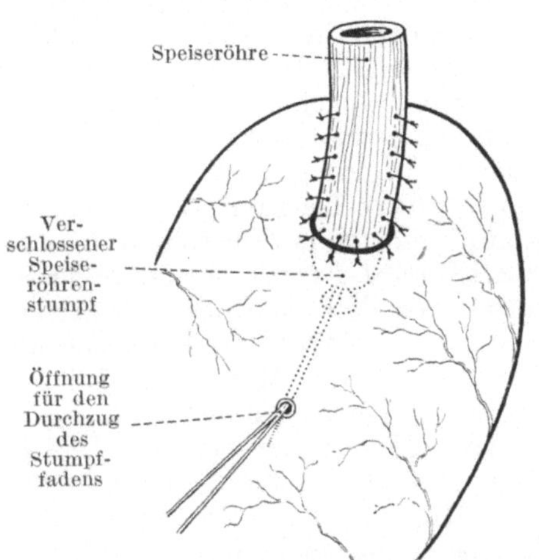

Abb. 609. Das Einstülpungsverfahren der geschlossenen Speiseröhre in den Magenfundus nach SAUERBRUCH. 1. Die verschlossene Speiseröhre wird mit Hilfe des Unterbindungsfadens, der in die Magenöffnung eingeführt und zu einer einige Zentimeter weiter distal angelegten 2. Öffnung wieder herausgeführt wird, in das Mageninnere hereingezogen.

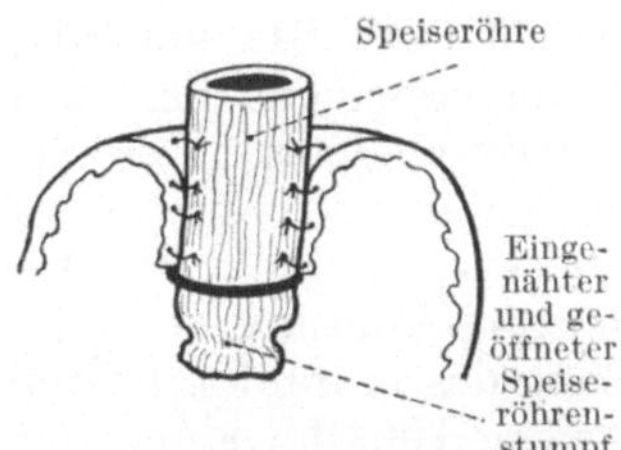

Abb. 610. Das Einstülpungsverfahren der geschlossenen Speiseröhre in den Magenfundus nach SAUERBRUCH. 2. Die Abbildung zeigt den Längsschnitt durch die Speiseröhre-Magenvereinigung nach der Einstülpung und Eröffnung des Stumpfes.

in die Bauchhöhle zurückverlagerte. Nachdem dieses Vorgehen sich als zweckmäßig erwiesen hatte, versuchten ANSCHÜTZ und SAUERBRUCH den umgekehrten Weg und verlagerten den krebsig erkrankten Kardiaabschnitt (Abb. 613) durch das Zwerchfell in die Brusthöhle (Abb. 614). Dadurch mußte theoretisch eine spannungslose Naht der nach der Resektion entstandenen Speiseröhrenlücke ermöglicht werden können. Der Erfolg war nicht durchschlagend, die Verbindungsnähte hielten nicht. Auch die Einstülpung des verschlossenen oberen Speiseröhrenendes in die vorgezogene Magenkuppe (Abb. 609 und 610) führte nicht zu sicherem Erfolge. Auch als er das mit einer Klemme verschlossene Ende des oralen Speiseröhrenstumpfes (Abb. 611) in Form einer WITZEL-Fistel in den Magenfundus einführte (Abb. 612), waren die Erfolge schlecht. An allem war die Zerreißlichkeit der Speiseröhrenmuskulatur schuld. So kam er zum zweizeitigen Vorgehen. Das Speiseröhrenende wurde ohne Eröffnung in den vorgezogenen Magen eingestülpt (Abb. 614 und 615), festgenäht und später eine Resektion des eingestülpten Teiles von einer Gastrotomieöffnung durch die Bauchhöhle vorgenommen. Diese Versuche waren erfolgreich.

Zur weiteren Förderung der Technik verwendete er dann den MURPHY-Knopf (Abb. 616—619).

Sauerbruch kommt schließlich auf Grund seiner experimentellen Untersuchungen zu dem Schlusse, daß das Karzinom der Brustspeiseröhre nur in den unteren Abschnitten mit Aussicht auf Erfolg radikal operiert werden kann. Er empfiehlt folgende Vorgehen:

Für die umschriebenen Geschwülste der Kardia (Abb. 613 und 615) kann das Einstülpungsverfahren zur Anwendung kommen. Zu diesem Zwecke wird von einem Zwischenrippenschnitt etwa im 7. Zwischenrippenraum die Kardia unter Druckdifferenz freigelegt, der Ösophagus nach Spaltung des Pleuraüberzuges ausgelöst, die Nn. vagi beiseite geschoben, oder wenn Verwachsungen bestehen, diese durchschnitten. Dann wird das Zwerchfell ringförmig um die Kardia herum gespalten (Abb. 613) und der Magen aus seinen oberen Gefäßverbindungen gelöst, bis er sich so weit vorziehen läßt, daß eine Einstülpung des tumortragenden Abschnittes möglich ist (Abb. 614 und 615). Die Magenserosa wird dann ringförmig an der Speiseröhre befestigt. Die Zwerchfellöffnung wird auch ringförmig an der Magenserosa einige Zentimeter tiefer festgenäht (Abb. 615). In einer zweiten Sitzung wird dann nach 14 Tagen bis 3 Wochen der eingestülpte Magenabschnitt abgetragen.

Für das Karzinom der unteren Speiseröhre bis zum Hilus kann eine einfache Resektion mit Vereinigung der Stümpfe nicht zum Ziele führen. Ebensowenig gelingt es nach Resektion mit einer Art Witzel-Fistel das untere Speiseröhrenende so sicher in den Magenfundus einzunähen, daß keine Nahtundichtigkeit entsteht (Abb. 611 und 612). Sauerbruch empfahl daher die Resektion und Wiedervereinigung Seit zu End der Speiseröhre mit dem Magen mit Hilfe des Murphy-Knopfes. Der Eingriff kann bis auf kurze Augenblicke aseptisch durchgeführt werden. Zunächst wird mit einer Magensonde der eine Teil des Murphy-Knopfes in den Magen befördert und dort in der Fundusgegend durch eine Umschnürung vorläufig befestigt (Abb. 616). Nach Freilegung und Auslösung des erkrankten Ösophagus und des oberen Magenabschnittes nach ringförmiger Umschneidung des Zwerchfelles werden Quetschzangen oberhalb und unterhalb der Geschwulst nach Abschieben des lockeren Bindegewebes und der Nn. vagi von der Speiseröhre angelegt (Abb. 616). Die Quetschfurchen werden durch starke Seidenfäden oberhalb und unterhalb des Tumors abgebunden (Abb. 617). Es folgt Sicherung der beiden Quetschfurchen durch Einstülpen und Übernähen oben in die Speiseröhre und unten in den Magen. Nun wird der zweite Teil des Murphy-Knopfes in den Speiseröhrenstumpf eingeführt und die Knopföffnung durch einen seitlichen Einschnitt herausgeführt (Abb. 617), während das im Magenfundus befindliche Ende ebenfalls durch die Magenwand durchgeführt und dann beide vereinigt werden (Abb. 618). Der Verschluß wird durch Knopfnähte, die die Magenserosa am Ösophagus befestigen, gesichert (Abb. 619). Die Zwerchfellöffnung wird ringförmig an der Magenserosa befestigt. Dieser Vorschlag hat den Nachteil, daß seine Ausführung in der beschriebenen Form nicht gelingen wird, wenn das Karzinom die Speiseröhrenlichtung so verengt, daß der Knopf nicht in den Magen hindurchgeführt werden kann.

Wendel hat 1907 (1906) über die endothorakale Chirurgie des Ösophaguskarzinoms berichtet. Nachdem er zuerst durch Probethorakotomie im 6. Zwischenrippenraum links einen inoperabeln Tumor festgestellt hatte, versuchte er in einem zweiten Falle einen radikalen Eingriff. Auch in diesem Falle wurde unter Überdruck im 6. Zwischenrippenraum vorgegangen, der Rippensperrer eingesetzt und festgestellt, daß der Tumor der Speiseröhre dicht oberhalb des Zwerchfelles seinen Sitz hat, und daß er auch unter dem Zwerchfell fühlbar ist. Die Speiseröhre kann nach Abdrängen der Nn. vagi aus ihrer Umgebung ausgelöst und von der Aorta gelöst werden. Um nun auch den in der Bauchhöhle sitzenden Abschnitt freizulegen, wird das Zwerchfell in etwas größerer Entfernung vom Hiatus eingeschnitten, was ziemliche Schwierigkeiten macht, da besonders hinten ohne Leitung des Auges operiert werden muß. Eine starke arterielle Blutung aus dieser Gegend kann gestillt werden. Der bei weitem größte Teil der Geschwulst gehört dem Magen an. Die Einstülpung der Kardia mit der Geschwulst in den Magen nach SAUERBRUCH gelingt nicht. Der ganze Tumor läßt sich bis in die Brustwunde vorziehen. Ausfüllen der großen Wundhöhle mit Verbandstoff. Nach der Resektion des Tumors, bei der auch die beiden Nn. vagi durchschnitten werden, wird zunächst der Speiseröhrenanteil bis auf eine kleine Öffnung, in die der männliche Teil des MURPHY-Knopfes eingeführt wird, geschlossen. Der Speiseröhrenstumpf wird dann noch einmal durch doppelte Übernähung des Stumpfes gesichert. Dann wird der Magen unterhalb des Tumors durchtrennt. Die große Kurvatur erscheint vollkommen tumorfrei. Sie bleibt daher fast völlig erhalten. Nach der Entfernung des Tumors bleibt ein langes, darmähnliches Magenstück zurück. Vor dem vollkommenen Schluß der Magenwunde wird hier der weibliche Teil des MURPHY-Knopfes eingenäht. Vereinigung der beiden Knopfteile nahe der Zwerchfellwunde unterhalb der Anastomose. Schluß der Brusthöhle durch Naht.

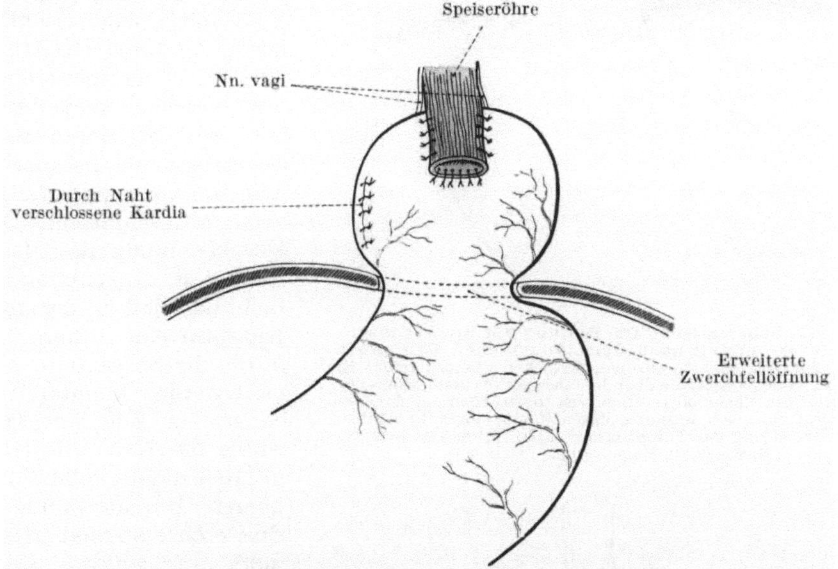

Abb. 611. Schematische Darstellung der Speiseröhren-Magenverbindung nach dem WITZELschen Grundsatz nach SAUERBRUCH. 1. Der Magen ist zum Teil in die Brusthöhle hineingezogen. Der geschwulsttragende Teil ist entfernt. Die Magenöffnung ist blind verschlossen. Der Speiseröhrenstumpf ist in der Fundusgegend auf die Magenwand aufgelegt und festgenäht. (Die die Speiseröhrenöffnung abschließende Klemme ist der Übersicht halber weggelassen worden.)

Der Patient ging an einer starken Nachblutung, die in den linken Brustkorb hinein stattfand, zugrunde. Nach WENDEL hat sich der Zwischenrippenschnitt ausgezeichnet bewährt. Die Brustwandmuskulatur wurde nicht in der Richtung des Hautschnittes durchtrennt und lappenförmig abpräpariert, sondern stumpf in ihrer Faserrichtung. Trotzdem sich die Wundrichtungen zunächst nicht decken, tritt keine Behinderung nach Einsetzen des Rippensperrers ein. Es blutet auch nicht stark. Bei der Wiederherstellung der Brustwand hat man einen Vorteil davon, daß die Nahtlinien sich nicht decken. Die Vereinigung von Speiseröhre und Magenstumpf ist nach den SAUERBRUCHschen Erfahrungen gemacht worden, nur mußte der Knopf in den Magen durch die Magenwand eingeführt werden, da die Speiseröhre nicht durchgängig war.

Im Jahre 1906 hat auch TUFFIER unter Überdruck eine endothorakale Ösophaguskarzinomresektion vorgenommen. Der Tumor hatte seinen Sitz aber in Höhe der Bifurkation. SAUERBRUCH (1906) hatte 2 Fälle ohne Erfolg endothorakal operiert, so daß WENDELs Fall der erste war, bei dem der Eingriff zu Ende geführt werden konnte, und der auch noch 24 Stunden lebte.

VOELCKER hat 1908 über 3 Versuche zur Entfernung der krebsig erkrankten Kardia berichtet. Der erste war erfolggekrönt. Er operierte nur abdominal. Im ersten Falle wurde ein Rippenbogenrandschnitt ausgeführt, die 7. Rippe am Brustbeinansatz eingekerbt und dadurch der Rippenbogen so beweglich gemacht, daß der Zwerchfellkuppelraum durch Umklappen gut übersichtlich wurde. An

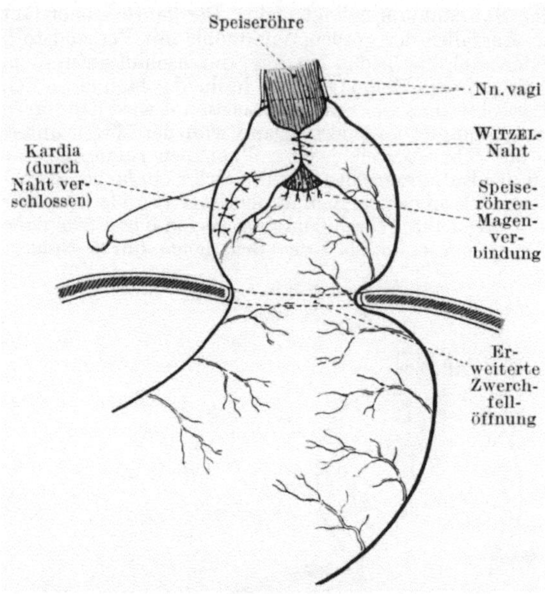

Abb. 612. Schematische Darstellung der Speiseröhren-Magenverbindung nach dem Witzelschen Grundsatz nach Sauerbruch. 2. Aus den seitlichen Magenabschnitten sind 2 Falten gebildet, die über der Speiseröhre zusammengenäht werden. Die Speiseröhrenöffnung ist dazwischen in eine unmittelbar unterhalb angelegte Magenöffnung eingenäht worden. Die Vereinigung der Falten erfolgt nach unten bis über die Speiseröhren-Magenverbindung hinaus.

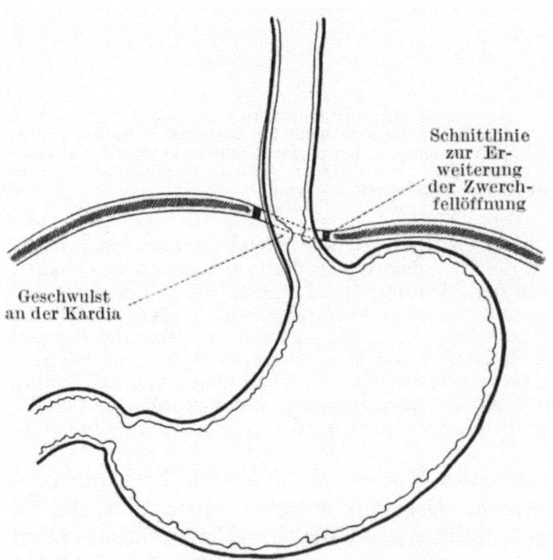

Abb. 613. Schematische Darstellung des Einstülpungsverfahrens beim Karzinom der Speiseröhre im unteren Abschnitt nach Sauerbruch. 1. Längsschnitt durch Speiseröhre und Magen. Im untersten Abschnitt der Speiseröhre eine krebsige Wucherung.

der Kardia weit unterhalb des Zwerchfelles fand sich ein walnußgroßer, höckeriger Tumor. Metastasen waren nicht nachweisbar. Der Tumor konnte nach Anlegung einiger Unterbindungen an der kleinen und großen Kurvatur aus seinen Gefäßverbindungen ausgelöst werden. Nach kreisförmigem Einschnitt um den Ösophagus herum konnte der Hiatus eröffnet und die Speiseröhre so weit beweglich gemacht werden, daß sie sich 4 cm aus der Brusthöhle herausziehen läßt. Die Nn. vagi werden hoch oben abgeschnitten. Quere Durchtrennung des Magens, Naht der so entstandenen Lichtung, daß an der großen Kurvatur eine Öffnung blieb, in die die Speiseröhre eingenäht werden konnte. Unter dauerndem Zug am Tumor wurde die Naht schrittweise in 2 Reihen unter allmählicher querer Durchtrennung der Speiseröhre oberhalb des Tumors durchgeführt. Gastrostomie im Pylorusabschnitt. Zwar hielt die Naht nicht völlig dicht und es entstand eine Fistel. Die Fistel heilte aber nach 3 Wochen von selbst. Die Patientin wurde geheilt. Zwei andere Fälle führten nicht zur Heilung.

Auf demselben Chirurgenkongreß (1908) berichtete Küttner über seine Erfahrungen, die er bei Brusthöhlenoperationen mit und ohne Überdruck gesammelt hatte. Nachdem er die Erfahrung gemacht hatte, daß von einer primären Vereinigung wenig zu erwarten ist, ist er zweizeitig vorgegangen, allerdings auch ohne Erfolg. In dem einen Falle bildete er einen großen Brusthautlappen, den er in die Tiefe der Pleurahöhle hineinschlagen konnte. Durch ihn wurden die Enden des resezierten Ösophagus hindurchgezogen, so daß das ganze Operationsfeld, das vor Infektion nicht zu schützen ist, tamponiert werden konnte. In anderen lagerte er die ausgelöste Speiseröhre auf einen Abschnitt des Unterlappens. Die Kranken starben.

1909 hat TIEGEL, nachdem SAUERBRUCH den Gebrauch des MURPHY-Knopfes so warm empfohlen hatte, einen besonderen Knopf konstruieren lassen. Der Vorteil des neuen Knopfes besteht darin, daß durch die Vereinigung der beiden Knopfteile eine so feste Vereinigung zwischen dem Ösophagusstumpf und der Magenwand zustande kommt, daß die beiden Wandabschnitte überall breite Berührungsflächen besitzen und daher rasch aneinanderheilen können.

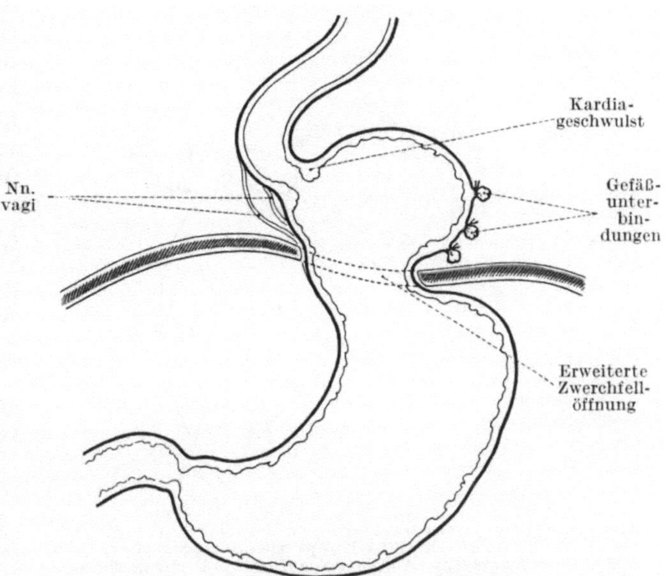

Abb. 614. Schematische Darstellung des Einstülpungsverfahrens beim Karzinom der Speiseröhre im unteren Abschnitt nach SAUERBRUCH. 2. Nach Erweiterung der Zwerchfellöffnung ist die Kardiagegend und der obere Teil des Magens nach Abschiebung der Nn. vagi und Unterbindung einiger Gefäße in die Brusthöhle verlagert.

WENDEL (1920) hat sich noch einmal mit der Frage der Entfernung des Karzinomes der Brustspeiseröhre beschäftigt, entgegen dem damaligen Standpunkt von KÜTTNER und SAUERBRUCH auch die Karzinome, die an der Bifurkation und darüber ihren Sitz haben, zu entfernen. Er hält es für einen Rückschritt, wenn nur abdominal operiert würde, andererseits hat er aber die Erfahrung gemacht, daß auch das thorakale Verfahren allein nicht genügt. Daher müssen beide Verfahren möglichst vereinigt werden. Er beginnt mit einer P r o b e l a p a r o t o m i e, und zwar mit einem Längsschnitt durch den M. rectus unterhalb des Rippenbogens. Findet er in der Bauchhöhle, also an der Kardia, die Verhältnisse für

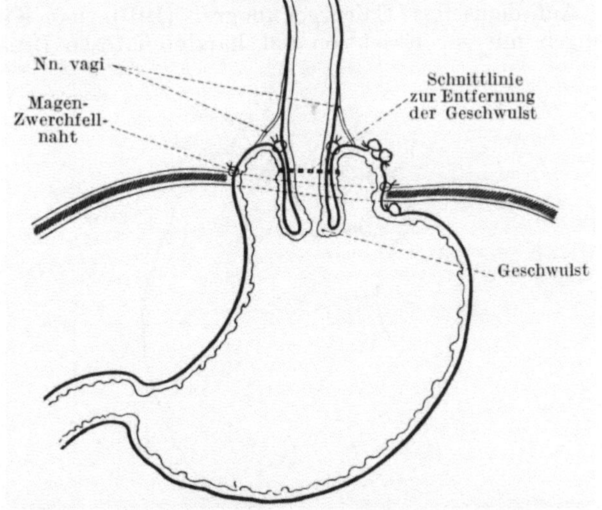

Abb. 615. Schematische Darstellung des Einstülpungsverfahrens beim Karzinom der Speiseröhre im unteren Abschnitt nach SAUERBRUCH. 3. Der geschwulsttragende Teil der Speiseröhre ist in den Magen eingestülpt und durch Nähte in dieser Stellung befestigt. Der Magen ist in die Zwerchfellöffnung eingenäht. Die punktierte Linie deutet die später durch Gastrotomie durchzuführende Entfernung des geschwulsttragenden Abschnittes an (s. a. Abb. 629).

eine Resektion günstig, so werden die Knorpel der 8.—5. Rippe durchtrennt und nach Einleiten von Druckdifferenz die Brusthöhle eröffnet. Dann wird das Zwerchfell in der Faserrichtung bis zum Hiatus durchtrennt. Zunächst geschieht das in der Muskelfaserrichtung, zum Schluß müssen einige ringförmige Muskelbündel durchtrennt werden. Es folgt die Auslösung von Kardia und Ösophagus nach Spaltung des Pleuraüberzuges. Die Auslösung erfolgt so weit, daß die Organe mit der Geschwulst vor die Wunde gebracht werden können. Nach Resektion kann die Vereinigung von Speiseröhre und Magen nach dem SAUERBRUCHschen Verfahren, d. h. Seit-zu-End, durchgeführt werden. Da das Zwerchfell und die Brusthöhle vollständig verschlossen werden können, ist nur eine Dränage der Bauchhöhle nötig.

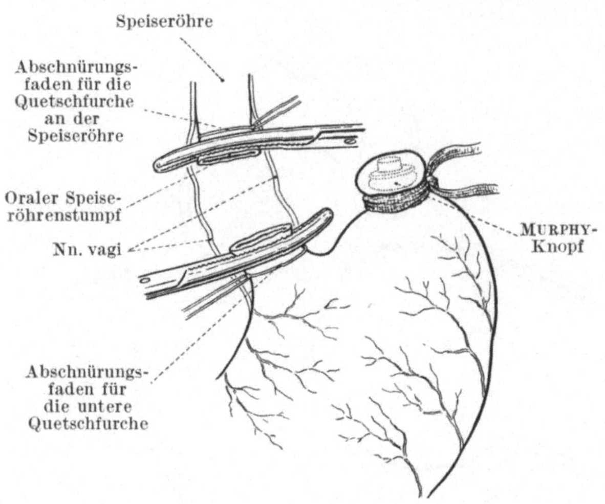

Abb. 616. Schematische Darstellung der Speiseröhren-Magenverbindung mit dem MURPHY-Knopf nach SAUERBRUCH. 1. Nach Ablösung der Nn. vagi und Anlegung von Klemmen ist der geschwulsttragende untere Speiseröhrenabschnitt entfernt. Oberhalb und unterhalb der Klemmen sind 2 Schnürfäden angelegt. Vorher ist in den Magen der weibliche Teil des MURPHY-Knopfes eingeführt und wird mit Hilfe eines Bindezügels an der Wand festgehalten.

Auf demselben Chirurgenkongreß (1910) hat KÜMMELL über seine Erfahrungen mit der Resektion der karzinomatösen Brustspeiseröhre berichtet. Er hatte im Laufe der letzten Jahre bei 3 Fällen die Radikaloperation versucht. Es handelte sich um Kardiakarzinome, die reseziert werden konnten. Zweimal wurde der MURPHY-Knopf benutzt. Beim letzten Falle sollte ebenfalls die Vereinigung von Speiseröhre und Magen mit dem MURPHY-Knopf durchgeführt werden, die Stümpfe gingen aber nicht zusammen. Er hat daher einen Gummischlauch in den oralen Speiseröhrenstumpf eingeführt und nach außen geleitet und am Magen eine Gastrostomie angelegt. Der Patient überstand den Eingriff. Durch ein T-Rohr, das gleichzeitig ein Sicherheitsventil bot, wurden die beiden Fisteln miteinander in Verbindung gesetzt, so daß der Kranke schlucken konnte. Nach 10 Wochen bestand nur noch eine kleine Fistel, deren Schluß in Aussicht genommen wurde. In der Diskussion sprach auch KÜTTNER, der alle bisher bekannten einzeitigen und zweizeitigen Operationswege sowohl die transperitoneale als auch die transpleurale und die kombinierte untere Zwerchfellspaltung versucht hatte, um die Karzinome des Brustteiles der Speiseröhre zu

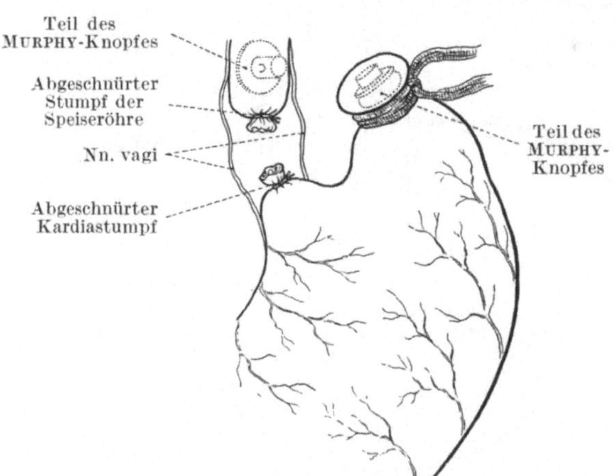

Abb. 617. Schematische Darstellung der Speiseröhren-Magenverbindung mit dem MURPHY-Knopf nach SAUERBRUCH. 2. Die Klemmen sind entfernt, die Schnürfäden angezogen. In den Speiseröhrenstumpf ist der männliche Teil des MURPHY-Knopfes eingeführt.

entfernen. Auch die zweizeitigen Eingriffe hatte er zur Anwendung gebracht. Die längste Lebensdauer eines Patienten betrug 7 Tage. Er schloß kurz mit den Worten: „Ich habe den Mut zu diesen Operationen verloren und werde ihn auch sobald nicht wieder finden."

ZAAIJER (1912) ist transpleural vorgegangen bei der Freilegung eines tiefsitzenden **Speiseröhrendivertikels**. Er hat das von ihm vorgeschlagene Verfahren dann aber zur Entfernung von Karzinomen im Brustteil der Speiseröhre empfohlen (s. unten).

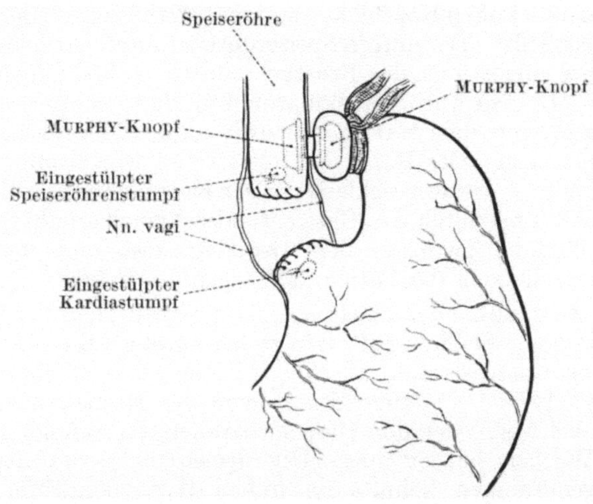

Abb. 618. Schematische Darstellung der Speiseröhren-Magenverbindung mit dem MURPHY-Knopf nach SAUERBRUCH. 3. Speiseröhre und Magenstumpf sind durch Übernähung fest verschlossen. Die Verbindung zwischen den beiden MURPHY-Knopfabschnitten wird hergestellt.

II. Die ersten erfolgreichen Eingriffe.

Der erste bleibende Erfolg der radikalen Entfernung eines Speiseröhrenkrebses im Brustabschnitt wurde von TOREK am 14. März 1913 erzielt. Die obere Grenze der Geschwulst war unterhalb des Aortenbogens und erstreckte sich $4^1/_2$ cm nach abwärts. Eine Gastrostomie nach WITZEL war einige Zeit vorausgegangen. Der eigentliche Eingriff begann mit einem Schnitt im 7. Zwischenrippenraum. Er wurde in örtlicher Betäubung ausgeführt, später wurde dann eine Insufflationsnarkose nach MELTZER und AUER von einer Tracheotomie aus durchgeführt. Vom hinteren Ende des Schnittes wurde die 7.—4. Rippe in der Nähe der Winkel durchtrennt. Da zwischen Lunge und Pleura parietalis Verwachsungen bestanden, mußten diese gelöst werden, ebenfalls solche nach dem Zwerchfell zu. Die Geschwulst saß zunächst ziemlich fest. Es gelang aber, die Speiseröhre zuerst unterhalb und dann oberhalb der Geschwulst ringsherum auszulösen. Die Nn. vagi wurden freigelegt und einige Äste, die den Tumor kreuzten, durchschnitten. Die größte Schwierigkeit bestand bei der Auslösung des Tumors hinter dem Aortenbogen, die erst nach Unterbindung einiger Seitenäste gelang. Die Geschwulst saß auch am linken Bronchus fest,

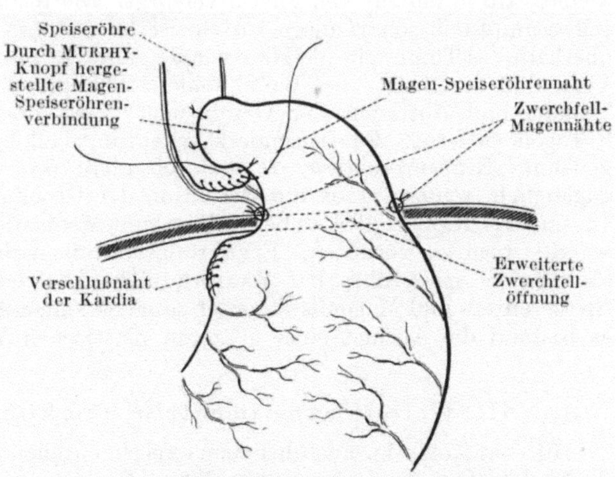

Abb. 619. Schematische Darstellung der Speiseröhren-Magenverbindung mit dem MURPHY-Knopf nach SAUERBRUCH. 4. Die Verbindung zwischen Speiseröhre und Magen Seit-zu-End ist hergestellt. Durch einige Nähte wird die Verbindung gesichert. Die Zwerchfellöffnung wird ringförmig am Magen festgenäht.

der daher eröffnet und durch Naht wieder verschlossen werden mußte. Nun wurde die Speiseröhre bis zum Halse ausgelöst und die Durchtrennung unterhalb des Karzinomes nach doppelter Unterbindung vorgenommen. Freilegung der Speiseröhre am linken Kopfnickerrand und Herausziehen der ganzen Speiseröhre mit der Geschwulst. Der untere Speiseröhrenstumpf wurde durch mehrere Tabaksbeutelnähte eingestülpt, der Brustkorb durch perkostal gelegte Seidennähte verschlossen. Ebenso wurde Muskulatur und Haut genäht. Keine Dränage. Der obere Stumpf mit dem Karzinom wurde unter die Brusthaut gelagert und der Tumor abgetragen. Der Rand der Speiseröhre wurde mit der Haut vereinigt und die Wunde am Halse geschlossen. Der Kranke überstand den Eingriff. Er wurde bis zum 8. Tage durch den Gastrostomieschlauch ernährt. Dann wurde eine Schlauchverbindung zwischen dem Ösophagusrest und der Gastrostomie hergestellt, durch die sich die Patientin jahrelang ernährte.

ZAAIJER hat den von ihm geplanten transpleuralen Weg bei einem Speiseröhrenkarzinom ebenfalls 1913 erfolgreich durchgeführt. Er hat nach Vorausschickung einer Gastrostomie, allerdings in der ersten Sitzung aus der 6.—12. Rippe links 14—24 cm lange Stücke von den Rippenknorpeln bis hinter die Rippenwinkel von zwei den Rippen parallel verlaufenden Schnitten entfernt. Nach 4 Wochen hat er unter Überdrucknarkose die Radikaloperation von einem bogenförmigen Schnitt im linken Hypochondrium, in der Mamillarlinie beginnend und nach oben in der hinteren Axillarlinie verlaufend bis oberhalb des Schulterblattwinkels, vorgenommen. Nach Eröffnung von Brust- und Bauchhöhle und Feststellung der Operabilität der Geschwulst hat er den Tumor aus der Zwerchfellzwinge durch Einschneiden befreit, den beteiligten Magen aus seinen einfachen Verbindungen ausgelöst, so daß er ihn unterhalb der Geschwulst zwischen 2 Klemmen durchtrennen konnte. Der Magen wurde dann wieder in die Bauchhöhle versenkt. Dann wurde der Zwerchfellschnitt vernäht und ein kleiner Riß in der rechten Pleura versorgt. Die bis in ihren gesunden Abschnitt teils stumpf teils scharf ausgelöste Speiseröhre war so frei, daß sie ohne Spannung oberhalb des Tumors in die Hautwunde gebracht werden konnte. Wasserdichter Verschluß der Brust- und Bauchhöhle, Verschluß der Speiseröhre oberhalb des Tumors und Abtragen der Geschwulst. Die Verschlußzange wird erst nach 3 Tagen entfernt. Für besonders bedeutungsvoll betrachtet ZAAIJER die ausgedehnte Rippenresektion, da dadurch nicht nur das Operationsfeld leichter zugänglich, sondern auch die Resektion der Geschwulst vereinfacht wird. Die 12. und 11. Rippe sollen stehenbleiben, um Mediastinalverschiebung und Brustwandflattern zu verhüten. Ernährungsstörungen durch die ausgedehnte Auslösung der Speiseröhre hat ZAAIJTR nicht beobachtet. Zur Verbindung der Speiseröhren- und Magenfistel hat er zunächst einen Apparat konstruieren lassen, es bestand die Absicht einer späteren plastischen Verbindung.

III. Weitere experimentelle und klinische Versuche.

1913 hat ACH seine ausführlichen experimentellen und klinischen Studien über die Speiseröhrenchirurgie veröffentlicht. Er ist, wie später REHN, ohne Kenntnis der Arbeiten von LEVY (s. S. 921), die vollständig in Vergessenheit geraten waren, auf den Gedanken gekommen, nach Resektion der Speiseröhre den oralen Abschnitt zu entfernen, da ein dauerhafter Verschluß, wie er kurz vorher von KÜTTNER (1908), SCHMIEDEN (1908) und besonders W. MEYER (1913) wieder empfohlen worden war, nicht möglich ist.

Die von SAUERBRUCH empfohlenen endothorakalen Verschlußverfahren lehnt ACH aus den mannigfachsten Gründen ab. Der wesentlichste Punkt, der dagegen spricht, ist die Infektionsgefahr der Brusthöhle. Von den vorgeschlagenen SAUERBRUCHschen Methoden kommt nach seiner Ansicht nur der Knopfverschluß ernstlich in Betracht. Was die rein technische Seite betrifft, so ist nach seiner Ansicht der TIEGELsche Knopf der beste. Selbst wenn aber die Verbindung gelingt, so drohen auch noch postoperative Störungen besonders durch die Schwierigkeit das Zwerchfell nicht mit völliger Sicherheit an den Magen lückenlos anzuheften.

Die Entfernung der Speiseröhre nach der Durchtrennung oder Resektion des Tumors führte ACH zunächst von der am Halse freigelegten und eröffneten Speiseröhre aus durch. Der invaginierte Teil wurde dann am Halse abgeschnitten. Später stülpte er das Ende wieder in seine regelrechte Lage um und verlagerte es antethorakal in das Unterhautzellgewebe mit der Absicht einer späteren Verbindung mit dem Magen. Zuletzt wurde dann die Invagination mit einem vom Maul aus eingeführten Instrument durchgeführt, da verschiedentlich Infektionen der Halswunde vorgekommen waren. Die Ausstülpung und antethorakale Lagerung folgt dann von einer neu angelegten Halswunde. Nach seinen Beobachtungen ist die Invagination der Speiseröhre außerordentlich leicht und ohne irgendwelche Nebenverletzungen möglich. Auch Blutungen in das Lager der Speiseröhre, wie sie LEVY beobachtet hat, wurden bei diesem retrograden Invaginationsverfahren nicht festgestellt. ACH hat dann sein Verfahren auch mehrfach am Menschen wegen Speiseröhrenkarzinom durchgeführt, allerdings ohne einen bleibenden Erfolg zu erzielen. In einem Falle ist bei völlig glattem Operationsverlauf der Kranke an einer Undichtigkeit der Magenfistel am 17. Tage zugrunde gegangen.

Das Vorgehen ACHs ist durch folgende Einzelheiten gekennzeichnet: Nach Sicherung der Diagnose, auch durch Probeexzision, wird die Möglichkeit des Eingriffes durch Laparotomie festgestellt. Wenn es sich um einen Tumor handelt, der unterhalb der Bifurkation sein oberes Ende hat, bevorzugt er einen Weichteilschnitt entlang dem Rippenbogen von etwa 25 cm Länge, dessen hinteres Ende stark bogenförmig nach aufwärts geführt wird. Dabei werden die Mm. obliquus ext. und int. durchtrennt. Er hält diesen Schnitt für besser als den MARWEDELschen, da das Hochziehen des Rippenbogens in sehr bequemer und ausreichender Weise durchgeführt werden kann und der Zwerchfelldurchtritt der Speiseröhre übersichtlich vorliegt. Der Kranke befindet sich dabei in halbrechter Seitenlage. Man kann auch die KELLINGsche Beckenhängelage anwenden (s. S. 923). Ist der Tumor operabel, so wird zunächst der Zwerchfellring an der Vorderseite der Kardia etwas eingeschnitten. Man dringt dann mit dem Finger vorsichtig in den Hiatus ein unter Schonung des linken N. vagus und unterrichtet sich über das obere Ende der Geschwulst. Hat man es erreicht, so wird nun langsam und vorsichtig ringsherum von oben nach unten die Auslösung der Kardia vorgenommen. Das gelingt am oberen Rande infolge der lockeren Verbindung mit der Pleura am leichtesten. So geht man nach beiden Seiten ablösend vor, bis man nach unten an die festeren Verbindungen des eigentlichen Zwerchfelldurchtrittes kommt, bei deren Lösung unter Umständen die Schere zu Hilfe genommen werden muß. Dabei drängt man sich die Verbindungen auf den untergeschobenen Finger entgegen. Zunächst bleibt dabei der linke Vagus noch auf der Speiseröhre. Nach dieser Lösung hat man vorn so weit Platz, daß man die Auslösung nach rechts und hinten leicht durchführen kann. Ist das Zwerchfell durch die Geschwulst beteiligt, so muß unter Umständen ein Stück des Zwerchfellringes mitgenommen werden. Sind die Nn. vagi irgendwie beteiligt, so werden sie am besten glatt durchschnitten. Man kann sie vorher kokainisieren. ACH rechnet damit Geschwülste, die bis zur Bifurkation reichen, auf diese Weise auslösen zu können.

Er empfiehlt nach Verschluß der freigelegten Speiseröhre eine besondere Zange, mit deren Hilfe man einen Drahtverschluß hoch oben durchführen kann. Dieser Teil des Eingriffes, der fast ohne Sicht stattfinden muß, scheint heute nicht mehr empfehlenswert. ACH selbst hat in einem solchen Falle nach Resektion des Tumors den vorläufigen Verschluß des oralen Endes die langsame Invagination und Ausziehung der Speiseröhre mit seinem vom Munde aus eingeführten Instrumente vorgenommen. Bei Geschwülsten, die oberhalb der Bifurkation sitzen, wird zuerst eine Gastrostomie ausgeführt und dann mit Hilfe der von Ach vorgeschlagenen retrograden Ösophagoskopie das untere Ende festgestellt. In einer zweiten Sitzung wird dann transpleural vorgegangen. Ist die Probethorakotomie erfolgreich,

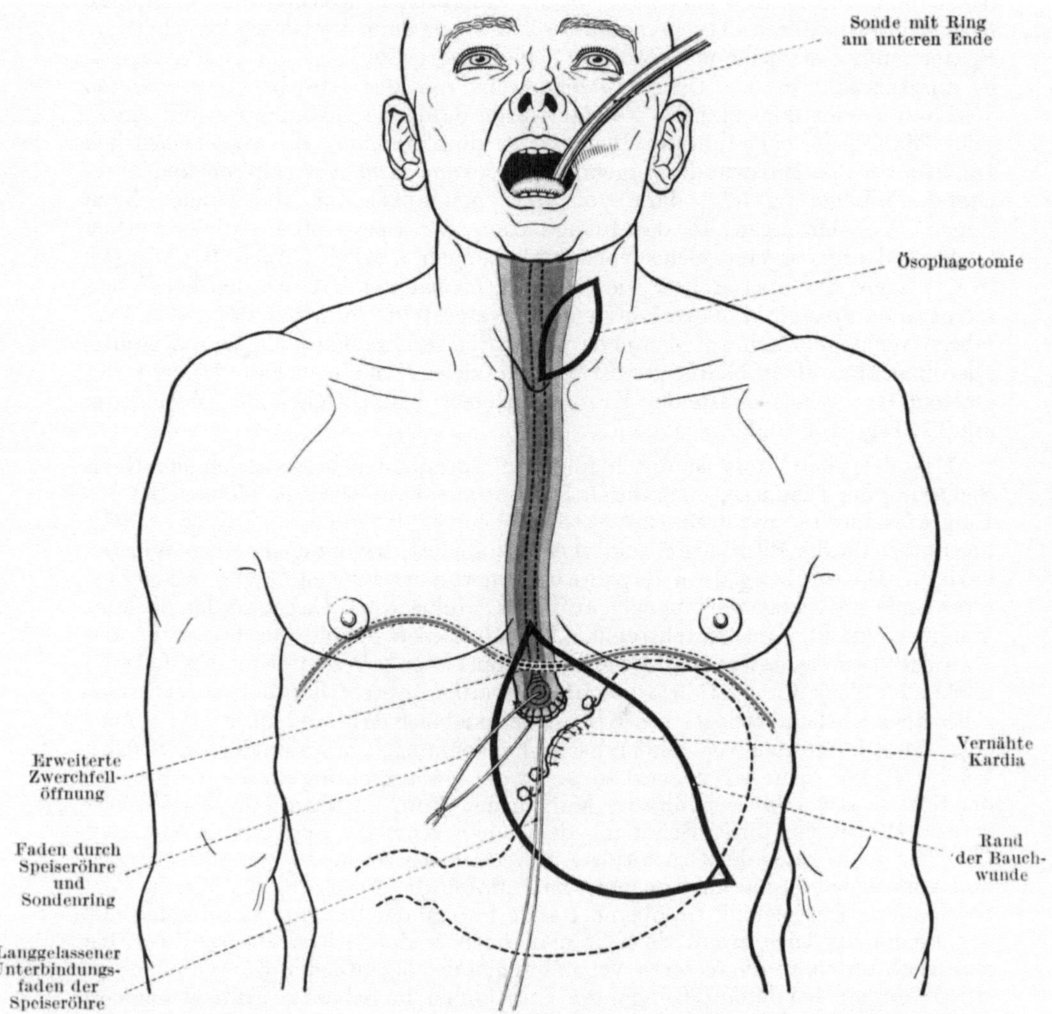

Abb. 620. Schematische Darstellung der Entfernung der Speiseröhre nach Umstülpung von der Mundhöhle aus nach Ach. Eine mit Öse versehene Sonde wird nach Durchtrennung und Entfernung des geschwulsttragenden Speiseröhrenabschnittes in den oralen Speiseröhrenstumpf eingeführt. Durch den mit einem lang gelassenen Faden verschlossenen Stumpf sticht man ein oder zwei Nähte, die auch durch die Öse der Sonde hindurchgehen. Die Fäden werden etwa 12 cm unterhalb des Stumpfes erst geknotet, so daß die Sonde im Innern Spielraum hat. Die Umstülpung erfolgt rückwärts.

dann wird die Resektion endothorakal vorgenommen und das obere Ende nach oben und das untere nach unten eingestülpt. Das obere Ende wird antethorakal verlagert, das untere zur Gastrostomie verwendet.

Angeregt durch die Arbeiten und Operationsgedanken von Ach und Zaaijer hat Denk (1913) einen neuen Vorschlag zur Entfernung des Karzinoms der Brustspeiseröhre gemacht. Da das transpleurale Vorgehen so viele Gefahren mit sich bringt, und da andererseits die Durchtrennung der Speiseröhre, wie sie ACH in großer Tiefe durchzuführen gezwungen ist, die Entstehung einer Mediastinitis nicht ausschließen läßt, und da sowohl ACH als auch ZAAIJER bei Sitz des Tumors etwa in der Mitte der Speiseröhre gezwungen sind, die Speiseröhre transthorakal auszulösen, so beschloß DENK die Auslösung der Speiseröhre vom Hals und von der Bauchhöhle aus, also kollo-abdominal stumpf durchzuführen. Je nach dem höheren oder tieferen Sitz des Karzinomes wird zuerst kollar oder abdominell vorgegangen und es gelingt mit dem Finger oder, wenn nötig, mit Hilfe eines zum Ringe zu schließenden Instrumentes die Speiseröhre vollkommen stumpf von oben und unten aus ihrer Umgebung herauszulösen. Der Tumor selbst soll unter allen Umständen mit dem Finger ausgelöst werden, da er am schonendsten zu gebrauchen ist. Es kann gelingen, die beiden Zeigefinger in der Tiefe des Mediastinums miteinander in Berührung zu bringen, ja sogar aneinander vorbeizuschieben. Ist die vollständige Auslösung gelungen, so werden oberhalb der Kardia in einer Quetschfurche von rechts und links je eine Metallklammer zum Verschluß der Speiseröhre mit einer Zange aufgedrückt. Nach Anlegung einer Klemme nach der Kardia zu wird die Speiseröhre mit dem Glüheisen knapp unter den Klammern durchtrennt. Zur Sicherheit wird oberhalb der Klammern noch eine starke Unterbindung angelegt. Die ganze Speiseröhre wird nun mit dem Karzinom aus der Halswunde herausgezogen und die endgültige Abtrennung der Geschwulst vorgenommen. Der orale Stumpf wird antethorakal subkutan gelagert und das Ende in die Haut eingenäht. Die Kardia wird verschlossen, ebenso der Zwerchfellschlitz und die Gastrostomie am Magenstumpf angelegt. Zur vollendeten praktischen Ausführung scheint der Vorschlag nicht gekommen zu sein.

E. REHN (1914) hat eine große Serie von experimentellen und klinischen Untersuchungen zur Entfernung des Speiseröhrenkarzinoms bekannt gegeben.

Er ist bei seinen Experimenten zunächst von der Bauchhöhle aus vorgegangen, hat die Kardia aus ihren Verbindungen gelöst und die Speiseröhre unmittelbar oberhalb durchtrennt. Der Magen wird vorläufig verschlossen. Eine durch das Maul eingeführte Schlundsonde wurde dann am unteren Speiseröhrenende festgebunden und die Speiseröhre langsam und vorsichtig invaginiert und aus dem Munde herausgezogen. Durch eine Wunde am Halse wird sie dann herausgeleitet, wieder ausgestülpt und durch einen Unterhautkanal bis an die Laparotomiewunde geführt. Dort wird sie mit dem Magenstumpf vereinigt. Das Tier ging an einer Blutung in das Speiseröhrenbett zugrunde. Auch ähnliche Versuche mißlangen.

REHN hat daher zunächst versucht, nur den inneren Abschnitt der Speiseröhre, d. h. nur den Schleimhautzylinder mit der umgebenden Ringmuskulatur auszulösen, was ja bereits LEVY (s. S. 922) unfreiwillig getan hatte. Die Speiseröhre wird am Hals freigelegt, der äußere Muskelmantel abgelöst und bis an den Innenschlauch durchtrennt (Abb. 621). Eine elastische Sonde wird eingeführt, durch eine Magenfistel herausgeleitet und der Sondenknopf im aboralen Teil des querdurchtrennten Innenrohres am Hals befestigt (Abb. 622), während der orale Teil nach außen geleitet wird. Mit der Sonde wird das Innenrohr invaginiert und zu der kleinen Magenwunde herausgezogen (Abb. 623), bis der Einstülpungstrichter in der Magenwunde erscheint.

Dann wird die Muskulatur der Speiseröhre in der Kardiagegend gespalten und das Innenrohr zu dieser Lücke herausgezogen. Dieser Eingriff macht keinerlei Schwierigkeiten und keine Blutung. Das freigelegte Innenrohr wird unter der Haut nach oben geführt. Eine Vereinigung mit dem oralen Ende der Halsspeiseröhre ist aber nicht möglich. Das Tier ging an einer völligen Nekrose des Innenrohres zugrunde.

REHN verzichtete daher bei seinen weiteren Versuchen auf die primäre Herstellung einer Verbindung zwischen dem ausgelösten Innenrohr der Speiseröhre und der Halsspeiseröhre. Er behielt aber das Invaginationsverfahren bei und es gelang ihm nach verschiedenen Versuchen schließlich unter Erhaltung des Muskelrohres (Abb. 623), das Innenrohr zu entfernen, den Halsteil der Speiseröhre nach außen zu leiten und den Rest des Innenrohres mit einem eingefügten Gummischlauch zur Ernährung des Tieres zur Gastrostomie zu verwenden (Abb. 624).

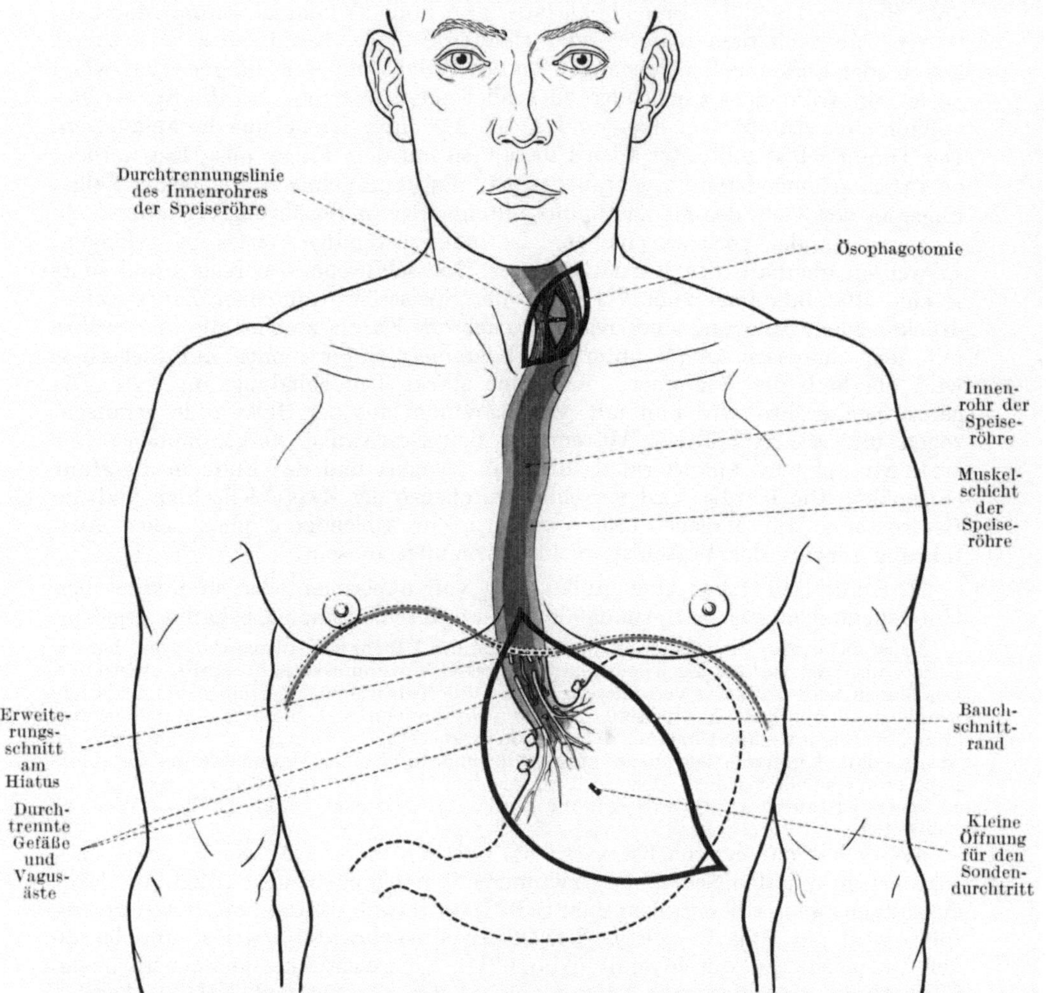

Abb. 621. Schematische Darstellung der Entfernung der Speiseröhre durch Umstülpung vom Magen aus nach E. REHN. 1. Die Speiseröhre ist am Hals freigelegt und das Innenrohr (blau) isoliert und durchtrennt. Die Serosa des Magens ist an der Zwerchfellzwinge durchtrennt und die Speiseröhre in die Bauchhöhle etwas heruntergezogen. Die Gefäße sind unterbunden, die Nn. vagi durchtrennt.

Während sich nach REHN das Invaginationsverfahren bei dem tiefsitzenden Speiseröhrenkarzinom verhältnismäßig einfach gestaltet, sind die Schwierigkeiten bei höherem Sitz in der Gegend der Bifurkation und darüber größer. Um sich zunächst über die Ausführungsmöglichkeit des Invaginationsverfahrens zu unterrichten, ist REHN transpleural vorgegangen und hat dabei festgestellt, daß die Invagination des Innenschlauches sowohl von oben nach unten als auch von unten nach oben durchaus zweckentsprechend ist, während die Invagination des ganzen Ösophagus unter Umständen 1. zu Blutungen in das Wundbett und 2. leichter zu Pleuraverletzungen führt. Diese beiden Gefahren sind aber geeignet, ein Verfahren vollständig fallen zu lassen, das schon dadurch belastet ist, daß die Brusthöhle breit eröffnet werden muß.

REHN hat sich schließlich für ein extrapleurales retromediastinales Vorgehen entschlossen, wenn auch der Zugang auf endothorakalem Wege schnell, bequem und gefahrlos ist, und wenn auch die Invagination auf diesem Wege ausgeführt werden kann. Die Eröffnung der Pleura bedeutet aber in jedem

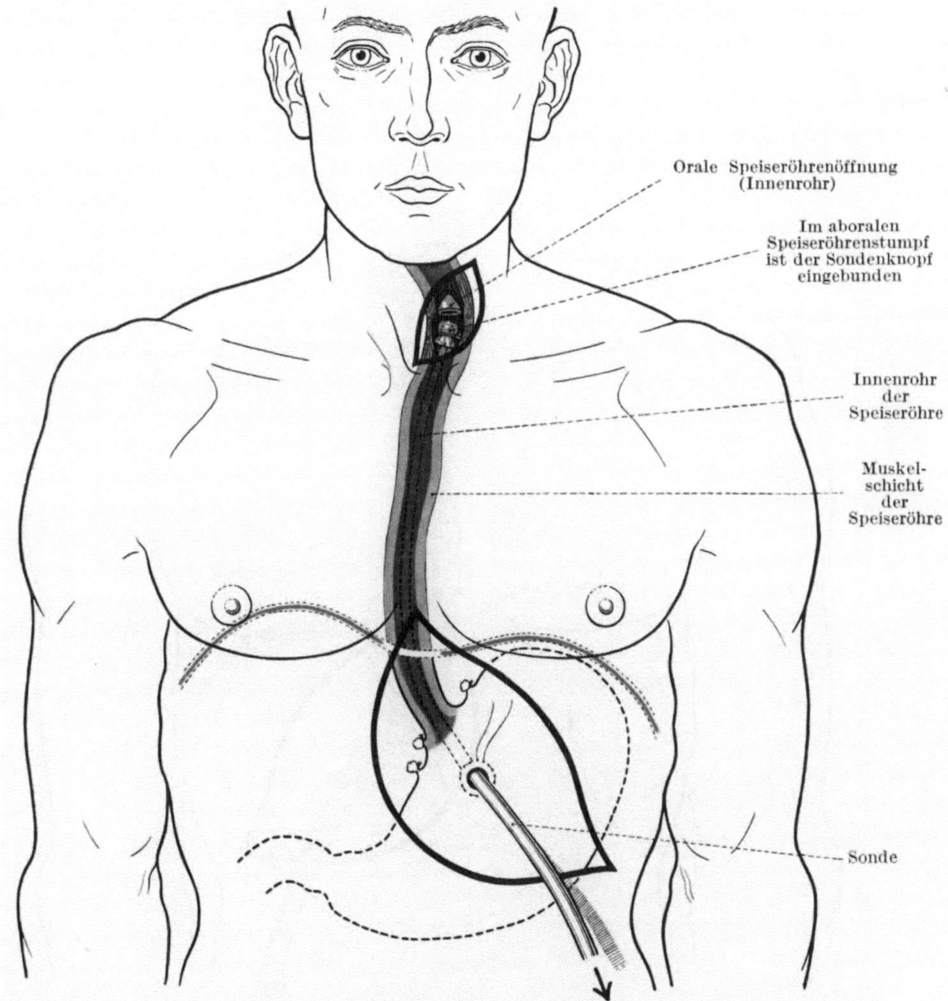

Abb. 622. Schematische Darstellung der Entfernung der Speiseröhre durch Umstülpung vom Magen aus nach E. REHN. 2. In der Speiseröhre liegt eine Sonde, deren Knopf am aboralen Teil des Innenrohres der Speiseröhre befestigt ist. Die Sonde wird aus einer kleinen Öffnung in der Magengegend herausgeleitet.

Falle, auch bei vorsichtigstem Vorgehen eine schwere neue Belastung. Auch dann, wenn man nach KÜTTNERs Vorschlag immer dräniert, bleiben noch Gefahren genug bestehen. Dräniert man aber, so kommt man zum zweizeitigen Vorgehen, das REHN schließlich ebenfalls übernommen hat. Die Einwände, die gegen das retromediastinale Verfahren gemacht worden sind, weist er im wesentlichen zurück. REHN sucht den Zugang ausschließlich auf der linken Seite, auch für die unmittelbar unterhalb, in Höhe und unmittelbar oberhalb der Bifurkation sitzenden Geschwülste. Auch für diese ist ein guter Zugang zu schaffen, nur muß der Ösophagus nach Unterbindung mehrerer Gefäße hinter der Aorta vorgezogen werden. Der Zugang zur Speiseröhre in diesen Gegenden ist leicht. Nach Freilegung etwa der 3.—7. Rippe werden diese subperiostal

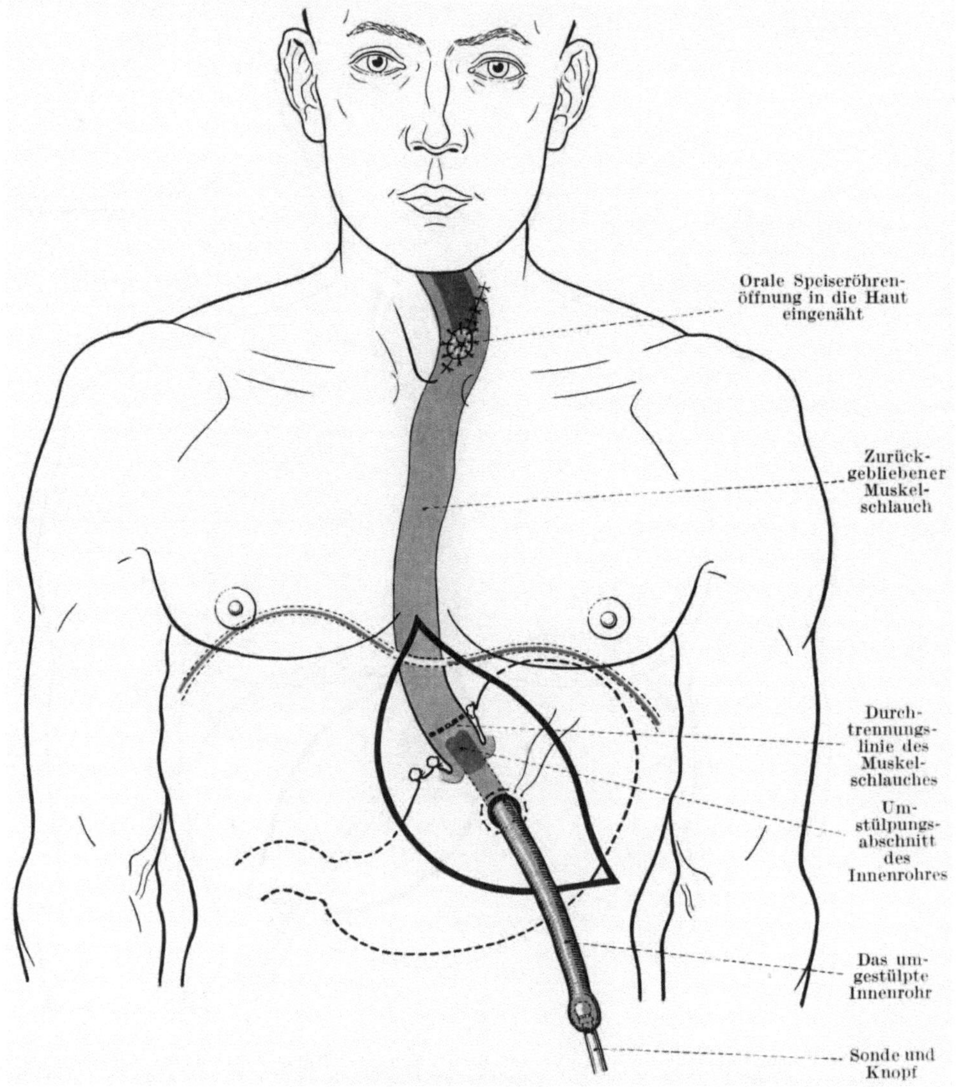

Abb. 623. Schematische Darstellung der Entfernung der Speiseröhre durch Umstülpung vom Magen aus nach E. REHN. 3. Mit Hilfe der Sonde ist das Innenrohr der Speiseröhre eingestülpt, so daß der in der Bauchhöhle liegende Teil nur noch in Muskulatur besteht und ohne Gefahr der Infektion durchtrennt werden kann.

entfernt. Dann wird die freiliegende Pleura costalis vorsichtig und unter Durchtrennung der Zwischenrippenmuskulatur und Unterbindung der Zwischenrippengefäße vorsichtig von der Wirbelsäule abgelöst und in den Mittelfellraum vorgedrungen. Der Grenzstrang bleibt meistens an der Thoraxwand, so daß er nicht gefährdet wird. In dem unteren Abschnitt der freiwerdenden Aorta gelingt die Ablösung leicht, in dem oberen schwerer. Während nun der

Aortenbogen leicht nach vorn gezogen wird, spannen sich die oberen Zwischenrippenarterien an und können ohne Schwierigkeit unterbunden werden. Die Verletzung von Ästen der V. hemiazygos läßt sich vermeiden. Damit liegt die Speiseröhre völlig frei und eine vorhandene Geschwulst kann reseziert werden.

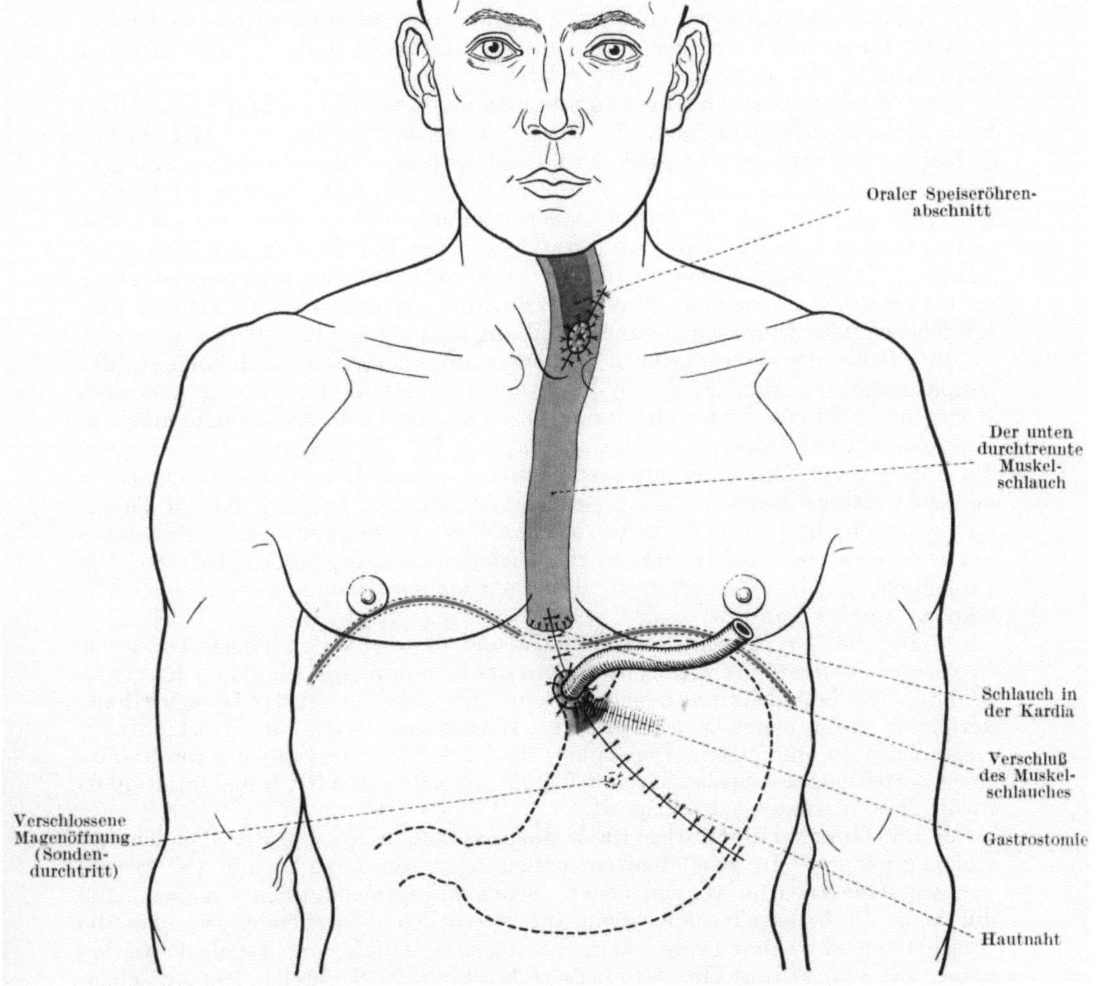

Abb. 624. Schematische Darstellung der Entfernung der Speiseröhre durch Umstülpung vom Magen aus nach E. Rehn. 4. Das Innenrohr der Speiseröhre ist an der Kardia abgeschnitten. Der Muskelschlauch nach oben eingestülpt und vernäht. In die Kardia ist ein Schlauch eingebunden. Der obere Teil der Speiseröhre ist am Hals eingenäht.

Rehn hat sich, wie gesagt, zu einem zweizeitigen Verfahren entschlossen, d. h. er bricht nach Freilegung der Geschwulst den ersten Eingriff unter Tamponade ab. Die Stumpfversorgung kann erfolgreich nur durch das Invaginationsverfahren ermöglicht werden.

Der im Jahre 1913 von W. Meyer vorgeschlagene blinde Verschluß des oralen Abschnittes kann unter keinen Umständen zum Ziele führen, obwohl er Meyer im Tierexperiment am Hunde mehrfach gelungen ist, während beim Menschen ein sicherer Verschluß auch von Meyer nicht erreicht wurde. Ob nach oben oder nach unten invaginiert wird, hängt von dem Sitz der Geschwulst ab. Bei Geschwülsten an der Bifurkation und darüber wird die Speiseröhre nach oben herausgezogen. Sitzt die Geschwulst tiefer, so kann die Speiseröhre in der Art, wie sie von REHN empfohlen worden ist, nach unten eingestülpt werden. Dabei darf aber die Geschwulst nicht miteingestülpt werden, wenn die Speiseröhrenwand nicht vollständig gesund und stark ist. In solchen Fällen muß dann nach Herausziehen der Speiseröhrenschleimhaut, oberhalb und unterhalb der Geschwulst durchtrennt und der untere Stumpf durch Abbinden und mehrfaches Einstülpen in den Magen gesichert werden.

REHN berichtet dann über eine größere Zahl von vergeblichen Versuchen beim Menschen das Karzinom der Brustspeiseröhre zu entfernen. Ebenso hat er Leichenversuche angestellt. Er kommt schließlich zu folgenden Schlüssen. Sowohl die Karzinome der Kardia und des Bauchabschnittes der Speiseröhre als auch die des Brustteiles sollen operiert werden. Sie werden zwar auf verschiedenen Wegen angegriffen, aber bei beiden soll das Vorgehen extrapleural sein, und auf eine primäre Stumpfvereinigung soll verzichtet werden. Eine Ausnahme machen nur die kleinen umschriebenen, aber leider selten zur Behandlung kommenden Kardiakarzinome.

Mit Hilfe der verschiedenen Untersuchungsmethoden, insbesondere des Ösophagoskopes, aber in erster Linie der Röntgendurchleuchtung und dem Röntgenbild, ist eine Unterscheidung dieser verschiedenen Geschwülste möglich. Vor einer Probeexzision wird gewarnt. Die obere Grenze kann immer, die untere nicht immer sichergestellt werden. Auch Lymphknotenmetastasen können meistens durch das Röntgenverfahren erkannt werden. Ist ein Tumor nachgewiesen, besteht aber keine Kachexie, so sollte immer eine Freilegung vorgenommen werden, da nur so die Tiefenausdehnung feststellbar ist. Die Probefreilegung muß so erfolgen, daß sie zu einer Radikaloperation vervollständigt werden kann.

1. Für die Karzinome der Kardia und die des abdominellen Teiles der Speiseröhre kommt nur die Probelaparotomie in Frage, die schon KÜTTNER fordert. Für ausgedehntere Geschwülste in dieser Gegend ist das Invaginationsverfahren unter Verzicht auf primäre Wiederherstellung der Speiseröhre in erster Linie zu empfehlen. Der Tumor darf niemals mitinvaginiert werden, da sonst Zerreißung der Speiseröhre am Tumor zu befürchten ist, zumal er meistens in die Muskularis eingedrungen ist.

2. Die Geschwülste oberhalb des Zwerchfelles werden vom Thorax aus angegangen. In zweifelhaften Fällen wird die Laparotomie (KÜTTNER) vorausgeschickt. Aus verschiedenen Beobachtungen hat sich ergeben, daß durch die Probethorakotomie allein, die wesentlich eingreifender ist, über die Ausdehnung der Geschwulst keine genügende Aufklärung gegeben werden kann. Die transpleuralen Verfahren haben große Nachteile. Der Zwischenrippenschnitt ist meist nicht ausreichend, daher müssen eine oder mehrere Rippen reseziert werden. Der transperitoneale und transpleurale Weg unter Zwerchfelldurchtrennung mit Resektion mehrerer Rippen nach WENDEL ist zu gefährlich. Diesen Standpunkt vertritt auch ZAAIJER.

IV. Kurzer Überblick über die bis 1914 geleistete Arbeit.

Aus der bisherigen Darstellung geht hervor, welche Anstrengungen seit den ersten Versuchen von v. MIKULICZ im Jahre 1896 bis zum Ausbruch des Weltkrieges 1914 gemacht wurden, um die großen Fortschritte der Chirurgie auch den bedauernswerten, an einem Karzinom der Brustspeiseröhre leidenden Menschen zuteil werden zu lassen. Der Erfolg der zahllosen Tierexperimente und der sicher ebenso häufigen, nicht veröffentlichten Versuche am Menschen waren kläglich. Am aussichtsreichsten erschien die radikale Entfernung des Kardiakarzinoms bzw. des ganz tiefsitzenden, die Kardia nicht mehr als fingerbreit überschreitenden Karzinoms der Speiseröhre. Nachdem VOELCKER (1908) der erste Erfolg beschieden war, ist es einer Reihe von Chirurgen auch in der Folgezeit gelungen, solche Resektionen mit oder ohne Wiedervereinigung von Speiseröhre und Magen in irgendeiner Form zu erzielen (KÜMMELL 1913, E. BIRCHER 1913, HÖRHAMMER 1923 u. a.). Man hat aber dabei den Eindruck, daß neben den vereinzelten erfolgreichen Fällen noch zahllose vergebliche Versuche, diesen Eingriff zu einem glücklichen Ende zu führen, gemacht worden sind. Man kann daher von diesem Eingriff sagen, daß sein Gelingen vom Glück begünstigt sein muß, daß aber von einer Sicherheit der technischen Ausführung nicht die Rede sein kann. Die Gründe liegen auf der Hand. Die Lage des Krankheitsherdes in dem engen Zwerchfellring an der Grenze zwischen Brust- und Bauchhöhle, umgeben von großen Gefäßen und Nerven, ist schon allein ein schweres Hindernis. Dazu kommt die Natur der Erkrankung, die den Menschen meist widerstandslos gemacht hat. Die vor der Operation nur sehr schwer zu ergründende Größe und Ausdehnung der Geschwulst, die kaum feststellbaren Beziehungen zur Nachbarschaft, zum Mediastinum, zur Brusthöhle, zur Leber, zur Milz, zum Retroperitoneum usw. sorgen dafür, daß erst beim Eingriff selbst die nötige Klarheit geschaffen werden kann. Aber auch beim Eingriff ist die Frage noch schwer zu lösen, da weder abdominell noch thorakal allein ein sicherer Überblick möglich ist, gelingt es rein abdominell vorzugehen, so scheinen die Aussichten noch am günstigsten und es scheint kleine Geschwülste zu geben, die sich leicht aus der Zwerchfellzwinge auslösen und den Ösophagus so weit aus dem Zwerchfell hervortreten lassen, daß mit einiger Sicherheit an eine Resektion und Verbindung zwischen gesunden Speiseröhren- und Magenabschnitten gedacht werden kann. Allerdings besteht auch dann noch die Schwierigkeit, daß eine feste Verbindung, wie wir sie sonst am Magen-Darmkanal spielend und mit Sicherheit herstellen, immer eine bedeutungsvolle Unsicherheitsquote enthält durch den mangelnden Pleuraüberzug der leicht zerreißlichen und auch oft geschädigten Speiseröhrenmuskulatur. Muß schon aus diagnostischen Gründen das Zwerchfell gespalten und die Pleura eröffnet werden, so steigen die Gefahren des Eingriffes noch wesentlich höher. Hier hat die segensreiche Erfindung des Druckdifferenzverfahrens auch nicht die erwartete Besserung gebracht. Es ist zwar vorteilhaft die Lunge aufblähen und den operativen Pneumothorax zum Verschwinden bringen zu können, aber die Infektionsgefahr bleibt und wird größer, wenn es uns nicht gelingt, die Speiseröhre-Darmverbindung unterhalb des Zwerchfelles verlagern zu können. An der Pleurainfektion infolge von Nahtunsicherheit der Speiseröhren-Magenverbindung ist wohl die Mehrzahl der endothorakal operierten Kranken zugrunde gegangen. Daher kann auch der rein transpleurale Eingriff, wie ihn v. MIKULICZ und SAUERBRUCH zunächst empfohlen haben, durch die Einführung des Druckdifferenzverfahrens nicht als sicher gelten. Dazu müßte erst die unbedingt sichere Verbindung der Lichtung der beiden Organe gefunden werden.

Je höher das Karzinom in der Brustspeiseröhre sitzt, desto schwieriger wird aber ihre Freilegung und desto unsicherer die Wiederherstellung des Speiseröhrenmagenkanales.

Auf Grund der vielen experimentellen und klinischen Beobachtungen hat es sich gezeigt, daß noch mehr für das hochsitzende Speiseröhrenkarzinom, als für das tiefersitzende und das Kardiakarzinom eine sichere Verbindung nicht herzustellen ist. Weder durch Naht, noch durch Knopfverbindung, noch durch Einführen der Speiseröhre in den Magen in Form einer WITZEL-Fistel gelingt das (s. S. 926). Diese Erfahrung, die schon die ersten Chirurgen in ihren Experimenten festgestellt haben, hat daher dazu geführt auf dem sichersten Wege die Geschwulst im Gesunden so radikal wie möglich zu entfernen, dann aber auf eine sofortige Verbindung der beiden Resektionsstümpfe zu verzichten (Levy, Ach, Rehn, Denk, s. S. 921). Wenn es auch bedauerlich ist, daß der Eingriff mit einer solchen Verstümmelung abgeschlossen werden muß, so scheint er zur Zeit doch noch der einzig Richtige. Wir sehen in ihm das einzige Verfahren, mit dem bisher auch längere Dauerheilungen beobachtet worden sind.

Das Grundsätzliche der verschiedenen, dieses Ziel erstrebenden Wege ist für alle Fälle dasselbe. Da weder eine unmittelbare Verbindung herzustellen ist, und da andererseits, auch wenn man darauf verzichtet, ein sicherer Verschluß des oralen Speiseröhrenstumpfes nach der Geschwulstentfernung nicht zu erzielen ist, so muß der orale Speiseröhrenstumpf bis zum Halse entfernt werden, wobei dann die Lichtung des Restes am Halse in die Haut eingenäht wird. Oder der orale Speiseröhrenstumpf muß als Fistel in die Brustwand eingenäht werden.

Beide Wege sind gangbar und haben zu Erfolgen geführt. Das Ziel des ersten Verfahrens kann auf verschiedene Weise erreicht werden, entweder extrapleural oder transpleural. Bei der extrapleuralen, kollo-abdominalen, mediastinalen Methode wird die Speiseröhre vom Halse und von der Zwerchfellzwinge aus dem Mediastinum stumpf ausgelöst (Levy 1898, Kelling 1903, v. Mikulicz 1904, Ach 1913, Denk 1913, E. Rehn 1914). Bei der transpleuralen kollo-abdominalen Methode erfolgt die Auslösung der Speiseröhre nach Anlegung einer vorherigen Gastrostomie nach Eröffnung der Brusthöhle und Spaltung der hinteren Pleura. Dann wird die Speiseröhre nach vorheriger Freilegung der Geschwulst unterhalb des Tumors durchtrennt und das zentrale Stück nach stumpfer Auslösung bis zum Halse aus einer Ösophagotomiewunde am vorderen Kopfnickerrand hervorgezogen und hier unter die Haut gelagert und die Lichtung mit der Haut in Verbindung gesetzt. Diesen Weg beschritt zuerst Torek (1913) und hatte damit einen Erfolg, der über 13 Jahre dauerte. Auch andere haben mit diesem Verfahren gute Erfolge erzielt.

Das Ziel des zweiten Verfahrens, d. h. das Einführen des oberen Speiseröhrenstumpfes in die Brustwand, ist zuerst von Zaaijer (1913) erfolgreich durchgeführt worden. Die beiden Verfahren, die unter Verzicht auf die Wiederherstellung der Speiseröhre-Magenlichtung durchgeführt werden, hatten auch späterhin die meisten Erfolge aufzuweisen.

V. Versuche mit neuen, abgeänderten und verbesserten Eingriffen.

Nach einer längeren Pause während der Kriegs- und Nachkriegsjahre beginnt 1920 eine neue Periode des Interesses für das Speiseröhrenkarzinom.

Kirschner (1920) hat ein neues Verfahren zum Ersatz der Speiseröhre erdacht (s. S. 881), das sich auch bei der Entfernung des tiefsitzenden Speiseröhren- und Kardiakarzinomes als nützlich erweisen kann. Da die Erhaltung der Aa. gastrica dextra und gastroepiploica dextra genügen, um den Magen zu ernähren, so kann er nach Belieben und in größter Ausdehnung aus seinen von der linken Seite herkommenden Gefäßverbindungen, wenn die genannten Randgefäße erhalten bleiben, ausgelöst werden. Der Magen wird dadurch zu einem schlauchförmigen Gebilde, das Kirschner antethorakal (s. S. 883) verlagert. Kümmell jun. hat 1922 den Vorschlag gemacht, die Kirschnersche Methode mit der Denkschen kollo-mediastinalen Auslösung der Speiseröhre in Verbindung zu bringen (s. S. 944).

Kirschner hat zur Entfernung des Karzinomes der Brustspeiseröhre einen neuen Zugangsweg empfohlen (s. S. 958). Die Vorteile seines Verfahrens sieht er darin, daß ein glatter Weichteilschnitt ohne Lappenbildung und ohne Resektion von Rippen einen ausgezeichneten Zugang zu allen in Betracht kommenden Organen bietet. Die Speiseröhre kann von der Bifurkation ab übersehen und ausgelöst werden. Ebenso kann die Ober- und Unterfläche des Zwerchfelles, die Kardia und der Fundus des Magens vollkommen übersichtlich freigelegt werden. Es gelingt also, von diesem Schnitte aus den Speiseröhren-Magenkanal ohne Unterbrechung seines Verlaufes beweglich zu machen und an beliebiger Stelle ein Stück zu entfernen, ohne daß es selbst nach einer ausgedehnten Resektion zu Schwierigkeiten einer guten Wiedervereinigung aus Mangel an Gewebe kommen könnte.

Lilienthal (1921) hat zur Verhütung der Infektion des Mittelfellraumes extrapleural und zweizeitig operiert. Sein Hautschnitt verlief zwischen der 10. und 11. Rippe am Rücken, handbreit von der Mittellinie beginnend, bis zur mittleren Axillarlinie, unter Bildung eines vierfingerbreiten Hautfaszienlappens. Die 9. und 10. Rippe werden subperiostal entfernt. Pleura und Lunge werden nach vorn abgeschoben, so daß die Speiseröhre freigelegt und von der Aorta descendens gelöst werden kann. Der N. vagus wird abgeschoben. Um die Speiseröhre weiter nach oben freilegen zu können, wird die 8. Rippe subperiostal entfernt und die 7. hinten durchtrennt. Der freigelegte rechte Vagus wird mit Kokain betupft. Die ausgelöste Speiseröhre kann nun mit zwei unter ihr durchgeschobenen Gummiröhren leicht abgehoben werden, so daß auch der vorher erwähnte Hautfaszienlappen unter ihr durchgezogen werden kann. Durch einige Nähte wird der Hautlappen und die in ihm eingehüllte Speiseröhre an der hinteren Brustwand befestigt. Die Wunde wird tamponiert und der Kranke in rechter Seitenlage, in der er operiert wurde, ins Bett gebracht. Zunächst Ernährung auf natürlichem Wege. Nach etwa 14 Tagen zunehmende Schluckbeschwerden, daher Durchtrennung der Speiseröhre an den durch die beiden Gummiröhren gekennzeichneten Stellen oberhalb und unterhalb der Geschwulst. Die Verbindung zwischen dem zuführenden und abführenden Schenkel wird zunächst durch Einführung eines T-Rohres vergeblich versucht. Daher wurde vom Mund ein Magenschlauch eingeführt. Einige Nachoperationen wurden zur Verbindung der Speiseröhrenenden mit dem Hautschlauch nötig. Zum Schluß trat aber fistellose Heilung ein. Der Patient Lilienthals lebte noch $1^1/_2$ Jahre.

Levy (1922) hat ebenfalls extrapleural nach Resektion der 4.—10. Rippe in großer Ausdehnung die Speiseröhre freigelegt und den oberen Stumpf als Fistel zum Rücken herausgeleitet. Bei seinen Experimenten bestand die Absicht, durch seitliches Ablösen und nach oben Verlagern des Zwerchfelles den Bauchraum zu vergrößern, um in ihm den Magen nach oben extrapleural zu verlagern und eine Verbindung zwischen Speiseröhre und Magen herstellen zu können. Bei 6 von 10 Tieren gelang der Versuch.

Kümmell berichtet 1922 ebenfalls über mehrere Resektionsversuche an der Speiseröhre. Auf Grund der experimentellen Arbeiten von H. Kümmell jun. hat er bei Kardiaoperationen folgenden Operationsplan vorgeschlagen: Der Tumor wird zunächst aus der Zwerchfellzwinge befreit, unter Schonung der Nn. vagi. Ein zweiter Operateur macht eine Speiseröhrenfreilegung an der linken Halsseite. Der Magen wird an der großen und kleinen Kurvatur nach Kirschner (s. S. 882) beweglich gemacht. Nun erfolgt die allseitige Lösung der ganzen Speiseröhre (nach Denk s. S. 935) mit dem rechten Zeigefinger vom Hiatus her, mit dem linken vom Halse aus, bis die Zeigefinger sich gegenseitig berühren. Dann wird die beweglich gemachte Speiseröhre mitsamt der Geschwulst und dem Magen nach oben gezogen. Schließlich wird der Tumor abgetragen und der Magen mit der Halsspeiseröhre verbunden. Zwei Versuche am Menschen brachten keinen Erfolg. In beiden Fällen ist die Pleura verletzt worden, in einem doppelseitig.

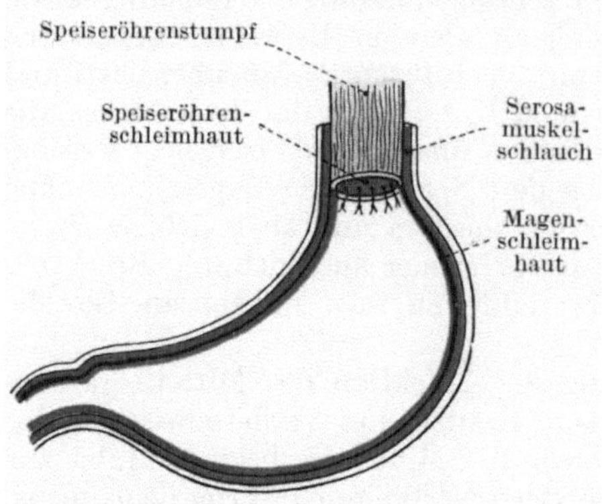

Abb. 625. Schematische Darstellung des Einmanschettierungsverfahrens nach Entfernung eines Kardiakarzinomes nach GOEPEL-HÖRHAMMER. Aus dem Magenstumpf ist die Schleimhaut aus dem oberen Teil entfernt. Der Speiseröhrenstumpf ist mit seinem Ende ringförmig an der Schleimhaut des Magens festgenäht. Der übrige Stumpf wird durch die Serosa muscularis-Manschette mantelförmig eingehüllt.

MÜLLER-Rostock äußerte sich in der Diskussion sehr skeptisch über die Entfernung des Speiseröhrenkarzinomes.

HEDBLOM (1922) hat beim Kardiakarzinom in örtlicher und Lachgas-Schmerzbetäubung, ähnlich wie ZAAIJER, zunächst in der ersten Sitzung die 5.—11. Rippe ausgedehnt entfernt. In der zweiten Sitzung hat er mit einem Rippenbogenrandschnitt die Bauchhöhle eröffnet. Die Geschwulst saß an der Kardia und reichte am Ösophagus bis über den Hiatus hinauf. Daher mußte unter Überdruck die Brusthöhle eröffnet werden. Durchtrennung des Zwerchfelles bis in den Hiatus hinein. Spaltung der Pleura über dem Ösophagus. Der rechte Vagus wird geschont, der linke muß durchschnitten werden. Die untere Speiseröhre wird nun beweglich gemacht, ebenso die Kardia und der obere Teil des Magens. Oberhalb und unterhalb des Tumors, d. h. also an der Speiseröhre und am Magen, von dem ein großer Teil mitentfernt werden mußte, werden 2 Klemmen angelegt. Der erkrankte Speiseröhren- und Magenabschnitt werden entfernt, der Magen blind verschlossen, der beweglich gemachte, mit der Klemme verschlossene Ösophagus wird in der Axillarlinie in die äußere Haut eingenäht, während der röhrenförmige Magen nahe der Mittellinie im unteren Wundwinkel eingenäht wird. Zwerchfellnaht, Verschluß der Wunde bis auf die eingenähten Stümpfe. Die Klemme vom Speiseröhrenende wird erst nach 3 Tagen entfernt. Die in der Bauchwunde eingenähte Magenröhre wird erst am 5. Tage eröffnet. Gummirohrverbindung zwischen den beiden Fisteln.

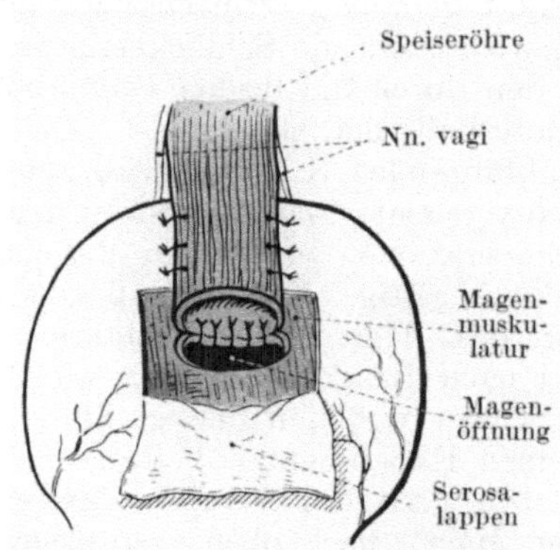

Abb. 626. Schematische Darstellung der Speiseröhren-Magenverbindung nach H. FISCHER. Der Speiseröhrenstumpf ist auf der vorderen Magenwand aufgenäht. Aus der Serosa ist darunter ein gestielter Lappen gebildet. Der Speiseröhrenstumpf wird durch eine Öffnung in den Muskularisschleimhautabschnitt ringförmig eingenäht. Die Naht wird durch Darüberlegen der Serosamanschette gesichert.

HÖRHAMMER (1923) berichtet über eine fast völlige Resektion des Magens, bei der er aus dem Fundusteil des Magens eine kleine Serosamanschette erhalten und mit der er das gut bewegliche Duodenum einhüllen konnte. Die primäre Heilung ging glatt vonstatten. In einem zweiten Falle hat HÖRHAMMER nach einer Probelaparotomie, bei der eine kinderfaustgroße Geschwulst an der kleinen Kurvatur nahe der Kardia festgestellt war, nach 8 Tagen die Geschwulst nach MARWEDEL freigelegt. Dabei stellte sich heraus, daß die Geschwulst kuppenartig in das Speiseröhrenlumen vorragte. Die Speiseröhre ließ sich mobilisieren und etwa 5 cm herunterziehen, so daß die Resektion möglich wurde. Der Magen wurde nun aus seinen Gefäßverbindungen ausgelöst und bis auf einen präpylorischen Teil reseziert. Dieser Magenrest wurde auf 3 cm von seiner Schleimhaut befreit und nach der Entfernung der Geschwulst der Ösophagus so in den Magenrest eingestülpt, daß die Serosamuskelmanschette ihn mantelförmig einschloß (Abb. 625). HÖRHAMMER erklärt es für wichtig, die Speiseröhre nach der Resektion mit mehreren Haltefäden zu halten, damit sie sich nicht zurückziehen und nicht verengen kann. Die Anlegung der hinteren Naht ist besonders schwierig, d. h. die Verbindung der Speiseröhrenmuskulatur mit der Serosamuskelschicht des Magens. Nach 2 solchen Nahtreihen wird dann die ganze Speiseröhrenwand mit der Magenschleimhaut durch Knopfnähte verbunden. Die vorderen Nähte sind dann einfach. Der Magenrest wurde schließlich auch am Zwerchfell aufgehängt.

GRÉGOIRE (1932) hat einen extrapleuralen und extraperitonealen Weg gesucht. Dazu hat er einen oben gestielten Hautmuskellappen gebildet. Der Stiel entspricht etwa der 8. Rippe hinten und reicht nach unten bis zur 12. Rippe. Der Hautmuskellappen wird nach oben geschlagen, die 12. Rippe wird durchtrennt, die 11. und 10. hinten durchgeschnitten, ebenso die Zwischenrippengefäße. Der Knochenmuskellappen wird umgeklappt, das Brustfell und der Sinus phrenico-costalis von der Wirbelsäule abgedrängt.

So werden die Speiseröhre in ihrem untersten Abschnitt und der Magen auf seiner Rückseite frei und sind nur noch in der Zwerchfellzwinge eingeschlossen. Das Zwerchfell wird daher vom Halse der 12. Rippe bis zum Durchtritt der Speiseröhre, also extrapleural, gespalten. Dabei wird die linke untere Zwerchfellarterie unterbunden und durchtrennt. Der Zwerchfellappen und das geschlossene Brustfell werden nun nach vorn gezogen und man kann den Pleuraüberzug des unteren Zwerchfellabschnittes so weit stumpf ablösen, daß man die ganze Kardia und den unteren Teil des Zwerchfelles frei zutage liegen hat. Eine Resektion an der Kardia kann daher an dieser Stelle ohne Eröffnung der Brusthöhle stattfinden. Diese Opeıation ist an zwei Kranken zur Ausführung gekommen und ließ sich technisch durchführen.

BRAINE hat sie als Mediastino-Phreno-Laparotomia post. subpleuro-peritonealis sin. paramediana bezeichnet.

CLAIRMONT (1924) hat auf Grund der schlechten Erfahrungen mit den mannigfachen Eingriffen beim Speiseröhrenkarzinom den Vorschlag gemacht, in jedem Falle radikal unter vollständiger Entfernung der Speiseröhre vorzugehen, da damit die einzige Möglichkeit gegeben scheint, auf diesem Gebiet der Chirurgie weiterzukommen. Er macht außerdem auf die unter Umständen schwierige Differentialdiagnose des Speiseröhrenkrebses gegenüber der Atonie, dem Spasmus und dem Divertikel aufmerksam. Eine Probeexzision sollte man vermeiden.

LOTHEISSEN (1924) glaubt, daß von den 3 Zugangswegen zum hochsitzenden Speiseröhrenkarzinom der transpleurale nach Auslösung der Speiseröhre vom Halse her nach Resektion von 3—4 Rippen, Durchtrennung unterhalb des Tumors, durch Einstülpung des unteren Endes und Herausziehen des oberen mitsamt dem Tumor Aussicht auf Erfolg hat. Unter der am Halse vorgelagerten Speiseröhre werden die hinteren Muskeln vernäht. Durch eine bestimmte Vorrichtung läßt er den Kranken noch einige Stunden unter Unterdruckwirkung, um ein Mediastinalemphysem zu verhüten.

EGGERS (1925) hat nach dem Vorgehen von TOREK transpleural, ohne eine Verbindung zwischen Speiseröhre und Magen herzustellen, operiert. Der Kranke lebte noch nach sechs Wochen. Der Kranke TOREKs lebte damals schon im 11. Jahre nach der Operation.

BÉRARD und MALLET-GUY (1925) haben die anatomischen Verhältnisse für ein extrapleurales retromediastinales Vorgehen erforscht und dabei festgestellt, daß die Schwierigkeit der Ablösung der Pleura in der Gegend des Grenzstranges und der Gelenkverbindungen zwischen Rippen und Wirbelsäule bis zum Rippenhals am größten ist. Hier muß also mit größter Vorsicht vorgegangen werden.

H. FISCHER (1926) hat die transpleurale Freilegung unter Druckdifferenz vorgenommen. Nach Auslösung der Speiseröhre und Anheben mit einem Gummi- oder Gazezügel werden die Nn. vagi, wenn nötig, durchtrennt, und eine linksseitige Phrenikotomie vorgenommen. Nach Spaltung des Zwerchfelles wird der Magen nach Unterbindung der Gefäße an der kleinen und großen Kurvatur so weit wie nötig heraufgezogen und unterhalb des Tumors zwischen 2 Klemmen durchtrennt. Der Magenstumpf wird übernäht. Der orale Speiseröhrenstumpf wird nach Abtragen des Tumors nach Art einer WITZEL-Fistel und unter Bildung einer kleinen Serosamanschette zur Sicherung der Speiseröhre stumpf (s. Abb. 662) in den Magen eingenäht.

Starr-Toronto (1926) hat nach denselben Grundsätzen operiert. Radlinski (1925) bestätigt die leichte Ausführung des Eingriffes nach Denk-Kümmell bei breiter unterer Thoraxöffnung und geringer Brustbeinlänge. Der Kranke ist gestorben.

O. Kleinschmidt (1926) hat die Kirschnersche Operation zweimal ausgeführt. In beiden Fällen ließ sich der Eingriff ohne Schwierigkeiten in Leitungsbetäubung beenden. Der eine Kranke starb am 6. Tage an einer Bauchwandphlegmone, der andere 4 Wochen nach der Operation an einer sekundären Lungengangrän.

Gohrbandt (1927) wiederholt den Vorschlag von Denk der kollo-mediastinalen Freilegung. Er glaubt eine spätere antethorakale Verbindung der beiden Enden herstellen zu können.

Koch hat 1927 ein Kardiakarzinom in den Magen eingestülpt, wie es Sauerbruch vorgeschlagen hat. Die Resektion konnte dann von einer Gastrostomiewunde in 2 Fällen vorgenommen werden. Über den weiteren Verlauf ist nichts bekannt.

Monselise (1927) hat einen neuen Versuch gemacht, den extrapleuralen Weg zur Freilegung der Brustspeiseröhre zu verbessern. Nach Resektion einiger Rippen wird eine künstliche Verwachsung zwischen der parietalen und pulmonalen Pleura durch eine Art Hinterstichnaht durch beide Pleurablätter in größerer Ausdehnung im hinteren Pleuraabschnitt angestrebt. Dazu wird noch die Pleura und Lunge an den lateralen Rippenstümpfen befestigt. Man kann diesen Eingriff rechts und links, je nach Sitz des Tumors, vornehmen. Für den untersten Abschnitt ist der Zugang rechts, für den Teil zwischen Aortenbogen und dem untersten Speiseröhrenteil geht man links vor. Durch die feste Verbindung von Pleura und Lunge gelingt es leicht extrapleural in den hinteren Mittelfellraum vorzudringen.

Löfberg (1927) hat trotz vieler Mißerfolge bei 12 Eingriffen, unter denen er übrigens 2 gummöse Ösophagustumoren feststellen konnte (daher soll immer der Wassermann gemacht werden), den transpleuralen Weg beibehalten.

Torek (1929) hat festgestellt, daß trotz der vielen Verbesserungsversuche die Sterblichkeitsziffer an seinem Krankenhause, die 1925 92,3% betrug, im Jahre 1929 nur bis auf 91,2% gesunken war. Die Gründe sind die bekannten.

Zaaijer (1930) gelang es ein mit der Trachea verwachsenes, hochsitzendes Speiseröhrenkarzinom nach Entfernung des Brustbeinhandgriffes und zweier Rippen lokal zu entfernen, ohne allerdings eine Verbindung zu erzielen.

Eggers (1930) hat nach Torek transpleural ein in der Höhe des Aortenbogens sitzendes Karzinom freigelegt, die Speiseröhre unterhalb des Tumors durchtrennt und das obere Speiseröhrenende beweglich gemacht, Freilegung der Speiseröhre am Halse und Herausziehen durch die Halswunde. Gummirohrverbindung. Der Kranke ist nach einigen Monaten an Metastasen gestorben.

Turner (1927, 1934) hat nach zahlreichen Versuchen, die auf etwa 25 Jahre zurückgehen und in denen er alle Verfahren versucht hat, seit 1927 jetzt folgenden Weg eingeschlagen: Eine Laparotomie wird vorausgeschickt und mit einer Gastrostomie abgeschlossen. In der zweiten Sitzung wieder Laparotomie, Umspritzung der Kardia mit Novokainlösung zur Trennung der Pleura vom Ösophagus, stumpfe Auslösung der Kardia aus dem Zwerchfellring. Gelingt das, so wird die Bauchhöhle zunächst vorläufig mit Tüchern abgeschlossen und oberhalb des Schlüsselbeines mit Hilfe eines Querschnittes und Durchtrennung des Kopfnickers die Speiseröhre freigelegt und so tief wie möglich stumpf aus ihren Verbindungen gelöst. Ist das geschehen, so wird die Speiseröhre oberhalb der Geschwulst durchtrennt und der obere Stumpf in die Halswunde eingenäht. Dann kehrt er zur Laparotomiewunde zurück und löst die Speiseröhre mit der Hand unter möglichster Schonung der Nn. vagi, die, wenn mit dem Tumor verbacken, durchschnitten werden müssen, vollständig aus. Die verschlossene

Speiseröhre wird dann zur Bauchwunde herausgezogen, an der Kardia abgetragen und die letztere verschlossen und versenkt. Bildung eines antethorakalen Hautschlauches nach BIRCHER-ROVSING, die allerdings erst nach mannigfachen Nachoperationen zu einem Erfolg führt. Damit ist eine der wenigen Resektionen des Speiseröhrenkarzinomes unter vollständiger Entfernung der Speiseröhre und anthethorakaler Wiederherstellung zur Ausführung gekommen.

H. BRUNN und STEPHENS (1934) ist es ebenfalls gelungen, nach Vorausschickung einer Gastrostomie und Anlegung eines künstlichen Pneumothorax ein Speiseröhrenkarzinom hinter dem Magen aus seinen Verbindungen auszulösen und nach dem DENK-TURNERschen Verfahren am Halse herauszuleiten, während der aborale Speiseröhrenstumpf in den Magen versenkt wurde.

O'SHAUGHNESSY und RAVEN (1934) bringen in einer großen Studie die bestehenden Möglichkeiten zur Entfernung des Speiseröhrenkarzinomes aus den verschiedenen Abschnitten der Speiseröhre.

KING (1936) hat nach TOREK, aber dreizeitig, operiert, und in der ersten Sitzung eine Gastrostomie angelegt, dann einen künstlichen Pneumothorax bis zum zweiten Eingriff geführt. In der zweiten Sitzung wurde die 4.—6. Rippe paravertebral reseziert. In der dritten von einem Interkostalschnitt aus die Freilegung des Tumors vorgenommen, der sich unter dem Aortenbogen befand. Das weitere Vorgehen entspricht dem von TOREK.

TURNER (1936) berichtet noch einmal über sein Durchzugsverfahren (s. oben). Er betont, daß es zweckmäßig ist, daß die nach oben herausgezogene ausgelöste Speiseröhre solange vor dem Brustkorb gelagert wird, bis die Lymphspalten und Gewebsräume am Halse und in der Brust geschlossen sind. Die Blutstillung spielt eine große Rolle. Von seinen mit dem Durchzugsverfahren operierten Kranken ist nur einer unmittelbar nach der Operation gestorben. Die übrigen Verluste sind erst nach 12—24 Stunden eingetreten, und zwar in den meisten Fällen infolge von Nachblutungen in die eingerissene Pleura. Die später Gestorbenen sind an Sepsis zugrunde gegangen.

MUIR (1936) hat zunächst abdominell operiert und eine gut bewegliche Geschwulst an der Kardia gefunden. Der Magen wurde unterhalb der Geschwulst durchtrennt und verschlossen, ebenso der orale Magenrest, der noch in einen sterilen Gummihandschuh eingehüllt wird. Nach Resektion der 9. Rippe wird dann das Brustfell eröffnet, nachdem schon vor 10 Tagen ein künstlicher Pneumothorax angelegt worden war. Durchtrennung des Zwerchfelles bis in den Hiatus, Auslösung der Kardia, stumpfe Auslösung der Speiseröhre so weit, daß sie mit dem Tumor bis vor die Rückenwunde vorgelagert werden kann. Naht der Zwerchfellwunde, Dränage der linken Brusthöhle, Abtragen des vorgelagerten Tumors nach Abklemmung. Verbindung der Speiseröhrenöffnung mit der Gastrostomieöffnung am 7. Tage.

EDWARDS und LEE (1936) ist es ebenfalls gelungen nach dem TOREKschen Verfahren, das sie im ganzen achtmal ausführten, einen Kranken wenigstens 10 Monate lang am Leben zu erhalten, d. h. also auf transpleuralem Wege. Die kollo-abdominale halten sie für unzweckmäßig wegen des „Blindoperierens". Sie haben ebenfalls eine Gastrostomie und einen künstlichen Pneumothorax vorausgeschickt.

KING (1937) hat noch ein zweites Mal nach Anlegung einer Gastrostomie und nach vorausgeschicktem Pneumothorax eine transpleurale Resektion der karzinomatösen Brustspeiseröhre nach dem TOREKschen Verfahren vorgenommen. Nach dem radikalen Eingriff wurde dann eine antethorakale Speiseröhrenplastik mit Hautschlauchbildung nach BIRCHER-ROVSING vorgenommen, die schließlich zu einem vollen Erfolge führte, den der Kranke allerdings nur um 6 Monate überlebte.

A. W. Fischer (1937) hat nach der kollo-abdominellen Auslösung eines an der Bifurkation der Speiseröhre sitzenden Karzinomes nach Denk-Turner die ganze Speiseröhre am Hals herausgezogen und Heilung erzielt.

Im selben Jahre hat Nissen, wie früher schon Sauerbruch (Krauss 1933), die transpleurale Resektion der Kardia und des oberen Magenabschnittes wegen eines chronischen Geschwüres ausgeführt. Er hat den Eingriff durch eine nach dem Witzelschen Grundsatz vorgenommene Einstülpung der Speiseröhre in den Fundusteil des Magens nach der Resektion des kranken Abschnittes durchgeführt.

Garlock (1938) hat 3 Fälle nach dem kollo-mediastinalen Verfahren zunächst erfolgreich operiert. Er beschreibt ausführlich seine Vorbereitungen und seine Operationstechnik (s. S. 955). Er resezierte den Tumor nach Freilegung der Speiseröhre unter- und oberhalb. Der obere Stumpf wird nach Verschluß in eine Gummiplatte eingehüllt, was übrigens schon Kelling 1903 vorgeschlagen hatte.

Scott (1938) hat nach Vorausschickung einer Witzel-Fistel und eines künstlichen Pneumothorax ebenfalls nach Torek erfolgreich operiert. Die Verbindung zwischen Speiseröhrenstumpf und Magen wurde durch einen Gummischlauch erzielt.

Im selben Jahre haben Adams und Phemister (1938) nach Resektion der 11. Rippe die Brusthöhle eröffnet. Der N. phrenicus wurde gequetscht, der Hiatus erweitert, die Kardia und die Speiseröhre freigelegt. Oberhalb und unterhalb des Tumors, also an der Speiseröhre und am Magen, erfolgte die Anlegung von Klemmen, die Entfernung des erkrankten Zwischenstückes und vollständiger Verschluß des Magenabschnittes. Die Speiseröhre wird in den eröffneten Magenfundus im Sinne einer Kaderfistel eingestülpt, eine Gastrostomie mit kleinem Schlauch angelegt und die Zwerchfellnaht unterhalb der Speiseröhren-Magenverbindung ausgeführt. Ein Pezzer-Katheter wird in die Brusthöhle nahe der Brustwunde eingelegt. Der Kranke wurde geheilt. Auf demselben Wege hat auch Marshall (1938) einen zeitweiligen Erfolg erzielt.

Bernhard (1939) hat einen Kranken mit Karzinom der Brustspeiseröhre nach dem kollo-abdominalen Verfahren operiert. Trotz schwieriger Auslösung des Krebses in der Gegend der Bifurkation gelang die Durchführung des Eingriffes erfolgreich.

VI. Kurzer zusammenfassender Überblick über die verschiedenen Eingriffe zur Entfernung der krebsigen Speiseröhre im Brustabschnitt.

Überblickt man noch einmal die verschiedenen Zugänge zur Brustspeiseröhre, so kann man 2 große Gruppen unterscheiden. In der ersten sind die Verfahren zusammengefaßt die extrapleural, in der zweiten die, die transpleural vorgehen. Die extrapleuralen Zugänge lassen sich wieder in 3 Untergruppen einteilen: 1. Der extrapleurale retromediastinale Weg, der einzeitig und zweizeitig begangen wurde. Die ersten Versuche sind nach dem Vorgehen von Nassilov (1888), L. Rehn (1898), Heidenhain (1899), Enderlen (1901), Sauerbruch (1905), Küttner (1908) gemacht worden. Eine besondere Ausarbeitung hat dieses Verfahren durch E. Rehn (1914) gefunden. Da auch mit den plastischen Verfahren, wie sie Sauerbruch, Küttner und Kümmell versucht haben, eine Verbindung zwischen dem oralen und aboralen Speiseröhrenstumpf nach der Resektion nicht erzielt werden konnte, so hat Rehn mit Recht auf die Wiederherstellung der Lichtungen bei diesem Verfahren verzichtet und sein Vorgehen mit der Entfernung der ganzen Speiseröhre abgeschlossen. Daß ein Kranker, der von LILIENTHAL 1921 auf diesem Wege operiert wurde, den Eingriff längere Zeit überstand, ist wohl als besonderer Glücksfall zu betrachten.

Mit der Verbesserung dieses Verfahrens haben sich BÉRARD, MALLET-GUY (1923) (s. S. 945) und MONSELISE (1927) (s. S. 946) befaßt, ohne allerdings grundsätzliche Verbesserungen herbeiführen zu können. Schließlich hat GRÉGOIRE (1923) (s. S. 945) noch einen besonderen extrapleuralen extraperitonealen Weg zur Ausführung gebracht.

Der zweite extrapleurale Zugang ist der rein abdominale, der nur für die Karzinome der Kardia und der untersten Speiseröhrenabschnitte gangbar ist. Er ist zuerst erfolgreich von VOELCKER (1908), später von KÜMMELL (1913), E. BIRCHER (1913), HÖRHAMMER (1923), GOHRBANDT (1927) erfolgreich zu Ende geführt worden, wenn auch meist nur für kürzere Zeit. Er endet nach der Resektion des geschwulsttragenden Abschnittes mit einer Wiederherstellung der Lichtung. Einen besonderen extrapleuralen abdominalen Weg hat SAUERBRUCH empfohlen. Er kann ein- oder auch zweizeitig zur Ausführung gelangen (s. S. 953).

Der dritte extrapleurale Zugang ist der kollo-abdominale mediastinale, wie ihn LEVY (1898), v. MIKULICZ (1904), KELLING (1903), ACH (1913), DENK (1913) auf Grund ihrer experimentellen und klinischen Beobachtungen empfohlen haben. Er ist im Laufe der Jahre von KÜMMELL sen. (1922), GOHRBANDT (1927), TURNER (1927), A. W. FISCHER (1937) und BERNHARD (1939) erfolgreich durchgeführt worden. Die 4 letztgenannten Chirurgen waren erfolgreich.

Ein ebenfalls extrapleurales Verfahren stellt das von SEIFFERT (1929 und 1935) ausgearbeitete endoösophageale dar, das aber kaum eine größere Bedeutung gewinnen kann, da neben der schwierigen Diagnose und Technik der Eingriff nur für ganz kleine auf die Schleimhaut beschränkte Karzinome in Betracht kommen kann. Selbst bei diesen besteht aber immer die Gefahr der Mediastinitis oder Pneumonie. Ein Kranker SEIFFERTs lebte noch $3^1/_2$ Jahre nach dem Eingriff.

Neben den extrapleuralen haben die transpleuralen Eingriffe, seitdem v. MIKULICZ sie zuerst 1903 versucht hatte, an Bedeutung gewonnen.

Auch bei den transpleuralen Zugängen lassen sich 3 verschiedene Gruppen unterscheiden. Die ersten und ältesten Versuche hatten das Ziel durch die Brusthöhle in das Mediastinum vorzudringen, den geschwulsttragenden Teil der Speiseröhre zu entfernen und die beiden Stümpfe auf irgendeine Weise wieder herzustellen. Die ersten Versuche rühren von BIONDI (1895) und DOBROMYSSLOV (1900) her. v. MIKULICZ (1904) hat sie zuerst für das tiefsitzende Speiseröhrenkarzinom versuchsweise am Menschen angewendet. Sehr ausführlich hat sich SAUERBRUCH (1905) mit der Frage des transpleuralen Zuganges und besonders mit den verschiedensten Möglichkeiten der Wiederherstellung der Speiseröhrenmagenverbindung beschäftigt (s. S. 925ff.). Im Anschluß an diese Versuche haben WENDEL (1906), TUFFIER (1906), KÜTTNER (1908), TIEGEL (1909), KÜMMELL (1910), ENDERLEN (1913, 1914), ZAAIJER (1913), H. FISCHER (1926), STARR-Toronto (1926), KOCH (1927), LÖFBERG (1927) den transpleuralen Weg erfolglos zur Anwendung gebracht.

Erst 1933 ist es SAUERBRUCH gelungen, eine transpleurale Resektion des unteren Speiseröhrenabschnittes mit der Wiederherstellung der Lichtung, allerdings bei einem Ulkus der Speiseröhre, erfolgreich zur Durchführung zu bringen. NISSEN (1937) hat ebenfalls transpleural bei einem Ulkus der Kardia eine erfolgreiche Resektion der Speiseröhre durchgeführt.

Die zweite Gruppe der transpleuralen Eingriffe ist durch den Eingriff TOREKs (1913) eingeleitet worden, der nach Vorausschickung einer Gastrostomie das in der Gegend der Bifurkation sitzende Speiseröhrenkarzinom transpleural auslöste, den Magen verschloß und den oberen Speiseröhrenabschnitt mit dem

Tumor zu einer Ösophagotomiewunde am vorderen Kopfnickerrand herausleitete. Für dieses transpleurale Verfahren mit Entfernung der zuführenden Speiseröhre sind CLAIRMONT (1924) und LOTHEISSEN (1924) eingetreten. ENDERLEN (1913 und 1914), EGGERS (1925 und 1930), KING (1933 und 1937), MUIR (1936), EDWARDS und LEE (1936), H. BRUNN und STEPHENS (1937), SCOTT (1938) und GARLOCK (1938) haben es beim Menschen angewendet. Fast alle diese Chirurgen konnten über operative Heilungen berichten. Einzelne, z. B. EGGERS, geben allerdings zu, daß sie zwar monatelange scheinbare Heilungen, aber keine Dauerheilungen erlebt haben.

Neben diesen Eingriffen, die nach den TOREKschen Grundsätzen mit Resektion der Speiseröhre bis zum Halse durchgeführt wurden, ist die zweite Möglichkeit zu erwähnen, die von ZAAIJER (1913) zuerst erfolgreich versucht wurde. Er näherte zuerst die untere hintere Brustwand dem Mediastinum durch Entfernung mehrerer Rippen, ging dann in der nächsten Sitzung transpleural vor, entfernte den Tumor, verschloß den Magen blind und nähte den nach oben weiter ausgelösten verschlossenen oralen Speiseröhrenstumpf mit dem Tumor in die Brustwand ein. Dieses Verfahren wurde von HEDBLOM (1932) ebenfalls erfolgreich durchgeführt.

Der dritte thorakale Zugang benutzt gleichzeitig den Weg durch das Abdomen. Es handelt sich also um ein abdomino-thorakales oder thorakoabdominales Vorgehen. Die ersten Versuche sind von SAUERBRUCH (1905) gemacht worden, ohne daß er damit wesentliche Erfolge erzielen konnte. Der erste planmäßige Versuch eines abdomino-thorakalen Weges ist 1909 von ENDERLEN, dann 1910 von WENDEL gemacht worden. Später hat dann KIRSCHNER sein Verfahren (1920) angegeben (s. S. 957). KÜMMELL (1922), O. KLEINSCHMIDT (1926) haben den KIRSCHNERschen Eingriff durchgeführt, ohne einen Dauererfolg zu erzielen. MARSHALL (1938) und ADAMS und PHEMISTER (1938) sind ebenfalls thorako-abdominal vorgegangen. Es ist ihnen gelungen, nach Resektion eines tiefsitzenden Speiseröhrenkarzinomes den Speiseröhrenstumpf erfolgreich in den Magenfundus einzunähen.

VII. Kurze Übersicht über die praktisch brauchbaren Verfahren.

Aus der vorhergehenden kurzen Zusammenfassung ist die operative Behandlung des Karzinomes der Hals- und obersten Brustspeiseröhre ausgelassen worden, da sie bereits im Bd. III/2 besprochen ist (s. a. S. 918). Daß die Möglichkeit besteht, das Karzinom des obersten Abschnittes der Brustspeiseröhre vom Halse aus mit Hilfe der Mediastinotomia collaris zu entfernen, haben SAUERBRUCH (1914), KÜTTNER (1921) und ZAAIJER (1930) durch ihre geheilten Fälle bewiesen. Sitzt die Geschwulst etwas tiefer, also zwischen der oberen Brustkorböffnung und dem Aortenbogen, so kann unter Umständen eine Mediastinotomie unter zeitweiliger Resektion des Manubrium sterni (s. S. 691) vorgenommen werden.

SAUERBRUCH hat für solche Fälle auch ein transpleurales Vorgehen angegeben, bei dem nach Entfernung der beiden obersten Rippen und Exartikulation des Schlüsselbeines im Sterno-Klavikulargelenk die Brusthöhle unter Überdruck parasternal eröffnet wird. Nach Beiseiteschieben der linken Lunge dringt man in den hinteren Mittelfellraum ein, während ein Rippensperrer die Wunde breit auseinanderhält. Durch den dünnen serösen Überzug des hinteren Mittelfellraumes kann man die einzelnen ihn durchziehenden Gebilde unterscheiden. Hinter der deutlich sichtbar werdenden V. cava sup. und oberhalb der über den rechten Bronchus ziehenden V. azygos durchtrennt man vorsichtig den Pleuraüberzug. Dann erkennt man über der V. cava den N. phrenicus und dahinter und medialwärts die Luftröhre. Zwischen beiden Gebilden fühlt man den Truncus anonymus. Man erkennt auch den rechten Vagus, der etwas oberhalb der V. azygos die Trachea kreuzt. Hinter der deutlich erkennbaren Trachea findet man dann leicht die Speiseröhre, die aus ihrem Bett stumpf befreit, mit einem Gummischlauch unterfahren und hervorgezogen werden kann. Die Freilegung der Geschwulst auf diesem Wege macht keine wesentlichen Schwierigkeiten. Der Zugang ist sehr übersichtlich. Auch die Resektion kann bei beweglicher Geschwulst ohne weiteres gelingen. Auf die Wiedervereinigung muß man aber verzichten. Die Gefahr der Infektion des Mittelfell- und Pleuraraumes ist auf diesem Wege außerordentlich groß. Es ist daher am zweckmäßigsten, nach der Durchtrennung den unteren Stumpf mehrfach einzustülpen und den oberen nach Auslösung der Speiseröhre bis zum Halse durch eine Ösophagostomieöffnung am Halse herauszuziehen und in der Halswunde einzunähen.

Von den übrigen in der kurzen Zusammenfassung aufgezählten Verfahren sind nur einige für die praktische Durchführung brauchbar. Wie SAUERBRUCH (1904) schon auf Grund seiner Beobachtungen und experimentellen Arbeiten festgestellt hat, ist das extrapleurale retromediastinale Verfahren, das in seinem Vorgehen im wesentlichen der Mediastinotomia posterior nach REHN-HEIDENHAIN oder ENDERLEN (s. S. 716 ff.) entspricht, für die Entfernung des Speiseröhrenkarzinomes im Brustteil nicht brauchbar, obwohl E. REHN (1914) sich dafür eingesetzt hat. Daran ändert auch die Tatsache nichts, daß es LILIENTHAL (1921) (s. S. 943) einmal gelungen ist auf diesem Wege einen vollen Erfolg, wenn auch allerdings nur für verhältnismäßig kurze Zeit, zu erzielen.

Der zweite extrapleurale Weg, der einen rein abdominellen Zugang benutzt, kommt nur für die Kardia und die untersten Speiseröhrenabschnitte in Frage. Für diese Fälle kann er, wie sich mehrfach gezeigt hat, erfolgreich angewendet werden (s. S. 927 u. 949). Er hat den Vorteil, daß die Brusthöhle nicht eröffnet zu werden braucht. Er hat aber den großen Nachteil, daß die stumpfe Auslösung bei solchen Geschwülsten, die den unteren Speiseröhrenabschnitt ergriffen haben, mehr oder weniger im Dunkeln vor sich geht, und daß infolgedessen Blutungen und auch unfreiwillige Pleuraverletzungen zu befürchten sind. Man soll daher Kranke, bei denen die Auslösung der Speiseröhre aus der Zwerchfellzwinge nicht spielend vor sich geht, auf diesem Wege nicht operieren, oder, wenn man die Operation durchführen will, die linke Brusthöhle bewußt durch Einschneiden des Zwerchfelles oder noch besser durch Anwendung des KIRSCHNERschen Angelhakenschnittes in das Operationsgebiet einbeziehen.

Die extrapleurale abdominelle Freilegung der Speiseröhre geschieht am besten in folgender Weise: Mit Rippenbogenrandschnitt wird die Bauchhöhle eröffnet. Dann überzeugt man sich von der Ausdehnung der Geschwulst. Finden sich Metastasen in der Leber oder in ausgedehnter Weise im kleinen Netz, so ist der Fall inoperabel. Hat die Geschwulst auf die hintere Bauchwand oder in die Gegend des Milzhilus übergegriffen, so ist meist eine Radikaloperation ebenfalls nicht mehr durchführbar. Läßt sich die Geschwulst aber leicht aus der Zwerchfellzwinge nach Einschneiden des Peritonealüberzuges an der Vorderwand auslösen (s. die Vorschriften von ACH, S. 933), so kann auch dann, wenn vielleicht das Zwerchfell an einer Stelle beteiligt ist, mit einer genügenden Freilegung des unteren Speiseröhrenabschnittes, d. h. mit der Möglichkeit die Speiseröhre auf 5—8 cm in die Bauchhöhle herunterzuziehen, gerechnet werden. Ist die Zwerchfellkuppel sehr hoch, so klappt man am besten den Rippenbogen nach MARWEDEL um (s. S. 923). Gelingt das Vorziehen in dem entsprechenden Maße, so stößt die Resektion meist nicht auf Schwierigkeiten. Aber auch hier ist die Wiedervereinigung des Speiseröhrenstumpfes mit dem Magen bei der Tiefe des Operationsgebietes, besonders bei enger, unterer Brustkorböffnung, unter Umständen außerodentlich schwierig. Man muß sich das für den einzelnen Fall geeignetste

Verfahren heraussuchen. Eine zirkuläre Vereinigung kann niemals sicher sein, auch dann nicht, wenn man nach DOBROMYSSLOV und SAUERBRUCH die Schleimhaut bei der Naht nicht durchsticht und auch wenn es gelingt, die Speiseröhre in den Magenstumpf einzustülpen. Daher ist es am besten zunächst den Magen unterhalb der Geschwulst zwischen 2 Klemmen zu durchtrennen und den aboralen Teil sicher durch mehrere Nahtreihen zu verschließen und in den Magen zu versenken. Der Magenstumpf darf natürlich nicht zu kurz werden. Er muß unter Umständen durch Gefäßunterbindungen an der großen und kleinen Kurvatur nach KIRSCHNER so weit beweglich gemacht werden, daß er ohne Schwierigkeiten bis an das Zwerchfell heranzubringen ist. Dann kann eine der verschiedenen Speiseröhrenmagenverbindungen, am besten nach den Grundsätzen der WITZELschen Fistel, erfolgen (s. Abb. 611 und 612). Ob man dabei den Speiseröhrenstumpf geschlossen in die Magenöffnung einführt, ob man meine Einmanschettierung nach HÖRHAMMER (Abb. 625) oder nach H. FISCHER (Abb. 626) durchführt, bleibt dem Einzelnen überlassen. Völlige Sicherheit bietet keines dieser Verfahren.

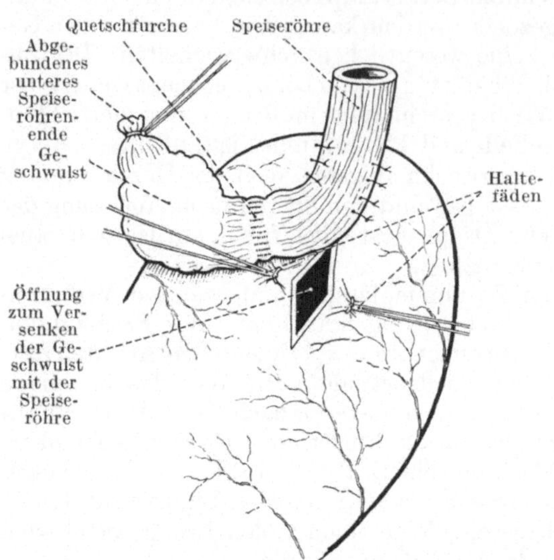

Abb. 627. Das Einstülpungsverfahren des geschwulsttragenden Speiseröhrenabschnittes in den Magen nach SAUERBRUCH. 1. Die Speiseröhre ist auf den Magenfundus aufgenäht und unterhalb der Geschwulst unterbunden und durchtrennt. Oberhalb der Geschwulst ist die Speiseröhre stark gequetscht.

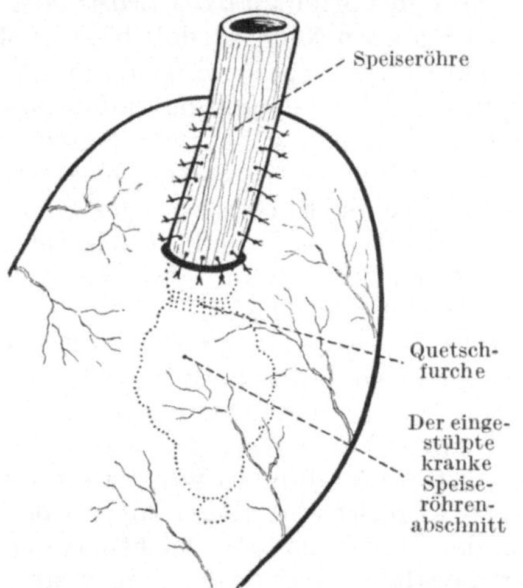

Abb. 628. Das Einstülpungsverfahren des geschwulsttragenden Speiseröhrenabschnittes in den Magen nach SAUERBRUCH. 2. Die Speiseröhre ist in eine besonders angelegte Magenöffnung so weit eingeführt, daß die Quetschungfurche innerhalb der Magenlichtung zu liegen kommt.

Nur wenn die technische Durchführung ohne Schwierigkeiten vor sich gegangen ist und wenn keinerlei Infektionsquelle auch nur vorübergehend geöffnet war, besteht einige Aussicht auf die Sicherheit der Naht. Auch das ringförmige Befestigen des Magenstumpfes zur Entspannung der Naht am Zwerchfell schützt nicht vor Nahtunsicherheit (s. S. 924). Das liegt eben an den anatomischen Verhältnissen der Speiseröhre und an dem hohen Keimgehalt des Speiseröhren- und Mageninhaltes beim Karzinom. Will man daher ganz sicher gehen, so ist es am zweckmäßigsten, auch beim rein abdominellen Eingriff den Magen blind zu verschließen und das orale Speiseröhrenende durch eines der empfohlenen Verfahren bis zum Halse auszulösen und vollständig zu entfernen (LEVY, ACH, DENK, TOREK u. a.) (s. S. 933ff.) oder es nach Rippenresektion in die Brustwand einzunähen (ZAAIJER, HEDBLOM) (s. S. 932).

Man kann das abdominelle Verfahren nach SAUERBRUCH gleichzeitig mit einem extrapleuralen zusammen durchführen. Dieser Eingriff kann ein- oder zweizeitig ausgeführt werden. Zunächst wird in halbsitzender Stellung wie zur linksseitigen Thorakoplastik von einem paravertebralen Hakenschnitt aus die 9.—2. Rippe paravertebral reseziert. Die 10. und 11. Rippen werden in großer Ausdehnung weggenommen. Dann werden die Zwischenrippenweichteile entfernt, die Zwischenrippengefäße unterbunden und die paravertebralen Rippenstümpfe bis an die Querfortsätze heran entfernt. Man geht also wie zur paravertebralen retro-mediastinalen Operation vor. Das Brustfell wird vorsichtig von der Wirbelsäule bis zur Aorta abgeschoben. Da die Speiseröhre medial von der Aorta liegt, müssen meistens einige Seitenäste der Aorta doppelt unterbunden und durchtrennt werden. So gelingt es unschwer, die Speiseröhre freizulegen. Mit Hilfe zweier herumgeführter Gummischläuche hebt man die Speiseröhre hervor. Sie wird nach oben bis über den Tumor ins Gesunde und nach unten bis zur Zwerchfellzwinge aus der Umgebung befreit und die Nn. vagi durchtrennt. An der Rückseite geht man nun bis zum Sinus phrenico-costo-vertebralis herunter und trennt wirbelwärts vom Umschlag des Brustfelles auf das Zwerchfell das Zwerchfell durch. Während man das Brustfell vorsichtig abschiebt, hat man nun die Kardiagegend bequem vor sich. Das Lig. phrenicolineale und das Lig. gastrolineale werden nun durchtrennt, unter Schonung des Milzgefäßstieles und nach Unterbindung der von der Milzarterie kommenden A. gastroepiploica

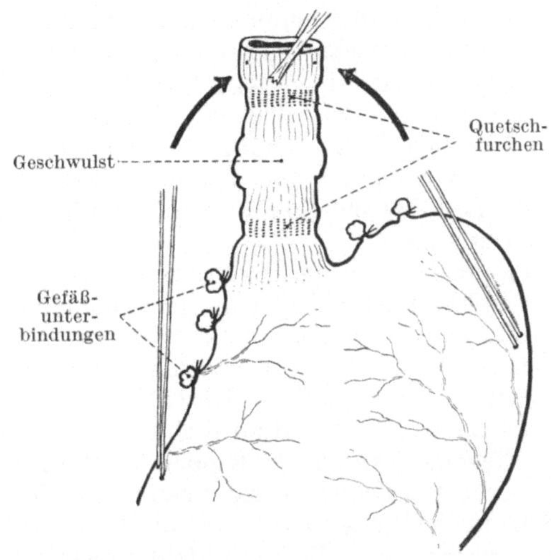

Abb. 629. Schematische Darstellung des Einstülpungsverfahrens bei Karzinom der unteren Speiseröhre nach doppelter Durchquetschung nach SAUERBRUCH. 1. Der Tumor befindet sich einige Zentimeter oberhalb der Kardia. Die Speiseröhre ist oberhalb und unterhalb des Tumors bis auf die Serosa durchgequetscht. 2 Haltefäden des in dem oberen Abschnitt aus seinen Gefäßverbindungen ausgelösten Magens sind dazu bestimmt, den Magen über die erkrankte Speiseröhre hinaufzuziehen.

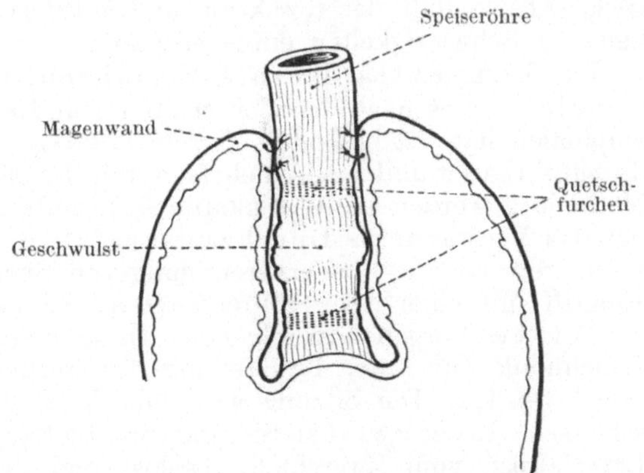

Abb. 630. Schematische Darstellung des Einstülpungsverfahrens bei Karzinom der unteren Speiseröhre nach doppelter Durchquetschung nach SAUERBRUCH. 2. Auf einem Längsschnitt durch Speiseröhre und oberen Magenabschnitt sieht man die in den Magen eingestülpte erkrankte, oberhalb und unterhalb des Tumors durchgequetschte Speiseröhre. Die Magenserosa ist ringsherum an der Speiseröhre befestigt.

sin. Nun wird der obere Magenabschnitt unter Erweiterung der Zwerchfellöffnung ringsherum aus seinen Gefäßverbindungen gelöst. So läßt sich die ganze Kardiagegend mit dem untersten Ösophagusabschnitt und dem obersten Magenteil aus der Zwerchfellöffnung herausziehen. Die Resektion und Wiederherstellung kann nach einem der verschiedenen angegebenen Verfahren erfolgen. Da die Übersicht sehr gut ist, läßt sich in geeigneten Fällen sowohl das Einstülpungsverfahren bei geschlossener (Abb. 629) und bei durchtrennter Speiseröhre (Abb. 627) als auch schließlich die Einnähung nach der Wtizelschen Methode (Abb. 612) durchführen. Der Magenfundus, in den die Speiseröhre eingeführt ist, bleibt extrapleural. Der Zwerchfellschlitz wird zum Teil in sich, zum Teil mit der Magenserosa vereinigt.

Führt man den Eingriff zweizeitig aus, so empfiehlt Sauerbruch zunächst nach Resektion der 8. Rippe die Brusthöhle zu eröffnen, um den anatomischen Befund genau feststellen zu können. Erscheint der Eingriff aussichtsreich, so werden die 7.—11. Rippe bis an die Wirbelsäule reseziert und mit der Knochenhaut entfernt. Der große Weichteillappen wird dann nach Aufblähen der Lunge über die Lunge gelegt und luftdicht verschlossen. Nach 2—3 Wochen wird dann in der Gegend des von den Rippen entblößten Brustabschnittes von neuem mit einem großen Schnitt eingegangen. Die Verwachsungen zwischen der Lunge werden nur teilweise gelöst und die teilweise atelaktatischen Lungenteile nach oben geschoben und die Zwerchfellkuppel freigemacht. Das Zwerchfell ist schon in der ersten Sitzung infolge Durchtrennung des N. phrenicus gelähmt worden. Das gelähmte Zwerchfell wird nun eröffnet und der Hiatus nach Gefäßunterbindung umschnitten. An der Innen- und Rückseite finden sich meist größere Äste der A. gastrica dextr., die vor der Durchtrennung unterbunden werden müssen. Nun wird der obere Magenabschnitt aus seinen Gefäßverbindungen gelöst, ebenso die Speiseröhre möglichst weit ins Gesunde hinein nach oben freigelegt, so daß der Resektion und Wiedervereinigung bei gutem Überblick keinerlei Schwierigkeiten entgegenstehen.

Das letzte extrapleurale Verfahren, das kollo-abdomino-mediastinale, wie es nach den Vorarbeiten von Levy und Ach, Denk 1913 zuerst empfohlen hat, ist besonders durch Turner (1927, 1934) zu einer praktisch durchführbaren und auch mehrfach mit Erfolg zur Anwendung gekommenen Methode geworden [A. W. Fischer (s. S. 948), Bernhard (s. S. 948)]. Turner hat das Verfahren als Durchzugsverfahren bezeichnet. Er verzichtet von vornherein auf die Wiedervereinigung von Speiseröhre und Magen, so daß der Eingriff mit einer Speiseröhrenfistel am Halse und einer Magenfistel endet.

Turners Vorgehen ist folgendes: In der ersten Sitzung ist der Magen von der Bauchhöhle aus unter Feststellung der Ausdehnung und Metastasierung freigelegt worden. Die Sitzung wird mit der Anlegung einer Gastrostomie abgeschlossen. In der zweiten Sitzung wird die Bauchhöhle wieder eröffnet, der linke Leberlappen vom Zwerchfell abgelöst und die Kardiagegend mit Novokainlösung umspritzt, um eine leichte Ablösung des Pleuraüberzuges von der Kardiagegend zu erzielen. Dann erfolgt, nach Einschnitt des Peritonealüberzuges, die stumpfe Auslösung der Speiseröhre aus der Zwerchfellzwinge mit dem Zeigefinger. Die Bauchhöhle wird nun mit Tüchern vorläufig geschlossen. Es folgt die Freilegung der Speiseröhre am Halse mit Querschnitt oberhalb des linken Schlüsselbeines. Der Kopfnicker wird durchtrennt, die Speiseröhre ringsherum freigelegt und mit dem Finger so weit als möglich nach unten ausgelöst. Sie wird dann oberhalb der Geschwulst durchtrennt, das untere Ende karbolisiert, eingestülpt und versenkt. Der obere Stumpf wird zum Halse herausgeleitet und eingenäht. Nun wird die Bauchwunde wieder eröffnet und die Speiseröhre bis zur Geschwulst und zum oberen Stumpf, wobei manchmal die ganze Hand in den Mittelfallraum eingeführt werden muß, ausgelöst. Die Nn. vagi müssen dabei meist durchtrennt werden. Dann erfolgt die Durchtrennung der Speiseröhre am Mageneingang und die Versenkung des Stumpfes. Die Zwerchfellzwinge wird unter Aufnähen des Leberlappens verschlossen. Unter Umständen kann zu gleicher Zeit von oben und unten stumpf mit dem Finger vorgegangen werden, bis die beiden Fingerspitzen sich berühren.

Die Gefahren dieses Eingriffes sind freilich groß. Sitzt der Tumor fest, so kann leicht unbemerkt die Pleura verletzt werden. Ist der Tumor weit vorgeschritten, so besteht auch die Gefahr der Durchwanderung und Infektion. In einem Falle ist es TURNER gelungen nach vollständiger Entfernung der Speiseröhre eine Speiseröhrenplastik nach BIRCHER-ROVSING durchzuführen, die zur Wiederherstellung der Speiseröhren-Magenverbindung führte.

Von den transpleuralen Verfahren, die zweifellos einen besseren Zugang zur Brustspeiseröhre bieten als die extrapleuralen, können trotzdem nur einige für die praktische Ausführung empfohlen werden. Trotz der guten Übersichtlichkeit des Operationsgebietes und der häufig guten Auslösungsmöglichkeit des Karzinomes scheitert das transpleurale Vorgehen, das auf Grund der Empfehlung SAUERBRUCHs von vielen Chirurgen (s. S. 950) zur Anwendung gebracht worden ist, an der Unsicherheit einer wirklich zuverlässigen Speiseröhren-Magenverbindung. Infolgedessen werden Mediastinitis und Empyem so häufig als Folge von Nahtundichtigkeit beobachtet. Am sichersten scheint auch hier noch das Einstülpungsverfahren (SAUERBRUCH) oder die Anlegung einer Verbindung nach dem WITZELschen Grundsatze (s. S. 925ff.). Bis heute scheint aber tatsächlich trotz der vielfachen Versuche ein Dauererfolg nicht erzielt worden zu sein. Nicht einmal Anfangserfolge können auf diesem Wege beim Karzinom der Brustspeiseröhre gebucht werden. Dagegen haben SAUERBRUCH und später NISSEN auf dem transpleuralen Wege Abschnitte aus der unteren Speiseröhre wegen chronischer Geschwüre in der Kardiagegend erfolgreich ausgeführt (s. S. 949).

Nach diesen Erfahrungen muß man zunächst von der Durchführung des hohen Zieles der radikalen Entfernung des Karzinomes der Brustspeiseröhre mit Wiederherstellung der Speiseröhren-Magenverbindung absehen. Diesen Standpunkt vertritt auch CLAIRMONT. Den Verzicht hat zuerst TOREK (1913) geübt und nach transpleuraler Freilegung der Speiseröhre und Auslösung des erkrankten Abschnittes die Speiseröhre entfernt, den oberen Teil zu einer Halsöffnung herausgeleitet und den unteren in Form einer Magenfistel abgeschlossen. Diese Art des Vorgehens von TOREK hat bisher die meisten Erfolge erzielt und es ist zweifellos nach dem augenblicklichen Stand der Sachlage richtig, diesen Vorschlag am meisten zu empfehlen.

GARLOCK (1938) hat auf Grund der bisherigen Erfahrungen folgende Vorschläge zur Ausführung des TOREKschen Eingriffes gemacht: Nach Durchführung einer guten Mundpflege wird eine Gastrostomie angelegt, um eine möglichst kalorienreiche Nahrung zuführen zu können. Bei schlechtem Zustande werden eine oder mehrere Bluttransfusionen vorausgeschickt. 2—3 Wochen später soll der Eingriff durchgeführt werden. Die Speiseröhre wird mit Kochsalz- oder Borsäurelösung einige Tage durchgespült, am besten mit Hilfe eines Ösophagoskopes. Die Flüssigkeit fließt durch die Magenfistel wieder nach außen ab. Eine Bluttransfusion soll, wenn möglich, noch kurz vor dem Eingriff durchgeführt werden. Dieser wird in Avertin-Äthylengasnarkose ausgeführt. Der Kranke wird mit erhobenem linken Arm auf die rechte Seite gelagert. Die Brusthöhle wird im 7. Zwischenrippenraum eröffnet, von der vorderen Axillarlinie bis in die Gegend zwischen Schulterblattrand und Dornfortsatzlinie. Dort biegt der Schnitt nach oben um und verläuft parallel der Dornfortsatzlinie bis zur 3. Rippe. Die äußere Muskulatur wird in der Schnittrichtung durchtrennt und die Brusthöhle im 7. Zwischenrippenraum eröffnet. Dann werden die 4.—7. Rippe in der Schnittrichtung durchtrennt und ein Rippensperrer eingesetzt. Die Lunge soll nicht vollständig kollabieren, es wird also wohl leichter Überdruck eingeleitet. Nun wird das Mittelfell in der Längsrichtung über der Speiseröhre gespalten und die beiden Lappen unter großer Schonung weit auseinandergeklappt. Die Speiseröhre wird ausgelöst. Alle blutenden Gefäße werden gewissenhaft versorgt. GARLOCK scheut auch nicht vor der Eröffnung der rechten Brusthöhle zurück, wenn dies nötig ist. Es ist zweckmäßig immer nach 10—15 Minuten den Eingriff zu unterbrechen und die Lunge etwas aufzublasen. Die Eröffnung des Mittelfellraumes wird dann auch über den Aortenbogen hinaus fortgesetzt. Dazu müssen unter Umständen einige Seitenäste der Aorta unterbunden werden. Die Auslösung der Speiseröhre erfolgt dann bis zum Halse. Ist das geschehen, so wird die Speiseröhre zweifingerbreit oberhalb des Zwerchfelles zwischen 2 starken Seidenunterbindungen durchtrennt. Das untere Ende wird in den Magen eingestülpt und mehrfach übernäht. Dann wird dieselbe Durchtrennung zwischen 2 Seidenfäden oberhalb des Tumors vorgenommen und damit der erkrankte Teil der Speiseröhre beseitigt. Der obere Speiseröhrenstumpf wird durch eine Kautschukplatte verschlossen, was schon KELLING (1903) empfohlen hat. Die Brusthöhle wird mit feuchtwarmen Kompressen zum Schutz des Mittelfelles ausgefüllt. Nach Entfernung des Rippensperrers wird die Brusthöhle mit Hilfe einiger durchgreifender perkostaler Nähte verschlossen.

Nun wird der Kranke auf den Rücken gelegt und die Speiseröhre mit frischen Instrumenten durch Ösophagostomie am Halse in typischer Weise freigelegt und der lange Stumpf zur Halswunde herausgezogen. Die Brusthaut wird von dem unteren Wundrand aus stumpf röhrenförmig bis etwa zur 3. Rippe abgelöst. An dieser Stelle wird ein Einschnitt gemacht und durch diese Röhre der Speiseröhrenstumpf durchgezogen und an der Hautwunde befestigt. Die Halswunde wird durch Naht verschlossen. Nun wird der Patient wieder auf die rechte Seite zurückgelagert. Nach nochmaligem Handschuh- und Instrumentenwechsel wird die Brustwunde wieder eröffnet, das angesammelte Blut entfernt und das Mittelfell fortlaufend genäht. Ein Gummirohr wird in dem tiefsten Zwischenrippenraum eingelegt und die Brustwunde durch perkostal angelegte Katgutnähte verschlossen. Die Pleura costalis und die Muskulatur werden dann fortlaufend mit Katgut wasserdicht verschlossen. Das Gummirohr wird in ein mit Wasser gefülltes Gefäß eingeleitet zu einer Art BÜLAU-Dränage. Die Lunge wird aufgebläht, bis aus dem unter Wasser geleiteten Gummirohr keine Luftblasen mehr aufsteigen. Sorgfältige Lagerung, wenn nötig Bluttransfusion. Die Nahrungszufuhr erfolgt in den ersten Tagen nur durch den Mastdarm. Flüssigkeit kann auch subkutan zugeführt werden. Vom 6. Tage ab wird durch die Gastrostomie ernährt. Das orale Speiseröhrenende wird durch Trinkenlassen gespült. Die an der Brust austretende Flüssigkeit wird aufgefangen. Sorgfältigste Beobachtung der Vorgänge im Brustraum. Nach 3 Wochen kann eine Verbindung zwischen der Speiseröhren- und Gastrostomieöffnung durch einen Gummischlauch hergestellt werden. GARLOCK ist nicht für eine antethorakale Plastik, da sie wieder einen großen Eingriff bedeutet, sie kommt höchstens später in Frage. GARLOCK selbst hat 3 Kranke nach diesem Verfahren operiert.

Eine Abänderung dieses Verfahrens brachte das Vorgehen von ZAAIJER. Da auch mit diesem Verfahren Erfolge erzielt worden sind, so soll es hier auch angeführt werden. Es ist auf S. 932 ausführlich dargestellt.

Der letzte der aufgezählten transpleuralen Eingriffe findet mit gleichzeitiger Eröffnung der Bauchhöhle statt. Nachdem zuerst v. MIKULICZ, dann SAUERBRUCH ein transpleuro-abdominales Verfahren versucht hatten, haben später ENDERLEN und WENDEL auf diesem Wege die Entfernung der karzinomatösen

Speiseröhre erfolglos durchgeführt (s. S. 950). Erst durch das Vorgehen von KIRSCHNER ist dieser Eingriff zu einem wirklich praktisch durchführbaren ausgearbeitet worden. Es hat den Vorteil, daß man abdomino-thorakal oder thorakoabdominal vorgehen kann und daß durch die Unterbrechung des Rippenbogens und das Spalten des Zwerchfelles ein so guter Überblick geschaffen wird, daß alle Handlungen unter Leitung des Auges vorgenommen werden können. Freilich krankt auch dieses Verfahren an der Schwierigkeit der sicheren Speiseröhren-Magenverbindung. Es muß immer wieder betont werden, daß es trotz aller darauf verwandten Mühe eine solche bis heute noch nicht gibt, und es ist zu überlegen, ob es nicht besser wäre, einen Eingriff durch Verzicht auf diese Verbindung zum Abschluß zu bringen, wenn nicht gerade ganz besonders günstige technische Ausführungsmöglichkeiten bestehen. Nach den guten Erfahrungen, die man bei der Lungenlappenentfernung mit der Dauerdränage der Brusthöhle gemacht hat, sollte man sich in jedem Falle auch nach allen transpleuralen Eingriffen zur Entfernung des Speiseröhrenkarzinomes zu einer solchen Dränage nach dem BÜLAUschen Prinzip entschließen. Durch die rasche Aufhebung des Pneumothorax und der Ansammlung von Wundsekret wird die Infektionsgefahr zweifellos wesentlich herabgesetzt. Es ist aber streng darauf zu achten, daß das Dränrohr unter keinen Umständen in die Nähe der Speiseröhre-Magenverbindung kommt, und daß die innere Dränageöffnung am tiefsten Punkt der Brusthöhle liegt. Am besten wird das Rohr durch eine besonders angelegte kleine Thorakotomieöffnung nach außen geleitet (s. S. 378).

Die abdomino-thorakale oder thorako-abdominale Freilegung der Speiseröhre nach KIRSCHNER wird in folgender Weise durchgeführt: Der Kranke befindet sich in halbrechter Seitenlage mit etwas erhöhtem Oberkörper. Der linke Arm wird von einer Hilfsperson nach vorn angehoben und so gehalten. Der Eingriff kann sowohl in Leitungs-Schmerzbetäubung als auch in Allgemeinnarkose ausgeführt werden. Ein Druckdifferenzapparat muß zur Verfügung stehen. Der Hautschnitt beginnt 2—3 fingerbreit unterhalb des Schwertfortsatzes in der Mittellinie, läuft über den linken M. rectus nach dem Rippenbogen und erreicht diesen etwas proximal vom Abschluß des 7. Zwischenrippenraumes am Rippenbogen (Abb. 631). Dann verläuft der Schnitt in der Richtung dieses Zwischenrippenraumes bis in die Gegend der Rippenwinkel in der Gegend des unteren Schulterblattwinkels. KIRSCHNER hat den Schnitt nach seiner Form als Angelhakenschnitt bezeichnet (Abb. 631). Nach Durchtrennung der Haut und der Weichteile des Bauches wird im Bereich des 7. Zwischenrippenraumes überall die Pleura costalis freigelegt. Bevor die Pleura zunächst an einer kleinen Stelle eröffnet wird, wird die Druckdifferenz eingeschaltet. Nach breiter Eröffnung des Brusthöhle wird der Rippensperrer in den 7. Zwischenrippenraum eingesetzt und so weit wie möglich zum Klaffen gebracht. Ein Hindernis bedeutet der Rippenbogen (Abb. 632). Daher unterfährt man diesen Teil des Rippenbogens mit einem Elevatorium vom 7. Zwischenrippenraum aus. Dabei wird das am Rippenbogen ansetzende Zwerchfell stumpf abgelöst. Der unterfahrene Rippenbogenabschnitt wird nun mit der Schere durchtrennt und dadurch eine breite Verbindung zwischen Brustschnitt und Bauchschnitt hergestellt. Jetzt läßt sich mit Hilfe des Rippensperrers der Zwischenrippenraum in überraschender Weise erweitern, so daß die ganze linke Brusthöhle, der obere Bauchraum und das die beiden Höhlen trennende Zwerchfell übersehen werden kann (Abb. 633). Das den linken Leberlappen am Zwerchfell haltende Lig. coronarium hepatis wird durchtrennt und das Lig. falciforme eingekerbt. So kann nun der linke Leberlappen ohne weiteres nach rechts verlagert und dort mit einer feuchtwarmen Kompresse zurückgehalten werden. Abstopfung von Brust- und Bauchhöhle. Der Magen wird nun vorgezogen und sämtliche

Befestigungen des oberen Magenabschnittes nach Anlegung von Massenunterbindungen durchtrennt. Auch die Verbindungen nach der Milz werden gelöst, die Milzarterie wird aber geschont. Unterbindet man die Magengefäße in einiger Entfernung vom Magen, so bleiben die Aa. gastrica und gastroepiploica sin., und damit die Magenernährung, erhalten, so weit pyloruswärts man den Magen auch auslöst (s. S. 882). Ist der Magen in genügender Weise befreit, so wendet sich der Operateur dem Brustabschnitt der Speiseröhre zu. Verwachsungen zwischen Lunge und Zwerchfell werden gelöst, so daß die Lunge unter Verminderung des Überdruckes nach oben zurückgeschoben werden kann. Die Lunge und die ganze Brusthöhle werden mit warmen Tüchern ausgeschlagen. Der Brustfellüberzug der Speiseröhre wird nun durch einen, am besten oberhalb der Geschwulst beginnenden Schnitt eröffnet und die Speiseröhre oberhalb der Geschwulst stumpf umgangen. In anderen Fällen muß man unter Umständen zunächst unterhalb des Tumors die Speiseröhre auslösen. Die Nn. vagi (Abb. **633**) müssen, wenn sie in den Tumor übergehen, durchtrennt werden. Ist die Auslösung oberhalb oder unterhalb der Geschwulst gelungen, so geht man schließlich zur Auslösung des Tumors selbst über. Unter möglichster Schonung der Pleurahöhle wird nun die Geschwulst langsam aus ihrer Umgebung hervorgezogen. Sitzt sie am Zwerchfell fest, so beginnt man mit der weiteren Auslösung am besten mit der S p a l t u n g d e s Z w e r c h f e l l e s. Man spaltet es am besten radiär von der Stelle aus, an der es am durchtrennten Rippenbogen festsitzt (Abbildung **632**), und zwar unter sofortiger, endgültiger Blutstillung. Hat man die Speiseröhre erreicht, so gabelt sich der Schnitt und verläuft nun kreisförmig um den Hiatus herum, am besten unter Anlegung von Massenligaturen zur Verhütung einer Blutung aus den ösophagealen Venen (Abb. **633**). Ist das geschehen, so kann man nun Speiseröhre und Magen aus der Wunde herausziehen. Der Resektion stehen jetzt keine Schwierigkeiten mehr im Wege. Soll die Verbindung zwischen Magen und Speiseröhre nach der Entfernung der Geschwulst wieder hergestellt werden, so sind die Voraussetzungen bei dem KIRSCHNERschen Verfahren in ausgezeichneter Weise gegeben. Da eine unmittelbare endothorakale Nahtvereinigung zwischen Speiseröhre und Magen aus den bekannten Gründen keine Aussicht auf eine sichere Heilung bietet, so kann die Verbindung nur dann hergestellt werden, wenn es gelingt die Speiseröhre so weit freizulegen, daß sie nach Art einer WITZEL-Fistel mit dem Magen verbunden werden kann.

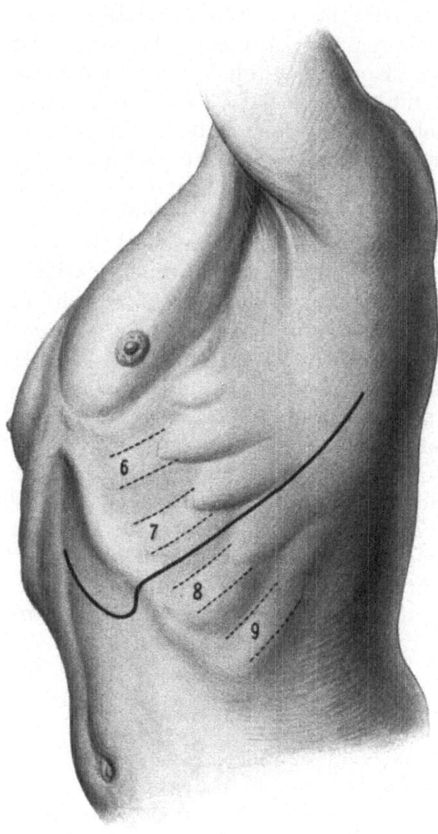

Abb. 631. Die Freilegung der Speiseröhre in ihrem unteren Brust- und im Bauchabschnitt nach KIRSCHNER. 1. Angelhakenschnitt nach KIRSCHNER.

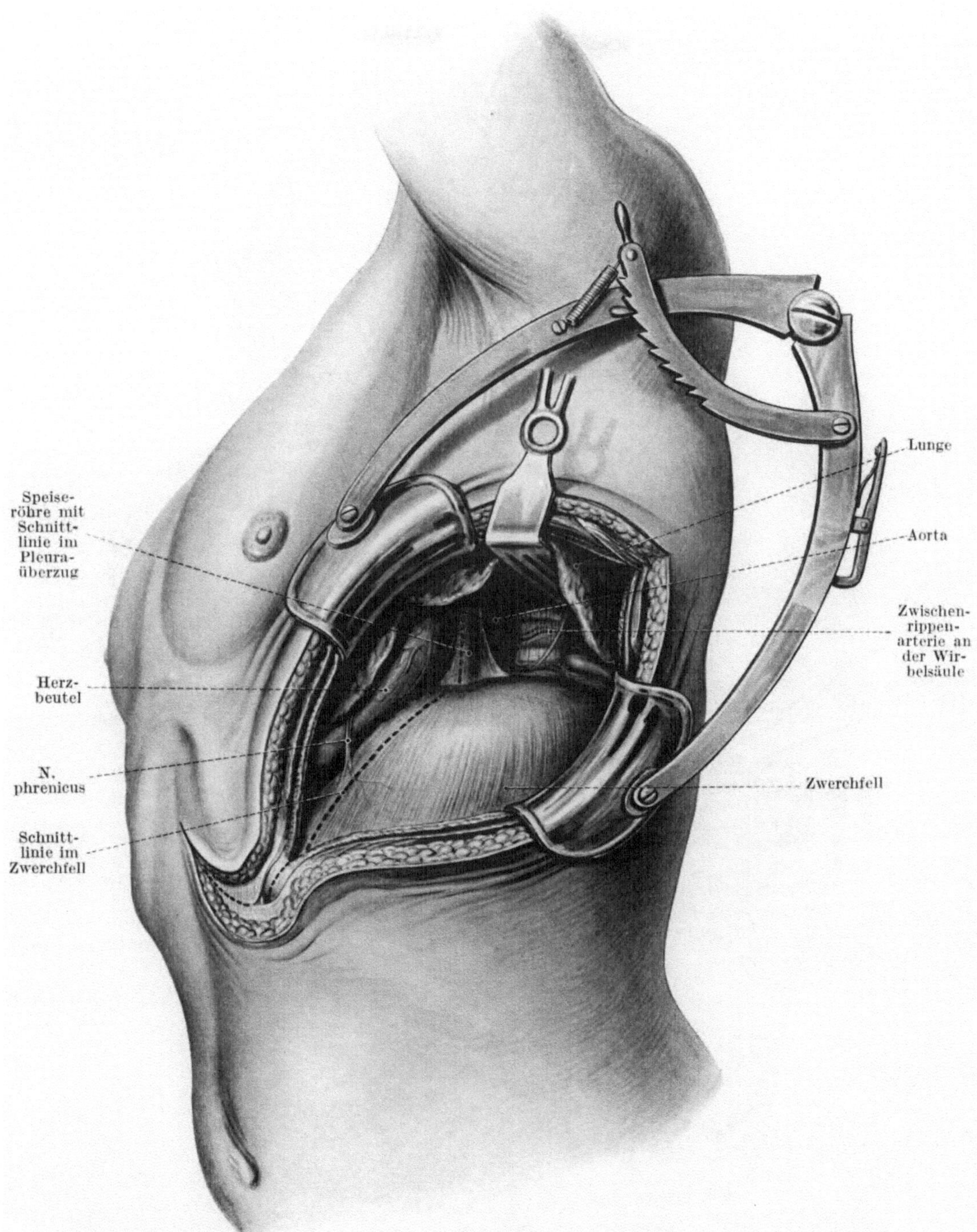

Abb. 632. Die Freilegung der Speiseröhre in ihrem unteren Brust- und im Bauchabschnitt nach KIRSCHNER. 2. Die Brusthöhle ist durch den hinteren Teil des Schnittes im 7. Zwischenrippenraum eröffnet. Ein Rippensperrer ist eingesetzt. Der Rippenbogen ist freigelegt. Die punktierte Linie zeigt die Durchtrennungslinie des Rippenbogens und der Bauchwand bis zur Mittellinie an. Eine weitere punktierte Linie deutet die Schnittrichtung durch das Zwerchfell an.

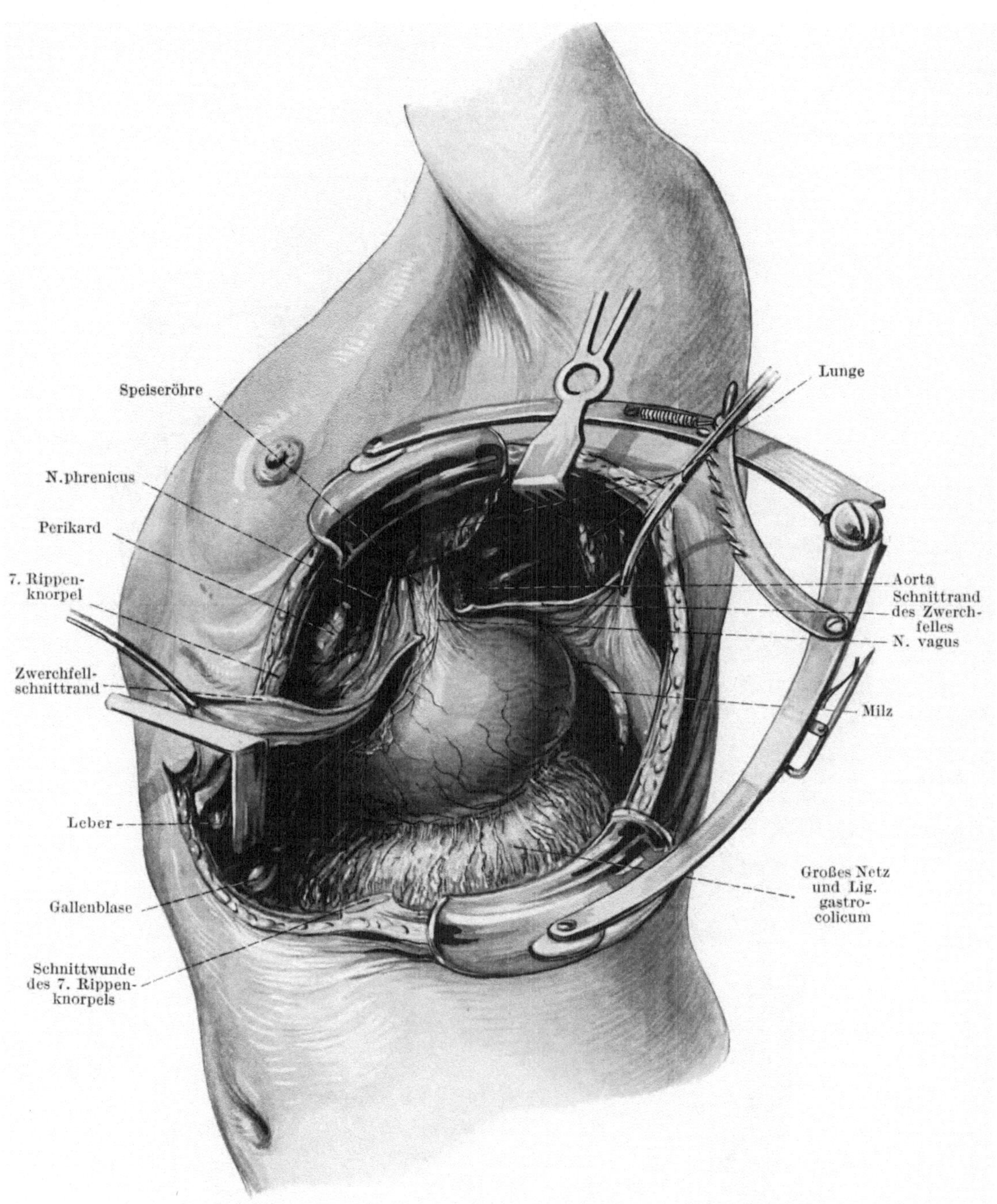

Abb. 633. Die Freilegung der Speiseröhre in ihrem unteren Brust- und im Bauchabschnitt nach KIRSCHNER. 3. Der Rippenbogen ist durchtrennt und die Bauchhöhle eröffnet. Das Zwerchfell ist vom Rippenbogen bis in den Hiatus hinein gespalten. Magen und unterer Teil der Speiseröhre liegen zutage. Man sieht den N. phrenicus und die Äste des N. vagus (s. Bd. II dieser Operationslehre, S. 22).

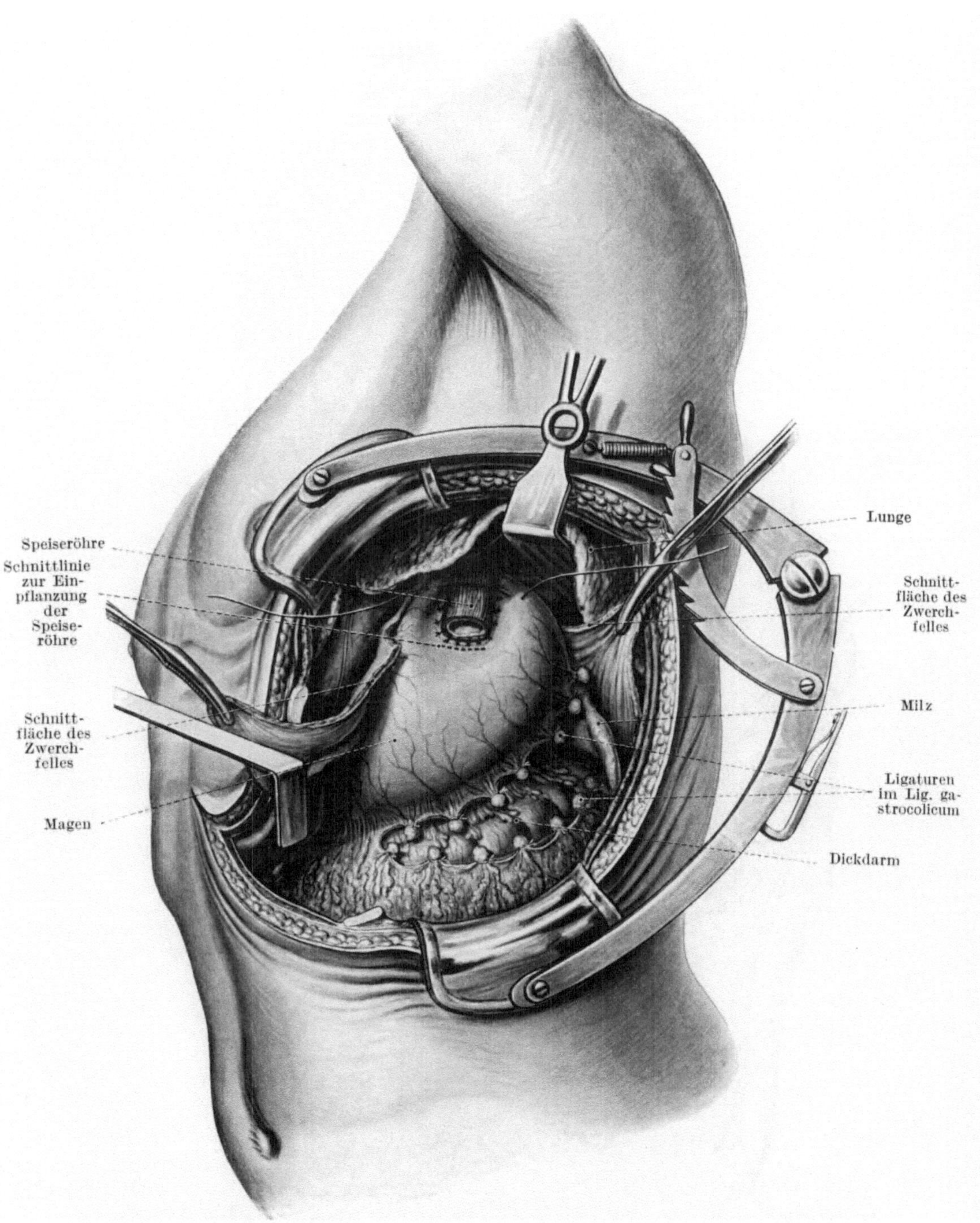

Abb. 634. Die Freilegung der Speiseröhre in ihrem unteren Brust- und im Bauchabschnitt nach KIRSCHNER. 4. Magen und Speiseröhre sind ringsherum gelöst, der obere Teil des Magens ist aus seinen Gefäßverbindungen befreit. Der geschwulsttragende Teil der Speiseröhre und des Magens ist entfernt und die Magenöffnung blind verschlossen. Die Speiseröhre, die durch eine Klemme verschlossen werden muß (der Übersicht halber nicht gezeichnet), ist auf die vordere Magenwand gelagert und mit einigen Nähten befestigt. Die punktierte Linie deutet die Eröffnungslinie des Magens an.

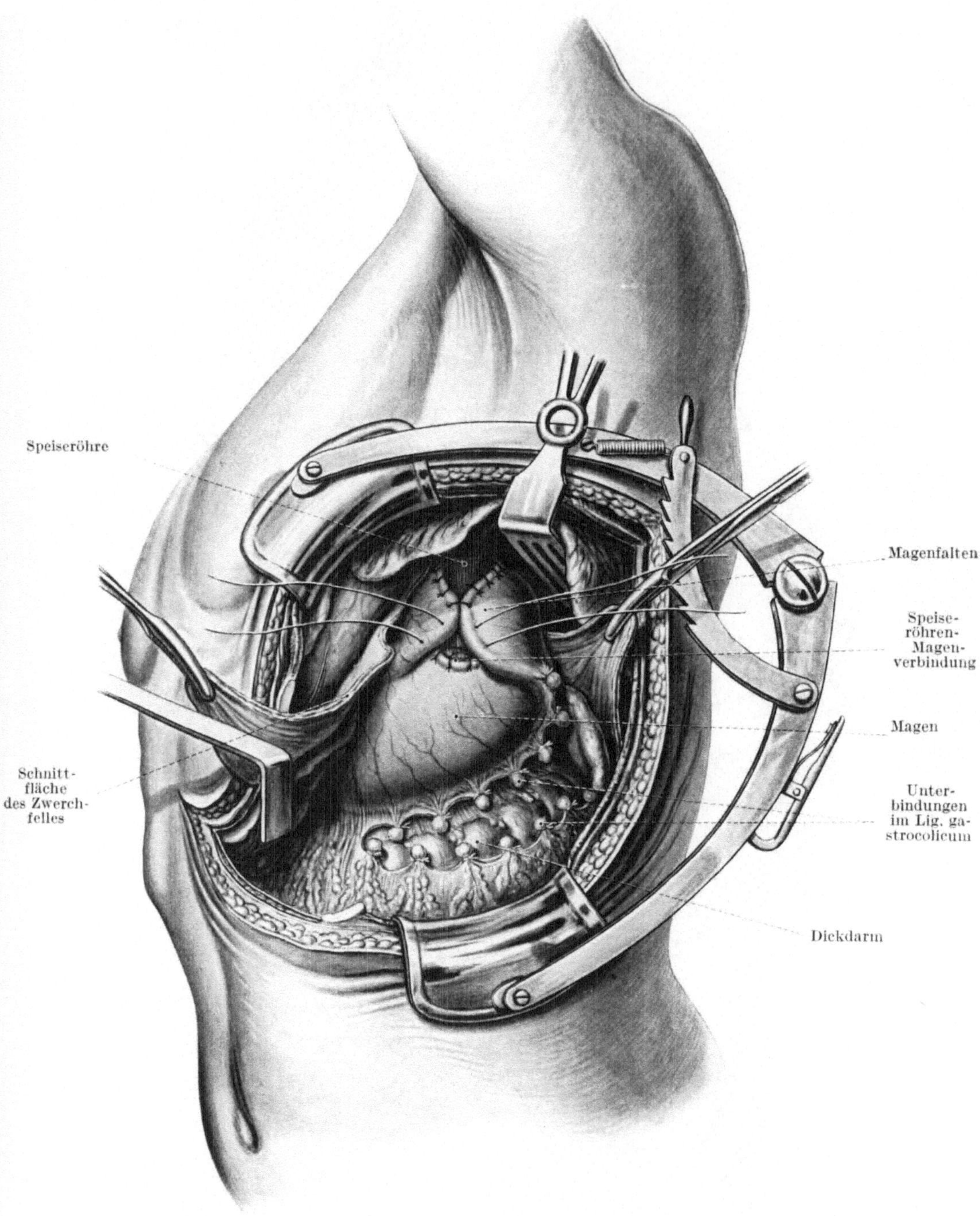

Abb. 635. Die Freilegung der Speiseröhre in ihrem unteren Brust- und im Bauchabschnitt nach KIRSCHNER. 5. Aus dem unter der Speiseröhre gelegenen Magen werden zwei seitliche Falten gebildet, die über der Speiseröhre zusammengenäht werden. Die Naht wird soweit nach unten fortgesetzt, daß nur das untere Speiseröhrenende sichtbar ist. Dann ist dieses in eine kleine Öffnung des Magens versenkt worden.

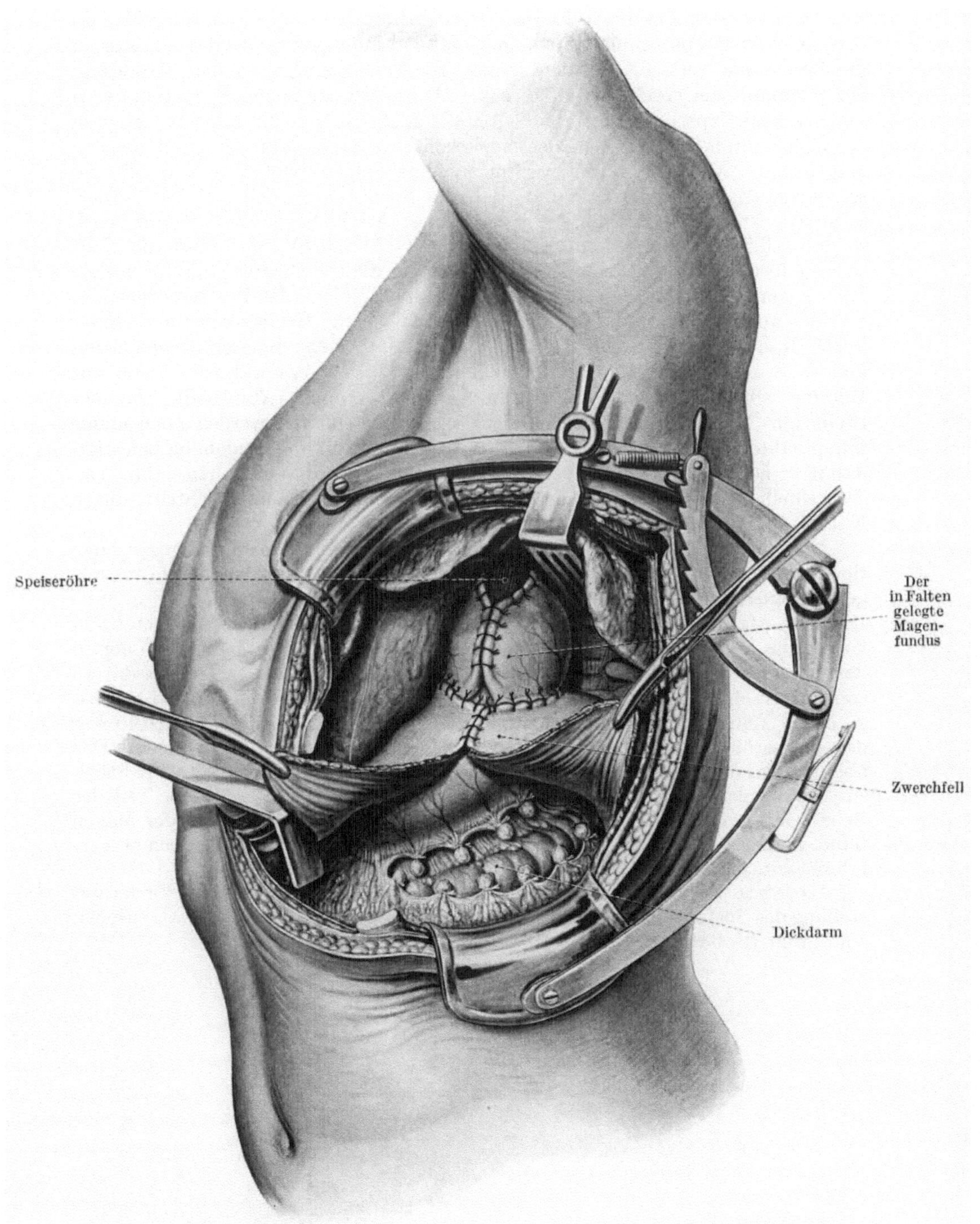

Abb. 636. Die Freilegung der Speiseröhre in ihrem unteren Brust- und im Bauchabschnitt nach KIRSCHNER. 6. Das Zwerchfell ist rings um die Magenspeiseröhrenverbindung durch Knopfnähte befestigt. Der Zwerchfellschlitz wird ebenfalls durch Knopfnähte geschlossen. Es folgt Schluß der Brust- und Bauchhöhle.

Das gelingt am besten bei denjenigen Karzinomen der Speiseröhre, die ihren Sitz im untersten Abschnitt haben. Dazu gehört aber auch, daß der Magenstumpf so weit aus seinen zentralen Gefäßverbindungen gelöst ist, daß er in die Brusthöhle verlagert werden kann. Die Verbindung nach dem Grundsatz der WITZEL-Fistel geschieht auf dieselbe Weise, wie sie schon SAUERBRUCH in seinen ersten Experimenten empfohlen hat (s. Abb. 611 u. 612). Nach Befestigung der Rück- und Seitenflächen des Speiseröhrenstumpfes auf der geschlossenen Magenwand (Abb. 634) durch zahlreiche feine Seidenknopfnähte wird die geschlossene Magenwand so gefaltet, daß die Speiseröhre auch auf der Vorderseite gedeckt und durch Nähte mit der Speiseröhre in Verbindung gesetzt wird, so daß schließlich ein WITZEL-Kanal entsteht (Abb. 635). Man setzt die Naht so weit fort, bis hinter den Falten des Magens die Ösophagusmündung gerade noch zugänglich ist. Dann wird der Magen im Bereiche des Speiseröhrenendes eröffnet und Hinter- und Vorderwand von Magen und Speiseröhre miteinander durch Naht vereinigt (Abb. 635). Es gelingt dabei das Speiseröhrenende ein kleines Stück in den Magen hineinzuleiten. Die Magenwand wird dann zur Bildung eines vollständigen WITZEL-Kanales vernäht (Abb. 636). An der Stelle, an der die Speiseröhre in die Magenwand eintritt, werden noch einige Knopfnähte gelegt. Außerdem wird der Magen noch an der Umgebung befestigt, damit keinerlei Zug an der Speiseröhre-Magenvereinigung entstehen kann. Der Zwerchfellring wird dann an der Stelle, an der der Magen hindurchtritt, durch Nähte am Magen befestigt (Abb. 636).

Die zweite Möglichkeit nach der Resektion eine Verbindung zwischen Speiseröhre und Magen herzustellen, besteht in der Ausführung der oben vorgeschlagenen antethorakalen Speiseröhrenplastik nach KIRSCHNER (s. S. 881). Dieses Verfahren kommt hauptsächlich für die hochsitzenden Speiseröhrenkarzinome in Frage. Nach Freilegung der Speiseröhre mitsamt dem Tumor in der oben geschilderten Weise wird die Speiseröhre oberhalb des Tumors durchtrennt, verschlossen und nach Einführung einer Sonde durch den Mund herausgezogen. Man kann natürlich auch alle anderen Vorschläge, die der Einstülpung der Speiseröhre nach oben oder unten dienen, zur Anwendung bringen. Das obere Ende der Speiseröhre wird am Halse herausgeleitet, am besten ein Stück subkutan gelagert und das Ende in die Haut eingenäht. Der untere Teil der Speiseröhre mit der Geschwulst wird an der Kardia abgetragen und der Magen blind verschlossen. Der Magenrest wird dann nach dem KIRSCHNERschen Verfahren antethorakal in das Subkutangewebe verlagert (Abb. 592).

Als letzte Möglichkeit bleibt für den Notfall der Verzicht der Wiederherstellung des Speiseröhren-Magenkanales nach dem TOREKschen oder ZAAIJERschen Verfahren (S. 931 und 932).

Sachverzeichnis.

Druck der Universitätsdruckerei H. Stürtz A.G., Würzburg.